BONTRAGER

TRATADO DE
POSICIONAMENTO
RADIOGRÁFICO
E ANATOMIA ASSOCIADA

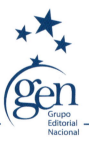

O GEN | Grupo Editorial Nacional – maior plataforma editorial brasileira no segmento científico, técnico e profissional – publica conteúdos nas áreas de ciências da saúde, exatas, humanas, jurídicas e sociais aplicadas, além de prover serviços direcionados à educação continuada e à preparação para concursos.

As editoras que integram o GEN, das mais respeitadas no mercado editorial, construíram catálogos inigualáveis, com obras decisivas para a formação acadêmica e o aperfeiçoamento de várias gerações de profissionais e estudantes, tendo se tornado sinônimo de qualidade e seriedade.

A missão do GEN e dos núcleos de conteúdo que o compõem é prover a melhor informação científica e distribuí-la de maneira flexível e conveniente, a preços justos, gerando benefícios e servindo a autores, docentes, livreiros, funcionários, colaboradores e acionistas.

Nosso comportamento ético incondicional e nossa responsabilidade social e ambiental são reforçados pela natureza educacional de nossa atividade e dão sustentabilidade ao crescimento contínuo e à rentabilidade do grupo.

BONTRAGER
TRATADO DE POSICIONAMENTO RADIOGRÁFICO E ANATOMIA ASSOCIADA

JOHN P. LAMPIGNANO, MEd, RT(R)(CT)

LESLIE E. KENDRICK, MS, RT(R)(CT)(MR)

REVISÃO TÉCNICA

Diogo Goulart Corrêa

Professor Adjunto do Departamento de Radiologia da Universidade Federal Fluminense (UFF).
Professor Adjunto de Radiologia e Diagnóstico por Imagem da Faculdade de Ciências Médicas
da Universidade do Estado do Rio de Janeiro (UERJ).
Médico Neurorradiologista da Clínica de Diagnóstico por Imagem (CDPI)/DASA.
Médico Neurorradiologista do Instituto Estadual do Cérebro.

TRADUÇÃO

Silvia Mariângela Spada

10ª edição

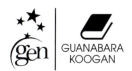

- Os autores deste livro e a editora empenharam seus melhores esforços para assegurar que as informações e os procedimentos apresentados no texto estejam em acordo com os padrões aceitos à época da publicação. Entretanto, tendo em conta a evolução das ciências, as atualizações legislativas, as mudanças regulamentares governamentais e o constante fluxo de novas informações sobre os temas que constam do livro, recomendamos enfaticamente que os leitores consultem sempre outras fontes fidedignas, de modo a se certificarem de que as informações contidas no texto estão corretas e de que não houve alterações nas recomendações ou na legislação regulamentadora.
- Data do fechamento do livro: 28/02/2023
- Os autores e a editora se empenharam para citar adequadamente e dar o devido crédito a todos os detentores de direitos autorais de qualquer material utilizado neste livro, dispondo-se a possíveis acertos posteriores caso, inadvertida e involuntariamente, a identificação de algum deles tenha sido omitida.
- **Atendimento ao cliente:** (11) 5080-0751 | faleconosco@grupogen.com.br
- Traduzido de
  BONTRAGER'S TEXTBOOK OF RADIOGRAPHIC POSITIONING AND RELATED ANATOMY, 10TH EDITION
  Copyright © 2021, Elsevier Inc. All rights reserved.
  Previous edition copyrighted 2018 Elsevier Inc.
  Previous edition copyrighted 2014 by Mosby, an affiliate of Elsevier Inc.
  Previous editions copyrighted 2010, 2005, 2001, 1997, 1993, 1987, and 1982 by Mosby, Inc., an affiliate of Elsevier Inc.
  This edition of *Bontrager's Textbook of Radiographic Positioning and Related Anatomy, 10th edition*, by John P. Lampignano and Leslie E. Kendrick is published by arrangement with Elsevier Inc.
  ISBN: 978-0-323-65367-1
  Esta edição de *Bontrager's Textbook of Radiographic Positioning and Related Anatomy, 10ª edição*, de John P. Lampignano e Leslie E. Kendrick, é publicada por acordo com a Elsevier Inc.
- Direitos exclusivos para a língua portuguesa
  Copyright © 2023 by
  GEN | Grupo Editorial Nacional S.A.
  Publicado pelo selo Editora Guanabara Koogan Ltda.
  Travessa do Ouvidor, 11
  Rio de Janeiro – RJ – CEP 20040-040
  www.grupogen.com.br
- Reservados todos os direitos. É proibida a duplicação ou reprodução deste volume, no todo ou em parte, em quaisquer formas ou por quaisquer meios (eletrônico, mecânico, gravação, fotocópia, distribuição pela Internet ou outros), sem permissão, por escrito, do GEN | Grupo Editorial Nacional Participações S/A.
- Capa: Bruno Sales
- Imagens da capa: iStock (© red2000; © bitlaurent; © itsmejust; © stockdevil; © alice-photo)
- Editoração eletrônica: Estúdio Castellani

Nota
Este livro foi produzido pelo GEN | Grupo Editorial Nacional, sob sua exclusiva responsabilidade. Profissionais da área da Saúde devem fundamentar-se em sua própria experiência e em seu conhecimento para avaliar quaisquer informações, métodos, substâncias ou experimentos descritos nesta publicação antes de empregá-los. O rápido avanço nas Ciências da Saúde requer que diagnósticos e posologias de fármacos, em especial, sejam confirmados em outras fontes confiáveis. Para todos os efeitos legais, a Elsevier, os autores, os editores ou colaboradores relacionados a esta obra não podem ser responsabilizados por qualquer dano ou prejuízo causado a pessoas físicas ou jurídicas em decorrência de produtos, recomendações, instruções ou aplicações de métodos, procedimentos ou ideias contidos neste livro.

- Ficha catalográfica

L234n
10. ed.

Lampignano, John P
Bontrager tratado de posicionamento radiográfico e anatomia associada / John P. Lampignano, Leslie E. Kendrick ; revisão técnica Diogo Goulart Corrêa ; tradução Silvia Mariângela Spada. – 10. ed. – Rio de Janeiro : Guanabara Koogan, 2023.
28 cm.

Tradução de: Bontrager's textbook of radiographic positioning and related anatomy
Inclui bibliografia e índice
"Material suplementar"
ISBN 9788595158887

1. Radiologia médica. 2. Diagnóstico por imagem. 3. Radiologia. I. Kendrick, Leslie E. II. Corrêa, Diogo Goulart. II. Spada, Silvia Mariângela. IV. Título.

23-82266 CDD: 616.0757
         CDU: 616-073.5

Meri Gleice Rodrigues de Souza – Bibliotecária – CRB-7/6439

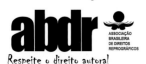

Agradecimentos e Dedicatória

John P. Lampignano

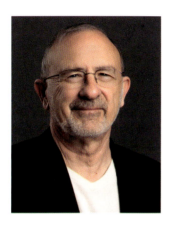

Em primeiro lugar, é preciso agradecer as contribuições de estudantes e docentes de radiologia dos Estados Unidos e de várias partes do mundo, como Porto Rico e América do Sul. Nossos contatos são frequentes, por meio de envio de comentários sobre o livro e os materiais auxiliares. Foram eles que nos deram novas ideias e perspectivas para a obra, assim como sugestões para aprimorá-la. Agradeço especialmente a Chris Wertz, da Idaho State University, por sua ação essencial nesta edição. Ele é um excelente escritor e autor dos Capítulos 5 e 6. Além disso, Chris e seu irmão, Dr. Joss Wertz, forneceram muitas imagens para esta décima edição.

A faculdade de Ciências Radiológicas e os docentes da Boise State University são excelentes modelos tanto para seus alunos como para a profissão. Joie Burns, Leslie Kendrick, Cathy Masters, Travis Armstrong, Natalie Mourant e Sue Antonich tornaram minha transição para a Boise State University uma experiência positiva e solidária. Meu especial reconhecimento a Michele Patrícia Müller Mansur Vieira, docente do Instituto Federal do Paraná, *campus* Curitiba, no Brasil. Michele é uma valiosa colega de trabalho e amiga, a qual foi autora dos Capítulos 12 e 13.

Os autores que colaboraram nesta décima edição realizaram um excelente trabalho na pesquisa e elaboração dos diversos capítulos. Minha sincera gratidão a cada um deles por fazerem desta obra um verdadeiro reflexo das atuais práticas de imaginologia médica. Agradeço especialmente a Andrew Woodward e aos docentes da Gateway Community College, Bradley Johnson, Nicole Hightower, Janelle Black e Michelle Wilt. Andrew reestruturou os Capítulos 1 e 18 desta edição, foi consultor em todos os conceitos de imagens digitais, além de fornecer muitas radiografias e imagens. Os docentes da Gateway e seus alunos ajudaram a obter muitas das novas imagens desta edição.

Ken Bontrager dedicou-se inteiramente a este livro e a outros meios didáticos de tecnologia radiológica por mais de 48 anos. Espero que os profissionais da área nunca se esqueçam de Ken Bontrager e suas contribuições.

Leslie E. Kendrick, excelente escritora, determinada e detalhista, tornou-se a coautora oficial da décima edição. Assumiu essa grande empreitada ao mesmo tempo que mantinha suas responsabilidades no programa da Boise State University, completando sua pesquisa de doutorado e cuidando de sua família. Não é possível mensurar o caráter de um escritor até testá-lo por longas horas, sob a pressão de prazos e sacrifícios pessoais. Leslie tem a personalidade e o coração de um escritor. É um privilégio trabalhar com ela.

Foram obtidas mais de 250 fotografias para esta décima edição. Isso não seria possível sem os talentos especiais da KJ Filmworks, incluindo Jack Quirk, Renee Settlemires e Ken Helms.

Minha gratidão a Jamie Blum, Tina Kaemmerer, Misti Walker, Livia Kendrick, Travis Kendrick, Atticus Rosenkoetter, Aubrie Rosenkoetter, Robyn Pedraza, Carlos Pedraza, Calliope Pedraza e Deborah Lampignano, que contribuíram como modelos fotográficos. Eles mantiveram alto grau de profissionalismo e infinita paciência durante as longas sessões de fotos.

É uma honra ter Jamie Blum e Sonya Seigafuse como estrategistas de conteúdo executivo. Jamie foi o editor desde a concepção até quase a conclusão desta edição. Sonya nos ajudou a prosseguir até os estágios finais. A atuação de ambos tornou a produção desta obra um processo ininterrupto.

A especialista sênior em desenvolvimento de conteúdo, Tina Kaemmerer, foi simplesmente incrível. Perfeccionista, nos desafiou a fazer o melhor de uma maneira adorável. Seu apoio foi constante, profissional e sempre positivo. A amizade entre nós é inestimável.

Rich Barber é o gerente sênior de projeto que orientou a fase de produção. Não poderíamos ter realizado esta edição sem seus conhecimentos.

Mais importante, agradeço à Editora Elsevier por nos permitir continuar a integrar esta referência maravilhosa nos últimos 46 anos.

Por fim, agradeço à minha família por seu contínuo apoio. Minha esposa Deborah, meu filho Daniel, minha filha Molly e minha neta Tatum. Tenho muito orgulho por Daniel e Molly terem ingressado na carreira médica. Ambos são excelentes profissionais e entendem a importância de tratar seus pacientes com dignidade e compaixão. Eles sempre foram importantes para mim, embora eu não expresse isso como deveria. Minha verdadeira inspiração é minha neta, Tatum. Agora com 14 anos, tornou-se uma jovem adorável, brilhante e carinhosa. Nos momentos mais difíceis e estressantes, basta-me ver sua foto ou passar alguns minutos com ela para me sentir renovado. Tatum sempre terá meu coração. Finalmente, agradeço a Buddy e Segen – os cães da família – pela alegria (algumas vezes, pelo desafio) que nos proporcionam.

Deborah está a meu lado há mais de 42 anos. Ela é a âncora que dá estabilidade à família e nos encoraja a ter sucesso em nossas empreitadas profissionais e pessoais. Minha vida mudou muito, para melhor, desde que a conheci. Atender às demandas desta nova edição não seria possível sem seu amor e apoio perenes.

Nosso mundo tem enfrentado um grande desafio com a pandemia do coronavírus, que começou no fim de 2019/início de 2020. É preciso reconhecer a dedicação e o sacrifício de muitos tecnólogos e estudantes de radiologia que continuam a servir os pacientes e aqueles que enfrentam essa condição potencialmente fatal. Muitas vezes, esse serviço põe em risco não apenas a saúde desses profissionais, mas também a de suas famílias. A eles, dedico esta décima edição.

JPL

Agradecimentos e Dedicatória

Leslie E. Kendrick

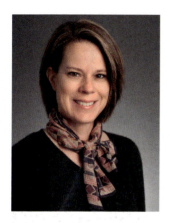

John Lampignano agradeceu, de maneira eloquente, a muitas pessoas importantíssimas da imaginologia médica e do mundo editorial. Honestamente, faço minhas as suas palavras e também reconheço que esta décima edição surgiu do talento de muitos e do tempo dedicado à sua criação. Sou especialmente grata ao Dr. José Rafael Moscoso-Alvarez, da Universidad Central de Caribe, Porto Rico, por ser o consultor técnico desta edição. José é um colega e amigo querido. Respeito e aprecio suas contribuições para esta edição. Trabalhar lado a lado com tantos profissionais admiráveis é uma honra sem precedentes. A incansável dedicação, a compaixão pelos pacientes e o profundo respeito mútuo são o motivo da grande alegria de fazer parte dessa equipe. Sou muito grata pela oportunidade de dar minha contribuição para essa profissão como coautora deste livro e dos materiais auxiliares.

Minha especial gratidão a Darlene Travis, O. Scott Staley, Duane McCrorie (*in memoriam*), Lorrie Kelley, Joie Burns, Cathy Masters, Travis Armstrong, Natalie Mourant e Sue Antonich, da Boise State University, por compartilhar generosamente seu vasto conhecimento e experiência na área das ciências radiológicas. Muito obrigada por me incentivar e despertar em mim a paixão pelo eterno aprendizado. Vocês são os pilares da grandeza dessa profissão. É realmente uma grande honra ser colega de vocês.

Agradeço também à minha querida família pela indefectível paciência. Minha caçula, Livia, sentou-se, por vezes de modo bem tolerante, esperando a mamãe revisar um parágrafo só mais uma vez. Meu incrível marido, Travis, reconhece a honra de minha participação neste projeto e continua a apoiar meu desejo insaciável de perfeição. Palavras não podem expressar o orgulho que sinto ao pensar em minha família: sete lindos filhos – talentosos, gentis e uma bênção para todos que os cercam: CJ, Ren, Robyn, Kade, Atticus, Aubrie e Livia; sete netos adoráveis, maravilhosos e admiráveis: Fox, Killian, Kellen, Charlotte, Haydin, Addison e Calliope; um marido incrível que me ama de maneira incondicional e completa minha vida. Não há palavras para expressar sequer a mais mínima parcela da alegria que me dão. Muito obrigada por compartilharem tanto de si.

Por fim, agradeço a John P. Lampignano por descortinar para mim um mundo inteiramente novo ao confiar-me a coautoria. Este projeto apresenta contínuas oportunidades de colaboração, não apenas nos Estados Unidos, mas em todo o mundo. O crescimento profissional advindo da exposição a novas ideias, conceitos e intelectos tem sido exponencial. Quando conheci John, fiquei impressionada com seu profissionalismo e equilíbrio. Ser sua colega, hoje, é um enorme privilégio. Trabalharei duro para atender aos elevados padrões determinados por Kenneth Bontrager, e, agora, por John em seu livro e nos materiais auxiliares. Continuarei a reconhecer o valor da contribuição de profissionais dos Estados Unidos e do mundo para assegurar a qualidade e a precisão. Incentivo a comunicação com todos os leitores sobre como aprimorar e atender melhor às necessidades dos usuários. O objetivo é ser um recurso valioso para educadores, estudantes e radiologistas.

LEK

Colaboradores

Janelle M. Black, BS(DMIT), RT(R) (ARRT)
Capítulo 4
Faculty
Medical Radiography
Gateway Community College
Phoenix, Arizona
Radiologic Technologist
Scottsdale Medical Imaging Ltd.
Scottsdale, Arizona

Joie Burns, MS, RT(R)(S), RDMS, RVT
Capítulo 20
Diagnostic Medical Sonography Program
Director/Chair
Radiologic Sciences
Boise State University
Boise, Idaho

Shaun T. Caldwell, MS, RT (R)(T)
Capítulo 20
Associate Professor
School of Health Professions
University of Texas MD Anderson
Cancer Center,
Houston, Texas

Jeanne M. Dial, MED, CNMT, NMTCB(CT)
Capítulo 20
Program Director
Nuclear Medicine Technology
Gateway Community College
Phoenix, Arizona

Cheryl DuBose, EDD, RT(R)(MR)(CT) (QM)
Capítulo 2
Department Chair
Medical Imaging and Radiologic Sciences
Arkansas State University
Jonesboro, Arkansas

Frank Goerner, PhD
Capítulo 1
Medical Physicist
Medical Physics
The Queens Medical Center
Honolulu, Hawaii

Michele Gray-Murphy, MEd, RT(R) (M), ARRT
Capítulo 11
Faculty
Associate of Science in Radiography
Program
Allen College
Waterloo, Iowa

Kelli Welch Haynes, Ed.D, RT(R)
Capítulo 3
Program Director
Allied Health
Northwestern State University
Shreveport, Louisiana

Chad Hensley, PhD, RT(R)(MR)
Capítulos 14 e 16
Clinical Coordinator
Radiography
University of Nevada Las Vegas
Las Vegas, Nevada

Nicolle Hightower, MEd, RT(R)(VI)
Capítulo 17
Medical Radiography Faculty and
Director of Clinical Education
Health Sciences
Gateway Community College
Phoenix, Arizona

Bradley Johnson, MEd, RT(R)
Capítulos 15 e 19
Faculty
Medical Radiography
Gateway Community College
Phoenix, Arizona

Derek Lee, BS, CNMT, PET
Capítulo 20
Supervisor Nuclear Medicine, PET/CT
& PET/MRI
Nuclear Medicine
Phoenix VA Medical Center
Phoenix, Arizona
Adjunct Faculty
Nuclear Medicine Technology Program
Gateway Community College
Phoenix, Arizona

Michele Patrícia Müller Mansur Vieira, MSc TCNL-CRTR-PR (BRASIL)
Capítulos 12 e 13
Professora e Coordenadora do Curso
Técnico em Radiologia
Instituto Federal do Paraná
Curitiba, Paraná, Brasil

Katrina L. Steinsultz, RT(R)(M), MAdm, MPH
Capítulo 10
Clinical Assistant Professor
University of North Carolina at
Chapel Hill
Chapel Hill, North Carolina

Beth L. Veale, PhD, RT(R)(QM)
Capítulo 7
Professor/Interim Chair –
The Shimadzu School of Radiologic
Sciences
Midwestern State University
Wichita Falls, Texas

Patti Ward, PhD, (RT)(R)
Capítulos 8 e 9
Instructor of Radiologic Sciences
Health Sciences
Colorado Mesa University
Grand Junction, Colorado

Sharon Wartenbee, RTR, BD, CBDT, FASRT
Capítulo 20
Senior Bone Densitometry
Technologist Radiology
Avera Medical Group McGreevy
Clinic
Sioux Falls, South Dakota

Christopher Wertz, MSRS, RT(R)
Capítulos 5 e 6
Program Director
Radiographic Science
Idaho State University
Pocatello, Idaho

Michelle A. Wilt, MHA, RT (R)(M) (ARRT)
Capítulo 20
Faculty
Medical Radiography
Gateway Community College
Phoenix, Arizona

Kathryn Wissink, AAS, RT(R), (MR) MR Education Development Specialist
Capítulo 20
MRI
Siemens Healthineers
Cary, North Carolina

Andrew Woodward, MA, RT(R)(CT)(QM)
Capítulos 1 e 18
Assistant Professor (retired)
Radiologic Sciences
University of North Carolina em Chapel Hill
Chapel Hill, North Carolina

Colaboradores das Edições Anteriores

Barry T. Anthony, RT(R)
Englewood, Colorado

Patrick Apfel, MED, RT(R)
Las Vegas, Nevada

April Apple, RT(R)
Durham, North Carolina

Alex Backus, MS, RT(R)
Phoenix, Arizona

Daniel J. Bandy, MS, CNMT
Phoenix, Arizona

Kristi Blackhurst, BS, RT(R)(MR)
Gilbert, Arizona

Karen Brown, RT(R)
Phoenix, Arizona

Claudia Calandrino, MPA, RT(R)
Los Angeles, California

Mary J. Carrillo, MBA/HCM, RT(R)(M), CDT
Phoenix, Arizona

Timothy C. Chapman, RT(R)(CT)
Phoenix, Arizona

Donna Davis, MED, RT(R)(CV)
Little Rock, Arkansas

Nancy L. Dickerson, RT(R)(M)
Rochester, Minnesota

Eugene D. Frank, MA, RT(R), FASRT, FAERS
Rochester, Minnesota

Richard Geise, PhD, FACR, FAAPM
Minneapolis, Minnesota

Cecilie Godderidge, BS, RT(R)
Boston, Massachusetts

Jeannean Hall-Rollins, MRC, BS, RT(R)(CV)
Jonesboro, Arkansas

Jessie R. Harris, RT(R)
Los Angeles, California

W.R. Hedrick, PhD, FACR
Canton, Ohio

Dan L. Hobbs, MSRS, RT(R)(CT)(MR)
Pocatello, Idaho

Brenda K. Hoopingarner, MS, RT(R)(CT)
Hays, Kansas

Julia Jacobs, MBA, RT(R)(T)
Phoenix, Arizona

Nancy Johnson, MED, RT(R)(CV) (CT)(QM)(ARRT), FASRT
Phoenix, Arizona

Jenny A. Kellstrom, MED, RT(R)
Klamath Falls, Oregon

Leslie E. Kendrick, MS, RT(R) (CT)(MR)
Boise, Idaho

Molly E. Lampignano, CNMT, PET
Phoenix, Arizona

Linda S. Lingar, MED, RT(R)(M)
Little Rock, Arkansas

James D. Lipcamon, RT(R)
Torrance, California

Kathy M. Martensen, BS, RT(R)
Iowa City, Iowa

Cindy Murphy, BhSC, RT(R), ACR
Halifax, Nova Scotia, Canada

Kathleen Murphy, MBA, RDMS, RT(R)
Apache Junction, Arizona

Manjusha Namjoshi, BS, RDMS, RT(R)
Phoenix, Arizona

Sandra J. Nauman, RT(R)(M)
Austin, Minnesota

Joseph Popovitch, RT(R), ACR, DHSA
Halifax, Nova Scotia, Canada

E. Russel Ritenour, PhD
Minneapolis, Minnesota

Bette Schans, PhD, RT(R)
Grand Junction, Colorado

Mindy S. Shapiro, RT(R)(CT)
Tucson, Arizona

Marianne Tortorici, EDD, RT(R)
San Diego, California

Renee F. Tossell, PhD, RT(R)(M)(CV)
Phoenix, Arizona

Charles R. Wilson, PhD, FAAPM, FACR
Milwaukee, Wisconsin

Donna L. Wright, EDD, RT(R)
Wichita Falls, Texas

Linda Wright, MhSA, RT(R)
Denver, Colorado

Prefácio

Finalidade e objetivo da décima edição

A décima edição do *Bontrager Tratado de Posicionamento Radiográfico e Anatomia Associada* é uma referência em volume único que oferece ao estudante conhecimentos essenciais sobre o posicionamento radiográfico, o qual continua a ser uma das variáveis mais importantes na radiologia médica sob a responsabilidade apenas do técnico. O posicionamento adequado mostra corretamente a anatomia e a patologia, permitindo que o radiologista e demais médicos realizem diagnósticos precisos. Em muitos aspectos, a saúde e o bem-estar do paciente estão nas mãos do técnico. Autores e colaboradores tinham isso em mente ao fazerem as revisões para a décima edição. Cada posição e procedimento foram cuidadosamente avaliados para oferecerem as informações mais precisas para alunos e técnicos. Nossos objetivos eram a precisão, a linguagem fácil de acompanhar e a observação das práticas atuais a fim de reduzir o volume para pacientes e técnicos. Nossa intenção era manter esses objetivos no *Manual Prático de Técnicas e Posicionamento Radiográfico* e nos recursos eletrônicos.

Esperamos ter alcançado nosso propósito. Continuamos abertos a seu *feedback* e sugestões para que este livro e seus materiais auxiliares sejam recursos ainda mais precisos e valiosos.

Metodologia

Aplicamos o princípio de apresentar as informações de simples a complexas, de conhecidas a desconhecidas, e ilustrar esses conceitos com diagramas e imagens. Os capítulos são dispostos de modo a descreverem, primeiramente, os procedimentos radiográficos mais básicos e, depois, os mais complexos. O mesmo método é utilizado no *Manual Prático*.

Novidades desta edição

- O **Capítulo 1**, *Terminologia, Posicionamento e Princípios da Imaginologia*, contém exemplos de terminologia, princípios básicos, sistemas de imagens analógicas e digitais, grades, bem como fatores de qualidade radiográfica e proteção contra a radiação que constituem um recurso central a tais princípios e conceitos. As informações sobre os conceitos radiográficos analógicos e digitais foram atualizadas e refletem as práticas contemporâneas. O capítulo sobre proteção contra a radiação foi editado para destacar as recomendações e práticas promovidas pelas iniciativas norte-americanas ImageGently® e ImageWisely®
- No **Capítulo 4**, *Membro Superior,* foi acrescentado o método de Brewerton (AP axial), que demonstra os sinais iniciais de artrite reumatoide nas articulações das mãos
- No **Capítulo 5**, *Úmero e Cíngulo do Membro Superior,* foi acrescentado o método de Bernageau modificado (PA transaxilar) para o espaço da articulação escapuloumeral e o método de Zanca (articulações AC e incidência AP axial) para avaliação das articulações acromioclaviculares (AC)

- O **Capítulo 15**, *Radiografia de Trauma, Móvel e Cirúrgica,* foi extensamente revisto para enfocar os principais conceitos sobre a radiografia móvel, de trauma e cirúrgica. Desse modo, mantivemos conceitos importantes e eliminamos procedimentos que não são mais realizados
- O **Capítulo 16**, *Radiografia Pediátrica,* foi atualizado para refletir as melhores práticas para redução de dose em pacientes jovens. Os princípios da iniciativa ImageGently® são enfatizados neste capítulo e no Capítulo 1. Fotografias dos dispositivos de imobilização pediátrica foram atualizadas
- O **Capítulo 17**, *Angiografia e Procedimentos Intervencionistas,* tem nova arte e novas fotografias para ilustrar procedimentos e dispositivos angiográficos atualmente encontrados na prática clínica
- O **Capítulo 18**, *Tomografia Computadorizada,* foi revisto para refletir a mais nova tecnologia. Novos procedimentos e a atual tecnologia de TC foram adicionados a este capítulo
- O **Capítulo 19**, *Procedimentos Radiográficos Especiais,* foi revisto para refletir novos procedimentos e modalidades de imagens, incluindo a tomossíntese digital (TSD)
- No **Capítulo 20**, *Modalidades Diagnósticas e Terapêuticas,* cada modalidade foi atualizada para retratar sistemas e procedimentos de imagens vigentes. A Parte 5 | Mamografia tem agora novas imagens digitais, e a Parte 7 | Ressonância Magnética foi revisada para incluir a tecnologia e os protocolos atuais, além de imagens de alta qualidade
- Esta décima edição segue cuidadosamente os procedimentos e conceitos de posicionamento exigidos pelas Especificações de Conteúdo para o Exame Radiográfico do American Registry of Radiologic Technologists (ARRT)
- Mais de **250 fotografias de posicionamento** foram substituídas na décima edição. Uma perspectiva diferente foi usada nessas fotos, que agora mostram *closes* do modelo de posicionamento para que estudantes e técnicos possam visualizar melhor as referências de posição, os pontos de centralização do raio central (RC) e a colimação. Foram incluídas versões eretas das posições para, desse modo, refletir a prática clínica atual
- **Novas imagens** foram adicionadas ao longo desta edição. Substituímos muitas em filme analógico por versões digitais. Diversas empresas de equipamentos imagiológicos permitiram gentilmente o uso de suas imagens nesta edição
- **Revisão da seção** *Radiografias para Análise*. No fim dos Capítulos 2 a 11 a seção *Radiografias para Análise* foi revista para proporcionar aos estudantes um método para comparar uma imagem ideal com outras que demonstram os erros comuns de posicionamento e técnica
- **Imagens digitais** continuam a ser enfatizadas nesta edição. Terminologia, fatores técnicos, centralização da peça e faixas de kVp são descritos com foco primário nos sistemas digitais
- As faixas de kVp foram revistas por especialistas da área para assegurar não apenas sua compatibilidade com a prática atual, mas também a obtenção de imagens diagnósticas com redução da dose para o paciente

- A **terminologia de posicionamento** é a mesma no *Tratado* e no *Manual Prático*. As denominações das incidências são as formalmente reconhecidas na profissão. Todas as incidências estão nas Especificações de Conteúdo para o Exame Radiográfico do ARRT
- A décima edição continua a apresentar **20 capítulos**. Para manter o tamanho e o número de páginas razoáveis, preservamos esta edição na mesma proporção da anterior. O corpo de conhecimento da imaginologia médica continua a crescer de maneira exponencial. Esta edição apresenta os conceitos mais importantes em anatomia e posicionamento radiográfico com os mesmos tamanho e peso das versões anteriores
- Autores e colaboradores acreditam que mudanças e aperfeiçoamentos da nova edição aumentam o aprendizado e refletem a prática clínica contemporânea.

Materiais auxiliares
QUESTÕES DE REVISÃO

Esta edição contém novas questões de autoavaliação, com perguntas mais voltadas à prática e novas perguntas sobre imaginologia digital. Todas as questões foram revistas por uma equipe de educadores e estudantes para assegurar a precisão do conteúdo e das respostas.

MANUAL PRÁTICO

A décima edição revista de *Bontrager Manual Prático de Técnicas e Posicionamento Radiográfico*, também de autoria de John P. Lampignano e Leslie E. Kendrick, também disponibilizada pelo Grupo GEN, é um dos componentes auxiliares do *Tratado*, constituindo um recurso atualizado e completo sobre o posicionamento radiográfico para estudantes.

Como Usar as Páginas de Posicionamento

1 As **BARRAS DE TÍTULO DA INCIDÊNCIA** descrevem a posição/incidência específica a ser radiografada, contendo o nome correto da posição, se houver.

2 A seção **INDICAÇÕES CLÍNICAS** resume as condições ou patologias que podem ser demonstradas pelo exame e/ou incidência. Essa revisão ajuda o técnico a entender o objetivo do exame e quais estruturas ou tecidos devem ser demonstrados com maior clareza.

3 Os **QUADROS DE RESUMO DA INCIDÊNCIA** listam todas as incidências específicas de rotina ou especiais mais comumente realizadas naquela parte do corpo.

4 A seção **FATORES TÉCNICOS** traz o tamanho do receptor de imagem (RI) recomendado para um adulto mediano; a colocação do RI longitudinal ou transversal em relação ao paciente; a grade, se necessária; e as faixas de kVp recomendadas. A distância fonte-receptor de imagem (DFR) mínima é listada.

5 **ÍCONES DE RECEPTOR DE IMAGEM** mostram o tamanho relativo (cm) e a orientação (longitudinal ou transversal) do RI; o tamanho relativo do campo de colimação; a localização dos marcadores direito e esquerdo; e a localização recomendada da célula de CAE (se usada).

6 A seção **PROTEÇÃO** escreve os equipamentos de proteção que devem ser usados naquela incidência.

7 A seção **POSICIONAMENTO DO PACIENTE** indica a posição geral do corpo exigida pela incidência.

8 A seção **POSICIONAMENTO DA PARTE** traz uma descrição clara, passo a passo, de como a parte do corpo deve ser posicionada em relação ao RI e/ou à superfície da mesa. O ícone de RC é incluído em todas as incidências em que o RC é de importância primária, para lembrar ao técnico de prestar atenção especial a ele durante o processo de posicionamento para aquela incidência.

9 A seção **RAIO CENTRAL (RC)** descreve a localização precisa do RC em relação ao RI e à parte do corpo.

10 A seção **COLIMAÇÃO RECOMENDADA** descreve a colimação do campo de raios X recomendada para aquela incidência.

11 A seção **RESPIRAÇÃO** lista como deve ser a respiração naquela incidência.

12 Os quadros **CRITÉRIOS DE AVALIAÇÃO** descrevem a avaliação/análise que deve ser realizada em cada imagem radiográfica processada. Essa análise é dividida em três categorias principais: (1) anatomia demonstrada, (2) posição e (3) exposição.

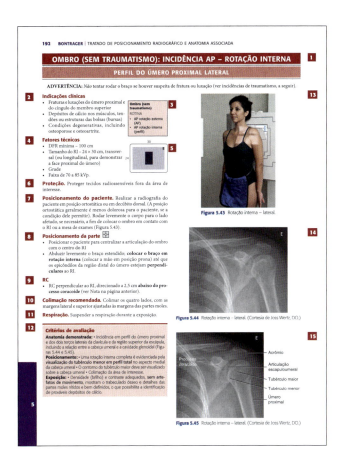

13 As **FOTOGRAFIAS DE POSICIONAMENTO** mostram o paciente e a parte corretamente posicionados em relação ao RC e ao RI.

14 As **IMAGENS RADIOGRÁFICAS** mostram exemplos da imagem radiográfica corretamente posicionada e exposta da incidência apresentada.

15 As **IMAGENS COM IDENTIFICAÇÃO DA ANATOMIA** mostram a anatomia específica que deve ser demonstrada na imagem radiográfica apresentada. Na maioria dos casos, a imagem com identificação da anatomia reflete a imagem radiográfica da mesma página.

Material Suplementar

Este livro conta com o seguinte material suplementar:

- Questões de revisão.

O acesso ao material suplementar é gratuito. Basta que o leitor se cadastre, faça seu *login* em nosso *site* (www.grupogen.com.br) e, após, clique em Ambiente de aprendizagem. Em seguida, insira no canto superior esquerdo o código PIN de acesso localizado na primeira capa interna deste livro.

O acesso ao material suplementar online fica disponível até seis meses após a edição do livro ser retirada do mercado.

Caso haja alguma mudança no sistema ou dificuldade de acesso, entre em contato conosco (gendigital@grupogen.com.br).

Sumário

1	Terminologia, Posicionamento e Princípios da Imaginologia	1
2	Tórax	69
3	Abdome	103
4	Membro Superior	125
5	Úmero e Cíngulo do Membro Superior	177
6	Membro Inferior	211
7	Fêmur e Cíngulo do Membro Inferior	265
8	Coluna Cervical e Torácica	295
9	Coluna Lombar, Sacro e Cóccix	329
10	Caixa Torácica – Esterno e Costelas	359
11	Crânio, Ossos Faciais e Seios Paranasais	379
12	Vias Biliares e Sistema Gastrintestinal Superior	449
13	Sistema Gastrintestinal Inferior	491
14	Sistema Urinário e Punção Venosa	529
15	Radiografia de Trauma, Móvel e Cirúrgica	567
16	Radiografia Pediátrica	619
17	Angiografia e Procedimentos Intervencionistas	653
18	Tomografia Computadorizada	689
19	Procedimentos Radiográficos Especiais	717
20	Modalidades Diagnósticas e Terapêuticas	735
	Referências Bibliográficas	799
	Fontes Adicionais	803
	Índice Alfabético	805

CAPÍTULO 1

Terminologia, Posicionamento e Princípios da Imaginologia

COLABORAÇÃO DE **Andrew Woodward**, MA, RT(R)(TC)(QM)

COLABORADOR DE PROTEÇÃO CONTRA A RADIAÇÃO **Frank Goerner**, PhD, DABR

COLABORADORES DAS EDIÇÕES ANTERIORES W. R. Hedrick, PhD, FACR, Cindy Murphy, BHSc, RT(R), ACR, Joseph Popovitch, RT(R), ACR, DHSA, Kathy M. Martensen, BS, RT(R), Barry T. Anthony, RT(R), Katrina Lynn Steinsultz, BS, RT(R)(M)

COLABORADORES DE PROTEÇÃO CONTRA A RADIAÇÃO DAS EDIÇÕES ANTERIORES Richard Geise, PhD, FACR, FAAPM, E. Russel Ritenour, PhD

SUMÁRIO

PARTE 1 | TERMINOLOGIA E POSICIONAMENTO

Anatomia Geral, Sistêmica e Esquelética e Artrologia

Anatomia geral, *2*
Anatomia sistêmica, *3*
Anatomia esquelética, *6*
Artrologia (articulações), *10*
Tipos físicos, *14*

Terminologia de Posicionamento

Termos gerais, *15*
Planos, seções e linhas corporais (Figura 1.41), *16*
Superfícies e partes corpóreas, *17*
Incidências radiográficas, *18*
Posições corporais, *19*
Outros termos de incidências de uso especial, *22*
Termos de relação, *24*
Termos relacionados com movimento, *25*
Resumo dos termos de incidências e posicionamentos, *28*

Princípios de Posicionamento

Critérios de avaliação, *30*
Marcadores da imagem e identificação do paciente, *31*
Ética profissional e atendimento do paciente, *32*
Avaliação e história clínica do paciente, *32*
Principais incidências, *33*
Princípios gerais para determinação das rotinas de posicionamento, *33*
Palpação dos pontos de referência topográfica de posicionamento, *34*
Alinhamento do receptor de imagem, *35*
Visualização das imagens radiográficas, *35*
Visualização das imagens de TC ou RM, *36*

PARTE 2 | PRINCÍPIOS DA IMAGINOLOGIA

Fatores de exposição, *37*
Qualidade da imagem, *37*

Qualidade da Imagem na Radiografia com Filme (Analógica)

Imagens analógicas, *43*
Fatores de qualidade da imagem, *43*

Qualidade da Imagem na Radiografia Digital

Imagens digitais, *47*
Fatores de exposição em imagens digitais, *47*
Fatores de qualidade da imagem, *48*

Pós-processamento

Pós-processamento e faixa do indicador de exposição, *51*

Aplicações de Tecnologia Digital

Radiografia computadorizada (*computed radiography* – CR) (placa de fósforo fotoestimulável de armazenamento – PFF), *52*
Estação de trabalho do técnico, *53*
Radiografia direta (DR) (detector de painel plano com transistor de filme fino), *54*
Tamanhos e orientação do receptor de imagem, *55*
Sistema de comunicação e arquivamento de imagem, *56*

PARTE 3 | PROTEÇÃO CONTRA RADIAÇÃO

Unidades de radiação, *57*
Unidades tradicionais e do SI, *57*
Proteção do paciente em radiografia, *60*

Práticas de Segurança Radiológica

Dose para o paciente durante a fluoroscopia, *66*
Produto dose-área, *66*
Práticas de proteção contra radiação durante a fluoroscopia, *68*
Image Wisely® (Radiologia com Sabedoria) e Image Gently® (Radiologia com Cuidado), *68*

PARTE 1 | TERMINOLOGIA E POSICIONAMENTO
ANATOMIA GERAL, SISTÊMICA E ESQUELÉTICA E ARTROLOGIA

Anatomia geral

Anatomia é o estudo, a classificação e a descrição das estruturas e dos órgãos do corpo humano, enquanto a **fisiologia** trata dos processos e das funções corpóreas, ou seja, do funcionamento de suas partes. Em um indivíduo vivo, é quase impossível estudar anatomia sem também aprender um pouco de fisiologia. No entanto, o estudo radiográfico do corpo humano é, principalmente, um estudo da anatomia dos diversos sistemas, com menor ênfase em fisiologia. Consequentemente, a anatomia dos sistemas humanos é enfatizada neste tratado.

ORGANIZAÇÃO ESTRUTURAL

O corpo humano é constituído por diversos níveis de organização estrutural. Dentre eles, o menor é o **nível químico**. Todas as substâncias químicas necessárias para a manutenção da vida são compostas por **átomos**, que são unidos de diversas maneiras para formar **moléculas**. Várias substâncias químicas, na forma de moléculas, são organizadas para compor as **células**.

Células

Célula é a unidade estrutural e funcional básica dos tecidos vivos. Todas as partes do corpo, sejam músculos, ossos, cartilagem, gordura, nervos, pele ou sangue, são compostas por células.

Tecidos

Tecidos são grupos coesos de células similares que, com seu material intercelular, realizam uma função específica. Os quatro tipos básicos de tecido são:

1. *Epitelial*: recobre superfícies internas e externas do corpo, revestindo inclusive vasos e órgãos, como estômago e intestinos
2. *Conjuntivo*: sustentação que une e mantém as diversas estruturas
3. *Muscular*: constitui a substância de um músculo
4. *Nervoso*: compõe a substância de nervos e centros nervosos.

Órgãos

Quando conjuntos complexos de tecidos se unem para executar uma função específica, o resultado é um órgão. Em geral, os órgãos apresentam formato específico. Exemplos de órgãos do corpo humano: rins, coração, fígado, pulmões, estômago e cérebro.

Sistema

Um sistema é composto por um grupo ou uma associação de órgãos com função similar ou comum. O sistema urinário, formado por rins, ureteres, bexiga e uretra, é um exemplo de sistema corporal. Existem **10 sistemas no corpo humano**.

Organismo

Os 10 sistemas do corpo, trabalhando juntos, formam o organismo inteiro – um ser vivo (Figura 1.1).

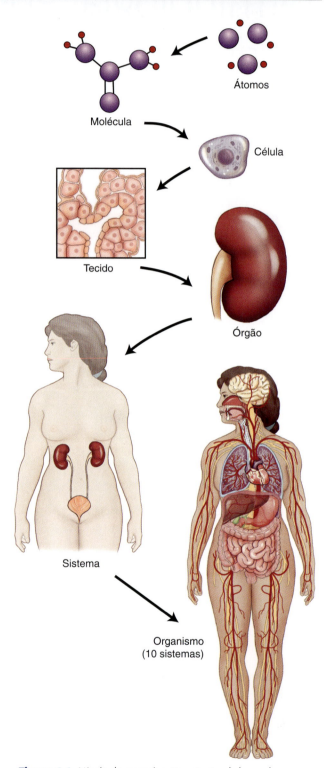

Figura 1.1 Níveis de organização estrutural do ser humano.

Anatomia sistêmica

SISTEMAS CORPÓREOS

O corpo humano é uma unidade estrutural e funcional formada por 10 unidades menores, denominadas *sistemas*. Esses 10 sistemas são: (1) esquelético, (2) circulatório, (3) digestório, (4) respiratório, (5) urinário, (6) reprodutivo, (7) nervoso, (8) muscular, (9) endócrino e (10) tegumentar.

Sistema esquelético

É importante que o técnico conheça o sistema esquelético (Figura 1.2). Esse sistema é composto pelos **206 ossos separados** do corpo e suas cartilagens e articulações associadas. O estudo dos ossos é denominado **osteologia**, enquanto o estudo das articulações é chamado **artrologia**.

As quatro funções do sistema esquelético são:

1. Sustentar e proteger os diversos tecidos moles do corpo
2. Permitir o movimento, por meio da interação com os músculos, formando um sistema de alavancas
3. Produzir as células do sangue
4. Armazenar cálcio.

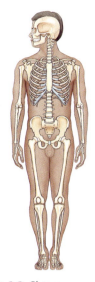

Figura 1.2 Sistema esquelético.

Sistema circulatório

O sistema circulatório (Figura 1.3) é composto por:

- **Órgãos cardiovasculares** – coração, sangue e vasos sanguíneos
- **Sistema linfático** – linfonodos, vasos linfáticos, tecidos linfoides e baço.

As seis funções do sistema circulatório são:

1. Distribuir oxigênio e nutrientes para as células do corpo
2. Transportar metabólitos e dióxido de carbono das células
3. Transportar água, eletrólitos, hormônios e enzimas
4. Proteger contra doenças
5. Prevenir hemorragias por meio da formação de coágulos de sangue
6. Auxiliar na regulação da temperatura corpórea.

Sistema digestório

O sistema digestório é formado pelo canal alimentar e por determinados órgãos acessórios (Figura 1.4). O canal alimentar é composto por boca, faringe, esôfago, estômago, intestino delgado, intestino grosso e ânus. Os órgãos acessórios da digestão são as glândulas salivares, o fígado, a vesícula biliar e o pâncreas.

O sistema digestório tem duas funções:

1. Preparar o alimento para ser absorvido pelas células por meio de diversos processos de degradação física e química
2. Eliminar os dejetos sólidos do corpo.

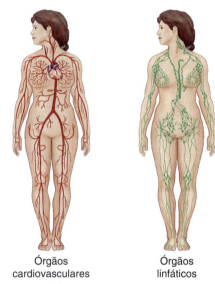

Órgãos cardiovasculares   Órgãos linfáticos

Figura 1.3 Sistema circulatório.

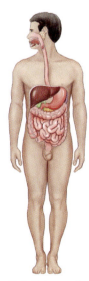

Figura 1.4 Sistema digestório.

Sistema respiratório

O sistema respiratório é composto pelos dois pulmões e por uma série de passagens que conectam esses órgãos à atmosfera externa (Figura 1.5). As estruturas que formam as vias entre o meio exterior e os alvéolos pulmonares são: nariz, boca, faringe, laringe, traqueia e árvore brônquica.

As três funções primárias do sistema respiratório são:

1. Fornecer oxigênio para o sangue e, por fim, para as células
2. Eliminar o dióxido de carbono do sangue
3. Auxiliar na regulação do equilíbrio ácido-básico do sangue.

Sistema urinário

O sistema urinário é composto pelos órgãos que produzem, coletam e eliminam a urina. Os órgãos do sistema urinário são os rins, os ureteres, a bexiga e a uretra (Figura 1.6).

As quatro funções do sistema urinário são:

1. Regular a composição química do sangue
2. Eliminar muitos metabólitos
3. Regular o volume de líquido e o equilíbrio eletrolítico
4. Manter o equilíbrio ácido-básico do corpo.

Sistema reprodutivo

O sistema reprodutivo é formado pelos órgãos que produzem, transportam e armazenam células germinativas (Figura 1.7). Os testículos dos homens e os ovários das mulheres dão origem a células germinativas maduras. Os órgãos de transporte e armazenamento dessas células em homens são o ducto deferente, a próstata e o pênis. Os órgãos reprodutivos femininos são os ovários, as tubas uterinas, o útero e a vagina (ver Figura 1.7).

A função do sistema reprodutivo é a reprodução do organismo.

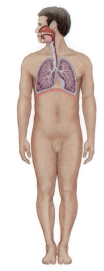

Figura 1.5 Sistema respiratório.

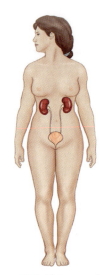

Figura 1.6 Sistema urinário.

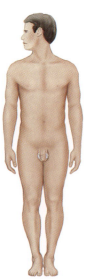 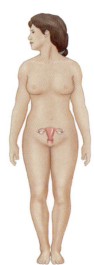

Masculino   Feminino

Figura 1.7 Sistema reprodutivo.

Sistema nervoso

O sistema nervoso é composto por cérebro, medula espinal, nervos, gânglios e órgãos sensoriais especiais, como olhos e orelhas (Figura 1.8).

A função do sistema nervoso é a coordenação das atividades voluntárias e involuntárias do organismo, e a transmissão dos impulsos elétricos para as diversas partes do corpo e o cérebro.

Sistema muscular

O sistema muscular (Figura 1.9), que inclui todos os tecidos musculares do corpo, é subdividido em três tipos: (1) **esquelético**, (2) **liso** e (3) **cardíaco**.

A maior parte da massa muscular do corpo é formada por músculo esquelético, que é estriado e funciona sob controle voluntário. Os músculos voluntários atuam junto com o esqueleto para permitir o movimento do corpo. Os músculos esqueléticos voluntários ou estriados são responsáveis por cerca de 43% do peso do corpo humano.

Os músculos lisos, que são involuntários, estão localizados nas paredes dos órgãos internos ocos, como vasos sanguíneos, estômago e intestinos. Esses músculos são chamados *involuntários* porque sua contração não está sob controle voluntário ou consciente.

O músculo cardíaco é encontrado apenas nas paredes do coração e é involuntário, mas estriado.

As três funções do tecido muscular são:

1. Permitir o movimento, como a locomoção do corpo ou o transporte de substâncias pelo canal alimentar
2. Manter a postura
3. Produzir o calor corporal.

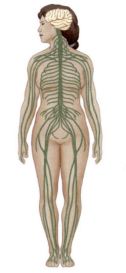 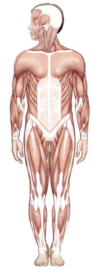

Figura 1.8 Sistema nervoso.   **Figura 1.9** Sistema muscular.

Sistema endócrino

O sistema endócrino inclui todas as **glândulas endócrinas** do corpo (Figura 1.10), isto é, os testículos, os ovários, o pâncreas, as adrenais, o timo, a tireoide, a paratireoide, a pineal e a hipófise. A placenta age como uma glândula endócrina temporária.

Os hormônios, que são secreções das glândulas endócrinas, são liberados diretamente na corrente sanguínea.

A função do sistema endócrino é regular as atividades corpóreas por meio dos diversos hormônios carreados pelo sistema cardiovascular.

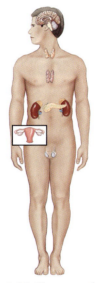

Figura 1.10 Sistema endócrino.

Sistema tegumentar

O décimo e último sistema corpóreo é o sistema **tegumentar**, composto pela **pele** e por **todas as estruturas** derivadas da **pele** (Figura 1.11), isto é, pelos, cabelos, unhas, e glândulas sudoríparas e sebáceas.

A pele é um órgão essencial para a vida. Trata-se do **maior órgão do corpo** e reveste uma área superficial de aproximadamente 7.620 cm², constituindo 8% da massa corporal total de um adulto mediano.

As cinco funções do sistema tegumentar são:

1. Regular a temperatura corporal
2. Proteger o corpo, dentro de certos limites, contra a invasão microbiana e os danos mecânicos, químicos e da radiação ultravioleta (UV)
3. Eliminar metabólitos por meio da transpiração
4. Receber determinados estímulos, como temperatura, pressão e dor
5. Sintetizar algumas vitaminas e substâncias bioquímicas, como a vitamina D.

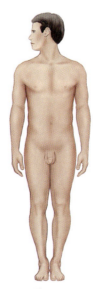

Figura 1.11 Sistema tegumentar.

Anatomia esquelética

Como grande parte da radiografia diagnóstica geral envolve o exame de ossos e articulações, a **osteologia** (estudo dos ossos) e a **artrologia** (estudo das articulações) são tópicos importantes para o técnico e o tecnólogo.

OSTEOLOGIA

O sistema esquelético adulto é composto por **206 ossos separados** que formam a estrutura de todo o corpo. Algumas cartilagens, como as localizadas nas extremidades dos ossos longos, são incluídas no sistema esquelético. Esses ossos e cartilagens são unidos por ligamentos e dão origem às superfícies de inserção dos músculos. Como os músculos e os ossos devem atuar de maneira conjunta para permitir o movimento corporal, são às vezes coletivamente chamados *sistema locomotor*.

O esqueleto humano adulto é dividido em **esqueleto axial** e **esqueleto apendicular**.

Esqueleto axial

O esqueleto **axial** inclui todos os ossos que repousam no eixo central do corpo ou em regiões adjacentes (Tabela 1.1). O esqueleto axial adulto é constituído de **80 ossos** e abrange o crânio, a coluna vertebral, as costelas e o esterno (regiões mais escuras do esqueleto corporal da Figura 1.12).

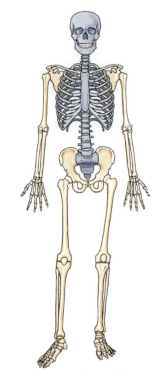

Figura 1.12 Esqueleto axial – 80 ossos.

Tabela 1.1 Esqueleto axial adulto.

Crânio	Crânio	8
	Ossos da face	14
Hioide		1
Ossículos da audição (3 pequenos ossos em cada orelha)		6
Coluna vertebral	Cervical	7
	Torácica	12
	Lombar	5
	Sacral	1
	Cóccix	1
Tórax	Esterno	1
	Costelas	24
Total de ossos no esqueleto axial adulto		*80*

Esqueleto apendicular

A segunda divisão do esqueleto é a porção **apendicular**. Essa divisão é formada por todos os ossos dos membros superiores e inferiores (extremidades), das cinturas pélvica e escapular (regiões mais escuras da Figura 1.13). O esqueleto apendicular é unido ao esqueleto axial; em um adulto, apresenta **126 ossos separados** (Tabela 1.2).

Tabela 1.2 Esqueleto apendicular adulto.

Cintura escapular	Clavículas	2
	Escápulas	2
Membros superiores	Úmeros	2
	Ulnas	2
	Rádios	2
	Carpos	16
	Metacarpos	10
	Falanges	28
Cintura pélvica	Ossos do quadril (ossos inominados)	2
Membros inferiores	Fêmures	2
	Tíbias	2
	Fíbulas	2
	Patelas	2
	Tarsos	14
	Metatarsos	10
	Falanges	28
Total de ossos no esqueleto apendicular adulto		126
Total de ossos separados no esqueleto adulto[a]		206

[a]Incluindo os dois ossos sesamoides anteriores aos joelhos: as patelas direita e esquerda.

Ossos sesamoides

Ossos sesamoides são pequenos ossos especiais, de formato ovalado, embutidos em determinados tendões (geralmente próximos a articulações). Embora sejam observados até mesmo em fetos, não são considerados parte do esqueleto axial ou apendicular normal, exceto pelas duas patelas, os maiores ossos sesamoides. Outros ossos sesamoides comuns estão localizados na porção inferior do pé, na base do primeiro dedo (Figuras 1.14 e 1.15).

Nos membros superiores, são mais comumente observados nos tendões da região da superfície anterior (palmar) da mão, na base do polegar. Há ainda os que podem ser encontrados nos tendões de outras articulações do membro superior ou inferior.

Ossos sesamoides podem ser fraturados por traumatismos e são observados em radiografias ou por meio de tomografia computadorizada (TC).

CLASSIFICAÇÃO DOS OSSOS

Cada um dos 206 ossos do corpo pode ser classificado de acordo com seu formato:

- Ossos longos
- Ossos curtos
- Ossos chatos
- Ossos irregulares.

Ossos longos

Ossos longos são formados por um **corpo** e **duas extremidades**. Encontram-se apenas no esqueleto apendicular. (A Figura 1.16 é uma radiografia do úmero, típico osso longo do braço.)

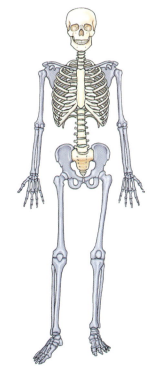

Figura 1.13 Esqueleto apendicular – 126 ossos.

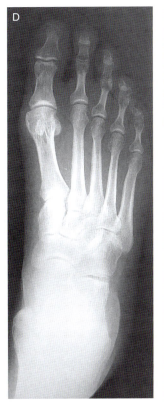

Figura 1.14 Ossos sesamoides na base do hálux

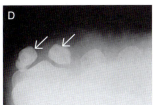

Figura 1.15 Ossos sesamoides. Incidência tangencial (base do hálux).

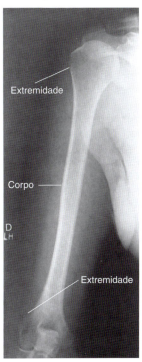

Figura 1.16 Osso longo (úmero).

Composição. A porção externa da maioria dos ossos é composta por tecido ósseo duro ou denso, conhecido como **osso compacto** ou **córtex**, indicando uma camada externa. O osso compacto exibe poucos espaços intercelulares vazios e tem como função a proteção e a sustentação de todo o osso.

O **corpo** (também chamado **diáfise**) contém uma camada mais espessa de osso compacto do que as extremidades, que confere maior resistência ao peso que sustenta.

Dentro da camada de osso compacto, principalmente nas duas extremidades de cada osso longo, há o **osso esponjoso**. Ele é altamente poroso, e em geral contém a medula óssea vermelha, responsável pela produção de hemácias.

O corpo de um osso longo é oco. Essa porção oca é conhecida como **cavidade medular**. Em adultos, a cavidade medular com frequência contém a medula amarela, gordurosa. Uma membrana fibrosa densa, o **periósteo**, recobre o osso, exceto nas superfícies articulares. As superfícies articulares são revestidas por uma camada de **cartilagem hialina** (Figura 1.17).

Hialina, que significa vítreo ou transparente, é um tipo comum de cartilagem ou tecido conjuntivo. O tecido tem esse nome por não ser visualizado por meio de técnicas comuns de coloração, e assim é "transparente" ou vítreo em estudos laboratoriais. O tecido hialino é encontrado em muitos locais, inclusive no revestimento das extremidades dos ossos, onde é chamado de **cartilagem articular**.

O **periósteo** é essencial para o crescimento, o reparo e a nutrição dos ossos. Os ossos são ricamente supridos por vasos sanguíneos que chegam pelo periósteo. Na região central da diáfise de ossos longos, uma **artéria nutrícia** passa obliquamente pelo osso compacto, através do **forame nutrício**, e chega à medula.

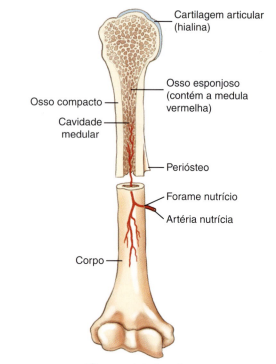

Figura 1.17 Osso longo.

Ossos curtos

Os ossos curtos têm formato aproximadamente cuboide e são encontrados somente nos punhos e nos tornozelos. São compostos principalmente por tecido esponjoso recoberto por uma fina camada externa de osso compacto. Os oito **ossos carpais** de cada punho (Figura 1.18) e os sete **ossos tarsais** de cada pé são ossos curtos.

Ossos chatos

Ossos chatos são formados por duas placas de osso compacto separadas por osso esponjoso e medula óssea. Exemplos de ossos chatos são aqueles que compõem a **calvária** (calota craniana) (Figura 1.19), o **esterno**, as **costelas** e a **escápula**.

O estreito espaço entre as duas camadas de tecido compacto dos ossos chatos do crânio é conhecido como díploe. Os ossos chatos protegem o conteúdo interno e formam superfícies amplas para a inserção de músculos.

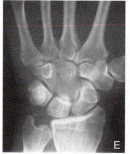 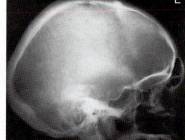

Figura 1.18 Ossos curtos (carpais).   **Figura 1.19** Ossos chatos (calvária).

Ossos irregulares

Ossos com formatos peculiares são agrupados em uma última categoria – os ossos irregulares. **Vértebras** (Figura 1.20), **ossos da face**, **ossos da base do crânio** e **ossos da pelve** são exemplos.

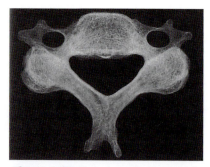

Figura 1.20 Osso irregular (vértebra).

DESENVOLVIMENTO DOS OSSOS

O processo de formação de ossos no corpo é conhecido como **ossificação**. O esqueleto embrionário é composto por membranas fibrosas e cartilagem hialina. A ossificação começa na sexta semana de desenvolvimento embrionário e continua até a vida adulta.

Produção de células do sangue

Em adultos, as **hemácias** são produzidas pela medula óssea vermelha de determinados ossos chatos e irregulares, como o **esterno**, as **costelas**, as **vértebras** e os ossos da **pelve**, assim como pelas extremidades dos ossos longos.

Formação do osso

Há dois tipos de formação óssea. Quando o osso substitui membranas, a ossificação é denominada **intramembranosa**; quando substitui cartilagens, é **endocondral** (intracartilaginosa).

Ossificação intramembranosa. A ossificação intramembranosa é rápida e ocorre em ossos de função protetora, como as suturas dos ossos chatos do crânio (calota craniana), que são centros de crescimento no início do desenvolvimento ósseo.

Ossificação endocondral. A ossificação endocondral, muito mais lenta do que a ossificação intramembranosa, ocorre na maior parte do esqueleto, principalmente nos ossos longos.

Centros primários e secundários de ossificação endocondral (Figura 1.21)

O primeiro centro de ossificação, chamado **centro primário**, está na área medial do corpo do osso. Esse centro primário de ossificação dos ossos em crescimento é denominado **diáfise**. Essa área passa a ser o **corpo** do osso completamente desenvolvido.

Centros secundários de ossificação surgem no fim das extremidades dos ossos longos. A maioria dos centros secundários aparece após o nascimento, enquanto a maioria dos centros primários surge antes do nascimento. Cada centro secundário de ossificação é chamado **epífise**. As epífises do fêmur distal e da tíbia proximal são as primeiras a aparecer e podem ser observadas em um neonato a termo. Placas cartilaginosas, denominadas **placas epifisárias**, são encontradas entre a metáfise e cada epífise até o fim do crescimento esquelético. A **metáfise** é a porção mais larga de um osso longo e é adjacente à placa epifisária. A metáfise é a área em que o osso cresce em extensão. Esse crescimento dos ossos é causado pelo aumento longitudinal das placas epifisárias cartilaginosas. A seguir, há a ossificação progressiva por meio do desenvolvimento de osso endocondral, até que toda a cartilagem tenha sido substituída por tecido ósseo, quando termina o crescimento do esqueleto. Esse processo de fusão epifisária dos ossos longos é progressivo, da puberdade até a **maturidade completa, entre 20 e 25 anos**.[1] No entanto, o tempo de crescimento completo de cada osso varia nas diferentes regiões do corpo. Em média, o esqueleto feminino amadurece mais depressa do que o masculino. Além disso, fatores geográficos, socioeconômicos e genéticos, assim como doenças, influenciam a **fusão epifisária**.[1]

A Figura 1.22 mostra uma radiografia da região do joelho de uma criança de 6 anos. Os centros primários e secundários de ossificação endocondral ou crescimento ósseo são bem demonstrados e identificados.

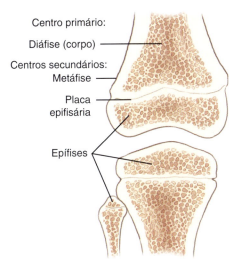

Figura 1.21 Ossificação endocondral.

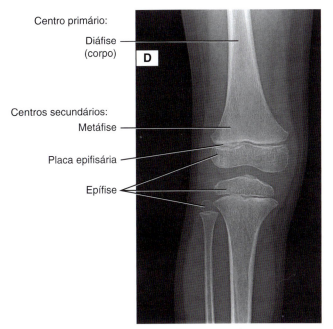

Figura 1.22 Região do joelho (criança de 6 anos).

Artrologia (articulações)

O estudo das articulações é chamado **artrologia**. É importante entender que nem todas as articulações se movimentam. Os dois primeiros tipos a serem descritos são as articulações imóveis e as articulações pouco móveis, unidas por diversas camadas fibrosas ou cartilaginosas. Elas são adaptadas ao crescimento, e não ao movimento.

CLASSIFICAÇÃO DAS ARTICULAÇÕES

Funcional
As articulações podem ser classificadas de acordo com sua função em relação à mobilidade ou à ausência de mobilidade:
- **Sinartrose** – articulação imóvel
- **Anfiartrose** – articulação com movimento limitado
- **Diartrose** – articulação com movimentação livre.

Estrutural
O sistema primário de classificação das articulações, descrito em *Gray's Anatomy*[2] e usado neste tratado, é a **classificação estrutural** baseada nos **três tipos de tecido que separam as extremidades dos ossos** nas diferentes articulações. Estas três classificações por tipo de tecido e suas subclasses são:

1. Articulações fibrosas
   - Sindesmose
   - Sutura
   - Gonfose
2. Articulações cartilaginosas
   - Sínfise
   - Sincondrose.
3. Articulações sinoviais.

Articulações fibrosas
As articulações fibrosas não apresentam cavidade articular. Ossos adjacentes, que estão em contato quase direto, são unidos por tecido conjuntivo fibroso. Os três tipos de articulações fibrosas (Figura 1.23) são as sindesmoses (pouco móveis), as suturas (imóveis) e as gonfoses (tipo único de articulação com movimento muito limitado).

Sindesmoses.[1] As sindesmoses são tipos de articulações fibrosas unidas por ligamentos interósseos e delicados cordões fibrosos que permitem pouco movimento. Algumas referências mais antigas restringiam a classificação de sindesmose fibrosa à articulação tibiofibular inferior. No entanto, as conexões fibrosas também podem ser observadas em outras articulações, como na articulação sacroilíaca e seus extensos ligamentos interósseos que, na vida adulta, se tornam articulações quase totalmente fibrosas. As articulações carpais do punho e tarsais do pé também têm membranas interósseas que podem ser classificadas como sindesmoses, com pouca mobilidade, ou anfiartrodiais.

Suturas. As suturas são encontradas apenas entre os ossos do crânio. Esses ossos fazem contato uns com os outros por meio de bordas interligadas ou serrilhadas, e são unidos por camadas de tecido fibroso ou ligamentos suturais. O movimento dessas articulações é muito limitado; em adultos, essas articulações são consideradas **imóveis** ou **sinartrodiais**.

O movimento limitado de expansão ou compressão dessas suturas pode ocorrer no crânio de bebês (p. ex., durante o parto). No entanto, na vida adulta, a deposição ativa de osso oblitera parcial ou completamente essas linhas de sutura.

Gonfose. A **gonfose** é o terceiro tipo de articulação fibrosa, caracterizada pela inserção de um processo cônico em uma porção de osso similar a um soquete. Essa articulação ou união fibrosa – que, em termos estritos, não ocorre entre ossos, mas sim entre raízes dos dentes, e processos alveolares da mandíbula e da maxila – é um tipo especializado de articulação que permite apenas movimentos muito limitados.

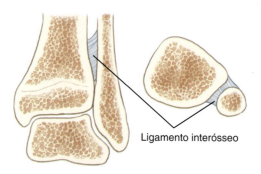

Articulação tibiofibular distal
1. Sindesmose – Anfiartrodial (pouco móvel)

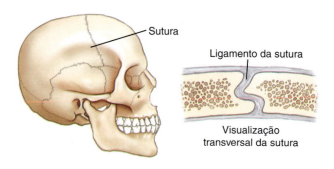

Sutura do crânio
2. Sutura – Sinartrodial (imóvel)

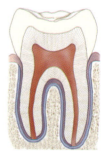

Raízes dos dentes
3. Gonfose – Anfiartrodial (movimentação limitada)

Figura 1.23 Articulações fibrosas – três tipos.

Articulações cartilaginosas

As articulações cartilaginosas também não apresentam cavidade articular e os ossos articulados são firmemente unidos por cartilagem. Como as articulações fibrosas, as articulações cartilaginosas permitem pouca ou nenhuma movimentação. São sinartrodiais ou anfiartrodiais, e unidas por dois tipos de cartilagem – sínfises e sincondroses (Figura 1.24).

Sínfises. A principal característica de uma sínfise é a **presença de um grande disco achatado de fibrocartilagem** entre duas superfícies ósseas contíguas. Esse disco forma coxins relativamente espessos que podem ser comprimidos ou deslocados, permitindo certa movimentação dos ossos; por essa razão, essas articulações são **anfiartrodiais** (pouco móveis).

Exemplos dessas sínfises são os discos intervertebrais (entre os corpos das vértebras), a articulação entre o manúbrio (porção superior) e o corpo do esterno, e a sínfise púbica (entre os dois ossos púbicos da pelve).

Sincondroses. Uma sincondrose típica é uma **forma temporária de articulação** na qual a **cartilagem hialina** de conexão (que, nos ossos longos, é chamada *placa epifisária*) é convertida em tecido ósseo durante a vida adulta. Esses tipos temporários de articulações de crescimento são considerados sinartrodiais ou imóveis.

Exemplos dessas articulações são as placas epifisárias entre as epífises e a metáfise dos ossos longos e a união das três partes da pelve, que forma um acetábulo para a articulação do quadril.

Articulações sinoviais

As articulações sinoviais são articulações de movimentação livre, encontradas com mais frequência nos membros superiores e inferiores, caracterizadas por uma **cápsula fibrosa que contém líquido sinovial** (Figura 1.25). As extremidades dos ossos que formam uma articulação sinovial podem fazer contato, mas são completamente separadas e contêm espaço ou cavidade articular que permite uma ampla gama de movimentos. De modo geral, as articulações sinoviais são **diartrodiais** ou de movimentação livre. (As exceções são as articulações sacroilíacas da pelve, que são anfiartrodiais ou pouco móveis.)

As extremidades expostas desses ossos exibem delgados revestimentos protetores de **cartilagem articular**. A **cavidade articular**, que contém o **líquido sinovial**, viscoso e lubrificante, é envolvida por uma cápsula fibrosa reforçada por **ligamentos acessórios**. Esses ligamentos limitam a movimentação em direções indesejadas. Acredita-se que a superfície interna dessa cápsula fibrosa secrete o líquido sinovial.

Tipos de movimento das articulações sinoviais. As articulações sinoviais são encontradas em quantidades e variedades consideráveis e são agrupadas de acordo com os **sete tipos de movimento** possíveis. Essas articulações são listadas do menor para o maior movimento permitido.

NOTA: O nome preferido é listado primeiro, seguido por um sinônimo entre parênteses. (Esta prática é seguida em todo este tratado.)

Articulações planas (deslizantes). Esse tipo de articulação sinovial permite a menor quantidade de movimento, que, como o nome implica, é o **deslizamento das superfícies articulares**.

Exemplos de articulações planas são as articulações **intermetacárpicas, carpometacárpicas** e **intercárpicas** da mão e do punho (Figura 1.26). As **articulações atlantoaxiais** laterais direita e esquerda entre as vértebras C1 e C2 são também classificadas como articulações planas ou deslizantes; elas permitem algum movimento de rotação entre essas vértebras, como descrito no Capítulo 8.

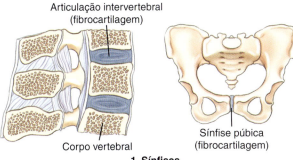

1. Sínfises
Anfiartrodial (pouco móvel)

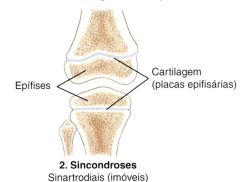

2. Sincondroses
Sinartrodiais (imóveis)

Figura 1.24 Articulações cartilaginosas – dois tipos.

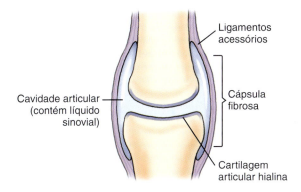

Figura 1.25 Articulações sinoviais – diartrodiais (movimentação livre).

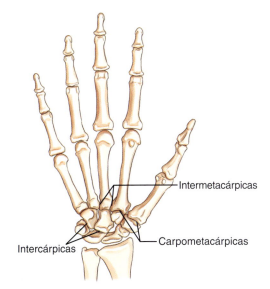

Figura 1.26 Articulações planas (deslizantes).

Gínglimos (articulações em dobradiça). As superfícies articulares das articulações em gínglimo são moldadas uma à outra de modo a permitir apenas **movimentos de flexão e extensão**. A cápsula articular fibrosa desse tipo de articulação é delgada nas superfícies onde ocorre a flexão, mas fortes ligamentos colaterais unem firmemente os ossos às margens laterais da cápsula fibrosa.

Exemplos de gínglimo são as **articulações interfalangianas** dos dedos dos pés e das mãos, e a **articulação do cotovelo** (Figura 1.27).

Articulações em pivô (trocoides). A articulação trocoide ou em pivô é formada por uma protuberância cercada por um anel de ligamentos e/ou uma estrutura óssea. Esse tipo de articulação permite o **movimento de rotação** ao redor de um único eixo.

Exemplos de articulações trocoides são as **articulações radioulnares proximal** e **distal** do antebraço, que demonstram seu movimento de pivô durante a rotação da mão e do punho.

Outro exemplo é a articulação entre **a primeira e a segunda vértebra cervical**. O dente do áxis (C2) forma o pivô e o arco anterior do atlas (C1), combinado aos ligamentos posteriores, forma o anel (Figura 1.28).

Articulações elipsoides (condilares). Na articulação elipsoide, o movimento ocorre principalmente em um plano e é combinado a um leve grau de rotação em um eixo em ângulos retos ao plano primário de movimento. O movimento de rotação é limitado pelos ligamentos e tendões associados.

Esse tipo de articulação permite principalmente quatro movimentos direcionais: **flexão e extensão**, e **abdução e adução**. O movimento de circundução também ocorre e é consequência de movimentos cônicos sequenciais de flexão, abdução, extensão e adução.

Exemplos de articulações elipsoides são as articulações metacarpofalangianas dos dedos, a articulação do punho e as articulações metatarsofalangianas dos pés (Figura 1.29).

Articulações selares (sela). O termo em sela ou *selar* descreve bem essa estrutura, na qual as extremidades dos ossos têm formato côncavo e convexo, e se posicionam de maneiras opostas (Figura 1.30). (Duas estruturas selares encaixam-se uma na outra.)

Os movimentos desse tipo de articulação biaxial em sela são os mesmos das articulações elipsoides – **flexão, extensão, adução, abdução** e **circundução**.

O melhor exemplo de uma verdadeira articulação *em sela* é a **articulação carpometacarpal** do polegar. Outras articulações selares são as do tornozelo e a calcaneocuboide. Embora a articulação do tornozelo tenha sido classificada como gínglimo em referências mais antigas, é hoje considerada uma articulação selar.[3]

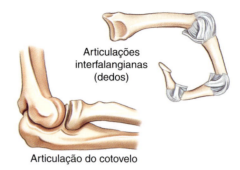

Figura 1.27 Gínglimos (articulações em dobradiça).

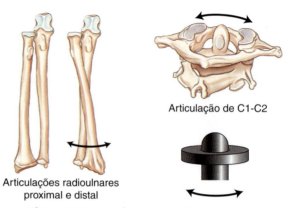

Figura 1.28 Articulações trocoide ou em pivô.

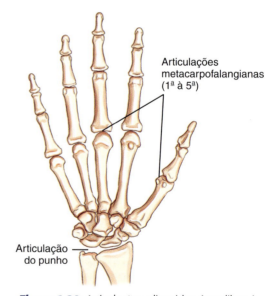

Figura 1.29 Articulações elipsoides (condilares).

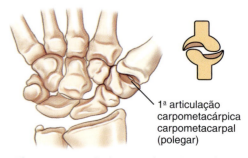

Figura 1.30 Articulações selares (em sela).

Articulações esferoidais (bola e soquete). A articulação em bola e soquete ou esferoidal proporciona a maior liberdade de movimentação. O osso distal (úmero) que forma a articulação pode se mover em uma quantidade quase infinita de eixos com um centro comum.

Quanto maior a profundidade do soquete, mais limitado o movimento. No entanto, a articulação de maior profundidade é mais forte e estável. A articulação do quadril, por exemplo, é muito mais forte e estável do que a articulação do ombro, porém sua movimentação é mais limitada.

Os movimentos das articulações esferoidais são flexão, extensão, abdução, adução, circundução e rotação medial e lateral.

Dois exemplos de articulações esferoidais são a **articulação do quadril** e a **articulação do ombro** (Figura 1.31).

Articulações bicondilares.* As articulações bicondilares movimentam-se em uma única direção, permitindo a rotação limitada. As articulações bicondilares são formadas por dois côndilos convexos, que podem ser envolvidos por uma cápsula fibrosa.

Dois exemplos de articulações bicondilares são o joelho (anteriormente classificado como gínglimo) e a articulação temporomandibular (ATM) (Figura 1.32).

A Tabela 1.3 resume a classificação das articulações.

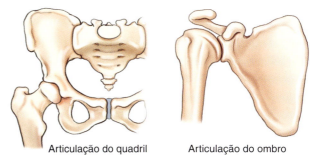

Figura 1.31 Articulações esferoidais (bola e soquete).

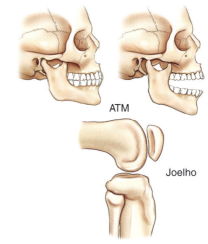

Figura 1.32 Articulações bicondilares.

Tabela 1.3 Resumo da classificação das articulações.

CLASSIFICAÇÃO DA ARTICULAÇÃO	CLASSIFICAÇÃO DA MOBILIDADE	TIPOS DE MOVIMENTO	DESCRIÇÃO DO MOVIMENTO	EXEMPLOS
Articulações fibrosas				
Sindesmoses	Anfiartrodial (pouco móvel)	–	–	Tibiofibular distal, sacroilíaca, articulações dos carpos e dos tarsos
Suturas	Sinartrodial (imóvel)	–	–	Suturas do crânio
Gonfoses	Movimento muito limitado	–	–	Áreas ao redor das raízes dos dentes
Articulações cartilaginosas				
Sínfises	Anfiartrodial (pouco móvel)	–	–	Discos intervertebrais; Sínfise púbica
Sincondroses	Sinartrodial (imóvel)	–	–	Placas epifisárias dos ossos longos e entre as três partes da pelve
Articulações sinoviais	Diartrodial (movimentação livre), à exceção das articulações sacroilíacas (articulações sinoviais com movimentação muito limitada – anfiartrodial)	Plano (deslizante)	Deslizante	Intermetacarpais, intercarpais e articulações carpometacarpais, entre as vértebras C1 e C2
		Gínglimo (dobradiça)	Flexão e extensão	Articulações interfalangianas dos dedos das mãos e dos pés, e articulações do cotovelo
		Em pivô (trocoide)	Rotação	Radioulnar proximal e distal, e entre as vértebras C1 e C2 (articulação atlantoaxial)
		Elipsoide (condilar)	Flexão e extensão; Abdução e adução; Circundução	Articulações metacarpofalangianas e do punho
		Em sela (selar)	Flexão e extensão; Abdução e adução; Circundução	Primeira articulação carpometacarpal (polegar), articulações do tornozelo e articulação calcaneocuboide
		Bola e soquete (esferoidal)	Flexão e extensão; Abdução e adução; Circundução; Rotação interna e externa	Articulações do quadril e do ombro
		Bicondilar	Movimento principalmente em um eixo; com rotação limitada	Articulações do joelho e temporomandibulares

*NOTA: A artrologia é o estudo das articulações. A nomenclatura das articulações descrita neste capítulo será usada nos capítulos subsequentes.

Tipos físicos

O tipo físico é geralmente definido como a constituição física e o formato geral do corpo humano. O tamanho, as dimensões e o formato do corpo do paciente influenciam o posicionamento de regiões específicas, como os sistemas respiratório e gastrintestinal.

O tipo físico é classificado em quatro estilos corpóreos gerais:

1. **Estênico:** aproximadamente **50%** da população pertence a essa categoria. No posicionamento radiográfico, os corpos estênicos são considerados medianos quanto ao formato e à localização dos órgãos internos (Figura 1.33)
2. **Hipoestênico:** corpo magro, mais esguio do que o tipo estênico. Aproximadamente **35%** da população é classificada como hipoestênica (Figura 1.34).
3. **Hiperestênico:** corpo maciço, com estrutura maior e mais larga em comparação ao tipo estênico. Aproximadamente **5%** da população é classificada como hiperestênica (Figura 1.35)
4. **Astênico:** aproximadamente **10%** da população é muito magra ou esguia, com corpo longo e estreito. A estatura é um pouco maior do que a do paciente hipoestênico.

INFLUÊNCIA DO TIPO FÍSICO NO POSICIONAMENTO RADIOGRÁFICO

O técnico deve considerar o tipo físico do paciente e alterar a centralização e a posição do receptor de imagem (RI) em conformidade. Isso é muito importante na radiografia do tórax adulto, descrita no Capítulo 2. Nos pacientes hipoestênicos e astênicos, o RI é colocado normalmente em alinhamento **longitudinal**, já que neles os pulmões são mais longos do que em pacientes hiperestênicos (Figura 1.36). Nos pacientes hiperestênicos, o RI é colocado em alinhamento **transversal**, uma vez que os pulmões têm comprimento menor, mas são mais largos do que em pacientes hipoestênicos ou astênicos (Figura 1.37). Nos pacientes estênicos adultos, o RI pode ser colocado em sentido longitudinal ou transversal, dependendo da idade, da altura e até mesmo da patologia. Outras regiões anatômicas também são afetadas pelo tipo físico. Isso será discutido mais detalhadamente no Capítulo 12, Vias Biliares e Sistema Gastrintestinal Superior.

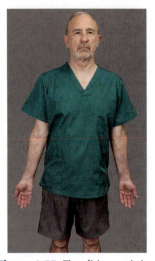
Figura 1.33 Tipo físico estênico.

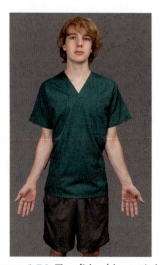
Figura 1.34 Tipo físico hipoestênico.

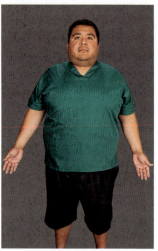
Figura 1.35 Tipo físico hiperestênico.

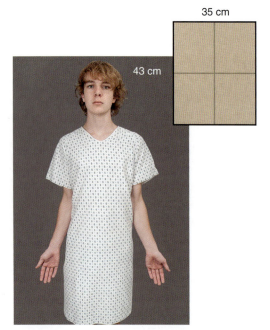
Figura 1.36 Alinhamento longitudinal do receptor de imagem.

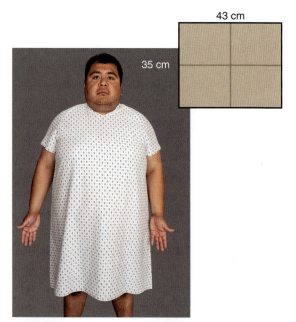
Figura 1.37 Alinhamento transversal do receptor de imagem.

TERMINOLOGIA DE POSICIONAMENTO

O posicionamento radiográfico é o estudo da posição do paciente para a **demonstração ou visualização radiográfica** de partes específicas do corpo em RIs. O técnico em radiologia deve entender claramente o uso correto da terminologia de posicionamento. Esta seção lista, descreve e ilustra os termos comumente empregados no posicionamento e a terminologia de incidência aprovados e publicados pelo American Registry of Radiologic Technologists (ARRT).[4]

Em todo este livro, as posições com epônimos (ou seja, com o nome próprio da pessoa que primeiro descreveu determinada posição ou procedimento) são chamadas **métodos**, como os métodos de Towne, Waters e Caldwell. O ARRT concorda com o uso dos métodos com epônimos entre parênteses após o termo de incidência ou posicionamento. A descrição das posições radiográficas pelo epônimo é cada vez menos comum.

Termos gerais

Radiografia: (1) imagem da(s) parte(s) anatômica(s) do paciente, produzida pela ação dos raios X em um RI (Figura 1.38). Na radiografia gerada com o uso de tecnologia tradicional (analógica), a imagem é capturada e mostrada no filme; se a radiografia for produzida com tecnologia digital, a imagem é visualizada e armazenada em computadores. (2) O termo *radiografia* refere-se ao meio de registro *e* à imagem obtida.

Radiografia: processo e procedimentos de produção de uma radiografia.

Receptor de imagem (RI): dispositivo que captura a imagem radiográfica do paciente em resposta à radiação ionizante; pode se referir tanto aos cassetes de filme quanto aos equipamentos de aquisição digital.

Raio central (RC): porção mais central do feixe emitido pelo tubo de raios X – a parte do feixe de raios X com a menor divergência.

Exame ou procedimento radiográfico. O técnico em radiologia mostra para o paciente como é o posicionamento para um exame ou procedimento de rotina do tórax (Figura 1.39). O exame radiográfico tem cinco funções gerais:

1. O posicionamento da parte do corpo e o alinhamento com o RI e o RC
2. A aplicação das medidas e dos dispositivos de proteção contra a radiação
3. A escolha dos fatores de exposição (técnica radiográfica)
4. As instruções para o paciente relacionadas com a respiração e o início da exposição aos raios X
5. O processamento do RI (nos sistemas de receptores de imagem analógicos, o processamento é químico; na radiografia computadorizada é digital).

Posição anatômica. A *posição anatômica* é a referência que define a posição das superfícies e os planos específicos do corpo. Também indica os termos anatômicos de direção, como regiões anterior, posterior, medial, lateral, superior e inferior do corpo. A posição anatômica é ereta, com os braços levemente abduzidos (abaixados); mãos para os lados, com palmas para a frente; e cabeça e pés (juntos) voltados para a frente (Figura 1.40).

Visualização das radiografias. A regra geral para visualização das radiografias é que o **paciente, na posição anatômica, esteja de frente para o observador**.

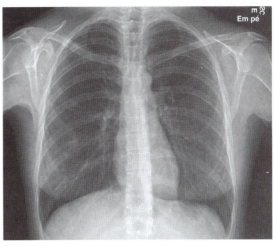

Figura 1.38 Radiografia de tórax.

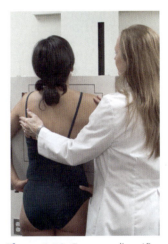

Figura 1.39 Exame radiográfico.

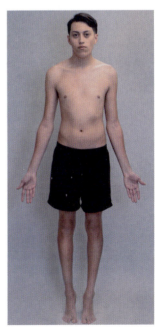

Figura 1.40 Posição anatômica.

Planos, seções e linhas corporais (Figura 1.41)

Os termos de posicionamento que descrevem as angulações do RC ou as relações entre as partes corporais são geralmente associados a **planos imaginários** que atravessam o organismo na **posição anatômica**. Os estudos de TC, ressonância magnética (RM) e ultrassonografia (diagnóstica) enfatizam a anatomia seccional, que também envolve planos e seções corporais primários descritos a seguir.

PLANO: LINHA SUPERFICIAL RETA QUE CONECTA DOIS PONTOS

Os quatro planos comuns usados na **imaginologia** médica são: sagital, coronal, horizontal (axial) e oblíquo.

Plano sagital

O plano sagital é qualquer plano **longitudinal** que divida o corpo em **parte direita** e **parte esquerda**.

O **plano sagital médio**, por vezes chamado **plano mediano**, é um plano sagital na linha média que divide o corpo em **metades iguais, direita e esquerda**. Esse plano atravessa a sutura sagital do crânio. Qualquer plano paralelo ao plano sagital médio ou mediano é denominado **plano sagital**.

Plano coronal

O plano coronal é qualquer plano **longitudinal** que divida o corpo em **parte anterior** e **parte posterior**.

O **plano coronal médio** divide o corpo em **partes anterior e posterior**, aproximadamente iguais. É chamado plano coronal por atravessar a sutura coronal do crânio. Qualquer plano paralelo ao plano coronal médio ou frontal é chamado **plano coronal**.

Plano horizontal (axial)

O plano horizontal (axial) é qualquer plano **transversal** que atravessa o corpo em **ângulos retos a um plano longitudinal**, dividindo o corpo nas porções superior e inferior.

Plano oblíquo

Um plano oblíquo é um plano **longitudinal** ou **transversal** em ângulo ou inclinação, e **não é paralelo** aos planos sagital, coronal ou horizontal.

IMAGEM SECCIONAL DE PARTES DO CORPO

Seções longitudinais – sagitais, coronais e oblíquas

Essas seções ou imagens são **longitudinais**, seguindo na direção do eixo longo do corpo ou de qualquer de suas partes, independentemente da posição do corpo (ereta ou em decúbito). Seções ou imagens longitudinais podem ser obtidas em **planos sagital, coronal** ou **oblíquo**.

Seções transversais ou axiais

As imagens seccionais estão em ângulos retos em relação a qualquer ponto do eixo longitudinal do corpo ou suas partes (Figura 1.42).

Imagens sagitais, coronais e axiais

As imagens de TC, RM e ultrassonografia são obtidas em três orientações ou projeções comuns. Tais orientações comuns são sagital, coronal e transversal (axial). (Imagens seccionais de RM são mostradas nas Figuras 1.43 a 1.45.)

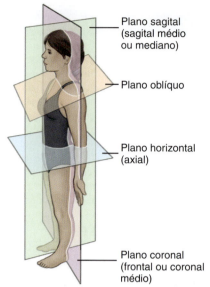

Figura 1.41 Planos corpóreos sagital, coronal, oblíquo e horizontal.

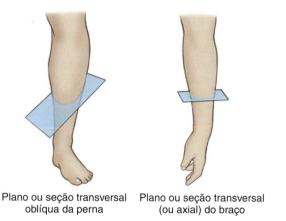

Plano ou seção transversal oblíqua da perna   Plano ou seção transversal (ou axial) do braço

Figura 1.42 Seções transversal e oblíqua de partes do corpo.

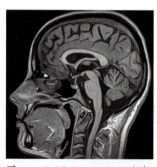 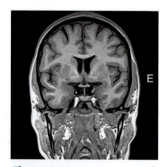

Figura 1.43 Imagem sagital.   **Figura 1.44** Imagem coronal.

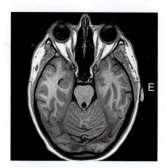

Figura 1.45 Imagem transversal (axial).

PLANOS DO CRÂNIO (FIGURA 1.46)

Plano da base do crânio

Esse plano transversal preciso é formado pela conexão das linhas das margens infraorbitárias (borda inferior das órbitas ósseas) à margem superior do meato acústico externo (MAE), a abertura externa da orelha. Por vezes é chamado **plano horizontal de Frankfurt**[1] em ortodontia e topografia craniana para medida e localização de pontos ou estruturas específicas no crânio.

Plano de oclusão

Esse plano horizontal é formado pelas superfícies oclusivas dos dentes superiores e inferiores com as maxilas fechadas (usado como plano de referência da cabeça em radiografias de coluna cervical e crânio).

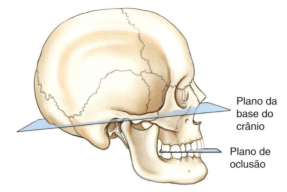

Figura 1.46 Planos do crânio.

Superfícies e partes corpóreas

TERMOS PARA AS PARTES DA FRENTE E DE TRÁS DO CORPO

Posterior ou dorsal (Figura 1.47)

Posterior ou dorsal refere-se à **metade de trás** do paciente ou quando a pessoa é vista de costas; engloba as plantas (solas) dos pés e o dorso das mãos em posição anatômica.

Anterior ou ventral

Anterior ou ventral refere-se à **metade da frente** do paciente ou à parte observada de frente; engloba a superfície superior (dorso) dos pés e as frentes ou palmas das mãos em posição anatômica.

TERMOS PARA AS SUPERFÍCIES DAS MÃOS E DOS PÉS

Três termos são usados em radiografia para descrever as superfícies específicas dos membros superiores e inferiores.

Plantar

Plantar refere-se à **planta** (sola) ou superfície **posterior** do pé.

Dorsal

Pé. Dorsal refere-se ao **topo** ou à superfície **anterior** do pé (dorso do pé).

Mão. Dorsal também se refere às **costas da mão** ou ao seu **aspecto posterior** (dorso da mão) (Figura 1.48).

NOTA: O termo **dorso** (ou **dorsal**) geralmente se refere à parte vertebral ou posterior do corpo. No entanto, quando usado em relação ao pé, dorso refere-se especificamente à **superfície superior** ou ao **aspecto anterior** do pé, oposto à planta; na mão, refere-se ao seu dorso ou à superfície posterior, oposta à palma.[1]

Palmar

Palmar refere-se à **palma da mão**; na posição anatômica, corresponde à superfície **anterior** ou **ventral** da mão.[1]

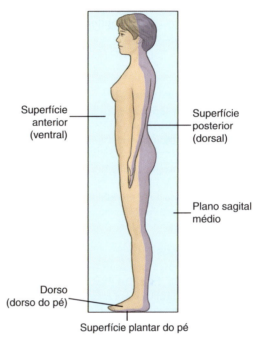

Figura 1.47 Posterior *versus* anterior.

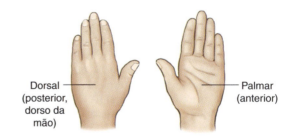

Figura 1.48 Superfícies dorsal e palmar da mão.

Incidências radiográficas

Incidência é um termo de posicionamento que descreve **direção ou trajeto do RC do feixe de raios X** ao atravessar o paciente, projetando uma imagem no RI. Embora o termo *posição* seja usado na clínica, o termo *incidência* é considerado mais preciso na descrição da forma de realização do procedimento. Assim, o termo **incidência** é utilizado com maior frequência neste livro.

TERMOS COMUNS DE INCIDÊNCIA

Incidência posteroanterior (PA)
A incidência posteroanterior (PA) é a incidência do RC de **posterior a anterior**.

O nome combina esses dois termos, *posterior* e *anterior*, em uma palavra, abreviada como PA. O RC entra na superfície posterior e sai na superfície anterior (**incidência PA**) (Figura 1.49).

Deve-se assumir a **PA verdadeira** sem rotação intencional, o que requer que o RC seja perpendicular ao plano coronal do corpo e paralelo ao plano sagital, a não ser que algum termo de qualificação oblíqua ou rotacional seja empregado para indicar o contrário.

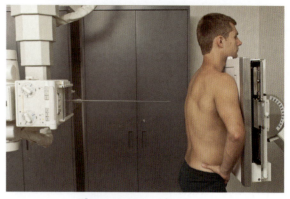

Figura 1.49 Incidência PA.

Incidência anteroposterior (AP)
A incidência anteroposterior (AP) refere-se à incidência do RC de **anterior a posterior**, o oposto da PA. Esses dois termos, *anterior* e *posterior*, são combinados em uma palavra.

Anteroposterior descreve a direção do trajeto do RC, que entra em uma superfície anterior e sai em uma superfície posterior (**incidência AP**) (Figura 1.50).

Deve-se assumir que a **AP é verdadeira**, sem rotação, a não ser que um termo de qualificação também seja usado, indicando uma incidência oblíqua.

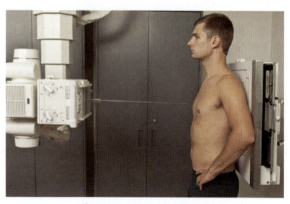

Figura 1.50 Incidência AP.

Incidência AP oblíqua
A incidência AP do membro superior ou inferior em rotação é chamada *oblíqua*. Essa não é uma incidência AP verdadeira e **também deve incluir um termo de qualificação** que indique a forma de rotação, medial ou lateral (Figura 1.51). (A incidência oblíqua de todo o corpo é descrita como **posição oblíqua** adiante, neste capítulo.) Em uma incidência AP oblíqua, o RC entra na superfície anterior e sai na superfície posterior do corpo ou da parte do corpo.

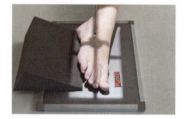

Figura 1.51 Incidência AP oblíqua – rotação medial (a partir de AP).

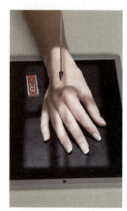

Incidência PA oblíqua
A incidência PA do membro superior com rotação lateral (a partir da PA) é mostrada na Figura 1.52. (Isso se aplica aos membros superiores e inferiores.) Essa incidência é descrita como PA oblíqua. **Também deve incluir um termo de qualificação** que indique a forma de rotação. Na incidência PA oblíqua, o RC entra na superfície posterior e sai na superfície anterior do corpo ou da parte corpórea.

Figura 1.52 Incidência PA oblíqua – rotação lateral (a partir de PA).

Incidências mediolateral e lateromedial
A incidência **lateral** é descrita pelo **trajeto do RC**. Dois exemplos são a incidência **mediolateral** do tornozelo (Figura 1.53) e a incidência **lateromedial** do punho (Figura 1.54). Os lados medial e lateral são determinados com o paciente em posição anatômica. Na incidência mediolateral do tornozelo, o RC entra no aspecto medial e sai pelo aspecto lateral do tornozelo.

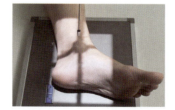

Figura 1.53 Incidência mediolateral (tornozelo).

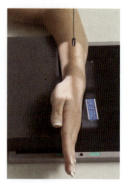

Figura 1.54 Incidência lateromedial (punho).

Posições corporais

Em radiografia, o termo *posição* é usado de duas maneiras, primeiramente como **posições corporais gerais**, descritas a seguir, e, depois, como **posições corporais específicas**, explicadas mais adiante.

POSIÇÕES CORPORAIS GERAIS

A seguir estão listadas as oito posições corporais mais comumente usadas em imaginologia médica.

1. **Supina: deitado de costas**, com o rosto para cima (Figura 1.55)
2. **Prona: deitado de bruços**, com o rosto para baixo (ou para um dos lados) (Figura 1.56)
3. **Ereta: posição vertical**, em pé ou sentado com as costas retas
4. **Decúbito (deitado): deitado em qualquer posição** (prona, supina ou de lado)
    - **Decúbito dorsal:** deitado de costas (supina)
    - **Decúbito ventral:** deitado de bruços (prona)
    - **Decúbito lateral:** deitado de lado (decúbito lateral direito ou esquerdo)
5. **Posição de Trendelenburg:**[5] decúbito com o corpo inclinado e a cabeça mais baixa do que os pés (Figura 1.57)
6. **Posição de Fowler:**[6] decúbito com o corpo inclinado e a **cabeça mais alta do que os pés** (Figura 1.58)
7. **Posição de Sims** (posição semiprona): decúbito oblíquo, com o paciente sobre o **lado anterior esquerdo**, joelho e coxa direita flexionados e braço esquerdo estendido atrás das costas. A posição **modificada de Sims**, usada na inserção da sonda retal para instilação de enema opaco, é mostrada na Figura 1.59 (demonstrada no Capítulo 13)
8. **Posição de litotomia:** posição **em decúbito** (supina) com joelhos e quadril flexionados e coxas em abdução e rotação externa, com apoio nos tornozelos (Figura 1.60). Essa posição é observada com frequência no centro cirúrgico e usada em alguns estudos urinários.

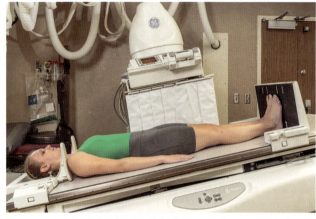

Figura 1.57 Posição de Trendelenburg – cabeça mais baixa do que os pés.

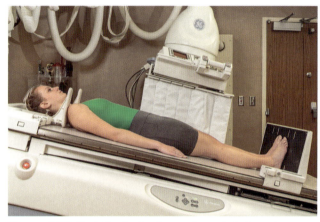

Figura 1.58 Posição de Fowler – pés mais baixos do que a cabeça.

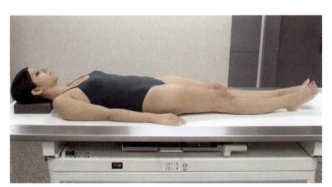

Figura 1.55 Posição supina.

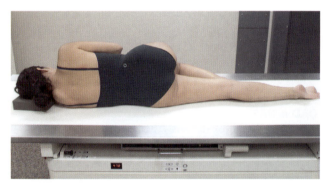

Figura 1.59 Posição modificada de Sims.

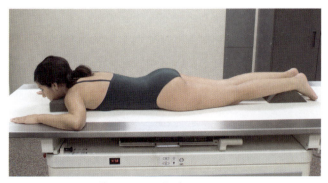

Figura 1.56 Posição prona.

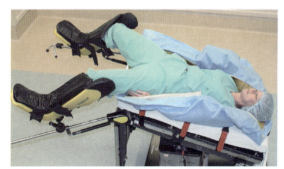

Figura 1.60 Posição de litotomia. (De Chitlik A: Safe positioning for robotic-assisted laparoscopic prostatectomy, *AORN J* 90[1]:39, 2011.)

POSIÇÕES CORPORAIS ESPECÍFICAS

Além da posição corporal geral, uma segunda maneira de usar o termo posição em radiografia é em referência a uma posição corporal específica, descrita pela parte do corpo mais próxima ao RI (oblíqua e lateral) ou pela superfície em que o paciente está deitado (em decúbito).

Posição lateral

A posição lateral refere-se ao lado de ou à visualização lateral.

As posições laterais específicas são descritas **pela parte mais próxima ao RI** ou pela **parte do corpo por onde sai o RC**. A posição **lateral direita** é mostrada com o lado direito do corpo mais próximo ao RI em posição ereta (Figura 1.61). A Figura 1.62 mostra o decúbito **lateral esquerdo**.

A verdadeira posição lateral está sempre a 90°, perpendicular ou em ângulo reto a uma incidência AP ou PA verdadeira. Se a posição não for lateral verdadeira, é oblíqua.

Posição oblíqua[5]

A posição oblíqua[7] refere-se a uma posição angulada em que o plano corporal sagital ou coronal não é perpendicular ou em ângulo reto em relação ao RI.

As posições corporais oblíquas do tórax, do abdome ou da pelve são descritas pela **parte mais próxima ao RI** ou pela **parte do corpo de saída do RC**.

Posições oblíquas posteriores direita e esquerda (OPE e OPD)

Descrevem as posições oblíquas específicas em que o **aspecto posterior esquerdo ou direito** do corpo é mais próximo ao RI. A posição oblíqua posterior esquerda (OPE) é demonstrada em posição ereta (Figura 1.63) e em decúbito (Figura 1.64).

O RC sai pelo aspecto posterior esquerdo ou direito do corpo.

NOTA: Essas posições também podem ser chamadas **incidências AP oblíquas** porque o RC entra por uma superfície anterior e sai por uma superfície posterior. No entanto, essa **não é uma descrição completa** e precisa ser esclarecida como **OPE ou OPD**. Assim, nesta obra, o posicionamento oblíquo do corpo é caracterizado como **posição**, e não como incidência.

Os **posicionamentos oblíquos dos membros superiores e inferiores** são corretamente descritos como AP e PA oblíquas, mas requerem o uso de **rotação medial ou lateral** como qualificador (ver Figuras 1.51 e 1.52).

Posições oblíquas anteriores direita e esquerda (OAD e OAE)

São posições oblíquas nas quais o aspecto **anterior direito ou esquerdo** do corpo é mais próximo ao RI; as posições corporais gerais podem ser eretas ou em decúbito. (A posição oblíqua anterior direita – OAD – é mostrada nos dois exemplos nas Figuras 1.65 e 1.66.)

NOTA: Esses posicionamentos também podem ser descritos como **incidências PA oblíquas** após a adição de um qualificador, como na **posição OAD ou OAE**.

Não é correto usar esses termos oblíquos ou as abreviações OPE, OPD, OAD ou OAE como incidências, já que não descrevem a direção ou o trajeto do RC, mas sim as **posições**.

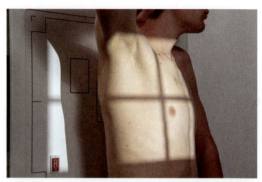

Figura 1.63 Posição ereta OPE.

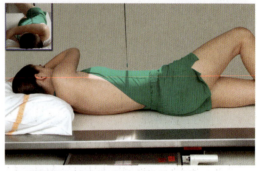

Figura 1.64 Posição em decúbito OPE.

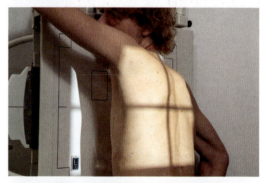

Figura 1.65 Posição ereta OAD.

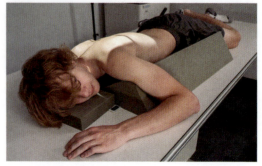

Figura 1.66 Posição em decúbito OAD.

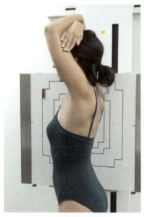

Figura 1.61 Posição lateral ereta direita.

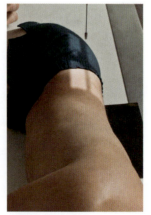

Figura 1.62 Posição em decúbito lateral esquerdo.

Posição em decúbito

A palavra **decúbito** significa literalmente "deitado" ou a posição assumida ao "deitar-se".

Essa posição corporal, que significa **repousar em uma superfície horizontal**, é designada de acordo com a **superfície em que o corpo está deitado**. O termo descreve um paciente deitado em uma das seguintes superfícies corpóreas: **de costas** (dorsal), **de frente** (ventral) ou **de lado** (lateral direito ou esquerdo).

No posicionamento radiográfico, o decúbito é *sempre* realizado com o RC na **horizontal**.

As posições em decúbito são essenciais para a detecção de níveis de ar líquido ou ar livre em uma cavidade corporal, como o tórax ou o abdome, onde o ar sobe até a região mais superior da cavidade. As posições em decúbito são geralmente realizadas caso o paciente não possa assumir a posição ereta.

Posição em decúbito lateral direito ou esquerdo – incidência AP ou PA

Nessa posição, o paciente deita-se de lado e o feixe de raios X é direcionado horizontalmente, de anterior a posterior (AP) (Figura 1.67) ou de posterior a anterior (PA) (Figura 1.68).

A incidência AP ou PA é importante como termo de qualificação das posições em decúbito para indicar a direção do RC.

Essa posição é em **decúbito lateral esquerdo** (ver Figura 1.67) ou em **decúbito lateral direito** (ver Figura 1.68).

NOTA: A posição em decúbito é identificada de acordo com o lado dependente (para baixo) e a indicação de incidência AP ou PA. Exemplo: no decúbito lateral esquerdo (incidência PA), o paciente está deitado sobre o lado esquerdo de frente para o RI. O RC entra pelo lado posterior e sai pelo lado anterior.

Posição em decúbito dorsal – lateral direito ou esquerdo

Nessa posição, o paciente está **deitado na superfície dorsal** (posterior) com o **feixe de raios X em direção horizontal**, saindo pelo lado mais próximo ao RI (Figura 1.69).

A posição é denominada de acordo com a superfície em que o paciente está deitado (dorsal ou ventral) e pelo lado mais próximo ao RI (direito ou esquerdo).

Posição em decúbito ventral – lateral direito ou esquerdo

Nessa posição, o paciente está deitado em uma superfície ventral (anterior) e o feixe de raios X está em direção horizontal, e sai pelo lado mais próximo ao RI (Figura 1.70).

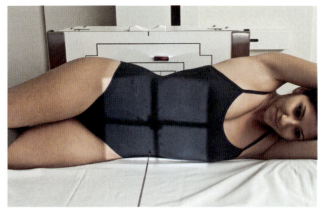

Figura 1.67 Posição em decúbito lateral esquerdo (incidência AP).

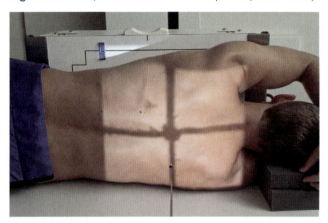

Figura 1.68 Posição em decúbito lateral direito (incidência PA).

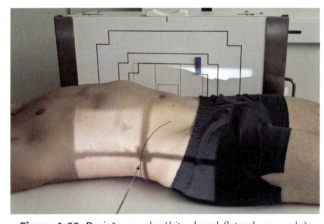

Figura 1.69 Posição em decúbito dorsal (lateral esquerdo).

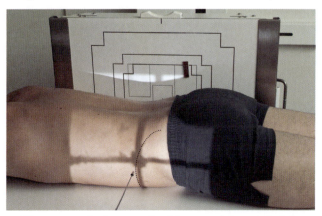

Figura 1.70 Posição em decúbito ventral (lateral direito).

Outros termos de incidências de uso especial

Outros termos são comumente usados na descrição de incidências. Esses termos, como mostram suas definições, também se referem ao trajeto ou à projeção do RC, e são incidências, e não posições.

Incidência axial

Axial refere-se ao **eixo longo** de uma estrutura ou parte (ao redor do qual um corpo gira ou está disposto).

Aplicação especial – axial AP ou PA: no posicionamento radiográfico, o termo *axial* é usado para descrever **qualquer ângulo do RC de 10° ou mais no eixo longo do corpo ou da parte do corpo**.[7] No entanto, de fato, uma incidência axial seria perpendicular ou paralela ao eixo longo da parte do corpo. O termo *semiaxial*, ou "parcialmente" axial, descreve de maneira mais precisa qualquer ângulo que não seja de fato perpendicular ou paralelo ao eixo longo. Porém, para manter a uniformidade em relação às demais referências, o termo **incidência axial** é usado neste livro para descrever as incidências axial e semiaxial anteriormente definidas e mostradas nas Figuras 1.71 a 1.73.

Incidências axiais inferossuperiores e superoinferiores.

As incidências axiais **inferossuperiores** são realizadas com frequência no ombro e no quadril, onde o RC entra na porção inferior e sai pela porção superior (ver Figura 1.73).

O oposto disso é a incidência axial **superoinferior**, como uma incidência especial do osso nasal (ver Figura 1.71).

Incidência tangencial

Tangencial significa encostar em apenas um ponto de uma curva ou superfície.

Trata-se de um uso especial do termo *incidência* para descrever o RC que toca uma parte do corpo para projetar a anatomia em perfil, sem sobreposição das estruturas adjacentes.

Exemplos. Dois exemplos ou aplicações do termo incidência tangencial são:
- Incidência tangencial do arco zigomático (Figura 1.74)
- Incidência tangencial da patela (Figura 1.75).

Incidência axial AP – posição lordótica

Trata-se de uma **incidência axial AP específica** do tórax para demonstração dos ápices dos pulmões. É também chamada **posição AP lordótica**. Nesse caso, o eixo longo do corpo, e não o RC, é angulado.

O termo **lordótico** vem de **lordose**, a curvatura da coluna cervical e lombar (ver Capítulos 8 e 9). Quando o paciente fica nessa posição (Figura 1.76), a curvatura lombar lordótica é exagerada, e assim o termo descreve essa incidência especial do tórax.

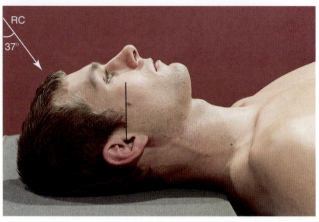

Figura 1.72 Incidência AP axial (semiaxial) (RC a 37° caudais).

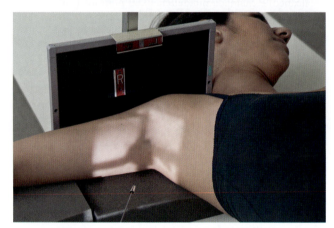

Figura 1.73 Incidência axial inferossuperior.

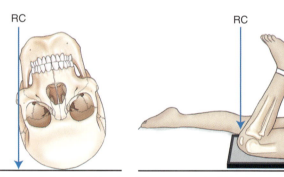

Figura 1.74 Incidência tangencial (arco zigomático). **Figura 1.75** Incidência tangencial (patela).

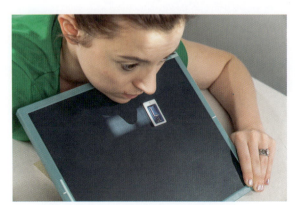

Figura 1.71 Incidência superoinferior (axial).

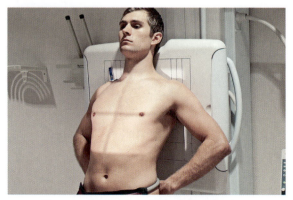

Figura 1.76 Posição AP lordótica do tórax.

Incidência transtorácica lateral (posição lateral direita)

Essa é uma incidência lateral do tórax. Requer um termo de qualificação do posicionamento (posição lateral direita ou esquerda) para indicar qual ombro está mais próximo ao RI e sendo examinado (Figura 1.77).

NOTA: Essa é uma adaptação especial do termo incidência, indicando que o RC atravessa o tórax, embora não inclua o local de entrada ou saída. Na prática, é uma incidência lateral comum do ombro e denominada **transtorácica lateral direita** ou **esquerda do ombro**.

Incidências dorsoplantares e plantodorsais

São termos secundários para as incidências AP ou PA do pé.

Dorsoplantar (DP) descreve o trajeto do RC da superfície **dorsal** (anterior) à superfície **plantar** (posterior) do pé (Figura 1.78).

Uma incidência plantodorsal especial do osso do calcanhar (calcâneo) é chamada **incidência axial plantodorsal** (PD) porque o RC angulado entra pela superfície plantar do pé e sai pela superfície dorsal (Figura 1.79).

NOTA: No pé, o termo **dorso** refere-se à superfície anterior (ver Figura 1.47).

Incidências parietoacantiais e acantioparietais

O RC entra pelo osso **parietal** do crânio e sai pelo **acântio** (junção entre o nariz e o lábio superior) na **incidência parietoacantial** (Figura 1.80).

A direção oposta do RC descreve a **incidência acantioparietal** (Figura 1.81).

Essas incidências também são conhecidas como **PA de Waters** e **AP de Waters reversa** e são usadas na visualização dos ossos da face.

Incidências submentoverticais (SMV) e verticossubmentais (VSM)

Essas incidências são usadas no **crânio** e na **mandíbula**.

O RC entra abaixo do queixo ou do mento e sai no vértice ou topo do crânio na **incidência submentovertical** (SMV) (Figura 1.82).

A incidência oposta, e menos comum, é a **incidência verticossubmental** (VSM), que entra no topo do crânio e sai abaixo da mandíbula (não mostrada).

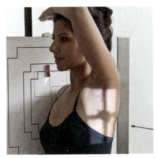

Figura 1.77 Incidência em perfil transtorácico do ombro (perfil direito do ombro).

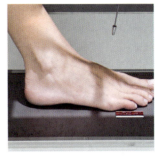

Figura 1.78 Incidência AP ou dorsoplantar (DP) do pé.

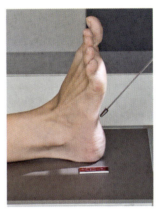

Figura 1.79 Incidência axial plantodorsal (PD) do calcâneo.

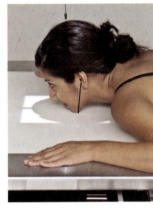

Figura 1.80 Incidência parietoacantial (posição PA de Waters).

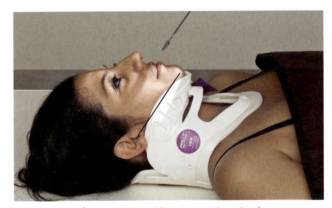

Figura 1.81 Incidência acantioparietal.

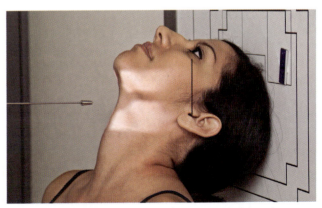

Figura 1.82 Incidência submentovertical (SMV).

Termos de relação

Termos pareados de posicionamento ou anatomia usados na descrição de relações das partes do corpo, com significados opostos.

Medial versus lateral

Medial *versus* lateral refere-se à **proximidade** ou **distância** do plano central ou mediano.

Na posição anatômica, o aspecto medial de qualquer parte do corpo é a porção "de dentro", mais próxima ao plano mediano, e o aspecto lateral é distante do centro, do plano mediano ou da linha média do corpo (Figura 1.83).

Exemplos. Na posição anatômica, o polegar está no aspecto lateral da mão. O aspecto lateral do abdome e do tórax é a parte mais distante do plano mediano.

Proximal versus distal

Proximal é **próximo à origem** ou ao início, e **distal** é **distante**. Nos membros superiores e inferiores, proximal e distal são as partes mais próximas ou mais distantes do tronco, da origem ou do início daquele membro (ver Figura 1.83).

Exemplos. O cotovelo é proximal ao punho. A articulação digital mais próxima à palma da mão é chamada articulação *interfalangiana proximal (IFP)*, e a articulação próxima à extremidade distal do dedo é a *articulação interfalangiana distal (IFD)* (Capítulo 4).

Cranial versus caudal

Cranial significa **em direção à** extremidade corporal da cabeça; **caudal** indica **distante** da extremidade corporal da cabeça.

Um **ângulo cranial** é qualquer ângulo em direção à cabeça (Figura 1.84; ver também Figura 1.86). (*Cranial* ou *cefálico*, que literalmente significa "cabeça" ou "em direção à cabeça".)

Um **ângulo caudal** é qualquer ângulo em direção aos pés ou em sentido oposto à cabeça (Figura 1.85). (*Caudal* vem de *cauda*, ou seja, "rabo".)

Em anatomia humana, cranial e caudal também podem ser descritos como **superior** (em direção à cabeça) ou **inferior** (em direção aos pés).

NOTA: Como mostrado nas Figuras 1.84 a 1.86, esses termos são corretamente usados na descrição da direção do ângulo do RC em incidências axiais de todo o corpo, não apenas da cabeça.

Interior (interno) versus exterior (externo)

Interior é dentro de algo, mais próximo ao centro, e exterior é situado do lado de fora ou na região adjacente.

- O prefixo **intra** significa **dentro de** ou no **interior de** (p. ex., intravenoso: dentro de uma veia).
- O prefixo **inter** indica a posição **entre duas estruturas** (p. ex., intercostal: localizado entre as costelas).
- O prefixo **exo** significa **do lado de fora de** ou **fora de** (p. ex., exocardíaco: algo que se desenvolve ou se localiza fora do coração).

Superficial versus profundo

Superficial é próximo à superfície da pele; profundo é distante da superfície da pele.

Exemplo. A ilustração transversal da Figura 1.87 mostra que o úmero é profundo em comparação à pele do braço, que é superficial.

Outro exemplo é um tumor ou uma lesão superficial, localizada próxima à superfície, em comparação a tumor ou lesão profunda, localizada mais abaixo no corpo ou na parte.

Ipsilateral versus contralateral

Ipsilateral é do mesmo lado do corpo ou da parte; contralateral é no lado oposto.

Exemplo. O polegar direito e o hálux direito são ipsilaterais; o joelho direito e a mão esquerda são contralaterais.

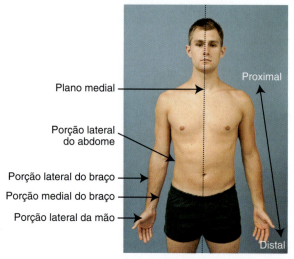

Figura 1.83 Medial *versus* lateral, proximal *versus* distal.

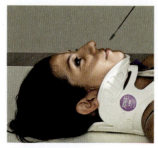 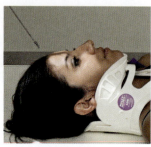

Figura 1.84 RC em ângulo cranial (em direção à cabeça).   **Figura 1.85** RC em ângulo caudal (afastando-se da cabeça).

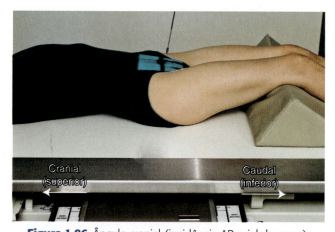

Figura 1.86 Ângulo cranial (incidência AP axial do sacro).

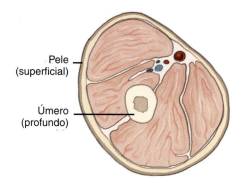

Figura 1.87 Corte transversal do braço.

Termos relacionados com movimento

O último grupo de termos de posicionamento e relação que todo técnico deve conhecer diz respeito aos diversos movimentos. Em sua maioria, são listados aos pares, descrevendo movimentos em direções opostas.

Flexão *versus* extensão

Durante a flexão ou extensão de uma articulação, o **ângulo** entre as partes **diminui** ou **aumenta**.

A **flexão diminui o ângulo da articulação** (ver exemplos de flexão do joelho, do cotovelo e do punho na Figura 1.88).

A **extensão aumenta o ângulo** quando a parte do corpo passa da flexão à posição reta. Isso ocorre nas articulações do joelho, do cotovelo e do punho, já mostradas na Figura 1.88.

Hiperextensão

Extensão da articulação além da posição reta ou neutra.

Hiperextensão anormal

A hiperextensão do cotovelo ou do joelho ocorre quando a articulação é estendida além da posição reta ou neutra. Não é o movimento natural dessas duas articulações e causa lesão ou traumatismo.

Flexão e hiperextensão normais da coluna

A flexão é a inclinação para a frente e a extensão é o retorno à posição reta ou neutra. A inclinação para trás **além da posição neutra é a hiperextensão**. Na prática, no entanto, os termos *flexão* e *extensão* são comumente usados nas duas incidências de flexão e hiperextensão extrema da coluna (Figura 1.89).

Hiperextensão normal do punho

Um segundo exemplo de uso especial do termo *hiperextensão* refere-se ao punho, em que a visualização (tangencial, inferossuperior) do canal do carpo é obtida por meio de um **movimento especial de hiperextensão do punho** além da posição neutra. Esse movimento específico do punho é também chamado **dorsiflexão** (flexão para trás ou posterior) (Figura 1.90A).

Flexão aguda do punho

A flexão aguda ou total do punho é necessária à incidência tangencial especial para visualização do carpo no aspecto posterior do punho (Figura 1.90B).

Desvio ulnar *versus* desvio radial do punho

Desvio significa literalmente "afastamento" ou "afastar-se de um padrão ou trajeto".[8]

O **desvio ulnar** (Figura 1.91A) é a inclinação da mão e do punho da posição natural para o lado ulnar, e o **desvio radial** (Figura 1.91B) ocorre em direção ao lado radial do punho.

NOTA: As edições anteriores deste tratado e outras referências de posicionamento definiam esses movimentos do punho como flexões ulnar e radial, já que descrevem movimentos específicos de flexão em direção à ulna ou ao rádio.[9] No entanto, uma vez que a comunidade médica, inclusive ortopedistas, comumente usam os termos *desvios ulnar* e *radial* para esses movimentos do punho, este livro também mudou essa terminologia para *movimentos de desvio ulnar* e *radial* a fim de evitar confusão e assegurar a uniformidade com outras referências médicas.

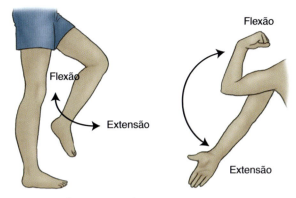

Figura 1.88 Flexão *versus* extensão.

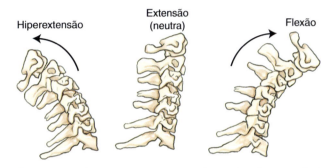

Figura 1.89 Hiperextensão, extensão e flexão da coluna vertebral.

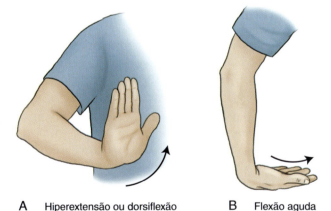

Figura 1.90 Movimentos de extensão e flexão do punho. **A.** Hiperextensão. **B.** Flexão aguda.

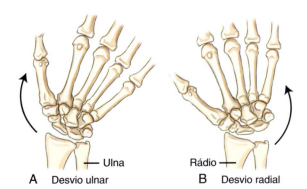

Figura 1.91 Movimentos de desvio do punho. **A.** Desvio ulnar. **B.** Desvio radial.

Dorsiflexão *versus* flexão plantar do pé e do *tornozelo*

Dorsiflexão do pé. Esse termo significa **diminuição do ângulo** (flexão) entre o dorso (parte superior do pé) e a porção inferior da perna, com movimentação do pé e dos dedos do pé para cima (Figura 1.92A).

Flexão plantar do pé. Extensão da articulação do tornozelo, movendo o pé e os dedos do pé para baixo, a partir da posição normal; flexão ou redução do ângulo em direção à superfície plantar (posterior) do pé (Figura 1.92B).

NOTA: Ver anteriormente a dorsiflexão do punho (ver Figura 1.90A) e compare-a à dorsiflexão do pé (ver Figura 1.92A).

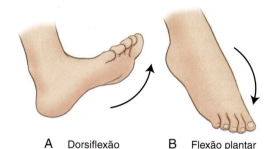

Figura 1.92 Movimentos do tornozelo e do pé. **A.** Dorsiflexão. **B.** Flexão plantar.

Eversão *versus* inversão

A **eversão** é um **movimento de estresse em sentido externo** do pé na articulação do tornozelo (Figura 1.93).

A **inversão** é o **movimento de estresse em sentido interno** do pé, sem rotação da perna (Figura 1.94).

A superfície plantar (sola) do pé é virada para fora em relação ao plano mediano do corpo (ficando mais lateral) na eversão e em direção ao plano mediano na inversão.

A perna não se move, e o estresse é aplicado nos aspectos medial e lateral da articulação do tornozelo para avaliação de um possível alargamento do espaço articular (articulação do tornozelo).

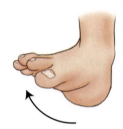

Figura 1.93 Eversão (estresse em valgo).

Valgo *versus* varo*

Valgo descreve uma posição anormal em que parte ou todo o membro é forçado para fora a partir da linha média do corpo. *Valgo* é usado algumas vezes para descrever o **estresse de eversão** da articulação do tornozelo.

Varo descreve uma posição anormal em que parte ou todo o membro é forçado para dentro, em direção à linha média do corpo. O termo *estresse em varo* por vezes é empregado na descrição do *estresse de inversão* aplicado à articulação do tornozelo.

*__NOTA:__ Os termos *valgo* e *varo* também são usados para descrever a perda do alinhamento normal dos ossos em uma fratura (ver Capítulo 15).

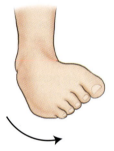

Figura 1.94 Inversão (estresse em varo).

Rotação medial (interna) *versus* rotação lateral (externa)

Rotação medial é a rotação ou o giro de uma parte do corpo com movimento de seu aspecto **anterior** para o **plano interno** ou mediano (Figura 1.95A).

Rotação lateral é a rotação de uma parte **anterior** do corpo **para fora** ou em direção oposta ao plano mediano (Figura 1.95B).

NOTA: No posicionamento radiográfico, esses termos descrevem o movimento do aspecto **anterior** da parte do corpo em rotação. Nos movimentos do antebraço (ver Figura 1.95A e B), seu aspecto anterior se move em direção medial ou interna, na rotação medial e em direção lateral; ou externa, na rotação lateral. Outros exemplos são as incidências oblíquas mediais e laterais do joelho, em que sua parte **anterior** vira em direção medial e lateral nas incidências **AP** ou **PA** (ver Capítulo 6).

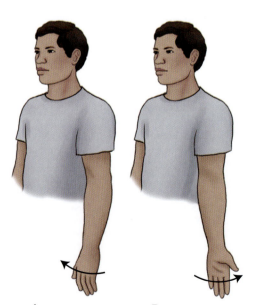

Figura 1.95 Movimentos de rotação do membro superior. **A.** Rotação medial (interna). **B.** Rotação lateral (externa).

Abdução versus adução

Abdução é o movimento lateral do braço ou da perna, com aumento da **distância** até o corpo.

Outra aplicação desse termo é a abdução dos dedos das mãos ou dos pés, indicando sua separação (Figura 1.96A).

Adução é o movimento do braço ou da perna **em direção** ao corpo até uma linha central ou medial (Figura 1.96B).

A adução dos dedos das mãos ou dos pés (artelhos) é sua união ou movimentação em direção uns aos outros.

Supinação versus pronação

Supinação é o movimento de rotação da mão na posição anatômica (palma para cima, na posição supina, ou para a frente, na posição ereta) (Figura 1.97A). Esse movimento faz a rotação lateral do rádio do antebraço em seu eixo longo.

Pronação é a rotação da mão oposta à posição anatômica (palma para baixo ou para trás) (Figura 1.97B).

NOTA: Para se lembrar desses termos, é interessante relacioná-los com as posições corporais supina e prona. *Supina* ou *supinação* indica a face ou a palma para cima, e *prona* ou *pronação* significa a face ou a palma para baixo.

Protração versus retração

Protração é o **movimento para a frente** a partir da posição normal (Figura 1.98A).

Retração é o **movimento para trás** ou a condição de ser empurrado para trás (Figura 1.98B).

Exemplo. Protração é o movimento da mandíbula para a frente (elevando o queixo) ou dos ombros para a frente. Retração é o oposto – ou seja, a movimentação da mandíbula para trás ou o encaixe dos ombros em postura militar.

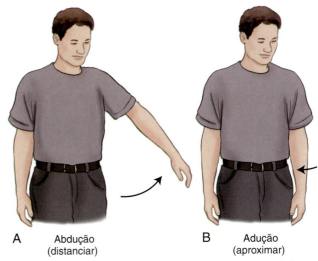

Figura 1.96 Movimentos dos membros superiores. **A.** Abdução. **B.** Adução.

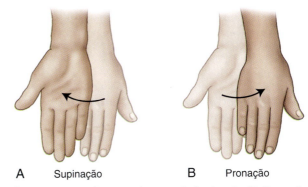

Figura 1.97 Movimentos da mão. **A.** Supinação. **B.** Pronação.

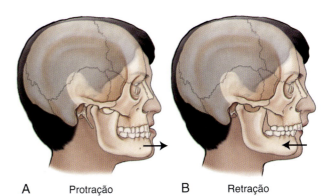

Figura 1.98 Movimentos da mandíbula. **A.** Protração. **B.** Retração.

Elevação *versus* depressão

Elevação é o **levantamento**, a **suspensão** ou a **movimentação de uma parte para cima** (Figura 1.99A).

Depressão é o **abaixamento**, a **descida** ou a **movimentação de uma parte para baixo** (Figura 1.99B).

Exemplo. Os ombros estão elevados quando levantados, como no gesto de "dar de ombros", mostrando indiferença. A depressão dos ombros é abaixá-los.

Circundução

Circundução significa **movimento em forma circular** (Figura 1.100). Descreve os movimentos cônicos sequenciais de flexão, abdução, extensão e adução de qualquer articulação em que os quatro movimentos são possíveis (p. ex., dedos, punho, braço, coxa).

Rotação *versus* inclinação

Rotação é girar uma parte do corpo em seu eixo. Na Figura 1.101, o plano sagital médio de todo o corpo, inclusive a cabeça, está em **rotação**.

Inclinação é o movimento oblíquo em relação ao eixo longo. A Figura 1.102 demonstra a ausência de rotação da cabeça e a inclinação do plano sagital médio da cabeça, que, portanto, não é paralelo à superfície da mesa.

A compreensão da diferença entre esses dois termos é importante no posicionamento do crânio e dos ossos faciais (ver Capítulo 11).

A Tabela 1.4 apresenta um resumo da terminologia de posicionamento.

Resumo dos termos de incidências e posicionamentos

Os três termos, **posição**, **incidência** e **visualização**, por vezes são confundidos e podem ser usados de maneira incorreta na prática. Eles devem ser entendidos e utilizados corretamente (Tabela 1.5).

Posição

Posição é um termo empregado para indicar a posição física geral do paciente, como supina, prona, em decúbito, ereta ou Trendelenburg.

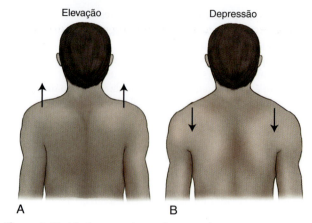

Figura 1.99 Movimentos dos ombros. **A.** Elevação. **B.** Depressão.

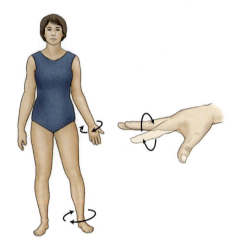

Figura 1.100 Movimentos de circundução.

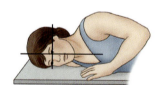 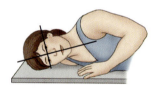

Figura 1.101 Rotação – rotação do plano sagital médio.

Figura 1.102 Inclinação – inclinação do plano sagital médio da cabeça.

Tabela 1.4 Resumo dos termos relacionados com o posicionamento.

PLANOS, SEÇÕES E LINHAS CORPORAIS	TERMOS DE RELAÇÃO

Planos ou seções longitudinais
• Sagital
• Coronal
• Oblíqua
Planos ou seções transversais
• Horizontal, axial ou transversal
• Oblíqua
Plano da base
   Plano de oclusão
   Linha infraorbitomeatal (LIOM)
Superfícies do corpo
Posterior
Anterior
Plantar
Dorsal
Palmar
	Medial *versus* lateral
	Proximal *versus* distal
	Cranial *versus* caudal
	Homolateral *versus* contralateral
	Interna *versus* externa
	Superficial *versus* profundo
	Lordose *versus* cifose (escoliose)
	Termos de movimento
	Flexão *versus* extensão (flexão aguda *versus* hiperextensão)
	Desvio ulnar *versus* radial
	Dorsiflexão *versus* flexão plantar
	Eversão *versus* inversão
	Valgo *versus* varo
	Rotação medial *versus* lateral
	Abdução *versus* adução
	Supinação *versus* pronação
	Protração *versus* retração
	Elevação *versus* depressão
	Circundução
	Rotação *versus* inclinação
	Cranial *versus* caudal

Tabela 1.5 Resumo das incidências e posições.

INCIDÊNCIAS (CAMINHO DO RC)	POSIÇÕES GERAIS DO CORPO	POSIÇÕES ESPECÍFICAS DO CORPO
Posteroanterior (PA) Anteroposterior (AP) AP ou PA oblíqua AP ou PA axial Mediolateral Lateromedial Axial inferossuperior Axial superoinferior Tangencial Transtorácica Dorsoplantar (DP) Plantodorsal (PD) Parietoacantial Acantioparietal Submentovértice (SMV) Vérticessubmental (VSM) Axiolateral Craniocaudal	Anatômica Supina Prona Ereta (em pé) Decúbito Trendelenburg Fowler Sims Litotomia	Lateral direita ou esquerda Oblíqua Oblíqua posterior esquerda (OPE) Oblíqua posterior direita (OPD) Oblíqua anterior esquerda (OAE) Oblíqua anterior direita (OAD) Decúbito Decúbito lateral esquerdo Decúbito lateral direito Decúbito dorsal Decúbito ventral Lordótica

O termo *posição* também é usado para descrever **posições corporais específicas** segundo a parte do corpo mais próxima ao RI, tais como **lateral** e **oblíqua**.

O termo *posição* deve ser "restrito à discussão da posição física do paciente".[11]

Incidência

Incidência é o termo correto de posicionamento que descreve (ou se refere ao/à) **trajeto ou direção do raio central (RC)**, projetando uma imagem em um receptor (o RI).

O termo *incidência* deve ser "restrito à discussão do trajeto do raio central".[10]

Visualização

Visualização *não* é um termo correto de posicionamento.

Visualização descreve a parte do corpo como observada pelo RI ou por outro meio de registro, como o monitor de fluoroscopia. O termo *visualização* deve ser **"restrito à discussão de uma radiografia ou imagem"**.[10]

PRINCÍPIOS DE POSICIONAMENTO

Critérios de avaliação

O objetivo de todo técnico deve ser não apenas a obtenção de uma radiografia "aceitável", mas sim de uma radiografia ideal, que possa ser avaliada sob um **padrão definido** por **critérios de avaliação** (Figura 1.103).

Um exemplo da avaliação em três partes da imagem radiográfica usada neste livro pode ser visto na fotografia de posicionamento e na radiografia ideal (Figuras 1.104 e 1.105) de perfil do antebraço, que é descrito no Capítulo 4.

FORMATO DOS CRITÉRIOS DE AVALIAÇÃO

O técnico deve rever e comparar radiografias usando este padrão para determinar se a imagem obtida é próxima ao ideal. Um método sistemático para aprender a análise de radiografias é dividir a avaliação nas **três partes** a seguir.

1. **Anatomia demonstrada:** descreve precisamente partes e estruturas anatômicas que devem ser visualizadas com clareza naquela imagem (radiografia)
2. **Posição:** de modo geral, avalia quatro itens: (1) colocação da parte do corpo em relação ao RI; (2) fatores de posicionamento que são importantes naquela incidência; (3) centralização correta da anatomia; e (4) colimação
3. **Exposição:** descreve como os fatores de exposição ou a técnica – quilovoltagem (kV), miliamperagem (mA) e tempo (milissegundos) – podem ser avaliados para a exposição ideal daquela parte do corpo. A **ausência de movimentação** é a primeira prioridade, e a forma de determinação da presença ou não de movimento é descrita. (A movimentação é incluída nos critérios de exposição porque o tempo de exposição é seu fator primário de controle.)

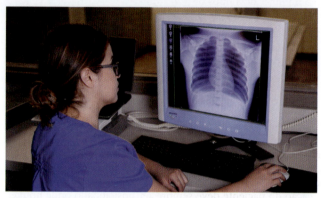

Figura 1.103 Técnica observa as imagens digitais no monitor.

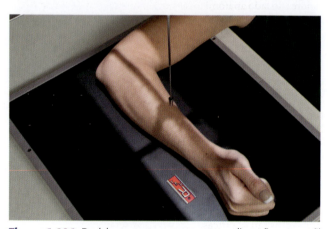

Figura 1.104 Posicionamento correto para radiografia em perfil do antebraço.

Amostra dos critérios de avaliação do perfil do antebraço

Anatomia demonstrada: • Incidência em perfil de todo o rádio e da ulna; fileira proximal dos carpos, cotovelo e extremidade distal do úmero; e tecidos moles pertinentes, como coxins e faixas de gordura das articulações do punho e do cotovelo.

Posicionamento: • Eixo longo do antebraço alinhado ao eixo longo do RI • Cotovelo flexionado a 90° • Ausência de rotação a partir da posição lateral verdadeira, evidenciada por: • Sobreposição da cabeça da ulna ao rádio • Sobreposição dos epicôndilos do úmero • Sobreposição da cabeça do rádio ao processo coronoide, com visualização da tuberosidade radial em perfil • Colimação da **área de interesse**.

Exposição: • A densidade (brilho) e o contraste ideais sem movimentação revelam as margens corticais nítidas, as trabéculas ósseas bem definidas, e os coxins e as faixas de gordura das articulações do punho e do cotovelo.

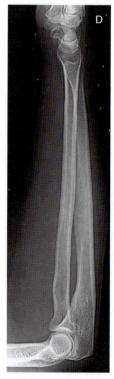

Figura 1.105 Perfil do antebraço.

Marcadores da imagem e identificação do paciente

No mínimo, dois tipos de marcadores devem ser colocados em todas as imagens radiográficas: (1) **identificação do paciente e data**, e (2) **marcadores do lado anatômico**.

IDENTIFICAÇÃO DO PACIENTE E DATA (SISTEMAS COM FILME-CASSETE – ANALÓGICOS)

De modo geral, essas informações do paciente, que incluem dados como nome, data, número do prontuário e instituição, são impressas no filme no espaço formado por um bloco de chumbo no filme-cassete (Figura 1.106A). Cada RI deve ter um marcador externo que indique essa área, onde a identificação do paciente, inclusive a data, será colocada. Uma regra geral na maioria dos estudos de tórax é a colocação das informações de identificação do paciente na margem superior do RI. O marcador de identificação do paciente deve sempre ser posicionado onde houver menor probabilidade de obscurecer a anatomia essencial. Os marcadores do lado anatômico devem sempre ser indicados no RI de maneira legível e esteticamente correta (Figura 1.106B). Esses marcadores precisam estar dentro do campo de colimação para que sejam um indicador permanente do lado correto do corpo ou da parte anatômica.

Sistemas digitais

Nos sistemas com cassete e receptor de placa de fósforo fotoestimulável de armazenamento (PFF), um sistema de código de barras imprime as informações do paciente antes ou após a exposição (Figura 1.107). Nos sistemas de imagem digital, a identificação do paciente é normalmente inserida durante o registro e antes da exposição.

MARCADOR DO LADO ANATÔMICO

O marcador direito ou esquerdo também deve aparecer em todas as imagens radiográficas, indicando corretamente o lado direito ou esquerdo do paciente ou o membro que está sendo radiografado, direito ou esquerdo. Esses marcadores podem ter as palavras "Direito" ou "Esquerdo", ou apenas as iniciais "D" ou "E". Deve ser colocado diretamente sobre o RI, na porção lateral da borda colimada do lado a ser identificado, sem sobreposição à anatomia essencial.

Esses marcadores radiopacos devem estar no campo de colimação para que sejam expostos ao feixe de raios X e incluídos na imagem.

Os dois marcadores, a identificação do paciente e o marcador do lado anatômico, devem ser corretamente colocados em *todas* as imagens radiográficas, **inclusive nas imagens digitais**. De modo geral, é inaceitável escrever ou anotar digitalmente essas informações em uma imagem após seu processamento devido aos problemas jurídicos causados por marcações incorretas. A **radiografia obtida sem esses dois marcadores muitas vezes precisa ser repetida**, o que resulta em exposição desnecessária do paciente à radiação – um erro grave. Nas imagens digitais, a anotação para indicar os marcadores de lado é uma prática inaceitável. A exposição deve ser repetida para assegurar a obtenção de imagens da anatomia correta.

OUTROS MARCADORES OU IDENTIFICADORES

Há outros marcadores ou identificadores que também podem ser usados, como as **iniciais do técnico**, em geral colocadas no marcador D ou E para determinar o responsável pelo exame. Por vezes, o número da sala de realização do exame também é incluído.

Os **indicadores de tempo** também são comumente usados e mostram os minutos transcorridos em uma série, como as radiografias obtidas em 20 min, 30 min, 1 h e 2 h na série do intestino delgado, por exemplo (ver Capítulo 13).

Outro marcador importante em todas as posições deitadas é o marcador de decúbito ou algum tipo de indicador, como uma **seta definindo qual lado está para cima**. O marcador **"ereto"** também deve ser usado para identificar o tórax ereto ou as posições de abdome em comparação ao decúbito, além da seta mostrando o lado para cima.

Os marcadores de **inspiração** (INSP) e **expiração** (EXP) são usados em incidências PA especiais comparativas do tórax. Os marcadores **interno** (INT) e **externo** (EXT) podem ser empregados nas incidências com rotação, como do úmero proximal e do ombro. Exemplos de marcadores são mostrados na Figura 1.108.

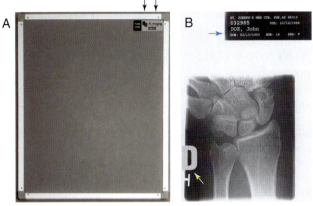

Figura 1.106 A. Filme-cassete com informações do paciente no bloco (*setas*). **B.** Radiografia (*seta azul*, informações de identificação do paciente; *seta amarela*, marcador do lado anatômico indicando o punho direito).

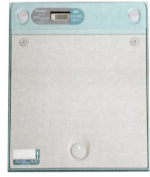

Figura 1.107 Cassete do receptor de PFF com código de barras de informações do paciente.

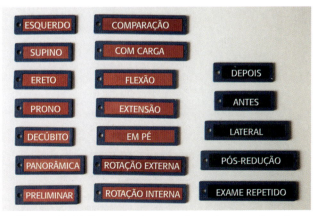

Figura 1.108 Exemplos de marcadores de procedimento.

Ética profissional e atendimento do paciente

O técnico em radiologia é um membro importante da equipe médica e é responsável pelo exame radiológico dos pacientes. Isso envolve a responsabilidade por ações individuais conforme determinado **código de ética**.

O *código de ética* descreve as regras da conduta aceitável em relação aos pacientes e demais membros da equipe médica, bem como ações e comportamentos pessoais definidos para a profissão. O código de ética do ARRT[11] é mostrado no Boxe 1.1. A campanha **anunciar, comunicar e explicar (ACE)** da American Society of Radiologic Technologists (ASRT) é uma iniciativa para educar os pacientes sobre a atuação do técnico em radiologia. ACE é um acrônimo para ajudar o técnico a compartilhar e obter informações importantes sobre os pacientes (Boxe 1.2).

Avaliação e história clínica do paciente[12]

Uma vez na sala de radiologia, o paciente interage diretamente com o técnico em radiologia. As principais responsabilidades do técnico são: apresentar-se; assegurar a realização do procedimento correto no paciente correto; fazer as perguntas; e obter uma história clínica pertinente ao procedimento, assim como explicar de maneira breve o procedimento de aquisição de imagem. É necessário seguir esse protocolo para todos os pacientes e em todos os procedimentos radiológicos. A ASRT recomenda uma comunicação inicial com o paciente, como a que segue:

- **Apresentação:** apresentar-se pelo nome e pela função de técnico em radiologia que realiza o procedimento
- **Identificação do paciente de duas maneiras:** pergunte o nome do paciente e faça a verificação da pulseira de identificação, do prontuário e/ou da requisição do exame do paciente
- **Verificação do(s) procedimento(s) solicitados:** certifique-se de que seja o procedimento correto para o paciente correto, examinando o prontuário ou a requisição do exame do paciente

- **Obtenção da história clínica:** entreviste o paciente para determinar as principais queixas, história de alergias, sintomas, duração e frequência dos sintomas
- **Estado gestacional:** pergunte às mulheres se há alguma possibilidade de estarem grávidas. Se a resposta da paciente for "sim", "talvez" ou "eu não sei", informe isso ao supervisor ou ao médico antes de realizar o procedimento. A faixa etária para esse tipo de questionamento em geral é determinada pela instituição médica
- **Explicação do procedimento:** explique o procedimento radiológico que será realizado. Use termos e linguagem compreensíveis para o paciente
- **Dar oportunidade para o paciente fazer perguntas:** incentive o paciente a fazer perguntas sobre o procedimento ou outras preocupações antes de iniciar o procedimento.

Boxe 1.2 Campanha ACE.

Além da realização dos procedimentos de imaginologia médica, os técnicos em radiologia também devem se comunicar com os pacientes. É importante que os pacientes entendam que os técnicos em radiologia são profissionais altamente qualificados em imaginologia médica, com conhecimentos sobre posicionamento do paciente, segurança radiológica, proteção contra a radiação e protocolos dos equipamentos. Além disso, os pacientes devem compreender o procedimento de imagem médica a que estão sendo submetidos.

Para comunicar esses pontos aos pacientes, a American Society of Radiologic Technologists (ASRT) recomenda que os profissionais de imaginologia médica usem a iniciativa ACE, acrônimo de fácil memorização que lembra os técnicos em radiologia a:
- **A**nunciar seu nome
- **C**omunicar suas credenciais
- **E**xplicar o que será feito.

O acrônimo ACE é uma ferramenta simples para que os profissionais de imaginologia médica ensinem aos pacientes qual é o seu papel na equipe médica.

© 2015 por American Society of Radiologic Technologists. Todos os direitos reservados. Usado com permissão da ASRT para fins educacionais.

Boxe 1.1 Código de ética do American Registry of Radiologic Technologists.

O código de ética constitui a primeira parte das *normas éticas*. Deve orientar a avaliação da conduta profissional dos associados do American Registry of Radiologic Technologists (ARRT) e seus candidatos em relação a pacientes, usuários do sistema de saúde, empregadores, colegas e outros membros da equipe médica. Também deve auxiliar os associados e candidatos na manutenção do alto nível de conduta ética e no oferecimento de proteção, segurança e conforto aos pacientes. O código de ética é uma aspiração.

1. O técnico em radiologia atua de maneira profissional, responde às necessidades do paciente e auxilia seus colegas e associados na prestação do atendimento de qualidade ao paciente
2. O técnico em radiologia atua para impulsionar o objetivo principal da profissão, que é a prestação de serviços à humanidade com todo o respeito à dignidade
3. O técnico em radiologia atende os pacientes e trabalha sem restrições relacionadas a atributos pessoais ou natureza da doença ou enfermidade, e sem discriminação baseada em sexo, raça, crença, religião ou condição socioeconômica
4. O técnico em radiologia pratica a tecnologia baseada em conhecimento e conceitos teóricos, utiliza equipamentos e acessórios condizentes com os objetivos para os quais foram projetados e emprega adequadamente procedimentos e técnicas
5. O técnico em radiologia avalia situações; tem cuidado, discernimento e bom senso; assume a responsabilidade por decisões profissionais; e age de acordo com o melhor interesse do paciente

6. O técnico em radiologia atua como um agente, por meio de observação e comunicação, para a obtenção das informações pertinentes a fim de auxiliar o médico no diagnóstico e no tratamento do paciente, e reconhece que a interpretação e o diagnóstico estão fora do escopo da prática da profissão
7. O técnico em radiologia usa equipamentos e acessórios; emprega técnicas e procedimentos; realiza serviços de acordo com o padrão aceito da prática; e demonstra conhecimento na minimização da exposição à radiação do paciente, de si mesmo e de outros membros da equipe médica
8. O técnico em radiologia pratica a conduta ética apropriada à profissão e protege o direito do paciente ao atendimento radiológico de qualidade
9. O técnico em radiologia respeita informações sigilosas confiadas durante a prática profissional, respeita o direito do paciente à privacidade e revela dados confidenciais somente como exigido pela lei ou para proteger o bem-estar do indivíduo ou da comunidade
10. O técnico em radiologia se esforça continuamente para melhorar seu conhecimento e suas habilidades por meio da participação em atividades educativas e profissionais, compartilhando seu conhecimento com colegas e investigando novos aspectos da prática profissional
11. O técnico em radiologia abstém-se do uso de drogas ilegais e/ou de quaisquer outras substâncias legalmente controladas que resultem em comprometimento do julgamento profissional e/ou da capacidade de praticar a profissão com aceitável habilidade e segurança para os pacientes

Usado com permissão de The American Registry of Radiologic Technologists© 2019. O ARRT não revê, avalia ou endossa publicações ou outros materiais didáticos. A permissão para reprodução dos materiais com direitos autorais do ARRT não deve ser considerada um endosso à publicação pelo ARRT.

Principais incidências
INCIDÊNCIAS DE ROTINA
Determinadas incidências básicas são listadas e descritas neste livro, para cada exame ou procedimento radiográfico realizado. As incidências de rotina são definidas como **incidências comumente realizadas em pacientes com capacidade total de colaboração**. Elas variam conforme a preferência do radiologista e do departamento, e em diferentes regiões geográficas.

INCIDÊNCIAS ESPECIAIS
Além das incidências de rotina, algumas incidências especiais são incluídas em cada exame ou procedimento descrito nesta obra. Essas incidências são definidas como **incidências mais comumente obtidas para melhor demonstração de partes anatômicas específicas ou determinadas patologias, ou ainda como incidências que podem ser necessárias em pacientes sem capacidade total de colaboração.**

Os autores recomendam (com base em resultados de pesquisas recentes) que os alunos aprendam e sejam proficientes em todas as principais incidências aqui listadas. Isso inclui todas as incidências de rotina, bem como todas as especiais descritas em cada capítulo. São mostrados exemplos dos quadros de incidências de rotina e especiais do Capítulo 2. A competência nessas incidências assegura a preparação dos alunos para atuarem como técnicos de imagem em qualquer parte dos EUA.

Princípios gerais para determinação das rotinas de posicionamento
Duas regras ou princípios gerais ajudam na memorização e compreensão dos motivos de realização de determinadas incidências essenciais em diversos exames radiográficos.

MÍNIMO DE DUAS INCIDÊNCIAS (A 90° UMA DA OUTRA)
A primeira regra geral em radiologia diagnóstica sugere a obtenção de **um mínimo de duas incidências** em ângulo mais próximo possível de 90° uma da outra na maioria dos procedimentos radiográficos. As exceções são AP móvel (portátil) do tórax, AP do abdome (denominada RUB – **r**ins, **u**reter e **b**exiga) e AP da pelve, em que uma única incidência geralmente consegue fornecer as informações adequadas.

Os três motivos para essa regra geral de obtenção mínima de duas incidências são:
1. **Sobreposição das estruturas anatômicas**
   Determinadas patologias (p. ex., algumas fraturas, tumores pequenos) podem não ser visualizadas em uma única incidência.
2. **Localização de lesões ou corpos estranhos**
   Um mínimo de duas incidências, obtidas em ângulos de 90° ou na posição mais reta possível, é essencial na determinação da localização de qualquer lesão ou corpo estranho (Figura 1.109).

Exemplo
Corpos estranhos embutidos nos tecidos do joelho. As incidências AP/PA e em perfil são necessárias para determinar o local exato do corpo estranho.

3. **Determinação do alinhamento das fraturas**
   Todas as fraturas precisam de, no mínimo, duas incidências, em ângulos de 90° ou na posição mais reta possível, para visualização de todo o local acometido e determinação do alinhamento das partes fraturadas após a cirurgia (Figuras 1.110 e 1.111).

Tórax	Tórax
ROTINA	ESPECIAL
• PA	• AP supina ou semiereta
• Perfil	• Decúbito lateral
	• AP lordótica
	• Oblíqua anterior
	• Oblíqua posterior

Vias respiratórias superiores
ROTINA
• Perfil
• AP

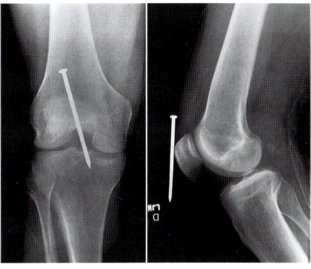

Figura 1.109 Incidência AP e em perfil para detecção de corpo estranho (prego na porção anterior do joelho).

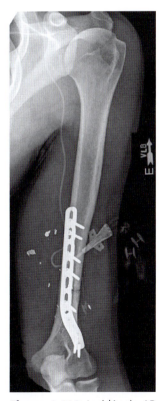 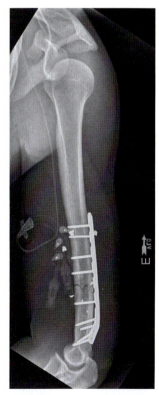

Figura 1.110 Incidência AP do úmero para verificação do alinhamento pós-operatório da fratura.

Figura 1.111 Incidência em perfil do úmero para verificação do alinhamento pós-operatório da fratura.

MÍNIMO DE TRÊS INCIDÊNCIAS QUANDO AS ARTICULAÇÕES ESTIVEREM NA ÁREA DE INTERESSE

Essa segunda regra ou princípio geral sugere que todos os procedimentos radiográficos do sistema esquelético que envolvam articulações precisam de, no mínimo, **três** incidências, em vez de apenas duas: **AP** ou **PA**, **perfil** e **oblíqua**.

O motivo dessa regra é a necessidade de mais informações do que as obtidas com somente duas incidências. Por exemplo, nas múltiplas superfícies e ângulos dos ossos que formam uma articulação, uma pequena fratura oblíqua da borda osteocondral ou outra anomalia no espaço articular pode não ser visualizada em incidências frontais ou laterais, mas ser bem demonstrada na posição oblíqua.

Exemplos de exames que normalmente requerem três incidências de rotina (já que a articulação está na área principal de interesse) são:

- Dedos
- Artelhos
- Mão
- Punho (Figura 1.112)
- Cotovelo
- Tornozelo
- Pé
- Joelho.

São exemplos de exames que requerem duas incidências de rotina:

- Antebraço
- Úmero
- Fêmur
- Quadris
- Tíbia-fíbula (Figuras 1.113 e 1.114)
- Tórax.

Exceções às regras

- A radiografia pós-redução de fratura dos membros superiores e inferiores geralmente requer apenas duas incidências para a determinação do alinhamento da fratura
- **O estudo da pelve demanda somente uma incidência AP, a não ser em casos de suspeita de lesão no quadril.**

Palpação dos pontos de referência topográfica de posicionamento

O posicionamento radiográfico exige a localização de estruturas ou órgãos específicos do corpo, dos quais muitos não são externamente visíveis. Assim, o técnico se baseia em pontos ósseos de referência que indiquem a localização. Essas estruturas ósseas são chamadas de **pontos de referência topográfica**. A Figura 1.115 mostra exemplos de pontos de referência topográfica da pelve (ver Capítulo 2, Tórax; e Capítulo 3, Abdome, para pontos referência topográfica do tórax, do abdome e da pelve). Os pontos de referência topográfica podem ser localizados por meio de um processo denominado *palpação*.

PALPAÇÃO

A **palpação** é o processo de pressionar levemente as pontas dos dedos no paciente para localização dos pontos de referência de posicionamento. **A palpação deve ser feita com delicadeza**, pois a área que está sendo palpada pode ser dolorosa ou sensível. Além disso, **o paciente precisa ser informado sobre o objetivo dessa palpação antes de seu início, e permitir sua realização.**

NOTA: A palpação de alguns desses pontos de referência, como a tuberosidade do ísquio e a sínfise púbica, pode ser embaraçosa para o paciente e **não ser permitida pela política institucional**. Os técnicos devem utilizar os pontos alternativos de referência descritos em capítulos posteriores.

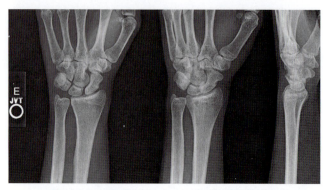

Figura 1.112 Punho – requer três incidências.

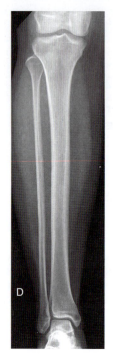 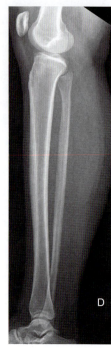

Figura 1.113 Incidência AP da porção inferior da perna.

Figura 1.114 Incidência em perfil da porção inferior da perna (mesmo paciente da Figura 1.113).

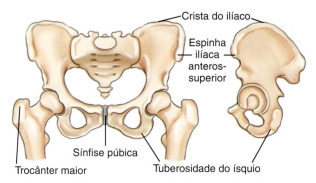

Figura 1.115 Pontos de referência topográfica da pelve.

Alinhamento do receptor de imagem

O alinhamento do receptor de imagem (RI) à anatomia é muito importante. Na maioria dos casos, o eixo longo da parte anatômica é alinhado à dimensão maior do RI. Isso permite a demonstração da maior parte de uma estrutura anatômica e a colimação mais fechada do campo de raios X à anatomia. A Figura 1.116 mostra a imagem de um tórax adulto de porte pequeno. O RI está em alinhamento **longitudinal**, com o eixo longo dos pulmões alinhado à dimensão maior do RI. Em outro caso, a PA do tórax de um adulto hiperestênico requer a colocação do RI em alinhamento **transversal**. Isso permite a demonstração mais ampla das bordas laterais do pulmão (Figura 1.117). Em cada posição no texto, os termos **transversal** ou **longitudinal** serão listados após o tamanho recomendado do RI para indicar seu alinhamento à parte anatômica.

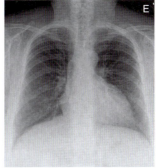

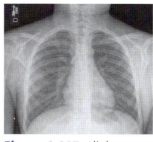

Figura 1.116 Alinhamento longitudinal do RI na PA de tórax.

Figura 1.117 Alinhamento transversal do RI na PA de tórax.

Visualização das imagens radiográficas

A maneira de colocação das imagens radiográficas nas **incidências PA e AP** para visualização depende da preferência do radiologista e da prática mais comum em sua região. No entanto, nos EUA e no Canadá, uma forma comum e aceita de colocação das imagens radiográficas para visualização é com **o paciente** (na posição anatômica) **de frente para o observador** (Figura 1.118). **Assim, o lado esquerdo do paciente está sempre à direita do observador.** Isso ocorre nas **incidências AP ou PA** (Figuras 1.119 e 1.120).

As **posições laterais** são marcadas com D ou E no lado do paciente que está mais próximo ao RI. A colocação das imagens radiográficas em perfil para visualização depende da preferência do radiologista. Um método comum é a colocação da imagem de modo que o observador a veja a partir da mesma perspectiva que o tubo de raios X. Se o marcador esquerdo for colocado anteriormente ao paciente, o "E" será visto à direita do observador (Figura 1.121). No entanto, alguns radiologistas preferem ver as imagens em perfil em rotação de 90° e com o "E" anteriormente colocado à esquerda do observador. Os técnicos devem determinar o método preferido para visualização de perfis em seu departamento.

As **incidências PA ou AP oblíquas** são colocadas para visualização da mesma maneira que as incidências PA ou AP, com a direita do paciente à esquerda do observador.

As **incidências em decúbito do tórax e do abdome** são geralmente visualizadas da maneira como são "vistas" pelo tubo de raios X, em alinhamento longitudinal com o lado para cima do paciente, também na parte superior do quadro de visualização (Figura 1.122).

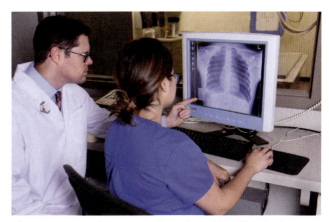

Figura 1.118 Observação de radiografias digitais do tórax (a direita do paciente está sempre à esquerda do observador, tanto em PA quanto em AP).

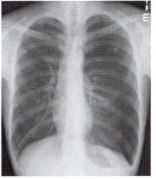

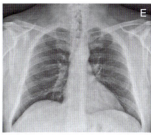

Figura 1.119 Incidência PA de tórax.

Figura 1.120 Incidência AP de tórax.

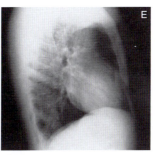

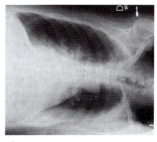

Figura 1.121 Perfil esquerdo do tórax.

Figura 1.122 Tórax em decúbito lateral esquerdo.

As **incidências dos membros superior e inferior** são visualizadas como projetadas pelo feixe de raios X no RI; o marcador D ou E aparece na porção superior caso tenha sido corretamente colocado no RI.

As imagens com inclusão dos dedos (das mãos e dos pés) normalmente são colocadas com os **dígitos para cima**. No entanto, outras imagens dos membros são visualizadas na posição anatômica, com os **membros para baixo** (Figura 1.123).

Visualização das imagens de TC ou RM

A forma aceita de análise de todas as imagens axiais de TC e RM em geral é similar à usada nas radiografias convencionais, embora representem "corte" fino ou visualização seccional das estruturas anatômicas. De modo geral, essas imagens são colocadas de maneira que **a direita do paciente fique à esquerda do observador** (Figura 1.124).

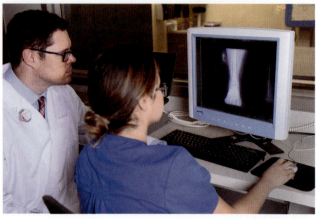

Figura 1.123 Observação de imagens digitais do membro superior ou inferior.

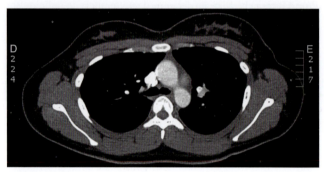

Figura 1.124 Imagem axial (transversal) (tórax medial – altura de T5) (a direita do paciente está à esquerda do observador).

PARTE 2 | PRINCÍPIOS DA IMAGINOLOGIA

Colaborador **Andrew Woodward**, MA, RT(R)(TC)(QM)

Neste período de transição tecnológica, os alunos precisam entender todas as tecnologias de aquisição de imagem, já que trabalharão em departamentos que empregam apenas a tecnologia digital, apenas a tecnologia analógica ou uma combinação de ambas.

Esta parte traz uma introdução à técnica radiográfica e à qualidade da imagem analógica e digital. O estudo da técnica radiográfica e da qualidade da imagem inclui fatores que determinam a precisão com que as estruturas radiografadas são reproduzidas na imagem. Cada um desses fatores tem um efeito específico sobre a imagem final, e o técnico deve tentar maximizá-los para produzir a melhor imagem com a menor dose possível.

Esta parte também descreve os métodos de aquisição da imagem digital, discute a aplicação dos sistemas digitais e introduz importantes princípios da segurança radiológica.

As considerações técnicas para as imagens analógicas e digitais são apresentadas nas seções subsequentes.

Fatores de exposição

Para cada imagem radiográfica obtida, o técnico de radiologia deve selecionar os *fatores de exposição* no painel de controle do equipamento. Os fatores de exposição necessários em cada exame são determinados por diversas variáveis, por exemplo, densidade/número atômico e espessura da parte anatômica; qualquer patologia presente; e a tecnologia de aquisição da imagem. A Figura 1.125 retrata um modelo de console de controle de equipamento radiográfico atual.

Os fatores de exposição, por vezes chamados *fatores técnicos*, são:

- **Quilovoltagem (kV)** – controla a energia (poder de penetração) do feixe de raios X. Também pode ser chamada **pico de quilovoltagem (kVp)** – o potencial elétrico máximo usado na criação dos fótons de raios X no tubo
- **Miliamperagem (mA)** – controla a quantidade de raios X produzidos
- **Tempo de exposição (mAs)** – controla a duração da exposição, geralmente expressa em milissegundos.

Cada um desses fatores de exposição tem um efeito específico sobre a qualidade da imagem radiográfica. Ao realizarem os procedimentos radiográficos, os técnicos devem aplicar seu conhecimento em fatores de exposição e princípios de imaginologia para assegurar que as imagens obtidas sejam da **maior qualidade possível,** ao mesmo tempo que os pacientes são expostos **à menor dose de radiação possível.**

Qualidade da imagem
- Resolução espacial
- Distorção
- Radiação dispersa e grades.

RESOLUÇÃO ESPACIAL

A *resolução espacial* é definida como a **nitidez das estruturas registradas na imagem**. A resolução da imagem radiográfica é demonstrada pela nitidez das linhas e bordas estruturais finas dos tecidos ou das estruturas observadas. A resolução também é conhecida como **detalhe, detalhe registrado, nitidez** ou **definição** da imagem. Com frequência, a resolução das imagens é medida e expressa como pares de linhas por milímetro (lp/mm), em que um par de linhas é visto como uma linha única e espaços intermediários de mesma espessura. Quanto maior a medida do par de linhas, maior a resolução; em geral, a resolução é de 5 a 6 lp/mm na imagem geral. A ausência de nitidez ou resolução visível é conhecida como **borramento** ou **perda de nitidez**.

Fatores geométricos que afetam a resolução espacial

Os fatores geométricos que controlam ou influenciam a resolução são o **tamanho do ponto focal, a distância fonte-receptor de imagem (DFR)** e a **distância objeto-receptor de imagem (DOR)**. O efeito da DOR é explicado e ilustrado na Figura 1.131.

O uso do **ponto focal pequeno** provoca **menor perda geométrica de nitidez** (Figura 1.126). Para ilustrar esse conceito, uma fonte pontual é comumente usada como fonte de raios X no tubo radiográfico; no entanto, a fonte real dos raios X é uma área do ânodo conhecida como *ponto focal*. A maioria dos tubos de raios X apresenta foco duplo, ou seja, há dois pontos focais: um grande e um pequeno. O uso do ponto focal pequeno provoca menor perda de nitidez da imagem ou menor quantidade de *penumbra* na imagem. A penumbra refere-se às **bordas não nítidas dos objetos em uma imagem projetada**. Entretanto, mesmo com o uso do ponto focal pequeno há certa quantidade de penumbra.

Movimentação. No que se refere ao posicionamento, o maior impedimento à nitidez da imagem é a *movimentação*. Dois tipos de movimento influenciam o detalhe radiográfico: a **movimentação voluntária** e a **movimentação involuntária**.

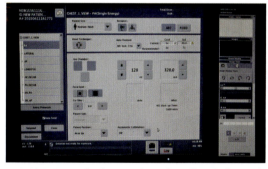

Figura 1.125 Exemplo de console radiográfico (seleção de kVp, mA e fatores de mAs).

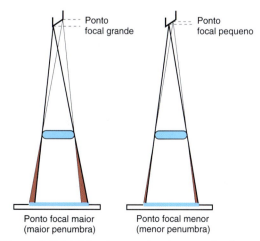

Figura 1.126 Efeito do tamanho do ponto focal.

A **movimentação voluntária** é aquela que pode ser controlada pelo paciente. A movimentação da respiração ou de partes do corpo durante a exposição pode ser evitada, ou pelo menos minimizada, pela **respiração controlada** e pela **imobilização do paciente**. Blocos de apoio, sacos de areia e outros dispositivos de imobilização são usados para reduzir a movimentação de maneira efetiva. Esses dispositivos são mais eficazes no exame dos membros superiores ou inferiores, como é demonstrado ao longo desta obra.

A movimentação involuntária não pode ser controlada pela vontade do paciente. Assim, o controle da movimentação involuntária, como peristaltismo dos órgãos abdominais, tremores ou calafrios, é mais difícil, se não impossível.

Se a perda de nitidez por movimentação for aparente na imagem, o técnico deverá determinar se o borramento foi causado por movimentação voluntária ou involuntária. Essa determinação é importante, já que os dois tipos de movimentação podem ser controlados de diversas maneiras.

Diferença entre movimentação voluntária e movimentação involuntária. A movimentação voluntária é visualizada como o **borramento generalizado de estruturas associadas**, como observado nas estruturas ósseas e de tecido mole do tórax da Figura 1.127. A movimentação voluntária pode ser minimizada pelo uso de valor alto de mA e menores tempos de exposição. A maior cooperação do paciente é outro fator que pode contribuir para a diminuição da movimentação voluntária; uma explicação detalhada do procedimento e instruções claras a respeito da respiração podem ajudar nesse sentido.

A **movimentação involuntária** é identificada pela **perda de nitidez** ou pelo **borramento localizado**. Esse tipo de movimentação é menos óbvio, mas pode ser visualizado em imagens abdominais como o borramento localizado das bordas do intestino, mas com nitidez de outros contornos intestinais (o gás intestinal é visto como áreas escuras). Ao analisar cuidadosamente a Figura 1.128, é possível ver esse discreto borramento na porção superior esquerda do abdome, indicado pelas *setas*. As demais bordas do intestino em todo o abdome são nítidas. A Figura 1.127, comparativamente, mostra o borramento generalizado do coração, das costelas e do diafragma. A explicação clara do procedimento pelo técnico pode ajudar a reduzir a movimentação voluntária; no entanto, a redução do tempo de exposição, associada ao aumento de mA, é a melhor e, por vezes, a única maneira de minimizar a perda de nitidez causada pela movimentação involuntária.

Resumo dos fatores de resolução espacial

Uso de **ponto focal pequeno**, **aumento da DFR** e **diminuição da DOR** reduzem a perda geométrica de nitidez e melhoram a resolução. A movimentação do paciente também influencia a qualidade da imagem; **tempos curtos de exposição** e **maior cooperação do paciente** ajudam a minimizar a perda de nitidez por movimentação voluntária. A perda de nitidez por movimentação involuntária é controlada somente pela redução dos tempos de exposição.

DISTORÇÃO

O segundo fator de qualidade da imagem é a *distorção*, definida como a **má representação do tamanho ou do formato do objeto** projetado no meio de registro radiográfico. Existem dois tipos de distorção: distorção de tamanho (ampliação) e distorção de formato.

Nenhuma imagem radiográfica reproduz o tamanho exato da parte do corpo que está sendo radiografada. Isso é impossível devido ao grau de ampliação e/ou distorção que sempre existe por causa da DOR e da divergência do feixe de raios X. Ainda assim, a distorção pode ser minimizada e controlada com o uso de alguns princípios básicos.

Divergência do feixe de raios X

A divergência do feixe de raios X é um conceito básico, mas importante, no estudo do posicionamento radiográfico. Essa divergência ocorre porque os raios X são originários de uma pequena fonte no tubo de raios X (o ponto focal) e são desviados no caminho até o RI (Figura 1.129). O tamanho do campo do feixe de raios X é limitado por um colimador, composto por atenuadores ou lâminas ajustáveis de chumbo. O colimador e as lâminas absorvem os raios X na periferia, controlando o tamanho do feixe de raios X.

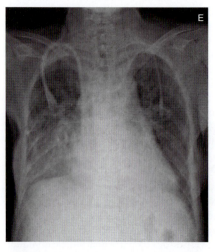

Figura 1.127 Movimentação voluntária (respiração e movimentação corporal) – borramento de todo o tórax e perda generalizada de nitidez.

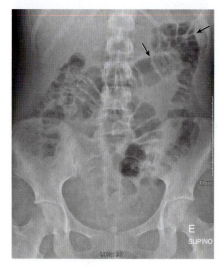

Figura 1.128 Movimentação involuntária (pela ação peristáltica) – borramento localizado na porção superior esquerda do abdome (*setas*).

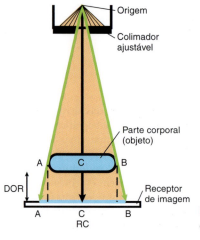

Figura 1.129 Divergência do feixe de raios X.

O **ponto central do feixe de raios X**, denominado *raio central (RC)*, teoricamente não apresenta divergência; a **menor quantidade de distorção** é observada nesse ponto da imagem. Todos os demais aspectos do feixe de raios X atingem o RI em algum ângulo e o ângulo de divergência é maior nas porções mais externas do feixe. As margens externas apresentam maior potencial de distorção.

A Figura 1.129 mostra três pontos em uma parte do corpo (identificados como A, B e C) projetada no RI. A periferia (A e B) apresenta aumento maior do que o ponto do raio central (C). Devido ao efeito do feixe divergente de raios X, combinado com pelo menos alguma DOR, esse tipo de distorção do tamanho é inevitável. É importante que os técnicos controlem e minimizem cuidadosamente a distorção tanto quanto possível.

Fatores de controle

Os **quatro** fatores primários de controle da distorção são:

1. Distância fonte-receptor de imagem (DFR)
2. Distância objeto-receptor de imagem (DOR)
3. Alinhamento entre o objeto e o receptor de imagem
4. Alinhamento/centralização do raio central (RC).

DFR. O primeiro fator de controle da distorção é a DFR. O efeito da DFR sobre a distorção do tamanho (ampliação) é mostrado na Figura 1.130. Note que a **menor ampliação ocorre na DFR maior, e não na DFR menor**. É por isso que as radiografias de tórax são obtidas com DFR mínima de 180 cm, e não de 100 a 120 cm, comumente usada na maioria dos demais exames. A DFR de 180 cm reduz a distorção do tamanho do coração e das outras estruturas no tórax.

DFR mínima de 100 cm. Tradicionalmente, o uso de DFR de 100 cm é padrão e comum na maioria dos exames radiográficos esqueléticos. No entanto, para melhorar a resolução da imagem por meio da redução da ampliação e da distorção, é cada vez mais comum elevar a DFR padrão para 110 ou 120 cm. Além disso, foi demonstrado que o aumento da DFR de 100 para 120 cm reduz a dose de entrada ou cutânea até mesmo em caso de possível necessidade de aumento de miliamperagem/segundos. Neste tratado, a DFR sugerida em cada página de posicionamento esquelético é o **mínimo de 100 cm**, com recomendação de uso de 110 ou 120 cm, se permitido pelo equipamento e pelo protocolo departamental.

DOR. O segundo fator de controle da distorção é a DOR. O efeito da DOR sobre a ampliação ou a distorção do tamanho é claramente ilustrado na Figura 1.131. **Quanto maior a proximidade entre o objeto radiografado e o RI, menores a ampliação e a distorção do formato e melhor a resolução**.

Alinhamento entre o objeto e o receptor de imagem. Um terceiro fator importante no controle da distorção é o *alinhamento do objeto ao RI*. Isso se refere ao alinhamento do plano do objeto que está sendo radiografado em relação ao plano do receptor de imagem. Se o plano do objeto não for paralelo ao plano do RI, haverá distorção. Quanto maior o ângulo de inclinação do objeto ou do RI, maior a quantidade de distorção. Por exemplo, se um dedo que está sendo radiografado não estiver paralelo ao RI, os espaços das articulações interfalangianas não estarão abertos, devido à sobreposição dos ossos, como é demonstrado na Figura 1.132.

Efeito do alinhamento incorreto do objeto ao RI. Na Figura 1.133, os dedos estão apoiados e alinhados **paralelamente ao receptor de imagem**, fazendo com que as articulações interfalangianas fiquem abertas e as falanges não sejam distorcidas.

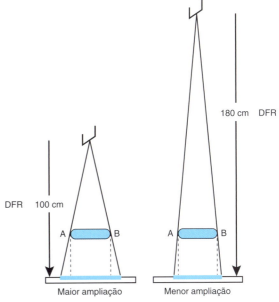

Figura 1.130 Efeito da DFR.

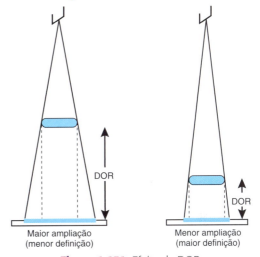

Figura 1.131 Efeito da DOR.

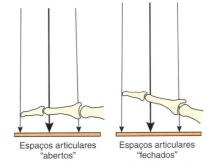

Figura 1.132 Alinhamento do objeto e distorção.

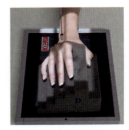

Figura 1.133 Dedos paralelos ao RI – articulações abertas.

Na Figura 1.134, em que os dedos não estão paralelos ao RI, as articulações interfalangianas não estão abertas e uma possível patologia nessas regiões articulares pode não ser visível. Pode-se observar as articulações abertas dos dedos na Figura 1.135 e compará-las às da Figura 1.136 (ver as *setas*). Além disso, as falanges são encurtadas ou alongadas.

Esses exemplos demonstram o importante princípio do alinhamento correto do objeto ao RI. O **plano da parte do corpo que está sendo radiografada deve ser o mais paralelo possível ao plano do RI** para a produção de uma imagem com distorção mínima.

Alinhamento do RC. O quarto e último fator de controle da distorção é o *alinhamento do raio central* (centralização), um importante princípio de posicionamento. Como já mencionado, apenas o centro do feixe de raios X, o RC, não apresenta divergência, já que projeta aquela parte do objeto a 90° ou perpendicular ao plano do RI (ver Figura 1.129). Assim, a **menor distorção possível ocorre no RC**. A distorção é maior com o aumento do ângulo de divergência entre o centro do feixe de raios X e as bordas externas. Por isso, a centralização ou o alinhamento correto e a colocação precisa do RC são importantes para minimizar a distorção da imagem.

Exemplos do posicionamento correto do RC para uma incidência AP do joelho são mostrados nas Figuras 1.137 e 1.138. O RC passa pelo espaço articular do joelho com distorção mínima, e o espaço articular parece aberto.

A Figura 1.139 mostra a centralização correta para uma incidência AP do fêmur distal, em que o RC é corretamente perpendicular ao RI e centralizado na porção medial distal do fêmur. Entretanto, a articulação do joelho está agora exposta a raios divergentes (indicados pela *seta*), e assim, parece fechada (Figura 1.140).

Ângulo do RC. Na maioria das incidências, o RC é alinhado **perpendicularmente**, ou a 90° ao plano do RI. Em determinadas partes do corpo, porém, o ângulo do RC deve ser específico e é indicado nas descrições de posicionamento deste livro como *ângulo do RC*. Isso significa que o RC é angulado a partir da vertical em direção cranial ou caudal para usar a distorção de maneira intencional, sem sobreposição de estruturas anatômicas.

Resumo dos fatores que podem influenciar a distorção

O uso da DFR correta, com minimização da DOR, assegurando o alinhamento entre o objeto e o RI, e a centralização do RC à porção do corpo examinada, pode reduzir a distorção na imagem radiográfica (Tabela 1.6).

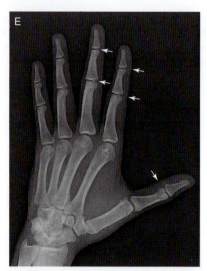

Figura 1.135 Dedos paralelos – articulações abertas.

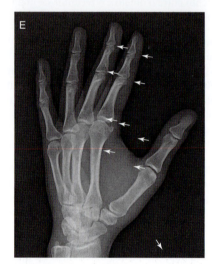

Figura 1.136 Dedos não paralelos – articulações não abertas.

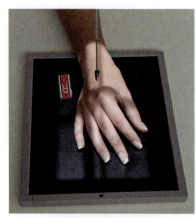

Figura 1.134 Dedos não paralelos ao RI – articulações não abertas.

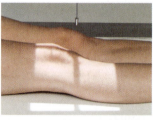 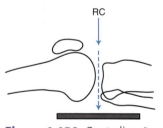

Figura 1.137 Centralização correta do RC para a incidência AP de joelho.

Figura 1.138 Centralização correta do RC para radiografia do joelho.

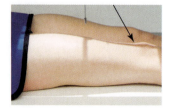 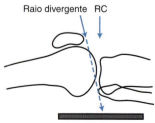

Figura 1.139 Centralização correta do RC para a incidência AP de fêmur (há distorção no joelho).

Figura 1.140 Centralização incorreta do RC para radiografia do joelho.

Tabela 1.6	Resumo dos fatores que contribuem para a distorção.
FATOR DE QUALIDADE	**FATORES CONTRIBUINTES PRIMÁRIOS**
Distorção	DFR
	DOR
	Alinhamento do objeto ao RI
	Alinhamento ou centralização do RC

RADIAÇÃO DISPERSA E GRADES
Grades

Como a quantidade de dispersão aumenta conforme a espessura do tecido irradiado, o uso da grade é geralmente recomendado em radiografias de qualquer parte do corpo com espessura superior a 10 cm. Dependendo do exame, a grade pode ser portátil ou inserida no equipamento de raios X. Ela é posicionada entre o paciente e o RI, e absorve grande parte da radiação dispersa antes de atingir o RI. A absorção da dispersão é um evento importantíssimo para elevar o contraste da imagem.

Uso correto das grades. A discussão completa sobre construção e características da grade está fora do escopo deste livro. No entanto, diversas regras devem ser seguidas para assegurar a qualidade ideal da imagem durante o uso das grades. A utilização incorreta das grades provoca a perda total ou parcial da densidade óptica na imagem radiográfica; característica denominada *corte da grade*. O corte da grade ocorre em vários graus e tem diversas causas, as quais estão listadas a seguir.

1. Corte da grade por descentralização
2. Corte da grade por estar fora de nível
3. Corte da grade por estar fora de foco
4. Corte da grade por posicionamento invertido da grade.

Corte da grade por descentralização. O RC deve estar centralizado ao eixo central da grade. Caso contrário, há descentralização lateral. Quanto maior a descentralização do RC em relação à grade, maior o corte (Figura 1.141).

Nas situações clínicas em que for difícil posicionar a área de interesse no centro da grade, ela pode ser virada para que as faixas de chumbo perpendiculares ao comprimento do paciente permitam a centralização precisa (p. ex., perfil com raios horizontais na coluna lombar).

Exceção: grades de tipo linear, dimensão curta (DC) e decúbito. Uma exceção à grade focalizada longitudinal mais comum, com faixas de chumbo e eixo central em direção longitudinal, é a grade linear transversal do **tipo decúbito**. Essa grade, com faixas de chumbo e eixo central transversais à dimensão menor do dispositivo, é usada em incidências em decúbito com raio horizontal. Nessas incidências, a grade é colocada longitudinalmente ao paciente, mas a centralização do RC é feita pelo eixo transversal para evitar a ocorrência de cortes.

Corte da grade por estar fora de nível. Com a angulação, o **RC deve ser posicionado de acordo com o eixo longo das faixas de chumbo**. A angulação das linhas da grade provoca o corte. O corte da grade por estar fora de nível também ocorre em caso de inclinação do dispositivo; o RC atinge as linhas de chumbo de forma angulada (Figura 1.142).

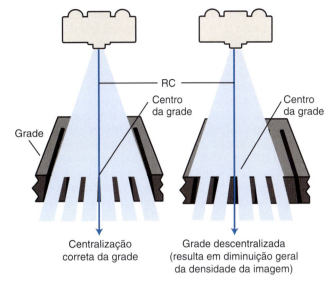

Figura 1.141 Corte da grade por descentralização.

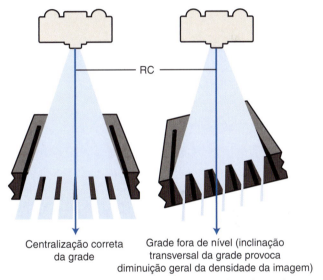

Figura 1.142 Corte da grade por estar fora de nível.

Corte da grade por estar fora de foco. A grade focalizada deve ser usada em uma DFR específica para prevenção de cortes. As grades normalmente têm DFR utilizável mínima e máxima, a chamada *faixa focal*. A faixa focal é determinada pela **frequência da grade** (número de faixas por polegada ou centímetro; neste livro é empregada a unidade de medida centímetro) e pela **razão da grade** (altura das faixas de chumbo em comparação com o espaço entre elas). De modo geral, as grades portáteis apresentam frequência e razão menores do que as grades fixas ou do tipo *bucky*. A razão das grades portáteis comuns é de **6:1** ou **8:1**, e das grades *bucky*, de **12:1**. Isso indica que a faixa focal das grades portáteis é maior, mas ainda há limitações da DFR para prevenção do corte da grade (Figura 1.143). Cada técnico deve conhecer os tipos de grades portáteis à disposição e a faixa focal de cada uma.

Corte da grade por posicionamento invertido da grade. Cada grade é identificada para mostrar o lado que deve ser posicionado de frente para o tubo de raios X. As faixas de chumbo são inclinadas ou focalizadas para permitir a passagem direta do feixe de raios X (desde que a DFR esteja na faixa focal e a grade seja corretamente colocada). Se a grade for colocada de maneira invertida, a imagem sofrerá um grave corte (Figura 1.144).

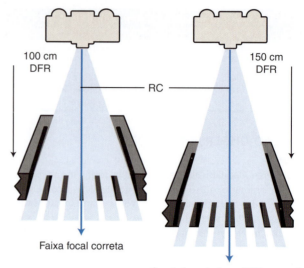

Figura 1.143 Corte da grade por estar fora de foco.

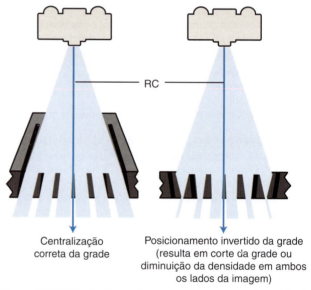

Figura 1.144 Corte da grade por posicionamento invertido da grade.

QUALIDADE DA IMAGEM NA RADIOGRAFIA COM FILME (ANALÓGICA)

Desde a descoberta dos raios X, em 1895, os métodos de aquisição e armazenamento das imagens radiográficas evoluíram. A tecnologia analógica convencional, com processamento químico e arquivos de filmes, está sendo rapidamente substituída pela tecnologia digital. Isso significa uso de computadores e receptores de raios X para aquisição e processamento das imagens; e redes especializadas de comunicação digital para transmissão e armazenamento de imagens radiográficas.

Imagens analógicas

As imagens analógicas (em filme) permitem a visualização bidimensional das estruturas anatômicas. O dispositivo de aquisição da imagem é um sistema com filme que fica entre um par de telas de intensificação. Telas e filme são alojados em um cassete de raios X, que protege o filme da luz e assegura seu contato com as telas. Ao receberem a radiação remanescente do paciente, as telas fluorescem; essa luz expõe o filme, que deve ser quimicamente processado para que a imagem possa ser visualizada. O processamento químico tem diversas etapas (desenvolvimento, fixação, lavagem e secagem) e é normalmente realizado em 60 a 90 s.

A imagem em filme (radiografia), na verdade composta por um depósito de prata metálica em uma base de poliéster, é permanente; não pode ser alterada. Os diversos tons de cinza representam densidades e números atômicos dos tecidos examinados. A imagem em filme é denominada *cópia impressa*.

Receptores de imagem analógica são mais bem descritos como sistemas autorregulados com faixa dinâmica limitada; também definidos pelo termo *latitude de exposição*, a qual é a faixa de exposição em que um filme produz uma imagem aceitável. A imagem gerada com nível de exposição fora da latitude de exposição é inaceitável. As Figuras 1.145 e 1.146 ilustram a faixa dinâmica e a latitude de exposição de um RI analógico. Nota-se o impacto de dobrar o valor de mAs sobre a qualidade diagnóstica de imagens do cotovelo. Imagens analógicas têm latitude de exposição relativamente pequena.

Fatores de qualidade da imagem

As imagens radiográficas analógicas são avaliadas com base em **quatro fatores de qualidade**:

- Densidade
- Contraste
- Resolução espacial (discutida anteriormente)
- Distorção (discutida anteriormente).

Cada um deles é controlado por parâmetros específicos.

DENSIDADE
Definição

A densidade do filme radiográfico é definida como a **quantidade de "preto" na radiografia processada**. Na visualização de uma radiografia com alta densidade há menor transmissão de luz através da imagem.

Fatores de controle

O **fator primário de controle** da densidade do filme é miliamperagem/segundos (**mAs**). O valor de mAs controla a densidade ao determinar a quantidade de raios X emitidos pelo tubo e a duração da exposição. Para os fins deste tratado, a relação pode ser descrita como linear; dobrar o valor de mAs duplica a quantidade ou a duração dos raios X emitidos e, assim, dobra a densidade no filme.

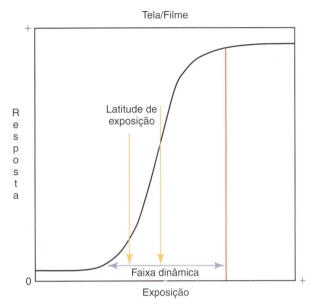

Figura 1.145 Faixa dinâmica analógica.

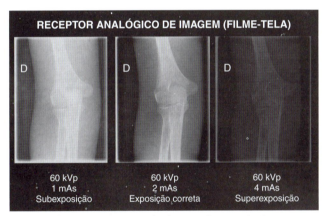

Figura 1.146 Latitude de exposição analógica.

A distância entre a fonte de raios X e o RI, ou **DFR**, também influencia a densidade radiográfica de acordo com a lei do quadrado inverso. Se a DFR for dobrada, a intensidade do feixe de raios X no RI será reduzida a um quarto, o que, então, diminui a densidade radiográfica a um quarto. A DFR padrão é geralmente usada para redução dessa variável.

Outros fatores que influenciam a densidade da imagem no filme são o kVp; a espessura da parte; o tempo e a temperatura de desenvolvimento químico; a razão da grade; e a velocidade do filme.

Ajuste da densidade da imagem analógica

Em caso de subexposição ou superexposição de imagens em filme (obtidas com configurações técnicas manuais), a regra geral diz que uma alteração mínima de mAs, de 25 para 30%, é necessária para causar uma diferença visível na densidade radiográfica em uma radiografia repetida. Algumas imagens com exposição incorreta podem precisar de uma alteração maior, geralmente de 50 a 100% ou, por vezes, até maior. A radiografia do cotovelo obtida com o uso de 1 mAs, mostrada na Figura 1.147, estava subexposta;

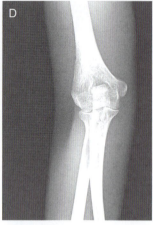
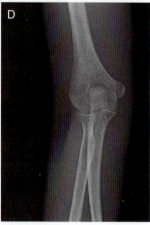

Figura 1.147 1 mAs (60 kVp) – subexposição. **Figura 1.148** 2 mAs (60 kVp) – repetido, mAs duplicado.

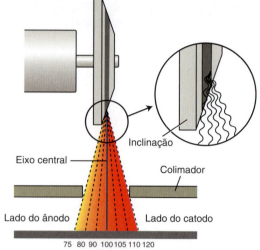

Figura 1.149 Efeito da inclinação anódica.

a radiografia repetida foi realizada com 2 mAs (Figura 1.148). Nesse exemplo, dobrar o valor de mAs duplicou a densidade da radiografia. O kVp não deve precisar de ajuste desde que o valor ideal para a espessura da parte seja usado. A DFR também não deve precisar de ajuste, já que é uma constante.

Densidade e efeito da inclinação anódica

A intensidade da radiação emitida pela extremidade catódica do tubo de raios X é maior do que a emitida pela extremidade anódica; esse fenômeno é conhecido como *efeito da inclinação anódica*. A maior atenuação ou absorção dos raios X ocorre na extremidade anódica devido ao ângulo do ânodo; os raios X emitidos de porções mais profundas do ânodo devem passar por uma quantidade maior de material antes de saírem da estrutura, assim são mais atenuados.

Estudos mostram que a diferença de intensidade entre a extremidade catódica e a extremidade anódica do campo de raios X com o uso de RI de 43 cm e DFR de 100 cm pode variar em 45%, dependendo do ângulo do ânodo[13] (Figura 1.149). O efeito da inclinação anódica é mais pronunciado durante a utilização de DFR curta e campo de tamanho extenso.

A aplicação do efeito da inclinação anódica na prática clínica auxilia o técnico na obtenção de imagens de qualidade das partes do corpo com variação significativa de espessura ao longo do eixo longitudinal do campo de raios X. O paciente deve ser posicionado de modo que **a porção mais espessa da parte esteja na extremidade catódica** do tubo de raios X e **a parte mais fina esteja sob o ânodo** (as extremidades catódica e anódica do tubo de raios X geralmente são marcadas no gabinete de proteção). Abdome, coluna torácica e ossos longos dos membros (p. ex., fêmur e tíbia/fíbula) são exemplos de estruturas com variação suficiente da espessura para justificar o uso correto do efeito da inclinação anódica.

Um resumo das partes do corpo e das incidências em que o efeito da inclinação anódica pode ser aplicado é mostrado na Tabela 1.7; essas informações também são encontradas nas páginas de posicionamento de cada uma dessas incidências em todo o livro. Na prática, a aplicação mais comum do efeito da inclinação anódica é nas incidências anteroposteriores (AP) da coluna torácica.

O uso do efeito da inclinação anódica nem sempre é prático, ou mesmo possível, pois depende da condição do paciente ou da disposição específica do equipamento radiológico na sala.

Tabela 1.7 Resumo das aplicações do efeito de inclinação anódica.

INCIDÊNCIA	EXTREMIDADE ANÓDICA	EXTREMIDADE CATÓDICA
Coluna torácica AP	Cabeça	Pés
Fêmur AP e perfil (ver Figura 1.123)	Pés	Cabeça
Úmero AP e perfil	Cotovelo	Ombro
Perna (tíbia/fíbula) AP e perfil	Tornozelo	Joelho
Antebraço AP e perfil	Punho	Cotovelo

Filtros de compensação

Como discutido na seção anterior, as partes do corpo com densidade anatômica variável podem atenuar o feixe de maneira diferente, e assim as imagens resultantes apresentam superexposição ou subexposição parcial. Esse problema pode ser resolvido com a utilização de *filtros de compensação*, que filtram a porção do feixe primário em direção à parte do corpo mais delgada ou menos densa. Existem diversos tipos de filtros de compensação; a maioria é feita de alumínio, mas alguns também contêm plástico. O tipo a ser usado pelo técnico depende da aplicação clínica (Figura 1.150).

Os filtros de compensação de utilização mais comum são:

- Filtro em cunha (Figura 1.151A): encaixado no colimador; a porção mais grossa da cunha é colocada em direção à parte menos densa da anatomia para equilibrar as densidades. Esse filtro tem diversas aplicações; as mais comuns são a incidência AP do pé, AP da coluna torácica e axiolateral do quadril
- Filtro de calha: encaixado no colimador e usado na obtenção de imagens do tórax. As porções periféricas mais espessas do filtro são colocadas de modo a corresponderem aos pulmões anatomicamente menos densos; a porção mais fina do filtro corresponde ao mediastino
- Filtro bumerangue (Figura 1.151B): colocado atrás do paciente e usado principalmente em radiografias do ombro e da porção superior da coluna torácica, onde melhora a visualização dos tecidos moles no aspecto cranial dessas regiões.

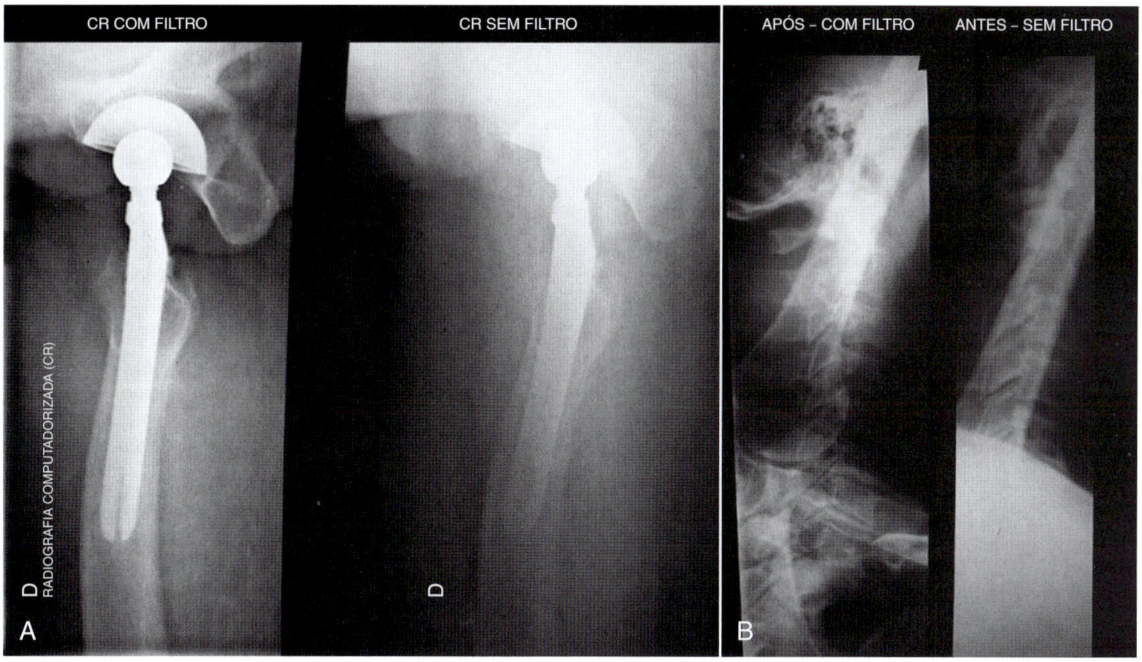

Figura 1.150 Aplicações radiográficas dos filtros de compensação: (**A**) quadril e (**B**) coluna torácica superior. (Cortesia de Ferlic Filters, Ferlic Filter Co, LLC.)

Resumo dos fatores de densidade

A densidade adequada, **controlada principalmente por mAs**, deve ser visível no filme processado para que as estruturas a serem radiografadas sejam representadas de maneira precisa. Densidade muito baixa (subexposição) ou muito alta (superexposição) não mostra as estruturas necessárias de modo apropriado. O uso correto do efeito da inclinação anódica e dos filtros de compensação ajuda a demonstrar a densidade ideal do filme em partes anatômicas com variação significativa de espessura.

CONTRASTE

Definição

O *contraste radiográfico* é definido como a **diferença de densidade entre áreas adjacentes de uma imagem radiográfica**. Quando a diferença de densidade é grande, o contraste é máximo; se for pequena, o contraste é mínimo. Isso é demonstrado pelo penetrômetro e pela radiografia de tórax na Figura 1.152, que mostra diferenças maiores de densidade entre áreas adjacentes, assim há **contraste máximo**. A Figura 1.153 apresenta **contraste mínimo**, com menos diferença de densidade nas áreas adjacentes do penetrômetro e na radiografia.

O contraste pode ser descrito como **contraste de escala longa** ou **escala curta**, que se refere à faixa total de densidades ópticas da parte mais clara à mais escura da imagem radiográfica. Isso também é demonstrado na Figura 1.152, que exibe a escala curta/alta de contraste (maiores diferenças nas densidades adjacentes e graus de densidade menos visíveis), em comparação com a Figura 1.153, que ilustra a escala longa/baixa de contraste.

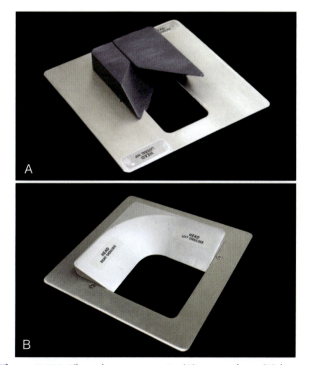

Figura 1.151 Filtros de compensação (**A**) em cunha e (**B**) bumerangue (usados em incidências da coluna torácica superior e em perfil do quadril). (Cortesia de Ferlic Filters, Ferlic Filter Co, LLC.)

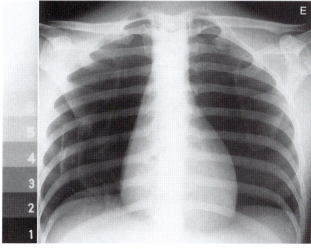

Figura 1.152 Contraste máximo, escala baixa – 50 kVp, 800 mAs.

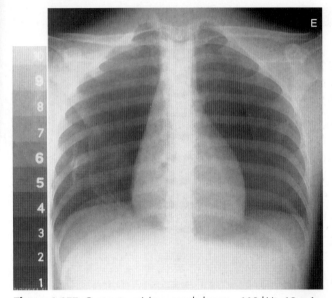

Figura 1.153 Contraste mínimo, escala longa – 110 kVp, 10 mAs.

O contraste permite a visualização dos detalhes anatômicos em uma imagem radiográfica. O contraste radiográfico ideal é importante, e sua compreensão é essencial para avaliação da qualidade da imagem.

O contraste mínimo ou alto não é bom ou mau em si. O contraste mínimo (em escala longa), por exemplo, é desejável em imagens radiográficas do tórax. Muitos tons de cinza são necessários para a visualização das finas trabéculas pulmonares, como mostram as duas radiografias de tórax nas Figuras 1.152 e 1.153. A imagem em contraste mínimo (em escala longa) da Figura 1.153 revela mais tons de cinza, evidenciados pelos fracos contornos das vértebras, visíveis através do coração e das estruturas mediastinais. Os tons de cinza que delineiam as vértebras são menos visíveis através do coração e do mediastino na radiografia de contraste máximo do tórax mostrada na Figura 1.152.

Ajuste do contraste na imagem analógica

Em sistemas analógicos, o contraste pode ser ajustado de diversas maneiras. O técnico em radiologia pode alterar o valor de kVp usando a regra de 15%; mudar a magnitude de restrição do feixe; ou mudar a razão da grade. Em cada uma dessas circunstâncias, o técnico precisa alterar as configurações de mAs para compensar o ajuste para mudança do contraste.

Fatores de controle

O **fator primário de controle** do contraste em sistemas analógicos é o pico de quilovoltagem **(kVp)**. O kVp controla a energia ou o poder de penetração do feixe primário de raios X. Quanto maior o kVp, maior a energia e a uniformidade de penetração do feixe de raios X nas diversas densidades de massa de todos os tecidos. Assim, o **maior kVp** produz menor variação na atenuação (absorção diferencial) e **contraste mínimo**.

O kVp também é um **fator secundário de controle** da densidade. O kVp maior aumenta a quantidade e a energia dos raios X; assim, mais energia chega ao RI, com um aumento correspondente na densidade geral. Segundo a regra geral, um **aumento de 15% no kVp aumenta a densidade do filme, assim como a duplicação do valor de mAs**. Na faixa inferior do kVp, tal como de 50 a 70 kVp, um aumento de 8 a 10 kVp dobra a densidade (equivalente à duplicação de mAs). Na faixa de 80 a 100 kVp, um aumento de 12 a 15 kVp é necessário para dobrar a densidade. Esse fenômeno é importante devido à proteção contra a radiação, uma vez que, com o aumento do kVp, o valor de mAs pode ser reduzido de maneira significativa, e assim o paciente absorve menos radiação.

Outros fatores podem influenciar o contraste radiográfico. A quantidade de radiação *dispersa* recebida pelo filme influencia o contraste radiográfico. A radiação dispersa é aquela que mudou de direção e intensidade devido à interação com o tecido do paciente. A quantidade de dispersão produzida depende da intensidade do feixe de raios X, da quantidade de tecido irradiado e do tipo e da espessura do tecido. A colimação fechada do campo de raios X reduz a quantidade de tecido irradiado, diminuindo a dispersão gerada e aumentando o contraste. A colimação fechada também reduz a dose de radiação para o paciente e o técnico.

A irradiação de partes espessas do corpo produz uma quantidade considerável de radiação dispersa, o que diminui o contraste da imagem. Um dispositivo chamado *grade* é usado para absorver a maior parte da radiação dispersa antes que atinja o RI.

Resumo dos fatores de contraste

A escolha do kVp adequado é o equilíbrio entre o contraste ideal da imagem e a menor dose possível para o paciente. A regra geral diz que **o maior kVp e o menor valor de mAs que gerem informações diagnósticas suficientes devem ser usados em cada exame radiográfico**.[13] A colimação fechada e o uso correto das grades também asseguram que a imagem radiográfica processada apresente o contraste ideal.

RESOLUÇÃO ESPACIAL

Fatores de controle específicos dos sistemas analógicos

Sistema analógico. Nos sistemas analógicos, a *velocidade do filme* durante o exame influencia os detalhes mostrados na radiografia. Um sistema analógico mais rápido permite a redução dos tempos de exposição, o que evita a movimentação do paciente e diminui a dose; no entanto, a imagem é menos nítida do que a obtida com um sistema mais lento.

QUALIDADE DA IMAGEM NA RADIOGRAFIA DIGITAL

Na tecnologia radiológica, as imagens digitais envolvem a aplicação da teoria de conversão analógica-digital e o uso de programas e equipamentos informatizados. Embora a imagem digital seja diferente da imagem analógica em termos do método de aquisição, os fatores que podem afetar a produção e a atenuação dos raios X e a geometria do feixe de raios X ainda se aplicam. Esta seção faz uma breve introdução prática a um tópico muito complexo.

Imagens digitais

Imagens radiográficas digitais também são a representação bidimensional de estruturas anatômicas; no entanto, são visualizadas em um monitor de computador e chamadas **cópias eletrônicas**. Essas imagens são a **representação numérica das intensidades dos raios X que são transmitidos através do paciente**. Cada imagem digital é bidimensional e formada por uma *matriz* de elementos de imagem denominados *pixels* (Figura 1.154). Na imaginologia diagnóstica, cada *pixel* representa a menor unidade de uma imagem; as colunas e fileiras de *pixels* formam a matriz. Para fins ilustrativos, seria como em uma folha de papel gráfico. A série de quadrados no papel pode ser comparada à matriz e cada quadrado, a um *pixel*.

A visualização das imagens digitais requer o uso de computadores e programas (Figura 1.155), enquanto as imagens analógicas são submetidas ao processamento químico para mostrar as estruturas anatômicas. O processamento digital envolve a **aplicação sistemática de fórmulas matemáticas de alta complexidade** chamadas *algoritmos*. Os dados da imagem sofrem diversas manipulações matemáticas para melhorar a aparência e a qualidade. O computador aplica os algoritmos em cada conjunto obtido de dados antes da visualização da imagem pelo técnico.

Os sistemas de imagem digital podem produzir imagens radiográficas em uma grande gama de valores de exposição, e assim têm ampla faixa dinâmica (Figura 1.156). Por causa dessa ampla faixa dinâmica, é essencial que a instituição defina a latitude de exposição dos sistemas de imagem digital de seu departamento de radiologia; essa definição será o nível aceitável de exposição que gera a qualidade de imagem desejada pelo departamento. A Figura 1.157 mostra a faixa dinâmica e a latitude de exposição de um sistema digital de imagem. Observa-se que o aumento de 1 para 8 mAs ainda gera uma imagem diagnóstica do cotovelo.

Fatores de exposição em imagens digitais

Embora o kVp, a mA e o tempo (mAs) devam ser selecionados para a aquisição digital de imagens radiográficas (ver Figura 1.157), não têm o mesmo efeito direto sobre a qualidade da imagem como nos sistemas analógicos. Deve-se lembrar, porém, que o kVp e a mAs usados na exposição afetam a dose para o paciente.

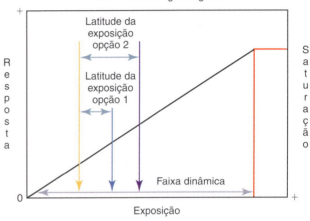

Figura 1.156 Sistemas de imagem digital.

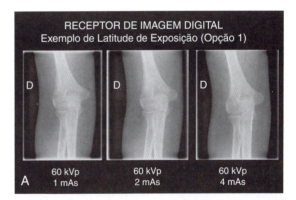

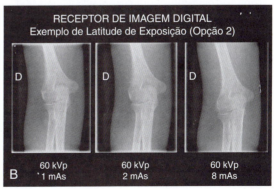

Figura 1.157 Latitudes de exposição digital. **A.** Opção 1. **B.** Opção 2.

Figura 1.154 Matriz de exibição bidimensional – *pixel*.

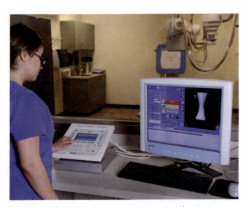

Figura 1.155 Processamento da imagem digital.

Fatores de qualidade da imagem

Os fatores usados na avaliação da qualidade da imagem digital são:
- Brilho
- Distorção (discutida anteriormente)
- Resolução de contraste
- Indicador de exposição
- Resolução espacial (discutida anteriormente)
- Ruído.

BRILHO

O brilho é definido como a intensidade de luz que representa cada *pixel* em uma imagem no monitor. Nas imagens digitais, o termo *brilho* substitui a *densidade* das imagens analógicas (Figuras 1.158 e 1.159).

Fatores de controle

Os sistemas de imagem digital são projetados para mostrar eletronicamente o brilho ideal da imagem em uma ampla gama de fatores de exposição. O brilho é controlado pelo *software* de processamento digital por meio da aplicação de algoritmos predeterminados. Diferentemente da relação linear entre a mAs e a densidade nos sistemas analógicos, as alterações de mAs não influenciam o brilho da imagem digital. Embora a densidade da imagem analógica não possa ser alterada após a exposição e o processamento químico, o usuário pode ajustar o brilho da imagem digital depois da exposição (ver seção sobre pós-processamento, mais adiante neste capítulo).

RESOLUÇÃO DE CONTRASTE

Na radiografia digital, *contraste* é definido como a **diferença de brilho entre as áreas claras e escuras de uma imagem**. Essa definição é parecida com a usada nos sistemas analógicos, em que contraste é a diferença de densidade em áreas adjacentes do filme (as Figuras 1.160 e 1.161 mostram exemplos de diferentes contrastes). A *resolução de contraste* é a capacidade de diferenciação de tecidos similares por um sistema de imagem.

Fatores de controle

Os sistemas de imagem digital são projetados para mostrar eletronicamente o contraste ideal da imagem em uma ampla gama de fatores de exposição. O contraste radiográfico é influenciado pela aplicação de algoritmos predeterminados durante o processamento digital, o oposto do que ocorre nos sistemas analógicos, em que o kVp é o fator de controle do contraste da imagem. Embora o contraste de uma imagem analógica não possa ser modificado após a exposição e o processamento, o usuário é capaz de manipular o contraste da imagem digital (ver adiante seção sobre pós-processamento).

Como o *software* de processamento de imagem pode mostrar o contraste desejado, o radiologista tem a oportunidade de reduzir a exposição de entrada cutânea do paciente por meio do uso de valores maiores de kVp. As Figuras 1.162 a 1.164 representam a capacidade de uso da regra de 15% e a diminuição da dose de entrada na pele do paciente em aproximadamente 22%. É essencial que o técnico consulte o radiologista responsável pela interpretação e o especialista em física médica antes da instituição de aumentos de kVp, para assegurar a manutenção da boa qualidade da imagem.

Pixels e profundidade do *bit*

Em uma matriz de imagem, cada *pixel* apresenta um único tom de cinza ao ser visto no monitor; esse tom representa as propriedades físicas da estrutura anatômica. A gama de possíveis tons de cinza demonstrada é relacionada com a *profundidade do bit* do *pixel*, determinada pelo fabricante. Embora a descrição extensa da profundidade do *bit* esteja além do escopo deste livro, é importante notar que, **quanto maior a profundidade do *bit* de um sistema, maior a resolução do contraste (ou seja, maior o número de possíveis tons de cinza apresentados por um *pixel*)**.

Uma vez que a teoria da computação é baseada em um sistema binário, um sistema de 14 *bits*, por exemplo, é representado como 2^{14}; o *pixel* com 14 *bits* de profundidade pode representar qualquer um dos 16.384 possíveis tons de cinza entre preto e branco. A profundidade do *bit* é determinada pelo fabricante do sistema e bastante implicada com os procedimentos de imagem para os quais o equipamento foi projetado. As profundidades de *bits* mais comuns são 10, 12 e 16. Um sistema digital para radiografia de tórax, por exemplo, deve ter profundidade superior a 10 *bits* (2^{10}) para capturar todas as informações necessárias; o feixe de raios X que sai do paciente submetido a uma radiografia de tórax pode ter mais de 1.024 intensidades.

Tamanho do pixel. Dois tamanhos de *pixel* são usados na imaginologia médica: o *tamanho de aquisição do pixel*, que é o tamanho mínimo inerente ao sistema de aquisição, e o *tamanho de visualização do pixel*, que é o tamanho mínimo do *pixel* que pode ser mostrado por um monitor. Uma matriz geral de aquisição radiográfica pode ter 3.000 × 3.000 *pixels* – mais de 9 milhões de *pixels* (9 *megapixels*) – em uma imagem de 43 × 43 cm.

Controle da radiação dispersa

Como os receptores digitais são mais sensíveis à radiação de baixa energia, o controle da radiação dispersa é um fator importante para a obtenção do contraste adequado da imagem. Isso é conseguido por meio do uso correto de grades, pela colimação fechada e pela escolha do kVp ideal. O corte da grade que ocorre com os receptores de imagem digital diminui o contraste e o indicador reflete a redução da exposição. A alteração do indicador de exposição se deve à diminuição da quantidade de radiação que sai e atinge o receptor.

O *software* de pós-processamento foi desenvolvido para minimizar a apresentação de radiação dispersa na imagem final visualizada. É importante reconhecer, porém, que ele não impede que a radiação dispersa atinja o RI, mas simplesmente minimiza a visualização da dispersão na imagem final.

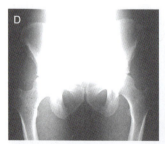

Figura 1.158 AP da pelve – brilho máximo (claro).

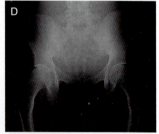

Figura 1.159 AP da pelve – brilho mínimo (escuro).

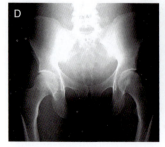

Figura 1.160 AP da pelve – contraste máximo.

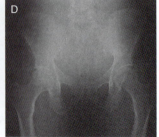

Figura 1.161 AP da pelve – contraste mínimo.

RESOLUÇÃO ESPACIAL

Nos sistemas digitais, a *resolução espacial* é definida como a nitidez ou **detalhamento registrado das estruturas em uma imagem**, como nos sistemas analógicos.

A resolução da imagem digital representa uma combinação dos fatores tradicionais anteriormente explicados em relação aos sistemas analógicos (tamanho do ponto focal, fatores geométricos e movimentação) e, com igual importância, o **tamanho do *pixel* de aquisição**. Esse tamanho do *pixel* é inerente ao receptor da imagem digital. Quanto menor o *pixel* de aquisição, maior a resolução espacial, que é medida em pares de linhas por milímetro. Os sistemas de imagem digital hoje empregados em radiologia geral apresentam resolução espacial entre 2,5 lp/mm e 5 lp/mm.

Fatores de controle

Além do **tamanho do *pixel*** de aquisição, a resolução é controlada pela **matriz de visualização**. A resolução da imagem percebida depende das capacidades do monitor. Nos monitores com maior matriz de visualização, as imagens têm maior resolução.

INDICADOR DE EXPOSIÇÃO

Nas imagens digitais, o *indicador de exposição* é um **valor numérico que representa a exposição recebida pelo RI**. Dependendo do fabricante do sistema, o indicador de exposição também pode ser chamado *número de sensibilidade (S); índice de exposição (do inglês, exposure index – EI, EXI); valor atingido de exposição (do inglês, reached exposure value – REX); ou possivelmente índice de exposição do detector (do inglês, detector exposure index – DEI)*.

Índice de desvio

Além do *índice de exposição*, há também o *índice de desvio (do inglês, exposure index – DI)*. O DI fornece ao operador informações sobre a exposição do receptor. O DI varia de –3 a +3. O valor de DI igual a 0 indica que o nível de exposição foi adequado. O valor de DI positivo indica a superexposição e o valor de DI negativo, a subexposição. O valor de DI de +1 mostra 26% de superexposição, enquanto o valor de –1 mostra 20% de subexposição. Os valores de DI de +3 e –3 representam, respectivamente, níveis de exposição duas vezes maiores e menores do que o valor definido do índice de exposição.

Fatores de controle

O indicador de exposição depende da dose de radiação que atinge o receptor. É um valor calculado a partir do efeito de mAs, do kVp, da área irradiada total do receptor e dos objetos expostos (p. ex., ar, implantes metálicos, anatomia do paciente). Dependendo do fabricante e da técnica usada no cálculo desse valor, cada exposição tem determinado indicador de exposição.

Alguns fabricantes usam indicadores de exposição que são **inversamente relacionados** com a radiação que atinge o receptor. Se a faixa para obtenção de imagens aceitáveis de certos exames for de 150 a 250, por exemplo, um valor superior a 250 indicaria a subexposição e um valor inferior a 150 indicaria a superexposição.

Para outros fabricantes, o **indicador de exposição** é **diretamente relacionado** com a radiação que atinge o receptor e determinado por cálculos logarítmicos. Se o indicador de exposição aceitável for de 2 a 2,4, por exemplo, um valor inferior a 2 equivaleria à subexposição, enquanto o valor superior a 2,4 mostraria a superexposição.

Este tratado usa o termo **indicador de exposição** ao se referir a essa variável.

Como já mencionado, os sistemas digitais mostram imagens obtidas em uma ampla gama de fatores de exposição. Apesar dessa grande faixa dinâmica, existem limitações e o técnico deve utilizar os fatores de exposição aceitáveis e dentro da latitude de exposição definida pela instituição – como nas imagens analógicas (em filme), confirmando a presença de contraste e densidade adequados (ver Figuras 1.162 a 1.164). A verificação do indicador de exposição é essencial à obtenção de **imagens radiográficas digitais de qualidade aceitável com a menor dose possível para o paciente**.

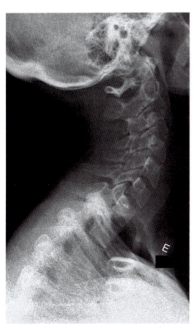

Figura 1.162 O baixo indicador de exposição mostra a subexposição, com imagem indesejada devido à presença de "ruído".

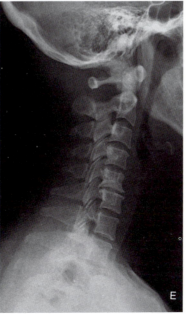

Figura 1.163 Exemplo de exposição desejável com indicador de exposição aceitável.

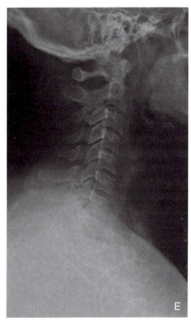

Figura 1.164 O alto indicador de exposição mostra superexposição.

Se o indicador de exposição estiver fora da faixa recomendada para o sistema digital, a imagem ainda poderá parecer aceitável quando vista no monitor da estação de trabalho do técnico. O monitor usado pelo técnico na visualização da imagem em geral tem resolução menor do que o monitor da estação de trabalho do radiologista responsável pelo laudo. A estação de trabalho do técnico é projetada para verificação do posicionamento e da qualidade geral da imagem; no entanto, de modo geral, essa imagem não tem qualidade diagnóstica. O monitor da estação de trabalho do radiologista responsável pelo laudo normalmente tem maior resolução espacial e de contraste devido à maior matriz de visualização, com *pixels* de tamanho menor e mais brilho.

RUÍDO

O *ruído* é definido como um **distúrbio aleatório que obscurece ou reduz a nitidez**. Em uma imagem radiográfica, isso se traduz em uma imagem de aparência granulada ou pontilhada.

Razão sinal-ruído (RSR)

Uma forma de descrição do ruído na aquisição da imagem digital é o conceito de *razão sinal-ruído* (RSR). O número de fótons de raios X que atinge o receptor (mAs) pode ser considerado o "*sinal*". Por outro lado, os fatores que influenciam negativamente a imagem final são classificados como "ruído". A **RSR alta é desejável**, já que o sinal (mAs) é maior do que o ruído e, assim, as estruturas de tecidos moles de contraste mínimo podem ser demonstradas. A **RSR baixa é indesejável**; o sinal baixo (mAs de valor baixo) acompanhado por ruído alto obscurece os detalhes dos tecidos moles e gera uma imagem granulada ou pontilhada.

RSR alta. Embora a RSR alta seja preferida (Figura 1.165), os técnicos devem assegurar que os fatores de exposição usados não sejam maiores do que os necessários para a incidência, de modo a não causar a exposição excessiva do paciente. A superexposição das imagens não é imediatamente evidente com o processamento e a visualização digital, assim a verificação do indicador de exposição, descrita na página anterior, é a melhor maneira de determiná-la.

RSR baixa. Em caso de seleção de mAs insuficiente para a incidência, o receptor não recebe o número adequado de fótons de raios X, então a RSR é baixa e a imagem, *ruidosa* (Figura 1.166). Essa granulação pode não ser facilmente visível no monitor da estação de trabalho do técnico, que tem resolução menor, mas o indicador de exposição, verificado em cada incidência, pode ajudar na definição. O técnico pode verificar o ruído na estação de trabalho por meio do uso da ferramenta de ampliação; o maior tamanho pode mostrar o nível de ruído presente em uma imagem. Se o ruído for claramente visível em uma imagem sem qualquer ampliação, o radiologista deve analisá-la para determinar a necessidade de repetição.

A *radiação dispersa* provoca degradação do contraste da imagem que pode ser controlada pelo uso de grades e pela colimação correta, como já descrito.

Um segundo fator relacionado ao ruído na imagem radiográfica é o *ruído eletrônico*. Embora a discussão extensa sobre o ruído eletrônico esteja fora do escopo deste livro, sua causa normalmente é o ruído inerente ao sistema eletrônico, a ausência de uniformidade do receptor de imagem ou as flutuações de energia.

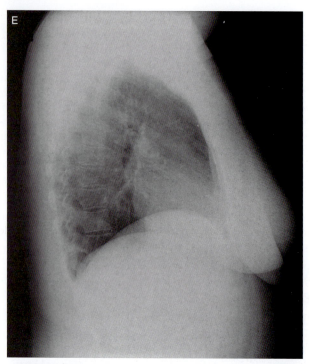

Figura 1.165 Imagem de boa qualidade – RSR aceitável.

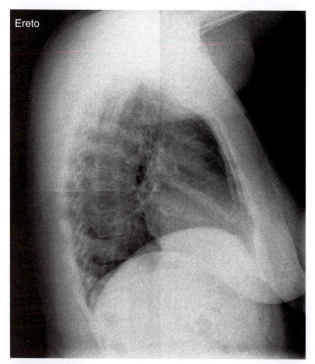

Figura 1.166 Imagem de má qualidade, "com ruído" (granulosidade) – RSR baixa.

PÓS-PROCESSAMENTO

Uma das vantagens da tecnologia digital em relação à tecnologia analógica é a capacidade de *pós-processamento* da imagem na estação de trabalho do técnico. O pós-processamento é a **alteração ou melhoria da imagem eletrônica para aumento de sua qualidade diagnóstica**. No pós-processamento, algoritmos são aplicados à imagem para modificação dos valores de *pixel*. Após a visualização, as mudanças feitas podem ser salvas ou as configurações originais podem ser reaplicadas para aumentar a qualidade diagnóstica da imagem. É importante notar que uma imagem modificada na estação de trabalho do técnico e enviada ao sistema de comunicação e arquivamento de imagem (do inglês, *picture archiving and communication system* – PACS) não pode ter suas alterações desfeitas. Devido à incapacidade de desfazer as alterações produzidas na estação de trabalho, o técnico deve evitar o pós-processamento das imagens.

Pós-processamento e faixa do indicador de exposição

Após a determinação de uma faixa aceitável para o indicador de exposição do sistema, é importante verificar se a imagem está dentro ou fora dessa especificação. Se o indicador de exposição estiver abaixo dessa faixa (indicando a RSR baixa), o pós-processamento não será eficaz na minimização do ruído, pois não poderá criar mais "sinal". Teoricamente, se os algoritmos estiverem corretos, a imagem deverá ter contraste e brilho ideais. No entanto, mesmo com o uso de algoritmos corretos e fatores de exposição dentro da faixa aceitável, como mostrado pelo indicador de exposição, determinadas opções de pós-processamento ainda podem ser aplicadas para a obtenção de efeitos específicos na imagem.

OPÇÕES DE PÓS-PROCESSAMENTO

Existem diversas opções de pós-processamento na imaginologia médica (Figuras 1.167 a 1.170). As mais comuns são descritas a seguir.

Janela: o usuário pode ajustar o contraste e o brilho da imagem no monitor. Dois tipos de ajustes são possíveis – a *largura da janela*, que controla o **contraste** da imagem (em determinada faixa); e o *nível da janela*, que controla o **brilho** da imagem, também em certa faixa. É importante notar que, durante o ajuste da janela de visualização de uma radiografia digital, a variação dos valores atribuídos a cada característica depende do *software* do sistema de vídeo. Em alguns sistemas PACS, o aumento do nível da janela faz a imagem ficar mais escura, e, em outros, mais clara.

Suavização: processamento específico aplicado para redução da visualização do ruído de uma imagem. O processo de suavização dos dados da imagem não elimina o ruído presente no momento da aquisição.

Ampliação: a imagem pode ser total ou parcialmente ampliada.

Realce da borda: processamento específico que altera os valores de *pixel* em uma imagem e é aplicado para que as bordas das estruturas fiquem mais proeminentes em comparação com as áreas com realce menor ou nulo da borda. A resolução espacial da imagem não é modificada pela aplicação do realce da borda.

Equalização: processamento específico que altera valores de *pixel* em uma imagem e é aplicado para que a aparência seja mais uniforme. Os valores de *pixel* que representam o brilho mínimo ficam mais brilhantes, e de *pixel* com brilho máximo ficam menos brilhantes.

Subtração: a anatomia ao fundo pode ser removida para permitir a visualização de vasos com contraste (opção usada na angiografia).

Reversão da imagem: os valores de *pixels* escuros e claros de uma imagem são revertidos – a imagem radiográfica é revertida de negativa para positiva.

Anotação: adição de texto às imagens.

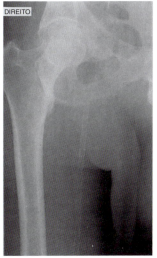

Figura 1.167 AP do quadril para criação de máscara angiográfica.

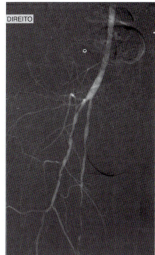

Figura 1.168 AP do quadril com subtração.

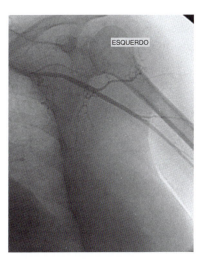

Figura 1.169 Imagem de angiografia AP com subtração do ombro.

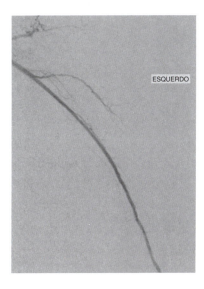

Figura 1.170 Opção de subtração e ampliação na angiografia de ombro.

APLICAÇÕES DE TECNOLOGIA DIGITAL

Embora a tecnologia digital seja usada há anos na fluoroscopia digital e na TC (ver mais informações sobre essas modalidades nos Capítulos 12 e 18), sua aplicação extensa na imaginologia convencional é relativamente nova. Esta seção apresenta e descreve brevemente a tecnologia digital empregada na radiografia convencional. Cada um dos sistemas descritos começa com um processo de aquisição de imagens com feixe de raios X, que é capturado e convertido em um sinal digital.

SISTEMAS DE IMAGEM DIGITAL

Os diversos acrônimos associados à imagem digital criaram uma grande quantidade de conceitos errôneos acerca desses sistemas, e assim muitos técnicos não compreendem bem seu funcionamento. As próximas seções descrevem os atuais sistemas de radiologia digital, com base primeiramente na forma de captura e extração dos dados da imagem e, depois, na aparência da imagem. Independentemente da aparência e da forma de captura e extração dos dados de imagem, cada sistema digital descrito tem uma ampla faixa dinâmica que requer um conjunto definido de índices de exposição para obediência à dose de radiação mais baixa possível (*as low as reasonably achievable* – ALARA).

Radiografia computadorizada (*computed radiography* – CR) (placa de fósforo fotoestimulável de armazenamento – PFF)

A tecnologia da PFF foi o primeiro sistema digital de imagem amplamente empregado na radiografia geral. É mais comumente chamada radiografia computadorizada (CR). O sistema digital de CR se baseia no uso de uma placa de fósforo que captura e armazena o feixe de raios X que sai do paciente. Com a exposição à radiação, os elétrons da placa migram até as armadilhas de elétrons, no fósforo. Quanto maior a exposição da placa, maior o número de elétrons que ficam presos na armadilha. A placa exposta, contendo a imagem latente, é submetida a um processo de leitura (Figura 1.171). A leitura da placa é feita por meio de seu escaneamento total, de lado a lado, com um feixe de *laser*. O *laser* passa pela placa e libera os elétrons aprisionados no fósforo, que voltam para seu local de repouso. Essa migração provoca a emissão de luz pelo fósforo. A maior exposição da placa é associada à maior intensidade da luz emitida durante o processo de leitura. A luz liberada é coletada por um sistema óptico, que a leva para o dispositivo responsável por sua conversão em um sinal elétrico analógico. Esse dispositivo pode ser um tubo fotomultiplicador ou um dispositivo de carga acoplada (do inglês, *charge-coupled device* – CCD). O sinal elétrico analógico é enviado para um conversor analógico-digital (do inglês, *analog-to-digital converter* – ADC) a fim de que os dados da imagem possam ser processados pelo computador para criação da imagem digital desejada. Dependendo do fabricante, a imagem poderá ser vista na estação de trabalho do técnico 5 s após a leitura da placa. Após o processo de leitura, a placa PFF é exposta a uma luz branca forte, que apaga qualquer imagem latente remanescente; assim, a placa pode ser usada em uma nova exposição.

O sistema digital de CR pode ou não ter cassete. O sistema com cassete permite que o técnico coloque fisicamente o RI em diversos locais. No sistema sem cassete (Figuras 1.172 e 1.173), há um dispositivo maior que encerra o RI. Devido ao seu projeto,

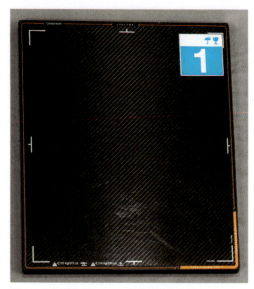

Figura 1.172 Sistema de imagem sem cassete.

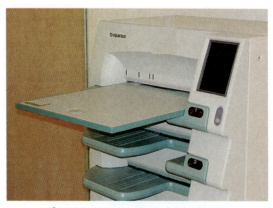

Figura 1.171 Cassete e leitor de PFF.

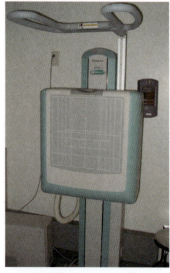

Figura 1.173 Sistema de imagem sem cassete para tórax.

o RI de um sistema sem cassete tem movimentação limitada para alinhamento com o feixe de raios X e a estrutura anatômica. A aparência do dispositivo não indica o que ocorre em seu interior após a exposição ao feixe de raios X. Desse modo, é essencial que os técnicos saibam e entendam o que está dentro de seu equipamento de trabalho.

Estação de trabalho do técnico

A estação de trabalho tem um leitor de código de barras (opcional), um monitor para visualização da imagem e um teclado com mouse ou *trackball* para inserção de comandos de pós-processamento. O técnico verifica a posição do paciente e o indicador de exposição nessa estação de trabalho.

ARQUIVAMENTO DA IMAGEM

Depois da análise da qualidade da imagem e a realização de quaisquer ajustes necessários, a imagem pode ser transmitida para o arquivo digital, para visualização e leitura pelo médico ou radiologista que solicitou o exame. Cópias físicas das imagens também podem ser obtidas com uma impressora a *laser*.

APLICAÇÃO DOS SISTEMAS DIGITAIS DE CR

Independentemente da tecnologia usada na aquisição das imagens radiográficas, o posicionamento correto e a atenção aos detalhes técnicos são importantes. No entanto, na tecnologia digital, a atenção tem ainda mais importância por causa dos fatores a seguir.

COLIMAÇÃO

Além do benefício de redução da dose de radiação para o paciente, a colimação bem restrita à parte que está sendo examinada é essencial para assegurar a qualidade ideal da imagem. O *software* processa todo o campo de raios X como um conjunto de dados; qualquer atenuação inesperada do feixe pode ser incluída nos cálculos de brilho, contraste e indicador de exposição. Se a colimação não for bem restrita, o indicador de exposição poderá ser mal representado e a imagem poderá apresentar contraste menor ou brilho incorreto.

CENTRALIZAÇÃO PRECISA DA REGIÃO A SER EXAMINADA E DO RI

Devido à forma de análise dos dados extraídos da imagem, a parte do corpo e o campo colimado de exposição devem ser centralizados ao RI a fim de assegurar a visualização correta da radiografia. A falta de alinhamento preciso da parte do corpo ao receptor e a ausência de colimação adequada do campo de exposição podem fazer com que a qualidade da imagem à primeira visualização seja ruim.

USO DE MÁSCARAS DE CHUMBO

Na CR com cassete e no sistema analógico, recomenda-se o uso de máscaras ou bloqueadores de chumbo durante a obtenção de múltiplas imagens em um único RI (Figura 1.174). Essa recomendação se deve à hipersensibilidade da PFF à radiação dispersa de menor energia; até mesmo pequenas quantidades de radiação podem afetar a imagem.

NOTA: Alguns fabricantes recomendam que somente uma imagem seja centralizada e colocada em cada RI. É preciso verificar no departamento se é possível colocar várias imagens em um RI.

USO DE GRADES

O uso de grades (explicado em seção anterior) em partes do corpo com mais de 10 cm de espessura é bastante importante durante a aquisição das imagens em receptores de PFF devido à hipersensibilidade do fósforo à radiação dispersa.

FATORES DE EXPOSIÇÃO

Devido à sua extensa faixa dinâmica, os sistemas de CR podem gerar imagens aceitáveis em uma ampla gama de fatores de exposição (kVp, mAs). É importante lembrar, porém, a necessidade de obediência ao princípio ALARA e o uso dos menores fatores de exposição exigidos para a obtenção de uma imagem diagnóstica. Durante a visualização da imagem, o técnico deve verificar o indicador de exposição para se certificar de que os fatores usados sejam condizentes com o princípio ALARA e com a qualidade diagnóstica da imagem. Em alguns casos, o equipamento digital permite aumentar o kVp em 5 a 10 e diminuir o valor de mAs de maneira proporcional, mantendo a qualidade da imagem e reduzindo significativamente a dose de entrada cutânea do paciente (ver Figuras 1.162 a 1.164).

AVALIAÇÃO DO INDICADOR DE EXPOSIÇÃO

Assim que puder ser vista na estação de trabalho, a imagem deverá ser analisada quanto à precisão do posicionamento e da exposição. O técnico precisa verificar o indicador de exposição para averiguar se os fatores usados estavam na faixa correta para obtenção da qualidade ideal com a menor dose de radiação para o paciente.

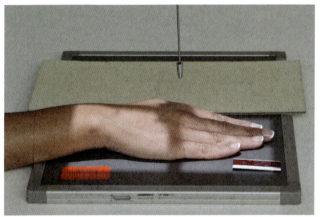

Figura 1.174 O bloqueador de chumbo e a colimação fechada são importantes durante o uso de sistemas de PFF com cassete.

Radiografia direta (DR) (detector de painel plano com transistor de filme fino)

A **radiografia direta** é o segundo tipo de sistema digital para radiologia convencional. O sistema com detector de painel plano e transistor de filme fino (do inglês, *flat-panel detector with thin-film transistor* – FPD-TFT) é comumente chamado **radiografia digital (DR, na sigla em inglês) ou radiografia digital direta (DDR, na sigla em inglês)**.

A unidade de DR pode ser composta por selênio ou silício amorfo. Os dois materiais fornecem uma fonte de elétrons para o transistor de filme fino, que os coleta durante a exposição. A criação dos elétrons para o TFT é diferente com os dois materiais. A exposição do selênio amorfo aos fótons de raios X faz com que os elétrons atravessem o material até a área do TFT em que são coletados. O silício amorfo requer o uso de um cintilador, que produz luz ao ser atingido pelos fótons de raios X. A luz que sai do cintilador movimenta os elétrons pelo silício amorfo, levando-os até os centros de coleta do TFT. O TFT coleta os elétrons de maneira ordenada e, então, envia o sinal elétrico analógico para um ADC. O sinal do ADC é enviado para o computador para criar uma imagem digital. A imagem radiográfica do sistema de DR é mostrada na estação de trabalho do técnico segundos após o término da exposição.

O sistema de DR pode ser sem cassete (Figura 1.175) ou com cassete (Figura 1.176). A aparência do RI não indica a forma de captura e produção da imagem pelo dispositivo. Assim, é importante que o técnico conheça o tipo de RI que está sendo utilizado.

VANTAGENS DOS SISTEMAS DE DR

Em comparação com os sistemas de CR, os sistemas de DR têm a vantagem de mostrar a imagem com maior rapidez. Isso se aplica aos sistemas de DR com e sem cassete. Outra vantagem é a possibilidade de produção de radiografias diagnósticas com níveis menores de exposição. No entanto, a capacidade de geração dessas imagens com exposição menor depende dos materiais escolhidos pelo fabricante para a construção do sistema.

Mais uma vantagem dos sistemas de DR e CR é a possibilidade de *visualização de uma imagem preliminar* para avaliação de erros de posicionamento e confirmação do indicador de exposição. Se necessário, a incidência poderá ser imediatamente repetida. Além disso, o operador é capaz de pós-processar e manipular a imagem.

Como os sistemas de CR e analógicos, os sistemas de DR podem ser usados com e sem grade. Na verdade, porém, durante a utilização de sistemas de DR em exames tradicionalmente feitos sem grade, sua remoção não é realizada por motivos práticos: a grade é cara, frágil e danificada com facilidade. Devido à alta eficiência do receptor, o aumento da exposição necessário durante o uso da grade não é um problema, exceto nos exames pediátricos (por causa da maior sensibilidade dos pacientes à exposição à radiação).

APLICAÇÃO DOS SISTEMAS DE DR

Independentemente da tecnologia digital usada na aquisição das imagens radiográficas, o posicionamento correto e a atenção a certos detalhes são importantes, como descrito nos sistemas de CR. Na DR, esses detalhes são a **colimação cuidadosa**, o uso correto de **grades** e a intensa atenção aos **fatores de exposição** e à **avaliação dos valores do indicador de exposição**, combinados à adesão ao princípio ALARA. A preocupação com esses detalhes é essencial, tanto com a tecnologia de CR quanto com a de DR.

Os receptores de FPD-TFT mais novos têm cassetes e funcionalidade sem fio (*wireless*). A conectividade sem fio permite que o técnico em radiologia movimente o detector de DR com mais facilidade, do *bucky* convencional ao vertical. Além disso, detectores sem fio de DR se adaptam bem às unidades radiográficas móveis.

É altamente recomendado que o departamento com tecnologias de diversos fornecedores, CR e DR desenvolvam protocolos padronizados para assegurar a qualidade da imagem, não importa o método de captura. Especificamente, o departamento precisa estabelecer os tamanhos do campo de exposição; as incidências por receptor, se possível; e os parâmetros uniformes de processamento em todas as estações de trabalho dos técnicos.

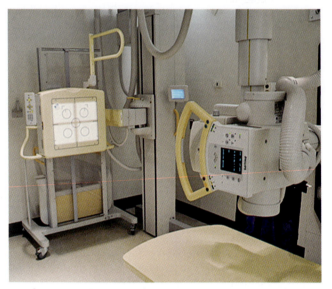

Figura 1.175 Sistema de imagem sem cassete FPD-TFT.

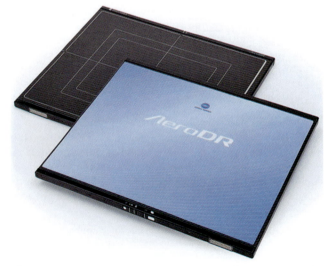

Figura 1.176 Cassete FPD-TFT. (Cortesia de Konica Minolta Medical Imaging, Inc.)

Tamanhos e orientação do receptor de imagem

Como já discutido, o *receptor de imagem (RI)* é o dispositivo que captura a radiação que sai do paciente; o termo RI refere-se ao filme-cassete e também ao dispositivo de aquisição digital. A descrição do tamanho dos cassetes analógicos e dos receptores de imagem de CR com unidades métricas do Sistema Internacional (SI) é, hoje, muito mais comum do que o emprego das unidades britânicas. A lista das opções de tamanho do RI para sistemas analógicos, de CR e de DR pode ser consultada nas Tabelas 1.8 a 1.10.

Tabela 1.8 Medidas do RI em sistemas analógicos.

MEDIDA DO RI NO SISTEMA INTERNACIONAL (SI) (cm)	MEDIDA DO RI NO SISTEMA BRITÂNICO (POLEGADAS)	APLICAÇÃO CLÍNICA
18 × 24	8 × 10	Imagem geral, mamografia
24 × 24	9 × 9	Imagem fluoroscópica
18 × 43	7 × 17	Imagem geral
24 × 30	10 × 12	Imagem geral, mamografia
30 × 35; 35 × 35; 30 × 40	11 × 14	Imagem geral
Não há	14 × 36; 14 × 51	Coluna inteira/membros inferiores
35 × 43	14 × 17	Imagem geral
Não há	5 × 12; 6 × 12	Mandíbula/ortopantomografia

Tabela 1.9 Medidas do RI em sistemas CR.

MEDIDA DO RI NO SISTEMA INTERNACIONAL (SI) (cm)	MEDIDA DO RI NO SISTEMA BRITÂNICO (POLEGADAS)	APLICAÇÃO CLÍNICA
18 × 24	8 × 10	Imagem geral, mamografia
24 × 30	10 × 12	Imagem geral, mamografia
35 × 35	14 × 14	Imagem geral
35 × 43	14 × 17	Imagem geral

Tabela 1.10 Medidas do RI em sistemas DR.

MEDIDA DO RI NO SISTEMA INTERNACIONAL (SI) (cm)	MEDIDA DO RI NO SISTEMA BRITÂNICO (POLEGADAS)	APLICAÇÃO CLÍNICA
18 × 24	8 × 10	Imagem geral, mamografia
24 × 30	10 × 12	Imagem geral, mamografia
35 × 43	14 × 17	Imagem geral
43 × 43	17 × 17	Imagem geral

A escolha do tamanho do RI depende principalmente da parte do corpo a ser radiografada. O tamanho e o formato da parte do corpo a ser examinada também determinam a orientação do RI. Se o RI for posicionado com sua dimensão maior paralela ao eixo longo da parte do corpo, a orientação será **longitudinal**; se o RI for posicionado com sua dimensão menor paralela ao eixo longo da parte do corpo, a orientação será **transversal**. Um exemplo comum aplicado à prática clínica refere-se à radiografia de tórax. Pacientes hiperestênicos são radiografados com o RI em orientação transversal, para inclusão dos aspectos laterais do tórax na imagem (Figura 1.177).

Os alunos também podem ouvir os termos *retrato* e *paisagem* na descrição da orientação do RI. Esses termos correspondem a *longitudinal* e *transversal*, respectivamente.

O tamanho da imagem mostrada é afetado pelo tamanho da placa de RC escolhida ou pelo tamanho do campo colimado de exposição da RD. A mudança do tamanho da imagem é baseada no número de *pixels* em uma matriz que, por sua vez, deve ser verificado na estação de trabalho do técnico ou na estação de leitura do radiologista.

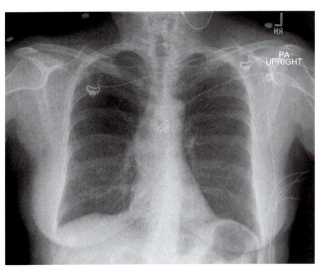

Figura 1.177 Alinhamento do RI para PA transversal de tórax. *L*, esquerdo; *upright*, ereto.

Sistema de comunicação e arquivamento de imagem

Com a transição da aquisição e do arquivamento em filme (cópia impressa e armazenamento do documento) para a aquisição e arquivo digital (armazenamento eletrônico), uma complexa rede de computadores foi criada para gerir as imagens. Essa rede é chamada de *sistema de comunicação e arquivamento de imagem* (PACS) e pode ser comparada com uma "biblioteca virtual de radiografias". Imagens armazenadas em mídias digitais são alocadas em arquivos PACS.

O **PACS** é um conjunto sofisticado de *hardware* e *software* que, como mostra a Figura 1.178, pode conectar todas as modalidades digitais (medicina nuclear, ultrassonografia, TC, RM, angiografia, mamografia e radiografia). O acrônimo PACS pode ser definido da seguinte maneira:

P	*Picture* (Imagem)	Imagem(s) médica(s) digital(is)
A	*Archive* (Arquivo)	Armazenamento "eletrônico" de imagens
C	*Communication* (Comunicação)	Encaminhamento (recepção/envio) e visualização das imagens
S	*System* (Sistema)	Rede informatizada e especializada que gerencia todo o sistema

A conexão de diversos tipos de equipamentos e modalidades ao PACS é complexa. Foram desenvolvidos padrões para assegurar que equipamentos de todos os tipos e fabricantes consigam se comunicar e transmitir imagens e informações de maneira eficiente. Hoje, esses padrões são **DICOM** (imagens e comunicações digitais em medicina; do inglês, *digital imaging and communications in medicine*) e **HL7** (nível de saúde 7; do inglês, *health level 7*). Embora os padrões nem sempre permitam a funcionalidade instantânea entre os dispositivos, eles possibilitam a resolução de problemas de conectividade.

Para maior eficiência, o PACS deve ser integrado ao sistema de informação radiológica (**RIS**) ou ao sistema de informação hospitalar (**HIS**). Esses sistemas de informações suportam as operações de um departamento de imagem por meio do agendamento de exames, registro de pacientes, arquivo de laudos e rastreamento de filmes; assim, a conexão com o PACS mantém a integridade de dados e laudos dos pacientes e aumenta a eficiência geral.

Ao contrário do que ocorre com as radiografias impressas, que devem ser processadas, manipuladas, vistas, transportadas e armazenadas, no PACS as imagens digitais são processadas por um computador, visualizadas no monitor e eletronicamente armazenadas. A maioria dos PACS usa servidores de rede para permitir o fácil acesso às imagens por usuários de qualquer local. Médicos podem visualizar essas imagens radiológicas em um computador pessoal de praticamente qualquer lugar, inclusive de suas casas.

VANTAGENS DO PACS

As vantagens do PACS são:
- Eliminação das bibliotecas tradicionais de filme, que têm menor eficiência, e do problema inerente de necessidade de espaço físico para as imagens impressas
- Facilidade de busca e recuperação das imagens
- Transferência rápida (eletrônica) de imagens dentro do hospital (p. ex., clínicas, centros cirúrgicos, unidades de tratamento)
- Facilidade para consulta de especialistas externos – telerradiologia. A telerradiografia é a transmissão eletrônica de imagens diagnósticas de um local para outro para fins de interpretação ou consulta
- Visualização simultânea de imagens em diversos locais
- Eliminação da perda ou danificação de filmes
- Aumento da eficiência na geração de laudos de imagens digitais (em comparação com as imagens impressas)
- Redução do impacto sobre a saúde e o meio ambiente associado ao processamento químico em decorrência de sua menor utilização.

O crescimento das aplicações informatizadas na tecnologia radiológica criou novas oportunidades de carreira. Administrador de PACS e técnico em informações de imaginologia diagnóstica são novos cargos almejados por muitos técnicos em radiologia.

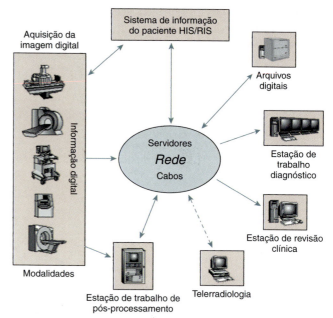

Figura 1.178 Rede PACS completa, com aquisição digital, comunicação, elaboração de laudos e arquivo. *HIS/RIS*, sistema de informação hospitalar/sistema de informação radiológica. (Modificação de diagrama de Philips Medical Systems.)

PARTE 3 | PROTEÇÃO CONTRA RADIAÇÃO

Colaborador **Frank Goerner**, PhD, DABR

Como profissionais, técnicos em radiologia têm a importante responsabilidade de proteger os pacientes, a si mesmos e os colegas da radiação desnecessária. O entendimento total da proteção contra a radiação é essencial para todos os técnicos, mas uma revisão abrangente[13] está fora do escopo deste livro sobre anatomia e posicionamento. Os princípios básicos e os aspectos aplicados de proteção contra a radiação, descritos nesta seção, devem ser um componente essencial de um curso de posicionamento radiográfico. Todos os técnicos têm obrigação de sempre **assegurar que a dose de radiação para o paciente e os demais profissionais de saúde seja a mais baixa possível (princípio ALARA).**

Técnicos em radiologia são a última linha de defesa entre os pacientes e a exposição desnecessária à radiação; assim, o conhecimento da proteção contra a radiação tem grande importância.

Embora muitos tópicos sejam discutidos nesta seção, é importante lembrar que as três maneiras mais eficazes de proteger os pacientes e a equipe da radiação ionizante são:

1. **Tempo** – minimização do tempo de acionamento do feixe de radiação
2. **Distância** – maximização da distância entre a fonte de radiação e os pacientes e membros da equipe
3. **Proteção radiológica** – uso de proteção radiológica pela equipe e pelos pacientes.

Unidades de radiação

A quantidade de radiação presente ou recebida deve ser determinada para assegurar a proteção dos pacientes e da equipe. Para o técnico em radiologia, as quantidades mais importantes são a dose absorvida (Gy/rad) e a dose equivalente (Sv/rem). A dose equivalente é a dose normalmente empregada nos relatórios de dosímetros pessoais. Em geral, a dose absorvida é mostrada pelos equipamentos de radiografia e fluoroscopia para ajudar na estimativa da dose para o paciente durante a exposição. Há, porém, outros termos para as diversas quantidades de radiação, como a exposição, o kerma (energia cinética liberada por unidade de massa; do inglês, *kinetic energy released per unit of mass*) do ar, a dose absorvida, a dose equivalente e a dose efetiva, definidas a seguir.

Exposição (C/kg ou R) – mede a quantidade de ionização criada no ar pelos raios X, que é expressa em unidades de roentgen (R) ou coulomb por quilograma (C/kg). A saída do tubo de raios X, a exposição de entrada do paciente e os níveis de radiação dispersa geralmente são indicados pelas medidas de exposição.

Kerma do ar (Gy ou rad) – indica a quantidade de energia transferida a uma massa de ar pelos fótons; substituiu a exposição como a quantidade preferida nas aplicações anteriormente listadas. A unidade de medida do kerma do ar é o **gray (Gy)** ou **rad**.

Dose absorvida (Gy ou rad) – é a quantidade de energia depositada por unidade de massa pelas interações da radiação ionizante com o tecido e tem unidades em **gray (Gy)** ou **rad**.

Dose equivalente (Sv ou rem) – quantifica o risco de diferentes tipos de radiação segundo a mesma escala relativa; as unidades são **sieverts (Sv)** ou **rem**. A dose equivalente é o produto entre a dose absorvida e o fator de compensação da radiação. Esse fator de compensação depende do tipo e da energia da radiação. Na radiografia, é sempre 1. Quando um paciente é radiografado, o kerma do ar, a dose absorvida e a dose equivalente são considerados numericamente iguais, embora tenham significados conceituais muito diferentes.

Dose efetiva (sieverts – Sv ou rem) indica o risco de uma exposição de parte do corpo, multiplicando a dose equivalente pelo fator de compensação do tecido, que corresponde à área do corpo que está sendo exposta. A dose efetiva torna possível a comparação do risco relativo de diversos procedimentos de imagem;

Unidades tradicionais e do SI

O sistema SI é o padrão internacional de medida das unidades de radiação desde 1958. No entanto, como os EUA demoraram a adotar o sistema métrico em outras aplicações, as unidades tradicionais de medida de radiação, como roentgen, rad e rem, ainda são comumente usadas no país. Nesta seção, os limites de dose e a dose para os pacientes são designados em unidades do SI e em unidades tradicionais (1 gray = 100 rads e 1 rad = 10 mGy) (Tabela 1.11). O gray é uma unidade extremamente grande na maioria das considerações de dose em medicina. Uma unidade menor, o miligray, é empregada com mais frequência (1.000 mGy = 1 Gy).

LIMITES DE DOSE

A radiação em doses altas é danosa. Portanto, as autoridades governamentais estabeleceram limites visando à redução do risco de efeitos adversos (Tabela 1.12). Esses limites de dose foram instituídos para que o risco da exposição ocupacional seja comparável ao enfrentado por trabalhadores de outros setores seguros (à exceção

---

Tabela 1.11 Tabela de conversão – unidades tradicionais em unidades do SI.

PARA CONVERTER DE (UNIDADES TRADICIONAIS)	EM (UNIDADES DO SI)	MULTIPLICAR POR
Roentgen (R)	C/kg	$2,58 \times 10^{-4}$ (0,000258)
Rad	Gray (Gy)	10^{-2} (1 rad = 0,01 Gy)
Rem	Sievert (Sv)	10^{-2} (1 rem = 0,01 Sv)

Tabela 1.12 Resumo das recomendações de limitação da dose.

	INDIVÍDUOS SUBMETIDOS À EXPOSIÇÃO OCUPACIONAL[a]		PÚBLICO GERAL		PESSOAS < 18 ANOS		GESTANTES SUBMETIDAS À EXPOSIÇÃO OCUPACIONAL	
Anual	50 mSv (5 rem)		Anual	1 mSv (100 mrem)	Anual	1 mSv (100 mrem)	Mês	0,5 mSv (50 mrem)
Acúmulo	10 mSv (1 rem) × idade em anos						Período gestacional	5 mSv (500 mrem)

[a]Dose equivalente efetiva para o corpo inteiro.

da mineração e da agricultura). O limite anual de dose dos trabalhadores em exposição ocupacional é de **50 mSv** (5.000 mrem) de dose equivalente efetiva corporal total. Limites anuais maiores são aplicados à exposição corporal parcial: 150 mSv (15.000 mrem) para a lente do olho e 500 mSv (50.000 mrem) para a pele, as mãos e os pés. A radiação médica recebida como paciente e a radiação de fundo não são incluídas nesses limites ocupacionais.

O limite anual de dose para o público em geral é de 1 mSv (100 mrem), em caso de exposição frequente, e de 5 mSv (500 mrem) na exposição infrequente. Na prática, a proteção radiológica nas instituições que utilizam raios X é baseada no limite inferior. A instituição deve demonstrar que a operação dos raios X provavelmente não libera uma dose superior a 1 mSv a qualquer membro do público durante o período de 1 ano.

A dose vitalícia cumulativa recomendada para trabalhadores em exposição ocupacional é de 10 mSv (1 rem) multiplicados pela idade em anos. Em um técnico de 50 anos, por exemplo, a dose acumulada recomendada é inferior a 500 mSv (50 rem). No entanto, o princípio ALARA deve ser praticado, de modo que a dose ocupacional seja muito menor do que o limite de 50 mSv (5 rem) por ano.

Indivíduos com menos de 18 anos não devem ser contratados para funções em que haja exposição ocupacional. O limite de dose para menores de idade é o mesmo do público em geral – 1 mSv (0,1 rem) por ano.

MONITORAMENTO DA EQUIPE

O monitoramento da equipe refere-se à medida da dose de radiação recebida por indivíduos com exposição ocupacional. O monitoramento não confere proteção, apenas indica a dose de radiação recebida pelo usuário do dispositivo. o monitoramento pessoal – crachá com filme, dosímetro termoluminescente (TLD, na sigla em inglês) ou dosímetro de luminescência opticamente estimulada (OSL, na sigla em inglês) – é periodicamente (1 vez ao mês ou a cada 3 meses) trocado por um novo. A empresa fabricante do dosímetro pessoal processa-o e determina a dose de radiação no período. A medida da dose ocupacional é um aspecto essencial da segurança radiológica, já que assegura que o limite de dose não seja excedido e determina se a dose recebida é compatível com as atividades laborais.

Todos os trabalhadores que provavelmente recebem 10% do limite de dose devem usar os monitores pessoais. De modo geral, os profissionais de saúde, inclusive os enfermeiros de pronto-socorro e de centro cirúrgico, ocasionalmente presentes durante o funcionamento de equipamentos móveis de raios X, não requerem dispositivos de monitoramento. A dose de radiação recebida pela enfermagem é muito baixa se as práticas adequadas de proteção contra a radiação forem seguidas. A equipe administrativa e de apoio que trabalha perto da sala de raios X não precisa e não deve ser monitorada com dosímetros pessoais.

O dosímetro pessoal é usado na altura do tórax ou da cintura durante a radiografia (Figura 1.179). Nos procedimentos de fluoroscopia, sabe-se que a dose sob o jaleco é uma pequena fração da dose para a cabeça e o pescoço.[14,15] O dosímetro deve ser posicionado na gola, fora do avental de proteção (ou do protetor de tireoide) durante a fluoroscopia. O dosímetro pessoal não deve ser usado na manga. A leitura da gola superestima muito a dose corporal total. Para considerar o efeito protetor do avental e determinar a dose corporal total efetiva (chamada *dose equivalente efetiva*), a leitura da gola é multiplicada por um fator de 0,3. O valor medido de 3 mSv (300 mrem) no dosímetro colocado na gola é equivalente à dose corporal total

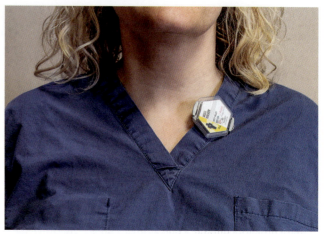

Figura 1.179 Dosímetro pessoal usado pela técnica em radiologia.

de 0,9 mSv (90 mrem). O limite anual de 50 mSv (5.000 mrem) refere-se à dose equivalente efetiva.

Quando não estiverem em uso, os dispositivos de monitoramento da equipe devem ficar na área de trabalho, em um local com baixa radiação de fundo, como um armário ou um escritório. Esses dispositivos não devem ser armazenados em áreas de uso de raios X.

ALARA

Nos últimos anos, as medidas de proteção contra a radiação foram baseadas no princípio ALARA. A exposição à radiação deve ser mantida no menor nível praticável e muito abaixo dos limites de dose. Todos os técnicos devem praticar o princípio ALARA para que pacientes e demais profissionais de saúde não recebam radiação desnecessária. Resumidamente, estas são as quatro importantes maneiras de obedecer ao princípio ALARA:

1. **Sempre usar o dispositivo de monitoramento da equipe.** Embora o dispositivo não reduza a dose para o usuário, o histórico de exposição influencia muito as práticas de proteção. Os técnicos em radiologia devem assegurar o uso dos monitores pessoais adequados por todos os indivíduos presentes durante a operação dos raios X
2. Os **dispositivos de contenção mecânica** (p. ex., faixas de compressão, esponjas, sacos de areia e esparadrapo de 5 cm de largura) são ferramentas eficazes para a imobilização dos pacientes e devem ser usados se o procedimento permitir. A contenção do paciente por outra pessoa deve ocorrer apenas como último recurso. Os critérios para a escolha de uma pessoa para conter o paciente durante o procedimento radiográfico são:

- Ninguém deve participar regularmente da contenção dos pacientes
- Mulheres grávidas não devem fazer contenção de pacientes
- Pessoas com menos de 18 anos não devem fazer contenção de pacientes
- Sempre que possível, indivíduos com exposição ocupacional à radiação não devem fazer contenção de pacientes durante exames
- Se necessário, um dos pais, ou um membro da família, deve conter o paciente
- Um funcionário do hospital sem exposição ocupacional pode participar da contenção do paciente, se necessário
- A pessoa responsável pela contenção física do paciente deve receber avental e luvas de proteção. O indivíduo é

posicionado para que nenhuma parte de seu corpo, à exceção das mãos e dos braços, seja exposta ao feixe primário. Apenas os indivíduos necessários para a realização do procedimento radiográfico devem estar na sala durante a exposição. Todas as pessoas na sala, exceto o paciente, devem usar dispositivos de proteção

3. A colimação fechada, a filtração do feixe primário, a técnica ideal de kVp, os RI de alta velocidade e a não repetição de incidências reduzem a dose para o paciente
4. Praticar os três princípios cardeais de proteção contra a radiação: tempo, distância e proteção radiológica. O técnico deve minimizar o tempo no campo de radiação, ficar o mais longe possível da fonte e usar a proteção radiológica (dispositivos protetores ou barreira de proteção da cabine). O técnico em radiologia deve assegurar que as pessoas não isoladas pela barreira protetora durante a operação dos raios X usem avental e luvas de chumbo.

A exposição de indivíduos fora da barreira protetora é decorrente principalmente da radiação dispersa do paciente. Assim, a redução da exposição do paciente diminui a dose para os funcionários em locais desprotegidos. A proteção contra a radiação dispersa é uma consideração importante durante a fluoroscopia com arco em C móvel, descrita em detalhes no Capítulo 15, na discussão sobre traumatismo e radiografia móvel.

Na ausência de um radiologista durante o exame com raios X, o técnico em radiologia geralmente tem o nível mais elevado de treinamento em proteção contra a radiação. Um componente essencial de um programa de segurança radiológica é o uso de aventais de chumbo e dosímetros pessoais pelos indivíduos presentes durante a operação dos raios X. No entanto, a administração do hospital deve ter uma política claramente definida, que inclua uso de proteção contra a radiação e designação de quais integrantes da equipe podem atuar na contenção de pacientes. As pessoas que não obedecem à política de segurança radiológica da instituição devem estar sujeitas a ações disciplinares.

TÉCNICAS EM RADIOLOGIA GRÁVIDAS

Estudos mostram que o feto é sensível às altas doses de radiação ionizante, principalmente durante os 3 primeiros meses de gestação. Assume-se a existência de um pequeno risco de efeitos danosos mediados por doses baixas de radiação, mas isso não foi comprovado. Assim, considera-se que qualquer dose de radiação, mesmo pequena, aumente a probabilidade de danos ao feto.

A gestão eficaz e justa das funcionárias grávidas expostas à radiação requer o equilíbrio de três fatores: (1) os direitos da gestante de continuar sua carreira, sem discriminação de gênero; (2) a proteção do feto; e (3) as necessidades do empregador. Cada instituição deve estabelecer uma política realista que trate desses três itens por meio de abordagem clara às expectativas do empregador e às opções disponíveis para a funcionária. Um exemplo de política para funcionárias gestantes expostas à radiação foi publicado na literatura.[16] A técnica gestante deve rever a política institucional e outras referências profissionais para determinar as expectativas e as melhores práticas para proteção de seu bebê.

O limite de dose equivalente recomendado para o embrião/feto é de 0,5 mSv (50 mrem) durante qualquer mês e de 5 mSv (500 mrem) em todo o período gestacional. Devido à maior radiossensibilidade, a dose fetal total é restrita a um nível muito menor do que o permitido para a mãe em exposição ocupacional. No entanto, a exposição da gestante a outras fontes, como procedimentos médicos, é excluída do limite de dose fetal. Esse limite pode ser aplicado apenas se o empregador for informado da gestação. As regulamentações definem a gestante declarada como aquela que voluntariamente informou a gravidez e a data estimada de concepção, por escrito, a seu empregador.

Nos últimos anos, as medidas de proteção contra a radiação foram planejadas de acordo com o princípio ALARA. A exposição à radiação deve ser mantida no menor nível possível. **As práticas de proteção contra a radiação não mudam quando a mulher engravida.** As medidas que reduzem a dose para a funcionária também diminuem a dose para o feto. As principais maneiras de redução ainda maior da dose são a restrição do tipo de tarefas desempenhadas ou a limitação da quantidade de vezes de realização de determinada tarefa.

Quando a funcionária descobre estar grávida, seu histórico de exposição e suas atribuições profissionais devem ser revistos de maneira individualizada. Se sua dose média mensal for de 0,3 mSv (30 mrem) nos últimos meses, estima-se que essa mulher, assim como seu bebê, não receberá mais de 5 mSv (500 mrem) durante o período de gestação. A profissional pode continuar a exercer sua função atual ao longo da gravidez. No entanto, deve monitorar as leituras de seu dosímetro e relatar qualquer valor incomum ao encarregado de segurança radiológica. Ao contrário do que diz a crença geral, procedimentos de fluoroscopia não são associados a exposições fetais elevadas. Na fluoroscopia, a atenuação pelo avental de chumbo e pelos tecidos maternos reduz a dose para o feto. As leituras do dosímetro pessoal de 5 mSv (500 mrem) na gola correspondem à dose fetal de 0,075 mSv (7,5 mrem). Assim, as técnicas em radiologia podem continuar a realizar fluoroscopias durante a gestação.

A funcionária grávida exposta à radiação pode monitorar a dose para o feto por meio da colocação de um segundo dosímetro à altura da cintura, abaixo do avental de proteção. Esse método de monitoramento geralmente produz leituras abaixo do limite de detecção do dispositivo e é usado apenas para demonstrar que o feto não foi exposto à radiação de maneira mensurável. O dosímetro fetal usado sob o avental deve ser claramente identificado para diferenciá-lo daquele colocado na gola.

DOSE PARA O PACIENTE RADIOGRÁFICO

Em um exame radiográfico, diversos valores podem ser usados para caracterização da "dose" para o paciente. O mais comum é a exposição da pele na região de entrada dos raios X no corpo, denominada *exposição de entrada na pele*. O uso do kerma do ar está substituindo rapidamente a exposição, devido à facilidade de conversão em dose cutânea, com a aplicação do fator de retrodifusão. Esse fator considera a dose adicional na superfície, causada pela difusão tecidual no volume irradiado. Conforme os raios X direcionados para o RI atravessam o corpo, a atenuação provoca uma redução dramática da dose (Figura 1.180). A dose de saída geralmente corresponde a uma pequena porcentagem da dose de entrada. A dose específica para cada órgão varia dependendo do trajeto e da qualidade da radiação. Se o órgão estiver localizado fora do feixe primário, a dose é decorrente apenas da radiação dispersa, e é uma pequena fração da dose do feixe. O kerma do ar de entrada e as doses para os órgãos em exames radiográficos comuns são mostrados na Tabela 1.13. Esses valores representam múltiplas instituições, mas variam de acordo com fatores técnicos, tipo de RI, tamanho do campo e porte do paciente.

A **dose efetiva** (**ED**, do inglês, *effective dose*) considera a dose respectiva para cada órgão e o risco relativo acumulado de todos

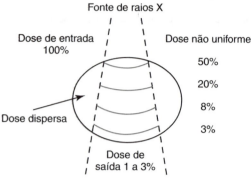

Figura 1.180 A dose de radiação de uma radiografia AP do abdome é muito menor no lado de saída do que no lado de entrada do paciente.

Tabela 1.13 Lista de doses para o paciente.

INCIDÊNCIA	KERMA DO AR DE ENTRADA (mGy)	TESTÍCULOS	OVÁRIOS	TIREOIDE	MEDULA	ÚTERO
PA de tórax	0,2	< 0,001	< 0,001	0,008	0,02	< 0,001
Crânio (perfil)	1,7	< 0,001	< 0,001	0,05	0,06	< 0,001
AP de abdome	4	0,09	1	< 0,001	0,19	1,3
Pielografia retrógrada	6	0,13	1,5	< 0,001	0,29	2
AP da coluna cervical	1,1	< 0,001	< 0,001	0,9	0,02	< 0,001
AP da coluna torácica	4	< 0,001	0,003	0,5	0,16	0,002
AP da coluna lombar	3,4	0,02	0,52	0,002	0,16	1

Dose no órgão (mGy)

os órgãos que receberam a dose. Essa métrica de dose especifica a dose corporal total, que gera o mesmo risco total associado à distribuição não uniforme da dose no paciente. A dose efetiva é uma maneira de comparar diferentes procedimentos de imagem em relação ao possível dano (Tabela 1.14).

Proteção do paciente em radiografia

Técnicos em radiologia aderem a um código de ética que inclui a responsabilidade sobre o controle da dose de radiação para todos os pacientes sob seus cuidados. Trata-se de uma grande responsabilidade, e as sete maneiras de redução da exposição do paciente devem ser compreendidas e praticadas como descrito nas próximas seções:

1. Repetição mínima de radiografias
2. Filtração correta
3. Colimação precisa
4. Proteção radiológica em áreas específicas (nas gônadas e, nas mulheres, nas mamas)
5. Proteção do feto
6. Velocidade ideal do sistema de imagem
7. Escolha das incidências e dos fatores técnicos adequados ao exame:
   - Uso de técnicas com valor alto de kVp e baixo de mAs
   - Uso de incidências PA, em vez de AP, para redução da dose para a região torácica superior anterior (tireoide e, em mulheres, mamas) (Capítulo 8)
   - Uso de técnicas condizentes com a velocidade do sistema de radiografia digital, confirmada pelos valores do indicador de exposição.

REPETIÇÃO MÍNIMA DE RADIOGRAFIAS

O primeiro método básico, e o mais importante, para prevenção da exposição desnecessária é **evitar a repetição de radiografias**. A principal causa de repetição das radiografias é a má comunicação entre o técnico e o paciente. As instruções confusas e mal compreendidas sobre a respiração são uma causa comum de movimentação, que requer a repetição da radiografia.

Quando os procedimentos não são explicados de maneira clara, o paciente ainda pode ficar ansioso ou nervoso pelo medo do desconhecido. O estresse tende a aumentar a confusão mental do paciente, prejudicando sua capacidade de cooperação total. Para ter a colaboração do paciente, o técnico deve reservar um momento, mesmo com o alto volume de trabalho, para explicar com cuidado todas as instruções de respiração, bem como o procedimento em geral, em termos simples e que possam ser compreendidos por leigos (Figura 1.181). Os pacientes devem ser

Tabela 1.14 Dose efetiva (ED).

EXAME	DOSE EFETIVA (mSv)	EXAME	DOSE EFETIVA (mSv)
Crânio	0,07	Angiografia cerebral	2
Tórax	0,14		
Abdome	0,53	Angiografia cardíaca	7,3
Coluna lombar	1,8		
Coluna torácica	1,4	PTCA	22
Coluna cervical	0,27	Enema baritado	20
Membros	0,06	TC de crânio	2,3
Mamografia	0,22	TC de abdome	13
Tubo GI superior	3,6	Angiografia coronária por TC	20
Intestino delgado	6,4		

PTCA, angiografia coronária transluminal percutânea.

previamente avisados sobre quaisquer movimentos ou ruídos estranhos que o equipamento possa fazer durante o exame. Além disso, qualquer sensação de queimação ou outros possíveis efeitos de injeções devem ser explicados para o paciente.

A falta de cuidado no posicionamento e a escolha de fatores técnicos errados são causas comuns de repetições e devem ser evitadas. O posicionamento correto e preciso requer grande conhecimento e entendimento da anatomia, permitindo que o técnico visualize o tamanho, o formato e a localização das estruturas a serem radiografadas. É por isso que todos os capítulos deste livro combinam a anatomia ao posicionamento.

FILTRAÇÃO CORRETA

A filtração do feixe primário de raios X reduz a exposição para o paciente por meio da absorção preferencial dos raios X de baixa energia "inúteis", que expõem principalmente a pele e o tecido superficial do paciente sem contribuir para a formação da imagem. O efeito da filtração é o "endurecimento" do feixe de raios X, desviando-o para a energia de maior eficiência e aumentando a penetrabilidade (Figura 1.182).

A filtração é descrita de duas maneiras. A primeira é a filtração inerente ou intrínseca dos componentes do próprio tubo de raios X. Na maioria dos tubos radiográficos, essa filtração é de aproximadamente 0,5 mm equivalente de alumínio. A segunda, e mais importante para os técnicos, é a **filtração adicionada**, conseguida por meio da colocação de um filtro metálico (de alumínio e/ou cobre) no feixe, dentro do colimador. A quantidade de **filtração total mínima** estabelecida pelas regulamentações federais depende da faixa de operação de kVp. Os fabricantes dos equipamentos de raios X são obrigados a obedecer a esses padrões. A filtração total mínima (a filtração inerente mais a filtração adicionada) na radiologia diagnóstica (excluindo a mamografia) é de 2,5 mm de alumínio em um equipamento com operação a 70 kVp ou mais.

De modo geral, o equipamento radiográfico apresenta filtração adicionada variável, que pode ser escolhida pelo técnico. A filtração adicionada é outro componente para adaptação dos parâmetros de aquisição. Normalmente, em pacientes de maior porte, o aumento da filtração adicionada diminui a dose cutânea. As especificações técnicas devem determinar o uso da filtração adicionada. O técnico é responsável por assegurar a filtração adequada.

A filtração de cada tubo de raios X **deve ser verificada anualmente e após reparos extensos** (troca do tubo de raios X ou do colimador). Profissionais qualificados, como um físico médico, deve testar a filtragem de cada tubo. O teste normalmente usado para garantir a filtração adequada é a medição da camada de meio valor.

COLIMAÇÃO EXATA

A colimação exata reduz a exposição do paciente ao **limitar o tamanho e o formato do campo de raios X à área de interesse clínico**. A colimação cuidadosa e precisa é enfatizada e demonstrada em todo este tratado. O colimador ajustável é rotineiramente empregado na radiografia diagnóstica geral. O campo de luz define o campo de raios X no equipamento bem calibrado e pode ser usado de maneira eficaz para determinar a área tecidual a ser irradiada. As normas de segurança exigem concordância entre o campo de luz e o campo de raios X em **2% da DFR selecionada**.

O conceito de divergência do feixe de raios X deve ser considerado para a colimação precisa. Assim, o tamanho do campo iluminado na superfície cutânea parece menor do que o tamanho real da área anatômica que seria visualizado no RI. Isso é mais evidente em incidências como o perfil de tórax ou da coluna lombar (Figura 1.183), em que a distância entre a superfície da pele e o RI é considerável. Nesses casos, o campo de luz, quando corretamente colimado para a área de interesse, parece muito pequeno a não ser que a divergência do feixe de raios X seja considerada.

Colimação e dose tecidual

A colimação precisa e fechada da área de interesse resulta em uma queda dramática da dose tecidual, conforme a distância da borda do campo colimado de raios X aumenta. Por exemplo, a dose a **3 cm** da borda do campo de raios X é cerca de **10%** daquela observada dentro do campo de raios X. À distância de **12 cm**, a dose cai a **1%** da encontrada dentro do campo de raios X.

Limite de feixe positivo

Todos os equipamentos radiográficos de uso geral construídos entre 1974 e 1993 nos EUA precisam de colimadores com limite de feixe positivo (LFP), que ajusta automaticamente o feixe de raios X úteis ao tamanho do filme – essa exigência passou a ser opcional depois de 3 de maio de 1993, quando houve uma mudança nas regulamentações da Food and Drug Administration (FDA). O LFP é composto por sensores no suporte do cassete que, quando ativados pela colocação do cassete na bandeja do *bucky*, automaticamente determinam o ajuste do campo de raios X ao tamanho do filme pelo colimador. O LFP pode ser desativado ou desconsiderado com uma chave, mas isso somente deve ser feito em circunstâncias especiais em que há necessidade de colimação por controle manual. O acendimento de uma luz vermelha de alerta indica a desativação do LFP. A chave não pode ser removida com o LFP desconsiderado (Figura 1.184).

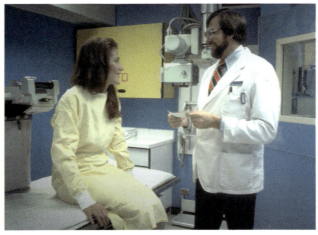

Figura 1.181 Instruções claras e precisas ajudam a diminuir a ansiedade do paciente e previnem a realização de repetições desnecessárias.

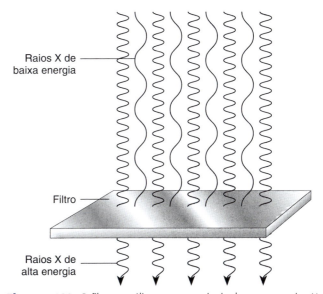

Figura 1.182 O filtro metálico remove principalmente os raios X de baixa energia, com desvio do feixe de raios X para a energia de maior eficiência.

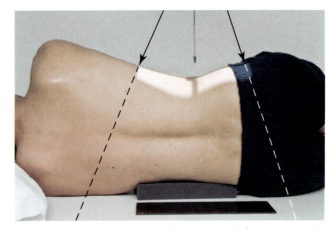

Figura 1.183 Colimação fechada em quatro lados. O campo de luz colimada pode parecer muito pequeno devido à divergência dos raios X.

Colimação manual

Mesmo com a colimação automática (LFP), o operador pode manualmente reduzir o tamanho do campo de colimação. Esse ajuste deve ser feito em todas as incidências em que o RI é maior do que a área essencial a ser radiografada. A colimação manual exata também é necessária nos membros superiores e inferiores radiografados na superfície da mesa, onde o LFP não é acionado. As páginas de posicionamento deste tratado trazem orientações sobre a colimação para que ela seja precisa, aumentando a proteção do paciente.

A prática de colimação fechada apenas na área de interesse reduz a dose para o paciente de **duas maneiras**. Em primeiro lugar, pela **diminuição do volume de tecido diretamente irradiado**, e em segundo, pela **redução da quantidade de radiação dispersa**. A radiação dispersa produzida pelo maior volume de tecido no campo de raios X, devido à colimação incorreta ou à ausência de proteção radiológica, não apenas aumenta a dose desnecessária para o paciente, mas também degrada a imagem por meio do efeito "*fogging*" da radiação dispersa. (Isso ocorre principalmente nas imagens de tecidos de alto volume, como abdome e tórax.)

A prática de colimação visível em todos os quatro lados de uma radiografia reduz a exposição do paciente, melhora a qualidade da imagem e é um método para determinar a ocorrência da colimação adequada. Se a borda de colimação não for visualizada na radiografia, não haverá evidências de que o feixe primário se restringiu à área de interesse clínico. Outro benefício da observação do prolongamento da colimação em todos os quatro lados é a capacidade de verificar a localização correta do RC na radiografia final. Para isso, deve-se imaginar um grande "X" que se estende até os quatro cantos do campo de colimação; o centro do X corresponde à localização do RC.

Regra de colimação

Uma regra geral seguida neste livro indica que a colimação deve **limitar o campo de raios X apenas à área de interesse e que as bordas da colimação devem ser visíveis em todos os quatro lados do RI** se ele for grande o suficiente para permitir a colimação em quatro lados sem "corte" da anatomia essencial.

PROTEÇÃO RADIOLÓGICA EM ÁREAS ESPECÍFICAS

A proteção radiológica em áreas específicas é essencial quando órgãos radiossensíveis, como tireoide, mamas e gônadas, estão no feixe útil ou em suas adjacências, e seu emprego não interfere nos objetivos do exame. De modo geral, as áreas mais comumente protegidas são as gônadas, com redução significativa da dose para os órgãos reprodutivos. Protetores gonadais corretamente colocados diminuem a dose para esses órgãos em 50 a 90% se estiverem no campo primário de raios X. Estudos mais recentes mostram que as mamas são mais radiossensíveis do que as gônadas e, assim, a eficácia da proteção gonadal está sendo questionada. Além disso, a colocação inadequada dos protetores gonadais é um problema comum e bem documentado. O uso do mesmo protetor de contato em vários pacientes pode levar a problemas de controle de infecção, particularmente em pacientes sensíveis, como aqueles das unidades de cuidados intensivos neonatais. Esses fatores fizeram com que algumas instituições eliminassem a proteção gonadal ou a monitorassem com mais cuidado, pois muitas vezes o benefício não supera o risco. Embora existam evidências de que a proteção gonadal possa não ser tão eficaz quanto esperado, ainda é recomendada e exigida em alguns locais.

Os dois tipos gerais de proteção radiológica de áreas específicas são os escudos de sombra e os escudos de contato.

Escudos de sombra

Como o nome indica, os **escudos de sombra**, presos ao colimador, são colocados entre o tubo de raios X e o paciente, e projetam uma sombra sobre o paciente quando a luz do colimador é acesa. A posição do escudo de sombra é ajustada para definir a área protegida. Um tipo de escudo de sombra para a mama, mostrado na Figura 1.185, é fixado na superfície de saída do colimador com Velcro®. Outro tipo de escudo de sombra, mostrado na Figura 1.186, é colocado com ímãs, diretamente na

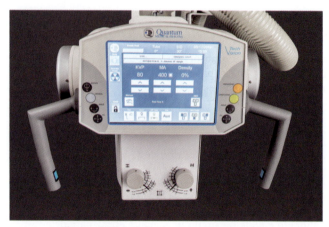

Figura 1.184 Colimação automática (LFP).

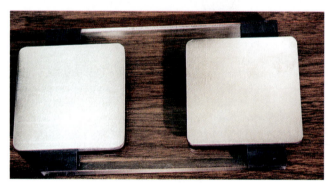

Figura 1.185 Escudos de sombra para mamas desenhados para serem presos à superfície de saída do colimador com Velcro®.

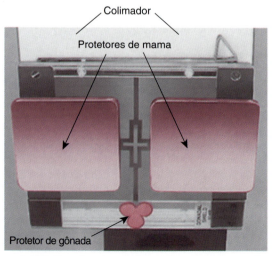

Figura 1.186 Escudos de sombra colocados sob o colimador (presos com ímãs). (Cortesia de Nuclear Associates, Carle, NY.)

porção inferior do colimador. Esses escudos podem ser combinados a filtros de compensação de chumbo para que a exposição de partes do corpo com espessura ou densidade variável, como nas radiografias de coluna torácica e da escoliose lombar, seja mais uniforme (Figura 1.187).

Escudos de contato

Escudos chatos de contato gonadal são mais comumente usados em pacientes em decúbito. Protetores de chumbo cobertos com vinil são colocados sobre a área gonadal para atenuar a dispersão e/ou o extravasamento de radiação (Figura 1.188). Esses dispositivos geralmente são feitos com os mesmos materiais vinílicos impregnados com chumbo que compõem os aventais de proteção. Escudos de contato gonadal, com 1 mm de equivalente de chumbo, absorvem 95 a 99% dos raios primários na faixa de 50 a 100 kVp. Exemplos incluem escudos de chumbo recoberto com vinil e cortados em diferentes formatos, que são colocados diretamente sobre os órgãos reprodutivos, mostrados nas Figuras 1.189 e 1.190.

Homens

Os protetores gonadais devem ser colocados em posição distal à sínfise púbica, cobrindo a área dos testículos e da bolsa escrotal (ver Figura 1.189A). A margem superior do escudo deve estar na sínfise púbica. Esses escudos são um pouco afunilados na porção superior e mais largos na porção inferior, a fim de cobrir os testículos e a bolsa escrotal sem obscurecer as estruturas pélvicas e do quadril. Tamanhos menores devem ser usados em pacientes com porte menor ou crianças.

Mulheres

A proteção gonadal é colocada sobre a área dos ovários, das tubas uterinas e do útero, mas pode ser mais complicada. A orientação geral para mulheres é a proteção de uma área de 11 a 13 cm proximais ou superiores à sínfise púbica, estendendo-se de 8 a 9 cm em cada direção a partir da linha média da pelve. A borda inferior do escudo deve estar na sínfise púbica ou um pouco acima, e a borda superior deve ficar imediatamente acima das espinhas ilíacas anterossuperiores (EIAS) (ver Figura 1.190A).

Escudos ovarianos de diversos formatos podem ser usados, mas devem ser mais largos na região superior, para cobrir os ovários, e mais estreitos na porção inferior, a fim de que haja menor obstrução das estruturas pélvicas ou do quadril. A área protegida deve ser proporcionalmente menor em crianças. Uma menina de 1 ano, por exemplo, precisa de um escudo com apenas 6 a 7 cm de largura e 5 cm de altura, colocado diretamente acima da sínfise púbica.[18]

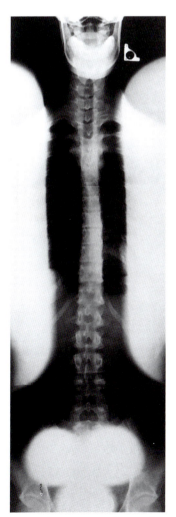

Figura 1.187 AP da coluna para avaliação de escoliose com o uso de filtro de compensação e protetores de mama e gônada. (Cortesia de Nuclear Associates, Carle, NY.)

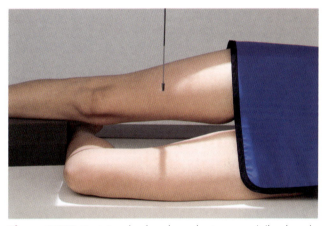

Figura 1.188 Protetor de chumbo coberto com vinil colocado sobre a pelve para radiografia de perfil do fêmur medial e distal.

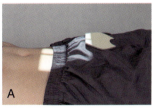
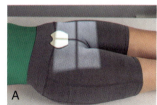

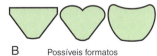

Figura 1.189 A. AP da pelve com escudo de contato achatado (1 mm de equivalente de chumbo). **B.** Formatos dos protetores de gônadas masculinas.

Figura 1.190 A. AP do quadril direito com escudo achatado de contato (1 mm de equivalente de chumbo). **B.** Formatos dos protetores de ovários usados em mulheres.

Resumo das regras de proteção radiológica em áreas específicas

A proteção radiológica adequada em áreas específicas é um desafio para o técnico, já que seu uso requer mais tempo e equipamentos. Além disso, a proteção radiológica inadequada pode levar à repetição dos exames.

1. **O uso da proteção gonadal deve ser considerado em todos os pacientes**. Uma política comum em muitos departamentos de radiologia determina a utilização de proteção radiológica em áreas específicas em todas as crianças e nos adultos em idade reprodutiva
2. A proteção gonadal deve ser colocada **quando a gônada repousa no feixe primário** ou em uma região adjacente (5 cm), a não ser que obscureça informações diagnósticas essenciais ou possa introduzir patógenos em uma população de pacientes sensíveis
3. A **colimação exata do feixe** e o posicionamento cuidadoso são essenciais. A proteção radiológica em áreas específicas é uma medida adicional importante, mas não substitui a colimação exata.

PACIENTE GESTANTE

Em todas as mulheres em idade reprodutiva, a possibilidade de gestação deve ser averiguada antes da realização de um exame radiológico do abdome ou da área pélvica. Isso é muito importante durante os 2 primeiros meses de gravidez, quando o feto é mais sensível à radiação e a mãe pode ainda não saber da gestação. Pôsteres ou avisos (Figuras 1.191 e 1.192) devem estar em locais de destaque nas salas de exame e de espera, para que a paciente se lembre de informar qualquer gestação conhecida ou possível ao técnico.

Se a paciente **disser que está ou pode estar grávida**, o técnico deverá consultar o radiologista antes de realizar o exame. Em caso de risco à saúde da mãe e existência de indicações claras para realização do estudo de imagem, o exame não deve ser negado ou retardado por causa da gestação. As práticas já descritas de proteção contra a radiação, principalmente a **colimação cuidadosa**, devem ser empregadas.

Em exames de partes do corpo acima do diafragma ou abaixo dos quadris, a dose dispersa para o feto é muito baixa e o exame pode ser feito normalmente. Nos exames em que o feto esteja no feixe direto e a dose fetal estimada seja inferior a 10 mGy (1 rad), a dose de radiação deve ser a mais baixa possível para obtenção das informações diagnósticas desejadas. A proteção radiológica do abdome e da pelve com avental de chumbo deve ser considerada, bem como a limitação do número de incidências. Nos exames em que o feto esteja no feixe direto e a dose fetal estimada seja superior a 10 mGy (1 rad), o radiologista e o médico responsável pelo encaminhamento da paciente devem discutir se outras opções, como a ultrassonografia e a RM, podem fornecer as informações necessárias.

Se o procedimento radiológico for considerado adequado, a paciente deverá ser informada sobre os riscos e benefícios. O clínico responsável pela paciente deve documentar no prontuário que o exame é indicado para o cuidado da paciente.

No passado, a regra de **10 dias** ou da **DUM** (data da última menstruação) era aplicada para prevenção da exposição do embrião/feto no início da gestação, quando a gravidez ainda não é conhecida. Segundo essa regra, todos os exames radiológicos da pelve e da porção inferior do abdome devem ser agendados para os 10 primeiros dias após o início da menstruação, já que não houve concepção nesse período. Hoje, essa regra é considerada obsoleta, uma vez que o possível risco associado ao cancelamento

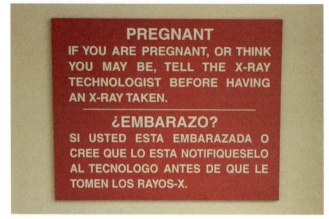

Figura 1.191 Aviso com a inscrição: "Gravidez. Se você está grávida ou acha que pode estar, avise o técnico de raios X antes da realização de qualquer radiografia." (De Ehrlich RA, Coakes D: *Patient care in radiography*, ed 9, St. Louis, 2017, Elsevier.)

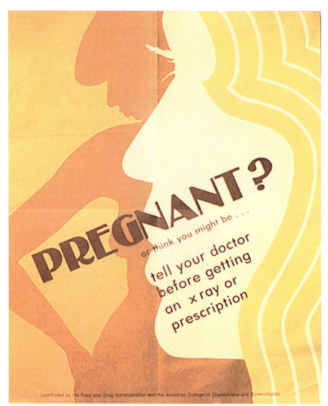

Figura 1.192 Aviso com a inscrição: "Grávida? Ou acha que pode estar... Avise seu médico antes de realizar qualquer radiografia ou tomar remédios."

de procedimentos radiográficos essenciais pode ser muito maior do que o risco da dose fetal de radiação.

Os seguintes exames liberam doses inferiores a 10 mGy (1 rad) para o embrião/feto:

- Membros
- Tórax
- Crânio
- Coluna torácica
- TC de crânio
- TC de tórax.

Os seguintes exames podem liberar doses superiores a 10 mGy (1 rad) para o feto e o embrião:

- Série da coluna lombar
- Procedimentos fluoroscópicos (abdome)
- Abdome ou pelve com três ou mais incidências
- Escoliose: série completa
- TC de abdome
- TC de pelve.

VELOCIDADE IDEAL

Sistemas analógicos. A orientação geral é que a combinação de maior velocidade do filme com geração de radiografias aceitáveis do ponto de vista diagnóstico é desejável para controle da dose ao paciente. A presença da tela provoca certa perda de resolução espacial, que é mais pronunciada com o aumento da velocidade. O radiologista deve equilibrar a redução da exposição do paciente com a possível perda de detalhes na imagem resultante. A prática comum é a seleção de uma tela de velocidade baixa, de 100 (detalhe), em procedimentos na superfície da mesa, como a radiografia de membros superiores e inferiores, caso a grade não seja utilizada e os pormenores espaciais sejam importantes. A tela com velocidade de 400 é comumente preferida em partes corporais maiores, quando houver necessidade de uso de grades e técnicas de maior exposição. Em outras aplicações, a tela com velocidade de 200 pode ser preferida. De modo geral, o protocolo do departamento indica a combinação de filme para cada procedimento. Essa decisão normalmente não é de responsabilidade do técnico.

Sistemas de imagem digital praticamente substituíram os filmes na maioria das aplicações radiográficas. Receptores digitais são mais sensíveis do que os filmes e tornam possível a grande redução da dose para o paciente. Além disso, sua ampla faixa dinâmica diminui a repetição dos procedimentos. Os controles automáticos de exposição (CAE) dos sistemas digitais são geralmente configurados de acordo com o indicador de exposição, que produz imagens com ruído aceitável. No entanto, o técnico pode ajustar a densidade dos CAEs para alterar a velocidade efetiva do sistema. A ampla faixa dinâmica dos receptores digitais torna possível essa variação de dose, mas ainda com a produção de imagens de qualidade (embora o ruído fique mais pronunciado quando a dose é reduzida). Uma vez que, de modo geral, o sistema de FPD-TFT é integrado à unidade radiográfica, há a alternativa de variação da velocidade para adequá-la a cada protocolo de imagem.

MINIMIZAÇÃO DA DOSE PARA O PACIENTE POR MEIO DA ESCOLHA DE INCIDÊNCIAS E DOS FATORES DE EXPOSIÇÃO

O sétimo e último método para redução da dose para o paciente requer a compreensão dos fatores que a influenciam. Os técnicos devem saber, por exemplo, que, em caso de aumento de kVp, a dose para o paciente diminui com o uso dos CAEs. Na técnica manual, o aumento de kVp sem alteração de mAs eleva a dose para o paciente. O objetivo é usar uma combinação de fatores técnicos que gere imagens de qualidade aceitável e minimize a dose para o paciente.

Há uma grande diferença na dose para a tireoide e para as mamas femininas com a incidência AP em comparação com a incidência PA de cabeça, pescoço e região superior do tórax. A dose ovariana pode ser reduzida em determinadas incidências, como a do quadril feminino, caso um escudo de área específica seja corretamente colocado. A incidência axiolateral ou inferossuperior lateral do quadril libera uma dose maior para os testículos do que a incidência em perfil.

PRÁTICAS DE SEGURANÇA RADIOLÓGICA

Os técnicos devem aderir à prática ética e segura durante o uso da tecnologia digital. A ampla faixa dinâmica dos sistemas digitais torna possível a obtenção de imagens aceitáveis em diversos fatores de exposição. Durante a avaliação da qualidade de uma imagem, o técnico deve assegurar que o indicador de exposição esteja dentro da faixa recomendada. Qualquer tentativa de processamento de uma imagem com um algoritmo diferente para corrigir a superexposição é inaceitável; é essencial que a dose para o paciente seja minimizada desde o início e que o princípio ALARA seja respeitado.

Para manter a dose em nível razoável e condizente, as seguintes práticas são recomendadas:

1. Usar os valores de kVp e mAs determinados pelo protocolo em todos os procedimentos. Se não houver protocolo de exposição, consultar o técnico principal, o físico ou o fabricante do equipamento para estabelecê-lo. O aumento de kVp em 5 a 10 e a redução de mAs pela razão equivalente pode produzir imagens de qualidade com sistemas digitais, ao mesmo tempo que diminuem a dose para o paciente

2. Monitorar a dose por meio da revisão de todas as imagens, assegurando a obtenção das radiografias com o indicador de exposição estabelecido

3. Se o indicador de exposição de certo procedimento estiver fora da faixa aceitável, rever todos os fatores, inclusive kVp e mAs, para determinar a causa da disparidade. O processamento de imagens digitais pode ser adversamente afetado caso o indicador de exposição seja diferente dos valores estabelecidos pelo fabricante.

Dose para o paciente durante a fluoroscopia

Como a fluoroscopia pode liberar **doses altas para o paciente**, as normas norte-americanas determinaram um limite de 10 R/minuto para a taxa de exposição da superfície da mesa, o que corresponde a uma taxa de kerma do ar de 88 mGy/minuto. No **modo de fluoroscopia de alto nível (HLF)**, a taxa de exposição na superfície da mesa não pode ser superior a 20 R/minuto ou à taxa de kerma do ar de 176 mGy/minuto. Nas unidades de fluoroscopia com arco em C, o ponto de medida fica a 30 cm do receptor de imagem. O modo HLF deve ser reservado para os casos em que a ausência de penetração cria uma imagem de má qualidade (pacientes de grande porte). Não há limite da taxa de exposição durante o registro da imagem, como nos estudos cinéticos digitais e nas séries de filmes digitais focados (*spot*). Nos equipamentos mais modernos, a taxa de exposição média na superfície da mesa durante a fluoroscopia é de 1 a 3 R/minuto (taxa de kerma do ar de 8,8 a 26 mGy/minuto). O uso do modo de ampliação aumenta a taxa de exposição instantânea, mas diminui o volume de tecido irradiado.

As doses normais para os pacientes durante os procedimentos de fluoroscopia gastrintestinal são mostradas na Tabela 1.15, que inclui o kerma do ar de entrada aproximado durante a fluoroscopia e os filmes *spot*. De modo geral, a dose para o paciente é muito maior durante os procedimentos fluoroscópicos do que na radiografia convencional com tubo, devido à necessidade de penetração do contraste e ao tempo de realização do estudo. O volume de tecido exposto durante a fluoroscopia e a aquisição de filmes *spot* é bem pequeno.

Produto dose-área

A FDA exige que as unidades de fluoroscopia fabricadas depois de 2006 permitam o monitoramento da radiação liberada pelo operador. Dois tipos de leitura, o **produto dose-área (PDA)** e a **dose total cumulativa**, foram desenvolvidos para esse fim. A dose total em mGy representa a dose em um ponto a uma distância específica do ponto focal. O PDA indica a combinação entre a dose e a quantidade de tecido irradiado. É calculado como o produto do kerma do ar e a área transversal do feixe e expresso em unidades de $\mu Gy\text{-}m^2$ ou $cGy\text{-}cm^2$ ou $rad\text{-}cm^2$. Alguns fabricantes também fornecem leituras do PDA para radiografias diagnósticas gerais.

LESÃO CUTÂNEA

A FDA emitiu uma **Notificação de Saúde Pública** sobre as lesões cutâneas induzidas pela radiação em procedimentos fluoroscópicos. De modo geral, essas lesões são tardias e é possível que não sejam percebidas pelo médico ao observar o paciente imediatamente após o procedimento. As doses de radiação de 3 Gy (300 rad) causam epilação temporária (com aparecimento 2 a 3 semanas após a exposição); as doses de 6 Gy (600 rad) provocam eritema (10 a 14 dias após a exposição) e as doses de 15 a 20 Gy (1.500 a 2.000 rad) causam descamação úmida (várias semanas após a exposição).

Os procedimentos mais preocupantes são os intervencionistas, nos quais a fluoroscopia é usada para guiar os instrumentos. O risco de lesão cutânea é associado ao tempo prolongado de fluoroscopia e às aquisições de múltiplas imagens cinéticas digitais a partir de um **único sítio da pele**. Na taxa máxima de 10 R/minuto, o tempo de fluoroscopia deve ser superior a 30 min para causar lesão cutânea (ver Tabela 1.15). No entanto, durante a angiografia, o paciente pode ser posicionado próximo ao tubo de raios X, onde a taxa de exposição pode ser maior do que 10 R/minuto. O registro digital é passível de empregar taxas de exposição muito altas. Em caso de realização de registro digital, as lesões cutâneas induzidas pela fluoroscopia desenvolvem-se com maior rapidez. O monitoramento da dose total ou do PDA durante os procedimentos intervencionistas é essencial para a prevenção de lesões cutâneas.

Tabela 1.15 Dose normal para o paciente durante a fluoroscopia.

TUBO GI SUPERIOR	
DIVISÃO DO USO	**MÁXIMO EM UM LOCAL**
17 *spot* filmes	5 *spot* filmes a 1,75 mGy cada
5 min de fluoroscopia	1,5 min a 26 mGy/minuto
Kerma máximo total do ar de entrada: 48 mGy	
Exposição máxima total de entrada: 5,5 R	

ENEMA BARITADO COM DUPLO CONTRASTE	
DIVISÃO DO USO	**MÁXIMO EM UM LOCAL**
11 *spot* filmes	3 *spot* filmes a 1 mGy cada
7 min de fluoroscopia	1,5 min a 35 mGy/minuto
Kerma máximo total do ar de entrada: 55 mGy	
Exposição máxima total de entrada: 6,3 R	

TÉCNICAS DE REDUÇÃO DA DOSE DURANTE A FLUOROSCOPIA

Em sua maioria, operadores são treinados para ativar o feixe de raios X por alguns segundos por vez, em tempo suficiente para visualização da posição atual do cateter ou do *bolus* de contraste. Tempos fluoroscópicos totais podem ser dramaticamente reduzidos pela **fluoroscopia intermitente**. Essa técnica é bastante eficiente quando combinada à manutenção da última imagem. Muitos sistemas modernos de fluoroscopia conseguem reter a última imagem fluoroscópica no monitor após o término da exposição aos raios X. Isso permite que o médico estude a aquisição mais recente e planeje a próxima tarefa sem expor o paciente à radiação.

Durante a fluoroscopia pulsada, o feixe de raios X é emitido como uma série de pulsos curtos, e não de maneira contínua. Durante a fluoroscopia convencional, a imagem é adquirida e mostrada a uma taxa constante de 30 quadros por segundo. A fluoroscopia pulsada de 15 quadros por segundo tem dose muito menor (fator de 2) do que com os usuais 30 quadros por segundo. No entanto, os fabricantes podem aumentar o nível de radiação por quadro para que a aparência seja melhor (com menos ruído) e a redução de dose pode ser de apenas 25%. Nas unidades móveis de fluoroscopia com arco em C, a fluoroscopia pulsada pode ter taxas menores de quadros (p. ex., 8 quadros por segundo). As **baixas taxas de quadros** afetam adversamente a capacidade de demonstração de estruturas com movimentação rápida.

Um tamanho do campo maior é capaz de aumentar a quantidade de radiação dispersa produzida. Maior radiação dispersa entra no receptor e degrada a imagem resultante. A colimação da área de interesse melhora a qualidade da imagem, mas também reduz o volume total de tecido irradiado por excluir áreas com baixo valor diagnóstico.

O sistema de fluoroscopia pode incorporar a **filtração variável ou selecionável pelo operador**. A inserção dos filtros metálicos apropriados (alumínio ou cobre) no colimador do feixe de raios X pode reduzir a dose cutânea de maneira significativa. A filtração reduz a dose cutânea por meio da remoção preferencial dos raios X de baixa energia que, de modo geral, não penetram o paciente, e assim não contribuem para a imagem.

A presença da grade melhora o contraste por absorver os raios X dispersos. No entanto, a dose para o paciente dobra ou aumenta ainda mais. Nos casos pediátricos, a remoção da grade reduz a dose com pouca degradação da qualidade da imagem. As grades devem ser utilizadas de maneira criteriosa durante a realização de estudos fluoroscópicos em crianças. Esses sistemas devem permitir a fácil retirada e reintrodução da grade.

Na maioria dos procedimentos fluoroscópicos intervencionistas, o feixe de raios X é direcionado para determinada região anatômica em grande parte do tempo fluoroscópico. A dose cutânea máxima pode ser um pouco reduzida por meio da **rotação periódica do tubo de raios X fluoroscópicos** para a obtenção de imagens da anatomia de interesse de uma direção diferente. Esse método tende a espalhar a dose de entrada por uma área mais ampla, diminuindo a dose cutânea máxima.

RADIAÇÃO DISPERSA

Durante a fluoroscopia de rotina do tubo gastrintestinal, a equipe é exposta à radiação disseminada pelo paciente e por outras estruturas no feixe de raios X. O nível de radiação dispersa depende da taxa de exposição de entrada, do tamanho do campo, da qualidade do feixe e da compleição física do paciente, mas diminuem rapidamente com a distância do paciente. O padrão de radiação dispersa é mostrado na Figura 1.193, onde a cortina de chumbo não é utilizada.

RI, cortina de chumbo, escudo da abertura do *bucky*, mesa de raios X, estribo (se presente) e radiologista são fontes de proteção radiológica para o técnico. O escudo da abertura do *bucky* cobre o espaço sob a superfície da mesa que permite a movimentação do dispositivo durante a radiografia. A área atrás do radiologista e distante da mesa apresenta o menor nível de radiação dispersa (< 10 mR/hora) (Figura 1.194).

O abaixamento do receptor, deixando-o o mais próximo possível do paciente, elimina grande parte da dispersão para os olhos e o pescoço do técnico. As extensões verticais e laterais do campo de radiação dispersa são drasticamente reduzidas pela diminuição da distância entre o paciente e o receptor.

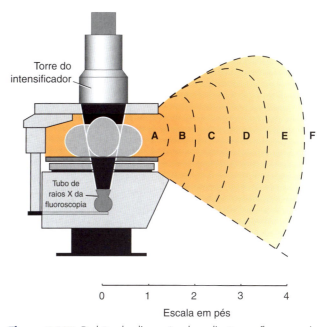

Figura 1.193 Padrão de dispersão da radiação na fluoroscopia sem cortina de chumbo.

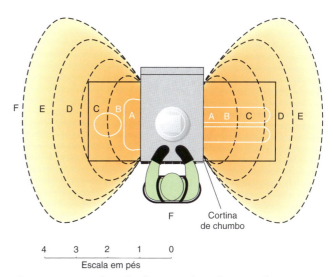

Figura 1.194 Padrão de dispersão da radiação na fluoroscopia com cortina de chumbo e receptor de imagem próximo ao paciente.

Práticas de proteção contra radiação durante a fluoroscopia

Mesmo com o uso correto da proteção radiológica e o posicionamento do RI o mais próximo possível do paciente, ainda há radiação dispersa durante a fluoroscopia. Os níveis de radiação são mais altos na região próxima à mesa, de cada lado do radiologista (Tabela 1.16). A presença de cortinas de chumbo reduz muito a dose para o radiologista. Os técnicos e as demais pessoas na sala podem reduzir sua dose de exposição se não ficarem próximos à mesa, dos dois lados do radiologista.

Todos os indivíduos que participam de procedimentos fluoroscópicos devem usar aventais de proteção. É recomendado o avental com 0,5 mm equivalente de chumbo, que reduz a exposição em 50 vezes na faixa de energia dos raios X diagnósticos.[1] As doses usuais sob o avental são abaixo do limiar de detecção dos monitores pessoais. Os dosímetros colocados sob o avental mostram as leituras apenas de indivíduos que se aproximam do limite de dose, que normalmente são inferiores a 20 mrem. Os aventais compostos por múltiplos elementos com 0,5 mm de equivalentes de chumbo, entre 80 e 110 kVp, têm como vantagem o peso menor. No entanto, alguns fabricantes de aventais "leves" conseguem a redução do peso por meio da redução das camadas de chumbo e vinil, sacrificando parte da proteção. Os técnicos devem ter cuidado com aventais com fendas amplas ao redor dos braços ou golas baixas. Esses aventais permitem a maior exposição da tireoide e das mamas. Embora alguns aventais de proteção tenham um **escudo de tireoide** embutido, a maioria não apresenta essa proteção. Um escudo de tireoide separado pode ser usado com o avental para proteger a região do pescoço (Figura 1.195).

Embora o escudo de tireoide não seja necessário em pessoas que participam de procedimentos fluoroscópicos, essa proteção deve estar à disposição (sendo fornecida pela instituição médica) caso o técnico queira usá-la. A utilização do escudo de tireoide condiz com o princípio ALARA, mas reduz pouco a dose efetiva. Seu uso é recomendado em indivíduos que se aproximam de uma fração significativa do limite de dose.

Em 2012, a International Commission on Radiological Protection (ICRP) publicou o limiar modificado para catarata com prejuízo da visão, de uma dose aguda de 5 Gy para 0,5 Gy.[18] Essa modificação foi decorrente de novas evidências indicando que o olho é mais radiossensível do que se imaginava. Em boa parte da equipe submetida à exposição ocupacional, esse limiar não é excedido nas condições normais de trabalho caso as práticas recomendadas sejam seguidas. No entanto, **intervencionistas** que fazem muitos procedimentos podem ser mais propensos a ultrapassar esse limiar. Há diversas maneiras de proteger os olhos da exposição desnecessária à radiação, inclusive protetores faciais com chumbo. O uso de óculos de chumbo geralmente não é necessário ou recomendado, a não ser que o funcionário em exposição ocupacional participe de exames longos de fluoroscopia que exijam grande proximidade ao paciente. A maioria dos cardiologistas e radiologistas intervencionistas deve usar óculos de chumbo.

Luvas cirúrgicas com atenuação da radiação oferecem proteção mínima para as mãos do cirurgião; conferem uma falsa sensação de proteção, por isso não são recomendadas. A dose instantânea de radiação dispersa é reduzida quando as mãos são cobertas por **uma camada do material da luva** nas adjacências do campo de radiação. No entanto, o tempo total de proximidade ao campo de radiação depende da velocidade de realização do procedimento, bem como da distância até a anatomia de interesse durante o acionamento do feixe de raios X. A maior espessura dessas luvas reduz a destreza e pode aumentar o tempo do procedimento. Na fluoroscopia, o sistema de controle automático de exposição aumenta a radiação, que penetra a luva quando a mão está no feixe. Isso pode ser confirmado pela observação da anatomia apesar da presença da luva. A dose para a mão é comparável à obtida sem a luva com atenuação da radiação. De acordo com o princípio ALARA, o custo dessas luvas e a diminuição mínima da dose não justificam seu uso.

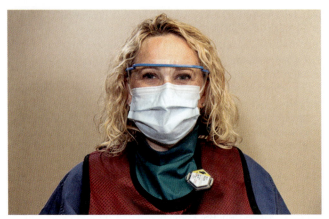

Figura 1.195 Protetor de tireoide com avental de colarinho recortado comum.

Tabela 1.16 Níveis de exposição.

ZONA	TAXA DE EXPOSIÇÃO (mR/h)	TAXA DO KERMA DO AR (mGy/h)
A	> 400	> 3,5
B	400	3,5
	200	1,75
C	200	1,75
	100	0,88
D	100	0,88
	50	0,44
E	50	0,44
	10	0,088
F	< 10	0,088

Image Wisely® (Radiologia com Sabedoria) e Image Gently® (Radiologia com Cuidado)

Image Wisely® (Radiologia com Sabedoria) é um programa de conscientização desenvolvido pelo grupo American College of Radiology, Radiological Society of North America, American Association of Physicists in Medicine e American Society of Radiologic Technologists para promover a segurança radiológica na imaginologia médica adulta. O objetivo é a eliminação da radiação desnecessária associada à obtenção de imagens em adultos por evitar a realização de procedimentos sem indicação médica, conduzir o procedimento mais adequado e empregar a menor dose ideal em todas as práticas de imagem.

Materiais didáticos impressos e eletrônicos foram desenvolvidos para radiologistas, físicos médicos, técnicos em radiologia, pacientes e público em geral. Os tópicos englobam dose, técnicas de redução da dose, adequação dos procedimentos de imagem e riscos. As informações são direcionadas a cada público-alvo. Uma campanha similar, chamada **Image Gently®**[20] (Radiologia com Cuidado), destina-se à minimização da exposição à radiação em crianças, cujas longa expectativa de vida e maior radiossensibilidade aumentam o risco vitalício de desenvolvimento de câncer. Mais informações (em inglês) sobre as campanhas Image Wisely® e Image Gently® podem ser encontradas em www.imagewisely.org e www.imagegently.org.

CAPÍTULO 2

Tórax

COLABORAÇÃO DE **Cheryl O. DuBose**, Ed.D., RT(R)(MR)(CT)(QM), MRSO
COLABORADORES DAS EDIÇÕES ANTERIORES Nancy Johnson, MEd, RT(R)(CV)(CT)(QM)(ARRT), FASRT, Karen Brown, RT(R), Kathy M. Martensen, BS, RT(R)

SUMÁRIO

Anatomia Radiográfica
Tórax, *70*
Referências topográficas de posicionamento, *70*

Partes do Sistema Respiratório, *71*

Posicionamento Radiográfico
Tipos físicos, *78*
Movimentos respiratórios, *78*
Considerações sobre posicionamento, *79*
Proteção contra radiação, *79*
Instruções referentes à respiração, *80*
Critérios de avaliação, *81*
Considerações sobre radiologia digital, *86*
Modalidades e procedimentos alternativos, *86*
Indicações clínicas, *86*

Incidências de Rotina e Especiais
Tórax: incidência PA, *90*
Tórax: incidência PA (na maca se o paciente não puder ficar em pé), *91*
Tórax: incidência em perfil, *92*
Tórax: incidência em perfil alternativo, *93*
Tórax: incidência AP, *94*
Tórax: posição em decúbito lateral (incidência em AP), *95*
Tórax: incidência AP lordótica, *96*
Tórax: incidências oblíquas anteriores – OAD e OAE, *97*
Tórax: incidências oblíquas posteriores – OPD e OPE, *99*
Vias respiratórias superiores: incidência em perfil, *100*
Vias respiratórias superiores: incidência AP, *101*

Radiografias para Análise, *102*

ANATOMIA RADIOGRÁFICA

Tórax

O exame radiográfico do tórax é o mais comum de todos os procedimentos do tipo. Geralmente, os alunos de radiologia iniciam suas experiências clínicas realizando radiografias do tórax. Entretanto, antes de dar início a tal experiência clínica, é importante aprender e entender a anatomia dessa região, inclusive todas as relações anatômicas na cavidade torácica.

O **tórax** é a porção superior do tronco localizada entre o pescoço e o abdome. A anatomia radiográfica do tórax é dividida em três seções: **caixa torácica**, **sistema respiratório** e **mediastino**.

CAIXA TORÁCICA

A **caixa torácica** é a parte do sistema esquelético que fornece uma estrutura de proteção para as partes do tórax envolvidas na respiração e na circulação sanguínea. A expressão **vísceras torácicas** é usada para designar essas partes do tórax, que consistem nos pulmões e nos demais órgãos torácicos contidos no mediastino.

Na porção anterior da caixa torácica, encontra-se o **esterno** (osso do tórax), com três divisões. A parte superior é o **manúbrio**, a parte central maior é o **corpo do esterno** e a parte inferior menor é o **processo xifoide**.

No segmento superior, a caixa torácica consiste em **duas clavículas** que conectam o esterno a **duas escápulas** e em **12 pares de costelas** que circundam o tórax. As **12 vértebras torácicas** localizam-se na porção posterior (Figura 2.1). Uma descrição mais detalhada de todas as partes da caixa torácica é apresentada no Capítulo 10.

Referências topográficas de posicionamento

Um posicionamento radiográfico preciso e correto necessita de determinadas referências topográficas, ou pontos de referências que possam ser usados para centralizar o receptor de imagem (RI) corretamente, a fim de garantir que toda a anatomia essencial seja incluída naquela incidência específica. Essas referências topográficas devem ser constituídas por partes do corpo facilmente localizadas nos pacientes, tais como partes da caixa torácica. Para posicionamento do tórax, são empregadas duas dessas referências topográficas: **vértebra proeminente** e **incisura jugular**.

VÉRTEBRA PROEMINENTE (7ª VÉRTEBRA CERVICAL)

A vértebra proeminente é uma referência topográfica importante para a determinação do local do raio central (RC) na incidência do tórax posteroanterior (PA). Trata-se do processo espinhoso da 7ª vértebra cervical (Capítulo 8). Ela pode ser facilmente palpada na maioria dos pacientes aplicando-se leve pressão com a ponta dos dedos na base do pescoço. A vértebra proeminente é o primeiro processo sentido quando se palpa a nuca de maneira delicada, mas firme. Com um pouco de prática, essa referência pode ser prontamente localizada na maioria dos pacientes, especialmente com o pescoço flexionado.

INCISURA JUGULAR (INCISURA DO MANÚBRIO OU SUPRAESTERNAL)

A incisura jugular é uma referência importante para determinar a localização do RC nas incidências anteroposteriores do tórax (AP), sendo facilmente palpada. É uma incisura profunda ou depressão na parte superior do esterno, abaixo da cartilagem tireóidea.

O meio do tórax, no nível de T7 (7ª vértebra torácica), pode ser facilmente localizado a partir dessas duas referências topográficas, conforme descrito adiante neste capítulo.

PROCESSO XIFOIDE (EXTREMIDADE)

A extremidade inferior do esterno, o **processo xifoide**, que corresponde ao nível de T9-T10, também pode ser palpado. O processo xifoide corresponde aproximadamente ao nível da parte anterior do diafragma, estrutura que separa a cavidade torácica da cavidade abdominal. Entretanto, essa referência não é confiável para o posicionamento do tórax devido às variações nos tipos físicos e à posição inconstante das bases pulmonares posteriores, que podem se estender até T11 ou T12 no momento da inspiração, conforme demonstrado na Figura 2.2.

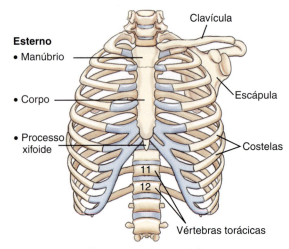

Figura 2.1 Caixa torácica.

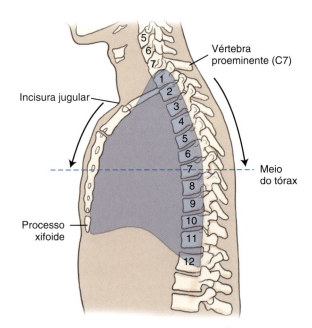

Figura 2.2 Referências topográficas.

PARTES DO SISTEMA RESPIRATÓRIO

A respiração consiste na troca de substâncias gasosas entre o ar aspirado e a corrente sanguínea. O sistema respiratório consiste em partes do corpo através das quais o ar passa, desde o nariz e a boca até os pulmões. As quatro divisões desse sistema, indicadas na Figura 2.3, são: **faringe**, **traqueia**, **brônquios** e **pulmões**.

Uma estrutura importante do sistema respiratório é o **diafragma**, em formato de cúpula, músculo primário da inspiração. Cada metade do diafragma denomina-se **hemidiafragma** ("hemi" significa metade). À medida que a cúpula diafragmática se move para baixo, **aumenta** o volume da cavidade torácica. Esse aumento no volume, junto com outros movimentos do tórax descritos mais adiante neste capítulo, **diminui** a pressão intratorácica, criando uma ação de "sucção" ou um efeito de pressão negativa, fazendo com que o ar seja levado até os pulmões através do nariz e da boca; da faringe, da traqueia e dos brônquios. Isso faz com que os pulmões sejam preenchidos com ar, o que é conhecido como inspiração.

FARINGE

A **faringe** serve como **via de passagem importante para os alimentos e os líquidos, bem como de ar, sendo comum aos sistemas digestório e respiratório.** O ar deve passar por ela antes de entrar nas outras partes do sistema respiratório. A faringe é encontrada na região posterior compreendida entre o nariz e a boca, acima, e a laringe e o esôfago, abaixo.

A faringe tem aproximadamente 13 cm de comprimento e consiste em três divisões, conforme indicado na Figura 2.4: **nasofaringe**, **orofaringe** e **laringofaringe**. A porção superior da faringe é a nasofaringe, localizada posteriormente ao nariz e contém a abertura da tuba auditiva, ou tubas de Eustáquio, e as tonsilas faríngeas. A outra extremidade da tuba auditiva é encontrada na orelha média e é útil na equalização da pressão do ar entre a orelha média e a atmosfera externa.

O **palato duro** e o **palato mole** formam o teto da cavidade oral, separando a cavidade nasal (acima) da boca (abaixo). A parte posteroinferior do palato mole é denominada **úvula**; isso marca o limite entre a nasofaringe e a orofaringe – a última é encontrada posterior à boca; a língua cria a parede anterior da orofaringe. Essa seção da faringe contém as tonsilas palatinas e as tonsilas linguais.

A laringofaringe encontra-se acima e atrás da laringe e se estende da borda superior da **epiglote** até onde a laringofaringe se estreita para unir-se ao esôfago.

A parte superior da epiglote projeta-se para cima, atrás da língua, e age como uma tampa para a abertura da laringe. Durante o ato de engolir, a epiglote move-se para baixo e cobre a abertura laríngea, impedindo que a comida e os líquidos entrem na laringe e nos brônquios.

As estruturas adicionais indicadas na Figura 2.4 em perfil são o **osso hioide**, a **cartilagem tireóidea** da laringe (pomo de Adão), a **glândula tireoide** e a **traqueia**, que são descritas com mais detalhes nas seções subsequentes referentes à laringe e à traqueia.

Esôfago

O **esôfago** é a parte do sistema digestório que conecta a faringe ao estômago. Nota-se a relação do esôfago com a faringe e a laringe. Ele começa na extremidade distal da laringofaringe e desce até o estômago, **atrás da laringe e da traqueia**. O Capítulo 12 descreve detalhadamente o esôfago com o trato gastrintestinal superior (TGI, no detalhe.)

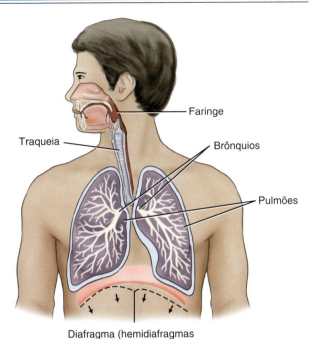

Figura 2.3 Sistema respiratório.

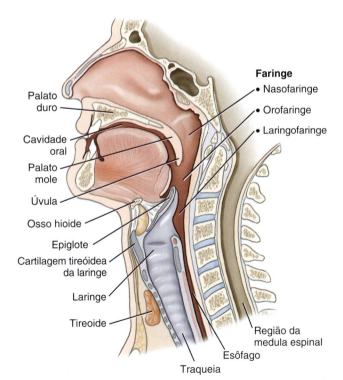

Figura 2.4 Faringe, vias respiratórias superiores (corte sagital médio).

Laringe (caixa vocal)

A **laringe** é uma estrutura cartilaginosa que mede aproximadamente 4 a 5 cm de comprimento no adulto. Está localizada na parte anterior do pescoço, suspensa por um pequeno osso denominado **hioide** (Figura 2.5). O osso hioide encontra-se na parte superior do pescoço, logo abaixo da língua ou assoalho da boca (ver Figura 2.4). O osso hioide *não* faz parte da laringe.

A laringe serve como um órgão da voz. Os sons são produzidos conforme o ar passa entre as **cordas vocais,** localizadas dentro da laringe (Figura 2.6). A borda superior da laringe encontra-se aproximadamente no nível de **C3** (3ª vértebra cervical). Sua borda inferior, onde a laringe se une à traqueia, fica no nível de **C6**.

A estrutura da laringe consiste em cartilagens que estão conectadas por ligamentos e movidas por vários músculos que auxiliam no complexo processo de produção de sons ou da voz. Entre essas cartilagens, a maior e a menos móvel é a **cartilagem tireóidea**, formada por duas estruturas planas fundidas que dão origem à parede anterior da laringe. A projeção proeminente anterior da cartilagem tireóidea é facilmente palpada e é conhecida como **proeminência laríngea**, ou pomo de Adão. Essa estrutura proeminente é uma importante referência de posicionamento por ser de fácil localização. Em geral, maior em homens, a **proeminência laríngea** da cartilagem tireóidea, localizada aproximadamente no nível de C4-**C5**, é uma excelente referência topográfica para localizar estruturas esqueléticas específicas nessa região.

A **cartilagem cricoide** é um anel cartilaginoso que forma a parede posterior e inferior da laringe. Está ligada ao primeiro anel cartilaginoso da traqueia.

Uma das cartilagens que compõem a laringe é a **epiglote**, com formato singular, que lembra um folha, cuja porção estreitada é conectada a uma parte da cartilagem tireóidea. Conforme descrito anteriormente, a epiglote abaixa e cobre a traqueia durante o ato de engolir (Figura 2.6, *seta*).

Corte transversal da laringe. Devido à grande importância da tomografia computadorizada (TC) e da ressonância magnética (RM), o técnico deve reconhecer estruturas anatômicas no corte transversal. A Figura 2.7 mostra uma visão axial de TC da porção média da laringe no nível aproximado de C5. Apenas as estruturas principais são mostradas no corte.

NOTA: Os cortes tomográficos, tais como os vistos aqui, são geralmente avaliados com o observador de frente para o paciente. Assim, o lado direito do paciente está à esquerda do observador. Radiografias convencionais também são analisadas dessa maneira (Capítulo 1).

TRAQUEIA

A **traqueia**, que conecta a laringe aos brônquios principais, é um tubo fibromuscular que mede cerca de 2 cm de diâmetro e 11 cm de comprimento. Aproximadamente 16 a 20 anéis cartilaginosos em forma de C estão incorporados à sua parede anterior. Esses anéis rígidos mantêm a via respiratória aberta, impedindo que a traqueia entre em colapso durante a expiração.

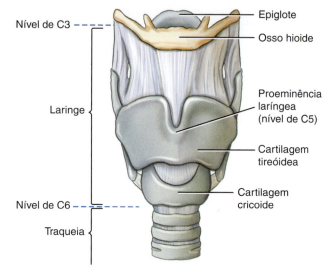

Figura 2.5 Laringe (visão frontal).

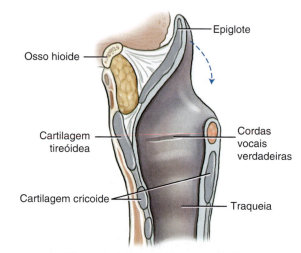

Figura 2.6 Laringe (visão em perfil).

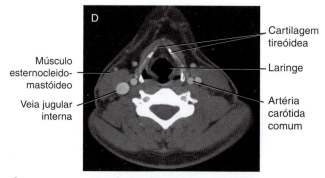

Figura 2.7 Imagem de TC do pescoço – corte axial da laringe no nível de C5.

A traqueia, localizada imediatamente anterior ao esôfago, estende-se desde a sua junção à laringe, no nível de **C6**, até o nível de **T4** ou **T5** (4ª ou 5ª vértebras torácicas), onde se bifurca, na **carina** (última cartilagem traqueal), em brônquios primários (brônquios-fonte) direito e esquerdo.

As imagens das glândulas do sistema endócrino são obtidas normalmente com o sistema respiratório, e incluem as **glândulas tireoide**, **paratireoides** e **timo**.

Glândula tireoide

A glândula tireoide está localizada na região anterior do pescoço, logo abaixo da cartilagem tireóidea, e seus lobos direito e esquerdo situam-se em cada lado da traqueia (Figura 2.8). No adulto, ela pesa de 25 a 30 g e é mais radiossensível do que a maioria das estruturas ou dos órgãos do corpo. É importante que os técnicos conheçam o tamanho relativo e a localização dessa glândula para que possam reduzir o máximo possível a exposição a essas regiões com o uso de protetores e de colimação dos feixes de raios X.

Uma característica única da glândula tireoide é a capacidade de armazenar determinados hormônios e liberá-los lentamente a fim de ajudar na regulação do metabolismo do corpo. Esses hormônios também auxiliam na regulação do crescimento e desenvolvimento corporal, especialmente em crianças. A glândula tireoide tem ação compensatória sobre as glândulas paratireoides, estimulando o aumento da deposição de cálcio no osso, então diminuindo os níveis de cálcio no sangue.

Glândulas paratireoides

Paratireoides são glândulas pequenas e redondas que estão incorporadas na superfície posterior dos lobos da glândula tireoide. Com frequência, duas paratireoides estão presas a cada lobo lateral tireoidiano (quatro ao todo), conforme se observa na Figura 2.8. Elas armazenam e secretam hormônios que auxiliam em funções específicas, inclusive na manutenção dos níveis de cálcio no sangue, por meio da reabsorção óssea, para aumentar esses níveis.

Timo

O timo está localizado logo abaixo da glândula tireoide e anterossuperior ao coração (ver Figura 2.8). Será descrito adiante, neste capítulo, como parte das estruturas mediastinais (ver Figura 2.22).

RADIOGRAFIAS

As radiografias em AP e perfil das vias respiratórias superiores permitem a visualização da traqueia e da laringe preenchidas por ar. A radiografia em AP da Figura 2.9 mostra uma coluna de ar principalmente na região superior da traqueia, conforme se observa na metade inferior da radiografia (área mais escura e com setas). Certos aumentos ou outras anormalidades do timo e da tireoide podem ser demonstrados nessas radiografias, bem como patologias no interior das vias respiratórias.

A radiografia de perfil (Figura 2.10) mostra a traqueia e a laringe cheias de ar (A), a região do esôfago (B) e as relações entre as localizações de cada uma. O esôfago está situado posteriormente em relação à traqueia. As localizações gerais das glândulas tireoide (C) e timo (D) são identificadas.

Corte transversal da traqueia

A Figura 2.11 representa um corte tomográfico do tórax superior aproximadamente no nível de T3. Observa-se que a traqueia está localizada anteriormente ao esôfago e que ambos são anteriores às vértebras torácicas. As porções superiores dos pulmões ficam em cada lado da traqueia e das vértebras torácicas.

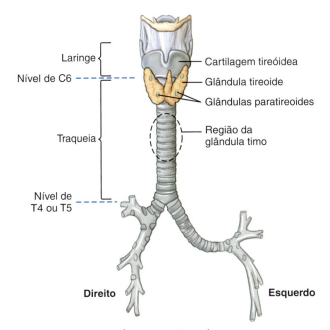

Figura 2.8 Traqueia.

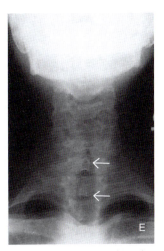

Figura 2.9 Vias respiratórias superiores em AP.

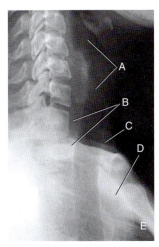

Figura 2.10 Perfil das vias respiratórias superiores. A. Traqueia e laringe com ar. B. Esôfago. C. Região da tireoide. D. Região do timo.

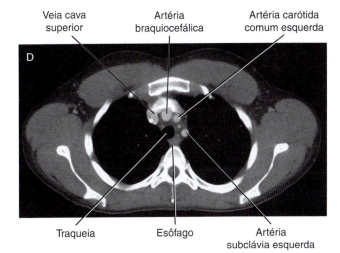

Figura 2.11 Corte axial no nível de T3.

Ramos do arco aórtico

Os ramos arteriais principais oriundos do arco aórtico (arco da aorta) encontram-se identificados na Figura 2.11. Os principais ramos são as artérias braquiocefálicas, carótida comum esquerda e subclávia esquerda. A veia cava superior é uma veia grande que drena o sangue proveniente da cabeça, do pescoço e dos membros superiores e o retorna para o coração.

BRÔNQUIOS DIREITO E ESQUERDO

A terceira parte do sistema respiratório consiste nos **brônquios-fonte** ou **principais direito** e **esquerdo**.

O **brônquio principal direito** é **mais largo** e **curto** que o brônquio esquerdo. O brônquio principal direito também é mais **vertical**; portanto, o ângulo de bifurcação da traqueia distal é menos abrupto para o brônquio direito do que para o esquerdo. A **diferença no tamanho e na forma** entre os dois brônquios principais é importante porque partículas de comida ou outros corpos estranhos que possam entrar no sistema respiratório tendem a entrar e se alojar no brônquio **direito**.

A **carina** é uma proeminência específica, ou sulco, da cartilagem mais inferior da traqueia e marca a divisão da traqueia em brônquios direito e esquerdo (Figura 2.12). Vista de cima, através de um broncoscópio, está à esquerda da linha média e o brônquio direito parece mais aberto que o esquerdo, fato que mostra a probabilidade de que as partículas provenientes da traqueia entrem no brônquio direito.

Brônquios secundários, lobos e alvéolos

Além das diferenças de tamanho e forma entre os brônquios-fonte direito e esquerdo, outra diferença importante é que o brônquio **direito** divide-se em **três** brônquios secundários, mas o **esquerdo** divide-se em apenas **dois**, cada um entrando em seus respectivos lobos pulmonares (Figura 2.13). O **pulmão direito** tem **três lobos**, e o **esquerdo, dois**, conforme demonstrado nas Figuras 2.14 e 2.15. Esses brônquios secundários continuam a se subdividir em ramos menores, denominados **bronquíolos**, que se espalham por todas as partes de cada lobo.

Cada um desses pequenos **bronquíolos terminais** termina em minúsculos sacos de ar denominados **alvéolos**. Os dois pulmões contêm 500 a 700 milhões de alvéolos. O oxigênio e o dióxido de carbono são trocados no sangue através das finas paredes dos alvéolos.

Corte transversal dos brônquios e pulmões.
A Figura 2.14 representa um corte axial (transversal) do coração aproximadamente no nível de T7.

PULMÕES

A quarta e última divisão do sistema respiratório é formada pelos dois **pulmões**, órgãos grandes e esponjosos, localizados em cada lado da cavidade torácica. Os pulmões preenchem todo o espaço não ocupado por outras estruturas. O pulmão direito é composto por **três** lobos – **superior** (mais acima), **médio** e **inferior** (mais abaixo) –, divididos por **duas fissuras profundas**. A fissura inferior, que separa os lobos inferior e médio, é denominada cissura oblíqua. A fissura horizontal separa o lobo superior do médio. O pulmão esquerdo tem apenas **dois** lobos – **superior** (mais acima) e **inferior** (mais abaixo) – separados por uma **única fissura oblíqua**.

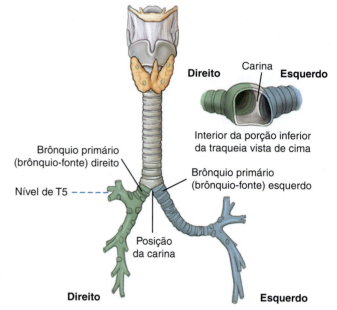

Figura 2.12 Brônquios.

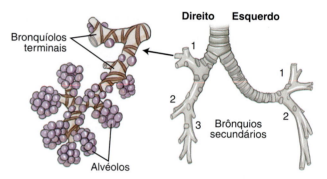

Figura 2.13 Brônquios secundários e alvéolos.

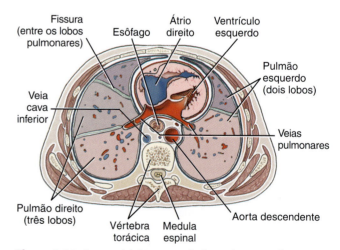

Figura 2.14 Corte axial (transversal) dos pulmões e do coração no nível de T7.

Os pulmões são compostos por um tecido leve, esponjoso e altamente elástico denominado **parênquima**. Esse tecido permite que o mecanismo de respiração responsável pela expansão e contração dos pulmões leve o oxigênio e retire o dióxido de carbono do sangue através das finas paredes dos alvéolos.

Cada pulmão está coberto por uma delicada bolsa, ou membrana, de parede dupla, denominada **pleura**, que pode ser visualizada tanto no desenho frontal (ver Figura 2.15) quanto no transversal (Figura 2.16). A camada exterior dessa bolsa pleural reveste a superfície interna da parede do tórax e do diafragma, sendo chamada de **pleura parietal**. A camada interna, que cobre a superfície dos pulmões e também penetra nas fissuras entre os lobos, é denominada **pleura pulmonar** ou **visceral** (ver Figura 2.16).

O espaço potencial da pleura (com sua parede dupla) é denominado **cavidade pleural** e contém um líquido lubrificante que permite o movimento de uma sobre a outra durante a respiração. Quando ocorre atelectasia de um pulmão ou quando ar ou líquido se acumulam entre essas camadas, esse espaço pode ser visualizado na radiografia. A presença de ar ou gás na cavidade pleural constitui uma condição denominada **pneumotórax**, situação em que a pressão do ar ou do gás na cavidade pleural pode fazer com que o pulmão sofra colapso (atelectasia). O acúmulo de sangue na cavidade pleural cria uma condição denominada **hemotórax**, enquanto o líquido dentro da cavidade é referido como **derrame pleural**.

Corte transversal do coração e dos pulmões

O desenho na Figura 2.16 representa um corte axial (transversal) do terço inferior do mediastino e dos pulmões. A membrana de parede dupla (**pleura**) que envolve por completo os pulmões, inclusive ao redor do coração, pode ser vista com clareza. A membrana externa (**pleura parietal**) e a membrana interna (**pleura pulmonar** ou **visceral**), são bem visualizadas, assim como o espaço laminar entre elas, denominado **cavidade pleural**.

O **saco pericárdico**, que envolve o coração, também pode ser visto com sua parede dupla. O desenho da Figura 2.16 mostra a relação entre o saco pericárdico, envolvendo o coração, e a pleura, que envolve os pulmões. Os espaços (ou cavidades) pleural e pericárdico foram ampliados no desenho para serem mais bem demonstrados. Normalmente, não existe nenhum espaço entre as paredes duplas do saco pericárdico ou entre a pleura parietal e a visceral, a menos que haja uma doença.

Corte transversal

O corte tomográfico na Figura 2.17 próximo do nível de T10 demonstra a relação e o tamanho relativo do coração, da aorta descendente, do esôfago e dos pulmões. O coração está localizado mais **à esquerda**, como se observa em uma radiografia de tórax em PA. Nota-se também que o coração fica localizado na parte anterior da cavidade torácica, diretamente atrás do esterno e das costelas anteriores esquerdas. O esôfago tem localização mais posterior em relação ao coração, com a aorta descendente entre o esôfago e as vértebras torácicas.

Radiografia PA do tórax

Uma grande quantidade de informações médicas pode ser obtida na análise de uma radiografia PA do tórax exposta de maneira adequada e cuidadosamente posicionada. Embora os fatores técnicos sejam elaborados objetivando a visualização dos pulmões e das demais partes moles, a caixa torácica também pode ser vista. Clavículas, escápulas e costelas podem ser identificadas por meio de um estudo atento da radiografia de tórax na Figura 2.18. Esterno e vértebras torácicas estão superpostos às estruturas mediastinais (coração e grandes vasos). Portanto, o esterno e as vértebras não são bem visualizados na radiografia PA do tórax.

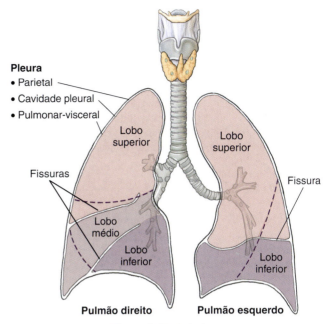

Figura 2.15 Pulmões.

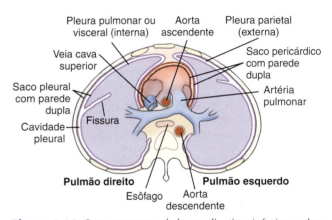

Figura 2.16 Corte transversal do mediastino inferior e dos pulmões.

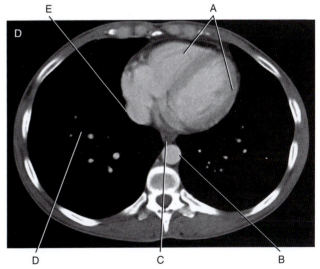

Figura 2.17 Corte tomográfico da região inferior do tórax (nível de T10). A. Coração. B. Aorta descendente. C. Esôfago. D. Pulmão direito. E. Veia cava inferior.

Pulmões e **traqueia** (ver Figura 2.18, *linha pontilhada*, A), do sistema respiratório, também são visualizados, embora os brônquios primários em geral não sejam identificados com facilidade. Normalmente, a laringe está localizada acima da borda superior da radiografia e não pode ser vista. Por outro lado, coração, grandes vasos sanguíneos e diafragma são bem visualizados.

As partes assinaladas na radiografia também são demonstradas na Figura 2.19, uma visão frontal do tórax com as estruturas ósseas removidas. A glândula tireoide, os grandes vasos sanguíneos e o timo são mostrados em suas relações com os pulmões e o coração.

Partes dos pulmões. As partes radiologicamente importantes dos pulmões (ver Figuras 2.18 e 2.19) e também mostradas em desenho são as seguintes:

- O **ápice** (B) de cada pulmão é a **área arredondada superior, acima do nível das clavículas**. Os ápices dos pulmões estendem-se da porção inferior do pescoço até o nível de T1 (1ª vértebra torácica). Essa parte importante dos pulmões deve ser incluída nas radiografias do tórax.
- A **carina** (C) é o ponto de bifurcação onde ocorre a divisão da traqueia em brônquios direito e esquerdo.
- A **base** (D) de cada pulmão é a área côncava mais inferior de cada pulmão que fica sobre o **diafragma** (E). O diafragma é a estrutura muscular que separa as cavidades torácica e abdominal.
- O **seio costofrênico** (F) refere-se ao ângulo inferior mais periférico de cada pulmão, onde o diafragma toca as costelas. No posicionamento para a obtenção de radiografias do tórax, deve-se conhecer as localizações das partes mais superiores e inferiores dos pulmões – ápices e seios costofrênicos, respectivamente – a fim de garantir que tais regiões estejam incluídas na radiografia de tórax. Uma patologia, tal como um pequeno derrame pleural, ficaria evidente nos seios costofrênicos na posição ortostática.
- O **hilo** (G), também conhecido como **raiz** do pulmão, é a área central de cada pulmão onde brônquios, vasos sanguíneos, vasos linfáticos e nervos entram e saem dos pulmões.

Radiografia de tórax em perfil. A radiografia de tórax em perfil (Figura 2.20) deve mostrar as mesmas partes indicadas no desenho da Figura 2.21. Esse desenho mostra o pulmão esquerdo visto em sua face medial. Como é o pulmão esquerdo, apenas dois lobos são vistos. Parte do **lobo inferior** (D) estende-se posteriormente acima do nível do **hilo** (C), enquanto parte do **lobo superior** (B) estende-se anteriormente e abaixo do hilo. A porção posterior do diafragma é a parte mais inferior do **diafragma**. A única **fissura oblíqua** profunda que divide os dois lobos do pulmão esquerdo é mostrada novamente. Um brônquio pode ser visto do topo na região hilar.

O pulmão direito é cerca de 2,5 cm menor que o pulmão esquerdo. O motivo para essa diferença é o grande espaço ocupado pelo fígado, que fica localizado no abdome superior direito, o que eleva o **hemidiafragma direito**. Hemidiafragmas direito e esquerdo (F) são vistos na radiografia de tórax de perfil na Figura 2.20F. O mais superior dos dois é o hemidiafragma direito, que também é visualizado na radiografia de tórax em PA (ver Figura 2.18).

Mediastino

A porção mediana da cavidade torácica, localizada entre os pulmões, é denominada **mediastino**. As glândulas tireoide e paratireoides, descritas anteriormente neste capítulo, não são consideradas estruturas mediastinais porque se situam mais superiormente, e *não* no interior do mediastino. Entretanto, o timo fica dentro do mediastino, abaixo da glândula tireoide e anterior à traqueia e ao esôfago (Figura 2.22).

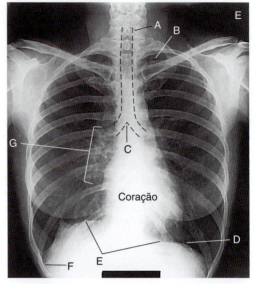

Figura 2.18 Radiografia PA do tórax.

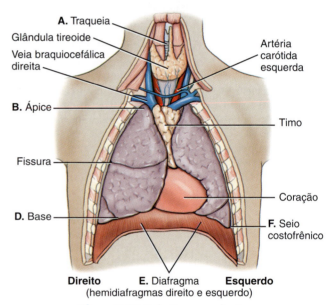

Figura 2.19 Pulmões e mediastino.

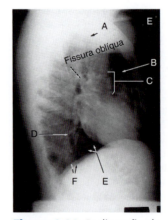

Figura 2.20 Radiografia de tórax em perfil.

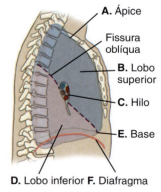

Figura 2.21 Pulmão esquerdo visto pela sua face medial.

As quatro estruturas radiograficamente importantes localizadas no mediastino são: (1) **timo**, (2) **coração** e **grandes vasos**, (3) **traqueia** e (4) **esôfago**.

Timo. O **timo**, situado atrás da porção superior do esterno, é considerado um órgão temporário porque é muito grande na infância e alcança um peso máximo de cerca de 40 g na puberdade. Diminui gradualmente de tamanho, até quase desaparecer na fase adulta. Em seu tamanho máximo, iria parecer muito maior do que o órgão demonstrado na Figura 2.22. Pode ser visualizado em radiografias de tórax de crianças, mas em geral não é visto em uma radiografia de adultos porque o tecido linfático mais denso é substituído por tecido adiposo menos denso. Em seu desenvolvimento máximo, o timo é encontrado acima e anteriormente ao coração e ao pericárdio.[1]

Essa glândula tem um grande papel no desenvolvimento do sistema imune que auxilia o corpo a resistir a doenças. É essencial para o crescimento e o desenvolvimento dos linfócitos T, ou células T, que atuam na rejeição de matéria estranha no corpo.

Coração e grandes vasos. O **coração** e as raízes dos **grandes vasos** estão envoltos em um saco de parede dupla denominado saco pericárdico (mostrado na Figura 2.16). O coração está localizado posteriormente ao corpo do esterno e anteriormente a T5 até T8. Ele se posiciona obliquamente no espaço mediastinal, e por volta de dois terços do coração se encontram do lado esquerdo da linha mediana.

Os **grandes vasos** do mediastino são: veia cava inferior, veia cava superior, aorta e grandes artérias e veias pulmonares. A **veia cava superior** é uma grande veia que drena o sangue da metade superior do corpo para o coração (ver Figura 2.22). A **veia cava inferior** é uma grande veia que drena o sangue da metade inferior do corpo para o coração.

A **aorta** é a maior artéria no corpo (2,5 a 3 cm de diâmetro no adulto mediano). Transporta o sangue para todas as partes do corpo através de seus vários ramos. A aorta é dividida em três partes: **aorta ascendente** (saindo do coração), **arco aórtico** e **aorta descendente**, que passa através do diafragma até o abdome, onde se torna a aorta abdominal.

Diversas **artérias e veias pulmonares** presentes no mediastino são mostradas nas Figuras 2.23 e 2.24. Elas transportam e drenam o sangue de todos os segmentos dos pulmões. A rede de capilares envolve pequenos sacos de ar, ou alvéolos, nos quais o oxigênio e o dióxido de carbono são trocados com o sangue através das finas paredes alveolares.

Ver Capítulo 17 para mais desenhos detalhados do coração e dos grandes vasos como parte do sistema circulatório completo.

Traqueia e esôfago. A traqueia, no interior do mediastino, divide-se nos brônquios-fonte ou secundários direito e esquerdo, como mostra a Figura 2.23.

O esôfago proximal está localizado posteriormente à traqueia e continua descendo através do mediastino, **anteriormente à artéria aorta descendente**, passando através do diafragma até o estômago.

Observa-se na Figura 2.24 que o coração está localizado no aspecto **anterior** da cavidade torácica, logo atrás do esterno.

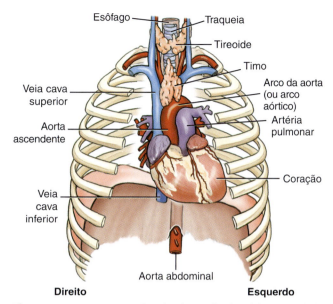

Figura 2.22 Estruturas no interior do mediastino (visão anterior).

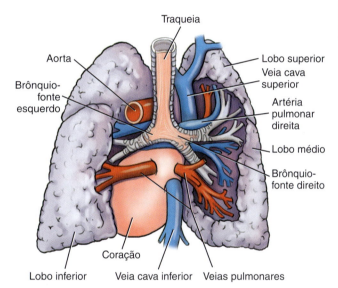

Figura 2.23 Pulmões e estruturas do interior do mediastino (visão posterior).

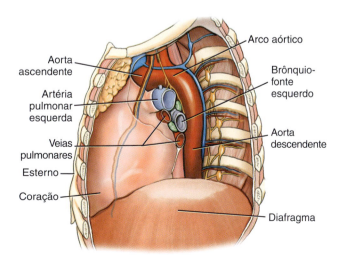

Figura 2.24 Relações do mediastino no lado esquerdo com o pulmão removido.

POSICIONAMENTO RADIOGRÁFICO

Tipos físicos

Os tipos físicos requerem uma consideração especial na radiografia de tórax. Existem quatro tipos diferentes de constituição física (Figura 2.25), explicados no Capítulo 1. Um paciente com maciça constituição **hiperestênica** apresenta um tórax muito **largo** e **profundo** no sentido anteroposterior, mas **pequeno** verticalmente, conforme mostrado na radiografia PA da Figura 2.26. Portanto, deve-se ter cuidado para que os lados ou o seio costofrênico não sejam cortados da radiografia PA do tórax. A centralização cuidadosa também é necessária na incidência em perfil para garantir que as margens inferior ou superior estejam incluídas na radiografia.

O outro extremo é o paciente **astênico** magro. Com essa constituição, o tórax é **estreito** e **raso** no sentido anteroposterior, porém muito **longo** em sua dimensão vertical. Portanto, no posicionamento para a radiografia de tórax, o técnico deve assegurar que o RI esteja posicionado para incluir tanto as áreas do ápice superior, que se estendem bem acima das clavículas, quanto os seios costofrênicos inferiores. Uma radiografia de tórax PA em um paciente **hipoestênico**, mais próximo da média, é mostrada na Figura 2.27. Deve-se ter cuidado na colimação vertical desses pacientes para que os seios costofrênicos não sejam cortados da borda inferior.

Movimentos respiratórios

Os movimentos da caixa torácica durante a inspiração (levar o ar para dentro) e a expiração (expelir o ar) mudam consideravelmente as dimensões do tórax e o volume torácico. Para aumentar o volume do tórax durante a inspiração (Figura 2.28), a caixa torácica aumenta de diâmetro em **três dimensões**.

O primeiro é o **diâmetro vertical**, elevado primariamente pela contração do diafragma, que se movimenta para baixo, aumentando o volume torácico.

O **diâmetro transverso** é a segunda dimensão que aumenta durante a inspiração. As costelas deslizam para fora e para cima, e isso aumenta o diâmetro transverso do tórax.

A terceira dimensão é o **diâmetro anteroposterior**, que também aumenta durante a inspiração pela elevação das costelas, especialmente da 2ª até a 6ª costela.

Durante a expiração, a retração elástica dos pulmões, com o peso das paredes torácicas, faz com que os três diâmetros do tórax voltem ao seu tamanho normal (Figura 2.29).

GRAU DE INSPIRAÇÃO

Para determinar o grau de inspiração na radiografia de tórax, é necessário identificar e contar os pares de costelas na radiografia. O primeiro e o segundo par são os de mais difícil localização. Quando uma radiografia de tórax é realizada, o paciente deve inspirar da maneira mais profunda possível e, então, prender a respiração de modo a aerar os pulmões por completo. Fazer uma segunda inspiração profunda antes de prender a respiração torna possível uma inspiração ainda mais profunda.

O melhor método para determinar o grau de inspiração é observar o grau de deslocamento do diafragma para baixo por meio da contagem dos pares de costelas, na área pulmonar, projetadas acima das cúpulas do diafragma. Uma regra geral para a média dos adultos é "mostrar" um **mínimo de 10** costelas na radiografia de tórax em PA ideal. Para definir isso, é preciso começar no ápice com a 1ª costela e descer contando até a **10ª** ou **11ª** costela posterior. A parte posterior de cada costela, onde ela se une à respectiva vértebra torácica, é a sua parte mais superior. Deve-se sempre verificar se o diafragma está pelo menos abaixo do nível da 10ª costela posterior (ver Nota a seguir). (A Figura 2.30 mostra as 11 costelas posteriores, e é o que ocorre na maior parte dos pacientes saudáveis.)

NOTA: Pacientes com doenças pulmonares ou traumatismos torácicos podem não ser capazes de inspirar profundamente. Portanto, pode ser impossível demonstrar 10 costelas acima do diafragma nessas incidências de tórax.

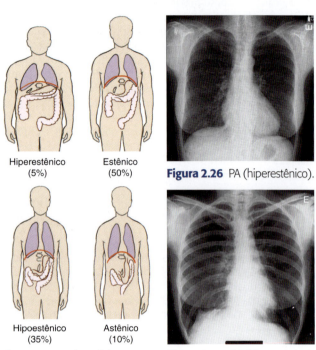

Figura 2.25 Tipos físicos. (Hiperestênico 5%, Estênico 50%, Hipoestênico 35%, Astênico 10%)

Figura 2.26 PA (hiperestênico).

Figura 2.27 PA (hipoestênico).

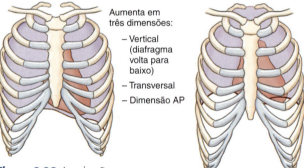

Aumenta em três dimensões:
– Vertical (diafragma volta para baixo)
– Transversal
– Dimensão AP

Figura 2.28 Inspiração.

Figura 2.29 Expiração.

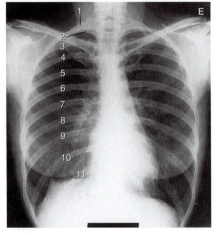

Figura 2.30 Costelas posteriores.

Considerações sobre posicionamento

A **preparação do paciente** para a radiografia de tórax inclui a remoção de todos os objetos radiopacos das regiões do tórax e pescoço, inclusive roupas com botões, fechos, ganchos ou quaisquer objetos que possam ser visualizados na radiografia sob a forma de artefatos radiopacos. Para garantir que todos os objetos opacos tenham sido removidos da região do tórax, o procedimento habitual é pedir ao paciente que remova todas as peças de roupa, inclusive sutiãs, colares ou outros objetos ao redor do pescoço. O paciente, então, veste a camisola hospitalar, que geralmente tem a abertura nas costas.

Cabelos longos podem ser visualizados como um artefato nas radiografias de tórax com sistemas digitais de imagem; dessa maneira, devem estar puxados para cima ou soltos sobre o ombro para eliminar a sobreposição dentro da anatomia torácica. Cabelos com tranças ou amarrados com elásticos ou outros prendedores podem também causar imagens suspeitas na radiografia se deixados sobrepostos na área do tórax. Tubos de oxigênio ou monitores de eletrocardiograma (ECG) devem ser movidos com cuidado para o lado, se possível. Todos os objetos radiopacos devem ser movidos cuidadosamente do campo radiográfico de interesse a fim de impedir que os artefatos interfiram na qualidade da imagem diagnóstica.

Proteção contra radiação

Os pacientes devem ser protegidos da radiação desnecessária em todos os exames de radiodiagnóstico, especialmente em radiografias do tórax, já que são as mais comuns de todos os exames radiográficos.

EXPOSIÇÕES REPETIDAS

Embora o exame radiográfico do tórax seja frequentemente considerado o mais simples de todos os procedimentos radiográficos, também é o exame com o maior quantidade de repetições na maioria dos serviços de radiologia. Portanto, a exposição desnecessária à radiação devido a exposições repetidas deve ser minimizada por meio de cuidado extra no posicionamento, na centralização do RC e na seleção de fatores de exposição corretos, se os sistemas de controle automático de exposição (CAE) não forem utilizados. Deve-se reduzir a dose do paciente o máximo possível com a utilização das práticas corretas de proteção contra radiação por meio de colimação precisa e blindagem protetora.

COLIMAÇÃO

Uma colimação cuidadosa é importante na radiografia de tórax. Restringir o feixe de raios X primário por meio de colimação não apenas reduz a dose para o paciente, ao diminuir o volume de tecido irradiado, mas também melhora a qualidade da imagem com a redução da radiação dispersa.

PROTEÇÃO DE CHUMBO

Além da colimação cuidadosa, um protetor de chumbo deve ser usado para preservar a área abdominal abaixo dos pulmões. O protetor é especialmente importante para crianças, mulheres grávidas e todas em idade reprodutiva. Entretanto, muitos serviços adotam como política de rotina proteger todos os pacientes submetidos à radiografia de tórax.

Um tipo comum de proteção utilizado na radiografia de tórax é um protetor móvel e ajustável colocado entre o paciente e o tubo de raios X. Também pode ser usado um protetor de chumbo coberto de vinil amarrado em torno da cintura. Os dois tipos de protetores devem fornecer proteção do nível das cristas ilíacas, ou um pouco mais acima, até o meio da coxa.

PROTEÇÃO CONTRA RADIAÇÃO DISPERSA

Para proteger as gônadas contra a radiação dispersa e secundária originada no dispositivo de suporte do RI e na parede atrás dele, alguns autores sugerem que protetores sejam colocados sobre ou em torno das estruturas radiossensíveis, fora da área de interesse, entre o paciente e o RI.

FATORES TÉCNICOS

Quilovoltagem

A quilovoltagem (kVp) deve ser alta o bastante para criar um contraste suficiente a fim de demonstrar os vários tons de cinza necessários à visualização das estruturas pulmonares mais finas. Em geral, as radiografias de tórax usam **baixo contraste**, descrito como **contraste de larga escala**, com mais tons de cinza. Isso requer uma alta kVp, em torno de 110 a 125. Esse nível de kVp é usado tanto nos sistemas de imagem analógicos quanto nos digitais.

As kVp mais baixas, que resultam em alto contraste, não proporcionariam penetração suficiente para possibilitar uma visualização adequada das estruturas pulmonares mais delicadas nas áreas atrás do coração e nas bases pulmonares. O contraste muito alto fica evidente quando o coração e as demais estruturas mediastinais ficam subexpostos, embora os campos pulmonares tenham sido suficientemente penetrados.

Como regra geral na radiografia de tórax, a utilização de alta kVp (> 100) **requer o uso de grades**. Podem ser utilizadas grades móveis ou grades finas focalizadas fixas. Os avanços na radiografia de tórax portátil ou móvel incluem o uso de grades de baixa proporção (6:1 ou 8:1) para reduzir a radiação dispersa e melhorar a qualidade geral da imagem.

Tempo de exposição e miliamperagem (mAs – miliampères-segundo)

Geralmente, a radiografia de tórax requer o uso de **alto mAs e curto tempo de exposição** a fim de minimizar a possibilidade de movimento e perda de definição. Deve-se utilizar mAs suficiente para demonstrar as estruturas pulmonares e mediastinais sem quaisquer ruídos.

Posicionamento dos marcadores de imagem

Ao longo das seções de posicionamento deste livro, o melhor ou mais correto posicionamento da identificação (ID), da informação e dos marcadores de imagem do paciente será mostrado. A parte mais importante de cada página de posicionamento inclui um desenho que demonstra tamanho e localização corretos do RI (longitudinal ou transversal – retrato ou paisagem) para sistemas digitais, e indica localização e tipo de marcador de imagem utilizados para aquela incidência ou posição específica.

Embora se suponha que o coração esteja situado no lado esquerdo do tórax, existem condições como o *situs inversus* (**também conhecido como inversão visceral**)[2] em que os principais órgãos do corpo se encontram no lado oposto. Nessa condição, o coração está localizado no lado direito do tórax. Deve-se colocar um marcador do lado anatômico (esquerdo ou direito) no RI **antes** da exposição. Se o marcador não for visualizado na radiografia, deve-se repetir a exposição a fim de garantir a identificação do lado correto do tórax.

APLICAÇÕES PEDIÁTRICAS

Decúbito dorsal *versus* posição ortostática

Com frequência, quando se trata de recém-nascidos e crianças pequenas que necessitam de apoio para a cabeça, as radiografias do tórax são obtidas em decúbito dorsal e em AP. Os perfis também devem ser feitos em decúbito dorsal com raios horizontais para demonstrar níveis hidroaéreos. Entretanto, as radiografias do tórax em PA e em perfil na posição ortostática são preferíveis, sempre que possível, com o uso de dispositivos de imobilização como o **Pigg-O-Stat®** (Modern Way Immobilizers, Inc, Clifton, Tennessee) (descritos no Capítulo 16).

Fatores técnicos
Um **kVp mais baixo** (70 a 85) e **mAs menor** devem ser utilizados em pacientes pediátricos, com **tempo de exposição o mais curto possível** (para evitar artefatos de movimento). Os sistemas ou receptores de imagem de alta velocidade são geralmente usados em pacientes pediátricos por dois motivos, que incluem reduzir (1) a possibilidade de movimentação e (2) a dose de exposição do paciente (importante devido à sensibilidade do tecido jovem à radiação). Consultar o Capítulo 16 para informações mais detalhadas sobre os posicionamentos especiais necessários para pacientes pediátricos.

APLICAÇÕES GERIÁTRICAS
Centralização do RC
Com frequência, pacientes mais idosos têm menor capacidade de inspiração, resultando em campos pulmonares pouco expandidos, o que requer um posicionamento mais alto do RC (RC a T6-T7).

Fatores técnicos
Certas condições patológicas são mais comuns em pacientes geriátricos, tais como **pneumonia** e **enfisema**, podendo exigir diferentes ajustes nos fatores de exposição, conforme descrito nas indicações clínicas.

Instruções e manejo do paciente
É necessário dispor de mais cuidado, tempo e paciência para instruir pacientes idosos quanto à respiração e ao posicionamento. Ajudá-los e ampará-los durante o processo de posicionamento é importante. Suportes para manter os braços elevados na posição em perfil são essenciais para a maioria dos pacientes mais idosos.

CONSIDERAÇÕES SOBRE O PACIENTE OBESO
O paciente obeso pode apresentar alguns desafios em termos de posicionamento e centralização. Devido à maior circunferência do corpo, o técnico pode colocar a parte superior do RI de 2,5 a 5 cm acima do ombro. Como os ápices pulmonares não alcançam uma altura tão grande quanto pode parecer, centraliza-se o RC e o RI no nível de T7, e não a base no nível dos ombros. A T7 continua sendo o seu ponto de centralização para a maioria das incidências torácicas e geralmente está localizada no nível do ângulo inferior da escápula. Caso não seja possível encontrá-la, a vértebra proeminente poderá ser usada como ponto de referência, para auxiliar na localização do nível de T7. Para informações sobre a centralização do RC com base na vértebra proeminente, consultar a seção *Vértebra proeminente (tórax em PA)*.

Para a incidência AP do tórax, a incisura jugular é um ponto de referência palpável no paciente obeso. A T7 está localizada 8 a 10 cm abaixo da incisura jugular.

Instruções referentes à respiração
As instruções referentes à respiração são muito importantes na radiografia de tórax porque qualquer movimento do tórax ou do pulmão que ocorra durante a exposição resulta em imagem radiográfica tremida. As radiografias do tórax devem ser feitas em inspiração completa para que os pulmões apareçam **totalmente** expandidos.

PRENDER A RESPIRAÇÃO NA SEGUNDA INSPIRAÇÃO
É possível inalar mais ar, sem um esforço excessivo, na **segunda** inspiração, em comparação com a primeira. Portanto, deve-solicitar ao paciente para **prender a segunda inspiração completa**, e não a primeira. Entretanto, a inspiração total não deve ser forçada a ponto de causar exaustão; isso deve ser explicado ao paciente antes da exposição, enquanto ele estiver sendo posicionado.

INSPIRAÇÃO E EXPIRAÇÃO
Há certas exceções ocasionais para a realização de radiografias de tórax somente com a inspiração total. Em determinadas condições, radiografias comparativas são feitas tanto em **inspiração total** (Figura 2.31) quanto em **expiração total** (Figura 2.32). As indicações clínicas incluem possível pequeno **pneumotórax** (ar ou gás na cavidade pleural), paralisia ou movimento anormal do diafragma, presença de corpo estranho, ou quando é necessário diferenciar se uma opacidade está na costela ou no pulmão. Quando tais radiografias comparativas são feitas, devem ser identificadas como "inspiração" e "expiração".

Observa-se o número de costelas demonstradas acima do diafragma na radiografia na incidência em expiração. É possível ver um grande número de costelas na radiografia em inspiração total. Nota-se também a posição das duas opacidades verificadas no pulmão direito nas incidências de expiração e inspiração. Elas mudam de posição, indicando que estão no interior dos pulmões ou na pleura. Observa-se também o número de costelas visíveis acima do diafragma, indicando o grau de inspiração (10 costelas posteriores) e de expiração (8 costelas posteriores).

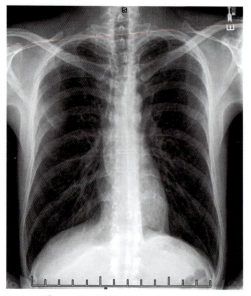

Figura 2.31 Tórax em inspiração.

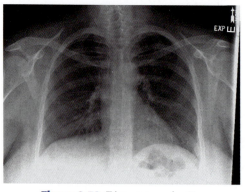

Figura 2.32 Tórax em expiração.

RADIOGRAFIAS DE TÓRAX EM POSIÇÃO ORTOSTÁTICA

Todas as radiografias de tórax devem ser obtidas em posição ortostática (em pé), caso as condições do paciente permitam. As três razões para tal são:

1. **Permite que o diafragma se desloque mais para baixo.** Uma posição ortostática faz com que o fígado e outros órgãos abdominais desçam, permitindo que o diafragma se mova mais para baixo (inferiormente) na inspiração total e que os pulmões se encham por completo
2. **Níveis hidroaéreos no tórax podem ser visualizados.** Na presença de ar ou líquido no pulmão ou no espaço pleural, líquidos mais pesados, como sangue ou líquido pleural resultante de infecção ou traumatismo, gravitam para uma posição mais baixa, enquanto o ar sobe. Em decúbito, o derrame pleural dissemina-se pela superfície posterior do pulmão, produzindo um velamento difuso. Na posição ereta, o líquido livre localiza-se na base do hemitórax. A radiografia PA do tórax em pé (Figura 2.33) mostra um pouco de líquido na cavidade torácica inferior esquerda, junto à base do pulmão. A radiografia em decúbito dorsal feita em paciente diferente (Figura 2.34) mostra um velamento de todo o pulmão direito resultante da presença de líquido que se espalha por inteiro no hemitórax direito
3. **Ingurgitamento e hiperemia dos vasos pulmonares podem ser evitados.** O termo **ingurgitamento** significa, literalmente, "distendido ou congesto por líquido". **Hiperemia** é um excesso de sangue que resulta, em parte, do relaxamento de pequenos vasos sanguíneos ou arteríolas distais.[3,4]

A posição ortostática tende a minimizar o ingurgitamento e a hiperemia dos vasos pulmonares, enquanto uma posição supina provoca isso, podendo alterar o aspecto radiológico desses vasos e dos pulmões em geral.

Tórax em PA com distância fonte-receptor de imagem (DFR) de 180 cm

A radiografia de tórax feita em AP, em vez de em PA, a uma distância de 180 cm causa **ampliação da silhueta cardíaca**, o que complica o diagnóstico de um possível aumento cardíaco. Essa ampliação é explicada pela **localização anterior** do coração no mediastino; colocando-o mais perto do RI na PA haverá menor ampliação. Uma DFR de 180 cm, por ser maior, causa menos ampliação porque o feixe de raios X sofre menos divergência.

Critérios de avaliação

A descrição de cada incidência ou posição do tórax neste capítulo inclui uma seção de critérios de avaliação. Essa seção enumera e descreve critérios específicos para possibilitar a avaliação de uma radiografia. O técnico deve ter por objetivo a obtenção de uma radiografia ideal. Esses critérios fornecem **padrões de definição** que auxiliam na avaliação de toda a radiografia de tórax a fim de determinar onde é possível melhorar.

Os critérios importantes para a avaliação de todas as radiografias em PA e em perfil do tórax de rotina estão descritos nas seções seguintes.

POSICIONAMENTO DO TÓRAX EM PA

PA verdadeira, sem rotação

Mesmo uma pequena rotação em uma radiografia PA do tórax pode resultar em distorção do tamanho e da forma da silhueta cardíaca, porque o coração está localizado na porção anterior do tórax. Portanto, é importante que *não* haja rotação (Figura 2.35). Para evitar que ocorra, deve-se certificar de que o paciente esteja apoiado igualmente sobre os dois pés com os ombros deslocados para a frente e para baixo. Verificar também a face posterior dos ombros, a porção baixa da caixa torácica e a pelve para garantir a ausência de rotação. **Escoliose** e **cifose** acentuadas podem tornar mais difícil evitar uma rotação. Escoliose é a curvatura lateral da coluna que com frequência é combinada com cifose (curvatura em "corcunda"). Juntas, essas curvaturas normalmente resultam em torção da caixa torácica, dificultando ou tornando impossível uma PA sem rotação.

Rotações em radiografias PA do tórax podem ser determinadas pelo exame das extremidades esternais das clavículas e sua simetria em relação à coluna. Em uma radiografia PA verdadeira sem rotação, **as extremidades esternais direita e esquerda das clavículas são equidistantes da linha central da coluna**. É preciso observar a rotação evidente na Figura 2.36 pela diferença na distância entre o centro da coluna vertebral e a extremidade esternal da clavícula direita comparada com a esquerda.

A direção da rotação pode ser determinada verificando-se qual extremidade esternal da clavícula está mais próxima da coluna. Por exemplo, na Figura 2.36, o lado esquerdo do tórax está rodado em direção ao RI (lado direito afastado do RI), o que cria uma leve oblíqua anterior esquerda (OAE), diminuindo a distância da clavícula esquerda da coluna.

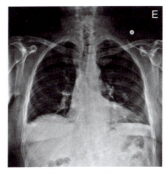

Figura 2.33 PA em posição ortostática, um pouco de líquido evidenciado no hemitórax inferior esquerdo. (Observar o aspecto achatado da linha próxima ao hemidiafragma esquerdo.)

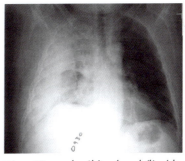

Figura 2.34 Tórax AP em decúbito dorsal (líquido no hemitórax direito).

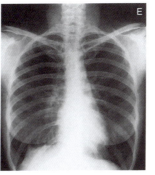 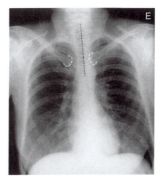

Figura 2.35 Sem rotação. **Figura 2.36** Com rotação (leve OAE).

Elevação do queixo

A extensão suficiente do pescoço do paciente garante que o queixo e o pescoço não se sobreponham às regiões mais superiores dos pulmões (os ápices). Esse fato é demonstrado nas duas radiografias das Figuras 2.37 e 2.38. Além disso, deve-se verificar se a borda superior do colimador está alta o suficiente para garantir que os ápices não sejam cortados.

Redução de sombras mamárias

Solicita-se a uma paciente com mamas grandes e pendentes que ela as mova para cima e para fora com as mãos, conforme se inclina contra o RI, mantendo-as nessa posição. Tal procedimento diminui o efeito de sombras mamárias sobre os campos pulmonares inferiores. Entretanto, dependendo do tamanho e da densidade das mamas, as sombras mamárias sobre os campos pulmonares laterais e inferiores não poderão ser totalmente eliminadas (Figura 2.39).

POSICIONAMENTO DO TÓRAX EM PERFIL

Lado mais próximo do RI

O lado do paciente mais próximo do RI é melhor demonstrado na radiografia. O **perfil esquerdo** (Figura 2.40) deve ser realizado rotineiramente, a menos que a rotina do serviço determine o contrário ou quando uma patologia no pulmão direito justifique a necessidade de radiografia em perfil direito. A radiografia de perfil esquerdo demonstra com mais precisão a região cardíaca (sem tanta ampliação) porque o coração está localizado usualmente na cavidade torácica esquerda.

Perfil verdadeiro, sem rotação ou inclinação

É preciso certificar-se de que o paciente esteja ereto, com o peso igualmente dividido entre os dois pés e com os braços levantados. Para impedir a rotação, deve-se confirmar que as superfícies posteriores do ombro e da pelve estejam no mesmo alinhamento e perpendiculares ao RI. Por causa da divergência do feixe de raios X no perfil verdadeiro do tórax, as costelas posteriores no lado mais afastado do RI mostram-se levemente ampliadas e projetadas mais para trás, ao comparar com o lado mais próximo do RI. Essa particularidade fica mais óbvia em pacientes com ombros largos. Entretanto, a separação das costelas posteriores é resultado da divergência do feixe dos raios X na DFR comumente usada de 180 cm, **e deve ser de apenas 1 cm**. Qualquer separação maior do que isso indica rotação do tórax.[4]

NOTA: Alguns autores recomendam uma leve rotação anterior proposital do lado mais afastado do RI para que as costelas posteriores fiquem mais superpostas. Essa medida pode ser rotineira em alguns serviços, mas já que o coração e a maioria das estruturas pulmonares estão próximos de estruturas da linha média e não são afetados pela divergência dos feixes, um perfil perpendicular em relação ao RI é mais comum; esse posicionamento causa uma leve separação das costelas posteriores e dos seios costofrênicos, conforme descrito anteriormente.

A Figura 2.41 mostra um perfil de tórax com **rotação excessiva**, observando-se uma **importante separação das costelas posteriores direitas e esquerdas**, assim como uma separação dos seios costofrênicos. É um erro de posicionamento que em geral requer repetição.

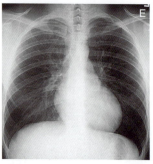
Figura 2.37 Queixo elevado.

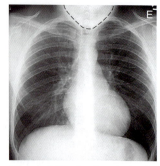
Figura 2.38 Queixo abaixado.

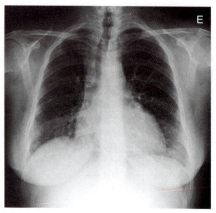
Figura 2.39 Silhuetas mamárias evidentes – paciente com pneumonia.

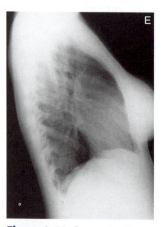
Figura 2.40 Sem rotação excessiva (costelas superpostas).

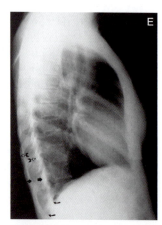
Figura 2.41 Rotação excessiva – erro de posicionamento (costelas não superpostas).

Direção da rotação
Ocasionalmente é difícil determinar a direção da rotação em um tórax de perfil. Entretanto, muitas vezes isso é possível por meio da identificação do hemidiafragma esquerdo, observando-se a bolha de ar do estômago ou a borda inferior da silhueta cardíaca, ambas associadas ao hemidiafragma esquerdo.[3]

Ausência de inclinação
Também **não deve haver inclinações** laterais. O **plano sagital médio precisa estar paralelo ao RI**. Caso os ombros do paciente sejam posicionados firmemente contra o chassi (RI) em perfil do tórax, a borda lateral inferior do tórax, os quadris ou ambos devem estar afastados cerca de 2,5 a 5 cm. Isso é verdadeiro especialmente em pacientes de ombros largos. A inclinação, se presente, poderá ser percebida pela diminuição dos espaços discais das vértebras torácicas.

Braços levantados para o alto
É preciso certificar-se de que o paciente esteja com ambos os braços suficientemente levantados para evitar, assim, sua superposição sobre o tórax superior. Pode ser necessário que pacientes debilitados ou instáveis segurem em um apoio (Figura 2.42).

Quando os braços do paciente não estão suficientemente erguidos, as partes moles ficarão superpostas às partes dos campos pulmonares, conforme demonstrado na Figura 2.43. As *setas* indicam as partes moles dos braços sobre os campos pulmonares superiores. Por ser necessária uma repetição, isso deve ser evitado.

Localização do raio central (RC)
O topo do ombro tem sido tradicionalmente utilizado para o posicionamento do tórax. Esse método inclui o posicionamento da margem superior do RI 4 a 5 cm acima dos ombros, e localização do RC no centro do RI. Entretanto, esse método de posicionamento deve considerar as variações nas dimensões do tórax devido às diferenças nos tipos físicos, como demonstrado na comparação das Figuras 2.44 e 2.45. Nas figuras, o pequeno círculo indica onde o RC foi posicionado em dois pacientes. O centro entre os pulmões (indicado por um X) está próximo do centro do RI no homem da Figura 2.44, mas está acima do centro na radiografia de uma mulher menor e mais idosa, na Figura 2.45. Esse erro de centralização expõe desnecessariamente uma grande parte do abdome superior.

Essas variações demonstram a importância de um método de posicionamento do tórax que centralize de maneira adequada o RC em relação ao centro dos campos pulmonares em todos os tipos de pacientes, com colimação precisa *tanto* superior *quanto* inferiormente.

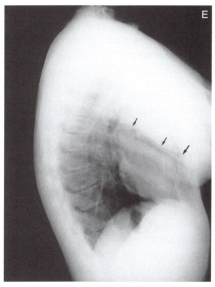

Figura 2.43 Braços não levantados – erro de posicionamento.

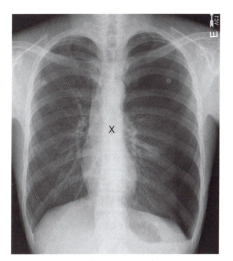

Figura 2.44 Homem médio estênico/hipoestênico (RC e colimação corretos).

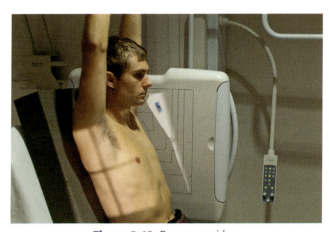

Figura 2.42 Braços erguidos.

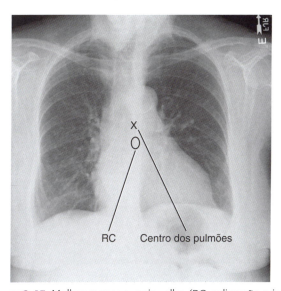

Figura 2.45 Mulher menor e mais velha (RC, colimação e inclinação incorretos).

MÉTODO DE POSICIONAMENTO DO RAIO CENTRAL (RC) NO TÓRAX

Os pontos de referência ósseos são consistentes e confiáveis como uma maneira de determinar as localizações do RC. Os pontos de referência para determinar o centro dos campos pulmonares são apresentados a seguir.

Vértebra proeminente (tórax em PA)

A vértebra proeminente corresponde ao nível de C7. Esse ponto de referência, que pode ser palpado na base do pescoço, é o ponto preferido para posicionar o RC em um tórax em PA (Figuras 2.46 e 2.47). Em uma mulher mediana, ele fica cerca de 18 cm abaixo; para um homem, cerca de 20 cm abaixo.

Um método para determinar essa distância é a utilização de um palmo, em média, como mostrado na Figura 2.48. A maioria das mãos pode alcançar 18 cm. A distância de 20 cm pode ser determinada pelo acréscimo de 2,5 cm. Caso o método da palma da mão seja utilizado, deve-se praticar com uma régua para determinar corretamente essas distâncias.

Essas diferenças entre homens e mulheres são verdadeiras para a maioria dos tipos físicos da população em geral, exceto em certas mulheres mais atléticas e maiores, que podem ter campos pulmonares mais amplos, assim como alguns homens podem ter pulmões menores. Entretanto, para fins de posicionamento do tórax na população em geral, a medida de **18 cm para mulheres** e **20 cm para homens** pode ser usada como padrão confiável (Figura 2.49).

Exceções

Outras exceções dignas de observação na centralização dependem das variações dos tipos físicos. Por exemplo, o autor constatou que os tipos físicos estênicos/hipoestênicos, atléticos e bem desenvolvidos, requerem a centralização próxima a T8, ou 23 cm abaixo da vértebra proeminente. O tipo físico hiperestênico requer centralização de apenas 15 a 18 cm abaixo.

NOTA: Para a maioria dos pacientes, esse nível de RC no tórax em PA é próximo ao nível do ângulo inferior da escápula, o que corresponde a T7 em um paciente mediano.

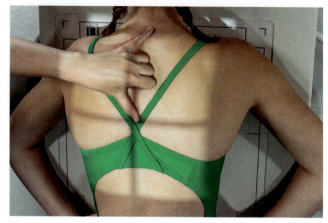

Figura 2.47 RC correto usando a proeminência vertebral. A distância em uma mulher mediana é de 18 cm.

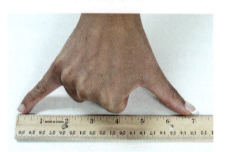

Figura 2.48 Método do palmo – 18 a 20 cm.

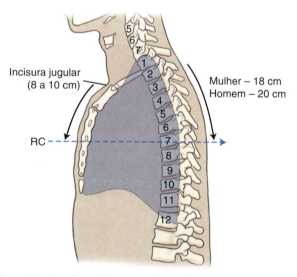

Figura 2.49 Referência topográfica para AP do tórax. *RC*, raio central.

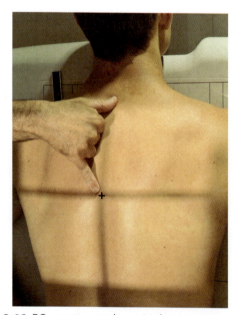

Figura 2.46 RC correto usando a vértebra proeminente. A distância em um homem mediano é de 20 cm.

Incisura jugular (tórax em AP)

A incisura jugular, facilmente palpada, é o ponto de referência recomendado para localização do RC nas radiografias AP do tórax. O nível de T7 em um adulto médio é de 8 a 10 cm abaixo da incisura jugular. Para a maioria dos pacientes com mais idade ou hiperestênicos, aproximadamente **8 cm**. Para tipos atléticos mais jovens ou estênicos/hipoestênicos, aproximadamente **10 a 13 cm**.

Essa distância pode ser determinada pela largura da palma da mão do técnico. A média, com os dedos juntos, é de 8 cm, como mostra a Figura 2.50.

Dimensões pulmonares e posicionamento do RI

Ao contrário da crença comum, a **largura ou dimensão horizontal da PA ou AP médias é maior que a dimensão vertical**. Caso sejam empregados sistemas digitais ou analógicos, o técnico deve usar o discernimento para determinar se o RI deve ser posicionado em orientação longitudinal (retrato) ou transversal (paisagem) nas incidências PA ou AP com base no tamanho e na compleição física do paciente, garantindo que os seios costofrênicos direito e esquerdo não sejam cortados.

Para as radiografias de tórax em AP em decúbito dorsal (geralmente obtidas em 180 cm, com aumento associado da divergência do feixe de raios X), a chance de que as bordas laterais dos pulmões sejam cortadas é maior quando o RI é posicionado em orientação longitudinal. É recomendado que na maioria das radiografias de tórax em PA ou AP, o RI de 35 × 43 cm seja posicionado em orientação transversal. RI e RC devem ser centralizados em um ponto de 8 a 10 cm abaixo da incisura jugular (ver Figura 2.50).

PA do tórax

Algumas radiografias em PA do tórax na posição ortostática são realizadas com sistemas digitais que têm RI medindo 43 × 43 cm e que acomoda ambas as dimensões do tórax, alongada e larga. A colimação adequada com esses sistemas é obrigatória. Idealmente, o campo é colimado nos quatro lados até a área dos campos pulmonares. No mínimo, o campo deve ser colimado em 35 × 43 cm ou menos. Enquanto o paciente está em pé, de frente para o RI de tórax, o operador pode determinar a quantidade de colimação posicionando-se atrás do paciente e colocando a mão espalmada em cada lado do tórax. Se houver qualquer dúvida sobre a inclusão de ambos os lados do tórax, o RI deve ser posicionado em orientação transversal porque a altura da maioria dos campos pulmonares é menor que a largura.

Diretrizes para colimação

As bordas laterais do colimador podem ser facilmente determinadas ajustando-se as margens do campo luminoso em relação às **margens cutâneas externas** em cada lado da superfície posterior do tórax (uma vez que os pulmões se expandem durante a inspiração profunda). Entretanto, as bordas superior e inferior do colimador são mais difíceis de determinar porque os limites pulmonares não são visíveis externamente.

Um método confiável para a colimação superior e inferior do tórax é ajustar a borda superior do campo luminoso com a **vértebra proeminente**, que, devido à divergência dos raios, resulta em margem superior de colimação no RI em torno de 4 cm acima da vértebra proeminente (Figura 2.51). Esse procedimento criará também margem de colimação inferior de 2,5 a 5 cm abaixo dos seios costofrênicos, caso o RC esteja corretamente centralizado. Essas distâncias acima e abaixo dos pulmões permitem alguma margem de erro no posicionamento do RC sem cortar a parte superior ou inferior dos pulmões.

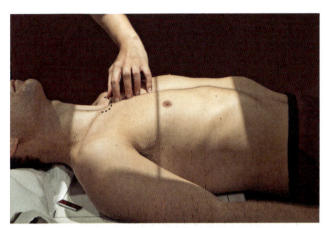

Figura 2.50 RI em orientação transversal, RC 8 a 11 cm abaixo da incisura jugular.

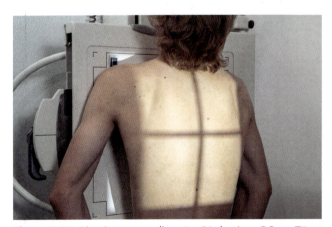

Figura 2.51 Diretrizes para colimação, PA do tórax: RC em T7 ou T8; lados – margens cutâneas externas; superior – no nível da vértebra proeminente.

Considerações sobre radiologia digital

As diretrizes listadas a seguir devem ser observadas quando as radiografias do tórax forem obtidas com o uso de tecnologia digital. (Ver Capítulo 1 para discussão sobre aplicações da tecnologia digital.)

1. **Colimação.** Além do benefício de reduzir a dose de radiação para o paciente, a colimação, que restringe a região que está sendo examinada, é fundamental para garantir que a imagem processada pelo computador seja de ótima qualidade. A colimação feita com precisão também melhora a qualidade da imagem ao evitar que a radiação secundária e dispersa, gerada nas áreas circundantes (p. ex., o denso abdome abaixo), atinja as placas de fósforo fotoestimuláveis (PFF) altamente sensíveis ou o RI radiográfico digital. Como o RI digital é maior do que os outros chassis, a colimação precisa é crítica para a redução da dose para o paciente e melhora da qualidade da imagem. A colimação precisa também permite que o computador forneça informações exatas com relação ao indicador de exposição

2. **Centralização precisa.** Devido aos fatores de exposição usados para o RI digital, é importante que a parte do corpo e o RC estejam precisamente centralizados em relação ao RI. Nas imagens de tórax, isso envolve a posição do RC no centro dos campos pulmonares, conforme visto anteriormente

3. **Fatores de exposição.** Sistemas de imagem digital são conhecidos por sua ampla latitude de exposição; são capazes de processar uma imagem aceitável com base em uma ampla faixa de fatores de exposição (kVp e mAs). Entretanto, o princípio ALARA (o nível mais baixo de exposição possível) deve continuar a ser seguido, e os fatores de exposição mais baixos para obtenção de uma imagem diagnóstica devem ser empregados. Isso inclui a utilização de um kVp mais alto e de mAs o mais baixo possível, compatíveis com uma imagem de boa qualidade

4. **Avaliação do índice de exposição pós-processamento.** Quando a imagem estiver disponível para visualização, deve ser analisada quanto ao posicionamento e aos parâmetros de exposição adequados. O técnico também precisa checar o índice de exposição a fim de **verificar se os fatores de exposição** usados estavam na faixa correta, garantindo uma ótima qualidade de imagem com o mínimo de radiação para o paciente. Devido às diferenças entre fabricantes de equipamentos, é importante conhecer os limites aceitáveis do indicador de exposição de cada sistema digital.

Modalidades e procedimentos alternativos

Tomografia convencional e computadorizada

A TC é realizada com frequência para examinar e identificar patologias mediastinais e pulmonares. A tomografia computadorizada com multidetectores (TCMD) ou **TC helicoidal** proporciona um escaneamento muito mais rápido, devido à sua capacidade de adquirir numerosas fatias com uma rotação do *gantry*, o que é especialmente vantajoso na região torácica. A TCMD pode produzir imagens em alta qualidade do coração e do pulmão, e o paciente irá segurar a respiração apenas uma vez. Uma aplicação da TCMD que está se popularizando rapidamente é a angiografia cardíaca para demonstrar presença de calcificação e/ou estenose das artérias coronárias (ver Capítulo 18).

Ultrassonografia

A ultrassonografia pode ser utilizada para detectar **derrame pleural** (líquido no espaço pleural) ou orientar uma agulha a ser inserida para aspirar líquido (toracocentese).

O **ecocardiograma** é um exame de ultrassom no qual as ondas sonoras são usadas para criar imagens do coração. (Não é o mesmo que o ECG, um tipo completamente diferente de exame que avalia a atividade elétrica do coração.) Essa modalidade de exame de imagem é valiosa para demonstrar o movimento dinâmico e a função das valvas do coração.

Medicina nuclear

Certos procedimentos da medicina nuclear que envolvem radionuclídeos podem ser usados para avaliar e diagnosticar alterações na perfusão ou embolia pulmonar. Com o uso da SPECT (do inglês, *single-photon emission computed tomography*, tomografia computadorizada por emissão de fóton único), o coração pode ser particularmente avaliado no caso de infarto do miocárdio.

Ressonância magnética (RM)

A RM cardiovascular pode ser realizada para demonstrar e avaliar patologias, inclusive lesões cardíacas congênitas, patência de enxerto vascular, tumores cardíacos, trombos, massas pericárdicas, dissecção aórtica e aneurisma. É improvável que a RM substitua a ecocardiografia na avaliação cardíaca. Entretanto, a RM pode ser usada como auxiliar de outras modalidades de imagem, pois proporciona visões multiplanares de tumores e massas, para avaliar de maneira aprofundada patologias mediastinais, dissecções aórticas e aneurisma.

Indicações clínicas

As **indicações clínicas** (Tabela 2.1) listadas a seguir, assim como em cada capítulo deste compêndio, não pretendem incluir todas as doenças ou condições patológicas que os técnicos devem conhecer ou que possam integrar um curso à parte de patologia. Entretanto, representam condições comumente encontradas; o conhecimento e a compreensão dessas indicações clínicas devem ser considerados **de rotina** e **essenciais** para todos os técnicos.

O histórico dos pacientes, por meio do qual essas indicações clínicas são observadas, ajuda o técnico a selecionar os fatores de exposição ideais, garantindo que as incidências e os posicionamentos adequados sejam empregados. Ao ajustar os fatores de exposição, o técnico deve garantir que uma imagem diagnóstica de qualidade seja obtida sem esconder ou acentuar lesões.

Essa informação também é importante para que o técnico entenda e esteja preparado para responder às necessidades e às reações do paciente durante o procedimento radiográfico. No tórax, as indicações clínicas são numerosas e complexas. As indicações mais comuns para jovens e adultos estão listadas a seguir em ordem alfabética (consultar o Capítulo 16 para informações sobre lactentes e crianças).

PATOLOGIA E TRAUMATISMO DO TÓRAX[5]

Aspiração (obstrução mecânica) é mais comum em crianças, quando **objetos estranhos** são engolidos ou aspirados para dentro das vias respiratórias. Em adultos, podem ser aspirados resíduos alimentares, gerando tosse e regurgitação (aliviadas pela manobra de Heimlich). A aspiração poderá ser observada nas porções inferiores das vias respiratórias nas radiografias frontais ou no perfil do tórax, ou ainda nas radiografias em AP e no perfil das vias respiratórias superiores.

Atelectasia é uma condição na qual ocorre o colapso de todo o pulmão ou parte dele devido à obstrução dos brônquios, punção ou "ruptura" de uma via respiratória. Com menos ar no pulmão que o normal, essa região aparece mais radiopaca, podendo haver deslocamento da traqueia e do coração para o lado afetado.

Bronquiectasia é uma dilatação ou um alargamento irreversível dos brônquios, capaz de ocorrer como resultado de infecção ou obstrução pulmonar. Partes das paredes brônquicas são destruídas e tornam-se cronicamente inflamadas, o que resulta

CAPÍTULO 2 | TÓRAX **87**

Tabela 2.1 Resumo de indicações clínicas.

CONDIÇÃO OU DOENÇA	EXAME RADIOGRÁFICO MAIS COMUM	POSSÍVEL APARÊNCIA RADIOGRÁFICA	AJUSTE DO FATOR DE EXPOSIÇÃO[a]
Aspiração (obstrução mecânica)	PA e perfil do tórax, e perfil das vias respiratórias superiores	Contorno radiodenso ou radiopaco	Técnica para partes moles na avaliação das vias respiratórias superiores (−)
Atelectasia (colapso de todo o pulmão ou parte dele)	PA e perfil do tórax e PA em inspiração/expiração	Regiões pulmonares radiopacas com deslocamento de coração e traqueia em casos graves	Aumentar (+)
Bronquiectasia	PA e perfil do tórax com broncografia ou TC	Regiões inferiores dos pulmões radiopacas	Geralmente nenhum
Bronquite	PA e perfil do tórax	Hiperinsuflação (radioluminescência geral) e opacidades dominantes nas regiões inferiores	Geralmente nenhum
Derrame pleural (hidrotórax) (na cavidade pleural) Empiema (líquido purulento) Hemotórax (líquido sanguinolento)	PA e perfil de tórax ortostático ou decúbito lateral com raios horizontais **com o lado afetado para baixo**	Radiopacidade elevada, níveis hidroaéreos, possível deslocamento do mediastino (ver atelectasia)	Aumentar (+)
Dispneia (dificuldade para respirar)	PA e perfil do tórax	Depende da causa da dispneia	Depende da causa
Doença pulmonar obstrutiva crônica (DPOC)	PA e perfil do tórax	Depende da causa subjacente	Alterar apenas em casos graves
Doenças pulmonares ocupacionais (formas de pneumoconiose)			
Antracose (pulmão enegrecido)	PA e perfil do tórax	Pequenas opacidades esparsas nos pulmões	Geralmente nenhum
Asbestose	PA e perfil do tórax	Calcificações (radiodensidades) envolvendo a pleura	Geralmente nenhum
Silicose	PA e perfil do tórax	Padrão distinto de opacidades cicatriciais e nódulos densos	Geralmente nenhum
Edema pulmonar (líquido nos pulmões)	PA e perfil do tórax; incidência de raios horizontais para avaliar níveis hidroaéreos	Radiodensidade difusa elevada nas regiões hilares; níveis hidroaéreos	Aumentar (+) em casos graves
Embolia pulmonar (obstrução súbita da artéria pulmonar)	PA e perfil do tórax e estudos de perfusão (medicina nuclear), TC	Raramente demonstrada em radiografias do tórax, exceto por uma possível opacidade com formato em cunha (corcova de Hampton)	Geralmente nenhum
Enfisema	PA e perfil do tórax	Dimensões do pulmão aumentadas, tórax em tonel, diafragma achatado, pulmões mais transparentes	Significativamente reduzido, dependendo da gravidade (−)
Epiglotite	Partes moles das vias respiratórias superiores	Estreitamento das vias superiores na região epiglótica	Técnica para partes moles e perfil (−)
Fibrose cística	PA e perfil do tórax	Radiodensidades em regiões específicas dos pulmões	Aumentar em casos graves (+)
Neoplasia de pulmão			
Benignas (hamartoma)	PA e perfil do tórax	Radiopacidades com contornos bem definidos; a massa pode ser calcificada (radiopaca)	Geralmente nenhum
Malignas	PA e perfil do tórax, TC	Opacidades suaves nas fases iniciais, massas radiopacas maiores em fases avançadas	Geralmente nenhum
Pleurisia	PA e perfil do tórax	Possíveis níveis hidroaéreos ou nenhum nível na pleurisia "seca"	Geralmente nenhum
Pneumonia (pneumonite)	PA e perfil do tórax	Infiltrado irregular com radiodensidade elevada	Geralmente nenhum
Pneumonia por aspiração			
Broncopneumonia			
Lobar (pneumocócica)			
Viral (intersticial)			
Pneumotórax	PA e perfil do tórax em posição ortostática ou decúbito lateral **com o lado afetado para cima**, PA em inspiração/expiração para pequeno pneumotórax	Pulmão deslocado da parede torácica; trama pulmonar ausente	Geralmente nenhum
Síndrome de angústia respiratória (SAR) − comumente chamada de doença da membrana hialina (DMH) em crianças	PA e perfil do tórax em posição ortostática	Padrão granular de radiodensidade elevada nos pulmões; possível nível hidroaéreo	Aumentar (+) sem obscurecer a patologia
Tuberculose			
Tuberculose primária	PA e perfil do tórax	Pequenas opacidades nos pulmões; aumento da região hilar nas fases iniciais	Geralmente nenhum
Tuberculose de reativação (secundária)	PA e perfil do tórax e AP lordótica, TC	Regiões de calcificação com escavações, com frequência na área dos lobos superiores e ápices, com retração cranial dos hilos	Nenhum ou leve aumento (+)

[a]Os sistemas de controle automático de exposição (CAE) têm por finalidade otimizar o mAs. Os sistemas radiográficos digitais corrigem automaticamente a densidade de exposição (luminosidade) considerando as variações de tamanho do paciente e essas condições patológicas por meio de algoritmos de processamento; em geral, não são necessários ajustes manuais quando o CAE é usado e está calibrado corretamente. Entretanto, esses ajustes de exposição podem ser necessários para casos mais extremos ou nas repetições, mesmo com o CAE. Ajustes manuais de exposição são importantes também quando são empregadas técnicas de exposição manual, como nos exames de mesa ou com aparelhos móveis, quando o CAE não está atuando.

em maior produção de muco, causando tosse e expectoração crônicas (eliminação do escarro). Pode haver acúmulo de pus nas partes dilatadas, provocando aumento regional da densidade pulmonar com menos ar nessas regiões (mais comum nos lobos inferiores).

Bronquite é uma condição aguda (de duração fugaz) ou crônica (de longa duração), na qual há excessiva secreção de muco no interior dos brônquios, ocasionando tosse e fôlego curto. A principal causa é o tabagismo. A bronquite infecciosa é causada por vírus ou bactérias; geralmente envolve os lobos inferiores e, em casos graves, é evidenciada em radiografias sob forma de hiperinsuflação e trama pulmonar mais proeminente.

Derrame pleural (o nome mais antigo é "hidrotórax") é uma condição caracterizada por acúmulo anormal de líquido na cavidade pleural. Os tipos de derrame pleural incluem:

- **Empiema**, quando o líquido é purulento. Pode ser causado por feridas no tórax, obstrução dos brônquios ou ruptura de um abscesso pulmonar. Também se desenvolve quando uma pneumonia ou um abscesso pulmonar disseminam-se pelo espaço pleural
- **Hemotórax**, quando o líquido é sanguinolento. Uma origem comum de derrame pleural do lado direito ou bilateral é a insuficiência cardíaca congestiva. As causas do derrame do lado esquerdo incluem traumatismo, infarto pulmonar, pancreatite e abscesso subfrênico.

Qualquer tipo de derrame pleural é demonstrado por meio da presença de **níveis líquidos** em radiografias do tórax com raios horizontais. Pequenas quantidades são mais visíveis no decúbito lateral com o **lado afetado para baixo** ou em **posição ortostática**.

Doença pulmonar obstrutiva crônica (DPOC) é uma forma de obstrução persistente das vias respiratórias que em geral provoca dificuldade no esvaziamento dos pulmões; pode ser causada por enfisema ou bronquite crônica (o tabagismo é a principal origem da DPOC). A asma também é considerada uma DPOC. Casos brandos de DPOC em geral não são detectáveis nas radiografias do tórax, porém os mais graves são demonstrados com clareza. (Ver **enfisema**, a seguir.)

Dispneia é uma condição caracterizada por encurtamento da respiração, criando uma sensação de dificuldade de respirar; mais comum em idosos. Embora seja normalmente causada por esforço físico, também pode se originar de lesões restritivas ou obstrutivas dos pulmões ou das vias respiratórias. Do mesmo modo, possivelmente é resultado de edema pulmonar relacionado com doenças cardíacas. Radiografias de tórax em PA e perfil são comumente realizadas como procedimento inicial, seguidas por outros exames na pesquisa diagnóstica.

Doença pulmonar ocupacional (formas de pneumoconiose) surge de exposições ocupacionais, incluindo certos tipos de trabalhos de mineração, jateamento de areia e profissões similares. Os raios X de tórax mostram padrões característicos de nódulos e densidades cicatriciais

- A **antracose**, também chamada de **pneumoconiose dos pulmões enegrecidos**, é causada por depósitos de pó de carvão. Com a inalação a longo prazo ($\geq$ 10 anos), a poeira dissemina-se pelos pulmões e é vista na radiografia de tórax sob a forma de pequenos pontos opacos ou conglomerados de massas
- A **asbestose** é causada pela inalação de pó de asbestos (fibras), resultando em fibrose pulmonar. Pode evoluir para câncer de pulmão, especialmente em tabagistas
- A **silicose** é uma enfermidade crônica dos pulmões causada pela inalação de poeira sílica (quartzo), uma forma de pó de areia. Pacientes com silicose têm probabilidade três vezes maior de desenvolver tuberculose em comparação com indivíduos sem silicose.[7]

Edema pulmonar é uma condição caracterizada por excesso de líquido no interior do pulmão e é frequentemente causado por congestão vascular pulmonar associada à insuficiência cardíaca congestiva. Uma origem comum é a doença arterial coronariana, na qual o fluxo sanguíneo para o músculo cardíaco é reduzido. A doença coronariana enfraquece o coração e resulta em circulação pulmonar inadequada, provocando uma pletora sanguínea nos pulmões. Nas radiografias, observa-se um aumento difuso na densidade das regiões hilares que se desfaz de maneira gradual em relação às regiões mais periféricas dos pulmões.

Enfisema é uma doença pulmonar irreversível e crônica, na qual os espaços aéreos alveolares se tornam muito aumentados devido à destruição das paredes alveolares, com perda da elasticidade. O ar tende a não ser expelido durante a expiração, provocando uma respiração muito difícil com reflexos na troca gasosa. As causas incluem tabagismo e inalação de poeira a longo prazo. Em casos mais graves, o enfisema é evidente em radiografias do tórax por meio do **aumento das dimensões pulmonares**, tórax "em tonel", com depressão e achatamento do diafragma obscurecendo seios costofrênicos, associados a uma silhueta cardíaca alongada. Os campos pulmonares aparecem muito **radiotransparentes**, exigindo uma **diminuição** significativa dos fatores de exposição em relação ao tórax normal, mesmo havendo aumento das dimensões torácicas.

Epiglotite é mais comum em crianças de 2 a 5 anos. Ver o Capítulo 16 para mais informações sobre essa **condição séria e potencialmente fatal, que pode evoluir muito rapidamente**. Uma radiografia em perfil das vias respiratórias superiores com técnica para partes moles pode demonstrar edema ou aumento de volume da epiglote.

Fibrose cística, a mais comum das doenças pulmonares hereditárias, é uma condição na qual as secreções de muco espesso provocam "entupimento" progressivo dos brônquios e bronquíolos. Isso pode ser demonstrado nas radiografias do tórax sob a forma de opacidades em regiões pulmonares específicas, além de hiperinsuflação.

Neoplasia pulmonar refere-se a um tumor. Neoplasias podem ser benignas (não cancerígenas) ou malignas (cancerígenas)

- **Benignas:** o **hamartoma** consiste nas massas pulmonares benignas mais comuns, em geral encontradas em regiões periféricas dos pulmões. São observadas nas radiografias de tórax sob a forma de pequenas massas radiopacas com contornos bem definidos
- **Malignas:** vários tipos de câncer de pulmão foram identificados, e mais de 90% iniciam-se nos brônquios (carcinoma broncogênico). O menos comum é o carcinoma de células alveolares, que se origina nos alvéolos pulmonares; além disso, vários cânceres, como o de mama, o de cólon e o de próstata, têm início em outros lugares do corpo antes de se disseminarem para os pulmões sob a forma de **metástases pulmonares**. Estudos demonstram que o tabagismo é a causa primária em aproximadamente 90% de todos os cânceres de pulmão em homens. Nos últimos 50 anos, o risco de uma mulher morrer de câncer de pulmão provocado pelo tabagismo triplicou e está praticamente equiparado ao dos homens.[6]

O câncer de pulmão pode ser demonstrado na radiografia de tórax sob a forma de tênues opacidades nas fases iniciais e como massas radiopacas maiores e mal definidas em casos mais avançados. Tumores malignos de pulmão raramente calcificam, portanto massas ou nódulos radiopacos calcificados são benignos em sua maioria.

Exames de TC podem revelar pequenos nódulos que ainda não tenham sido evidenciados nas radiografias do tórax. Normalmente, biopsias são necessárias para determinar se as opacidades são o resultado de inflamação ou se são cancerígenas.

Pleurisia caracteriza-se pela inflamação (em geral provocada por vírus ou bactéria) da pleura que reveste os pulmões. A causa é o "atrito" da pleura visceral e parietal durante a respiração, resultando em dor intensa. Surge com frequência após pneumonia ou traumatismo no tórax. A pleurisia pode ser demonstrada radiograficamente devido ao derrame pleural associado. Na condição denominada "pleurisia seca", não há acúmulo de líquido e é comum não ser visível nas radiografias.

Pneumonia (pneumonite) é uma inflamação dos pulmões que resulta no **acúmulo de líquido** no interior de certas áreas pulmonares, criando radiopacidades nessas regiões. O exame diagnóstico inicial mais comum consiste em radiografias em PA e perfil em posição ortostática com raios horizontais. Os tipos de pneumonia variam quanto ao local e à causa da inflamação. Em geral, os fatores de exposição habituais são usados inicialmente. O radiologista pode solicitar imagens adicionais com maior ou menor penetração e contraste, a fim de descartar outras lesões na mesma região anatômica quando métodos de imagem em filme forem utilizados. Os diferentes tipos de pneumonia incluem:

- **Broncopneumonia** é uma inflamação de ambos os pulmões, que na maioria das vezes é provocada pelas bactérias *Streptococcus* ou *Staphylococcus*
- **Pneumonia lobar** geralmente é confinada a um ou dois lobos dos pulmões
- **Pneumonia por aspiração** é causada pela aspiração de um objeto estranho ou alimento que atinge os pulmões, o que irrita os brônquios, resultando em edema
- **Pneumonia viral (intersticial)** provoca inflamação dos alvéolos e do tecido conjuntivo dos pulmões. Com frequência, são observadas opacidades ao redor dos hilos.

Pneumotórax é um acúmulo de ar no espaço pleural que ocasiona colapso parcial ou completo do pulmão e resulta em imediata e grave apneia e dor no peito. Pode ser causado por traumatismo ou condição patológica que propicie ruptura espontânea de uma área enfraquecida do pulmão.

Radiograficamente, o pulmão afetado pode ser visto afastado da parede torácica. O mais evidente nas radiografias de tórax é o fato de **não se observar trama pulmonar** na região do pulmão colapsado. Deve-se tomar o cuidado de identificar os contornos do pulmão. As radiografias do tórax no pneumotórax devem ser realizadas em **posição ortostática**. Caso o paciente não possa assumir uma posição ortostática, deve ser feita uma radiografia, em **decúbito lateral**, com o **lado afetado para cima** (não para baixo, como no derrame pleural) e com raios horizontais.

As radiografias em PA, em posição ortostática em inspiração/expiração, são geralmente realizadas para demonstrar pequenos pneumotórax que são mais visíveis no ápice de uma radiografia em posição ortostática em PA em expiração máxima.

Síndrome da angústia respiratória (SAR) (comumente chamada de **doença da membrana hialina – DMH –**, em crianças, e **síndrome da angústia respiratória do adulto – SARA –** em adultos) é uma condição emergencial na qual alvéolos e capilares do pulmão são lesionados ou infectados, resultando em extravasamento de líquido e sangue para os espaços entre os alvéolos ou para dentro dos próprios alvéolos com formação de membranas hialinas. (A DMH é resultado de uma imaturidade pulmonar na qual os alvéolos entram em colapso devido à falta de tensão interna.) Esse extravasamento pode ser determinado radiograficamente sob a forma de aumento na densidade (pulmões esbranquiçados) de todo o pulmão, mostrando um padrão granular, já que os espaços aéreos estão preenchidos com líquido. O sinal radiográfico mais comum é a identificação de "aerobroncogramas".

Tuberculose (TB) é uma doença contagiosa (potencialmente fatal) causada por uma bactéria aerógena. No passado, foi responsável por mais de 30% de todas as mortes, mas a produção de vacinas e antibióticos, como a estreptomicina, nas décadas de 1940 e 1950, quase eliminou a ameaça dessa doença. Entretanto, a ocorrência da TB começou a aumentar novamente com a disseminação de casos de síndrome de imunodeficiência adquirida (AIDS) e na presença de aglomerações urbanas associadas a condições de pouca higiene.

- **Tuberculose primária** é a TB que ocorre em pessoas que nunca tiveram a doença antes. O aumento hilar, em razão do acréscimo de linfonodos do mediastino, é um indicador importante de TB primária. Pequenas opacidades focais podem ser encontradas em qualquer região dos pulmões. O derrame pleural unilateral é comum, especialmente em adultos
- **Tuberculose de reativação (secundária)** geralmente se desenvolve em adultos e pode ser evidenciada nas radiografias sob a forma de calcificações irregulares esparsas em ambos os lobos pulmonares superiores. Com frequência, os hilos estão retraídos para cima. Com o processo de cura, desenvolve-se um tecido fibrótico com calcificações ao redor da região afetada. Cavidades podem ser observadas em cortes tomográficos dessa região. **Incidências AP lordóticas** são solicitadas regularmente para a visualização de calcificações e escavações nos ápices e lobos superiores.

Incidências de rotina e especiais

As incidências de tórax, demonstradas e descritas nas próximas páginas, são sugestões de incidências departamentais especiais e de rotina que todo estudante de radiologia deve dominar.

As incidências de rotina são aquelas comumente realizadas na média dos pacientes que podem cooperar na realização do procedimento.

As incidências especiais são as incidências extras ou adicionais mais comuns, que têm por objetivo demonstrar melhor certas lesões ou partes específicas do corpo, ou quando o paciente é incapaz de cooperar.

TÓRAX: INCIDÊNCIA PA

PACIENTE AMBULATORIAL

Indicações clínicas
- Quando realizada em posição ortostática, a incidência PA mostra derrames pleurais, pneumotórax, atelectasia e sinais de infecção.

Tórax
ROTINA
- PA
- Perfil

Fatores técnicos
- DFR mínima – 180 cm
- Tamanho do RI – 35 × 43 cm, longitudinal ou transversal (ver Nota 1)
- Grade
- Faixa de 110 a 125 kVp.

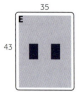
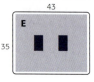

Proteção. Proteger tecidos radiossensíveis fora da região de interesse.

Posicionamento do paciente
- Paciente em posição ortostática, pés ligeiramente afastados, peso igualmente distribuído em ambos os pés
- Queixo elevado, descansando contra o RI
- Mãos sobre a região inferior dos quadris, regiões palmares para fora, cotovelos parcialmente fletidos (Figura 2.52)
- Ombros rodados anteriormente apoiados contra o RI para permitir que as escápulas se movam lateralmente, deixando os campos pulmonares livres; ombros rebaixados para projetar as clavículas abaixo dos ápices.

Posicionamento da parte
- Alinhar plano sagital médio em relação ao RC e à linha média do RI com margens iguais entre a lateral do tórax e os lados do RI
- Garantir que **não haja rotação** do tórax ao posicionar o plano coronal médio paralelamente ao RI
- Elevar ou abaixar RC e RI, conforme necessário, até o nível da T7 para a média dos pacientes (o topo do RI deve ficar aproximadamente 4 a 5 cm acima dos ombros na média da maioria dos pacientes).

RC
- RC perpendicular ao RI e centralizado no **plano sagital médio no nível de T7** (18 a 20 cm abaixo da vértebra proeminente ou no ângulo inferior das escápulas)
- RC centralizado no RI.

Colimação recomendada. Colimar os quatro lados dos campos pulmonares. (A borda superior do campo luminoso deve estar no nível da vértebra proeminente e as bordas laterais nas bordas externas do tórax.)

Respiração. A exposição é realizada no fim da **segunda inspiração profunda**.

NOTA 1: Para pacientes hiperestênicos e de tórax largo, deve-se colocar RI de 35 × 43 cm, em orientação transversa (ou colimar no mínimo nessa direção, quando possível, com placas digitais maiores).

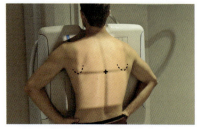

Figura 2.52 PA do tórax.

Critérios de avaliação

Anatomia demonstrada: • São observados ambos os pulmões, dos ápices até os seios costofrênicos e a traqueia, preenchida por ar, do nível da T1 para baixo • Sombras hilares, coração, grandes vasos e caixa torácica são evidenciados (Figuras 2.53 e 2.54).

Posicionamento: • Queixo suficientemente elevado para impedir sua superposição sobre os ápices • Rotação anterior dos ombros suficiente para impedir a superposição das escápulas nos campos pulmonares • Sombras mamárias maiores (se presentes) projetadas lateralmente em relação aos campos pulmonares • **Sem rotação:** ambas as articulações esternoclaviculares equidistantes da linha central da coluna[4] • A mesma distância de cada lado das margens laterais das costelas até a coluna vertebral (do arcabouço costal superior ao inferior) (ver Nota 2) • Margens de colimação quase iguais superior e inferiormente, estando o centro do campo de colimação (CC) no nível de T7 na maioria dos pacientes • Inspiração total, sem nenhum movimento • Visualizar um mínimo de 10 costelas acima do diafragma (11 na maioria dos pacientes).

NOTA 2: Escoliose e cifose também podem causar assimetria das articulações esternoclaviculares e das bordas do arcabouço costal, conforme a curvatura vertebral seja direita ou esquerda.

Exposição: • Sem artefato de movimento, evidenciado pelos contornos bem definidos das costelas, do diafragma e da silhueta cardíaca, e também trama pulmonar nas regiões hilares e por todo o pulmão • Contraste com ampla escala de tons de cinza para a visualização da fina trama vascular nos pulmões • Tênues contornos, das vértebras torácicas médias e superiores, assim como das costelas posteriores, que devem ser visíveis através do coração e das estruturas do mediastino.

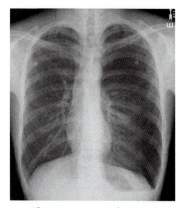

Figura 2.53 PA de tórax.

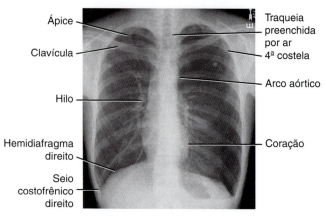

Figura 2.54 PA de tórax.

TÓRAX: INCIDÊNCIA PA
NA MACA SE O PACIENTE NÃO PUDER FICAR EM PÉ

Indicações clínicas
- Quando realizada em posição ortostática, a PA demonstra derrames pleurais, pneumotórax, atelectasia e sinais de infecção.

Tórax
ROTINA
- PA
- Perfil

Fatores técnicos
- DFR mínima – 180 cm
- Tamanho do RI – 35 × 43 cm, longitudinal ou transversal
- Grade
- Faixa de 110 a 125 kVp.

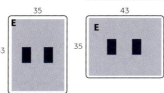

Proteção. Proteger tecidos radiossensíveis fora da região de interesse.

Posicionamento do paciente
- Paciente ereto, sentado na cadeira, pernas sobre a extremidade (Figura 2.55)
- Braços ao redor do chassi, a menos que o aparelho de RI do tórax esteja sendo usado. Nesse caso, posicionar como um paciente ambulatorial
- Ombros rodados, anterior e inferiormente.

Posicionamento da parte
- Garantir que não haja rotação do tórax
- Ajustar a altura do RI para que o topo do RI fique cerca de 4 a 5 cm acima da região superior dos ombros e o RC esteja em T7
- Se um RI portátil for usado porque o paciente não pode ser colocado em pé contra o *bucky* de tórax, colocar um travesseiro ou coxim no colo para levantar e dar apoio ao RI, mas mantendo-o ajustado contra o tórax a fim de garantir uma distância objeto-receptor de imagem (DOR) a menor possível (Figura 2.56).

RC
- RC perpendicular ao RI e centralizado em relação ao **plano sagital médio no nível de T7** (18 a 20 cm abaixo da vértebra proeminente, na altura do ângulo inferior da escápula)
- Chassi centralizado em relação ao RC.

Colimação recomendada. Colimar até o limite dos campos pulmonares. A borda superior do campo luminoso deve estar no **nível da vértebra proeminente** que, devido à divergência dos raios, resultará em uma margem de colimação superior sobre o RI de cerca de 3,5 cm acima dos ápices pulmonares.

Respiração. Fazer a exposição na segunda inspiração máxima.

NOTA: Utilizar uma faixa compressora ou outros meios para garantir que o paciente fique estável, que não oscile ou se mova durante a exposição.

Critérios de avaliação
A radiografia deve ter um aspecto similar à radiografia de tórax do paciente ambulatorial em PA, conforme descrito anteriormente (Figura 2.57).

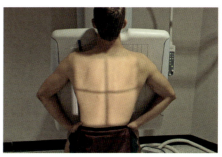

Figura 2.55 PA do tórax (paciente sentado, tórax apoiado contra o *bucky*).

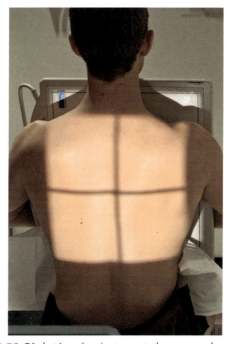

Figura 2.56 PA do tórax (paciente sentado, segurando o detector sem chassi).

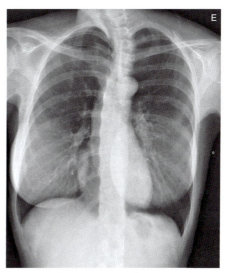

Figura 2.57 PA de tórax.

TÓRAX: INCIDÊNCIA EM PERFIL

PACIENTE AMBULATORIAL

Indicações clínicas
- Uma incidência de 90° em relação à incidência PA pode indicar a patologia situada atrás do coração, dos grandes vasos e do esterno.

Tórax
ROTINA
- PA
- Perfil

Fatores técnicos
- DFR mínima – 180 cm
- Tamanho do RI – 35 × 43 cm, longitudinal
- Grade
- Faixa de 110 a 125 kVp.

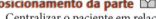

Proteção. Proteger tecidos radiossensíveis que estejam fora da região de interesse.

Posicionamento do paciente
- Paciente em posição ortostática, **lado esquerdo** contra o RI, a menos que a queixa dele envolva o lado direito (nesse caso, fazer um perfil direito se a rotina do serviço incluir essa opção)
- Peso distribuído igualmente sobre ambos os pés
- Braços erguidos acima da cabeça, queixo elevado.

Posicionamento da parte
- Centralizar o paciente em relação ao RC e ao RI nas posições anterior e posterior (Figura 2.58)
- Posicionar em **perfil verdadeiro** (o plano coronal fica perpendicular ao RI e o plano sagital fica paralelo ao RI; ver Nota 1)
- Abaixar levemente o RC e o RI em relação à incidência PA, se necessário (ver Nota 2).

RC
- RC perpendicular, direcionado para o meio do tórax no nível de T7 (7,5 a 10 cm abaixo do nível da incisura jugular).

Colimação recomendada. Colimar os quatro lados da área correspondente aos campos pulmonares (borda superior do campo luminoso até o nível da vértebra proeminente).

Respiração. Fazer a exposição no fim da **segunda inspiração máxima**.

NOTA 1: Deve-se certificar de que o **plano sagital médio esteja paralelo ao RI**, o que faz com que, em pacientes magros e de ombros largos, os quadris e o tórax inferior *não* fiquem encostados no RI.

NOTA 2: Os seios costofrênicos serão projetados mais abaixo por causa da divergência do feixe de raios X. Portanto, **RC e RI precisam ser abaixados em um mínimo de 2,5 cm em relação à incidência PA** para evitar que os seios costofrênicos sejam cortados.

Critérios de avaliação
Anatomia demonstrada: • São visíveis ambos os pulmões, dos ápices até os seios costofrênicos; o esterno é visto anteriormente e as costelas, posteriormente (Figuras 2.59 e 2.60).
Posicionamento: • Queixo e braços elevados o suficiente para impedir a superposição excessiva de tecidos moles nos ápices • **Sem rotação:** costelas posteriores e seio costofrênico do lado mais distante do RI projetado levemente para trás (aproximadamente 1 cm) por causa da divergência dos raios • A região hilar deve estar projetada próximo do centro do RI.
NOTA: Para determinar a direção de rotação e as radiografias para análise, ver Capítulo 1.
Exposição: • Ausência de movimentação deve ser evidente, conforme demonstram os contornos bem definidos do diafragma e da trama pulmonar • Deve haver penetração e contraste suficientes, com longa escala de tons de cinza, a fim de garantir a **visualização dos contornos das costelas e da trama pulmonar através da silhueta cardíaca e das áreas superiores dos pulmões** sem penetração excessiva em outras regiões.

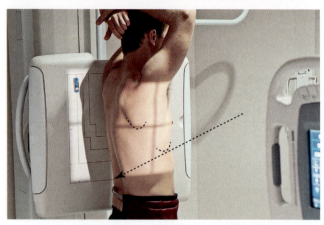

Figura 2.58 Tórax posicionado em perfil esquerdo.

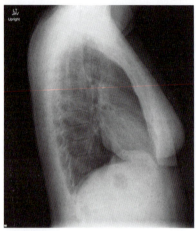

Figura 2.59 Tórax em perfil esquerdo.

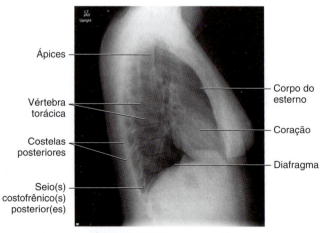

Figura 2.60 Tórax em perfil.

TÓRAX: INCIDÊNCIA EM PERFIL ALTERNATIVO
COM CADEIRA DE RODAS OU MACA SE O PACIENTE NÃO PUDER FICAR EM PÉ

Indicações clínicas
- Uma incidência de 90° em relação à PA pode mostrar lesões situadas atrás do coração, dos grandes vasos e do esterno.

Tórax
ROTINA
- PA
- Perfil

Fatores técnicos
- DFR mínima – 180 cm
- Tamanho do RI – 35 × 43 cm, posicionado longitudinalmente
- Grade
- Faixa de 110 a 125 kVp.

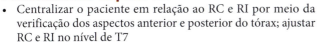

Proteção. Proteger tecidos radiossensíveis fora da região de interesse.

Posicionamento do paciente na maca
- Paciente sentado em uma maca com as pernas para fora, se isso for fácil para ele (certificar-se de que as rodas estejam travadas e de que a maca não irá se mover)
- Braços cruzados acima da cabeça ou segurando em um apoio para os braços (Figura 2.61)
- Queixo erguido.

Posicionamento do paciente na cadeira de rodas
- Remover, se possível, o descanso de braços, ou colocar um travesseiro ou outro apoio embaixo de pacientes menores para que os descansos de braços da cadeira de rodas não fiquem superpostos sobre as regiões pulmonares inferiores (Figura 2.62)
- Girar o paciente na cadeira de rodas para uma posição em perfil, o mais próxima possível do RI
- Fazer com que o paciente se incline anteriormente, colocando suportes nas costas; elevar os braços acima da cabeça e fazer com que o paciente segure a barra de suporte – **mantendo os braços erguidos**.

Posicionamento da parte
- Centralizar o paciente em relação ao RC e RI por meio da verificação dos aspectos anterior e posterior do tórax; ajustar RC e RI no nível de T7
- Garantir que não haja **nenhuma rotação**, observando-se o paciente a partir da posição em que se encontra o tubo.

RC
- RC perpendicular, direcionado ao **nível de T7** (8 a 10 cm abaixo do nível da incisura jugular)
- Borda superior do RI aproximadamente 2,5 cm acima da vértebra proeminente.

Colimação recomendada. Colimar os quatro lados da área correspondente aos campos pulmonares (borda superior do campo luminoso no nível da vértebra proeminente).

Respiração. Fazer a exposição ao fim da **segunda inspiração máxima**.

NOTA: Sempre tentar fazer com que o paciente sente-se completamente ereto na cadeira de rodas ou na maca, se possível. Entretanto, caso a condição do paciente não permita, a cabeceira da maca pode ser erguida o mais ereta possível. Usar um apoio radiotransparente nas costas (Figura 2.63). Devem ser tomadas todas as medidas para deixar o paciente o mais ereto possível.

Critérios de avaliação
A radiografia deve ter um aspecto similar ao da posição de perfil do paciente ambulatorial, conforme descrito nos critérios de avaliação anteriormente.

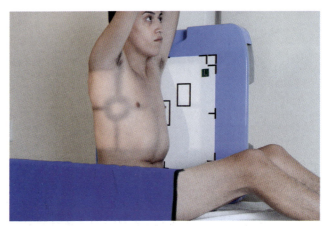

Figura 2.61 Tórax posicionado em perfil esquerdo (na maca).

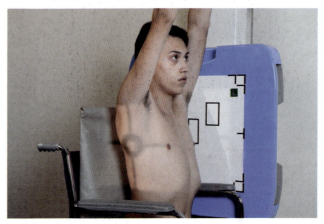

Figura 2.62 Tórax posicionado em perfil esquerdo na cadeira de rodas (braços para cima, apoio atrás das costas).

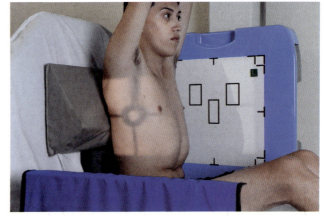

Figura 2.63 Ereto, em perfil esquerdo com apoio.

TÓRAX: INCIDÊNCIA AP

EM DECÚBITO DORSAL OU NA POSIÇÃO SEMIERETA
(NO DEPARTAMENTO OU COM EQUIPAMENTO PORTÁTIL AO LADO DO LEITO)

Indicações clínicas
- Essa incidência irá mostrar lesões que envolvem os pulmões, o diafragma e o mediastino
- A determinação dos níveis líquidos (derrame pleural) requer uma posição completamente ereta com um RC horizontal, conforme foi descrito na incidência em PA ou em decúbito.

Tórax
ESPECIAL
- AP em decúbito dorsal ou semiereto

Fatores técnicos
- DFR mínima – 180 cm para o exame com o paciente reclinado (ver Notas)
- Tamanho do RI – 35 × 43 cm, longitudinal ou transversal
- Grade (devido ao alto kVp, o uso de uma grade é altamente recomendado)
- Faixa de 110 a 125 kVp.

Proteção. Proteger tecidos radiossensíveis fora da região de interesse.

Posicionamento do paciente
- O paciente encontra-se em decúbito dorsal na maca; se possível, a cabeceira da maca ou cama deve ser erguida em uma posição semiereta (paciente reclinado) (ver Notas)
- Rodar os ombros do paciente para a frente por meio da rotação medial ou interna dos braços.

Posicionamento da parte
- Colocar o RI sob ou atrás do paciente; alinhar o centro do RI ao RC (borda superior do RI cerca de 4 a 5 cm acima dos ombros) (Figura 2.64)
- Centralizar o paciente em relação ao RC e RI; conferir, observando o paciente por cima, junto ao tubo.

RC
- RC angulado no sentido **caudal para ficar perpendicular ao eixo longitudinal do esterno** (geralmente requer ± 5° de angulação caudal para evitar que as clavículas obscureçam os ápices)
- RC no **nível de T7**, 8 a 10 cm abaixo da incisura jugular.

Colimação recomendada. Colimar os quatro lados da área dos campos pulmonares (borda superior do campo luminoso no nível da vértebra proeminente).

Respiração. Fazer a exposição ao fim da segunda inspiração máxima.

NOTAS: O RI posicionado transversalmente é recomendado para pacientes maiores, hiperestênicos ou com tórax amplo, para minimizar a possibilidade de corte das laterais. Isso requer um **alinhamento preciso do RC com o centro do RI** com apenas mínima angulação caudal do RC para evitar o corte com a grade, caso ela seja utilizada.

Para a **posição reclinada (semiereta)**, utilizar DFR de 180 cm, se possível. **Sempre** colocar marcadores no RI ou identificar a radiografia, indicando a DFR usada; também indicar as incidências obtidas, tais como AP em decúbito dorsal ou AP semiereto (Figura 2.65).

Critérios de avaliação
- Os critérios para radiografias do tórax realizadas nas posições de decúbito dorsal ou semiereta devem ser similares aos critérios para incidência em PA descritos anteriormente, com três exceções:
  1. O coração parece maior, devido a uma ampliação causada por DFR menor e DOR maior em relação ao coração
  2. Possível derrame pleural nesse tipo de paciente geralmente vela a trama vascular pulmonar em comparação com um tórax PA em posição ortostática. Níveis líquidos só podem ser evidenciados com raios horizontais
  3. Em geral, a inspiração não é total, e apenas 8 ou 9 costelas posteriores são visualizadas acima do diafragma. Os pulmões parecem mais densos por não estarem completamente aerados (Figura 2.66)
- **Ângulo correto do RC:** as clavículas devem estar no mesmo plano horizontal, com uma visão desobstruída da região apical.[4]

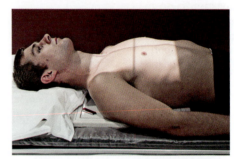

Figura 2.64 AP em decúbito dorsal.

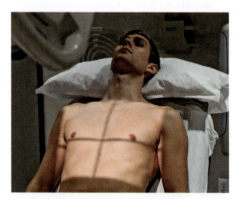

Figura 2.65 AP semiereto.

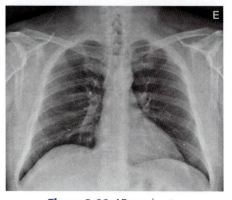

Figura 2.66 AP semiereto.

TÓRAX: POSIÇÃO EM DECÚBITO LATERAL (INCIDÊNCIA EM AP)

Indicações clínicas
- Pequenos **derrames pleurais** são demonstrados pela presença de níveis líquidos no espaço pleural
- **Pequenas quantidades de ar** na cavidade pleural podem indicar um possível pneumotórax (ver Notas).

Tórax
ESPECIAIS
- AP em decúbito dorsal ou semiereto
- Decúbito lateral (AP)

Fatores técnicos
- DFR mínima – 180 cm
- Tamanho do RI – 35 × 43 cm, posicionando-o transversalmente (em relação à posição do paciente)
- Grade
- Faixa de 110 a 125 kVp
- Identificar como "decúbito".

Proteção. Proteger tecidos radiossensíveis fora da área de interesse.

Posicionamento do paciente
- Painel cardíaco na maca ou no coxim radiotransparente sob o paciente
- Paciente deitado sobre o lado direito no decúbito lateral direito ou sobre o lado esquerdo no decúbito lateral esquerdo (ver Notas)
- Queixo do paciente erguido e ambos os braços levantados acima da cabeça para não haver superposição sobre o campo pulmonar; as costas do paciente firmemente apoiadas contra o RI; maca travada para impedir que ele se mova para a frente e sofra uma queda; travesseiro sob a cabeça (Figura 2.67)
- Joelhos levemente fletidos e plano coronal paralelo ao RI sem **rotação do corpo**.

Posicionamento da parte
- Ajustar a altura do RI centralizando o ponto central do tórax em relação ao RI (ver Notas)
- Ajustar o paciente e a maca para centralizar o plano sagital médio e T7 no RC (borda superior do RI ficando aproximadamente 2,5 cm acima da vértebra proeminente).

RC
- RC horizontal, direcionado para o centro do RI, no **nível de T7**, isto é, 8 a 10 cm abaixo do nível da incisura jugular. Um **feixe horizontal deve ser usado** para mostrar níveis líquidos ou pneumotórax.

Colimação recomendada. Colimar os quatro lados em torno dos campos pulmonares (borda superior do campo luminoso até o nível da vértebra proeminente) (ver Notas).

Respiração. Fazer a exposição no fim da **segunda inspiração total**.

Posicionamento alternativo. Alguns serviços recomendam que a cabeça esteja projetada 10° abaixo do nível dos quadris para reduzir o desnível dos ápices causado pelo ombro, fazendo com que todo o tórax permaneça horizontal (requer apoio abaixo dos quadris).

NOTAS: Identificar corretamente o lado com "D" ou "E" a fim de indicar qual lado do tórax está para baixo.

A radiografia pode ser obtida como decúbito lateral direito ou esquerdo. Ambos os pulmões devem ser incluídos na radiografia. Em caso de **suspeita de líquido** na cavidade pleural (derrame pleural), o lado suspeito deve estar para **baixo**. *Não* se deve cortar esse lado do tórax. A identificação precisa marcar o lado esquerdo ou direito do corpo do paciente. Esse indicador deve ser colocado no RI antes da exposição. É inaceitável indicar o lado do corpo digitalmente ou com uma caneta marcadora após a exposição.

Para a avaliação de possíveis **pequenas quantidades** de ar na cavidade pleural (pneumotórax), o lado afetado deve ficar para **cima**, com cuidado para *não* cortar esse lado do tórax.

Critérios de avaliação
Anatomia demonstrada: • Pulmões totalmente visualizados, incluindo ápices, os dois seios costofrênicos e as duas bordas laterais das costelas (Figuras 2.68 e 2.69).
Posicionamento: • Sem rotação – a distância entre a coluna vertebral e as bordas laterais das costelas em ambos os lados deve ser igual. As articulações esternoclaviculares devem estar equidistantes da coluna vertebral • Os braços não podem estar superpostos aos campos pulmonares superiores • RC na altura de T7 nos pacientes de estatura mediana.
Exposição: • Ausência de movimentação – deve haver definição do diafragma, das costelas, das bordas cardíacas e da trama pulmonar • Exposição ideal, com visualização parcial de vértebras e costelas através da silhueta cardíaca.

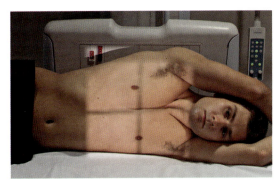

Figura 2.67 Posição em decúbito lateral esquerdo (incidência AP).

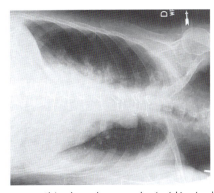

Figura 2.68 Decúbito lateral esquerdo (evidência de derrame pleural à esquerda).

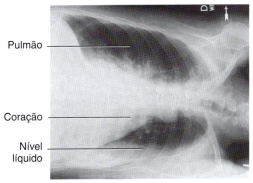

Figura 2.69 Decúbito lateral esquerdo.

TÓRAX: INCIDÊNCIA AP LORDÓTICA

Indicações clínicas
- Para descartar calcificações e massas abaixo das clavículas.

Tórax
ESPECIAIS
- Decúbito dorsal ou semiereto
- Decúbito lateral (AP)
- AP lordótica

Fatores técnicos
- DFR mínima – 180 cm
- Tamanho do RI – 35 × 43 cm, longitudinal ou transversal
- Grade
- Faixa de 110 a 125 kVp.

Proteção. Proteger tecidos radiossensíveis fora da região de interesse.

Posicionamento do paciente
- Paciente em pé, afastado cerca de 30 cm do RI, com ombros inclinados para trás, pescoço e região posterior da cabeça apoiados contra o RI
- Ambas as mãos do paciente sobre os quadris, regiões palmares para fora, ombros rodados anteriormente (Figura 2.70).

Posicionamento da parte
- Centralizar o plano sagital médio em relação ao RC ao centro do RI
- Centralizar o chassi em relação ao RC (borda superior do RI cerca de 7 ou 8 cm acima dos ombros na maioria dos pacientes)
- Palpar as clavículas para assegurar-se de que estejam no nível ou acima dos ombros.

RC
- RC **perpendicular** ao RI, incidindo no **meio do esterno** (9 cm abaixo da incisura jugular).

Colimação recomendada. Colimar os quatro lados dos campos pulmonares (borda superior do campo luminoso no nível da vértebra proeminente).

Respiração. Fazer a exposição ao fim da **segunda inspiração máxima**.

Incidência lordótica alternativa. Caso o paciente esteja debilitado, ou seja, incapaz de assumir a posição ereta lordótica, uma incidência em AP semiaxial deverá ser obtida com o paciente em posição de decúbito dorsal (Figura 2.71). Os ombros são rodados anteriormente e os braços posicionados como na posição lordótica. O **RC** é direcionado de **15 a 20° no sentido cranial** para a porção média do esterno.

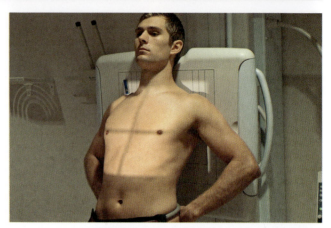

Figura 2.70 AP lordótica.

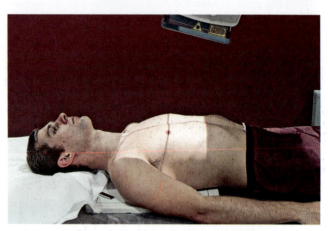

Figura 2.71 Alternativa: AP semiaxial.

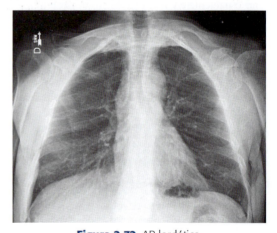

Figura 2.72 AP lordótica.

Critérios de avaliação
Anatomia demonstrada: • Os campos pulmonares devem ser totalmente visualizados, assim como as clavículas (Figura 2.72).
Posição: • As clavículas devem aparecer quase horizontais e **acima ou superiormente** aos ápices, com as bordas mediais superpostas pelas primeiras costelas • As costelas aparecem distorcidas; as posteriores parecem quase horizontais, sobrepondo-se às costelas anteriores • **Sem rotação** – extremidades claviculares esternais devem ter a mesma distância da coluna vertebral em cada lado. As bordas laterais das costelas em ambos os lados devem estar equidistantes da coluna vertebral • O centro do campo de colimação (RC) deve estar no meio do esterno, com colimação visível em cima e embaixo.
Exposição: • Nenhum artefato de movimento; os contornos do diafragma, do coração e das costelas devem estar bem definidos. Exposição e escala ideal de contraste permitindo a visualização da trama vascular dos pulmões especialmente na área dos ápices e nas regiões pulmonares superiores.

TÓRAX: INCIDÊNCIAS OBLÍQUAS ANTERIORES – OAD E OAE

Indicações clínicas
- Investigar patologia envolvendo campos pulmonares, traqueia e estruturas do mediastino
- Determinar tamanho e contornos do coração e dos grandes vasos.

Tórax
ESPECIAIS
- AP decúbito dorsal ou semiereto
- Decúbito lateral (AP)
- AP lordótica
- Oblíqua anterior

Fatores técnicos
- DFR mínima – 180 cm
- Tamanho do RI – 35 × 43 cm posicionado longitudinalmente
- Grade
- Faixa de 110 a 125 kVp.

Proteção. Proteger tecidos radiossensíveis fora da região de interesse.

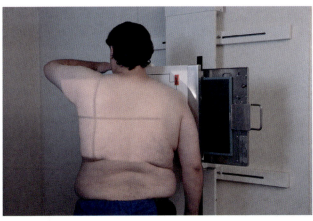

Figura 2.73 OAD com 45°.

Posicionamento do paciente
- Paciente ereto, rodado a 45° com o ombro anterior direito apoiado contra o RI na OAD (Figura 2.73) e a 45° com o ombro anterior esquerdo apoiado contra o RI na OAE (Figura 2.74) (ver Notas para 60° OAE)
- Braço do paciente fletido próximo ao RI e mão sobre o quadril; regiões palmares para fora
- Braço oposto elevado para não haver superposição com o pulmão, com a mão apoiada na cabeça ou sobre a unidade do RI, mantendo o braço o mais elevado possível
- Paciente olhando para a frente; queixo elevado.

Posicionamento da parte
Observando o paciente a partir do tubo de raios X, centralizar o tórax em relação ao RC e ao RI, com a borda superior do RI cerca de 2,5 cm acima da vértebra proeminente.

RC
- RC perpendicular, direcionado ao **nível de T7** (8 a 10 cm abaixo do nível da vértebra proeminente)
- RC a meia distância entre o plano sagital médio e a borda lateral do tórax.

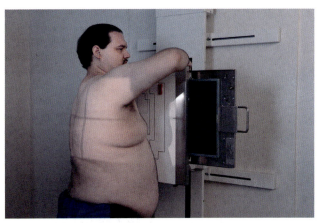

Figura 2.74 OAE com 45°.

Colimação recomendada. Colimar os quatro lados dos campos pulmonares (borda superior do campo luminoso no nível da vértebra proeminente).

Respiração. Fazer a exposição no fim da **segunda inspiração máxima**.

NOTAS: Nas oblíquas **anteriores**, o lado de interesse em geral é o lado mais **distante** do RI. Assim, a **OAD** proporciona a melhor visualização do pulmão **esquerdo**.

Certos posicionamentos para estudos do coração e dos grandes vasos requerem posições oblíquas com um aumento na rotação do tórax de 45 a 60° (Figuras 2.75 e 2.76).

Uma **rotação menor** (15 a 20°) pode ser valiosa para melhor visualização das várias áreas pulmonares no caso de uma possível doença pulmonar (Figura 2.77).

Exceção. As incidências oblíquas posteriores ortostáticas ou em decúbito podem ser realizadas, se o paciente não conseguir ficar em pé para obter oblíquas anteriores ou outras incidências necessárias.

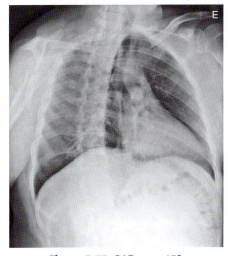

Figura 2.75 OAD com 45°.

Critérios de avaliação
Anatomia demonstrada: • Ambos os pulmões devem ser incluídos, dos ápices até os seios costofrênicos • Traqueia cheia de ar; grandes vasos e contornos cardíacos são melhor visualizados na posição OAE a 60°.
Posicionamento: • Na rotação de 45°, a distância da margem externa das costelas até a coluna vertebral no lado mais afastado do RI deve ter aproximadamente duas vezes a distância do lado mais próximo ao RI (Figuras 2.78 e 2.79) • RC centralizado no nível de T7.
Exposição: • Ausência de movimentação; os contornos do diafragma e do coração devem aparecer bem definidos • Exposição e contraste ótimos ideais para a observação da trama vascular pulmonar e dos contornos das costelas, com exceção das regiões mais densas do coração.

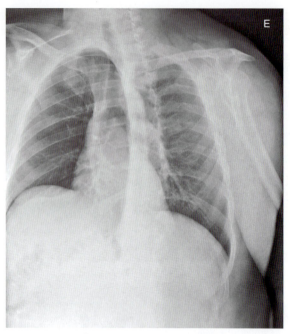

Figura 2.76 OAE com 45°.

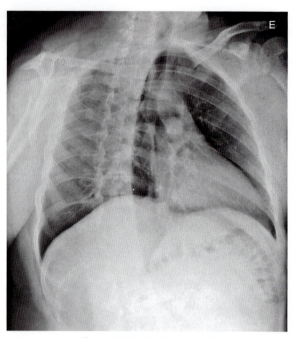

Figura 2.78 OAD com 45°.

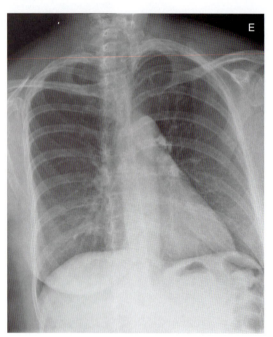

Figura 2.77 OAD com 15 a 20°.

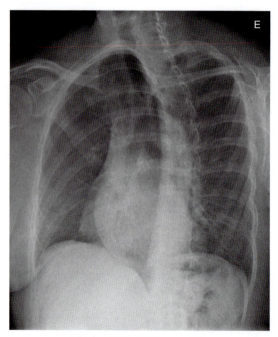

Figura 2.79 OAE com 45°.

TÓRAX: INCIDÊNCIAS OBLÍQUAS POSTERIORES – OPD E OPE

Indicações clínicas
- Para avaliar lesões nos campos pulmonares, na traqueia e nas estruturas do mediastino
- Determinar o tamanho e os contornos do coração e dos grandes vasos.

Tórax
ESPECIAIS
- AP em decúbito dorsal ou semiereto
- Decúbito lateral (AP)
- AP lordótica
- Oblíqua anterior
- Oblíqua posterior

Fatores técnicos
- DFR mínima – 180 cm
- Tamanho do RI – 35 × 43 cm, longitudinal
- Grade
- Faixa de 110 a 125 kVp.

Proteção. Proteger tecidos radiossensíveis fora da região de interesse.

Posicionamento do paciente (ereto)
- Paciente ereto, rodado a 45° (até 60°) com a superfície posterior do ombro direito apoiada contra o RI, para a OPD (Figura 2.80) e a 45° (até 60°), com a superfície posterior do ombro esquerdo apoiada contra o RI, na OPE (Figura 2.81)
- O braço mais próximo do RI deve ficar levantado e apoiado na cabeça; o outro fica apoiado no quadril com a palma da mão para fora
- Paciente olhando para a frente.

Posicionamento do paciente (em decúbito)
- Caso o paciente não possa ficar em pé ou sentar, é possível fazer as incidências oblíquas posteriores na mesa
- Colocar suportes embaixo da cabeça do paciente, elevando também quadril e ombros.

Posicionamento da parte
- Borda superior do RI cerca de 2,5 cm acima da vértebra proeminente ou cerca de 12 cm acima do nível da incisura jugular (5 cm acima dos ombros)
- Tórax centralizado em relação ao RC e RI.

RC
- RC perpendicular ao **nível de T7**
- RC a meia distância entre o plano sagital médio e a borda lateral do tórax.

Colimação recomendada. Colimar os quatro lados dos campos pulmonares (borda superior do campo luminoso no nível da vértebra proeminente).

Respiração. Fazer exposição ao fim da segunda inspiração máxima.

NOTAS: Incidências oblíquas **posteriores** proporcionam melhor visualização do lado mais próximo do RI.
Posições posteriores mostram a mesma anatomia correspondente à oblíqua anterior oposta. Assim, a posição OPD (Figura 2.82) corresponde à posição OAE, e a posição OPE (Figura 2.83) corresponde à posição OAD.

Critérios de avaliação
Os critérios de avaliação são similares aos critérios para as posições oblíquas anteriores já descritas • Entretanto, por causa da magnificação do diafragma mais anterior, os campos pulmonares geralmente parecem menores nas oblíquas posteriores, se comparados com as oblíquas anteriores • O coração e os grandes vasos também parecem maiores nas oblíquas posteriores porque ficam mais distantes do RI (Figuras 2.84 e 2.85).

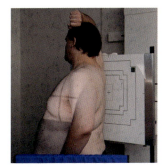
Figura 2.80 OPD com 45°.

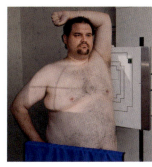
Figura 2.81 OPE com 45°.

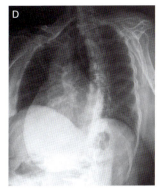
Figura 2.82 OPD com 45 a 60°.

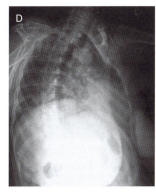
Figura 2.83 OPE com 45 a 60°.

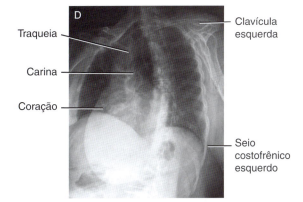
Figura 2.84 OPD com 45 a 60°.

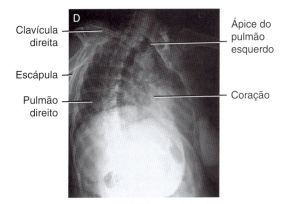
Figura 2.85 OPE com 45 a 60°.

VIAS RESPIRATÓRIAS SUPERIORES: INCIDÊNCIA EM PERFIL

Indicações clínicas
- Investigar lesões da laringe e da traqueia (preenchidas por ar), incluindo a região da glândula tireoide e timo, e o esôfago superior, para avaliar a presença de corpo estranho radiopaco, ou caso tenha havido deglutição de meio de contraste
- Descartar **epiglotite**, que pode pôr em risco a vida de crianças.

Vias respiratórias superiores
ROTINA
- Perfil
- AP

Fatores técnicos
- DFR mínima – 180 cm para minimizar a ampliação
- Tamanho do RI – 24 × 30 cm, longitudinal
- Grade
- Faixa de 75 a 85 kVp.

Proteção. Proteger tecidos radiossensíveis fora da região de interesse.

Posicionamento do paciente
O paciente, se possível, deverá estar em posição ortostática, sentado ou em pé (se necessário, pode ser usada uma mesa reclinável - perfil direito ou esquerdo).

Posicionamento da parte
- Posicionar o paciente de modo a centralizar a via respiratória superior em relação ao RC e ao centro do RI (laringe e traqueia são anteriores às vértebras cervicais e torácicas)
- Rodar os ombros para trás com os braços para baixo; mãos juntas atrás das costas
- Elevar o queixo levemente e fazer com que o paciente olhe para a frente (Figura 2.86)
- Ajustar a altura do RI colocando o topo do RI no nível do meato acústico externo (MAE), que é a abertura do canal auditivo externo. (Ver mais adiante quando a área de interesse primário for a traqueia, e não a laringe.)

RC
- RC perpendicular ao centro do RI no **nível de C6** ou **C7**, a meio caminho entre a proeminência laríngea da cartilagem tireóidea e a incisura jugular.

Colimação recomendada. Colimar para a região de tecidos moles cervicais.

Respiração. Fazer a exposição **durante uma inspiração lenta e profunda** para garantir que a traqueia e as vias respiratórias superiores se encham de ar.

NOTA (referente à centralização e à exposição para a região cervical): A centralização deve ser feita na proeminência laríngea (C5) com fatores de exposição próprios para tecidos moles do pescoço em perfil, se a área de interesse for primariamente a laringe e a traqueia superior.

NOTA (sobre a centralização e a exposição para a laringe distal e a região da traqueia): Se essas forem as áreas primárias de interesse, o RI e o RC devem ser abaixados de modo a posicionar o RC na incisura jugular superior (T1-T2) com fatores de exposição semelhantes aos utilizados no perfil do tórax.

Critérios de avaliação
Anatomia demonstrada: • A laringe e a traqueia devem estar cheias de ar e bem visualizadas (Figuras 2.87 e 2.88).
Posicionamento: • A centralização da região cervical (laringe e porção proximal da traqueia) deve incluir o MAE na borda superior da imagem e a T2 ou T3, na borda inferior. Caso a **região distal laríngea e a traqueia** sejam as áreas primárias de interesse, a centralização deve ser mais baixa, incluindo C3 até T4 ou T5 • As silhuetas dos ombros devem ser primariamente posteriores e estar projetadas para trás para não se sobreporem à área traqueal • A colimação deve aparecer de preferência em ambos os lados, com apenas bordas mínimas (1 cm ou menos) em cima e embaixo.
Exposição: • A exposição ideal seria uma técnica para partes moles, na qual laringe e traqueia superior, preenchidas com ar, não fiquem superexpostas • Vértebras cervicais aparecerão subexpostas.

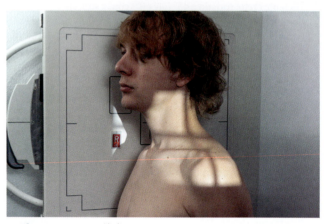

Figura 2.86 Perfil direito para vias respiratórias superiores.

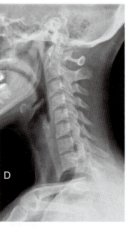

Figura 2.87 Perfil para as vias respiratórias superiores (para regiões distais da laringe e da traqueia).

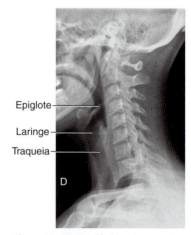

Figura 2.88 Perfil das vias respiratórias superiores.

VIAS RESPIRATÓRIAS SUPERIORES: INCIDÊNCIA AP

Indicações clínicas
- Investigar lesões da laringe e da traqueia (preenchidas por ar), incluindo a região das glândulas tireoide e timo, e o esôfago superior, para verificar se há corpos estranhos radiopacos ou caso tenha havido deglutição de meio de contraste.

Vias respiratórias superiores
ROTINA
- Perfil
- AP

Fatores técnicos
- DFR mínima – 100 cm, se possível, para minimizar a ampliação
- Tamanho do RI – 24 × 30 cm, longitudinal
- Grade
- Faixa de 75 a 85 kVp.

Proteção. Proteger tecidos radiossensíveis fora da região de interesse.

Posicionamento do paciente
O paciente deve estar em posição ortostática, se possível, sentado, ou em pé com a parte de trás da cabeça e os ombros contra o RI (se necessário, pode estar em decúbito, em mesa reclinável).

Posicionamento da parte
- Alinhar o plano sagital médio em relação ao RC e à linha média da grade ou da mesa
- Elevar o queixo de modo que a **linha acantomeatal esteja perpendicular ao RI** (linha do acanto ou área diretamente abaixo do nariz e MAE); fazer com que o paciente olhe diretamente para a frente (Figura 2.89)
- Ajustar a altura do RI de modo a posicionar a parte superior do RI cerca de 3 a 4 cm abaixo do MAE (ver Nota para explicação sobre centralização).

RC
- RC perpendicular ao centro do RI no **nível de T1-T2**, cerca de 2,5 cm acima da incisura jugular.

Colimação recomendada. Restringir a colimação às partes moles do pescoço.

Respiração. Fazer a exposição **durante uma inspiração lenta e profunda** a fim de garantir a aeração da traqueia e das vias respiratórias superiores.

NOTA (sobre a exposição): A exposição para essa incidência AP deve ser aproximadamente igual à da AP da coluna cervical ou torácica.

NOTA (sobre a centralização para vias respiratórias superiores e traqueia): A centralização dessa incidência AP é similar à das regiões distal lateral da laringe e da traqueia superior, descrita anteriormente, porque a maior parte da área da laringe proximal não é visualizada na AP devido à superposição da base do crânio e da mandíbula. Portanto, a traqueia pode ser bem visualizada.

Critérios de avaliação
Anatomia demonstrada: • Laringe e traqueia, de C3 até T4, devem estar cheias de ar e visualizadas através da coluna • A área correspondente às vértebras cervicais proximais (a margem inferior da sombra da mandíbula e a base do crânio estão superpostas) até a região torácica média deve estar incluída (Figura 2.90).
Posicionamento (ver Notas anteriores): • **Não deve ocorrer rotação**, conforme demonstrado pela aparência simétrica das articulações esternoclaviculares • A mandíbula precisa estar superposta à base do crânio com a coluna alinhada ao centro do filme • Os limites da colimação devem aparecer em ambos os lados, idealmente, com um mínimo nas bordas de cima e de baixo (1 cm ou menos). O campo de colimação (RC) deve ser centralizado em T1-T2.
Exposição: • A exposição ideal deve ser escura o bastante para permitir a visualização da traqueia cheia de ar sobreposta às vértebras cervicais e torácicas.

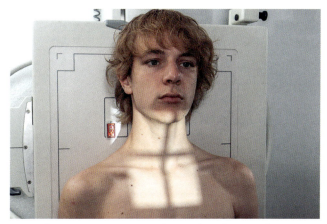

Figura 2.89 AP para as vias respiratórias superiores.

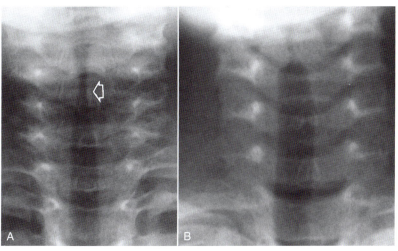

Figura 2.90 Crupe. **A.** *Seta* mostrando um afilamento subglótico da traqueia (sinal de arco gótico). **B.** Traqueia normal, com um largo arqueamento na região subglótica. (De Eisenberg R, Johnson N: Comprehensive radiographic pathology, ed 5, St. Louis, 2012, Mosby.)

RADIOGRAFIAS PARA ANÁLISE

Esta seção consiste em uma incidência ideal (Imagem A) com uma ou mais incidências que podem demonstrar erros de posicionamento e/ou erros técnicos. Analise as Figuras 2.91 e 2.92. Compare a Imagem A às outras incidências e identifique os erros. Enquanto examina cada imagem, considere as seguintes questões:

1. Toda a anatomia essencial é demonstrada na imagem?
2. Quais erros de posicionamento presentes comprometem a qualidade da imagem?
3. Os fatores técnicos são ideais?
4. Há na imagem evidência de marcadores de colimação e do lado anatômico pré-exposição?
5. Esses erros requerem repetição da exposição?

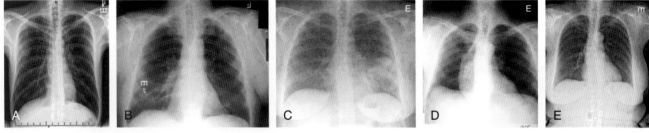

Figura 2.91 PA de tórax.

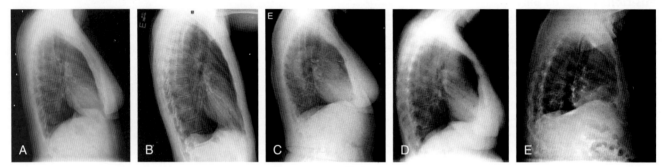

Figura 2.92 Perfil de tórax.

CAPÍTULO 3

Abdome

COLABORAÇÃO DE **Kelli Welch Haynes**, ED.D., RT(R)

COLABORADORES DAS EDIÇÕES ANTERIORES Dan L. Hobbs, MSRS, RT(R)(CT)(MR), John P. Lampignano, MEd, RT(R)(CT), Kathy M. Martensen, BS, RT(R), Barry T. Anthony, RT(R)

SUMÁRIO

Anatomia Radiográfica

Radiografia abdominal, *104*
Sistemas de órgãos abdominais, *104*
Sistema urinário, *107*
Cavidade abdominal, *108*
Quadrantes e regiões, *110*

Posicionamento Radiográfico

Preparação do paciente, *112*
Considerações sobre posicionamento, *112*
Instruções respiratórias, *112*
Marcadores de imagem, *112*
Proteção contra radiação, *112*
Fatores de exposição, *112*
Considerações especiais sobre o paciente, *113*

Considerações sobre radiografia digital, *114*
Modalidades alternativas, *114*
Indicações clínicas, *114*

Incidências de Rotina e Especiais do Abdome

Abdome: incidência AP – posição supina, *116*
Abdome: incidência PA – posição prona, *118*
Abdome: incidência AP – posição em decúbito lateral, *119*
Abdome: incidência AP – posição ereta ou ortostática, *120*
Abdome: posição em decúbito dorsal (perfil direito ou esquerdo), *121*
Abdome: posição em perfil, *122*
Abdome agudo: rotina de abdome agudo, *123*

Radiografias para Análise, *124*

ANATOMIA RADIOGRÁFICA

Radiografia abdominal

Este capítulo aborda a anatomia e o posicionamento para exame de imagem do abdome. Para realizar esse exame radiográfico, podem ser obtidas uma ou mais incidências. A imagem mais comum é a anteroposterior (AP) do abdome em decúbito dorsal, também chamada de *RUB* (*r*ins, *u*reteres e *b*exiga) em função das regiões visualizadas. Essas radiografias são feitas sem a utilização de meios de contraste. Radiografias do abdome (RUB) são feitas normalmente antes de exames abdominais fluoroscópicos com uso de meios de contraste para descartar certas patologias.

SÉRIES RADIOGRÁFICAS DE ABDOME AGUDO

Algumas condições abdominais, como obstrução do intestino, perfurações envolvendo ar livre intraperitoneal (ar encontrado fora do trato digestório), excesso de líquido no abdome (ascite) ou uma possível massa intra-abdominal, podem desencadear certos estados agudos ou de emergência. Esses casos demandam o que em geral é conhecido como "série radiográfica de rotina de abdome agudo", em que são realizadas radiografias abdominais em posições diferentes, podendo demonstrar níveis hidroaéreos, ar livre, ou ambos, dentro da cavidade abdominal. Normalmente, uma RUB em decúbito dorsal com uma AP em ortostasia, e uma PA ou AP de tórax são realizadas para completar a série.

Preparar uma radiografia abdominal requer conhecimento da anatomia e da relação entre órgãos e estruturas dentro da cavidade abdominopélvica.

MÚSCULOS ABDOMINAIS

Muitos músculos estão associados à cavidade abdominopélvica, dos quais os hemidiafragmas direito e esquerdo, assim como os músculos psoas maior e menor, direitos e esquerdos, são os mais importantes na radiografia abdominal. O hemidiafragma direito está inserido anteriormente na 5ª costela e posteriormente no nível da 10ª costela. O hemidiafragma esquerdo está localizado em um nível um pouco inferior em comparação ao direito. Os músculos psoas maior estão posicionados em ambos os lados da coluna vertebral lombar.

O **diafragma** é um músculo em forma de guarda-chuva que separa a cavidade abdominal da cavidade torácica. O diafragma deve estar perfeitamente imóvel durante a radiografia, seja do abdome ou do tórax. O movimento diafragmático do paciente pode ser interrompido por meio de instruções apropriadas de respiração.

Os dois músculos, **psoas maior** e menor, estão posicionados em ambos os lados da coluna vertebral lombar. Em um paciente de pequeno ou médio porte, as bordas laterais desses dois músculos devem ser ligeiramente visíveis em uma imagem diagnóstica abdominal, quando são usados fatores de exposição corretos (*setas*, Figuras 3.1 e 3.2).

Sistemas de órgãos abdominais

Os diversos sistemas de órgãos encontrados na cavidade abdominopélvica são apresentados de maneira breve neste capítulo. Cada sistema é descrito detalhadamente em capítulos subsequentes, os quais são dedicados a sistemas específicos.

SISTEMA DIGESTÓRIO

O **sistema digestório**, com seus órgãos acessórios: **fígado**, **vesícula biliar** e **pâncreas**, preenche a maior parte da cavidade abdominal. Os seis órgãos do sistema digestório são:

1. Cavidade oral
2. Faringe
3. Esôfago
4. Estômago
5. Intestino delgado
6. Intestino grosso.

Cavidade oral, faringe e esôfago

A **cavidade oral** (boca) e a faringe (orofaringe e laringofaringe) são comuns aos sistemas respiratório e digestório, como mostra a ilustração na Figura 2.4 (ver Capítulo 2). O **esôfago** está localizado no mediastino, na cavidade torácica.

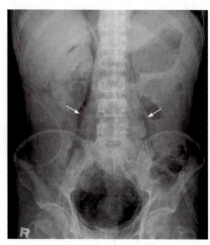

Figura 3.1 AP abdominal (RUB). As *setas* indicam os músculos psoas.

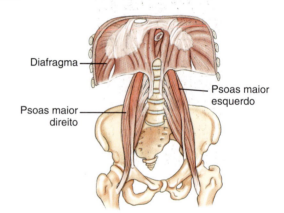

Figura 3.2 Músculos abdominais.

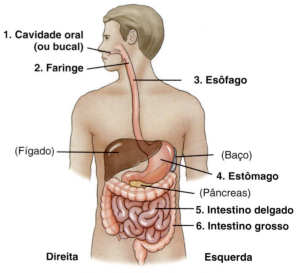

Figura 3.3 Trato digestório.

Estômago e intestinos delgado e grosso

Os três órgãos digestivos na cavidade abdominal são o **estômago** e os **intestinos delgado** e **grosso** (Figura 3.3).

Estômago. O estômago é o primeiro órgão do sistema digestório inteiramente localizado dentro da cavidade abdominal. Trata-se de um reservatório expansível que permite a passagem de alimento e líquidos deglutidos. O tamanho e a forma do estômago variam conforme o volume de seu conteúdo e o tipo físico do paciente.

Gastro é uma forma combinante comum que denota uma relação com o estômago (em grego, a palavra *gaster* significa "estômago"). O termo *sistema* ou *trato gastrintestinal* (TGI) descreve todo o sistema digestório, começando com o estômago e continuando através dos intestinos delgado e grosso.

Intestino delgado. O intestino delgado continua a partir do estômago como uma estrutura longa e convoluta, semelhante a um tubo, de aproximadamente 4,5 a 5,5 metros de comprimento. As Figuras 3.4 e 3.5 mostram as três partes do intestino delgado: duodeno (A), jejuno (B) e íleo (C).

Duodeno (A). A primeira porção do intestino delgado, o duodeno, é a mais curta, porém a mais larga em diâmetro dentre os três segmentos. Tem aproximadamente 25 cm de comprimento. Quando preenchido com meio de contraste, o duodeno assemelha-se a uma letra "C". A porção proximal do duodeno é denominada *bulbo duodenal* ou *ampola*. Tem uma forma peculiar que em geral é vista nos estudos do TGI superior com o uso de bário. Os ductos biliares e pancreáticos drenam para o duodeno a fim de auxiliar nas funções digestivas.

Jejuno e íleo (B e C). O restante do intestino delgado encontra-se nas porções central e inferior do abdome. Os primeiros dois quintos após o duodeno são chamados de **jejuno**, enquanto os três quintos distais são chamados de **íleo**. O orifício (válvula) entre o íleo distal e a porção do ceco do intestino grosso é a **válvula ileocecal**.

Radiografia do estômago e intestino delgado. Em uma radiografia abdominal, em um adulto saudável, é raro visualizar o ar preenchendo todo o estômago ou o intestino delgado. A Figura 3.5 mostra o estômago, o intestino delgado e o intestino grosso proximal que foram preenchidos por sulfato de bário radiopaco. Nota-se que o bulbo duodenal e as alças intestinais convolutas e longas, das três porções especificadas do intestino delgado, estão localizados no centro ou na área inferior do abdome.

Intestino grosso. O sexto e último órgão do sistema digestório é o intestino grosso ou cólon, que começa no quadrante inferior direito, no nível da **válvula ileocecal**, na junção com o intestino delgado. A porção do intestino grosso abaixo da válvula ileocecal é uma área de conformação similar à de um saco, e é chamada de **ceco**. O **apêndice** (apêndice vermiforme) é unido à região posteromedial do ceco (Figura 3.6).

A porção vertical do intestino grosso localizada acima do ceco, o **cólon ascendente**, une-se ao **cólon transverso** na altura da **flexura cólica direita**. O cólon transverso une-se ao cólon descendente na altura da **flexura cólica esquerda**. As denominações secundárias alternativas para as duas flexuras cólicas são **hepática** (direita) e **esplênica** (esquerda), com base em sua proximidade com o fígado e o baço, respectivamente.

O cólon descendente continua como **cólon sigmoide**, em forma de "S", no abdome inferior esquerdo. O **reto** representa os 15 cm finais do intestino grosso, e termina no **ânus**, o músculo esfíncter na abertura terminal do intestino grosso.

Como pode ser visto nas ilustrações sobre os tipos físicos, a forma e a localização do intestino grosso podem variar muito, situando-se o cólon transverso na parte superior do abdome no tipo físico hiperestênico, enquanto nos tipos hipostênico e astênico, fica na parte inferior do abdome (ver também Capítulo 13).

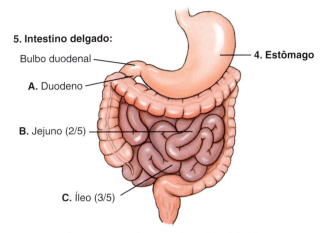

Figura 3.4 Estômago e intestino delgado.

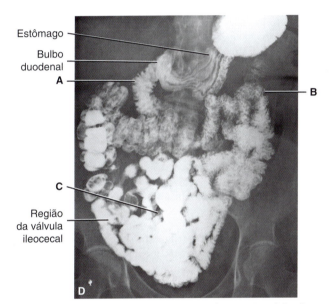

Figura 3.5 Radiografia do estômago e do intestino delgado.

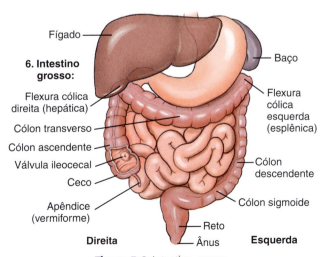

Figura 3.6 Intestino grosso.

BAÇO

O baço é a parte do **sistema linfático** que pertence ao sistema circulatório, bem como os vasos sanguíneos e o coração. É um órgão abdominal importante que ocupa um espaço posterior, à esquerda do estômago no **quadrante superior esquerdo**, como é mostrado na Figura 3.7.

O baço pode ser discretamente visualizado em radiografias abdominais, em particular se o órgão for volumoso. É um órgão frágil, que às vezes é dilacerado durante um traumatismo na região inferior esquerda da caixa torácica posterior.

ÓRGÃOS ACESSÓRIOS DO SISTEMA DIGESTÓRIO

Pâncreas, fígado e vesícula biliar são os três órgãos acessórios da digestão que também estão localizados na cavidade abdominal. Os órgãos acessórios da digestão encontram-se fora do trato digestório, mas auxiliam na digestão por meio dos materiais por eles secretados no interior do trato digestório.

Pâncreas

O pâncreas, que não é visualizado em uma radiografia abdominal, é uma glândula alongada que fica na região **posterior ao estômago** e próxima à parede abdominal posterior, entre o duodeno e o baço. Seu comprimento médio é de aproximadamente 12,5 cm. A cabeça do pâncreas encontra-se encaixada na alça em "C" do duodeno, e o corpo e a cauda desse órgão estendem-se em direção ao quadrante superior esquerdo do abdome. Essa relação entre o duodeno e a cabeça do pâncreas por vezes é descrita como "romance do abdome".

O pâncreas integra o sistema **endócrino** (interno) e o sistema **exócrino** (externo) de secreção. A porção endócrina do pâncreas produz determinados hormônios essenciais, como a insulina, que ajudam no controle dos níveis de glicose (açúcar) no sangue. Como parte de suas funções exócrinas, o pâncreas produz grande quantidade (1.500 mℓ/dia) de sucos digestivos, necessários para a digestão, que se deslocam para o duodeno através do ducto pancreático principal.

Fígado

O fígado é o maior órgão sólido do corpo, ocupando grande parte do **quadrante superior direito**. Tem inúmeras funções, uma delas é a produção da bile, que auxilia na emulsificação (quebra) das gorduras.

Vesícula biliar

Vesícula biliar é um saco em forma de pera situado posterior e inferiormente ao fígado. Se a bile produzida no fígado não for necessária, em algum momento, para a emulsificação da gordura, ela é armazenada e concentrada na vesícula biliar para uso futuro. A vesícula biliar se contrai e libera a bile quando estimulada por um hormônio apropriado (colecistoquinina). Na maioria dos casos, não é possível visualizar a vesícula biliar com o uso de técnicas radiográficas convencionais sem meios de contraste. Isso ocorre porque a vesícula e os ductos biliares têm densidade e contraste semelhantes aos dos tecidos abdominais circundantes. A anatomia da vesícula e dos ductos biliares é descrita em detalhes no Capítulo 12.

Colelitíase. Colelitíase é a presença de um ou mais cálculos na vesícula biliar.[1] Esses cálculos consistem em colesterol ou em um pigmento composto por sais biliares, fosfato e carbonato. Cálculos biliares de colesterol são predominantes nos EUA (80% dos pacientes), enquanto cálculos de pigmento são mais comuns em populações da Ásia. Em geral, essas variações estão associadas à dieta.

Somente cerca de 20% dos cálculos biliares contêm cálcio suficiente para permitir a visualização em uma imagem radiográfica do abdome. A maioria dos cálculos é radiolucente (não visível na radiografia).[2] Modalidades alternativas de exame de imagem, como a ultrassonografia diagnóstica, são mais adequadas para detectar a presença e a localização de cálculos radiolucentes.

IMAGENS SECCIONAIS EM TC

As imagens de tomografia computadorizada (TC) através dos vários níveis do abdome são empregadas para demonstrar relações anatômicas dos órgãos do trato digestório e de seus órgãos acessórios, além do baço.

A Figura 3.8 mostra em plano axial a porção superior do abdome na altura de T10 ou T11 (10ª ou 11ª vértebra torácica), logo abaixo do diafragma. Observa-se o tamanho proporcionalmente maior do fígado nessa altura do quadrante superior direito do abdome, e a visão transversal através do estômago, adjacente ao lobo esquerdo do fígado do paciente. O baço pode ser visualizado na região posterior ao estômago, no quadrante superior esquerdo do abdome.

A Figura 3.9 é uma imagem em plano axial abaixo da Figura 3.8, atravessando a porção média do abdome, aproximadamente na altura de L2 (2ª vértebra lombar). A aorta abdominal e a veia cava

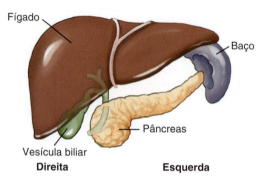

Figura 3.7 Baço e órgãos acessórios da digestão – pâncreas, fígado e vesícula biliar.

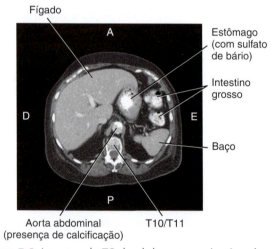

Figura 3.8 Imagem da TC do abdome superior (na altura de T10 ou T11).

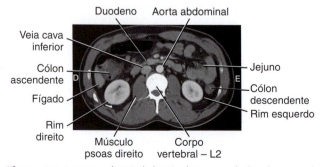

Figura 3.9 Imagem da TC abdominal mostrando fígado, vesícula biliar, pâncreas e vasos principais (aorta e veia cava inferior).

inferior situam-se anteriormente ao corpo vertebral. Os rins são vistos lateralmente aos músculos psoas. A região escura e cheia de ar no estômago está no topo (na parte frontal), indicando que o paciente estava deitado em posição supina na ocasião da TC.

Sistema urinário

Outro sistema abdominal importante é o urinário. Embora seja introduzido neste capítulo, esse sistema será explorado em detalhes no Capítulo 14.

O sistema urinário é composto de (Figura 3.10):

- Dois rins
- Dois ureteres[3]
- Uma bexiga
- Uma uretra[4]

Cada **rim** drena para a **bexiga** através do próprio **ureter**. A bexiga, situada acima e atrás da sínfise púbica, armazena a urina. Sob controle voluntário, a urina armazenada sai pela **uretra**. As duas **glândulas suprarrenais** (adrenais) do sistema endócrino estão localizadas na porção superomedial de cada rim. Os rins têm forma de feijão e ficam em ambos os lados da coluna vertebral lombar. O rim direito situa-se geralmente mais abaixo do rim esquerdo devido à presença do fígado, que é mais volumoso, desse lado.

Os materiais residuais e o excesso de água são eliminados do sangue pelos rins e transportados pelos ureteres para a bexiga.

UROGRAFIA EXCRETORA OU INTRAVENOSA

Os rins são normalmente demonstrados de maneira sutil em uma radiografia de abdome, por causa da cápsula de gordura que envolve cada um deles. O exame com meio de contraste, ilustrado na Figura 3.11, representa uma **urografia excretora ou intravenosa** (UIV) que é um exame do sistema urinário, utilizando um meio de contraste intravenoso. Durante o exame, os órgãos desse sistema são visualizados com o uso do meio de contraste que foi filtrado do fluxo sanguíneo pelos rins. Os órgãos identificados são: **rim esquerdo** (A), **ureter proximal esquerdo** (B), **ureter distal esquerdo** (C), antes de seu esvaziamento na bexiga (D), e rim direito (E).

NOTA: O termo **pielografia intravenosa (PIV)** foi usado muitas vezes no passado para descrever esse exame. Entretanto, não é o termo correto para esse tipo de procedimento. Ambos os termos, *urografia excretora* (UE) e *urografia intravenosa* (UIV), são atuais e corretos.

IMAGEM SECCIONAL

A imagem seccional de TC (Figura 3.12) pode, a princípio, parecer confusa devido às inúmeras estruturas pequenas e de forma irregular que são visualizadas. Entretanto, ao estudar as relações entre essas estruturas e imaginar uma fina "fatia" no nível de L2-L3 dos desenhos (ver Figura 3.10) e da Figura 3.7, é possível utilizar a imagem para identificar posições anatômicas e relações das estruturas anteriormente discutidas. As estruturas identificadas na Figura 3.12 são:

A. Porção inferior do lobo direito do fígado
B. Cólon ascendente
C. Rim direito
D. Ureter direito
E. Psoas maior direito
F. L2-L3
G. Rim esquerdo
H. Ureter esquerdo
I. Cólon descendente
J. Alças do intestino delgado (jejuno).

Dois dos principais vasos sanguíneos do abdome também são vistos, classificados como K e L. Enquanto K representa a aorta abdominal, de maior calibre, L representa a veia cava inferior.

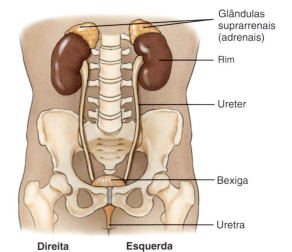

Figura 3.10 Sistema urinário.

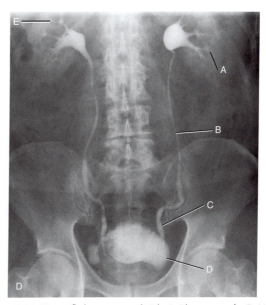

Figura 3.11 Urografia intravenosa (UIV). **A.** Rim esquerdo. **B.** Ureter médio esquerdo. **C.** Ureter distal esquerdo. **D.** Bexiga. **E.** Rim direito.

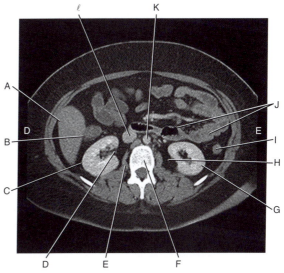

Figura 3.12 Imagem de TC abdominal, na altura média dos rins e ureteres proximais. Ver texto para identificar as indicações.

Cavidade abdominal

Quatro termos importantes que descrevem a anatomia da cavidade abdominal aparecem no desenho à direita e são descritos na sequência:

1. **Peritônio**
2. **Mesentério**
3. **Omento**
4. **Mesocólon.**

PERITÔNIO

A maioria das estruturas e órgãos abdominais, bem como a parede da cavidade abdominal na qual eles estão contidos, é coberta, em graus variados, por uma grande membrana serosa, de parede dupla, com aparência de saco, chamada **peritônio**. A área de superfície total do peritônio é mais ou menos igual à área de superfície cutânea corporal total.

Um corte transversal bastante simplificado da cavidade abdominal é visto na Figura 3.13. Existem dois tipos de peritônio: parietal e visceral. O peritônio tem duas camadas: a que adere à parede da cavidade abdominal é chamada de **peritônio parietal**, enquanto a porção que recobre os órgãos é chamada de **peritônio visceral**. O espaço ou a cavidade entre as camadas parietal e visceral do peritônio é chamado de **cavidade peritoneal**. Esse espaço, na realidade, tem potencial para ser uma cavidade. Contém também alguns líquidos do tipo lubrificantes serosos que permitem que os órgãos se movam (deslizem) sem ocorrer atrito entre eles. Um acúmulo anormal desse líquido seroso causa a **ascite** (ver indicações clínicas, adiante).

A camada de peritônio visceral cobre apenas **parcialmente** alguns órgãos, que se encontram aderidos à parede abdominal posterior (Figura 3.13). Nesse nível, os cólons ascendente e descendente, a aorta e a veia cava inferior estão apenas cobertos em parte, portanto esse revestimento *não* seria considerado mesentérico, e estruturas e órgãos da região são chamados de **retroperitoneais**, como é descrito na próxima seção.

MESENTÉRIO

O peritônio forma grandes pregas que unem os órgãos do abdome entre si, e também à parede abdominal. Sangue, vasos linfáticos e nervos que suprem os órgãos do abdome se encontram nessas pregas do peritônio. Uma dessas pregas duplas que fixa o intestino delgado em seu lugar é chamada de **mesentério**. O mesentério é a **prega dupla do peritônio** que se estende a partir da parede abdominal posterior e envolve completamente as alças do **intestino delgado**. Mesentério é o termo específico associado à prega dupla do peritônio que conecta o intestino delgado à parede abdominal posterior (Figura 3.14).

OMENTO

O termo **omento** refere-se a um tipo específico de prega dupla do peritônio que se estende do **estômago** a outros órgãos (ver Figura 3.14). O **omento menor** estende-se da parte superior da curvatura menor do estômago aos segmentos inferiores do fígado. O **omento maior** conecta o cólon transverso à grande curvatura (inferior) do estômago, desenrola-se sobre o intestino delgado, dobrando-se em seguida para formar um avental ao longo da região anterior da parede abdominal.

Se o abdome fosse dissecado na altura da porção média anterior da parede abdominal, o omento maior seria a primeira estrutura encontrada, logo abaixo do peritônio parietal, onde se encontram depositadas quantidades variadas de gordura, que servem como uma camada isolante entre a cavidade abdominal e o exterior. Às vezes essa área é chamada de "avental de gordura" em razão de sua localização e seu conteúdo de gordura (Figura 3.15).

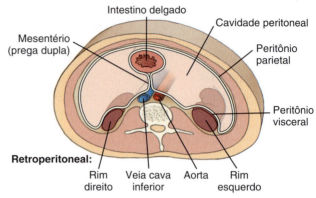

Figura 3.13 Cavidade abdominal em secção transversal (mostrando peritônio, mesentério e estruturas retroperitoneais).

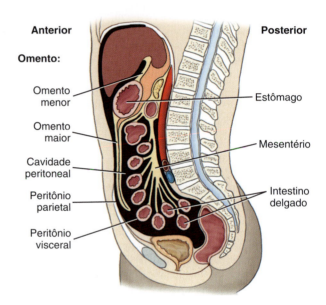

Figura 3.14 Cavidade abdominal em plano sagital médio (mostrando peritônio, mesentério e omento).

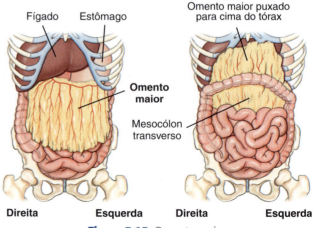

Figura 3.15 Omento maior.

MESOCÓLON

O peritônio que adere o **cólon** à parede abdominal posterior é denominado **mesocólon**. O prefixo *meso* é usado para se referir a pregas do tipo mesentéricas nas quais estão fixados outros órgãos abdominais. Existem quatro formas de mesocólon e cada uma é denominada de acordo com a porção do cólon em que está anexada: ascendente, transverso, descendente e sigmoide ou pélvico. O **mesocólon transverso** (ver Figura 3.15) é o peritônio visceral que conecta frouxamente o cólon transverso à parede abdominal posterior.

BOLSA MAIOR E BOLSA MENOR

O desenho na Figura 3.16 mostra as duas partes da cavidade peritoneal. A porção maior da cavidade peritoneal é conhecida como **bolsa maior**, em geral chamada simplesmente de **cavidade peritoneal**. Uma porção menor da cavidade peritoneal posterossuperior, localizada atrás do estômago, é chamada de **bolsa (ou saco) menor**. Essa bolsa tem um nome especial: **bolsa omental**.

O desenho mostra o **mesentério** conectando uma alça do **intestino delgado** (íleo) à parede abdominal posterior. Uma ilustração completa de um abdome normal mostraria muitas alças do intestino delgado ligadas pelo mesentério à parede posterior.

ÓRGÃOS RETROPERITONEAIS E INFRAPERITONEAIS

Os órgãos ilustrados na Figura 3.17 são considerados **retroperitoneais** (*retro* significando "para trás" ou "atrás") ou **infraperitoneais** (*infra* significando "sob" ou "abaixo de") em relação à cavidade peritoneal (Tabela 3.1).

Órgãos retroperitoneais

As estruturas retroperitoneais firmemente presas à parede abdominal posterior são os rins e ureteres, as glândulas suprarrenais, o pâncreas, a alça em forma de "C" do duodeno (a porção adjacente à cabeça do pâncreas), os cólons ascendente e descendente, o reto superior, a aorta abdominal e a veia cava inferior.

Essas estruturas retroperitoneais têm menor mobilidade dentro do abdome, quando comparadas aos órgãos intraperitoneais. Por exemplo, a Figura 3.16 mostra que **estômago**, **intestino delgado** e **cólon transverso** são frouxamente presos à parede abdominal por longas alças de peritônio, e mudam ou variam muito sua posição dentro do abdome, se comparados com as estruturas retroperitoneais ou infraperitoneais.

Órgãos infraperitoneais

O reto inferior, a bexiga e os órgãos reprodutivos estão localizados na própria pelve, embaixo ou sob o peritônio.

ÓRGÃOS PERITONIZADOS

Órgãos cobertos por peritônio, que são parcial ou totalmente recobertos por algum tipo de peritônio visceral, mas que não são retroperitoneais ou infraperitoneais, podem ser chamados de **peritonizados**. Esses órgãos, que foram removidos do desenho na Figura 3.17, incluem o **fígado**, a **vesícula biliar**, o **baço**, o **estômago**, o **jejuno**, o **íleo**, o **ceco** e os **cólons transverso** e **sigmoide**.

COMPARTIMENTOS PERITONEAIS MASCULINOS *VERSUS* FEMININOS

Existe uma diferença significativa entre o compartimento peritoneal masculino e o feminino. **No homem**, o peritônio inferior tem aparência de uma **bolsa fechada, o que não acontece com a mulher**. Nos homens, a bolsa peritoneal inferior encontra-se acima da bexiga, separando totalmente os órgãos reprodutivos dos órgãos que estão cobertos pelo peritônio visceral. Nas mulheres, útero, tubas uterinas (trompas de Falópio) e ovários passam diretamente para o interior da cavidade peritoneal (ver Figura 3.16).

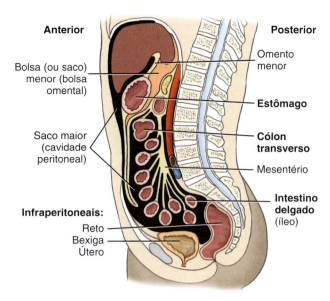

Figura 3.16 Corte em plano sagital da cavidade abdominal (mostra bolsas ou sacos maior e menor, mesocólon transverso e estruturas infraperitoneais).

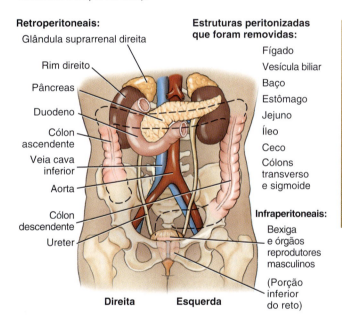

Figura 3.17 Órgãos retroperitoneais e infraperitoneais.

Tabela 3.1 Resumo dos órgãos abdominais em relação à cavidade peritoneal.		
ÓRGÃOS PERITONIZADOS	**ÓRGÃOS RETROPERITONEAIS**	**ÓRGÃOS INFRAPERITONEAIS (PÉLVICOS)**
Fígado	Rins	Porção inferior do reto
Vesícula biliar	Ureteres	Bexiga
Baço	Glândulas suprarrenais	Órgãos reprodutivos
Estômago	Pâncreas	Homem – saco fechado
Jejuno	Alça em C do duodeno	Mulher – saco aberto (útero, tubas uterinas e ovários estendendo-se para dentro da cavidade peritoneal)
Íleo	Cólons ascendente e descendente	
Ceco	Porção superior do reto	
Cólon transverso	Vasos sanguíneos abdominais principais (aorta e veia cava inferior)	
Cólon sigmoide		

Fio azul, mais espesso (ver Modelo)

Quadrantes e regiões

Para facilitar a descrição das posições dos vários órgãos ou de outras estruturas dentro da cavidade abdominopélvica, esta deve ser dividida em **quatro quadrantes** ou **nove regiões**.

QUATRO QUADRANTES ABDOMINAIS

Se dois planos perpendiculares imaginários (em ângulos retos) fossem passados através do abdome na altura do umbigo, eles dividiriam o abdome em quatro quadrantes (Figuras 3.18 e 3.19). Um plano seria transversal, atravessando o abdome **na altura do umbigo**, que na maioria das pessoas localiza-se na altura do **disco intervertebral L4-L5** (entre as 4ª e 5ª vértebras lombares). Na mulher, essa posição seria na altura das cristas ilíacas.

O plano vertical coincidiria com o **plano sagital médio** ou linha mediana do abdome e atravessaria tanto o umbigo como a sínfise púbica. Esses dois planos dividiriam a cavidade abdominopélvica em quatro quadrantes: **quadrante superior direito** (QSD), **quadrante superior esquerdo** (QSE), **quadrante inferior direito** (QID) e **quadrante inferior esquerdo** (QIE).

NOTA: O sistema de quatro quadrantes é usado com mais frequência em exame de imagem para determinar a localização de algum órgão ou para descrever o local da dor ou outros sintomas abdominais (Tabela 3.2).

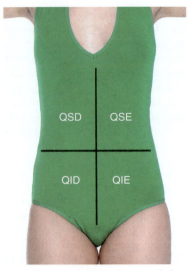

Figura 3.18 Os quatro quadrantes abdominais.

Tabela 3.2 Resumo anatômico: quatro quadrantes abdominais.[a]

QSD	QSE	QID	QIE
Fígado	Baço	Cólon ascendente	Cólon descendente
Vesícula biliar	Estômago	Apêndice (vermiforme)	Cólon sigmoide
Flexura cólica direita (hepática)	Flexura cólica esquerda (esplênica)	Ceco	2/3 do jejuno
Duodeno (alça em C)	Cauda do pâncreas	2/3 do íleo	
Cabeça do pâncreas	Rim esquerdo	Válvula ileocecal	
Rim direito	Glândula suprarrenal esquerda		
Glândula suprarrenal direita			

[a]Localização de estruturas e órgãos nos respectivos quadrantes (localização primária nos adultos medianos).

NOVE REGIÕES ABDOMINAIS

A cavidade abdominopélvica pode também ser dividida em nove regiões com o uso de dois planos horizontais ou transversais e de dois planos verticais. Os dois planos transversais/horizontais são o **plano transpilórico** e o **plano transtubercular**. Os dois planos verticais são os **planos laterais direito** e **esquerdo** (Figura 3.20).

O plano transpilórico encontra-se na altura da borda inferior de L1 (primeira vértebra lombar), e o plano transtubercular localiza-se na altura de L5. Os planos laterais direito e esquerdo estão paralelos ao plano sagital médio e situados a meio caminho entre este e cada uma das espinhas ilíacas anterossuperiores (EIAS).

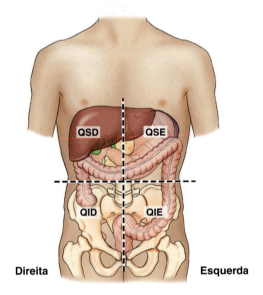

Figura 3.19 Os quatro quadrantes com algumas estruturas abdominais.

Nomes das regiões

Os nomes dessas nove regiões são apresentados na lista a seguir. Os técnicos devem estar familiarizados com a nomenclatura e a localização das regiões. Entretanto, em geral, para fins de exame de imagem é suficiente localizar a maioria das estruturas e órgãos dentro do sistema dos quatro quadrantes em razão das variáveis que afetam a posição específica de cada órgão, como tipo físico, posição corporal e idade (a Figura 3.20 ilustra a localização geral dos órgãos nessas nove regiões).

1. Hipocôndrio direito
2. Epigástrio
3. Hipocôndrio esquerdo
4. Flanco direito
5. Umbilical (mesogástrio)
6. Flanco esquerdo
7. Fossa ilíaca direita
8. Púbica (hipogástrio)
9. Fossa ilíaca esquerda

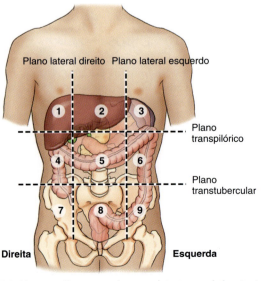

Figura 3.20 Nove regiões com algumas estruturas abdominais.

REFERÊNCIAS TOPOGRÁFICAS

As bordas abdominais e os órgãos ali encontrados não são visíveis externamente, e como esses órgãos de consistência mole não podem ser palpados diretamente, determinados pontos ósseos são utilizados para essa finalidade.

NOTA: O toque deve ser feito de maneira delicada, uma vez que o paciente pode ter áreas dolorosas ou sensíveis no abdome e/ou na pelve. Antes de iniciar a palpação, o técnico deve assegurar-se também de que o paciente esteja informado sobre a finalidade do procedimento.

SETE PONTOS DE REFERÊNCIA DO ABDOME

Os sete pontos de referência palpáveis, a seguir, são importantes para o posicionamento do abdome ou para a localização dos órgãos nele contidos (Figuras 3.21 e 3.22). O profissional deve praticar em si mesmo, tentando encontrar esses pontos de referência ósseos, antes de tentar encontrá-los pela primeira vez em outras pessoas ou em um paciente.

Posicionar um paciente para a radiografia abdominal em AP ou na incidência posteroanterior (PA) requer uma rápida, porém precisa, localização desses pontos de referência ou referências topográficas em pacientes com os mais diversos tipos físicos.

1. **Processo xifoide (no nível de T9-T10):** a ponta do processo xifoide está na região mais inferior do esterno. A melhor maneira de palpar esse ponto de referência é iniciar pressionando delicadamente a área macia do abdome, abaixo do esterno distal, movendo-se então para cima com cuidado e seguindo, com um toque firme, a borda distal do processo xifoide. Esse ponto de referência aproxima a porção anteroposterior do diafragma, que é também a **borda superior do abdome**. Entretanto, esse não é o principal ponto de referência no posicionamento do abdome, pois deve-se levar em conta as variações dos tipos físicos e a importância de incluir todo o abdome inferior na maioria das radiografias abdominais

2. **Margem costal inferior (costelas) (no nível de L2-L3):** empregada na localização dos órgãos abdominais superiores, como vesícula biliar e estômago

3. **Crista ilíaca (no nível do espaço discal L4-L5):** trata-se da porção superior da borda curva do ílio. Pode ser facilmente palpada pressionando-se para dentro e para baixo ao longo da margem lateral, na altura da margem medial do abdome. A porção mais alta ou mais superior dessa crista é o **ponto de referência abdominal normalmente utilizado** e corresponde aproximadamente ao nível da **região abdominopélvica média**, também localizada no nível ou pouco abaixo do nível do umbigo na maioria das pessoas

NOTA: Para assegurar que todo o abdome superior, incluindo o diafragma, seja incluído no receptor de imagem (RI), é necessário centralizar a imagem cerca de 5 cm acima do nível da crista ilíaca, o que, por sua vez, na maioria dos pacientes, não inclui a importante porção inferior do abdome. Portanto, um segundo RI centrado mais abaixo desse nível seria necessário para incluir o abdome inferior.

4. **Espinha ilíaca anterossuperior (EIAS):** pode ser encontrada por meio da localização da crista ilíaca, palpando-se as regiões anterior e inferior até sentir uma projeção saliente ou um "caroço" (mais proeminente nas mulheres). Normalmente é empregada para situar o posicionamento das estruturas pélvicas ou vertebrais, mas também pode servir como ponto de referência secundário para o posicionamento do abdome (Figura 3.23)

5. **Trocânter maior:** esse ponto de referência ósseo é mais fácil de ser palpado em pacientes magros. Em geral, é necessário um toque suave, mas bastante firme, para, com uma das mãos, sentir o movimento do trocânter ao girar, com a outra mão, a perna nos sentidos interno e externo na região do joelho. Não é tão preciso quanto os outros pontos de referência ósseos da pelve, mas a proeminência do trocânter maior está mais ou menos na mesma altura da margem superior da sínfise púbica. Com a prática, o trocânter maior pode ser usado como um ponto de referência secundário para o posicionamento abdominal

6. **Sínfise púbica:** é a junção anterior (articulação) dos dois ossos púbicos. A área na extremidade anterossuperior dos ossos púbicos pode ser palpada quando o paciente está em posição de decúbito dorsal. Esse ponto de referência corresponde à **margem inferior do abdome**. Entretanto, o ato de palpar esta área pode causar constrangimento em alguns pacientes; por essa razão, pode ser melhor opção palpar o trocânter maior

7. **Tuberosidade isquiática:** esse ponto de referência pode ser usado para determinar a extremidade mais baixa em uma incidência PA abdominal, com o paciente em **posição prona**. Esses dois ossos salientes, talvez mais facilmente palpados em pacientes magros, suportam a maior parte do peso do tronco quando se está sentado. As margens mais inferiores das tuberosidades do ísquio estão aproximadamente 1 a 4 cm abaixo ou distais à sínfise púbica. Emprega-se esse reparo ósseo para posicionar uma incidência PA do cólon, quando a região do reto deve ser incluída no RI. Porém, a palpação dessa região pode ser incômoda e/ou embaraçosa para o paciente; assim, outros pontos de referência podem e devem ser usados, sempre que possível.

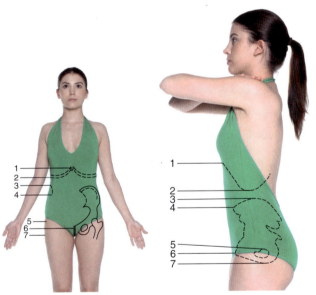

Figura 3.21 Referências topográficas.

Figura 3.22 Referências topográficas.

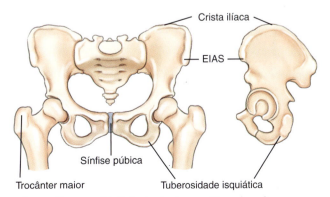

Figura 3.23 Referências topográficas da pelve.

POSICIONAMENTO RADIOGRÁFICO

Preparação do paciente

A preparação do paciente para o imageamento abdominal inclui a remoção de toda a roupa e de todos os objetos radiopacos da área a ser radiografada. O paciente deve usar o roupão hospitalar com abertura e laços na parte traseira (se esse tipo de vestimenta for utilizado). Sapatos e meias podem permanecer nos pés. Com frequência, o paciente não necessita de instrução antes do exame, a menos que o uso do meio de contraste também esteja programado.

Considerações sobre posicionamento

Deve-se fazer com que o paciente se sinta o mais confortável possível na mesa radiográfica. Um travesseiro sob a cabeça e um suporte nos joelhos proporcionam maior conforto quando na posição abdominal supina. Deve-se colocar uma capa de tecido limpa na mesa radiográfica e cobrir o paciente para mantê-lo aquecido e proteger suas partes íntimas.

Instruções respiratórias

O fator-chave para se obter um imageamento abdominal de qualidade é a prevenção do movimento. O deslocamento pode resultar de um movimento **voluntário**, como a respiração, ou de um movimento **involuntário**, como a atividade peristáltica do intestino. A diferença entre esses dois tipos de movimento é ilustrada no Capítulo 1. No entanto, para prevenir qualquer movimento na radiografia abdominal, deve ser usado o **menor tempo de exposição possível**.

Uma segunda maneira de impedir o movimento voluntário é dar **instruções respiratórias detalhadas** ao paciente. A maioria das radiografias abdominais é realizada no momento da expiração; o paciente é instruído a "respirar fundo, expirar e segurar, não respirar". Antes de fazer a exposição radiográfica, o técnico deve assegurar-se de que o paciente esteja seguindo as instruções e que tenha sido dado tempo suficiente para que todos os movimentos respiratórios tenham cessado.

As exposições radiográficas abdominais são feitas na **expiração**, com o diafragma em posição superior, para proporcionar melhor visualização das estruturas abdominais.

Marcadores de imagem

Os marcadores D e E corretamente posicionados, correspondendo ao respectivo lado do paciente, e a utilização de marcadores da "parte de cima", tais como setas curtas, usados para incidências em ortostasia e em decúbito, devem ser visíveis sem se sobreporem às estruturas abdominais. O marcador deve ser posicionado no RI antes da exposição. Não é prática aceitável indicar o lado do corpo após a exposição.

Proteção contra radiação

Boas práticas de proteção contra a radiação são especialmente importantes no exame de imagem abdominal, devido à proximidade das gônadas, sensíveis à radiação.

EXPOSIÇÕES REPETIDAS

O posicionamento cuidadoso e a seleção de fatores de exposição corretos são maneiras de reduzir as exposições desnecessárias por repetições de radiografias. Dar instruções claras sobre a respiração também auxilia na eliminação de repetições que, em geral, são resultado do movimento causado pela respiração durante a exposição.

COLIMAÇÃO FECHADA

Para radiografias abdominais em crianças, algumas colimações laterais nas bordas da pele são possíveis, desde que não eliminem a anatomia abdominal pertinente.

Para os adultos, a colimação no alto e embaixo deve ser ajustada diretamente às margens do RI, permitindo divergências do feixe de raios X.

NOTA: A colimação vertical (para cima/para baixo) pode resultar na eliminação da anatomia essencial em adultos de porte médio quando se utiliza um campo de tamanho normal (35 × 43 cm).

PROTEÇÃO GONADAL

Em radiografias abdominais, os protetores gonadais devem ser usados para os pacientes masculinos, posicionando com cuidado a borda superior do protetor na sínfise púbica (Figura 3.24). Para as pacientes do sexo feminino, os protetores gonadais devem ser usados somente quando tais dispositivos não obscurecerem a anatomia essencial na região abdominopélvica inferior (Figura 3.25). Em geral, a decisão de proteger as gônadas femininas fará com que o médico determine se a anatomia essencial não ficará obscura. A borda superior de um protetor de ovário deve estar ligeiramente acima ou na altura da EIAS, e a margem inferior deve estar na altura da sínfise púbica.

PROTEÇÃO PARA GESTANTES

Ver Capítulo 1, referente às possíveis proteções para mulheres no início da gestação, com incidências abdominais ou pélvicas.

Fatores de exposição

Os principais fatores de exposição em radiografias abdominais são os seguintes:

- Pico de quilovoltagem (kVp) médio de 70 a 85
- Tempo de exposição curto
- Miliamperagem-segundos (mAs) adequada com base na espessura da parte anatômica.

As radiografias abdominais, quando corretamente expostas em um paciente de porte médio, devem permitir uma vaga visualização das bordas laterais dos músculos psoas, da margem inferior do fígado, dos contornos dos rins e dos processos transversos das vértebras lombares. O kVp deve ser ajustado em um nível que permita a penetração adequada para a visualização das várias estruturas abdominais, incluindo possíveis cálculos pequenos e semiopacos na vesícula biliar ou nos rins.

NOTA: A posição prona (e não supina) pode reduzir a espessura da parte anatômica pela compressão da região abdominal, permitindo que se ajuste a mAs em níveis mais baixos.

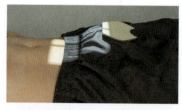

Figura 3.24 Proteção gonadal para homens.

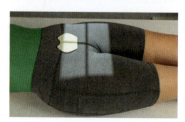

Figura 3.25 Proteção gonadal para mulheres (usar somente se a proteção não obscurecer a região anatômica de interesse).

Considerações especiais sobre o paciente

APLICAÇÕES PEDIÁTRICAS

A prevenção do movimento é da máxima importância nesses pacientes, sendo essencial um tempo curto de exposição. É necessária uma redução de kVp e mAs, com base na espessura da parte anatômica medida em crianças com menos de 13 anos. A confirmação dos fatores técnicos com relação ao equipamento utilizado em crianças de diferentes tamanhos e idades deve estar sempre disponível para minimizar repetições de exposição. É possível que as grades não sejam necessárias para radiografias abdominais pediátricas (se a espessura medida for inferior a 10 cm).

APLICAÇÕES GERIÁTRICAS

Pacientes idosos geralmente necessitam de um cuidado maior e de paciência para explicar o que se espera deles, bem como instruções respiratórias detalhadas e auxílio para movê-los à posição necessária são essenciais. O estofamento radiolucente adicional colocado sob as costas e nádegas de pacientes magros, e cobertores para mantê-los aquecidos proporcionam mais conforto em radiografias abdominais na posição supina.

CONSIDERAÇÕES SOBRE O PACIENTE OBESO

O posicionamento do paciente obeso para incidências abdominais é semelhante ao do paciente estênico. Com frequência, o desafio está na palpação para localizar pontos de referência ósseos, como crista ilíaca e sínfise púbica, no paciente com obesidade mórbida. Pode ser necessário que o técnico movimente as pregas de tecido adiposo e a pele para localizar esses pontos, o que talvez seja constrangedor para o paciente. Possivelmente é mais viável utilizar o processo xifoide (T9-T10) ou a margem costal inferior (L2-L3) para determinar a margem superior do RI, e talvez seja mais fácil palpar a EIAS para determinar a margem inferior do abdome. É possível que alguns técnicos utilizem o umbigo como alternativa à crista ilíaca. Entretanto, devido à extensão do abdome, pregas cutâneas e possíveis cirurgias passadas, esse ponto de referência geralmente acaba se revelando impreciso.

É fundamental radiografar todo o abdome até as margens cutâneas, uma vez que o intestino delgado normalmente ocupa toda a largura do abdome. Isso é feito com a obtenção de duas exposições do abdome com um alinhamento transversal (paisagem) para capturar qualquer aspecto anatômico anormal, padrões de formação de gases ou patologia. A primeira incidência capturaria a imagem da porção superior do abdome (parte superior do RI no nível do processo xifoide), enquanto a segunda incidência seria uma leve sobreposição (3 a 5 cm) para permitir a visualização da anatomia normal do abdome. A parte inferior do RI seria posicionada no nível da sínfise púbica, para o imageamento das estruturas abdominopélvicas inferiores (Figuras 3.26 e 3.27). Isso seria recomendável para estudos abdominais com incidências em posição supina (RUB) e ortostática.

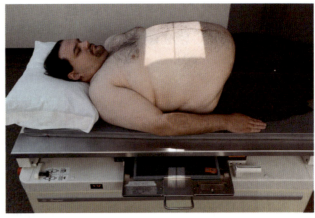

Figura 3.26 Porção superior do abdome em paciente obeso.

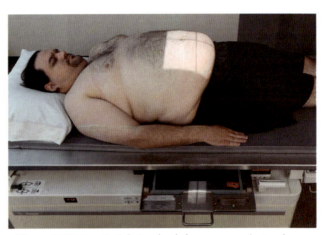

Figura 3.27 Porção inferior do abdome em paciente obeso.

Considerações sobre radiografia digital

As diretrizes que devem ser seguidas em se tratando de imagem digital do abdome, descritas neste capítulo, estão resumidas a seguir.

1. **Colimação quadrilateral:** a colimação da área do corpo a ser radiografada e uma **centralização precisa** são os aspectos mais importantes na imagem digital do abdome
2. **Fatores de exposição:** é importante que o princípio ALARA (do inglês, *as low as reasonably achievable*, isto é, o nível mais baixo de exposição possível) seja seguido no que diz respeito à exposição do paciente à radiação, e que sejam usados os **fatores mínimos de exposição necessários para se obter uma imagem diagnóstica.** Isso inclui o kVp mais elevado e a mAs mais baixa, o que resulta em uma qualidade de imagem desejável
3. **Avaliação dos indicadores de exposição pós-processamento:** os indicadores de exposição da imagem final devem ser verificados para se certificar de que os fatores de exposição utilizados estavam dentro da escala correta, assegurando uma qualidade perfeita e com a menor radiação possível ao paciente. O técnico deve fazer essa avaliação após cada radiografia.

Modalidades alternativas

TC E RM

Tomografia computadorizada e ressonância magnética (TC e RM) são muito úteis na avaliação e no diagnóstico precoce de pequenas neoplasias envolvendo órgãos abdominais, como fígado e pâncreas. Com o uso de meio de contraste iodado intravenoso, a imagem de TC pode diferenciar entre um cisto simples e uma neoplasia sólida.

Ambas fornecem também informações muito importantes na avaliação da extensão da disseminação das neoplasias para tecidos e órgãos adjacentes. Por exemplo, a RM pode ser usada para mostrar os vasos sanguíneos dentro dos tumores e avaliar a relação e o envolvimento dos órgãos circundantes, sem a necessidade da injeção de meio de contraste.

A RM também é usada para visualizar ductos biliares e pancreáticos. A colangiopancreatografia retrógrada endoscópica (CPER), procedimento fluoroscópico no qual um meio de contraste é injetado por via endoscópica, é usada da mesma maneira para visualizar ductos biliares e pancreáticos (Capítulo 19).

ULTRASSONOGRAFIA

A ultrassonografia tornou-se o método de escolha quando a **vesícula biliar** é analisada com o intuito de detectar cálculos biliares (nos ductos biliares ou na vesícula biliar). O uso desse método de imagem é limitado na avaliação de vísceras ocas do trato gastrintestinal (TGI) para detectar obstrução ou perfuração intestinal; porém, associado à TC, é muito útil na detecção e avaliação de lesões ou inflamações de órgãos compostos de partes moles, como fígado ou pâncreas. O ultrassom é muito empregado, em conjunto com a TC, para mostrar abscessos, cistos ou tumores que envolvem rins, ureteres ou bexiga.

A ultrassonografia com compressão gradual, em combinação com a avaliação clínica, pode ser usada com sucesso no diagnóstico da **apendicite aguda**; essa é a abordagem recomendada para pacientes pediátricos. Entretanto, a TC é considerada a modalidade ideal de exame de imagem para demonstrar abscesso ou espessamento da parede que cerca o apêndice inflamado. Com o uso de meio de contraste intravenoso, pode demonstrar a localização, a extensão e o grau de envolvimento dos tecidos circundantes.[5]

MEDICINA NUCLEAR

A medicina nuclear é útil como meio não invasivo de avaliação da motilidade gastrintestinal e do refluxo, assim como de sua relação com uma possível obstrução intestinal. É útil também para a avaliação de hemorragias digestivas baixas.

Com a injeção de radionuclídeos específicos, o diagnóstico por imagem da medicina nuclear pode ser utilizado para examinar todo o fígado e os principais ductos biliares, e a vesícula biliar.

Indicações clínicas

Uma **radiografia abdominal AP (RUB) em posição supina** é feita geralmente antes da introdução do meio de contraste nos vários sistemas de órgãos do abdome, para avaliação e diagnóstico de sinais e sintomas envolvendo esses sistemas (Tabela 3.3). Indicações clínicas e termos especificamente relacionados a cada um desses sistemas são fornecidos nos Capítulos 12 e 13.

A **série ou rotina de abdome agudo**, descrita neste capítulo, é normalmente executada para avaliar e diagnosticar condições ou doenças associadas à **obstrução** ou à **perfuração intestinal**. Essa avaliação requer a visualização dos níveis hidroaéreos no interior das alças intestinais e a possibilidade de haver ar intraperitoneal "livre", com o uso do feixe horizontal e de posições do corpo em decúbito ou em ortostasia. A seguir, são apresentados termos e patologias, ou condições, relacionados com a avaliação da rotina de abdome agudo.

Ascite é o acúmulo anormal de líquido na cavidade peritoneal abdominal. Em geral, é causada por doenças de longa data (crônicas), como cirrose hepática ou doença metastática para a cavidade peritoneal.

Pneumoperitônio refere-se à presença de ar livre ou gás na cavidade peritoneal. Essa é uma condição séria que requer cirurgia quando é resultante da perfuração das vísceras que contêm gás, como o duodeno ou o estômago, causada por úlceras. O pneumoperitônio também pode ser provocado por um traumatismo penetrante na parede abdominal. Duas ou 3 semanas após a cirurgia abdominal, quantidades pequenas de ar residual ainda podem ser vistas radiograficamente. A melhor maneira de visualizá-lo é por meio de radiografia com feixe horizontal em posição ereta do abdome ou do tórax, em que é possível ver até mesmo uma porção pequena de ar livre, à medida que este sobe à posição mais elevada, sob o diafragma.

Obstrução mecânica ou dinâmica do intestino (com energia ou força) é o bloqueio completo ou quase completo do fluxo do conteúdo intestinal. As causas incluem:

- **Aderências fibrosas:** causa mais comum da obstrução com base mecânica, em que uma faixa fibrosa de tecido acaba inter-relacionada com o intestino, criando um bloqueio
- **Doença de Crohn:** também conhecida como **enterite regional**, é uma inflamação crônica da parede intestinal que resulta na obstrução do intestino em cerca da metade dos pacientes afetados. A causa é desconhecida. Mais comum em adultos jovens, é caracterizada pela presença de alças do intestino delgado conectadas com alças adjacentes, por meio de fístulas. As duas regiões do intestino mais comumente atingidas pela **doença de Crohn** são as porções terminal do íleo e proximal do cólon[5]
- **Intussuscepção:** representa a entrada de uma alça do intestino em outra alça, criando uma obstrução. Ocorre mais na porção distal do intestino delgado (íleo terminal) e é mais comum em crianças do que em adultos. Essa condição requer o tratamento dentro de 48 h para impedir a necrose do segmento intestinal atingido (morte do tecido)
- **Vólvulo:** torção de uma alça do intestino, que resulta em uma obstrução. O vólvulo pode requerer cirurgia de correção da alça.

CAPÍTULO 3 | ABDOME 115

Tabela 3.3 Resumo das indicações clínicas.

CONDIÇÃO OU DOENÇA	EXAME RADIOGRÁFICO MAIS COMUM	POSSÍVEL APARÊNCIA RADIOLÓGICA	AJUSTE DO FATOR DE EXPOSIÇÃO[a]
Ascite	Série/rotina de abdome agudo	Redução da nitidez geral no abdome	Aumentar, dependendo da gravidade (+ ou ++)
Pneumoperitônio (ar na cavidade peritoneal)	Série de rotina de abdome agudo – tórax ou abdome ereto	Fina radiolucência em forma de crescente sob a cúpula do hemidiafragma direito em posição ereta	Diminuir (−)
Obstrução dinâmica			
Aderências fibrosas	Rotina de abdome agudo	Alças do intestino delgado distendidas e contendo ar	Diminuir, dependendo da gravidade da distensão (− ou − −)
Doença de Crohn	Rotina de abdome agudo	Alças do intestino delgado distendidas e preenchidas por ar (aparência de paralelepípedo)	Diminuir, dependendo da gravidade da distensão (− ou − −)
Intussuscepção (mais comum em crianças)	Rotina de abdome agudo	Aparência de "mola" preenchida com ar	Diminuir (−)
Vólvulo (mais comum no cólon sigmoide)	Rotina de abdome agudo	Grandes quantidades de ar no sigmoide com um estreitamento pontiagudo na topografia do vólvulo (sinal do bico de pássaro)	Diminuir ligeiramente (−)
Íleo adinâmico ou paralítico (obstrução não mecânica)	Rotina de abdome agudo	Grandes quantidades de ar e distensão de todo o intestino delgado e grosso, com visualização de níveis de ar líquido	Diminuir, dependendo da gravidade da distensão (− ou − −)
Colite ulcerativa Casos graves podem evoluir para megacólon tóxico e perfuração intestinal	Abdome em AP	Protrusões da mucosa da parede do cólon, cheias de ar, em geral na região retossigmoide	Diminuir (−)
	Rotina de abdome agudo na possibilidade de ar livre (**enema baritado é contraindicado**)	Dilatação de alça de cólon	Diminuir (−)

[a]NOTA: Os sistemas de controle automático de exposição (CAE) têm por finalidade otimizar a mAs. Os sistemas radiográficos digitais corrigem automaticamente a nitidez da exposição de acordo com as variações de porte do paciente e, para essas condições patológicas, por meio de algoritmos de processamento. Se esses sistemas estiverem calibrados corretamente e forem utilizados de maneira adequada, normalmente não são necessários ajustes manuais durante o uso de sistemas CAE. Entretanto, esses ajustes de exposição podem ser necessários em casos mais extremos, ou de repetição de exposição, mesmo com o controle automático de exposição.

A **obstrução intestinal não mecânica (íleo)** é categorizada como *íleo adinâmico* (sem energia ou força) e é normalmente causada por peritonite, ou íleo *paralítico* (paralisia), que é resultado da falta de motilidade intestinal. Ocorre frequentemente no pós-operatório dos pacientes, em geral entre 24 e 72 h após uma cirurgia abdominal. Ao contrário da obstrução mecânica, raramente evolui para a perfuração, e a radiografia demonstra uma grande quantidade de ar e líquido em níveis hidroaéreos visíveis nos intestinos delgado e grosso, que se encontram consideravelmente dilatados, e nenhum ponto de obstrução é distintamente visível (em comparação com uma obstrução mecânica).

A **colite ulcerativa** consiste em uma condição crônica que envolve a inflamação do cólon, especialmente em adultos jovens, envolvendo com frequência a região do retossigmoide. Em alguns casos, transforma-se em um processo bastante grave, resultando em complicações sérias, como o megacólon tóxico (dilatação extrema de um segmento cólico) com possível perfuração da cavidade peritoneal. Enema baritado é absolutamente contraindicado quando há sintomas de megacólon tóxico.

Incidências de rotina e especiais do abdome

As incidências de rotina, especiais e alternativas do abdome são demonstradas e descritas a seguir.

ABDOME: INCIDÊNCIA AP – POSIÇÃO SUPINA

RUB

Indicações clínicas
- Patologias do abdome, incluindo obstrução intestinal, neoplasias, calcificações, ascite e imagens de base (reconhecimento) para estudos abdominais com o uso de meios de contraste.

Abdome
ROTINA
- Posição supina em AP (RUB)

Fatores técnicos
- DFR mínima – 100 cm
- Tamanho do RI – 35 × 43 cm, longitudinal (retrato)
- Grade
- Faixa de 70 a 85 kVp.

Proteção. Proteger tecidos radiossensíveis fora da área de interesse.

Posicionamento do paciente
- Decúbito dorsal (supino) com o plano sagital médio centrado na linha mediana da mesa ou do RI
- Braços posicionados dos lados, afastados do corpo
- Pernas dobradas, com apoio sob os joelhos (para diminuir a curvatura lordótica lombar).

Posicionamento da parte
- Centralizar o RI no **nível da crista ilíaca**, com a margem inferior na sínfise púbica (Figura 3.28) (ver Notas)
- **Sem rotação** da pelve ou dos ombros (verificar que ambas as EIAS estejam na mesma distância do tampo da mesa).

RC
- RC perpendicular e direcionado ao **centro do RI** (no nível da crista ilíaca).

Colimação recomendada. 35 × 43 cm, campo de visão ou colimação nos quatro lados da área anatômica de interesse.

Respiração. A exposição deve ocorrer no fim da expiração (conceder cerca de 1 s de atraso após a expiração para permitir que o movimento involuntário do intestino cesse).

NOTAS: Paciente hipostênico alto ou astênico pode necessitar de **duas radiografias em orientação longitudinal** (Figura 3.30) – uma centrada embaixo, para incluir a sínfise púbica (margem inferior do primeiro RI na sínfise); e a segunda centrada acima, para incluir o abdome superior e o diafragma (margem superior do segundo RI no processo xifoide).

Paciente com tipo físico hiperestênico (largo) pode necessitar de duas imagens de 35 × 43 cm em orientação transversal, uma centrada embaixo, para incluir a sínfise púbica; e a segunda para incluir o abdome superior, com um mínimo de 3 a 5 cm de sobreposição (Figura 3.29).

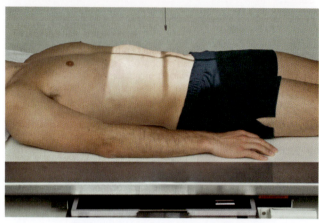
Figura 3.28 AP do abdome (RUB).

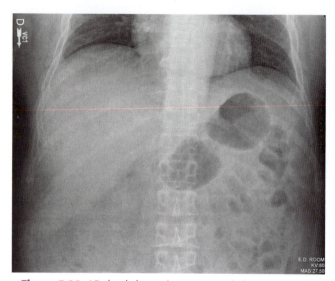
Figura 3.29 AP do abdome (porção superior) – transversal.

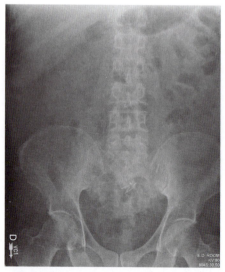
Figura 3.30 AP do abdome (porção inferior) – longitudinal.

Critérios de avaliação

Anatomia demonstrada: • Contorno do fígado, do baço, dos rins, dos músculos psoas, do estômago com ar no interior, dos segmentos do intestino e do arco da sínfise púbica, para a região da bexiga (Figuras 3.31 e 3.32).

Posicionamento: • Sem rotação; asas ilíacas, forames obturadores (se visíveis) e espinhas isquiáticas devem aparecer simétricos, e as margens costais externas devem encontrar-se na mesma distância da coluna (o alongamento de uma das asas ilíacas indica rotação nessa direção). A estrutura bilateral também deve estar no mesmo plano (caso contrário, o paciente inclina-se na mesa) • Colimação para a área de interesse • Ver Notas sobre a possibilidade de duas imagens por incidência.

Exposição: • Ausência de movimento; costelas e todas as margens da bolha gástrica devem aparecer nitidamente • Fatores de exposição suficientes (kVp e mAs) para permitir a visualização dos limites dos músculos psoas, dos processos transversos da coluna lombar e das costelas • As margens do fígado e dos rins devem ser visíveis em pacientes de pequeno a médio porte.

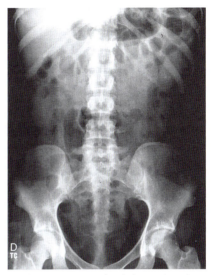

Figura 3.31 AP do abdome (RUB).

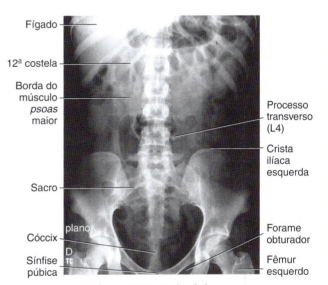

Figura 3.32 AP do abdome.

ABDOME: INCIDÊNCIA PA – POSIÇÃO PRONA

Indicações clínicas
- Patologias do abdome, incluindo obstrução do intestino, neoplasias, calcificações, ascite e imagens de reconhecimento/localização ("panorâmica") para estudo do abdome com utilização de meios de contraste.

Abdome
ESPECIAIS
- PA em posição prona
- Decúbito lateral (AP)
- AP em posição ereta
- Decúbito dorsal (lateral)
- Perfil

NOTA: Se a área de investigação principal for o rim, essa incidência é **menos recomendada** que a incidência AP devido ao **aumento da distância objeto-receptor de imagem (DOR)**. Entretanto, essa incidência é útil para diminuir a exposição devido à compressão tecidual, uma vez que resulta na redução da espessura da parte.

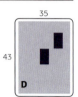

Fatores técnicos
- DFR mínima – 100 cm
- Tamanho do RI – 35 × 43 cm, longitudinal
- Grade
- Faixa de 70 a 85 kVp.

Proteção. Proteger tecidos radiossensíveis fora da região de interesse.

Posicionamento do paciente
- Posição prona com plano sagital médio do corpo centrado na linha média da mesa ou do RI (Figura 3.33)
- Pernas estendidas e com apoio sob os tornozelos
- Braços erguidos e do lado da cabeça; fornecer travesseiro limpo.

Posicionamento da parte
- **Sem rotação** da pelve ou de ombros e tórax
- Focar o RI na **crista ilíaca**.

RC
- O RC deve estar em posição perpendicular e direcionado ao **centro do RI** (na altura da crista ilíaca).

Colimação recomendada. 35 × 43 cm, campo de visão ou colimação nos quatro lados da região anatômica de interesse.

Respiração. A exposição deve ocorrer no fim da **expiração**.

NOTA: Pacientes astênicos e altos podem necessitar de duas imagens em orientação longitudinal; pacientes largos, hiperestênicos e obesos podem necessitar de duas imagens em orientação de transversal.

Critérios de avaliação
Anatomia demonstrada: • Contorno do fígado, do baço, dos rins, dos músculos psoas, do estômago contendo ar no interior, dos segmentos do intestino e do arco da sínfise púbica, para a região da bexiga (Figuras 3.34 e 3.35).
Posicionamento: • Sem rotação; asas ilíacas devem aparecer simétricas; articulações sacroilíacas e margens inferiores das costelas (se visíveis) devem estar a mesma distância da coluna • Ver *Notas* sobre a possibilidade de duas imagens.
Exposição: • Ausência de movimento; costelas e todas as margens da bolha de gás do estômago aparecem nitidamente • Exposição (mAs) e contraste em larga escala (kVp) devem ser suficientes para visualizar o contorno dos músculos psoas, dos processos transversos lombares e das costelas • Margens do fígado e dos rins devem ser visíveis em pacientes de pequeno a médio porte.

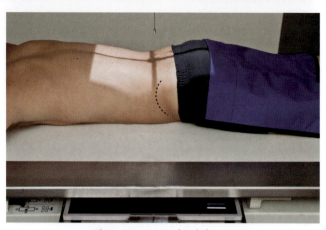

Figura 3.33 PA do abdome.

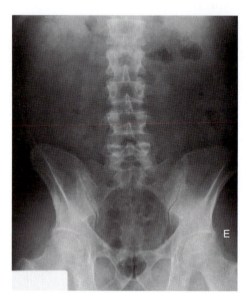

Figura 3.34 PA do abdome.

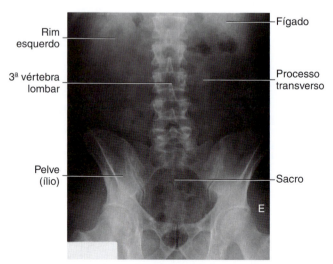

Figura 3.35 PA do abdome.

ABDOME: INCIDÊNCIA AP – POSIÇÃO EM DECÚBITO LATERAL

Indicações clínicas
- Demonstração de massa abdominal, níveis de hidroaéreos e possíveis acúmulos de ar intraperitoneal livre
- Pequena quantidade de ar intraperitoneal livre é mais bem visualizada com a incidência torácica em PA do tórax.

Importante: o paciente deve estar deitado de lado por **no mínimo 5 min** antes da exposição (para permitir que o ar suba ou que os líquidos anormais se acumulem); se possível, o **mais indicado é esperar de 10 a 20 min** para obter uma visualização das pequenas quantidades de ar intraperitoneal que possam estar presentes.

Abdome
ESPECIAIS
- PA em prona
- Decúbito lateral (AP)
- AP em posição ereta
- Decúbito dorsal (lateral, com raios horizontais)
- Perfil

A posição em decúbito lateral **esquerdo** possibilita melhor visualização do ar intraperitoneal livre na área do fígado, no abdome superior direito, longe da bolha gástrica.

Fatores técnicos
- DFR mínima – 100 cm
- Tamanho do RI – 35 × 43 cm, transversal
- Grade
- Faixa de 70 a 85 kVp.

Marcadores: posicionar setas ou outros marcadores para indicar o lado superior, "acima".

Proteção. Proteger tecidos radiossensíveis fora da região de interesse.

Posicionamento do paciente
- Perfil reclinado, apoiado em uma almofada radiolucente, firmemente contra a mesa ou o dispositivo vertical da grade (com as rodas do carrinho bloqueadas, para evitar que este se distancie da mesa)
- Paciente posicionado em uma superfície firme, como um encosto traseiro, colocado sob lençol ou forro da mesa para evitar deslizamento e exclusão de áreas do corpo (Figura 3.36)
- Joelhos parcialmente flexionados, um em cima do outro, para estabilizar o paciente
- Braços erguidos e posicionados perto da cabeça; fornecer travesseiro limpo.

Posicionamento da parte
- Acomodar o paciente na maca/mesa de modo que o centro do RI e o RC estejam aproximadamente **5 cm acima do nível da crista ilíaca** (para incluir o diafragma). A margem superior do RI deve estar mais ou menos na altura da fossa axilar
- Assegurar-se de que **não haja rotação** da pelve ou dos ombros

- Ajustar a altura do RI para focar o plano sagital médio do paciente no centro do RI, assegurando-se de que o **lado superior do abdome esteja claramente incluído no RI**.

RC
- **RC horizontal**, direcionado ao **centro do RI**, cerca de 5 cm acima do nível da crista ilíaca; usar o feixe horizontal para demonstrar os níveis de hidroaéreos e ar intraperitoneal livre.

Colimação recomendada
- Deve ser 35 × 43 cm – campo de visão ou colimação nos quatro lados da área anatômica de interesse
- Incluir o lado elevado do abdome.

Respiração. A exposição deve ocorrer no fim da **expiração**.

Critérios de avaliação
Anatomia demonstrada: • Estômago com ar no interior, alças do intestino e níveis hidroaéreos, se presentes • Incluir o diafragma bilateralmente (Figuras 3.37 e 3.38).
Posicionamento: • Sem rotação; as asas ilíacas devem aparecer simétricas, as margens externas das costelas precisam estar na mesma distância da coluna • Sem inclinação; a coluna deve estar reta (a menos que o paciente apresente escoliose), alinhada com o centro do RI • Colimação para a área de interesse.
Exposição: • Ausência de movimento; as costelas e todas as margens de eventuais níveis hidroaéreos devem aparecer nitidamente • A exposição deve ser suficiente para visualizar coluna, costelas e partes moles, mas não superexpor possível ar intraperitoneal no abdome superior.

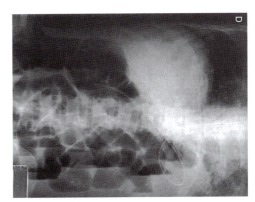

Figura 3.37 Decúbito lateral esquerdo (AP). (Modificada de McQuillen Martensen K: *Radiographic image analysis*, ed 4, St. Louis, 2015, Saunders.)

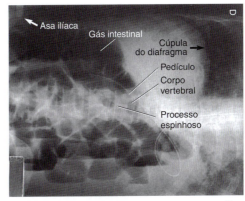

Figura 3.38 Decúbito lateral esquerdo (AP). (De McQuillen Martensen K: *Radiographic image analysis*, ed 4, St. Louis, 2015, Saunders.)

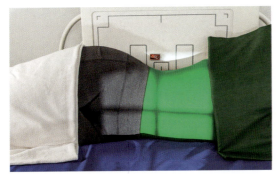

Figura 3.36 Posição em decúbito lateral esquerdo (AP).

ABDOME: INCIDÊNCIA AP – POSIÇÃO ERETA OU ORTOSTÁTICA

Indicações clínicas
- Massas, níveis hidroaéreos e acúmulo de ar intraperitoneal sob o diafragma.
  Realizar radiografia abdominal ereta em primeiro lugar se o paciente vier ao departamento deambulando ou em uma cadeira de rodas em posição ereta.

Abdome
ESPECIAIS
- PA prona
- Decúbito lateral (AP)
- AP em posição ereta
- Decúbito dorsal (lateral)
- Perfil

Fatores técnicos
- DFR mínima – 100 cm
- Tamanho do RI – 35 × 43 cm, longitudinal
- Grade
- Faixa de 70 a 85 kVp.
  Marcador: incluir marcador ereto no RI.

Proteção
- Proteger tecidos radiossensíveis fora da região de interesse
- Usar proteção gonadal em pacientes masculinos. Para o tórax, pode ser usada proteção portátil e ajustável.

Posicionamento do paciente
- Em pé, pernas ligeiramente afastadas, com as costas na mesa ou na grade antidifusora (ver Nota referente a pacientes frágeis ou instáveis)
- Braços nas laterais e afastados do corpo
- Plano sagital médio do corpo centrado na linha média da mesa ou do *bucky* vertical.

Posicionamento da parte
- Sem rotação da pelve ou dos ombros
- Ajustar a altura do RI para que a centralização seja cerca de **5 cm acima da crista ilíaca** (a fim de incluir o diafragma), o que, na maioria dos pacientes, significa posicionar **a parte superior do RI aproximadamente na altura da fossa axilar** (Figura 3.39).

RC
- RC perpendicular ao centro do RI.

Colimação recomendada
- Deve ser 35 × 43 cm - campo de visão ou colimação nos quatro lados da área anatômica de interesse
- Incluir abdome superior.

Respiração. Exposição no fim da expiração.

NOTA: O paciente deve estar em posição ereta por, no mínimo, **5 min** antes da exposição. Se possível, o mais indicado é esperar de **10 a 20 min** para obter uma visualização das pequenas quantidades de ar intraperitoneal. Se o paciente estiver muito fraco para manter uma posição ereta, um decúbito lateral deve ser realizado. Para pacientes hiperestênicos, dois RIs em orientação transversal podem ser necessários para assim incluir todo o abdome.

Critérios de avaliação
Anatomia demonstrada: • Estômago contendo ar, alças do intestino e níveis hidroaéreos, se presentes • Incluir o diafragma bilateralmente e a maior área possível do abdome inferior • Uma pequena quantidade de ar livre intraperitoneal sob o hemidiafragma **direito** em forma de meia-lua pode ser vista, longe da bolha de ar do estômago (Figuras 3.40 e 3.41).

Posicionamento: • Sem rotação; asas ilíacas devem aparecer simétricas, as margens exteriores da costela estão na mesma distância da coluna • Sem inclinação; a coluna deve estar reta (a menos que o paciente apresente escoliose), alinhada com o centro do RI • Colimação para a área de interesse.

Exposição: • Ausência de movimento; costelas e todas as margens de eventuais níveis hidroaéreos devem aparecer nitidamente • A exposição é suficiente para visualizar coluna, costelas e partes moles, mas, se possível, não expor demais o possível ar intraperitoneal no abdome superior • É preferível densidade (brilho) total um pouco menor que na supina abdominal.

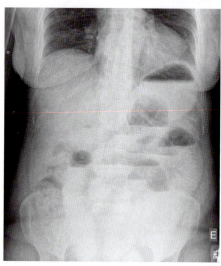

Figura 3.40 AP em posição ereta – incluir o diafragma. Presença de obstrução intestinal (observar os diversos níveis hidroaéreos).

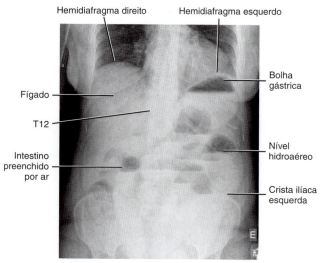

Figura 3.41 AP em posição ereta.

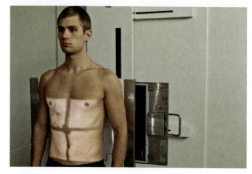

Figura 3.39 AP em posição ereta – para incluir o diafragma.

ABDOME: POSIÇÃO EM DECÚBITO DORSAL (PERFIL DIREITO OU ESQUERDO)

Indicações clínicas
- Massas, acúmulo de gases, níveis hidroaéreos, **aneurisma** (alargamento ou dilatação da parede de artéria, veia ou coração)
- **Calcificação da aorta ou de outros vasos**
- **Hérnia umbilical**.

Abdome
ESPECIAIS
- PA em posição prona
- Decúbito lateral (AP)
- AP em posição ereta
- Decúbito dorsal (lateral)
- Perfil

Fatores técnicos
- DFR mínima – 100 cm
- Tamanho do RI – 35 × 43 cm, transversal
- Grade
- Faixa de 70 a 85 kVp.

Proteção
- Proteger tecidos radiossensíveis fora da região de interesse
- Usar proteção gonadal para pacientes masculinos.

Posicionamento do paciente
- Posição supina em almofada ou suporte radiolucente, perfil contra a mesa ou o *bucky* vertical em relação ao dispositivo de grade; certificar-se de que a maca fique firme para que não se afaste da mesa ou da grade antidifusora
- Garantir que o paciente ou o carrinho não esteja inclinado em relação ao RI
- Travesseiro sob a cabeça, braços erguidos e ao lado da cabeça; apoio sob os joelhos parcialmente flexionados, deixando o paciente mais confortável (Figura 3.42).

Posicionamento da parte
- Ajustar o paciente e o carrinho para que o centro do RI e o RC estejam na altura da crista ilíaca ou 5 cm acima da crista ilíaca para incluir o diafragma
- Assegurar-se para que **não haja rotação** da pelve ou dos ombros (ambas as EIAS devem estar na mesma distância do tampo da mesa)
- Ajustar a altura do RI para alinhar o plano coronal médio com a linha central do RI.

RC
- RC **horizontal** para **centrar o RI** na crista ilíaca e/ou 5 cm acima da crista ilíaca para incluir o diafragma.

Colimação recomendada. Colimar acima e abaixo das bordas das partes moles do abdome. É importante uma colimação fechada devido ao aumento da dispersão produzido pela exposição do tecido fora da área de interesse.

Respiração. A exposição deve ocorrer no fim da **expiração**.

NOTA: Essas radiografias podem ser obtidas como uma incidência de perfil direito ou esquerdo; os marcadores laterais D ou E devem ser usados de maneira adequada para indicar qual lado está mais próximo ao RI.

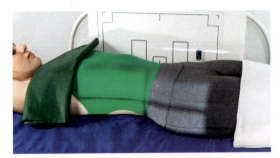

Figura 3.42 Decúbito dorsal – posição de perfil direito.

Critérios de avaliação
Anatomia demonstrada: • Incluir o diafragma e, tanto quanto o possível, a área abdominal inferior • Alças do intestino com ar no abdome com detalhes das partes moles devem ser visíveis no abdome anterior e na região pré-vertebral (Figuras 3.43 e 3.44).
Posicionamento: • **Sem rotação**, conforme evidenciado pela superposição das costelas posteriores e margens posteriores das asas ilíacas, e EIAS bilaterais • Nenhuma inclinação evidenciada pela aparência simétrica do forame intervertebral • Colimação para a área de interesse.
Exposição: • **Ausência de movimento** – costelas e todas as margens de eventuais níveis hidroaéreos devem aparecer nitidamente • Vértebras lombares podem aparecer subexpostas com partes moles visíveis no abdome anterior e na região pré-vertebral da coluna lombar inferior.

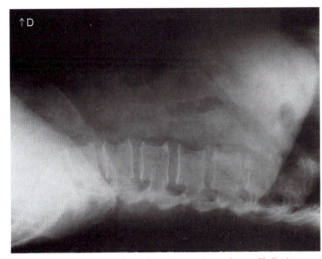

Figura 3.43 Decúbito dorsal – posição de perfil direito.

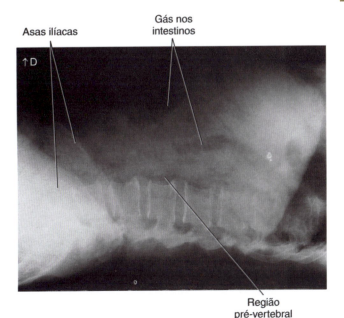

Figura 3.44 Decúbito dorsal – posição de perfil direito.

ABDOME: POSIÇÃO EM PERFIL

Indicações clínicas
- Massas anormais das partes moles, hérnia umbilical, avaliação da região pré-vertebral para possível aneurisma da aorta ou calcificações
- Pode ser realizada para a localização de corpos estranhos.

Abdome
ESPECIAIS
- PA em posição prona
- Decúbito lateral (AP)
- AP em posição ereta
- Decúbito dorsal (lateral)
- Perfil

Fatores técnicos
- DFR mínima – 100 cm
- Tamanho do RI – 35 × 43 cm, longitudinal
- Grade
- Faixa de 70 a 85 kVp.

Proteção
- Proteger tecidos radiossensíveis fora da região de interesse
- Usar proteção gonadal para pacientes do sexo masculino.

Posicionamento do paciente
- Paciente em decúbito lateral, do lado direito ou esquerdo, travesseiro para a cabeça
- Cotovelos flexionados, braços para cima, joelhos e quadris parcialmente flexionados e travesseiro entre os joelhos para manter a posição lateral (Figura 3.45)
- Garantir que o paciente não esteja inclinado.

Posicionamento da parte
- Alinhar o plano coronal médio com o RC e a linha média da mesa
- Para uma incidência de perfil correta, assegurar-se de que não **haja rotação** da pelve e do tórax.

RC
- RC perpendicular à mesa, centrado na altura da **crista ilíaca** do plano coronal médio
- RI centrado no RC.

Colimação recomendada. Colimar próximo das bordas superiores e inferiores do RI e das bordas anteriores e posteriores da pele para minimizar a dispersão.

Respiração. Suspender a respiração na **expiração**.

Critérios de avaliação
Anatomia demonstrada: • Incluir o diafragma e o máximo possível do abdome inferior • Alças do intestino com ar no abdome com detalhes das partes moles devem ser visíveis no abdome anterior e na região pré-vertebral (Figuras 3.46 e 3.47).
Posicionamento: • **Sem rotação**, como evidenciado pela superposição das costelas posteriores e margens posteriores das asas ilíacas, e EIAS bilateral • Colimação para a área de interesse.
Exposição: • **Ausência de movimento**; as costelas e todas as margens de eventuais níveis hidroaéreos devem aparecer nitidamente • Vértebras lombares podem aparecer subexpostas em cerca de 50% dos casos, com algumas partes moles visíveis no abdome anterior e na região pré-vertebral da coluna lombar inferior.

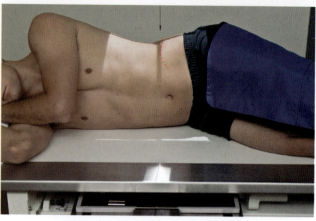
Figura 3.45 Perfil direito do abdome.

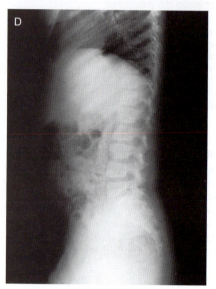
Figura 3.46 Perfil direito do abdome.

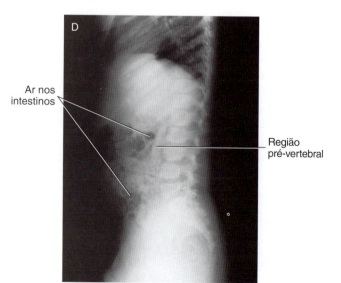
Figura 3.47 Perfil direito do abdome.

CAPÍTULO 3 | ABDOME 123

ABDOME AGUDO: ROTINA DE ABDOME AGUDO
(1) SUPINA EM AP, (2) ERETA (OU DECÚBITO LATERAL) ABDOMINAL, (3) TÓRAX EM PA

Rotina do departamento. A série do abdome agudo normalmente consiste em três incidências: supina abdominal em incidência AP (Figura 3.48), ereta abdominal em incidência AP e uma incidência do tórax em incidência PA. Entretanto, as rotinas da série de abdome agudo variam, dependendo da instituição. Estudantes e técnicos devem estar cientes da rotina de seus departamentos.

> **Abdome agudo**
> ROTINA
> - AP em posição supina
> - AP em posição ereta
> - PA do tórax
>
> ESPECIAL
> - Decúbito lateral esquerdo (pode ser empregado no lugar da incidência AP de abdome em ortostasia para pacientes não deambuladores)

A incidência PA do tórax geralmente é incluída na série do abdome agudo, uma vez que a incidência de tórax em ortostasia permite a visualização do ar intraperitoneal livre sob o diafragma. A incidência de abdome em ortostasia também visualiza o ar livre se o RI estiver centralizado em uma altura suficiente para incluir o diafragma; entretanto, a técnica de exposição para o tórax visualiza melhor pequenas quantidades desse ar livre, se houver.

NOTA: As rotinas de abdome agudo para pacientes pediátricos normalmente incluem somente uma incidência AP de abdome em posição supina e uma incidência com raios horizontais para mostrar os níveis hidroaéreos. Para pacientes com menos de 2 ou 3 anos, pode ser difícil obter incidência em decúbito lateral esquerdo, sendo preferível incidência AP de abdome em ortostasia com dispositivo de imobilização, como um PIGG-O-Stat® (Modern Way Immobilizers, Inc, Clifton, TN) (ver Capítulo 16).

Indicações clínicas específicas para séries do abdome agudo
- **Íleo paralítico** (obstrução não mecânica do intestino delgado) ou íleo mecânico (obstrução mecânica do intestino; por exemplo, hérnia, adesões)
- **Ascite** (acúmulo de líquidos abdominais na cavidade peritoneal)
- **Vísceras ocas perfuradas** (p. ex., intestino ou estômago, evidente com a presença de ar intraperitoneal livre)
- **Massa intra-abdominal** (neoplasia – benigna ou maligna)
- **Pós-operatório** (cirurgia abdominal).

Realizar primeiramente imagens na posição ereta se o paciente chegar ao departamento em posição ereta.

Instruções sobre posicionamento. Rever instruções sobre posicionamento descritas nas páginas anteriores para incidências AP nas posições supina e ereta, e incidência de PA de tórax.

Posicionamento da parte
A maioria das rotinas departamentais para o abdome ereto inclui centralização alta, para assim demonstrar possível existência de ar intraperitoneal livre sob o diafragma, mesmo que uma incidência de tórax em PA esteja incluída na série.

Instruções respiratórias. Incidências no tórax com exposição na inspiração total; o abdome deve ser exposto na expiração.

RC. RC na altura da crista ilíaca no decúbito dorsal e aproximadamente 5 cm acima do nível da crista para incluir o diafragma em radiografias na incidência ereta ou em decúbito.

NOTAS: O decúbito lateral esquerdo substitui a posição ereta se o paciente estiver muito debilitado para ficar em pé.

O feixe horizontal de raios X é necessário para visualizar os níveis hidroaéreos.

Ereta em PA (Figura 3.49) do tórax ou ereta em AP do abdome (Figura 3.50) para melhor visualizar o ar livre sob o diafragma.

Para posição em decúbito lateral esquerdo, o paciente deve estar virado para o lado esquerdo por, no mínimo, 5 min antes da exposição (10 a 20 min, de preferência) para demonstrar possíveis pequenas quantidades de ar intraperitoneal (Figura 3.51).

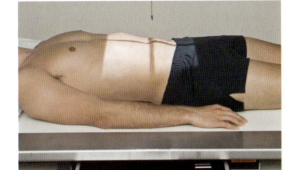
Figura 3.48 AP em posição supina.

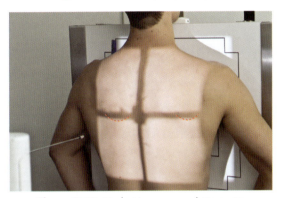
Figura 3.49 PA do tórax em posição ereta.

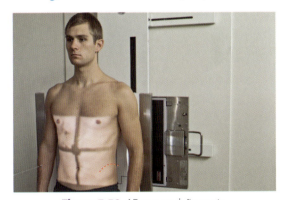
Figura 3.50 AP em posição ereta.

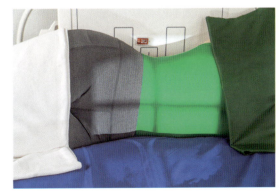
Figura 3.51 Decúbito lateral esquerdo (incidência especial, se o paciente não puder ficar de pé para AP do abdome em posição ereta).

RADIOGRAFIAS PARA ANÁLISE

Esta seção consiste em uma incidência ideal (Imagem A) com uma ou mais incidências que podem demonstrar posicionamento e/ou erros técnicos. Analise as Figuras 3.52 a 3.54. Compare a Imagem A às outras incidências e identifique os erros. Enquanto examina cada imagem, considere as seguintes questões:

1. Toda a anatomia essencial é demonstrada na imagem?
2. Quais erros de posicionamento presentes comprometem a qualidade da imagem?
3. Os fatores técnicos são ideais?
4. Há na imagem evidência de marcadores de colimação e do lado anatômico pré-exposição?
5. Esses erros requerem repetição da exposição?

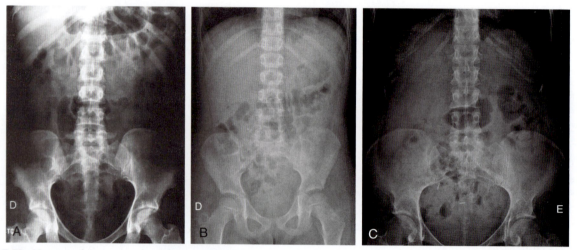

Figura 3.52 AP em posição supina do abdome – RUB. (A Imagem **C** é uma cortesia do Dr. Jeremy Jones, Radiopaedia.org, rID: 34067.)

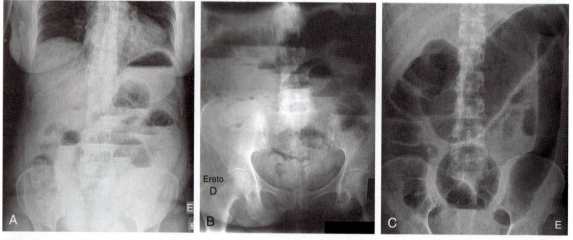

Figura 3.53 AP em posição ereta do abdome. (A Imagem **C** é uma cortesia de Abdominal X-ray Interpretation. Disponível em: https://geekymedics.com/abdominal-x-ray-interpretation/.)

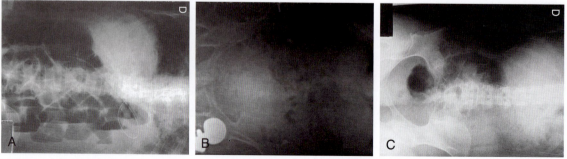

Figura 3.54 Decúbito lateral esquerdo do abdome. (Imagem **A** modificada de McQuillen Martensen K: *Radiographic image analysis*, ed 4, St. Louis, 2015, Saunders; Imagem **B** copyright Nicholas Joseph Jr. [Radiograph #95; http://www.ceessentials.net/article24.html].)

CAPÍTULO 4

Membro Superior

COLABORAÇÃO DE **Janelle M. Black**, B.S.(DMIT), R.T.(R)(ARRT)

COLABORADORES DAS EDIÇÕES ANTERIORES Nancy Johnson, MEd, RT(R)(CV)(CT)(QM)(ARRT), FASRT, Kathy M. Martensen, BS, RT(R), Donna Davis, MEd, RT(R)(CV), Linda S. Lingar, MEd, RT(R)(M)

SUMÁRIO

Anatomia Radiográfica

Mão e punho, *126*
Articulações da mão, *127*
- Exercício de revisão com radiografias, *127*

Carpo (punho), *128*
- Exercício de revisão com radiografias, *129*

Antebraço – rádio e ulna, *130*
Úmero distal, *131*
Cotovelo em perfil verdadeiro, *131*
- Exercício de revisão com radiografias, *132*

Classificação das articulações, *132*
Terminologia do movimento da articulação do punho, *134*
Movimentos rotacionais do antebraço, *134*
Movimentos rotacionais do cotovelo, *134*
Importância da visualização dos coxins adiposos, *135*

Posicionamento Radiográfico

Considerações gerais sobre posicionamento, *136*
Considerações especiais sobre o paciente, *136*
Fatores de exposição, *136*
Considerações sobre radiologia digital, *137*
Modalidades e procedimentos alternativos, *137*
Indicações clínicas, *138*

Incidências de Rotina e Especiais

Dedos, *140*
- PA, *140*
- PA oblíqua, *141*
- Incidências lateromedial ou mediolateral, *142*

Polegar, *143*
- AP, *143*
- PA oblíqua, *144*
- Perfil, *145*
- AP axial, método de Robert modificado, *146*
- PA com estresse (método de Folio), *147*

Mão, *148*
- PA, *148*
- PA oblíqua, *149*
- Lateromedial "em leque", *150*
- Perfil em extensão e flexão – incidências lateromediais, *151*
- AP axial (método de Brewerton), *152*

Punho, *153*
- PA, *153*
- PA oblíqua, *154*
- Lateromedial, *155*
- PA e PA axial do escafoide, *156*
- PA do escafoide (método de Stecher modificado), *157*
- PA – desvio radial, *158*
- Canal (túnel) do carpo – incidência tangencial inferossuperior (método de Gaynor-Hart), *159*
- Ponte do carpo – incidência tangencial, *161*

Antebraço, *162*
- AP, *162*
- Lateromedial, *163*

Cotovelo, *164*
- AP, *164*
- AP alternativa – flexão parcial, *165*
- AP alternativa – flexão aguda, *166*
- AP oblíqua – rotação lateral (externa), *167*
- AP oblíqua – rotação medial (interna), *169*
- Lateromedial, *170*
- Axiais lateromediais e mediolaterais para traumatismo (método de Coyle), *171*
- Lateromediais da cabeça do rádio, *172*

Radiografias para Análise, *173*

ANATOMIA RADIOGRÁFICA

Membro superior

Os ossos do membro superior podem ser divididos em quatro grupos principais: (1) **mão e punho**, (2) **antebraço**, (3) **braço** (úmero) e (4) **cintura escapular** (Figura 4.1). Os dois primeiros grupos são discutidos neste capítulo. As articulações importantes do punho e do cotovelo estão incluídas; a articulação do ombro e o úmero proximal são discutidos no Capítulo 5.

A forma e a estrutura de cada um dos ossos e articulações do membro superior devem ser bem entendidas pelos técnicos para que cada parte possa ser identificada e demonstrada nas radiografias.

MÃO E PUNHO

Os 27 ossos de cada mão e do punho são divididos nos três grupos a seguir (Figura 4.2):

1. Falanges (dedos e polegar):	14
2. Metacarpos (palmas):	5
3. Carpos (punhos):	8
Total	27

Os ossos mais distais da mão são as **falanges**, que constituem os dedos (dedos e polegar). O segundo grupo de ossos são os **metacarpos**; esses ossos compõem a palma da mão. O terceiro grupo de ossos, os ossos do **carpo**, abrange os ossos do punho.

Falanges: dedos e polegar (quirodáctilos)

Cada dedo e o polegar são denominados *quirodáctilos*, e cada quirodáctilo é formado por dois ou três diferentes ossos pequenos denominados *falanges*. Os dedos são numerados, começando com o polegar como o primeiro e terminando com o dedo mínimo, o quinto.

Cada um dos quatro dedos (dedos 2, 3, 4 e 5) é composto por três falanges – **proximal**, **média** e **distal**. O polegar, ou primeiro dedo, tem duas falanges – **proximal** e **distal**.

Cada falange é composta de três partes: **cabeça** distal arredondada, **corpo** (diáfise) e **base** alargada, semelhante à dos metacarpos.

Metacarpos (palma da mão)

O segundo grupo de ossos da mão, que compõem a região palmar, consiste nos cinco **metacarpos**. Esses ossos são numerados da mesma maneira que os dedos; sendo o primeiro metacarpo encontrado junto ao polegar, na porção lateral da mão, na posição anatômica.

Cada metacarpo é composto por três partes, semelhantes às falanges. Distalmente, a porção arredondada é a **cabeça**. O **corpo** (diáfise) é a porção longa recurvada; a face anterior tem formato côncavo e a face posterior, ou dorsal, é convexa. A **base** é a extremidade proximal expandida, que se articula com os ossos do carpo.

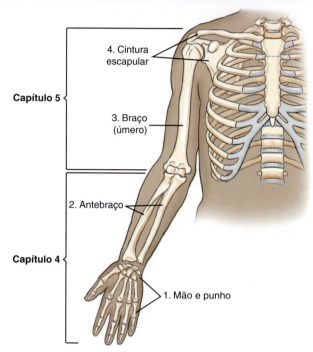

Figura 4.1 Membro superior direito (vista anterior).

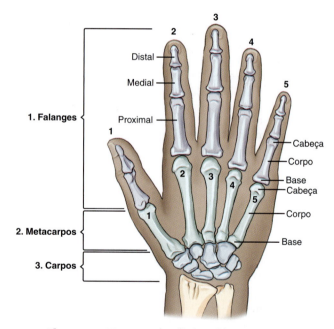

Figura 4.2 Mão e punho direitos (vista posterior).

ARTICULAÇÕES DA MÃO

As articulações entre cada osso do membro superior são importantes em radiologia porque pequenas fraturas podem ocorrer próximo aos espaços articulares. Portanto, é necessária a identificação precisa de todas as articulações das falanges e dos metacarpos da mão (Figura 4.3).

Polegar (primeiro dedo)

O polegar tem apenas duas falanges; assim, a articulação entre eles é chamada **interfalangiana (IF)**. A articulação entre o primeiro metacarpo e a falange proximal do polegar é denominada **primeira articulação metacarpofalangiana (MCF)**. O nome dessa articulação se baseia nos nomes dos dois ossos que a compõem. O osso proximal é denominado primeira falange, seguido pela falange distal.

Para fins radiológicos, o primeiro metacarpo é considerado parte do polegar e deve ser incluído na sua totalidade na radiografia do polegar – **da falange distal à base do primeiro metacarpo**. Essa regra exclui os dedos, que, para fins de posicionamento, são consideradas apenas as três falanges – distais, médias e proximais.

Dedos (segundo ao quinto dedo)

Cada dedo, do segundo até o quinto, tem três falanges e três articulações. A partir da porção mais distal de cada dedo, as articulações são: **interfalangiana distal (IFD)**, seguida pela **articulação interfalangiana proximal (IFP)** e a mais proximal é a **articulação metacarpofalangiana (MCF)**.

Articulações metacarpofalangianas e carpometacarpianas

Os metacarpos articulam-se com as falanges em suas extremidades distais constituindo as denominadas **articulações metacarpofalangianas (MCF)**. Na extremidade proximal, os metacarpos articulam-se com os respectivos ossos do carpo, e são chamados de **articulações carpometacarpianas (CMC)**. Os cinco metacarpos articulam-se com os ossos do carpo da seguinte maneira:

- Primeiro metacarpo com o trapézio
- Segundo metacarpo com o trapezoide
- Terceiro metacarpo com o capitato
- Quarto e quinto metacarpos com o hamato.

EXERCÍCIO DE REVISÃO COM RADIOGRAFIAS

Na identificação das articulações e falanges da mão, o dedo específico e a mão devem ser incluídos nas descrições. Uma radiografia PA da mão (Figura 4.4) mostra as falanges e os metacarpos, bem como as articulações descritas anteriormente. Um bom exercício de revisão consiste em reconhecer cada parte identificada de A a R na Figura 4.4 (cobrir as respostas listadas a seguir). Em seguida, verificar suas respostas em comparação com a lista:

A. Primeira articulação carpometacarpiana da mão direita
B. Primeiro metacarpo da mão direita
C. Primeira articulação metacarpofalangiana da mão direita
D. Falange proximal do primeiro dedo (ou polegar) da mão direita
E. Articulação interfalangiana do primeiro dedo (ou polegar) da mão direita
F. Falange distal do primeiro dedo (ou polegar) da mão direita
G. Segunda articulação metacarpofalangiana da mão direita
H. Falange proximal do segundo dedo da mão direita
I. Articulação interfalangiana proximal do segundo dedo da mão direita
J. Falange média do segundo dedo da mão direita
K. Articulação interfalangiana distal do segundo dedo da mão direita
L. Falange distal do segundo dedo da mão direita
M. Falange média do quarto dedo da mão direita
N. Articulação interfalangiana distal do quinto dedo da mão direita
O. Falange proximal do terceiro dedo da mão direita
P. Quinta articulação metacarpofalangiana da mão direita
Q. Quarto metacarpo da mão direita
R. Quinta articulação carpometacarpiana da mão direita.

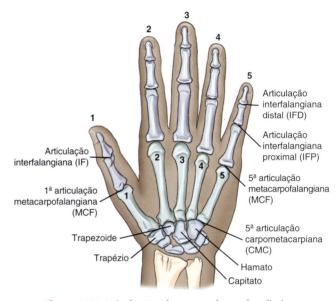

Figura 4.3 Articulações da mão e do punho direito.

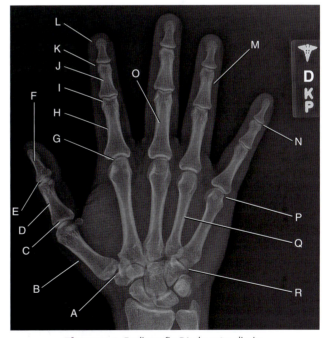

Figura 4.4 Radiografia PA da mão direita.

CARPO (PUNHO)

O terceiro grupo de ossos da mão e do punho são os ossos do carpo – os ossos do punho. Aprender os nomes dos oito ossos do carpo é mais fácil quando eles são divididos em duas fileiras de quatro ossos (Figura 4.5).

Fileira proximal

Começando na borda lateral, ou polegar, temos o **escafoide**, também denominado *navicular*. Um dos ossos do tarso do pé também é chamado de *navicular* ou *escafoide*. No entanto, o termo correto para o osso do tarso do **pé** é **navicular**, e o termo correto para o osso do carpo do **punho** é **escafoide**.

O escafoide, um osso em forma de barco, é o maior osso da fileira proximal e **articula-se proximalmente com o rádio**. Sua importância radiográfica se deve à sua localização e articulação com o antebraço, pois é o **osso do carpo que sofre fratura com mais frequência**.

O **semilunar** (em forma de meia-lua) é o segundo osso do carpo na fileira proximal; **articula-se com o rádio**. Distingue-se pela profunda concavidade em sua superfície distal, onde se articula com o capitato da fileira distal do carpo (mais bem observado na vista anterior; Figura 4.6).

O **terceiro** osso do carpo é o **piramidal**, que tem três superfícies articulares, sendo identificado pela sua forma piramidal e sua articulação com o pequeno pisiforme anteriormente.

O **pisiforme** (em forma de ervilha) é o menor osso do carpo. Localiza-se anteriormente ao piramidal e é mais evidente na incidência do canal do carpo ou tangencial (Figura 4.7).

Fileira distal

A segunda fileira mais distal de ossos do carpo articula-se com os cinco ossos do metacarpo. Começando novamente na borda lateral, ou no polegar, encontra-se o **trapézio**, um osso de quatro lados, de forma irregular, que se situa medial e distalmente ao escafoide e proximalmente ao primeiro metacarpo. O **trapezoide**, em forma de cunha, também com quatro lados, é o menor osso na fileira distal. Esse osso é seguido pelo maior dos ossos do carpo, o **capitato** (capitato significa "grande osso"). Ele é identificado pela grande cabeça arredondada que se encaixa proximalmente em uma concavidade formada pelo escafoide e pelo semilunar.

O último osso do carpo da fileira distal, na face medial, é o **hamato**, que é facilmente identificado pela apófise em forma de gancho, chamado **hâmulo** ou processo hamular, que se projeta de sua superfície palmar (ver Figura 4.7).

Túnel do carpo (incidência do canal ou tangencial)

A Figura 4.7 é um desenho do carpo em uma incidência tangencial, com o punho para baixo, visto a partir da palma da mão (ou lado volar), com punho hiperestendido. Essa vista demonstra o túnel do carpo, formado pela face côncava anterior ou palmar do carpo. O pisiforme, localizado anteriormente, e o processo hamular do hamato são melhor visualizados nesse posicionamento. A região côncava, ou sulco, é denominada *túnel (ou canal do carpo)*, através do qual passam importantes nervos e tendões.

O termo *hamato* significa "em forma de gancho", que descreve a forma do hamato vista na ilustração. O trapézio e suas relações com o polegar e o trapezoide também são demonstrados.

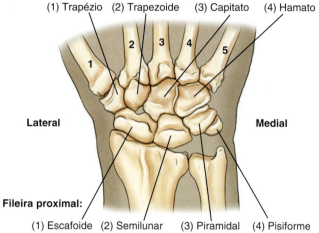

Figura 4.5 Ossos do carpo direito (vista dorsal ou posterior).

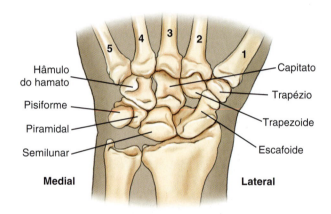

Figura 4.6 Ossos do carpo direito (vista palmar ou anterior).

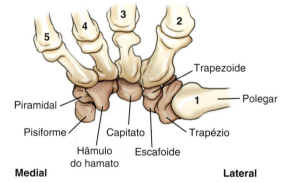

Figura 4.7 Sulco do carpo (túnel ou canal do carpo ou incidência tangencial).

EXERCÍCIO DE REVISÃO COM RADIOGRAFIAS

Cinco incidências para o punho são mostradas nas Figuras 4.8 a 4.12. Um bom exercício de revisão é identificar cada osso do carpo (primeiro, deve-se cobrir as respostas a seguir). As respostas podem ser conferidas na lista.

Observa-se na incidência em perfil (ver Figura 4.12) que o trapézio (E) e o escafoide (A) estão localizados mais anteriormente. A incidência com desvio ulnar (ver Figura 4.10) demonstra melhor o escafoide sem causar seu aparente encurtamento ou sobreposição, fato que ocorre na incidência posteroanterior (PA) (ver Figura 4.8).

A incidência com desvio radial (ver Figura 4.9) demonstra melhor os espaços e os ossos do carpo no lado ulnar (lateral) do punho – hamato (H), piramidal (C), pisiforme (D) e semilunar (B). O contorno do processo hamular do hamato (h) visto do topo também pode ser observado na radiografia com desvio radial. O processo hamular também é bem demonstrado na incidência do túnel do carpo (ver Figura 4.11), assim como o pisiforme (D), que se projeta anteriormente e é visto em sua totalidade. As respostas são as seguintes:

A. Escafoide
B. Semilunar
C. Piramidal
D. Pisiforme
E. Trapézio
F. Trapezoide
G. Capitato
H. Hamato
h. Hâmulo (processo hamular do hamato).

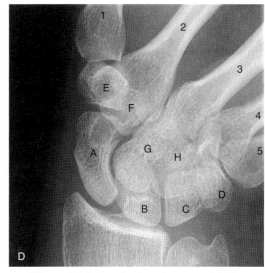

Figura 4.10 Desvio ulnar (para escafoide).

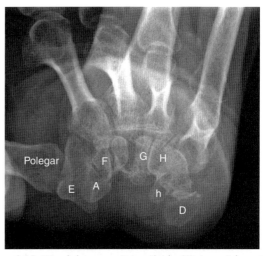

Figura 4.11 Túnel do carpo. O escafoide (A) é parcialmente superposto pelo trapézio (E) e pelo trapezoide (F) nesta incidência.

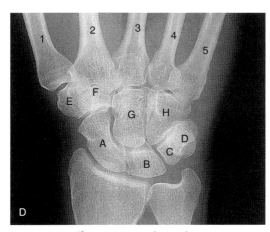

Figura 4.8 PA do punho.

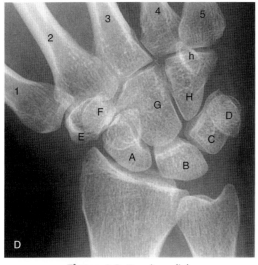

Figura 4.9 Desvio radial.

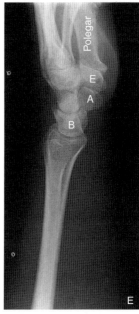

Figura 4.12 Punho de perfil.

ANTEBRAÇO – RÁDIO E ULNA

O segundo grupo de ossos do membro superior é composto pelos ossos do antebraço – o rádio na borda lateral, ou do polegar, e a ulna no lado medial (Figura 4.13). O rádio e a ulna articulam-se um com o outro na articulação radioulnar proximal e na articulação radioulnar distal, como é mostrado na Figura 4.14. Essas duas articulações possibilitam o movimento rotacional do punho e da mão, conforme será descrito posteriormente neste capítulo.

Rádio e ulna

Pequenas projeções cônicas, denominadas **processos estiloides**, estão localizadas nas extremidades distais do rádio e da ulna (ver Figura 4.14). O processo estiloide radial pode ser palpado na face lateral da articulação do punho no alinhamento do polegar. O processo estiloide radial estende-se mais distalmente do que o processo estiloide ulnar.

A **incisura ulnar** é uma pequena depressão na face medial do rádio distal. A cabeça da ulna ajusta-se na incisura ulnar para formar a articulação radioulnar distal.

A **cabeça da ulna** situa-se perto do punho na extremidade **distal** da ulna. Quando a mão está em pronação, a cabeça da ulna e o processo estiloide são facilmente sentidos e vistos no antebraço distal no alinhamento do dedo mínimo.

A **cabeça do rádio** está localizada na extremidade **proximal** do rádio, perto da articulação do cotovelo. A porção média longa do rádio e da ulna é chamada de **corpo** (*diáfise*).

O rádio, o mais curto dos dois ossos do antebraço, é o único que está diretamente articulado com o punho. Durante o ato de pronação, o rádio é o osso que gira em torno da ulna, sendo este mais fixo.

O rádio proximal tem uma **cabeça** redonda, semelhante a um disco, e o **colo** do rádio é a área mais estreita logo abaixo da cabeça. O processo oval e enrugado na borda anterior e medial do rádio, distal ao colo, é a **tuberosidade radial**.

Ulna proximal. A ulna, o mais comprido dos dois ossos do antebraço, está primariamente envolvida na formação da articulação do cotovelo. Os dois processos ulnares em forma de bico, na ulna proximal, denominam-se **olécrano** e **processo coronoide** (Figura 4.15; ver Figura 4.14). O olécrano pode ser palpado facilmente na face posterior da articulação do cotovelo.

A margem medial do processo coronoide, oposto à incisura radial (*lateral*), é chamada comumente de **tubérculo coronoide** (ver Figura 4.14 e radiografia de cotovelo anteroposterior na Figura 4.19).

A grande depressão côncava, ou incisura, que se articula com o úmero distal é a **incisura troclear** (incisura semilunar). A pequena depressão superficial, localizada na face lateral da ulna proximal, é a **incisura radial**. A cabeça do rádio articula-se com a ulna na incisura radial, formando a articulação radioulnar proximal. Essa articulação radioulnar proximal combina-se com a radioulnar distal, permitindo a rotação do antebraço durante a pronação. Durante o ato de pronação, o rádio cruza a ulna por cima, na altura do terço superior do antebraço (Figura 4.25).

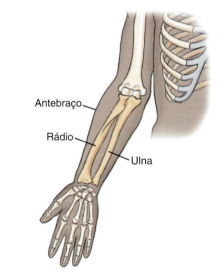

Figura 4.13 Membro superior direito (vista anterior).

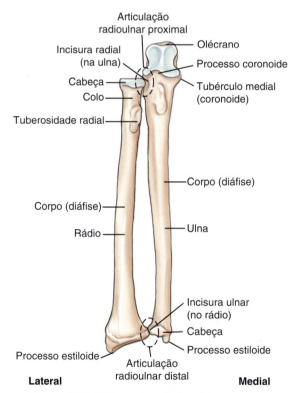

Figura 4.14 Rádio e ulna direitos (vista anterior).

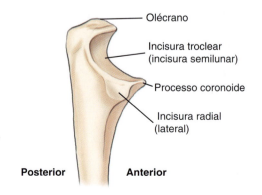

Figura 4.15 Ulna proximal (vista lateral).

ÚMERO DISTAL

Estruturas específicas do úmero proximal são discutidas no Capítulo 5 com a cintura escapular do membro superior. No entanto, a anatomia do úmero distal e medial está incluída neste capítulo por fazer parte da articulação do cotovelo.

O **corpo** (diáfise) do úmero é a parte longa central, e a extremidade distal expandida do úmero denomina-se **côndilo umeral**. A porção articular do côndilo umeral é dividida em duas partes: a **tróclea** (*côndilo medial*) e o **capítulo** (*côndilo lateral*).

A **tróclea** (que significa "polia") tem formato de polia ou carretel; tem duas bordas externas semelhantes a um aro, e uma porção central mais funda e lisa, denominada **sulco troclear**. Essa depressão da tróclea, que começa anteriormente e continua inferior e posteriormente, tem formato circular na incidência em perfil, vista do topo; na radiografia do cotovelo em perfil, ela aparece sob a forma de uma área menos densa (mais radiolucente) (Figuras 4.17 e 4.20). A **tróclea** é localizada mais medialmente e se articula com a **ulna**.

O **capítulo**, que significa "cabeça pequena", situa-se na borda lateral e se articula com a cabeça do **rádio**. Nos livros antigos, o capítulo era denominado **capitelo**.

A superfície articular arredondada do capítulo é apenas ligeiramente menor que a da tróclea (Figura 4.18). Essa estrutura torna-se significativa na avaliação do perfil verdadeiro do cotovelo, assim como a superposição direta dos dois **epicôndilos**.

O **epicôndilo lateral** é uma pequena saliência na face lateral do úmero distal, acima do capítulo. O **epicôndilo medial** é maior e mais proeminente do que o epicôndilo lateral e situa-se na borda medial do úmero distal. No perfil verdadeiro, os epicôndilos diretamente sobrepostos (e de difícil identificação) são vistos como estruturas proximais ao sulco troclear, que tem aparência circular (ver Figura 4.17).

O úmero distal tem **depressões** específicas nas suas superfícies anterior e posterior. As duas **depressões anteriores** rasas são a **fossa coronoide** e a **fossa radial** (Figura 4.16; ver Figura 4.17). Com o cotovelo completamente flexionado, o processo coronoide e a cabeça do rádio encaixam-se nas respectivas fossas, conforme os nomes indicam.

A **depressão posterior** e profunda do úmero distal é a **fossa do olécrano** (não especificamente mostrada nas ilustrações). O processo do olécrano da ulna encaixa-se nessa depressão quando o braço está totalmente estendido. Radiografias com técnica para partes moles, mostrando o deslocamento de coxins adiposos específicos localizados dentro da fossa do olécrano, são importantes no diagnóstico de traumatismo da articulação do cotovelo.

A incidência do cotovelo em perfil (ver Figura 4.17) mostra claramente as partes específicas do rádio e da ulna proximais. A **cabeça** e o **colo** do rádio são bem demonstrados, assim como a **tuberosidade radial** (parcialmente vista no rádio proximal) e a grande e côncava **incisura troclear (semilunar)**.

COTOVELO EM PERFIL VERDADEIRO

Posições específicas, como um **perfil preciso a 90° de flexão**, com uma possível visualização dos coxins adiposos, são essenciais para a avaliação das lesões da articulação do cotovelo.

Um bom critério para avaliação do cotovelo em perfil verdadeiro flexionado a 90° é a identificação dos três arcos concêntricos, como mostrado no esquema da Figura 4.18. O primeiro e menor arco é o **sulco troclear**. O segundo, o arco intermediário, aparece sob a forma de linhas duplas: são as protuberâncias externas ou arredondadas do **capítulo** e da **tróclea**.[1] (O capítulo é a menor das cristas. A maior é a crista medial da tróclea.) A **incisura troclear da ulna** aparece sob a forma de um terceiro arco. Se o cotovelo estiver rodado, mesmo que ligeiramente, os arcos não aparecerão simetricamente alinhados dessa maneira, e o espaço articular do cotovelo não ficará tão aberto.

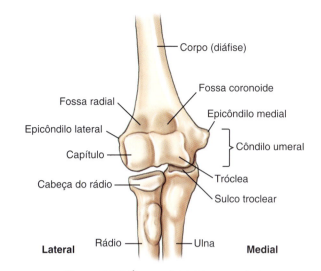

Figura 4.16 Úmero distal (vista anterior).

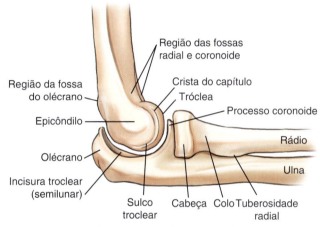

Figura 4.17 Perfil do cotovelo.

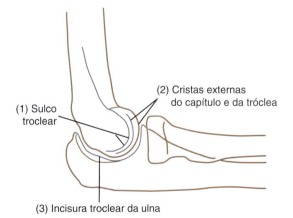

Figura 4.18 Cotovelo em perfil verdadeiro – três arcos concêntricos.

EXERCÍCIO DE REVISÃO COM RADIOGRAFIAS

Estas radiografias em AP e perfil do cotovelo fornecem uma revisão da anatomia e demonstram os três arcos concêntricos, evidenciando um perfil verdadeiro (ver Figuras 4.19 e 4.20). As respostas das identificações são as seguintes:

A. Epicôndilo medial
B. Tróclea (face medial)
C. Tubérculo coronoide
D. Cabeça do rádio
E. Capítulo
F. Epicôndilo lateral
G. Epicôndilos umerais sobrepostos
H. Olécrano
I. Sulco troclear
J. Incisura troclear
K. Duplas cristas externas do capítulo e da tróclea (sendo o capítulo o menor das duas linhas e a tróclea, a maior)
L. Processo coronoide da ulna
M. Cabeça do rádio
N. Colo do rádio.

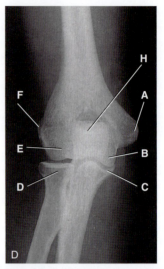

Figura 4.19 Incidência AP do cotovelo.

CLASSIFICAÇÃO DAS ARTICULAÇÕES

A Tabela 4.1 apresenta um resumo das articulações da mão, do punho, do antebraço e do cotovelo. No Capítulo 1 há uma descrição geral das articulações, bem como as várias classificações e tipos de movimento. Essas classificações são revisadas e descritas aqui mais especificamente para cada articulação da mão, do punho, do antebraço e do cotovelo.

Todas as articulações do membro superior descritas neste capítulo são classificadas como **sinoviais** e, portanto, têm mobilidade mais livre, ou **diartrodiais**. Diferem apenas em relação aos tipos de movimento.

Mão e punho

Articulações interfalangianas (IF). Começando distalmente com as falanges, todas as articulações IF são **gínglimos** ou do tipo dobradiça, articulações com movimento em apenas duas direções – **flexão** e **extensão** (Figura 4.21). Esse movimento ocorre somente em um plano, em torno do eixo transversal. Isso inclui a única articulação IF do polegar (primeiro dedo) e as articulações IF distais e proximais dos dedos (do segundo ao quinto dedo).

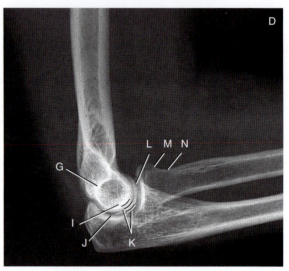

Figura 4.20 Perfil do cotovelo.

Articulações metacarpofalangianas (MCF). As articulações MCF, da segunda até a quinta, são elipsoides (condiloides). São articulações que possibilitam o movimento em quatro direções – flexão, extensão, abdução e adução. A circundução, que também ocorre nessas articulações, é um movimento sequencial cônico nessas quatro direções.

A primeira articulação MCF (polegar) também é classificada geralmente como uma articulação elipsoide (condiloide), embora tenha movimentos de abdução e adução muito limitados por causa da cabeça mais larga e menos arredondada do primeiro metacarpo (ver Figura 4.21).

Articulações carpometacarpianas (CMC). A primeira articulação CMC do polegar é uma articulação **selar** ou do tipo "em sela". Essa articulação demonstra melhor a forma e o movimento de uma articulação em sela, que permite uma grande amplitude de movimento, incluindo flexão, extensão, abdução, adução, circundução, oposição e algum grau de rotação.

Da segunda até a quinta articulação CMC são articulações **planas** ou do tipo deslizante, que permitem a menor quantidade de movimento entre as articulações sinoviais clássicas. As superfícies articulares são planas ou ligeiramente curvas, com movimento limitado por uma espessa cápsula fibrosa.

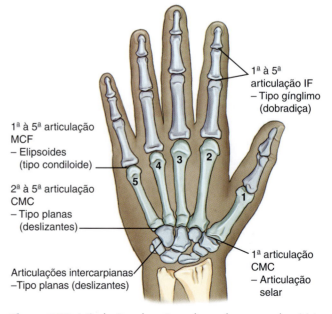

Figura 4.21 Articulações da mão e do punho esquerdos (vista posterior).

Articulações intercarpianas. As articulações entre os vários ossos do carpo têm apenas um movimento: **plano ou deslizante**.

Articulação do punho

A articulação do punho é uma articulação do tipo **elipsoide** (condiloide), que é a mais livremente móvel, ou **diartrodial**, da **classificação sinovial**. Dos dois ossos do antebraço, apenas o rádio articula-se diretamente com dois ossos do carpo – o **escafoide** e o **semilunar**. Essa articulação do punho é denominada **articulação radiocarpiana**.

O osso **piramidal** também faz parte da articulação do punho, uma vez que fica em oposição ao **disco articular**. O disco articular é parte da articulação total do punho, incluindo a articulação entre o rádio distal e a ulna – a **articulação radioulnar distal**.

A superfície articular do rádio distal, junto com o disco articular total, forma uma articulação suave, de forma côncava, com os três ossos do carpo, compondo a articulação completa do punho.

A articulação total do punho é envolta por uma cápsula articular sinovial reforçada por ligamentos que permitem movimentos em quatro direções, além da circundução.

A membrana sinovial reveste a cápsula sinovial e os quatro ligamentos do punho, à medida que eles atravessam a cápsula, além de revestir a extremidade distal do rádio e as superfícies articulares dos ossos do carpo adjacentes.

Ligamentos do punho

O punho tem numerosos ligamentos importantes que estabilizam a articulação. Dois deles são mostrados no desenho da Figura 4.22. O **ligamento colateral ulnar** insere-se no processo estiloide da ulna e se estende para inserir-se no piramidal e no pisiforme. O **ligamento colateral radial** estende-se do processo estiloide do rádio, principalmente para a borda lateral do escafoide (tubérculo do escafoide), mas tem também ligações com o trapézio.

Cinco ligamentos adicionais (não mostrados nesse desenho) são cruciais para a estabilidade da articulação do punho e muitas vezes são lesionados durante um traumatismo. Estes cinco ligamentos são comumente identificados na artrografia convencional ou na ressonância magnética (RM):

- Ligamento radiocarpal dorsal
- Ligamento radiocarpal palmar
- Complexo da fibrocartilagem triangular (CFCT)
- Ligamento escafossemilunar
- Ligamento semilunar-piramidal.

Articulação do cotovelo

A articulação do cotovelo também é **classificada como sinovial** e tem movimento livre, ou **diartrodial**. Em geral, a articulação do cotovelo é considerada uma articulação do tipo **gínglimo** (dobradiça), com movimentos de flexão e extensão entre o úmero e o rádio e a ulna. No entanto, a articulação do cotovelo completa inclui três articulações, encerradas em uma cápsula articular. Além das articulações de dobradiça entre o úmero e a ulna, e entre o úmero e o rádio, a **articulação radioulnar proximal** (trocoide, ou do tipo **pivô**) é considerada parte da articulação do cotovelo (Figura 4.23).

A importância do posicionamento exato do cotovelo em perfil para a visualização de certos coxins adiposos existentes dentro da articulação do cotovelo é discutida mais adiante neste capítulo.

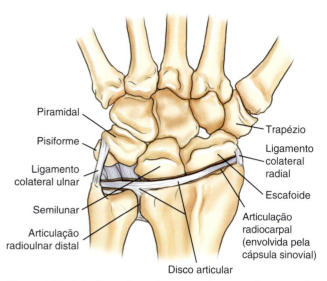

Figura 4.22 Articulação do punho esquerdo com o disco articular (vista posterior).

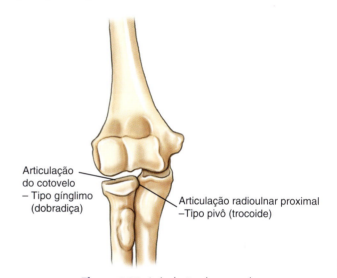

Figura 4.23 Articulação do cotovelo.

Tabela 4.1 Mão, punho, antebraço e cotovelo: resumo das articulações.

Classificação
Sinovial (cápsula articular contendo líquido sinovial)

Tipo de mobilidade
Diartrodial (livremente móvel)

Tipo de movimento

1. Articulações interfalangianas	**Gínglimo** (dobradiça)
2. Articulações metacarpofalangianas	**Elipsoide** (condiloide)
3. Articulações carpometacarpianas	
Primeiro dedo (polegar)	**Selar** (sela)
Segundo ao quinto dedo	**Plano** (deslizante)
4. Articulações intercarpianas	**Plano** (deslizante)
5. Articulação do punho (radiocarpal)	**Elipsoide** (condiloide)
6. Radioulnar proximal	**Trocoide** (pivô)
7. Articulação do cotovelo Umeroulnar e umerorradial	**Gínglimo** (dobradiça)

TERMINOLOGIA DO MOVIMENTO DA ARTICULAÇÃO DO PUNHO

A terminologia relativa aos movimentos da articulação do punho pode ser confusa, mas esses termos devem ser compreendidos pelos técnicos, uma vez que incidências especiais do punho têm por base esses movimentos. Esses termos foram descritos no Capítulo 1, como virar ou inclinar a mão e o punho de sua posição natural em direção à ulna (**desvio ulnar**) e em direção ao rádio (**desvio radial**) (Figura 4.24).

Desvio ulnar

O movimento de desvio ulnar do punho "abre" e demonstra melhor os ossos do carpo do lado oposto (o lado radial ou lateral) do punho – o escafoide, o trapézio e o trapezoide. Uma vez que o escafoide é o osso do carpo fraturado com mais frequência, essa incidência com desvio ulnar é geralmente conhecida como *incidência especial para o escafoide*.

Desvio radial

É uma incidência PA do punho menos utilizada que a incidência com desvio radial. Nessa incidência, abrem-se e demonstram-se melhor os ossos do carpo do lado oposto, ou ulnar, do punho – o hamato, o pisiforme, o piramidal e o semilunar.

MOVIMENTOS ROTACIONAIS DO ANTEBRAÇO

As articulações radioulnares do antebraço também executam alguns movimentos rotacionais especiais que devem ser compreendidos para a obtenção de radiografias precisas do antebraço. Por exemplo, o antebraço em geral não deve ser radiografado em pronação (uma incidência PA), que pode parecer uma posição mais natural para o antebraço e a mão. O antebraço deve ser rotineiramente radiografado na incidência anteroposterior (AP) com a mão em posição supina (palma para cima, ou seja, em posição anatômica). A razão torna-se clara quando se examina a posição de cruzamento do rádio e da ulna quando a mão está em pronação (Figura 4.25). Esse cruzamento resulta do movimento rotacional e singular do tipo pivô, que envolve as articulações radioulnares distal e proximal.

Resumo. Para evitar a superposição do rádio e da ulna decorrente desses movimentos rotacionais do tipo pivô, o antebraço deve ser radiografado com a **mão em posição supina**, em uma **incidência AP**.

MOVIMENTOS ROTACIONAIS DO COTOVELO

A aparência do rádio proximal e da ulna sofre mudanças conforme o cotovelo e o úmero distal são girados ou posicionados em oblíqua medial ou lateral, como mostrado nessas radiografias. Na radiografia AP sem rotação, o rádio proximal sofre apenas ligeira superposição da ulna (Figura 4.26).

O rádio e a ulna podem ser dissociados por meio da rotação lateral (40 a 45°) do cotovelo, como visto na Figura 4.27, ao passo que na rotação medial (mão em pronação) há uma completa superposição, como visto na Figura 4.28. Essa relação é crucial na avaliação de incidências AP do cotovelo; a **rotação lateral separa** o rádio da ulna, e a **rotação medial sobrepõe** os dois ossos.

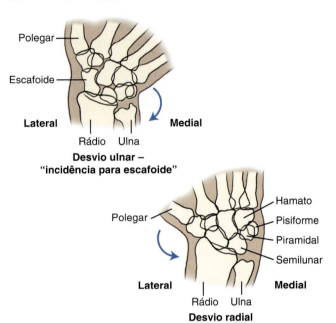

Figura 4.24 Movimentos do punho.

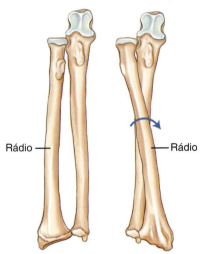

Figura 4.25 Movimentos rotacionais do antebraço.

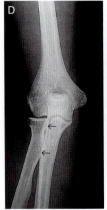 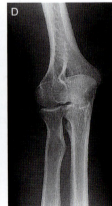 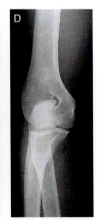

Figura 4.26 AP, sem rotação – rádio e ulna parcialmente sobrepostos.

Figura 4.27 AP, rotação lateral – separação do rádio e da ulna.

Figura 4.28 AP, rotação medial – rádio e ulna sobrepostos.

IMPORTÂNCIA DA VISUALIZAÇÃO DOS COXINS ADIPOSOS

As radiografias dos membros superiores e inferiores são realizadas não apenas para avaliar doença ou traumatismo das estruturas ósseas, mas também para avaliar os tecidos moles associados, como certos acúmulos de gordura chamados de **coxins adiposos**, **faixas** ou **estrias gordurosas**. Em alguns casos, o deslocamento de um coxim ou uma faixa gordurosa pode ser a única indicação de doença, lesão significativa ou fratura dentro da cápsula articular.

Para fins diagnósticos, as faixas gordurosas ou coxins adiposos mais importantes são aqueles situados em torno de certas articulações dos membros superiores e inferiores. Esses coxins adiposos são extrassinoviais (situam-se fora da bolsa sinovial), mas estão localizados dentro da cápsula articular. Portanto, quaisquer alterações que ocorram dentro da cápsula alteram a posição e a forma normal dos coxins adiposos. Com frequência, essas alterações resultam de acúmulo de líquido (derrame) dentro da articulação, indicando a presença de uma lesão que compromete aquela articulação.

Os coxins adiposos radiolucentes são vistos sob a forma de densidades levemente mais radiolucentes do que as estruturas adjacentes. Os coxins adiposos e as partes moles adjacentes têm densidade (brilho) tecidual apenas ligeiramente diferente, o que dificulta sua identificação nas radiografias. Essa visualização requer exposição adequada para visualização dessas estruturas de tecidos moles[2] (geralmente elas não são visualizadas nas radiografias publicadas sem o contraste adequado, como demonstrado nas imagens apresentadas nesta página).

Articulação do punho

A articulação do punho inclui duas faixas gordurosas importantes. A primeira, uma **faixa gordurosa escafoidiana** (A), é visualizada nas incidências PA (Figura 4.29) e oblíqua (Figura 4.30). É alongada, ligeiramente convexa e está localizada entre o ligamento colateral radial e os tendões adjacentes, imediatamente lateral ao escafoide. A ausência ou o deslocamento desse coxim adiposo pode ser o único indicador de uma fratura na face radial do punho.

Uma segunda faixa gordurosa é visualizada na incidência em perfil do punho. Essa **estria gordurosa do pronador** (B) é visualizada normalmente por volta de 1 cm da superfície anterior do rádio (Figura 4.31). Fraturas sutis do rádio distal podem ser diagnosticadas por deslocamento ou obliteração dessa estria gordurosa.[2]

Articulação do cotovelo

Os três coxins adiposos, ou faixas gordurosas, significativos do cotovelo são visualizados apenas na incidência em perfil. Não são vistos em AP devido à sua superposição às estruturas ósseas. Na incidência em perfil, o **coxim adiposo anterior** (Figura 4.32 C), que é formado pela superposição dos coxins coronoide e radial, é visualizado na forma de gota ("lágrima") ligeiramente radiolucente, localizado à frente do úmero distal. Traumatismo ou infecção podem provocar elevação do coxim anterior, tornando-o mais visível e com formato distorcido, sendo perceptível apenas na incidência em perfil do cotovelo flexionado a 90°.

O **coxim adiposo posterior** (Figura 4.32 D) está localizado profundamente na fossa do olécrano e em geral **não é visível** no cotovelo normal. A visualização deste coxim adiposo na radiografia em perfil do cotovelo flexionado a 90° indica que uma alteração dentro da articulação ocasionou mudança na sua posição, sugerindo a presença de um processo patológico articular.

Para assegurar um diagnóstico preciso, o cotovelo **deve ser flexionado a 90°** na incidência em perfil. Se o cotovelo estiver estendido em relação à posição flexionada a 90°, o olécrano deslizará para dentro da fossa do olécrano, elevará o coxim adiposo e fará com que ele apareça. Nessa situação, o coxim torna-se visível, com ou sem lesão. Geralmente, a visualização do coxim adiposo posterior é considerada mais confiável do que a visualização dos coxins adiposos anteriores.

A **estria gordurosa do supinador** (ver Figura 4.32 E) é uma faixa longa e fina anterior ao rádio proximal. Pode indicar fraturas da cabeça ou do colo do rádio quando estas não são evidentes.[2,3]

Resumo. Para que os coxins adiposos anteriores e posteriores sejam indicadores diagnósticos precisos de lesão no cotovelo em perfil, o cotovelo deve estar (1) flexionado a 90° e (2) em perfil verdadeiro; (3) devem ser utilizadas técnicas de exposição adequadas para partes moles, a fim de garantir a visualização dos coxins adiposos.

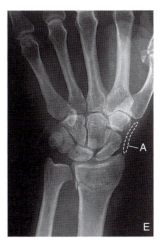

Figura 4.29 Punho em PA – estria gordurosa do escafoide (A).

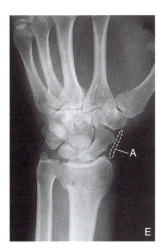

Figura 4.30 Punho em PA oblíqua – estria gordurosa do escafoide (A).

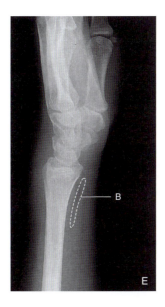

Figura 4.31 Incidência em perfil do punho – coxim adiposo do pronador (B).

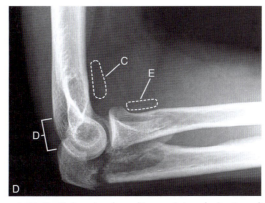

Figura 4.32 Perfil do cotovelo – olécrano fraturado (coxins adiposos anterior e posterior), como segue: coxim adiposo anterior (C); coxim adiposo posterior (D), não visível; estria gordurosa do supinador (E).

POSICIONAMENTO RADIOGRÁFICO

Considerações gerais sobre posicionamento
Os exames radiológicos dos membros superiores em pacientes ambulatoriais geralmente são realizados com o paciente sentado de lado na extremidade da mesa, em uma posição que não seja tensa nem desconfortável. Uma mesa com tampo deslizante pode tornar essa posição mais confortável, especialmente se o paciente estiver em uma cadeira de rodas. O corpo do paciente deve ser mantido fora do feixe de raios X e da região de radiação dispersa tanto quanto possível. A altura do tampo da mesa deve estar próxima à altura do ombro para que o braço possa ser totalmente apoiado (Figura 4.33). A bandeja do *bucky* deve ser movida para o lado oposto da mesa de exame, para reduzir a quantidade de radiação secundária produzida pelo *bucky*.

Proteção de chumbo
A proteção é importante nos exames dos membros superiores, devido à proximidade das gônadas em relação ao feixe divergente de raios X e à radiação secundária, um risco para pacientes sentados na extremidade da mesa e para pacientes com traumatismo deitados em uma maca. Um protetor de chumbo coberto de vinil deve ser colocado sobre o colo do paciente ou sobre a área das gônadas. Embora as recomendações de cuidados com as gônadas determinem que seja realizada a proteção em pacientes em idade reprodutiva e quando as gônadas estiverem dentro ou próximas ao feixe primário, a rotina adequada seria fornecer proteção das gônadas para todos os pacientes.

Distância
A distância fonte-receptor de imagem (DFR) mínima é de 100 a 110 cm. Quando as radiografias são realizadas com o receptor de imagem (RI) diretamente sobre a mesa, para manter uma DFR constante, a altura do tubo deve ser aumentada em comparação com as radiografias obtidas com o RI na bandeja do *bucky*. A distância da bandeja do *bucky* até o tampo da mesa é normalmente de 8 a 10 cm no caso de tampos de mesa do tipo flutuante.

Considerações especiais sobre o paciente
PACIENTES COM TRAUMATISMO
Pacientes com traumatismo podem ser radiografados em cima da mesa, ou as radiografias podem ser realizadas diretamente na maca (Figura 4.34). O paciente deve ser movido para o lado para fornecer o espaço necessário na maca para o RI.

APLICAÇÕES PEDIÁTRICAS
A **movimentação do paciente** desempenha um papel importante na radiografia pediátrica. A imobilização é necessária em muitos casos para ajudar crianças a manter a posição correta. Almofadas de espuma e fitas são úteis; no entanto, sacos de areia devem ser usados com cuidado por causa de seu peso. Com frequência, os pais são solicitados para auxiliar no exame radiográfico dos filhos. Se a presença dos pais for permitida na sala de exame durante a exposição, deverá ser fornecida a eles proteção adequada contra a radiação.

Também é importante que o técnico fale com a criança de maneira suave e em uma linguagem que ela possa compreender facilmente, para assegurar sua máxima cooperação. (Ver Capítulo 16 para mais detalhes sobre radiografia dos membros superiores em pacientes pediátricos.)

APLICAÇÕES GERIÁTRICAS
É essencial fornecer **instruções claras e completas** aos pacientes idosos. A rotina de exames dos membros superiores pode ser alterada, ajustando-se às condições físicas do paciente mais velho.

Os pacientes geriátricos podem ter mais dificuldade em manter algumas posições cansativas, mas necessárias, de modo que o técnico precisa garantir que seja utilizada imobilização adequada para evitar movimento durante a exposição. Pode ser necessário reduzir as técnicas de exposição radiográfica em razão de certas doenças degenerativas geralmente observadas em pacientes idosos, como a osteoporose.

Fatores de exposição
Os principais fatores de exposição nas radiografias dos membros superiores são os seguintes:

1. Baixo a médio pico de quilovoltagem (60 a 80 kVp – sistema digital)
2. Tempo de exposição curto
3. Pequeno ponto focal
4. Miliamperagem-segundos (mAs) adequada para obter densidade suficiente (brilho).

As imagens dos membros superiores expostas corretamente devem possibilitar detalhes das partes moles para a identificação de coxins adiposos e das finas trabéculas de todos os ossos que estão sendo radiografados.

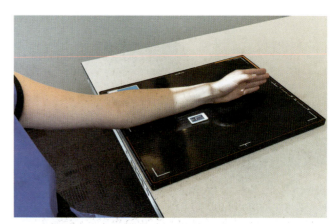

Figura 4.33 Paciente ambulatorial – mão em perfil (protetor de chumbo no colo cobrindo as gônadas).

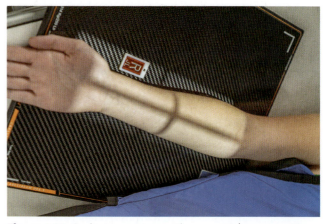

Figura 4.34 Paciente com traumatismo – antebraço em AP.

Receptores de imagem

As grades não são usadas para o exame dos membros superiores, a não ser que a parte do corpo (p. ex., o ombro) tenha mais de 10 cm.

Aumento da exposição com aparelhos de imobilização

Um membro superior com um aparelho de imobilização requer aumento da exposição (Tabela 4.2). Esse aumento depende da espessura e do tipo de aparelho, conforme descrito na tabela. Esses aumentos são aplicáveis aos sistemas analógicos, pois os sistemas digitais não requerem ajustes de exposição na maioria dos casos.

Tabela 4.2 Quadro de conversão para aparelhos de imobilização.

TIPO DE APARELHO DE IMOBILIZAÇÃO	AUMENTO DA EXPOSIÇÃO
Aparelho gessado pequeno e médio	Aumento de 5 a 7 kVp
Aparelho gessado grande	Aumento de 8 a 10 kVp
Aparelho de fibra de vidro	Aumento de 3 a 4 kVp

Colimação, posicionamento geral e marcadores

Deve ser seguida a regra de colimação: as bordas de colimação devem ser visíveis nos quatro lados se o RI for grande o suficiente para permitir isso sem cortar a anatomia essencial.

Uma regra geral em relação ao tamanho do RI é usar o menor tamanho possível de receptor para a região específica estudada. A colimação em quatro lados normalmente é possível mesmo com um RI de tamanho mínimo para a maioria, se não para todos, os exames radiográficos do membro superior.

Uma regra geral de posicionamento, especialmente aplicável aos membros superiores, recomenda **colocar sempre o eixo longitudinal da parte do corpo a ser radiografada paralelamente ao eixo longitudinal do RI**.

A identificação dos pacientes e do lado estudado deve ser realizada em cada radiografia.

Centralização correta

A centralização precisa e o alinhamento correto da parte do corpo em relação ao RI e ao raio central (RC) são importantes nos exames do membro superior para evitar distorção no tamanho e na forma da região estudada, assim como para demonstrar claramente certos espaços articulares estreitos. Três princípios devem ser lembrados no posicionamento para exames de membros superiores:

1. A parte do corpo estudada deve estar paralela ao plano do RI
2. O RC deve incidir a 90° ou perpendicularmente à região de interesse, a não ser que haja necessidade de angulação do RC
3. O RC deve ser direcionado para o ponto de centralização correto.

Considerações sobre radiologia digital

Orientações específicas devem ser seguidas quando os exames do membro superior são realizados por meio de tecnologia digital (radiografia computadorizada ou radiografia digital).

1. **Colimação:** além do benefício de reduzir a dose de radiação para o paciente, a colimação adequada e restrita à parte do corpo a ser examinada é essencial para garantir que a imagem processada pelo computador tenha ótima qualidade. A colimação rigorosa também permite que o computador trabalhe com informações precisas em relação ao indicador de exposição

2. **Precisão na centralização:** na radiologia digital e nos exames radiográficos em geral, considerando a maneira como o leitor faz o escaneamento da placa de imagem exposta, é importante que a parte do corpo e o RC sejam centralizados com precisão em relação ao RI

3. **Uso de grades nos sistemas digitais (radiografia computadorizada/digital):** como já mencionado, geralmente as grades não são usadas para partes do corpo com menos de 10 cm. No entanto, no sistema digital, elas podem ser utilizadas se forem parte do mecanismo do RI. Nesses casos, pode ser impraticável e difícil sua remoção, desse modo, ela pode permanecer no lugar mesmo para as pequenas partes do corpo, como nos exames dos membros superiores e inferiores

NOTA: Manter o tubo de raios X centralizado em relação à grade para evitar o corte de parte da imagem.

4. **Avaliação do índice de exposição:** depois de processada e pronta para visualização, a imagem deve ser submetida à avaliação técnica em relação à precisão, verificando-se os fatores de exposição utilizados, para garantir uma imagem de ótima qualidade, com a menor dose de radiação possível para o paciente.

FATORES DE EXPOSIÇÃO

Os sistemas de imagem digital são conhecidos pela ampla latitude de exposição; são capazes de processar uma imagem aceitável a partir de uma ampla gama de fatores de exposição (kVp e mAs). É importante, no entanto, que o princípio ALARA (do inglês, *as low as reasonably achievable*, a dose de radiação mais baixa possível) seja seguido em relação ao paciente; devem ser usados os menores fatores de exposição, para obter uma imagem ótima. Esse princípio requer o uso do kVp mais alto possível e mAs mais baixa, compatíveis com uma qualidade de imagem desejável visualizada em um monitor de interpretação radiológica. Uma mAs insuficiente pode resultar em uma imagem com muito ruído (granulada) no monitor de interpretação, mesmo que pareça satisfatória no monitor da estação de trabalho. O kVp ideal proporciona a penetração ideal para demonstrar o córtex ósseo e o trabeculado ósseo.

Modalidades e procedimentos alternativos
ARTROGRAFIA

A artrografia é usada geralmente para examinar tendões, ligamentos e patologias capsulares nas articulações diartrodiais, como punho, cotovelo, ombro e tornozelo. Esse procedimento requer o uso de um meio de contraste radiográfico, que é injetado na cavidade articular sob condições estéreis (ver Capítulo 19).

TOMOGRAFIA COMPUTADORIZADA E RESSONÂNCIA MAGNÉTICA

A tomografia computadorizada (TC) e a ressonância magnética (RM) normalmente são usadas nos membros superiores para avaliar lesões nas partes moles e ósseas. Cortes tomográficos também são excelentes para avaliar luxações, assim como as relações de alinhamento ósseo em certas fraturas, que podem ser de difícil visualização nas radiografias convencionais.

MEDICINA NUCLEAR

A avaliação dos ossos pela medicina nuclear é útil para demonstrar osteomielite, lesões ósseas metastáticas, fraturas de estresse e celulite. Exames de medicina nuclear demonstram o processo patológico até 24 h após seu início. A medicina nuclear é mais sensível do que a radiografia, pois avalia o **aspecto fisiológico** em vez de o aspecto anatômico.

Indicações clínicas

Todos os técnicos devem estar familiarizados com as seguintes indicações clínicas em relação ao membro superior (não é uma lista inclusiva):

Artrite reumatoide é uma doença sistêmica crônica com alterações inflamatórias em todos os tecidos conjuntivos; a primeira alteração é o edema das partes moles, mais prevalente em torno do processo estiloide da ulna, no punho. Erosões ósseas iniciais, em geral, ocorrem na segunda e terceira articulações metacarpofalangianas ou terceira interfalangiana proximal. A artrite reumatoide é três vezes mais comum em mulheres do que em homens.

Bursite é a inflamação das bursas, que são bolsas cheias de líquido que circundam as articulações; em geral há formação de calcificação nos tendões associados,[4] causando dor e limitação do movimento articular.

Derrame articular é o acúmulo de líquido (sinovial ou hemorrágico) na cavidade articular. É um sinal que indica uma lesão associada, como fratura, luxação, lesão de partes moles ou inflamação.

Doença de Paget (osteíte deformante) é uma doença esquelética crônica comum; é caracterizada pela destruição óssea, seguida de um processo reparador com superprodução de ossos muito densos, ainda que frágeis, e que tendem a fraturar-se facilmente. É mais comum em homens com mais de 40 anos. A causa é desconhecida, mas evidências sugerem o envolvimento de uma infecção viral. A doença de Paget pode ocorrer em qualquer osso, porém é mais comum na bacia, no fêmur, na tíbia, no crânio, nas vértebras e na clavícula.[4]

Fratura é uma quebra na estrutura do osso, causada por uma força (direta ou indireta).[4] Existem inúmeros tipos de fraturas; elas são classificadas de acordo com a extensão, a direção das linhas de fratura, o alinhamento dos fragmentos ósseos e a integridade do tecido vizinho (ver Capítulo 15 para terminologia adicional de traumatismo e fratura). Alguns exemplos comuns são os seguintes:

- **Fratura de Barton:** fratura e luxação da **borda posterior do rádio distal** envolvendo a articulação do punho
- **Fratura de Bennett:** fratura da **base do primeiro osso metacarpal**, estendendo-se para a articulação carpometacarpiana, complicada por subluxação com algum deslocamento posterior
- **Fratura de Colles:** fratura transversal do **rádio distal** em que o fragmento distal é **deslocado posteriormente**; em 50 a 60% dos casos, observa-se uma fratura associada do processo estiloide ulnar
- **Fratura de Smith:** é o inverso da fratura de Colles, ou fratura transversal do **rádio distal**, com deslocamento **anterior** do fragmento

- **Fratura do boxeador:** fratura transversal do **colo de um metacarpo**; ocorre com mais frequência no quinto metacarpo.

Metástases ósseas referem-se à transferência de doenças ou lesões cancerosas entre órgãos ou regiões que podem não estar diretamente conectadas. Todos os tumores malignos têm a capacidade de desenvolver metástases, ou seja, de transferir células malignas de uma parte do corpo para a outra, através da corrente sanguínea, dos vasos linfáticos ou por extensão direta. As metástases constituem os tumores ósseos malignos mais comuns.

Osteoartrite, também conhecida como doença articular degenerativa (DAD), é uma doença não inflamatória articular caracterizada pela deterioração progressiva da cartilagem articular, com formação de osso hipertrófico (hiperplasia ou crescimento ósseo excessivo). É o tipo mais comum de artrite, sendo considerada parte do processo de envelhecimento normal.

Osteomielite é uma **infecção** local ou generalizada **do osso ou da medula óssea** que pode ser causada por bactérias introduzidas por traumatismo ou cirurgia. No entanto, é geralmente resultado de infecção em uma região contígua, como na úlcera do pé diabético.

Osteopetrose é uma doença hereditária, caracterizada por **osso anormalmente denso**. Normalmente, ocorre fratura no osso afetado que pode levar à obliteração do espaço medular. Essa condição também é conhecida como *osso de mármore*.

Osteoporose refere-se à **redução da quantidade de osso** ou **atrofia** do tecido esquelético. Ocorre em mulheres na pós-menopausa e em homens idosos, resultando em trabéculas ósseas escassas e finas. A maioria das fraturas que ocorre em mulheres com mais de 50 anos é secundária à osteoporose.

Polegar do esquiador é uma lesão ou distensão do **ligamento colateral ulnar do polegar**, próximo à articulação MCF, por hiperextensão desse dedo. Distensão ou lesão podem ser o resultado de uma queda sobre a mão e o braço hiperestendidos, provocando a curvatura do polegar em direção ao braço. (Incidência PA com estresse dos polegares – método de Folio – demonstra melhor essa condição.)

Síndrome do túnel do carpo é uma doença comum e dolorosa do punho e da mão. É resultado da compressão do nervo mediano, que passa através do centro do punho, sendo mais comum em mulheres de meia-idade.

Tumores (neoplasias, neoplasia óssea) são tipicamente benignos (não cancerosos), mas há casos malignos (cancerosos). TC e RM são úteis para determinar o tipo, a localização exata e o tamanho do tumor. Tipos específicos de tumores estão listados na página 139.

CAPÍTULO 4 | MEMBRO SUPERIOR 139

- **Tumores ósseos malignos**
  - **Mieloma múltiplo** é o mais comum dos **tumores ósseos cancerosos primários**. O mieloma múltiplo em geral afeta pessoas entre 40 e 70 anos. Como o nome indica, esse tumor ocorre em várias partes do corpo. Origina-se na medula óssea ou nas células plasmáticas da medula. Portanto, não é de fato um tumor exclusivamente ósseo. É altamente maligno e, em geral, é fatal dentro de alguns anos. O aspecto radiológico típico é o de várias lesões osteolíticas "em saca-bocados" (perda de cálcio nos ossos) espalhadas por todos os ossos afetados[4]
  - **Sarcoma osteogênico (osteossarcoma)** é o segundo tipo de **tumor ósseo primário canceroso** mais comum, e normalmente afeta pessoas entre 10 e 20 anos, mas pode ocorrer em qualquer idade. Também pode surgir em pessoas idosas com doença de Paget
  - **Sarcoma de Ewing** é um **tumor ósseo maligno** primário comum em crianças e adultos jovens que surge na medula óssea. Os sintomas são semelhantes aos de osteomielite, com febre baixa e dor. A reação periosteal estratificada resulta em um aspecto de "casca de cebola", observado nas radiografias. O prognóstico é ruim quando o sarcoma de Ewing torna-se evidente nas radiografias

- **Condrossarcoma** é um **tumor maligno da cartilagem** e tem crescimento lento. Seu aspecto é semelhante ao de outros tumores malignos, mas calcificações densas são muitas vezes observadas dentro da massa cartilaginosa
- **Tumores ósseos e cartilaginosos benignos (condromas)**
  - **Encondroma** é um **tumor cartilaginoso benigno** de crescimento lento, mais frequente nos pequenos ossos de mãos e pés de adolescentes e adultos jovens. Em geral, são tumores bem definidos, radiolucentes, com cortical fina e que muitas vezes sofrem fratura patológica após leve traumatismo
  - **Osteocondroma** (exostose) é o tipo mais comum de **tumor ósseo benigno**; em geral ocorre em indivíduos entre 10 e 20 anos. Surge no osso cortical externo, crescendo paralelamente ao osso, em direção oposta à articulação mais próxima. É mais comum em torno do joelho, mas também pode surgir na pelve e na escápula de crianças e adultos jovens.

Na Tabela 4.3 é apresentado um resumo das indicações clínicas.

Incidências de rotina e especiais

As incidências básicas, de rotina, e especiais para mão, punho, antebraço, cotovelo e úmero são demonstradas e descritas nas páginas seguintes.

Tabela 4.3 Resumo das indicações clínicas.

CONDIÇÃO OU DOENÇA	EXAME RADIOLÓGICO MAIS COMUM	POSSÍVEL APARÊNCIA RADIOLÓGICA	AJUSTE DO FATOR DE EXPOSIÇÃO[a]
Condições que não exigem ajuste do fator de exposição			
Selecionar os fatores de exposição ideais			
Bursite	AP e perfil da articulação	Espaço articular preenchido por líquido com possível calcificação	
Derrame articular	AP e perfil da articulação	Cavidade articular cheia de líquido	
Fraturas	AP e perfil dos ossos longos; AP, perfil e oblíqua, se articulações estiverem envolvidas	Ruptura da cortical óssea com o edema das partes moles	
Osteoartrite (DAD)	AP e perfil da área afetada	Estreitamento do espaço articular com crescimento periosteal nas bordas articulares	Nenhum ou reduzido em casos graves
Osteomielite	AP e perfil do osso afetado; escaneamento por medicina nuclear	Inchaço (edema) das partes moles e borramento dos coxins de gordura	Visualizar as partes moles
"Polegar do esquiador" (lesão no ligamento colateral ulnar)	PA bilateral com estresse dos polegares (método de Folio)	Alargamento do espaço interno da articulação MCF do polegar e aumento da angulação da linha da articulação MCF	
Síndrome do túnel do carpo	PA e perfil do punho; método Gaynor-Hart Ultrassonografia	Possível calcificação no sulco do carpo Espessamento dos ligamentos do punho e compressão do nervo mediano	
Tumores (neoplasias) – malignos e benignos	AP e perfil da área afetada	A aparência depende do tipo e do estágio do tumor	
Condições que exigem elevado nível de ajuste do fator de exposição			
Doença de Paget	AP e perfil da área afetada	Áreas mistas de esclerose e espessamento cortical com lesões radiolucentes; aspecto de "algodão"	Aumento (+) possivelmente necessário em estágios avançados
Osteopetrose (ossos de mármore)	AP e perfil de ossos longos	Osso "branco" com má definição entre a cortical óssea e o osso trabecular	
Condições que exigem nível reduzido de ajuste do fator de exposição			
Artrite reumatoide (AR)	AP e perfil mão/punho. O método de Brewerton pode detectar sinais de AR nas mãos	Espaços articulares reduzidos com subluxação de articulações MCF	Diminuir (−)
Osteoporose	AP e perfil da área afetada	Melhor observado nas extremidades distais e articulações sob forma de diminuição da densidade óssea (brilho); ossos longos demonstrando cortical fina	

AP, anteroposterior; *DAD*, doença articular degenerativa; *MCF*, metacarpofalangiana; *PA*, posteroanterior.
[a]Depende do estágio ou da gravidade da doença ou condição. Os ajustes aplicam-se basicamente aos fatores manuais de exposição.

DEDOS: INCIDÊNCIA PA

Indicações clínicas
- Fraturas e luxações das falanges proximais, médias e distais; metacarpo distal e articulações associadas
- Processos patológicos, como osteoporose e osteoartrite.

Dedos
ROTINA
- PA
- PA oblíqua
- Perfil

Fatores técnicos
- DFR mínima – 100 cm
- Tamanho do RI – 18 × 24 cm, longitudinal (retrato); usar o menor RI possível e colimar para a área de interesse
- Sem grade
- Faixa de 55 a 65 kVp.

NOTA: Uma possível rotina alternativa requer um RI maior com o objetivo de incluir toda a mão na incidência PA do dedo para investigar possível traumatismo secundário ou patologia em outros locais da mão e do punho. Em seguida, devem ser realizadas somente as incidências oblíquas e em perfil do dedo afetado.

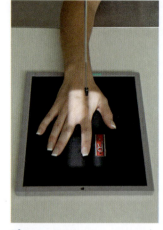
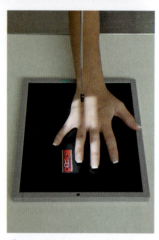

Figura 4.35 PA – segundo dedo.   **Figura 4.36** PA – quarto dedo.

Proteção. Proteger tecidos radiossensíveis fora da região de interesse.

Posicionamento do paciente. Colocar o paciente sentado à extremidade da mesa, com o cotovelo flexionado cerca de 90° e com a mão e o antebraço apoiados na mesa (Figura 4.35).

Posicionamento da parte
- Mão em pronação com dedos estendidos
- Centralizar e alinhar o eixo longitudinal do dedo afetado com o maior eixo do RI
- Separar o dedo lesionado dos dedos adjacentes (Figura 4.36).

RC
- RC perpendicular ao RI, direcionado para a **articulação IFP**.

Colimação recomendada. Colimação nos quatro lados até a área do dedo afetado e da face distal do metacarpo.

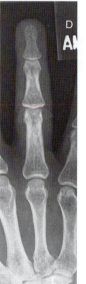
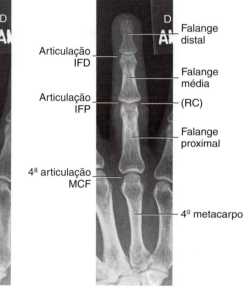

Figura 4.37 PA – quarto dedo.   **Figura 4.38** PA – quarto dedo.

Critérios de avaliação
Anatomia demonstrada: • Falanges distais, médias e proximais; metacarpo distal e articulações associadas.
Posicionamento: • O eixo longitudinal do dedo deve ser alinhado e estar paralelo à borda lateral do RI • **Ausência de rotação** dos dedos, o que é evidenciado pela aparência simétrica de ambos os lados ou concavidades dos eixos de falanges e metacarpos distais • A quantidade de partes moles em cada lado das falanges deve parecer igual • Os dedos devem estar separados sem superposição das partes moles • As articulações interfalangianas devem aparecer abertas, indicando que a mão estava em total pronação e com o RC na posição correta (Figuras 4.37 e 4.38) • O RC e o ponto médio do campo de colimação devem estar na **articulação IFP**.
Exposição: • Densidade (brilho) e contraste ideais; **ausência de movimento**, com contornos das partes moles e o trabeculado ósseo bem definidos.

DEDOS: INCIDÊNCIA PA OBLÍQUA – ROTAÇÃO MEDIAL OU LATERAL

Indicações clínicas
- Fraturas e luxações das falanges proximais, médias e distais; do metacarpo distal; das articulações associadas
- Patologias como osteoporose e osteoartrite.

Dedos
ROTINA
- PA
- PA oblíqua
- Perfil

Fatores técnicos
- DFR mínima – 100 cm
- Tamanho do RI – 18 × 24 cm, longitudinal; usar o menor RI possível e colimar para a área de interesse
- Sem grade
- Faixa de 55 a 65 kVp
- Acessório – bloco de espuma em cunha a 45° ou com degraus para apoio.

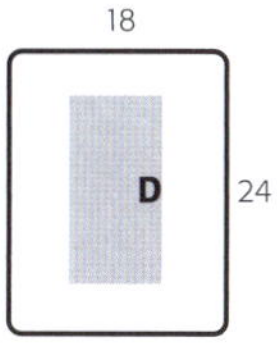

Proteção. Proteger tecidos radiossensíveis fora da região de interesse.

Posicionamento do paciente. Posicionar o paciente sentado à extremidade da mesa, com o cotovelo flexionado a aproximadamente 90° com a mão e o punho repousando sobre o RI e os dedos estendidos.

Posicionamento da parte
- Com os dedos estendidos contra o bloco de espuma a 45°, posicionar a mão em uma lateral oblíqua a 45° (polegar para cima) (Figura 4.39)
- Posicionar a mão no receptor de imagem para que o eixo longitudinal do dedo fique alinhado com o eixo longitudinal do RI
- Separar os dedos e colocar cuidadosamente o dedo que está sendo examinado contra o bloco para que fique apoiado em oblíqua a 45° e **paralelo ao RI**.

RC
- RC perpendicular ao RI para a **articulação IFP**.

Colimação recomendada. Colimar nos quatro lados do dedo afetado e na extremidade distal do metacarpo.

Oblíqua medial opcional. O segundo dedo também pode ser radiografado em oblíqua medial a 45° (polegar para baixo) com polegar e outros dedos flexionados para evitar superposição (Figura 4.40). Essa posição coloca a parte anatômica mais perto do RI para melhorar a definição, mas pode ser mais dolorosa para o paciente. A rotação lateral da mão é recomendada para demonstrar o terceiro, o quarto e o quinto dedos (Figuras 4.41 e 4.42).

Critérios de avaliação

Anatomia demonstrada: • Vista oblíqua das falanges distais, médias e proximais; metacarpo distal; articulações associadas.
Posicionamento: • O eixo longitudinal do dedo deve estar alinhado com a borda lateral do RI • A incidência do dedo a ser examinado deve ser de uma oblíqua a 45° • Não deve haver superposição dos dedos adjacentes • Os espaços das articulações IF e MCF devem estar abertos, indicando, assim, a incidência correta do RC, estando as falanges paralelas ao RI. RC e centro do campo de colimação devem estar na articulação IFP (Figuras 4.43 e 4.44).
Exposição: • Densidade (brilho) e contraste ideais; **ausência de movimento**, demonstrando os contornos das partes moles e o trabeculado ósseo nítidos.

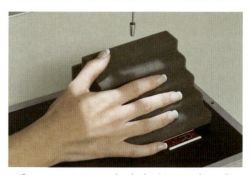

Figura 4.39 Segundo dedo (rotação lateral).

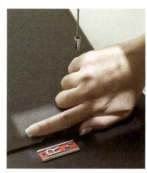

Figura 4.40 Segundo dedo (rotação medial).

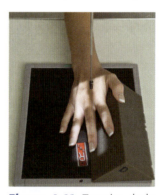

Figura 4.41 Terceiro dedo (rotação lateral).

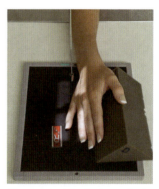

Figura 4.42 Quinto dedo (rotação lateral).

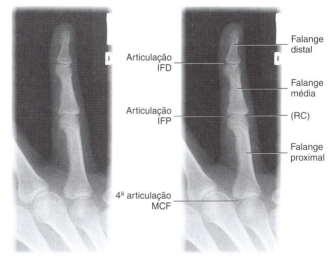

Figura 4.43 Quarto dedo (rotação lateral).

Figura 4.44 Quarto dedo.

DEDOS EM PERFIL: INCIDÊNCIAS LATEROMEDIAL OU MEDIOLATERAL

Indicações clínicas
- Fraturas e luxações das falanges proximais, médias e distais; metacarpos distais e articulações associadas
- Processos patológicos, como osteoporose e artrose.

Dedos
ROTINA
- PA
- PA oblíqua
- Perfil

Fatores técnicos
- DFR mínima – 100 cm
- Tamanho do RI – 18 × 24 cm, longitudinal; usar o menor RI possível e colimar para a área de interesse
- Sem grade
- Faixa de 55 a 65 kVp
- Acessório – bloco de esponja para apoio.

Proteção. Proteger tecidos radiossensíveis fora da região de interesse.

Posicionamento do paciente. Posicionar o paciente sentado à extremidade da mesa, com o cotovelo flexionado cerca de 90°: mão e punho repousando sobre o RI e dedos estendidos.

Posicionamento da parte
- Colocar a mão em perfil (polegar para cima) com o dedo a ser examinado totalmente estendido e centrado na parte do RI que está sendo exposta (ver Nota para o perfil do segundo dedo)
- Alinhar e centralizar o dedo em relação ao eixo longitudinal do RI e ao RC
- Usar bloco de esponja ou outro dispositivo radiolucente para apoiar o dedo e evitar o movimento. Flexionar os dedos não afetados (Figura 4.45)
- Certificar-se de que o eixo longitudinal do dedo esteja paralelo ao RI (Figuras 4.46 a 4.48).

RC
- RC perpendicular ao RI, direcionado para a articulação IFP.

Colimação recomendada. Colimar os quatro lados, incluindo o dedo afetado e a face distal do metacarpo.

NOTA: Para o segundo dedo, é aconselhado um perfil mediolateral (ver Figura 4.45) se o paciente conseguir assumir essa posição. Colocar o segundo dedo em contato com o RI. (A definição melhora com menor distância objeto-receptor de imagem – DOR.)

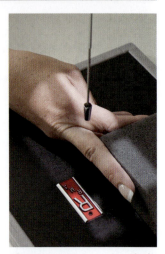

Figura 4.45 Segundo dedo (mediolateral). **Figura 4.46** Terceiro dedo (lateromedial).

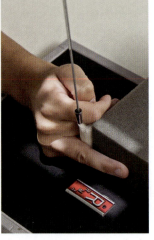 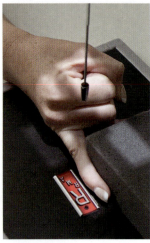

Figura 4.47 Quarto dedo (lateromedial). **Figura 4.48** Quarto dedo lateromedial.

Critérios de avaliação
Anatomia demonstrada: • Vistas em perfil das falanges proximais, médias e distais do metacarpo distal e das articulações associadas (Figuras 4.49 e 4.50).
Posicionamento: • O eixo longitudinal do dedo deve estar alinhado com a borda lateral do RI • O dedo deve estar **em perfil verdadeiro**, indicado pelo aspecto côncavo da superfície anterior das diáfises das falanges • Os espaços das articulações interfalangianas e metacarpofalangianas devem estar abertos, indicando o local correto do RC e que as falanges estão paralelas ao RI • O RC e o centro do campo de colimação devem estar na **articulação IFP**.
Exposição: • Densidade (brilho) e contraste ideais; **ausência de movimento**, demonstrando os contornos das partes moles e o trabeculado ósseo nítidos.

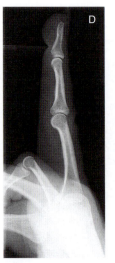 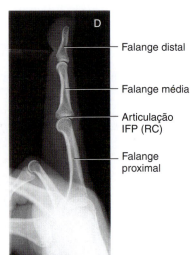

- Falange distal
- Falange média
- Articulação IFP (RC)
- Falange proximal

Figura 4.49 Quarto dedo. **Figura 4.50** Quarto dedo.

POLEGAR: INCIDÊNCIA AP

Indicações clínicas
- Fraturas e luxações das falanges distais e proximais, do metacarpo distal e das articulações associadas
- Processos patológicos, como osteoporose e osteoartrite.

Polegar
ROTINA
- AP
- PA oblíqua
- Perfil

Ver incidência AP especial modificada de Robert para a fratura de Bennett da base do primeiro metacarpo.

Fatores técnicos
- DFR mínima – 100 cm
- Tamanho do RI – 18 × 24 cm, longitudinal; usar o menor RI possível e colimar para a área de interesse
- Sem grade
- Faixa de 55 a 65 kVp.

Proteção. Proteger tecidos radiossensíveis fora da região de interesse.

Posicionamento do paciente – AP. Posicionar o paciente sentado diante da mesa, braços estendidos à frente, com a mão em rotação interna para colocar o polegar em posição supina para a incidência AP (Figura 4.51).

Posicionamento da parte
Primeiramente, é recomendável que o técnico demonstre essa posição incômoda em si mesmo, para que o paciente possa ver como se faz e entender melhor o que se espera dele.
- Mão em rotação interna, com dedos estendidos, até que a superfície posterior do polegar esteja em contato com o RI. Imobilizar os outros dedos com fita para isolar o polegar, se necessário (ver Figura 4.51)
- Alinhar o polegar em relação ao eixo longitudinal do RI
- Centralizar a **primeira articulação MCF** em relação ao RC e ao centro do RI.

Exceção – PA (apenas se o paciente não conseguir posicionar o dedo em AP prévia)
- Posicionar a mão quase em perfil, repousando o polegar em um bloco de esponja alto o suficiente para que o polegar não fique rodado, mas em **incidência PA verdadeira** (Figura 4.52).

NOTA: Como regra geral, a PA *não* é aconselhável porque resulta em perda de definição, causada pelo aumento da DOR.

RC
- RC perpendicular ao RI, direcionado à **primeira articulação MCF**.

Colimação recomendada. Colimar nos quatro lados da área do polegar, lembrando que o estudo do **polegar inclui todo o primeiro metacarpo e o trapézio**.

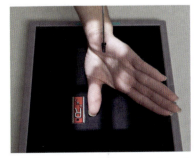

Figura 4.51 AP do polegar – RC na primeira articulação MCF.

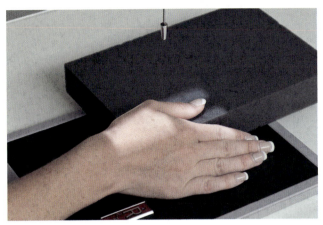

Figura 4.52 PA (exceção).

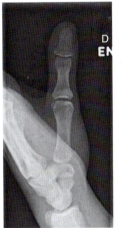
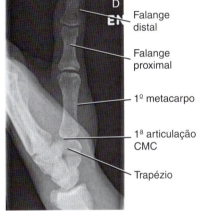

Figura 4.53 AP do polegar. **Figura 4.54** AP do polegar.

Falange distal
Falange proximal
1º metacarpo
1ª articulação CMC
Trapézio

Critérios de avaliação
Anatomia demonstrada: • São visualizados as falanges distal e proximal, o primeiro metacarpo, o trapézio e as articulações associadas • As articulações interfalangiana e metacarpofalangiana devem aparecer abertas (Figuras 4.53 e 4.54).
Posicionamento: • O eixo longitudinal do polegar deve estar alinhado com a borda lateral do RI • **Ausência de rotação** evidenciada pelos lados côncavos das falanges e por quantidades iguais de partes moles aparecendo em cada lado das falanges. A articulação IF deve aparecer aberta, indicando que o polegar foi totalmente estendido e a incidência do RC estava correta • O RC e o centro do campo de colimação devem incidir na **primeira articulação MCF**.
Exposição: • Densidade (brilho) e contraste ideais; **ausência de movimento**, demonstrando os contornos das partes moles e o trabeculado ósseo nítidos.

POLEGAR: INCIDÊNCIA PA OBLÍQUA – ROTAÇÃO MEDIAL

Indicações clínicas
- Fraturas e luxações das falanges distais e proximais, do metacarpo distal e das articulações associadas
- Processos patológicos, como osteoporose e osteoartrite.

Polegar
ROTINA
- AP
- PA oblíqua
- Perfil

Fatores técnicos
- DFR mínima – 100 cm
- Tamanho do RI – 18 × 24 cm, longitudinal (retrato); usar o menor RI possível e colimar para a área de interesse
- Sem grade
- Faixa de 55 a 65 kVp.

Proteção. Proteger tecidos radiossensíveis fora da região de interesse.

Posicionamento do paciente. Posicionar o paciente sentado à extremidade da mesa com a mão apoiada no RI.

Posicionamento da parte
- Abduzir o polegar ligeiramente com a superfície palmar da mão em contato com o RI (essa ação coloca o polegar naturalmente em posição oblíqua a 45°)
- Alinhar o eixo longitudinal do polegar com o eixo longitudinal do RI
- Centralizar a **primeira articulação MCF** em relação ao RC e ao centro do RI (Figura 4.55).

RC
- RC perpendicular ao RI, direcionado para a **primeira articulação MCF**.

Colimação recomendada. Colimar nos quatro lados do polegar, garantindo que todo o primeiro metacarpo e o trapézio estejam incluídos.

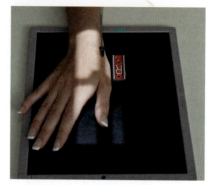

Figura 4.55 Oblíqua do polegar em PA – RC na primeira articulação MCF.

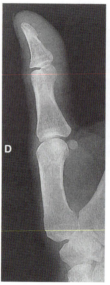

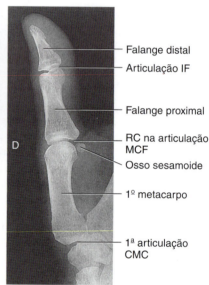

Figura 4.56 Oblíqua do polegar em PA.

Figura 4.57 Oblíqua do polegar em PA.

Critérios de avaliação
Anatomia demonstrada: • Falanges distal e proximal, primeiro metacarpo, trapézio e articulações associadas são visualizados em uma posição oblíqua a 45° (Figuras 4.56 e 4.57).
Posicionamento: • O eixo longitudinal do polegar deve estar alinhado com a borda lateral do RI • Articulações interfalangianas e metacarpofalangianas devem aparecer abertas se as falanges estiverem paralelas ao RI e a localização do RC estiver correta • O RC e o centro do campo de colimação devem estar na **primeira articulação MCF**.
Exposição: • Densidade (brilho) e contraste ideais; **ausência de movimento**, demonstrando os contornos das partes moles e o trabeculado ósseo bem nítidos.

POLEGAR: PERFIL

Indicações clínicas
- Fraturas e luxações das falanges distais e proximais, do metacarpo distal e das articulações associadas
- Processos patológicos, como osteoporose e osteoartrite.

Polegar
ROTINA
- AP
- PA oblíqua
- Perfil

Fatores técnicos
- DFR mínima – 100 cm
- Tamanho do RI – 18 × 24 cm, longitudinal; usar o menor RI possível e colimar para a área de interesse
- Sem grade
- Faixa de 55 a 65 kVp.

Proteção. Partes moles radiossensíveis fora da região de interesse.

Posicionamento do paciente. Posicionar o paciente sentado à extremidade da mesa, com o cotovelo flexionado a 90° e a mão repousando no RI, com a palma para baixo.

Posicionamento da parte
- Começar com a mão em pronação e o polegar abduzido, com os dedos e a mão ligeiramente arqueados; em seguida, girar a mão ligeiramente no sentido medial até que o polegar esteja em **perfil verdadeiro** (pode ser necessário fornecer um suporte de esponja ou outro suporte para apoio da porção lateral da mão)
- Alinhar o eixo longitudinal do polegar com o eixo longitudinal do RI
- Centralizar a **primeira articulação MCF** em relação ao RC e ao centro do RI
- Toda a face lateral do polegar deve estar em contato direto com o RI (Figura 4.58).

RC
- RC perpendicular ao RI, direcionado para a **primeira articulação MCF.**

Colimação recomendada. Colimar nos quatro lados do polegar. (Lembre-se de que o primeiro metacarpo e o **trapézio** devem estar dentro do campo de visão.)

Critérios de avaliação
Anatomia demonstrada: • Falanges distal e proximal, o primeiro metacarpo, o trapézio (sobreposto) e as articulações associadas são visualizados em perfil (Figuras 4.59 e 4.60).
Posicionamento: • O eixo longitudinal do polegar deve estar alinhado com a borda lateral do RI • O polegar deve estar em perfil verdadeiro, evidenciado pela superfície anterior côncava da falange proximal e do primeiro metacarpo. As superfícies posteriores são relativamente retas • As articulações interfalangianas e metacarpofalangianas devem aparecer abertas se as falanges estiverem paralelas ao RI e a localização do RC estiver correta • O RC e o centro do campo de colimação devem estar na **primeira articulação MCF.**
Exposição: • Densidade (brilho) e contraste ideais; **ausência de movimento,** demonstrando os contornos das partes moles e o trabeculado ósseo nítidos.

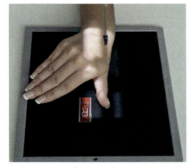

Figura 4.58 Posicionamento de polegar em perfil: RC na primeira articulação MCF.

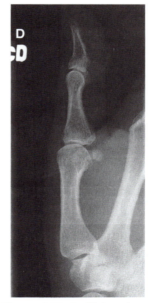

Figura 4.59 Perfil do polegar.

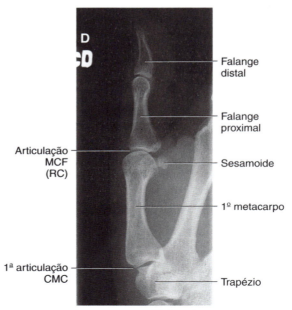

Figura 4.60 Perfil do polegar.

POLEGAR: INCIDÊNCIA AP AXIAL (MÉTODO DE ROBERT MODIFICADO)[5]

Indicações clínicas
- A base do primeiro metacarpo é demonstrada para descartar **fratura de Bennett**.

Essa incidência especial demonstra fraturas, luxações ou patologia da base do primeiro metacarpo e do trapézio.

Polegar
ESPECIAL
- AP axial, método de Robert modificado

Fatores técnicos
- DFR mínima – 100 cm
- Tamanho do RI – 18 × 24 cm, longitudinal; usar o menor RI possível e colimar para a área de interesse
- Sem grade
- Faixa de 55 a 65 kVp.

Proteção. Proteger tecidos radiossensíveis fora da região de interesse.

Posicionamento do paciente. Posicionar o paciente sentado paralelamente à extremidade da mesa com a mão e o braço totalmente estendidos.

Posicionamento da parte
- Girar o braço internamente até que a face posterior do polegar encoste no RI
- Posicionar o polegar no centro do RI, paralelamente à borda lateral do RI
- Estender os dedos.

RC
- RC inclinado a **15° proximalmente** (em direção ao punho), entrando na **primeira articulação CMC**
- Modificação de Lewis – RC em ângulo de 10 a 15°, proximal à articulação MCF (ver Nota).

Colimação recomendada. Colimar os quatro lados do polegar, incluindo a primeira articulação CMC.

NOTA: Essa incidência foi descrita primeiramente por M. Robert, em 1936, para demonstrar a primeira articulação CMC com o uso de um RC **perpendicular**. A incidência foi posteriormente modificada para incluir uma angulação proximal do RC a 15° em relação à primeira articulação CMC.[6] A **modificação de Lewis** centraliza o RC à primeira articulação MCF com um ângulo proximal de **10 a 15°**[7] (Figura 4.61).

Critérios de avaliação
Anatomia demonstrada: • Uma incidência AP do polegar e da primeira articulação CMC é visualizada sem superposição • A base do primeiro metacarpo e o trapézio devem ser bem visualizados (Figuras 4.62 e 4.63).
Posicionamento: • O eixo longitudinal do polegar deve estar alinhado com a borda lateral do RI • **Ausência de rotação** evidenciada pelo aspecto simétrico de ambos os lados côncavos das falanges e por quantidades iguais de partes moles em cada lado das falanges • As primeiras articulações CMC e MCF devem aparecer abertas • O RC e o centro do campo de colimação devem estar na **primeira articulação CMC**.
Exposição: • Densidade (brilho) e contraste ideais sem movimento, demonstrando os contornos das partes e o trabeculado ósseos nítidos.

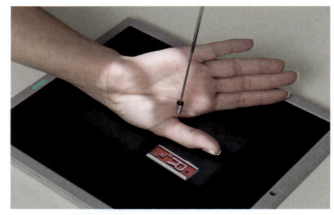

Figura 4.61 Incidência AP axial – método de Lewis modificado; RC 10 a 15° na primeira articulação MCF.

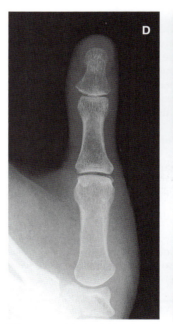 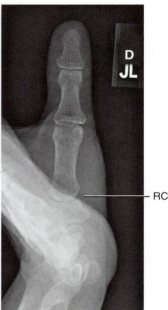

Figura 4.62 Incidência AP axial – método de Lewis modificado.

Figura 4.63 Incidência AP axial – método de Robert modificado.

POLEGAR: INCIDÊNCIA PA COM ESTRESSE
MÉTODO DE FOLIO[8]

Indicações clínicas
- Distensão ou lesão ao ligamento colateral ulnar do polegar na articulação MCF, resultante da hiperextensão aguda do polegar; também conhecida como "polegar do esquiador".

Polegar
ESPECIAL
- AP axial, método de Robert modificado
- PA com estresse (método de Folio)

Fatores técnicos
- DFR mínima – 100 cm
- Tamanho do RI – 18 × 24 cm, transversal (paisagem); usar o menor RI possível e colimar para a área de interesse
- Sem grade
- Faixa de 55 a 65 kpV.

Proteção. Proteger tecidos radiossensíveis fora da região de interesse.

Posicionamento do paciente. Posicionar o paciente sentado à extremidade da mesa com ambas as mãos estendidas e em pronação no RI.

Posicionamento da parte
- Posicionar ambas as mãos ao lado do centro do RI, giradas lateralmente em posição oblíqua de ± 45°, resultando em incidência PA de ambos os polegares
- Posicionar o suporte, conforme necessário, sob punho e regiões proximais do polegar para evitar movimento. Certificar-se de que as mãos estejam giradas o suficiente para colocar os polegares paralelos ao RI para uma **incidência PA** de ambos os polegares
- Colocar um espaçador redondo, como um rolo de esparadrapo, entre as regiões proximais do polegar; colocar um envoltório elástico em torno dos polegares distais, como mostrado (Figura 4.64)
- Imediatamente antes da exposição, pedir ao paciente para separar os polegares firmemente e mantê-los assim.

NOTA: O procedimento deve ser explicado cuidadosamente ao paciente, o qual deve ser observado durante a aplicação de tensão no elástico, sem movimentação antes de iniciar a exposição. Convém trabalhar rapidamente, pois pode ser doloroso para o paciente.

RC
- RC perpendicular ao RI incidindo no ponto médio entre as articulações MCF.

Colimação recomendada. Colimar nos quatro lados, incluindo os segundos metacarpos e os polegares inteiros, das articulações CMC proximais até as falanges distais.

Critérios de avaliação

Anatomia demonstrada: • Polegares em toda a sua extensão, do primeiro metacarpo até as falanges distais (Figura 4.65) • Demonstra ângulos metacarpofalangianos e espaços articulares das articulações MCF (Figura 4.66).
Posicionamento: • **Ausência de rotação** dos polegares evidenciada pela aparência simétrica das concavidades das diáfises do primeiro metacarpo e das falanges • As falanges distais devem aparecer juntas, indicando que a tensão foi aplicada • As articulações MCF e IF devem aparecer abertas, indicando que os polegares estão paralelos ao RI e perpendiculares ao RC • O RC e o centro do campo de colimação devem incidir no **ponto médio entre as duas articulações MCF.**
Exposição: • Densidade (brilho) e contraste ideais; **ausência de movimento,** demonstrando os contornos das partes moles e o trabeculado ósseo nítidos.

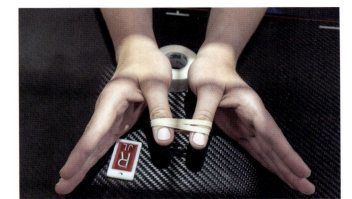

Figura 4.64 Incidência PA de ambos os polegares com estresse; RC perpendicular ao ponto médio entre articulações MCF, com aplicação de firme tensão.

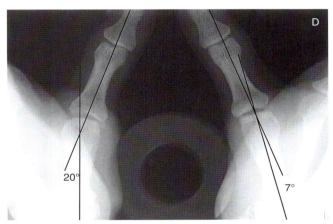

Figura 4.65 Incidência PA com estresse de ambos os polegares com tensão aplicada. Angulação de 20° da MCF à esquerda indicando estiramento ou laceração do ligamento colateral ulnar. (De Frank ED, Long BW, Smith BJ: *Merrill's atlas of radiographic positions and radiologic procedures*. ed 11, St. Louis, Mosby, 2007.)

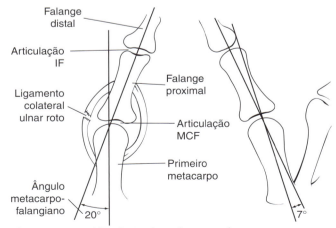

Figura 4.66 Incidência PA de ambos os polegares com estresse e com aplicação de tensão (demonstra laceração do ligamento colateral ulnar à esquerda).

MÃO: INCIDÊNCIA PA

Indicações clínicas
- Fraturas, luxações ou corpos estranhos em falanges, metacarpos e todas as articulações da mão
- Processos patológicos, como osteoporose e osteoartrite.

Mão
ROTINA
- PA
- PA oblíqua
- Perfil

Fatores técnicos
- DFR mínima – 100 cm
- Tamanho do RI – 24 × 30 cm, longitudinal; usar o menor RI possível e colimar para a área de interesse
- Sem grade
- Faixa de 55 a 65 kVp.

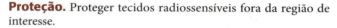

Proteção. Proteger tecidos radiossensíveis fora da região de interesse.

Posicionamento do paciente. Posicionar o paciente sentado à extremidade da mesa com a mão e o antebraço estendidos.

Posicionamento da parte
- Posicionar a mão em pronação, mantendo a superfície palmar em contato com o RI; separar os dedos levemente (Figura 4.67)
- Alinhar o eixo longitudinal da mão e o antebraço com o eixo longitudinal do RI
- Centralizar a mão e o punho em relação ao RI.

RC
- RC perpendicular ao RI, direcionado para a **terceira articulação MCF**.

Colimação recomendada. Colimar nos quatro lados do contorno da mão e do punho.

NOTA: Se forem solicitados exames de ambas as mãos e/ou punhos, geralmente as partes do corpo deverão ser posicionadas e expostas separadamente para o correto posicionamento do RC.

Critérios de avaliação
Anatomia demonstrada: • Mão inteira e punho em incidência PA; cerca de 2,5 cm do antebraço distal devem ser visíveis • A incidência PA da mão mostra uma vista oblíqua do polegar.
Posicionamento: • Eixo longitudinal da mão e do punho alinhados com o eixo do RI • **Ausência de rotação** da mão evidenciada pela aparência simétrica de ambos os lados ou concavidades das diáfises de metacarpos e falanges dos dedos (do 2º ao 5º), deve haver quantidades iguais de partes moles em cada lado das falanges dos dedos (do 2º ao 5º) • Os dedos devem estar ligeiramente separados sem haver superposição das partes moles • As articulações MCF e IF devem aparecer abertas, indicando o local correto do RC e que a mão está em total pronação (Figuras 4.68 e 4.69) • O RC e o centro do campo de colimação devem estar na **terceira articulação MCF**.
Exposição: • Densidade (brilho) e contraste ideais; **ausência de movimento**, demonstrando os contornos das partes moles e o trabeculado ósseo nítidos.

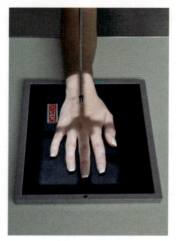

Figura 4.67 PA da mão, RC na terceira articulação MCF.

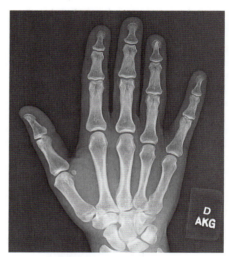

Figura 4.68 PA da mão.

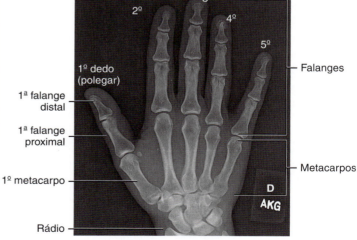

Figura 4.69 PA da mão direita.

MÃO: INCIDÊNCIA PA OBLÍQUA

Indicações clínicas
- Fraturas e luxações de falanges, metacarpos e todas as articulações da mão
- Processos patológicos, como osteoporose e osteoartrite.

Mão
ROTINA
- PA
- PA oblíqua
- Perfil

Fatores técnicos
- DFR mínima – 100 cm
- Tamanho do RI – 24 × 30 cm, longitudinal; usar o menor RI possível e colimar para a área de interesse
- Sem grade
- Faixa de 55 a 65 kVp.

Proteção. Proteger tecidos radiossensíveis fora da região de interesse.

Posicionamento do paciente. Posicionar o paciente sentado à extremidade da mesa com a mão e o antebraço estendidos.

Posicionamento da parte
- Posicionar a mão em pronação no RI; centralizar e alinhar o eixo longitudinal da mão com o eixo longitudinal do RI
- Girar completamente a mão e o punho lateralmente a 45° e apoiar com uma cunha radiolucente ou bloco em degraus, como mostrado, para que todos os dedos fiquem separados e **paralelos ao RI** (ver Exceção).

RC
- RC perpendicular ao RI, direcionado para a **terceira articulação MCF**.

Colimação recomendada. Colimar nos quatro lados da mão e do punho.

Exceção. Para uma oblíqua de rotina da mão, usar um bloco de apoio a fim de colocar os dedos paralelos ao RI (Figura 4.70). Esse bloco impede o encurtamento de falanges e a obliteração das articulações interfalangianas. Se **apenas os metacarpos** forem de interesse, a radiografia poderá ser obtida com o polegar e os dedos tocando o RI (Figuras 4.71 e 4.73).

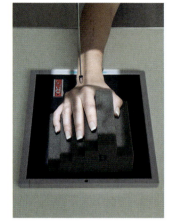
Figura 4.70 Oblíqua de rotina da mão (dedos paralelos).

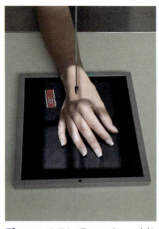
Figura 4.71 *Exceção:* oblíqua da mão para metacarpos (dedos não paralelos) – não recomendado para os dedos.

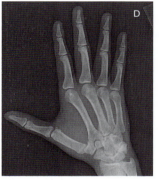
Figura 4.72 PA oblíqua da mão (dedos paralelos).

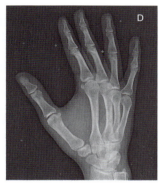
Figura 4.73 PA oblíqua da mão (dedos não paralelos) – os espaços articulares não ficam abertos.

Critérios de avaliação
Anatomia demonstrada: • Incidência oblíqua da mão inteira e do punho, sendo visualizados também cerca de 2,5 cm do antebraço distal.
Posicionamento: • O eixo longitudinal da mão e do punho deve estar alinhado com o RI • A incidência oblíqua a 45° é evidenciada pelo seguinte: a porção média das diáfises dos metacarpos não deve se sobrepor; pode ocorrer alguma superposição das cabeças distais dos terceiro, quarto e quinto metacarpos; não deve haver superposição dos segundo e terceiro metacarpos distais; a superposição excessiva dos metacarpos indica excesso de rotação, e muita separação indica rotação insuficiente • As articulações MCF e IF foram abertas, sem encurtamento das falanges médias ou falanges distais, indicando que os dedos estão paralelos ao RI (Figuras 4.72 e 4.74) • RC e centro do campo de colimação devem estar na **terceira articulação MCF**.
Exposição: • Densidade (brilho) e contraste ideais; **ausência de movimento**, demonstrando os contornos das partes moles e o trabeculado ósseo nítidos.

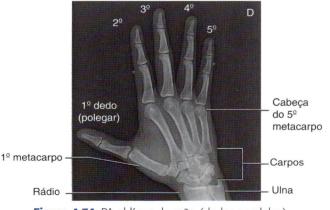
Figura 4.74 PA oblíqua da mão (dedos paralelos).

MÃO: PERFIL LATEROMEDIAL "EM LEQUE"

Indicações clínicas
- Fraturas e luxações das falanges, deslocamentos anteriores/posteriores e luxações dos metacarpos
- Processos patológicos, como osteoporose e osteoartrite, especialmente nas falanges.

Mão
ROTINA
- PA
- PA oblíqua
- Perfil

Fatores técnicos
- DFR mínima – 100 cm
- Tamanho do RI – 24 × 30 cm, longitudinal; usar o menor RI possível e colimar para a área de interesse
- Sem grade
- Faixa de 55 a 65 kVp
- Acessório – suporte de espuma em degrau a 45°.

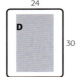

Filtro de compensação. Um filtro pode ser usado para garantir a exposição ideal de falanges e metacarpos devido às diferenças de espessura.

Proteção. Proteger tecidos radiossensíveis fora da região de interesse.

Posicionamento do paciente. Posicionar o paciente sentado à extremidade da mesa com a mão e o antebraço estendidos.

Posicionamento da parte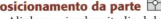
- Alinhar o eixo longitudinal da mão com o eixo longitudinal do RI
- Girar mão e punho em posição lateral com polegar para cima
- Posicionar dedos e polegar em uma posição "em leque", apoiando cada dedo no bloco radiolucente, conforme mostrado. Garantir que todos os dedos, incluindo o polegar, fiquem separados e **paralelos ao RI**, e que os metacarpos *não* estejam rodados, mas permaneçam em uma posição de perfil verdadeiro (Figura 4.75).

RC
- RC perpendicular ao RI, direcionado à **segunda articulação MCF**.

Colimação recomendada. Colimar nos quatro lados dos contornos da mão e do punho.

NOTA: O perfil "em leque" é a posição preferida se as falanges forem a área de interesse (consulte, mais adiante, incidências alternativas).

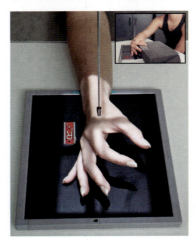

Figura 4.75 Posição do paciente – perfil da mão em leque (os dedos mantêm-se separados e paralelos ao RI); RC na segunda articulação MCF.

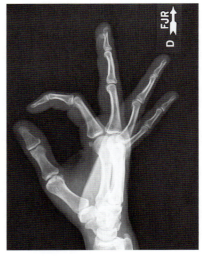

Figura 4.76 Perfil em leque.

Critérios de avaliação
Anatomia demonstrada: • Devem ser visualizados a mão inteira, o punho e cerca de 2,5 cm do antebraço distal (Figuras 4.76 e 4.77).
Posicionamento: • O eixo longitudinal da mão e do punho deve estar alinhado com o eixo longitudinal do RI • Os dedos devem aparecer igualmente separados, com as falanges em perfil e espaços articulares abertos, indicando que os dedos estão paralelos ao RI • O polegar deve aparecer em posição ligeiramente oblíqua completamente livre de superposição, com espaços articulares abertos • Mão e punho devem estar em posição de perfil verdadeiro, o que é evidenciado pelo seguinte: rádio distal e ulna sobrepostos • RC e o centro do campo de colimação devem estar na **segunda articulação MCF**.
Exposição: • Densidade (brilho) e contraste ideais; **ausência de movimento**, demonstrando os contornos das partes moles e o trabeculado ósseo nítidos • Os contornos dos metacarpos devem estar sobrepostos • Falanges médias e distais do polegar e dos dedos devem aparecer definidas, mas podem estar levemente superexpostas.

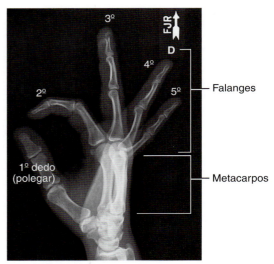

Figura 4.77 Perfil em leque da mão direita.

MÃO: PERFIL EM EXTENSÃO E FLEXÃO – INCIDÊNCIAS LATEROMEDIAIS

ALTERNATIVAS AO PERFIL "EM LEQUE"

Indicações clínicas
- O perfil em flexão ou extensão é uma alternativa para o perfil "em leque", tendo como objetivo localizar corpos estranhos na mão e nos dedos; também demonstra fraturas dos metacarpos com desvios anteriores ou posteriores. A posição para incidência em perfil flexionado natural pode ser menos dolorosa para o paciente.

Mão
ALTERNATIVAS
- Perfil em extensão
- Perfil em flexão

Fatores técnicos
- DFR mínima – 100 cm
- Tamanho do RI – 24 × 30 cm, longitudinal; usar o menor RI possível e colimar para a área de interesse
- Sem grade
- Faixa de 55 a 65 kVp.

Proteção. Proteger tecidos radiossensíveis fora da região de interesse.

Posicionamento do paciente. Posicionar o paciente sentado à extremidade da mesa com a mão e o antebraço estendidos.

Posicionamento da parte
Girar mão e punho, com polegar para cima, em **posição de perfil verdadeiro**, com a segunda à quinta articulação MCF centradas em relação ao RI e ao RC.

- **Perfil em extensão:** estender os dedos e o polegar e apoiar-se contra um bloco de apoio radiolucente. Certificar-se de que todos os dedos e metacarpos estejam totalmente sobrepostos em perfil verdadeiro (Figura 4.78)
- **Perfil em flexão:** flexionar os dedos assumindo uma posição flexionada natural, com o polegar tocando suavemente o segundo dedo; manter a posição de perfil verdadeiro (Figura 4.79).

RC
- RC perpendicular ao RI, direcionado da segunda à quinta articulação MCF.

Colimação recomendada. Colimar nos contornos externos da mão e do punho.

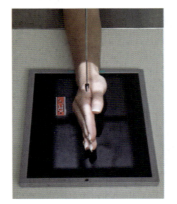
Figura 4.78 Perfil em extensão.

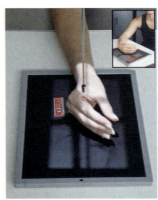
Figura 4.79 Perfil em flexão.

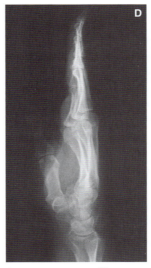
Figura 4.80 Perfil em extensão.

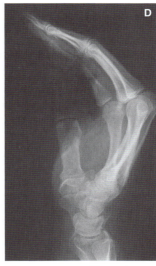
Figura 4.81 Perfil em flexão.

Critérios de avaliação
Anatomia demonstrada: • A mão inteira é visível, assim como o punho e cerca de 2,5 cm do antebraço distal • O polegar deve aparecer em posição ligeiramente oblíqua e livre de superposição, com os espaços articulares abertos.
Posicionamento: • Eixo longitudinal da mão e do punho alinhado com o eixo longitudinal do RI • Mão e punho devem estar **em perfil verdadeiro**, o que é evidenciado pelo seguinte: rádio distal e ulna sobrepostos; metacarpos e falanges estão sobrepostos • **Perfil em extensão** – falanges e metacarpos devem estar sobrepostos e estendidos (Figura 4.80) • **Perfil em flexão** – falanges e metacarpos devem estar sobrepostos com a mão em posição flexionada natural (Figuras 4.81 e 4.82) • RC e centro do campo de colimação devem estar na **segunda à quinta articulação MCF**.
Exposição: • Densidade (brilho) e contraste ideais; **ausência de movimento**, demonstrando os contornos das partes moles e o trabeculado ósseo nítidos • As margens dos metacarpos e das falanges individuais são visualizadas, mas na maioria das vezes estão sobrepostas.

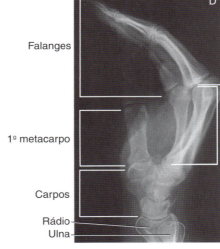
Figura 4.82 Perfil em flexão.

MÃO: INCIDÊNCIA AP AXIAL
MÉTODO DE BREWERTON[9,10]

Indicações clínicas
- Realizada geralmente para avaliar evidências iniciais de artrite reumatoide na segunda à quinta articulação MCF. É evidenciada pela leve erosão da cabeça do metacarpo
- Pode demonstrar fraturas da base dos quarto e quinto metacarpos.

Mão
ESPECIAL
- AP axial

Fatores técnicos
- DFR mínima – 100 cm
- Tamanho do RI – 24 × 30 cm, longitudinal; ou 35 × 43 cm para estudo bilateral, transversal; usar o menor RI possível e colimar para a área de interesse
- Sem grade
- Faixa de 55 a 65 kVp.

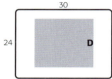

Proteção. Proteger tecidos radiossensíveis fora da região de interesse.

Posicionamento do paciente. Posicionar o paciente sentado à extremidade da mesa com a mão em supinação e flexionada.

Posicionamento da parte
- Colocar a mão em posição supina no centro do RI
- A partir dessa posição, manter os dedos em contato com o RI, flexionar a mão para criar um ângulo de 65° entre o dorso da mão e o RI (Figura 4.83)
- Estender os dedos e assegurar que estejam relaxados, ligeiramente separados e paralelos ao RI
- Abduzir o polegar para evitar sobreposição.

RC
- Angulação do RC a 15° proximalmente, em direção à ulna, incidindo na **terceira articulação MCF**.

Colimação recomendada. Colimar nos quatro lados dos contornos da mão e do punho.

Critérios de avaliação
Anatomia demonstrada: • Toda a mão é visível desde a área carpiana até as pontas dos dedos (Figuras 4.84 e 4.85).
Posição: • A segunda à quinta articulação MCF estão abertas e visíveis sem superposição dos tecidos moles das palmas; não deve haver sobreposição do polegar no segundo ao quinto dedo. As porções médias das diáfises do segundo ao quinto metacarpo e das falanges não devem estar sobrepostas • O RC e o centro do campo de colimação devem estar na **terceira articulação MCF**.
Exposição: • Densidade (brilho) e contraste ideais; **ausência de movimento**, demonstrando os contornos das partes moles e o trabeculado ósseo nítidos, e os contornos dos espaços das articulações MCF.

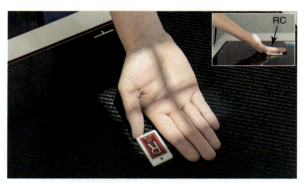

Figura 4.83 AP axial – método de Brewerton.

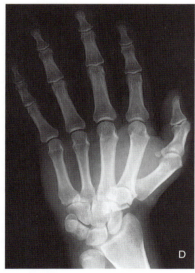

Figura 4.84 AP axial. (De Wilson DJ *et al. Musculoskeletal imaging*, ed 2, Philadelphia, Elsevier, 2015.)

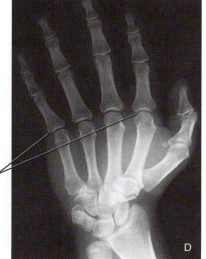

Figura 4.85 AP axial. (Modificada de Wilson DJ *et al. Musculoskeletal imaging*, ed 2, Philadelphia, Elsevier, 2015.)

PUNHO: INCIDÊNCIA PA (AP)

Indicações clínicas
- Fraturas do rádio distal, fraturas isoladas do processo estiloide radial ou ulnar e fraturas dos ossos do carpo
- Processos patológicos, como osteomielite e artrite.

Punho
ROTINA
- PA
- PA oblíqua
- Perfil

Fatores técnicos
- DFR mínima – 100 cm
- Tamanho do RI – 18 × 24 cm, longitudinal; usar o menor RI possível e colimar para a área de interesse
- Sem grade
- Faixa de 55 a 65 kVp.

Proteção. Proteger tecidos radiossensíveis fora da região de interesse.

Posicionamento do paciente. Posicionar o paciente sentado à extremidade da mesa com a mão e o antebraço estendidos. Abaixar o ombro até que este, o cotovelo e o punho estejam no mesmo plano horizontal.

Posicionamento da parte
- Alinhar e centralizar o eixo longitudinal da mão e do punho em relação ao RI, com a área do carpo centralizada em relação ao RC
- Com a mão em pronação, arqueá-la ligeiramente **colocando o punho e a área do carpo em contato estreito com o RI** (Figura 4.86).

RC
- RC perpendicular ao RI, direcionado para a **área média do carpo**.

Colimação recomendada. Colimar o punho nos quatro lados; incluir o rádio distal, a ulna e a área média metacarpiana.

AP alternativa. Pode ser realizada uma incidência AP do punho com a mão ligeiramente arqueada com o objetivo de **colocar o punho e os ossos do carpo em estreito contato com o RI**, a fim de demonstrar melhor os espaços intercarpianos e a articulação do punho, assim como colocar os espaços intercarpianos mais paralelos aos raios divergentes (Figura 4.87). Essa incidência do punho é boa para a visualização dos ossos do carpo, se o paciente puder assumir essa posição com facilidade.

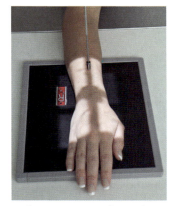
Figura 4.86 PA do punho.

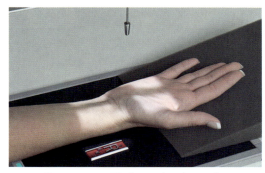
Figura 4.87 AP alternativa do punho.

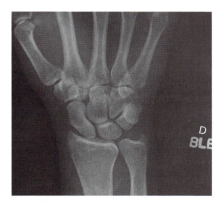
Figura 4.88 PA do punho.

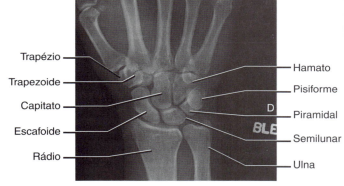
Figura 4.89 PA do punho direito.

Critérios de avaliação
Anatomia demonstrada: • Porção média dos metacarpos e metacarpos proximais; ossos do carpo; rádio distal, ulna e articulações associadas; partes moles pertinentes à articulação do punho, como coxins adiposos e estrias gordurosas • Todos os espaços intercarpianos não aparecem abertos por causa de suas formas irregulares que resultam em sobreposição (Figuras 4.88 e 4.89).
Posicionamento: • O eixo longitudinal de mão, punho e antebraço deve ser alinhado com o RI • A PA verdadeira é evidenciada por: concavidades iguais em cada lado das diáfises dos metacarpos proximais; distâncias quase iguais entre os metacarpos proximais; separação entre rádio distal e ulna, exceto possível sobreposição mínima na articulação radioulnar distal • RC e centro do campo de colimação devem estar na **área média do metacarpo**.
Exposição: • Densidade (brilho) e contraste ideais; **ausência de movimento**, demonstrando nitidamente as partes moles (como os coxins adiposos), os contornos dos ossos do carpo e o trabeculado ósseo.

PUNHO: INCIDÊNCIA PA OBLÍQUA – ROTAÇÃO LATERAL

Indicações clínicas
- Fraturas de rádio ou ulna distais; fraturas isoladas de processo estiloide radial ou ulnar; fraturas dos ossos do carpo
- Processos patológicos, como osteomielite e artrite.

Punho
ROTINA
- PA
- PA oblíqua
- Perfil

Fatores técnicos
- DFR mínima – 100 cm
- Tamanho do RI – 18 × 24 cm, longitudinal; usar o menor RI possível e colimar para a área de interesse
- Sem grade
- Faixa de 60 a 70 kVp.

Proteção. Proteger tecidos radiossensíveis fora da região de interesse.

Posicionamento do paciente. Posicionar o paciente sentado à extremidade da mesa com a mão e o antebraço estendidos. Abaixar o ombro até que este, o cotovelo e o punho estejam no mesmo plano horizontal.

Posicionamento da parte
- Alinhar e centralizar a mão e o punho em relação ao RI
- A partir da posição prona, girar o punho e a mão lateralmente a 45°
- Para melhorar a estabilidade, colocar um apoio a 45° sob a mão no lado do polegar, apoiando mão e punho em posição oblíqua a 45° (Figura 4.90); ou flexionar parcialmente os dedos, arqueando a mão, para que as pontas dos dedos descansem levemente no RI sem apoio (Figura 4.91).

RC
- RC perpendicular ao RI, direcionado para a **área média do carpo**.

Colimação recomendada. Colimar o punho nos quatro lados; incluir rádio e ulna distais, e área média do metacarpo.

Critérios de avaliação

Anatomia demonstrada: • São visualizados o rádio distal, a ulna, os ossos do carpo e, pelo menos, a área média do metacarpo • Trapézio e escafoide devem ser bem visualizados, e apenas com ligeira superposição de outros ossos do carpo em seus aspectos mediais (Figuras 4.92 e 4.93).
Posicionamento: • O eixo longitudinal de mão, punho e antebraço deve estar alinhado com o RI • Uma oblíqua verdadeira do punho a 45° é evidenciada pelo seguinte: a cabeça ulnar fica parcialmente sobreposta pelo rádio distal; os terços proximais do terceiro ao quinto metacarpo (bases dos metacarpos) devem aparecer sobrepostos na sua maior parte • RC e centro do campo de colimação devem estar na **área média do carpo**.
Exposição: • Densidade e contraste ideais e **ausência de movimento** demonstram os ossos do carpo e suas margens sobrepostas, o contorno das partes moles e o trabeculado ósseo nítidos.

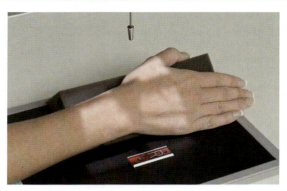

Figura 4.90 Oblíqua do punho em PA (com apoio a 45°).

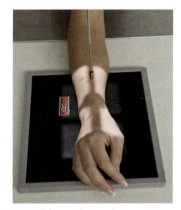

Figura 4.91 Oblíqua do punho em PA sem apoio.

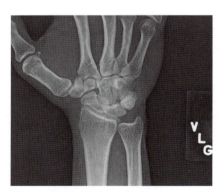

Figura 4.92 Oblíqua do punho em PA.

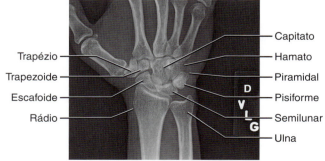

Figura 4.93 Oblíqua do punho direito em PA.

PUNHO: INCIDÊNCIA LATEROMEDIAL

Indicações clínicas
- Fraturas ou luxações de rádio ou ulna distal, especificamente deslocamentos de fragmentos anteroposteriores no caso de **fraturas de Barton**, **de Colles** ou **de Smith**
- Osteoartrite também pode ser demonstrada, principalmente no trapézio e na primeira articulação CMC.

Punho
ROTINA
- PA
- PA oblíqua
- Perfil

Fatores técnicos
- DFR mínima – 100 cm
- Tamanho do RI – 18 × 24 cm, longitudinal; usar o menor RI possível e colimar para a área de interesse
- Sem grade
- Faixa de 60 a 70 kVp.

Proteção. Proteger tecidos radiossensíveis fora da região de interesse.

Posicionamento do paciente. Posicionar o paciente sentado à extremidade da mesa com braço e antebraço apoiados na mesa. Colocar punho e mão sobre o RI em perfil com o polegar para cima. Ombro, cotovelo e punho devem estar no mesmo plano horizontal.

Posicionamento da parte
- Alinhar e centralizar mão e punho em relação ao eixo longitudinal do RI
- Ajustar mão e punho **em perfil verdadeiro** com os dedos confortavelmente estendidos (Figura 4.94); se for necessário um apoio para evitar movimento, utilizar bloco radiolucente e sacos de areia. Colocar o bloco contra a mão e os dedos estendidos (Figura 4.95).

RC
- RC perpendicular ao RI, direcionado para a **área média do carpo**.

Colimação recomendada. Colimar nos quatro lados, incluindo o rádio e a ulna distais, e a área média do metacarpo.

Critérios de avaliação
Anatomia demonstrada: • São visualizados o rádio e a ulna distais, os ossos do carpo e, pelo menos, a área média do metacarpo.
Posicionamento: • O eixo longitudinal de mão, punho e antebraço deve estar alinhado com o eixo longitudinal do RI • O **perfil verdadeiro** é evidenciado pelo seguinte: a cabeça ulnar deve estar sobreposta ao rádio distal; o segundo ao quinto metacarpos proximais devem aparecer alinhados e sobrepostos (Figuras 4.96 e 4.97) • RC e centro do campo de colimação devem estar na **região média do carpo**.
Exposição: • Densidade (brilho) e contraste ideais; **ausência de movimento**, demonstrando os contornos das partes moles e o trabeculado ósseo nítidos, assim como os coxins adiposos do punho e os contornos da ulna distal, vistos através do rádio sobreposto.

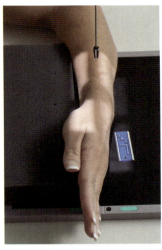

Figura 4.94 Posição da parte – perfil do punho.

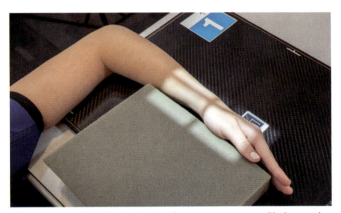

Figura 4.95 Posicionamento do paciente – perfil do punho com apoio.

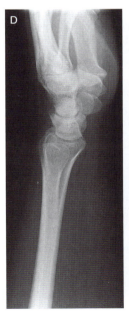

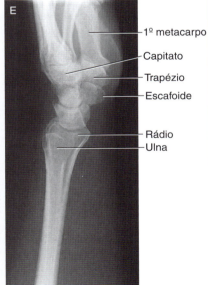

- 1º metacarpo
- Capitato
- Trapézio
- Escafoide
- Rádio
- Ulna

Figura 4.96 Perfil do punho esquerdo.

Figura 4.97 Perfil do punho.

PUNHO: PA E PA AXIAL DO ESCAFOIDE – COM DESVIO ULNAR

ADVERTÊNCIA: Se o paciente tiver história de traumatismo de punho, *não* tentar essa posição antes que as séries básicas do punho tenham sido feitas e avaliadas para descartar possível fratura do antebraço distal e/ou punho.

Indicações clínicas
- Possíveis fraturas do **escafoide**.

    Fraturas sem deslocamento dos fragmentos podem exigir incidências adicionais ou TC do punho.

Punho
ESPECIAL
- Incidências para escafoide: angulação do RC com desvio ulnar

Fatores técnicos
- DFR mínima – 100 cm
- Tamanho do RI – 18 × 24 cm, longitudinal; usar o menor RI possível e colimar para a área de interesse
- Sem grade
- Faixa de 55 a 65 kVp.

Proteção. Proteger tecidos radiossensíveis fora da região de interesse.

Posicionamento do paciente. Posicionar o paciente sentado à extremidade da mesa com punho e mão apoiados sobre o RI, palma para baixo. Ombro, cotovelo e punho devem estar no mesmo plano horizontal.

Posicionamento da parte
- Posicionar o punho como para a incidência PA – palma para baixo, mão e punho alinhados no centro do eixo longitudinal do RI, com RC centralizado no escafoide
- Sem movimentar o antebraço, inclinar a mão delicadamente (movimentar em direção ao lado ulnar) até onde o paciente puder tolerar sem levantar ou girar o antebraço distal (Figura 4.98).

NOTA: Ver terminologia no Capítulo 1 para explicação do desvio ulnar *versus* desvio radial.

RC
- Angular RC **10 a 15° proximalmente**, ao longo do eixo longitudinal do antebraço e na direção do cotovelo (o ângulo do RC deve ficar perpendicular ao eixo longitudinal do escafoide)
- Centralizar RC no **escafoide** (o escafoide localiza-se em um ponto a 2 cm distal e medial ao processo estiloide radial).

Colimação recomendada. Colimar nos quatro lados para a região do carpo.

NOTA: Algumas fraturas do escafoide podem ser de difícil visualização, exigindo a realização de várias incidências com diferentes angulações do RC. Rafert e Long[11] descreveram uma série de quatro incidências com RC em angulação proximal a 0, 10, 20 e 30°.

Critérios de avaliação
Anatomia demonstrada: • São visualizados rádio e ulna distais, carpos e metacarpos proximais • O escafoide deve ser demonstrado claramente, sem encurtamento, com os espaços intercarpianos adjacentes abertos (evidência de angulação do RC) (Figuras 4.99 e 4.100).
Posicionamento: • Os eixos longitudinais do punho e do antebraço devem estar alinhados com a margem lateral do RI • O desvio ulnar deve ser evidente pelo ângulo formado pelo eixo longitudinal dos metacarpos em relação aos do rádio e da ulna • **Ausência de rotação** do punho evidenciada pelo aspecto do rádio e da ulna distais, com mínima superposição da articulação radioulnar distal (Figura 4.101) • RC e centro do campo de colimação devem estar no **escafoide**.
Exposição: • Densidade (brilho) e contraste ideais; **ausência de movimento**; os contornos do escafoide e o trabeculado ósseo devem estar bem nítidos e definidos.

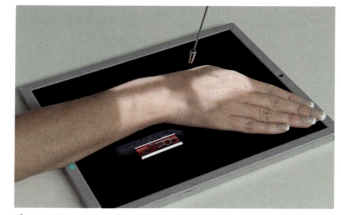

Figura 4.98 PA axial do punho (escafoide) – desvio ulnar, com angulação do RC a 15°.

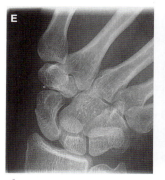

Figura 4.99 RC com angulação a 15°.

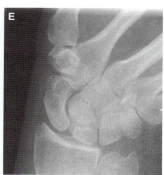

Figura 4.100 RC com angulação a 25°.

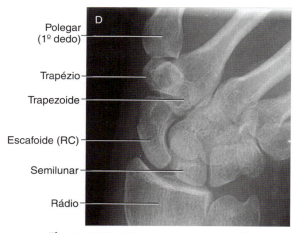

- Polegar (1º dedo)
- Trapézio
- Trapezoide
- Escafoide (RC)
- Semilunar
- Rádio

Figura 4.101 RC com angulação a 15°.

CAPÍTULO 4 | MEMBRO SUPERIOR   157

PUNHO: PA DO ESCAFOIDE – MÃO ELEVADA E DESVIO ULNAR
MÉTODO DE STECHER MODIFICADO[12]

ADVERTÊNCIA: Se o paciente tiver história de traumatismo de punho, *não* tentar essa posição antes que as séries básicas do punho tenham sido feitas e avaliadas para descartar possível fratura do antebraço distal e/ou punho.

Indicações clínicas
- Possíveis fraturas do **escafoide**. Incidência alternativa ao método de desvio ulnar com angulação do RC demonstrada anteriormente.

Punho
ALTERNATIVAS
- Incidências para o escafoide: angulação do RC com desvio ulnar
- Incidências para o escafoide: mão elevada e desvio ulnar, método de Stecher modificado

Fatores técnicos
- DFR mínima – 100 cm
- Tamanho do RI – 18 × 24 cm, longitudinal; usar o menor RI possível e colimar para a área de interesse
- Sem grade
- Faixa de 55 a 65 kVp.

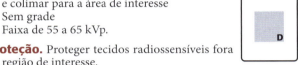

Proteção. Proteger tecidos radiossensíveis fora da região de interesse.

Posicionamento do paciente. Posicionar o paciente sentado à extremidade da mesa com a mão e o antebraço estendidos, e ombro, cotovelo e punho no mesmo plano horizontal.

Posicionamento da parte
- Posicionar mão e punho no RI com a palma voltada para baixo, com a mão elevada sobre uma espuma a um ângulo de 20° (Figura 4.102)
- Assegurar-se de que o punho esteja em contato direto com o RI
- Inclinar delicadamente a mão para fora (em direção ao lado ulnar), a menos que seja contraindicado devido à lesão grave (Figura 4.103).

Método alternativo. Solicitar ao paciente para fechar a mão, com desvio ulnar, obtendo uma posição semelhante à do estudo do escafoide.

RC
- Centralizar RC **perpendicular ao RI** e direcionado ao **escafoide** (localizar o escafoide em um ponto 2 cm distal e medialmente ao processo estiloide radial).

Colimação recomendada. Colimar nos quatro lados da região do carpo.

NOTA: Stecher[12] indicou que a elevação da mão a 20°, em vez da angulação do RC, coloca o escafoide paralelamente ao RI. Também sugeriu que a mão fechada seria uma alternativa para a elevação da mão ou para a angulação do RC. Bridgman[13] recomendou o desvio ulnar, além da elevação da mão para menor sobreposição do escafoide.

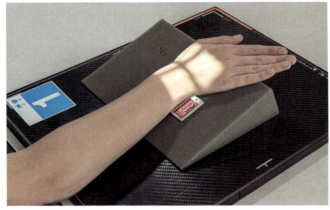

Figura 4.102 Punho em PA para escafoide: mão elevada a 20°; desvio ulnar, se possível; sem angulação do RC.

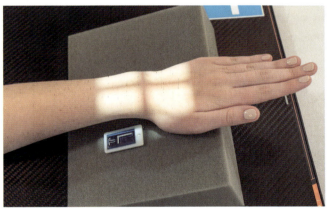

Figura 4.103 Mão elevada a 20°; **sem** desvio ulnar; sem angulação do RC.

Critérios de avaliação
Anatomia demonstrada: • São visualizados rádio e ulna distais; ossos do carpo e metacarpos proximais • Ossos do carpo são visíveis com os interespaços adjacentes mais abertos na face lateral (radial) do punho • O escafoide é mostrado, sem encurtamento ou sobreposição com os ossos do carpo adjacentes (Figuras 4.104 e 4.105).
Posicionamento: • O eixo longitudinal do punho e do antebraço deve estar alinhado com a margem lateral do RI • O desvio ulnar é evidenciado por sobreposição mínima, se houver, do escafoide distal • **Ausência de rotação** do punho evidenciada pelo aspecto do rádio e da ulna distais sem, ou apenas mínima, sobreposição da articulação radioulnar distal • RC e centro do campo de colimação devem estar no escafoide.
Exposição: • Densidade (brilho) e contraste ideais; **ausência de movimento**; contornos do escafoide e trabeculados ósseos nítidos e bem definidos.

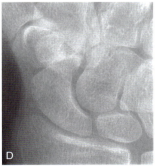

Figura 4.104 Mão elevada, desvio ulnar e sem angulação do RC.

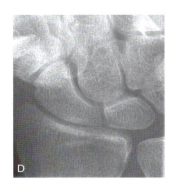

Figura 4.105 Mão elevada, sem desvio ulnar ou angulação do RC.

PUNHO: INCIDÊNCIA PA – DESVIO RADIAL

ADVERTÊNCIA: Se o paciente tiver história de traumatismo de punho, *não* tentar essa posição antes que as séries básicas do punho tenham sido feitas e avaliadas para descartar possível fratura do antebraço distal e/ou punho.

Indicações clínicas
- Possíveis fraturas dos ossos do carpo no lado ulnar do punho, especialmente do semilunar, piramidal, pisiforme e hamato.

Punho
ESPECIAL
- Incidências para escafoide: angulação do RC com desvio ulnar ou método de Stecher modificado alternativo
- Desvio radial

Fatores técnicos
- DFR mínima – 100 cm
- Tamanho do RI – 18 × 24 cm, longitudinal; usar o menor RI possível e colimar para a área de interesse
- Sem grade
- Faixa de 55 a 65 kVp.

Proteção. Proteger tecidos radiossensíveis fora da região de interesse.

Posicionamento do paciente. Posicionar o paciente sentado à extremidade da mesa com a mão e o antebraço estendidos. Abaixar o ombro para que este, o cotovelo e o punho estejam no mesmo plano horizontal.

Posicionamento da parte
- Posicionar o punho como na incidência PA – palma para baixo, com punho e mão alinhados com o centro do eixo longitudinal do RI
- Sem movimentar o antebraço, inclinar delicadamente a mão (mover medialmente em direção ao lado do polegar) tanto quanto o paciente puder tolerar sem levantar ou girar o antebraço distal (Figura 4.106).

RC
- RC perpendicular ao RI, direcionado à área média do carpo.

Colimação recomendada. Colimar nos quatro lados na região do carpo.

Critérios de avaliação
Anatomia demonstrada: • São visualizados rádio e ulna distais; ossos do carpo e metacarpos proximais • Ossos do carpo são visíveis com interespaços adjacentes mais abertos no lado medial (ulnar) do punho (Figuras 4.107 e 4.108).
Posicionamento: • O eixo longitudinal do antebraço está alinhado com a margem lateral do RI • O desvio radial extremo é evidenciado pela angulação formada pelo eixo longitudinal dos metacarpos em relação ao rádio e à ulna, e pelo espaço entre o pisiforme/piramidal e o processo estiloide da ulna • **Ausência de rotação** do punho evidenciada pelo aspecto do rádio e da ulna distais • RC e centro do campo de colimação devem estar na **área média do carpo**.
Exposição: • Densidade (brilho) e contraste ideais; **ausência de movimento**; contornos do carpo e trabeculado ósseo nítidos e bem definidos.

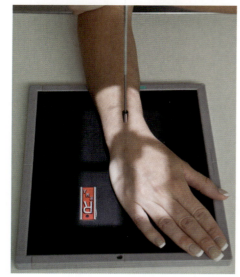

Figura 4.106 PA do punho – desvio radial.

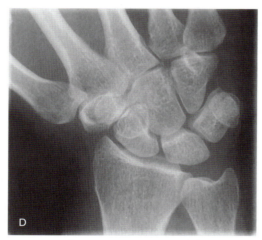

Figura 4.107 Desvio radial.

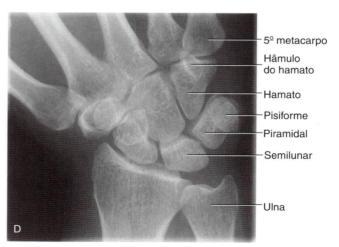

Figura 4.108 Desvio radial.

PUNHO: CANAL (TÚNEL) DO CARPO – INCIDÊNCIA TANGENCIAL INFEROSSUPERIOR

MÉTODO DE GAYNOR-HART

ADVERTÊNCIA: Se o paciente tiver história de traumatismo de punho, *não* tentar essa posição antes que as séries básicas de punho tenham sido feitas e avaliadas para descartar possível fratura do antebraço distal e/ou punho.

Indicações clínicas
- Descartar calcificações anormais e alterações ósseas no túnel do carpo que possam comprimir o **nervo mediano**, como na **síndrome do túnel do carpo**
- Possíveis fraturas do hâmulo do hamato, pisiforme e trapézio.

Punho
ESPECIAL
- Incidências para escafoide: angulação do RC com desvio ulnar ou método de Stecher modificado alternativo
- Desvio radial
- Canal do carpo

Fatores técnicos
- DFR mínima – 100 cm
- Tamanho do RI – 18 × 24 cm, longitudinal; usar o menor RI possível e colimar para a área de interesse
- Sem grade
- Faixa de 55 a 65 kVp.

Proteção. Proteger tecidos radiossensíveis fora da região de interesse.

Posicionamento do paciente. Posicionar o paciente na extremidade da mesa com o punho e a mão apoiados no RI, e a palma para baixo (em pronação).

Posicionamento da parte
- Alinhar mão e punho em relação ao eixo longitudinal do RI
- Pedir ao paciente para hiperestender o punho (dorsiflexão) na medida do possível, com o auxílio de um pedaço de fita ou de uma faixa e, suave, mas firmemente, hiperestender o punho até que o eixo longitudinal dos metacarpos e dos dedos esteja o mais próximo possível (a um ângulo de 90° em relação ao antebraço) da vertical (sem levantar o punho e o antebraço do RI)
- Girar a mão inteira e o punho cerca de **10° internamente** (em direção ao lado radial) para evitar a sobreposição do pisiforme e do hamato (Figura 4.109).

RC
- Angular o RC **25 a 30° proximalmente em relação ao eixo longitudinal da mão** (o ângulo total do RC em relação ao RI deve ser aumentado se o paciente não puder hiperestender o punho tanto quanto indicado)
- Direcionar o RC a um ponto 2 a 3 cm distal à base do terceiro metacarpo (centro da palma da mão).

Colimação recomendada. Colimar nos quatro lados da área de interesse.

Imagem alternativa. Ultrassonografia do túnel do carpo: a ultrassonografia de alta resolução permite o exame não invasivo do túnel do carpo e da anatomia correlata. A Figura 4.110 demonstra o "arqueamento" do retináculo flexor (*setas*) com o "achatamento" do nervo mediano abaixo dele, indicando presença de compressão.[14]

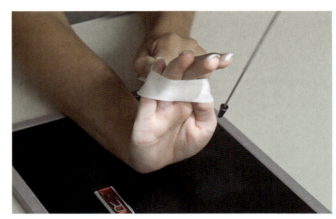

Figura 4.109 Incidência tangencial. RC 25 a 30° em relação ao eixo longitudinal da mão.

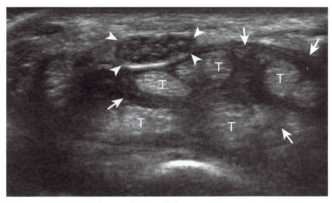

Figura 4.110 Síndrome do túnel do carpo: tenossinovite. Imagem de ultrassom em corte axial. (De Jacobson J: *Fundamentals of musculoskeletal ultrasound*, ed 2, Philadelphia, Elsevier, 2013.)

Critérios de avaliação

Anatomia demonstrada: • Os ossos do carpo são demonstrados em uma disposição arqueada, semelhante a um túnel (Figuras 4.111 e 4.112).
Posicionamento: • O pisiforme e o hâmulo do hamato devem estar separados e visíveis, sem superposição • Os aspectos palmares arredondados do capitato e do escafoide devem ser visualizados, bem como o trapézio, que se articula com o primeiro metacarpo • RC e centro do campo de colimação devem estar no **ponto médio do canal do carpo**.
Exposição: • Densidade (brilho) e contraste ideais com visualização das partes moles e possíveis calcificações na região do canal do carpo. Os contornos dos ossos do carpo devem ser visíveis, sobrepostos sem haver sobreposição em perfil • O trabeculado e os contornos ósseos devem aparecer bem definidos e nítidos; **ausência de movimento**.

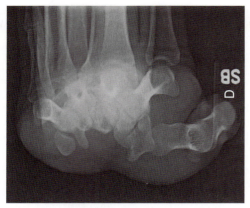

Figura 4.111 Incidência tangencial (método de Gaynor-Hart).

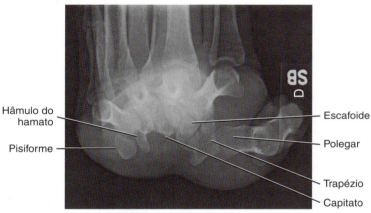

Figura 4.112 Incidência tangencial do punho direito.

PUNHO: PONTE DO CARPO – INCIDÊNCIA TANGENCIAL

ADVERTÊNCIA: Se o paciente tiver história de traumatismo de punho, *não* tentar essa posição antes que as séries básicas de punho tenham sido realizadas e avaliadas para descartar possível fratura do antebraço distal e/ou punho.

Indicações clínicas
- Calcificações ou outras patologias da face dorsal (posterior) dos ossos do carpo.

Punho
ESPECIAL
- Incidências para o escafoide: angulação do RC com desvio ulnar, método de Stecher modificado
- Desvio radial
- Canal do carpo
- Ponte do carpo

Fatores técnicos
- DFR mínima – 100 cm
- Tamanho do RI – 18 × 24 cm longitudinal; usar o menor RI possível e colimar para a área de interesse
- Sem grade
- Faixa de 55 a 65 kVp.

Proteção. Proteger tecidos radiossensíveis fora da região de interesse.

Posicionamento do paciente. Posicionar o paciente em pé ou sentado à extremidade da mesa. Apoiar a face dorsal da mão no RI com a **palma para cima**.

Posicionamento da parte
- Centralizar a face dorsal dos ossos do carpo no RI
- Flexionar suavemente o punho tanto quanto o paciente puder tolerar, até que a mão e o antebraço formem um ângulo o mais próximo possível de 90° (ângulo reto) (Figura 4.113).

RC
- Angular RC a 45° em relação ao eixo longitudinal do antebraço
- Direcionar RC para um ponto médio do antebraço distal, cerca de 4 cm proximalmente à articulação do punho.

Colimação recomendada. Colimar nos quatro lados da região do carpo.

Critérios de avaliação
Anatomia demonstrada: • É uma incidência tangencial da face dorsal do escafoide, do semilunar e do piramidal • É possível ver os contornos do capitato e do trapézio sobrepostos (Figuras 4.114 e 4.115).
Posicionamento: • A face dorsal dos ossos do carpo deve ser visualizada sem sobreposição e centrada em relação ao RI • RC e centro do campo de colimação devem estar na **área dorsal dos ossos do carpo**.
Exposição: • Densidade (brilho) e contraste ideais; **ausência de movimento**, mostrando a face dorsal dos ossos do carpo, com contornos e trabeculado ósseo nítidos • Os contornos dos metacarpos proximais devem ser visualizados através das estruturas sobrepostas, sem haver superexposição do dorso do carpo em perfil.

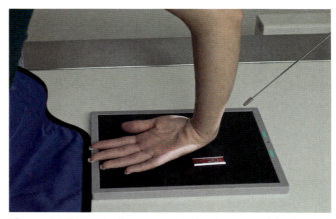

Figura 4.113 Ponte do carpo – incidência tangencial; RC a 45° em relação ao antebraço.

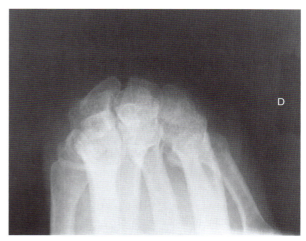

Figura 4.114 Ponte do carpo – incidência tangencial do punho direito.

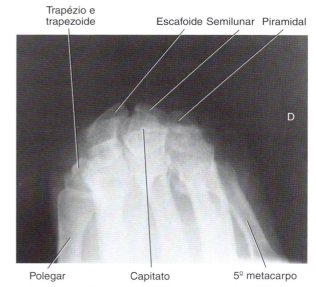

Figura 4.115 Ponte do carpo.

ANTEBRAÇO: INCIDÊNCIA AP

Indicações clínicas
- Fraturas e luxações de rádio ou ulna
- Processos patológicos, como osteomielite ou artrite.

Antebraço
ROTINA
- AP
- Perfil

Fatores técnicos
- DFR mínima – 100 cm
- Tamanho do RI – 35 × 43 cm, longitudinal ou usar o menor RI possível e colimar para a área de interesse
- Sem grade
- Faixa de 65 a 75 kVp.

(35) Não requer RI de 27 × 35 cm para essa posição

Proteção. Proteger tecidos radiossensíveis fora da região de interesse.

Posicionamento do paciente. Posicionar o paciente sentado à extremidade da mesa, com a mão e o braço completamente estendidos, e a **palma para cima (em supinação)**.

Posicionamento da parte
- Abaixar o ombro para colocar todo o membro superior no mesmo plano horizontal
- Alinhar e centralizar o antebraço em relação ao eixo longitudinal do RI, assegurando-se de que as articulações do punho e do cotovelo estejam incluídas (usar um RI grande, se necessário)
- Instruir o paciente a inclinar-se lateralmente, conforme o necessário, para colocar todo o punho, antebraço e cotovelo o mais próximo possível de uma posição frontal verdadeira (Figura 4.116). Palpar os epicôndilos medial e lateral, para assegurar-se de que estejam à mesma distância do RI.

RC
- RC perpendicular ao RI, direcionado ao **ponto médio do antebraço**.

Colimação recomendada. Colimar as margens laterais na área real do antebraço com mínima colimação nas duas extremidades para evitar cortar os detalhes das articulações. Considerando a divergência do feixe de raios X, certificar-se de que uma faixa **mínima** de 3 a 4 cm, além das articulações do punho e cotovelo, esteja incluída no RI.

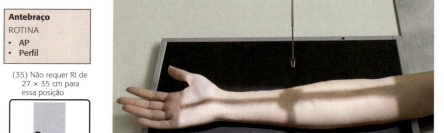

Figura 4.116 Antebraço em AP (incluindo as duas articulações).

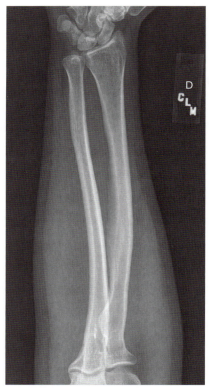

Figura 4.117 Antebraço em AP (duas articulações).

Critérios de avaliação
Anatomia demonstrada: • Uma incidência AP de todo o rádio e ulna é mostrada, com um mínimo da fileira proximal dos ossos do carpo, o úmero distal e as partes moles pertinentes, como coxins adiposos e estrias gordurosas das articulações do punho e cotovelo (Figura 4.117).
Posicionamento: • O eixo longitudinal do antebraço deve estar alinhado com o eixo longitudinal do RI • **Ausência de rotação** evidenciada pelos epicôndilos do úmero bem visualizados em perfil. Tuberosidade, cabeça e colo do rádio ficam ligeiramente sobrepostos pela ulna • Os espaços articulares do punho e do cotovelo são apenas parcialmente abertos por causa da divergência do feixe • RC e centro do campo de colimação devem estar **aproximadamente no ponto médio do rádio e da ulna**.
Exposição: • Densidade (brilho) e contraste ideais; **ausência de movimento**; são visualizados as partes moles e seus contornos bem definidos; corticais e trabeculados ósseos nítidos.

ANTEBRAÇO: INCIDÊNCIA LATEROMEDIAL

Indicações clínicas
- Fraturas e luxações de rádio ou ulna
- Processos patológicos, como osteomielite ou artrite.

Antebraço
ROTINA
- AP
- Perfil

Fatores técnicos
- DFR mínima – 100 cm
- Tamanho do RI – 35 × 43 cm, longitudinal; usar o menor RI possível e colimar para a área de interesse
- Sem grade
- Faixa de 65 a 75 kVp
- Para fazer melhor uso do efeito de inclinação do ânodo, colocar o cotovelo na extremidade do catodo do feixe de raios X.

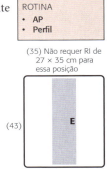
(35) Não requer RI de 27 × 35 cm para essa posição
(43)

Proteção. Proteger tecidos radiossensíveis fora da região de interesse.

Posicionamento do paciente. Posicionar o paciente sentado à extremidade da mesa, com o cotovelo flexionado a 90°.

Posicionamento da parte
- Abaixar o ombro para colocar todo o membro superior no mesmo plano horizontal
- Alinhar e centralizar o antebraço em relação ao eixo longitudinal do RI, assegurando-se de que as articulações do punho e do cotovelo estejam incluídas no RI (Figura 4.118)
- Girar mão e punho em **posição de perfil verdadeiro**. Apoiar a mão, se necessário, para evitar movimento (certificar-se de que rádio e ulna distal estejam diretamente sobrepostos)
- No caso de antebraços muito musculosos, colocar um apoio sob a mão e o punho, quando necessário, para colocar rádio e ulna paralelos ao RI.

RC
- RC perpendicular ao RI, direcionado ao **ponto médio do antebraço**.

Colimação recomendada. Colimar as margens laterais na área real do antebraço. Colimar também ambas as extremidades para evitar o corte dos detalhes das articulações. Considerando a divergência do feixe de raios X, certificar-se de que uma faixa **mínima** de 3 a 4 cm além das articulações do punho e cotovelo estejam incluídas no RI.

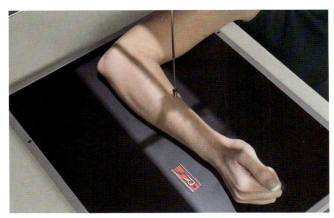
Figura 4.118 Antebraço em perfil (incluindo as duas articulações).

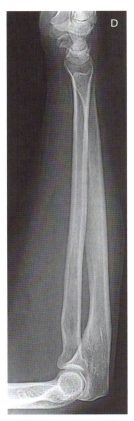
Figura 4.119 Perfil do antebraço (duas articulações).

Critérios de avaliação
Anatomia demonstrada: • São visualizados todo o rádio e a ulna em perfil; a fileira proximal dos ossos do carpo e a extremidade distal do úmero; assim como as partes moles pertinentes, como os coxins adiposos e as estrias gordurosas das articulações do punho e cotovelo (Figura 4.119).
Posicionamento: • O eixo longitudinal do antebraço deve estar alinhado com o eixo longitudinal do RI • O cotovelo deve estar flexionado a 90° • **Ausência de rotação** evidenciada pela sobreposição da cabeça da ulna sobre o rádio. Os epicôndilos umerais devem estar sobrepostos • A cabeça do rádio deve ficar sobreposta ao processo coronoide, sendo também observada a tuberosidade radial • RC e centro do campo de colimação devem estar no **ponto médio do rádio e da ulna**.
Exposição: • Densidade (brilho) e contraste ideais; **ausência de movimento**. Osso cortical e trabeculado ósseo bem definidos, assim como os coxins adiposos e as estrias gordurosas das articulações do punho e cotovelo.

COTOVELO: INCIDÊNCIA AP
COTOVELO TOTALMENTE ESTENDIDO

Indicações clínicas
- Fraturas e luxações do cotovelo
- Processos patológicos, como osteomielite ou artrite.

Cotovelo
ROTINA
- AP
- AP alternativa – flexão parcial
- AP alternativa – flexão aguda
- Oblíqua
- Lateral (externa)
- Medial (interna)
- Perfil

Fatores técnicos
- DFR mínima – 100 cm
- Tamanho do RI – 24 × 30 cm, longitudinal; usar o menor RI possível e colimar para a área de interesse
- Sem grade
- Faixa de 65 a 75 kVp.

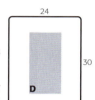

Proteção. Proteger tecidos radiossensíveis fora da região de interesse.

Posicionamento do paciente. Posicionar o paciente sentado à extremidade da mesa com o cotovelo completamente estendido, se possível (consultar próxima página de posicionamento se o paciente não conseguir estender totalmente o cotovelo).

Posicionamento da parte
- Estender o cotovelo, colocar a mão em supinação, alinhando braço e antebraço com o eixo longitudinal do RI (Figura 4.120)
- Centralizar a articulação do cotovelo em relação ao centro do RI
- Solicitar ao paciente que se incline lateralmente, conforme o necessário, para obter uma **incidência AP verdadeira** (palpar os epicôndilos umerais para garantir que o plano interepicondilar esteja paralelo ao RI (o plano intercondilar é um plano imaginário entre os epicôndilos medial e lateral do úmero distal. Esse plano é útil para o posicionamento do cotovelo e do úmero)
- Apoiar a mão, quando necessário, para evitar movimento.

RC
- RC perpendicular ao RI, direcionado ao **ponto médio da articulação do cotovelo**, que está cerca de 2 cm distalmente ao ponto médio de uma linha que une os epicôndilos.

Colimação recomendada. Colimar nos quatro lados da área de interesse.

Critérios de avaliação
Anatomia demonstrada: • São visualizados o úmero distal, o espaço articular do cotovelo e a porção proximal do rádio e da ulna (Figuras 4.121 e 4.122).
Posicionamento: • O eixo longitudinal do braço deve estar alinhado com o eixo longitudinal do RI • **Ausência de rotação** evidenciada pela observação dos contornos de ambos os epicôndilos em perfil. Cabeça do rádio, colo e tubérculo radial são vistos separados ou apenas ligeiramente sobrepostos pela ulna • O olécrano deve estar acomodado na fossa do olécrano quando o braço está totalmente estendido • O espaço articular do cotovelo aparece aberto quando o braço está totalmente estendido e com a centralização do RC adequada • RC e centro do campo de colimação devem estar no **ponto médio da articulação do cotovelo**.
Exposição: • Densidade (brilho) e contraste ideais; **ausência de movimento**, com boa visualização dos detalhes de partes moles. Osso cortical e trabeculado ósseo nítidos.

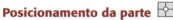
Figura 4.120 Cotovelo em AP (totalmente estendido).

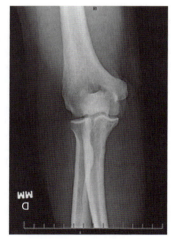
Figura 4.121 AP (estendido).

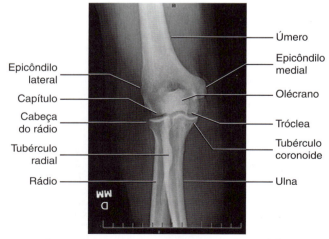
Figura 4.122 Cotovelo direito em AP (estendido).

COTOVELO: INCIDÊNCIA AP – FLEXÃO PARCIAL ALTERNATIVA
QUANDO O COTOVELO NÃO PUDER SER TOTALMENTE ESTENDIDO

Indicações clínicas
- Fraturas e luxações do cotovelo
- Processos patológicos, como osteomielite ou artrite.

Cotovelo
ROTINA
- AP
- AP alternativa – flexão parcial
- AP alternativa – flexão aguda
- Oblíqua
- Lateral (externa)
- Medial (interna)
- Perfil

Fatores técnicos
- DFR mínima – 100 cm
- Tamanho do RI – 24 × 30 cm, longitudinal; usar o menor RI possível e colimar para a área de interesse
- Sem grade
- Faixa de 65 a 75 kVp.

Proteção. Proteger tecidos radiossensíveis fora da região de interesse.

Posicionamento do paciente. Posicionar o paciente sentado à extremidade da mesa com o cotovelo parcialmente flexionado.

Posicionamento da parte
- Obter **duas** incidências AP – uma com o **antebraço paralelo** ao RI e outra com o **úmero paralelo** ao RI (Figuras 4.123 e 4.124)
- Colocar apoio sob punho e antebraço na incidência com o úmero paralelo ao RI, se necessário, a fim de evitar movimento.

RC
- RC **perpendicular** ao RI, direcionado ao **ponto médio da articulação do cotovelo**, que está cerca de 2 cm distalmente ao ponto médio de uma linha entre os epicôndilos.

Colimação recomendada. Colimar nos quatro lados da área de interesse.

NOTA: Se o paciente não puder estender parcialmente o cotovelo (ver Figura 4.123), e este permanecer **flexionado próximo a 90°**, realizar duas incidências AP, conforme descrito, mas **angular o RC 10 a 15°**; ou, se o cotovelo estiver flexionado a **mais de 90°**, usar a **incidência de flexão aguda**.

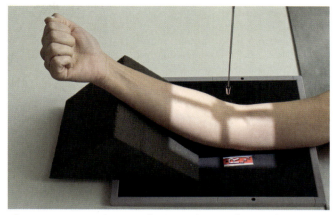

Figura 4.123 AP do cotovelo (parcialmente flexionado); úmero posicionado paralelamente ao RI.

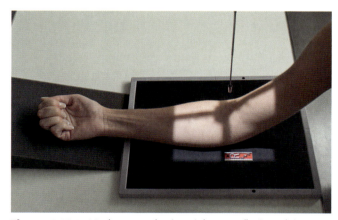

Figura 4.124 AP do cotovelo (parcialmente flexionado); antebraço paralelo ao RI.

Critérios de avaliação
Anatomia demonstrada: • O úmero distal é melhor visualizado na incidência "do úmero paralelo", e o rádio e a ulna proximais são melhor visualizados na incidência de "antebraço paralelo" (Figuras 4.125 e 4.126).
NOTA: As estruturas da articulação do cotovelo ficam parcialmente obliteradas e levemente distorcidas, dependendo do grau de flexão do cotovelo.
Posicionamento: • O eixo longitudinal do braço deve estar alinhado com a borda lateral do RI • **Ausência de rotação** evidenciada pela boa visualização dos contornos dos epicôndilos em perfil e pela cabeça e colo radiais separados ou levemente sobrepostos sobre a ulna na incidência do antebraço paralelo • RC e centro do campo de colimação devem estar no **ponto médio da articulação do cotovelo**.
Exposição: • Densidade (brilho) e contraste ideais; **ausência de movimento**, com visualização dos detalhes das partes moles. Osso cortical bem definido e trabeculado ósseo nítido • O úmero distal, incluindo o epicôndilo, deve ser demonstrado com densidade suficiente na incidência do "úmero paralelo" • Na incidência "antebraço paralelo", rádio e ulna proximais devem ser visualizados com densidade ideal, a fim de permitir a análise de partes moles e detalhes ósseos.

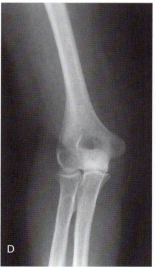 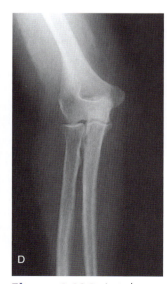

Figura 4.125 Úmero paralelo.   **Figura 4.126** Antebraço paralelo.

COTOVELO: INCIDÊNCIA EM FLEXÃO AGUDA

INCIDÊNCIAS AP DO COTOVELO EM FLEXÃO AGUDA

Indicações clínicas
- Fraturas e luxações moderadas do cotovelo em flexão aguda quando o cotovelo não puder ser estendido em qualquer grau de angulação.

NOTA: Para visualizar o úmero distal, assim como o rádio e a ulna proximais, duas incidências são necessárias – uma com **RC perpendicular ao úmero** e outra com RC angulado para que fique **perpendicular ao antebraço**.

Cotovelo
ROTINA
- AP
- AP alternativa – flexão parcial
- AP alternativa – flexão aguda
- Oblíqua
- Lateral (externa)
- Medial (interna)
- Perfil

Fatores técnicos
- DFR mínima – 100 cm
- Tamanho do RI – 24 × 30 cm, longitudinal; usar o menor RI possível e colimar para a área de interesse
- Sem grade
- Faixa de 70 a 80 kVp.

Proteção. Proteger tecidos radiossensíveis fora da região de interesse.

Posicionamento do paciente. Posicionar o paciente sentado à extremidade da mesa com o braço em acentuada flexão apoiado sobre o RI.

Posicionamento da parte
- Alinhar e centralizar o úmero com o eixo longitudinal do RI, com o antebraço em flexão aguda e as pontas dos dedos apoiadas no ombro
- Ajustar o RI para o centro da articulação do cotovelo
- Palpar os epicôndilos umerais e assegurar que o plano interepicondilar esteja paralelo ao RI para **não haver rotação**.

RC
- **Úmero distal:** RC perpendicular ao RI e ao úmero, direcionado para o ponto médio entre os epicôndilos (Figura 4.127)
- **Antebraço proximal:** RC perpendicular ao antebraço (angulando o RC, se necessário), direcionado para um ponto cerca de 5 cm proximalmente ou acima do olécrano (Figura 4.128).

Colimação recomendada. Colimar nos quatro lados da área de interesse.

Critérios de avaliação
- As margens de colimação devem ser visíveis nos quatro lados, com RC e centro do campo de colimação no ponto central entre os epicôndilos.

Úmero distal: • Antebraço e úmero devem ficar totalmente sobrepostos • Epicôndilos lateral e medial, partes da tróclea, capítulo e olécrano devem ser vistos perfilados • A radiografia ideal deve mostrar o úmero distal e o olécrano através das estruturas sobrepostas • Os detalhes das partes moles não são bem visualizados nessas incidências (Figuras 4.129 e 4.131).

Antebraço proximal: • Rádio e ulna proximais, incluindo o contorno da cabeça e do colo do rádio, devem ser visíveis através do úmero distal sobreposto • A radiografia ideal visualiza os contornos do rádio e da ulna proximais sobrepostos ao úmero (Figuras 4.130 e 4.132).

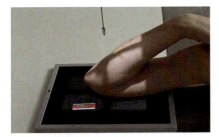
Figura 4.127 Para porção distal do úmero – RC perpendicular ao **úmero**.

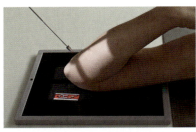
Figura 4.128 Para porção proximal do antebraço – RC perpendicular ao **antebraço**.

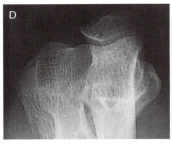 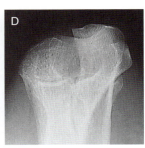

Figura 4.129 Porção distal do úmero. **Figura 4.130** Porção proximal do antebraço.

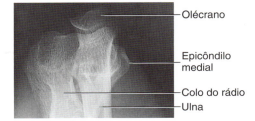
Figura 4.131 Porção distal do úmero.

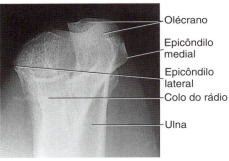
Figura 4.132 Porção proximal do antebraço.

COTOVELO: INCIDÊNCIA AP OBLÍQUA – ROTAÇÃO LATERAL (EXTERNA)

Indicações clínicas
- Fraturas e luxações do cotovelo, principalmente cabeça e colo do rádio
- Determinados processos patológicos, como osteomielite ou artrite.

Cotovelo
ROTINA
- AP
- AP alternativa – flexão parcial
- AP alternativa – flexão aguda
- Oblíqua
- Lateral (externa)
- Medial (interna)
- Perfil

Oblíqua lateral (rotação externa).
Visualização melhor da cabeça e do colo do rádio, e do capítulo do úmero.

Fatores técnicos
- DFR mínima – 100 cm
- Tamanho do RI – 24 × 30 cm, longitudinal; usar o menor RI possível e colimar para a área de interesse
- Sem grade
- Faixa de 65 a 75 kVp.

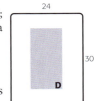

Proteção. Proteger tecidos radiossensíveis fora da região de interesse.

Posicionamento do paciente. Posicionar o paciente sentado à extremidade da mesa com o braço totalmente estendido, e o ombro e o cotovelo no mesmo plano horizontal (abaixando o ombro conforme necessário).

Posicionamento da parte
- Alinhar braço e antebraço com o eixo longitudinal do RI (Figura 4.133)
- Centralizar a articulação do cotovelo em relação ao RC e ao RI
- Colocar a mão em posição supina e **girar lateralmente** todo o braço para que o úmero distal e a superfície anterior da articulação do cotovelo formem um ângulo de aproximadamente 45° com o RI. (O paciente deve inclinar-se lateralmente para uma rotação lateral adequada.) Colocar o plano interepicondilar a um ângulo de aproximadamente 45° em relação ao RI (Figura 4.134).

RC
- RC perpendicular ao RI direcionado ao **ponto médio da articulação do cotovelo** (que é de aproximadamente 2 cm distais ao meio de uma linha traçada entre os epicôndilos, observada no tubo de raios X).

Colimação recomendada. Colimar nos quatro lados da área de interesse.

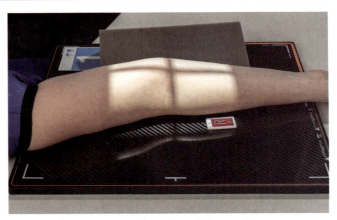

Figura 4.133 Oblíqua lateral (externa) a 45°.

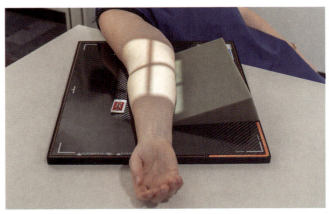

Figura 4.134 Vista da extremidade mostrando a rotação externa (ou lateral) a 45°.

Critérios de avaliação

Anatomia demonstrada: • São visualizadas a porção distal do úmero e a porção proximal do rádio e da ulna em incidência oblíqua (Figuras 4.135 e 4.136).

Posicionamento: • O eixo longitudinal do braço deve estar alinhado com a borda lateral do RI • A oblíqua lateral correta a 45° deve visualizar **a cabeça, o colo e a tuberosidade do rádio**, livres de sobreposição pela ulna • Capítulo e epicôndilo lateral devem aparecer alongados e em perfil • RC e centro do campo de colimação devem estar no **ponto médio da articulação do cotovelo**.

Exposição: • Densidade (brilho) e contraste ideais; **ausência de movimento**, com detalhes de partes moles e margens corticais ósseas bem definidas, com trabeculado ósseo nítido.

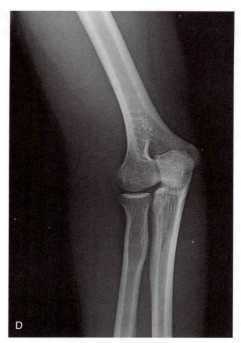

Figura 4.135 Oblíqua lateral do cotovelo direito – rotação externa.

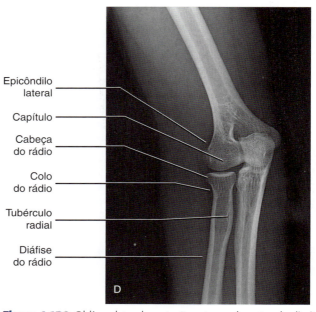

Figura 4.136 Oblíqua lateral – rotação externa do cotovelo direito.

COTOVELO: INCIDÊNCIA AP OBLÍQUA – ROTAÇÃO MEDIAL (INTERNA)

Indicações clínicas
- Fraturas e luxações do cotovelo, principalmente do processo coronoide
- Certos processos patológicos, como osteoporose e artrite.

Cotovelo
ROTINA
- AP
- AP alternativa – flexão parcial
- AP alternativa – flexão aguda
- Oblíqua
- Lateral (externa)
- Medial (interna)
- Perfil

Oblíqua medial (rotação interna). Melhor visualização do **processo coronoide** da ulna e da **tróclea** em perfil.

Fatores técnicos
- DFR mínima – 100 cm
- Tamanho do RI – 24 × 30 cm, longitudinal; usar o menor RI possível e colimar para a área de interesse
- Sem grade
- Faixa de 65 a 75 kVp.

Proteção. Proteger tecidos radiossensíveis fora da região de interesse.

Posicionamento do paciente. Posicionar o paciente sentado à extremidade da mesa com o braço totalmente estendido, e o ombro e o cotovelo no mesmo plano horizontal.

Posicionamento da parte
- Alinhar braço e antebraço com o eixo longitudinal do RI. Centralizar a articulação do cotovelo em relação ao RC e ao RI
- Colocar a mão em pronação em uma posição natural, com a palma para baixo, e girar o braço conforme necessário, até que o úmero distal e a superfície anterior do cotovelo estejam a **45°** (colocar o plano interepicondilar a um ângulo de aproximadamente 45° em relação ao RI) (Figuras 4.137 e 4.138).

RC
- RC perpendicular ao RI, direcionado ao **ponto médio da articulação do cotovelo** (aproximadamente 2 cm distais ao ponto médio de uma linha traçada entre os epicôndilos, conforme visto no tubo de raios X).

Colimação recomendada. Colimar nos quatro lados da área de interesse.

Critérios de avaliação
Anatomia demonstrada: • São visualizados o úmero distal, o rádio e a ulna proximais em posição oblíqua (Figuras 4.139 e 4.140).
Posicionamento: • O eixo longitudinal do braço deve estar alinhado com o lado da margem do RI • A oblíqua medial correta de 45° deve visualizar o processo coronoide da ulna em perfil • O colo e a cabeça do rádio devem estar sobrepostos e centralizados sobre a ulna proximal • O epicôndilo medial e a tróclea devem aparecer alongados e parcialmente em perfil • O olécrano deve aparecer encaixado na fossa do olécrano com a incisura troclear parcialmente aberta e visualizada com o braço completamente estendido • RC e centro do campo de colimação devem estar no **ponto médio da articulação do cotovelo**.
Exposição: • Densidade (brilho) e contraste ideais; **ausência de movimento**; devem ser visualizados detalhes das partes moles, margens corticais ósseas bem definidas e trabeculado ósseo nítido.

Figura 4.137 Oblíqua medial (rotação interna).

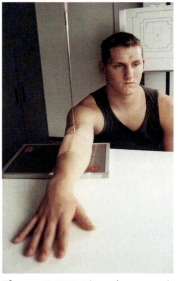

Figura 4.138 Vista da extremidade, mostrando oblíqua medial a 45°.

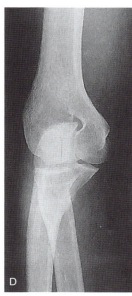

Figura 4.139 Oblíqua medial (rotação interna).

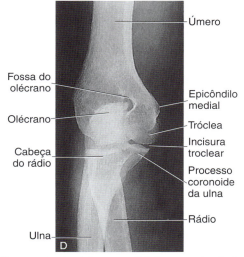

Figura 4.140 Oblíqua medial do cotovelo direito.

COTOVELO: INCIDÊNCIA LATEROMEDIAL

Indicações clínicas
- Fraturas e luxações do cotovelo
- Certos processos patológicos ósseos, como osteomielite e artrite
- É possível visualizar elevação ou deslocamento dos coxins adiposos do cotovelo.

Cotovelo
ROTINA
- AP
- AP alternativa – flexão parcial
- AP alternativa – flexão aguda
- Oblíqua
- Lateral (externa)
- Medial (interna)
- Perfil

Fatores técnicos
- DFR mínima – 100 cm
- Tamanho do RI – 24 × 30 cm, longitudinal; usar o menor RI possível e colimar para a área de interesse
- Sem grade
- Faixa de 65 a 75 kVp.

Proteção. Proteger tecidos radiossensíveis fora da região de interesse.

Posicionamento do paciente. Posicionar o paciente sentado à extremidade da mesa com o cotovelo flexionado a 90° (ver Nota).

Posicionamento da parte
- Alinhar o eixo longitudinal do antebraço com o eixo longitudinal do RI
- Centralizar a articulação do cotovelo em relação ao RC e ao centro do RI
- Abaixar o ombro para que úmero e antebraço estejam no mesmo plano horizontal
- Girar mão e punho em uma posição de perfil verdadeiro, com o polegar para cima. Colocar o plano interepicondilar perpendicular ao RI (Figura 4.141)
- No caso de antebraços musculosos, colocar apoio embaixo da mão e do punho para elevar a mão e o antebraço distal, se necessário, para que o antebraço fique paralelo ao RI, obtendo-se perfil verdadeiro do cotovelo.

RC
- RC perpendicular ao RI, direcionado ao **ponto médio da articulação do cotovelo** (um ponto aproximadamente 4 cm medial à superfície posterior do olécrano, que é facilmente palpada).

Colimação recomendada. Colimar nos quatro lados da área de interesse.

NOTA: O diagnóstico de certos processos patológicos articulares importantes (p. ex., possível visualização do coxim adiposo posterior) varia de acordo com a flexão da articulação do cotovelo a 90°.[3]

EXCEÇÃO: Certos diagnósticos de partes moles requerem menos flexão (30 a 35°), mas essas incidências só devem ser realizadas quando houver indicação específica.

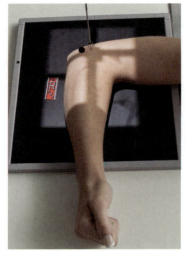

Figura 4.141 Perfil – cotovelo flexionado a 90° (antebraço paralelo ao RI).

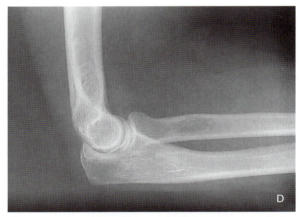

Figura 4.142 Incidência lateromedial do cotovelo direito.

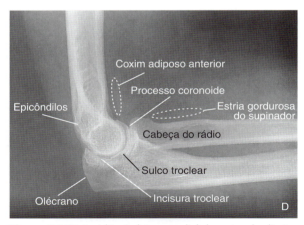

Figura 4.143 Incidência lateromedial do cotovelo direito.

Critérios de avaliação
Anatomia demonstrada: • São visualizados o úmero distal e o antebraço proximal, o olécrano, as partes moles e os coxins adiposos da articulação do cotovelo em perfil (Figuras 4.142 e 4.143).
Posicionamento: • O eixo longitudinal do antebraço deve estar alinhado com o eixo longitudinal do RI, com a articulação do cotovelo flexionada a 90° • Cerca de metade da cabeça do rádio deve estar sobreposta pelo processo coronoide e o olécrano deve ser visualizado em perfil • O perfil verdadeiro é indicado pelos três arcos concêntricos do sulco troclear, das cristas duplas do capítulo e da tróclea, e pela incisura troclear da ulna. Além disso, ocorre sobreposição dos epicôndilos do úmero • RC e centro do campo de colimação devem estar no **ponto médio da articulação do cotovelo**.
Exposição: • Ausência de movimento, com densidade (brilho) e contraste ideais. Margens corticais bem definidas e trabeculado ósseo nítido, bem como os contornos das partes moles, dos coxins adiposos anteriores e posteriores.

COTOVELO: INCIDÊNCIAS AXIAIS LATEROMEDIAIS E MEDIOLATERAIS PARA TRAUMATISMO

MÉTODO DE COYLE[15]

Essas são incidências especiais utilizadas nos processos patológicos ou traumatismos da região da cabeça do rádio ou do processo coronoide da ulna. São incidências úteis quando o paciente não puder estender o cotovelo totalmente para realizar as incidências oblíquas medial ou lateral do cotovelo.

Indicações clínicas
- Fraturas e luxações do cotovelo, particularmente da cabeça do rádio (posicionamento da parte 1) e do processo coronoide (posicionamento da parte 2 para o processo coronoide).

Cotovelo
ESPECIAL
- Perfil axial para traumatismo (método de Coyle)

Fatores técnicos
- DFR mínima – 100 cm
- Tamanho do RI – 24 × 30 cm, longitudinal; usar o menor RI possível e colimar para a área de interesse
- Sem grade
- Faixa de 70 a 80 kVp.

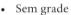

Proteção. Proteger tecidos radiossensíveis fora da região de interesse.

Posicionamento do paciente. Posicionar o paciente sentado à extremidade da mesa na posição ereta ou em decúbito dorsal para incidência de feixe horizontal.

Posicionamento da parte 1: cabeça do rádio – incidência axial lateromedial
- Cotovelo flexionado a 90°, se possível; **mão em pronação**
- RC formando um **ângulo de 45° em direção ao ombro**, centrado na cabeça do rádio (no ponto médio da articulação do cotovelo) (Figuras 4.144 e 4.146).

Posicionamento da parte 2: processo coronoide – incidência axial mediolateral
- Cotovelo flexionado **apenas a 80°** a partir da posição estendida (além de 80° poderá haver obliteração do processo coronoide) e mão pronada
- RC angulado a **45° no sentido do ombro**, centrado no ponto médio da articulação do cotovelo (Figuras 4.145 e 4.147).

Colimação recomendada. Colimar nos quatro lados da área de interesse.

NOTA: Aumentar os fatores de exposição em 4 a 6 kVp em relação ao utilizado no cotovelo em perfil, por causa do RC angulado. Essas incidências são eficazes, com ou sem aparelho de imobilização.

Critérios de avaliação
Cabeça do rádio: • O espaço articular entre a cabeça do rádio e o capítulo deve estar aberto e nítido • A tuberosidade, o colo e a cabeça do rádio devem ser visualizados em perfil e sem sobreposição, exceto por uma pequena parte do processo coronoide • Epicôndilos e úmero distal aparecem distorcidos por causa da angulação a 45° (Figuras 4.148 e 4.150).
Processo coronoide: • A porção anterior do processo coronoide aparece alongada, mas em perfil • O espaço articular entre o processo coronoide e a tróclea deve estar aberto e nítido • O colo e a cabeça do rádio devem estar sobrepostos pela ulna • Os fatores de exposição ideais devem mostrar claramente o processo coronoide em perfil. Os contornos ósseos da cabeça e do colo do rádio sobrepostos devem ser fracamente visualizados através da ulna proximal (Figuras 4.149 e 4.151).

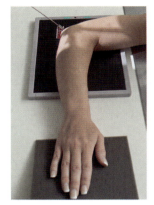

Figura 4.144 Posição ortostática para a **cabeça do rádio** – flexionado a **90°**.

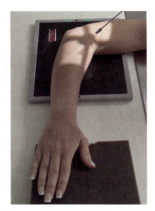

Figura 4.145 Posição ortostática para o **processo coronoide** – flexionado a **80°**.

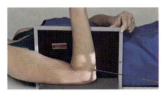

Figura 4.146 Em supinação, ângulo de 45° para a **cabeça do rádio** – flexionado a **90°**.

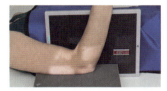

Figura 4.147 Em supinação, ângulo de 45° para o **processo coronoide** – flexionado a **80°**.

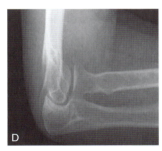

Figura 4.148 Para a cabeça do rádio.

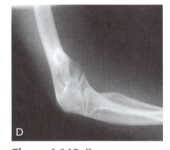

Figura 4.149 Para o processo coronoide.

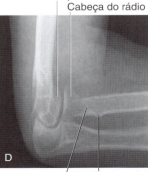

Capítulo
Cabeça do rádio

Tubérculo radial
Colo do rádio

Figura 4.150 Incidência axial lateromedial para a cabeça do rádio.

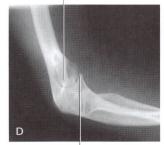

Tróclea

Processo coronoide

Figura 4.151 Incidência axial mediolateral para o processo coronoide.

COTOVELO: CABEÇA DO RÁDIO – INCIDÊNCIAS LATEROMEDIAIS

Indicações clínicas
- Fraturas ocultas da cabeça ou do colo do rádio.

Cotovelo
ESPECIAIS
- Perfis axiais no traumatismo (método de Coyle)
- Perfis da cabeça do rádio

Fatores técnicos
- DFR mínima – 100 cm
- Tamanho do RI – 18 × 24 cm, transversal; usar o menor RI possível e colimar para a área de interesse
- Sem grade
- Faixa de 65 a 75 kVp.

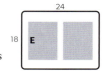

Proteção. Proteger tecidos radiossensíveis fora da região de interesse.

Posicionamento do paciente. Posicionar o paciente sentado à extremidade da mesa, com o braço **flexionado a 90°**, apoiado no RI, com úmero, antebraço e mão no mesmo plano horizontal. Colocar apoio sob mão e punho, se necessário.

Posicionamento da parte
- Centralizar a região da cabeça do rádio em relação ao centro do RI, de modo que o úmero distal e o antebraço proximal formem um ângulo reto com as bordas do RI, ou fiquem paralelos às bordas do RI
- Centralizar a cabeça do rádio em relação ao RC
- Realizar **quatro incidências**, sendo a única diferença entre elas a rotação da mão e do punho de (1) uma rotação externa máxima até (4) uma rotação interna máxima; são visualizadas diferentes partes da cabeça do rádio projetada fora do processo coronoide. A rotação quase completa da cabeça do rádio ocorre nessas quatro incidências da seguinte maneira:
  1. Colocar a mão em supinação (palma para cima) e rodar externamente, o máximo que o paciente puder tolerar (Figura 4.152)
  2. Posicionar a mão em perfil verdadeiro (polegar para cima) (Figura 4.154)
  3. Colocar a mão em pronação (palma para baixo) (Figura 4.156)
  4. Rodar internamente a mão (polegar para baixo), o máximo que o paciente puder tolerar (Figura 4.158).

RC
- RC perpendicular ao RI, direcionado à **cabeça do rádio** (aproximadamente 2 a 3 cm distais ao epicôndilo lateral).

Colimação recomendada. Colimar nos quatro lados da área de interesse (incluindo pelo menos 10 cm do antebraço proximal e a porção distal do úmero).

Critérios de avaliação
- O cotovelo deve estar flexionado a 90° em perfil verdadeiro, o que é evidenciado pela superposição direta dos epicôndilos • A cabeça e o colo do rádio devem estar parcialmente sobrepostos pela ulna, mas completamente visualizados em perfil nas diversas incidências • A **tuberosidade radial** deve ser visualizada em várias posições e graus de perfil como segue (*setas pequenas*): (1) Figura 4.153, ligeiramente anterior; (2) Figura 4.155, não em perfil, sobreposta à diáfise radial; (3) Figura 4.157, ligeiramente posterior; (4) Figura 4.159, vista posteriormente, adjacente à ulna quando mão e punho estão em rotação interna máxima • A exposição ideal, com **ausência de movimento**, deverá visualizar os contornos ósseos bem definidos e o trabeculado ósseo nítido do colo e da cabeça do rádio.

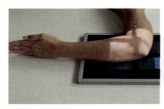

Figura 4.152 1. Mão supinada (rotação externa máxima).

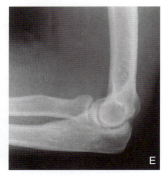

Figura 4.153 Mão supinada (rotação externa máxima).

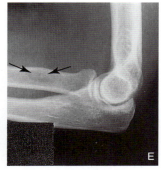

Figura 4.154 2. Mão em perfil.

Figura 4.155 Mão em perfil.

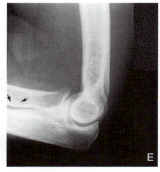

Figura 4.156 3. Mão em posição prona.

Figura 4.157 Mão em posição prona.

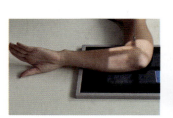

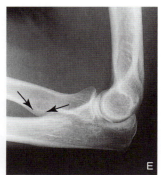

Figura 4.158 4. Mão com rotação interna máxima.

Figura 4.159 Mão com rotação interna máxima.

RADIOGRAFIAS PARA ANÁLISE

Esta seção consiste em uma incidência ideal (Imagem A) com uma ou mais incidências que podem demonstrar erros de posicionamento e/ou técnicos. Analise as Figuras 4.160 a 4.165. Compare a Imagem A às outras incidências e identifique os erros. Enquanto examina cada imagem, considere as seguintes questões:

1. Toda a anatomia essencial é demonstrada na imagem?
2. Quais erros de posicionamento presentes comprometem a qualidade da imagem?
3. Os fatores técnicos são ideais?
4. Há na imagem evidência de marcadores de colimação e do lado anatômico pré-exposição?
5. Esses erros requerem repetição da exposição?

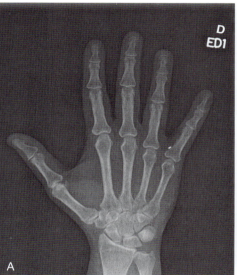
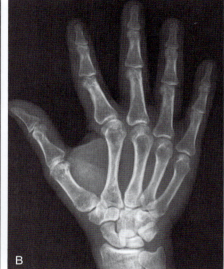
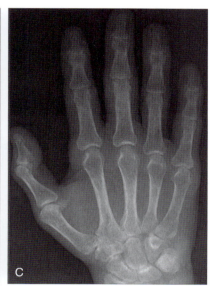

Figura 4.160 PA da mão.

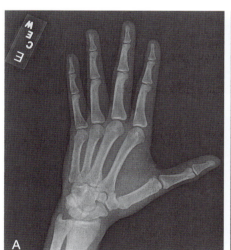
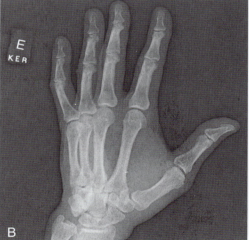
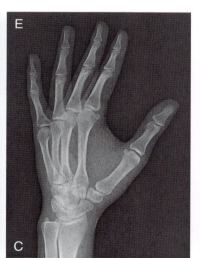

Figura 4.161 PA oblíqua da mão.

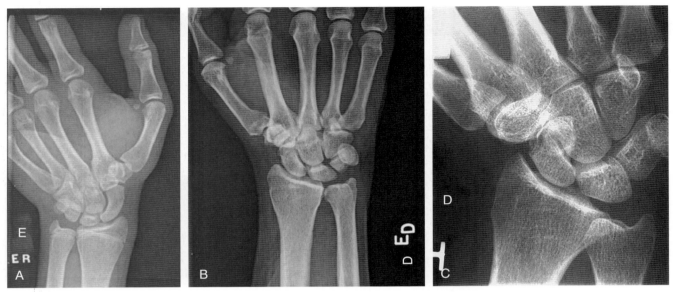

Figura 4.162 PA do punho com desvio ulnar.

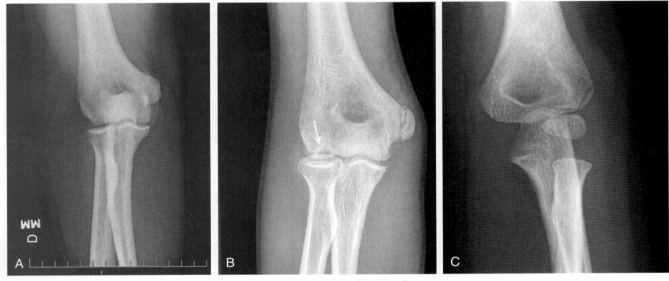

Figura 4.163 AP do cotovelo.

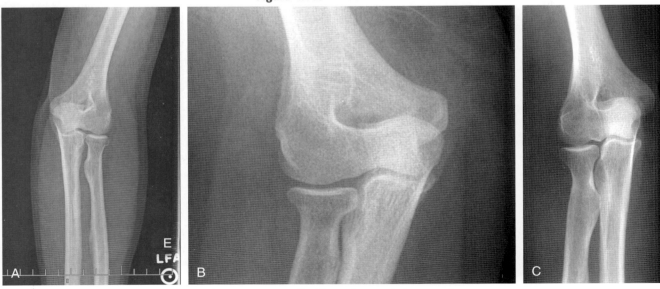

Figura 4.164 Perfil oblíquo (externo) do cotovelo.

CAPÍTULO 4 | MEMBRO SUPERIOR

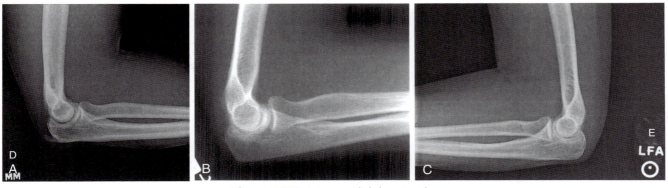

Figura 4.165 Lateromedial do cotovelo.

CAPÍTULO 5

Úmero e Cíngulo do Membro Superior

COLABORAÇÃO DE **Christopher I. Wertz**, MSRS, RT(R)

COLABORADORES DAS EDIÇÕES ANTERIORES John P. Lampignano, MEd, RT(R)(CT), Dan L. Hobbs, MSRS, RT(R)(CT)(MR), Linda S. Lingar, MEd, RT(R)(M), Donna Davis, MEd, RT(R)(CV)

SUMÁRIO

Anatomia Radiográfica

Membro superior (extremidade), *178*

Posicionamento Radiográfico

Rotação da região proximal do úmero, *183*
Considerações sobre posicionamento e exposição, *184*
Considerações técnicas, *184*
Proteção contra radiação, *184*
Considerações especiais sobre o paciente, *184*
Considerações sobre radiologia digital, *185*
Modalidades e procedimentos alternativos, *185*
Indicações clínicas, *185*

Incidências de Rotina, Alternativas e Especiais

Úmero: incidência AP, *187*
Úmero: laterais rotacionais – incidências lateromedial ou mediolateral, *188*
Úmero: perfil com feixe horizontal para traumatismo – incidência lateromedial, *189*
Úmero (traumatismo): incidência em perfil transtorácico, *190*
Ombro (sem traumatismo): incidência AP – rotação externa, *191*
Ombro (sem traumatismo): incidência AP – rotação interna, *192*

Ombro (sem traumatismo): incidência axial inferossuperior, *193*
Ombro (sem traumatismo): incidência PA transaxilar, *194*
Ombro (sem traumatismo): incidência axial inferossuperior, *195*
Ombro (sem traumatismo): incidência AP oblíqua – cavidade glenoidal, *196*
Ombro: incidência AP axial, 1*97*
Ombro (sem traumatismo): incidência tangencial – sulco intertubercular (bicipital), *198*
Ombro (traumatismo): incidência AP – rotação neutra, *199*
Úmero proximal (traumatismo): incidência em perfil transtorácico, *200*
Ombro (traumatismo): incidência PA oblíqua – perfil em "Y" escapular, *201*
Ombro (traumatismo): incidência tangencial – saída do supraespinhoso, *202*
Ombro (traumatismo): incidência AP axial oblíqua apical, *203*
Clavícula: incidências AP e AP axial, *204*
Articulações AC: incidência AP (método de Pearson), *205*
Escápula: incidência AP, *207*
Escápula: incidência em perfil – paciente em posição ortostática, *208*
Escápula: incidência em perfil – paciente em decúbito, *209*

Radiografias para Análise, *210*

ANATOMIA RADIOGRÁFICA

Membro superior (extremidade)

Mão, punho e cotovelo foram descritos no Capítulo 4. Este capítulo descreve o úmero e o cíngulo do membro superior, que inclui a clavícula e a escápula (Figura 5.1).

ÚMERO

No membro superior, o **úmero** é o maior e mais longo osso. Seu comprimento no adulto equivale a aproximadamente um quinto da altura corporal. O úmero articula-se com a **escápula** (lâmina do ombro) na articulação do ombro. A anatomia da região distal do úmero e da articulação do cotovelo foi descrita no Capítulo 4.

Região proximal do úmero

O úmero proximal é a parte do braço que se articula com a escápula e forma a articulação do ombro. A parte mais proximal é a **cabeça** arredondada do úmero. A área levemente estreitada, diretamente abaixo e lateral à cabeça, é o **colo anatômico**, que aparece como uma linha de demarcação entre a cabeça arredondada e os tubérculos (tuberosidades) maior e menor.

O processo diretamente abaixo do colo anatômico, na superfície anterior, é o **tubérculo menor**. O processo lateral, maior, é o **tubérculo maior**, onde se inserem os músculos peitoral maior e supraespinhoso. O sulco profundo entre esses dois tubérculos é o sulco **intertubercular** (sulco bicipital). A área afilada abaixo da cabeça e dos tubérculos é o **colo cirúrgico**, e distal ao colo cirúrgico encontra-se o **corpo** (diáfise) longo do úmero.

O colo cirúrgico é assim denominado por ser um local de fraturas frequentes que necessitam de cirurgias. Fraturas no colo anatômico, o qual é espesso, são mais raras.

A **tuberosidade do deltoide** é a elevação triangular áspera ao longo da superfície anterolateral do corpo (diáfise) onde se insere o músculo deltoide.

Anatomia da região proximal do úmero na radiografia

A Figura 5.2 representa uma rotação neutra (posição natural do braço sem rotação interna ou externa), que situa o úmero em uma posição oblíqua a meia distância entre uma imagem AP (rotação externa) e outra lateral ou perfil (rotação interna). A Figura 5.3 é uma radiografia anteroposterior (AP) do ombro realizada em **rotação externa**, que coloca o úmero em uma posição **AP verdadeira** ou frontal.

Algumas regiões anatômicas são de visualização mais difícil em radiografias do que em desenhos. Entretanto, uma boa compreensão da localização e da relação entre as várias partes ajuda nessa identificação. As seguintes regiões são apresentadas na Figura 5.3:

A. Cabeça do úmero
B. Tubérculo maior
C. Sulco intertubercular
D. Tubérculo menor
E. Colo anatômico
F. Colo cirúrgico
G. Corpo (diáfise).

A localização relativa dos tubérculos maior e menor é importante na determinação de uma incidência frontal verdadeira ou uma incidência AP verdadeira da região proximal do úmero. O **tubérculo menor está situado anteriormente, e o maior, lateralmente,** em uma incidência AP verdadeira.

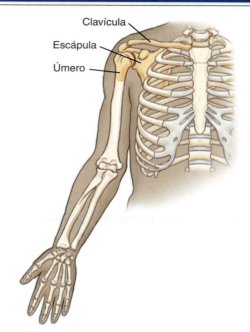

Figura 5.1 Cíngulo do membro superior.

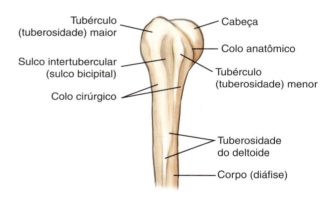

Figura 5.2 Vista frontal da região proximal do úmero – rotação neutra (posição oblíqua).

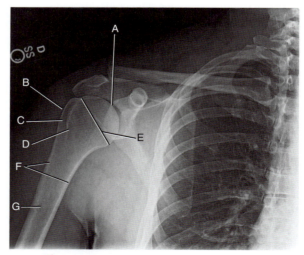

Figura 5.3 AP do ombro – rotação externa.

CÍNGULO DO MEMBRO SUPERIOR

O cíngulo do membro superior consiste em dois ossos: **clavícula** e **escápula** (Figura 5.4). A função da clavícula e da escápula é unir cada membro superior ao tronco ou esqueleto axial. Anteriormente, o cíngulo do membro superior conecta-se ao tronco na porção superior do esterno; entretanto, posteriormente, essa conexão é incompleta porque a escápula está ligada ao tronco somente por músculos.

O cíngulo do membro superior e o membro superior conectam-se na articulação do ombro, entre a escápula e o úmero. Cada clavícula localiza-se acima dos arcos costais anteriores e superiores. Cada escápula situa-se acima dos arcos costais posteriores e superiores.

A borda superior da escápula está localizada no nível da **2ª costela posterior**, e a borda inferior no nível da **7ª costela posterior** (T7). A borda inferior da escápula corresponde à 7ª vértebra torácica (T7), também utilizada como um ponto de referência para a localização do raio central (RC) no posicionamento do tórax (ver Capítulo 2).

Clavícula

A **clavícula** é um osso longo com uma curvatura dupla que tem três partes principais: duas extremidades e uma porção central longa. A **extremidade** lateral ou **acromial** da clavícula articula-se com o acrômio da escápula. Essa articulação é denominada **acromioclavicular** e geralmente é palpada com facilidade.

A **extremidade** medial ou **esternal** articula-se com o manúbrio, que é a parte superior do esterno. Essa **articulação** é denominada **esternoclavicular (EC)** e também é facilmente palpada. A combinação das articulações ECs de cada lado do manúbrio ajuda a constituir um importante ponto de referência anatômica de posicionamento denominada **incisura jugular**.

O **corpo** (diáfise) da clavícula é a porção alongada entre as duas extremidades. A extremidade acromial da clavícula é achatada e tem uma curvatura para baixo em sua fixação no acrômio. A extremidade esternal tem formato mais triangular, mais larga, e é direcionada para baixo a fim de se articular com o esterno.

Em geral, o tamanho e o formato da clavícula diferem em homens e mulheres. A **clavícula feminina** em geral é mais curta e menos curva que a masculina. No homem, a clavícula tende a ser mais espessa e mais curva. Normalmente, essa última característica é mais evidente em homens muito musculosos.

Radiografia da clavícula.
A radiografia AP da clavícula, mostrada na Figura 5.5, revela as duas articulações e as três partes da clavícula:

A. Articulação esternoclavicular
B. Extremidade esternal
C. Corpo
D. Extremidade acromial
E. Articulação acromioclavicular.

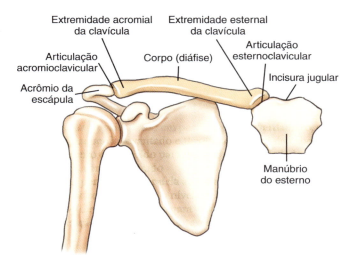

Figura 5.4 Clavícula.

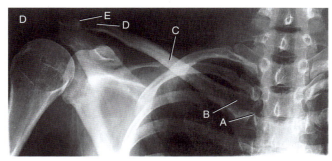

Figura 5.5 Radiografia AP da clavícula.

Escápula

A **escápula**, que forma a parte posterior do cíngulo do membro superior, é um osso triangular plano, com três margens, três ângulos e duas faces. As três margens são a **borda medial** (vertebral), que é a mais longa ou a mais próxima às vértebras; a **borda superior** e a **borda lateral** (axilar), ou a borda mais próxima à fossa axilar (Figura 5.6). *Axila* é o termo médico usado para a cavidade axilar.

Vista anterior. Os três cantos da escápula triangular são denominados *ângulos* (Figura 5.7). O **ângulo lateral**, algumas vezes chamado de *cabeça da escápula*, é a parte mais espessa e termina lateralmente em uma depressão rasa denominada *cavidade (fossa) glenoidal*.

A cabeça umeral articula-se com a cavidade glenoidal da escápula para formar a **articulação escapuloumeral**, também conhecida como *articulação glenoumeral* ou *articulação do ombro*.

A área estreitada entre a cabeça e o corpo da escápula é o **colo**. Os **ângulos superior** e **inferior** correspondem às extremidades superior e inferior da borda medial ou vertebral. O **corpo** (lâmina) da escápula é arqueado para fins de maior resistência. A parte inferior do corpo é fina e plana, e algumas vezes é denominada *asa da escápula*, embora esse não seja o termo anatômico de uso preferencial.

A superfície anterior da escápula é denominada **face costal** pela proximidade com as costelas (*costa*, do latim, significa literalmente "costela"). A área média da face costal representa uma grande concavidade, ou depressão, conhecida como **fossa subescapular**.

O **acrômio** é um processo longo e curvo que se estende lateralmente sobre a cabeça do úmero. O **processo coracoide** é espesso, semelhante a um bico que se projeta em direção anterior sob a clavícula. A **incisura supraescapular** é um sulco na borda superior formado parcialmente pela base do processo coracoide.

Vista posterior. A Figura 5.8 mostra uma estrutura proeminente na face dorsal ou posterior da escápula, chamada **espinha**. A porção elevada da espinha da escápula começa na margem vertebral como uma área triangular lisa e se estende lateralmente para terminar no **acrômio**, que passa por cima da articulação do ombro posteriormente.

A borda posterior, ou ponta da espinha, é espessa e é denominada **crista** da espinha. A espinha separa a superfície posterior em **fossas infra** e **supraespinal**. Essas duas fossas servem como superfícies de fixação para os músculos do ombro. Os nomes desses músculos estão associados às suas respectivas fossas.

Vista lateral. A vista lateral da escápula mostra as posições relativas das várias partes da escápula (Figura 5.9). A escápula é delgada e assemelha-se a um "Y" nessa posição. As partes superiores do "Y" são o **acrômio** e o processo coracoide. O **acrômio** é a extremidade distal expandida da espinha, que se estende superior e posteriormente em direção à cavidade (fossa) glenoidal. O **processo coracoide** localiza-se mais anteriormente em relação à cavidade glenoidal ou articulação do ombro.

A parte inferior do "Y" é o corpo da escápula. A superfície posterior ou dorsal do corpo delgado da escápula é a **face dorsal**. A **espinha** estende-se da face dorsal em sua margem superior. A superfície anterior do corpo é a **face ventral** (costal). A **borda lateral** (axilar) é uma margem mais espessa, ou mais larga, que se estende da **cavidade glenoidal** para o **ângulo inferior** (ver Figura 5.9).

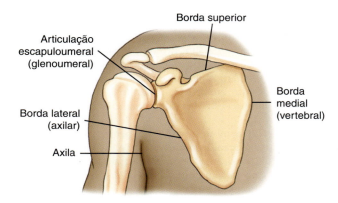

Figura 5.6 Escápula – três bordas e articulação do ombro (glenoumeral).

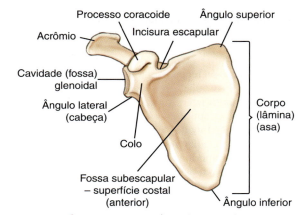

Figura 5.7 Escápula – vista anterior.

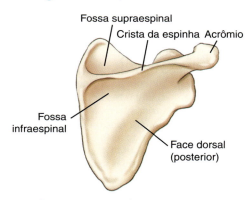

Figura 5.8 Escápula – vista posterior.

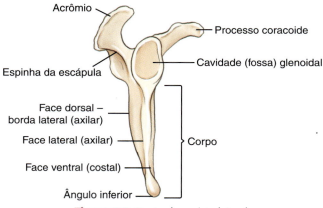

Figura 5.9 Escápula – vista lateral.

EXERCÍCIOS DE REVISÃO COM RADIOGRAFIAS
Incidência AP
Na Figura 5.10 é apresentada uma incidência AP da escápula realizada com o braço abduzido, para que este não se sobreponha à escápula. O conhecimento de formatos e relações das partes anatômicas ajuda na identificação das regiões descritas.

A. Acrômio
B. Colo da escápula (aproximadamente 2,5 cm abaixo do processo coracoide)
C. Incisura supraescapular
D. Ângulo superior
E. Borda medial (vertebral)
F. Ângulo inferior
G. Borda lateral (axilar)
H. Cavidade (fossa) glenoidal ou articulação do ombro.

Incidência lateral
Essa incidência lateral PA oblíqua em "Y" da escápula é realizada com o paciente em uma posição oblíqua anterior e com o tronco superior rodado até que a escápula se dissocie dos arcos costais em uma incidência visualizada do topo ou em perfil verdadeiro (Figura 5.11). Nessa incidência lateral, a escápula apresenta o formato de um "Y", em que o acrômio e o processo coracoide formam as ramificações superiores do "Y"; e o corpo, a parte inferior. A posição do "Y" escapular recebe esse nome por causa de seu formato.

As partes identificadas observadas são:

A. Acrômio
B. Processo coracoide
C. Ângulo inferior
D. Espinha da escápula
E. Corpo da escápula.

Região proximal do úmero e da escápula
Incidência axial inferossuperior. Essa incidência (mostrada na Figura 5.12) resulta em uma visão lateral da cabeça e do colo do úmero. Demonstra também a relação entre o úmero e a cavidade glenoidal, que forma a articulação escapuloumeral (glenoumeral).

A anatomia da escápula pode parecer confusa nessa posição, mas o conhecimento das relações entre as várias partes facilita a identificação.

A parte A da Figura 5.13 é a ponta do **processo coracoide**, que se localiza anteriormente à articulação do ombro; portanto, é vista superiormente com o paciente em decúbito dorsal (ver Figura 5.12).

A parte B é a **cavidade glenoidal**, que é a superfície de articulação do **ângulo lateral** ou **cabeça** da escápula.

A parte C é a **espinha** da escápula, que se localiza posteriormente com o paciente em decúbito dorsal (ver Figura 5.12).

A parte D é o **acrômio**, que é a porção estendida da espinha, que se sobrepõe ao úmero nessa posição.

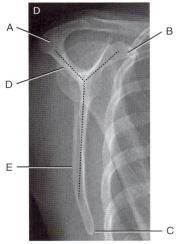

Figura 5.11 Incidência PA oblíqua (posição do "Y" escapular). (Cortesia de Joss Wertz, DO.)

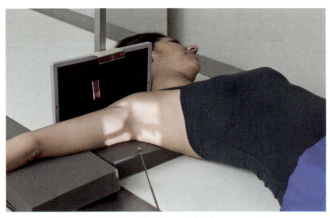

Figura 5.12 Incidência axial inferossuperior.

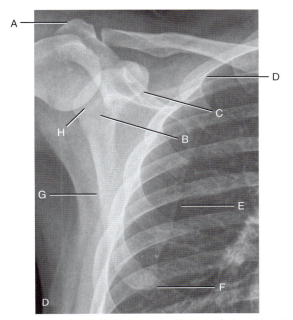

Figura 5.10 Incidência AP da escápula. (Cortesia de Joss Wertz, DO.)

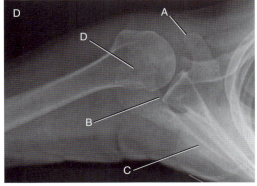

Figura 5.13 Incidência axial inferossuperior.

CLASSIFICAÇÃO DAS ARTICULAÇÕES

Três articulações estão envolvidas no cíngulo do membro superior: **articulação esternoclavicular**, **articulação acromioclavicular** e **articulação escapuloumeral** (do ombro) (Figura 5.14).

Classificação

As três articulações do cíngulo do membro superior são classificadas como **articulações sinoviais**, e se caracterizam por uma cápsula fibrosa que contém líquido sinovial.

Tipo de mobilidade

O tipo de mobilidade dessas três articulações é livremente móvel ou **diartrodial**. Todas as articulações sinoviais são, por natureza, livremente móveis; o que as diferencia é o tipo de movimento.

Tipo de movimento

A **articulação escapuloumeral** (glenoumeral) ou do ombro envolve a junção entre a cabeça do úmero e a cavidade glenoidal da escápula. O tipo de movimento é uma **articulação esferoidal (do tipo bola e soquete)**, que permite grande liberdade de movimento. Esses movimentos incluem **flexão, extensão, abdução, adução, circundução** e **rotações medial** (interna) e **lateral** (externa).

A cavidade glenoidal é muito rasa, o que permite a maior amplitude de movimento de todas as articulações do corpo humano, mas com algum comprometimento da estabilidade e da força. A estabilidade é possibilitada por ligamentos, tendões e músculos fortes que circundam a articulação. Entretanto, o estiramento desses músculos e tendões pode causar diástase ou luxação da cabeça umeral em relação à cavidade glenoidal. As luxações na articulação do ombro são mais frequentes do que em qualquer outra articulação, o que justifica a alta demanda de exames radiológicos do ombro para avaliação de dano estrutural. O cíngulo do membro superior também inclui duas articulações que envolvem ambas as extremidades da clavícula: as *articulações EC e AC*.

A **articulação EC** é uma **articulação de plano duplo**, ou **deslizante**, porque a extremidade distal da clavícula articula-se com o manúbrio, ou porção superior do esterno, e a cartilagem da 1ª costela. Ocorre uma quantidade limitada de movimento deslizante em quase todas as direções.

A **articulação AC** também é uma pequena articulação sinovial, com **movimento do tipo plano ou deslizante** entre a extremidade acromial da clavícula e a face medial do acrômio da escápula. Ocorrem dois tipos de movimento nessa articulação. O movimento primário é uma ação de deslizamento entre a extremidade da clavícula e o acrômio. Também acontece algum movimento rotacional secundário enquanto a escápula se move para a frente e para trás em relação à clavícula. Esse movimento permite que a escápula ajuste sua posição e permaneça em contato íntimo com a parede torácica posterior. Entretanto, o movimento rotacional é limitado, e essa articulação geralmente é referida como do tipo plano ou deslizante. A Tabela 5.1 apresenta um resumo das articulações do cíngulo do membro superior.

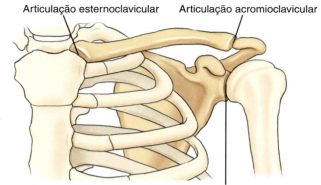

Figura 5.14 Articulações do cíngulo do membro superior.

Tabela 5.1 Resumo das articulações do cíngulo do membro superior.

Classificação
Sinovial (cápsula articular contendo líquido sinovial)
Tipo de mobilidade
Diartrodial (livremente móvel)

Tipos de movimento	
1. Articulação escapuloumeral (glenoumeral)	Bola e soquete ou esferoidal
2. Articulação esternoclavicular	Plano ou deslizamento
3. Articulação acromioclavicular	Plano ou deslizamento

POSICIONAMENTO RADIOGRÁFICO

Rotação da região proximal do úmero
RADIOGRAFIAS DA REGIÃO PROXIMAL DO ÚMERO

Incidências rotacionais do úmero proximal ou do cíngulo do membro superior são realizadas geralmente em pacientes que não sofreram traumatismo, quando fraturas evidentes ou luxações do úmero já foram descartadas. Essas incidências AP rotacionais delineiam bem a articulação escapuloumeral (do ombro) e podem revelar possíveis depósitos de cálcio ou outras condições. Deve-se observar especificamente a localização e os formatos dos **tubérculos maior** (A) e **menor** (B) nessas radiografias em rotações externa, interna e neutra (ver Figuras 5.16, 5.18 e 5.20).

Com o estudo da posição e das relações dos tubérculos maior e menor em uma radiografia do ombro, pode-se determinar a posição rotacional do braço. Esse conhecimento permite que se saiba qual incidência rotacional é necessária para a visualização de partes específicas da região proximal do úmero.

Rotação externa

A posição em rotação externa representa uma **incidência AP** verdadeira do úmero na posição anatômica, determinada pelos epicôndilos da região distal do úmero. O posicionamento requer a supinação da mão e a rotação externa do cotovelo, de modo que a linha interepicondilar esteja **paralela ao receptor de imagem (RI)** (Figura 5.15).

NOTA: Isso pode ser verificado pelo próprio profissional, ao deixar o braço pendente ao lado do corpo e rodar externamente a mão e o braço enquanto palpa os epicôndilos da região distal do úmero.

Na radiografia em rotação externa (ver Figura 5.16), o **tubérculo maior** (A), que se localiza anteriormente em posição neutra, agora é visualizado **lateralmente em perfil**. O **tubérculo menor** (B) localiza-se agora **anteriormente** e exatamente medial ao tubérculo maior.

Rotação interna

Para a posição em rotação interna, a mão e o braço são rodados internamente até os epicôndilos da região distal do úmero estarem **perpendiculares ao RI**, o que coloca o úmero em uma **incidência em perfil verdadeiro**. A mão deve estar em pronação e o cotovelo ajustado para que os epicôndilos estejam **perpendiculares ao RI** (Figura 5.17).

A incidência AP do ombro realizada em rotação interna (ver Figura 5.18) é, portanto, uma incidência em perfil (lateral) da região proximal do úmero na qual o **tubérculo maior** (A) agora está rodado ao redor da face anterior e medial do úmero proximal. O **tubérculo menor** (B) também é visualizado anteriormente em perfil.

Rotação neutra

Essa incidência é apropriada para um paciente com traumatismo, quando não é aconselhável realizar a rotação da parte corporal. Os epicôndilos da região distal do úmero aparecem em um ângulo **aproximado de 45° em relação ao RI** (Figura 5.19). A **palma da mão voltada para dentro**, na direção da coxa, resulta em uma posição oblíqua a 45° do úmero. A posição neutra é por volta de meia distância entre as posições de rotação interna e externa. O tubérculo maior está anterior, mas ainda lateral ao tubérculo menor, como pode ser visto na Figura 5.20.

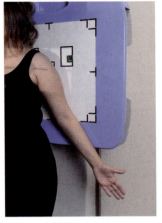
Figura 5.15 Rotação externa (incidência AP do úmero).

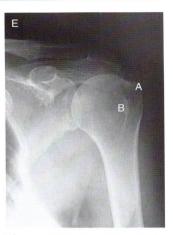
Figura 5.16 Rotação externa (incidência AP do úmero).

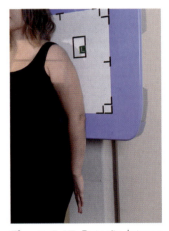
Figura 5.17 Rotação interna (incidência em perfil do úmero).

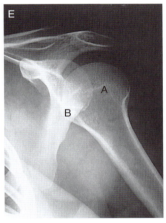
Figura 5.18 Rotação interna (incidência em perfil do úmero).

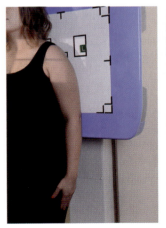
Figura 5.19 Rotação neutra (incidência oblíqua do úmero).

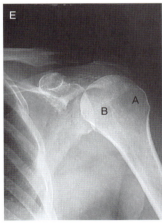
Figura 5.20 Rotação neutra (incidência oblíqua do úmero).

Considerações sobre posicionamento e exposição

As considerações gerais sobre posicionamento para úmero e cíngulo do membro superior (clavícula e escápula) são similares às de outros procedimentos em membros superiores e inferiores.

Considerações técnicas

Dependendo da espessura do membro, o úmero pode ser radiografado com ou sem grade. Em geral, as grades são utilizadas com o paciente em ortostasia, por meio de um *bucky*. Entretanto, os ombros dos adultos normalmente medem de 10 a 15 cm, e o uso da grade, portanto, é necessário. Outras considerações técnicas serão relacionadas a seguir. Crianças e adultos do tipo astênico podem ter ombros com menos de 10 cm, o que requer ajustes do fator de exposição sem o emprego de grades. As articulações ACs com frequência também medem menos de 10 cm e necessitam de kVp menor (70 a 75 kVp) sem grades. Entretanto, essa prática pode variar de acordo com o protocolo do serviço de radiologia, e as grades geralmente são utilizadas para as articulações AC a fim de reduzir a radiação secundária. Todavia, o uso de grade resulta em radiação adicional para o paciente causada pela necessidade de aumento dos fatores de exposição.

ÚMERO E OMBRO DE ADULTO MÉDIO

1. Níveis médios de kVp: 70 a 85 kVp, com grade para ombros com espessura > 10 cm (< 10 cm, 70 a 75 kVp, sem grade)
2. Níveis mais elevados de miliamperagem (mA) com menores tempos de exposição
3. Ponto focal pequeno
4. Centralizar a célula para controle automático de exposição (CAE), se utilizado para ombro (técnicas manuais podem ser recomendadas em certas incidências, como as do úmero e da articulação AC)
5. Níveis de miliamperagem-segundos (mAs) adequados para densidade (brilho) suficiente (para visualização das partes moles, margens ósseas e marcas trabeculares de todos os ossos)
6. Distância fonte-receptor de imagem (DFR) de 100 a 110 cm, exceto para articulação AC, que pode usar DFR de 180 cm para menor divergência do feixe. Isso é altamente eficaz para a apresentação de estudos comparativos das articulações AC com ambas as articulações em uma única exposição
7. Filtro de compensação: o uso de um filtro de compensação bumerangue para incidências AP do ombro e da escápula permite que tanto os tecidos moles quanto a anatomia óssea sejam claramente demonstrados. É especialmente eficaz para a demonstração do acrômio e da região das articulações AC, por permitir uma ótima visualização da região mais densa da articulação do ombro (Figuras 5.21 e 5.22).

Proteção contra radiação

PROTEÇÃO GONADAL

Com frequência, a proteção gonadal é importante para o exame radiológico do membro superior, quando são realizadas radiografias em decúbito dorsal, pela proximidade das partes do membro superior – mãos e punhos – com as gônadas. Quando o paciente está sentado ereto, a relação dos feixes divergentes de raios X com a região pélvica também requer proteção gonadal. A proteção das regiões radiossensíveis do corpo, sempre que possível, é uma boa prática e transmite confiança ao paciente.

PROTEÇÃO DA TIREOIDE, DOS PULMÕES E DAS MAMAS

A radiografia da região do ombro pode liberar doses de radiação potencialmente significativas para a tireoide, os pulmões e as mamas, que são órgãos radiossensíveis. É importante realizar

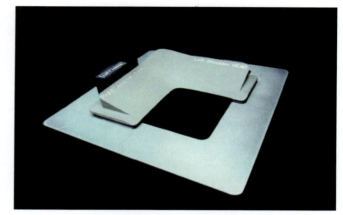

Figura 5.21 Filtro de compensação bumerangue. (Ferlic, Inc.)

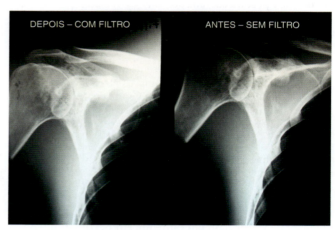

Figura 5.22 Incidência AP do ombro com e sem uso de filtro de compensação bumerangue. (Ferlic, Inc.)

a **colimação fechada** na área de interesse, bem como fornecer **proteção de contato contra radiação** sobre essas regiões, desde que não obscureça a área de interesse.

Considerações especiais sobre o paciente

APLICAÇÕES PEDIÁTRICAS

As rotinas utilizadas para os exames radiológicos do úmero e do cíngulo do membro superior em geral não variam de modo significativo de pacientes adultos para pediátricos, apesar de ser essencial que a técnica de exposição seja reduzida para compensar a menor quantidade e densidade (brilho) dos tecidos. Os artefatos de **movimento do paciente** exercem grande influência sobre a qualidade da radiografia pediátrica. Em geral, a imobilização é necessária para ajudar a criança a manter uma posição adequada. Esponjas e fitas são muito úteis, mas é necessário cuidado na utilização de sacos de areia em razão do peso.

Com frequência, os pais são solicitados a auxiliar durante o exame radiológico. Será fornecida proteção adequada se eles permanecerem na sala de exame durante a exposição. Para conseguir máxima cooperação, o técnico deve conversar com a criança de maneira calma e utilizar palavras que ela possa entender com facilidade.

APLICAÇÕES GERIÁTRICAS

É essencial que sejam dadas instruções claras e completas aos pacientes idosos. A rotina de exames do úmero e do cíngulo do membro superior pode ser alterada, ajustando-se às condições físicas do paciente mais velho. Em decorrência de doenças degenerativas por vezes encontradas em idosos, pode ser necessária a redução da intensidade dos parâmetros da técnica radiográfica.

CONSIDERAÇÕES SOBRE O PACIENTE OBESO

Em pacientes obesos, utilizam-se pontos de palpação alternativos (incisura jugular e articulação AC) para incidências do ombro, em vez do processo coracoide. Ao optar pelo uso da articulação AC para identificar a articulação do ombro, é preciso descer 5 cm abaixo articulação AC e deslocar-se 1,25 cm em sentido medial para a localização da articulação escapuloumeral.

Deve-se usar um filtro de compensação bumerangue para incidências AP do ombro e da escápula em razão da maior espessura do ombro. Isso permite melhor visualização dos tecidos moles e da anatomia óssea. Posições eretas são preferenciais, quando possível, para o conforto do paciente e para reduzir a distância objeto-imagem (DOI) bem como a distorção das partes corporais devido à postura curvada dos ombros. A colimação é fundamental para reduzir a radiação secundária que alcança o receptor de imagem. A região proximal do úmero deve ser radiografada com grade. Embora isso contribua para o aumento da dose de radiação a que o paciente está exposto, a grade diminui a radiação dispersa e melhora o contraste da imagem e a visualização das partes anatômicas.

Considerações sobre radiologia digital

Diretrizes específicas devem ser seguidas ao serem empregados sistemas de imagens digitais para a realização de radiografias do úmero e do cíngulo do membro superior. Essas diretrizes para o membro superior foram descritas em mais detalhes no Capítulo 4 e estão resumidas a seguir.

1. **Colimação:** é importante uma boa colimação para assegurar uma ótima qualidade da imagem final após o processamento
2. **Precisão na centralização:** considerando a maneira como o leitor faz o escaneamento da placa de imagem exposta, é importante que a parte corporal e o RC sejam centralizados com precisão em relação ao RI
3. **Fatores de exposição:** em relação à exposição do paciente, o princípio ALARA (expor o paciente o mínimo possível à radiação) deve ser seguido: utilizar os menores fatores de exposição necessários para a obtenção de uma imagem diagnóstica. Isso envolve o uso de níveis de kVp mais elevados e de mAs mais baixos, que resultem em uma imagem final de boa qualidade diagnóstica
4. **Avaliação pós-processamento do índice de exposição:** após o processamento da imagem que fica pronta para visualização, o técnico deve avaliar o índice de exposição para verificar se os fatores de exposição utilizados atendem aos padrões ALARA e produzem uma imagem de boa qualidade.

Modalidades e procedimentos alternativos

ARTROGRAFIA

A artrografia é utilizada algumas vezes no exame de lesão das partes moles, como rupturas do manguito rotador associadas ao cíngulo do membro superior. Esse procedimento, descrito com mais detalhes no Capítulo 19, requer o uso de meio de contraste radiológico injetado de maneira estéril através da cápsula articular, sob a orientação de fluoroscopia.

TOMOGRAFIA COMPUTADORIZADA E RESSONÂNCIA MAGNÉTICA

Tomografia computadorizada (TC) e ressonância magnética (RM) geralmente são utilizadas para avaliar o envolvimento das partes moles e ósseas do ombro. Imagens de TC em secções transversais também são excelentes para avaliar a extensão de fraturas. RM, com ou sem uso de meio de contraste, é útil no diagnóstico das lesões do manguito rotador. A artrotomografia pode ser realizada em substituição ou em combinação com a artrografia convencional.

MEDICINA NUCLEAR

Imagens de cintilografia óssea são úteis na demonstração de osteomielite, lesões ósseas metastáticas e celulite. Doenças são demonstradas dentro de 24 h após a administração do radiotraçador. A cintilografia é mais sensível do que a radiografia porque avalia os aspectos fisiológicos em vez dos anatômicos.

ULTRASSONOGRAFIA

O ultrassom é útil para obtenção de imagens musculoesqueléticas, como a articulação do ombro, porque avalia os tecidos moles dentro da articulação e pesquisa possíveis rupturas do manguito rotador e lesões de bolsa, nervos, tendões ou ligamentos. Esses estudos podem ser complementares aos estudos RM de custo mais elevado. O ultrassom também permite a avaliação dinâmica da articulação.

Indicações clínicas

As indicações clínicas que envolvem o cíngulo do membro superior, com as quais todo técnico deve familiarizar-se, incluem as seguintes:

Artrite reumatoide (AR) é uma doença sistêmica crônica caracterizada por alterações inflamatórias que ocorrem nos tecidos conjuntivos do corpo. A inflamação começa nas membranas sinoviais e posteriormente pode envolver a cartilagem articular e a cortical óssea. A AR é mais comum em mulheres do que em homens. A evidência radiográfica inclui perda de espaço articular, destruição do osso cortical e deformidade óssea.[1]

Bursite é uma inflamação das bolsas (bursas), sacos preenchidos de líquido que envolvem as articulações. O ombro é a articulação que mais desenvolve bursite, e os movimentos repetitivos são a causa mais comum. Entretanto, a presença de traumatismo, artrite reumatoide e infecção também pode provocar bursite.[3] Geralmente, está associada à calcificação nos tendões, o que causa dor e limitação dos movimentos.

Capsulite adesiva crônica idiopática (ombro congelado) é uma limitação da articulação do ombro provocada por inflamação crônica dentro e ao redor da articulação. Caracteriza-se por dor e limitação dos movimentos. (*Idiopática* significa de causa desconhecida.)

Diástase da articulação AC refere-se ao traumatismo do cíngulo do membro superior em decorrência de uma ruptura parcial ou total do ligamento acromioclavicular (AC) e/ou coracoclavicular (CC). Lesões da articulação AC representam quase a metade das lesões de ombro associadas à prática esportiva, geralmente resultantes de quedas sobre a ponta do ombro com o braço em adução. Atualmente, existem seis classificações da diástase da articulação AC, que vão desde estiramento até a separação completa entre a clavícula e o acrômio causada por rupturas ligamentares.[1]

Fratura de Hill-Sachs é uma fratura por compressão da superfície articular da face posterolateral da cabeça umeral que em geral está associada à luxação anterior da cabeça umeral.

Lesão de Bankart é uma lesão da face anteroinferior do *labrum* glenoidal. Muitas vezes, esse tipo de lesão é causado por luxação anterior do úmero proximal. As luxações repetidas podem resultar em uma pequena fratura por avulsão na região anteroinferior da borda da cavidade glenoidal.

Lesão do manguito rotador é uma lesão traumática aguda ou crônica em um ou mais músculos que formam o manguito rotador – redondo menor, supraespinhoso, infraespinhoso e subescapular. Lesões do manguito rotador limitam a amplitude de movimentos do ombro – a mais comum é o impacto do tendão do músculo supraespinhoso em sua passagem abaixo do acrômio, causada por um esporão ósseo subacromial. A irritação repetida, provocada pelo esporão, pode levar à ruptura parcial ou completa do tendão supraespinhoso evidenciada em exames de RM e ultrassonográficos do ombro (Figuras 5.23 e 5.24).

Luxação acromioclavicular (AC) é uma lesão na qual a região distal da clavícula normalmente é deslocada para cima. A queda é a causa mais comum dessa lesão, e é mais frequente em crianças do que em adultos.[2]

Luxação do ombro é o deslocamento traumático da cabeça umeral para fora da cavidade glenoidal. Dentre as luxações do ombro, 95% são anteriores, nas quais a cabeça umeral é projetada anteriormente à cavidade glenoidal.

Osteoartrite, também denominada **doença articular degenerativa (DAD)**, é uma doença articular não inflamatória caracterizada pela deterioração gradual da cartilagem articular, com formação de osso hipertrófico. A DAD é o tipo mais comum de artrite e é considerada parte do processo normal de envelhecimento. Com frequência, acomete indivíduos com mais de 50 anos, obesos crônicos e atletas.

Osteoporose e fraturas resultantes são causadas pela redução da quantidade de osso ou atrofia do tecido esquelético. A osteoporose ocorre em mulheres na menopausa e em homens idosos, caracterizando-se por trabéculas ósseas escassas e finas. Está relacionada com a maioria das fraturas sofridas por mulheres com mais de 50 anos.

Síndrome do impacto é o impacto do tubérculo maior e das partes moles no arco ligamentar e ósseo coracoacromial, que ocorre geralmente durante a abdução do braço.[4]

Tendinite é uma condição inflamatória do tendão que quase sempre resulta de um estiramento. A Tabela 5.2 apresenta um resumo das indicações clínicas.

Incidências de rotina, alternativas e especiais

As incidências de rotina, alternativas e especiais do úmero, do ombro, da clavícula, das articulações AC e da escápula são demonstradas e descritas nas páginas a seguir.

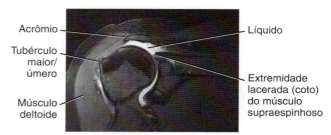

Figura 5.23 RM mostrando ruptura de espessura total do tendão do músculo supraespinhoso.

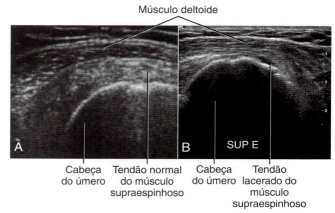

Figura 5.24 Exames de ultrassom do tendão normal (**A**) e do tendão lacerado (**B**) do músculo supraespinhoso.

Tabela 5.2 Resumo das indicações clínicas.

CONDIÇÃO OU DOENÇA	EXAME RADIOLÓGICO MAIS COMUM	POSSÍVEL APARÊNCIA RADIOLÓGICA	AJUSTE DO FATOR DE EXPOSIÇÃO[a]
Artrite reumatoide (AR)	AP e perfil do ombro	Perda de espaço articular, erosão óssea, deformidade óssea	Diminuir (−)
Bursite	AP e perfil do ombro	Espaço articular preenchido por líquido com possível calcificação	Nenhum
Capsulite adesiva crônica idiopática (ombro congelado)	AP com rotação do ombro e PA (método escapular Y-Neer)	Possível calcificação ou outras anormalidades do espaço articular	Nenhum
Diástase da articulação AC	Unilateral ou bilateral, articulações AC eretas (com ou sem carga) ou método de Zanca	Alargamento assimétrico da articulação AC em comparação com o lado oposto[13]	Nenhum
Fratura de Hill-Sachs	AP com rotação interna e transaxilar com rotação externa exagerada	Fratura por compressão e possível luxação anterior da cabeça umeral	Nenhum
Lesão de Bankart	AP em rotação interna, PA oblíqua. ("Y" escapular) ou oblíqua AP (Grashey)	Possível pequena fratura por avulsão do aspecto anteroinferior da margem glenoidal	Nenhum
Lesão do manguito rotador	RM ou ultrassonografia	Ruptura tendínea parcial ou completa	Não aplicável
Luxação AC	Unilateral ou bilateral, articulações AC eretas	Alargamento do espaço articular AC	Nenhum
Luxação do ombro	PA oblíqua ("Y" escapular), transtorácica lateral ou método de Garth	Separação entre a cabeça umeral e a cavidade glenoidal	Nenhum
Osteoartrite	AP e perfil do ombro	Estreitamento do espaço articular	Diminuir (−)
Osteoporose (fraturas resultantes)	AP e perfil do ombro	Cortical óssea fina	Diminuir (−)
Síndrome do impacto	AP axial apical do ombro, PA oblíqua ("Y" escapular), método de Neer	Possíveis esporões ósseos próximos ao espaço subacromial	Nenhum
Tendinite	Método de Neer, RM ou ultrassonografia	Tendões calcificados	Nenhum

[a]Depende do estágio e da gravidade da doença ou condição. Os ajustes da exposição aplicam-se essencialmente ao uso de fatores manuais de exposição.

CAPÍTULO 5 | ÚMERO E CÍNGULO DO MEMBRO SUPERIOR 187

ÚMERO: INCIDÊNCIA AP

ADVERTÊNCIA: Não tentar rodar o braço se houver suspeita de fratura ou luxação.

Indicações clínicas
- Fratura e luxação do úmero
- Processos patológicos, incluindo osteoporose.

Úmero
ROTINA
- AP
- Laterais rotacionais

Fatores técnicos
- DFR mínima – 100 cm
- Tamanho do RI – longitudinal ou retrato (grande o suficiente para incluir todo o úmero)
- O tamanho é de 35 × 43 cm; pode ser necessário o posicionamento diagonal do chassi para incluir ambas as articulações
- Para pacientes pediátricos, 24 × 30 cm
- Grade (sem grade para o úmero com < 10 cm de espessura)
- Faixa de 70 a 85 kVp.

Proteção. Proteger tecidos radiossensíveis fora da área de interesse.

Posicionamento do paciente. Posicionar o paciente ereto ou em decúbito dorsal. Ajustar a altura do chassi para que as articulações do ombro e do cotovelo estejam equidistantes em relação às extremidades do RI (Figuras 5.25 e 5.26).

Posicionamento da parte
- Rodar o corpo para o lado afetado, a fim de colocar o ombro e a região proximal do úmero em contato com o chassi
- Alinhar o úmero com o eixo longitudinal do RI, a não ser que seja necessário um posicionamento diagonal para incluir as articulações do ombro e do cotovelo
- Estender a mão e o antebraço até o ponto em que o paciente possa tolerar
- Abduzir levemente o braço e colocar a mão em supinação cuidadosamente, para que os **epicôndilos do cotovelo fiquem paralelos e equidistantes** em relação ao RI.

RC
- RC perpendicular ao RI, direcionado para o **ponto médio do úmero**.

Colimação recomendada. Colimar os lados das partes moles das bordas do úmero e do ombro. (A margem inferior do campo de colimação deve incluir a articulação do cotovelo e aproximadamente 2,5 cm da região proximal do antebraço.)

Respiração. Suspender a respiração durante a exposição.

Critérios de avaliação

Anatomia demonstrada: • A incidência AP mostra todo o úmero, incluindo articulações do ombro e do cotovelo (Figuras 5.27 e 5.28).
Posicionamento: • O eixo longitudinal do úmero deve estar alinhado com o eixo longitudinal do RI • A incidência **AP verdadeira** é evidenciada no úmero proximal por: tubérculo maior visualizado em perfil lateralmente e cabeça umeral visualizada em parte em perfil medialmente, com mínima sobreposição da cavidade glenoidal • Úmero distal: epicôndilos medial e lateral são visualizados em perfil • Colimação da área de interesse.
Exposição: • Densidade (brilho) e contraste adequados, **sem artefatos de movimento**, possibilitam a visualização clara e bem definida do trabeculado ósseo e das bordas corticais nas porções proximal e distal do úmero.

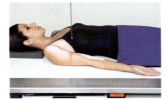

Figura 5.25 AP em decúbito dorsal.

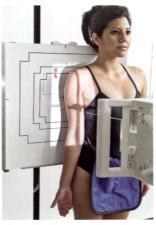

Figura 5.26 AP em posição ortostática.

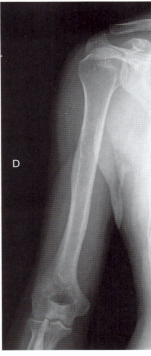

Figura 5.27 Incidência AP do úmero.

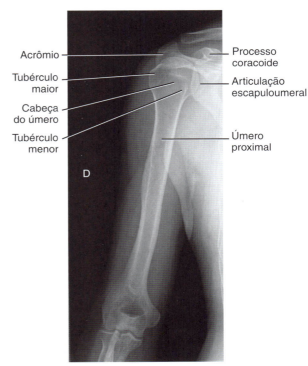

Figura 5.28 Incidência AP do úmero.

ÚMERO: LATERAIS ROTACIONAIS – INCIDÊNCIAS LATEROMEDIAL OU MEDIOLATERAL

ADVERTÊNCIA: Não tentar rodar o braço se houver suspeita de fratura ou luxação (ver Úmero: perfil com feixe horizontal para traumatismo – incidência lateromedial, a seguir).

Indicações clínicas
- Fraturas e luxações do úmero
- Processos patológicos, incluindo osteoporose.

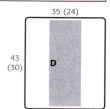

Úmero
ROTINA
- AP
- Laterais rotacionais

Fatores técnicos
- DFR mínima – 100 cm
- Tamanho do RI – longitudinal (grande o suficiente para incluir todo o úmero)
- O tamanho deve ser 35 × 43 cm
- Para pacientes pediátricos, 24 × 30 cm
- Grade (sem grade para o úmero com < 10 cm de espessura)
- Faixa de 70 a 85 kVp.

Proteção. Proteger tecidos radiossensíveis fora da área de interesse.

Posicionamento do paciente e da parte
- Posicionar o paciente ereto ou em decúbito dorsal para as incidências lateromedial ou mediolateral
- **Lateromedial:** posicionar o paciente ereto, de costas para o RI, e com o cotovelo parcialmente flexionado, o corpo rodado para o lado afetado, se for preciso, para que o úmero e o ombro estejam em contato com o chassi. **Rodar internamente o braço**, como necessário, para a incidência em perfil; **epicôndilos perpendiculares** ao RI (Figuras 5.29 e 5.30).
- **Mediolateral:** colocar o paciente de frente para o RI (Figura 5.31) e em obliquidade, se necessário (20-30° em relação à PA), para permitir o contato do úmero com o RI; flexionar o cotovelo a 90°, como mostrado
- Ajustar a altura do receptor de imagem para que as articulações do ombro e do cotovelo estejam equidistantes em relação às suas extremidades.

RC
- RC perpendicular ao RI, direcionado para o **ponto médio do úmero**.

Colimação recomendada. Colimar os quatro lados das partes moles da borda do úmero, assegurando a inclusão das articulações do ombro e do cotovelo (Figura 5.32).

Respiração. Suspender a respiração durante a exposição.

Critérios de avaliação
Anatomia demonstrada: • Incidência em perfil de todo o úmero, incluindo articulações do cotovelo e do ombro (Figura 5.33; ver Figura 5.32).
Posicionamento: • A incidência em perfil verdadeiro é evidenciada por: sobreposição direta dos epicôndilos; e tubérculo menor demonstrado em perfil na região medial, parcialmente sobreposto pela porção inferior da cavidade glenoidal • Colimação da área de interesse.
Exposição: • Densidade (brilho) e contraste adequados, **sem artefatos de movimento**, possibilitam a visualização clara e bem definida do trabeculado ósseo umeral.

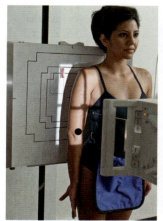

Figura 5.29 Incidência em perfil em posição ortostática – lateromedial, de costas para o RI.

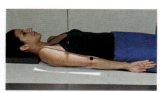

Figura 5.30 Incidência em perfil em decúbito dorsal.

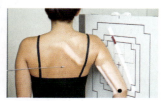

Figura 5.31 Incidência em perfil em posição ortostática – mediolateral, de frente para o RI.

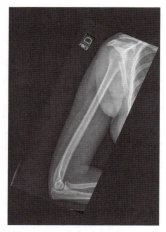

Figura 5.32 Incidência mediolateral do úmero em posição ortostática. (Cortesia de Joss Wertz, DO.)

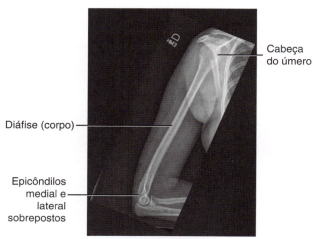

Cabeça do úmero
Diáfise (corpo)
Epicôndilos medial e lateral sobrepostos

Figura 5.33 Incidência mediolateral. (Cortesia de Joss Wertz, DO.)

ÚMERO: PERFIL COM FEIXE HORIZONTAL PARA TRAUMATISMO – INCIDÊNCIA LATEROMEDIAL
ÚMERO DISTAL

ADVERTÊNCIA: Não tentar rodar o braço se houver suspeita de fratura ou luxação.

Essa incidência é usada em conjunto com a de perfil transtorácico, ver Úmero (traumatismo): incidência em perfil transtorácico, a seguir.

Úmero
ROTINA
- AP
- Laterais rotacionais

ESPECIAIS (TRAUMATISMO)
- Perfil com feixe horizontal
- Perfil transtorácico

Indicações clínicas
- Fraturas e luxações dos pontos médio e distal do úmero
- Processos patológicos, incluindo osteoporose.

Fatores técnicos
- DFR mínima – 100 cm
- Tamanho do RI – 35 × 43; para paciente menor, 24 × 30 cm, transversal
- Sem grade
- Faixa de 70 a 85 kVp.

Proteção. Proteger tecidos radiossensíveis fora da área de interesse.

Posicionamento do paciente e da parte
- Com o paciente em decúbito dorsal, realizar a radiografia com feixe horizontal lateral, com apoio sob o braço (Figura 5.34)
- Flexionar o cotovelo, se possível, mas não tentar rodar o braço; a incidência deve estar a 90° da AP
- Colocar com cuidado o receptor de imagem entre o braço e o tórax (o topo do RI direcionado para a fossa axilar).

RC
- RC perpendicular ao ponto médio dos dois terços distais do úmero.

Colimação recomendada. Colimar as margens das partes moles. Incluir regiões distal e média do úmero, articulação do cotovelo e região proximal do antebraço.

Respiração. Suspender a respiração durante a exposição. (Essa etapa é importante para impedir a movimentação do RI durante a exposição.)

Critérios de avaliação
Anatomia demonstrada: • Incidência em perfil dos pontos médio e distal do úmero, incluindo a articulação do cotovelo (Figuras 5.35 e 5.36) • Os dois terços distais do úmero devem ser bem visualizados.
Posicionamento: • O eixo longitudinal do úmero deve estar alinhado com o eixo longitudinal do RI • Cotovelo flexionado a 90° • Colimação da área de interesse.
Exposição: • Densidade (brilho) e contraste adequados, **sem artefatos de movimento**, devem possibilitar a visualização clara e bem definida do trabeculado ósseo e das bordas corticais.

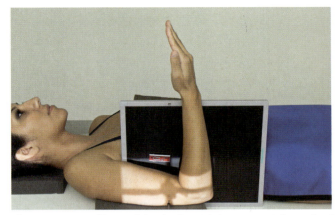

Figura 5.34 Perfil com feixe horizontal (pontos médio e distal do úmero).

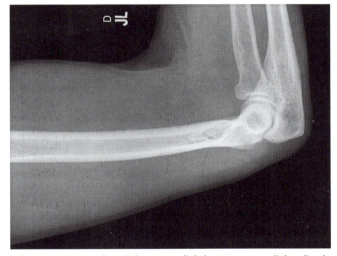

Figura 5.35 Incidência lateromedial do úmero medial a distal.

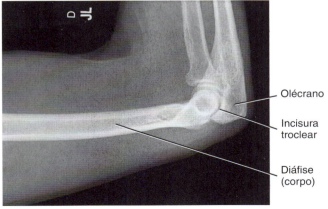

Olécrano
Incisura troclear
Diáfise (corpo)

Figura 5.36 Incidência lateromedial do úmero medial a distal.

ÚMERO (TRAUMATISMO): INCIDÊNCIA EM PERFIL TRANSTORÁCICO

Indicações clínicas
- Fraturas da diáfise do úmero (além da incidência em perfil transtorácico – Figura 5.37 –, é necessária outra incidência com rotação neutra – Figura 5.38).

Úmero (sem traumatismo)
ROTINA
- AP
- Lateral rotacional
- Perfil com feixe horizontal

EESPECIAL (TRAUMATISMO))
- Perfil com feixe horizontal
- Perfil transtorácico

Fatores técnicos
- DFR mínima – 100 cm
- Tamanho do RI – 35 × 43 cm, longitudinal
- Grade, vertical, RC na linha central
- Faixa de 75 a 90 kVp
- **Se realizada a técnica lateral ortostática (respiração)** – exposição de, no mínimo, 3 s (4 a 5 s são desejáveis).

Proteção. Proteger os tecidos radiossensíveis fora da área de interesse.

Posicionamento do paciente. Colocar o paciente em posição ortostática ou em decúbito dorsal. (A posição ortostática é recomendada se for mais confortável.) Colocar o paciente em posição lateral, com o lado a ser examinado mais próximo do RI (ver Figura 5.37). Com o paciente em decúbito dorsal, posicionar as linhas da grade portátil **horizontalmente** e **centralizar o RC na linha central**, a fim de evitar o corte da grade (ver Figura 5.37, *detalhe*).

Posicionamento da parte
- Colocar o braço afetado ao lado do paciente em **rotação neutra**; abaixar o ombro, se possível
- Levantar o braço oposto e colocar a mão sobre a cabeça; elevar o ombro o máximo possível para evitar a sobreposição do segmento afetado
- Centralizar o RC na porção média da diáfise do úmero afetado e no centro do RI, projetado através do tórax
- Assegurar que o tórax esteja em incidência em perfil verdadeiro ou que o ombro não afetado esteja em leve rotação anterior para minimizar a sobreposição do úmero pelas vértebras torácicas.

RC
- RC perpendicular ao RI, orientado para a **porção média da diáfise**, direcionado através do tórax (ver Nota).

Colimação recomendada. Colimar os quatro lados da área de interesse.

Respiração. A **técnica ortostática (com respiração) é preferida** se o paciente puder cooperar. O paciente deve ser orientado a respirar lentamente sem movimentar o braço ou o ombro afetado. (Isso permite que o úmero seja mais bem visualizado em razão do borramento das costelas e estruturas pulmonares.)

Critérios de avaliação (perfil transtorácico)
Anatomia demonstrada: • A incidência em perfil de todo o úmero e da articulação do ombro deve ser visualizada através do tórax sem sobreposição do úmero contralateral.
Posicionamento: • A visualização do contorno da diáfise do úmero precisa ser clara anteriormente às vértebras torácicas • A relação entre a cabeça umeral e a cavidade glenoidal deve ser demonstrada • Colimação da área de interesse.
Exposição: • Densidade (brilho) e contraste adequados demonstram todo o contorno do úmero (Figura 5.39) • Costelas sobrepostas e trama pulmonar devem aparecer desfocadas devido à respiração, mas o contorno ósseo do úmero aparecerá bem definido, **sem artefatos de movimento** do braço durante a exposição.

NOTA: Se o paciente estiver sentindo muita dor ao mover o ombro lesionado e ao elevar o braço e o ombro não lesionados o suficiente para evitar a sobreposição dos ombros, **o RC deve ser angulado de 10 a 15° em direção cranial.**

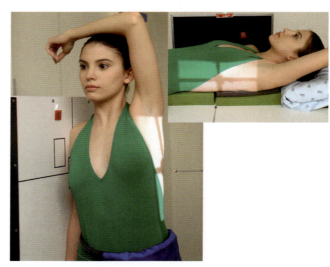

Figura 5.37 Perfil transtorácico do úmero em posição ortostática e em decúbito dorsal.

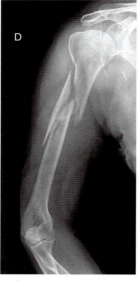

Figura 5.38 Fratura da região proximal do úmero, rotação neutra. Incidência necessária para traumatismo do úmero, além da incidência em perfil transtorácico.

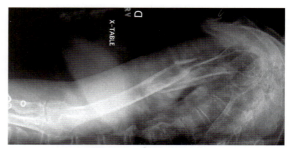

Figura 5.39 Incidência em perfil transtorácico do úmero em decúbito dorsal.

OMBRO (SEM TRAUMATISMO): INCIDÊNCIA AP – ROTAÇÃO EXTERNA

AP DO ÚMERO PROXIMAL

ADVERTÊNCIA: *Não* tentar rodar o braço se houver suspeita de fratura ou luxação (ver rotina de traumatismo).

Indicações clínicas
- Fraturas ou luxações da região proximal do úmero e do cíngulo do membro superior
- Depósitos de cálcio nos músculos, nos tendões ou nas estruturas das bolsas (bursas)
- Condições degenerativas, incluindo osteoporose e osteoartrite.

Úmero (sem traumatismo)
ROTINA
- AP rotação externa (AP)
- AP rotação interna (perfil)

Fatores técnicos
- DFR mínima – 100 cm
- Tamanho do RI – 24 × 30 cm, transversal (ou longitudinal para mostrar a face proximal do úmero)
- Grade
- Faixa de 70 a 85 kVp.

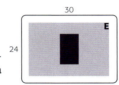

Proteção. Proteger tecidos radiossensíveis fora da área de interesse.

Posicionamento do paciente. Realizar a radiografia do paciente em pé ou em decúbito dorsal. (A posição ortostática geralmente é menos dolorosa para o paciente se a condição dele permitir.) Rodar levemente o corpo para o lado afetado, se necessário, a fim de colocar o ombro em contato com o RI ou a mesa de exames (Figura 5.40).

Posicionamento da parte
- Posicionar o paciente de modo que a articulação do ombro esteja centralizada com o centro do RI
- Abduzir levemente o braço estendido; o **braço deve estar em rotação externa** (colocar a mão em posição supina) até que os epicôndilos da região distal do úmero estejam **paralelos** ao RI.

RC
- RC perpendicular ao RI, direcionado a 2,5 cm abaixo do processo coracoide (ver Nota).

Colimação recomendada. Colimar os quatro lados, com as margens lateral e superior ajustadas às margens de partes moles.

Respiração. Suspender a respiração durante a exposição.

NOTA: Pode ser difícil a palpação direta do processo coracoide na maioria dos pacientes, mas obtém-se algo aproximado a 5 cm abaixo da porção lateral da articulação AC, que é mais acessível.

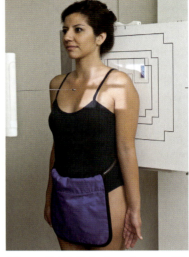

Figura 5.40 Rotação externa – AP.

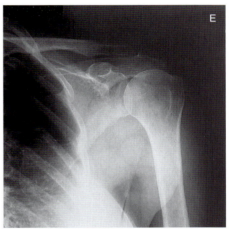

Figura 5.41 Rotação externa – AP.

Critérios de avaliação
Anatomia demonstrada: • Incidência AP do úmero proximal e dois terços laterais da clavícula e da região superior da escápula, incluindo a relação entre a cabeça umeral e a cavidade glenoidal (Figuras 5.41 e 5.42).
Posicionamento: • Rotação externa completa evidenciada pela visualização do **tubérculo maior em perfil total** na face lateral da região proximal do úmero • O tubérculo menor é sobreposto à cabeça umeral • Colimação da área de interesse.
Exposição: • Densidade ideal (brilho) e contraste adequados, **sem artefatos de movimento**, demonstram trabeculado ósseo bem definido e detalhes das partes moles, o que possibilita a identificação de prováveis depósitos de cálcio.

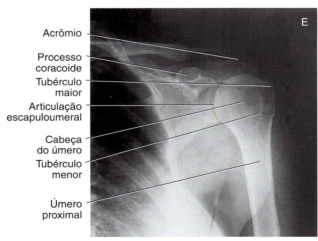

Acrômio
Processo coracoide
Tubérculo maior
Articulação escapuloumeral
Cabeça do úmero
Tubérculo menor
Úmero proximal

Figura 5.42 Rotação externa.

OMBRO (SEM TRAUMATISMO): INCIDÊNCIA AP – ROTAÇÃO INTERNA
PERFIL DO ÚMERO PROXIMAL LATERAL

ADVERTÊNCIA: *Não* tentar rodar o braço se houver suspeita de fratura ou luxação (ver incidências de traumatismo, a seguir).

Indicações clínicas
- Fraturas e luxações do úmero proximal e do cíngulo do membro superior
- Depósitos de cálcio nos músculos, tendões ou estruturas das bolsas (bursas)
- Condições degenerativas, incluindo osteoporose e osteoartrite.

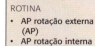

Ombro (sem traumatismo)
ROTINA
- AP rotação externa (AP)
- AP rotação interna (perfil)

Fatores técnicos
- DFR mínima – 100 cm
- Tamanho do RI – 24 × 30 cm, transversal (ou longitudinal, para demonstrar a face proximal do úmero)
- Grade
- Faixa de 70 a 85 kVp.

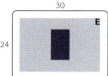

Proteção. Proteger tecidos radiossensíveis fora da área de interesse.

Posicionamento do paciente. Realizar a radiografia do paciente em posição ortostática ou em decúbito dorsal. (A posição ortostática geralmente é menos dolorosa para o paciente, se a condição dele permitir). Rodar levemente o corpo para o lado afetado, se necessário, a fim de colocar o ombro em contato com o RI ou a mesa de exames (Figura 5.43).

Posicionamento da parte
- Posicionar o paciente para centralizar a articulação do ombro com o centro do RI
- Abduzir levemente o braço estendido; **colocar o braço em rotação interna** (colocar a mão em posição prona) até que os epicôndilos da região distal do úmero estejam **perpendiculares** ao RI.

RC
- RC perpendicular ao RI, direcionado a 2,5 cm **abaixo do processo coracoide** (ver Nota na página anterior).

Colimação recomendada. Colimar os quatro lados, com as margens lateral e superior ajustadas às margens das partes moles.

Respiração. Suspender a respiração durante a exposição.

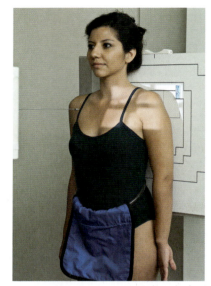

Figura 5.43 Rotação interna – lateral.

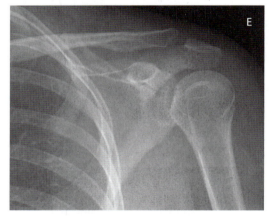

Figura 5.44 Rotação interna – lateral. (Cortesia de Joss Wertz, DO.)

Critérios de avaliação
Anatomia demonstrada: • Incidência em perfil do úmero proximal e dos dois terços laterais da clavícula e da região superior da escápula, incluindo a relação entre a cabeça umeral e a cavidade glenoidal (Figuras 5.44 e 5.45).
Posicionamento: • Uma rotação interna completa é evidenciada pela **visualização do tubérculo menor em perfil total** no aspecto medial da cabeça umeral • O contorno do tubérculo maior deve ser visualizado sobre a cabeça umeral • Colimação da área de interesse.
Exposição: • Densidade (brilho) e contraste adequados, **sem artefatos de movimento**, mostram o trabeculado ósseo e detalhes das partes moles nítidos e bem definidos, o que possibilita a identificação de prováveis depósitos de cálcio.

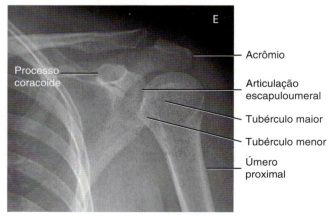

Figura 5.45 Rotação interna – lateral. (Cortesia de Joss Wertz, DO.)

OMBRO (SEM TRAUMATISMO): INCIDÊNCIA AXIAL INFEROSSUPERIOR

MÉTODO DE LAWRENCE[5]

ADVERTÊNCIA: *Não* tentar rodar o braço ou forçar a abdução se houver suspeita de fratura ou luxação.

Indicações clínicas
- Condições degenerativas, incluindo osteoporose e osteoartrite
- Fratura de Hill-Sachs com rotação exagerada do membro afetado.

Ombro (sem traumatismo)
ESPECIAL
- Axial inferossuperior (método de Lawrence)

Fatores técnicos
- DFR mínima – 100 cm
- Tamanho do RI – 18 × 24 ou 24 × 30 cm, transversal
- Grade (RC na linha do centro da grade, em orientação transversal para evitar o corte da grade causado pela angulação do RC); pode ser realizada sem grade em ombros menores
- Faixa de 70 a 85 kVp.

Proteção. Proteger tecidos radiossensíveis fora da área de interesse.

Posicionamento do paciente. Colocar o paciente em decúbito dorsal com o ombro elevado a cerca de 5 cm em relação à mesa, utilizando um apoio sob o braço e o ombro, a fim de posicionar o segmento mais próximo ao centro do RI (Figura 5.46).

Posicionamento da parte
- Mover o paciente em direção à extremidade frontal da mesa de exame e colocar carrinho ou apoio de braço contra a extremidade frontal da mesa a fim de sustentar o braço abduzido

- Rodar a cabeça para o lado oposto, colocar um chassi vertical sobre a mesa o mais próximo possível do pescoço e apoiar com sacos de areia
- Abduzir o braço a 90° do corpo, se possível; manter em **rotação externa**, palma da mão para cima, com apoio sob o braço e a mão.

RC
- Direcionar o RC de **25 a 30° medialmente**, centralizado **horizontalmente na fossa axilar e na cabeça umeral**. Se a abdução do braço for inferior a 90°, o ângulo medial do RC deverá ser reduzido para 15 a 20°. Quanto maior a abdução do braço, maior o ângulo do RC.

Colimação recomendada. Colimar bem os quatro lados.

Respiração. Suspender a respiração durante a exposição.

Uma **posição alternativa** é a rotação **externa** exagerada[4] (Figura 5.47). A luxação anterior da cabeça umeral pode resultar em fratura por compressão da superfície articular da cabeça umeral, denominada *fratura de Hill-Sachs*. Essa condição é mais bem demonstrada por uma rotação externa exagerada, em que o polegar é apontado para baixo e posteriormente cerca de 45°.

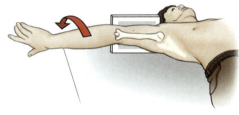

Figura 5.47 Incidência alternativa – rotação exagerada.

Critérios de avaliação
Anatomia demonstrada: • Incidência em perfil da região proximal do úmero em relação com a articulação do ombro • O processo coracoide da escápula e o tubérculo menor do úmero são visualizados em perfil • A espinha da escápula é visível abaixo da articulação do ombro (Figuras 5.48 e 5.49).
Posicionamento: • O braço é visualizado em abdução de 90° em relação ao corpo • As bordas superior e inferior da cavidade glenoidal devem estar sobrepostas, indicando a angulação correta do RC • Colimação da área de interesse.
Exposição: • Densidade (brilho) e contraste adequados, **sem artefatos de movimento**, possibilitam a visualização nítida e bem definida do trabeculado ósseo e das partes moles • Contornos ósseos do acrômio e da região distal da clavícula são visíveis através da cabeça umeral.

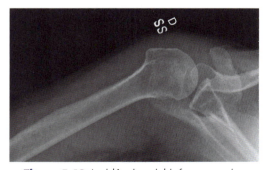

Figura 5.48 Incidência axial inferossuperior.

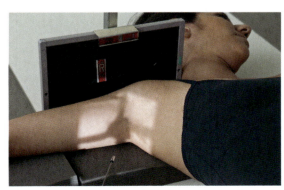

Figura 5.46 Incidência axial inferossuperior (método de Lawrence).

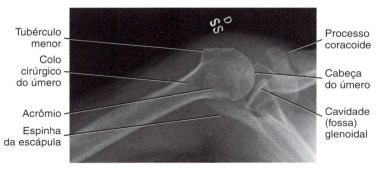

Figura 5.49 Incidência axial inferossuperior.

OMBRO (SEM TRAUMATISMO): INCIDÊNCIA PA TRANSAXILAR
MÉTODO DE BERNAGEAU MODIFICADO

ADVERTÊNCIA: *Não tentar rodar, forçar a extensão ou abduzir o braço se houver suspeita de fratura ou luxação.*

Indicações clínicas
- Fraturas ou luxações da região proximal do úmero
- Bursite, síndrome do impacto do ombro, osteoporose, osteoartrite e tendinite.

Ombro (sem traumatismo)
ESPECIAL
- PA transaxilar (método de Bernageau modificado)

Fatores técnicos
- DFR mínima – 100 cm
- Tamanho do RI – 18 × 24 ou 24 × 30 cm, longitudinal
- Grade (RC centralizado na grade) ou sem grade para ombros menores
- Faixa de 70 a 85 kVp.

Proteção. Proteger tecidos radiossensíveis fora da área de interesse.

Posicionamento do paciente. Realizar a radiografia do paciente em posição ortostática (Figura 5.50) ou em decúbito dorsal. O paciente é posicionado a 70° da PA, com rotação na direção do lado afetado.[6]

Posicionamento da parte
- O braço é elevado superiormente em flexão de 160 a 180°[6]
- A cabeça é virada para o lado oposto ao braço afetado.

RC
- Direcionar o RC a 30° caudalmente e centralizar no nível da espinha escapular para passar através da articulação escapuloumeral.[6]

Colimação recomendada. Colimar bem os quatro lados.

Respiração. Suspender a respiração durante a exposição.

Critérios de avaliação
Anatomia demonstrada: • Incidência em perfil do úmero proximal em relação com a articulação escapuloumeral (glenoumeral) • O processo coracoide da escápula é visualizado de frente (Figuras 5.51 e 5.52).
Posicionamento: • O braço deve estar elevado acima do nível do corpo • Colimação da área de interesse.
Exposição: • Densidade (brilho) e contraste adequados, **sem artefatos de movimento**, possibilitam a visualização nítida e bem definida do trabeculado ósseo e das partes moles • Contornos do acrômio e do processo coracoide são visíveis através da cabeça umeral.

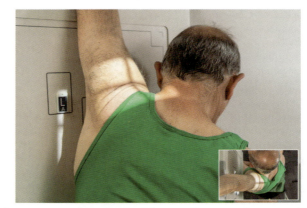

Figura 5.50 Incidência PA axial transaxilar em posição ortostática (Bernageau modificado).

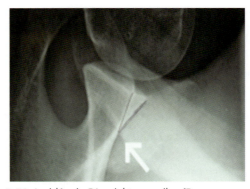

Figura 5.51 Incidência PA axial transaxilar (Bernageau modificado). (De Pansard E *et al*. Reliability and validity assessment of a glenoid bone loss measurement using the Bernageau profile view in chronic anterior shoulder instability. *Journal of Shoulder and Elbow Surgery* 22(9):1193-1198.)

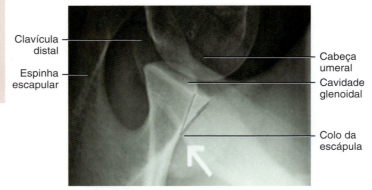

Figura 5.52 Incidência PA axial transaxilar (Bernageau modificado). (De Pansard E *et al*. Reliability and validity assessment of a glenoid bone loss measurement using the Bernageau profile view in chronic anterior shoulder instability. *Journal of Shoulder and Elbow Surgery* 22(9):1193-1198.)

OMBRO (SEM TRAUMATISMO): INCIDÊNCIA AXIAL INFEROSSUPERIOR

MÉTODO DE CLEMENTS MODIFICADO[7]

ADVERTÊNCIA: *Não* tentar rodar o braço ou forçar a abdução se houver suspeita de fratura ou luxação.

Indicações clínicas
- Condições degenerativas, incluindo osteoporose e osteoartrite
- Fratura de Hill-Sachs com rotação exagerada do membro afetado.

Ombro (sem traumatismo)
ESPECIAL
- Axial inferossuperior (Clements modificado)

Fatores técnicos
- DFR mínima – 100 cm
- Tamanho do RI – 18 × 24 ou 24 × 30 cm, longitudinal
- Sem grade (pode-se utilizar grade se o RC for perpendicular a ela)
- Faixa de 70 a 85 kVp.

Proteção. Proteger tecidos radiossensíveis fora da área de interesse.

Posicionamento do paciente. Colocar o paciente em decúbito lateral com o braço afetado para cima.

Posicionamento da parte
- Abduzir o braço a 90° do corpo, se possível (Figura 5.53A).

RC
- Direcionar o RC horizontal perpendicularmente ao RI
- Se o paciente não conseguir abduzir o braço a 90°, angular o tubo (ampola) em 5 a 15° na direção da fossa axilar (Figura 5.53B).

Colimação recomendada. Colimar bem os quatro lados.

Respiração. Suspender a respiração durante a exposição.

Critérios de avaliação
Anatomia demonstrada: • Incidência em perfil do úmero proximal em relação com a articulação do ombro.
Posicionamento: • O braço se encontra em abdução a 90° relativamente ao corpo • A relação entre a cabeça umeral e a cavidade glenoidal deve ser evidente (Figura 5.54). • Colimação da área de interesse.
Exposição: • Densidade (brilho) e contraste adequados, **sem artefatos de movimento**, possibilitam a visualização nítida e bem definida do trabeculado ósseo e das partes moles • Os contornos do acrômio e da região distal da clavícula são visíveis através da cabeça umeral.

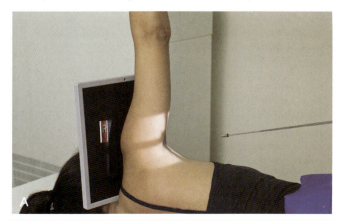
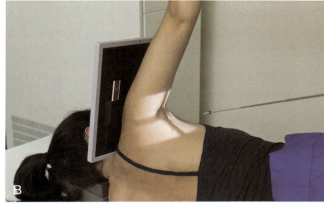

Figura 5.53 A. Incidência axial inferossuperior. **B.** Incidência alternativa, ângulo medial de 5 a 15°.

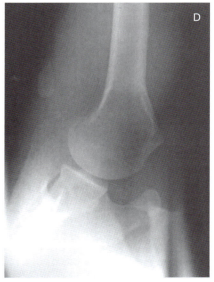

Figura 5.54 Incidência axial inferossuperior (Clements modificado). (De Frank ED, Long BW, Smith BJ: *Merrill's atlas of radiographic positioning and procedures*, ed 11, St. Louis, 2007, Mosby.)

OMBRO (SEM TRAUMATISMO): INCIDÊNCIA AP OBLÍQUA – CAVIDADE GLENOIDAL

MÉTODO DE GRASHEY

Indicações clínicas
- Fraturas ou luxações do úmero proximal
- Fraturas do *labrum* ou da borda da cavidade glenoidal
- Lesão de Bankart, erosão da borda da cavidade glenoidal, integridade da articulação escapuloumeral (do ombro) e outras condições degenerativas.

Ombro (sem traumatismo)
ESPECIAL
- AP oblíqua (método de Grashey)
- Incidência AP axial apical

Fatores técnicos
- DFR mínima – 100 cm
- Tamanho do RI – 18 × 24 ou 24 × 30 cm, transversal
- Grade
- Faixa de 70 a 85 kVp.

Proteção. Proteger tecidos radiossensíveis fora da área de interesse.

Posicionamento do paciente. Realizar a radiografia do paciente em posição ortostática ou em decúbito dorsal. (A posição ortostática geralmente é menos dolorosa para o paciente, se a condição dele permitir.)

Posicionamento da parte
- Rodar o corpo entre **35 e 45°** na direção do lado afetado (ver Nota) (Figura 5.55). Se a radiografia for realizada com o paciente em decúbito dorsal, colocar apoios sob o ombro e o quadril elevados para manter essa posição
- Centralizar o RC na porção média da articulação escapuloumeral e no centro do RI
- Ajustar o receptor de imagem de modo que a margem superior do RI fique a aproximadamente 5 cm acima do ombro e a margem lateral do RI esteja por volta de 5 cm da borda lateral do úmero (Figura 5.56)
- Abduzir levemente o braço flexionado e em rotação neutra.

Critérios de avaliação
Anatomia demonstrada: • A cavidade glenoidal deve ser visualizada em perfil sem sobreposição da cabeça umeral (Figuras 5.57 e 5.58).
Posicionamento: • O espaço da articulação escapuloumeral deve estar aberto • As bordas anterior e posterior da cavidade glenoidal devem estar sobrepostas • Colimação da área de interesse.
Exposição: • Densidade (brilho) e contraste adequados, **sem artefatos de movimento**, possibilitam a visualização nítida e bem definida do trabeculado ósseo e das partes moles • Detalhes das partes moles do espaço articular e da região axilar devem estar evidentes.

RC
- O raio central deve estar perpendicular ao RI, centralizado na articulação escapuloumeral (do ombro), que está mais ou menos 5 cm inferiormente e 5 cm medialmente à borda superolateral do ombro.

Colimação recomendada. Colimar de modo que as margens lateral e superior do campo estejam nas margens das partes moles.

Respiração. Suspender a respiração durante a exposição.

NOTA: O grau de rotação varia de acordo com a conformação do ombro do paciente (plano ou arredondado), ou se a radiografia for realizada em decúbito dorsal, e não em posição ortostática. Nos pacientes com ombros arredondados ou curvos ou em uso da posição de decúbito dorsal é necessário um grau maior de rotação para posicionar o corpo da escápula em paralelo ao RI.

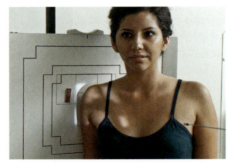

Figura 5.56 Incidência AP oblíqua – posição oblíqua posterior direita (OPD).

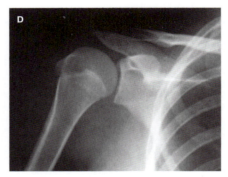

Figura 5.57 Incidência AP oblíqua (método de Grashey).

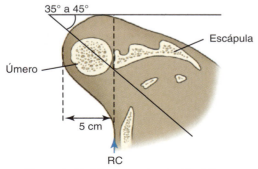

Figura 5.55 Vista superior da AP oblíqua.

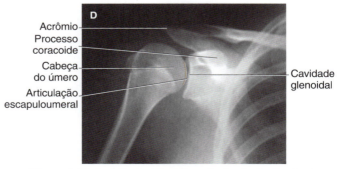

Figura 5.58 Incidência AP oblíqua (método de Grashey).

OMBRO: INCIDÊNCIA AP AXIAL[8]

Indicações clínicas
- Demonstrar o estreitamento do espaço acromioumeral e a possível formação de esporão na face anteroinferior do acrômio. O esporão pode provocar lesões no tendão supraespinhoso, como rupturas parciais ou totais
- Possibilidade de demonstrar sinais de síndrome do impacto do ombro.

Ombro (sem traumatismo)
ESPECIAL
- AP oblíqua (método de Grashey)
- Incidência AP axial apical

Fatores técnicos
- DFR mínima – 100 cm
- Tamanho do RI – 18 × 24 ou 24 × 30 cm, transversal
- Grade
- Faixa de 70 a 85 kVp.

Proteção. Proteger tecidos radiossensíveis fora da área de interesse.

Posicionamento do paciente. Realizar a radiografia com o paciente em posição ortostática ou em decúbito dorsal. (A posição ortostática normalmente é menos dolorosa para o paciente, se a condição dele permitir.)

Posicionamento da parte
- Posicionar o paciente em AP, em ortostasia, sem rotação
- Estender e abduzir levemente o braço e manter a mão em rotação neutra
- Ajustar o receptor de imagem de modo que a parte superior fique a aproximadamente 2,5 cm acima do ombro, e o lado do RI, mais ou menos 5 cm da borda lateral do úmero (Figura 5.59).

RC
- RC em ângulo de 30° caudal, incidindo a 1,25 cm acima do processo coracoide.

Colimação recomendada. Colimar de modo que as bordas superior e lateral do campo de visualização estejam alinhadas com as margens dos tecidos moles.

Respiração. Suspender a respiração durante a exposição.

Critérios de avaliação
Anatomia demonstrada: • Face anteroinferior do acrômio e espaço articular acromioumeral abertos (Figuras 5.60 e 5.61).
Posicionamento: • A região proximal do úmero é projetada em posição neutra de rotação • O espaço acromioumeral é mais aberto se comparado à incidência AP de rotina do ombro • A face anteroinferior do acrômio é demonstrada.
Exposição: • Densidade (brilho) e contraste adequados **sem artefatos de movimento** possibilitam a visualização das bordas dos tecidos moles e dos contornos do trabeculado ósseo bem definidos • Demonstração das partes moles do espaço acromioumeral.

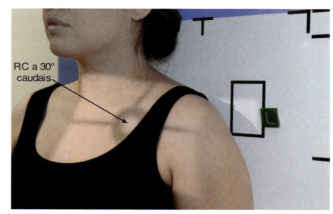

Figura 5.59 Incidência AP axial apical.

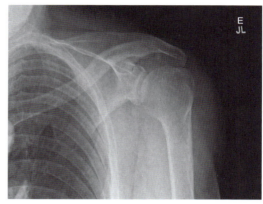

Figura 5.60 Incidência AP axial apical.

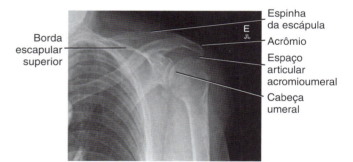

Figura 5.61 Incidência AP axial apical.

OMBRO (SEM TRAUMATISMO): INCIDÊNCIA TANGENCIAL – SULCO INTERTUBERCULAR (BICIPITAL)

MÉTODO DE FISK MODIFICADO

Indicações clínicas
- Patologias do sulco intertubercular, incluindo esporões ósseos dos tubérculos umerais.

Ombro (sem traumatismo)
ESPECIAL
- Incidência tangencial (método de Fisk modificado)

Fatores técnicos
- DFR mínima – 100 cm
- Tamanho do RI – 18 × 24 ou 24 × 30 cm, transversal
- Sem grade
- Faixa de 70 a 80 kVp.

Proteção. Proteger tecidos radiossensíveis fora da região de interesse.

Posicionamento do paciente e da parte

Posição ortostática (método de Fisk modificado)
- Paciente em pé, inclinado sobre a extremidade da mesa, com o cotovelo flexionado e a superfície posterior do antebraço apoiada na mesa, mão em supinação segurando o receptor de imagem, cabeça voltada para o lado oposto ao afetado (a proteção de chumbo colocada entre a parte posterior do RI e o antebraço reduz a radiação secundária para o RI) (Figura 5.62)
- Paciente inclinado levemente para a frente, para que haja angulação de **10 a 15°** do úmero **em relação com o plano vertical**.

Decúbito dorsal
- Paciente em decúbito dorsal, braço ao lado do corpo, mão em posição supina
- Receptor de imagem vertical posicionado na mesa contra a parte de cima do ombro e do pescoço (cabeça voltada para o lado oposto ao afetado) (Figura 5.63)
- RC de **10 a 15° inferiormente ao plano horizontal**, direcionado para o sulco na borda anterior média da cabeça umeral.

RC
- O RC deve estar perpendicular ao RI, voltado para a área do sulco na borda anterior média da cabeça umeral (o sulco pode ser localizado após palpação cuidadosa).

Colimação recomendada. Colimar bem os quatro lados da região anterior da cabeça umeral anterior.

Respiração. Suspender a respiração durante a exposição.

Critérios de avaliação

Anatomia demonstrada: • Borda anterior da cabeça umeral é visualizada em perfil • Tubérculos umerais e sulco intertubercular são visualizados em perfil (Figuras 5.64 e 5.65).
Posicionamento: • O ângulo correto do RC de 10 a 15° em relação ao eixo longitudinal do úmero demonstra o sulco intertubercular e os tubérculos em perfil sem sobreposição do acrômio • Colimação da área de interesse.
Exposição: • Densidade (brilho) e contraste adequados, **sem artefatos de movimento**, possibilitam a visualização dos contornos e do trabeculado ósseo bem definidos e demonstram todo o sulco intertubercular através das partes moles sem densidade excessiva.

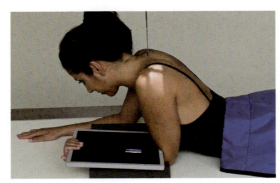

Figura 5.62 Incidência tangencial superoinferior em posição ortostática.

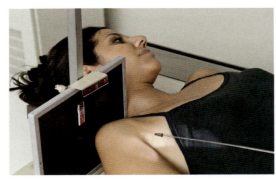

Figura 5.63 Incidência tangencial inferossuperior em decúbito dorsal.

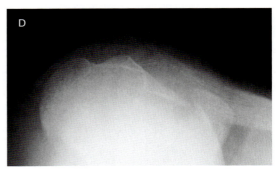

Figura 5.64 Incidência tangencial em posição ortostática para visualização do sulco intertubercular.

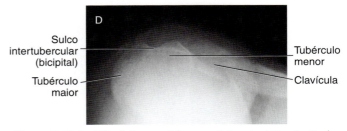

Figura 5.65 Incidência tangencial em posição ortostática (método de Fisk modificado).

OMBRO (TRAUMATISMO): INCIDÊNCIA AP – ROTAÇÃO NEUTRA

ADVERTÊNCIA: *Não* tentar rodar o braço se houver suspeita de fratura ou luxação; realizar o exame em rotação neutra, o que geralmente coloca o úmero em posição oblíqua.

Indicações clínicas
- Fraturas ou luxações da região proximal do úmero e do cíngulo do membro superior
- Depósitos de cálcio em músculos, tendões ou estruturas das bolsas (bursas) podem ser evidentes, assim como doença degenerativa.

> **Ombro (traumatismo)**
> ROTINA
> - AP (rotação neutra)
> - Perfil transtorácico *ou*
> - PA oblíqua (perfil em "Y" escapular)

Fatores técnicos
- DFR mínima – 100 cm
- Tamanho do RI – 24 × 30 cm, transversal (ou longitudinal, para demonstrar porção maior do úmero se a lesão incluir a metade proximal)
- Grade
- Faixa de 70 a 85 kVp.

Proteção. Proteger tecidos radiossensíveis fora da área de interesse.

Posicionamento do paciente. Realizar a radiografia com o paciente em posição ortostática ou em decúbito dorsal. (A posição ortostática geralmente é menos dolorosa para o paciente, se a condição dele permitir.) Rodar ligeiramente o corpo na direção do lado afetado, se for necessário colocar o ombro em contato com o RI ou com a mesa (Figuras 5.66 e 5.67).

Posicionamento da parte
- Posicionar o paciente de modo a centralizar a articulação escapuloumeral (do ombro) no RI
- Colocar o braço do paciente ao lado, em rotação neutra. (Epicôndilos normalmente cerca de 45° em relação ao plano do RI.)

RC
- RC **perpendicular** ao RI, direcionado para a porção média da **articulação escapuloumeral**, que está por volta de 2 cm inferiormente e levemente lateral ao processo coracoide (ver Nota na p. 191).

Colimação recomendada. Colimar os quatro lados, com margens lateral e superior ajustadas com as bordas das partes moles.

Respiração. Suspender a respiração durante a exposição.

Critérios de avaliação
Anatomia demonstrada: • O terço proximal do úmero e a região superior da escápula e os dois terços laterais da clavícula são demonstrados, incluindo a relação entre a cabeça umeral e a cavidade glenoidal.
Posicionamento: • Com a rotação neutra, os tubérculos maior e menor em geral são sobrepostos pela cabeça umeral (Figuras 5.68 e 5.69) • Colimação da área de interesse.
Exposição: • Densidade (brilho) e contraste adequados, **sem artefatos de movimento**, possibilitam a visualização bem definida do trabeculado ósseo e da anatomia pertinente às partes moles • O contorno da face medial da cabeça umeral é visível através da cavidade glenoidal, e o detalhamento de partes moles deve possibilitar a identificação de possíveis depósitos de cálcio.

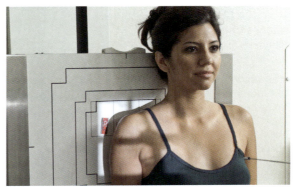

Figura 5.66 AP ereta – rotação neutra.

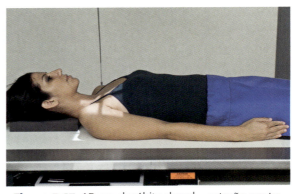

Figura 5.67 AP em decúbito dorsal – rotação neutra.

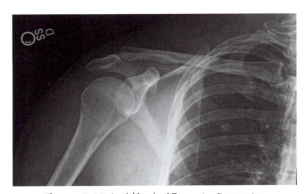

Figura 5.68 Incidência AP – rotação neutra.

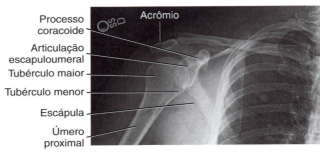

Figura 5.69 Incidência AP – rotação neutra.

ÚMERO PROXIMAL (TRAUMATISMO): INCIDÊNCIA EM PERFIL TRANSTORÁCICO

MÉTODO DE LAWRENCE

Indicações clínicas
- Fraturas ou luxações da região proximal do úmero.

Ombro (traumatismo)
ROTINA
- AP (rotação neutra)
- Perfil transtorácico *ou*
- PA oblíqua (perfil em "Y" escapular)

Fatores técnicos
- DFR mínima – 100 cm
- Tamanho do RI – 24 × 30 cm, longitudinal
- Grade, vertical, RC na linha central
- Faixa de 70 a 80 kVp
- Tempo de exposição de, no mínimo, 3 s com técnica ortostática (respirando) (4 ou 5 s são desejáveis). Essa técnica produz uma imagem desfocada das estruturas pulmonares circundantes, enquanto mantém a região proximal do úmero em uma posição relativamente estacionária.

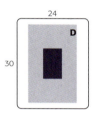

Proteção. Proteger tecidos radiossensíveis fora da área de interesse.

Posicionamento do paciente. Realizar a radiografia do paciente em posição ortostática ou em decúbito dorsal. (A posição ortostática geralmente é menos dolorosa para o paciente, se a condição dele permitir.) Posicionar o paciente na incidência em perfil com o lado de interesse contra o RI. Com o paciente em decúbito dorsal, colocar as linhas da grade **verticalmente** e **ajustar o RC na linha central** para evitar o corte da grade (Figuras 5.70 e 5.71).

Posicionamento da parte
- Colocar o braço afetado do paciente ao lado do corpo em **rotação neutra**; abaixar o ombro, se possível
- Elevar o braço oposto e colocar a mão sobre o topo da cabeça; elevar o ombro o máximo possível para evitar a sobreposição do ombro afetado
- Centralizar o colo cirúrgico e o centro do RC projetado através do tórax
- Assegurar que o tórax esteja na incidência em perfil verdadeiro ou que apresente leve rotação anterior do ombro não afetado para minimizar a sobreposição do úmero pelas vértebras torácicas.

RC
- RC perpendicular ao RI, direcionado através do tórax no nível do **colo cirúrgico** afetado (ver Nota).

Critérios de avaliação
Anatomia demonstrada: • O perfil da metade do úmero proximal e a articulação escapuloumeral devem ser visualizados através do tórax sem sobreposição do ombro contralateral (Figuras 5.72 e 5.73).
Posicionamento: • A visualização do contorno da diáfise da região proximal do úmero deve ser nítida, anteriormente às vértebras torácicas • A relação entre a cabeça umeral e a cavidade glenoidal precisa ser exibida • Colimação da área de interesse.
Exposição: • Densidade (brilho) e contraste adequados demonstram todo o contorno da cabeça umeral e da metade do úmero proximal • Costelas e trama pulmonar sobrepostas devem aparecer desfocadas devido à técnica da respiração, mas o contorno ósseo do úmero precisa aparecer definido, **sem artefatos de movimento** do braço durante a exposição.

Colimação recomendada. Colimar os quatro lados da área de interesse.

Respiração. Exposição durante a inspiração total. A **técnica ortostática (respirando) é preferida** se o paciente puder cooperar. O paciente deve ser orientado a respirar lentamente sem mover o braço ou o ombro afetado. (O borramento das costelas e das estruturas pulmonares permitirá melhor identificação da região proximal do úmero.)

NOTA: O **ângulo do RC deve estar a 10 a 15° cranialmente**, a fim de evitar a sobreposição dos ombros, se o paciente estiver com muita dor e não tolerar abaixar o ombro lesionado, nem elevar o braço e o ombro não afetados.

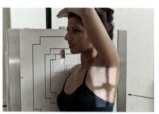
Figura 5.70 Incidência em perfil transtorácico em posição ortostática (perfil D).

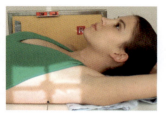
Figura 5.71 Incidência em perfil transtorácico em decúbito dorsal (perfil D).

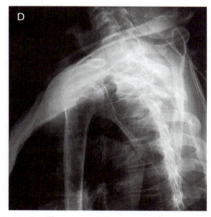
Figura 5.72 Perfil transtorácico na posição ortostática.

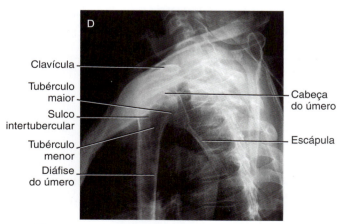
Figura 5.73 Perfil transtorácico na posição ortostática.

OMBRO (TRAUMATISMO): INCIDÊNCIA PA OBLÍQUA – PERFIL EM "Y" ESCAPULAR

ADVERTÊNCIA: *Não tentar rodar o braço se houver suspeita de fratura ou luxação.*

Indicações clínicas
- Fraturas ou luxações da região proximal do úmero e da escápula
- A cabeça umeral é demonstrada abaixo do processo coracoide nas luxações anteriores; no caso das luxações posteriores, menos comuns, é demonstrada abaixo do acrômio.

Ombro (traumatismo)
ROTINA
- AP (rotação neutra)
- Perfil transtorácico *ou*
- PA oblíqua (perfil em "Y" escapular)

Fatores técnicos
- DFR mínima – 100 cm
- Tamanho do RI – 24 × 30 cm, longitudinal
- Grade, vertical, RC na linha central
- Faixa de 70 a 85 kVp.

Proteção. Proteger tecidos radiossensíveis fora da área de interesse.

Posicionamento do paciente. Realizar a radiografia com o paciente em posição ortostática ou em decúbito dorsal. (A posição ortostática geralmente é mais confortável para o paciente.)

Posicionamento da parte
- Rodar para uma posição oblíqua anterior, conforme perfil escapular, com o paciente de frente para o RI. **Palpar o ângulo superior da escápula e a articulação AC**. Rodar o paciente até que uma linha imaginária entre esses dois pontos esteja perpendicular ao RI. Em razão das diferenças de tipo físico entre os pacientes, o grau de obliquidade do corpo pode variar de 45 a 60° (Figura 5.74). Centralizar a articulação escapuloumeral com o RC e o centro do RI
- Abduzir levemente o braço, se possível, para não sobrepor a região proximal do úmero às costelas; *não* tentar rodar o braço.

RC
- RC perpendicular ao RI, direcionado para a articulação escapuloumeral (5 cm abaixo da articulação AC) (ver Nota).

Colimação recomendada. Colimar os quatro lados da área de interesse.

Respiração. Suspender a respiração durante a exposição.

NOTA: Se necessário, dada a condição do paciente, a incidência PA oblíqua (perfil em "Y" escapular) pode ser realizada em decúbito, na posição PA oblíqua oposta, com o ombro lesionado elevado (ver Perfil escapular, em posição de decúbito).

Critérios de avaliação
Anatomia demonstrada: • Incidência em perfil escapular, úmero proximal e articulação escapuloumeral.
Posicionamento: • O corpo delgado da escápula deve ser visto sem sobreposição das costelas (Figura 5.75) • Acrômio e processo coracoide devem aparecer como as ramificações quase simétricas de um "Y" • A cabeça umeral aparecerá sobreposta à base do "Y", se o úmero não estiver luxado (Figura 5.76) • A Figura 5.77 demonstra uma luxação anterior do úmero proximal. Colimação da área de interesse.
Exposição: • Densidade (brilho) e contraste adequados, **sem** artefatos de movimento, permitem a visualização bem definida dos contornos ósseos e do corpo da escápula através da região proximal do úmero.

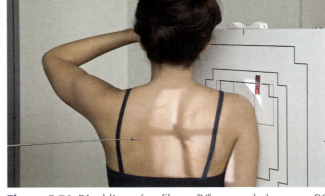

Figura 5.74 PA oblíqua (perfil em "Y" escapular) com o RC perpendicular.

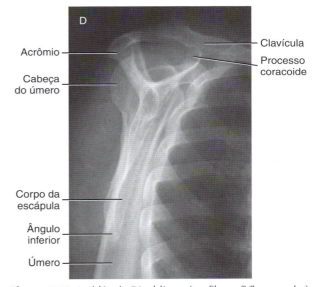

Figura 5.75 Incidência PA oblíqua (perfil em "Y" escapular).

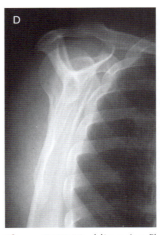 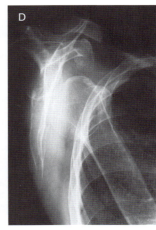

Figura 5.76 PA oblíqua (perfil em "Y" escapular) sem luxação.

Figura 5.77 PA oblíqua (perfil em "Y" escapular) com luxação.

OMBRO (TRAUMATISMO): INCIDÊNCIA TANGENCIAL – SAÍDA DO SUPRAESPINHOSO

MÉTODO DE NEER[9]

ADVERTÊNCIA: *Não* tentar rodar o braço se houver suspeita de fratura ou luxação.

Indicações clínicas
- Fraturas ou luxações do úmero proximal e da escápula
- Demonstra-se especificamente o **arco coracoacromial** da região de **saída do supraespinhoso** para possível **impacto do ombro**.[10]

Ombro (traumatismo)
ESPECIAL
- Saída do supraespinhoso (método de Neer)

Fatores técnicos
- DFR mínima – 100 cm
- Tamanho do RI – 24 × 30 cm, longitudinal
- Grade, vertical, RC na linha central
- Faixa de 70 a 85 kVp
- Não é recomendado CAE.

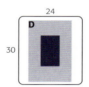

Proteção. Proteger tecidos radiossensíveis fora da área de interesse.

Posicionamento do paciente. Realizar a radiografia do paciente em posição ortostática ou em decúbito dorsal. (A posição ortostática geralmente é menos dolorosa para o paciente.)

Posicionamento da parte
- Com o paciente de frente para o RI, rodar para uma posição oblíqua anterior como no perfil da escápula
- **Palpar o ângulo superior da escápula e a articulação AC.** Rodar o paciente até que uma linha imaginária entre esses dois pontos esteja perpendicular ao RI. Em vista das diferenças físicas entre os pacientes, o grau de obliquidade do corpo pode variar de 45 a 60° Centralizar a articulação do ombro ao RC e ao centro do RI (Figura 5.78)
- Abduzir levemente o braço para não sobrepor o úmero proximal às costelas; não tentar rodar o braço.

RC
- Requer **angulação caudal de 10 a 15° do RC**, centralizado posteriormente, para passar através da borda superior da cabeça umeral, localizada cerca de 2,5 cm acima da face medial da espinha escapular.[11]

Colimação recomendada. Colimar os quatro lados da área de interesse.

Respiração. Suspender a respiração durante a exposição.

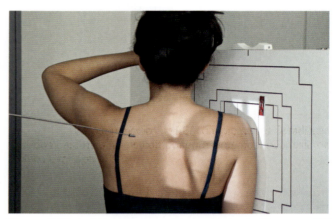

Figura 5.78 Incidência tangencial – método de Neer com RC em ângulo caudal de 10 a 15°.

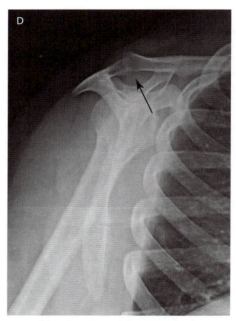

Figura 5.79 Incidência tangencial – método de Neer. (Cortesia de Joss Wertz, DO.)

Critérios de avaliação
Anatomia demonstrada: • O úmero proximal está sobreposto ao corpo delgado da escápula, cuja extremidade deve ser visualizada sem a sobreposição das costelas.
Posicionamento: • Acrômio e processo coracoide devem aparecer como as ramificações quase simétricas do "Y" • A cabeça umeral precisa estar sobreposta e centralizada na cavidade glenoidal logo abaixo da região de saída do supraespinhoso • A região de saída do supraespinhoso aparece aberta, sem sobreposição da cabeça umeral (Figura 5.79, *seta*) • Colimação da área de interesse.
Exposição: • Densidade (brilho) e contraste adequados são demonstrados pelo aspecto em "Y" da região superolateral da escápula sobreposta pela cabeça umeral, com o contorno do corpo da escápula visível através do úmero • O contorno ósseo nítido e bem definido é indicativo de **ausência de artefatos de movimento**.

CAPÍTULO 5 | ÚMERO E CÍNGULO DO MEMBRO SUPERIOR   203

OMBRO (TRAUMATISMO): INCIDÊNCIA AP AXIAL OBLÍQUA APICAL
MÉTODO DE GARTH

Indicações clínicas
- Incidência ideal para pesquisa de possíveis luxações escapuloumerais (especialmente luxações posteriores) (Figuras 5.80 e 5.81)
- Fraturas da cavidade glenoidal, fratura de Hill-Sachs e calcificações das partes moles.[12,13]

Ombro (traumatismo)
ESPECIAL
- Saída do supraespinhoso (método de Neer)
- AP axial oblíqua apical (método de Garth)

Fatores técnicos
- DFR mínima – 100 cm
- Tamanho do RI – 24 × 30 cm, longitudinal
- Grade
- Faixa de 70 a 85 kVp.

Proteção. Proteger tecidos radiossensíveis fora da área de interesse.

Posicionamento do paciente. Realizar a radiografia do paciente em posição ortostática ou em decúbito dorsal. (A posição ortostática geralmente é menos dolorosa para o paciente, se a condição dele permitir.) Rodar o corpo a 45° na direção do lado afetado (superfície posterior do ombro afetado contra o RI) (Figura 5.82).

Posicionamento da parte
- Centralizar a articulação do ombro com o RC e o meio do RI
- Ajustar o RI para que o RC a 45° projete a articulação do ombro no centro do RI
- Flexionar o cotovelo e colocar o braço atravessado no tórax, ou, quando houver traumatismo, colocar o braço ao lado.

RC
- Angulação caudal de 45° do RC, que é centralizado na articulação do ombro. Sugestão: o RC incide logo abaixo do processo coracoide.

Colimação recomendada. Colimar bem a área de interesse.

Respiração. Suspender a respiração durante a exposição.

Critérios de avaliação
Anatomia demonstrada: • Cabeça umeral, cavidade glenoidal, assim como colo e cabeça da escápula são bem demonstrados sem sobreposição.
Posicionamento: • O processo coracoide projeta-se sobre a parte da cabeça umeral que aparece alongada • Acrômio e articulação AC projetam-se acima da cabeça umeral (Figuras 5.83 e 5.84) • Colimação da área de interesse.
Exposição: • Densidade (brilho) e contraste adequados, **sem artefatos de movimento**, demonstram de forma nítida e bem definida o trabeculado ósseo e os detalhes das partes moles para possibilitar a identificação de calcificações.

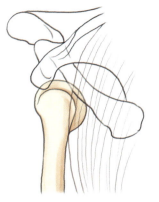

Figura 5.80 Aspecto do úmero quando ocorre luxação. Luxação anterior (mais comum) do úmero projetada inferiormente.

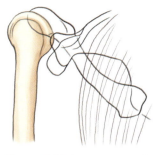

Figura 5.81 Luxação posterior do úmero projetada superiormente.

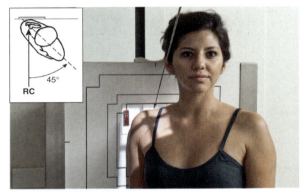

Figura 5.82 Incidência axial oblíqua apical em posição ortostática – oblíqua posterior a 45°, RC a 45° caudalmente.

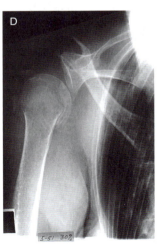

Figura 5.83 Incidência AP oblíqua apical. (Observa-se a fratura impactada da cabeça do úmero, mas não a luxação escapuloumeral principal.)

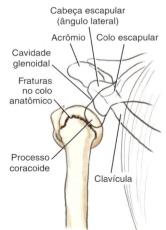

Figura 5.84 Incidência AP oblíqua apical (método de Garth). (Observa-se a fratura impactada da cabeça do úmero, mas nenhuma luxação escapuloumeral importante.)

CLAVÍCULA: INCIDÊNCIAS AP E AP AXIAL

Indicações clínicas
- Fraturas ou luxações da clavícula
- Rotinas dos serviços de radiologia em geral incluem incidências AP e AP axial.

Clavícula
ROTINA
- AP e AP axial

Fatores técnicos
- DFR mínima – 100 cm
- Tamanho do RI – 24 × 30 cm, transversal
- Grade
- Faixa de 70 a 85 kVp
- CAE não recomendado.

Proteção. Proteger tecidos radiossensíveis fora da área de interesse.

Posicionamento do paciente. Realizar a radiografia do paciente em posição ortostática ou em decúbito dorsal com os braços ao lado do tronco, queixo elevado e olhando diretamente para a frente. A região posterior do ombro deve estar em contato com o RI ou a mesa, sem rotação do corpo (Figura 5.85).

Posicionamento da parte
- Centralizar a clavícula e o RI com o RC. (A clavícula pode ser palpada medialmente à incisura jugular e a porção lateral da articulação AC acima do ombro.)

RC
AP
- RC perpendicular à porção média da clavícula.

AP axial
- RC com inclinação cranial de 15 a 30° em direção à porção média da clavícula (Figura 5.86) (ver Nota).

Colimação recomendada. Colimar a área da clavícula. (Garantir que as articulações AC e EC estejam incluídas.)

Respiração. Suspender a respiração ao fim da inspiração (ajuda a elevar as clavículas).

PA alternativa. Radiografias também podem ser feitas como uma incidência PA ou PA axial com inclinação caudal de 15 a 30°.

NOTA: Pacientes magros (astênicos) requerem angulação acima de 25 a 30°; pacientes com ombros e tórax volumosos (hiperestênicos) requerem angulação de 15 a 20°.

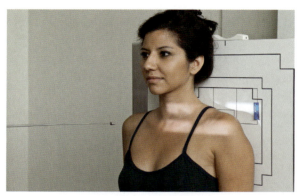

Figura 5.85 Incidência AP da clavícula – RC a 0°.

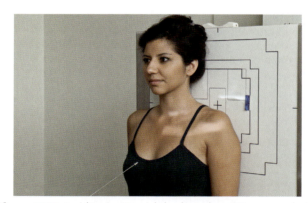

Figura 5.86 Incidência AP axial da clavícula – RC em angulação cranial de 15 a 30°.

Critérios de avaliação

AP a 0°

Anatomia demonstrada:
- Toda a clavícula visualizada, incluindo articulações AC e EC, e acrômio.

Posicionamento:
- A clavícula é demonstrada sem encurtamento
- A porção média da clavícula está sobreposta ao ângulo escapular superior (Figura 5.87A)
- As margens da colimação devem ser visíveis.

Exposição:
- Porção média da clavícula, extremidades esternal e acromial demonstradas claramente, com o trabeculado ósseo e os detalhes das partes moles bem definidos.

AP AXIAL

Anatomia demonstrada:
- Toda a clavícula visualizada, incluindo articulações AC e EC, e acrômio.

Posicionamento:
- A angulação correta do RC projeta a maior parte da clavícula acima da escápula, bem como da 2ª e 3ª costelas
- Somente a porção medial da clavícula está sobreposta pela 1ª e 2ª costelas (Figura 5.87B).

Exposição:
- A exposição adequada demonstra a região distal da clavícula e a articulação AC sem densidade (brilho) excessiva
- O contorno e o trabeculado ósseos devem estar bem definidos, o que é indicativo de **ausência de artefatos de movimento**, e a região medial da clavícula e a articulação EC devem ser visualizadas através do tórax.

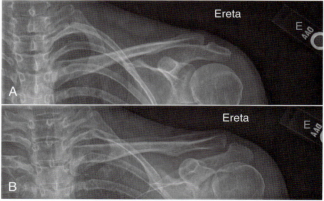

Figura 5.87 A. AP – RC a 0°. **B.** AP axial da clavícula a 25°. (Cortesia de Joss Wertz, DO.)

ARTICULAÇÕES AC: INCIDÊNCIA AP (MÉTODO DE PEARSON)
BILATERAL COM E SEM CARGA

ADVERTÊNCIA: As incidências do ombro e/ou clavícula devem ser realizadas, inicialmente, para descartar fraturas, podendo ser obtidas em primeiro lugar sem carga, para verificação, e depois com carga.

Indicações clínicas
- Possível diástase da articulação AC. Estudos das articulações AC podem ser unilaterais, se não for solicitado um estudo comparativo; ou bilaterais, caso seja solicitado um estudo para comparação de ambas as articulações
- O alargamento de um espaço articular em comparação com outra incidência com carga em geral indica diástase da articulação AC.

Articulações AC
ROTINA
- AP bilateral com carga e
- AP bilateral sem carga
- Estudo unilateral (se solicitado) com e sem carga

Fatores técnicos
- DFR mínima – 100 ou **180 cm** para incluir ambas as articulações no mesmo estudo de um adulto de ombros largos
- Tamanho do RI – 35 × 43 cm, transversal; ou duas transversais de 24 × 30 cm, para exposições unilaterais
- Para pacientes de ombros largos, **dois RI de 18 × 24 cm, transversais,** posicionados lado a lado e expostos simultaneamente para incluir ambas as articulações AC em uma única exposição
- Marcadores "com carga" e "sem carga"
- Com ou sem grade (dependendo do tamanho do ombro)
- Faixa de 70 a 75 kVp sem grade; 80 a 85 kVp com grade para pacientes maiores
- CAE não recomendado.

Proteção. Fixar a proteção gonadal ao redor da cintura.

Posicionamento do paciente. Realizar a radiografia do paciente em posição ortostática, com as regiões posteriores dos ombros contra o chassi e igual peso sobre ambos os pés. Braços ao lado do tronco; sem rotação dos ombros ou da pelve; o paciente olhando para a frente (pode ser realizada com o paciente sentado, se necessário). **Duas séries** de ambas as articulações AC são realizadas na mesma posição, uma **sem carga** e outra **com carga** (Figuras 5.88 e 5.89).

Posicionamento da parte
- Posicionar o paciente para direcionar o RC a um ponto médio entre as articulações AC
- Centralizar o RC na linha média do RI (o topo do RI deve estar a cerca de 5 cm acima dos ombros).

RC
- RC perpendicular **ao ponto médio entre as articulações AC**; 2,5 cm acima da incisura jugular
- Estudo unilateral: centralizar o RC a 2,5 cm abaixo da articulação AC afetada (ver Nota).

Colimação recomendada. Usar um campo longitudinal e estreito; a margem superior deve se situar nas bordas superiores das partes moles do ombro.

Respiração. Suspender a respiração durante a exposição.

Cargas. Após a realização da primeira exposição sem carga e da troca do chassi, para pacientes adultos de estrutura corporal grande, prender no **mínimo** 4 a 4,5 kg em cada punho, e, com os ombros relaxados, possibilitar **delicadamente** que os pesos fiquem pendurados nos punhos, enquanto cada braço e cada punho é puxado para baixo. A mesma quantidade de peso deve ser utilizada para os dois punhos. Um peso menor (2 a 4 kg) pode ser utilizado em pacientes astênicos e mais peso pode ser usado em pacientes hiperestênicos. (Verificar o protocolo do departamento sobre a carga a ser utilizada.)

NOTA: *Não* se deve pedir aos pacientes para segurar os pesos nas mãos; em vez disso, **os pesos devem ser fixados nos punhos, de modo que mãos, braços e ombros fiquem relaxados**, e a possível diástase da articulação AC possa ser determinada. Segurar os pesos pode resultar em radiografias falso-negativas, pois a tendência é puxar os pesos, causando contração, e não relaxamento dos músculos dos ombros.

Incidência AP axial alternativa (método de Alexander).
Esse método requer uma angulação cranial de 15°, centralizada no nível das articulações AC afetadas, que projeta a articulação AC superiormente ao acrômio, produzindo uma visualização ideal. Essa incidência pode ser realizada em caso de suspeita de subluxação ou luxação das articulações AC.

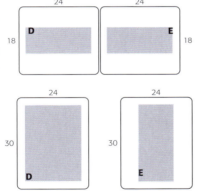

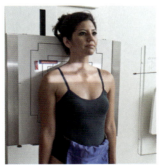

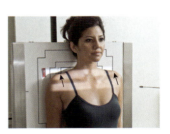

Figura 5.88 Incidência de estresse com carga (pesos amarrados aos punhos). Mulher, mínimo de 3,5 a 4,5 kg por membro.

Figura 5.89 Articulações AC marcadas por *setas*.

Incidência AP axial alternativa (método de Zanca).
Esse método usa angulação cranial de 10 a 15°, centralizada no nível da articulação AC afetada, e projeta a articulação AC superiormente ao acrômio, produzindo uma visualização ideal (Figura 5.90). O método de Zanca também usa uma quilovoltagem 50% menor que a exposição glenoumeral padrão para melhor visualização das partes moles e dos detalhes da articulação AC.[14] Essa incidência pode ser realizada em caso de suspeita de subluxação AC ou luxação e lesões das partes moles (Figuras 5.91 e 5.92).

Incidência alternativa em decúbito dorsal.
Se a condição do paciente exigir, a radiografia poderá ser realizada em decúbito dorsal, amarrando ambas as pontas de uma longa faixa de atadura e passando a faixa ao redor dos pés do paciente com os joelhos parcialmente flexionados, seguida de extensão **lenta** e **suave** das pernas, puxando os ombros para baixo. Além disso, como alternativa, um assistente protegido da maneira adequada pode puxar suavemente os braços e ombros do paciente para baixo (Figura 5.93).

ADVERTÊNCIA: O método deve ser empregado apenas por pessoas experientes e qualificadas para evitar lesões adicionais.

Critérios de avaliação
Anatomia demonstrada: • São demonstradas ambas as articulações ACs, clavículas (em toda a extensão) e articulações ECs.
Posicionamento: • Ambas as articulações ACs no mesmo plano horizontal • O aspecto simétrico das articulações ECs de cada lado da coluna vertebral comprova que **não houve rotação**.
Exposição e marcadores: • Densidade (brilho) e contraste adequados demonstram nitidamente as articulações ACs e as partes moles. Contornos e trabeculado ósseos bem definidos são indicativos de **ausência de artefatos de movimento** • Marcadores para os lados direito e esquerdo e marcadores que indiquem **presença** ou **ausência de carga** devem estar visíveis sem comprometer a visualização da anatomia (Figura 5.94).

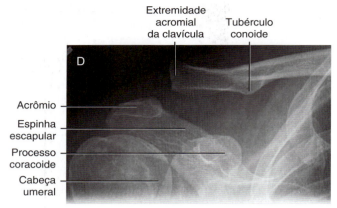

Figura 5.92 Articulações AC – método de Zanca. (De Cvetanovich GL et al. Biological solutions to anatomical acromioclavicular joint reconstruction. *Operative Techniques in Sports Medicine* 23(1):52-59.)

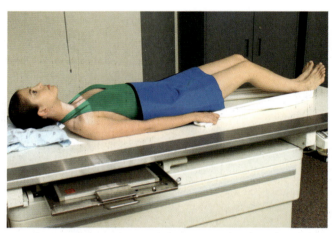

Figura 5.93 Incidência alternativa em decúbito dorsal.

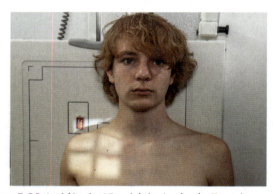

Figura 5.90 Incidência AP axial (método de Zanca) para a articulação AC.

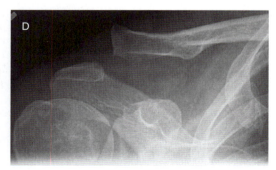

Figura 5.91 Articulações AC – método de Zanca. (De Cvetanovich GL et al. Biological solutions to anatomical acromioclavicular joint reconstruction. *Operative Techniques in Sports Medicine* 23(1):52-59.)

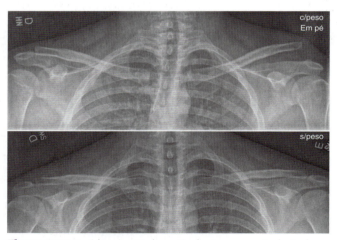

Figura 5.94 Incidência AP das articulações acromioclaviculares com e sem carga. (Cortesia de Joss Wertz, DO.)

ESCÁPULA: INCIDÊNCIA AP

Indicações clínicas
- Fraturas e outras lesões da escápula.

Fatores técnicos
- DFR mínima – 100 cm
- Tamanho do RI – 24 × 30 cm, longitudinal
- Grade
- Faixa de 70 a 85 kVp
- Tempo mínimo de exposição de 3 s com técnica opcional de respiração (4 ou 5 s são desejáveis)
- Fator de exposição manual (CAE não recomendado).

Escápula
ROTINA
- AP
- Lateral

Proteção. Proteger tecidos radiossensíveis fora da área de interesse.

Posicionamento do paciente. Realizar a radiografia do paciente em posição ortostática ou em decúbito dorsal. (A posição ortostática pode ser mais confortável para o paciente.) A superfície posterior do ombro deve estar em contato direto com a mesa ou o RI, sem rotação do tórax. (A rotação na direção do lado afetado coloca a escápula em uma posição posterior mais verdadeira, mas isso também resulta em maior sobreposição com os arcos costais).

Posicionamento da parte
- Posicionar o paciente de modo que a porção média da escápula esteja centralizada com o RC
- Ajustar o chassi ao centro do RC. O topo do RI deve estar cerca de 5 cm acima do ombro, e a margem lateral do RI, 5 cm da margem lateral do arco costal
- **Abduzir** levemente **o braço a 90°** e colocar a mão em supinação. (A abdução move a escápula lateralmente para afastá-la mais das estruturas torácicas.) (Figuras 5.95 e 5.96.)

RC
- RC perpendicular à porção média da escápula, a 5 cm abaixo do processo coracoide, ou no nível da região axilar aproximadamente 5 cm medialmente à margem lateral do paciente.

Colimação recomendada. Colimar bem os quatro lados na área da escápula.

Respiração. A técnica ortostática (respirando) é preferida se o paciente puder cooperar. O paciente deve ser orientado a respirar suavemente sem mover o ombro ou o braço afetado, ou suspender a respiração se não houver preferência pela técnica ortostática.

Critérios de avaliação
Anatomia demonstrada: • Porção lateral da escápula livre de sobreposição • Porção medial da escápula visualizada através das estruturas torácicas (Figuras 5.97 e 5.98).
Posicionamento: • Braço afetado visualizado em abdução de 90° e mão em posição supina, evidenciado pela borda lateral da escápula sem sobreposições • Colimação da área de interesse.
Exposição: • Densidade (brilho) e contraste adequados, **sem artefatos de movimento**, são demonstrados pelo trabeculado ósseo nítido e bem definido do perfil escapular • Costelas e estruturas pulmonares aparecem desfocadas com a técnica de respiração apropriada.

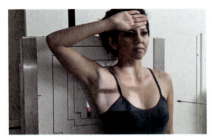

Figura 5.95 AP da escápula em posição ortostática.

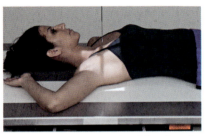

Figura 5.96 AP em decúbito dorsal.

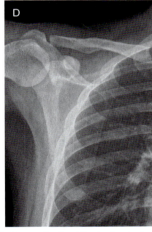

Figura 5.97 AP da escápula. (Cortesia de Joss Wertz, DO.)

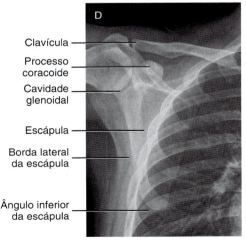

- Clavícula
- Processo coracoide
- Cavidade glenoidal
- Escápula
- Borda lateral da escápula
- Ângulo inferior da escápula

Figura 5.98 AP da escápula. (Cortesia de Joss Wertz, DO.)

ESCÁPULA: INCIDÊNCIA EM PERFIL – PACIENTE EM POSIÇÃO ORTOSTÁTICA

Ver paciente em decúbito, na próxima página.

Indicações clínicas
- Fraturas horizontais da escápula; o posicionamento do braço deve ser determinado pela área escapular de interesse.

Escápula
ROTINA
- AP
- Perfil
- Posição ortostática
- Em decúbito

Fatores técnicos
- DFR mínima – 100 cm
- Tamanho do RI – 24 × 30 cm, longitudinal
- Grade
- Faixa de 70 a 85 kVp
- Fatores de exposição manual (CAE não recomendado).

Proteção. Fixar a proteção gonadal ao redor da cintura.

Posicionamento do paciente. Realizar a radiografia do paciente em posição ortostática ou em decúbito. (A posição ortostática é preferível, se a condição do paciente permitir). Posicionar o paciente de frente para o RI em uma posição oblíqua anterior.

Posicionamento da parte
- Solicitar ao paciente para cruzar o braço à frente do tronco, segurando no ombro oposto. Essa posição mostra bem o **corpo da escápula** (Figuras 5.99 e 5.100)
  ou
- Solicitar ao paciente para abaixar o braço afetado, flexionar o cotovelo e colocar o braço parcialmente abduzido atrás da região lombar ou deixá-lo pendente ao lado do tronco. Essa posição demonstra melhor **o acrômio e o processo coracoide** (Figuras 5.101 e 5.102)
- **Palpar o ângulo superior da escápula** e a **articulação AC**. Rodar o paciente até que uma linha imaginária entre os dois pontos esteja perpendicular ao RI; isso resulta em um posicionamento lateral do corpo da escápula. A posição do úmero (para baixo e ao lado, ou para cima ao longo da região anterior do tórax) influencia o grau de rotação necessário. Caso o braço esteja atravessado no tórax, menor rotação será necessária (a superfície posterior do corpo da escápula deve estar perpendicular ao RI)
- Alinhar o paciente de modo a centralizar a margem medial da escápula com o RC e o RI.

RC
- RC no meio da margem medial da escápula.

Colimação recomendada. Colimar bem na área da escápula.

Respiração. Suspender a respiração durante a exposição.

Critérios de avaliação

Anatomia demonstrada e posicionamento: • Toda a escápula deve ser visualizada em uma incidência em perfil, o que é evidenciado pela sobreposição das bordas medial e lateral da escápula • A imagem em perfil verdadeiro é demonstrada pela sobreposição direta das bordas medial e lateral da escápula • O corpo da escápula deve estar em perfil, sem sobreposição com as costelas • Na medida do possível, o úmero não deve estar sobreposto à área de interesse da escápula • Colimação da área de interesse.

Exposição: • A exposição adequada, **sem artefatos de movimento**, é demonstrada pelo trabeculado ósseo nítido e bem definido, sem brilho excessivo na área do ângulo inferior • As bordas ósseas do acrômio e do processo coracoide devem ser visualizadas através da cabeça do úmero.

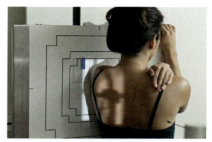

Figura 5.99 Perfil para visualização do corpo da escápula (OAE aproximadamente a 45°).

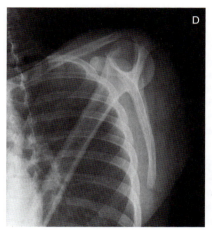

Figura 5.100 Perfil para visualização do corpo da escápula (OAE aproximadamente a 45°).

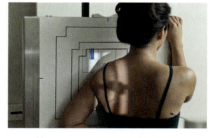

Figura 5.101 Perfil para visualização do acrômio ou do processo coracoide (OAE aproximadamente a 60°).

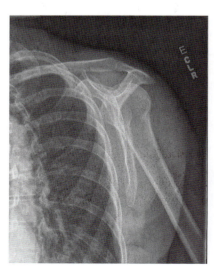

Figura 5.102 Perfil para visualização do acrômio ou do processo coracoide (OAE a aproximadamente 60°). (Cortesia de Joss Wertz, DO.)

ESCÁPULA: INCIDÊNCIA EM PERFIL – PACIENTE EM DECÚBITO

Ver paciente em posição ortostática, na página anterior.

Indicações clínicas
- Fraturas da escápula.

NOTA: Essa posição resulta em uma imagem ampliada em razão do aumento da distância objeto-receptor de imagem (DOR).

Escápula
ROTINA
- AP
- Perfil

Fatores técnicos
- DFR mínima – 100 cm
- Tamanho do RI – 24 × 30 cm, longitudinal
- Grade
- Faixa de 70 a 85 kVp
- Fatores de exposição manual (CAE não recomendado).

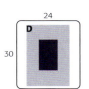

Proteção. Proteger tecidos radiossensíveis fora da área de interesse.

Posicionamento do paciente. Paciente em decúbito dorsal, com o braço afetado atravessado no tórax. Palpar a articulação AC e a borda da escápula, rodando o paciente até que uma linha imaginária entre esses dois pontos esteja perpendicular ao RI; isso eleva o ombro afetado até que o corpo da escápula esteja em incidência em perfil verdadeiro. A flexão do joelho do lado afetado ajuda a manter o paciente nessa posição oblíqua.

Posicionamento da parte
- Alinhar o paciente sobre a mesa, de modo que o centro da porção média da borda lateral da escápula esteja centralizado com o RC e o RI (Figura 5.103)
- Palpar as bordas da escápula; as margens medial e lateral do corpo devem estar entre os dedos e o polegar do examinador (ver Figura 5.103, *detalhe*). Ajustar cuidadosamente a rotação do paciente para que o corpo escapular esteja **perpendicular ao RI**.

RC
- RC na borda lateral da porção média da escápula.

Colimação recomendada. Colimar bem a área da escápula.

Respiração. Suspender a respiração durante a exposição.

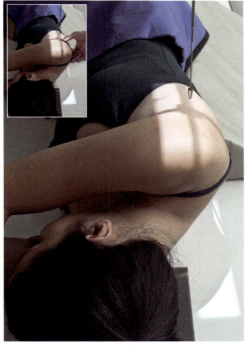

Figura 5.103 Incidência em perfil da escápula em decúbito lateral. O detalhe mostra as bordas de palpação da escápula.

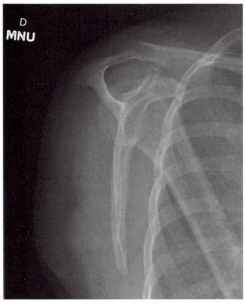

Figura 5.104 Perfil da escápula em decúbito. (Cortesia de Joss Wertz, DO.)

Critérios de avaliação

Anatomia demonstrada: • Toda a escápula deve ser visualizada em incidência em perfil.

Posicionamento: • Uma incidência em perfil verdadeiro é demonstrada pela sobreposição direta das bordas medial e lateral da escápula (Figura 5.104) • O corpo da escápula deve ser visualizado em perfil, sem sobreposição com as costelas • Na medida do possível, o úmero não deve estar sobreposto à área de interesse da escápula • Colimação da área de interesse.

Exposição: • Densidade (brilho) e contraste adequados, **sem artefatos de movimento**, são demonstrados pelos contornos do trabeculado ósseo nítidos e bem definidos • Toda a escápula deve ser visualizada sem brilho excessivo na área do ângulo inferior • As bordas ósseas do acrômio e do processo coracoide devem ser visualizadas através da cabeça do úmero.

RADIOGRAFIAS PARA ANÁLISE

Esta seção consiste em uma incidência ideal (Imagem A) com uma ou mais incidências que podem demonstrar posicionamento e/ou erros técnicos. Analise as Figuras 5.105 a 5.107. Compare a Imagem A às outras incidências e identifique os erros. Enquanto examina cada imagem, considere as seguintes questões:

1. Toda a anatomia essencial é demonstrada na imagem?
2. Quais erros de posicionamento presentes comprometem a qualidade da imagem?
3. Os fatores técnicos são ideais?
4. Há na imagem evidência de marcadores de colimação e do lado anatômico pré-exposição?
5. Esses erros requerem repetição da exposição?

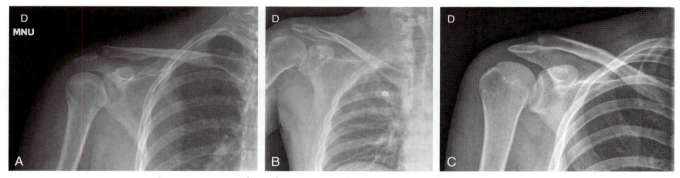

Figura 5.105 AP de ombro – rotação interna (Cortesia de Joss Wertz, DO.)

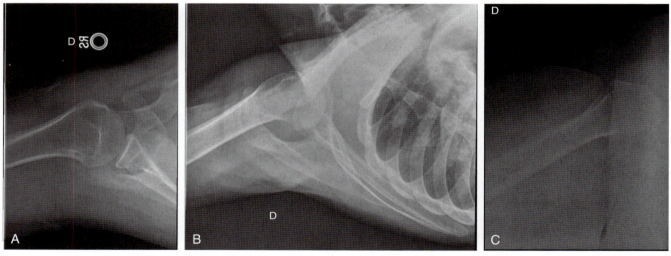

Figura 5.106 Axilar inferossuperior do ombro (Cortesia de Joss Wertz, DO.)

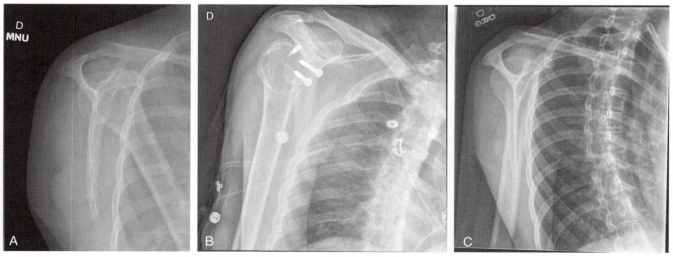

Figura 5.107 Escápula em "Y". (Cortesia de Joss Wertz, DO.)

CAPÍTULO 6

Membro Inferior

COLABORAÇÃO DE **Christopher I. Wertz**, MSRS, RT(R)

COLABORADORES DAS EDIÇÕES ANTERIORES Dan L. Hobbs, MSRS, RT(R)(CT)(MR), Beth L. Vealé, BSRS, MEd, PhD, RT(R)(QM), Jeannean Hall-Rollins, MRC, BS, RT(R)(CV)

SUMÁRIO

Anatomia Radiográfica
Membro inferior distal, *212*

Posicionamento Radiográfico
Considerações sobre posicionamento, *224*
Considerações especiais sobre o paciente, *225*
Considerações sobre radiologia digital, *225*
Modalidades e procedimentos alternativos, *226*
Indicações clínicas, *226*

Incidências de Rotina, Alternativas e Especiais
Pododáctilos: incidência AP, *228*
Pododáctilos: incidência AP oblíqua – rotação medial ou lateral, *229*
Pododáctilos: incidências em perfil mediolateral ou lateromedial, *230*
Pododáctilos – sesamoides: incidência tangencial, *231*
Pé: incidência AP, *232*
Pé: incidência AP oblíqua – rotação medial, *233*
Pé: perfil mediolateral ou lateromedial, *234*
Pé: incidências AP com carga, *235*
Pé: incidências em perfil com carga, *236*
Calcâneo: incidência plantodorsal (axial), *237*
Calcâneo: incidência em perfil – mediolateral, *238*
Tornozelo: incidência AP, *239*
Tornozelo: incidência AP do encaixe da articulação tibiotalar – 15 a 20° de rotação medial, *240*

Tornozelo: incidência AP oblíqua – rotação medial a 45°, *241*
Tornozelo: incidência em perfil – mediolateral (ou lateromedial), *242*
Tornozelo: incidências AP com estresse, *243*
Região inferior da perna (tíbia e fíbula): incidência AP, *244*
Região inferior da perna (tíbia e fíbula): incidência em perfil – mediolateral, *245*
Joelho: incidência AP, *246*
Joelho: incidência AP oblíqua – rotação medial (interna), *247*
Joelho: incidência oblíqua AP – rotação lateral (externa), *248*
Joelho: incidência em perfil – mediolateral, *249*
Joelho: incidência AP bilateral com carga do joelho, *250*
Joelho: incidência PA bilateral axial com carga do joelho, *251*
Fossa intercondilar: incidências axiais PA e AP ("vistas do túnel"), *253*
Joelho – fossa intercondilar: incidência axial AP, *255*
Patela e articulação patelofemoral: incidência PA, *256*
Patela: incidência em perfil – mediolateral, *257*
Patela: incidência tangencial – axial ou *sunrise/skyline*, *258*
Patela: incidência tangencial – axial ou *sunrise/skyline*, *259*
Patela: incidência tangencial – axial ou *sunrise/skyline*, *260*
Patela: método tangencial superoinferior com o paciente sentado, *261*

Radiografias para Análise, *262*

ANATOMIA RADIOGRÁFICA

Membro inferior distal

Os ossos da extremidade distal do membro inferior são divididos em pé, região inferior da perna e fêmur distal (Figura 6.1). As articulações do tornozelo e do joelho também são discutidas neste capítulo. O fêmur proximal e o quadril estão incluídos no Capítulo 7, bem como o cíngulo do membro inferior.

PÉ

Os ossos do pé são fundamentalmente similares aos ossos da mão e do punho, que são descritos no Capítulo 4.

Os 26 ossos de um pé (Figura 6.2) são divididos em três grupos:

1. Falanges (pododáctilos ou dedos)   14
2. Metatarsos   5
3. Ossos do tarso   7
Total   26

Falanges – pododáctilos (dedos dos pés)

Os ossos mais distais dos pés são as **falanges**, que formam os pododáctilos, ou dedos dos pés. Os cinco dedos de cada pé são numerados de 1 a 5, iniciando pelo lado medial do pé, ou seja, pelo hálux. O maior pododáctilo, ou primeiro dedo do pé, tem apenas duas falanges, assim como o polegar: a **falange proximal** e a **falange distal**. O segundo, terceiro, quarto e quinto pododáctilos têm uma **falange média**, além das falanges proximal e distal. Como o primeiro pododáctilo tem duas falanges e os demais têm três, encontramos **14 falanges** em cada pé.

As similaridades com a mão são óbvias porque também encontramos 14 falanges em cada mão. Entretanto, há duas diferenças notáveis: as falanges dos pés são menores e seus movimentos são mais limitados que os das falanges das mãos.

Quando se descreve qualquer osso ou articulação do pé, o pododáctilo e o pé específicos também devem ser identificados. Por exemplo, quando nos referimos à "falange distal do primeiro pododáctilo do pé direito", não há dúvida sobre qual osso está sendo descrito.

As falanges distais do segundo ao quinto pododáctilos são muito pequenas e podem ser difíceis de identificar como ossos separados em uma radiografia.

Ossos do metatarso

Os cinco ossos do mediopé são os ossos **metatarsianos**. Eles são numerados com os pododáctilos, o número 1 está localizado no lado medial e o número 5 na porção lateral do pé.

Cada um dos metatarsos consiste em três partes. A pequena parte distal arredondada de cada metatarso é a **cabeça**. A porção longa e delgada, localizada centralmente, é denominada **corpo** (diáfise). A extremidade proximal expandida de cada metatarso é a **base**.

A **base do quinto metatarso** expande-se lateralmente em uma **tuberosidade** áspera e proeminente, que serve de ponto de inserção de um tendão. A porção proximal do quinto metatarso, incluindo essa tuberosidade, é facilmente visualizada nas radiografias e é um **local comum de traumatismos** no pé; essa área deve ser bem visualizada nas radiografias.

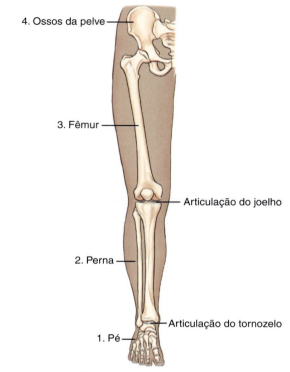

Figura 6.1 Membro inferior.

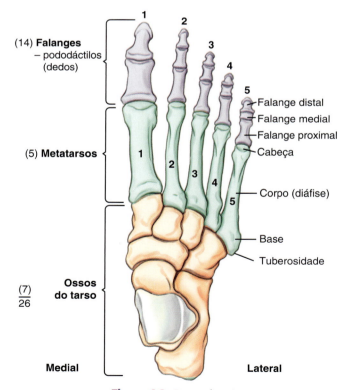

Figura 6.2 Ossos do pé.

Articulações das falanges (pododáctilos) e metatarsos

Articulações dos pododáctilos. A identificação das articulações dos pododáctilos é importante porque as fraturas podem envolver as superfícies articulares. A denominação de cada articulação do pé é derivada dos dois ossos em cada lado dessa articulação. Entre as falanges proximal e distal do primeiro pododáctilo, encontra-se a **articulação interfalangiana (IF)**.

Como do segundo ao quinto pododáctilos há três ossos em cada dedo, cada um desses pododáctilos tem duas articulações. Entre as falanges média e distal, encontra-se a **articulação interfalangiana distal (IFD)**; e entre as falanges proximal e média, encontra-se a **articulação interfalangiana proximal (IFP)**.

Articulações dos metatarsos. Cada articulação da cabeça do metatarso é uma articulação metatarsofalangiana (MTF), e cada articulação na base do metatarso é uma **articulação tarsometatarsiana (TMT)**. A base do terceiro metatarso, ou a terceira articulação TMT, é importante por ser o ponto centralizador ou a localização do raio central (RC) para as incidências anteroposterior (AP) e oblíqua do pé.

Ao descrever as articulações do pé, deve ser indicado em primeiro lugar o nome da articulação, seguido do pododáctilo ou metatarso e, finalmente, o pé. Pode-se descrever uma lesão ou fratura, por exemplo, como próxima à articulação IFD do quinto pododáctilo do pé esquerdo.

Ossos sesamoides. Vários pequenos ossos distintos, chamados ossos **sesamoides**, em geral são encontrados em pés e mãos. Esses ossos extras, embutidos em certos tendões, normalmente estão presentes próximos a várias articulações. Nos membros superiores, os ossos sesamoides são muito pequenos e, em geral, localizam-se na superfície palmar próximo às articulações MTF ou, ocasionalmente, na articulação IF do polegar.

Nos **membros inferiores**, os ossos sesamoides tendem a ser maiores e mais significativos sob o ponto de vista radiológico. O maior osso sesamoide do corpo é a *patela*, que será descrita adiante neste capítulo. Os ossos sesamoides ilustrados nas Figuras 6.3 e 6.4 quase sempre estão presentes na **superfície plantar** ou posterior da **cabeça do primeiro metatarso** próximo à primeira articulação MTF. Especificamente, o osso sesamoide na face medial do membro inferior é denominado sesamoide **tibial**, enquanto o lateral é o osso sesamoide **fibular**. Os ossos sesamoides também podem ser encontrados próximos a outras articulações do pé. São radiologicamente importantes porque a fratura desses pequenos ossos é possível. Por sua localização plantar, essas fraturas podem ser bastante dolorosas e causar desconforto quando o pé é submetido à carga. Incidências tangenciais especiais podem ser necessárias para demonstrar uma fratura de osso sesamoide, como apresentado neste capítulo na página de posicionamento "Pododáctilos – sesamoides: incidência tangencial".

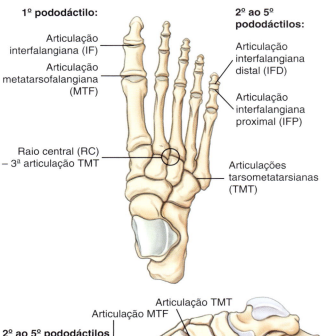

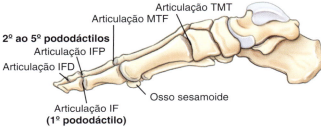

Figura 6.3 Articulações do pé direito.

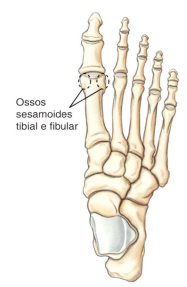

Figura 6.4 Ossos sesamoides.

Ossos do tarso

Os sete grandes ossos da porção proximal do pé são denominados ossos do tarso (Figura 6.5). Os nomes dos ossos do tarso podem ser lembrados com o auxílio de um processo mnemônico: **Ca**çaremos **T**odos os **C**oiotes **N**as **3 C**ampinas.

(1) **Ca**çaremos   **Ca**lcâneo (*os calcis*)
(2) **T**odos os   **T**álus (astrágalo)
(3) **C**oiotes   **C**uboide
(4) **N**as   **N**avicular (escafoide)
(5, 6, 7) **3 C**ampinas   Primeiro, segundo e terceiro **c**uneiformes

Os ossos calcâneo, tálus e navicular são, às vezes, conhecidos por denominações alternativas: *os calcis*, *astrágalo* e *escafoide*. Entretanto, a norma correta determina que o osso tarsiano do pé seja chamado de *navicular* e o osso carpiano do punho, cujo formato é similar, deve ser chamado de *escafoide*. (O osso carpiano é chamado com mais frequência de *navicular* do que pela denominação preferida *escafoide*.)

Similaridades em relação ao membro superior são menos óbvias em relação aos tarsos, já que são somente **sete ossos tarsianos** em comparação com os **oito ossos carpianos** do punho. Além disso, os ossos do tarso são maiores e menos móveis, pois fornecem base de apoio para o corpo em posição ereta em relação aos ossos mais móveis do carpo na mão e no punho.

Os sete ossos tarsianos, às vezes, são chamados de *ossos do tornozelo*, embora somente um deles, o tálus, esteja envolvido diretamente na articulação do tornozelo. Cada um dos ossos tarsianos é descrito individualmente, junto com uma lista de ossos com os quais se articulam.

Calcâneo. O maior e mais forte osso do pé é o *calcâneo*. A porção posterior geralmente é conhecida como *osso do calcanhar*. A região mais posteroinferior do calcâneo contém um processo chamado tuberosidade, uma área onde é comum surgirem esporões ósseos, prolongamentos que podem ser dolorosos ao receberem o peso do corpo.

Certos tendões de grande tamanho, dos quais o maior é o tendão de Aquiles, são ligados a esse processo áspero e estriado, onde se localizam, em seus pontos mais amplos, dois pequenos processos arredondados. O maior recebe o nome de processo lateral, enquanto o menor e menos pronunciado é denominado processo medial.

Outra protuberância óssea, com tamanho e forma variáveis, pode ser visualizada lateralmente em uma incidência axial, é a tróclea fibular, também chamada, algumas vezes, de *processo troclear*.

Na face proximal medial, encontra-se um processo ósseo proeminente maior, denominado *sustentaculum tali*, que literalmente significa sustentáculo do tálus, ou seja, o suporte para o tálus.

Articulações. O calcâneo articula-se com **dois** ossos: anteriormente com o **cuboide** e superiormente com o **tálus**. A articulação superior com o tálus forma a importante articulação **subtalar** (talocalcânea). Três facetas articulares específicas aparecem nessa articulação com o tálus, por meio das quais o peso do corpo é transmitido ao solo em uma posição ereta: a maior é a **faceta articular posterior** e as menores são as **facetas articulares anterior** e **média**. A faceta articular média é a porção superior do proeminente sustentáculo do tálus, que fornece apoio medial para esta importante articulação de sustentação de carga.

A depressão profunda entre as facetas articulares posterior e média é denominada **sulco calcâneo** (Figura 6.6). Essa depressão, combinada com um sulco ou depressão similar do tálus, forma uma abertura para a passagem de certos ligamentos. Essa abertura no meio da articulação subtalar é o **seio do tarso** (Figura 6.7).

Tálus. O tálus, o segundo maior osso do tarso, localiza-se entre a parte inferior da perna e o calcâneo. O peso do corpo é transmitido por este osso através das importantes articulações do tornozelo e a talocalcânea.

Articulações. O tálus articula-se com **quatro** ossos: superiormente com a **tíbia** e a **fíbula**, inferiormente com o **calcâneo** e anteriormente com o **navicular**.

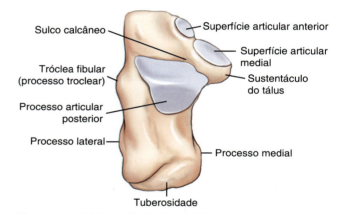

Figura 6.6 Calcâneo direito (superfície superior ou proximal).

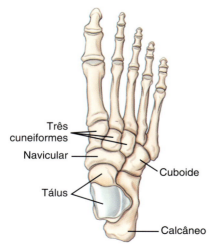

Figura 6.5 Ossos do tarso (7).

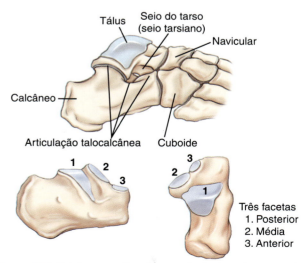

Figura 6.7 Calcâneo e tálus (com articulações do tornozelo e subtalar).

Navicular

O navicular é um osso oval achatado, localizado na face medial do pé entre o tálus e os três cuneiformes.

Articulações. O **navicular** articula-se com cinco ossos: posteriormente com o tálus, lateralmente com o cuboide e anteriormente com os três cuneiformes (Figura 6.8).

Cuneiformes

Os três cuneiformes (cujo significado é "em formato de cunha") localizam-se nas faces medial e média do pé entre os três primeiros metatarsos distalmente e o navicular proximalmente. O maior cuneiforme, que se articula com o primeiro metatarso, é o cuneiforme **medial** (primeiro). O cuneiforme **intermédio** (segundo), que se articula com o segundo metatarso, é o menor dos cuneiformes. O cuneiforme **lateral** (terceiro) articula-se distalmente com o terceiro metatarso e lateralmente com o cuboide. Todos os três cuneiformes articulam-se proximalmente com o navicular.

Articulações. O **cuneiforme medial** articula-se com **quatro** ossos: o navicular proximalmente, o primeiro e segundo metatarsos distalmente e o cuneiforme intermédio lateralmente.

O **cuneiforme intermédio** também se articula com **quatro** ossos: o navicular proximalmente, o segundo metatarso distalmente e os cuneiformes medial e lateral.

O **cuneiforme lateral** articula-se com **seis** ossos: o navicular proximalmente; o segundo, terceiro e quarto metatarsos distalmente; o cuneiforme intermédio medialmente; e o cuboide lateralmente.

Cuboide

O cuboide localiza-se na face lateral do pé, distal ao calcâneo e proximal ao quarto e ao quinto metatarso.

Articulações. O **cuboide** articula-se com **cinco** ossos: o calcâneo proximalmente, o cuneiforme lateral e o navicular medialmente, e o quarto e quinto metatarsos distalmente.

Arcos do pé

Arco longitudinal. Os ossos do pé estão dispostos em **arcos longitudinal** e **transverso**, criando um forte suporte amortecedor de choques para o peso do corpo. O elástico arco longitudinal consiste em um componente medial e um lateral, sendo a maior parte do arco localizada nas faces medial e mediana do pé.

Arco transverso. O arco transverso localiza-se primariamente ao longo da superfície plantar dos ossos distais do tarso e das articulações tarsometatarsianas. O arco transverso é formado primariamente pelos cuneiformes, especialmente o segundo e o terceiro, em combinação com o primeiro cuneiforme e o cuboide (Figura 6.9).

O Boxe 6.1 contém um resumo dos ossos do tarso e dos articulantes.

Boxe 6.1 Ossos do tarso e suas articulações: resumo.

CALCÂNEO (2)[a]
1. Cuboide
2. Tálus

TÁLUS (4)
1. Tíbia e fíbula
2. Calcâneo
3. Navicular

NAVICULAR (5)
1. Tálus
2. Cuboide
3. Três cuneiformes

CUNEIFORME MEDIAL (4)
1. Navicular
2. Primeiro e segundo metatarsos
3. Cuneiforme intermédio

CUNEIFORME INTERMÉDIO (4)
1. Navicular
2. Segundo metatarso
3. Cuneiformes medial e lateral

CUNEIFORME LATERAL (6)
1. Navicular
2. Segundo, terceiro e quarto metatarsos
3. Cuneiforme intermédio
4. Cuboide

CUBOIDE (5)
1. Calcâneo
2. Cuneiforme lateral
3. Navicular
4. Quarto e quinto metatarsos

[a]Os números entre parênteses indicam o total de ossos com os quais o osso se articula.

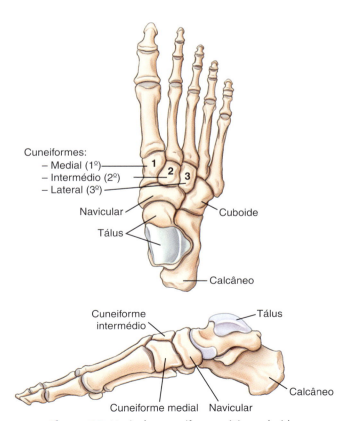

Figura 6.8 Navicular, cuneiformes (3) e cuboide.

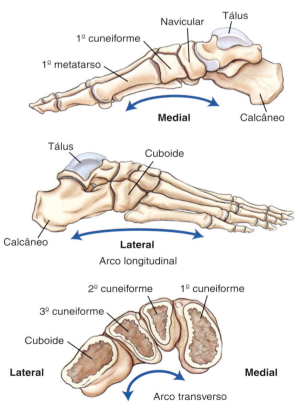

Figura 6.9 Arcos e relações tarsais.

ARTICULAÇÃO DO TORNOZELO
Incidência frontal
A **articulação do tornozelo** é formada por três ossos – os dois ossos longos da perna, **tíbia** e **fíbula**; e um osso tarsal, **tálus**. A extremidade distal expandida da delgada fíbula, que se estende abaixo, ao longo do tálus, é chamada de **maléolo lateral**.

A extremidade distal da tíbia maior e mais resistente tem uma ampla superfície para a articulação, com a ampla superfície superior do tálus de formato similar. O processo medial alongado da tíbia que se estende ao lado do tálus medial é chamado **maléolo medial**.

As porções inferiores da tíbia e da fíbula formam um "soquete" profundo ou abertura de três lados, chamado **articulação tibiotalar**, na qual o tálus superior se encaixa. Entretanto, as três partes do espaço articular tibiotalar **não são visualizadas** em uma incidência frontal verdadeira (incidência AP) em razão da superposição de porções da fíbula e da tíbia distais pelo tálus. Essa superposição é causada pelo posicionamento mais posterior da fíbula distal, conforme demonstrado nesses desenhos. Uma incidência oblíqua AP com rotação interna de 15°, chamada **incidência tibiotalar**,[1] é realizada (ver Figura 6.15) para demonstrar a articulação tibiotalar, que deve apresentar um espaço igual por toda a superfície talar.

O **tubérculo anterior** é um processo expandido na tíbia distal anterior e lateral que se articula com o tálus superolateral, sobrepondo-se parcialmente à fíbula na face anterior (Figuras 6.10 e 6.11).

A **superfície articular tibial distal** que forma o teto da articulação tibiotalar é chamada de **platô** (teto) **tibial**. Certos tipos de fraturas do tornozelo em crianças e jovens envolvem a epífise tibial distal e a face articular inferior da tíbia.

Incidência em perfil
A articulação do tornozelo, vista em uma incidência em perfil verdadeiro, na Figura 6.11, demonstra que a **fíbula distal se localiza cerca de 1 cm posterior em relação à tíbia distal**. Essa relação é importante na avaliação de uma radiografia em **perfil verdadeiro** da perna, do tornozelo ou do pé. Um erro comum no posicionamento de uma radiografia em perfil do tornozelo é girar levemente a articulação para que os maléolos medial e lateral fiquem diretamente sobrepostos; entretanto, isso resulta em uma imagem parcialmente oblíqua do tornozelo, conforme ilustrado nas Figuras 6.10 a 6.12. Uma imagem em perfil verdadeiro requer que o **maléolo lateral** esteja **cerca de 1 cm posterior** ao maléolo medial. O maléolo lateral também se estende por **aproximadamente 1 cm mais distal** que o maléolo medial (melhor visualizado em uma incidência frontal na Figura 6.10).

Incidência axial
Uma incidência axial da margem inferior da tíbia e fíbula distais é apresentada na Figura 6.12; essa imagem corresponde a uma vista "terminal" da articulação do tornozelo de baixo para cima, demonstrando a superfície inferior côncava da tíbia (platô tibial). Também são demonstradas as posições relativas dos **maléolos lateral** e **medial** da fíbula e da tíbia. A **fíbula**, menor, aparece em uma posição **mais posterior**. Uma linha horizontal, traçada através das porções médias dos dois maléolos, deve estar orientada a cerca de **15 a 20°** em relação ao plano coronal (o verdadeiro plano lado a lado do corpo). Essa linha de posicionamento é chamada de **plano intermaleolar**. A perna e o tornozelo devem ser rodados cerca de 15 a 20° para trazer a linha intermaleolar paralela ao plano coronal. Essa relação da fíbula e tíbia distal é importante para o posicionamento das várias incidências da articulação do tornozelo ou da articulação tibiotalar, conforme descrito neste capítulo nas páginas de posicionamento.

Articulação do tornozelo
A articulação do tornozelo é uma **articulação sinovial** do **tipo sela** somente com movimentos de flexão e extensão (dorsiflexão e flexão plantar). A articulação requer fortes ligamentos colaterais que se estendem dos maléolos medial e lateral para o calcâneo e o tálus. O estresse resulta em uma "entorse" de tornozelo com distensão ou ruptura dos ligamentos colaterais e ruptura de tendões musculares, levando a um aumento em partes do espaço articular tibiotalar. Incidências de estresse AP do tornozelo podem ser realizadas para avaliar a estabilidade do espaço articular tibiotalar.

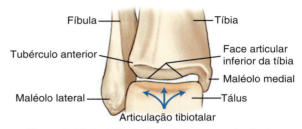

Figura 6.10 Incidência frontal de tornozelo direito.

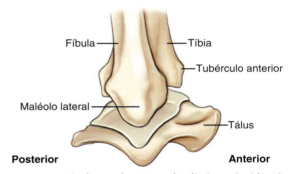

Figura 6.11 Articulação do tornozelo direito – incidência em perfil verdadeiro.

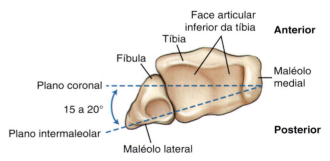

Figura 6.12 Vista axial da articulação do tornozelo.

EXERCÍCIOS DE REVISÃO COM RADIOGRAFIAS

Três incidências comuns do pé e do tornozelo são apresentadas com legendas para a revisão da anatomia de ossos e articulações. Um bom exercício de revisão é cobrir as respostas aqui listadas e identificar todas as partes destacadas antes de checar as respostas.

Imagem em perfil do pé esquerdo (Figura 6.13)
A. Tíbia
B. Calcâneo
C. Tuberosidade do calcâneo
D. Cuboide
E. Tuberosidade do quinto metatarso
F. Cuneiformes sobrepostos
G. Navicular
H. Articulação subtalar
I. Tálus

Imagem oblíqua do pé direito (Figura 6.14)
A. Articulação IF do primeiro pododáctilo do pé direito
B. Falange proximal do primeiro pododáctilo do pé direito
C. Articulação MTF do primeiro pododáctilo do pé direito
D. Cabeça do primeiro metatarso
E. Corpo do primeiro metatarso
F. Base do primeiro metatarso
G. Segundo cuneiforme ou cuneiforme intermédio (parcialmente sobreposto sobre o primeiro cuneiforme ou o cuneiforme medial)
H. Navicular
I. Tálus
J. Tuberosidade do calcâneo
K. Terceiro cuneiforme ou cuneiforme lateral
L. Cuboide
M. Tuberosidade da base do quinto metatarso
N. Quinta articulação MTF do pé direito
O. Falange proximal do quinto pododáctilo do pé direito

Incidência tibiotalar AP do tornozelo direito (ver Figura 6.15)
A. Fíbula
B. Maléolo lateral
C. Articulação tibiotalar "aberta" do tornozelo
D. Tálus
E. Maléolo medial
F. Placa epifisária tibial (local de fusão epifisária)

Perfil do tornozelo direito (Figura 6.16)
A. Fíbula
B. Calcâneo
C. Cuboide
D. Tuberosidade da base do quinto metatarso
E. Navicular
F. Tálus
G. Seio do tarso
H. Tubérculo anterior
I. Tíbia

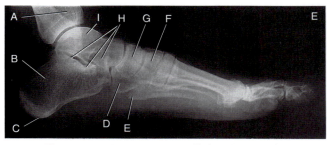

Figura 6.13 Imagem em perfil do pé esquerdo.

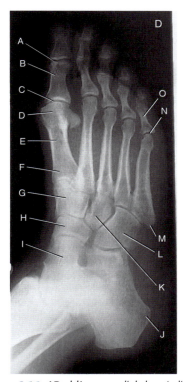

Figura 6.14 AP oblíqua medial do pé direito.

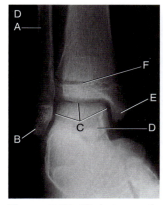

Figura 6.15 AP do tornozelo direito (articulação tibiotalar – incidência oblíqua medial a 15°).

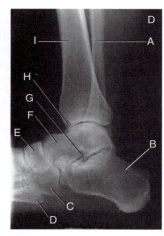

Figura 6.16 Imagem em perfil do tornozelo direito.

REGIÃO INFERIOR DA PERNA – TÍBIA E FÍBULA

O segundo grupo de ossos do membro inferior a ser estudado neste capítulo consiste nos dois ossos da região inferior da perna: **tíbia** e **fíbula** (Figura 6.17).

Tíbia

A tíbia, um dos maiores ossos do corpo, é o osso de sustentação de carga da perna. A tíbia pode ser sentida facilmente através da pele na parte anteromedial da região inferior da perna. Ela é formada por três partes: o **corpo** central (diáfise) e **duas extremidades**.

Extremidade proximal. Os **côndilos medial** e **lateral** são dois grandes processos que formam as faces medial e lateral da tíbia proximal.

A **eminência intercondilar** (também conhecida como **espinha tibial**) inclui duas pequenas proeminências, denominadas **tubérculos intercondilares medial** e **lateral**, localizados na superfície superior da epífise tibial proximal, entre os dois côndilos.

A superfície articular superior dos côndilos inclui duas **facetas articulares** côncavas e lisas, comumente chamadas de **platô tibial**, que se articulam com o fêmur. Como pode ser observado na incidência em perfil, as **facetas articulares formam a inclinação posterior do platô tibial cerca de 10 a 20°** em relação ao eixo longo da tíbia[2] (Figura 6.18). Essa é uma importante consideração anatômica, pois, quando um joelho AP é posicionado, o RC deve ser inclinado de acordo com a necessidade em relação ao receptor de imagem (RI) e a parte superior da mesa paralela ao platô tibial. Essa angulação do RC é essencial na demonstração de um espaço articular "aberto" em uma incidência AP do joelho.

A **tuberosidade tibial** na extremidade proximal da tíbia é uma proeminência de textura áspera, localizada na superfície anterior média da tíbia, imediatamente distal aos côndilos. Essa tuberosidade é a inserção distal do tendão patelar, que se conecta ao músculo quadríceps, da face anterior da coxa. Algumas vezes, em indivíduos jovens, a tuberosidade tibial separa-se do corpo da tíbia, uma condição conhecida como *doença de Osgood-Schlatter* (ver Indicações clínicas, p. 226).

Corpo. O **corpo** (diáfise) é a porção longa da tíbia entre as duas extremidades. Ao longo da superfície anterior do corpo, estendendo-se da tuberosidade tibial até o maléolo medial, encontra-se uma crista aguda chamada **crista anterior** ou **borda anterior**. Essa crista anterior aguda encontra-se imediatamente abaixo da superfície da pele, e em geral é chamada de *canela* ou *osso da canela*.

Extremidade distal. A extremidade distal da tíbia é menor que a extremidade proximal e termina com um curto processo em formato de pirâmide chamado **maléolo medial**, que é facilmente palpado na face medial do tornozelo.

A face lateral da extremidade distal da tíbia forma uma **incisura fibular** achatada e triangular para a articulação com a fíbula distal.

Fíbula

A fíbula localiza-se **lateral** e **posteriormente** à tíbia. Articula-se proximalmente com a tíbia e distalmente com a tíbia e o tálus. A extremidade proximal da fíbula expande-se em uma **cabeça**, que se articula com a face lateral da superfície posteroinferior do côndilo lateral da tíbia. A face proximal extrema da cabeça é pontiaguda e chamada de **ápice** da cabeça da fíbula. A área afilada logo abaixo da cabeça é o **colo** da fíbula.

O **corpo** (diáfise) é a porção longa e delgada da fíbula entre as duas extremidades. A extremidade distal dilatada da fíbula pode ser sentida como um "abaulamento" distinto na face lateral da articulação do tornozelo e, como descrito, é chamada de **maléolo lateral**.

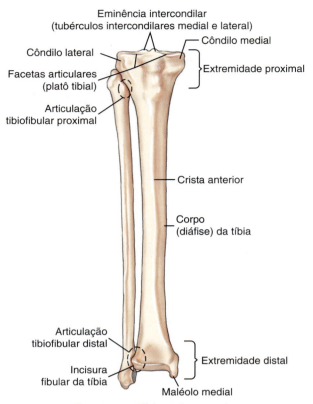

Figura 6.17 Tíbia – vista anterior.

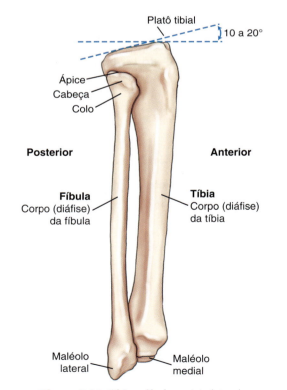

Figura 6.18 Tíbia e fíbula – vista lateral.

Terço médio do fêmur e fêmur distal – incidência anterior.
De modo similar a todos os ossos longos, o corpo ou a diáfise do fêmur é a porção delgada e alongada do osso. O fêmur distal em visualização anterior demonstra a posição da patela (Figura 6.19). A **patela**, que é o maior osso sesamoide do corpo, localiza-se anteriormente ao fêmur distal. A parte mais distal da patela é superior ou proximal à articulação do joelho em aproximadamente 1,25 cm nessa posição com o membro em extensão completa. Essa relação é importante no posicionamento da articulação do joelho.

A **superfície patelar** é a depressão lisa, rasa e triangular na porção distal do fêmur anterior que se estende sob a região inferior da patela, como observado na Figura 6.19. Essa depressão, algumas vezes, é denominada **sulco intercondilar** (*sulco* significa depressão). Alguns textos também a chamam de **sulco troclear** (*tróclea* significa polia ou estrutura em formato de polia em referência aos côndilos medial e lateral). Deve-se reconhecer que esses três termos referem-se a essa depressão lisa e rasa.

A patela propriamente dita em geral é superior à superfície patelar, com o membro totalmente estendido. Entretanto, conforme o joelho é flexionado, a patela, que está fixada a grandes tendões musculares, move-se distalmente, ou para baixo, sobre a superfície patelar. Esse fenômeno é mais bem demonstrado na imagem em perfil (Figura 6.21).

Terços médio e distal do fêmur – incidência posterior. A incidência posterior do fêmur distal demonstra melhor os dois grandes côndilos arredondados, separados distal e posteriormente pela incisura ou **fossa intercondilar** profunda, acima da qual se encontra a fossa poplítea (Figura 6.20; ver Figura 6.21).

As porções distais arredondadas dos **côndilos medial** e **lateral** contêm superfícies articulares lisas para a articulação com a tíbia. O **côndilo medial estende-se mais abaixo ou mais distalmente** que o côndilo lateral, quando a diáfise femoral é vertical, como na Figura 6.20. Isso explica por que o **RC deve ser angulado cerca de 5 a 7° cranialmente para uma imagem em perfil do joelho** a fim de que os dois côndilos fiquem diretamente sobrepostos quando o fêmur estiver paralelo ao RI. A explicação para isso está na Figura 6.19, a qual demonstra que, em uma posição anatômica ereta, na qual os côndilos femorais distais estão paralelos ao chão, a diáfise femoral está angulada cerca de 10° para um adulto médio. A variação é de 5 a 15°.[3] Esse ângulo seria maior em uma pessoa de baixa estatura e pelve mais ampla, enquanto seria menor em uma pessoa de alta estatura com pelve estreita. Em geral, esse ângulo é maior na mulher do que no homem.

Uma característica distintiva entre os côndilos medial e lateral é a presença do **tubérculo adutor**, uma área levemente elevada que recebe o tendão de um músculo adutor. Esse tubérculo está presente na **face posterolateral do côndilo medial**. É melhor observado em um perfil levemente rodado do fêmur distal e do joelho. A presença desse tubérculo adutor no côndilo medial é importante para a avaliação de rotação em uma imagem em perfil do joelho. Ele permite que o observador determine se o joelho está girado, para corrigir um erro de posicionamento, quando o joelho não está em uma posição em perfil verdadeira (ver a radiografia na Figura 6.33).

Os **epicôndilos medial** e **lateral**, que podem ser palpados, são proeminências ásperas para a fixação dos ligamentos colaterais medial e lateral, e estão localizados nas porções mais externas dos côndilos. O epicôndilo medial, bem como o tubérculo adutor, é o mais proeminente dos dois.

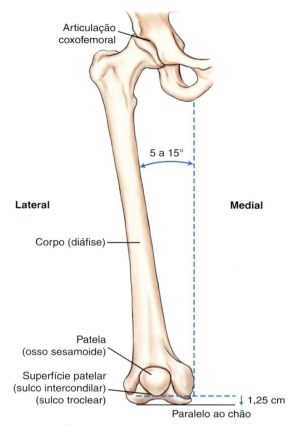

Figura 6.19 Fêmur – vista anterior.

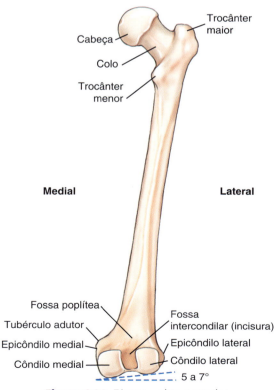

Figura 6.20 Fêmur – vista posterior.

Fêmur distal e patela (incidência em perfil). A incidência em perfil da Figura 6.21 demonstra a relação da patela com a **superfície patelar** do fêmur distal. A patela, como um grande osso sesamoide, está embutida no tendão do quadríceps. À medida que a perna é flexionada, a patela move-se para baixo e é direcionada para dentro do sulco intercondilar. Uma flexão parcial de quase 45°, exibida na Figura 6.21, mostra a patela sendo puxada parcialmente para baixo, mas com flexão de 90°, a patela deve se mover mais abaixo sobre a porção distal do fêmur. Esse movimento e a relação entre a patela e o fêmur distal são importantes no posicionamento da articulação do joelho e para a incidência tangencial da articulação patelofemoral (femoropatelar; articulação entre a patela e o fêmur distal).

A superfície posterior do fêmur distal imediatamente proximal à fossa intercondilar é a **fossa poplítea**, sobre a qual passam os vasos sanguíneos e nervos poplíteos.

Fêmur distal e patela (incidência axial). A incidência axial ou do fêmur distal demonstra a relação da patela com a **superfície patelar** (sulco intercondilar ou sulco troclear) do fêmur distal. O espaço articular femoropatelar é visualizado nessa incidência axial (Figura 6.22). Outras regiões do fêmur distal também são bem visualizadas.

A **fossa** (incisura) **intercondilar** é uma região bastante profunda na face posterior do fêmur. Os **epicôndilos** são vistos como proeminências ásperas nas pontas mais externas dos grandes **côndilos medial** e **lateral**.

PATELA

A **patela** é um osso triangular plano, de aproximadamente 5 cm de diâmetro (Figura 6.23). Parece estar invertida, pois seu **ápice** localiza-se ao longo da **borda inferior**, e sua **base** é a **borda superior**. A **superfície anterior** ou externa é convexa e áspera, e a **superfície posterior** ou interna é lisa e de formato oval para a articulação com o fêmur. A patela serve de proteção para a face anterior da articulação do joelho e atua como um eixo para aumentar a alavanca do músculo quadríceps femoral, cujo tendão insere-se na tuberosidade tibial na porção inferior da perna. A patela é frouxa e móvel em sua posição mais superior, quando a perna é estendida e os músculos quadríceps são relaxados. Entretanto, conforme a perna é flexionada e os músculos tensionam-se, ela se move distalmente e torna-se bloqueada nessa posição. A patela articula-se somente com o fêmur, não com a tíbia.

ARTICULAÇÃO DO JOELHO

A articulação do joelho propriamente dita é um grande complexo articular que envolve primariamente a **articulação femorotibial** entre os dois côndilos do **fêmur** e os côndilos correspondentes da **tíbia**. A **articulação femoropatelar** também faz parte da articulação do joelho, na qual a patela articula-se com a superfície anterior do fêmur distal.

Articulação tibiofibular proximal e principais ligamentos do joelho

A fíbula proximal não faz parte da articulação do joelho, pois não se articula com nenhuma parte do fêmur, mesmo com o **ligamento colateral fibular (lateral) (LCL)** estendendo-se do fêmur até a fíbula proximal lateral, conforme demonstrado na Figura 6.24. Entretanto, a cabeça da fíbula articula-se com o côndilo lateral da tíbia, ao qual está presa por esse ligamento.

Outros grandes ligamentos do joelho, demonstrados nessa vista posterior, são o ligamento colateral tibial (medial) (LCM), localizado medialmente; e os grandes ligamentos cruzados posterior e anterior (LCP e LCA), localizados dentro da cápsula articular do joelho (Figura 6.25). (As abreviaturas LCA, LCP, LCL e LCM são utilizadas geralmente para referência a esses quatro ligamentos.[2]) Para sua estabilidade, a articulação do joelho é altamente dependente desses dois importantes pares de ligamentos.

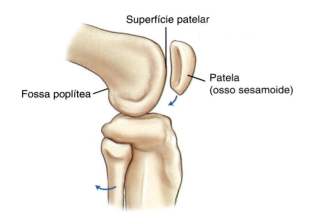

Figura 6.21 Fêmur distal e patela – vista lateral.

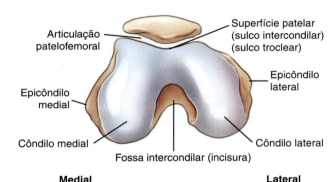

Figura 6.22 Fêmur distal e patela – vista axial.

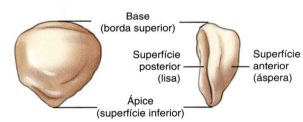

Figura 6.23 Patela.

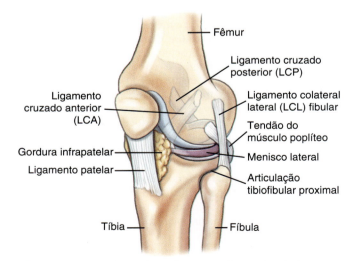

Figura 6.24 Articulação do joelho e articulação tibiofibular proximal – vista oblíqua anterior.

Os dois **ligamentos colaterais** são bandas resistentes nos lados do joelho e **impedem** os movimentos de **adução** e **abdução** no joelho. Os dois **ligamentos cruzados** são fortes cordões arredondados que se cruzam para inserir-se, respectivamente, nas faces anterior e posterior da eminência intercondilar da tíbia. Eles estabilizam a articulação do joelho, impedindo os **movimentos anteriores ou posteriores** dentro da articulação do joelho.

Além desses dois principais pares de ligamentos, o **ligamento patelar** localizado anteriormente e vários outros ligamentos menores ajudam a manter a integridade da articulação do joelho (Figura 6.26). O ligamento patelar é demonstrado como parte da inserção do tendão do grande músculo quadríceps femoral, estendendo-se sobre a patela, até a tuberosidade anterior da tíbia. O **coxim adiposo infrapatelar** localiza-se posteriormente a esse ligamento, ajudando a proteger a região anterior da articulação do joelho.

Membrana e cavidade sinovial

A cavidade articular da articulação do joelho é o maior espaço articular do corpo humano. A articulação do joelho é do tipo sinovial, envolta por uma **cápsula articular** ou **bursa (bolsa)**. É uma estrutura complexa, semelhante a uma sela, e preenchida por um líquido lubrificante do tipo sinovial. Essas estruturas são demonstradas na artrografia, em que há uma combinação negativa e positiva do meio de contraste injetado na cápsula articular ou bursa (Figura 6.27).

A cavidade articular ou bursa da articulação do joelho estende-se para cima sob e sobre a patela, identificada como a **bursa suprapatelar** (ver Figura 6.26). Distalmente à patela, a **bursa infrapatelar** é separada por um grande **coxim adiposo infrapatelar** que pode ser identificado nas radiografias. Os espaços posterior e distal ao fêmur também podem ser vistos e preenchidos com meio de contraste negativo na artrografia lateral.

Meniscos (discos articulares)

Os **meniscos medial** e **lateral** são discos fibrocartilaginosos em formato de meia-lua entre as facetas articulares da tíbia (platô tibial) e os côndilos femorais (Figura 6.28). Essas estruturas são mais espessas em suas margens externas, afilando-se em uma porção central muito fina. Atuam como amortecedores contra choques, reduzindo parte do impacto direto e o estresse que ocorrem na articulação do joelho. A membrana sinovial e os meniscos produzem o líquido sinovial, que lubrifica as extremidades articulares do fêmur e da tíbia, cobertas por uma membrana hialina resistente e escorregadia.

Traumatismos no joelho

O joelho tem grande potencial para lesões traumáticas, especialmente em atividades como esqui, *snowboard* (surfe na neve) ou esportes de contato, como futebol ou basquetebol. Uma ruptura do LCM está frequentemente associada a rupturas do LCA e do menisco medial. Em pacientes com tais lesões geralmente são obtidas imagens por ressonância magnética (RM), para visualização das estruturas de tecidos moles ou para artrografia do joelho.

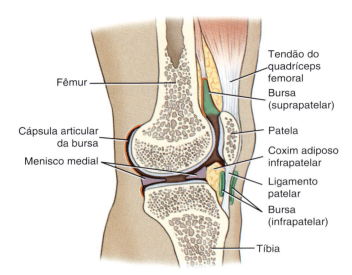

Figura 6.26 Corte sagital da articulação do joelho.

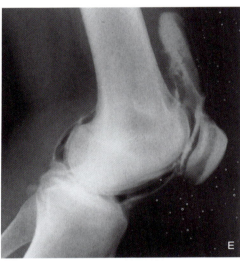

Figura 6.27 Artrografia em perfil do joelho (demonstra a cápsula articular ou bursa delineada por uma combinação de meio de contraste negativo e positivo).

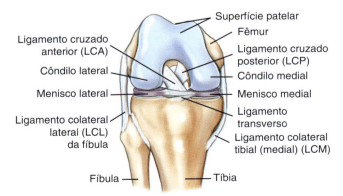

Figura 6.25 Articulação do joelho direito (flexionado) – vista anterior.

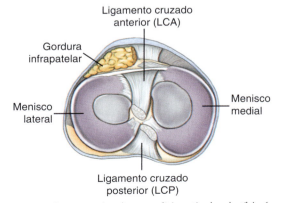

Figura 6.28 Vista superior da superfície articular da tíbia (mostra meniscos e fixações dos ligamentos cruzados).

EXERCÍCIOS DE REVISÃO COM RADIOGRAFIAS

Incidências comuns da região inferior da perna, do joelho e da patela são apresentadas com marcações para uma revisão da anatomia.

AP da região inferior da perna (Figura 6.29)
A. Côndilo medial da tíbia
B. Corpo ou diáfise da tíbia
C. Maléolo medial
D. Maléolo lateral
E. Corpo ou diáfise da fíbula
F. Colo da fíbula
G. Cabeça da fíbula
H. Ápice (processo estiloide) da cabeça da fíbula
I. Côndilo lateral da tíbia
J. Eminência intercondilar (espinha tibial)

Perfil da região inferior da perna (Figura 6.30)
A. Eminência intercondilar (espinha tibial)
B. Tuberosidade tibial anterior
C. Corpo ou diáfise da tíbia
D. Corpo ou diáfise da fíbula
E. Maléolo medial
F. Maléolo lateral

AP do joelho (Figura 6.31)
A. Tubérculos intercondilares medial e lateral; extensões da eminência intercondilar (espinha tibial)
B. Epicôndilo lateral do fêmur
C. Côndilo lateral do fêmur
D. Côndilo lateral da tíbia
E. Facetas articulares da tíbia (platô tibial)
F. Côndilo medial da tíbia
G. Côndilo medial do fêmur
H. Epicôndilo medial do fêmur
I. Patela (vista através do fêmur)

Perfil do joelho (Figura 6.32)
A. Base da patela
B. Ápice da patela
C. Tuberosidade tibial anterior
D. Colo da fíbula
E. Cabeça da fíbula
F. Ápice (processo estiloide) da cabeça da fíbula
G. Côndilos medial e lateral superpostos
H. Superfície patelar (sulco intercondilar ou sulco troclear)

Perfil do joelho em rotação (Figura 6.33)
A incidência demonstra alguma rotação.
I. Tubérculo adutor
J. Côndilo lateral
K. Côndilo medial

Incidência tangencial (articulação patelofemoral) (Figura 6.34)
A. Patela
B. Articulação patelofemoral (femoropatelar)
C. Côndilo lateral
D. Superfície patelar (sulco intercondilar, sulco troclear)
E. Côndilo medial

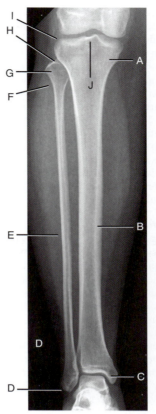

Figura 6.29 AP da tíbia e da fíbula. (Cortesia de Joss Wertz, DO.)

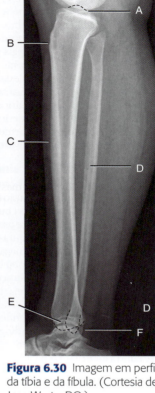

Figura 6.30 Imagem em perfil da tíbia e da fíbula. (Cortesia de Joss Wertz, DO.)

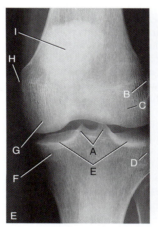

Figura 6.31 AP do joelho esquerdo.

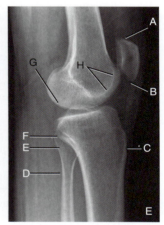

Figura 6.32 Imagem em perfil verdadeiro do joelho esquerdo. (Cortesia de Joss Wertz, DO.)

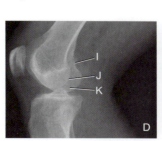

Figura 6.33 Joelho em perfil rodado (côndilo medial mais posterior).

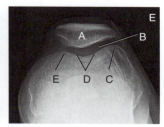

Figura 6.34 Incidência tangencial (articulação patelofemoral). (Cortesia de Joss Wertz, DO.)

CLASSIFICAÇÃO DAS ARTICULAÇÕES

Todas as articulações do membro inferior (Figura 6.35) (com uma exceção) são classificadas como **articulações sinoviais** e se caracterizam por uma cápsula do tipo fibrosa, que contém líquido sinovial. Elas também são, com uma exceção, **diartrodiais** ou de livre movimentação.

A única exceção nas articulações sinoviais é a **articulação tibiofibular distal**, que é classificada como uma **articulação fibrosa** com interconexões fibrosas entre as superfícies da tíbia e da fíbula. Ela é do **tipo sindesmótico** e levemente móvel ou **anfiartrodial**. Entretanto, a parte mais distal dessa articulação é lisa e revestida por membrana sinovial, contínua com a articulação do tornozelo.

O Boxe 6.2 apresenta um resumo das articulações do pé, do tornozelo, da região inferior da perna e do joelho.

SUPERFÍCIES E INCIDÊNCIAS DO PÉ

Superfícies

As superfícies do pé, algumas vezes, são confundidas porque o topo ou a superfície anterior do pé é chamada de **dorso**. *Dorsal* geralmente diz respeito à parte posterior do corpo. *Dorso*, no caso, vem do termo *dorsum pedis* (dorso do pé), que diz respeito à superfície superior ou superfície oposta à planta (sola) do pé.

A planta do pé é a superfície **posterior** ou **superfície plantar**. Esses termos são utilizados para descrever as incidências comuns do pé.

Incidências

A **incidência AP** do pé corresponde à **incidência dorsoplantar (DP)**. A **incidência posteroanterior (PA)**, menos comum, também pode ser chamada de **incidência plantodorsal (PD)** (Figura 6.36). Os técnicos devem estar familiarizados com cada um desses termos e conhecer quais incidências representam.

Boxe 6.2 Articulações de pés, tornozelos, pernas e joelhos: resumo.

TODAS AS ARTICULAÇÕES DO MEMBRO INFERIOR, EXCETO A ARTICULAÇÃO TIBIOFIBULAR DISTAL
Classificação: sinovial (cápsula articular contendo líquido sinovial)
Tipo de mobilidade: diartrodial (livremente móvel)

Tipos de movimentos:

1. Articulações IF — **Ginglimoide (dobradiça):** movimentos de flexão e extensão
2. Articulações MTF — **Elipsoidal modificada ou condiloide:** flexão, extensão, adução e abdução (circundução similar à das articulações metacarpofalangianas da mão geralmente não é possível)
3. Articulações TMT — **Plana (deslizamento):** movimento limitado de deslizamento
4. Articulações intertarsais — **Plana (deslizamento):** subtalar em combinação com algumas outras articulações intertarsais causa deslizamento e rotação; resulta em inversão e eversão do pé
5. Articulação do tornozelo — **Sela:** o alinhamento entre o tálus e os maléolos lateral e medial cria uma articulação tipo sela. Dorsiflexão e flexão plantar somente (movimentos laterais ocorrem somente em caso de distensão ou ruptura dos ligamentos)
6. Articulações do joelho
   Femorotibial — **Bicondilar:** flexão e extensão, e alguns movimentos de deslizamento e rotação quando o joelho é flexionado parcialmente
   Patelofemoral — **Sela:** considerada tipo selar por causa de seu formato e sua relação da patela com o fêmur anterior distal
7. Articulação tibiofibular proximal — **Plana (deslizamento):** deslizamento limitado entre o côndilo lateral e a cabeça da fíbula

TIBIOFIBULAR DISTAL
Classificação: fibrosa
Tipo de mobilidade: anfiartrodial (ligeiramente móvel) do tipo sindesmose

---

MOVIMENTOS DO PÉ E TORNOZELO

Outros termos com potencial para causar confusão envolvendo o tornozelo e as articulações intertarsais são **dorsiflexão**, **flexão plantar**, **inversão** e **eversão** (Figura 6.37). Para diminuir o ângulo (flexionar) entre o dorso do pé e a parte anterior da perna, faz-se uma **dorsiflexão** na articulação do tornozelo. A extensão da articulação do tornozelo ou o movimento de apontar a ponta e os dedos do pé para baixo em relação à posição normal é chamada de *flexão plantar*.

Inversão, ou **em varo**, é um giro ou a inclinação para dentro, das articulações do tornozelo e subtalar (talocalcânea); enquanto **eversão**, ou **em valgo**, é um giro ou a inclinação para fora. A parte inferior da perna não roda durante a inversão ou eversão. A maioria das entorses de tornozelo ocorre após inversões ou eversões forçadas e acidentais.

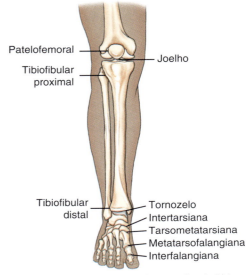

Figura 6.35 Articulações do membro inferior.

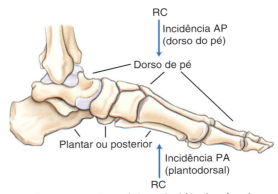

Figura 6.36 Superfícies e incidências do pé.

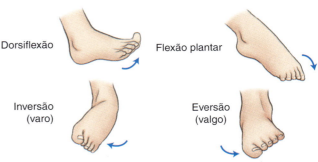

Figura 6.37 Movimentos do pé e tornozelo.

POSICIONAMENTO RADIOGRÁFICO

Considerações sobre posicionamento

Os exames radiográficos envolvendo o membro inferior abaixo do joelho em geral são realizados sobre uma mesa, como demonstrado na Figura 6.38. Pacientes com traumatismo grave ou com dificuldade de mobilização podem ser radiografados diretamente na maca.

DISTÂNCIA

A distância mínima comum entre fonte-receptor da imagem (DFR) é de 100 cm. Ao radiografar com os receptores de imagem (RI) diretamente sobre a mesa de exame, para manter uma DFR constante, deve-se aumentar a altura do tubo em comparação com as radiografias feitas com o RI na bandeja do *bucky*. Essa diferença normalmente é de 8 a 10 cm para as mesas do tipo flutuante. A mesma DFR mínima de 100 cm deve ser utilizada quando se radiografa diretamente no local em que o paciente está sendo transportado, a menos que os fatores de exposição sejam ajustados para compensar uma mudança na DFR.

PROTEÇÃO

A proteção das regiões sensíveis à radiação é importante para os exames do membro inferior, em vista da proximidade deste com o feixe divergente de raios X e a radiação dispersa. A medula óssea vermelha nos quadris e tecidos gonadais são duas das principais regiões sensíveis à radiação. Uma proteção de chumbo coberta por vinil deve ser empregada sobre a área gonadal do paciente. Embora as regras sobre gônadas determinem que isso deverá ser feito em pacientes em idade reprodutiva quando as gônadas se localizarem dentro ou nas proximidades do campo primário, fornecer proteção gonadal para todos os pacientes é uma boa prática.

COLIMAÇÃO

A regra da colimação deve ser seguida: as bordas de colimação devem ser visíveis nos quatro lados se o RI for grande o suficiente para permitir isso sem cortar a anatomia essencial. Uma regra geral sobre o tamanho do RI é utilizar o menor tamanho possível de RI para a parte específica que está sendo radiografada. Entretanto, a colimação dos quatro lados em geral é possível mesmo com um tamanho mínimo de RI para a maioria, se não para todos os exames radiográficos do membro inferior.

Na radiografia convencional registrada em filme, e algumas vezes na radiografia digital, podem ser obtidas duas ou mais incidências em um RI para alguns exames, como para pododáctilos, pé, tornozelo ou região inferior da perna. É necessária a colimação fechada da parte que está sendo radiografada, e deve-se usar máscara de chumbo para cobrir as partes do RI que não estejam no campo de colimação.

Nas **imagens digitais**, não são recomendáveis múltiplas exposições na mesma placa de imagem; entretanto, quando executadas, a máscara de chumbo deve ser utilizada para proteger as partes do RI que não estejam no campo de colimação. Esse procedimento tem por finalidade evitar a exposição indesejada à radiação dispersa que atinge as placas hipersensíveis do RI.

A colimação dos quatro lados permite a checagem da precisão de centralização e posicionamento das radiografias, imaginando um grande "X" saindo dos quatro cantos do campo de colimação. O ponto central do "X" indica a localização do RC.

POSICIONAMENTO GERAL

Uma regra geral de posicionamento aplicável tanto para os membros superiores quanto para os inferiores é **sempre posicionar o eixo longo da parte que está sendo radiografada em paralelo ao eixo longo do RI**. Se mais de uma incidência for realizada no mesmo RI, a parte deve estar em paralelo ao eixo longo da parte do RI que está sendo utilizada. Além disso, **todas as partes do corpo devem ser orientadas na mesma direção** quando duas ou mais incidências forem feitas no mesmo RI.

Uma exceção a essa regra é a parte inferior da perna de um adulto, a qual, em geral, pode ser posicionada diagonalmente para incluir as articulações do joelho e do tornozelo.

CENTRALIZAÇÃO CORRETA

A centralização e o alinhamento precisos da parte do corpo ao RI e a localização correta do RC são especialmente importantes para os exames dos membros superiores e inferiores, nos quais devem ser evitadas distorções de formato e tamanho, demonstrando-se claramente os espaços articulares estreitos. Em geral, a parte que está sendo radiografada deve estar paralela ao plano do RI – o RC deve estar a 90° ou perpendicular e ser direcionado para o ponto de centralização correto, conforme indicado em cada página de posicionamento. (Exceções para o RC a 90° ou perpendicular serão indicadas nas páginas a seguir.)

Múltiplas exposições por placa de imagem

Geralmente, não são realizadas várias imagens na mesma placa de imagem (PI) digital. A maioria dos especialistas recomenda que uma exposição deve ser posicionada no centro da PI para os sistemas de radiografia computadorizada e radiografia de imagens digitais. No entanto, se houver várias imagens na mesma PI, colimação e proteção cuidadosas, com chumbo, devem ser utilizadas para evitar pré-exposição ou borramento das outras imagens.

FATORES RELACIONADOS COM A EXPOSIÇÃO

Os principais fatores relacionados com a exposição dos membros inferiores são:

1. Pico de quilovoltagem (kVp) baixo a médio (50 a 85)
2. Tempo de exposição curto
3. Pequeno ponto focal
4. Miliamperagem-segundos (mAs) adequada para uma densidade suficiente (brilho).

Nas radiografias corretamente expostas dos membros inferiores, em geral devem ser visualizadas as margens dos tecidos ósseos e os finos contornos das trabéculas dos ossos radiografados.

RECEPTORES DE IMAGENS

Nos exames distais ao joelho, é comum usar RI sem grade. Nas imagens registradas em filme, são utilizados RI de alta resolução, geralmente de extremidades de adultos, para obtenção de melhores detalhes.

Grades

A regra geral determina que devem ser utilizadas grades para partes corporais que meçam mais de 10 cm. (Alguns textos sugerem grade para partes corporais com mais de 13 cm.) Essa regra inclui um joelho médio (medindo entre 9 e 13 cm) em um tamanho em que pode ser utilizada uma técnica com ou sem grade, dependendo do tamanho do paciente e da preferência do serviço de radiologia. Este livro recomenda uma técnica sem grade em pacientes de portes menores com joelhos medindo 10 cm ou menos, e uma grade para pacientes maiores, com joelhos medindo mais de 10 cm, especialmente na incidência AP do joelho. Se for proximal ao joelho, como o terço médio ou distal do fêmur, é necessário o uso de uma grade. Quando as grades são utilizadas, é possível optar por mover o *bucky* ou usar uma grade portátil.

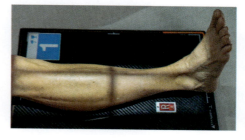

Figura 6.38 Incidência mediolateral do membro inferior com o uso da mesa de exames demonstrando.

Considerações especiais sobre o paciente

APLICAÇÕES PEDIÁTRICAS

Pacientes pediátricos devem ser abordados com uma linguagem compreensível. Os pais geralmente são importantes para auxiliar no posicionamento de crianças menores em situações não relacionadas com traumatismos. Se permanecerem no local de exame, os pais devem receber proteção apropriada, devendo-se indagar às mulheres sobre o estado gestacional na ocasião, de acordo com a política da instituição. A imobilização é necessária em muitos casos para ajudar a manter o membro na posição correta. Esponjas e fitas adesivas são úteis, mas sacos de areia devem ser utilizados com cuidado devido ao peso. É importante a mensuração precisa da parte corporal no ajuste dos fatores técnicos.

Em geral, fatores relacionados com a exposição devem ser diminuídos em decorrência da redução que ocorre na quantidade e densidade dos tecidos (brilho). Menores tempos de exposição e maior mA possível ajudam a eliminar o movimento na radiografia.

APLICAÇÕES GERIÁTRICAS

Pacientes idosos devem ser manipulados com cuidado ao serem mobilizados, e a radiografia dos membros inferiores não é uma exceção. Procure sinais de fratura do quadril (i. e., pé em rotação externa extrema). As manobras rotineiras de posicionamento podem necessitar de ajustes para acomodar potenciais patologias e ausência de flexibilidade articular em pacientes idosos. Apoios e suportes para o posicionamento devem ser utilizados a fim de aumentar o conforto do paciente e auxiliar na imobilização do membro na posição correta.

Fatores relacionados com a exposição podem necessitar de ajustes devido às condições patológicas subjacentes, como osteoartrite ou osteoporose. Tempos de exposição mais curtos e mA mais elevada são desejáveis para a redução da possibilidade de movimento involuntário ou voluntário da imagem.

CONSIDERAÇÕES SOBRE O PACIENTE OBESO

É importante que o paciente esteja vestido adequadamente para os exames radiográficos, a fim de manter a qualidade das radiografias. Isso é especialmente importante na radiologia digital e em pacientes obesos. A maior sensibilidade do exame digital pode causar o aparecimento de roupas e outros artefatos na imagem. Além disso, em pacientes obesos, roupas apertadas podem interferir na qualidade das radiografias. Por exemplo, a maior compressão produzida por roupas inadequadas e a maior quantidade de tecidos moles podem dificultar a visualização dos sinais dos coxins adiposos indicativos de fraturas.

Durante os exames de imagem de pacientes obesos, o alinhamento adequado do RC com a parte do corpo em questão permanece o mesmo. A maior quantidade de tecidos moles não altera a posição da anatomia óssea, podendo justificar alterações nos fatores de exposição, as quais podem incluir o aumento de kVp para melhorar a penetração no tecido mais espesso. A mA e o tempo também podem ser aumentados, mas com moderação, para evitar a exposição excessiva da pele. Em razão da maior quantidade de tecidos moles, deve-se ter o cuidado também de reduzir a radiação dispersa que atinge o RI. Pode-se utilizar uma grade para estruturas anatômicas com mais de 10 cm, a fim de eliminar a demonstração da dispersão.

Embora a maioria dos fatores permaneça inalterada durante o exame de pacientes obesos, alguns devem ser levados em consideração, principalmente durante o exame do joelho. É possível que seja necessária maior angulação cranial do RC para visualizar um espaço articular aberto quando a parte inferior do tronco do paciente é mais volumosa. Além disso, nos pacientes obesos, é possível também que seja necessário modificar as posições de captura das imagens para a comodidade e o conforto do paciente. Por exemplo, o tecido pode interferir na obtenção de uma perspectiva tangencial da patela pelo método de Merchant, exigindo que se utilize uma incidência inferossuperior. Pacientes obesos podem também ter dificuldade de girar medialmente o corpo para uma incidência medial oblíqua do joelho, exigindo que RC e RI sejam ajustados para compensar a posição.

COLOCAÇÃO DE MARCADORES E INFORMAÇÕES SOBRE A IDENTIFICAÇÃO DO PACIENTE

Na parte superior de cada uma das páginas de posicionamento a seguir há um pequeno diagrama retangular que demonstra o tamanho correto do RI e seu posicionamento (longitudinal ou transversal – retrato ou paisagem). Quando a tecnologia convencional com filme é utilizada, o posicionamento sugerido para a identificação do paciente é demonstrado para cada RI. Entretanto, é somente uma sugestão de localização, pois a localização do identificador muda de acordo com o fabricante. A consideração importante é **sempre posicioná-lo no local menos provável de se sobrepor à anatomia de interesse** para aquela incidência. Tal preocupação não existe se forem utilizadas radiografias computadorizadas ou radiografias digitais. O tamanho e a localização de múltiplas incidências em um RI também são demonstrados.

Quando as radiografias finais são avaliadas, como parte dos critérios de avaliação, marcadores direito (D) e esquerdo (E) devem sempre estar visíveis na margem lateral do campo de colimação em **pelo menos uma incidência em cada RI** sem se sobrepor à anatomia de interesse. Se forem utilizados sistemas convencionais de registro em filme, as informações sobre a identificação do paciente sempre devem ser checadas para verificar se estão legíveis e assegurar que não se sobreponham à anatomia essencial.

AUMENTO DA EXPOSIÇÃO NA PRESENÇA DE IMOBILIZAÇÕES GESSADAS

Um aparelho de imobilização gessado no membro inferior requer maior exposição. A espessura do aparelho de imobilização gessado e a parte do corpo e o tipo de imobilização afetam o aumento de exposição necessário. Na Tabela 6.1 são apresentados os parâmetros de conversão recomendados para aparelhos de imobilização.

Considerações sobre radiologia digital

A seguir, é apresentado um resumo das diretrizes a serem seguidas quando a tecnologia de imagem digital (radiografia computadorizada ou radiografia digital) é utilizada nos membros inferiores:

1. **Colimação nos quatro lados:** colimar a área de interesse com um mínimo de duas margens de colimação paralelas claramente demonstradas na imagem. A colimação dos quatro lados sempre é preferida, se o estudo permitir
2. **Centralização precisa:** é importante que a parte corporal e o RC estejam centralizados ao RI
3. **Uso de grades com sistemas sem chassi:** a espessura da anatomia e a amplitude do kVp são os fatores decisivos sobre a utilização ou não da grade. Com esses sistemas, pode ser impraticável e difícil remover a grade; portanto, geralmente ela é mantida mesmo para partes corporais menores, com 10 cm ou menos, (i. e., para alguns exames dos membros superior e inferior). Se for mantida, assegure-se de que o RC esteja centralizado na grade
4. **Fatores de exposição:** a exposição do paciente deve seguir o princípio ALARA (do inglês, *as low as reasonably achievable* – a dose de radiação mais baixa possível), devendo-se utilizar os fatores de exposição mais baixos necessários para obter uma imagem diagnóstica. Isso inclui o kVp mais alto e a mAs mais baixa que resultem na qualidade de imagem desejada. Pode ser necessário aumentar o kVp em relação ao utilizado para imagens analógicas (registradas em filme) para partes corporais maiores, com 50 kVp como o mínimo utilizado em qualquer procedimento (a exceção é a mamografia)

Tabela 6.1 Tabela de conversão para aparelhos de imobilização gessados.	
TIPO DE APARELHO DE IMOBILIZAÇÃO GESSADA	**AUMENTO NA EXPOSIÇÃO**
Imobilização gessada pequena a média	Aumento de 5 a 7 kVp
Imobilização gessada grande	Aumento de 8 a 10 kVp
Imobilização de fibra de vidro	Aumento de 3 a 4 kVp

226 BONTRAGER | TRATADO DE POSICIONAMENTO RADIOGRÁFICO E ANATOMIA ASSOCIADA

5. **Avaliação pós-processamento do indicador de exposição:** o valor do indicador de exposição na imagem final processada deve ser verificado para comprovar se os fatores de exposição utilizados estavam na amplitude correta a fim de assegurar a qualidade ideal com a menor radiação para o paciente. Se o índice estiver fora da amplitude aceitável, o técnico deve ajustar o kVp ou a mAs, ou ambos, em conformidade para qualquer repetição das exposições.

Modalidades e procedimentos alternativos

ARTROGRAFIA

Algumas vezes a artrografia é utilizada para imagens de grandes articulações diartrodiais, como o joelho. Esse procedimento requer o uso de um meio de contraste injetado na cápsula articular sob condições estéreis. Doenças ou lesões traumáticas de meniscos, ligamentos e cartilagem articular podem ser avaliadas com artrografia (ver Capítulo 19).

TOMOGRAFIA COMPUTADORIZADA

A tomografia computadorizada (TC) geralmente é utilizada nos membros inferiores para avaliar o envolvimento dos tecidos moles pelas lesões. As imagens transversais também são excelentes para determinar a extensão das fraturas e avaliar a mineralização óssea.

RESSONÂNCIA MAGNÉTICA

A ressonância magnética (RM) pode ser utilizada para imagens dos membros inferiores quando houver suspeita de lesões nos tecidos moles. O joelho é a porção examinada com mais frequência do membro inferior, e a RM é valiosa para detectar lesão ligamentar ou rupturas meniscais. Também pode ser utilizada para avaliar lesões no sistema esquelético.

DENSITOMETRIA ÓSSEA

A densitometria óssea pode ser utilizada para avaliar a perda óssea em pacientes geriátricos ou pacientes com uma doença óssea do tipo lítico (de destruição óssea) (ver Capítulo 20 para obter mais informações sobre procedimentos de mensuração da densidade óssea).

MEDICINA NUCLEAR

A medicina nuclear utiliza radioisótopos injetados na corrente sanguínea. Esses isótopos são absorvidos em grande concentração em áreas com condições patológicas. A cintilografia óssea é particularmente útil na demonstração da osteomielite e nas lesões ósseas metastáticas.

Indicações clínicas

Técnicos em radiologia devem estar familiarizados com as indicações patológicas comuns relacionadas ao membro inferior:

Cistos ósseos são lesões ósseas neoplásicas benignas, preenchidas por líquido claro, que em geral ocorrem próximo à articulação do joelho de crianças e adolescentes. Normalmente, não são detectados nas radiografias até que ocorram fraturas patológicas. Quando cistos ósseos são percebidos nas radiografias, eles aparecem como áreas lucentes com córtex fino e limites definidos.

Condromalacia patelar (conhecida como *joelho do corredor*) envolve o amolecimento da cartilagem sob a patela, que resulta no desgaste dessa cartilagem, causando dor e sensibilidade nessa área. Ciclistas e corredores são vulneráveis a essa condição.

Condrossarcomas são tumores malignos da cartilagem que podem ocorrer na pelve e em ossos longos em homens com mais de 45 anos.

Derrames articulares ocorrem à medida que o líquido (sinovial ou hemorrágico) acumula-se na cavidade articular. Trata-se de sinais de condições subjacentes (p. ex., fratura, luxação, lesão dos tecidos moles).

Doença de Osgood-Schlatter, que envolve a inflamação do osso e da cartilagem da tíbia proximal anterior, é mais comum em pacientes do sexo masculino entre 10 e 15 anos. Acredita-se que a doença seja causada por uma lesão que ocorre quando o grande tendão patelar solta parcialmente a **tuberosidade tibial** à qual está fixado. Casos graves podem exigir imobilização com gesso.

Doença de Paget (osteíte deformante) é uma das doenças mais comuns do esqueleto. Acontece mais na meia-idade e é encontrada com uma frequência duas vezes maior em homens do que em mulheres. É uma doença óssea não neoplásica que interrompe o crescimento de osso novo, levando à produção excessiva de osso muito denso, ainda que frágil. A destruição óssea cria áreas líticas ou lucentes; é acompanhada de reconstrução do osso, em que são criadas áreas escleróticas ou densas. O resultado é uma aparência radiológica bastante característica que algumas vezes é descrita como algodonosa. As lesões, em geral, ocorrem nos seguintes locais: crânio, pelve, fêmures, tíbias, vértebras, clavículas e costelas. Os ossos longos geralmente se arqueiam ou fraturam devido ao amolecimento do osso; a articulação associada pode desenvolver alterações artríticas. A **pelve** é o local inicial mais comum da doença.

Encondroma é um **tumor cartilaginoso benigno** de crescimento lento que normalmente é encontrado nos ossos curtos de mãos e pés em adolescentes e adultos jovens. São tumores de aparência radiolucente, que determinam afilamento do córtex e, com frequência, levam a uma fratura patológica com traumatismos mínimos.

Exostose (osteocondroma) é uma lesão óssea neoplásica benigna causada pela produção excessiva e consolidada de osso em uma articulação (quase sempre o joelho). O tumor cresce em paralelo ao osso e afasta-se da articulação adjacente. O crescimento do tumor é interrompido assim que ocorre o fechamento da placa epifisária. A dor é um sintoma associado se o tumor for grande o suficiente para comprimir os tecidos vizinhos.

Fraturas são rupturas na estrutura do osso causadas por uma força (direta ou indireta). Os tipos de fratura são denominados de acordo com sua extensão, a direção das linhas de fratura, o alinhamento dos fragmentos ósseos e a integridade da pele sobrejacente (ver, no Capítulo 15, os tipos de fratura e suas descrições).

Gota é uma forma de artrite, que pode ser hereditária, na qual o ácido úrico aparece em quantidades excessivas no sangue e pode se depositar nas articulações e em outros tecidos: as crises iniciais ocorrem geralmente na **primeira articulação MTF** do pé. Outras crises podem acometer outras articulações, como a primeira articulação MCF da mão, mas, em geral, sem lesões radiologicamente evidentes até que se desenvolvam condições mais avançadas. A maioria dos casos ocorre em homens, e as primeiras crises raramente surgem antes dos 30 anos.

Ligamento de Lisfranc é uma grande banda que se estende da articulação do cuneiforme medial até a base do primeiro e segundo metatarsos. Como não há um ligamento transverso entre as bases do primeiro e do segundo metatarso, essa região do pé é propensa a lesões por estresse, causadas por acidentes automobilísticos, quedas com torções e quedas de grandes alturas. Atletas sofrem lesão de Lisfranc pelos altos estresses impostos sobre o mediopé. As **lesões articulares de Lisfranc** variam desde entorses até fraturas/luxações das bases do primeiro e segundo metatarsos. Uma entorse moderada do ligamento de Lisfranc é caracterizada pela diástase anormal entre primeiro e segundo metatarsos. Uma pequena fratura por avulsão pode indicar uma lesão mais grave. As lesões da articulação de Lisfranc podem não ser detectadas se incidências em AP e perfil com carga do pé não forem realizadas.

Mieloma múltiplo é o tipo mais comum de **tumor maligno ósseo primário**. Geralmente, esses tumores afetam pessoas entre 40 e 70 anos. Como o nome indica, ocorrem em várias partes do corpo. Como esse tumor origina-se na medula óssea ou nos plasmócitos medulares, não é um tumor verdadeiramente exclusivo do osso. O mieloma múltiplo é altamente maligno e fatal em alguns anos. A aparência radiológica típica consiste em múltiplas lesões osteolíticas em "saca-bocados" (perda de cálcio do osso) dispersas pelos ossos afetados.

Osteoartrite, também chamada de **doença articular degenerativa (DAD)**, é uma doença articular não inflamatória que se caracteriza pela deterioração gradual da cartilagem articular, com formação de osso hipertrófico (dilatação ou crescimento excessivo). É o tipo mais comum de artrite e é considerado parte do processo normal de envelhecimento.

Osteoclastomas (tumor de células gigantes) são lesões benignas que comumente acometem ossos longos de adultos jovens; com frequência a tíbia proximal ou o fêmur distal, após o fechamento da placa epifisária. Esses tumores aparecem nas radiografias como grandes "bolhas" separadas por finas faixas de osso.

Osteomalacia (raquitismo) literalmente significa "amolecimento ósseo". Essa doença é causada pela falta de mineralização óssea secundária à deficiência de cálcio, fósforo ou vitamina D na dieta, ou incapacidade de absorver esses minerais. Em decorrência do amolecimento dos ossos, em geral se observam arqueamento das partes submetidas a cargas. É conhecida como *raquitismo* em crianças e normalmente resulta no arqueamento da tíbia.

Osteomas osteoides são **lesões ósseas benignas** comuns em adolescentes e adultos jovens. Sintomas incluem dor localizada que geralmente piora à noite, mas é aliviada por medicamentos anti-inflamatórios ou analgésicos de venda sem prescrição médica. A tíbia e o fêmur são os locais mais prováveis dessas lesões.

Sarcoma de Ewing é um **tumor maligno primário do osso** que se origina na medula óssea de crianças e adultos jovens. Os sintomas são similares aos da osteomielite, com febre baixa e dor. O tumor apresenta uma formação óssea estratificada, resultando em aparência de "casca de cebola" nas radiografias. O sarcoma de Ewing ocorre comumente na diáfise de ossos longos. O prognóstico é ruim no momento em que a lesão é evidente nas radiografias.

Sarcomas osteogênicos (osteossarcomas) são **tumores ósseos primários altamente malignos** que ocorrem da infância até o início da vida adulta (pico de idade, 20 anos). A neoplasia geralmente é observada nos ossos longos e pode causar destruição macroscópica do osso.

Síndrome de Reiter afeta as articulações sacroilíacas e os membros inferiores de homens jovens; o marco radiológico é uma área específica da erosão óssea na inserção do tendão calcâneo, na **margem posterossuperior do calcâneo**. O envolvimento, em geral, é bilateral, e artrite, uretrite e conjuntivite são características dessa síndrome. A síndrome de Reiter é causada por infecção prévia do trato gastrintestinal, como por salmonela ou por transmissão sexual.

A Tabela 6.2 mostra um resumo das indicações clínicas.

Incidências de rotina, alternativas e especiais

As incidências de rotina, alternativas e especiais para pododáctilos, pé, tornozelo, região inferior da perna e joelho são demonstradas e descritas nas páginas a seguir.

Tabela 6.2 Resumo das indicações clínicas.			
CONDIÇÃO OU DOENÇA	**EXAME RADIOLÓGICO MAIS COMUM**	**POSSÍVEL APARÊNCIA RADIOLÓGICA**	**AJUSTE DO FATOR DE EXPOSIÇÃO[a]**
Cisto ósseo	AP e perfil do membro afetado	Radiolucência bem circunscrita	Nenhum
Condromalacia patelar	AP e perfil do joelho, tangencial (axial) da articulação patelofemoral	Patologia do espaço articular patelofemoral, possível desalinhamento da patela	Nenhum
Condrossarcoma	AP e perfil do membro afetado, TC, RM	Destruição óssea com calcificações no tumor cartilaginoso	Nenhum
Doença de Osgood-Schlatter	AP e perfil do joelho	Fragmentação ou desinserção da tuberosidade anterior da tíbia pelo tendão patelar	Nenhum
Doença de Paget (osteíte deformante)	AP e perfil das partes afetadas	Áreas mistas de esclerose e espessamento cortical e lítico ou lesões radiolucentes; aparência algodonosa	Extensas áreas escleróticas podem necessitar de aumento (+)
Encondroma (tumor cartilaginoso benigno)	AP e perfil do membro afetado	Tumor radiolucente bem definido com córtex afilado. (em geral resulta em fratura patológica com mínimo traumatismo)	Nenhum
Exostose (osteocondroma)	AP e perfil do membro afetado	Projeção do osso com uma capa cartilaginosa; crescimento paralelo à diáfise e afastando-se da articulação mais próxima	Nenhum
Gota (forma de artrite)	AP (oblíqua) e perfil da parte afetada (mais comum inicialmente na articulação MTF do pé)	Depósitos de ácido úrico no espaço articular; destruição do espaço articular	Nenhum
Lesão da articulação de Lisfranc	AP e perfil com carga e incidências oblíquas a 30°, TC, RM	Separação anormal ou fratura por avulsão entre a base do primeiro e segundo metatarsos e cuneiformes	Leve aumento nos fatores de exposição para penetrar na região tarsiana do pé
Mieloma múltiplo (tumor ósseo canceroso primário mais comum)	AP e perfil da parte afetada	Várias lesões osteolíticas em "saca-bocado" por todos os ossos afetados	Nenhum
Osteoartrite (DAD)	AP, oblíqua e perfil da parte afetada	Espaços articulares estreitados e irregulares com superfícies articulares escleróticas e osteófitos	Estágios avançados podem necessitar de leve diminuição (−)
Osteoclastoma (tumor de células gigantes)	AP e perfil da parte afetada	Grandes lesões radiolucentes com finas faixas entremeadas de osso	Nenhum
Osteoma osteoide (lesões ósseas benignas)	AP e perfil da parte afetada	Pequenas densidades arredondadas ovais com centro lucente	Nenhum
Osteomalacia (raquitismo)	AP e perfil do membro afetado	Diminuição da densidade óssea, deformidade em arqueamento dos membros que sustentam carga	A perda da matriz óssea requer diminuição (−)
Osteossarcoma (tumor ósseo primário)	AP e perfil da parte afetada, TC, RM	Lesão extensamente destrutiva com reação periosteal irregular; aparência clássica de reação periosteal em raios de sol	Nenhum
Sarcoma de Ewing (tumor maligno do osso)	AP e perfil do membro afetado, TC, RM	Área mal definida de destruição óssea circundada por reação periosteal em "casca de cebola" (camadas de reação periosteal)	Nenhum
Síndrome de Reiter	AP e perfil da parte afetada	Erosão assimétrica dos espaços articulares; erosão do calcâneo, em geral, bilateral	Nenhum

[a]Dependente do estágio ou da gravidade da doença ou condição.
DAD, doença articular degenerativa.

PODODÁCTILOS: INCIDÊNCIA AP

Indicações clínicas
- Fraturas ou luxações das falanges dos pododáctilos em questão
- Patologias como osteoartrite e artrite gotosa (gota), especialmente no primeiro pododáctilo.

Pododáctilos
ROTINA
- AP
- Oblíqua
- Perfil

Fatores técnicos
- DFR mínima – 100 cm
- Tamanho do RI – 18 × 24 cm, transversal (paisagem)
- Sem grade
- Faixa de 50 a 65 kVp.

NOTA: Algumas rotinas em serviços de radiologia incluem centralização e colimação para AP dos pododáctilos, a fim de considerar todos os pododáctilos e metatarsos distais. A maioria das rotinas envolve a centralização no pododáctilo de interesse com colimação mais fechada para incluir apenas um pododáctilo em cada lado da lesão.

Proteção. Proteger tecidos radiossensíveis fora da região de interesse.

Posicionamento do paciente. Em decúbito dorsal ou sentado na mesa; o joelho deve ser flexionado com a superfície plantar do pé sobre o RI.

Posicionamento da parte
- Centralizar e alinhar o eixo longo do pododáctilo ao RC e o eixo longo da porção do RI que está sendo exposta
- Assegurar-se de que a articulação MTF do pododáctilo em questão seja centralizada no RC.

RC
- Angular RC cerca de **10 a 15° na direção do calcâneo** (RC perpendicular às falanges) (Figura 6.39)
- Se uma **cunha de 15°** for colocada sob o pé para o alinhamento paralelo da parte-filme, o RC estará **perpendicular** ao RI (Figura 6.40)
- Centralizar RC sobre a **articulação MTF** em questão.

Colimação recomendada. Colimar os quatro lados da área de interesse. Nas margens laterais, no mínimo, incluir pelo menos parte de um pododáctilo em cada lado do pododáctilo em questão.

Radiografia computadorizada ou radiografia digital. A colimação fechada é importante sobre porções não expostas do RI para evitar borramento causado pela dispersão da radiação.

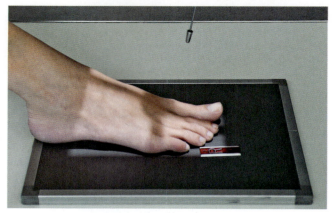

Figura 6.39 Segundo pododáctilo (RC, 10 a 15°).

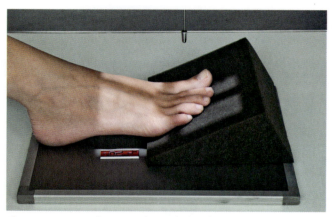

Figura 6.40 AP do segundo pododáctilo com cunha (RC perpendicular).

Critérios de avaliação
Anatomia demonstrada: • Pododáctilos de interesse e, no mínimo, a metade distal dos metatarsos devem ser incluídos (Figuras 6.41 e 6.42).
Posicionamento: • Pododáctilos individuais devem ser separados sem sobreposição dos tecidos moles • O eixo longo do pé é alinhado com o eixo longo da porção exposta do RI • **Ausência de rotação** se as diáfises das falanges e os metatarsos distais aparecerem igualmente côncavos em ambos os lados • A rotação aparece como um lado mais côncavo que o outro • O lado com maior concavidade está afastado do RI[4] • Os espaços das articulações IF e MTF estão abertos. A angulação incorreta do RC ou a elevação insuficiente do antepé pode distorcer ou fechar os espaços articulares[4] • Colimação da **área de interesse**.
Exposição: • **Ausência de movimento** evidenciada por bordas corticais bem definidas do osso e trabéculas ósseas detalhadas • Contraste e densidade ideais (brilho) permitem a visualização de bordas corticais e trabéculas ósseas e estruturas de tecidos moles.

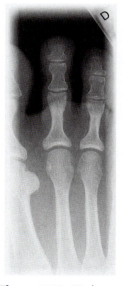

Figura 6.41 AP do segundo pododáctilo.

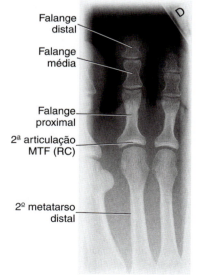

Figura 6.42 AP do segundo pododáctilo.

PODODÁCTILOS: INCIDÊNCIA AP OBLÍQUA – ROTAÇÃO MEDIAL OU LATERAL

Indicações clínicas
- Fraturas ou luxações das falanges dos podo-dáctilos em questão
- Patologias como osteoartrite e artrite gotosa (gota), especialmente no primeiro pododáctilo.

Pododáctilos
ROTINA
- AP
- Oblíqua
- Perfil

Fatores técnicos
- DFR mínima – 100 cm
- Tamanho do RI – 18 × 24 cm, transversal (paisagem)
- Sem grade
- Faixa de 50 a 60 kVp.

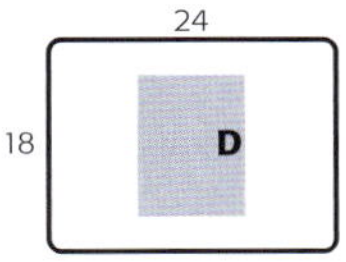

Proteção. Proteger tecidos radiossensíveis fora da região de interesse.

Posicionamento do paciente.
Em decúbito dorsal ou sentado na mesa; o joelho deve ser flexionado com a superfície plantar do pé sobre o RI.

Posicionamento da parte
- Centralizar e alinhar o eixo longo do pododáctilo ao RC, e o eixo longo da porção do RI que está sendo exposta
- Assegurar-se de que a articulação MTF do pododáctilo em questão seja centralizada no RC
- Rodar perna e pé entre 30 e 45° medialmente, para primeiro, segundo e terceiro pododáctilos (Figura 6.43); e lateralmente, para quarto e quinto pododáctilos (Figura 6.44) (ver as incidências oblíquas do pé para grau de obliquidade)
- Usar apoio radiolucente de 45° sob a porção elevada do pé para impedir o movimento.

RC
- RC **perpendicular** ao RI, direcionado para a articulação MTF em questão.

Colimação recomendada. Colimar os quatro lados para incluir as falanges e, no mínimo, a metade distal dos metatarsos. Nas margens laterais, incluir pelo menos um pododáctilo em cada lado do pododáctilo em questão.

Radiografia computadorizada ou radiografia digital. A colimação fechada é importante sobre porções não expostas do RI para evitar borramento pela radiação dispersa.

Critérios de avaliação

Anatomia demonstrada: • Os pododáctilos em questão e a metade distal dos metatarsos devem ser incluídos sem sobreposição (Figuras 6.45 e 6.46).
Posicionamento: • Eixo longo do pé alinhado ao eixo longo da porção exposta do RI • A obliquidade correta deve ser evidente pelo aumento da concavidade em um dos lados das diáfises e pela sobreposição dos tecidos moles dos pododáctilos • As cabeças dos metatarsos devem aparecer diretamente lado a lado sem (ou com mínima) sobreposição[4] • Colimação da **área de interesse**.
Exposição: • Ausência de movimento evidenciada por bordas corticais bem definidas e trabéculas ósseas detalhadas • Contraste e densidade ideais (brilho) permitem a visualização das bordas corticais, assim como de trabéculas ósseas e estruturas de tecidos moles.

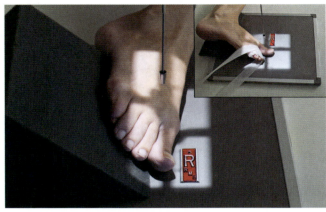

Figura 6.43 Rotação oblíqua medial – primeiro pododáctilo.

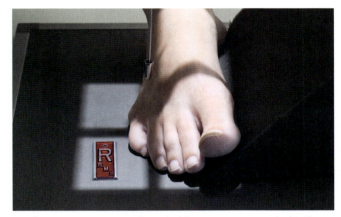

Figura 6.44 Rotação lateral oblíqua – quarto pododáctilo.

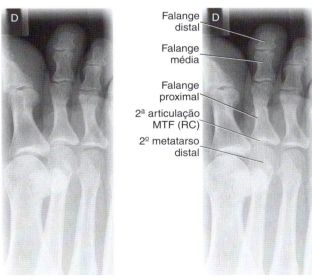

Figura 6.45 Incidência oblíqua medial – segundo pododáctilo.

Figura 6.46 Incidência oblíqua medial – segundo pododáctilo.

PODODÁCTILOS: INCIDÊNCIAS EM PERFIL MEDIOLATERAL OU LATEROMEDIAL

Indicações clínicas
- Fraturas ou luxações das falanges dos pododáctilos em questão
- Patologias como osteoartrite e artrite gotosa (gota), especialmente no primeiro pododáctilo.

Pododáctilos
ROTINA
- AP
- Oblíqua
- Perfil

Fatores técnicos
- DFR mínima – 100 cm
- Tamanho do RI – 18 × 24 cm, transversal
- Sem grade
- Faixa de 50 a 60 kVp.

Proteção. Proteger tecidos radiossensíveis fora da região de interesse.

Posicionamento do paciente e da parte
- Rodar perna e pé afetados medialmente (lateromedial), para primeiro, segundo e terceiro pododáctilos (Figuras 6.47 e 6.48); e lateralmente (mediolateral), para quarto e quinto pododáctilos (Figura 6.49)
- Ajustar RI no centro e alinhar o eixo longo do pododáctilo em questão ao RC e ao eixo longo da porção exposta do RI
- Assegurar-se de que a articulação IF ou a articulação IFP em questão esteja centralizada no RC
- Utilizar fita adesiva, gaze ou abaixador de língua para flexionar e separar os pododáctilos não afetados e evitar superposição.

RC
- RC perpendicular ao RI
- RC direcionado para a articulação IF do primeiro pododáctilo e para a articulação IFP do segundo ao quinto pododáctilo.

Colimação recomendada. Colimar cuidadosamente os quatro lados do pododáctilo afetado.

Radiografia computadorizada ou radiografia digital. A colimação fechada é importante sobre porções não expostas do RI para evitar borramento causado pela radiação dispersa.

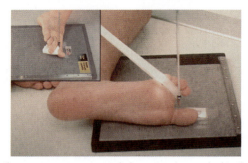

Figura 6.47 Lateromedial – primeiro pododáctilo.

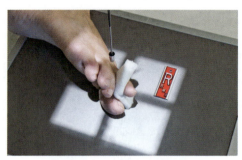

Figura 6.48 Lateromedial – segundo pododáctilo.

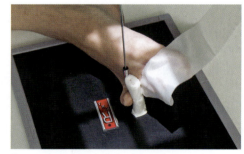

Figura 6.49 Mediolateral – quarto pododáctilo.

Critérios de avaliação
Anatomia demonstrada: • As falanges do pododáctilo em questão devem ser vistas em perfil, livres de superposição pelos outros pododáctilos, se possível (Figuras 6.50 e 6.51). • (Quando a separação total dos pododáctilos for impossível, especialmente do terceiro ao quinto pododáctilo, a falange distal, pelo menos, deve ser separada; e a falange proximal deve ser visualizada através das estruturas sobrepostas.)
Posicionamento: • O eixo longo do pododáctilo é alinhado com o eixo longo da porção do RI utilizado • Imagens em perfil verdadeiro do pododáctilo demonstram maior concavidade na superfície anterior da falange distal, e maior concavidade na superfície posterior da falange proximal • A superfície oposta de cada falange aparece mais reta[4] • Colimação para a **área de interesse**.
Exposição: • Ausência de movimento evidenciada por margens corticais bem definidas e trabéculas ósseas detalhadas • Contraste e densidade ideais (brilho) permitem visualização das margens corticais e trabéculas ósseas, assim como de estruturas de tecidos moles.

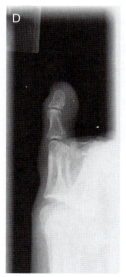
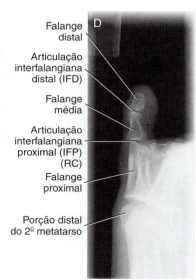

Falange distal
Articulação interfalangiana distal (IFD)
Falange média
Articulação interfalangiana proximal (IFP) (RC)
Falange proximal
Porção distal do 2º metatarso

Figura 6.50 Lateromedial – segundo pododáctilo. **Figura 6.51** Lateromedial – segundo pododáctilo.

PODODÁCTILOS – SESAMOIDES: INCIDÊNCIA TANGENCIAL

Indicações clínicas
- Essa incidência fornece uma imagem em perfil dos ossos sesamoides na primeira articulação MTF para avaliar a extensão da lesão.

Pododáctilos
ESPECIAL
- Sesamoides (tangencial)

NOTA: Uma imagem em perfil do primeiro pododáctilo em dorsiflexão também pode ser realizada para visualizar os sesamoides.

Fatores técnicos
- DFR mínima – 100 cm
- Tamanho do RI – 18 × 24 cm, transversal
- Sem grade
- Faixa de 50 a 60 kVp.

Proteção. Proteger tecidos radiossensíveis fora da região de interesse.

Posicionamento do paciente. Em decúbito ventral; com um travesseiro sob a cabeça e uma pequena esponja ou toalha dobrada sob a região inferior da perna para conforto.

Posicionamento da parte
- Fazer a dorsiflexão do pé de modo que a superfície plantar forme um **ângulo de 15 a 20°** em relação ao plano vertical (Figuras 6.52 e 6.53)
- Fazer a dorsiflexão do primeiro pododáctilo (hálux) e apoiar no RI para manter a posição
- Assegurar-se de que o eixo longo do pé não esteja rodado; colocar sacos de areia ou outro apoio em ambos os lados do pé para impedir o movimento.

NOTA: Trata-se de uma posição desconfortável e geralmente dolorosa; não se deve manter o paciente nessa posição por mais tempo que o necessário.

RC
- RC **perpendicular** ao RI, direcionado tangencialmente para a face posterior da primeira articulação MTF (dependendo do grau de dorsiflexão do pé, pode haver necessidade de angular levemente o RC para uma incidência tangencial verdadeira).

Colimação recomendada. A colimação da área de interesse deve ser mais fechada. Incluir, pelo menos, primeiro, segundo e terceiro metatarsos distais para possíveis sesamoides, mas com o RC na primeira MTF.

Critérios de avaliação
Anatomia demonstrada: • Os sesamoides devem ser visualizados em perfil, livres de sobreposição • No mínimo, os três primeiros metatarsos distais devem ser incluídos no campo de colimação para possíveis sesamoides, com o centro do campo de colimação de quatro lados (RC) na porção posterior da primeira articulação MTF (Figuras 6.54 e 6.55).
Posicionamento: • **Bordas** posteriores de primeiro a terceiro metatarsos distais são vistas em perfil, indicando a dorsiflexão correta do pé • A centralização e a angulação do RC estão corretas se os sesamoides estiverem livres de qualquer sobreposição óssea, e um espaço aberto for demonstrado entre os sesamoides e o primeiro metatarso.
Exposição: • **Ausência de movimento** evidenciada por bordas corticais e trabéculas ósseas bem definidas • Contraste e densidade ideais (brilho) permitem a visualização das margens corticais e trabéculas ósseas, assim como de estruturas de tecidos moles sem superexposição dos sesamoides.

Incidência alternativa. Se o paciente não conseguir tolerar a posição em decúbito ventral descrita anteriormente, a radiografia poderá ser realizada em incidência reversa, com o paciente em decúbito dorsal e uso de uma faixa longa de gaze para que ele prenda os pododáctilos como demonstrado na Figura 6.53. O RC deve ser direcionado tangencialmente à face posterior da primeira articulação MTF. Utilizar um apoio para impedir o movimento. Entretanto, essa não é uma incidência desejável devido à maior distância entre o objeto e o receptor da imagem (DOR) com ampliação e perda da definição.

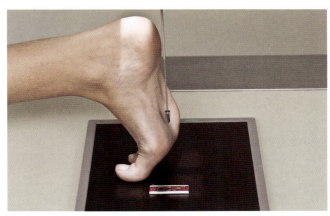

Figura 6.52 Incidência tangencial – paciente em decúbito ventral.

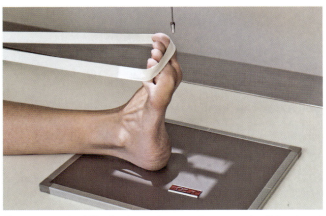

Figura 6.53 Incidência alternativa – paciente em decúbito dorsal.

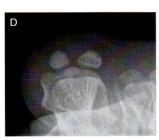

Figura 6.54 Incidência tangencial. (Cortesia de Joss Wertz, DO.)

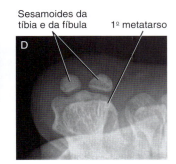

Figura 6.55 Incidência tangencial. (Cortesia de Joss Wertz, DO.)

Sesamoides da tíbia e da fíbula — 1º metatarso

PÉ: INCIDÊNCIA AP
INCIDÊNCIA DORSOPLANTAR

Indicações clínicas
- Localização e extensão de fraturas e alinhamento dos fragmentos, anormalidades do espaço articular, edema de tecidos moles
- Localização de corpos estranhos opacos.

Pé
ROTINA
- AP
- Oblíqua
- Perfil

Fatores técnicos
- DFR mínima – 100 cm
- Tamanho do RI – 24 × 30 cm, longitudinal (retrato)
- Sem grade
- Faixa de 55 a 65 kVp.

Proteção. Proteger tecidos radiossensíveis fora da região de interesse.

Posicionamento do paciente. Em decúbito dorsal; com um travesseiro sob a cabeça; flexionar o joelho e posicionar a superfície plantar (sola) do pé afetado sobre o RI.

Posicionamento da parte
- Estender (fazer a flexão plantar) o pé, mas manter a superfície plantar firme sobre o RI (Figura 6.56)
- Alinhar e centralizar o eixo longo do pé em relação ao RC e o eixo longo da porção do RI que será exposta (utilizar sacos de areia, se necessário, para impedir que o RI deslize sobre a mesa)
- No caso de imobilização, flexionar o joelho oposto e apoiá-lo contra o joelho afetado para suporte.

RC
- Angular o RC **10° posteriormente** (na direção do calcanhar) com o RC perpendicular aos metatarsos (ver **Nota**)
- Direcionar o RC para a base do terceiro metatarso.

Colimação recomendada. Colimar os quatro lados das margens externas do pé.

Radiografia computadorizada ou radiografia digital. A colimação fechada é importante sobre porções não expostas do RI para evitar o borramento causado pela radiação dispersa.

NOTA: Um arco alto requer maior ângulo (15°), e um arco baixo, um ângulo menor (cerca de 5°), para estar perpendicular com os metatarsos. Para corpos estranhos, o RC deve estar perpendicular ao RI sem angulação do RC.

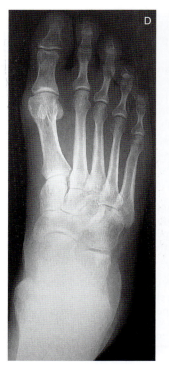

Figura 6.56 AP do pé – RC a 10°.

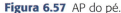

Figura 6.57 AP do pé.

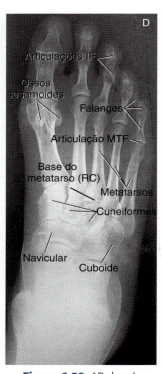

Figura 6.58 AP do pé.

Critérios de avaliação

Anatomia demonstrada: • Todo o pé deve ser demonstrado, incluindo todas as falanges e metatarsos, e os ossos navicular, cuneiformes e cuboides (Figuras 6.57 e 6.58).
Posicionamento: • O eixo longo do pé deve ser alinhado com o eixo longo da porção do RI que será exposto • **Ausência de rotação** evidenciada por uma distância quase igual do segundo ao quinto metatarso • Bases do primeiro e segundo metatarsos geralmente são separadas, mas as bases do segundo ao quinto metatarso parecem se sobrepor • O espaço articular intertarsiano entre o primeiro e o segundo cuneiformes deve ser demonstrado • Colimação da **área de interesse**.
Exposição: • Com densidade (brilho) e contraste ideais e **ausência de movimento** devem ser visualizadas as bordas e os contornos trabeculares de falanges distais e ossos do tarso distais ao tálus bem definidos • Técnica de maior kVp para densidades mais uniformes entre as falanges e os ossos do tarso • Ossos sesamoides (se presentes) devem ser vistos através da cabeça do primeiro metatarso.

PÉ: INCIDÊNCIA AP OBLÍQUA – ROTAÇÃO MEDIAL

Indicações clínicas
- Localização e extensão de fraturas e alinhamento dos fragmentos; anormalidades do espaço articular, edema de tecidos moles
- Localização de corpos estranhos opacos.

Pé
ROTINA
- AP
- Oblíqua
- Perfil

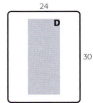

Fatores técnicos
- DFR mínima – 100 cm
- Tamanho do RI – 24 × 30 cm, longitudinal
- Sem grade
- Faixa de 60 a 70 kVp.

Proteção. Proteger tecidos radiossensíveis fora da região de interesse.

Posicionamento do paciente. Em decúbito dorsal ou sentado; flexionar o joelho, com a superfície plantar do pé sobre a mesa. Girar o corpo levemente para o lado oposto a ser examinado.

Posicionamento da parte
- Alinhar e centralizar o eixo longo do pé ao RC e o eixo longo da porção exposta do RI
- Rodar **medialmente** o pé para colocar a **superfície plantar entre 30 e 40° ao plano do RI** (ver Nota). O plano geral do dorso do pé deve estar em paralelo ao RI e perpendicular ao RC (Figura 6.59)
- Utilizar um bloco de apoio radiolucente a 45° para impedir o movimento. Usar sacos de areia, se necessário, para impedir que o RI deslize na mesa.

RC
- RC perpendicular ao RI, direcionado para a base do terceiro metatarso.

Colimação recomendada. Colimar os quatro lados das margens externas da pele.

NOTA: Algumas referências sugerem o uso rotineiro de somente 30° de obliquidade. Este livro recomenda maior obliquidade, de 40°, para demonstrar ossos tarsianos e metatarsianos proximais relativamente livres de superposição para o pé com um arco transverso médio.

Oblíqua lateral opcional (Figura 6.60)
- Rodar o pé lateralmente a 30° (menor obliquidade necessária, devido ao arco natural do pé)
- Uma oblíqua lateral demonstra melhor o espaço entre primeiro e segundo metatarsos, e entre primeiro e segundo cuneiformes. O navicular também é bem visualizado na oblíqua lateral.

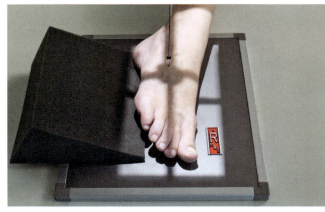

Figura 6.59 AP oblíqua medial a cerca de 30 a 40°.

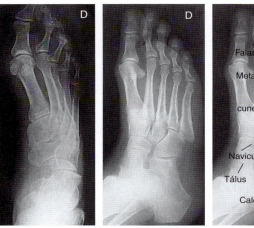
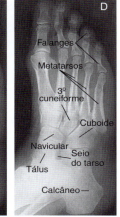

Figura 6.60 AP oblíqua lateral a 30°. **Figura 6.61** AP oblíqua medial a 40°. **Figura 6.62** Oblíqua medial a 40°.

Critérios de avaliação
Anatomia demonstrada: • Todo o pé deve ser demonstrado, das falanges distais até o calcâneo posterior e o tálus proximal (Figuras 6.61 e 6.62).
Posicionamento: • O eixo longitudinal do pé deve estar alinhado com o eixo longitudinal da porção exposta do RI • A obliquidade correta é demonstrada quando não há superposição do terceiro ao quinto metatarso • O primeiro e segundo metatarsos também não devem estar sobrepostos, exceto a região da base • A tuberosidade da base do quinto metatarso é vista em perfil e é bem visualizada • Os espaços articulares ao redor do cuboide e do seio do tarso estão abertos e bem demonstrados quando o pé é posicionado obliquamente de modo correto • Colimação da **área de interesse**.
Exposição: • Densidade (brilho) e contraste ideais com **ausência de movimento** devem demonstrar bordas e contornos trabeculares de falanges, metatarsos e ossos do tarso definidos.

PÉ: PERFIL MEDIOLATERAL OU LATEROMEDIAL

Indicações clínicas
- Localização e extensão de fraturas e alinhamento dos fragmentos; anormalidades do espaço articular, edema de tecidos moles
- Localização de corpos estranhos opacos.

Pé
ROTINA
- AP
- Oblíqua
- Perfil

Fatores técnicos
- DFR mínima – 100 cm
- Tamanho do RI – 18 × 24 cm, para pés menores, ou 24 × 30 cm, para pés maiores; longitudinal
- Sem grade
- Faixa de 60 a 70 kVp.

Proteção. Proteger tecidos radiossensíveis fora da região de interesse.

Posicionamento do paciente. Em decúbito lateral; com um travesseiro sob a cabeça.

Posicionamento da parte (incidência mediolateral)
- Flexionar o joelho do membro afetado cerca de 45°; posicionar a perna oposta **atrás** do membro lesionado para impedir uma rotação excessiva da perna afetada
- Fazer uma dorsiflexão do pé, com cuidado, se possível, a fim de auxiliar no posicionamento para uma imagem em perfil verdadeiro do pé e do tornozelo (Figura 6.63)
- Colocar um apoio sob a perna e o joelho do paciente, de modo que a **superfície plantar fique perpendicular ao RI**. Não rodar excessivamente o pé
- Alinhar o eixo longo do pé com o eixo longo do RI (a menos que seja necessário um posicionamento diagonal para incluir todo o pé)
- Centralizar o RC no meio da área da base dos metatarsos.

RC
- RC **perpendicular** ao RI, direcionado para o cuneiforme medial (no nível da base do terceiro metatarso).

Colimação recomendada. Colimar até as margens externas do pé, para incluir, aproximadamente, 2,5 cm proximalmente à articulação do tornozelo.

Sistemas de imagens digitais. A colimação fechada é importante nas porções não expostas do RI para impedir o borramento causado pela radiação dispersa. Colimação fechada e uso de bloqueadores de chumbo são importantes sobre porções não utilizadas da PI para evitar o borramento causado pela radiação dispersa para PI hipersensível ou RI.

Incidência lateromedial alternativa. Uma incidência lateromedial pode ser realizada como uma imagem em perfil alternativa. Essa posição pode ser mais desconfortável ou dolorosa para o paciente, mas pode ser mais fácil para a obtenção de uma imagem em perfil verdadeiro (Figura 6.64).

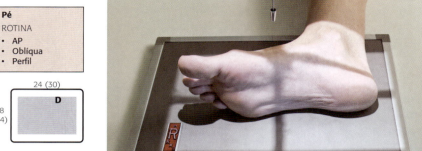
Figura 6.63 Incidência mediolateral.

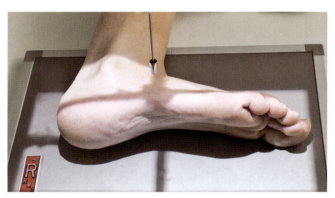
Figura 6.64 Incidência lateromedial alternativa.

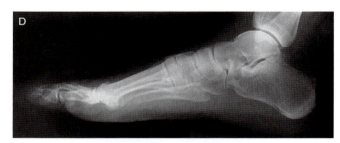
Figura 6.65 Incidência mediolateral do pé.

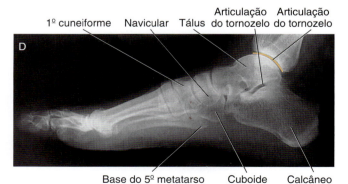
Figura 6.66 Perfil do pé.

Critérios de avaliação
Anatomia demonstrada: • Todo o pé deve ser demonstrado com um mínimo de 2,5 cm da tíbia-fíbula distal • As cabeças dos metatarsos são sobrepostas pela tuberosidade do quinto pododáctilo visualizada em perfil (Figuras 6.65 e 6.66).
Posicionamento: • O eixo longo do pé deve estar alinhado ao eixo longo do RI • A incidência em perfil verdadeiro é obtida quando a articulação tibiotalar está aberta, a fíbula distal é sobreposta pela tíbia posterior e os metatarsos distais são sobrepostos • Colimação da **área de interesse**.
Exposição: • Com densidade (brilho) e contraste ideais, devem ser visualizadas as bordas dos ossos tarsianos e metatarsianos sobrepostos • Ausência de movimento; bordas corticais e trabéculas do calcâneo e porções não sobrepostas dos outros ossos do tarso devem aparecer bem definidas.

PÉ: INCIDÊNCIAS AP COM CARGA

Indicações clínicas
- Mostrar os ossos do pé para indicar a condição dos arcos longitudinais sob o peso total do corpo
- Pode demonstrar a lesão dos ligamentos estruturais do pé como uma lesão de Lisfranc.

NOTA: Incidências bilaterais de ambos os pés geralmente são feitas para comparação. Algumas rotinas em AP incluem incidências separadas para cada pé realizadas com RC centralizado em cada pé.

Pé
ESPECIAL
- AP e perfil (com carga)

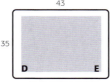
AP de ambos os pés

Fatores técnicos
- DFR mínima – 100 cm
- Tamanho do RI – 24 × 30 cm, de 35 × 43 cm para estudos bilaterais; transversal
- Sem grade
- Faixa de 60 a 70 kVp.

Proteção. Proteger tecidos radiossensíveis fora da região de interesse.

Posicionamento do paciente
AP
- Paciente ereto, com o peso igualmente distribuído sobre *ambos* os pés
- Os pés devem estar direcionados para a frente, paralelos entre si (Figura 6.67).

RC
- Angular o RC a 15° posteriormente até o ponto médio entre os pés no nível da base dos metatarsos.

Colimação recomendada. Colimar as margens externas da pele dos pés.

Critérios de avaliação
Anatomia demonstrada: • Na **AP**, a incidência demonstra os pés, desde os tecidos moles vizinhos às falanges, até a porção distal do tálus (Figura 6.68).
Posicionamento: • Na **AP**, a angulação adequada é demonstrada pela abertura dos espaços articulares tarsometatarsianos e pela visualização da articulação entre o primeiro e o segundo metatarso • As bases dos metatarsos devem estar no centro do campo colimado (RC), com colimação dos quatro lados, incluindo os tecidos moles ao redor dos pés.
Exposição: • Com densidade (brilho) e contraste ideais, devem ser visualizados os tecidos moles e os limites ósseos dos ossos tarsianos e metatarsianos sobrepostos • Penetração adequada da região do mediopé • As trabéculas ósseas devem ser bem definidas.

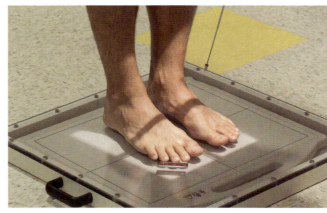
Figura 6.67 AP de ambos os pés (incidência feita em um RI digital).

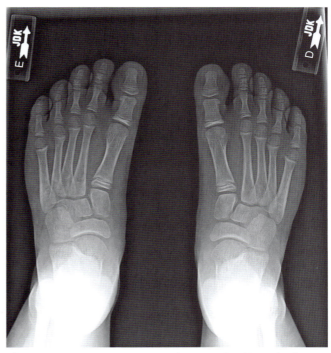
Figura 6.68 AP com carga – ambos os pés. (Cortesia de Joss Wertz, DO.)

PÉ: INCIDÊNCIAS EM PERFIL COM CARGA

Indicações clínicas
- Mostrar os ossos dos pés para indicar a condição dos arcos longitudinais sob o peso total do corpo
- Pode demonstrar lesão dos ligamentos estruturais do pé como a lesão da articulação de Lisfranc.

Pé
ESPECIAL
- AP e perfil (com carga)

NOTA: Incidências bilaterais de ambos os pés geralmente são feitas para comparação. Algumas rotinas em AP incluem incidências separadas para cada pé realizadas com o RC centralizado em cada pé individualmente.

Fatores técnicos
- DFR mínima – 100 cm
- Tamanho do RI – 24 × 30 cm; para estudo bilateral, 35 × 43 cm; transversal
- Sem grade
- Faixa: 60 a 70 kVp.

Proteção. Proteger tecidos radiossensíveis fora da região de interesse.

Posicionamento do paciente
- O paciente deve estar em pé com o peso sobre o pé afetado (Figura 6.69)
- O paciente deve estar em pé sobre blocos de madeira colocados em um banquinho ou sobre apoio para pé fixado à mesa. É possível também utilizar uma caixa de madeira especial com uma fenda para o RI (a qual deve ter altura suficiente em relação ao chão para que o tubo de raios X possa ser abaixado para uma posição horizontal)
- Fornecer apoio para o paciente se segurar e aumentar sua firmeza.

Posicionamento da parte
- Alinhar o eixo longo do pé ao eixo longo do RI
- Mudar o RI e girar o paciente para a realização da imagem em perfil do outro pé, para fins de comparação após a realização da primeira imagem em perfil.

RC
- Direcionar horizontalmente o RC para o nível da base do terceiro metatarso.

Colimação recomendada. Colimar as margens dos pés.

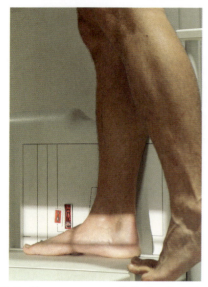

Figura 6.69 Perfil com carga – pé direito (incidência feita em um RI digital).

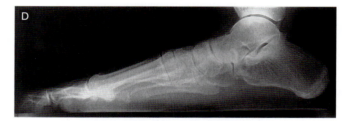

Figura 6.70 Perfil com carga.

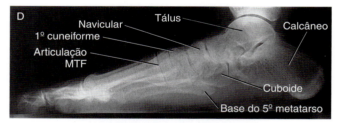

Figura 6.71 Perfil com carga.

Critérios de avaliação
Anatomia demonstrada: • Para incidências **em perfil**, todo o pé deve ser demonstrado com um mínimo de 2,5 cm da porção distal da tíbia-fíbula • A porção distal da fíbula deve ser visualizada sobreposta à metade posterior da tíbia, e as superfícies plantares das cabeças dos metatarsos devem aparecer sobrepostas na ausência de rotação • O arco longitudinal do pé deve ser inteiramente demonstrado (Figuras 6.70 e 6.71).
Posicionamento: • Para incidências **em perfil**, o centro do campo colimado (RC) deve estar no nível da base do terceiro metatarso • A colimação dos quatro lados deve incluir todos os tecidos de partes moles circundantes, das falanges ao calcâneo e do dorso à superfície plantar do pé, com a demonstração de aproximadamente 2,5 cm da porção distal da tíbia-fíbula.
Exposição: • Com densidade (brilho) e contraste ideais, devem ser visualizadas as bordas dos tarsos e os metatarsos sobrepostos • **Ausência de movimento;** as bordas corticais e as trabéculas do calcâneo e as porções não sobrepostas dos demais ossos do tarso devem aparecer bem definidas.

CALCÂNEO: INCIDÊNCIA PLANTODORSAL (AXIAL)

Indicações clínicas
- Patologias ou fraturas com desvio medial ou lateral.

Calcâneo
ROTINA
- Plantodorsal (axial)
- Perfil

Fatores técnicos
- DFR mínima – 100 cm
- Tamanho do RI – 18 × 24 cm, longitudinal
- Sem grade
- Faixa de 65 a 75 kVp (aumento de 8 a 10 kVp acima das outras incidências).

Proteção. Proteger tecidos radiossensíveis fora da região de interesse.

Posicionamento do paciente. Em decúbito dorsal ou sentado sobre a mesa, com a perna totalmente estendida.

Posicionamento da parte
- Centralizar e alinhar a articulação do tornozelo em relação ao RC e à porção exposta do RI
- Fazer a dorsiflexão do pé, de modo que a superfície plantar fique quase perpendicular ao RI (Figura 6.72).

RC
- Direcionar o RC para a **base do terceiro metatarso,** para que o RC emerja em um nível imediatamente distal ao maléolo lateral
- Angular o RC a **40° cranialmente ao longo do eixo longo do pé** (que também deve estar a 40° do plano vertical, *se* o eixo longo do pé estiver perpendicular ao RI) (ver Nota).

Colimação recomendada. Colimação fechada da região do calcâneo.

Sistemas de imagens digitais. A colimação fechada é importante sobre as porções não expostas do RI para evitar o borramento causado pela radiação dispersa.

NOTA: A angulação do RC deve ser aumentada se o eixo longo da superfície plantar do pé não estiver perpendicular ao RI.

Critérios de avaliação
Anatomia demonstrada: • Todo o calcâneo deve ser visualizado, desde a tuberosidade posterior até a articulação talocalcânea anteriormente (Figuras 6.73 e 6.74).
Posicionamento: • Ausência de rotação; uma porção do sustentáculo do tálus deve aparecer em perfil medialmente • Com o pé em flexão a 90°, o alinhamento e a angulação corretos do RC são evidenciados pela abertura do espaço articular talocalcâneo, pela ausência de distorção da tuberosidade calcânea e pelo alongamento adequado do calcâneo • Colimação da **área de interesse**.
Exposição: • Com densidade (brilho) e contraste ideais, e ausência de movimento, são demonstradas as margens ósseas e trabéculas ósseas bem definidas, e pelo menos uma visualização fraca da articulação talocalcânea sem superexposição da área da tuberosidade distal.

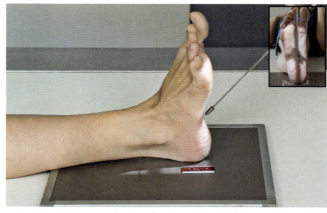

Figura 6.72 Incidência plantodorsal (axial) do calcâneo.

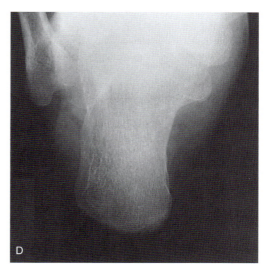

Figura 6.73 Incidência plantodorsal (axial).

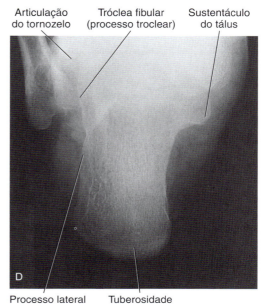

Figura 6.74 Incidência plantodorsal axial.

CALCÂNEO: INCIDÊNCIA EM PERFIL – MEDIOLATERAL

Indicações clínicas
- Lesões ósseas envolvendo calcâneo, tálus e articulação talocalcânea
- Demonstra a extensão e o alinhamento das fraturas.

Calcâneo
ROTINA
- Plantar dorsal
- Perfil

Fatores técnicos
- DFR mínima – 100 cm
- Tamanho do RI – 18 × 24 cm, longitudinal
- Sem grade
- Faixa de 60 a 75 kVp.

Proteção. Proteger tecidos radiossensíveis fora da região de interesse.

Posicionamento do paciente. Em decúbito lateral com o lado afetado para baixo. Colocar um travesseiro sob a cabeça do paciente. Flexionar o membro afetado a 45°; posicionar a perna oposta atrás da lesionada.

Posicionamento da parte
- Centralizar o calcâneo em relação ao RC e à porção descoberta do RI com o eixo longo do pé paralelo ao plano do RI (Figura 6.75)
- Colocar um apoio sob o joelho e a perna do paciente, conforme a necessidade, e posicionar a superfície plantar perpendicular ao RI
- Posicionar o tornozelo e o pé para uma incidência em **perfil verdadeiro**, que coloca o maléolo lateral cerca de 1 cm posterior ao maléolo medial
- Fazer a dorsiflexão do pé de modo que a superfície plantar esteja em ângulo reto em relação ao membro inferior.

RC
- RC perpendicular ao RI, direcionado para um ponto 2,5 cm inferiormente ao maléolo medial.

Colimação recomendada. Colimar de acordo com as margens externas da pele, para incluir, proximalmente, a articulação do tornozelo e todo o calcâneo.

Sistemas de imagens digitais. A colimação fechada é importante sobre porções não expostas do RI para evitar o borramento causado pela radiação dispersa.

Critérios de avaliação
Anatomia demonstrada: • O calcâneo é demonstrado em perfil, com o tálus e a tíbia-fíbula distal demonstrados superiormente; e o navicular e o espaço articular do calcâneo aberto, assim como o cuboide, são demonstrados distalmente (Figuras 6.76 e 6.77).
Posicionamento: • Ausência de rotação evidenciada pela sobreposição das porções do tálus, articulação talocalcânea aberta e maléolo lateral sobrepostos sobre a metade posterior da tíbia e do tálus • O seio do tarso e o espaço articular calcaneocuboide devem aparecer abertos • A colimação dos quatro lados deve incluir a articulação do tornozelo proximalmente e a articulação talonavicular e a base do quinto metatarso anteriormente.
Exposição: • Com a exposição ideal, são visualizadas parte dos tecidos moles e porções mais densas do calcâneo e do tálus • O delineamento da fíbula distal deve ser fracamente visível através do tálus • As trabéculas ósseas aparecem claras e definidas, indicando **ausência de movimento**.

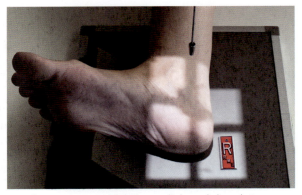

Figura 6.75 Incidência mediolateral do calcâneo.

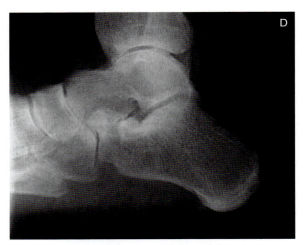

Figura 6.76 Incidência mediolateral do calcâneo.

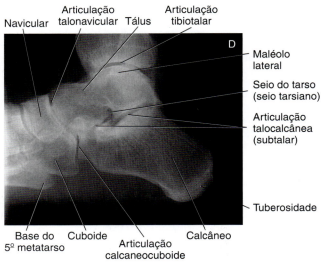

Figura 6.77 Incidência mediolateral do calcâneo.

TORNOZELO: INCIDÊNCIA AP

Indicações clínicas
- Lesões ou doenças ósseas envolvendo a articulação do tornozelo, da tíbia e da fíbula distal, do tálus proximal e do quinto metatarso proximal.

A porção lateral do espaço da articulação do tornozelo não deve aparecer aberta nesta incidência – ver *Tornozelo: incidência AP do encaixe da articulação tibiotalar – 15 a 20° de rotação medial*.

Tornozelo
ROTINA
- AP
- AP do encaixe tibiotalar (15°)
- Perfil

ESPECIAIS
- Oblíqua (45°)
- AP com estresse

Fatores técnicos
- DFR mínima – 100 cm
- Tamanho do RI – 24 × 30 cm, longitudinal
- Sem grade
- Faixa de 60 a 75 kVp.

Proteção. Proteger tecidos radiossensíveis fora da região de interesse.

Posicionamento do paciente. Em decúbito dorsal; com travesseiro sob a cabeça; as pernas devem estar totalmente estendidas.

Posicionamento da parte
- Centralizar e alinhar a articulação do tornozelo em relação ao RC e ao eixo longo da porção exposta do RI (Figura 6.78)
- Não forçar a dorsiflexão do pé; permitir que permaneça em sua posição natural (ver Nota 1)
- Ajustar **pé e tornozelo** para uma **incidência AP verdadeira**. Assegurar-se de que toda a perna não esteja rodada. A linha intermaleolar não deve estar paralela ao RI (ver Nota 2).

RC
- RC perpendicular ao RI, direcionado para um ponto a meia distância entre os maléolos.

Colimação recomendada. Colimar as margens laterais da pele; incluir a metade proximal dos metatarsos e da tíbia-fíbula distal.

Sistemas de imagens digitais. A colimação fechada é importante sobre as porções não expostas do RI para evitar borramento causado pela radiação dispersa.

NOTA 1: A dorsiflexão forçada do pé pode ser dolorosa e causar lesão adicional.

NOTA 2: Os maléolos *não* estão na mesma distância em relação ao RI na posição anatômica na incidência AP verdadeira. (O maléolo lateral está cerca de 15° mais posterior.) A porção lateral da articulação tibiotalar *não* deve aparecer aberta. Se essa porção da articulação do tornozelo aparecer aberta em uma imagem AP verdadeira, pode sugerir instabilidade da articulação tibiotalar decorrente de ruptura ligamentar.[1]

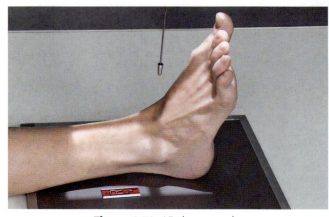

Figura 6.78 AP do tornozelo.

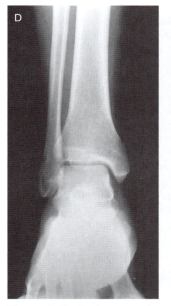 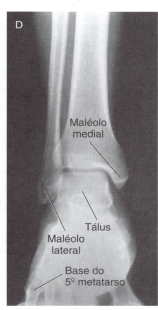

Figura 6.79 AP do tornozelo. (Cortesia de E. Frank, RT[R], FASRT.)

Figura 6.80 AP do tornozelo. (Cortesia de E. Frank, RT[R], FASRT.)

Critérios de avaliação

Anatomia demonstrada: • O terço distal da tíbia-fíbula, dos maléolos lateral e medial e do tálus, assim como a metade proximal dos metatarsos devem ser demonstrados (Figuras 6.79 e 6.80).
Posicionamento: • O eixo longo da perna deve estar alinhado com o campo de colimação e com o RI • **Não haverá rotação** se a articulação tibiotalar medial estiver aberta e a articulação tibiotalar lateral, fechada • Ligeira sobreposição da fíbula distal pela tíbia distal e pelo tálus • A colimação dos quatro lados deve incluir o terço distal da perna, até a metade proximal dos metatarsos • Todos os tecidos moles vizinhos devem ser incluídos.

Exposição: • A exposição ideal, **sem movimento**, demonstra margens ósseas e marcas trabeculares nítidas • O tálus deve ser suficientemente penetrado para demonstrar as margens corticais e as trabéculas do osso • As estruturas de tecidos moles também devem ser visíveis.

TORNOZELO: INCIDÊNCIA AP DO ENCAIXE DA ARTICULAÇÃO TIBIOTALAR – 15 A 20° DE ROTAÇÃO MEDIAL

Indicações clínicas
- Avaliação de patologias que envolvem toda a articulação tibiotalar[1] e a região proximal do quinto metatarso, um local comum de fraturas. Trata-se de uma incidência comum, obtida durante a cirurgia de redução do tornozelo (ver Nota).

Tornozelo
ROTINA
- AP
- AP do encaixe tibiotalar (15°)
- Perfil

ESPECIAIS
- Oblíqua (45°)
- AP com estresse

Fatores técnicos
- DFR mínima – 100 cm
- Tamanho do RI – 24 × 30 cm, longitudinal
- Sem grade
- Faixa de 60 a 75 kVp.

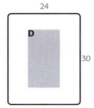

Proteção. Proteger tecidos radiossensíveis fora da região de interesse.

Posicionamento do paciente. Em decúbito dorsal; com travesseiro sob a cabeça; as pernas devem estar totalmente estendidas.

Posicionamento da parte
- Centralizar e alinhar a articulação do tornozelo em relação ao RC e ao eixo longo da porção exposta do RI (Figura 6.81)
- Não fazer a dorsiflexão do pé; permitir que o pé permaneça na posição estendida natural (flexão plantar; possibilita a visualização da base do quinto metatarso, um local comum de fratura)[4]
- Rode internamente toda a perna e o pé, cerca de 15 a 20°, até que a linha intermaleolar esteja paralela ao RI
- Coloque um apoio contra o pé, se necessário, para impedir o movimento.

RC
- RC perpendicular ao RI, direcionado a meio caminho entre os maléolos.

Colimação recomendada. Colimar as margens laterais da pele, incluindo os metatarsos proximais e a tíbia-fíbula distal.

Sistemas de imagens digitais. A colimação fechada é importante sobre porções não expostas do RI para evitar borramento causado por radiação dispersa.

NOTA: Essa posição *não* deve substituir a incidência AP ou a posição oblíqua do tornozelo, mas sim é uma incidência separada do tornozelo, feita rotineiramente quando traumatismo potencial ou entorses do tornozelo estiverem envolvidos.[1]

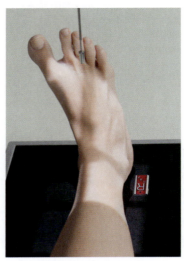

Figura 6.81 Incidência tibiotalar, demonstrando 15 a 20° de rotação medial da perna e do pé.

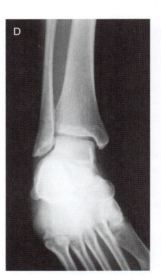

Figura 6.82 Incidência tibiotalar.

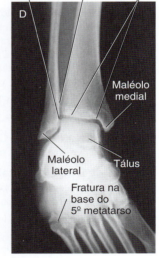

Figura 6.83 Incidência tibiotalar.

Critérios de avaliação
Anatomia demonstrada: • Os terços distais da tíbia e da fíbula; a epífise tibial; os maléolos lateral e medial; o tálus; e a metade proximal dos metatarsos devem ser demonstrados • Toda a articulação tibiotalar deve estar aberta e bem visualizada (3 a 4 mm de espaço sobre toda a superfície talar é normal; um alargamento extra de 2 mm é anormal)[2] (Figuras 6.82 e 6.83).
Posicionamento: • A obliquidade apropriada para o encaixe da articulação tibiotalar é evidenciada pela demonstração das articulações tibiotalares medial e lateral com os maléolos demonstrados em perfil • Deve haver sobreposição mínima na articulação tibiofibular distal • Colimação da **área de interesse**.
Exposição: • A **ausência de movimento** é demonstrada pelos contornos ósseos e pelas trabéculas ósseas bem definidas • A exposição ideal deve demonstrar as estruturas de tecidos moles e uma densidade suficiente (brilho) para o tálus e a tíbia e fíbula distais.

TORNOZELO: INCIDÊNCIA AP OBLÍQUA – ROTAÇÃO MEDIAL A 45°

Indicações clínicas
- Patologias incluindo possíveis fraturas envolvendo a articulação tibiofibular distal
- Fraturas de fíbula distal e maléolo lateral, e da base do quinto metatarso.

Tornozelo
ROTINA
- AP
- AP tibiotalar (15°)
- Perfil

ESPECIAIS
- Oblíqua (45°)
- AP com estresse

Fatores técnicos
- DFR mínima – 100 cm
- Tamanho do RI – 24 × 30 cm, longitudinal
- Sem grade
- Faixa de 60 a 75 kVp.

Proteção. Proteger tecidos radiossensíveis fora da região de interesse.

Posicionamento do paciente. Em decúbito dorsal; com travesseiro sob a cabeça; os membros devem estar totalmente estendidos (um pequeno saco de areia ou outro apoio sob os joelhos aumentam o conforto do paciente).

Posicionamento da parte
- Centralizar e alinhar a articulação do tornozelo em relação ao RC e ao eixo longo da porção exposta do RI (Figura 6.84)
- Quando a condição do paciente permitir, fazer a dorsiflexão do pé, se necessário, de modo que a superfície plantar fique a pelo menos 80 a 85° em relação ao RI (10 a 15° do plano vertical) (ver Nota 1)
- **Rodar perna e pé** medialmente a 45°.

RC
- RC perpendicular ao RI, direcionado para o ponto médio entre os maléolos.

Colimação recomendada. Colimar para incluir a região da tíbia e da fíbula distais até a área mediometatarsiana (ver Nota 2).

Sistemas de imagens digitais. A colimação fechada é importante sobre porções não expostas do RI para evitar borramento causado pela radiação dispersa.

NOTA 1: Se o pé estiver estendido ou em flexão plantar a mais de 10 a 15° em relação ao plano vertical, o calcâneo é sobreposto ao maléolo lateral nessa incidência oblíqua a 45°, obscurecendo uma importante área de interesse.

NOTA 2: A base do quinto metatarso (um local comum de fraturas) é demonstrada nessa incidência e deve ser incluída no campo de colimação. Se houver suspeita de fratura do quinto metatarso, o médico deve solicitar a obtenção de uma série para o pé.

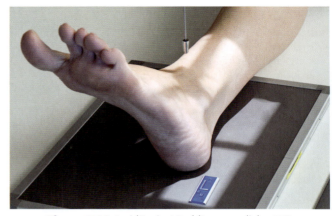

Figura 6.84 Incidência AP oblíqua medial a 45°.

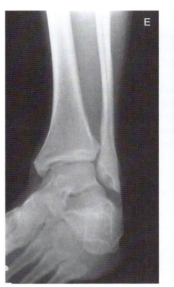

Figura 6.85 Incidência AP oblíqua medial em 45°. (Cortesia de E. Frank, RT[R], FASRT.)

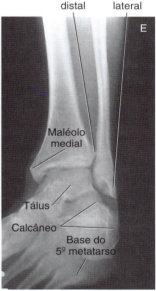

Figura 6.86 Incidência oblíqua medial em 45°. (Cortesia de E. Frank, RT[R], FASRT.)

Critérios de avaliação
Anatomia demonstrada: • Terço distal da perna, maléolos, tálus e metade proximal dos metatarsos devem ser visualizados (Figuras 6.85 e 6.86).
Posicionamento: • Uma incidência oblíqua medial a 45° demonstra a articulação tibiofibular distal aberta, sem sobreposição ou com mínima sobreposição em um indivíduo de porte médio • O maléolo lateral e o tálus não devem estar sobrepostos ou devem estar apenas levemente sobrepostos, mas o maléolo medial e o tálus devem estar parcialmente sobrepostos • A articulação do tornozelo deve estar centralizada no campo de quatro lados da colimação com inclusão do terço distal da perna até metade proximal dos metatarsos e tecidos moles adjacentes.
Exposição: • As margens corticais ósseas e os padrões trabeculares devem estar bem definidos na imagem, na ausência de movimento • O tálus deve ser suficientemente penetrado para demonstrar as trabéculas; as estruturas dos tecidos moles também precisam ser evidentes.

TORNOZELO: INCIDÊNCIA EM PERFIL – MEDIOLATERAL (OU LATEROMEDIAL)

Indicações clínicas
- Incidência útil na avaliação de fraturas, luxações e derrames articulares associados a outras patologias articulares.

Tornozelo
ROTINA
- AP
- AP do encaixe da articulação tibiotalar (15°)
- Perfil

ESPECIAIS
- Oblíqua (45°)
- AP com estresse

Fatores técnicos
- DFR mínima – 100 cm
- Tamanho do RI – 24 × 30 cm, longitudinal
- Sem grade
- Faixa de 60 a 75 kVp.

Proteção. Proteger tecidos radiossensíveis fora da região de interesse.

Posicionamento do paciente. Em decúbito lateral, com o lado afetado para baixo; colocar travesseiro sob a cabeça do paciente; flexionar o joelho do membro afetado a aproximadamente 45°; colocar a perna oposta atrás da lesionada para impedir rotação excessiva.

Posicionamento da parte (incidência mediolateral)
- Centralizar e alinhar a articulação do tornozelo em relação ao RC e ao eixo longo da porção do RI que será exposta (Figura 6.87)
- Colocar um apoio sob o joelho, se necessário, para manter perna e pé em **posição lateral verdadeira**
- Fazer a dorsiflexão do pé de modo que a superfície plantar esteja em ângulo reto em relação à perna ou até o máximo que o paciente tolerar; *não* forçar. (Isso ajuda a manter uma posição lateral verdadeira.)

RC
- RC perpendicular ao RI, direcionado para o maléolo medial.

Colimação recomendada. Colimar para incluir a região da tíbia e da fíbula distais até a área mediometatarsiana.

Sistemas de imagens digitais. A colimação fechada é importante sobre as porções não expostas do RI para evitar borramento causado por radiação dispersa.

Incidência lateromedial alternativa. Pode-se realizar essa imagem em perfil em vez da incidência mediolateral mais comum (Figura 6.88). (Essa posição é mais desconfortável para o paciente, mas é capaz de facilitar a obtenção de uma posição lateral verdadeira.)

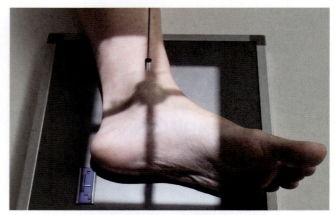

Figura 6.87 Incidência mediolateral do tornozelo.

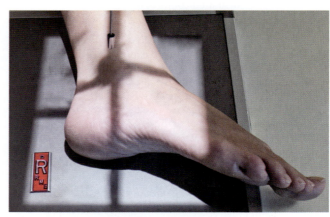

Figura 6.88 Incidência lateromedial alternativa do tornozelo.

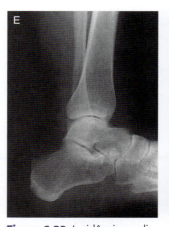

Figura 6.89 Incidência mediolateral do tornozelo.

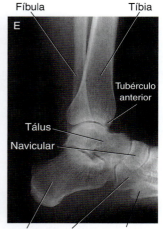

Figura 6.90 Incidência mediolateral do tornozelo.

Critérios de avaliação
Anatomia demonstrada: • Terço distal da tíbia e da fíbula, com a fíbula distal sobreposta à tíbia distal, tálus e calcâneo aparecem em perfil • As tuberosidades do quinto metatarso, do navicular e do cuboide também são visualizadas (Figuras 6.89 e 6.90).
Posicionamento: • Ausência de rotação evidenciada pela sobreposição da fíbula distal na metade posterior da tíbia • A articulação tibiotalar está aberta com um espaço articular uniforme • O campo de colimação deve incluir o terço distal da perna, do calcâneo, da tuberosidade do quinto metatarso e das estruturas adjacentes de tecidos moles • Colimação da **área de interesse**.
Exposição: • Ausência de movimento evidenciada por bordas ósseas e padrões trabeculares bem definidos • O maléolo lateral deve ser visualizado através da tíbia distal e do tálus, e os tecidos moles devem ser demonstrados para avaliação de derrames articulares.

TORNOZELO: INCIDÊNCIAS AP COM ESTRESSE
INCIDÊNCIAS EM INVERSÃO E EVERSÃO

ADVERTÊNCIA: Proceder com o máximo cuidado no paciente lesionado.

Indicações clínicas
- Patologia envolvendo diástase da articulação do tornozelo, secundária à ruptura de ligamentos.

Tornozelo
ESPECIAIS
- Oblíqua (45°)
- AP com estresse

Fatores técnicos
- DFR mínima – 100 cm
- Tamanho do RI – 24 × 30 cm, longitudinal
- Sem grade
- Faixa de 60 a 75 kVp.

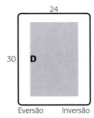

Proteção. Proteger tecidos radiossensíveis fora da região de interesse. Fornecer luvas de chumbo e avental de chumbo para quem aplica o estresse se as posições forem mantidas manualmente durante as exposições.

Posicionamento do paciente. Em decúbito dorsal; com travesseiro sob a cabeça; o membro inferior deve estar totalmente estendido, com apoio sob o joelho.

Posicionamento da parte
- Centralizar e alinhar a articulação do tornozelo ao RC e ao eixo longo da porção exposta do RI
- Fazer a dorsiflexão do pé em ângulo reto com a região inferior da perna, se possível
- Aplicar estresse com perna e tornozelo posicionados para uma **AP verdadeira** sem rotação, em que toda a superfície plantar é girada medialmente para inversão e lateralmente para eversão (Figuras 6.91 e 6.92) (ver Nota).

RC
- RC perpendicular ao RI, direcionado para um ponto a meia distância entre os maléolos.

Colimação recomendada. Colimar as margens laterais da pele, incluindo os metatarsos proximais e a tíbia-fíbula distal.

Sistemas de imagens digitais. A colimação fechada é importante sobre porções não expostas do RI para evitar o borramento causado pela radiação dispersa.

NOTA: Um médico ou outro profissional de saúde deve estar presente para segurar o pé e o tornozelo nessas incidências de estresse (ou fixar com fita adesiva na posição com o uso de pesos), ou o paciente deve manter essa posição com uma faixa longa de gaze passada ao redor da planta do pé. Se essa posição for muito dolorosa para o paciente, o médico poderá aplicar anestesia local.

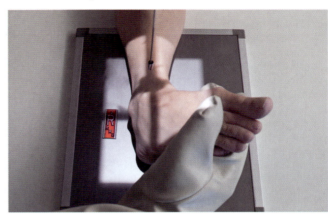

Figura 6.91 Incidência AP do tornozelo – estresse com inversão.

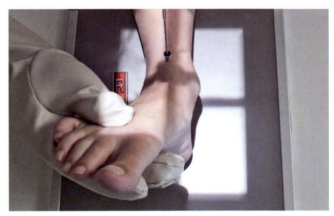

Figura 6.92 Incidência AP do tornozelo – estresse com eversão.

Critérios de avaliação
Anatomia demonstrada e posicionamento: • Articulação do tornozelo para avaliação da diástase articular, com fins de demonstração de ruptura ligamentar • A aparência do espaço articular pode variar enormemente, dependendo da gravidade do dano articular • Colimação da **área de interesse** (Figuras 6.93 e 6.94).
Exposição: • Ausência de movimento evidenciada por bordas ósseas e padrões trabeculares definidos • Na exposição ideal devem ser visualizados tecidos moles; maléolos lateral e medial; tálus; e tíbia e fíbula distais.

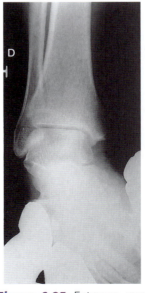

Figura 6.93 Estresse com inversão.

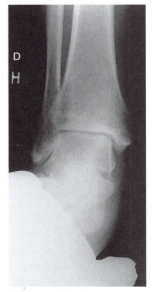

Figura 6.94 Estresse com eversão.

REGIÃO INFERIOR DA PERNA (TÍBIA E FÍBULA): INCIDÊNCIA AP

Indicações clínicas
- Patologias envolvendo fraturas, corpos estranhos ou lesões do osso.

Região inferior da perna
- AP
- Perfil

Fatores técnicos
- DFR mínima – 100 cm; pode aumentar para 110 a 120 cm para reduzir a divergência do feixe de raios X e incluir mais de uma parte corporal
- Tamanho do RI – 35 × 43 cm, longitudinal (ou diagonal que requer DFR > 110 cm)
- Sem grade (a menos que a perna meça mais de 10 cm)
- Faixa de 70 a 80 kVp
- Para melhor uso do efeito ânodo no calcanhar, posicionar o joelho na extremidade do catodo do feixe de raios X.

Proteção. Proteger tecidos radiossensíveis fora da região de interesse.

Posicionamento do paciente. Em decúbito dorsal; com travesseiro sob a cabeça; os membros inferiores devem estar totalmente estendidos.

Posicionamento da parte
- Ajustar pelve, joelho e perna para uma AP verdadeira, sem rotação (Figura 6.95)
- Colocar um saco de areia contra o pé, para estabilização, e fazer uma dorsiflexão de 90° do pé em relação à perna, se possível
- Assegurar-se de que as articulações do tornozelo e do joelho estejam entre 2,5 e 5 cm das extremidades do RI (para que os raios divergentes não se projetem para fora do RI)
- Se o membro não for muito longo, posicionar a região inferior da perna diagonalmente (canto a canto) em um RI de 35 × 43 cm para garantir que ambas as articulações sejam incluídas. (Além disso, se necessário, um segundo RI menor pode ser utilizado na articulação mais distante do local da lesão.)

RC
- RC perpendicular ao RI, direcionado para o ponto médio da região inferior da perna.

Colimação recomendada. Colimar ambos os lados das margens da pele, com completa colimação nas extremidades das bordas do RI para incluir o máximo das articulações do joelho e do tornozelo.

Critérios de avaliação
Anatomia demonstrada: • Toda a tíbia e fíbula, incluindo as articulações do tornozelo e do joelho nessa incidência (ou duas, se necessário) • A exceção é uma rotina alternativa de exames de acompanhamento (Figuras 6.96 e 6.97).
Posicionamento: • Ausência de rotação evidenciada pela demonstração dos côndilos femorais e tibiais, com a eminência intercondilar centralizada, dentro da fossa intercondilar • Visualiza-se alguma sobreposição da fíbula e da tíbia nas extremidades proximal e distal • Colimação da **área de interesse**.
Exposição: • O uso correto do efeito de inclinação anódico resulta em uma imagem com densidade quase igual em ambas as extremidades do RI • A **ausência de movimento** do paciente é evidenciada pelas margens corticais e pelos padrões trabeculares nítidos • O contraste e a densidade (brilho) devem ser ideais para a visualização de tecidos moles e trabéculas ósseas em ambas as extremidades da tíbia.

Alternativa para exame rotineiro de acompanhamento. A rotina de exames de acompanhamento dos ossos longos em alguns serviços de radiologia é incluir somente a articulação mais próxima do local da lesão e colocá-la, no mínimo, a 5 cm da extremidade do RI para demonstrá-la melhor. **Entretanto, para exames iniciais, é importante, especialmente quando o local da lesão for na região distal da perna, também incluir a área da articulação tibiofibular proximal**, pois é comum a presença de outra fratura no local. Para pacientes muito grandes, uma segunda incidência em AP do joelho e da região inferior proximal da perna pode ser necessária em um RI menor.

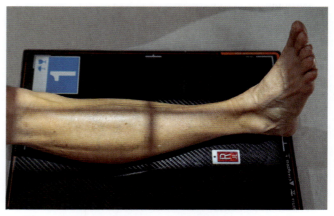

Figura 6.95 AP da perna – inclui ambas as articulações.

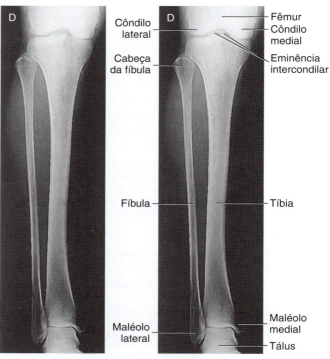

Figura 6.96 AP da região inferior da perna – ambas as articulações. (Cortesia de J. Sanderson, RT.) **Figura 6.97** AP da perna – ambas as articulações. (Cortesia de J. Sanderson, RT.)

REGIÃO INFERIOR DA PERNA (TÍBIA E FÍBULA): INCIDÊNCIA EM PERFIL – MEDIOLATERAL

Indicações clínicas
- Localização de lesões e corpos estranhos, e determinação da extensão
- Demonstração do alinhamento de fraturas.

Região inferior da perna
- AP
- Perfil

Fatores técnicos
- DFR mínima – 100 cm; pode-se aumentar para 110 a 120 cm, a fim de reduzir a divergência do feixe de raios X e incluir mais de uma parte corporal
- Tamanho do RI – 35 × 43 cm, longitudinal (ou diagonal, que requer DFR mínima de 110 cm)
- Sem grade (a não ser que a perna meça > 10 cm)
- Faixa de 65 a 80 kVp
- Para melhor uso do efeito ânodo do calcanhar, posicionar o joelho na extremidade do catodo do feixe de raios X.

Posicionamento diagonal

Proteção. Proteger tecidos radiossensíveis fora da região de interesse.

Posicionamento do paciente. Em decúbito lateral, com o lado lesionado para baixo; a perna oposta pode ser posicionada atrás da afetada e apoiada com travesseiros ou sacos de areia.

Posicionamento da parte
- Assegurar-se de que a perna esteja em posição lateral verdadeira (o plano da patela deve estar perpendicular ao RI) (Figura 6.98)
- Assegurar-se de que as articulações do tornozelo e do joelho estejam entre 2,5 e 5 cm das extremidades do RI, de modo que raios divergentes não se projetem para fora do RI
- Se o membro for muito longo, posicionar a perna diagonalmente (de canto a canto) sobre um RI de 35 × 43 cm para garantir a inclusão de ambas as articulações (ver Figura 6.98, *detalhe*). (Além disso, se necessário, um segundo RI menor pode ser considerado na articulação mais distante do local da lesão.)

RC
- RC perpendicular ao RI, direcionado para o ponto médio da perna.

Colimação recomendada. Colimar ambos os lados das margens da pele, com completa colimação nas extremidades das bordas do RI para incluir o máximo das articulações do joelho e do tornozelo.

Alternativa ao exame rotineiro de acompanhamento. A rotina aos exames de acompanhamento dos ossos longos em alguns serviços de radiologia é incluir somente a articulação mais próxima do local da lesão e posicioná-la no mínimo a 5 cm da extremidade do RI para melhor demonstrar a articulação. Entretanto, para os exames iniciais, é importante, especialmente quando o local da lesão for na região distal da perna, também incluir a área da articulação tibiofibular proximal por ser comum a presença de outra fratura no local.

Perfil com raios horizontais (através da mesa). Se o paciente não puder ser girado, essa imagem poderá ser realizada na mesa com o RI posicionado entre as pernas. Colocar apoio sob a perna lesionada para centralizar com o RI e direcionar o feixe horizontal partindo da face lateral do paciente.

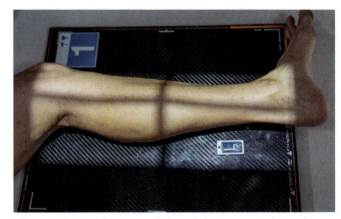

Figura 6.98 Incidência mediolateral da perna – inclui ambas as articulações.

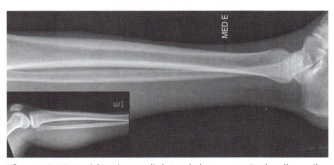

Figura 6.99 Incidência mediolateral da perna. O *detalhe* exibe a região proximal da perna para demonstrar que ambas as articulações foram avaliadas.

Critérios de avaliação
Anatomia demonstrada: • Toda a tíbia e a fíbula, incluindo as articulações do tornozelo e do joelho nessa incidência (as duas articulações, se necessário) • A exceção é uma alternativa de rotina em exames de acompanhamento (Figura 6.99).
Posicionamento: • Perfil verdadeiro da tíbia e fíbula **sem rotação** demonstra a tuberosidade tibial em perfil, uma porção da cabeça proximal da fíbula sobreposta pela tíbia e o delineamento da fíbula distal visualizado através da metade posterior da tíbia • As bordas posteriores dos côndilos femorais devem aparecer sobrepostas • Colimação da **área de interesse**.
Exposição: • **Ausência de movimento** evidenciada por margens corticais definidas e padrões trabeculares • O uso correto do efeito do ânodo no calcanhar resulta em uma densidade quase igual em ambas as extremidades da imagem • O contraste e a densidade (brilho) devem ser ideais para visualizar as partes moles e as trabéculas ósseas bem definidas.

JOELHO: INCIDÊNCIA AP

Indicações clínicas
- Fraturas, lesões ou alterações ósseas relacionadas à DAD envolvendo fêmur distal, tíbia e fíbula proximais; patela e articulação do joelho.

Joelho
ROTINA
- AP
- Oblíqua (medial e lateral)
- Perfil

Fatores técnicos
- DFR mínima – 100 cm
- Tamanho do RI – 24 × 30 cm, longitudinal
- Grade ou *bucky*, se o joelho for > 10 cm
- Sem grade, em cima da mesa, se o joelho for < 10 cm
- Faixa de 65 a 80 kVp.

Proteção. Proteger tecidos radiossensíveis fora da região de interesse.

Posicionamento do paciente. Em decúbito dorsal sem rotação da pelve; colocar travesseiro sob a cabeça do paciente; a perna deve estar totalmente estendida.

Posicionamento da parte
- Alinhar e centralizar perna e joelho ao RC e à linha média da mesa ou do RI (Figura 6.100)
- Rodar a perna internamente entre 3 e 5° para uma incidência AP verdadeira do joelho (ou até que a **linha interepicondilar esteja paralela** ao plano do RI)
- Colocar sacos de areia no pé e no tornozelo para estabilização, se necessário.

RC
- Alinhar RC em **paralelo** às **facetas articulares (platô tibial)**; para o paciente de porte médio, o RC é perpendicular ao RI (ver Nota)
- Direcionar RC para um ponto a **1,25 cm** distal ao ápice da patela.

Colimação recomendada. Colimar ambos os lados em relação às margens da pele nas extremidades das bordas do RI.

NOTA: Uma diretriz sugerida para a determinação da orientação paralela do RC em relação às facetas articulares (platô tibial) para um espaço articular aberto é medir a distância das espinhas ilíacas anterossuperiores (EIAS) até o tampo da mesa e determinar o ângulo do RC da seguinte maneira:[5]

- < 19 cm: **5° caudal** (coxas e nádegas delgadas)
- 19 a 24 cm: **ângulo a 0°** (coxas e nádegas de volume médio)
- > 24 cm: **5° cranial** (coxas grossas e nádegas volumosas).

Critérios de avaliação
Anatomia demonstrada: • Fêmur distal, tíbia e fíbula proximais são demonstrados • O espaço articular femorotibial deve estar aberto, com visualização mínima das superfícies das facetas articulares da tíbia observadas (Figuras 6.101 e 6.102).
Posicionamento: • Ausência de rotação evidenciada pela aparência simétrica dos côndilos femoral e tibial, assim como do espaço articular • A metade medial da cabeça da fíbula deve ser sobreposta pela tíbia • A eminência intercondilar é visualizada no centro da fossa intercondilar • O centro do campo de colimação (RC) deve ser no meio do espaço articular do joelho.
Exposição: • Com a exposição ideal, é visualizado o contorno da patela através do fêmur distal, e a cabeça e o colo da fíbula não aparecem hiperexpostos • Ausência de movimento; todas as trabéculas ósseas devem ser visíveis e bem definidas • O detalhe dos tecidos moles deve ser visível.

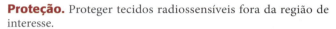

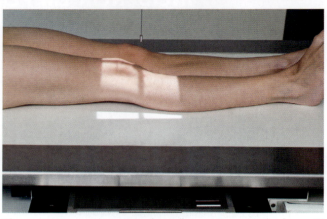

Figura 6.100 Incidência AP do joelho – RC perpendicular ao RI (paciente médio – 19 a 24 cm).

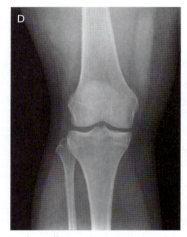

Figura 6.101 AP do joelho – 0° RC. (Cortesia de Joss Wertz, DO.)

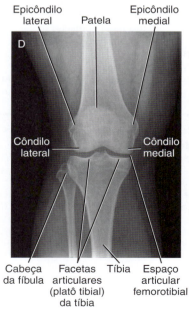

Figura 6.102 Incidência AP do joelho – RC em 0° (Cortesia de Joss Wertz, DO.)

JOELHO: INCIDÊNCIA AP OBLÍQUA – ROTAÇÃO MEDIAL (INTERNA)

Indicações clínicas
- Patologia envolvendo as articulações tibiofibular proximal e femorotibial (joelho)
- Fraturas, lesões ou alterações ósseas relacionadas à DAD, especialmente nas porções anterior e medial, ou posterior e lateral do joelho.

Joelho
ROTINA
- AP
- Oblíqua (medial e lateral)
- Perfil

NOTA: Uma rotina comum dos serviços de radiologia é incluir *ambas* as incidências oblíquas em rotação medial e lateral do joelho. Se a rotina for somente uma oblíqua, normalmente é a oblíqua em rotação medial.

Fatores técnicos
- DFR mínima –100 cm
- Tamanho do RI – 24 × 30 cm, longitudinal
- Grade ou *bucky*, se o joelho for > 10 cm
- Sem grade, em cima da mesa, se o joelho for < 10 cm
- Faixa de 65 a 80 kVp.

Proteção. Proteger tecidos radiossensíveis fora da região de interesse.

Posicionamento do paciente. Em posição semissupina, com todo o corpo e perna rodados parcialmente para o lado oposto ao do exame; colocar apoio sob o quadril elevado e travesseiro sob a cabeça do paciente.

Posicionamento da parte
- Alinhar e centralizar perna e joelho ao RC, e à linha média da mesa ou do RI
- Rodar a perna **internamente a 45°** (a linha epicondilar deve estar a 45° do plano do RI; Figura 6.103)
- Colocar sacos de areia no pé e no tornozelo para estabilização, se necessário.

RC
- Angular RC a 0° no paciente médio (ver *Joelho: incidência AP*, p. 246)
- Direcionar RC para o ponto médio do joelho em um nível de 1,25 cm distal ao ápice da patela.

Colimação recomendada. Colimar ambos os lados em relação às margens da pele, com colimação total nas extremidades das bordas do RI para incluir o máximo do fêmur e da tíbia-fíbula.

NOTA: Os termos *posições oblíqua medial (interna)* e *oblíqua lateral (externa)* referem-se à rotação da superfície anterior ou patelar do joelho. Isso é verdadeiro para as descrições das incidências oblíquas AP ou PA.

Critérios de avaliação
Anatomia demonstrada: • Fêmur distal e tíbia e fíbula proximais com a patela sobrepondo-se ao côndilo medial do fêmur • Os **côndilos laterais** de fêmur e tíbia são bem demonstrados, e os espaços articulares medial e lateral da articulação do joelho aparecem desiguais (Figuras 6.104 e 6.105).
Posicionamento: • O grau apropriado da obliquidade da parte do corpo demonstra a articulação tibiofibular proximal aberta, com côndilos laterais do fêmur e tíbia vistos em perfil • A cabeça e o colo da fíbula são visualizados sem sobreposição, e quase metade da patela deve ser visualizada sem sobreposição pelo fêmur. O centro do campo colimado é **no espaço articular femorotibial (joelho)**.
Exposição: • Com exposição ideal e ausência de movimento, devem ser visualizados os tecidos moles na área da articulação do joelho, e todas as trabéculas ósseas devem aparecer claras e definidas • As áreas da cabeça e do colo da fíbula não devem aparecer superexpostas.

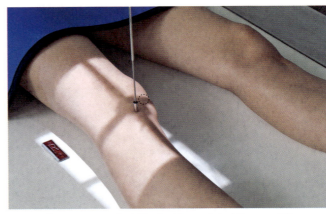

Figura 6.103 Incidência AP medial oblíqua a 45°.

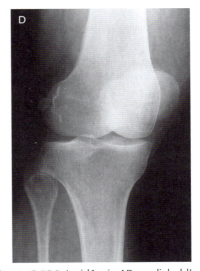

Figura 6.104 Incidência AP medial oblíqua.

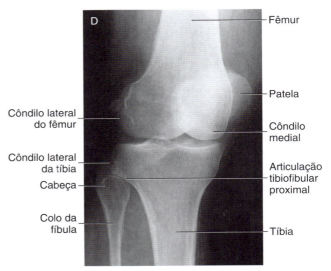

Figura 6.105 Incidência AP medial oblíqua.

JOELHO: INCIDÊNCIA OBLÍQUA AP – ROTAÇÃO LATERAL (EXTERNA)

Indicações clínicas
- Patologia envolvendo a articulação femorotibial (joelho)
- Fraturas, lesões ou alterações ósseas relacionadas à DAD, especialmente nas porções anterior e medial, ou posterior e lateral do joelho.

Joelho
ROTINA
- AP
- Oblíqua (medial e lateral)
- Perfil

NOTA: Uma rotina comum dos serviços de radiologia é incluir *ambas* as incidências oblíquas em rotação medial e lateral do joelho. Se a rotina for somente uma incidência oblíqua, geralmente é a oblíqua em rotação medial.

Fatores técnicos
- DFR máxima –100 cm
- Tamanho do RI – 24 × 30 cm, longitudinal/grade ou *bucky*, se o joelho for > 10 cm
- Sem grade, em cima da mesa, se o joelho for < 10 cm
- Faixa de 65 a 80 kVp.

Proteção. Proteger tecidos radiossensíveis fora da região de interesse.

Posicionamento do paciente. Em posição semissupina com todo o corpo e perna parcialmente rodados para o lado oposto ao do exame; colocar apoio sob o quadril elevado e travesseiro sob a cabeça do paciente.

Posicionamento da parte
- Alinhar e centralizar perna e joelho ao RC, e à linha média da mesa ou do RI
- Rodar toda a perna **externamente a 45°** (a linha interepicondilar deve estar a 45° em relação ao plano do RI) (Figura 6.106)
- Se necessário, estabilizar pé e tornozelo nessa posição com sacos de areia.

RC
- Angular o RC em 0° no paciente médio (ver *Joelho: incidência AP*, p. 246)
- Direcionar o RC para o ponto médio do joelho em um nível de 1,25 cm distal ao ápice da patela.

Colimação recomendada. Colimar ambos os lados em relação às margens da pele, com colimação total nas extremidades da bordas do RI para incluir o máximo do fêmur e da tíbia-fíbula.

NOTA: Os termos *posições oblíqua medial (interna)* e *oblíqua lateral (externa)* referem-se à rotação da superfície anterior ou patelar do joelho. Isso é verdadeiro para as descrições das incidências oblíquas AP ou PA.

Critérios de avaliação
Anatomia demonstrada: • Fêmur distal e tíbia e fíbula proximais com a patela sobreposta ao côndilo femoral lateral • Côndilos mediais do fêmur e tíbia são demonstrados em perfil (Figuras 6.107 e 6.108).
Posicionamento: • O grau apropriado de obliquidade demonstra a fíbula proximal sobreposta pela tíbia proximal, os côndilos mediais do fêmur e a tíbia vistos em perfil • Quase metade da patela deve ser vista livre de sobreposição pelo fêmur • O espaço articular femorotibial (joelho) está no centro do campo colimado.
Exposição: • Com a exposição ideal devem ser visualizados os tecidos moles na área da articulação do joelho e todas as trabéculas ósseas devem aparecer claras e definidas, indicando **ausência de movimento** • A técnica deve ser suficiente para demonstrar a área da cabeça e do colo da fíbula sobreposta à tíbia.

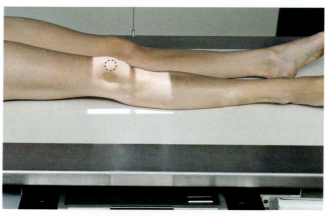

Figura 6.106 Incidência AP lateral oblíqua.

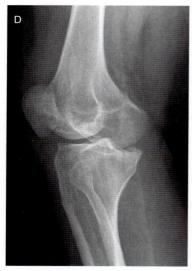

Figura 6.107 Incidência AP lateral oblíqua. (Cortesia de Joss Wertz, DO.)

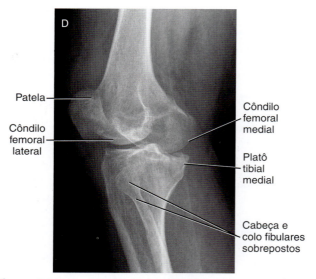

Figura 6.108 Incidência AP lateral oblíqua. (Cortesia de Joss Wertz, DO.)

JOELHO: INCIDÊNCIA EM PERFIL – MEDIOLATERAL

Indicações clínicas
- Fraturas, lesões e anormalidades do espaço articular.

Joelho
ROTINA
- AP
- Oblíqua
- Perfil

Fatores técnicos
- DFR mínima – 100 cm
- Tamanho do RI – 18 × 24 ou 24 × 30 cm, longitudinal
- Grade ou *bucky*, se o joelho for > 10 cm
- Sem grade, em cima da mesa, se o joelho for < 10 cm
- Faixa de 65 a 80 kVp.

Proteção. Proteger tecidos radiossensíveis fora da região de interesse.

Posicionamento do paciente. Essa posição pode ser realizada com um feixe horizontal ou na posição de decúbito lateral.

Incidência em decúbito lateral. Essa incidência é utilizada em pacientes capazes de flexionar o joelho cerca de 20 a 30°. Fazer a radiografia com o paciente em decúbito lateral, com o lado afetado para baixo; colocar travesseiro sob a cabeça do paciente, apoiar o joelho oposto atrás do examinado para impedir rotação excessiva (Figura 6.109).

Incidência com raio horizontal. Essa incidência com raio lateromedial é ideal para um paciente incapaz de flexionar o joelho devido à dor ou ao traumatismo. Usar raio horizontal com o RI posicionado atrás do joelho. Colocar apoio sob o joelho para evitar obscurecimento dos tecidos moles posteriores (ver Figura 6.109, *detalhe*).

Posicionamento da parte
- Ajustar a rotação do corpo e da perna até que o joelho esteja em uma posição **lateral verdadeira** (epicôndilos laterais diretamente sobrepostos e o plano da patela perpendicular ao plano do RI)
- Flexionar o joelho entre **20 e 30°** para a incidência de decúbito lateral (ver Nota 1)
- Alinhar e centralizar perna e joelho ao RC e à linha média da mesa ou do RI.

RC
- Angular o RC cerca de **5 a 7° cranialmente** para a incidência de decúbito lateral (ver Notas 2 e 3)
- Direcionar o RC para um ponto a **2,5 cm distais** ao epicôndilo medial.

Critérios de avaliação
Anatomia demonstrada: • Fêmur distal, tíbia e fíbula proximais e patela são demonstrados em perfil lateral • As articulações patelofemoral e do joelho devem estar abertas (Figuras 6.110 e 6.111).
Posicionamento: • A rotação excessiva ou insuficiente pode ser determinada pela identificação do tubérculo adutor no côndilo medial, se visível (ver Figura 6.33) e pela quantidade de sobreposição da cabeça da fíbula pela tíbia (rotação excessiva, menor sobreposição da cabeça da fíbula; rotação insuficiente, maior sobreposição) • A posição **lateral verdadeira** do joelho sem rotação demonstra as **bordas posteriores** dos côndilos femorais diretamente sobrepostos • A patela deve ser vista em perfil, com o espaço articular patelofemoral aberto • O ângulo cefálico de 5 a 10° do RC deve resultar na sobreposição direta das bordas distais dos côndilos • A articulação do joelho está no centro do campo colimado.
Exposição: • Com a exposição ideal **sem movimento**, visualiza-se importante detalhamento dos tecidos moles, incluindo a região do coxim adiposo anterior da articulação do joelho e as trabéculas ósseas bem definidas.

Colimação recomendada. Colimar ambos os lados das margens da pele, com colimação total nas extremidades das bordas do RI para incluir o máximo do fêmur, da tíbia e da fíbula.

NOTA 1: Uma flexão maior tensiona músculos e tendões, e pode obscurecer importantes informações diagnósticas no espaço articular. A patela é direcionada para o sulco intercondilar, também obscurecendo detalhes, como derrame articular ou desvio do coxim adiposo. Uma flexão adicional pode resultar em separação dos fragmentos das fraturas patelares, se houver.

NOTA 2: Angular RC cerca de 7 a 10° em um paciente baixo com pelve ampla, e cerca de 5° em pacientes altos, com pelve estreita, do sexo masculino, para a incidência em decúbito lateral.

NOTA 3: Se for possível elevar tornozelo e perna ao mesmo plano do eixo longitudinal do fêmur, pode-se utilizar um RC perpendicular.

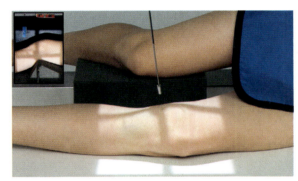

Figura 6.109 Incidência mediolateral do joelho. (*Detalhe*, raio lateromedial horizontal.)

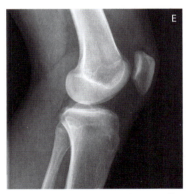

Figura 6.110 Incidência mediolateral do joelho. (Cortesia de Joss Wertz, DO.)

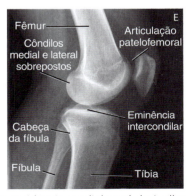

Figura 6.111 Incidência mediolateral do joelho. (Cortesia de Joss Wertz, DO.)

JOELHO: INCIDÊNCIA AP BILATERAL COM CARGA DO JOELHO

Indicações clínicas
- Espaços articulares femorotibiais dos joelhos demonstrados à procura de possível degeneração cartilaginosa ou outras patologias articulares
- Ambos os joelhos incluídos na mesma exposição para comparação.

NOTA: Essa incidência é realizada geralmente em AP, mas pode ser feita em PA, com o ângulo do RC cranial, em vez de caudal como na AP. (Pode ser mais fácil em pacientes que não conseguem estender totalmente os joelhos, como aqueles que apresentam condições artríticas ou certos distúrbios neuromusculares envolvendo os membros inferiores.)

Joelho
ESPECIAL
- AP bilateral com carga

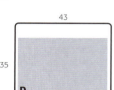

Fatores técnicos
- DFR mínima – 100 cm
- Tamanho do RI – 35 × 43 cm, transversal
- Grade
- Faixa de 70 a 80 kVp.

Proteção. Proteger tecidos radiossensíveis fora da região de interesse.

Posicionamento do paciente e da parte
- Posicionar o paciente em pé sobre um degrau fixado ou um banquinho a fim de colocá-lo em uma altura suficiente para o posicionamento horizontal do tubo de raios X
- Posicionar os pés para a frente com o peso distribuído igualmente sobre ambos os pés; oferecer apoio para a estabilidade do paciente
- Alinhar e centralizar pernas e joelhos bilateralmente ao RC e à linha média da mesa e ao RI; a altura do RI é ajustada ao RC (Figura 6.112).

RC
- RC perpendicular ao RI (paciente de tamanho médio), ou a cerca de 5 a 10° caudais no paciente magro, direcionado para o ponto médio entre as articulações dos joelhos em um nível de 1,25 cm abaixo do ápice das patelas.

Colimação recomendada. Colimar a região articular bilateral de ambos os joelhos, incluindo parte dos fêmures distais e tíbias proximais, para fins de alinhamento.

Critérios de avaliação
Anatomia demonstrada: • Fêmur distal, tíbia e fíbula proximais e espaços femorotibiais são demonstrados bilateralmente (Figura 6.113).
Posicionamento: • Ausência de rotação de ambos os joelhos é evidente pela presença simétrica dos côndilos femorais e platôs tibiais • Quase metade da fíbula proximal é sobreposta pela tíbia • O campo de colimação deve ser centralizado nos espaços articulares do joelho e incluir partes suficientes do fêmur e da tíbia para determinar os eixos longos desses ossos para alinhamento.
Exposição: • Com a exposição ideal, devem ser visualizados delineamentos leves das patelas através dos fêmures • Os tecidos moles devem estar visíveis, e todas as trabéculas ósseas devem aparecer claras e bem definidas, indicando **ausência de movimento**.

PA alternativa. Se solicitada, uma PA alternativa pode ser realizada com o paciente voltado para a mesa ou para o suporte de RI, joelhos flexionados a aproximadamente 20°, pés para a frente e coxas contra o tampo da mesa ou o suporte de RI. Direcionar o RC a **10° caudalmente** (paralelo aos platôs tibiais) no **nível das articulações dos joelhos** para a incidência PA.

NOTA: O ângulo do RC deve ser paralelo às facetas articulares (platôs tibiais) para melhor visualização dos espaços articulares "abertos" do joelho. Ver *Joelho: incidência AP*, p. 246, para verificar o ângulo do RC correto.

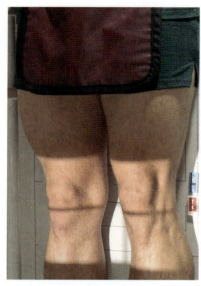

Figura 6.112 Incidência AP bilateral com carga – RC perpendicular ao RI.

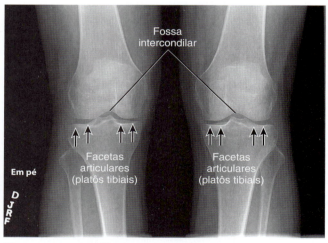

Figura 6.113 Incidência AP bilateral com carga – RC em 10° caudais. (Cortesia de Joss Wertz, DO.)

JOELHO: INCIDÊNCIA PA BILATERAL AXIAL COM CARGA DO JOELHO
MÉTODO DE ROSENBERG

Indicações clínicas
- Espaços articulares femorotibiais dos joelhos demonstrados para possível degeneração cartilaginosa ou outras patologias da articulação do joelho
- Espaços articulares e fossa intercondilar demonstrados
- Joelhos bilaterais inclusos na mesma exposição para comparação.

Joelho
ESPECIAIS
- AP bilateral com carga
- PA axial bilateral com carga

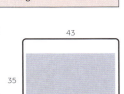

Fatores técnicos
- DFR mínima – 100 cm
- Tamanho do RI – 35 × 43 cm, transversal
- Grade
- Faixa de 70 a 80 kVp.

Proteção. Proteger tecidos radiossensíveis fora da região de interesse.

Posicionamento do paciente e da parte
- Posicionar o paciente em posição ortostática, sobre um degrau fixado à mesa de raios X ou em um banquinho, se o *bucky* vertical for utilizado, de modo que ele fique em uma altura suficiente para uma angulação caudal a 10°
- Pés retos com o peso igualmente distribuído sobre ambos os pés e joelhos flexionados a 45°; pedir ao paciente para utilizar o *bucky* para apoio, com a patela tocando o *bucky* vertical (Figura 6.114)
- Alinhar e centralizar pernas e joelhos ao RC e à linha média do *bucky* e do RI; altura do RI ajustada ao RC.

RC
- RC angulado a 10° caudalmente e centralizado diretamente no ponto médio entre as articulações, em um nível de 1,25 cm abaixo do ápice das patelas, quando um estudo bilateral for realizado (Figura 6.115); alternativamente, RC centralizado diretamente no ponto médio da articulação do joelho em um nível de 1,25 cm abaixo do ápice da patela quando um estudo unilateral for realizado.

Colimação recomendada. Colimar região articular bilateral de ambos os joelhos, incluindo parte dos fêmures distais e tíbias proximais, para fins de alinhamento.

Incidência unilateral alternativa. Se solicitado, esse exame poderá ser realizado unilateralmente com o paciente voltado para o *bucky* ou suporte de RI, joelhos flexionados a 45° e pés para a frente. O paciente deve depositar todo o peso sobre a extremidade afetada; isso requer que se equilibre com o mínimo de pressão sobre o lado contralateral. Direcionar o RC **caudalmente a 10°** (paralelo ao platô tibial) para o **nível da articulação do joelho** para essa incidência PA unilateral.

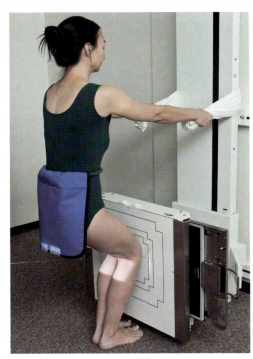

Figura 6.114 Método de Rosenberg. Posição para PA em ortostasia, com flexão a 45°, com carga em ambos os joelhos.

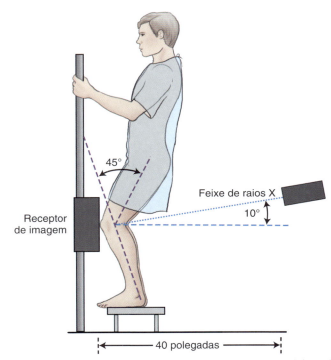

Figura 6.115 Método de Rosenberg – incidência PA axial bilateral a 10° caudais.

Critérios de avaliação

Anatomia demonstrada: • Fêmur distal, tíbia e fíbula proximais; espaços articulares femorotibiais; e fossa intercondilar são demonstrados bi ou unilateralmente (Figuras 6.116 e 6.117).
Posicionamento: • Ausência de rotação de ambos os joelhos é evidente na aparência simétrica dos côndilos femoral e tibial • A fossa intercondilar deve estar aberta • Os espaços articulares da articulação do joelho devem aparecer abertos, se o ângulo do RC estiver correto e a tíbia flexionada a 45°.
Exposição: • Com a exposição ideal devem ser visualizadas a fossa intercondilar e a tíbia proximal com o espaço articular aberto • Todas as trabéculas ósseas devem aparecer nítidas e bem definidas, indicando **ausência de movimento**.

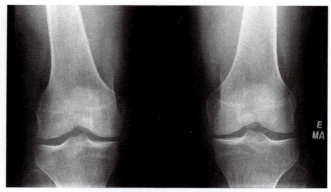

Figura 6.116 Radiografia bilateral normal dos joelhos realizada pelo método de Rosenberg. Nenhum dos dois compartimentos (medial e lateral) mostra qualquer estreitamento significativo.

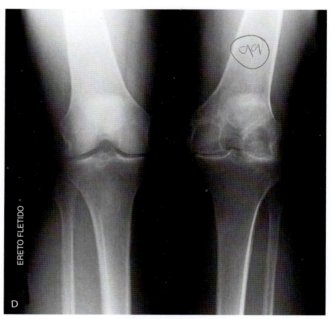

Figura 6.117 Radiografia bilateral anormal dos joelhos realizada com o método de Rosenberg. Observa-se o compartimento lateral obliterado do joelho esquerdo, associado a estreitamento do espaço articular medial. (Reproduzida com a permissão de Hobbs, DL: Osteoarthritis and the Rosenberg Method, *Radiol Technol* 77:181, 2006.)

FOSSA INTERCONDILAR: INCIDÊNCIAS AXIAIS PA E AP ("VISTAS DO TÚNEL")
MÉTODO DE CAMP COVENTRY, MÉTODO DE HOLMBLAD (E VARIAÇÕES) E MÉTODO DE BÉCLERE

Indicações clínicas
- Fossa intercondilar, côndilos femorais, platôs tibiais e eminência intercondilar demonstrados
- Evidência de patologia óssea ou cartilaginosa, ou estreitamento do espaço articular.

Joelho – incidências da fossa intercondilar
ROTINA
- PA axial

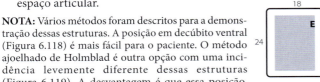

NOTA: Vários métodos foram descritos para a demonstração dessas estruturas. A posição em decúbito ventral (Figura 6.118) é mais fácil para o paciente. O método ajoelhado de Holmblad é outra opção com uma incidência levemente diferente dessas estruturas (Figura 6.119). A desvantagem é que essa posição, algumas vezes, é desconfortável para o paciente. Com o advento das mesas de raios X que podem ser elevadas e abaixadas, muitas variações do método de Holmblad podem ser utilizadas para aliviar a dor ao se ajoelhar. Esses métodos não requerem uma posição ajoelhada completa, mas sim um paciente cooperativo e deambulatório.

Fatores técnicos
- DFR mínima – 100 cm
- Tamanho do RI – 18 × 24, ou 35 × 43 cm para estudos bilaterais; longitudinal
- Grade
- Faixa de 70 a 80 kVp.

Proteção. Colocar avental de chumbo sobre a área gonadal. Fixá-lo ao redor da cintura, na posição ajoelhada, e estendê-lo até o nível médio do fêmur.

Posicionamento do paciente
1. Em decúbito ventral; com travesseiro sob a cabeça (método de Camp Coventry)
2. Pedir ao paciente para se ajoelhar sobre a mesa de raios X (método de Holmblad)
3. Pedir ao paciente para ficar parcialmente ereto, com uma das pernas apoiada na mesa de raios X (variação de Holmblad, requer a elevação da mesa de exame)
4. Pedir ao paciente para se apoiar parcialmente sobre a perna afetada em um banquinho ou uma cadeira (variação de Holmblad).

Critérios de avaliação
Anatomia demonstrada: • Fossa intercondilar, facetas articulares (platôs tibiais) e espaço articular da articulação do joelho são claramente demonstrados (Figuras 6.120 e 6.121).
Posicionamento: • A fossa intercondilar deve aparecer aberta, sem sobreposição pela patela • **Ausência de rotação** evidenciada pela aparência simétrica dos côndilos femorais posteriores distais e pela sobreposição de quase a metade da cabeça da fíbula pela tíbia • As facetas articulares e a eminência intercondilar da tíbia devem ser bem visualizadas sem superposição.
Exposição: • Com a exposição ideal, devem ser visualizados os tecidos moles no espaço articular do joelho e o contorno da patela através do fêmur • As trabéculas dos côndilos femorais e da tíbia proximal devem aparecer nítidas e definidas, sem movimento.

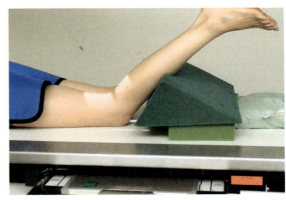

Figura 6.118 Método de Camp Coventry – posição em decúbito ventral (flexão de 40 a 50°). (Reproduzida, com autorização, de Rosenberg TD, Paulos LE, Parker RD et al.: The 45° posteroanterior flexion weight-bearing radiograph of the knee, *J Bone Joint Surg Am* 70:1479, 1988.)

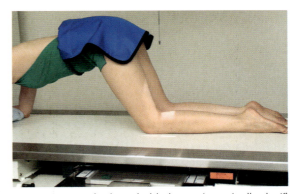

Figura 6.119 Método de Holmblad – posição ajoelhada (flexão de 60 a 70°).

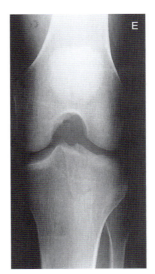

Figura 6.120 Incidência axial PA.

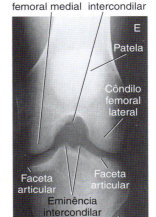

Figura 6.121 Incidência axial PA.

Posicionamento da parte

1. Decúbito ventral (método de Camp Coventry) (ver Figura 6.118)
- Flexionar joelho entre **40 e 50°**; colocar um apoio sob o tornozelo
- Centralizar RI na articulação do joelho, considerando a incidência do ângulo do RC

2. Ajoelhado (método de Holmblad) (ver Figura 6.119)
- Com o paciente ajoelhado, em "quatro apoios", colocar RI sob o joelho afetado e centralizar RI na fossa poplítea
- Pedir ao paciente para apoiar o peso corporal principalmente sobre o joelho oposto
- Colocar um apoio acolchoado sob tornozelo e perna do membro afetado para reduzir a pressão sobre o joelho lesionado
- Pedir ao paciente para se **inclinar lentamente para a frente entre 20 e 30°**, e manter a posição (resulta em 60 a 70° de flexão do joelho)

3. Parcialmente em pé, com uma das pernas ao redor da mesa (variação de Holmblad)
- Abaixar o banco de exame a uma altura confortável para o paciente, em geral na altura da articulação do joelho
- Pedir ao paciente para apoiar o peso corporal principalmente sobre o joelho não afetado
- Colocar o joelho afetado sobre o *bucky* ou RI
- Pedir ao paciente para se **inclinar lentamente para a frente entre 20 e 30°**, e manter a posição (resulta em 60 a 70° de flexão do joelho)

4. Parcialmente em pé, com a perna afetada sobre um banquinho ou uma cadeira (variação de Holmblad) (Figuras 6.122 e 6.123)
- Ajustar a altura do banquinho a uma posição confortável para o paciente, em geral na altura da articulação do joelho
- Pedir ao paciente para apoiar o peso corporal principalmente sobre o joelho não afetado. **Colocar um banquinho de apoio sob o pé**
- Posicionar o joelho afetado sobre o RI, que está sobre um banquinho ou uma cadeira
- Pedir ao paciente para se **inclinar lentamente para a frente entre 20 e 30°**, e manter a posição (resulta em 60 a 70° de flexão do joelho).

RC

1. Em decúbito ventral: direcionar o RC **perpendicular ao membro inferior** (40 a 50° caudalmente para se combinar ao grau de flexão)

2. Ajoelhado: direcionar o RC **perpendicular ao RI e à perna**
- Direcionar o RC para a porção média da fossa poplítea.

Colimação recomendada. Colimar os quatro lados da área da articulação do joelho.

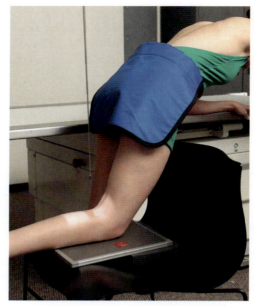

Figura 6.122 Variação de Holmblad – parcialmente em pé apoiado na mesa de exame (60 a 70° de flexão).

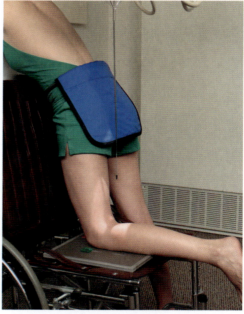

Figura 6.123 Variação de Holmblad – versão com o uso da cadeira de rodas (60 a 70° de flexão).

JOELHO – FOSSA INTERCONDILAR: INCIDÊNCIA AXIAL AP
MÉTODO DE BÉCLERE

Indicações clínicas
- Fossa intercondilar, côndilos femorais, platôs tibiais e eminência intercondilar demonstrados para busca de evidência de patologia óssea ou cartilaginosa
- Defeitos osteocondrais ou estreitamento do espaço articular.

Joelho – fossa intercondilar
ROTINA
- PA axial

ESPECIAL
- AP axial

NOTA: Essa é uma reversão da incidência axial em PA para pacientes que não conseguem posicionar-se em decúbito ventral. Entretanto, **não** é uma posição preferencial, por causa da distorção do ângulo do RC e do aumento da distância entre a parte e o RI. Essa incidência também aumenta a exposição para a região gonadal.

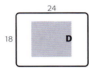

Fatores técnicos
- DFR mínima – 100 cm
- Tamanho do RI – 18 × 24 cm, transversal
- Grade
- Faixa de 65 a 80 kVp.

Proteção. Colocar avental de chumbo sobre a região pélvica, estendendo o até o meio do fêmur.

Posicionamento do paciente. Em decúbito dorsal; colocar apoio sob o joelho parcialmente flexionado do paciente, com toda a perna em posição anatômica sem rotação.

Posicionamento da parte
- Flexionar o joelho cerca de **40 a 45°**, e posicionar suporte sob o RI, conforme a necessidade, para que o RI seja posicionado firmemente contra a porção posterior da coxa e a região inferior da perna, como demonstrado nas Figuras 6.124 e 6.125
- Ajustar o RI conforme a necessidade, para centralizá-lo no meio da área da articulação do joelho.

RC
- Direcionar o RC **perpendicular à região inferior da perna** (por volta de 40 a 45° cefalicamente)
- Direcionar o RC para um ponto 1,25 cm distal ao ápice da patela.

Colimação recomendada. Colimar os quatro lados da área da articulação do joelho.

Critérios de avaliação
Anatomia demonstrada: • Fossa intercondilar, côndilos femorais, platôs tibiais e eminência intercondilar.
Posicionamento: • A centralização do campo de colimação de quatro lados deve ser na área do meio do joelho • A fossa intercondilar precisa aparecer em perfil, aberta e sem sobreposição da patela • A eminência intercondilar e o platô tibial e os côndilos distais do fêmur devem ser claramente visualizados • **Ausência de rotação** evidenciada pela aparência simétrica dos côndilos femorais posteriores distais e pela sobreposição de quase metade da cabeça da fíbula pela tíbia (Figura 6.126).
Exposição: • Com a exposição ideal devem ser visualizados os tecidos moles no espaço articular do joelho e o contorno da patela através do fêmur • As trabéculas dos côndilos femorais e da tíbia proximal devem aparecer nítidas e definidas, sem movimento.

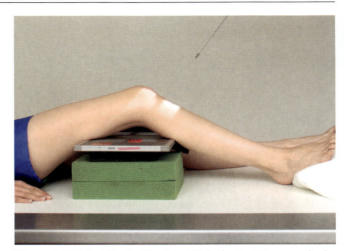

Figura 6.124 Incidência AP axial (40° de flexão, RC perpendicular à perna em aproximadamente 40° craniais).

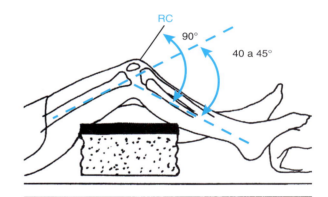

Figura 6.125 Com RI de 18 × 24 cm.

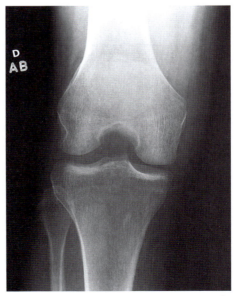

Figura 6.126 Incidência axial AP – 40° de flexão e angulação do RC.

PATELA E ARTICULAÇÃO PATELOFEMORAL: INCIDÊNCIA PA

Indicações clínicas
- Avaliação das fraturas patelares antes da flexão da articulação do joelho para outras incidências.

Patela
- PA
- Perfil
- Tangencial

Fatores técnicos
- DFR mínima – 100 cm
- Tamanho do RI – 18 × 24 cm, longitudinal
- Grade
- Sem grade para joelhos com < 10 cm de espessura
- Faixa de 70 a 80 kVp (aumentar de 4 a 6 kVp para a PA de joelho).

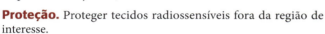

Proteção. Proteger tecidos radiossensíveis fora da região de interesse.

Posicionamento do paciente. Em decúbito ventral, com as pernas estendidas; colocar travesseiro sob a cabeça do paciente, bem como um apoio sob o tornozelo e a perna, com um suporte menor sob o fêmur acima do joelho, para evitar pressão direta sobre a patela.

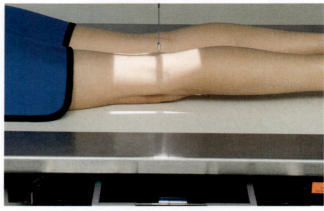

Figura 6.127 Incidência PA da patela – RC angulado 0° em relação à porção média da patela.

Posicionamento da parte
- Alinhar e centralizar o eixo longo da perna e do joelho sobre o meio da mesa ou do RI (Figura 6.127)
- **PA verdadeira:** alinhar a linha interepicondilar em paralelo ao plano do RI. (Isso em geral requer **aproximadamente 5° de rotação interna do joelho anterior**.)

RC
- RC **perpendicular** ao RI
- Direcionar o RC para a **área medial da patela** (que, geralmente, é na porção medial da prega mediopoplítea).

Colimação recomendada. Colimação fechada nos quatro lados para incluir somente a área da patela e da articulação do joelho.

NOTA: Com uma potencial fratura da patela, deve-se tomar cuidado extra para **não flexionar o joelho**, e **colocar um apoio sob a coxa** (fêmur) para não impor pressão extra sobre a área patelar.

A incidência também pode ser feita em AP posicionada de modo semelhante a uma AP do joelho, se o paciente não conseguir permanecer em decúbito ventral.

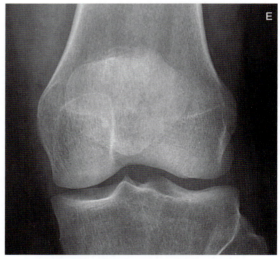

Figura 6.128 PA da patela. (Cortesia de Joss Wertz, DO.)

Critérios de avaliação

Anatomia demonstrada: • São demonstradas a articulação do joelho e a patela, com detalhamento ideal da patela, devido à menor distância objeto-receptor (DOR), se realizada como uma incidência PA (Figura 6.128).

Posicionamento: • **Ausência de rotação** evidenciada pela aparência simétrica dos côndilos • Patela centralizada no fêmur com leve rotação interna da face anterior do joelho • A patela está no centro do campo de colimação.

Exposição: • Com a exposição ideal **sem movimento**, são visualizados os tecidos moles na área articular e as trabéculas ósseas claras e bem definidas, assim como o contorno da patela, visto através do fêmur distal.

PATELA: INCIDÊNCIA EM PERFIL – MEDIOLATERAL

Indicações clínicas
- Avaliação das fraturas patelares em conjunção com a PA
- Anormalidades das articulações patelofemoral e femorotibial.

Patela
- PA
- Perfil
- Tangencial

Fatores técnicos
- DFR mínima – 100 cm
- Tamanho do RI – 18 × 24 cm, longitudinal
- Grade
- Sem grade para joelhos com < 10 cm de espessura
- Faixa de 70 a 80 kVp.

Proteção. Proteger tecidos radiossensíveis fora da região de interesse.

Posicionamento do paciente. Em decúbito lateral, com o lado afetado para baixo; colocar travesseiro sob a cabeça do paciente e apoio para o joelho do membro oposto posicionado atrás do joelho afetado.

Posicionamento da parte
- Ajustar a rotação do corpo e da perna até que o joelho esteja em uma posição **lateral verdadeira** (epicôndilos femorais diretamente sobrepostos e plano da patela perpendicular ao plano do RI)
- Flexionar o joelho **somente cerca de 5 a 10°** (a flexão adicional pode separar os fragmentos da fratura, se presentes)
- Alinhar e centralizar o eixo longo da patela ao RC e à linha central da mesa ou do RI (Figura 6.129).

RC
- RC **perpendicular** ao RI
- Direcionar o RC para o meio da articulação patelofemoral.

Colimação recomendada. Colimação fechada nos quatro lados para incluir somente a área da patela e a articulação do joelho.

NOTA: Essa imagem também pode ser feita como um **feixe horizontal lateral** sem flexão do joelho em um paciente com traumatismo grave, conforme descrito no Capítulo 15.

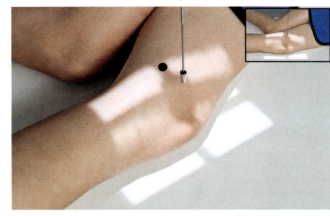

Figura 6.129 Perfil da patela.

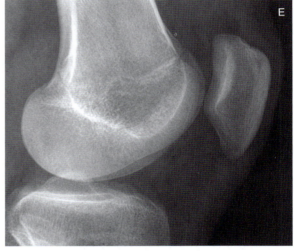

Figura 6.130 Perfil da patela. (Cortesia de Joss Wertz, DO.)

Critérios de avaliação
Anatomia demonstrada: • Imagens em perfil da patela, da articulação femoropatelar e da articulação femorotibial são demonstradas (Figura 6.130).
Posicionamento: • **Perfil verdadeiro:** bordas anterior e posterior dos côndilos femorais medial e lateral devem estar diretamente sobrepostas, e o espaço articular patelofemoral deve aparecer aberto • Centralização e angulação estão corretas se a patela estiver no centro do filme e o campo de colimação com espaços articulares abertos.
Exposição: • Com a exposição ideal são bem visualizados o detalhe dos tecidos moles e a patela sem exposição excessiva • Trabéculas da patela e outros ossos precisam aparecer nítidos e definidos.

PATELA: INCIDÊNCIA TANGENCIAL – AXIAL OU *SUNRISE/SKYLINE*

MÉTODO BILATERAL DE MERCHANT

Indicações clínicas
- Subluxação e outras anormalidades da patela e da articulação femoropatelar.

Patela
- Tangencial

Fatores técnicos
- DFR – 120 a 180 cm (DFR aumentada reduz a ampliação)
- Tamanho do RI – 24 × 30 cm, ou 35 × 43 cm para estudos bilaterais dos joelhos; transversal
- Sem grade (a grade não é necessária devido ao espaço de ar causado pela maior DOR)
- Faixa de 70 a 80 kVp
- Algum tipo de apoio para a perna e suporte para o chassi devem ser utilizados.

Proteção. Proteger tecidos radiossensíveis fora da região de interesse.

Posicionamento do paciente. Em decúbito dorsal, com os joelhos flexionados em 40° sobre a extremidade da mesa, apoiado em um suporte para a perna. O paciente deve estar confortável e relaxado para que a musculatura do quadríceps esteja relaxada (ver Nota).

Posicionamento da parte
- Colocar apoio sob os joelhos para elevar os fêmures distais, conforme a necessidade, de modo que fiquem em paralelo ao tampo da mesa
- Posicionar joelhos e pés juntos, e prender as pernas para impedir a rotação e permitir que o paciente fique totalmente relaxado
- Colocar o RC na borda contra as pernas aproximadamente 30 cm abaixo dos joelhos, **perpendicular** ao feixe de raios X (Figuras 6.131 e 6.132).

RC
- Angular caudalmente o RC a **30° do plano horizontal** (RC a 30° para os fêmures). Ajustar o ângulo do RC, se necessário, para uma incidência tangencial verdadeira dos espaços articulares patelofemorais
- Direcionar o RC para um ponto a meia distância entre as patelas.

Colimação recomendada. Colimar **rigorosamente** em todos os lados das patelas.

NOTA: Conforto e relaxamento total do paciente são essenciais. O músculo do quadríceps femoral deve estar relaxado para impedir a subluxação das patelas, onde elas são puxadas para o sulco intercondilar, o que pode resultar em leituras falsas.[6]

Critérios de avaliação
Anatomia demonstrada: • Sulco intercondilar (sulco troclear), patela e cada fêmur distal devem ser visualizados em perfil com o espaço articular patelofemoral aberto (Figuras 6.133 e 6.134).
Posicionamento: • Ausência de rotação evidenciada pela aparência simétrica de patelas, côndilos femorais anteriores e sulco intercondilar • Ângulo do RC correto e centralização são evidenciados pela abertura dos espaços articulares patelofemorais.
Exposição: • Com a exposição ideal, devem ser visualizados claramente os tecidos moles e as margens do espaço articular, e as trabéculas das patelas • Os côndilos femorais aparecem subexpostos com apenas as bordas anteriores claramente definidas.

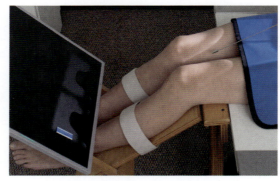

Figura 6.131 Método de Merchant – incidência tangencial bilateral, joelhos flexionados a 40°.

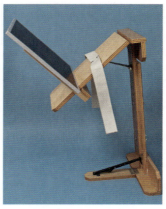

Figura 6.132 Apoio ajustável para perna e suporte do RI. (Cortesia de St. Joseph's Hospital and Medical Center, Phoenix, Arizona.)

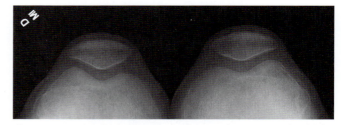

Figura 6.133 Método de Merchant – incidência tangencial bilateral. (Cortesia de Joss Wertz, DO.)

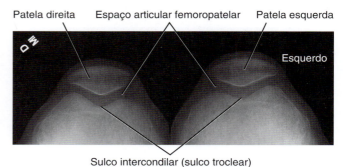

Figura 6.134 Método de Merchant – incidência tangencial bilateral. (Cortesia de Joss Wertz, DO.)

PATELA: INCIDÊNCIA TANGENCIAL – AXIAL OU *SUNRISE/SKYLINE*
MÉTODOS INFEROSSUPERIOR E DE HUGHSTON

Resumo. Três métodos adicionais para incidências das patelas e articulações patelofemorais são descritos. As vantagens e desvantagens de cada método são apresentadas. **Ambos os lados** são incluídos na imagem para comparação.

Patela
• Tangencial

Fatores técnicos
- DFR – 100 a 120 cm
- Tamanho do RI – 35 × 43 cm, transversal, para estudos bilaterais dos joelhos; ou 18 × 24 cm para estudo unilateral, longitudinal
- Sem grade
- Faixa de 70 a 80 kVp.

Incidência inferossuperior
- Colocar o paciente em decúbito dorsal, com os membros inferiores juntos, com apoio de tamanho suficiente sob os joelhos para 40 a 45° de flexão do joelho (pernas relaxadas)
- Assegurar-se de que não haja rotação do membro inferior
- Posicionar o RI na borda, apoiada no meio das coxas, inclinado para ficar perpendicular ao RC. Usar sacos de areia e fitas adesivas do modo demonstrado, ou utilizar outros métodos para estabilizar o RI nessa posição. *Não* se recomenda que o paciente se sente para manter o RI posicionado porque isso pode colocar a região da cabeça e o pescoço no curso do feixe de raios X (Figura 6.135).

RC
- Direcionar o RC inferossuperiormente, a um ângulo de 10 a 15°, partindo das pernas para ficar **tangencial à articulação patelofemoral**. Palpar as bordas da patela para determinar o ângulo do RC específico, necessário para passar através do espaço articular infrapatelar.

NOTA 1: As grandes vantagens desse método são não requerer equipamento especial e ser necessária uma posição relativamente confortável para o paciente. O relaxamento do músculo quadríceps pode ser obtido com 40 a 45° de flexão do joelho, se um apoio de tamanho adequado for colocado sob os joelhos. A principal desvantagem é um problema potencial de manter o RI nessa posição quando o paciente não consegue cooperar completamente.

Método de Hughston[7]
Essa incidência pode ser realizada bilateralmente em um RI. Posicionar o paciente em decúbito ventral, com o RI sob o joelho; flexionar lentamente o joelho cerca de 50 a 60° a partir da extensão total da perna (ver Nota 3). Pedir ao paciente para manter a posição, com uma faixa de gaze passada pelo pé ou apoiando o pé em um suporte (**não no colimador**) (Figura 6.136).

RC
- Angular o RC a 45° cranialmente (tangencial à articulação patelofemoral).

NOTA 2: Essa é uma posição relativamente confortável para o paciente, podendo-se obter o relaxamento do quadríceps. A principal desvantagem é que essa posição requer o decúbito ventral, que é difícil para alguns pacientes. Além disso, a distorção da imagem é causada pelo alinhamento inadequado da parte corporal e pelas dificuldades de alinhamento da ampola, o que geralmente é causado por grandes colimadores.

NOTA 3: Alguns autores sugerem a flexão reduzida de somente 20° para evitar o direcionamento da patela para o sulco patelofemoral, que pode impedir a detecção de sutis anormalidades do alinhamento.[8]

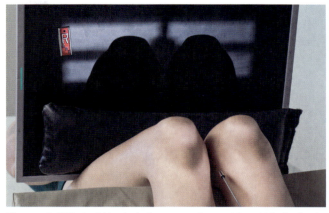

Figura 6.135 Incidência inferossuperior – 40 a 45° de flexão dos joelhos.

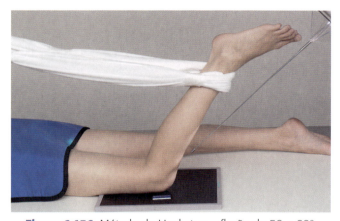

Figura 6.136 Método de Hughston – flexão de 50 a 60°.

PATELA: INCIDÊNCIA TANGENCIAL – AXIAL OU *SUNRISE/SKYLINE*

MÉTODO DE SETTEGAST

ADVERTÊNCIA: Essa flexão aguda do joelho não deve ser tentada até que uma fratura de patela tenha sido descartada por outras incidências.

- Posicionar o paciente em decúbito ventral, com RI sob o joelho; flexionar lentamente o joelho até **o mínimo de 90°**. Pedir ao paciente para manter a posição segurando uma faixa passada ao redor do tornozelo (Figura 6.137). Uma variação alternativa com o paciente sentado é possível, mas com risco de maior exposição das mãos e do tórax. É necessária a colimação fechada (Figura 6.138).

RC
- Direcionar o RC tangencial para o **espaço articular patelofemoral** (15 a 20° partindo da perna)
- DFR mínima de 100 cm.

NOTA 4: A principal desvantagem desse método é que a flexão aguda do joelho enrijece o quadríceps e direciona a patela para o sulco intercondilar, reduzindo o valor diagnóstico dessa incidência.[9]

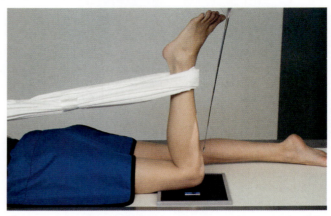

Figura 6.137 Método de Settegast com o paciente em decúbito ventral – 90° de flexão do joelho.

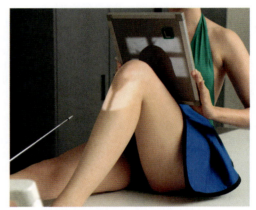

Figura 6.138 Variação do método de Settegast com o paciente sentado – 90° de flexão do joelho.

PATELA: MÉTODO TANGENCIAL SUPEROINFERIOR COM O PACIENTE SENTADO

MODIFICAÇÃO DE HOBBS

Esse método pode ser feito bilateralmente em um RI.

ADVERTÊNCIA: Essa flexão aguda do joelho não deve ser tentada até que uma fratura de patela tenha sido descartada por outras incidências.

- Colocar o paciente sentado em uma cadeira, com o RI posicionado sob os joelhos, apoiado em um banquinho com degrau ou um suporte para ajudar a reduzir a DOR; os joelhos devem ser flexionados com os pés colocados ligeiramente embaixo da cadeira (Figura 6.139).

RC
- Alinhar o RC para ficar perpendicular ao RI (tangencial à articulação patelofemoral)
- Direcionar o RC para a porção medial da articulação patelofemoral
- DFR mínima de 120 a 125 cm para reduzir a ampliação causada pelo aumento da DOR.[10]

NOTA: A principal vantagem dessa posição é que o paciente pode ser examinado sentado em uma cadeira. Essa posição também requer pouca manipulação do tubo de raios X. A principal desvantagem é exigir a flexão aguda dos joelhos.[10]

Critérios de avaliação
Anatomia demonstrada: • O sulco intercondilar (sulco troclear) e a patela, bem como a porção distal de cada fêmur, devem ser visualizados em perfil com o espaço articular patelofemoral aberto. Ausência de superposição das patelas ou das tuberosidades tibiais[11] (Figuras 6.140 e 6.141).
Posicionamento: • Ausência de rotação do joelho evidenciada pela aparência simétrica da patela, dos côndilos femorais anteriores e do sulco intercondilar. O ângulo do RC e a centralização são evidenciados pelo espaço articular patelofemoral aberto.
Exposição: • Com a exposição ideal devem ser visualizados claramente os tecidos moles e as margens do espaço articular e as trabéculas ósseas das patelas. • Os côndilos femorais aparecem subexpostos com apenas as margens anteriores claramente definidas.

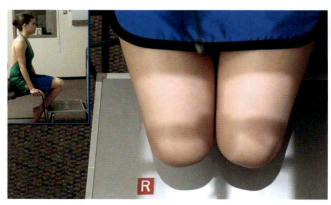

Figura 6.139 Modificação de Hobbs.

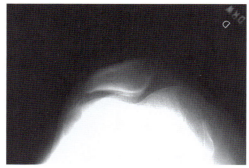

Figura 6.140 Modificação de Hobbs, método tangencial superoinferior com o paciente sentado.

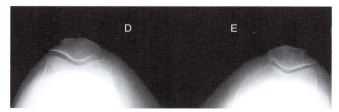

Figura 6.141 Método tangencial superoinferior com o paciente sentado.

RADIOGRAFIAS PARA ANÁLISE

Esta seção consiste em uma incidência ideal (Imagem A) com uma ou mais incidências que podem demonstrar erros de posicionamento e/ou técnicos. Analise as Figuras 6.142 a 6.147. Compare a Imagem A às outras incidências e identifique os erros. Enquanto examina cada imagem, considere as seguintes questões:

1. Toda a anatomia essencial é demonstrada na imagem?
2. Quais erros de posicionamento presentes comprometem a qualidade da imagem?
3. Os fatores técnicos são ideais?
4. Há na imagem evidência de marcadores de colimação e do lado anatômico pré-exposição?
5. Esses erros requerem repetição da exposição?

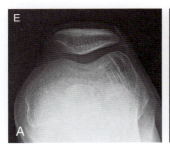 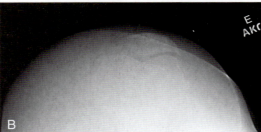 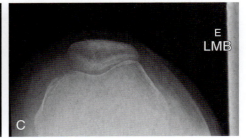

Figura 6.142 Incidência tangencial bilateral da patela.

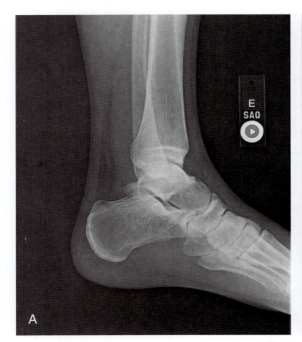 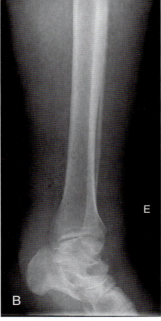 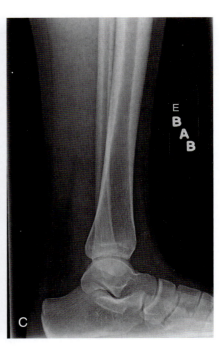

Figura 6.143 Perfil do tornozelo.

CAPÍTULO 6 | MEMBRO INFERIOR 263

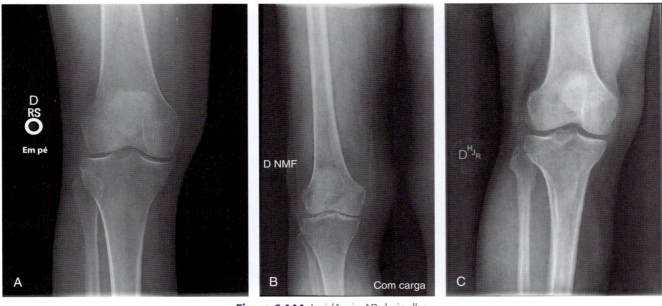

Figura 6.144 Incidência AP do joelho.

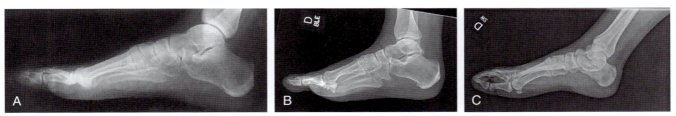

Figura 6.145 Perfil do pé. (Cortesia de Joss Wertz, DO.)

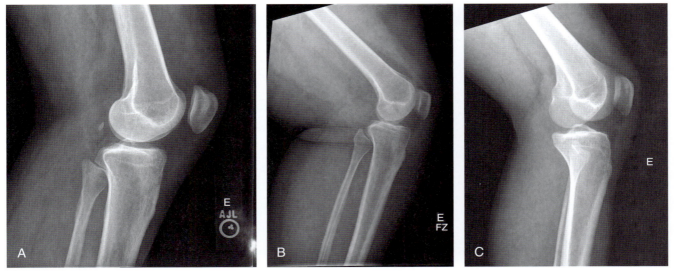

Figura 6.146 Mediolateral do joelho. (Cortesia de Joss Wertz, DO.)

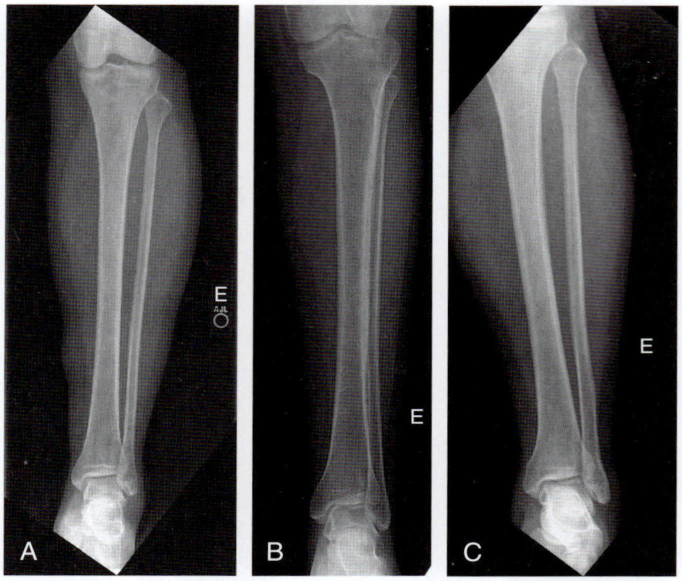

264 **BONTRAGER** | TRATADO DE POSICIONAMENTO RADIOGRÁFICO E ANATOMIA ASSOCIADA

Figura 6.147 AP da região inferior da perna. (Cortesia de Joss Wertz, DO.)

CAPÍTULO 7

Fêmur e Cíngulo do Membro Inferior

COLABORAÇÃO DE **Beth L. Vealé**, PhD, RT(R)(QM)

COLABORADOR DA EDIÇÃO ANTERIOR Jeannean Hall-Rollins, MRC, BS, RT(R)(CV)

SUMÁRIO

Anatomia Radiográfica

Membro inferior (extremidade), *266*

Posicionamento Radiográfico

Considerações de posicionamento, *273*
Considerações especiais sobre o paciente, *275*
Considerações sobre radiologia digital, *276*
Modalidades alternativas, *276*
Indicações clínicas, *276*

Incidências de Rotina e Especiais

Fêmur médio e distal: incidência AP, *278*
Fêmur médio e distal: incidências em perfil – mediolateral ou lateromedial, *279*
Fêmur médio e proximal: incidência em perfil – mediolateral, *280*

Pelve: incidência AP da pelve (quadril bilateral), *281*
Pelve: incidência AP bilateral perna de rã, *282*
Pelve: incidência AP axial de saída (para ossos pélvicos anteroinferiores), *283*
Pelve: incidência AP axial da entrada, *284*
Pelve – acetábulo: incidência oblíqua posterior, *285*
Acetábulo: incidência PA axial oblíqua, *287*
Quadril e fêmur proximal: incidência AP unilateral do quadril, *288*
Quadril e fêmur proximal: incidência axiolateral inferossuperior – traumatismo, *289*
Quadril e fêmur proximal: incidência unilateral perna de rã – mediolateral, *290*
Quadril e fêmur proximal: incidência axiolateral modificada – possível traumatismo, *291*

Radiografias para Análise, *292*

ANATOMIA RADIOGRÁFICA

Membro inferior (extremidade)

No Capítulo 6, três grupos de ossos dos membros inferiores – pé, região inferior da perna e fêmur distal – foram descritos e associados às articulações do joelho e do tornozelo (Figura 7.1).

Os ossos dos membros inferiores discutidos neste capítulo são: **fêmur proximal** e **cíngulo do membro inferior**. As articulações envolvidas nesses dois grupos de ossos, também incluídas neste capítulo, são a importante **articulação do quadril**, a articulação **sacroilíaca** e a articulação da **sínfise púbica** do cíngulo do membro inferior.

FÊMUR

O **fêmur** é o maior e mais forte osso do corpo. Todo o peso do corpo é transferido através desse osso e das articulações associadas em cada extremidade. Portanto, essas articulações são fontes regulares de patologia quando ocorre um traumatismo. A anatomia dos terços médio e distal do fêmur foi discutida no Capítulo 6.

Fêmur proximal

O fêmur proximal consiste em quatro partes essenciais: cabeça (1), colo (2), trocânter maior (3) e trocânter menor (4).

A **cabeça** do fêmur é arredondada e lisa para a articulação com os ossos do quadril. Ela contém uma depressão, ou cavidade, próximo ao seu centro, denominada *fovea capitis (fóvea da cabeça do fêmur)*, onde um ligamento maior, chamado *ligamento da cabeça do fêmur*, é fixado à cabeça do fêmur.

O **colo** do fêmur é um forte processo ósseo piramidal que conecta a cabeça ao corpo, ou diáfise, na região dos trocânteres.

O **trocânter maior** é uma grande proeminência localizada **superior** e **lateralmente** à diáfise femoral, e é palpável como um ponto de referência ósseo. O **trocânter menor** é uma pequena eminência, romba e cônica, que se projeta **medial** e **posteriormente** à junção do colo e da diáfise do fêmur. Os trocânteres estão unidos posteriormente por uma grossa crista denominada **crista intertrocantérica**. O **corpo**, ou **diáfise**, do fêmur é longo e quase cilíndrico (Figura 7.2).

Ângulos do fêmur proximal.

O ângulo do colo femoral com a diáfise no adulto médio é de aproximadamente **125°**, com uma variação de ± 15°, dependendo da largura da pelve e do comprimento dos membros inferiores. Por exemplo, em um indivíduo de pernas longas com pelve estreita, o fêmur seria mais vertical, o que poderia então mudar o ângulo do colo para aproximadamente 140°. Esse ângulo seria menor (110 a 115°) em uma pessoa de baixa estatura com pelve mais larga.

No adulto médio, em posição anatômica, o plano longitudinal do fêmur é de aproximadamente **10° da linha vertical**, como mostrado na Figura 7.3. Esse ângulo vertical é mais próximo dos 15° em um indivíduo com pelve larga e membros mais curtos, e apenas de aproximadamente 5° em um indivíduo de pernas longas. Esse ângulo afeta os ângulos de posicionamento e do raio central (RC) para uma incidência em perfil do joelho, como descrito no Capítulo 6 (ver Figuras 6.19 e 6.20).

Outro ângulo do colo e da cabeça do fêmur, importante na radiografia é o **ângulo de 15 a 20° anteriormente,** da cabeça e do colo em relação ao corpo do fêmur (ver o desenho à direita na Figura 7.3). A cabeça projeta-se um pouco anteriormente ou para a frente, como resultado desse ângulo. Esse ângulo torna-se importante no posicionamento radiográfico; o fêmur e a parte inferior da perna devem ser rodados **internamente a 15 a 20°** para posicionar o colo femoral paralelo ao receptor de imagem (RI), a fim de realizar uma incidência anteroposterior (AP) verdadeira do fêmur proximal.

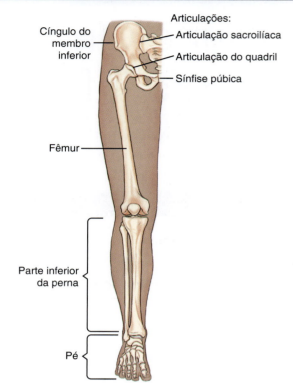

Figura 7.1 Membro inferior.

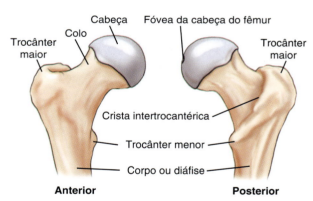

Figura 7.2 Fêmur proximal.

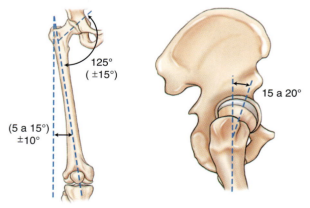

Figura 7.3 Ângulos do fêmur proximal.

PELVE

A **pelve** (ou *bacia*) completa serve de base para o tronco e forma a conexão entre a coluna vertebral e os membros inferiores. A pelve consiste em quatro ossos – dois **ossos do quadril** (também chamados **ossos inominados**), um **sacro** e um **cóccix** (Figura 7.4). O sacro articula-se superiormente com a quinta vértebra lombar para formar a articulação lombossacral (também chamada articulação L5-S1). Os ossos dos lados direito e esquerdo do quadril (ilíacos) articulam-se posteriormente com o sacro para formar as articulações sacroilíacas.[1]

NOTA: O sacro e o cóccix também são considerados partes da coluna vertebral distal, e neste livro são discutidos no Capítulo 9, junto com a coluna lombar.

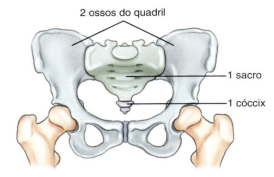

Figura 7.4 Pelve – quatro ossos: dois ossos do quadril, sacro e cóccix.

OSSO DO QUADRIL

Cada osso do quadril é composto de três divisões: (1) **ílio**, (2) **ísquio** e (3) **púbis**. Na criança, essas três divisões são ossos separados, mas eles se fundem em um só osso na fase média da adolescência. A fusão ocorre na área do **acetábulo**, cavidade profunda em forma de copo, que recebe a cabeça do fêmur para formar a articulação do quadril (Figura 7.5).

O ílio, a maior das três divisões, localiza-se superiormente ao acetábulo. O ísquio é inferior e posterior ao acetábulo, ao passo que o púbis é inferior e anterior ao acetábulo. Cada uma dessas três partes é descrita em detalhes nas seções subsequentes.

Ílio

Cada **ílio** é composto de um corpo e uma **asa** (Figura 7.6). O corpo do ílio é a porção mais inferior, próximo ao acetábulo, e inclui os dois quintos superiores do acetábulo. A asa é a parte superior fina e alargada do ílio.

A **crista** do ílio é a margem superior da asa; ela se estende desde a **espinha ilíaca anterossuperior** (EIAS) até a **espinha ilíaca posterossuperior** (EIPS). No posicionamento radiográfico, o pico mais alto da crista é geralmente referido como **crista ilíaca**, mas na verdade ela se estende entre a EIAS e a EIPS.

Abaixo da EIAS há uma pequena projeção proeminente denominada **espinha ilíaca anteroinferior** (EIAI). Igualmente, abaixo da EIPS localiza-se a **espinha ilíaca posteroinferior** (EIPI).

Pontos de referência de posicionamento. Os dois importantes pontos de referência de posicionamento dessas bordas e projeções são a **crista ilíaca** e a **EIAS**.

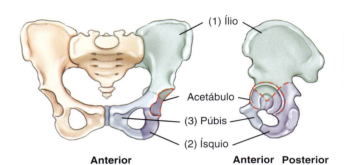

Figura 7.5 Osso do quadril – três partes.

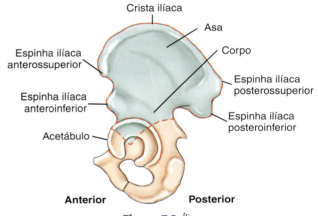

Figura 7.6 Ílio.

Ísquio

O **ísquio** é a parte do osso do quadril localizada inferior e posteriormente ao acetábulo. Cada ísquio é dividido em um **corpo** e um **ramo** (Figura 7.7). A porção superior do corpo do ísquio forma dois quintos da porção posteroinferior do acetábulo. A porção inferior do corpo do ísquio (formalmente chamado *ramo superior*) projeta-se caudal e medialmente ao acetábulo, terminando na **tuberosidade isquiática**. Projetando-se anteriormente à tuberosidade isquiática encontra-se o **ramo** do ísquio.

A área arredondada e áspera próximo à junção do corpo inferior e do ramo inferior é um ponto de referência denominado **tuberosidade** do ísquio, ou **tuberosidade isquiática**.

Posteriormente ao acetábulo encontra-se a projeção óssea denominada *espinha isquiática*. Uma pequena parte da espinha isquiática também é visível na vista frontal da pelve, como mostrado na Figura 7.8. (Também é vista na revisão da anatomia radiográfica, ver Figura 7.16.)

Diretamente superior à espinha isquiática, há uma incisura profunda denominada *incisura isquiática maior*. Inferiormente à espinha isquiática, há uma incisura menor denominada *incisura isquiática menor*.

Pontos de referência de posicionamento. As tuberosidades isquiáticas suportam grande parte do peso do corpo quando um indivíduo se senta. Podem ser palpadas através dos tecidos moles de cada nádega em decúbito ventral (posição prona). Porém, em razão do desconforto e possível constrangimento para o paciente, esse ponto de referência não é usado com tanta frequência quanto a EIAS e a crista ilíaca, anteriormente descritas.

Púbis

A última das três divisões de um osso do quadril é o **púbis** ou **osso púbico**. O **corpo** do púbis situa-se anterior e inferior ao acetábulo e inclui um quinto da porção anteroinferior do acetábulo.

Estendendo-se anterior e medialmente do corpo de cada púbis, encontram-se dois **ramos superiores** na linha média para formar uma articulação anfiartrodial, a **sínfise do púbis**, que também é corretamente chamada de **sínfise púbica**. Por sua vez, cada ramo inferior passa abaixo e posteriormente à sínfise púbica para se juntar ao ramo do ísquio respectivo.

O **forame obturador** é uma larga abertura formada pelo ramo e pelo corpo de cada ísquio e pelo púbis. É o maior forame no sistema esquelético humano.

Pontos de referência de posicionamento. As cristas ilíacas e da EIAS são importantes pontos de referência de posicionamento. A margem superior da sínfise púbica é um possível ponto de referência de posicionamento da pelve e do quadril, assim como para posicionamento do abdome, por definir a margem inferior do abdome. Porém, se outros pontos de referência associados estiverem disponíveis, a sínfise púbica geralmente não será usada como um ponto de referência palpável em razão do pudor do paciente e de um possível constrangimento.

RESUMO DAS REFERÊNCIAS TOPOGRÁFICAS

Importantes pontos de referência de posicionamento da pelve são revistos na Figura 7.9. As faces mais superiores da **crista ilíaca** e a **EIAS** são facilmente palpáveis. A EIAS é o ponto de referência de posicionamento da pelve usado com mais frequência. Também é usada com frequência para verificar a rotação da pelve e/ou da região inferior do abdome para determinar se a distância entre a EIAS e o tampo da mesa são iguais nos dois lados.

O **trocânter maior** do fêmur pode ser localizado pela firme palpação dos tecidos moles da coxa. Notar que a proeminência do trocânter maior localiza-se aproximadamente no mesmo nível da borda superior da **sínfise púbica**, ao passo que a **tuberosidade isquiática** situa-se a cerca de 4 a 5 cm abaixo da sínfise púbica. Essa distância varia entre as pelves masculina e feminina devido a diferenças gerais na forma, como descrito adiante neste capítulo.

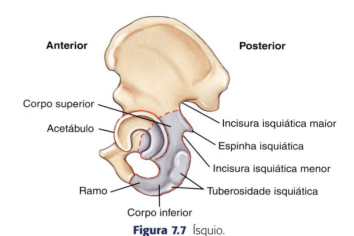

Figura 7.7 Ísquio.

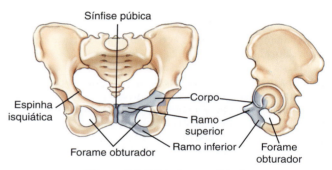

Figura 7.8 Púbis (osso púbico).

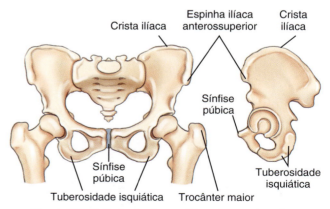

Figura 7.9 Referências topográficas ósseas da pelve.

PELVES VERDADEIRA E FALSA

Um plano através da **borda** da pelve divide a área pélvica em duas cavidades. A borda pélvica é definida pela porção superior da sínfise púbica anteriormente e pela parte superior, proeminente, do sacro posteriormente. A área geral acima ou superior ao plano oblíquo da borda pélvica é denominada **pelve maior** ou **falsa**. A porção larga da pelve, que é formada primariamente pelas asas do ílio, define os limites lateral e posterior da pelve falsa, ao passo que os músculos abdominais da parede anterior definem os limites anteriores. Os órgãos da parte inferior do abdome inferior repousam no assoalho da pelve maior, da mesma maneira que o feto no interior do útero grávido.

A área inferior ao plano da borda pélvica é denominada **pelve menor** ou **verdadeira**. A pelve verdadeira é uma cavidade completamente rodeada por estruturas ósseas. O tamanho e o formato da pelve verdadeira são de grande importância durante o trabalho de parto, uma vez que ela **forma o canal de parto verdadeiro** (Figura 7.10).

Pelve verdadeira

O plano oblíquo definido pela borda da pelve é denominado **entrada** ou **abertura superior** da pelve verdadeira. A **saída** ou **abertura inferior** da pelve verdadeira é definida pelas duas tuberosidades isquiáticas e pela ponta do cóccix (Figura 7.11). Os três lados da saída em formato triangular são formados por uma linha entre as tuberosidades isquiáticas e uma linha entre cada tuberosidade isquiática e o cóccix. A área entre a entrada e a saída da pelve verdadeira é denominada **cavidade** da pelve verdadeira. Durante o trabalho de parto, o bebê deve deslocar-se através da entrada, da cavidade e da saída da pelve verdadeira.

Canal de parto

Durante a rotina de parto, a cabeça do bebê passa em primeiro lugar através da entrada pélvica, depois pela cavidade média e, finalmente, pela saída, como mostrado na Figura 7.12.

Em vista da sensibilidade do feto à radiação, radiografias da pelve geralmente **não** são realizadas durante a gravidez. Se as dimensões do canal de parto da pelve estiverem em questão, poderá ser realizada ultrassonografia para avaliar problemas potenciais durante o processo de parto.

Anel pélvico. Anel pélvico é uma expressão aplicada em ortopedia para descrever a estrutura anelar resistente formada pela união do ílio, do ísquio e dos ossos púbicos com o sacro e o cóccix. A expressão é usada, muitas vezes, na descrição de fraturas específicas que podem romper o alinhamento desses ossos.[2]

Diferenças entre pelve masculina e pelve feminina[3]

Há quatro formas de entrada pélvica humana:

- Ginecoide: redonda
- Platipeloide: mais larga da direita para a esquerda do que de anterior para posterior
- Androide: em forma de coração
- Antropoide: mais larga de anterior para posterior do que da direita para a esquerda.

A forma geral da pelve feminina é diferente o suficiente da pelve masculina para possibilitar a discriminação entre uma e outra em imagens radiográficas da pelve. Em geral, a **pelve feminina** é mais larga, e o ílio é mais largo e mais raso da frente para trás (ginecoide ou platipeloide). A **pelve masculina** é mais estreita, mais profunda (antropoide) e menos larga, com uma entrada pélvica em forma de coração. Na aparência geral, em vista frontal, a **pelve feminina** é mais larga, com entrada pélvica arredondada. Portanto, a primeira diferença entre a pelve masculina e a pelve feminina está na **forma geral de toda a pelve**, bem como as diferenças de formato da entrada pélvica (Figura 7.13).

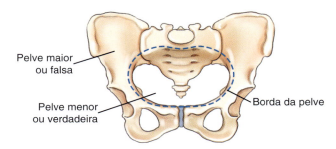

Figura 7.10 Cavidades pélvicas.

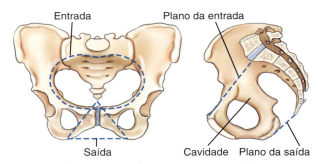

Figura 7.11 Pelve menor ou verdadeira.

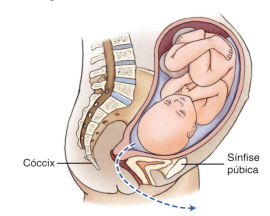

Figura 7.12 Canal de nascimento – vista do corte sagital.

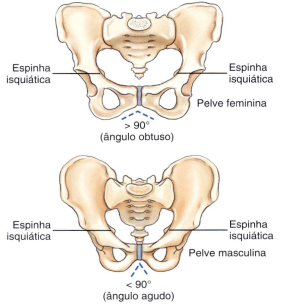

Figura 7.13 Pelve – masculina *versus* feminina.

A segunda maior diferença é o **ângulo do arco púbico**, formado pelo ramo inferior do púbis imediatamente inferior à sínfise púbica. Na mulher, esse ângulo está entre 80 e 85°, enquanto no homem o arco púbico geralmente forma um ângulo agudo entre 50 e 60°.

A terceira diferença é que, na mulher, as espinhas isquiáticas geralmente não se projetam medialmente em direção à cavidade pélvica tanto quanto no homem. Elas são mais visíveis ao longo das margens laterais da cavidade pélvica no homem do que na mulher na incidência AP da pelve.

NOTA: O formato geral da pelve varia consideravelmente de uma pessoa para outra; assim, a pelve de uma mulher magra pode assemelhar-se à pelve masculina. Em geral, no entanto, as diferenças são óbvias o suficiente para permitir que o sexo do paciente seja determinado com base em uma imagem radiográfica da pelve.

O resumo das características das pelves masculina e feminina está na Tabela 7.1.

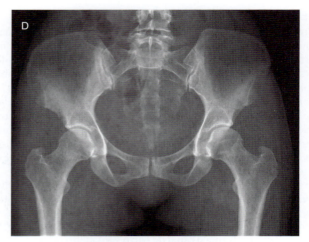

Figura 7.14 Pelve feminina.

Tabela 7.1 Resumo das características pélvicas masculinas e femininas.

	HOMEM	MULHER
Forma geral (forma da entrada pélvica)	Mais estreita e profunda, menos larga. A entrada pélvica é mais oval ou em forma de coração (antropoide ou androide)	Maior, mais rasa e larga. A entrada pélvica é mais redonda (ginecoide ou platipeloide)
Ângulo do arco púbico	Ângulo mais estreito (50 a 60°)	Ângulo mais largo (80 a 85°)
Espinhas isquiáticas	Mais protrusa para o interior da entrada (ou cavidade) pélvica	Menos protrusa para o interior da entrada pélvica

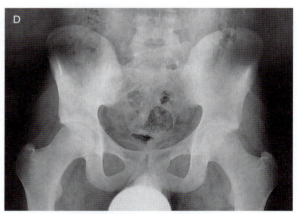

Figura 7.15 Pelve masculina.

Radiografias das pelves masculina e feminina

As Figuras 7.14 e 7.15 são radiografias pélvicas de uma mulher e de um homem, respectivamente. Deve-se observar as três diferenças entre a típica pelve feminina e a típica pelve masculina.

1. No formato geral, a pelve masculina aparece mais estreita e mais funda, e a aparência dos ílios é menos alargada. O formato da entrada na pelve masculina não é tão grande ou tão arredondado quanto o da pelve feminina
2. O arco púbico do homem forma um ângulo menor, se comparado ao ângulo mais acentuado da pelve feminina. Esse ângulo geralmente é uma das diferenças mais notáveis
3. A presença radiográfica das espinhas isquiáticas ao longo das margens laterais da cavidade pélvica é menos pronunciada na pelve feminina.

EXERCÍCIO DE REVISÃO COM RADIOGRAFIAS

A anatomia pélvica essencial é assinalada na radiografia AP da pelve na Figura 7.16. Um bom exercício de revisão é cobrir as respostas (listadas a seguir) enquanto identifica as partes marcadas.

A. Crista ilíaca
B. EIAS (extremidade anterior da crista)
C. Corpo do ísquio esquerdo
D. Tuberosidade isquiática
E. Sínfise do púbis (sínfise púbica)
F. Ramo inferior do púbis direito
G. Ramo superior do púbis direito
H. Espinha isquiática direita
I. Acetábulo do quadril direito
J. Colo do fêmur direito
K. Trocânter maior do fêmur direito
L. Cabeça do fêmur direito
M. Asa do ílio direito.

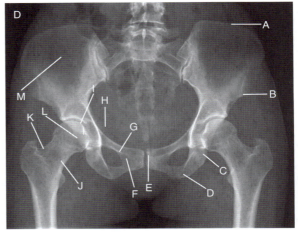

Figura 7.16 Pelve – AP.

Perfil do quadril

A Figura 7.17 apresenta uma radiografia em perfil do fêmur proximal e do quadril, realizada em uma incidência axiolateral (método de Danelius-Miller), demonstrada pelo posicionamento na Figura 7.18. As respostas das partes rotuladas são as seguintes:

A. Acetábulo
B. Cabeça femoral
C. Colo femoral
D. Diáfise ou corpo
E. Área do trocânter menor
F. Área do trocânter maior
G. Tuberosidade isquiática.

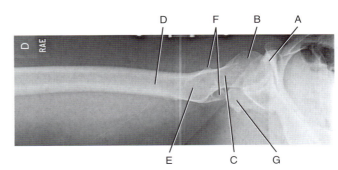

Figura 7.17 Incidência axiolateral.

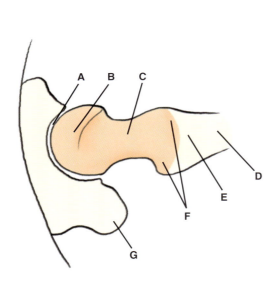

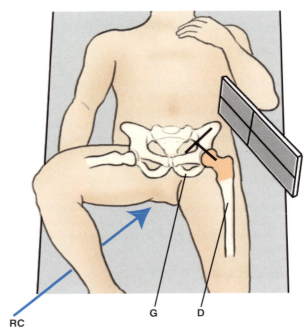

Figura 7.18 Fêmur proximal e quadril lateral (incidência axiolateral).

CLASSIFICAÇÃO DAS ARTICULAÇÕES (FIGURA 7.19)

A quantidade de articulações, ou juntas, dos fêmures proximais e da pelve é limitada, sendo a articulação do quadril a mais óbvia. As articulações da pelve, listadas a seguir, são descritas novamente de acordo com: **classificação, tipo de mobilidade** e **tipo de movimentação**.

Articulações sacroilíacas: articulações entre o sacro e cada ílio.
Sínfise púbica: estrutura entre os ossos púbicos esquerdo e direito.
União do acetábulo: articulação de crescimento temporário de cada acetábulo que se solidifica na fase média da adolescência.
Articulações do quadril: articulações entre a cabeça do fêmur e o acetábulo da pelve.

Articulações sacroilíacas (Figura 7.20)

As articulações sacroilíacas são planas e largas, localizadas obliquamente em cada lado, entre o sacro e cada ílio. Essas articulações são situadas em um ângulo oblíquo incomum, por isso requerem um posicionamento especial para possibilitar a visualização radiográfica de seus espaços.

A articulação sacroilíaca é classificada como uma **articulação sinovial** por estar envolta por uma cápsula articular fibrosa, que contém líquido sinovial. Os ossos são unidos por ligamentos sacroilíacos firmes. Geralmente, as articulações sinoviais, por sua natureza, são consideradas livremente móveis ou articulações diartrodiais. Porém, a articulação sacroilíaca é um tipo especial de articulação sinovial, e graças a estrutura e movimento únicos, seu tipo de movimento é **deslizante irregular**. A razão para essa classificação é que as superfícies da articulação têm formato muito irregular e os ossos interconectantes são confortavelmente ajustados, uma vez que servem à função de suporte de carga. Esse formato restringe os movimentos, e o tamanho da cavidade articular ou do espaço articular pode ser de reduzido ou até inexistente em pessoas idosas, especialmente em homens. O posicionamento da articulação sacroilíaca é descrito no Capítulo 9.

Sínfise púbica

A sínfise púbica é a articulação dos ossos púbicos da direita e da esquerda, localizada na linha média da pelve anterior. A face mais anterossuperior dessa articulação é palpável, e é um importante ponto de referência de posicionamento, descrito anteriormente.

A sínfise púbica é classificada como uma **articulação cartilaginosa** do **subtipo sínfise**, em que apenas movimentos limitados são possíveis (**anfiartrodiais**). As duas superfícies articulares são separadas por um disco fibrocartilaginoso e são mantidas juntas por certos ligamentos. Esse disco interpúbico de fibrocartilagem é um coxim relativamente espesso (mais espesso em mulheres do que em homens), que pode ser comprimido ou parcialmente deslocado, permitindo movimentos limitados desses ossos, como no caso de traumatismo da pelve ou durante o trabalho de parto em mulheres.

União do acetábulo

As três divisões de cada osso do quadril são ossos separados na criança, mas se unem no acetábulo por fusão na fase média da adolescência para se tornarem completamente indistinguíveis no adulto. Portanto, essa estrutura é classificada como articulação de **tipo cartilaginoso** do **subtipo sincondrose**, que é **imóvel**, ou **sinartrodial**, no adulto. Essa articulação é considerada um tipo temporário de articulação, de crescimento semelhante às relações entre a epífise e a diáfise dos ossos longos na criança em crescimento.

Articulação do quadril

A articulação do quadril é classificada como um **tipo sinovial**, caracterizado por uma grande cápsula fibrosa que contém líquido sinovial. É **livremente móvel**, ou **diartrodial**, e é o verdadeiro exemplo de um tipo de movimento **esferoidal** (bola e soquete); ver resumo das articulações pélvicas na Tabela 7.2.

A cabeça do fêmur constitui mais da metade de uma esfera que se encaixa com relativa profundidade no acetábulo em forma de copo. Essa conexão torna a articulação do quadril inerentemente forte, uma vez que suporta o peso do corpo, possibilitando ainda um alto grau de mobilidade. A cápsula articular que circunda essa articulação é forte e densa, e a parte mais espessa é a superior, como seria esperado pela função de suporte de carga das articulações do quadril. Uma série de fortes bandas de ligamentos envolve a cápsula articular e a articulação em geral, tornando-a muito forte e estável.

Os movimentos da articulação incluem **flexão** e **extensão**; **abdução** e **adução**; **rotações medial** (interna) e **lateral** (externa); e **circundução**.

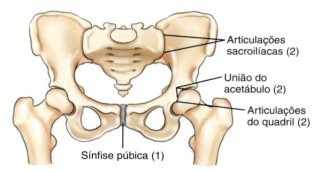

Figura 7.19 Articulações da pelve.

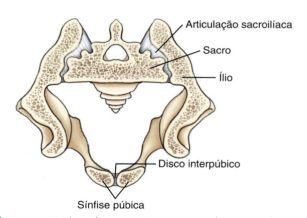

Figura 7.20 Vista de um corte transversal mostrando as articulações sacroilíacas e a sínfise púbica.

Tabela 7.2 Resumo das articulações pélvicas.

ARTICULAÇÕES	CLASSIFICAÇÃO	TIPO DE MOBILIDADE	TIPO DE MOVIMENTO
Articulação sacroilíaca	Sinovial	Movimento limitado	Deslizante irregular
Sínfise púbica	Cartilaginosa	Anfiartrodial	Limitado
União do acetábulo	Cartilaginosa	Sinartrodial	Imóvel
Articulação do quadril	Sinovial	Diartrodial	Esferoidal (bola e soquete)

POSICIONAMENTO RADIOGRÁFICO

Considerações de posicionamento

LOCALIZAÇÃO DA CABEÇA E DO COLO FEMORAL

Um método tradicional usado para localizar a cabeça femoral e o colo é em primeiro lugar determinar o ponto médio da linha entre a EIAS e a sínfise púbica. O **colo** situa-se cerca de 6 a 7 cm, e a **cabeça** a 4 cm, distalmente, e em ângulos retos com o ponto médio dessa linha (Figuras 7.21 e 7.22).

Os **trocânteres maiores** são mostrados em localização na mesma linha horizontal da sínfise púbica. Porém, é difícil palpar precisamente os trocânteres maiores em pacientes de grande porte e obesos, e a palpação da sínfise púbica pode causar constrangimento ao paciente. Portanto, é sugerido um segundo método para localizar a cabeça e o colo femorais utilizando apenas a **EIAS**, que é facilmente palpável em pacientes de todos os tipos físicos. O nível da sínfise púbica é determinado entre 8 e 10 cm inferiormente no nível da EIAS. Portanto, o colo femoral pode ser facilmente localizado a cerca de **3 a 5 cm medialmente e de 8 a 10 cm distalmente** à EIAS. Esse nível também o coloca no mesmo plano horizontal da sínfise púbica e dos trocânteres maiores.

Como demonstrado anteriormente, existem diferenças significativas entre a pelve masculina e a feminina, mas com alguma prática e concessões em relação às diferenças entre homens e mulheres, ambos os métodos funcionam bem para localizar a cabeça femoral ou o colo para o posicionamento do quadril.

ASPECTO DO FÊMUR PROXIMAL EM POSIÇÃO ANATÔMICA

Como descrito anteriormente neste capítulo a respeito da anatomia do fêmur proximal, a cabeça e o colo do fêmur projetam-se cerca de 15 a 20° anteriormente ou para a frente em relação ao resto do fêmur e à região inferior da perna. Assim, quando a perna está na posição anatômica, como na incidência AP verdadeira da perna, o fêmur proximal de fato é rodado posteriormente cerca de 15 a 20° (Figura 7.23). Portanto, o colo femoral aparece encurtado e o **trocânter menor é visível** quando a perna e o tornozelo estão em AP verdadeira, como na posição anatômica verdadeira.

ROTAÇÃO INTERNA DA PERNA

Pela **rotação interna de todo o membro inferior**, o fêmur proximal e a articulação do quadril são posicionados na incidência **AP verdadeira**. O colo do fêmur encontra-se, dessa maneira, paralelo à superfície de representação da imagem e não aparecerá encurtado.

O **trocânter menor** é essencial para a determinação correta do posicionamento da perna e dos pés (em uma imagem radiográfica). Se a perna inteira for rodada internamente cerca de 15 a 20° (Figura 7.24A), o contorno do trocânter menor em geral não será visível ou será apenas levemente visível em alguns pacientes, quando é obscurecido pela diáfise do fêmur. Se a perna estiver em AP, ou se for rodada externamente, o trocânter menor será visível (ver p. 274).

EVIDÊNCIA DE FRATURA DO QUADRIL

O colo femoral é um local comum de fratura em paciente idoso que sofreu uma queda. O sinal físico típico dessa fratura é a **rotação externa** do pé envolvido, no qual o trocânter menor é claramente visualizado de perfil, como pode ser observado no quadril esquerdo, ilustrado na Figura 7.3 e no desenho à direita (Figura 7.24B). Esse sinal radiográfico é mostrado mais adiante (Figuras 7.31 e 7.32).

ADVERTÊNCIA: Se houver evidência de fratura do quadril (rotação externa do pé), uma radiografia da pelve deverá ser realizada de maneira "imediata" **sem** a tentativa de rodar a perna internamente, como seria necessário para uma incidência AP verdadeira do quadril.

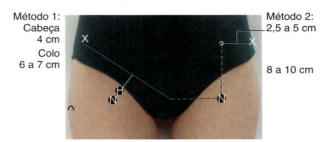

Figura 7.21 Localização da cabeça (H) ou colo (N) femoral.

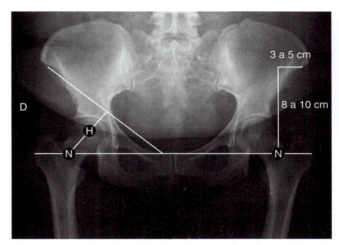

Figura 7.22 Pelve feminina, localizações da cabeça (H) e do colo (N).

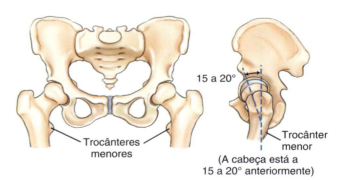

Figura 7.23 Posição anatômica (AP verdadeira do joelho, da perna e do tornozelo, mas não do quadril).

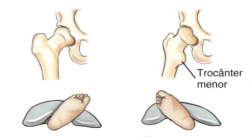

Figura 7.24 A. Rotação interna (AP verdadeira do quadril). **B.** Rotação externa (posição típica de fratura no quadril).

RESUMO: EFEITO DA ROTAÇÃO DO MEMBRO INFERIOR

As fotografias e radiografias da pelve associadas, a seguir, demonstram os efeitos da rotação do membro inferior na aparência dos fêmures proximais.

1. **Posição anatômica** (Figuras 7.25 e 7.26)
   - Eixos longos dos pés verticais
   - Colos femorais parcialmente encurtados
   - Trocânteres menores **parcialmente visíveis**
2. **Rotação medial cerca de 15 a 20°** (posição desejada para visualizar pelve e quadril; Figuras 7.27 e 7.28)
   - Eixos longos dos pés e membros inferiores rodados internamente cerca de 15 a 20°
   - Cabeça e colo de cada fêmur em perfil
   - Incidência AP verdadeira dos fêmures proximais
   - Trocânteres menores **não visíveis** ou ligeiramente visíveis em alguns pacientes
3. **Rotação externa** (Figuras 7.29 e 7.30)
   - Eixos longos dos pés e membros inferiores igualmente rodados lateralmente em posição normal relaxada
   - Colos femorais bastante encurtados
   - Trocânteres menores visíveis de perfil internamente
4. **Rotação típica com a fratura no quadril** (Figuras 7.31 e 7.32)
   - Eixo longo do pé esquerdo rodado externamente (no lado da fratura do quadril)
   - Pé direito não afetado e membro em posição neutra
   - Trocânter menor em rotação externa (esquerda) do membro mais visível; área do colo encurtada.

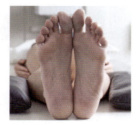

Figura 7.25 Posição anatômica.

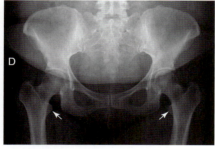

Figura 7.26 1. Posição anatômica sem correção dos membros inferiores.

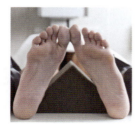

Figura 7.27 Cerca de 15 a 20° de rotação medial.

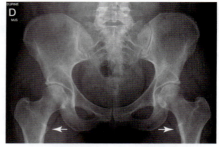

Figura 7.28 2. Cerca de 15 a 20° de rotação medial.

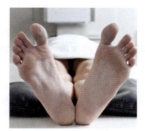

Figura 7.29 Rotação externa.

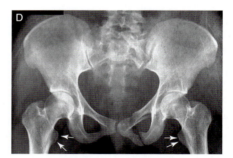

Figura 7.30 3. Rotação externa.

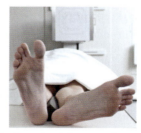

Figura 7.31 Rotação típica com fratura no quadril.

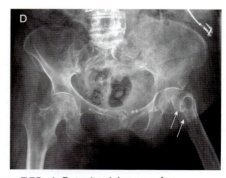

Figura 7.32 4. Rotação típica com fratura no quadril.

DIRETRIZES DE PROTEÇÃO

Uma proteção gonadal correta para exames de pelve e quadril é especialmente crítica em vista da proximidade das gônadas sensíveis à radiação dos feixes de raios X primários.

Proteção masculina

A proteção é mais fácil para homens porque escudos de pequeno contato, como mostrado na Figura 7.33, podem ser usados em **todos os homens**. Esses escudos são colocados sobre a área do testículo sem cobrir a anatomia essencial da pelve ou do quadril. Porém, deve-se tomar cuidado com radiografias pélvicas em que a parte superior do escudo é colocada na **margem inferior da sínfise púbica** para cobrir os testículos adequadamente, sem obscurecer as áreas púbica e isquiática da pelve.

Proteção feminina

Escudos de contato ovariano para mulheres requerem uma colocação mais criteriosa a fim de proteger a área dos ovários sem cobrir a anatomia essencial pélvica ou do quadril. Um material de chumbo coberto de vinil, cortado em vários formatos e tamanhos, pode ser usado com essa finalidade para realizar uma radiografia da pelve AP ou bilateral do quadril, como mostrado na Figura 7.34. Para quadril unilateral ou fêmur proximal, escudos de contato maiores podem ser usados para cobrir a área pélvica geral, sem cobrir o quadril específico que está sendo examinado, como mostrado na Figura 7.35. A localização precisa da cabeça femoral e do colo possibilita esse tipo de proteção gonadal.

A proteção gonadal pode ser impossível para mulheres em algumas incidências AP da pelve em que toda a pelve, incluindo sacro e cóccix, deve ser mostrada. Além disso, a proteção gonadal pode ser impossível na incidência em perfil do quadril inferossuperior, para homens e mulheres, porque a proteção pode obscurecer a anatomia essencial. Porém, a **proteção gonadal deve ser usada sempre que possível, tanto para homens como para mulheres**, bem como uma **colimação fechada** em todas as incidências pélvicas e do quadril. O traumatismo pélvico geral requer visualização da pelve inteira, o que pode proibir a proteção ovariana para mulheres.

Fatores de exposição e dose do paciente

Para reduzir a dose total de radiação para o paciente, uma faixa maior de variação de kVp, de 80 a 90 kVp, pode ser usada em exames de quadril e pélvicos. Essa técnica de maior kVp e menor mAs resulta em menor dose de radiação para o paciente. Maior kVp, porém, diminui o contraste e talvez não seja aconselhável, especialmente para pacientes idosos, nos quais pode haver alguma perda de massa ou de densidade óssea causada por osteoporose; assim, esses pacientes podem exigir kVp ainda menor que a média. A exposição excessiva por um kVp alto em pacientes osteoporóticos diminuirá a visibilidade do detalhe ósseo quando são usados ambos os sistemas de imagem, analógico e digital.

Considerações especiais sobre o paciente
APLICAÇÕES PEDIÁTRICAS

Exames radiográficos pélvicos e de quadril não são realizados com frequência em crianças, exceto em recém-nascidos com displasia do desenvolvimento do quadril (DDQ). A proteção correta é especialmente importante para bebês e crianças, pela repetição de exames radiográficos frequentes durante o crescimento da criança. Se for necessária a fixação das pernas de um bebê, outra pessoa que não seja da equipe de radiologia deve fazê-lo usando avental e luvas de chumbo.

O grau e o tipo de imobilização necessários para crianças maiores dependem da habilidade e da boa vontade da criança em cooperar durante o procedimento. O uso de lençol ou toalha para "mumificar" ou envolver o paciente (ver Capítulo 16) ajuda a evitar a interferência dos membros superiores na anatomia de interesse em um paciente desafiador. No mínimo, esparadrapos ou sacos de areia podem ser necessários para imobilizar as pernas da criança no grau apropriado de rotação interna.

APLICAÇÕES GERIÁTRICAS

Pacientes geriátricos são propensos a fraturas de quadril resultantes de quedas, assim como a maior incidência de osteoporose. Como notado anteriormente, a posição do pé e da perna do paciente deve ser observada em casos de traumatismo. **É fundamental que o membro ferido não seja movido se a perna estiver rodada externamente**. Uma incidência AP de ambos os quadris, para comparação, deve ser realizada primeiro, sem movimento do membro afetado, para verificar se há fraturas. Esse passo pode ser seguido de uma incidência inferossuperior (método de Danelius-Miller) do quadril afetado.

Em situações sem traumatismo, muitos pacientes geriátricos necessitam (e apreciam) alguma imobilização para ajudá-los na fixação de pés e pernas invertidos para realizar a incidência AP da pelve e apoiar o membro para a incidência em perfil.

Pacientes que foram submetidos à cirurgia de prótese do quadril **não** devem ser colocados na posição de perna de rã para qualquer procedimento pós-cirúrgico. Uma incidência inferossuperior em perfil é indicada além da incidência AP.

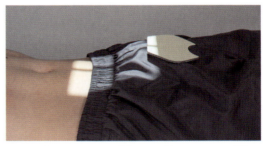

Figura 7.33 Proteção gonadal masculina para quadril e pelve.

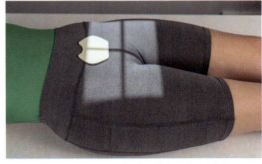

Figura 7.34 Proteção gonadal feminina (ovário) para quadril bilateral e fêmures proximais.

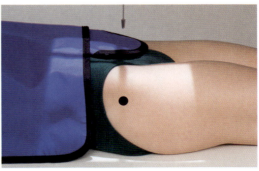

Figura 7.35 Proteção geral, abdominal e pélvica, para exame do fêmur proximal que inclui o quadril.

CONSIDERAÇÕES SOBRE O PACIENTE OBESO

Pacientes obesos podem apresentar desafios de posicionamento durante o exame radiológico da pelve, dos quadris e da região superior dos fêmures. A maior quantidade de tecido adiposo aumenta a densidade do indivíduo, podendo demandar aumento dos fatores técnicos. Essas alterações incluem maior kVp para melhorar a penetração da espessura tecidual adicional. A mA e o tempo também podem ser aumentados, mas com moderação, a fim de evitar uma dose excessiva de radiação para o paciente. É possível utilizar uma grade para estruturas anatômicas com mais de 10 cm e eliminar a radiação dispersa.

Os pontos de referência de posicionamento geralmente usados podem ser difíceis de palpar. A anatomia óssea não se modifica, a não ser que uma patologia importante, como múltiplas fraturas, tenha deslocado os ossos. Embora os tecidos moles possam dar a impressão de que os ossos são maiores ou mais separados, isso geralmente não ocorre. Se não for possível encontrar pontos de referência comuns, deve-se solicitar ao paciente que aponte a EIAS, a crista ilíaca ou a sínfise púbica. Além disso, pacientes obesos podem ter dificuldade para manter posições oblíquas ou laterais; recomenda-se uso de esponjas de posicionamento ou outros dispositivos para assegurar o conforto e a segurança do paciente.

Considerações sobre radiologia digital

No texto a seguir, é apresentado um resumo das diretrizes que devem ser seguidas nos procedimentos para aquisição de imagem digital descritos neste capítulo:

1. **Colimação fechada:** a colimação da parte do corpo que está sendo radiografada e a **centralização precisa** são muito importantes no exame radiográfico do quadril e da pelve
2. **Fatores de exposição:** é importante que o princípio ALARA (dose de radiação mais baixa possível para o paciente) seja seguido e utilizados os **menores fatores de exposição necessários para obter uma imagem diagnóstica.** Isso inclui maior kVp e menor mAs, o que resultará na qualidade de imagem desejada
3. **Avaliação pós-processamento dos indicadores de exposição:** o indicador de exposição na imagem processada final deve ser checado para verificar se os fatores de exposição foram usados na faixa correta **a fim de assegurar uma ótima qualidade de imagem com mínima radiação para o paciente**
4. **Filtros de compensação:** o uso de um filtro de compensação para incidências axiolaterais do quadril permitirá melhor penetração da cabeça femoral enquanto evita a exposição excessiva do colo femoral e da região da diáfise.

Modalidades alternativas

TOMOGRAFIA COMPUTADORIZADA

A tomografia computadorizada (TC) é útil para avaliar o comprometimento dos tecidos moles em lesões ou determinar a extensão da fratura; bem como para estudar a relação entre cabeça femoral e acetábulo antes de cirurgia do quadril ou para realizar um estudo pós-redução de luxação de desenvolvimento do quadril.

Em geral, a TC é importante para acrescentar informações anatômicas ou patológicas àquelas já obtidas pela radiografia convencional. Em crianças, se propõe a examinar a relação da cabeça femoral com o acetábulo após a redução cirúrgica da luxação de desenvolvimento do quadril.

As fraturas no anel pélvico omitidas nas incidências radiográficas convencionais, sobretudo naquelas que envolvem o ísquio e o ramo púbico, em geral são demonstradas durante exame de TC.

RESSONÂNCIA MAGNÉTICA

Assim como a TC, a ressonância magnética (RM) pode ser empregada para a aquisição de imagens de membros inferiores ou pelve quando ocorrem lesões dos tecidos moles ou há possíveis anormalidades relacionadas com as articulações. Em geral, dependendo da história clínica, a RM pode ser usada quando for necessária uma informação adicional não obtida pelas radiografias convencionais.

ULTRASSONOGRAFIA

A ultrassonografia é útil para avaliar recém-nascidos para luxação de quadril e determinar a estabilidade da articulação durante a movimentação dos membros inferiores. Esse método geralmente é selecionado nos primeiros 4 a 6 meses da infância a fim de reduzir a exposição à radiação ionizante.

MEDICINA NUCLEAR

A cintilografia óssea da medicina nuclear fornece os **primeiros indícios** de certos processos patológicos ósseos, como fraturas ocultas, infecções ósseas, carcinoma metastático ou outras malignidades metastáticas ou primárias. A medicina nuclear é mais sensível, e em geral fornece as evidências antes de outras modalidades, uma vez que avalia aspectos fisiológicos em vez de aspectos anatômicos dessas condições.

Indicações clínicas

As indicações clínicas que envolvem a pelve e os quadris com as quais os técnicos devem estar familiarizados incluem as seguintes (não é necessariamente uma lista inclusiva):

Carcinoma metastático: a malignidade dissemina-se para o osso pelo sistema circulatório ou sistema linfático, ou por invasão direta. Tumores metastáticos do osso são muito mais comuns do que as malignidades primárias. Ossos que contêm medula óssea vermelha são os locais mais comuns de metástase (coluna, crânio, costelas, pelve e fêmures).

Condrossarcoma: tumor maligno da cartilagem que ocorre, em geral, na pelve e nos ossos longos de homens com mais de 45 anos. Pode ser completamente removido por cirurgia se não responder à radiação e à quimioterapia.

Displasia do desenvolvimento do quadril (DDQ) (a denominação antiga é *luxação congênita do quadril* – LCQ): luxações do quadril causadas pelas condições presentes no nascimento, podendo requerer frequentes radiografias do local (ver Capítulo 16).

Doença de Legg-Calvé-Perthes: tipo mais comum de necrose asséptica ou isquêmica. Com frequência, as lesões envolvem apenas um quadril (cabeça e colo do fêmur). A doença ocorre predominantemente em meninos de 5 a 10 anos, e em geral a claudicação é o primeiro sinal clínico. Radiografias demonstram uma cabeça femoral achatada, que posteriormente pode aparecer fragmentada.

Epifisiólise femoral (EF): normalmente ocorre em pessoas de 10 a 16 anos durante o rápido crescimento, quando até o menor traumatismo pode precipitar seu desenvolvimento. A epífise aparece menor e a placa epifisária mais ampla, com margens menores.

Espondilite anquilosante: o primeiro efeito demonstrado é a fusão das articulações sacroilíacas. A doença causa calcificação extensa dos ligamentos longitudinais da coluna vertebral. É progressiva, atingindo a coluna vertebral e criando uma característica radiográfica conhecida como coluna em bambu. Os homens são afetados com mais frequência.

Fratura do fêmur proximal (quadril): muito comum em adultos mais velhos ou pacientes geriátricos com osteoporose ou necrose avascular. Tanto a osteoporose (perda de massa óssea ou por outros fatores) quanto a necrose (morte celular) avascular (perda de circulação sanguínea) normalmente levam ao enfraquecimento ou colapso das articulações de suporte de carga, como a articulação do quadril; as fraturas ocorrem até mesmo com um traumatismo mínimo.

Fratura por avulsão da pelve: causa extrema dor e tem difícil diagnóstico se não for radiografada de maneira adequada. As fraturas ocorrem em atletas adolescentes que experimentam, repentinamente, contração forte ou desequilibrada das inserções tendíneas e musculares, como pode ocorrer em corrida com obstáculos. A força dos tendões e dos músculos deslizando sobre tuberosidades, EIAS, EIAI, canto superior da sínfise púbica e crista ilíaca pode causar fraturas por avulsão.[4]

Fraturas do anel pélvico: como a estrutura do anel pélvico é fechada, um forte golpe ou traumatismo em um lado da pelve pode resultar em um local de fratura distante do local do traumatismo primário, o que requer uma visualização radiográfica clara de toda a pelve. Esse tipo de traumatismo é referido como **lesão de contragolpe**.

Osteoartrite: condição conhecida como uma *doença articular degenerativa* (*DAD*), com degeneração da cartilagem da articulação e do osso adjacente, causando dor e rigidez. Esse é o tipo mais comum de artrite e pode ser considerado uma parte normal do processo de envelhecimento. É comum em articulações de suporte de carga (quadris), e a primeira evidência é vista em imagens radiográficas de articulações como o quadril, antes do desenvolvimento dos sintomas em muitas pessoas de 40 anos. Com a piora das condições, as articulações se tornam menos móveis e novos crescimentos de cartilagem e osso são vistos como osteófitos (protuberâncias ósseas).

Incidências de rotina e especiais

Certas incidências especiais e de rotina ou posições para os fêmures proximais e a pelve são demonstradas e descritas nas páginas subsequentes como padrão sugerido e procedimento especial dos serviços de radiologia.

FÊMUR MÉDIO E DISTAL: INCIDÊNCIA AP

NOTA: Se a região de interesse se localizar na área do fêmur proximal, é recomendada uma incidência de quadril unilateral de rotina ou pelve, como descrito neste capítulo.

Fêmur – médio e distal
ROTINA
- AP
- Perfil

Indicações clínicas
- Fêmur médio e distal, incluindo a articulação do joelho para detecção e avaliação de fraturas e/ou lesões ósseas.

Fatores técnicos
- DRF mínima – 100 cm
- Tamanho do RI – 35 × 43 cm, longitudinal (retrato)
- Grade
- Faixa de 75 a 85 kVp.

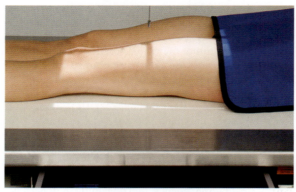

Figura 7.36 AP – fêmur médio e distal (cabeça na direção do catodo).

Proteção. Proteger tecidos radiossensíveis fora da região de interesse. Assegurar que a proteção não obscureça nenhuma parte do fêmur.

Posicionamento do paciente. Em decúbito dorsal (posição supina), com o fêmur centralizado na linha média da mesa; fornecer travesseiro para a cabeça. (Essa incidência também pode ser realizada na maca, com uma grade móvel colocada sob o fêmur.)

Posicionamento da parte
- Alinhar o fêmur com o RC e com a linha média da mesa ou do RI
- Rodar a perna internamente a cerca de 5° tanto para uma AP verdadeira, como para uma AP de joelho (para o fêmur proximal, são necessários 15 a 20° de rotação interna da perna, assim como para a AP de quadril)
- Assegurar que a articulação do joelho esteja incluída no RI, considerando a divergência do feixe de raios X (Figura 7.36). (A margem inferior do RI deve estar cerca de 5 cm abaixo da articulação do joelho.)

RC
- RC **perpendicular** ao fêmur e ao RI
- Direcionar o RC para **ponto médio do RI**.

Colimação recomendada. Colimação fechada nos dois lados do fêmur com o limite da colimação nas bordas do filme.

Inclusão de ambas as articulações. A rotina comum dos serviços de radiologia inclui ambas as articulações em todos os exames iniciais do fêmur. Para um adulto de grande porte, deve então ser usado um segundo RI menor para a AP de joelho ou de quadril, assegurando que ambas as articulações, do quadril e do joelho, estejam incluídas. Se o quadril for incluído, a perna deverá ser rodada a cerca de 15 a 20° internamente para colocar o colo femoral em perfil.

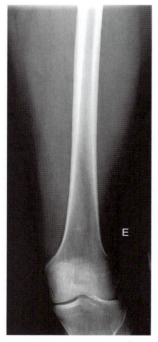

Figura 7.37 AP – Fêmur médio e distal.

Critérios de avaliação
Anatomia demonstrada: • Os dois terços distais do fêmur distal, incluindo a articulação do joelho, são mostrados • O espaço da articulação do joelho não aparecerá totalmente aberto em razão do feixe de raios X divergente (Figura 7.37).
Posicionamento: • A ausência de rotação é evidenciada; os côndilos femoral e tibial devem aparecer simétricos em tamanho e formato, com o contorno da patela levemente medial ao lado do fêmur • A metade medial aproximada da cabeça fibular deve ser sobreposta pela tíbia. O fêmur deve estar centralizado no campo de colimação e alinhado com o eixo longo do RI, estando o espaço da articulação do joelho a pelo menos 2,5 cm da margem distal do RI • Colimação da **área de interesse**.
Exposição: • A exposição ideal com o uso correto do efeito anódico ou do filtro de compensação resultará em densidade quase uniforme (brilho) de todo o fêmur • **Ausência de movimento**; as trabéculas ósseas finas devem ser nítidas e bem definidas em todo o comprimento do fêmur.

FÊMUR MÉDIO E DISTAL: INCIDÊNCIAS EM PERFIL – MEDIOLATERAL OU LATEROMEDIAL

NOTA: Para um possível traumatismo, se o lado de interesse estiver na área do fêmur proximal, é recomendada uma rotina unilateral de traumatismo do quadril. Se não houver traumatismo, incidência em perfil do fêmur proximal (ver p. 290).

Fêmur – médio e distal
ROTINA
- AP
- Perfil

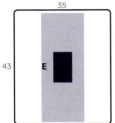

Indicações clínicas
- Fêmur médio e distal, incluindo a articulação do joelho para detecção e avaliação de fraturas e/ou lesões ósseas.

Fatores técnicos
- DRF mínima – 100 cm
- Tamanho do RI – 35 × 43 cm, longitudinal
- Grade
- Faixa de 75 a 85 kVp.

Proteção. Proteger tecidos radiossensíveis fora da região de interesse. Assegurar que a proteção não obscureça nenhum aspecto do fêmur.

Posicionamento do paciente. Em decúbito lateral ou decúbito dorsal para pacientes com traumatismo.

Posicionamento da parte
Perfil em decúbito lateral (Figura 7.38)

ADVERTÊNCIA: Não tentar essa posição se o paciente apresentar traumatismo grave.

- Flexionar o joelho cerca de 45°, com o paciente deitado de lado, sobre o lado afetado, e alinhar o fêmur com a linha média da mesa ou com o RI
- Colocar a perna não afetada atrás da perna afetada para evitar rotação excessiva
- Ajustar o RI para incluir a articulação do joelho (a margem inferior do RI deve estar a aproximadamente 5 cm abaixo da articulação do joelho). Um segundo RI será necessário no adulto para incluir o fêmur proximal e geralmente o quadril (ver p. 290).

Incidência de traumatismo lateromedial (Figura 7.39)
- Colocar um apoio sob a perna afetada e sob o joelho, bem como um suporte no pé e no tornozelo, na posição AP verdadeira
- Colocar o RI na borda contra a face medial da coxa para incluir o joelho, com o feixe de raios X horizontal, direcionado lateralmente.

RC
- **RC perpendicular** ao fêmur e direcionado para o **ponto médio do RI**.

Colimação recomendada. Colimação fechada nos dois lados do fêmur com o limite da colimação até as bordas do RI.

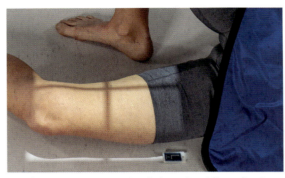

Figura 7.38 Fêmur mediolateral médio e distal.

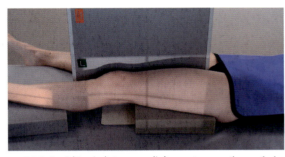

Figura 7.39 Incidência lateromedial para traumatismo (raios horizontais). Nota: Quando um chassi (cassete) com grade é usado, deve-se ter cuidado para evitar corte na grade.

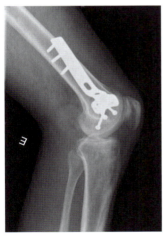

Figura 7.40 Perfil do fêmur – médio e distal. (De Fagan R, Furey AJ. Use of large osteochondral allografts in reconstruction of traumatic uncontained distal femoral defects. *Journal of Orthopaedics* 11(1):43-47, 2014.)

Critérios de avaliação
Anatomia demonstrada: • Dois terços do fêmur distal, incluindo a articulação do joelho, são mostrados • A articulação do joelho não aparecerá aberta, e as bordas distais dos côndilos femorais não serão sobrepostas, devido à divergência do feixe de raios X (Figura 7.40).
Posicionamento, perfil verdadeiro: • As bordas anterior e posterior dos côndilos femorais medial e lateral devem ser sobrepostas e alinhadas com o espaço da articulação patelofemoral aberta • O fêmur deve ser centralizado no campo de colimação, com o espaço da articulação do joelho a, no mínimo, 2,5 cm da borda distal do RI • Colimação da **área de interesse**.
Exposição: • A exposição ideal com o uso correto do efeito anódico ou do filtro de compensação resultará em densidade quase uniforme (brilho) de todo o fêmur • **Ausência de movimento**; as trabéculas ósseas finas devem ser nítidas e bem definidas em todo o comprimento do fêmur.

FÊMUR MÉDIO E PROXIMAL: INCIDÊNCIA EM PERFIL – MEDIOLATERAL

ADVERTÊNCIA: Não tentar essa incidência em pacientes com possíveis fraturas de quadril ou fêmur proximal. Consultar a rotina de perfil do quadril em traumatismo, neste capítulo.

Indicações clínicas
- Fêmur médio e proximal, incluindo quadril lateral para detectar e avaliar fraturas e lesões ósseas.

Fêmur – médio e proximal
ROTINA
- AP
- Perfil

Fatores técnicos
- DRF mínima – 100 cm
- Tamanho do RI – 35 × 43 cm, longitudinal
- Grade
- Faixa de 75 a 85 kVp.

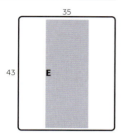

Proteção. Proteger tecidos radiossensíveis fora da região de interesse. Assegurar que a proteção não obscureça nenhum aspecto do fêmur.

Posicionamento do paciente. Em decúbito lateral, com o lado afetado para baixo; fornecer travesseiro para a cabeça.

Posicionamento da parte
- Flexionar o joelho afetado a aproximadamente 45° e alinhar o fêmur com a linha média da mesa (as porções proximal e média do fêmur são mais próximas à face anterior da coxa)
- Estender e apoiar a perna não implicada atrás do joelho afetado e recostar o paciente (posteriormente) cerca de 15° para evitar sobreposição do fêmur proximal e da articulação do quadril (Figura 7.41)
- Ajustar o RI a fim de incluir a articulação do quadril, considerando a divergência do feixe de raios X. (Palpar a EIAS e colocar a borda superior do RI no nível deste ponto de referência.)

RC
- RC **perpendicular** ao fêmur
- RC direcionado para o **ponto médio do RI**.

Colimação recomendada. Colimação fechada em ambos os lados do fêmur com colimação final até as bordas do RI.

NOTA: Rotina alternada para incluir ambas as articulações. A rotina comum dos serviços de radiologia inclui ambas as articulações em todos os exames iniciais do fêmur. Em um adulto de grande porte, requer um segundo RI menor (24 × 30 cm) da articulação do quadril ou do joelho.

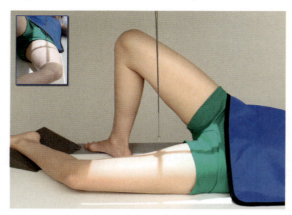

Figura 7.41 Incidência mediolateral do fêmur médio e proximal.

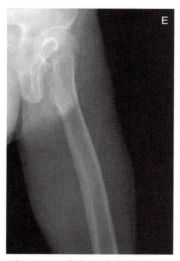

Figura 7.42 Incidência mediolateral do fêmur médio e proximal.

Critérios de avaliação
Anatomia demonstrada: • Metade a dois terços proximais do fêmur proximal, incluindo a articulação do quadril, são mostrados • O fêmur proximal e a articulação do quadril não devem ser sobrepostos pelo membro oposto (Figuras 7.42 e 7.43).
Posicionamento, perfil verdadeiro: • Há sobreposição dos trocânteres maior e menor pelo fêmur, com apenas uma pequena parte do trocânter visível no lado medial • Grande parte do trocânter maior deve ser sobreposta pelo colo do fêmur. O fêmur deve ser centralizado no campo de colimação com a articulação do quadril a pelo menos 2,5 cm da borda proximal do RI • Colimação da **área de interesse**.
Exposição: • A exposição ideal com o uso correto do efeito anódico ou uso de filtro de compensação resultará em densidade quase uniforme (brilho) de todo o fêmur • **Ausência de movimento**; as trabéculas ósseas finas devem ser nítidas e bem definidas em todo o comprimento do fêmur.

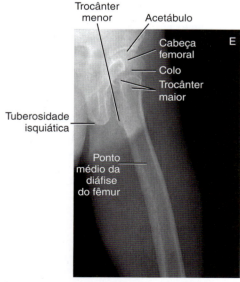

Figura 7.43 Incidência mediolateral do fêmur médio e proximal.

PELVE: INCIDÊNCIA AP DA PELVE (QUADRIL BILATERAL)

ADVERTÊNCIA: Não tentar rodar as pernas internamente se houver suspeita de fratura ou luxação do quadril. Realizar posições com o mínimo de movimento da perna afetada.

Indicações clínicas
- Fraturas, luxação de articulação, doença degenerativa e lesões ósseas.

Pelve
ROTINA
- AP

Fatores técnicos
- DRF mínima – 100 cm
- Tamanho do RI – 35 × 43 cm, transversal (paisagem)
- Grade
- Faixa de 80 a 90 kVp.

Proteção. Proteger tecidos radiossensíveis fora da região de interesse. Proteger gônadas em todos os pacientes do sexo masculino. Proteger ovários nas mulheres, mas geralmente isso não é possível sem obstruir a anatomia essencial da pelve (a não ser que a área de interesse seja apenas os quadris).

Posicionamento do paciente. Com o paciente em decúbito dorsal, colocar os braços nos lados ou transversalmente sobre a parte superior do tórax; fornecer travesseiro para a cabeça e apoio sob os joelhos; pode ser realizada em posição ortostática (ereta) com correção dos membros inferiores para rodar os fêmures proximais em posição anatômica e **sem suspeita de fratura**.

Posicionamento da parte
- Alinhar plano sagital médio do paciente com a linha central da mesa e do RC
- Assegurar que a pelve **não esteja rodada**; a distância entre o tampo da mesa e cada EIAS deve ser igual
- Separar pernas e pés, depois **rodar internamente** os eixos longos do pé e todo o membro inferior cerca de **15 a 20°** (ver Advertência anterior). Talvez seja necessário que o técnico coloque sacos de areia entre os calcanhares e fita adesiva na parte superior dos pés unidos, ou use sacos de areia adicionais contra os pés para manter essa posição (Figura 7.44, *detalhe*). Posição ortostática semelhante à versão deitada (ver Figura 7.44).

RC
- O RC é **perpendicular** ao RI, direcionado a meia distância entre o nível da EIAS e a sínfise púbica. Isso corresponde a próximo de 5 cm inferiormente ao nível da EIAS (ver Nota)
- Centralizar o RC no RI.

Colimação recomendada. Colimar os quatro lados da anatomia de interesse.

Respiração. Suspender a respiração durante a exposição.

NOTA: Se realizada como parte de uma rotina de quadril, a centralização deve ser feita cerca de 5 cm abaixo do nível das cabeças ou colos femorais médios, para incluir uma porção maior dos fêmures proximais.

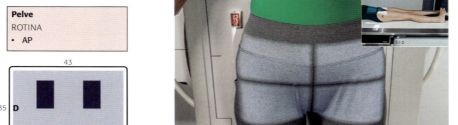
Figura 7.44 Paciente e posicionamento da parte – AP da pelve.

Figura 7.45 AP da pelve.

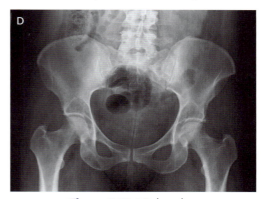
Figura 7.46 AP da pelve.

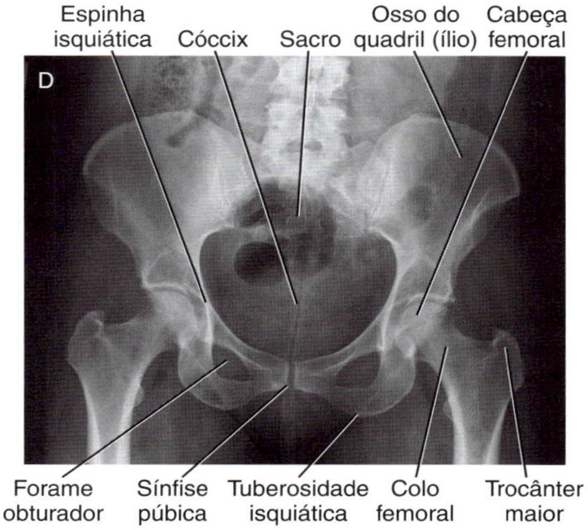

Critérios de avaliação
Anatomia demonstrada: • Cíngulo do membro inferior, vértebra L5, sacro e cóccix, cabeças e colo femorais, assim como os trocânteres maiores são visíveis (Figuras 7.45 e 7.46).
Posicionamento: • Os trocânteres menores não devem ser visíveis; em muitos pacientes, apenas as pontas são visíveis. Os trocânteres maiores devem aparecer iguais em tamanho e formato • A **ausência de rotação** é evidenciada pela aparência simétrica das asas do ílio, das espinhas isquiáticas e dos dois forames obturadores. Um forame obturador encurtado ou fechado indica rotação nessa direção. (Um forame obturador direito fechado ou estreito em comparação com o esquerdo indica rotação para a direita.)
• As espinhas isquiáticas direita e esquerda (se visíveis) devem aparecer com tamanhos iguais. A correta centralização é evidenciada pela demonstração de toda a pelve e dos fêmures superiores, sem encurtamento no campo de colimação • Colimação da **área de interesse**.
Exposição: • Com a exposição ideal são visualizadas a vértebra L5 e a área do sacro, assim como as bordas da cabeça femoral e do acetábulo, como são vistos através das estruturas pélvicas sobrejacentes, sem superexposição do ísquio e dos ossos púbicos • Trabéculas ósseas dos fêmures proximais e estruturas pélvicas aparecem nítidas, indicando **ausência de movimento**.

PELVE: INCIDÊNCIA AP BILATERAL PERNA DE RÃ
MÉTODO DE CLEAVES MODIFICADO

ADVERTÊNCIA: Não tentar essa posição em paciente com doença destrutiva do quadril, ou com fratura potencial ou luxação no quadril.

Indicações clínicas
- Demonstração de quadril sem traumatismo
- DDQ, também conhecida como luxação congênita do quadril (LCQ).

Fatores técnicos
- DFR mínima – 100 cm
- Tamanho do RI – 35 × 43 cm, transversal
- Grade
- Faixa de 80 a 90 kVp.

Proteção. Proteger tecidos radiossensíveis fora da região de interesse. Proteger gônadas em homens e mulheres sem obscurecer a anatomia essencial (ver Nota 1).

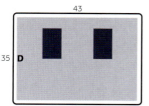

Pelve
ROTINA
- AP
- AP bilateral perna de rã (método de Cleaves modificado)

Sem centralização de célula CAE caso proteção seja empregada.

Posicionamento do paciente. Em decúbito dorsal, fornecer um travesseiro para a cabeça e colocar os braços cruzados no tórax.

Posicionamento da parte
- Alinhar o paciente na linha média da mesa e/ou do RI e com o RC
- Assegurar que a pelve **não esteja rodada** (distância igual entre a EIAS e o tampo da mesa, bilateralmente)
- Centralizar o RI com o RC no nível das cabeças femorais, com o topo do RI aproximadamente no nível da crista ilíaca
- Flexionar ambos os joelhos a aproximadamente 90°, como demonstrado
- Colocar as superfícies plantares dos pés unidas e **abduzir ambos os fêmures cerca de 40 a 45° na vertical** (ver Nota 2). Assegurar que **ambos os fêmures estejam abduzidos na mesma proporção** e que a pelve **não esteja rodada** (Figura 7.47)
- Colocar apoios sob cada perna para estabilização se necessário.

RC
- O RC é **perpendicular** ao RI, direcionado para um ponto **7,5 cm abaixo do nível da EIAS** (2,5 cm acima da sínfise do púbis).

Critérios de avaliação
Anatomia demonstrada: • Cabeças e colos femorais, acetábulos e áreas trocantéricas são visíveis em uma radiografia (Figura 7.48).
Posicionamento: • A ausência de rotação é evidenciada pela aparência simétrica dos ossos pélvicos, especialmente a asa do ílio, dois forames obturadores e espinhas isquiáticas, se visíveis • Cabeças e colos femorais, assim como trocânteres maiores e menores, devem aparecer simétricos, se ambas as coxas estiverem abduzidas igualmente • Trocânteres menores devem aparecer em tamanhos iguais, projetados além da borda menor ou medial dos fêmures • Grande parte da área do trocânter maior aparece sobreposta ao colo femoral, que se mostra encurtado (ver Nota 2). • Colimação da **área de interesse**.
Exposição: • Com a exposição ideal são visualizadas as bordas da cabeça femoral e do acetábulo através das estruturas pélvicas sobrejacentes, sem superexposição dos fêmures proximais • As trabéculas ósseas aparecem nítidas, indicando **ausência de movimento**.

Colimação recomendada. Colimar os quatro lados da anatomia de interesse.

Respiração. Suspender a respiração durante a exposição.

NOTA 1: Essa incidência é realizada geralmente para exames de acompanhamento periódicos em pacientes jovens. A localização correta da proteção gonadal é importante para homens e mulheres, assegurando que as articulações do quadril não sejam obscurecidas (Figura 7.48).

NOTA 2: Uma abdução menor dos fêmures, de apenas 20 a 30° da vertical, proporciona um mínimo encurtamento de colos e cabeças femorais, mas esse posicionamento encurta os fêmures proximais inteiros, o que pode não ser desejável.

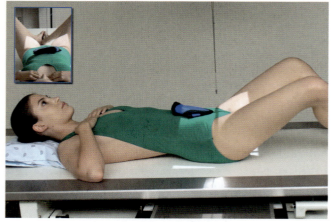

Figura 7.47 Perna de rã bilateral – abdução dos fêmures cerca de 40 a 45°.

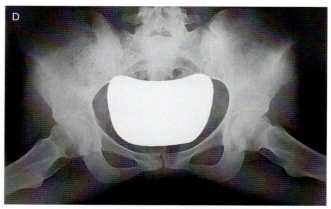

Figura 7.48 Perna de rã bilateral (proteção de ovário colocada). (Cortesia de Kathy Martensen, BS, RT[R].)

PELVE: INCIDÊNCIA AP AXIAL DE SAÍDA[5]
(PARA OSSOS PÉLVICOS ANTEROINFERIORES)
MÉTODO DE TAYLOR

Indicações clínicas
- Vista bilateral de púbis bilateral e ísquio a fim de permitir a avaliação de traumatismo pélvico para detecção de fraturas e luxações.

Pelve
ESPECIAL
- Incidência AP axial de saída

Fatores técnicos
- DFR mínima – 100 cm
- Tamanho do RI – 35 × 43 cm, transversal
- Grade
- Faixa de 80 a 90 kVp.

Proteção. Proteger tecidos radiossensíveis fora da região de interesse.

Posicionamento do paciente. Em decúbito dorsal, fornecer travesseiro para a cabeça. Com as pernas do paciente estendidas, colocar apoio sob os joelhos a fim de proporcionar conforto (Figura 7.49).

Posicionamento da parte
- Alinhar o plano sagital médio com o RC e com a linha média da mesa e/ou do RI
- Assegurar a **ausência de rotação** da pelve (distância entre a EIAS e o tampo da mesa igual nos dois lados)
- Centralizar o RI com o RC projetado.

RC
- Angulação do **RC cranialmente cerca de 20 a 35° para homens e de 30 a 45° para mulheres** (essa diferença de angulações é causada pelas diferenças nos formatos das pelves masculina e feminina. Ver seção *Diferenças entre pelve masculina e pelve feminina*, neste capítulo)
- Direcionar o RC para um ponto da linha média aproximadamente de 3 a 5 cm distais à borda superior da sínfise púbica ou dos trocânteres maiores.

Colimação recomendada. Colimar os quatro lados da anatomia de interesse.

Respiração. Suspender a respiração durante a exposição.

Critérios de avaliação

Anatomia demonstrada: • Ramos superior e inferior do púbis e corpo e ramo do ísquio são bem demonstrados, com mínimo encurtamento ou sobreposição (Figuras 7.50 e 7.51).
Posicionamento: • Ausência de rotação; forame obturador e ísquio bilateral são iguais em tamanho e formato. Ângulo do RC correto evidenciado pela demonstração dos ossos pélvicos anteriores/inferiores, com mínimo encurtamento. O ponto médio da articulação da sínfise deve estar no centro do campo de colimação • Colimação da **área de interesse**.
Exposição: • Corpo e ramo superior do púbis são bem demonstrados sem superexposição do ramo isquiático • Bordas ósseas e trabéculas dos ossos púbicos e isquiáticos aparecem nítidas, indicando **ausência de movimento**.

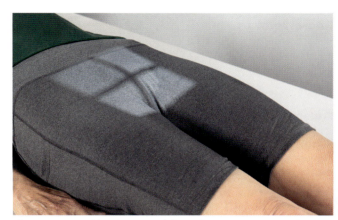

Figura 7.49 Incidência AP axial da saída – RC a 40° cranialmente.

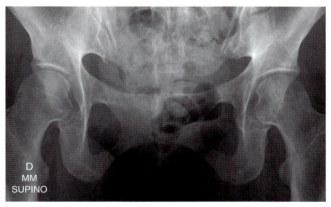

Figura 7.50 Incidência AP axial da saída. (Cortesia de Joss Wertz, DO.)

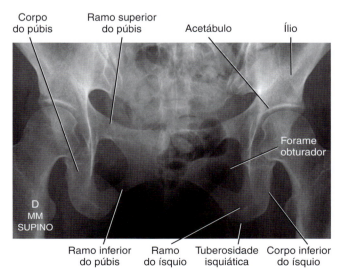

Figura 7.51 Incidência AP axial da saída. (Cortesia de Joss Wertz, DO.)

PELVE: INCIDÊNCIA AP AXIAL DA ENTRADA[5]

Indicações clínicas
- Avaliação de traumatismo pélvico para detecção de luxação posterior ou rotação interna ou externa da pelve anterior.

Pelve
ESPECIAL
- Incidência AP axial da saída
- Incidência AP axial da entrada

Fatores técnicos
- DFR mínima – 100 cm
- Tamanho do RI – 35 × 43 cm, transversal
- Grade
- Faixa de 80 a 90 kVp.

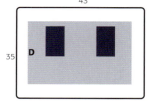

Proteção. Proteger tecidos radiossensíveis fora da região de interesse. A proteção gonadal é possível para homens se for colocada cuidadosamente para não obscurecer a anatomia pélvica essencial.

Posicionamento do paciente
Em decúbito dorsal, fornecer travesseiro para a cabeça. Com as pernas do paciente estendidas, colocar apoio sob os joelhos para proporcionar conforto (Figura 7.52).

Posicionamento da parte
- Alinhar o plano sagital médio com o RC e com a linha média da mesa e/ou do RI
- Assegurar a **ausência de rotação** da pelve (distância entre a EIAS e o tampo da mesa igual nos dois lados)
- Centralizar o RI com o RC projetado.

RC
- Angulação do RC a **40° caudalmente** (quase perpendicular ao plano da entrada)
- Direcionar o RC para um ponto na linha média no nível da EIAS.

Colimação recomendada. Colimar cuidadosamente os quatro lados da área de interesse.

Respiração. Suspender a respiração durante a exposição.

Critérios de avaliação
Anatomia demonstrada: • Trata-se de uma incidência axial que demonstra o anel pélvico ou entrada pélvica (abertura superior) em sua totalidade (Figuras 7.53 e 7.54).
Posicionamento: • **Ausência de rotação**; as espinhas isquiáticas são completamente demonstradas e iguais em tamanho e formato. Centralização e angulação adequadas são evidenciadas pela demonstração das porções anteriores e posteriores sobrepostas do anel pélvico • O centro da entrada pélvica deve estar no centro do campo de colimação • Colimação da **área de interesse**.
Exposição: • A exposição ideal demonstra as porções do anel pélvico anterior e posterior sobrepostas. As faces laterais da asa do ílio geralmente são superexpostas • Bordas ósseas e trabéculas dos ossos púbicos e isquiáticos aparecem nítidas, indicando **ausência de movimento**.

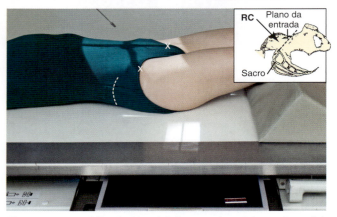

Figura 7.52 Incidência AP axial da entrada – RC a 40° caudalmente (RC perpendicular à entrada pélvica).

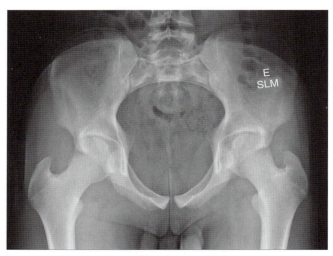

Figura 7.53 Incidência AP axial da entrada.

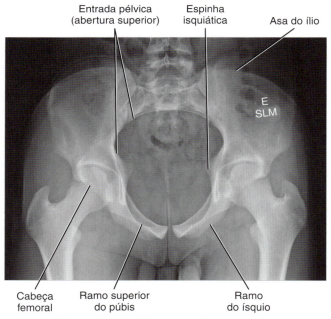

Figura 7.54 Incidência AP axial da entrada.

PELVE – ACETÁBULO: INCIDÊNCIA OBLÍQUA POSTERIOR
MÉTODO DE JUDET

Indicações clínicas
- Fratura acetabular
- Fraturas do anel pélvico.

Incidências oblíquas direita e esquerda geralmente são realizadas para comparação, com ambas centralizadas no lado superior ou inferior do acetábulo. Possíveis fraturas pélvicas decorrem de lesão de contragolpe; toda a pelve deve ser incluída. Nesse caso, a centralização deve ser ajustada para incluir ambos os quadris.

Pelve
ESPECIAL
- AP axial da saída
- AP axial da entrada
- Acetábulo posterior oblíquo (método de Judet)
- Acetábulo posterior axial oblíquo (método de Teufel)

Fatores técnicos
- DFR mínima – 100 cm
- Tamanho do RI – 24 × 30 cm, longitudinal, ou 35 × 43 cm, transversal, caso devam ser visualizados ambos os quadris em cada incidência
- Grade
- Faixa de 80 a 90 kVp.

Proteção. Proteger tecidos radiossensíveis fora da região de interesse.

Posicionamento do paciente – posições oblíquas posteriores
- Em posição semissupina, fornecer um travesseiro para a cabeça e posicionar o lado **afetado voltado para cima ou para baixo**, dependendo da anatomia a ser demonstrada.

Posicionamento da parte
- Posicionar o paciente a um ângulo de **45° oblíquo posterior**, com pelve e tórax a 45° do tampo da mesa. Apoiar com calço de esponja
- Alinhar a cabeça femoral e o acetábulo de interesse com a linha média do tampo da mesa e/ou com o RI
- Centralizar o RI longitudinalmente ao RC no nível da cabeça femoral.

RC
Acetábulo
- Lado afetado voltado **para baixo**: direcionar o RC perpendicularmente e centralizar a **5 cm distais e 5 cm mediais ao lado de baixo da EIAS** (Figura 7.55, *detalhe*)
- Lado afetado voltado **para cima**: direcionar perpendicularmente e centralizar a **5 cm diretamente distais ao lado de cima de EIAS** (Figura 7.56, *detalhe*).

Anel pélvico
- Direcionar o RC perpendicular e centralizado a 5 cm inferiormente ao nível da EIAS e a 5 cm medialmente ao lado de cima da EIAS (Figuras 7.55 e 7.56).

Colimação recomendada
- Deve ser de 24 × 30 cm ou 35 × 43 cm, dependendo do tamanho do RI selecionado e do campo de visão; ou colimar os quatro lados da anatomia de interesse.

Respiração. Suspender a respiração para a exposição.

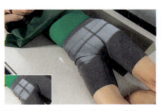 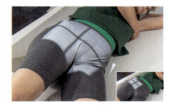

Figura 7.55 Posição oblíqua posterior direita (OPD) – centralizado para a direita (lado de baixo) do acetábulo.

Figura 7.56 Posição oblíqua posterior esquerda (OPE) – centralizado para a direita (lado de cima) do acetábulo.

Critérios de avaliação
Anatomia demonstrada:
Acetábulo: • Quando se centraliza com o **lado de baixo** do acetábulo, a **borda anterior** do acetábulo e a **coluna (ilioisquiática) posterior** são mostradas. A **asa do ílio** também é bem visualizada (Figuras 7.57 e 7.58) • Quando se centraliza com o **lado de cima** do acetábulo, a **borda posterior** do acetábulo e a **coluna (iliopúbica) anterior** são mostradas. O **forame obturador** também é visualizado (Figuras 7.59 e 7.60).
Anel pélvico: • As incidências demonstram as colunas ilioisquiáticas e iliopúbicas, junto com outro aspecto do anel pélvico (Figuras 7.61 e 7.62).
Posicionamento: • O grau apropriado de obliquidade é evidenciado por uma abertura e um espaço uniforme da articulação do quadril na borda do acetábulo e na cabeça femoral • O forame obturador precisa estar aberto, se rodado corretamente, para o lado de cima oblíquo, e deve aparecer fechado no lado de baixo oblíquo. O acetábulo (ou a pelve) deve ser centralizado com o RI e o campo de colimação • Colimação da **área de interesse**.
Exposição: • A exposição ideal demonstra claramente as bordas ósseas e as trabéculas do acetábulo, assim como as regiões da cabeça femoral, que devem aparecer nítidas, indicando **ausência de movimento**.

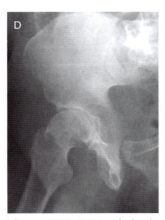 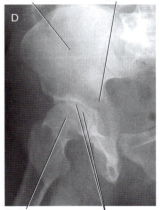

Figura 7.57 OPD – lado de baixo (borda anterior e coluna – ilioisquiática – posterior).

Figura 7.58 OPD – lado de baixo do acetábulo.

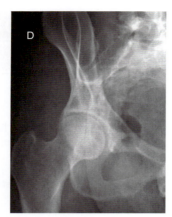

Figura 7.59 OPE – lado de cima (da borda posterior e coluna anterior – iliopúbica).

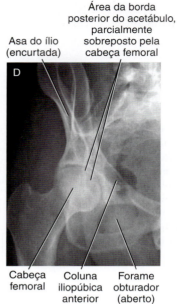

Figura 7.60 OPE – lado de cima do acetábulo.

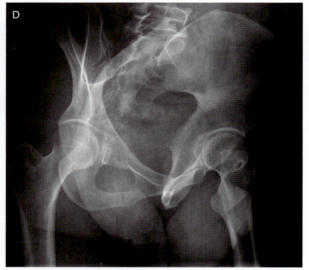

Figura 7.61 OPE – método de Judet bilateral total. (Esse caso é uma cortesia do Dr. Luke Danaher, Radiopaedia.org, rID: 39777.)

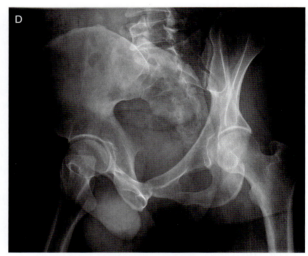

Figura 7.62 OPD – método de Judet bilateral total. (Esse caso é uma cortesia do Dr. Luke Danaher, Radiopaedia.org, rID: 39777.)

ACETÁBULO: INCIDÊNCIA PA AXIAL OBLÍQUA
MÉTODO DE TEUFEL

Indicações clínicas
- Fratura acetabular, especialmente da parede superoposterior do acetábulo.

São realizadas incidências posteriores **oblíquas** direita e esquerda para demonstrar o lado de interesse, centralizado com o lado de baixo do acetábulo, para indicar a articulação do quadril e o acetábulo no centro da imagem, com a cabeça femoral em perfil. A área côncava da fóvea da cabeça femoral deve ser mostrada, junto com a parede superoposterior do acetábulo.

Pelve
ESPECIAL
- Acetábulo e cabeça femoral, incluindo a fóvea da cabeça femoral
- Acetábulo posterior axial oblíquo (método de Teufel)

Fatores técnicos
- DFR mínima – 100 cm
- Tamanho do RI – 24 × 30 cm, longitudinal
- Grade
- Faixa de 75 a 85 kVp.

Proteção. Proteger tecidos radiossensíveis fora da área de interesse.

Posicionamento do paciente – posições oblíquas axiais
- Em semipronação, fornecer travesseiro para a cabeça e posicionar com o **lado afetado para baixo**. Pode ser realizada em posição ortostática.

Posicionamento da parte
- Colocar o paciente em posição **oblíqua anterior**, com pelve e tórax aproximadamente **35 a 40°** do tampo da mesa ou da parede do *bucky*. Apoiar com calço de esponja (Figura 7.63)
- Alinhar a cabeça femoral e o acetábulo de interesse com a linha média do tampo da mesa e/ou do RI
- Centralizar o RI longitudinalmente com o RC no nível da cabeça femoral.

RC
- Quando a anatomia de interesse estiver no **lado de baixo**, direcionar o RC perpendicularmente e centralizado a 2,5 cm **superiormente no nível do trocânter maior, cerca de 5 cm** lateralmente ao plano sagital médio
- Ângulo do RC a **12° cranialmente**.

Colimação recomendada. Colimar os quatro lados da anatomia de interesse.

Respiração. Suspender a respiração para a exposição.

Critérios de avaliação
Anatomia demonstrada: • Centralizada no **acetábulo do lado de baixo**, a **parede superoposterior** do acetábulo é demonstrada (Figuras 7.64 e 7.65).
Posicionamento: • O grau adequado de obliquidade é evidenciado pela visualização da área côncava da fóvea da cabeça femoral, com a cabeça femoral em perfil. • O forame obturador deve estar aberto, se rodado corretamente. O acetábulo deve estar centralizado com o RI e com o campo de colimação • Colimação da **área de interesse**.
Exposição: • A exposição ideal deve mostrar claramente as bordas ósseas e as trabéculas do acetábulo e as regiões da cabeça femoral que devem aparecer nítidas, indicando **ausência de movimento**.

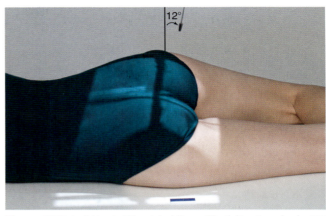

Figura 7.63 Incidência PA axial oblíqua (Teufel) – ângulo de 12° cranialmente.

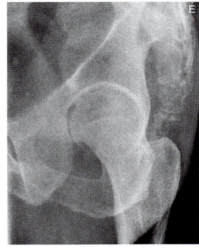

Figura 7.64 Incidência PA axial oblíqua (Teufel).

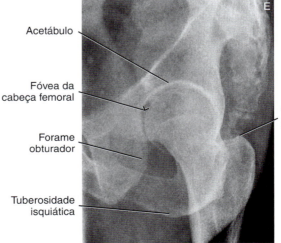

Figura 7.65 Incidência PA axial oblíqua.

QUADRIL E FÊMUR PROXIMAL: INCIDÊNCIA AP UNILATERAL DO QUADRIL

ADVERTÊNCIA: Não tentar rodar as pernas se houver suspeita de fratura. Uma incidência AP da pelve, incluindo ambos os quadris para comparação, deve ser completada antes da realização de uma incidência AP unilateral do quadril a fim de detectar possível traumatismo do quadril ou da pelve.

Indicações clínicas
- Exames **pós-operatórios** ou de **acompanhamento** para exibir acetábulo, cabeça femoral, colo e trocânter maior
- Avaliar condição e localização de qualquer aparelho ortopédico existente.

Quadril e fêmur proximal
ROTINA
- AP unilateral do quadril
- Axiolateral (traumatismo do quadril) (inferossuperior)

Fatores técnicos
- DFR mínima – 100 cm
- Tamanho do RI – 24 × 30 cm, longitudinal
- Grade
- Faixa de 80 a 85 kVp.

Proteção. Proteger tecidos radiossensíveis fora da região de interesse.

Posicionamento do paciente. Com o paciente em decúbito dorsal, colocar os braços nos lados ou cruzados na região superior do tórax.

Posicionamento da parte
- Localizar o **colo femoral** e alinhar com o RC e com a linha média da mesa e/ou do RI
- Assegurar a **não rotação** da pelve (distâncias iguais entre as EIAS e a mesa)
- Rodar a perna afetada **internamente cerca de 15 a 20°** (ver Advertência anterior).

RC
- O RC é perpendicular ao colo femoral (ver métodos de localização da cabeça e do colo do femoral na p. 273). O colo femoral pode ser localizado também cerca de 2,5 a 5 cm medialmente, e de 8 a 10 cm distalmente à EIAS (Figura 7.66).

Colimação recomendada. Colimar os quatro lados da anatomia de interesse.

Respiração. Suspender a respiração durante a exposição.

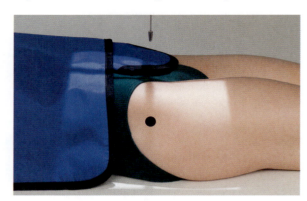

Figura 7.66 AP de quadril direito.

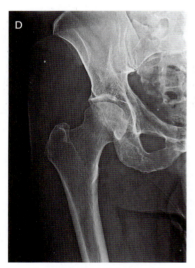

Figura 7.67 AP do quadril.

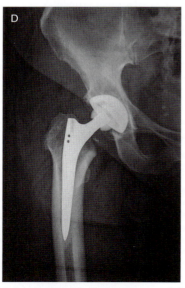

Figura 7.68 AP do quadril. (©Getty Images/DieterMeyrl.)

Critérios de avaliação
Anatomia demonstrada: • O terço proximal do fêmur deve ser visualizado com o acetábulo e as partes adjacentes do púbis, do ísquio e do ílio (Figura 7.67) • Qualquer aparelho ortopédico existente deve ser visível em sua totalidade (Figura 7.68).
Posicionamento: • O trocânter maior e a cabeça e o colo femorais devem estar em perfil, sem encurtamento • O trocânter menor não deve se projetar além da borda medial do fêmur; em alguns pacientes, apenas a borda medial é vista com uma rotação interna suficiente da perna. O campo de colimação deve mostrar toda a articulação do quadril e qualquer aparelho ortopédico em sua totalidade • Colimação da **área de interesse**.
Exposição: • Com a exposição ideal são visualizadas as margens da cabeça femoral e do acetábulo através das estruturas pélvicas sobrejacentes sem superexposição de outras partes do fêmur proximal ou estruturas pélvicas • As trabéculas do trocânter maior e a área do colo aparecem nítidas, indicando **ausência de movimento**.

CAPÍTULO 7 | FÊMUR E CÍNGULO DO MEMBRO INFERIOR   289

QUADRIL E FÊMUR PROXIMAL: INCIDÊNCIA AXIOLATERAL INFEROSSUPERIOR – TRAUMATISMO

MÉTODO DE DANELIUS-MILLER

ADVERTÊNCIA: Não tentar rodar a perna internamente no exame inicial de traumatismo.

NOTA: Essa é uma incidência comum realizada para pacientes com traumatismo, pré-cirúrgicos e pós-cirúrgicos, e também para outros pacientes que não possam mover ou rodar a perna afetada para a posição de perna de rã em perfil.

Quadril e fêmur proximal
ROTINA
- Quadril unilateral AP
- Axiolateral (traumatismo) (inferossuperior)

Indicações clínicas
- Vista lateral para avaliação de fraturas ou luxações em situações de traumatismo do quadril quando a perna afetada não puder ser movida.

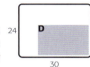

Fatores técnicos
- DFR mínima – 100 cm
- Tamanho do RI – 24 × 30 cm, transversal (**longitudinal ao eixo longo do fêmur**)
- Grade (grade perpendicular ao RC para evitar corte da grade)
- Faixa de 80 a 95 kVp.

Proteção. Proteger tecidos radiossensíveis fora da área de interesse. A proteção gonadal, se utilizada, deve ser cuidadosamente posicionada para não obscurecer qualquer parte anatômica do quadril afetado. A colimação fechada é importante para reduzir a dose de radiação para o paciente e melhorar a qualidade da imagem.

Posicionamento do paciente. Pode ser realizado na maca ou ao lado do leito, se o paciente não puder se mover (Capítulo 15). Paciente em decúbito dorsal, com travesseiro para a cabeça; elevar a pelve em 2,5 a 5 cm, se possível, colocando apoios sob a pelve (mais importante para pacientes magros e pacientes em almofada macia ou na cama).

Posicionamento da parte (Figuras 7.69 e 7.70)
- Flexionar e elevar a perna não afetada para que a coxa esteja quase em posição vertical e fora do campo de colimação. Apoiar nessa posição (**NÃO colocar** a perna no colimador ou no tubo de raios X devido ao risco de queimaduras ou choque elétrico)
- Assegurar **ausência de rotação** da pelve (distância igual entre a EIAS e a mesa)
- Utilizar o método de localização do quadril para identificar o local e o alinhamento do colo femoral
- Colocar RI na prega acima da crista ilíaca e ajustar de modo que ela esteja **paralela ao colo femoral** e **perpendicular ao RC** (ver Figura 7.18). Usar um suporte de chassi, se disponível, ou sacos de areia para manter RI/grade em posição
- Rotação interna da perna afetada de 15 a 20°, **a não ser que contraindicada** por possível fratura ou outro processo patológico (ver Advertência anterior).

RC. O RC é **perpendicular** ao colo femoral e ao RI.

Colimação recomendada. Colimar os quatro lados da anatomia de interesse.

Respiração. Suspender a respiração durante a exposição.

NOTA: Pode ser um desafio demonstrar a porção mais proximal da cabeça femoral e do acetábulo em um paciente com coxas grossas.

Critérios de avaliação
Anatomia demonstrada: • Cabeça e colo femorais inteiros, trocânter e acetábulo devem ser visualizados em sua totalidade com qualquer dispositivo de prótese ortopédica (Figura 7.71).
Posicionamento: • Apenas uma pequena parte do trocânter menor é visualizada com a inversão da perna afetada • Apenas a parte mais distal do colo femoral deve estar sobreposta pelo trocânter maior • Os tecidos moles da perna elevada não afetada não são sobrepostos ao quadril afetado, se a perna estiver elevada o suficiente e o RC estiver posicionado corretamente. Sem visualização de linhas de grade (linhas de grade indicam tubo incorreto/RI não alinhado) • Colimação da **área de interesse**.
Exposição: • Com a exposição ideal são visualizados o contorno de toda a cabeça femoral e o acetábulo sem superexposição do colo e diáfise femoral proximal.

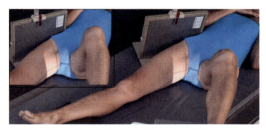

Figura 7.69 Quadril axiolateral. *Detalhe*, RC perpendicular e centralizado no colo do fêmur.

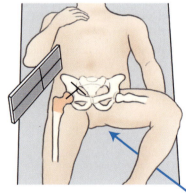

Figura 7.70 Incidência axiolateral do quadril.

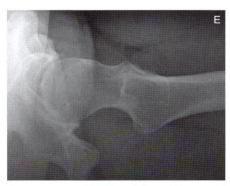

Figura 7.71 Incidência axiolateral do quadril.

QUADRIL E FÊMUR PROXIMAL: INCIDÊNCIA UNILATERAL PERNA DE RÃ – MEDIOLATERAL

MÉTODO DE CLEAVES MODIFICADO

ADVERTÊNCIA: Não tentar essa posição em pacientes com doença destrutiva do quadril ou fratura ou luxação potencial de quadril. Isso poderia resultar em significativo deslocamento de fragmentos da fratura (ver incidências em perfil de traumatismo).

Indicações clínicas
- Incidência lateral para avaliar a articulação do quadril e o fêmur proximal para situações de **quadril sem traumatismo**.

Quadril e fêmur proximal
ESPECIAL – SEM TRAUMATISMO
- Unilateral perna de rã

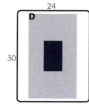

Fatores técnicos
- DRF mínima – 100 cm
- Tamanho do RI – 24 × 30 cm, longitudinal
- Grade
- Faixa de 80 a 85 kVp.

Proteção. Proteger tecidos radiossensíveis fora da região de interesse.

Posicionamento do paciente. Em decúbito dorsal, posicionar a área do quadril afetado para ser alinhado com o RC e com a linha média da mesa e/ou do RI.

Posicionamento da parte (Figura 7.72)
- Flexionar o joelho e o quadril do lado afetado, como mostrado, com a planta (sola) dos pés contra o lado interno da perna oposta, se possível perto do joelho
- Abduzir o fêmur a **45° na vertical** para a região geral do fêmur proximal (ver Nota 1)
- Centralizar o colo femoral afetado com o RC e com a linha média do RI e o tampo da mesa. Aplicar métodos de localização do quadril para determinar o local do colo femoral
- O RC é **perpendicular** ao RI (ver Nota 2), direcionado ao **colo mediofemoral** (centro do RI).

Colimação recomendada. Colimar os quatro lados da anatomia de interesse.

Respiração. Suspender a respiração durante a exposição.

NOTA 1: A abdução ideal do fêmur para demonstração do colo femoral com mínima distorção é de **20 a 30°** na vertical, na maioria dos pacientes. Isso resulta em significativo encurtamento da região do fêmur proximal, que pode ser questionável.

NOTA 2: Uma modificação dessa posição é o método de Lauenstein-Hickey, em que o paciente começa em posição similar, depois é rodado para o lado afetado até o fêmur estar em contato com o tampo da mesa e paralelo ao RI. Essa posição encurta a região do colo femoral, mas pode mostrar bem a cabeça e o acetábulo, se for possível abduzir a perna afetada suficientemente, como mostrado no *detalhe* da Figura 7.72.

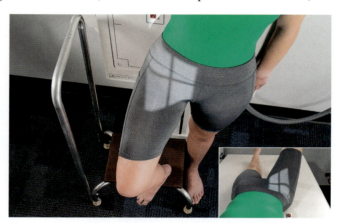

Figura 7.72 Abdução de 45°. A cabeça e o acetábulo estão bem demonstrados. *Detalhe*, 90° de abdução. Posicionamento de perna de rã unilateral (colo femoral paralelo ao RI). O colo femoral está encurtado.

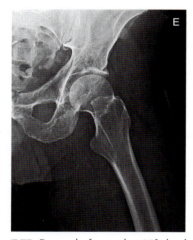

Figura 7.73 Para colo femoral – 45° de abdução.

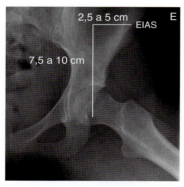

Figura 7.74 Perna de rã unilateral, abdução de 20 a 30°. (De McQuillen Martensen K: *Radiographic image analysis*, ed 4, St. Louis, 2015, Saunders Elsevier.)

Critérios de avaliação
Anatomia demonstrada: • Vistas laterais do acetábulo e da cabeça e do colo femorais, área trocantérica e terço proximal do fêmur visíveis.
Posicionamento: • A abdução apropriada (45°) do fêmur é demonstrada pelo colo femoral visto em perfil, sobreposto pelo trocânter maior (Figura 7.73). Menos abdução (20 a 30°) evitará a sobreposição do trocânter maior pelo colo femoral (Figura 7.74). A centralização apropriada é evidenciada pelo colo femoral no centro do campo de colimação • Colimação da **área de interesse**.
Exposição: • Com a exposição ideal são visualizadas as bordas da cabeça femoral e o acetábulo através das estruturas pélvicas sobrejacentes sem superexposição de outras partes do fêmur proximal • Trabéculas e bordas ósseas do fêmur proximal e da pelve devem aparecer nítidas, indicando **ausência de movimento**.

QUADRIL E FÊMUR PROXIMAL: INCIDÊNCIA AXIOLATERAL MODIFICADA – POSSÍVEL TRAUMATISMO

MÉTODO DE CLEMENTS-NAKAYAMA[6]

Indicações clínicas
- A incidência oblíqua lateral é útil para avaliação de possível **fratura do quadril** ou **artroplastia** (cirurgia para colocação de prótese no quadril), quando o paciente tem movimentação limitada em ambos os membros inferiores e a incidência inferossuperior não pode ser obtida.

Quadril e fêmur proximal
ESPECIAL – SEM TRAUMATISMO
- Perna de rã unilateral

ESPECIAL – TRAUMATISMO
- Axiolateral modificada (método de Clements-Nakayama)

Fatores técnicos
- DFR mínima – 100 cm
- Tamanho do RI – 24 × 30 cm, transversal (longitudinal ao eixo longo do fêmur)
- Grade (RI na borda com 15° de inclinação; linhas de grade paralelas ao ângulo do RC)
- Faixa de 80 a 90 kVp.

Proteção. Proteger tecidos radiossensíveis fora da região de interesse sem obscurecer a anatomia essencial.

Posicionamento do paciente. Em decúbito dorsal, posicionar o lado afetado próximo à borda da mesa com ambas as pernas totalmente estendidas. Fornecer travesseiro para a cabeça e colocar os braços cruzados na região superior do tórax.

Posicionamento da parte
- Manter a perna em posição neutra (anatômica) (ângulo do RC a 15° posteriormente compensa a rotação interna da perna)
- Assentar o RI na bandeja do *bucky* estendida, o que posiciona o fundo do RI cerca de 5 cm abaixo do nível do tampo da mesa (Figura 7.75)
- Inclinar o RI cerca de 15° na vertical e ajustar o alinhamento do RI para assegurar que a face do RI esteja **perpendicular** ao RC, a fim de evitar o corte da grade (Figura 7.75, *detalhe*)
- Centralizar a linha central do RI com o RC projetado.

RC. Angular o RC mediolateralmente, se necessário, de modo que esteja perpendicular e centralizado com o colo femoral. Ele pode ser angulado posteriormente cerca de 15 a 20° a partir da horizontal.

Colimação recomendada. Colimar os quatro lados da anatomia de interesse.

Respiração. Suspender a respiração durante a exposição.

Critérios de avaliação
Anatomia demonstrada: • Porção oblíqua lateral do acetábulo, da cabeça e do colo femorais, assim como a área trocantérica são visíveis (Figuras 7.76 e 7.77).
Posicionamento: • A cabeça e o colo femorais devem ser vistos em perfil, apenas com mínima sobreposição pelo trocânter maior • O trocânter menor é visto projetado posteriormente à diáfise femoral. (Com a perna em posição neutra ou anatômica, a proporção visualizada do trocânter menor é mínima, e com maior rotação externa da perna, essa proporção diminui.) O colo femoral e os trocânteres devem ser centralizados para a imagem • Colimação da **área de interesse**.
Exposição: • Com a exposição ideal são visualizados a cabeça e o colo femorais sem superexposição da diáfise femoral proximal • Não há linhas excessivas de grade visíveis na radiografia • Bordas e trabéculas ósseas devem ser visíveis e nítidas, indicando **ausência de movimento**.

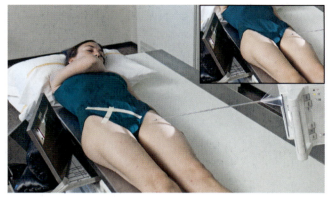

Figura 7.75 Axiolateral modificada – RC a 15° de inclinação a partir da horizontal perpendicular ao colo femoral.

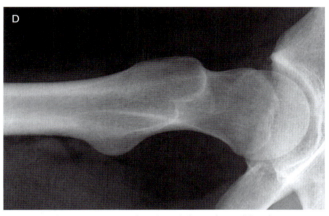

Figura 7.76 Incidência axiolateral modificada.

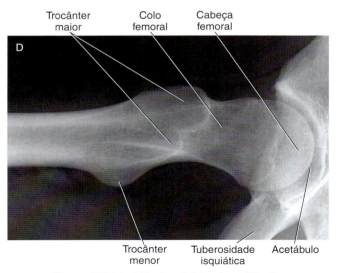

Figura 7.77 Incidência axiolateral modificada.

RADIOGRAFIAS PARA ANÁLISE

Esta seção consiste em uma incidência ideal (Imagem A) com uma ou mais incidências que podem demonstrar erros de posicionamento e/ou técnicos. Analise as Figuras 7.78 a 7.81. Compare a Imagem A às outras incidências e identifique os erros. Enquanto examina cada imagem, considere as seguintes questões:

1. Toda a anatomia essencial é demonstrada na imagem?
2. Quais erros de posicionamento presentes comprometem a qualidade da imagem?
3. Os fatores técnicos são ideais?
4. Há na imagem evidência de marcadores de colimação e do lado anatômico pré-exposição?
5. Esses erros requerem repetição da exposição?

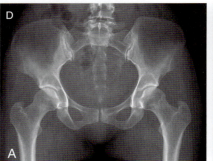
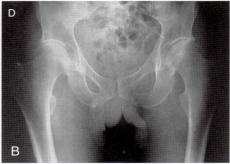
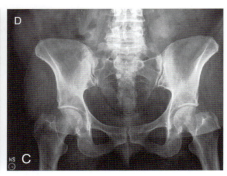

Figura 7.78 Incidência AP da pelve.

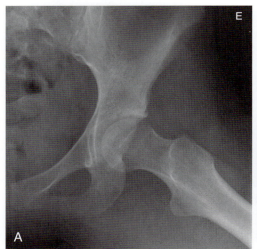
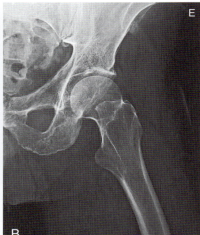
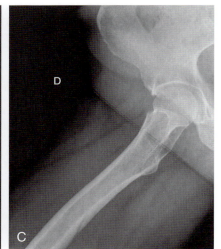

Figura 7.79 Método de Cleaves modificado unilateral. (Imagem **A** de McQuillen Martensen K. *Radiographic image analysis*, ed 4, St. Louis, 2015, Saunders Elsevier; imagem **C** de Dachs R et al. Double pathology, sarcoidosis associated with multiple myeloma: a case report. *Journal of Bone Oncology* 3(2):61-65.)

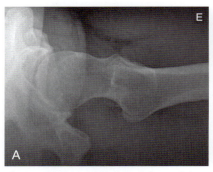
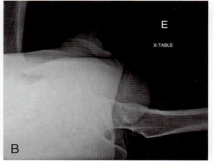
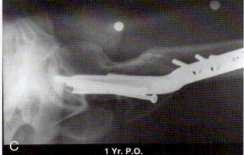

Figura 7.80 Incidência axiolateral (Danelius-Miller). (Imagem **A** de Berry DJ. *Surgery of the hip*, ed 2, Philadelphia, 2020, Elsevier; imagem **B** de Magee DJ. *Orthopedic physical assessment*, ed 6, Philadelphia, 2014, Saunders; imagem **C** de Berry DJ. *Surgery of the hip*, Philadelphia, 2013, Saunders.)

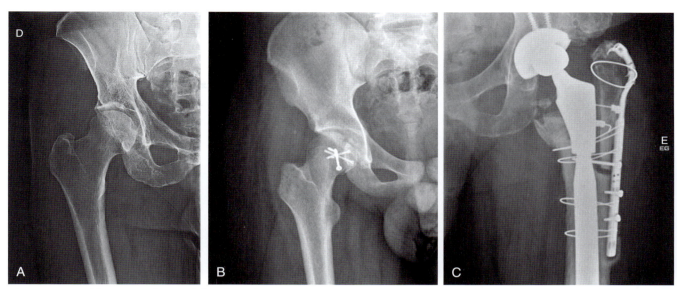

Figura 7.81 Incidência AP do quadril unilateral. (Imagem **B** de Ying LJ. A case of pathological fracture caused by vitamin D insufficiency in a young athlete and a review of the literature. *Journal of Clinical Orthopaedics and Trauma* 10(6):1111-1115; imagem **C** de Berry DJ. *Surgery of the hip*, ed 2, Philadelphia, 2020, Elsevier.)

CAPÍTULO 8

Coluna Cervical e Torácica

COLABORAÇÃO DE **Patti Ward**, PHD, RT(R)

COLABORADORES DAS EDIÇÕES ANTERIORES Alex Backus, MS, RT(R), April Apple, RT(R), Donna L. Wright, EdD, RT(R)

SUMÁRIO

Anatomia Radiográfica

Coluna vertebral, *296*
Curvaturas da coluna vertebral, *297*
Anatomia vertebral típica, *298*
Características das vértebras cervicais, *300*
Características das vértebras torácicas, *302*
Revisão anatômica com imagens radiográficas, *304*
Forames intervertebrais *versus* articulações
  zigoapofisárias, *306*

Posicionamento Radiográfico

Referências topográficas, *308*
Posicionamento e considerações técnicas, *309*
Considerações especiais sobre o paciente, *310*
Considerações sobre radiologia digital, *311*
Modalidades e procedimentos alternativos, *311*
Indicações clínicas, *311*

Incidências de Rotina e Especiais

Coluna cervical: incidência AP de boca aberta (transoral)
  (C1 e C2), *314*
Coluna cervical: incidência AP axial, *315*
Coluna cervical: posições oblíquas anterior e posterior, *316*
Coluna cervical: posição em perfil (ereto), *317*
Coluna cervical: incidência em perfil com feixe horizontal –
  traumatismo, *318*
Coluna cervical: posição em perfil cervicotorácico
  (C5-T3), *319*
Coluna cervical: posições em perfil – hiperflexão e
  hiperextensão, *320*
Coluna cervical: incidência AP ou PA para C1 e C2 (processo
  odontoide-dente), *321*
Coluna cervical: incidência AP com "mandíbula em
  mastigação ou movimento", *322*
Coluna cervical: incidência AP axial – arco vertebral
  (pilares), *323*
Coluna torácica: incidência AP, *324*
Incidência em perfil: coluna torácica, *325*
Coluna torácica: posição oblíqua – anterior ou posterior, *326*

Radiografias para Análise, *327*

ANATOMIA RADIOGRÁFICA

Coluna vertebral

A coluna vertebral, geralmente chamada de espinha ou coluna espinal, é uma sucessão complexa de muitos ossos chamados **vértebras** (Figura 8.1). Ela proporciona uma coluna de sustentação flexível para o tronco e a cabeça, além de distribuir o peso do tronco e da parte superior do corpo para os membros inferiores. Essa coluna está localizada no plano sagital médio (PSM), formando a face posterior ou dorsal do tronco ósseo do corpo. Como as vértebras adjacentes estão empilhadas verticalmente, as aberturas em cada vértebra se alinham criando um canal espinal vertical, semelhante a um tubo.

Canal espinal

O canal espinal, que segue as várias curvas da coluna vertebral, começa na base do crânio e se estende distalmente até o sacro. Esse canal contém a medula espinal e é preenchido por líquido cefalorraquidiano.

Medula espinal

A medula espinal, envolvida e protegida pelo canal espinal, tem início abaixo do **bulbo** (ou **medula oblonga**) do encéfalo, que passa pelo forame occipital do crânio. A medula espinal continua ao longo da **primeira vértebra cervical** por todo o trajeto até a **margem inferior da primeira vértebra lombar**, onde afila-se até o ponto chamado **cone medular**.

NOTA: Em algumas pessoas, o cone medular se estende inferiormente até o corpo da vértebra L2. Portanto, para evitar atingir a medula espinal, o ponto mais comum de uma punção lombar no canal vertebral é no nível das vértebras L3-L4. (Ver descrição do procedimento de mielografia em *Modalidades e procedimentos alternativos*), mais adiante.

Discos intervertebrais

Discos fibrocartilaginosos rígidos separam as vértebras adultas normais. Esses discos, semelhantes a amortecedores, estão hermeticamente vinculados às vértebras para estabilidade espinal, mas permitem a flexibilidade e o movimento da coluna vertebral.

SEÇÕES DA COLUNA VERTEBRAL

A coluna vertebral é dividida em **cinco seções**. Em cada uma delas, as vértebras apresentam características distintas.

A anatomia e o posicionamento detalhados das duas primeiras seções, ou seja, as vértebras cervicais e torácicas, são tratados neste capítulo. As três últimas seções – a coluna lombar, o sacro e o cóccix – serão abordadas no Capítulo 9.

Vértebras cervicais

As sete primeiras vértebras são conhecidas como **vértebras cervicais**. Apesar de sutis, pode-se notar variações na altura de cada vértebra entre os indivíduos, os quais têm, normalmente, **sete** vértebras cervicais.

Vértebras torácicas

As **12** vértebras subsequentes são as **vértebras torácicas**, e cada uma delas conecta-se a um par de costelas. Como todas as vértebras são posteriores ou dorsais no corpo, o termo *torácico* é mais correto para descrever essa região do que o termo mais antigo, *coluna dorsal*.

Vértebras lombares

As maiores vértebras individuais são as **cinco vértebras lombares**. Essas vértebras são as mais fortes da coluna vertebral porque a carga do peso corporal aumenta em direção à extremidade inferior da coluna. Por essa razão, os discos cartilaginosos entre as vértebras lombares são pontos comuns de lesão e patologia.

Sacro e cóccix

Sacro e **cóccix** desenvolvem-se como múltiplos ossos separados e, então, fundem-se em dois ossos distintos. Um recém-nascido tem **cinco** segmentos sacrais e de **três** a **cinco** (em média, quatro) segmentos coccígeos, enquanto uma criança pequena tem em média **33** ossos separados na coluna vertebral. Após a fusão em um só sacro e um só cóccix, a coluna vertebral adulta é constituída, em média, por **26 ossos separados**.

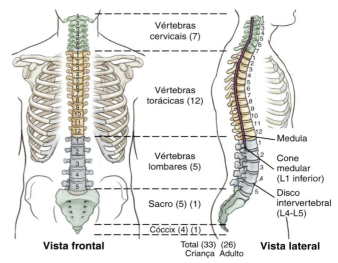

Figura 8.1 Coluna vertebral.

Curvaturas da coluna vertebral

A coluna vertebral é composta de uma série de curvas anteroposteriores (AP) (Figura 8.2). Os termos *côncavo* (uma superfície arredondada reentrante ou deprimida como uma caverna) e *convexo* (arredondado externamente ou superfície abaulada) são usados para descrever essas curvas. Entretanto, as curvas são descritas como o oposto, dependendo de serem descritas de uma perspectiva anterior ou posterior. Para os propósitos deste texto, as curvas são descritas como se o paciente fosse avaliado de uma perspectiva posterior. As regiões cervical e lombar têm curvaturas côncavas e são descritas como **lordóticas**. As regiões torácica e sacral têm curvaturas convexas e são descritas como **cifóticas**.

Logo após o nascimento, inicia-se o desenvolvimento das curvas **torácica** e **sacral** (pélvica). Essas duas curvas convexas são chamadas de **curvas primárias**. À medida que as crianças começam a levantar a cabeça e a sentar-se, a primeira **curva côncava compensatória** forma-se na região cervical. A segunda curva côncava compensatória, a curvatura lombar, desenvolve-se quando as crianças aprendem a andar. Ambas as curvas inferiores, lombar e sacral (pélvica), são normalmente mais pronunciadas em mulheres do que em homens.

Essas curvaturas primárias e compensatórias são normais e têm a importante função de aumentar a força da coluna vertebral e ajudar a manter o equilíbrio ao longo da linha central de gravidade na posição ereta.

Alguns termos, descritos a seguir, são normalmente usados para descrever essas curvaturas quando se tornam exageradas ou anormais: *lordose*, *cifose* e *escoliose*.

LORDOSE

O termo **lordose** refere-se a uma concavidade anterior anormal da coluna lombar[1] (Figura 8.3).

CIFOSE

A **cifose** é uma condição anormal caracterizada pela convexidade aumentada da curvatura da coluna torácica[1] (ver Figura 8.3).

ESCOLIOSE

Quando a coluna é visualizada de uma perspectiva anterior ou posterior (Figura 8.4), a coluna vertebral normalmente é quase reta, com uma pequena curvatura lateral. Algumas vezes, uma leve curvatura lateral ocorre na região torácica superior de um adulto saudável. Essa curvatura em geral está associada à extremidade dominante, então pode ser convexa para a direita, em um indivíduo destro, e convexa para a esquerda, em um indivíduo canhoto.

Uma **curvatura lateral exagerada** ou anormal da coluna é chamada **escoliose**.[1] A dextroescoliose é uma curvatura exagerada para a direita, enquanto a levoescoliose é uma curvatura exagerada para a esquerda. Existe também um tipo mais grave de problema, que ocorre quando há acentuada curvatura lateral em formato de "S". Isso pode causar grave deformidade em todo o tórax e/ou regiões lombares da coluna vertebral. O efeito da escoliose é mais evidente quando se dá na parte inferior da coluna vertebral, onde pode causar inclinação da pelve com consequência nos membros inferiores, produzindo um andar claudicante ou desigual. A Tabela 8.1 apresenta um resumo dos termos de curvatura vertebral.

Tabela 8.1 Resumo dos termos de curvatura da coluna vertebral.

TERMO	DESCRIÇÃO
Lordótico	Curvatura côncava compensatória normal da coluna lombar ou cervical *ou* Curvatura lombar exagerada anormal com aumento da concavidade (depressão)
Cifótico	Curvatura primária (convexa) das regiões torácica e sacral
Cifose	Curvatura torácica exagerada anormal com aumento da convexidade
Escoliose	Curvatura lateral anormal; dextroescoliose (curvatura anormal para a direita) e levoescoliose (curvatura anormal para a esquerda)

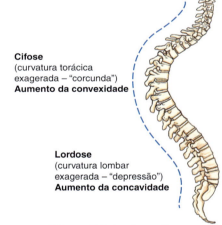

Figura 8.3 Lordose-cifose.

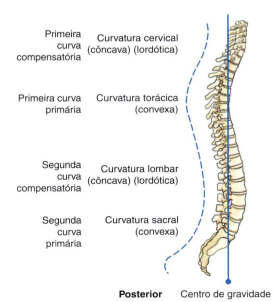

Figura 8.2 Curvatura normal de um adulto (perspectiva lateral).

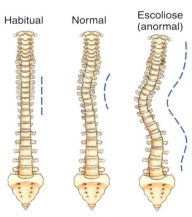

Figura 8.4 Escoliose – curvaturas laterais (perspectiva anterior).

Anatomia vertebral típica

Apesar da variação em tamanho e formato das vértebras de diferentes regiões, todas são semelhantes na estrutura básica. Uma vértebra típica consiste em duas partes principais: **corpo** e **arco vertebral**.

CORPO

O corpo é a parte espessa anterior da vértebra e que suporta o peso. Suas superfícies superior e inferior são planas e ásperas para o encaixe dos discos intervertebrais.

ARCO VERTEBRAL

A segunda parte de uma vértebra típica consiste em um anel ou arco de osso que se estende do corpo vertebral em direção posterior. As superfícies posteriores do corpo e do arco constituem uma abertura circular, o **forame vertebral**, que contém a medula espinal. Quando muitas vértebras estão empilhadas, como na coluna vertebral articulada normal, a sucessão de forames vertebrais forma uma abertura semelhante a um tubo, chamada **canal vertebral (espinal)**, que envolve e protege a medula espinal (Figura 8.5).

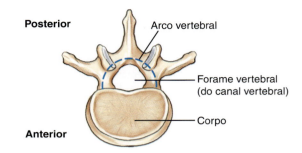

Figura 8.5 Vértebra típica (demonstra duas partes principais).

Perspectiva superior

A Figura 8.6 ilustra as várias partes do arco vertebral. Os **pedículos**, que se estendem posteriormente de ambos os lados do corpo vertebral, compõem a maior parte dos lados do arco vertebral.

A parte posterior do arco vertebral é formada por duas camadas ósseas levemente planas chamadas **lâminas**. Cada **lâmina** se estende posteriormente de cada pedículo para se unir na linha média.

Estendendo-se lateralmente próximo à junção de cada pedículo e lâmina, encontra-se a projeção denominada *processo transverso*.

Os **processos espinhosos** estendem-se em direção posterior, na junção da linha média das duas lâminas. Extensões mais posteriores das vértebras, os processos espinhosos em geral podem ser palpados junto à superfície posterior do pescoço e das costas.

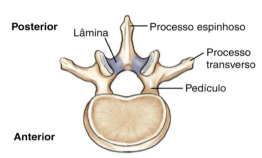

Figura 8.6 Vértebra típica – perspectiva superior.

Perspectiva lateral

A Figura 8.7 ilustra a orientação lateral de uma vértebra típica. O corpo da vértebra anterior e o processo espinhoso posterior são prontamente identificados. Estendendo-se posteriormente, a partir do corpo vertebral em cada lado, encontram-se os **pedículos**, que terminam na área do **processo transverso**. Continuando posteriormente da origem do processo transverso, em cada lado, estão as duas **lâminas**, que terminam no processo espinhoso.

Outras partes evidentes, visíveis nessa perspectiva lateral, são os **processos articulares superiores** direito e esquerdo sobrepostos, e o par inferior dos **processos articulares inferiores** direito e esquerdo. Esses processos permitem certas articulações importantes, que são únicas, e devem ser visualizadas radiograficamente em cada seção da coluna vertebral, conforme descrição a seguir.

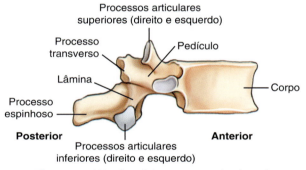

Figura 8.7 Vértebra típica – perspectiva lateral.

Resumo

A vértebra típica consiste em **dois pedículos** e **duas lâminas** que formam o arco vertebral e o forame vertebral contendo a medula espinal, **dois processos transversos** que se estendem lateralmente, **um processo espinhoso** que se estende posteriormente e o grande **corpo** anterior. Cada vértebra típica também tem **quatro processos articulares**, dois superiores e dois inferiores, que compreendem importantes articulações da coluna vertebral.

ARTICULAÇÕES NA COLUNA VERTEBRAL

Além do **corpo** e do **arco vertebral**, as **articulações** são um terceiro aspecto importante da coluna vertebral. A coluna vertebral permaneceria imóvel sem os discos intervertebrais e as articulações zigoapofisárias. A respiração não poderia ocorrer sem a coluna, que age como pivô para o movimento arqueado das costelas.

Articulações intervertebrais

As articulações intervertebrais são articulações anfiartrodiais que se encontram entre os corpos vertebrais. Os **discos intervertebrais** localizados nessas articulações estão fortemente ligados aos corpos vertebrais adjacentes para proporcionar estabilidade espinal, mas também permitir flexibilidade e movimento da coluna vertebral.

Articulações zigoapofisárias

Os **quatro processos articulares** descritos anteriormente são observados projetando-se da área de junção dos pedículos e das lâminas (Figura 8.8). O termo *faceta* algumas vezes é usado indistintamente com o termo *articulação zigoapofisária*, mas a faceta é, na verdade, apenas a superfície articular, em vez de todo o processo articular superior ou inferior. A expressão antiga referente às articulações zigoapofisárias era *articulações apofisárias*.

Articulações costais

Apesar de não estar diretamente envolvido na estabilidade da coluna espinal propriamente dita, um terceiro tipo de articulação está localizado ao longo de uma porção da coluna vertebral. Na região torácica, as 12 costelas articulam-se com os processos transversos e os corpos vertebrais. Essas articulações das costelas com as vértebras torácicas, referidas como **articulações costais**, são representadas nas últimas ilustrações das vértebras torácicas.

FORAMES INTERVERTEBRAIS

O quarto aspecto radiograficamente importante da coluna vertebral envolve os forames intervertebrais. Ao longo da superfície superior de cada pedículo, há uma área em forma de meia-lua denominada **incisura vertebral superior**, e ao longo da superfície inferior de cada pedículo há uma área em forma de meia-lua chamada **incisura vertebral inferior** (ver Figura 8.8). Quando as vértebras estão sobrepostas, as incisuras vertebrais inferior e superior se alinham. Essas duas áreas em formato de meia-lua formam uma única abertura, o **forame intervertebral** (Figura 8.9). Portanto, a cada duas vértebras há **dois** forames intervertebrais, **um em cada lado**, através dos quais passam nervos espinais e vasos sanguíneos importantes.

As articulações zigoapofisárias e o forame vertebral precisam ser demonstrados radiograficamente pela incidência apropriada para cada uma das três partes principais da coluna vertebral, conforme descrito e ilustrado nas seções subsequentes.

DISCO INTERVERTEBRAL

O quinto e último aspecto radiograficamente importante da coluna vertebral consiste nos discos intervertebrais. As vértebras adultas típicas são separadas por discos rígidos fibrocartilaginosos entre os corpos de duas vértebras, exceto entre a 1ª e a 2ª vértebra cervical. (A 1ª vértebra cervical não tem corpo.) Esses discos de fibrocartilagem proporcionam um amortecimento resiliente entre as vértebras, ajudando a absorver o choque durante o movimento da coluna.

Como identificado na Figura 8.10, cada disco consiste em uma parte externa denominada **anel fibroso** e uma parte interna mole e semigelatinosa denominada **núcleo pulposo**. Quando se protrai através da camada externa de fibra, essa parte interna mole pressiona contra a medula espinal e causa dor intensa e dormência que se irradia para os membros superiores ou inferiores. Essa condição, também conhecida como hérnia de disco, é denominada **hérnia de núcleo pulposo (HNP)** (ver *Indicações clínicas*, p. 311).

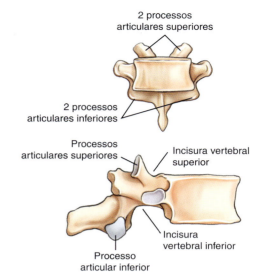

Figura 8.8 Vértebra típica – processos articulares (perspectivas anterior e lateral).

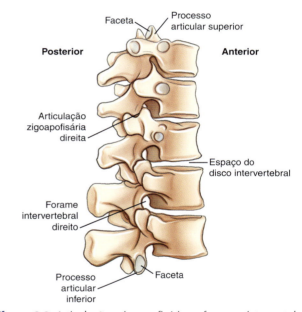

Figura 8.9 Articulações zigoapofisárias e forames intervertebrais (perspectiva oblíqua lateral).

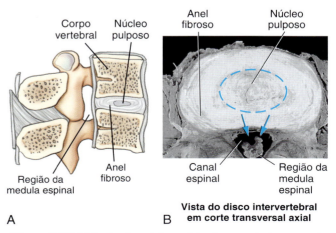

Figura 8.10 Vista do disco intervertebral em corte transversal.

Características das vértebras cervicais

As vértebras cervicais mostram pouca semelhança com as vértebras lombares ou torácicas. Embora a maioria das partes que formam uma vértebra típica esteja presente, muitas vértebras cervicais apresentam características únicas como **forames transversos**, **pontas bífidas de processos espinhosos** e **corpos vertebrais sobrepostos**. Cada vértebra cervical e corpo vertebral continuam a crescer, progredindo **para baixo** até a 7ª vértebra cervical.

C1 (atlas) e C2 (áxis) são diferentes, e serão descritas separadamente. Da 3ª até a 6ª vértebra cervical são vértebras cervicais típicas. A última, ou 7ª vértebra cervical – a **vértebra proeminente** –, tem muitas características das vértebras torácicas, incluindo um processo espinhoso extralongo e mais horizontal que pode ser palpado na base do pescoço. Esse ponto de referência óssea palpável é útil para o posicionamento radiográfico (Figura 8.11).

Perspectiva superior

A Figura 8.12 mostra uma vértebra cervical típica (C3-C6) visualizada de cima. Os processos transversos são pequenos e surgem do pedículo e do corpo, em vez da articulação pedículo-lâmina. O orifício em cada processo transverso é chamado de **forame transverso**. A artéria e as veias vertebrais, bem como alguns nervos, passam por esses forames transversos sucessivos. Portanto, uma característica única de todas as vértebras cervicais é que cada uma tem **três forames** que correm verticalmente: os forames transversos direito e esquerdo e o grande forame vertebral.

Os **processos espinhosos** de C2-C6 são razoavelmente curtos e terminam em pontas duplas, ou **pontas bífidas**, uma segunda característica típica das vértebras cervicais.

Perspectiva lateral

Quando visualizados de uma perspectiva lateral, os corpos vertebrais cervicais típicos (C3-C6) são pequenos e de formato oblongo, com a margem anterior ligeiramente mais inferior, o que causa leve sobreposição dos corpos vertebrais (Figura 8.13).

Localizados atrás do processo transverso, na junção do pedículo e da lâmina, encontram-se os processos articulares cervicais. Entre os processos articulares superior e inferior encontra-se uma coluna curta (pilar) de osso que constitui maior apoio do que a área semelhante no restante da coluna espinal. Essa coluna de osso é chamada **pilar articular**, por vezes denominado **massa lateral**, quando se refere à C1.

ARTICULAÇÕES CERVICAIS ZIGOAPOFISÁRIAS

Os processos articulares superior e inferior, localizados acima e abaixo dos pilares articulares, encontram-se diretamente laterais ao grande forame vertebral. As articulações zigoapofisárias, da 2ª à 7ª vértebra cervical, estão localizadas em **ângulos retos**, ou **90°**, em relação ao PSM, e por isso são visualizadas apenas na posição em perfil verdadeiro (Figura 8.14). Entretanto, em contraste com as outras articulações cervicais zigoapofisárias, aquelas entre C1 e C2 (articulações atlantoaxiais) são visualizadas apenas em uma **incidência AP de boca aberta** (ver Figura 8.18).

FORAMES INTERVERTEBRAIS CERVICAIS

Os forames intervertebrais cervicais podem ser identificados pelos pedículos, que formam os limites superior e inferior desses forames, como mostram as Figuras 8.12 e 8.14. Os forames intervertebrais estão situados em um **ângulo de 45°** em relação ao PSM, aberto anteriormente, como mostrado nas ilustrações. Eles também estão direcionados em um **ângulo inferior de 15 a 20°** em razão do formato e da superposição das vértebras cervicais. Portanto, para abrir e demonstrar os forames cervicais intervertebrais radiograficamente, é necessária uma posição oblíqua de 45° combinada com um ângulo cranial de 15 a 20° do feixe de raios X (ver Figuras 8.31 e 8.33).

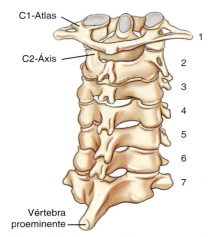

Figura 8.11 Sete vértebras cervicais – perspectiva posterior oblíqua.

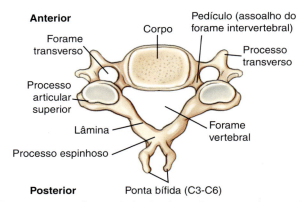

Figura 8.12 Vértebra cervical típica (C3-C6) – perspectiva superior.

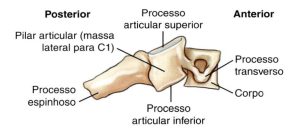

Figura 8.13 Vértebra cervical típica – perspectiva lateral.

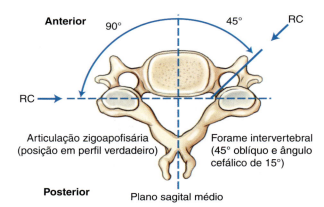

Figura 8.14 Vértebra cervical típica – vista superior: articulações zigoapofisárias, 90° (lateral verdadeira); forames intervertebrais, 45° oblíquos.

ATLAS (C1)

A 1ª vértebra cervical, o **atlas**, um nome derivado do deus grego que suporta o mundo em seus ombros, é a que menos se assemelha a uma vértebra típica. Anteriormente, não há corpo, mas apenas um arco ósseo espesso chamado **arco anterior**, que inclui um pequeno **tubérculo anterior**.

O **dente do áxis** ou **processo odontoide** é parte da 2ª vértebra cervical, mas uma perspectiva superior de C1 mostra sua localização e como é mantida em posição pelo **ligamento transverso do atlas** (Figura 8.15). A relação posicional de C1 e C2 é ilustrada na Figura 8.17 e radiograficamente mostrada na Figura 8.18.

Em vez de duas lâminas e um processo espinhoso, C1 tem um **arco posterior** que em geral suporta um pequeno **tubérculo posterior** na linha média (ver Figura 8.15).

Cada um dos **processos articulares superiores** esquerdo e direito de C1 apresenta uma grande superfície de depressão chamada **faceta superior** para articulação com os respectivos côndilos occipitais esquerdo e direito do crânio. Essas articulações entre C1 e os côndilos occipitais do crânio são chamadas **articulações atlanto-occipitais**. Os **processos transversos** de C1 são menores, mas ainda assim contêm os **forames transversos** característicos de todas as vértebras cervicais.

Os **pilares articulares**, os segmentos ósseos entre os processos articulares superior e inferior, são chamados de **massas laterais** de C1. Como as massas laterais de C1 suportam o peso da cabeça e auxiliam na sua rotação, essas porções são as partes mais volumosas e sólidas de C1.

ÁXIS (C2)

A principal característica da 2ª vértebra cervical, o **áxis**, é o **dente** ou **processo odontoide**, de importância clínica, o processo cônico que se projeta da superfície superior do **corpo**. Embriologicamente, o processo odontoide é o corpo de C1, mas ele se funde com C2 durante o desenvolvimento. Portanto, é considerado parte de C2 em esqueletos maduros.

A rotação da cabeça ocorre primariamente entre C1 e C2, em que o processo odontoide atua como um pivô. As facetas superiores dos processos articulares superiores que se articulam com o crânio também auxiliam na rotação da cabeça.

O estresse grave resultante de uma possível hiperextensão forçada, a chamada lesão em chicote, pode causar fratura no processo odontoide. Qualquer fratura na coluna vertebral nesse nível é capaz de resultar também em dano sério à medula espinal.

O **processo articular inferior** para a articulação com C3 encontra-se inferior à **lâmina** (Figura 8.16). Abaixo e lateral ao processo articular superior situa-se o processo transverso, com seus **forames transversos**. O **processo espinhoso**, com sua ponta bífida, estende-se posteriormente.

RELAÇÃO DE C1 E C2

A demonstração radiográfica da relação de C1 e C2, assim como a relação de C1 e a base do crânio, tem importância clínica porque uma lesão nessa altura do canal espinal pode resultar em paralisia grave e morte. A Figura 8.18 mostra a imagem radiográfica de uma incidência AP realizada através de uma boca aberta para demonstrar C1 e C2. O arco anterior de C1, que se encontra à frente do processo odontoide, não está claramente visível nessa imagem por ser uma porção de osso relativamente fina em comparação ao processo odontoide, que é maior e mais denso.

As articulações entre C2 e C1, as **articulações atlantoaxiais**, normalmente são **simétricas**, de modo que a **relação entre o processo odontoide e C1 também deve ser perfeitamente simétrica**. Tanto a lesão quanto o posicionamento inadequado podem tornar essas áreas assimétricas. A **rotação do crânio**, por exemplo, é capaz de alterar a simetria desses espaços e articulações, imitando assim uma lesão. A articulação atlantoaxial mediana é uma articulação pivô localizada entre o processo odontoide, o arco anterior de C1 e o ligamento transverso do atlas. Portanto, o posicionamento preciso é essencial para essa região. As estruturas identificadas na Figura 8.17 correspondem às letras indicadas na Figura 8.18 da seguinte maneira:

A. Processo odontoide (dente)
B. Processo transverso esquerdo de C1
C. Massa lateral esquerda de C1
D. Superfície articular inferior de C1
E. Articulação atlantoaxial esquerda
F. Corpo de C2
G. Superfície articular superior direita de C2.

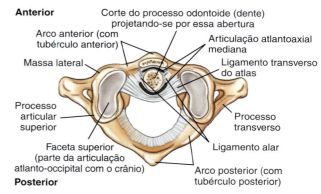

Figura 8.15 Atlas (C1) – perspectiva superior.

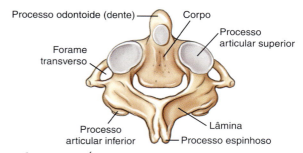

Figura 8.16 Áxis (C2) – perspectiva superoposterior.

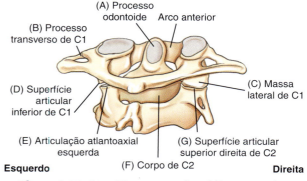

Figura 8.17 C1 e C2 – perspectiva oblíqua posterior.

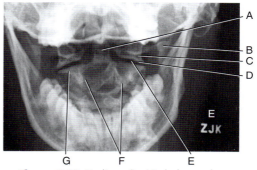

Figura 8.18 Radiografia AP de boca aberta.

Características das vértebras torácicas

Uma visão geral das 12 vértebras torácicas revela acentuadas diferenças progressivas em tamanho e aparência das vértebras superiores, em comparação com as inferiores, como demonstrado na Figura 8.19.

As vértebras T5-T8 são consideradas típicas vértebras torácicas. As quatro vértebras superiores são menores e compartilham características das vértebras cervicais. As quatro vértebras torácicas inferiores são maiores e compartilham características das vértebras lombares.

ARTICULAÇÕES DAS COSTELAS

Uma característica distinta importante das 12 vértebras torácicas são suas **facetas de articulação com as costelas**. Cada vértebra torácica está estreitamente associada a um par de costelas. A Figura 8.20 mostra que as duas vértebras lombares, L1 e L2, não apresentam facetas de articulações com as costelas.

Articulações costovertebrais

Cada vértebra torácica tem uma **faceta plena** ou **duas facetas parciais**, chamadas **hemifacetas**, em cada lado do corpo. Cada faceta ou combinação de duas hemifacetas aceita a cabeça de uma costela para formar uma articulação **costovertebral** (Figuras 8.19 a 8.21).

Vértebras com duas hemifacetas compartilham articulações com as cabeças das costelas. A cabeça da 4ª costela, por exemplo, articula-se com as hemifacetas nos corpos vertebrais de T3 e T4. A porção superior da cabeça da costela articula-se com a hemifaceta da margem inferior de T3, e a porção inferior da cabeça da costela articula-se com a hemifaceta da margem superior de T4.

A identificação de costelas e vértebras torácicas é uma habilidade radiográfica importante. T1 tem uma faceta plena e uma hemifaceta em sua margem inferior. T2-T8 têm hemifacetas em suas margens superiores e inferiores. T9 tem apenas uma hemifaceta em sua margem superior. T10-T12 têm facetas plenas. Tendo o conhecimento da organização das facetas torna-se fácil prever a distribuição das costelas. A 1ª costela articula-se com T1 apenas; a 2ª, articula-se com T1 e T2; e assim por diante. As costelas 11 e 12 articulam-se apenas com T11 e T12.

Articulações costotransversas

Além das articulações costovertebrais, todas as **10 primeiras vértebras torácicas** também têm facetas (uma em cada processo transverso) que se articulam com os tubérculos das costelas de 1 a 10. Essas articulações são denominadas **articulações costotransversas**. Observa-se nas Figuras 8.19 e 8.20 que T11 e T12 não mostram facetas no fim dos processos transversos para a articulação com as costelas. Assim, da mesma maneira que os 10 primeiros pares de arcos de costela posteriormente, a partir dos 10 corpos vertebrais superiores, o tubérculo de cada costela articula-se com um processo transverso para formar uma articulação costotransversa. **As costelas 11 e 12, entretanto, articulam-se somente nas articulações costovertebrais.**

A perspectiva em corte transversal superior das articulações típicas das costelas (ver Figura 8.21) mostra que o espaçamento das articulações é bastante fechado e elas estão encerradas em cápsulas sinoviais. Essas **articulações sinoviais** são **diartrodiais** e permitem leves **movimentos deslizantes**. Essa anatomia será demonstrada e descrita mais profundamente no Capítulo 10.

Perspectivas superior e lateral

Observe as estruturas anatômicas normais de uma vértebra típica (corpo vertebral, pedículos, forames intervertebrais, processos articulares superiores e inferiores, lâminas, processos transversos, processos espinhosos). Uma característica única da região torácica é que o longo processo espinhoso é projetado tão inferiormente, que é melhor visualizado em uma perspectiva lateral (Figura 8.22). Por exemplo, em uma incidência radiográfica AP da coluna torácica, o processo espinhoso de T4 estará sobreposto ao corpo de T5.

Perspectiva oblíqua lateral

Os **processos articulares superiores** (voltados primariamente para a direção posterior) e os **processos articulares inferiores** (voltados mais anteriormente) são mostrados conectando as sucessivas vértebras torácicas para formar as **articulações zigoapofisárias (apofisárias)**.

Em cada lado, entre quaisquer vértebras torácicas, encontram-se os **forames intervertebrais**, que são definidos nas margens superior e inferior pelos pedículos (Figura 8.23).

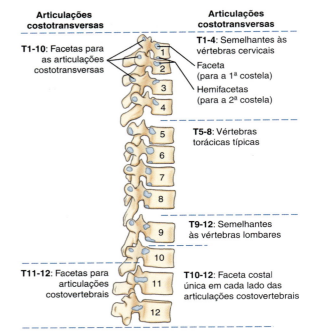

Figura 8.19 Vértebras torácicas (articulações das costelas).

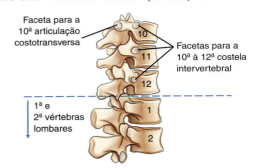

Figura 8.20 T10-L2 (articulações das costelas em T10-T12 somente).

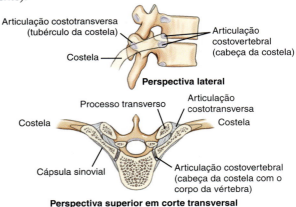

Figura 8.21 Articulações costovertebral e costotransversa – 1ª à 10ª costela.

ARTICULAÇÕES ZIGOAPOFISÁRIAS TORÁCICAS

A estrutura e os ângulos das facetas dos processos articulares inferior e superior que compõem as articulações zigoapofisárias diferem acentuadamente das vértebras cervicais e lombares. Nas vértebras torácicas, as articulações zigoapofisárias formam um ângulo de **70 a 75° do PSM**. Portanto, por exemplo, para abrir e demonstrar as articulações zigoapofisárias torácicas radiograficamente, é necessária uma **posição oblíqua de 70 a 75°** com um raio central perpendicular.

A Figura 8.35 mostra a porção torácica de um esqueleto em uma incidência oblíqua posterior esquerda (OPE). A Figura 8.37 também demonstra uma imagem radiográfica da mesma posição OPE. Em ambas, pode-se ver facilmente as articulações zigoapofisárias direitas.

FORAMES INTERVERTEBRAIS TORÁCICOS

Como demonstrado na Figura 8.24, as aberturas dos forames intervertebrais das vértebras torácicas estão localizadas em ângulos retos, ou a **90° do PSM**. Isso é melhor demonstrado novamente na Figura 8.34, uma fotografia da porção torácica de um esqueleto em posição lateral. A Figura 8.36 é uma imagem radiográfica da mesma posição lateral. Ambas as imagens mostram claramente os forames intervertebrais torácicos esquerdo e direito sobrepostos.

CLASSIFICAÇÕES ÚNICAS DAS ARTICULAÇÕES C1 E C2

A Tabela 8.2 apresenta uma lista das **três** articulações com dois diferentes tipos de movimento envolvidos entre as vértebras C1 e C2. As duas primeiras são as **articulações atlantoaxiais laterais direita e esquerda** entre a superfície articular inferior de C1 (atlas) e a superfície articular superior de C2 (áxis). Elas são classificadas como **articulações sinoviais** que podem ser **diartrodiais**, ou livremente móveis, ou com **movimentos planos** (ou **deslizantes**) (ver Figuras 8.17 e 8.18).

A terceira articulação entre C1 e C2 é a **articulação atlantoaxial mediana**. Está localizada entre o processo odontoide de C2 e o arco anterior de C1, e mantida em posição pelo ligamento transverso do atlas, permitindo um movimento de rotação em pivô entre essas duas vértebras. Por isso, essa articulação também é classificada como **sinovial** livremente móvel, ou **diartrodial**, com um tipo de movimento **trocoide** ou de **pivô** (ver as Figuras 8.15 e 8.17).

Tabela 8.2 Resumo das articulações vertebrais da coluna cervical e da torácica.

ARTICULAÇÕES	CLASSIFICAÇÃO	TIPO DE MOBILIDADE	TIPO DE MOVIMENTO
Crânio-C1			
Atlanto-occipital	Sinovial	Diartrodial	Elipsoide (condiloide)
C1-C2			
Atlantoaxiais laterais direita e esquerda (2)[a]	Sinovial	Diartrodial	Plano (deslizante)
Atlantoaxial mediana (1)[b]	Sinovial	Diartrodial	Trocoide (pivô)
C2-T12			
Intervertebral	Cartilaginosa (sínfise)	Anfiartrodial (levemente móvel)	N/A
Zigoapofisária	Sinovial	Diartrodial	Plano (deslizante)
T1-T12			
Costovertebral	Sinovial	Diartrodial	Plano (deslizante)
T1-T10			
Costotransversa	Sinovial	Diartrodial	Plano (deslizante)

[a]Articulações entre o dente de C2 e o arco anterior de C1.
[b]Articulações entre as massas laterais de C1 e as facetas superiores de C2.

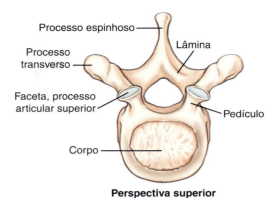

Figura 8.22 Vértebras torácicas típicas.

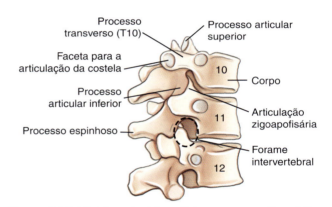

Figura 8.23 Vértebras torácicas típicas – perspectiva oblíqua lateral.

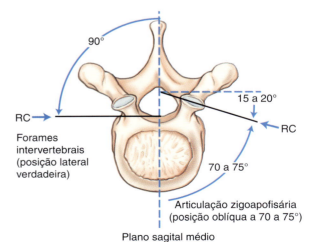

Figura 8.24 Vértebras torácicas típicas: forames intervertebrais, 90° (lateral verdadeira); articulações zigoapofisárias, 70 a 75° (posição oblíqua).

Revisão anatômica com imagens radiográficas

IMAGEM DA COLUNA CERVICAL AP

A Figura 8.25 mostra uma imagem radiográfica AP da coluna cervical. Normalmente, as primeiras duas ou três vértebras torácicas, assim como de C3 a C7, são bem visualizadas nessa incidência. A identificação de vértebras cervicais específicas é possível começando por T1, que também pode ser reconhecida pela inserção no primeiro par de costelas. Por isso, para encontrar T1, é preciso localizar as costelas mais superiores, bem como a vértebra à qual elas parecem se conectar. Depois de localizada T1, as vértebras cervicais visíveis podem ser identificadas começando em C7 e contando para cima.

Na Figura 8.25:

- **A** é a 1ª vértebra torácica (T1); ela pode ser determinada considerando-se que **B** é a 1ª costela do lado direito do paciente
- **C** é a 4ª vértebra cervical (contando para cima a partir de T1 e C7)
- **D** é o pilar articular ou a região de massa lateral de C3
- **E** é o processo espinhoso de C2 visto de frente.

NOTA: A área branca no topo da radiografia é criada pelas sombras combinadas da base do crânio e da mandíbula. Essas estruturas efetivamente obscurecem as primeiras duas vértebras cervicais nesse tipo de radiografia.

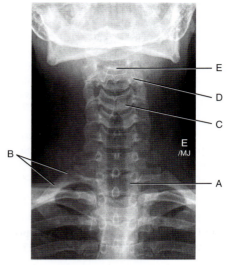

Figura 8.25 Coluna cervical AP.

IMAGEM EM PERFIL DA COLUNA CERVICAL

A radiografia clinicamente mais importante para uma série de coluna cervical é um perfil bem posicionado, como ilustrado na Figura 8.26. Todas as sete vértebras cervicais e o alinhamento com T1 devem ser demonstrados em qualquer radiografia em perfil da coluna cervical. Isso é difícil em paciente com musculatura espessa, ou ombros largos e pescoço curto. Outras incidências podem ser necessárias para suplementar a imagem em perfil de rotina. C1 e C7 apresentam estruturas posteriores características que facilitam sua identificação em imagens radiográficas. O tubérculo no arco posterior de C1 lembra um processo espinhoso e é facilmente localizado. O processo espinhoso de C7 é longo e proeminente, facilitando também seu reconhecimento.

A Figura 8.26 mostra que as margens anteroinferiores dos últimos quatro ou cinco corpos de vértebras cervicais têm uma leve aparência de lábios. Essa característica, aliada com o formato geral dos corpos das vértebras cervicais, requer que o raio central (RC) seja posicionado a um ângulo de aproximadamente **15 a 20° cranial** (em direção à cabeça) para abrir esses **espaços intervertebrais** mais baixos durante uma incidência AP da coluna cervical:

A. Processo odontoide (dente) que se estende através do arco anterior de C1
B. Arco posterior do atlas, C1
C. Corpo de C3
D. Articulação zigoapofisária entre C4 e C5 (mais bem mostrada na incidência em perfil da coluna cervical)
E. Corpo de C7
F. Processo espinhoso de C7, vértebra proeminente (um ponto de referência de posicionamento).

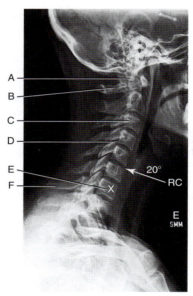

Figura 8.26 Coluna cervical em perfil.

IMAGEM OBLÍQUA (OPD) DA COLUNA CERVICAL

A Figura 8.27 ilustra que o posicionamento oblíquo demonstra muito bem os **forames intervertebrais** cervicais, os quais transmitem os nervos espinais que partem e vão em direção à medula espinal.

A. Arco posterior e tubérculo de C1
B. Forame intervertebral entre C4 e C5 (contando para baixo a partir de C1)
C. Pedículo de C6
D. Corpo de C7.

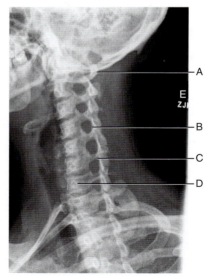

Figura 8.27 Coluna cervical oblíqua – OPD.

IMAGENS AP E EM PERFIL DA COLUNA TORÁCICA

As vértebras torácicas individuais podem ser melhor identificadas na incidência AP, por meio de pistas visuais providas pelas articulações posteriores das costelas. A 1ª costela tem uma curvatura acentuada característica e conecta-se à T1. A 12ª costela é bem curta e conecta-se à T12. Após identificar T1 ou T12, pode-se contar superior ou inferiormente para identificar as demais vértebras torácicas.

Imagem AP da coluna torácica (Figura 8.28)
A. 1ª costela posterior
B. 10ª costela posterior
C. Processo espinhoso de T11, mal visualizado através do corpo
D. Corpo de T12
E. Espaço do disco intervertebral entre T8 e T9
F. Corpo de T7 (centro da coluna torácica)
G. Corpo de T1 (lembrando que as cabeças das primeiras costelas se articulam com a porção superior de T1).

Perfil da coluna torácica (Figura 8.29)
A. Corpo de T3 (contar para cima a partir de T12, assumindo que a ponta de cima de T12 está no nível do seio costofrênico – ponta posterior – do diafragma)
B. Corpo de T7
C. Forames intervertebrais entre T11 e T12 (mais bem demonstrados na incidência em perfil da coluna torácica).

A Tabela 8.3 apresenta um resumo das características distintas da coluna cervical e torácica.

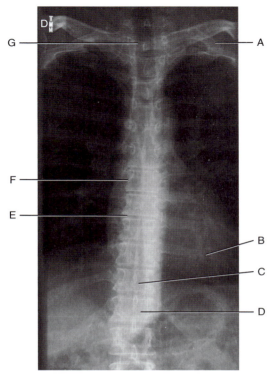

Figura 8.28 Coluna torácica AP.

Tabela 8.3 Resumo das características distintas das colunas cervical e torácica.	
VÉRTEBRA	**CARACTERÍSTICA DISTINTA**
Vértebras cervicais	
Todas as vértebras cervicais	Três forames cada uma Pilares articulares mais dominantes
C1, atlas	Nenhum corpo além dos arcos anterior e posterior
	Nenhum processo espinhoso além do tubérculo posterior com ponta bífida
	Massas laterais (pilares articulares)
	Facetas superiores para as articulações atlanto-occipitais
C2, áxis	Contém processo odontoide (dente)
C2-C6	Processo espinhoso curto com pontas bífidas
C7	Chamada vértebra proeminente em razão de seu processo espinhoso longo
Vértebras torácicas	
Todas as vértebras torácicas	Contêm facetas para articulação com as costelas (facetas ou hemifacetas)
T1-T10	Contêm facetas nos processos transversos para a articulação com as costelas
T1-T9	Contêm hemifacetas para articulação com as costelas
T10-T12	Contêm faceta única para articulação com as costelas

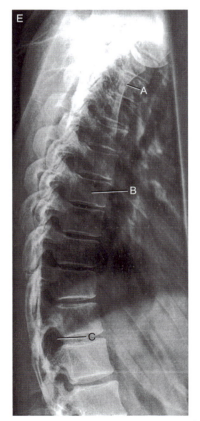

Figura 8.29 Coluna torácica em perfil.

Forames intervertebrais *versus* articulações zigoapofisárias

Duas áreas anatômicas da coluna que geralmente precisam ser demonstradas por radiografias próprias são os **forames intervertebrais** e as **articulações zigoapofisárias**. Isso é especialmente importante para a coluna cervical. O médico adquire informações importantes levando em conta a relação das vértebras consecutivas e estudando essas duas áreas na radiografia apropriada. Entretanto, em casos mais complicados, dependendo da parte da coluna a ser radiografada (cervical, torácica ou lombar), é necessária uma posição diferente do corpo para mostrar mais claramente cada área anatômica.

ESQUELETO DA COLUNA CERVICAL

Duas fotografias das vértebras cervicais (Figuras 8.30 e 8.31) são exibidas para visualização dessas áreas. A Figura 8.30 é um corte cervical da coluna vertebral em uma posição lateral esquerda e a Figura 8.31 é uma posição OPE a 45°. As **articulações zigoapofisárias** são bem visualizadas em **posição lateral** (ver *seta*).

À direita, a oblíqua posterior com uma rotação de 45° mostra que os forames intervertebrais são claramente abertos (ver *seta*). É importante saber que a posição **OPE** abre os forames do **lado direito**, e é necessário um ângulo cranial de 15 a 20°. Portanto, em uma radiografia **oblíqua posterior** da coluna cervical, o lado superior (o lado mais distante do receptor de imagem) é o lado em que os forames intervertebrais estão bem abertos. Se fosse realizada em uma posição oblíqua **anterior**, com os forames **mais próximos** do receptor de imagem (RI), o lado inferior estaria aberto e seria necessário um **ângulo caudal de 15 a 20°**.

RADIOGRAFIAS DA COLUNA CERVICAL

As duas radiografias da coluna cervical (Figuras 8.32 e 8.33) ilustram a mesma anatomia nas duas mesmas posições, como mostrado no esqueleto das figuras citadas anteriormente. A posição lateral à direita mostra mais claramente as **articulações zigoapofisárias**. A articulação em cada lado é sobreposta à articulação do lado oposto. É importante lembrar que as articulações zigoapofisárias estão localizadas entre os pilares articulares de cada vértebra.

A radiografia oblíqua da coluna cervical exibe os **forames intervertebrais** circulares abertos. Em cada radiografia oblíqua, apenas um conjunto de forames está aberto, enquanto os do lado oposto estão fechados. Por ser esta uma posição **OPE**, os **forames intervertebrais** direitos ou aqueles do **lado de cima** estão sendo mostrados.

É preciso lembrar que a posição OPE mostrará a mesma anatomia da OAD. Portanto, se o paciente foi colocado em uma posição oblíqua **anterior**, serão mostrados os forames do **lado baixo** para o RI. Assim, em ambos os casos, OAD e OPE, os forames intervertebrais direitos serão visualizados.

A Tabela 8.4 contém um resumo das articulações e dos forames da coluna cervical.

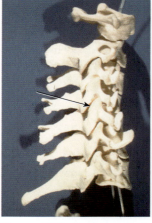

Figura 8.30 Perfil esquerdo da coluna cervical – articulações zigoapofisárias.

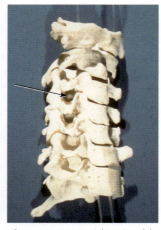

Figura 8.31 Incidência oblíqua (OPE) da coluna cervical – forames intervertebrais direitos (lado superior).

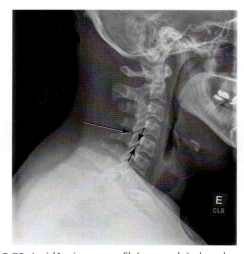

Figura 8.32 Incidência em perfil (esquerdo) da coluna cervical – articulações zigoapofisárias demonstradas.

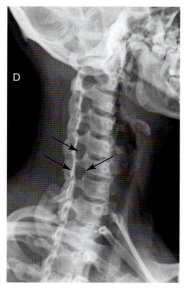

Figura 8.33 Incidência oblíqua (OPE) da coluna cervical – forames intervertebrais direitos (lado superior).

Tabela 8.4 Resumo das articulações e dos forames da coluna cervical.

ARTICULAÇÕES ZIGOAPOFISÁRIAS – PERFIL A 90°	FORAMES INTERVERTEBRAIS – OBLÍQUA A 45°
Perfil direito ou esquerdo	**RC 15 a 20° cranialmente – visualizado de cima** OPE – forames direitos OPD – forames esquerdos **RC a 15 a 20° caudais – visualizado de baixo** OAE – forames esquerdos OAD – forames direitos

ESQUELETO DA COLUNA TORÁCICA

Duas fotografias das vértebras torácicas são mostradas nas Figuras 8.34 e 8.35. As vértebras torácicas da esquerda estão em posição lateral; as da direita estão em posição oblíqua. A **posição lateral** da coluna torácica mostra melhor os **forames intervertebrais**. É necessária uma angulação **oblíqua a 70°** para visualizar as articulações zigoapofisárias na coluna torácica.

A posição oblíqua **posterior** à direita mostra a articulação zigoapofisária do **lado de cima**. Uma oblíqua **anterior** mostraria as articulações do **lado de baixo**.

RADIOGRAFIAS DA COLUNA TORÁCICA

As radiografias da coluna torácica em posição lateral e em posição oblíqua a 70° (Figuras 8.36 e 8.37) correspondem à posição do esqueleto torácico diretamente acima. Observa-se que as aberturas arredondadas dos **forames intervertebrais** sobrepostos são mais bem visualizadas na radiografia **em perfil** à esquerda (ver *seta*).

As **articulações zigoapofisárias** são visualizadas mais claramente na radiografia **oblíqua** à direita. A radiografia oblíqua está em uma posição OPE a 70°, que deve detectar melhor as articulações zigoapofisárias do **lado de cima**, ou as mais distantes do RI. A posição OPE mostra bem as articulações **zigoapofisárias direitas**.

Se a oblíqua fosse realizada como oblíqua **anterior**, o oposto seria verdadeiro e as articulações do **lado de baixo** seriam demonstradas. Uma OAE demonstraria as articulações zigoapofisárias **esquerdas**. Portanto, uma OAE mostraria as mesmas articulações zigoapofisárias de uma OPD, como se observa na Tabela 8.5.

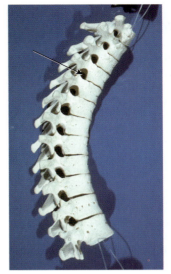

Figura 8.34 Coluna torácica: perfil esquerdo, forames intervertebrais.

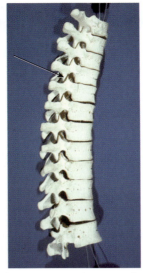

Figura 8.35 Coluna torácica: incidência oblíqua (OPE), articulações zigoapofisárias do lado de cima.

Tabela 8.5 Resumo das articulações e dos forames da coluna torácica.	
FORAMES INTERVERTEBRAIS – PERFIL A 90°	**ARTICULAÇÕES ZIGOAPOFISÁRIAS – OBLÍQUA A 70°**
Perfil direito ou esquerdo	Oblíqua posterior – lado de cima OPE – zigoapofisária direita OPD – zigoapofisária esquerda Oblíqua anterior – lado de baixo OAE – zigoapofisária esquerda OAD – zigoapofisária direita

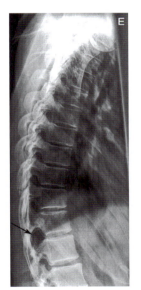

Figura 8.36 Coluna torácica: perfil esquerdo, forames intervertebrais.

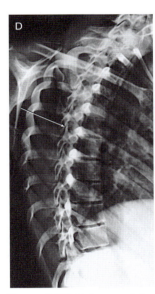

Figura 8.37 Coluna torácica: incidência oblíqua (OPE) das articulações zigoapofisárias direitas.

POSICIONAMENTO RADIOGRÁFICO

Referências topográficas

Referências topográficas são referenciais úteis e palpáveis para o posicionamento radiográfico, que podem ser importantes quando forem necessárias imagens radiográficas bem colimadas de vértebras específicas. Variações são observadas entre pacientes de diferentes tipos físicos, mas esses pontos de referência mostram as relações anatômicas de um paciente médio.

PONTOS DE REFERÊNCIA CERVICAIS

Muitos pontos anatômicos correlacionam-se com os níveis da coluna cervical, como ilustrado nas Figuras 8.38 e 8.39. O **processo mastoide (ponta)** corresponde ao nível de **C1**. Outra maneira de localizar o nível de C1 é ir cerca de 2,5 cm abaixo do nível do meato acústico externo (MAE).

Com a cabeça em uma posição neutra, o ângulo da mandíbula, ou **gônio**, está no mesmo nível da **C3**. A parte mais proeminente da **cartilagem tireóidea**, ou pomo de Adão, está no nível próximo de C5. Esse ponto de referência da cartilagem tireóidea varia entre os níveis de **C4 e C6**.

O processo espinhoso da última vértebra cervical, a **vértebra proeminente (C7)**, está quase no mesmo nível do **corpo de T1**. Ele é mais evidente com a cabeça do paciente apontada para cima e deve ser usado para localizar C7 e T1 em vez do topo dos ombros (há muita variação na posição dos ombros devido à relativa atividade física e à postura). Esse é um ponto de referência útil pela importância de incluir totalmente C7 em uma radiografia cervical em perfil.

Os ombros devem ser abaixados o máximo possível para uma radiografia em perfil da coluna cervical; entretanto, dependendo do tipo físico do paciente, algumas vezes os ombros podem sobrepor-se à última vértebra cervical. Imagens adicionais talvez sejam necessárias para demonstrar o alinhamento de C7-T1 quando os ombros são muito densos para uma penetração adequada em uma rotina em perfil. Nesse caso, a incisura jugular ou a vértebra proeminente pode ser usada como ponto de referência para a centralização.

PONTOS DE REFERÊNCIA DA COLUNA TORÁCICA E DO ESTERNO

A anatomia do esterno correlaciona-se com os níveis da coluna torácica, como ilustrado nas Figuras 8.40 e 8.41. O esterno é dividido em três seções básicas. A seção superior é o **manúbrio**. A depressão profunda em **forma** de "U", facilmente palpável na margem superior, é a **incisura jugular** (supraesternal) (A). A incisura jugular situa-se no nível de T2 e T3. A vértebra T1 está por volta de 4 cm acima do nível da incisura jugular.

A 1ª vértebra torácica pode ser palpada posteriormente na base do pescoço para localizar o processo espinhoso proeminente de C7, a **vértebra proeminente**. Nota-se que a vértebra proeminente, longa e inclinada, estende-se para baixo, com sua ponta no nível do corpo de T1.

A porção central do esterno é chamada de **corpo**. O manúbrio e o corpo conectam-se em um ângulo pequeno e facilmente localizado denominado **ângulo esternal** (B), cerca de 5 cm abaixo da incisura manubrial. Posteriormente, esse é o nível da junção de T4 e T5. Anteriormente, é o nível da articulação da 2ª costela com o esterno.

Um ponto de referência usado com frequência é o nível de T7. Anteriormente, está localizado cerca de 8 a 10 cm inferiormente à incisura jugular ou ao ponto médio da incisura jugular e o processo xifoide. Posteriormente, por volta de 18 a 20 cm abaixo da vértebra proeminente (C). Esse ponto de referência indica o centro aproximado das 12 vértebras torácicas porque as vértebras inferiores são maiores que as superiores.

A extremidade mais inferior do esterno é chamada de **processo xifoide, ponta xifoide ou processo ensiforme**. Localizar o processo xifoide em um paciente requer certa pressão (D). A ponta do xifoide está no nível de T9 e T10.

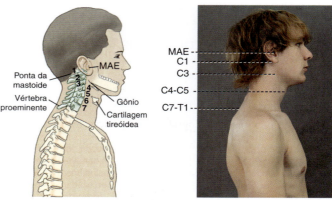

Figura 8.38 Pontos de referência da coluna cervical. *MAE*, meato acústico externo.

Figura 8.39 Pontos de referência da coluna cervical. *MAE*, meato acústico externo.

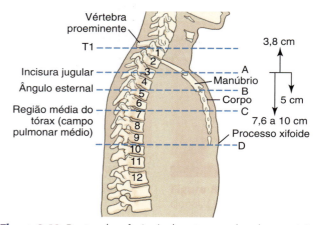

Figura 8.40 Pontos de referência do esterno e da coluna torácica.

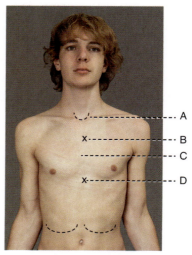

Figura 8.41 Pontos de referência do esterno e da coluna torácica.

Posicionamento e considerações técnicas

POSIÇÃO ERETA *VERSUS* DECÚBITO

Exames radiográficos da coluna cervical normalmente são realizados com o paciente em posição ortostática (ereta) para demonstrar o alinhamento e a estabilidade dos ligamentos. Essa posição também permite demonstrar a curvatura normal da coluna, os ombros, que devem ser abaixados, e uma distância fonte-receptor de imagem (DFR) de aproximadamente 180 cm que deve ser usada para incidências oblíquas e em perfil, para melhorar a qualidade da imagem e reduzir a ampliação.

O paciente pode estar sentado ou de pé em frente a um *bucky* vertical ou uma mesa radiográfica. Para algumas condições, como traumatismos, pode ser necessária uma radiografia da coluna cervical com o paciente em posição de decúbito.

A coluna torácica em geral é radiografada com o paciente em decúbito ou ereto, exceto nos exames para escoliose, em que o paciente precisa ser radiografado em posição ortostática (descrita no Capítulo 9).

PROTEÇÃO CONTRA A RADIAÇÃO PARA O PACIENTE

A exposição a tecidos radiossensíveis como tireoide, paratireoide, mamas, testículos e ovários pode ser minimizada durante a radiografia da coluna cervical e torácica por meio de **colimação fechada**, uso de **fatores de exposição apropriados** e **mínimo de repetições**. Em teoria, pode-se proteger órgãos radiossensíveis da região torácica (p. ex., mamas, tireoide) da radiação, mas, em razão dos aspectos práticos do equipamento de proteção (p. ex., posição ereta, incidências em extensão-flexão), esta não é uma prática comum, especialmente para incidências da coluna cervical. Entretanto, medidas para redução da dose de radiação secundária ou dispersa, proteção de chumbo de contato sobre as gônadas e outras partes corporais radiossensíveis são boas soluções, quando clinicamente prático. A dose para a tireoide pode ser reduzida significativamente durante a radiografia oblíqua da coluna cervical e torácica colocando-se o paciente em uma posição **oblíqua anterior em vez de oblíqua posterior** (Figuras 8.42 e 8.43).

FATORES TÉCNICOS E DE QUALIDADE DE IMAGEM

Para os propósitos desta discussão, os fatores técnicos e de qualidade de imagem incluem: (1) fatores de exposição; (2) tamanho do ponto focal; (3) estratégias de compensação; (4) DFR; (5) redução de radiação secundária ou dispersa; e (6) alinhamento do receptor de imagem.

Durante a radiografia da coluna cervical oblíqua e em perfil, a coluna está inevitavelmente situada a alguma distância do RI (maior distância objeto-receptor de imagem – DOR). A geometria da imagem, portanto, resulta em uma resolução espacial reduzida causada pela ampliação da anatomia espinal.

Fatores de exposição

A faixa de pico de quilovoltagem (kVp) para a coluna cervical é de 70 a 85 kVp e de 75 a 90 kVp para a coluna torácica, dependendo do sistema de imagem utilizado. O uso de kVp maior reduz a dose de radiação para o paciente, desde que empregados valores mais baixos de miliamperagem-segundos (mAs).

A imagem em perfil da coluna torácica é obtida normalmente usando uma técnica ortostática (durante a respiração) para desfocar estruturas que sobrepõem as vértebras torácicas. Com essa técnica de respiração o paciente realiza respirações curtas durante a exposição, e requer um mínimo entre 3 e 4 segundos de exposição, com uma baixa mA. O técnico deve ter certeza de que o tórax, em geral, não esteja fazendo mais do que um movimento de respiração suave durante a exposição.

Tamanho do ponto focal

O uso de um ponto focal pequeno é capaz de melhorar a resolução espacial. As técnicas ortostáticas requerem um longo tempo de exposição a uma baixa mA, com tamanhos menores de ponto focal.

Estratégias de compensação

A variação dos tamanhos vertebrais e os diferentes tipos de tecidos que envolvem a região torácica, em particular, representam um desafio radiográfico. Por exemplo, em uma imagem AP, os fatores de exposição podem superexpor a extremidade superior (corpos vertebrais menores envolvidos por pulmões cheios de ar) e subexpor a extremidade inferior (corpos vertebrais maiores envolvidos por tecidos abdominais densos abaixo do diafragma). Isso pode resultar em uma radiografia muito escura (superexposta) na extremidade superior e muito clara (subexposta) na extremidade inferior.

O efeito anódico é passível de ser ampliado por incidências AP da coluna torácica, posicionando-se a extremidade anódica do tubo (porção menos intensa do campo) sobre a parte anatômica mais delgada (coluna torácica superior). Entretanto, o uso de um filtro de compensação em cunha é tipicamente o método mais eficaz para igualar a densidade ao longo da coluna torácica AP. O Capítulo 1 oferece mais informações sobre os filtros de compensação.

Distância fonte-receptor de imagem

As radiografias da coluna cervical devem ser obtidas com uma distância fonte-receptor de imagem (DFR) mínima de aproximadamente 100 cm. Uma DFR maior, de 150 a 180 cm, deve ser usada para incidências em perfil, cervicotorácicas e oblíquas, a fim de compensar a maior DOR.

As imagens da coluna torácica em geral são obtidas com DFR mínima de 100 cm.

Radiação secundária

O uso de kVp mais elevado em tecidos mais espessos ou densos resulta em maior produção de radiação secundária ou dispersa, que degrada a imagem radiográfica. Os efeitos da radiação secundária podem ser minimizados de três maneiras: (1) com colimação fechada; (2) com uma barreira protetora de chumbo posicionada no tampo da mesa próximo ao paciente, durante uma radiografia em perfil (Figura 8.44); e (3) com grades. A colimação reduz a quantidade de radiação dispersa produzida,

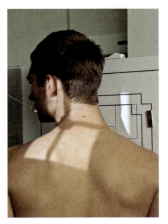

Figura 8.42 Cervical oblíqua anterior: DFR mínima de 100 cm, ponto focal pequeno e oblíqua anterior reduzem as doses para a tireoide.

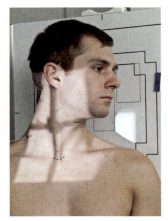

Figura 8.43 Cervical oblíqua posterior: DFR de 150 cm e pequeno ponto focal.

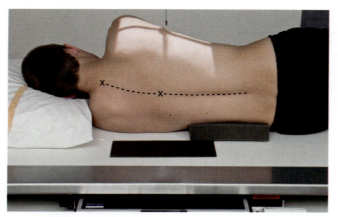

Figura 8.44 Coluna torácica em perfil: com bloqueador de chumbo atrás do paciente; coluna vertebral quase paralela ao tampo da mesa.

enquanto as barreiras protetoras de chumbo e as grades impedem que a radiação secundária chegue ao RI. Os fabricantes criaram um *software* pós-processamento para os sistemas digitais, o qual eliminará a apresentação da radiação secundária na imagem; porém, como ferramenta pós-processamento, isso não reduz ou impede a radiação dispersa que alcança a imagem tanto quanto as medidas listadas antes.

A radiografia da coluna requer uma grade, com exceção de certas situações. Quando o pescoço do paciente mede menos de 10 cm, uma grade é desnecessária. O posicionamento do RI longe da coluna durante uma radiografia cervical em perfil cria uma lacuna de ar que também reduz a quantidade de radiação dispersa que alcança o RI. Essa DOR maior, porém, contribui para a ampliação da imagem, o que justifica uma DFR maior para compensação.

Alinhamento da parte corporal-RI

O alinhamento correto da parte corporal com o RI é importante durante uma radiografia da coluna, porque o feixe de raios X deve passar por estruturas anatômicas específicas. Pode ser necessário, por exemplo, posicionar uma esponja radiolucente sob a cintura do paciente para manter a coluna paralela ao RI durante um posicionamento torácico em perfil (ver Figura 8.44).

O alinhamento ideal do objeto-RI é um desafio para a radiografia das colunas torácica e lombar em perfil, em razão da grande variação das estruturas corporais de pacientes masculinos e femininos. Isso é ilustrado nos tópicos que abordam o posicionamento para essas incidências.

Considerações especiais sobre o paciente
APLICAÇÕES PEDIÁTRICAS

Duas preocupações primárias em radiografia pediátrica são o **movimento do paciente** e a **dose de radiação para o paciente**. É necessária uma explicação clara do procedimento para obter máxima confiança e cooperação do paciente e do tutor.

A imobilização cuidadosa é importante para alcançar o posicionamento adequado e reduzir o movimento. Um **tempo curto de exposição** com mA e kVp ideais ajuda a reduzir a chance de movimento. Para diminuir a dose para o paciente pediátrico, deve-se usar o kVp ideal.

Para garantir a segurança contra quedas ou outras lesões físicas, observam-se cuidadosamente os pacientes pediátricos. O Capítulo 16 oferece estratégias de comunicação mais detalhadas, técnicas de imobilização e explicações.

APLICAÇÕES GERIÁTRICAS

Os efeitos físicos associados ao envelhecimento podem requerer assistência adicional, tempo e paciência em relação aos pacientes geriátricos, quando forem necessários posicionamentos para a radiografia da coluna. O cuidado com esses pacientes deve incluir atenção especial às áreas de **comunicação, segurança** e **manejo do paciente**. Pode ser necessário tempo extra, assim como assistência, para se alcançar a posição desejada.

Comunicação

Graus variáveis de visão e perda da audição podem reduzir a compreensão e a cooperação do paciente. Para melhorar a comunicação, observa-se o seguinte: (1) evitar ruído de fundo; (2) olhar o paciente de frente; (3) ganhar a atenção do paciente; e (4) usar instruções simples e claras. Deve-se permitir que o paciente mantenha seus óculos e aparelhos auditivos, se possível, ou esperar até o último momento se for necessária a remoção. Para o paciente com perda auditiva significativa, uma voz grave com volume mais alto melhora as chances de que ele ouça. Para verificar a compreensão do paciente, é preciso pedir para que ele repita as instruções. O paciente geriátrico deve ser tratado com dignidade e respeito.

Segurança

O processo de envelhecimento pode causar mudanças no equilíbrio e na coordenação capazes de provocar tontura, vertigem e maior incidência de quedas. Os pacientes geriátricos geralmente têm receio de cair. Para garantir a segurança do paciente, é preciso ajudá-lo sempre a: (1) subir na mesa de radiografia, (2) mudar de posição e (3) sentar-se. A tranquilidade e outros cuidados do técnico possibilitam que o paciente se sinta mais seguro e confortável.

Manuseio e conforto do paciente

O paciente geriátrico apresenta mudanças na pele e menor capacidade de regular a temperatura. À medida que a pele se altera, torna-se mais fina, rompe-se com mais facilidade e é mais propensa a sangramento e hematomas. Deve-se ter cuidado especial ao segurar ou mover um paciente. Evita-se o uso de fita adesiva, mas se for necessária, é preciso cuidado especial ao removê-la da pele. Usa-se almofada radiolucente sobre a mesa de exames para minimizar o dano à pele e proporcionar conforto e calor. Cobertores extras podem ser necessários para manter o paciente aquecido. O paciente com cifose exagerada necessita de travesseiros extras sob a cabeça ou poderá se sentir mais confortável se for colocado em posição ereta para alguns procedimentos.

Fatores técnicos

Em vista da grande incidência de osteoporose em pacientes geriátricos, talvez seja preciso reduzir os valores de kVp e/ou de mAs, se forem usados fatores de exposição manual. Pacientes idosos podem ter tremores ou dificuldade em se manter estabilizados. O uso de tempos de exposição curtos (associados ao emprego de mA alta) é recomendado para reduzir o risco de movimento.

CONSIDERAÇÕES SOBRE O PACIENTE OBESO

Pacientes obesos podem apresentar alguns desafios quanto ao posicionamento para a obtenção de imagens da coluna cervical e torácica. A densidade tecidual adicional decorrente do tecido adiposo talvez exija a elevação dos fatores técnicos. É possível que seja necessário aumentar o kVp para melhorar a penetração do tecido mais espesso. A mA e o tempo também podem ser aumentados; entretanto, o técnico deve sempre seguir as recomendações do princípio da exposição mais baixa possível (ALARA, do inglês *as low as reasonably achievable*) do paciente para evitar a exposição excessiva à radiação.

Devem ser tomadas medidas também no sentido de reduzir a exposição à radiação secundária ou dispersa que alcança o RI em razão da maior quantidade de tecido. Para eliminar a demonstração da dispersão, pode-se utilizar uma grade para estruturas anatômicas com mais de 10 cm. A colimação precisa da anatomia de interesse também ajuda a reduzir a quantidade de radiação dispersa que alcança o RI. A localização da anatomia das porções cervical e torácica da coluna vertebral será alinhada de modo semelhante na população geral de pacientes. Recomenda-se a utilização de pontos de referência externos conhecidos para auxiliar na identificação das extremidades iniciais e terminais das regiões cervical e torácica da coluna vertebral. O método do nadador para demonstrar a junção C7-T1 é necessário principalmente para a obtenção de incidências em perfil da coluna cervical e torácica.

Considerações sobre radiologia digital

As seguintes orientações são importantes para a aquisição de imagens digitais da coluna torácica e cervical:

1. **Centralização correta** para permitir o processamento exato do leitor de imagens
2. **Colimação fechada, proteção de chumbo no tampo da mesa e uso de grades** para reduzir a exposição à radiação dispersa aos RIs altamente sensíveis
3. **Seguir o princípio ALARA** ao determinar fatores de exposição, incluindo valores mais altos de kVp e mais baixos de mAs que resultem em qualidade de imagem desejável
4. **Avaliação do indicador de exposição** para ajudar a verificar a qualidade ideal de imagem, com o mínimo de radiação para o paciente.

Modalidades e procedimentos alternativos

MIELOGRAFIA

A mielografia é um procedimento radiográfico alternativo que envolve fluoroscopia e exame radiográfico do canal espinal, para avaliação de lesões no canal espinal, discos intervertebrais ou raízes nervosas. Contraste iodado hidrossolúvel é injetado no espaço subaracnóideo do canal vertebral no nível de L3-L4. Se não houver obstrução, o contraste fluirá livremente com o líquido cefalorraquidiano através do canal espinal e em volta das raízes nervosas. As lesões aparecerão como defeitos de preenchimento.

Ressonância magnética (RM) e tomografia computadorizada (TC) são outras modalidades de escolha para avaliar os sintomas relacionados ao canal espinal, mas as mielografias ainda são executadas em muitas instituições e são descritas com mais detalhes no Capítulo 19.

TOMOGRAFIA COMPUTADORIZADA

As imagens de tomografia computadorizada (TC) são úteis para avaliação de traumatismo espinal com fraturas, subluxações, discos herniados, tumores e artropatias, e artrite reumatoide e osteoartrite.

RESSONÂNCIA MAGNÉTICA

A ressonância magnética (RM) da coluna cervical e torácica é especialmente útil para demonstrar estruturas de tecidos moles (não calcificados) associados à coluna, como os discos intervertebrais e a própria medula espinal. A imagem em corte sagital médio de RM de uma coluna cervical na Figura 8.45 mostra claramente não apenas as estruturas ósseas, mas também os tecidos moles. O canal vertebral que contém a medula espinal (Figura 8.45B) é visto como uma coluna com aparência de tubo, situado diretamente posterior aos corpos vertebrais cervicais e dorsais. A medula espinal é visualizada como uma continuação do bulbo do encéfalo (Figura 8.45A). Uma hérnia de disco é demonstrada com ligeiro deslocamento posterior, que causa leve deslocamento da medula espinal.

MEDICINA NUCLEAR

Os estudos da medicina nuclear envolvem a injeção de fármacos marcados com radiotraçador para demonstrar processos fisiológicos específicos, incluindo aqueles que afetam os ossos. Por exemplo, composto de fosfato marcado com tecnécio é injetado, circula com o sangue e se concentra em áreas de atividade óssea, criando uma "área quente" (*hot spot*) na imagem de medicina nuclear. Um *hot spot* é uma região de captação assimétrica do radioisótopo. As imagens da medicina nuclear podem demonstrar diversas condições relacionadas com a coluna, como tumores ósseos, fraturas em consolidação, metástases de câncer para a coluna, osteomielite (infecções nos ossos) e doença de Paget.

Indicações clínicas

As indicações clínicas envolvendo a coluna cervical e torácica com as quais todos os técnicos devem estar familiarizados abrangem os itens relacionados a seguir (não é necessariamente uma lista inclusiva).

Cifose: essa condição é uma curvatura convexa anormal ou exagerada da coluna torácica que resulta em postura encurvada e redução da altura. A cifose pode ser causada por fraturas por compressão das bordas anteriores dos corpos vertebrais em pacientes com osteoporose, particularmente na mulher pós-menopausa. Também pode ser causada por má postura, raquitismo ou outras doenças envolvendo a coluna (ver tópico sobre doença de Scheuermann). Uma incidência em perfil da coluna demonstrará bem a extensão da cifose.

Doença de Scheuermann: doença relativamente comum, de origem desconhecida, que em geral tem início na adolescência, a doença de Scheuermann resulta em uma curvatura espinal anormal, com cifose e escoliose. É mais comum em homens do que em mulheres. A maioria dos casos é moderada e persiste por muitos anos, e depois os sintomas desaparecem, mas algumas curvaturas espinais permanecem.

Escoliose: embora a maioria dos indivíduos normalmente tenha uma leve curvatura lateral na coluna torácica, uma **curvatura lateral exagerada ou anormal é chamada de escoliose**. É mais comum em crianças entre 10 e 14 anos e apresenta maior incidência em meninas. Pode ser necessário o uso de um colete para as costas por algum tempo, até melhorar a condição de

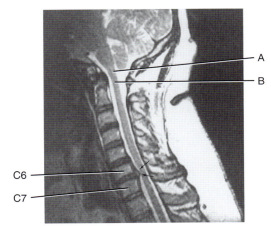

Figura 8.45 RM da coluna cervical (demonstra disco herniado entre C6 e C7).

estabilidade vertebral. Essa deformidade, se for muito grave, é capaz de complicar a função cardíaca ou respiratória. O efeito da escoliose é mais evidente quando ocorre na coluna vertebral inferior, onde pode gerar uma inclinação da pelve com efeitos nos membros inferiores, produzindo claudicação ou andar desigual. Procedimentos para diagnosticar e determinar o grau de escoliose serão descritos no Capítulo 9.

Espondilite: inflamação das vértebras.

Espondilose: a característica dessa condição é a rigidez do pescoço em decorrência da degeneração dos discos intervertebrais relacionada com o envelhecimento. A condição pode contribuir para alterações artríticas capazes de afetar as articulações zigoapofisárias e os forames intervertebrais.

Facetas – subluxação unilateral e bloqueios bilaterais: as articulações zigoapofisárias na região cervical podem ser rompidas durante traumatismo. Se as lesões do paciente envolverem flexão, distração e rotação, apenas uma articulação zigoapofisária pode estar desalinhada, com uma subluxação unilateral. Radiograficamente, o corpo vertebral aparecerá rodado em seu eixo, criando um artefato em gravata-borboleta na imagem em perfil da coluna cervical. Se a lesão envolver flexão extrema e distração, ambas as articulações zigoapofisárias direita e esquerda no mesmo nível podem se romper, criando facetas bilaterais travadas. Radiograficamente, o corpo vertebral parecerá ter saltado por cima do corpo vertebral imediatamente inferior a ele. Em qualquer caso, a coluna não está estável porque a medula espinal pode ser afetada por essa lesão. Após as incidências AP e perfil da coluna cervical, a obtenção de imagens por TC da coluna geralmente é indicada.

Fratura de Jefferson: essa fratura cominutiva (em lasca ou esmagada no local do impacto) ocorre em consequência de carga axial, como aquela produzida em uma queda brusca de cabeça ou sobre os pés. Os arcos anterior e posterior de C1 são fraturados conforme o crânio empurra o anel. A incidência AP de boca aberta e incidências em perfil da coluna cervical demonstrarão uma fratura de Jefferson.

Fratura do enforcado: essa fratura estende-se pelos pedículos de C2, com ou sem subluxação de C2 em C3. Ocorre quando o pescoço é submetido à hiperextensão extrema. O paciente não estará estável porque o processo odontoide intacto é pressionado posteriormente contra o tronco encefálico. Uma incidência em perfil da coluna cervical mostrará o deslocamento anterior de C2 característico de uma fratura do enforcado.

Fratura do escavador de argila: fratura provocada pela hiperflexão do pescoço; resulta em fraturas por avulsão nos processos espinhosos de C6 a T1. É demonstrada mais claramente em radiografia em perfil da coluna cervical.

Fratura odontoide: envolve o processo odontoide e pode estender-se às massas laterais dos arcos de C1. Uma incidência AP de boca aberta demonstrará rompimento dos arcos de C1.

Fratura por compressão: em geral associada à osteoporose, a fratura por compressão pode envolver colapso de um corpo vertebral, que decorre da flexão ou carga axial, com mais frequência nas regiões torácica ou lombar. Também é passível de resultar de cifose grave causada por outras doenças. Ocorre o colapso da borda anterior do corpo vertebral, alterando sua forma para uma cunha, em vez de um bloco. Isso induz à cifose e é capaz de comprometer a função cardíaca ou respiratória; normalmente também resulta em lesão à medula espinal. As fraturas por compressão são mais bem demonstradas em uma incidência em perfil da região afetada da coluna.

Fratura por explosão: o mecanismo de lesão é a compressão com hiperflexão da região cervical. Ocorre cominuição do corpo vertebral, com avulsão de fragmentos da borda anteroinferior e fragmentos do corpo vertebral posterior deslocados para o interior do canal espinal. É muito provável que haja dano neurológico (em geral quadriplegia). Com base na extensão da fratura, vista na radiografia em AP e perfil da coluna cervical, e possível envolvimento da medula espinal. TC normalmente é indicada.

Hérnia de núcleo pulposo (HNP): se a parte mole interior (núcleo pulposo) de um disco intervertebral protrair-se através da cartilagem fibrosa da camada externa (anel) para o canal espinal, ela poderá pressionar a medula espinal ou os nervos espinais, causando dor intensa e possível dormência que se irradiam para as extremidades. Isso é bem demonstrado pela RM da coluna cervical na Figura 8.45. Embora possa afetar as vértebras cervicais, a HNP envolve com mais frequência os níveis das vértebras L4 e L5.

Osteoartrite: esse tipo de artrite é caracterizado pela degeneração de uma ou mais articulações. Na coluna, as alterações podem incluir esclerose óssea, degeneração da cartilagem e formação de osteófitos (protuberância óssea).

Osteoporose: essa condição é caracterizada pela perda de massa óssea. A perda óssea aumenta com envelhecimento, imobilização, terapia prolongada com esteroides e menopausa. As condições predispõem os indivíduos a fraturas vertebrais e do quadril. A densitometria óssea tornou-se o exame perfeito para mensurar o grau de osteoporose, como descrito no Capítulo 20.

Vértebra de transição: uma vértebra de transição é um achado casual que ocorre quando essa vértebra adota a característica da região adjacente da coluna. É mais frequente na região lombossacra, em que os processos transversos são maiores. Outro exemplo de vértebra de transição envolve as costelas cervicais e lombares. Uma costela cervical é uma costela rudimentar que se projeta lateralmente da C7, mas não alcança o esterno. Uma costela lombar ocorre como uma protuberância óssea, estendendo-se do(s) processo(s) transverso(s) de L1.

A Tabela 8.6 mostra o resumo das indicações clínicas.

Incidências de rotina e especiais

Protocolos e rotinas de posicionamento variam entre as instituições, dependendo da estrutura administrativa, das responsabilidades e de outros fatores. Os técnicos devem estar familiarizados com padrões atuais da prática, protocolos e incidências especiais e de rotina da instituição onde trabalham.

Certas incidências especiais e de rotina para a coluna cervical e a torácica são demonstradas e descritas nas páginas subsequentes.

CAPÍTULO 8 | COLUNA CERVICAL E TORÁCICA **313**

Tabela 8.6 Resumo das indicações clínicas.

CONDIÇÃO OU DOENÇA	EXAME RADIOLÓGICO MAIS COMUM	POSSÍVEL APARÊNCIA RADIOLÓGICA	AJUSTE DO FATOR DE EXPOSIÇÃO[a]
Fraturas			
Fratura de Jefferson	AP de boca aberta de C1 e C2, TC	Compensação bilateral ou expansão das massas laterais de C1 em relação ao processo odontoide	Nenhum
Fratura do enforcado	Perfil cervical, TC	Fratura do arco anterior de C2, em geral com subluxação de C2-C3	Nenhum
Fratura do escavador de argila	AP e em perfil cervical, TC	Fratura por avulsão do processo espinhoso de C6-T1; pode causar sinais duplos de processo espinhoso na radiografia AP, por deslocamento do segmento fraturado por avulsão	Nenhum
Fratura odontoide	AP de boca aberta de C1 e C2, e feixe horizontal lateral, TC	Linha de fratura através da base do processo odontoide, possivelmente estendendo-se às massas laterais dos arcos de C1	Nenhum
Fratura por compressão	AP e em perfil da coluna afetada, TC	Corpo vertebral em formato de cunha na perspectiva lateral; espaçamento irregular na perspectiva AP	Nenhum
Fratura por explosão	Perfil cervical, TC	Fragmentos do corpo vertebral, avulsionados da margem anteroinferior, e fragmentos do corpo vertebral posterior deslocados para o interior do canal espinal	Nenhum
Outras condições			
Cifose	Perfil da coluna torácica, série de escoliose, incluindo incidência PA-AP em posição ortostática e em perfil	Curvatura torácica convexa anormal ou exagerada	Nenhum
Doença de Scheuermann	Série de escoliose	Cifose e/ou escoliose leves, envolvimento mais comum da coluna torácica	Nenhum
Escoliose	AP da coluna ereta, série de escoliose, incluindo curvatura lateral	Curvatura lateral anormal ou exagerada da coluna	Nenhum
Espondilite, espondilite anquilosante	Articulações sacroilíacas, séries espinais, cintilografia óssea	Calcificação com ossificação (formação de sindesmófitos entre as vértebras), criando rigidez e perda de mobilidade da articulação	Nenhum
Espondilose	AP, oblíqua, perfil da coluna cervical, RM	Espaço reduzido da articulação intervertebral, estenose dos forames, osteófitos	Nenhum
Facetas — subluxações unilaterais e bloqueios bilaterais	Perfil da coluna cervical	Unilateral — deformidade em gravata-borboleta, por rotação da vértebra em seu eixo; bilateral — deformidade saltada, porque a vértebra inteira localiza-se mais anteriormente do que deveria	Nenhum
Hérnia de núcleo pulposo (HNP)	AP e perfil da coluna afetada, RM e TC	Possível estreitamento do espaço do disco intervertebral e protrusão do disco no canal espinal na TC ou RM	Nenhum
Osteoartrite	AP e perfil da coluna torácica e/ou cervical	Degeneração da cartilagem e formação de osteófitos (protuberâncias ósseas)	Nenhum
Osteoporose	DXA, exame de densidade óssea, incidência AP da coluna lombar e do quadril	Perda de densidade mineral óssea	Nenhum ou diminuição (−), se for grave
Vértebra de transição	Incidências AP da coluna cervical e lombar	Protrusões ósseas estendidas lateralmente a partir dos processos transversos	Nenhum

DXA, densitometria óssea.
[a]Depende do estágio ou da gravidade da doença ou condição.

COLUNA CERVICAL: INCIDÊNCIA AP DE BOCA ABERTA (TRANSORAL) (C1 E C2)

ADVERTÊNCIA: Para pacientes com traumatismo, não remover o colar cervical e não mover a cabeça ou o pescoço até ter a autorização de um médico que tenha avaliado a imagem em perfil com feixe horizontal ou TC da coluna cervical.

Indicações clínicas
- Patologia (particularmente fraturas) envolvendo C1 e C2, e partes moles adjacentes
- Demonstra processo odontoide e fraturas de Jefferson.

Coluna cervical
ROTINA
- AP boca aberta (C1 e C2)
- AP axial
- Oblíquas
- Perfil

Fatores técnicos
- DFR mínima de 100 cm
- Tamanho do RI – 18 × 24 cm, longitudinal (retrato)
- Grade
- Faixa de 70 a 85 kVp
- Uso de controle automático de exposição (CAE) não recomendado devido ao pequeno campo de visão.

Proteção. Proteger tecidos radiossensíveis fora da área de interesse.

Posicionamento do paciente – decúbito dorsal ou posição ortostática.
Posicionar o paciente em decúbito dorsal ou posição ortostática (ereta) com braços ao lado do corpo. Apoiar a cabeça do paciente na superfície da mesa, fornecendo imobilização, se necessário.

Posicionamento da parte
- Alinhar o PSM com o RC e o centro da mesa e/ou o RI
- Ajustar a cabeça do paciente para que, com a boca aberta, a linha da **margem inferior dos incisivos superiores à base do crânio** (pontas das mastoides) fique perpendicular à mesa e/ou ao RI, ou angular o RC de acordo
- Assegurar **ausência de rotação** da cabeça (ângulos da mandíbula e pontas das mastoides equidistantes do RI) ou do tórax
- Certificar-se de que a **boca esteja bem aberta** durante a exposição. Isso deve ser feito na última etapa e trabalhado rapidamente, porque é difícil manter essa posição (Figura 8.46).

RC
- RC perpendicular ao RI
- Direcionar RC através do centro da boca aberta
- **Centralizar RI ao RC.**

Colimação recomendada. Colimar completamente os quatro lados da anatomia de interesse.

Respiração. Suspender a respiração.

NOTA: Quando o paciente for instruído a abrir a boca, certificar-se de que apenas a mandíbula inferior se movimente. Deve-se instruir o paciente a manter a língua no assoalho da boca, para evitar que sua sombra se sobreponha ao atlas e ao áxis.

Se não for possível demonstrar o processo odontoide superior com o posicionamento correto, utilizar o método de Fuchs ou de Judd [ver Método de Fuchs (AP) ou método de Judd (PA)].

Critérios de avaliação
Anatomia demonstrada: • O processo odontoide (dente) e o corpo vertebral de C2, as massas laterais e os processos transversos de C1, assim como a articulação atlantoaxial são demonstrados através da boca aberta (Figuras 8.47 e 8.48).
Posicionamento: • Flexão/extensão ideal do pescoço, indicada pela sobreposição da margem inferior dos **incisivos superiores** na base do crânio. Nem os dentes nem a **base do crânio** devem sobrepor-se ao processo odontoide • Se os dentes estiverem sobrepondo-se ao processo odontoide superior, reposicionar o paciente com uma leve hiperextensão do pescoço, ou angular o RC ligeiramente cranial • Se a base do crânio estiver sobrepondo-se ao processo odontoide superior, reposicionar o paciente com uma leve hiperextensão do pescoço, ou angular o RC ligeiramente caudal (a base do crânio e/ou os incisivos superiores serão projetados cerca de 2,5 cm para cada 5° de angulação caudal) • **Ausência de rotação** é indicada por distâncias iguais, partindo das massas laterais e/ou dos processos transversos de C1 até os côndilos da mandíbula, e pelo alinhamento central do processo espinhoso de C2. A rotação pode simular patologia causando espaços desiguais entre as massas laterais e o processo odontoide • Colimação da **área de interesse**.
Exposição: • Demonstração nítida das margens de tecidos moles assim como das bordas ósseas e trabéculas das vértebras cervicais • **Ausência de movimento.**

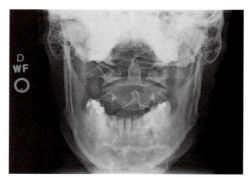

Figura 8.47 AP de boca aberta – C1 e C2.

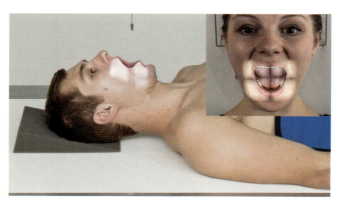

Figura 8.46 AP de boca aberta – C1 e C2.

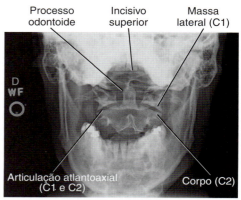

Figura 8.48 AP de boca aberta – C1 e C2.

COLUNA CERVICAL: INCIDÊNCIA AP AXIAL

Indicações clínicas
- Patologia envolvendo a coluna cervical média e inferior (C3-C7)
- Demonstra fratura do escavador de argila, fraturas por compressão e HNP.

Coluna cervical
ROTINA
- AP boca aberta (C1 e C2)
- AP axial
- Oblíqua
- Perfil

Fatores técnicos
- DFR mínima – 100 cm
- Tamanho do RI – 18 × 24 cm ou 24 × 30 cm, longitudinal
- Grade
- Faixa de 70 a 85 kVp.

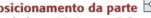

Proteção. Proteger tecidos radiossensíveis fora da área de interesse.

Posicionamento do paciente – decúbito dorsal ou posição ortostática.
Posicionar o paciente em decúbito dorsal ou em posição ortostática, com braços ao lado do corpo.

Posicionamento da parte
- Alinhar o PSM com o RC e o centro da mesa e/ou o RI
- Ajustar a cabeça do paciente para que a linha da margem inferior dos incisivos superiores até a base do crânio (pontas mastoides) esteja perpendicular à mesa e/ou ao RI. A linha da ponta da mandíbula até a base do crânio deve estar **paralela ao RC angulado** (Figura 8.49)
- Assegurar ausência de rotação da cabeça ou do tórax.

RC
- Ângulo do RC de 15 a 20° cranialmente (ver Nota)
- Direcionar o RC para entrar no nível da margem superior da cartilagem tireóidea e passar através de C4
- Centralizar RI ao RC.

Colimação recomendada. Colimar os quatro lados da anatomia de interesse.

Respiração. Suspender a respiração. O paciente não deve engolir durante a exposição.

NOTA: A angulação cranial direciona o feixe de raios X entre os corpos vertebrais cervicais sobrepostos para demonstrar melhor os espaços dos discos intervertebrais. Angular o RC a 15° quando o paciente estiver em posição ortostática ou uma curvatura mais lordótica for evidente. O paciente cifótico (curvatura exagerada do segmento torácico da coluna vertebral) requer uma angulação de mais de 20°.

Critérios de avaliação
Anatomia demonstrada: • Corpos vertebrais de C3-T2; espaço entre pedículos e discos intervertebrais visualizados nitidamente (Figuras 8.50 e 8.51).
Posicionamento: • Ausência de rotação é indicada pelos processos espinhosos e pelas articulações esternoclaviculares (se visíveis) equidistantes das bordas laterais da coluna vertebral • A mandíbula e a base do crânio devem sobrepor-se às duas vértebras cervicais • Colimação da **área de interesse**.
Exposição: • Demonstração nítida das margens de tecido mole assim como das bordas ósseas e trabéculas das vértebras cervicais • **Ausência de movimento.**

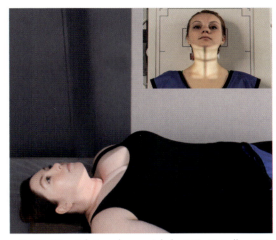

Figura 8.49 AP axial, ângulo cranial de 15°. *Detalhe*, RC a 20°, paralelo ao plano dos espaços do disco intervertebral, centralizado em C4.

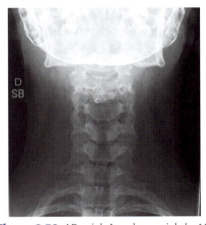

Figura 8.50 AP axial, ângulo cranial de 15°.

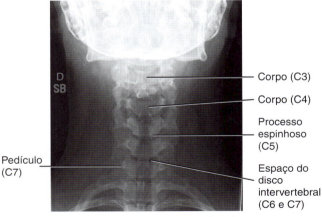

Figura 8.51 AP axial, ângulo cefálico de 15°.

COLUNA CERVICAL: POSIÇÕES OBLÍQUAS ANTERIOR E POSTERIOR

ADVERTÊNCIA: Em pacientes com traumatismo, não remover o colar cervical e não mover a cabeça ou o pescoço até ter a autorização de um médico que tenha avaliado a imagem em perfil com feixe horizontal ou o exame de TC da coluna cervical.

Indicações clínicas
- Patologia envolvendo a coluna cervical e as estruturas de tecidos moles adjacentes, incluindo estenose que acomete os forames intervertebrais
- Ambas as incidências oblíquas, direita e esquerda, devem ser realizadas para fins de comparação. Posições **oblíquas anteriores** – OAD e OAE – são preferidas por reduzirem as doses para a tireoide.

Coluna cervical
ROTINA
- AP boca aberta (C1 e C2)
- AP axial
- Oblíqua
- Perfil

Fatores técnicos
- DFR – 100 a 180 cm. DFR mais distante é recomendada
- Tamanho do RI – 24 × 30 cm, longitudinal
- Grade (opcional devido à lacuna de ar), mas é recomendada quando forem usados valores mais elevados de kVp
- Faixa de 70 a 85 kVp.

Proteção. Proteger tecidos radiossensíveis fora da área de interesse.

Posicionamento do paciente – posição ereta ou em decúbito. A posição ereta é preferível (sentado ou de pé), mas o decúbito é possível, se for necessário pelas condições do paciente.

Posicionamento da parte
- Alinhar o PSM com o RC e o centro da mesa e/ou o RI
- Colocar os braços do paciente de lado; se ele estiver deitado, colocar os braços como for necessário para ajudar a manter a posição
- Rodar o corpo e a cabeça em uma posição oblíqua de 45°. Usar um transferidor ou outro calculador de ângulo, se necessário, para assegurar o ângulo de 45° (ver Nota) (Figuras 8.52 e 8.53)
- Projetar o queixo para impedir que a mandíbula se sobreponha às vértebras. Elevar o queixo para posicionar a linha acantiomeatal (LAM) paralelamente ao chão (inserção). A elevação excessiva do queixo sobrepõe a base do crânio ao arco posterior de C1.

RC
Oblíqua anterior (OAD, OAE)
- Direcionar o RC cerca de 15 a 20° caudalmente a C4 (nível superior da margem da cartilagem tireóidea).

Oblíqua posterior (OPD, OPE)
- Direcionar o RC cerca de 15 a 20° cranialmente em relação a C4
- Centralizar RI ao RC.

Colimação recomendada. Colimar os quatro lados da anatomia de interesse.

Respiração. Suspender a respiração.

NOTA: Opção do serviço de radiologia – a cabeça pode ser virada em direção ao RI para um perfil lateral. Isso resulta em rotação das vértebras superiores, mas pode ajudar a evitar a superposição da mandíbula às vértebras superiores.

Critérios de avaliação
Anatomia demonstrada: • Oblíqua anterior (OAD e OAE): forames intervertebrais e pedículos do lado do paciente **mais próximos do RI** (pedículos direito e esquerdo, respectivamente) • Oblíqua posterior (OPD E OPE): forames intervertebrais e pedículos do lado do paciente **mais distantes do RI** (pedículos esquerdo e direito, respectivamente) (Figuras 8.54 e 8.55).
Posicionamento: • Espaços dos discos intervertebrais e forames intervertebrais de interesse (C2 a C7) devem ser abertos e uniformes em tamanho e forma. Os pedículos de interesse precisam ser demonstrados em perfil completo e os pedículos opostos devem ser vistos de frente, alinhados ao longo do corpo cervical anterior • Os pedículos vistos de frente, alinhados com a linha central do corpo cervical, e a visualização das articulações zigoapofisárias indicam excesso de rotação • Forames intervertebrais e pedículos obscurecidos indicam sub-rotação • Os ramos mandibulares não devem sobrepor-se às vértebras cervicais superiores e a base do crânio não deve sobrepor-se a C1 • Colimação da **área de interesse**.
Exposição: • Demonstração clara das margens de tecidos moles assim como das margens ósseas e trabéculas das vértebras cervicais. • **Ausência de movimento**.

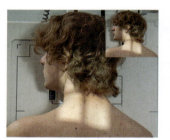

Figura 8.52 Posição OAD ereta – RC a 15 a 20° caudalmente (menos dose para a tireoide).

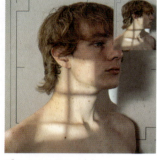

Figura 8.53 Oblíqua AP opcional, OPE – RC a 15 a 20° cranialmente.

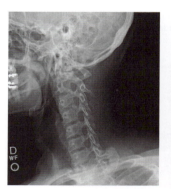

Figura 8.54 Oblíqua posterior direita.

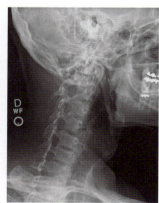

Figura 8.55 Oblíqua posterior esquerda.

COLUNA CERVICAL: POSIÇÃO EM PERFIL (ERETO)

Pacientes com traumatismo: ver perfil com feixe horizontal em *Coluna cervical: incidência em perfil com feixe horizontal – traumatismo.*

Coluna cervical
ROTINA
- AP de boca aberta (C1 e C2)
- AP axial
- Oblíqua
- Perfil

Indicações clínicas
- Patologia envolvendo a coluna cervical e as estruturas de tecidos moles adjacentes, incluindo espondilose e osteoartrite.

Fatores técnicos
- DFR – 150 a 180 cm (ver Nota 1)
- Tamanho do RI – 24 × 30 cm, longitudinal
- Grade (opcional devido à lacuna de ar), mas é necessária quando forem usados valores mais altos de kVp
- Faixa de 70 a 85 kVp.

Proteção. Proteger tecidos radiossensíveis fora das áreas de interesse.

Posicionamento do paciente – posição em perfil. Colocar o paciente em posição lateral ereta, sentado ou de pé, com os ombros contra o RI vertical.

Posicionamento da parte
- Alinhar o plano coronal médio com o RC e o tampo da mesa e/ou o RI
- Centralizar RI ao RC, o que deve deixar a parte superior do RI cerca de 2,5 a 5 cm acima do MAE (Figura 8.56)
- Inferiorizar os ombros (pesos iguais para ambos os braços – ver Nota 2). Pedir ao paciente para **relaxar e soltar os ombros para baixo e para a frente na medida do possível** (fazer isso na última etapa antes da exposição, porque essa posição é difícil de manter)
- Elevar o queixo de modo a posicionar a LAM paralelamente ao chão. Prolongar o queixo (para evitar a sobreposição da mandíbula às vértebras superiores).

RC
- RC perpendicular ao RI
- Direcionar o RC horizontalmente para C4 (nível da margem superior da cartilagem tireóidea)
- Centralizar RI ao RC.

Colimação recomendada. Colimar os quatro lados da anatomia de interesse.

Respiração. Suspender a respiração após a **expiração total** (para depressão máxima do ombro).

NOTA 1: DFR maior (180 cm) compensa DOR aumentada e fornece uma resolução espacial maior.

NOTA 2: A adição de carga de cerca de 2,3 a 4,5 kg com os pesos em tiras suspensas em cada punho pode ajudar a puxar os ombros para baixo.

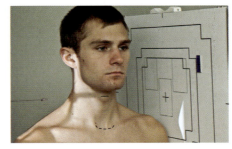

Figura 8.56 Perfil esquerdo em posição ortostática.

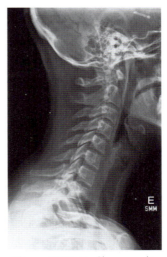

Figura 8.57 Perfil esquerdo.

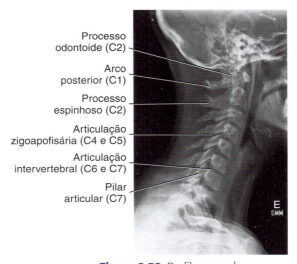

Processo odontoide (C2)
Arco posterior (C1)
Processo espinhoso (C2)
Articulação zigoapofisária (C4 e C5)
Articulação intervertebral (C6 e C7)
Pilar articular (C7)

Figura 8.58 Perfil esquerdo.

Critérios de avaliação
Anatomia demonstrada: • Corpos vertebrais cervicais, espaços intervertebrais, pilares articulares, processos espinhosos e articulações interapofisárias (Figuras. 8.57 e 8.58).
Posicionamento: • Os espaços intervertebrais de C1 a C7-T1 são visualizados claramente. Se a margem superior de T1 não for demonstrada, imagens adicionais como o perfil cervicotorácico devem ser obtidas • Os ramos da mandíbula não se sobrepõem a C1 e C2 • Os pilares articulares direito e esquerdo e as articulações zigoapofisárias devem ser sobrepostos por cada vértebra • Os corpos devem estar livres de superposição dos pilares articulares e do processo espinhoso visto em perfil • Colimação da **área de interesse**.
Exposição: • Demonstração nítida das margens de tecidos moles, incluindo margens da traqueia, e das margens ósseas e trabéculas das vértebras cervicais • **Ausência de movimento**.

COLUNA CERVICAL: INCIDÊNCIA EM PERFIL COM FEIXE HORIZONTAL – TRAUMATISMO

ADVERTÊNCIA: Para pacientes com traumatismo, não remover o colar cervical e não mover a cabeça ou o pescoço até ter a autorização de um médico que tenha avaliado a imagem em perfil com feixe horizontal ou TC da coluna cervical. Muitos serviços de radiologia de pronto atendimento solicitam rotineiramente a TC para excluir fratura, subluxação ou outras indicações de instabilidade cervical antes da realização de quaisquer procedimentos radiográficos.

Indicações clínicas
- Patologia envolvendo a coluna cervical, como fratura do escavador de argila, fratura por compressão, fratura do enforcado, fratura odontoide, fratura por explosão e subluxação.

Coluna cervical (paciente com traumatismo)
ROTINA
- Perfil (com feixe horizontal)

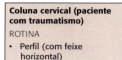

Fatores técnicos
- DFR – 150 a 180 cm (ver Nota 1)
- Tamanho do RI – 24 × 30 cm, longitudinal para a coluna cervical
- RI com ou sem grade (ver Nota 2)
- Faixa de 70 a 85 kVp com grade.

Proteção. Proteger tecidos radiossensíveis fora da área de interesse.

Posicionamento do paciente. Colocar o paciente em decúbito dorsal na maca ou na mesa de radiografia.

Posicionamento da parte
- **Não** manusear ou mover a cabeça ou o pescoço; não remover o colar cervical se houver
- Apoiar RI verticalmente contra o ombro ou colocar a maca próxima ao dispositivo da grade vertical
- Centralizar RI ao RC, o que deve posicionar o topo do chassi cerca de 2,5 a 5 cm acima do MAE (Figura 8.59)
- Abaixar os ombros (ver Nota 3).

RC
- RC perpendicular ao RI
- Direcionar o RC horizontalmente para C4 (nível da margem superior da cartilagem tireóidea)
- Centralizar RI ao RC.

Colimação recomendada. Colimar os quatro lados da anatomia de interesse.

Respiração. Suspender a respiração após a **expiração total** (depressão máxima do ombro).

NOTA 1: Maior DFR resulta em ampliação menor, com mais nitidez da imagem.
NOTA 2: Em geral, um receptor de imagem sem grade pode ser usado em pacientes de porte pequeno ou médio, em razão da DOR e do efeito resultante de lacuna de ar.
NOTA 3: A tração nos braços ajudará a abaixar os ombros, mas isso deve ser feito apenas por um assistente qualificado e/ou com o consentimento ou a assistência de um médico. É necessário usar um avental de proteção e colimação fechada para reduzir qualquer exposição excessiva do assistente ou do médico.

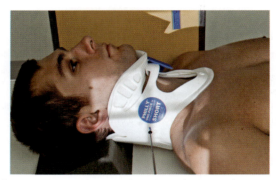

Figura 8.59 Perfil esquerdo – feixe de raios X horizontal.

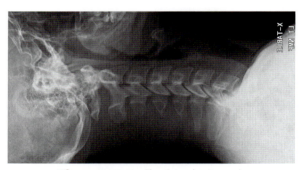

Figura 8.60 Perfil – feixe horizontal.

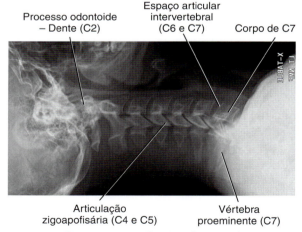

Figura 8.61 Perfil – feixe horizontal.

Critérios de avaliação
Anatomia demonstrada: • Corpos vertebrais cervicais, espaços intervertebrais, pilares articulares, processos espinhosos e articulações zigoapofisárias (Figuras 8.60 e 8.61).
Posicionamento: • Espaços intervertebrais de C1 a C7-T1 são visualizados claramente • Se a borda superior de T1 não estiver demonstrada, imagens adicionais, como o perfil cervicotorácico, devem ser obtidas • Os pilares articulares direito e esquerdo e as articulações zigoapofisárias devem ser sobrepostos a cada vértebra • Os corpos devem estar livres da sobreposição dos pilares articulares e o processo espinhoso visualizado em perfil • Colimação da **área de interesse**.
Exposição: • Demonstração nítida das margens de tecidos moles, assim como das bordas ósseas e trabéculas das vértebras cervicais • **Ausência de movimento**.

COLUNA CERVICAL: POSIÇÃO EM PERFIL CERVICOTORÁCICO (C5-T3)
DO NADADOR

Indicações clínicas
- Patologia envolvendo a coluna cervical inferior, coluna torácica superior e estruturas adjacentes de tecidos moles
- Várias fraturas (incluindo fratura por compressão) e subluxação
- Essa é uma boa incidência quando C7 a T1 não são bem visualizadas na incidência em perfil da coluna cervical ou quando as vértebras torácicas superiores forem de interesse especial na incidência em perfil da coluna torácica.

Coluna cervical
ESPECIAIS
- Perfil cervicotorácico (do nadador)

Fatores técnicos
- DFR – 150 a 180 cm
- Tamanho do RI – 24 × 30 cm, longitudinal
- Grade
- Filtro de compensação projetado especialmente, útil para obtenção de brilho uniforme (ver no Capítulo 1 mais informações sobre filtros de compensação)
- Faixa de 75 a 95 kVp.

Proteção. Proteger tecidos radiossensíveis fora da área de interesse.

Posicionamento do paciente – posição ereta ou em decúbito.
Posicionar o paciente preferencialmente em posição ereta (sentado ou de pé). A radiografia pode ser realizada em decúbito, dependendo das condições do paciente.

Posicionamento da parte
- Alinhar o plano coronal médio com o RC e o centro da mesa e/ou o RI
- Colocar o braço e o ombro do paciente mais próximos do RI, para cima, flexionando o cotovelo e repousando o antebraço na cabeça como apoio
- Posicionar o braço e o ombro o mais distante do RI possível, para baixo e ligeiramente voltado para trás, a fim de colocar a cabeça do úmero oposto posterior às vértebras (Figura 8.62)
- Assegurar ausência de rotação do tórax e da cabeça.

RC
- RC perpendicular ao RI (ver Nota)
- Direcionar o RC para a T1, que se encontra cerca de 2,5 cm acima do nível da incisura jugular anteriormente e no nível da vértebra proeminente posteriormente
- Centralizar RI ao RC.

Colimação recomendada. Colimar os quatro lados da anatomia de interesse.

Respiração. Suspender a respiração após a **expiração total**.

NOTA: Uma leve angulação caudal de 3 a 5° pode ser necessária para ajudar a separar os dois ombros o máximo possível do RI.

Técnica durante a respiração (opcional). Se o paciente puder cooperar e permanecer imóvel, um baixo valor de mA e um tempo de exposição de 3 ou 4 segundos poderão ser usados, com o paciente realizando respirações rápidas e superficiais durante a exposição para desfocar estruturas pulmonares superpostas.

Critérios de avaliação
Anatomia demonstrada: • Corpos vertebrais e espaços intervertebrais de C5 a T3 são mostrados • A cabeça do úmero e o braço mais distante do RI são ampliados e aparecem em posição inferior a T4 ou T5 (se visíveis) (Figuras 8.63 e 8.64).
Posicionamento: • Rotação vertebral mínima indicada por superposição das articulações zigoapofisárias cervicais e pilares articulares e porções posteriores das costelas • As cabeças do úmero devem ser verticalmente separadas • Colimação da área de interesse.
Exposição: • Demonstração clara das bordas ósseas e trabéculas das vértebras cervicais inferiores e torácicas superiores. • **Ausência de movimento**.

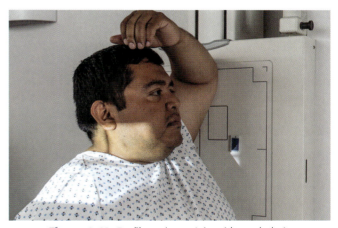

Figura 8.62 Perfil cervicotorácico (do nadador).

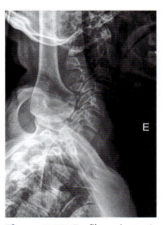

Figura 8.63 Perfil cervicotorácico (do nadador).

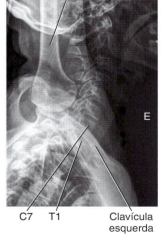

Figura 8.64 Perfil cervicotorácico (do nadador).

COLUNA CERVICAL: POSIÇÕES EM PERFIL – HIPERFLEXÃO E HIPEREXTENSÃO

ADVERTÊNCIA: Nunca tentar essas posições em paciente com traumatismo até ter a autorização de um médico que tenha avaliado a imagem em perfil com feixe horizontal ou TC da coluna cervical.

Indicações clínicas
- Estudo funcional para demonstrar a mobilidade vertebral anteroposterior
- Frequentemente usado para eliminar tipos de lesão em "chicote" ou para acompanhamento após cirurgia de fusão vertebral.

Coluna cervical
ESPECIAIS
- Perfil cervicotorácico (do nadador)
- Perfil – hiperextensão e hiperflexão

Fatores técnicos
- DFR – 150 a 180 cm
- Tamanho do RI – 24 × 30 cm, longitudinal
- Com ou sem grade (com faixas mais altas de kVp, a grade só deve ser usada para minimizar a radiação dispersa)
- Faixa de 70 a 85 kVp.

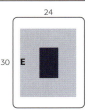

Proteção. Proteger tecidos radiossensíveis fora da área de interesse.

Posicionamento do paciente – posição em perfil ereto.
Colocar o paciente na posição em perfil ereto, sentado ou de pé, com braços ao lado do corpo.

Posicionamento da parte
- Alinhar o plano coronal médio com o RC e o centro da mesa e/ou o RI
- Certificar-se de que o paciente esteja em **posição em perfil verdadeiro**, sem rotação da pelve, dos ombros ou da cabeça
- **Relaxar** e **abaixar os ombros** na medida do possível (podem ser usados pesos em cada braço)
- Para **hiperflexão**: abaixar o queixo até tocar o tórax ou até onde o paciente possa tolerar (não permitir que o paciente se mova para a frente, a fim de assegurar que toda a coluna cervical esteja incluída no RI) (Figura 8.65).
- Para **hiperextensão**: levantar o queixo e inclinar a cabeça do paciente para trás o máximo possível (não permitir que o paciente se mova para trás, a fim de assegurar que toda a coluna cervical esteja incluída no RI) (Figura 8.66).

RC
- RC perpendicular ao RI
- Direcionar o RC horizontalmente a C4 (nível da margem superior da cartilagem tireóidea)
- Centralizar RI ao RC.

Colimação recomendada. Colimar os quatro lados da anatomia de interesse.

Respiração. Suspender a respiração após a expiração total.

NOTA: Essas posições são desconfortáveis para o paciente; não manter o paciente nessa posição mais que o necessário.

Critérios de avaliação
Anatomia demonstrada: • C1-C7 devem ser incluídas no RI, embora C7 possa não ser completamente visualizada em alguns pacientes (Figuras 8.67 e 8.68).
Posicionamento: • Ausência de rotação da cabeça indicada pela sobreposição dos ramos mandibulares • Para **hiperflexão**: processos espinhosos devem ser bem separados • Para **hiperextensão**: processos espinhosos devem estar próximos.
Exposição: • Demonstração clara de margens de tecido mole, incluindo margens da traqueia, assim como as bordas ósseas e trabéculas das vértebras cervicais • **Ausência de movimento**.

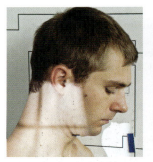
Figura 8.65 Hiperflexão.

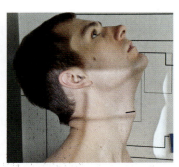
Figura 8.66 Hiperextensão.

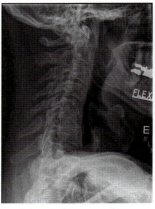
Figura 8.67 Hiperflexão.

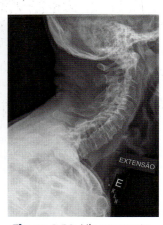
Figura 8.68 Hiperextensão.

COLUNA CERVICAL: INCIDÊNCIA AP OU PA PARA C1 E C2 (PROCESSO ODONTOIDE-DENTE)

MÉTODO DE FUCHS (AP) OU MÉTODO DE JUDD (PA)

ADVERTÊNCIA: Para pacientes com traumatismo, não remover o colar cervical e não mover a cabeça ou o pescoço até ter a autorização de um médico que tenha avaliado a imagem em perfil com feixe horizontal ou TC da coluna cervical. A coluna cervical deve estar livre de fratura ou subluxação antes de realizar essas incidências.

Uma dessas incidências é útil para demonstrar a porção superior do processo odontoide quando essa área não for bem visualizada na incidência AP da coluna cervical com a boca aberta.

Coluna cervical
ESPECIAIS
- Perfil cervicotorácico (do nadador)
- Perfil – hiperflexão e hiperextensão
- AP (método de Fuchs)
- PA (método de Judd)

Indicações clínicas
- Patologia envolvendo processo odontoide e estruturas ósseas ao redor do anel de C1.

Fatores técnicos
- DFR – 100 cm
- Tamanho do RI – 18 × 24 cm, transversal
- Grade
- Faixa de 70 a 85 kVp.

Sem CAE devido ao pequeno campo de visão

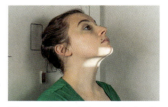

Figura 8.69 AP – método de Fuchs.

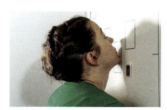

Figura 8.70 PA – método de Judd (menos dose para a tireoide).

Proteção. Proteger tecidos radiossensíveis fora de área de interesse.

Posicionamento do paciente e da parte
Posicionar o paciente em decúbito dorsal (AP) ou ventral (PA) com o PSM alinhado com o RC e o centro da mesa e/ou o RI.

AP (método de Fuchs)
- Elevar o queixo conforme necessário para trazer a linha mentomeatal (LMM) **quase perpendicular ao tampo da mesa** (ajustar o ângulo do RC conforme necessário para estar paralelo à LMM) (Figura 8.69)
- Assegurar a **ausência de rotação** da cabeça (ângulos da mandíbula equidistantes do topo da mesa)
- O RC está paralelo à LMM, direcionado para a ponta inferior da mandíbula
- Centralizar RI ao RC.

PA (método de Judd)
- Posição reversa ao decúbito dorsal. O queixo está repousando no tampo da mesa e está estendido para trazer a LMM quase perpendicular à mesa (pode-se ajustar o RC conforme necessário para ficar paralelo à LMM) (Figura 8.70)
- Assegurar a **ausência de rotação** da cabeça
- Assegurar que o RC **esteja paralelo à LMM** através do osso occipital médio, cerca de 2,5 cm inferiormente às pontas mastoides e aos ângulos da mandíbula
- Centralizar RI ao RC.

Colimação recomendada. Colimar completamente os quatro lados da anatomia de interesse.

Respiração. Suspender a respiração.

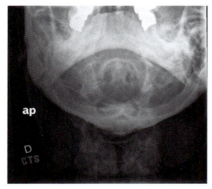

Figura 8.71 Incidência AP.

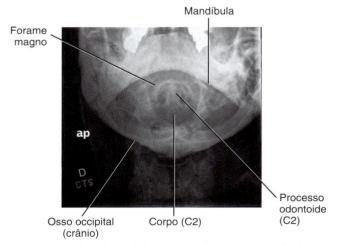

Figura 8.72 Incidência AP para C1 e C2, processo odontoide.

Critérios de avaliação
Anatomia demonstrada: • Processo odontoide (dente) e outras estruturas de C1 a C2 (Figuras 8.71 e 8.72).
Posicionamento: • O processo odontoide deve estar centralizado dentro do forame magno • **Ausência de rotação é indicada** pela aparência simétrica da mandíbula arqueada sobre o forame magno • **Extensão correta** da cabeça e do pescoço indicada pela ponta da mandíbula liberando a porção superior do processo odontoide e do forame magno • Colimação da **área de interesse**.
Exposição: • Demonstração clara das bordas ósseas e trabéculas do processo odontoide e outras estruturas de C1 e C2 dentro do forame magno • **Ausência de movimento**.

COLUNA CERVICAL: INCIDÊNCIA AP COM "MANDÍBULA EM MASTIGAÇÃO OU MOVIMENTO"

MÉTODO DE OTTONELLO

ADVERTÊNCIA: Para pacientes com traumatismo, não remover o colar cervical e não mover a cabeça até ter a autorização de um médico que tenha avaliado a imagem em perfil com feixe horizontal ou TC da coluna cervical.

Indicações clínicas
- Patologia envolvendo o processo odontoide e as estruturas ósseas adjacentes ao anel de C1, e também toda a coluna cervical.

Coluna cervical
ESPECIAIS
- Perfil cervicotorácico (do nadador)
- Perfil – hiperextensão e hiperflexão
- AP (método de Fuchs), PA (método de Judd)
- AP "mandíbula em mastigação ou movimento" (método de Ottonello)

Fatores técnicos
- DFR mínima – 100 cm
- Tamanho do RI – 18 × 24 cm ou 24 × 30 cm, longitudinal
- Grade
- mA baixa e tempo de exposição longo (> 2 segundos)
- Faixa de 70 a 85 kVp.

18 24 D

Sem CAE devido ao tempo longo de exposição

Proteção. Proteger tecidos radiossensíveis fora da área de interesse.

Posicionamento do paciente – decúbito dorsal.
Posicionar o paciente em decúbito dorsal (supino) com braços ao lado do corpo e cabeça na superfície da mesa, fornecendo imobilização, se necessário.

Posicionamento da parte
- Alinhar o PSM com o RC e o centro da mesa e/ou o RI
- Ajustar a cabeça do paciente para que a linha desenhada das margens inferiores dos incisivos superiores até a base do crânio (pontas mastoides) esteja perpendicular à mesa e/ou ao RI (Figuras 8.73 e 8.74)
- Assegurar a **ausência de rotação** da cabeça ou do tórax
- A mandíbula deve estar em **movimento contínuo** durante a exposição
- Assegurar que apenas a mandíbula se mova. A cabeça não pode se mover e os dentes não podem se tocar.

RC
- RC perpendicular ao RI
- Direcionar o RC para C4 (margem superior da cartilagem tireóidea)
- Centralizar RI ao RC.

Colimação recomendada. Colimar os quatro lados da anatomia de interesse.

Respiração. Suspender a respiração.
NOTA: Praticar com o paciente antes da exposição para assegurar que apenas a mandíbula esteja se movendo continuamente e que os dentes não estão em contato.

Critérios de avaliação
Anatomia demonstrada: • Corpos vertebrais de C1-C7 com mandíbula desfocada sobrejacente (Figuras 8.75 e 8.76).
Posicionamento: • O posicionamento preciso é indicado pela demonstração de C1 e C2 sem sobreposição dos maxilares ou ossos occipitais. O movimento ideal da mandíbula é indicado pela visualização das vértebras cervicais subjacentes • Colimação da **área de interesse**.
Exposição: • Demonstração clara das margens de tecidos moles assim como das bordas ósseas e trabéculas das vértebras cervicais • As trabéculas das vértebras superiores estão levemente mascaradas pela mandíbula desfocada.

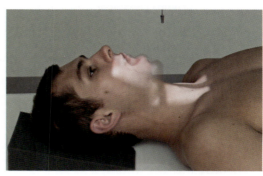

Figura 8.73 Posição para AP com a "mandíbula em mastigação ou movimento".

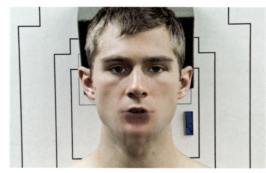

Figura 8.74 AP com a "mandíbula em mastigação ou movimento".

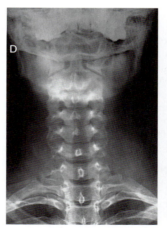

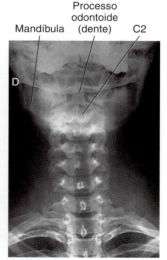

Figura 8.75 Radiografia AP com a "mandíbula em mastigação ou movimento" durante a exposição. (De Frank ED, Long BW, Smith BJ: *Merrill's atlas of radiographic positioning and procedures*, ed 11, St. Louis, 2007, Mosby.)

Figura 8.76 AP com a "mandíbula em mastigação ou movimento". (Modificada de Frank ED, Long BW, Smith BJ: *Merrill's atlas of radiographic positioning and procedures*, ed 11, St. Louis, 2007, Mosby.)

COLUNA CERVICAL: INCIDÊNCIA AP AXIAL – ARCO VERTEBRAL (PILARES)

ADVERTÊNCIA: Para pacientes com traumatismo, não remover o colar cervical ou mover a cabeça ou o pescoço até ter a autorização de um médico que tenha avaliado a imagem de perfil com feixe horizontal ou TC da coluna cervical.

Indicações clínicas
- Patologia ou traumatismo envolvendo o arco vertebral posterior (particularmente os pilares) de C4-C7 e os processos espinhosos das vértebras cervicais, em lesões tipo chicote (ver Advertência, anteriormente).

Coluna cervical
ESPECIAIS
- Perfil cervicotorácico (do nadador)
- Perfil – hiperextensão e hiperflexão
- AP (método de Fuchs), PA (método de Judd)
- AP "mandíbula em mastigação ou movimento" (método de Ottonello)
- AP axial (pilares)

Fatores técnicos
- DFR mínima – 100 cm
- Tamanho do RI – 24 × 30 cm, longitudinal
- Grade
- Faixa de 70 a 85 kVp.

Proteção. Proteger tecidos radiossensíveis fora da área de interesse.

Posicionamento do paciente – em decúbito dorsal. Colocar o paciente em decúbito dorsal com braços ao lado do corpo.

Posicionamento da parte
- Alinhar o PSM com o RC e o centro da mesa e/ou o RI
- Hiperextensão do pescoço, se o paciente for capaz (ver Advertência, anteriormente) (Figura 8.77)
- Assegurar a **ausência de rotação** da cabeça ou do tórax.

RC
- Ângulo do RC de 20 a 30° caudalmente
- Direcionar RC para a margem inferior da cartilagem tireóidea e passar através de C5 (ver Nota)
- Centralizar RI ao RC.

Colimação recomendada. Colimar os quatro lados da anatomia de interesse.

Respiração. Suspender a respiração. Pedir ao paciente para não engolir durante a exposição.

NOTA: A hiperextensão suficiente do pescoço e a angulação caudal do RC são essenciais para demonstrar os aspectos posteriores das vértebras cervicais médias e inferiores. O valor do ângulo do RC (20 ou 30°) é determinado pela quantidade natural de curvatura lordótica cervical. Pode ser necessário algum apoio sob os ombros para hiperextensão suficiente.

Critérios de avaliação
Anatomia demonstrada: • Elementos posteriores das vértebras cervicais médias e distais e das vértebras torácicas proximais • Em particular, as articulações (zigoapofisárias) entre as massas laterais (ou pilares) estão abertas e bem demonstradas ao longo das lâminas e dos processos espinhosos (Figuras 8.78 e 8.79).
Posicionamento: • Ausência de rotação é indicada pelos processos equidistantes das margens laterais ou da coluna espinal • A mandíbula e a base do crânio devem sobrepor-se às duas ou três primeiras vértebras cervicais • Colimação da **área de interesse**.
Exposição: • Demonstração clara das margens de tecidos moles, assim como das bordas ósseas e trabéculas das vértebras cervicais.

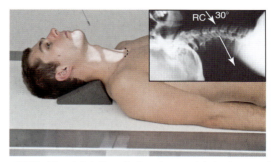

Figura 8.77 AP axial (pilares), ângulo caudal de 20 a 30°. *Detalhe*, demonstra ângulo caudal do RC paralelo aos espaços das articulações zigoapofisárias.

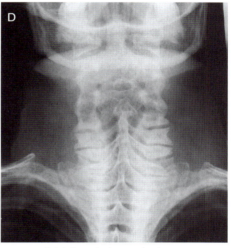

Figura 8.78 AP axial (pilares). (Cortesia de Teresa Easton-Porter.)

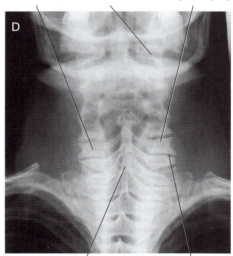

Figura 8.79 AP axial (pilares).

COLUNA TORÁCICA: INCIDÊNCIA AP

Indicações clínicas
- Patologias envolvendo a coluna torácica, como fraturas por compressão, subluxação ou cifose.

Coluna torácica
ROTINA
- AP
- Perfil

Fatores técnicos
- DFR mínima – 100 cm
- Tamanho do RI – 35 × 43 cm, longitudinal
- Grade
- Faixa de 75 a 90 kVp
- Filtro de compensação útil para obtenção de brilho e densidade uniformes (parte mais espessa do filtro direcionada para as vértebras superiores).

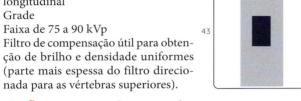

Proteção. Proteger todos os tecidos radiossensíveis fora da área de interesse.

Posicionamento do paciente – em decúbito e posição ortostática
- Colocar o paciente em decúbito dorsal (preferida) com os braços ao lado do corpo e a cabeça na mesa ou em um travesseiro fino. Se o paciente não puder suportar a posição em decúbito dorsal, deve ser colocado de pé (ereto) com os braços ao lado do corpo e o peso igualmente distribuído nos pés
- O **efeito anódico** criará mais densidade uniforme pela coluna torácica. Posicionar o paciente para que o lado mais intenso do feixe de raios X (lado do catodo) esteja sobre a região toracolombar da coluna.

Posicionamento da parte
- Alinhar o PSM com o RC e o centro da mesa e/ou o RI (Figura 8.80)
- **Flexionar joelhos e quadris** para reduzir a curvatura torácica
- Assegurar a ausência de rotação do tórax ou da pelve.

RC
- RC perpendicular ao RI
- Direcionar o RC para T7 (8 a 10 cm abaixo da incisura jugular ou 2,5 a 5 cm abaixo do ângulo esternal). A centralização é similar à utilizada na AP do tórax
- Centralizar RI ao RC.

Colimação recomendada. Colimar os dois lados da anatomia (quatro lados, se possível).

Respiração. Suspender a respiração após a **expiração**. A expiração reduz o volume de ar no tórax para a radiografia apresentar brilho e densidade mais uniformes.

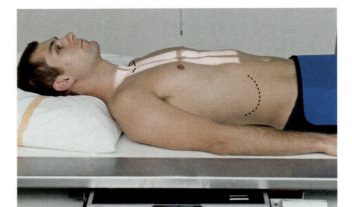

Figura 8.80 Incidência AP da coluna torácica.

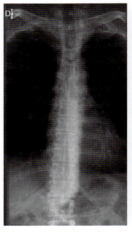

Figura 8.81 Incidência AP da coluna torácica.

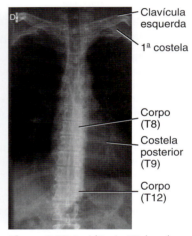

Figura 8.82 Incidência AP da coluna torácica.

Critérios de avaliação
Anatomia demonstrada: • Corpos vertebrais torácicos, espaços articulares intervertebrais, processos transversos e espinhosos, costelas posteriores e articulações costovertebrais (Figuras 8.81 e 8.82).
Posicionamento: • A coluna vertebral, de C7 a L1, centralizada na linha média do RI • **Ausência de rotação** é indicada pelas articulações esternoclaviculares equidistantes da coluna • Colimação da **área de interesse**.
Exposição: • Demonstração clara das margens ósseas e trabéculas das vértebras torácicas • **Ausência de movimento**.

INCIDÊNCIA EM PERFIL: COLUNA TORÁCICA

Indicações clínicas
- Patologias envolvendo a coluna torácica, como fraturas por compressão, subluxações ou cifose.

Coluna torácica
ROTINA
- AP
- Perfil

NOTA: Quando as vértebras torácicas superiores forem de interesse, realizar a incidência em perfil cervicotorácica (do nadador), além das incidências da coluna torácica de rotina [ver *Coluna cervical: posição em perfil cervicotorácico (C5-T3)*].

Fatores técnicos
- DFR mínima – 100 cm
- Tamanho do RI – 35 × 43 cm, longitudinal
- Grade
- Faixa de 80 a 95 kVp
- Com a técnica ortostática (durante a respiração), valor baixo de mA e de 2 a 3 segundos de exposição
- Esteira de chumbo colocada na mesa atrás do paciente para reduzir a radiação dispersa ao RI (ver Nota 1).

Proteção. Proteger todos os tecidos radiossensíveis fora da área de interesse.

Posicionamento do paciente – decúbito lateral ou ereto.
Colocar o paciente na posição de decúbito lateral (de preferência), com a cabeça em um travesseiro e os joelhos flexionados. Para a posição ereta, colocar os braços esticados, com o peso igualmente distribuído nos pés.

Posicionamento da parte
- Alinhar a metade posterior do tórax (entre o plano coronal médio e a face posterior do tórax) com o RC e o centro da mesa e/ou o RI (Figura 8.83)
- Levantar os braços do paciente em ângulos retos em relação ao corpo, com os cotovelos flexionados
- Apoiar a cintura para que toda a coluna fique paralela à mesa. Palpar os processos espinhosos a fim de determinar o alinhamento (ver Nota 2)
- Flexionar quadris e joelhos, com apoio entre os joelhos
- Assegurar **ausência de rotação** dos ombros ou da pelve.

RC
- RC perpendicular ao eixo longo da coluna torácica (ver Nota 2)
- Direcionar o RC para T7 (8 a 10 cm abaixo da incisura jugular ou 18 a 20 cm abaixo da vértebra proeminente)
- Centralizar RI ao RC.

Colimação recomendada. Colimar os dois lados da anatomia (os quatros lados, se possível).

Respiração. Usar a técnica ortostática durante a respiração ou suspender a respiração. Com a suspensão após a inspiração total, é possível obter a densidade máxima uniforme das vértebras visualizadas acima do diafragma. A técnica durante a respiração é útil para desfocar marcas indesejadas de costela e pulmão sobrejacentes às vértebras torácicas, se o paciente puder cooperar. Essa técnica de respiração requer um tempo mínimo de 2 ou 3 segundos de exposição com definição de mA baixa.

NOTA 1: Quantidades significativas de radiação secundária e dispersa são geradas. Colimação fechada e colocação de uma esteira de chumbo posterior à parte corporal são essenciais para manter a qualidade de imagem. Isso é particularmente importante para imagens digitais.

NOTA 2: A quantidade ideal de apoio sob a cintura fará com que as vértebras inferiores fiquem equidistantes da mesa, em relação às vértebras superiores. Um paciente com quadris largos pode necessitar de apoio mais substancial sob a cintura para prevenir o arqueamento. Um paciente com ombros largos pode necessitar de um ângulo cranial de 10 a 15°, se a cintura não estiver apoiada.

Critérios de avaliação
Anatomia demonstrada: • Corpos vertebrais torácicos, espaços intervertebrais e forames intervertebrais • T1-T3 não serão bem visualizadas • Obter imagem em perfil usando incidência em perfil cervicotorácica (do nadador) se as vértebras torácicas superiores forem de especial interesse (Figuras 8.84 e 8.85).
Posicionamento: • Os espaços dos discos intervertebrais devem estar abertos • **Ausência de rotação** é indicada por superposição das faces posteriores dos corpos vertebrais • Devido à maior DOR em um lado, as costelas posteriores não serão diretamente sobrepostas, especialmente se o paciente tiver tórax largo • **Ausência de rotação** é indicada por espaço inferior a 1,25 cm entre as costelas superiores • Colimação da **área de interesse**.
Exposição: • Demonstração clara das bordas ósseas e trabéculas das vértebras cervicais • **Ausência de movimento**.

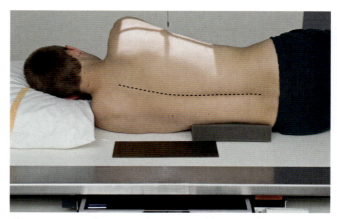

Figura 8.83 Coluna torácica em perfil esquerdo, com apoio apropriado para a cintura.

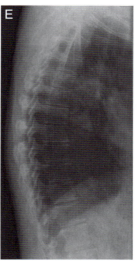

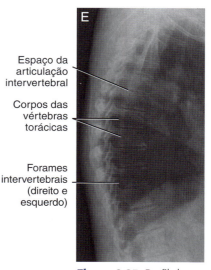

Figura 8.84 Perfil torácico com técnica de respiração.

Figura 8.85 Perfil da coluna torácica.

COLUNA TORÁCICA: POSIÇÃO OBLÍQUA – ANTERIOR OU POSTERIOR

Indicações clínicas
- Patologia envolvendo as articulações zigoapofisárias da coluna torácica
- Incidências oblíquas direita e esquerda são realizadas para comparação.

Coluna torácica
ESPECIAL
- Oblíqua

Fatores técnicos
- DFR mínima – 100 cm
- Tamanho do RI – 35 × 43 cm, longitudinal
- Grade
- Faixa de 80 a 95 kVp.

Proteção. Proteger todos os tecidos radiossensíveis fora da área de interesse.

Posicionamento do paciente – oblíquas anterior ou posterior em posições de decúbito ou ereta.
Inicialmente, colocar o paciente em decúbito lateral (preferido), com a cabeça em um travesseiro e os joelhos flexionados. Para a posição ereta, certificar-se da distribuição igual do peso nos pés.

Posicionamento da parte
- Rodar o corpo a 20° da posição lateral verdadeira para criar incidência **oblíqua a 70°** do plano da mesa. Certificar-se de rodar igualmente os ombros e a pelve
- Flexionar quadris, joelhos e braços para estabilidade, como necessário
- Alinhar a coluna vertebral com o RC e o centro da mesa e/ou o RI.

Posição oblíqua posterior (decúbito)
- OPE ou OPD: colocar o braço mais próximo da mesa para cima e para a frente; e o braço mais próximo da ampola para baixo e posterior (Figura 8.86).

Posição oblíqua anterior (decúbito)
- OAE ou OAD: colocar o braço mais próximo da mesa para baixo e posteriormente; e o braço mais próximo da ampola para cima e para frente (Figura 8.87).

Posição oblíqua anterior ereta
- Distribuir o peso do paciente igualmente nos pés
- Rodar o corpo todo, ombros e pelve a 20° anteriores da lateral
- Flexionar o cotovelo e colocar o braço mais perto do RI no quadril
- Levantar o braço oposto e apoiá-lo na cabeça (Figura 8.88).

RC
- RC perpendicular ao RI
- Direcionar o RC para T7 (8 a 10 cm abaixo da incisura jugular ou 5 cm abaixo do ângulo esternal)
- Centralizar RI ao RC.

Colimação recomendada. Colimar os dois lados da anatomia (quatro lados, se possível).

Respiração. Suspender a respiração à **expiração total**.

NOTA: O tórax do paciente está a 20° do perfil absoluto; algum tipo de guia de ângulo pode ser usado para determinar a rotação correta (ver Figuras 8.86 e 8.87).

As radiografias podem ser oblíquas posteriores ou anteriores. As **oblíquas anteriores** são recomendáveis devido à dose de radiação significativamente mais baixa nas mamas.

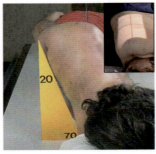
Figura 8.86 Incidência oblíqua posterior (OPD).

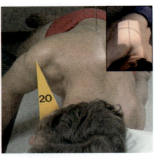
Figura 8.87 Incidência oblíqua anterior (OAE).

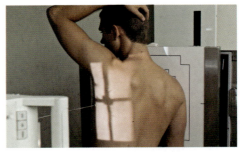
Figura 8.88 Incidência oblíqua anterior ereta (OAD) da coluna torácica.

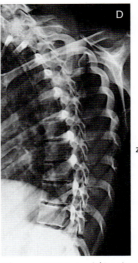
Figura 8.89 Incidência OAD da coluna torácica.

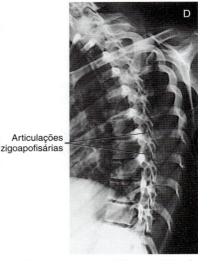
Figura 8.90 Incidência OAD da coluna torácica.

Critérios de avaliação
Anatomia demonstrada: • Articulações zigoapofisárias: as incidências **oblíquas anteriores** (OAD e OAE) demonstram a parte de baixo das articulações zigoapofisárias (Figuras 8.89 e 8.90), e as incidências **oblíquas posteriores** (OPD e OPE) demonstram a parte de cima das articulações zigoapofisárias.

Posicionamento: • As articulações zigoapofisárias do lado de interesse devem estar abertas. Entretanto, o volume de cifose determina quantas articulações zigoapofisárias serão claramente visualizadas.
Exposição: • Demonstração clara das bordas ósseas e trabéculas das vértebras torácicas.

RADIOGRAFIAS PARA ANÁLISE

Esta seção consiste em uma incidência ideal (Imagem A) com uma ou mais incidências que podem demonstrar erros de posicionamento e/ou técnicos. Analise as Figuras 8.91 a 8.96. Compare a Imagem A às outras incidências e identifique os erros. Enquanto examina cada imagem, considere as seguintes questões:

1. Toda a anatomia essencial é demonstrada na imagem?
2. Quais erros de posicionamento presentes comprometem a qualidade da imagem?
3. Os fatores técnicos são ideais?
4. Há na imagem evidência de marcadores de colimação e do lado anatômico pré-exposição?
5. Esses erros requerem repetição da exposição?

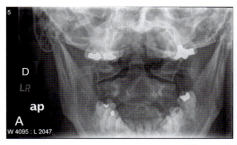
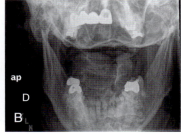
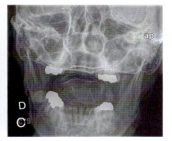

Figura 8.91 AP de boca aberta (C1 e C2).

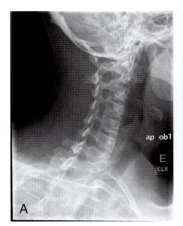
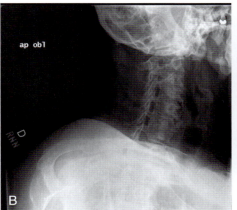
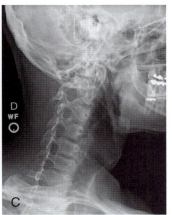

Figura 8.92 Oblíqua posterior esquerda (OPE).

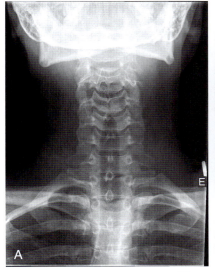
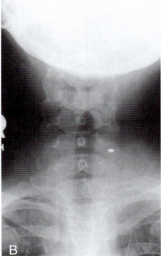
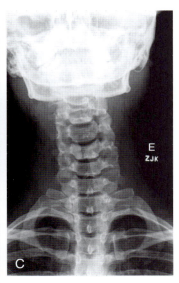

Figura 8.93 AP axial da coluna cervical.

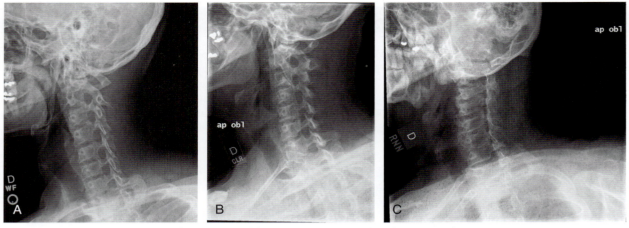
Figura 8.94 Oblíqua posterior direita da coluna cervical.

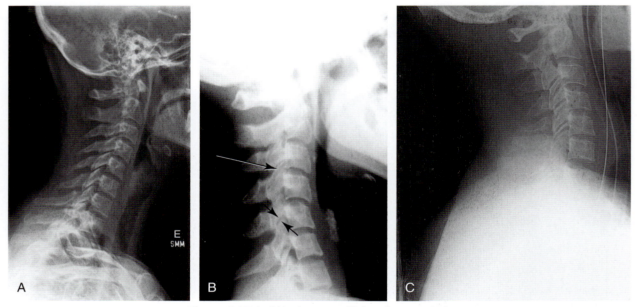
Figura 8.95 Incidência em perfil da coluna cervical.

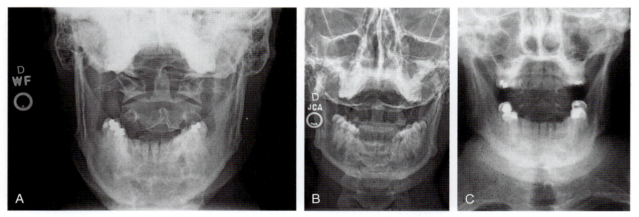
Figura 8.96 AP de boca aberta (C1 e C2).

CAPÍTULO

9

Coluna Lombar, Sacro e Cóccix

COLABORAÇÃO DE **Patti Ward**, PHD, RT(R)

COLABORADORES DAS EDIÇÕES ANTERIORES Alex Backus, MS, RT(R), Cindy Murphy, BHSc, RT(R), ACR

SUMÁRIO

Anatomia Radiográfica
Vértebras lombares, *330*
Sacro, *331*
Cóccix, *332*
Revisão da anatomia, *333*
Vértebras lombares oblíquas, *334*
Classificação das articulações, *334*
Forames intervertebrais *versus* articulações
  zigoapofisárias, *335*

Posicionamento Radiográfico
Referências topográficas, *336*
Considerações sobre posicionamento, *337*
Considerações especiais sobre o paciente, *338*
Considerações sobre radiologia digital, *338*
Modalidades e procedimentos alternativos, *339*
Indicações clínicas, *339*

Incidências de Rotina e Especiais
Coluna lombar: incidência AP (ou PA), *341*
Coluna lombar: incidência oblíqua posterior (ou
  anterior), *342*

Coluna lombar: incidência em perfil, *343*
Coluna lombar: incidência em perfil de L5-S1, *344*
Coluna lombar: incidência AP axial para L5-S1, *345*
Séries para escoliose: incidência PA, *346*
Séries de escoliose: incidência em perfil (ereta), *347*
Séries para escoliose: incidência PA (método de
  Ferguson), *348*
Séries para escoliose: incidência PA (AP) – inclinação
  para a direita e para a esquerda, *349*
Séries para fusão vertebral: perfis – hiperextensão e
  hiperflexão, *350*
Sacro: incidência AP axial, *351*
Cóccix: incidência AP axial, *352*
Sacro e cóccix: incidência em perfil, *353*
Articulações sacroilíacas: incidência AP axial, *354*
Articulações sacroilíacas: incidências oblíquas posteriores
  (OPE e OPD), *355*

Radiografias para Análise, *356*

ANATOMIA RADIOGRÁFICA

Este capítulo descreve a anatomia e o posicionamento do segmento **lombar**, do **sacro** e do **cóccix** da coluna vertebral. Consultar Capítulo 8 para obter informações mais detalhadas sobre a anatomia vertebral.

Vértebras lombares

As maiores vértebras individuais são as **cinco vértebras lombares**. Estas são as mais fortes na coluna vertebral, pois a carga do peso corporal aumenta em direção à extremidade inferior da coluna. Por essa razão, os discos cartilaginosos entre as vértebras lombares inferiores são locais comuns de lesões e processos patológicos.

PERSPECTIVAS LATERAL E SUPERIOR

Normalmente, as cinco vértebras lombares estão localizadas imediatamente abaixo das 12 vértebras torácicas. A Figura 9.1 ilustra a perspectiva lateral de uma típica vértebra lombar. Os corpos das vértebras lombares são maiores, se comparados aos corpos das vértebras torácicas e cervicais. O corpo mais inferior, de L5, é o maior de todos. Os **processos transversos** são pequenos, ao passo que o **processo espinhoso** projetado posteriormente é grande e achatado. A ponta inferior palpável de cada processo espinhoso lombar encontra-se no nível do espaço do disco intervertebral abaixo de cada corpo vertebral.

Forames intervertebrais

A Figura 9.2 mostra o **forame intervertebral** localizado a 90° em relação ao plano sagital médio. Os forames intervertebrais são espaços ou aberturas entre os **pedículos** quando duas vértebras estão sobrepostas. Ao longo da superfície superior de cada pedículo, encontra-se uma área em forma semilunar denominada *incisura vertebral superior*, e ao longo da superfície inferior de cada pedículo, existe outra área com a mesma forma chamada *incisura vertebral inferior*. Quando as vértebras estão posicionadas uma em cima da outra, as incisuras vertebrais superiores e inferiores alinham-se, e as duas áreas de formato semilunar formam uma única abertura, os **forames intervertebrais** (Capítulo 8, Figuras 8.8 e 8.9). Portanto, existem dois forames intervertebrais entre cada duas vértebras, um de cada lado, através dos quais passam importantes nervos espinais e vasos sanguíneos. Os forames intervertebrais na região lombar são demonstrados com mais clareza em uma imagem radiográfica em perfil.

Articulações zigoapofisárias

Cada vértebra típica tem quatro processos articulares que se projetam da área da junção dos pedículos e das lâminas. Os processos que se projetam superiormente são denominados *processos articulares superiores*, enquanto os processos que se projetam inferiormente são os *processos articulares inferiores*. O termo *faceta* é utilizado, às vezes, como sinônimo do termo *articulação zigoapofisária*. Na verdade, a faceta é apenas a superfície articular, e não todo o processo articular superior ou inferior. A Figura 9.1 mostra as posições relativas dos processos articulares lombares superiores e inferiores de uma perspectiva lateral.

As articulações zigoapofisárias formam um ângulo aberto de **30 a 50°** ao plano sagital médio, como mostrado na Figura 9.2. As vértebras lombares superiores ou proximais estão mais próximas do ângulo de 50°, enquanto as vértebras lombares inferiores ou distais estão mais próximas de 30°. A demonstração radiográfica das articulações zigoapofisárias é obtida com a rotação do corpo do paciente em um ângulo médio de 45°.

As **lâminas** formam uma ponte entre os processos transversos, as massas laterais e os processos espinhosos (ver Figura 9.2). A parte de cada lâmina entre os processos articulares superiores e inferiores denomina-se *pars interarticularis*, a qual é radiograficamente demonstrada em uma imagem oblíqua da lombar.

PERSPECTIVAS POSTERIOR E ANTERIOR

A Figura 9.3 mostra o aspecto geral de uma vértebra lombar vista das perspectivas anterior e posterior. As incidências radiográficas anteroposterior (AP) e posteroanterior (PA) da coluna lombar demonstram o **processo espinhoso** sobreposto aos corpos vertebrais. Os **processos transversos** são demonstrados projetando-se lateralmente além das bordas do corpo vertebral.

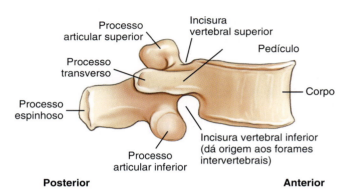

Figura 9.1 Vértebra lombar – perspectiva lateral.

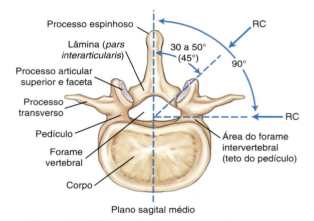

Figura 9.2 Vértebra lombar – perspectiva superior.

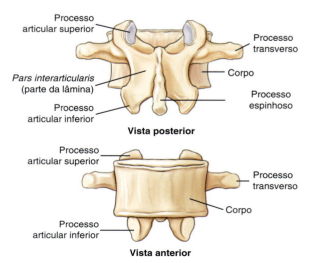

Figura 9.3 Vértebra lombar – perspectivas posterior e anterior.

Sacro

O **sacro** é inferior às vértebras lombares.

PERSPECTIVA ANTERIOR

A Figura 9.4 ilustra a superfície côncava superior de um sacro. Os corpos dos cinco segmentos originais fundem-se em um único osso em um adulto. O sacro tem o formato de uma pá, com o ápice apontado inferior e anteriormente. Quatro séries de **forames sacrais pélvicos** (anteriores; similares aos forames intervertebrais em cortes mais superiores da coluna) transmitem nervos e vasos sanguíneos.

As **asas** do sacro são grandes massas ósseas laterais ao 1º segmento do sacro. Os dois **processos articulares superiores** do sacro formam articulações zigoapofisárias com os processos articulares inferiores da 5ª vértebra lombar.

PERSPECTIVA LATERAL

A Figura 9.5 ilustra claramente a curva **convexa** dominante (**perspectiva posterior**) do sacro e a incidência anterior do cóccix. Essas curvas determinam como o raio central (RC) deve ser disposto em um ângulo diferente para as incidências radiográficas AP do sacro e do cóccix.

A crista anterior do corpo do 1º segmento do sacro ajuda a formar a parede posterior da abertura da pelve verdadeira, e é denominada **promontório** do sacro; é mais bem observada de uma perspectiva lateral (ver Figura 9.5).

Posteriormente ao corpo do 1º segmento do sacro encontra-se a abertura do **canal sacral**, que é uma continuação do canal vertebral e contém certos nervos sacrais. A **crista sacral mediana** é formada pelos processos espinhosos fundidos das vértebras sacrais.

As Figuras 9.5 e 9.6 ilustram a relativa aspereza e irregularidade da superfície posterior do sacro comparada com a superfície anterior ou pélvica.

O sacro articula-se com o ílio da pelve na **superfície auricular** (Figuras 9.5 e 9.6, A) para formar a articulação sacroilíaca. A superfície auricular recebe esse nome pela semelhança de seu formato com a aurícula da orelha. Ver Capítulo 7 para obter informações mais detalhadas sobre as articulações sacroilíacas.

Os **cornos sacrais** (ver Figuras 9.5 D e 9.6 D) são pequenos tubérculos que representam os processos articulares inferiores que se projetam inferiormente de cada lado do 5º segmento sacral. Projetam-se inferior e posteriormente para se articularem com os **cornos** correspondentes do **cóccix**.

SACRO POSTERIOR

A Figura 9.6 é uma fotografia de um sacro real, visualizado a partir de sua face posterior. A **superfície articular** (A), grande e cuneiforme, se articula com uma superfície similar no ílio para formar a **articulação sacroilíaca**. Cada articulação sacroilíaca é visível nessa imagem. Cada articulação sacroilíaca abre-se **oblíqua e posteriormente a um ângulo de 30°**.

As **facetas articulares dos processos superiores articulares** (B) também se abrem para trás e são mostradas nessa imagem. Existem oito **forames sacrais posteriores** (C), quatro de cada lado, correspondendo ao mesmo número de forames sacrais anteriores.

Os **cornos sacrais** (cornos; D) são vistos como pequenas projeções ósseas em uma região inferoposterior do sacro. Os remanescentes do canal sacral (E) também podem ser vistos. (Um osso malformado deixa o canal parcialmente aberto.)

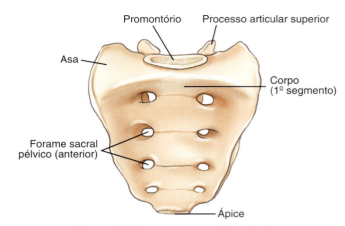

Figura 9.4 Sacro – perspectiva anterior.

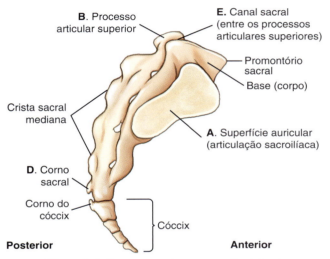

Figura 9.5 Sacro e cóccix – perspectiva lateral.

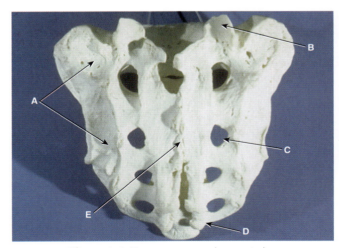

Figura 9.6 Sacro – perspectiva posterior.

Cóccix

CÓCCIX ANTERIOR

A porção mais distal da coluna vertebral é o **cóccix**. A superfície anterior do osso caudal, ou cóccix, é ilustrada na Figura 9.7. Essa porção da coluna vertebral regrediu acentuadamente em seres humanos, tendo pouca semelhança com o restante das vértebras. De três a cinco segmentos coccígeos (em média, quatro) fundem-se no adulto para formar um único cóccix. A ilustração da Figura 9.7 demonstra quatro segmentos antes separados (em uma criança) que agora estão unidos em um único osso (no adulto). A fotografia de um cóccix na Figura 9.8 demonstra cinco segmentos agora praticamente unidos no cóccix adulto.

O segmento mais superior é o maior e mais amplo das quatro secções, além de apresentar duas projeções laterais que são pequenos **processos transversos**. A extremidade pontiaguda distal do cóccix é chamada **ápice**, enquanto a porção superior mais ampla é denominada **base**.

Algumas vezes, o 2º segmento não se funde de maneira sólida com o 1º segmento maior (ver Figura 9.8); entretanto, o cóccix em geral é uma extremidade pequena e relativamente insignificante da coluna vertebral.

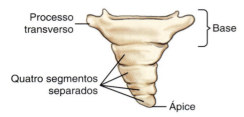

Figura 9.7 Cóccix – perspectiva anterior.

CÓCCIX POSTERIOR

A região posterior de um cóccix real é ilustrada na Figura 9.8 junto com um selo de postagem comum dos EUA, para permitir a comparação dos dois tamanhos. (Observar a ausência da porção do processo transverso na região superior direita dessa amostra.)

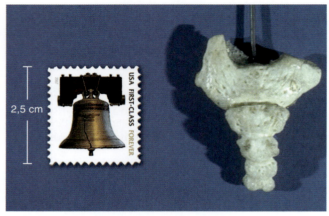

Figura 9.8 Cóccix – perspectiva posterior (tamanho real).

RADIOGRAFIA EM PERFIL DO SACRO E DO CÓCCIX

O sacro lateral na radiografia da Figura 9.9 é visto como um grande e sólido osso, se comparado com o cóccix, que é muito menor. O eixo longitudinal do sacro é angulado posteriormente, o que requer uma angulação cranial do RC em uma incidência AP. Essa angulação é maior na mulher de porte médio do que em um homem de porte médio.

Geralmente, o cóccix curva-se para a frente, como pode ser visto e identificado nessa radiografia em perfil, de modo que o ápice aponta em direção à sínfise púbica da pelve anterior. Em geral, essa curvatura anterior é mais pronunciada em homens e menos pronunciada (com menos curvatura) em mulheres. O cóccix projeta-se no canal de parto nas mulheres e, se estiver excessivamente angulado para a frente, poderá impedir o trabalho de parto.

A lesão mais comum associada ao cóccix resulta de traumatismo direto na parte inferior da coluna vertebral quando a pessoa está na posição sentada. Esse tipo de lesão resulta de queda de costas com uma ação forçada de sentar-se. Observar também que, por causa do formato da pelve feminina e da orientação mais vertical do cóccix, é mais provável que uma paciente do sexo feminino sofra uma fratura de cóccix do que um paciente do sexo masculino.

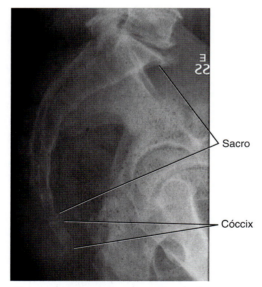

Figura 9.9 Perfil do sacro e do cóccix.

Revisão da anatomia
INCIDÊNCIA SUPEROINFERIOR
A radiografia na Figura 9.10 demonstra determinadas partes de uma vértebra lombar retirada de um esqueleto desarticulado; elas são identificadas da seguinte maneira:

A. Processo espinhoso
B. Lâmina
C. Pedículo
D. Forame vertebral
E. Corpo
F. Processo transverso.

INCIDÊNCIA EM PERFIL
As partes identificadas de A a F na incidência em perfil (Figura 9.11) de uma vértebra lombar desarticulada são as seguintes:

A. Corpo
B. Incisura vertebral inferior, ou assoalho do pedículo formando a porção superior do forame intervertebral arredondado
C. Área de articulação da faceta do processo articular inferior (a faceta articular verdadeira não aparece nessa incidência em perfil); forma as articulações zigoapofisárias quando as vértebras estão sobrepostas
D. Processo espinhoso
E. Processo articular superior
F. Pedículo.

Observa-se que essa incidência em perfil abre e mostra bem o forame intervertebral (a maior abertura arredondada diretamente abaixo de B, a incisura vertebral inferior). Entretanto, não mostra as articulações zigoapofisárias; para isso, seria necessária uma incidência oblíqua a 45°.

INCIDÊNCIA AP
As estruturas isoladas são mais difíceis de serem identificadas quando as vértebras estão sobrepostas pelos tecidos moles do abdome, como demonstrado na radiografia AP da coluna lombar na Figura 9.12. Essas estruturas, identificadas de A a F, são as seguintes:

A. Processo transverso direito de L5
B. Porção lateral inferior do corpo de L4
C. Parte inferior do processo espinhoso de L4, conforme visualizado na extremidade
D. Processo articular inferior direito de L3
E. Processo articular superior esquerdo de L4
F. Espaço discal intervertebral de L1-L2.

As facetas dos processos articulares inferiores e superiores (D e E) criam a articulação zigoapofisária não visualizada nessa incidência AP. Entretanto, a articulação é demonstrada em uma incidência oblíqua a 45° das vértebras lombares (ver Figura 9.16).

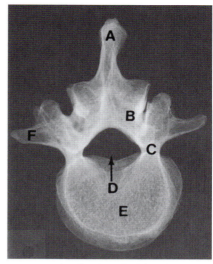

Figura 9.10 Vértebra lombar (incidência superoinferior).

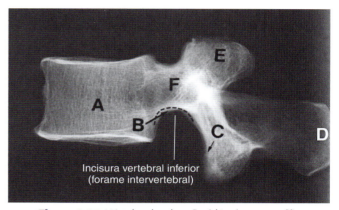

Figura 9.11 Vértebra lombar (incidência em perfil).

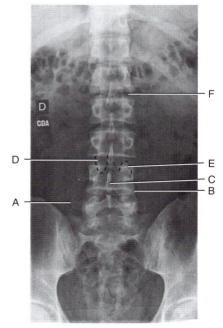

Figura 9.12 Coluna lombar (incidência AP).

COLUNA LOMBOSSACRA EM PERFIL

Uma radiografia de toda a coluna lombossacra na posição em perfil (Figura 9.13) mostra o seguinte:

A. Corpo de L1
B. Corpo de L3
C. Espaço discal intervertebral entre L4 e L5
D. Corpo de L5
E. Forames intervertebrais sobrepostos entre L1 e L2.

COLUNA LOMBOSSACRA EM AP

A incidência AP da coluna lombossacra (Figura 9.14) está identificada da seguinte maneira:

A. Última vértebra torácica (T12)
B. Primeira vértebra lombar (L1)
C. Terceira vértebra lombar (L3)
D. Quinta vértebra lombar (L5).

Vértebras lombares oblíquas

APARÊNCIA DE "CÃO TERRIER ESCOCÊS"

Qualquer osso e suas partes, quando visualizados em uma posição oblíqua, são mais difíceis de identificar que o mesmo osso visto na incidência convencional frontal ou lateral. Uma vértebra não é exceção; entretanto, a imaginação pode ajudar no caso das vértebras lombares. Um bom ângulo oblíquo de 45° projeta as várias estruturas de tal modo que a aparência é de um "cão Terrier escocês". A Figura 9.15 mostra os vários componentes do "cão Terrier escocês". A cabeça e o pescoço do cão são provavelmente as características mais fáceis de identificar. O pescoço é uma ***pars interarticularis*** (a parte da lâmina que forma principalmente a região do ombro do cachorro). A **orelha** do cão é um **processo articular superior**, enquanto o **olho** é formado por um **pedículo**. Um **processo transverso** dá origem ao **focinho**. As **patas dianteiras** são formadas por um **processo articular inferior**.

RADIOGRAFIA LOMBAR OBLÍQUA

A Figura 9.16 mostra a aparência de "cão Terrier escocês", que deve ser visível em radiografias oblíquas da coluna lombar. A radiografia da incidência oblíqua posterior direita (OPD) está indicada do seguinte modo:

A. Focinho do "cão Terrier escocês" formado por um processo transverso
B. Olho: um pedículo visto na extremidade
C. Pescoço do "cão Terrier escocês": *pars interarticularis*
D. Pata dianteira do "cão Terrier escocês" formada por um processo articular inferior
E. Orelha pontuda: um dos processos articulares superiores
F. Articulação zigoapofisária, que consiste na pata dianteira do "cão Terrier escocês" acima e na orelha do cão abaixo.

Cada uma das cinco vértebras lombares deve assumir uma aparência similar à de um "cão Terrier escocês", com espaços da articulação zigoapofisária abertos em uma radiografia lombar corretamente rodada.

Classificação das articulações

Dois tipos de classificação das articulações envolvem a coluna vertebral.

ARTICULAÇÕES ZIGOAPOFISÁRIAS (APOFISÁRIAS)

As articulações zigoapofisárias entre os processos articulares superiores e inferiores são classificadas como articulações **sinoviais**. Elas são revestidas por uma membrana sinovial. São **diartrodiais**, ou livremente móveis, com um **tipo (deslizante) plano**.

ARTICULAÇÕES INTERVERTEBRAIS

Articulações intervertebrais, entre os corpos de duas vértebras quaisquer, contêm discos intervertebrais compostos de fibrocartilagem e são apenas ligeiramente móveis. Essas articulações são fortemente ligadas por cartilagem, assim são classificadas como **articulações cartilaginosas**. São articulações **anfiartrodiais** (ligeiramente móveis) da **subclasse sínfise**, similares às articulações intervertebrais das colunas cervical e torácica, como descrito no capítulo anterior.

Não se observa muito movimento entre duas vértebras, mas os efeitos combinados de todas as vértebras na coluna permitem uma considerável amplitude de movimento. Os possíveis movimentos incluem flexão, extensão, flexão lateral (inclinação) e rotação. Determinados exames radiográficos da coluna vertebral que envolvem hiperflexão e hiperextensão e/ou rotinas de inclinação para a direita e a esquerda podem mensurar essa amplitude de movimento.

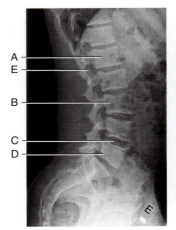

Figura 9.13 Coluna lombossacra – perfil.

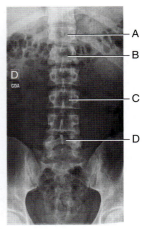

Figura 9.14 Coluna lombossacra – AP.

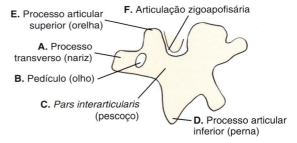

E. Processo articular superior (orelha)
F. Articulação zigoapofisária
A. Processo transverso (nariz)
B. Pedículo (olho)
C. *Pars interarticularis* (pescoço)
D. Processo articular inferior (perna)

Figura 9.15 O "cão Terrier escocês".

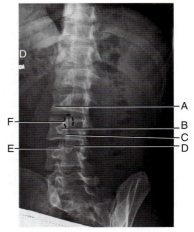

Figura 9.16 Coluna lombar oblíqua ("cão Terrier escocês").

Forames intervertebrais *versus* articulações zigoapofisárias

FORAMES INTERVERTEBRAIS – COLUNA LOMBAR LATERAL

Os forames intervertebrais para a coluna lombar são visualizados na incidência em perfil verdadeiro, demonstrado na Figura 9.13.

ARTICULAÇÕES ZIGOAPOFISÁRIAS – COLUNA LOMBAR OBLÍQUA

O posicionamento para incidências oblíquas da coluna lombar requer um bom entendimento de anatomia das vértebras e das articulações zigoapofisárias. É importante saber o quanto inclinar o paciente e qual articulação está sendo demonstrada.

Oblíqua posterior

Como demonstrado na ilustração e nas fotografias do esqueleto, as articulações **inferiores** são visualizadas em incidências oblíquas **posteriores**. As articulações zigoapofisárias inferiores não estão visíveis, porque se encontram "sob" os corpos das vértebras (Figura 9.17), mas, como visto na ilustração seccional inferossuperior, as articulações inferiores seriam visíveis em uma incidência oblíqua posterior (Figura 9.18). A radiografia OPD da Figura 9.19 mostra claramente as orelhas e patas do "cão Terrier escocês", ou articulações zigoapofisárias direitas (*seta*).

Oblíqua anterior

A posição oblíqua anterior poderá ser mais confortável para o paciente e permitirá que a curvatura lombar natural da coluna coincida com a divergência dos feixes de raios X.

Como demonstrado, uma incidência oblíqua **anterior** visualiza as articulações **superiores**. Portanto, uma incidência oblíqua anterior direita (OAD) visualiza as articulações zigoapofisárias superiores, ou esquerdas (Figuras 9.20 a 9.22).

O grau de rotação depende da área da coluna lombar de interesse. Uma incidência oblíqua a 45° é usada para a região lombar em geral, mas se o interesse estiver especificamente voltado para **L1** ou **L2**, o grau de rotação pode aumentar para **50°**. Se a área de interesse for **L5-S1**, a rotação poderá ser reduzida para **30°** da incidência AP ou PA. Observa-se certa variação entre os pacientes, mas, em geral, a região lombar superior requer mais graus de rotação que as regiões inferiores. A razão é que as vértebras lombares superiores apresentam algumas características das vértebras torácicas, que exigem uma rotação de 70° para demonstrar as articulações zigoapofisárias, conforme descrito no Capítulo 8.

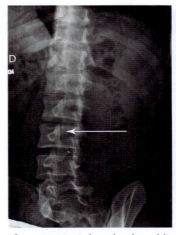

Figura 9.19 Coluna lombar oblíqua posterior. OPD – articulações inferiores ou da direita.

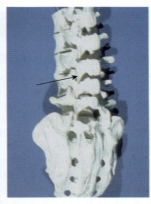

Figura 9.20 Coluna lombar oblíqua anterior. OAD – articulações superiores ou da esquerda.

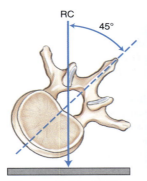

Figura 9.21 Oblíqua anterior – para as articulações superiores.

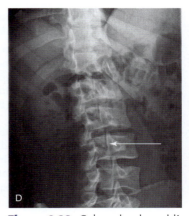

Figura 9.22 Coluna lombar oblíqua anterior. OAD – articulações superiores ou da esquerda.

A Tabela 9.1 mostra as articulações da coluna lombar e a posição dos forames, enquanto a Tabela 9.2 demonstra as classificações da coluna lombar.

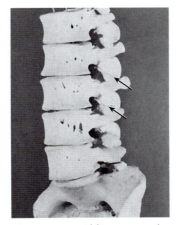

Figura 9.17 Oblíqua posterior – articulações inferiores.

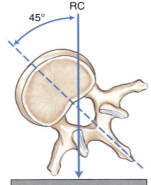

Figura 9.18 Oblíqua posterior – articulações inferiores.

Tabela 9.1 Resumo do posicionamento das articulações da coluna lombar e dos forames vertebrais.

FORAME INTERVERTEBRAL – LATERAL A 90°	ARTICULAÇÕES ZIGOAPOFISÁRIAS – OBLÍQUAS A 45°
Perfil direito ou esquerdo	**Oblíquas posteriores – inferiores** OPD – articulações direitas OPE – articulações esquerdas **Oblíquas anteriores – superiores** OAD – articulações esquerdas OAE – articulações direitas

Tabela 9.2 Resumo das classificações das articulações da coluna lombar.

ARTICULAÇÕES	CLASSIFICAÇÃO	TIPO DE MOBILIDADE	TIPO DE MOVIMENTO
Articulações zigoapofisárias	Sinoviais	Diartrodial	Plano (deslizamento)
Articulações intervertebrais	Cartilaginosas (sínfises)	Anfiartrodial (ligeiramente móvel)	N/A

POSICIONAMENTO RADIOGRÁFICO

Referências topográficas

O posicionamento correto do cóccix, do sacro e da coluna lombar requer um bom conhecimento das referências topográficas específicas que podem ser facilmente palpáveis.

Os pontos de referência mais confiáveis da coluna são as várias proeminências ósseas palpáveis que são bastante consistentes nas pessoas. Entretanto, os pontos de referência apresentados correspondem aos de um homem ou de uma mulher com desenvolvimento normal, estatura mediana e saudáveis. Esses pontos variam em casos de anomalias anatômicas, principalmente esqueléticas. Indivíduos muito novos ou muito idosos também têm características sutilmente diferentes daquelas presentes na maioria dos adultos. Para pistas sobre como localizar a anatomia óssea quando a palpação for inadequada, ver considerações sobre pacientes obesos nas páginas subsequentes.

PONTOS DE REFERÊNCIA DA COLUNA INFERIOR

Os desenhos a seguir ilustram vários pontos de referência relacionados com a coluna vertebral inferior (Figura 9.23).

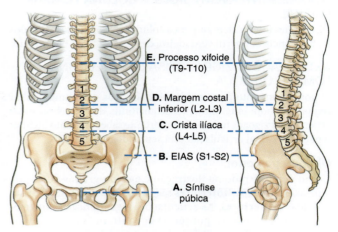

Figura 9.23 Pontos de referência inferiores.

A. Corresponde à margem superior da **sínfise púbica**. A **proeminência** do **trocânter maior** encontra-se aproximadamente no mesmo nível da margem superior da sínfise púbica

B. A **espinha ilíaca anterossuperior** (EIAS) encontra-se aproximadamente no mesmo nível (B) do **1º ou 2º segmento do sacro**

C. É a porção mais superior da **crista ilíaca** e encontra-se aproximadamente no mesmo nível do disco intervertebral de **L4-L5**

D. A margem inferior das costelas ou a **margem costal inferior** (D) encontra-se aproximadamente no nível de **L2** e **L3**

E. O **processo xifoide** encontra-se aproximadamente no nível de **T9-T10**.

Considerações sobre posicionamento
PROTEÇÃO RADIOLÓGICA DO PACIENTE
O uso de proteção gonadal e colimação fechada é especialmente importante na redução da dose devido à proximidade da coluna lombar, do sacro, do cóccix e das gônadas. A proteção gonadal pode e **deve ser sempre usada em pacientes do sexo masculino** em idade reprodutiva nas radiografias do cóccix, do sacro e da coluna lombar. Deve ser posicionada com a extremidade superior da blindagem sob a margem inferior da sínfise púbica (Figura 9.24).

Se a área de interesse incluir o sacro e/ou cóccix, a proteção gonadal para as mulheres não será possível sem obscurecer uma parte essencial da anatomia.

Mulheres em idade fértil sempre são questionadas sobre uma possível gravidez antes de ser iniciado qualquer exame radiográfico da coluna vertebral inferior.

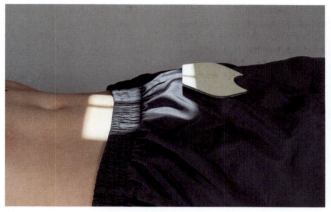

Figura 9.24 Proteção masculina para gônadas – coluna lombar.

POSICIONAMENTO DO PACIENTE
As incidências AP da coluna lombar são obtidas com os **joelhos flexionados**. A flexão dos joelhos (Figura 9.25) reduz a curvatura lombar (lordose), deixando as costas mais próximas da mesa de exame radiográfico e a coluna vertebral lombar mais paralela ao receptor de imagem (RI). **Além disso, a flexão dos joelhos proporciona maior conforto ao paciente**.

A posição incorreta está mostrada na Figura 9.26, na qual a pelve está ligeiramente inclinada para a frente, enquanto os membros inferiores estão estendidos, exagerando a curvatura lombar.

Incidências PA *versus* AP
Embora a incidência AP (com os joelhos flexionados) seja uma parte comum da rotina para a coluna lombar, a incidência PA oferece uma vantagem. O decúbito ventral posiciona a coluna lombar em sua curvatura lombar natural, de modo que os espaços discais intervertebrais ficam quase paralelos ao feixe divergente de raios X. Essa posição abre as margens dos espaços discais intervertebrais e fornece melhor visualização. Outra vantagem da incidência PA em mulheres é a dose ovariana mais baixa, de 25 a 30% menor para a incidência PA, quando comparada com a AP. Entretanto, uma desvantagem da incidência PA é a maior distância objeto-receptor de imagem (DOR) das vértebras lombares, que resulta na distorção pela ampliação, especialmente no paciente com abdome de grandes proporções.

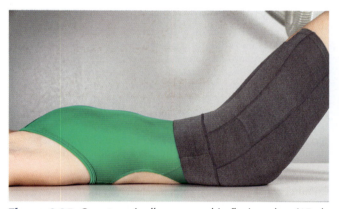

Figura 9.25 Correto – joelhos e quadris flexionados (AP da coluna lombar).

FATORES DE EXPOSIÇÃO
O valor maior de kVp e menor de mAs reduz as doses para os pacientes em todos os sistemas de aquisição de imagens. Normalmente, as faixas de kVp digital são maiores do que nos sistemas analógicos. Embora o kVp mais alto produza mais radiação secundária, a colimação fechada, o uso de grades e de placa de proteção na mesa, no caso de incidências laterais, minimizarão seu impacto sobre a qualidade da imagem.

Placa de chumbo sobre a mesa
Ver seção *Considerações sobre radiologia digital* adiante, que detalha a importância dessa prática junto com a colimação fechada, especialmente na imagem digital.

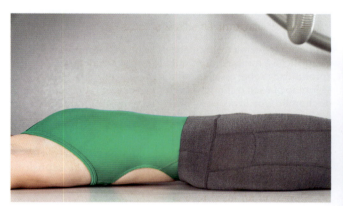

Figura 9.26 Incorreto – membros inferiores estendidos (AP da coluna lombar).

DISTÂNCIA FONTE-RECEPTOR DE IMAGEM

A distância fonte-receptor de imagem (DFR) mínima, em geral, é de 100 cm, porém uma DFR aumentada de 105, 110 ou 120 cm é utilizada em alguns serviços de radiologia para diminuir a ampliação. Isso depende das especificações do equipamento e do protocolo do serviço de radiologia.

ALINHAMENTO PARTE CORPORAL-RI

O alinhamento correto parte corporal-RI é importante durante a radiografia da coluna vertebral inferior para garantir que o feixe passe através dos espaços discais intervertebrais. Esse alinhamento pode exigir a colocação de uma esponja radiolucente sob a cintura do paciente na posição lateral para assegurar que a coluna fique paralela ao RI (Figura 9.27). Se for necessário o uso de esponja, o tamanho adequado será determinado pelo tipo físico do paciente.

Considerações especiais sobre o paciente

APLICAÇÕES PEDIÁTRICAS

Movimento e segurança do paciente

O **movimento** e a **segurança do paciente** são as duas principais preocupações na radiografia pediátrica. Uma explicação clara desse procedimento faz-se necessária para obterem confiança e cooperação máximas do paciente e de seu responsável.

Uma imobilização cuidadosa é importante para alcançar o posicionamento adequado e a redução de movimentos do paciente. Um pequeno período de exposição ajuda a reduzir esses movimentos.

Para garantir sua segurança, pacientes pediátricos devem ser continuamente vigiados. Ver Capítulo 16 para obter estratégias de comunicação, técnicas de imobilização e explicações detalhadas.

Comunicação

Comunicação e instruções simples e claras são importantes, assim como técnicas de distração, como brinquedos ou animais de pelúcia, são eficazes para manter a cooperação do paciente.

Imobilização

Pacientes pediátricos (dependendo da idade e das condições) muitas vezes são incapazes de manter a posição exigida. O uso de aparelhos de imobilização para apoiar o paciente é recomendado para reduzir a necessidade de segurá-lo, diminuindo assim a exposição à radiação. (O Capítulo 16 apresenta uma descrição aprofundada sobre esses aparelhos.) Caso o paciente tenha de ser segurado por seu responsável, o técnico deve fornecer um avental de chumbo e/ou luvas, e se a pessoa responsável for do sexo feminino, deve-se assegurar que não haja possibilidade de gravidez.

Fatores técnicos

Fatores técnicos variam de acordo com o porte do paciente. Recomenda-se a utilização de **períodos curtos de exposição** (em associação com o uso de alto valor de mA), a fim de reduzir o risco de movimentos do paciente.

APLICAÇÕES GERIÁTRICAS

Comunicação e conforto

Perdas sensoriais (p. ex., visão, audição) associadas ao envelhecimento podem resultar em necessidade de assistência adicional, tempo e paciência para ajudar o paciente idoso a se posicionar de maneira adequada para a radiografia da coluna. A diminuição da autopercepção a respeito do posicionamento pode fazer com que esses pacientes sintam medo de cair da mesa de exame quando radiografados em decúbito dorsal. Transmissão de segurança e cuidados especiais por parte do técnico permitirão que o paciente se sinta seguro e confortável.

Colchão ou almofada radiolucente colocado sobre a mesa de exames pode oferecer conforto se o exame for realizado com o paciente na posição de decúbito dorsal. Cobertores extras talvez

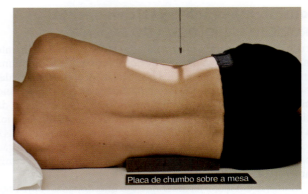

Figura 9.27 Perfil da coluna lombar com placa de chumbo sobre a mesa.

sejam necessários para manter o paciente aquecido. Pacientes com cifose acentuada poderão sentir-se mais confortáveis quando em posição ereta para a aquisição de imagens.

Fatores técnicos

Em vista da alta incidência de osteoporose em pacientes idosos, é possível que seja necessária a diminuição do kVp ou da mAs.

Pacientes idosos podem apresentar tremores ou dificuldades de se manter na mesma posição. A utilização de curtos períodos de exposição (em associação com o uso de mA mais elevado) é recomendada para reduzir o risco de movimentos.

CONSIDERAÇÕES SOBRE O PACIENTE OBESO

A palpação das referências topográficas pode ser difícil no paciente obeso. Normalmente, a crista ilíaca está no nível da borda inferior do cotovelo. Para localizar a sínfise púbica, é preciso pedir ao paciente para flexionar os joelhos e os quadris. A sínfise púbica fica ligeiramente acima do nível da dobra da coxa. Pode ser necessário erguer o panículo adiposo abdominal (avental adiposo) para visualizar a dobra.[1]

Pacientes obesos são passíveis de apresentar desafios em relação ao posicionamento para imagens das áreas lombar, sacral e coccígea da coluna vertebral. A densidade adicional do tecido adiposo e das dobras dos panículos adiposos pode exigir um aumento dos fatores técnicos. Talvez seja necessário aumentar o kVp para melhorar a penetração no tecido mais espesso. A mA e o tempo também podem ser aumentados; entretanto, o técnico deve sempre seguir as recomendações do princípio ALARA (dose de radiação mais baixa possível) para evitar a exposição excessiva à radiação. Deve-se tomar medidas também para reduzir a exposição à radiação dispersa que chega ao RI devido à elevada quantidade de tecido. É possível utilizar uma grade para estruturas anatômicas acima de 10 cm, a fim de reduzir o grau de dispersão que alcança o RI. Uma precisa colimação da anatomia de interesse também ajuda a reduzir a quantidade de radiação dispersa que alcança o RI. A localização da anatomia sacral e coccígea da coluna lombar é alinhada de modo semelhante à da população geral de pacientes. É preciso utilizar pontos de referência externos conhecidos e as dicas anteriormente fornecidas para identificar a localização da anatomia de interesse.

Considerações sobre radiologia digital

As seguintes diretrizes são importantes para a radiologia digital da coluna lombar, do sacro e do cóccix:

1. **Centralização correta** (permite o processamento preciso do leitor de imagem): é especialmente importante para incidências como as da articulação de L5-S1, do sacro e/ou do cóccix
2. **Colimação fechada e utilização de placas de chumbo sobre a mesa**: melhoram a qualidade da imagem ao reduzir a dispersão e a exposição secundária dos receptores de imagem digitais ultrassensíveis

3. **Adesão ao princípio ALARA** ao determinar os fatores de exposição: aumentar o kVp para exames da coluna lombar reduz a exposição do paciente à radiação
4. **Avaliação do pós-processamento do indicador de exposição:** consideração importante nas incidências da coluna lombar, do sacro e do cóccix para assegurar a **otimização da qualidade da imagem com o mínimo de radiação** para o paciente. (É preciso lembrar que algumas dessas incidências poderão incluir exposição primária, bem como radiação secundária e dispersão da radiação para órgãos reprodutores.)

Modalidades e procedimentos alternativos

TOMOGRAFIA COMPUTADORIZADA

A tomografia computadorizada (TC) é útil para a avaliação da coluna vertebral. Uma grande variedade de condições patológicas é demonstrada nas imagens seccionais, incluindo a presença e a extensão de fraturas, doenças discais e doenças neoplásicas.

RESSONÂNCIA MAGNÉTICA

A ressonância magnética (RM) é superior para a avaliação de estruturas de tecidos moles da coluna lombar (*i. e.*, medula espinal e espaços discais intervertebrais).

MEDICINA NUCLEAR

A tecnologia da medicina nuclear fornece um procedimento diagnóstico sensível, o escaneamento ósseo com radionuclídeos, para detectar processos patológicos esqueléticos. Um elemento rastreador associado a um radiofármaco que se concentra em áreas de atividade óssea elevada é injetado, demonstrando uma "área quente" (*hot spot*) na imagem da medicina nuclear. Em seguida, qualquer área anormal é investigada com radiografia.

Em geral, pacientes que estejam em risco ou com sintomas de metástases esqueléticas são submetidos à cintilografia óssea, enquanto pacientes com mieloma múltiplo são uma exceção. A coluna vertebral é um local comum de metástases esqueléticas. Quadros inflamatórios, doença de Paget, processos neoplásicos e osteomielites também são visíveis em uma cintilografia óssea.

DENSITOMETRIA ÓSSEA

A densitometria óssea é uma mensuração não invasiva da massa óssea (ver Capítulo 20). A coluna lombar é uma área geralmente avaliada em estudos de densidade óssea. As causas da perda de massa óssea (osteoporose) incluem uso prolongado de esteroides, hiperparatireoidismo, deficiência de estrogênio, idade avançada e fatores relacionados com o estilo de vida (p. ex., tabagismo, vida sedentária, alcoolismo). A densitometria óssea tem 1% de precisão e a dose de radiação à pele é muito baixa. A radiografia convencional não detecta perda óssea até a massa óssea ter se sido reduzida em pelo menos 30%.

MIELOGRAFIA

A mielografia requer injeção de meio de contraste no espaço subaracnóideo por uma punção lombar ou cervical para visualizar as estruturas do canal espinal. As lesões do canal espinal, das raízes nervosas e dos discos intervertebrais são demonstradas. Pode-se incluir TC pós-injeção.

A maior disponibilidade de TC e RM reduziu consideravelmente o número de mielografias realizadas. Além da qualidade superior do diagnóstico dessas modalidades, evitar punções invasivas e injeção de contraste é benéfico para o paciente.

Indicações clínicas

Escoliose é a curvatura lateral da coluna vertebral que geralmente ocorre com alguma rotação da vértebra. Envolve as regiões torácica e lombar. Dextroescoliose é a curvatura exagerada para a direita, enquanto levoescoliose é a curvatura exagerada para a esquerda.

Espinha bífida é uma condição congênita na qual a parte posterior das vértebras não se desenvolve, expondo assim parte da medula espinal. A gravidade dessa condição varia muito e ocorre geralmente na vértebra L5 (ver indicações clínicas no Capítulo 16).

Espondilite anquilosante: essa doença sistêmica de origem desconhecida envolve a coluna vertebral e as grandes articulações. Afeta predominantemente homens dos 20 aos 40 anos e resulta em dor e rigidez decorrentes da inflamação das articulações sacroilíacas, intervertebrais e costovertebrais, além da calcificação paraespinal, com ossificação e anquilose (união de ossos) das articulações espinais. Pode causar rigidez completa da coluna vertebral e do tórax, que normalmente é observada primeiro nas articulações sacroilíacas.

Espondilólise é a dissolução de uma vértebra, tal como a decorrente de aplasia (falta de desenvolvimento) do arco vertebral e **separação da *pars interarticularis*** das vértebras. Na incidência oblíqua, o pescoço do "cão Terrier escocês" parece quebrado. É mais comum em L4 ou L5.

Espondilolistese envolve o movimento anterior de uma vértebra em relação a outra. Geralmente, é causada por defeito no desenvolvimento na *pars interarticularis* ou resultado de espondilólise ou osteoartrite grave. É mais comum em L5-S1, mas também ocorre na L4-L5. Casos graves requerem uma espondilodese.

Fraturas refletem falta de continuidade de uma estrutura:
- **Fraturas por compressão** podem ser causadas por traumatismo, osteoporose ou doença metastática. As superfícies superiores e inferiores do corpo vertebral são comprimidas umas contra as outras, produzindo uma vértebra cuneiforme. Para pacientes com osteoporose ou outros processos patológicos vertebrais, a força necessária para causar esse tipo de fratura pode ser menor (p. ex., levantar objetos leves). É raro causar déficit neurológico
- **Fraturas de Chance** são resultantes de uma força de hiperflexão que causa a fratura atravessando o corpo vertebral e os elementos posteriores (p. ex., processos espinhosos, pedículos, facetas, processos transversos). Pacientes que utilizam cintos de segurança abdominais estão em risco, pois esses cintos atuam como um fulcro durante as desacelerações bruscas.

Hérnia de núcleo pulposo (HNP), também conhecida vulgarmente como ***herniação de disco intervertebral*** (deslizamento de disco), geralmente se deve a traumatismo ou levantamento inadequado. A parte interna mole do disco intervertebral (núcleo pulposo) protrai-se pela camada fibrosa externa, pressionando a medula espinal ou os nervos. Ocorre geralmente nos níveis das vértebras L4-L5, causando **ciatalgia** (irritação do nervo ciático que passa pela parte posterior da perna). Radiografias simples não demonstram tal condição, mas podem ser usadas para descartar outros processos patológicos, como neoplasia e espondilolistese. A mielografia já foi indicada no passado para visualizar esse processo patológico. Atualmente, TC e RM são as modalidades de escolha.

Lordose descreve a curvatura côncava normal da coluna lombar e a curvatura lombar côncava anormal ou acentuada. Essa condição pode ser resultante de gravidez, obesidade, má postura, raquitismo ou tuberculose da coluna. Uma incidência em perfil da coluna demonstrará melhor a extensão da lordose.

Metástases são neoplasias malignas que se disseminam por locais distantes através do sangue e do sistema linfático. Vértebras são locais comuns de lesões metastáticas, que podem ser caracterizadas e visualizadas na imagem da seguinte maneira:
- **Osteolíticas** – lesões destrutivas com margens irregulares
- **Osteoblásticas** – lesões ósseas proliferativas com densidade elevada
- **Combinação de osteolíticas e osteoblásticas** – aparência de osso roído por traça oriunda da mistura de lesões destrutivas e blásticas.

Ver na Tabela 9.3 um resumo das indicações clínicas.

340 BONTRAGER | TRATADO DE POSICIONAMENTO RADIOGRÁFICO E ANATOMIA ASSOCIADA

Tabela 9.3 Resumo das indicações clínicas.

CONDIÇÃO OU DOENÇA	EXAME RADIOLÓGICO MAIS COMUM	POSSÍVEL APARÊNCIA RADIOGRÁFICA	AJUSTE DO FATOR DE EXPOSIÇÃO[a]
Escoliose	PA ortostática e perfil da coluna	Curvatura lateral da coluna vertebral	Nenhum
Espinha bífida	Ultrassonografia pré-natal, PA e perfil da coluna, TC ou RM	Porção posterior da vértebra aberta, exposição de parte da medula espinal	Nenhum
Espondilite anquilosante	AP, perfil da coluna lombar, articulações sacroilíacas; cintilografia óssea (medicina nuclear)	Coluna vertebral tornando-se fundida, aparência de "tronco de bambu", calcificação de ligamentos longitudinais anteriores	Nenhum
Espondilólise	AP, perfil, incidências oblíquas da coluna, TC	Defeito na *pars interaticularis* (o "cão Terrier escocês" parece usar coleira)	Nenhum
Espondilolistese	AP, perfil da coluna lombar, TC	Deslizamento anterior de uma vértebra em relação a outra	Nenhum
Fraturas			
Compressão	AP, perfil da coluna lombar, TC	Acunhamento anterior das vértebras; perda de altura corporal	Nenhum ou leve diminuição (−), dependendo da gravidade
Chance	AP, perfil da coluna lombar, TC	Fratura atravessando o corpo vertebral e os elementos posteriores	Nenhum
Hérnia de núcleo pulposo (HNP) (herniação do disco intervertebral)	AP, perfil da coluna lombar, TC, RM	Possível estreitamento dos espaços do disco intervertebral	Nenhum
Lordose	Perfil da coluna lombar, rotina para escoliose, incluindo PA-AP em ortostasia e perfil	Curvatura lombar côncava normal ou curvatura lombar anormal ou acentuada	Nenhum
Metástases	Cintilografia óssea, AP, perfil da coluna	Dependente do tipo de lesão: • Osteolíticas – margens irregulares e densidade diminuída • Osteoblásticas – densidade elevada • Combinação de osteolíticas e osteo-blásticas – aparência de roído de traça	Nenhum, ou aumento (+) ou diminuição (−), dependendo do tipo de lesão e do estágio do processo patológico

[a]Depende do estágio ou da gravidade da doença ou condição.

Incidências de rotina e especiais

Os protocolos e posicionamentos básicos variam entre locais, dependendo de fatores como estruturas administrativas e responsabilidades. Os técnicos devem se familiarizar com os padrões atuais da prática, protocolos e incidências básicas ou especiais em qualquer instituição onde trabalhem.

COLUNA LOMBAR: INCIDÊNCIA AP (OU PA)

Indicações clínicas
- Patologia das vértebras lombares, incluindo fraturas, escoliose e processos neoplásicos.

Coluna lombar
ROTINA
- AP (ou PA)
- Oblíquas – anterior ou posterior
- Perfil
- Perfil L5-S1

Fatores técnicos
- DFR mínima – 100 cm
- Tamanho do RI – 35 × 43 cm, longitudinal (retrato)
- Grade
- Faixa de 75 a 90 kVp.

Proteção. Proteger tecidos radiossensíveis fora da área de interesse.

Posicionamento do paciente – decúbito dorsal.
Posição supina (decúbito dorsal) do paciente com braços ao longo do corpo e cabeça no travesseiro (também pode ser realizada em decúbito ventral ou vertical; ver Notas).

Posicionamento da parte
- Alinhar o plano sagital médio com o RC e a linha da mesa e/ou da grade (Figura 9.28)
- **Flexionar joelhos e quadris** para reduzir a curvatura lordótica
- Assegurar **ausência de rotação** do tórax ou da pelve.

RC
- RC perpendicular ao RI.
  Colimação mais aberta 35 × 43 cm: direcionar o RC ao **nível da crista ilíaca** (L4-L5). Esse RI maior incluirá as vértebras lombares, o sacro e, possivelmente, o cóccix.
  Colimação mais fechada 30 × 35 cm: direcionar o RC no **nível de L3**, que poderá ser localizada pela palpação da margem costal inferior (4 cm acima da crista ilíaca). Esse RI menor incluirá somente as cinco vértebras lombares
- Centralizar RI com RC.

Colimação recomendada. Colimar nos quatro lados da anatomia de interesse.

Respiração. Suspender respiração após **expiração**.

NOTAS: A flexão parcial dos joelhos, como demonstrado, fortalece a coluna, o que ajuda a abrir os espaços discais intervertebrais.
A radiografia poderá ser realizada em decúbito ventral como uma incidência AP, que dispõe os espaços intervertebrais mais paralelamente aos raios divergentes.
A posição ortostática poderá ser útil para demonstração da postura natural de carga da coluna.

Critérios de avaliação

Anatomia demonstrada: • Corpos das vértebras lombares, articulações intervertebrais, processos espinhosos e transversos, articulações sacroilíacas e sacro são demonstrados • Colimação 35 × 43 cm – aproximadamente T11 até o sacro distal incluído • Colimação 35 × 43 cm – T12 a S1 incluída (Figuras 9.29 e 9.30).
Posicionamento: • A ausência de rotação do paciente é indicada pelas articulações sacroilíacas equidistantes dos processos espinhosos na linha média da coluna vertebral e processos transversos de tamanho semelhante • Colimação na **área de interesse**.
Exposição: • Demonstração nítida das margens ósseas e trabéculas das vértebras lombares • **Ausência de movimento**.

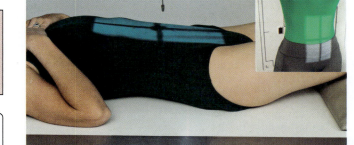

Figura 9.28 Incidência AP (centralizada ao RI de 35 × 43 cm). *Detalhe*, incidência PA alternativa.

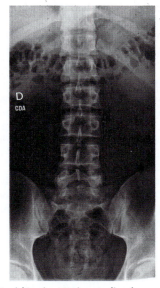

Figura 9.29 Incidência AP (centralizada para um RI de 35 × 43 cm).

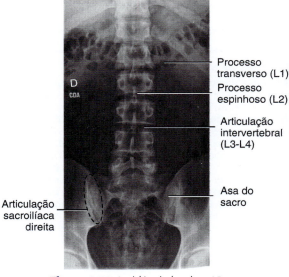

Figura 9.30 Incidência lombar AP.

COLUNA LOMBAR: INCIDÊNCIA OBLÍQUA POSTERIOR (OU ANTERIOR)

Indicações clínicas
- Defeitos da *pars interarticularis* (p. ex., espondilólise).

Tanto a oblíqua direita **quanto** a esquerda devem ser obtidas.

Coluna lombar
ROTINA
- AP (ou PA)
- Oblíquas – posterior ou anterior
- Perfil
- Perfil de L5-S1

Fatores técnicos
- DFR mínima – 100 cm
- Tamanho do RI – 24 × 30 cm, longitudinal
- Grade
- Faixa de 75 a 90 kVp.

Proteção. Proteger tecidos radiossensíveis fora da área de interesse.

Posicionamento do paciente – posições oblíquas anteriores ou posteriores.
A posição do paciente deve ser em semidecúbito dorsal – (OPD) e oblíqua posterior esquerda (OPE) – ou semidecúbito ventral – (OAD) e oblíqua anterior esquerda (OAE) – com braços estendidos e cabeça sobre o travesseiro.

Posicionamento da parte
- **Rodar o corpo do paciente a 45° e alinhar** a coluna vertebral e a linha média da mesa e/ou do RI; a oblíqua a 50° é melhor para as articulações zigoapofisárias de L1-L2, e a 30° para L5-S1
- Assegurar a rotação igual de ombros e pelve. Flexionar os joelhos para estabilidade e afastar o braço do RI atravessando o tórax (Figura 9.31)
- Apoiar os ombros e a pelve com esponjas radiolucentes para manter a posição. Esse apoio é altamente recomendado para prevenir que os pacientes se segurem à extremidade da mesa, o que pode resultar em lesões de seus dedos.

RC
- RC perpendicular ao RI
- Direcionar RC para **L3 no nível da margem costal inferior** (2,5 a 5 cm **acima da crista ilíaca** e 5 cm medialmente à EIAS)
- Centralizar RI com RC.

Colimação recomendada. Colimar os quatro lados da anatomia de interesse.

Respiração. Suspender respiração após expiração.

Critérios de avaliação
Anatomia demonstrada: • Visualização das articulações zigoapofisárias (OPD e OPE mostram a parte inferior; OAD e OAE mostram a parte superior) (Figuras 9.32 e 9.33).
Posicionamento: • Rotação exata do paciente a 45°, como indicado pelas articulações zigoapofisárias abertas e pelos pedículos (olhos do "cão Terrier escocês") entre a linha média e a face lateral da borda vertebral • Se o pedículo for mostrado mais próximo à linha média da borda vertebral e uma porção menor do pedículo for visualizada, isso indica excesso de rotação. Se o pedículo for visualizado em perfil, na borda do corpo vertebral, com uma porção maior da lâmina (corpo do "cão Terrier escocês") demonstrada, é sinal de sub-rotação[2] • Colimação **da área de interesse.**
Exposição: • Demonstração clara de bordas ósseas e trabéculas das vértebras lombares • **Ausência de movimento.**

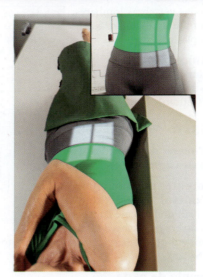

Figura 9.31 OPD da coluna lombar a 45°, visualizando articulações zigoapofisárias direitas (inferiores). Oblíqua anterior alternativa, OAE – articulações direitas.

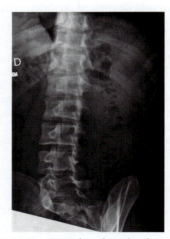

Figura 9.32 OPD da coluna lombar a 45°.

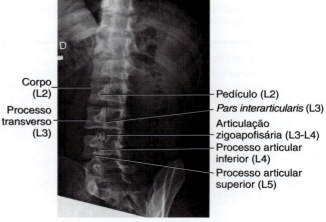

Figura 9.33 OPD da coluna lombar a 45°.

COLUNA LOMBAR: INCIDÊNCIA EM PERFIL

Indicações clínicas
- **Patologia** das vértebras lombares, incluindo fraturas, espondilolistese, processos neoplásicos e osteoporose.

Coluna lombar
ROTINA
- AP (ou PA)
- Oblíquas – posterior ou anterior
- Perfil
- Perfil de L5-S1

Fatores técnicos
- DFR mínima – 100 cm
- Tamanho do RI – 35 × 43 cm, longitudinal
- Grade
- Faixa de 80 a 90 kVp
- Placa de chumbo sobre a mesa, atrás do paciente.

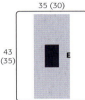

Proteção. Proteger tecidos radiossensíveis fora da área de interesse.

Posicionamento do paciente – posição lateral. Colocar o paciente em decúbito lateral, com a cabeça sobre o travesseiro, os joelhos flexionados e com apoio entre os joelhos e os tornozelos para manter melhor a posição lateral e garantir o conforto.

Posicionamento da parte
- Alinhar o plano coronal médio com o RC e a linha média da mesa e/ou com o RI (Figura 9.34)
- Colocar apoio radiolucente sob a cintura, se necessário, para posicionar o eixo longitudinal da coluna paralelo à mesa (palpar processos espinhosos para determinar; ver Notas)
- Assegurar **ausência de rotação** do tórax ou da pelve.

RC
- RC perpendicular ao RI (ver Notas).
    Colimação mais aberta (35 × 43 cm): centralizar ao nível da crista ilíaca (L4-L5). Essa incidência inclui as vértebras lombares, o sacro e, possivelmente, o cóccix.
    Colimação mais fechada (30 × 35 cm): centralizar L3 no nível da margem costal inferior (4 cm acima da crista ilíaca). Isso inclui as cinco vértebras lombares. Centralizar RI com RC.

Colimação recomendada. Colimar os quatro lados da anatomia de interesse.

Respiração. Suspender respiração após **expiração**.

NOTAS: Embora para o paciente do sexo masculino de estatura média (e algumas representantes do sexo feminino) não seja necessária nenhuma angulação do RC, para o paciente com pelve mais larga ou tórax mais estreito talvez seja necessária uma angulação caudal de 5 a 8° mesmo com apoio, como demonstrado na Figura 9.35.

Se o paciente tiver uma curvatura lateral (escoliose) da coluna (como determinado pela visualização da coluna sob um ângulo posterior, com o paciente em posição ortostática e o avental hospitalar aberto), ele deve ser colocado em qualquer posição lateral **na qual a curvatura ou a convexidade da coluna fique para baixo**, a fim de abrir melhor os espaços intervertebrais.

Critérios de avaliação

Anatomia demonstrada: • Foramens intervertebrais L1-L4, corpos vertebrais, articulações intervertebrais, processos espinhosos e junção L5-S1 • Dependendo do tamanho do RI utilizado, todo o sacro poderá ser incluído (Figuras 9.36 e 9.37).
Posicionamento: • Coluna vertebral alinhada paralelamente ao RI, indicado pelos forames intervertebrais abertos e espaços de articulações intervertebrais abertos • A **ausência de rotação** é definida pela sobreposição das incisuras isquiáticas maiores e corpos vertebrais posteriores • Colimação da **área de interesse**.
Exposição: • Demonstração nítida das bordas ósseas e trabéculas das vértebras lombares. **Ausência de movimento**.

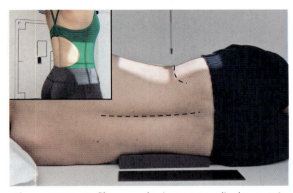

Figura 9.34 Perfil esquerdo (RC perpendicular ao RI).

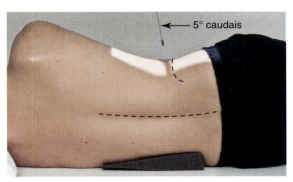

Figura 9.35 Perfil esquerdo (RC a 5° caudais).

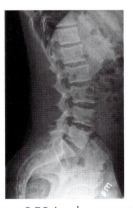

Figura 9.36 Lombar em perfil.

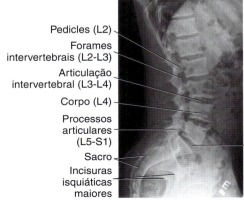

Pedicles (L2)
Forames intervertebrais (L2-L3)
Articulação intervertebral (L3-L4)
Corpo (L4)
Processos articulares (L5-S1)
Sacro
Incisuras isquiáticas maiores
Articulação L5-S1

Figura 9.37 Lombar em perfil.

COLUNA LOMBAR: INCIDÊNCIA EM PERFIL DE L5-S1

Indicações clínicas
- Espondilolistese envolvendo L4-L5 ou L5-S1 e outras patologias de L5-S1.

Coluna lombar
ROTINA
- AP (ou PA)
- Oblíquas – posterior ou anterior
- Perfil
- Perfil de L5-S1

Fatores técnicos
- DFR mínima – 100 cm
- Tamanho do RI – 18 × 24 cm, longitudinal
- Grade
- Faixa de 85 a 95 kVp
- Placa de chumbo sobre a mesa atrás do paciente.

Proteção. Proteger tecidos radiossensíveis fora da área de interesse.

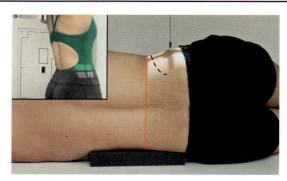

Figura 9.38 Perfil esquerdo L5-S1 com apoio suficiente; ângulo RC de 0°.

Posicionamento do paciente – posição lateral.
Colocar o paciente em decúbito lateral, com a cabeça sobre o travesseiro, os joelhos flexionados e com apoio entre os joelhos e os tornozelos para manter melhor posição lateral e garantir o conforto.

Posicionamento da parte
- Alinhar o plano coronal médio ao RC e à linha média da mesa e/ou ao RI (Figura 9.38)
- Colocar apoio radiolucente sob a cintura, conforme necessário, para dispor o eixo longitudinal da coluna paralelo à mesa (palpar os processos espinhosos para determinar; ver Notas, posteriormente)
- Assegurar **ausência de rotação** do tórax e da pelve.

RC
- RC **perpendicular** ao RI com apoio suficiente na cintura ou **angulação caudal de 5 a 8°** com menos suporte (ver Notas)
- Direcionar o RC **4 cm inferiormente à crista ilíaca e 5 cm posteriormente à EIAS**
- Centralizar RI com RC.

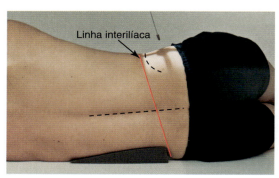

Figura 9.39 Perfil esquerdo de L5-S1 com menos apoio; ângulo RC de 5 a 8° caudais (RC paralelo à linha interilíaca).

Colimação recomendada. Colimar os quatro lados da anatomia de interesse.

Respiração. Suspender respiração para limitar os movimentos do paciente.

NOTAS: Se a cintura não estiver suficientemente apoiada, resultando no afundamento da coluna vertebral, o RC deve ter angulação caudal de 5 a 8° para ficar **paralelo à linha interilíaca**[3] (linha imaginária entre as cristas ilíacas; ver Figura 9.39).

Altas quantidades de radiação secundária ou dispersão são geradas como resultado da espessura da parte. A colimação fechada é essencial, associada à colocação de placa de chumbo sobre a mesa atrás do paciente – muito importante na imagem digital.

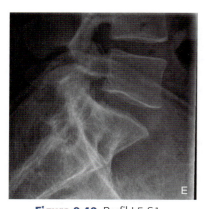

Figura 9.40 Perfil L5-S1.

Critérios de avaliação
Anatomia demonstrada • Corpo vertebral de L5 e 1º e 2º segmentos sacrais e espaço articular de L5-S1 (Figuras 9.40 e 9.41).
Posicionamento: • A **ausência de rotação** do paciente é comprovada pela sobreposição das incisuras isquiáticas maiores e bordas posteriores dos corpos vertebrais • Alinhamento correto da coluna vertebral e RC indicado pelo espaço articular de L5-S1 aberto • Colimação da **área de interesse**.
Exposição: • Demonstração nítida das bordas ósseas e trabéculas da região de L5-S1 • **Ausência de movimento**.

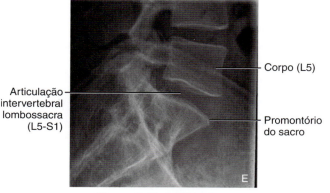

Figura 9.41 Perfil L5-S1.

COLUNA LOMBAR: INCIDÊNCIA AP AXIAL PARA L5-S1

Indicações clínicas
- Patologia de L5-S1 e articulações sacroilíacas.

Coluna lombar
ESPECIAL
- AP axial de L5-S1

Fatores técnicos
- DFR mínima – 100 cm
- Tamanho do RI – 18 × 24 cm, transversal
- Grade
- Faixa de 80 a 90 kVp.

Proteção. Proteger tecidos radiossensíveis fora da área de interesse.

Posicionamento do paciente – decúbito dorsal. Posicionar o paciente em decúbito dorsal com braços ao longo do corpo, cabeça sobre o travesseiro e pernas estendidas com um apoio sob os joelhos para conforto.

Posicionamento da parte
- Alinhar o plano sagital médio com o RC e com a linha média da mesa e/ou ao RI (Figura 9.42)
- Assegurar a **ausência de rotação** do tórax ou da pelve.

RC
- Angular o RC a 30° (pacientes do sexo masculino) e a 35° (pacientes do sexo feminino) cranialmente
- Direcionar RC para o nível da EIAS na linha média do corpo
- Centralizar RI com RC.

Colimação recomendada. Colimar os quatro lados da anatomia de interesse.

Respiração. Suspender respiração para limitar os movimentos do paciente.

NOTAS: O ângulo da incidência AP "abre" a articulação L5-S1.
A vista lateral da L5-S1 geralmente fornece mais informações que a incidência AP.
Essa incidência também pode ser realizada em **decúbito ventral** com angulação **caudal** do RC (aumenta a distância objeto-receptor de imagem).

Critérios de avaliação
Anatomia demonstrada • Espaço articular L5-S1 e articulações sacroilíacas (Figuras 9.43 e 9.44).
Posicionamento: • Articulações sacroilíacas demonstram distância igual da coluna, não indicando rotação pélvica • Alinhamento correto do RC e L5-S1 evidenciado por um espaço articular aberto • Colimação para a **área de interesse**.
Exposição: • Demonstração nítida de margens ósseas e marcas trabeculares da região de L5-S1 • **Ausência de movimento**.

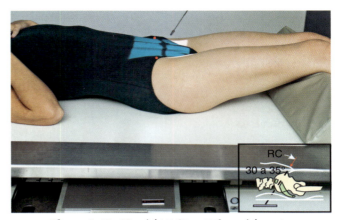

Figura 9.42 AP axial L5-S1 – 35° cranialmente.

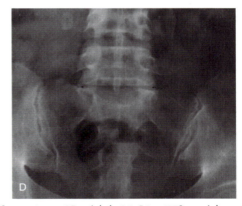

Figura 9.43 AP axial de L5-S1 – 35° cranialmente.

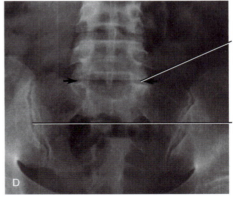

Articulação intervertebral lombossacra (L5-S1)

Articulação sacroilíaca

Figura 9.44 AP axial de L5-S1.

SÉRIES PARA ESCOLIOSE: INCIDÊNCIA PA

Indicações clínicas
- Determinar o grau de gravidade da escoliose.

Uma série para escoliose pode incluir **duas incidências PA**, para fins de comparação, uma ereta e outra em decúbito (ver Notas).

> **Série para escoliose**
> ROTINA
> - PA ereta e/ou em decúbito
> - Perfil ereta

Fatores técnicos
- DFR mínima – 100 a 150 cm; é necessária uma DFR maior, com RI maior para obter a colimação necessária
- Tamanho do RI – 35 × 43 cm, longitudinal; pacientes mais altos, 35 × 90 cm, se disponível
- Grade
- Filtros de compensação para obter densidade mais uniforme ao longo da coluna vertebral
- Faixa de 75 a 90 kVp
- Marcador vertical para a posição ereta.

Proteção. Proteger tecidos radiossensíveis fora da área de interesse.

Posicionamento do paciente – posição ortostática e em decúbito. Colocar o paciente em posição ortostática e em decúbito com braços ao longo do corpo. Distribuir o peso sobre cada pé igualmente na posição ereta.

Posicionamento da parte
- Alinhar o plano sagital médio ao RC e à linha média da mesa e/ou ao RI (Figura 9.45)
- Assegurar **ausência de rotação** do tórax ou da pelve, se possível. A escoliose pode resultar em torção e rotação das vértebras, o que torna inevitável uma rotação
- Posicionar a **margem inferior do RI, no mínimo, 3 a 5 cm abaixo da crista ilíaca** (centralização de altura determinada pelo tamanho do RI e/ou área da escoliose).

RC
- RC perpendicular ao RI
- Centralizar RI com RC.

Colimação recomendada. Colimar os quatro lados da anatomia de interesse.

Respiração. Suspender respiração após **expiração**.

Critérios de avaliação
Anatomia demonstrada: • Vértebras torácicas e lombares, incluindo 3 a 5 cm das cristas ilíacas (Figura 9.48).
Posicionamento: • A ausência de rotação do paciente é indicada pelas vértebras lombares e torácicas com processos espinhosos alinhados à linha média vertebral e pela simetria de asas ilíacas e sacro superior • Entretanto, a escoliose é frequentemente acompanhada por torção ou rotação das vértebras envolvidas • Colimação para a **área de interesse**.
Exposição: • Demonstração nítida das bordas ósseas e trabéculas das vértebras torácicas e lombares • **Ausência de movimento**.

NOTAS: Incidência PA é mais recomendada que incidência AP, em razão da redução significativa da dose em áreas sensíveis à radiação, como mamas e glândula tireoide. Estudos demonstraram que essa incidência resulta em redução de aproximadamente 90% da dosagem nas mamas.[4]

A escoliose geralmente requer repetições de exames durante vários anos, em especial para pacientes pediátricos, devendo-se adotar medidas que ofereçam proteção apropriada. A Figura 9.46 apresenta um exemplo de proteção que pode ser utilizado durante uma rotina para escoliose. A Figura 9.47 demonstra o aspecto radiográfico com uso da proteção.

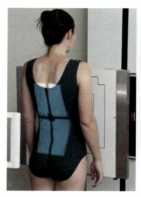

Figura 9.45 PA em posição ereta.

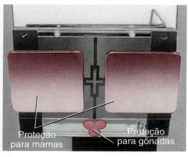

Figura 9.46 Filtros de compensação leves, equivalentes ao chumbo, com proteção para gônadas e mamas anexados ao fundo do colimador com ímãs. (Cortesia de Nuclear Associates, Carle Place, NY.)

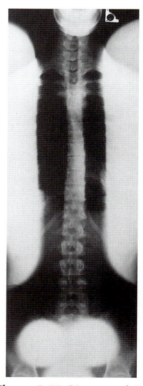

Figura 9.47 PA em posição ortostática – RI de 90 cm, com protetores de sombra posicionados. (Cortesia de Nuclear Associates, Carle Place, NY.)

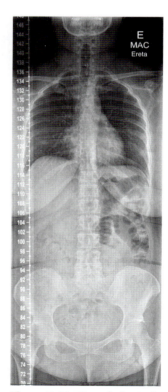

Figura 9.48 PA vertical – RI de 35 × 43 cm.

CAPÍTULO 9 | COLUNA LOMBAR, SACRO E CÓCCIX   347

SÉRIES DE ESCOLIOSE: INCIDÊNCIA EM PERFIL (ERETA)

Indicações clínicas
- Espondilolistese, grau de cifose ou de lordose.

> **Séries para escoliose**
> ROTINA
> - PA ereta e/ou em decúbito
> - Perfil em posição ortostática

Fatores técnicos
- DFR – 100 a 150 cm; é necessária uma DFR maior, com RI maior para obter a colimação necessária
- Tamanho do RI – 35 × 43 cm, longitudinal; ou 35 × 90 cm, em pacientes mais altos, se disponível
- Grade
- Marcador vertical para a posição ortostática
- Uso de filtros de compensação para ajudar a obter uma densidade mais uniforme ao longo da coluna vertebral
- Faixa de 85 a 95 kVp.

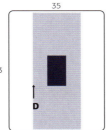

Proteção. Proteger tecidos radiossensíveis fora da área de interesse. A Figura 9.49 demonstra o aspecto radiográfico com uso de proteção para mamas.

Posicionamento do paciente – posição lateral ereta.
Colocar o paciente em posição lateral ereta com braços elevados, ou, se instável, segurando apoio à sua frente. Posicionar o lado convexo da curva contra o RI.

Posicionamento da parte
- Alinhar o plano coronal médio com o RC e com a linha média da mesa e/ou com o RI (Figura 9.50)
- Assegurar **ausência de rotação** do tórax ou da pelve
- Posicionar a margem inferior do RI em, **no mínimo, 2,5 a 5 cm abaixo da crista ilíaca** (centralização determinada pelo tamanho do RI e pela altura do paciente).

RC
- RC perpendicular ao RI
- Centralizar RI com RC.

Colimação recomendada. Colimar os quatro lados da anatomia de interesse.

Respiração. Suspender respiração à **expiração**.

> **Critérios de avaliação**
> **Anatomia demonstrada:** • Vértebras torácicas e lombares, incluindo 2,5 a 5 cm das cristas ilíacas (Figura 9.51).
> **Posicionamento:** • Vértebras lombares e torácicas alinhadas paralelamente ao RI, conforme indicado pelos forames intervertebrais abertos e espaços articulares intervertebrais abertos • A **ausência de rotação** é indicada pela sobreposição das incisuras isquiáticas maiores e corpos vertebrais posteriores. Entretanto, a escoliose é acompanhada geralmente de torção ou rotação das vértebras envolvidas • Colimação da **área de interesse**.
> **Exposição:** • Demonstração nítida das bordas ósseas e das trabéculas das vértebras torácicas e lombares • **Ausência de movimento**.

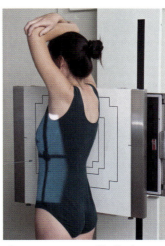

Figura 9.50 Perfil direito em posição ortostática.

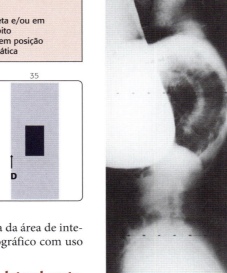

Figura 9.49 Perfil ereto. Filtro de compensação leve (de chumbo) na lateral torácica e proteção de sombra de mama posicionada.

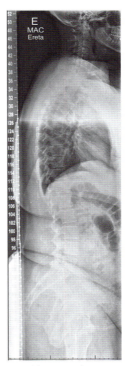

Figura 9.51 Perfil esquerdo em posição ereta.

SÉRIES PARA ESCOLIOSE: INCIDÊNCIA PA (MÉTODO DE FERGUSON)

Indicações clínicas. Esse método auxilia na diferenciação entre curva deformante (primária) e curvatura compensatória.

Séries para escoliose
ESPECIAIS
- PA – método de Ferguson
- AP – inclinação D e E

São obtidas **duas imagens** – uma PA padrão em posição ereta e outra com o pé ou o quadril do lado convexo da curva elevada.

Fatores técnicos
- DFR – 100 a 150 cm; é necessária uma DFR maior para obter a colimação adequada se for usado um RI de 35 × 90 cm
- Tamanho do RI – 35 × 43 cm, longitudinal; ou 35 × 90 cm
- Grade
- Marcador vertical para a posição ereta
- Uso de filtros de compensação para ajudar a obter uma densidade mais uniforme ao longo da coluna vertebral
- Faixa de 80 a 90 kVp.

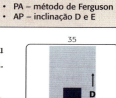

Proteção. Proteger tecidos radiossensíveis fora da área de interesse.

Posicionamento do paciente – posição ortostática
- Colocar o paciente em uma posição ereta (sentado ou em pé) de frente para a mesa, com braços ao longo do corpo (Figura 9.52)
- Para a segunda imagem, posicionar um bloco abaixo do pé (ou do quadril, se estiver sentado) no **lado convexo** da curva para que o paciente possa manter minimamente a posição **sem auxílio**. Um bloco de 8 a 10 cm poderá ser usado sob as nádegas, se o paciente estiver sentado, ou sob o pé, caso esteja de pé (Figura 9.53).

Posicionamento da parte
- Alinhar o plano sagital médio com o RC e com a linha média do RI
- Assegurar **ausência de rotação** do tórax ou da pelve, se possível
- Posicionar o RI de maneira que inclua, no mínimo, de 2,5 a 5 cm abaixo da crista ilíaca.

RC
- Direcionar RC perpendicular ao RI
- Centralizar RI com RC.

Colimação recomendada. Colimar nos quatro lados da anatomia de interesse.

Respiração. Suspender respiração após **expiração**.

NOTAS: Nenhum tipo de apoio (p. ex., faixa compressiva) deverá ser usado nesse exame. Para a segunda imagem, o paciente deverá ficar em pé ou sentado com o bloco sob uma lateral, sem auxílio.

Usar incidências PA para reduzir a dosagem em áreas da glândula tireoide e das mamas sensíveis à radiação.

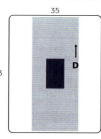
Figura 9.52 PA ereta.

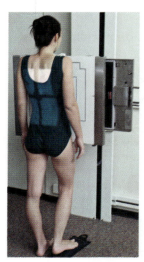
Figura 9.53 PA com bloco sob o pé do lado convexo da curvatura.

Critérios de avaliação
Anatomia demonstrada: • Vértebras lombares e torácicas, incluindo 2,5 a 5 cm das cristas ilíacas (Figuras 9.54 e 9.55).
Posicionamento: • A **ausência de rotação** do paciente é indicada pelas vértebras torácicas e lombares com processos espinhosos alinhados à linha vertebral média, e pela simetria das asas ilíacas e do sacro superior • Colimação da **área de interesse**.
Exposição: • Demonstração nítida das bordas ósseas e trabéculas das vértebras torácicas e lombares • **Ausência de movimento**.

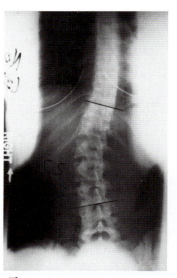
Figura 9.54 Ereta, sem apoio.

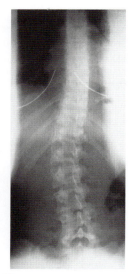
Figura 9.55 Ereta, com apoio do lado direito.

SÉRIES PARA ESCOLIOSE: INCIDÊNCIA PA (AP) – INCLINAÇÃO PARA A DIREITA E PARA A ESQUERDA

Indicações clínicas
- Avaliar a extensão da amplitude de movimento da coluna vertebral.

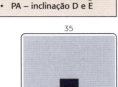

Fatores técnicos
- DFR mínima – 100 a 150 cm; é necessária uma DFR maior para se obter uma colimação adequada se for utilizado um RI de 35 × 90 cm
- Tamanho do RI – 35 × 43 cm, longitudinal; ou 35 × 90 cm, longitudinal
- Grade
- Marcador vertical para posição ereta
- Uso de filtros de compensação para ajudar a obter uma densidade mais uniforme ao longo da coluna vertebral
- Faixa de 80 a 95 kVp.

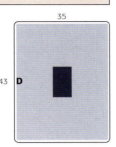

Proteção. Proteger tecidos radiossensíveis fora da área de interesse.

Posicionamento do paciente – posição ereta ou em decúbito.
Colocar o paciente em posição ereta (de frente para a mesa) ou em decúbito dorsal (posição supina) com braços ao longo do corpo (ver Notas).

Posicionamento da parte
- Alinhar o plano sagital médio com o RC e com a linha média da mesa e/ou com o RI
- Assegurar **ausência de rotação** do tórax ou da pelve, se possível
- Posicionar a extremidade inferior do RI de **2,5 a 5 cm abaixo da crista ilíaca**
- Com a pelve agindo como um fulcro, solicitar ao paciente que se incline lateralmente (flexão lateral) **o máximo que conseguir** para qualquer um dos lados (Figuras 9.56 e 9.57)
- Se na posição em decúbito, mover o tronco superior e as pernas para alcançar flexão lateral máxima
- Repetir as etapas anteriores no lado oposto.

RC
- RC perpendicular ao RI
- Centralizar RI com RC.

Colimação recomendada. Colimar os quatro lados da anatomia de interesse.

Respiração. Suspender respiração após **expiração**.

NOTAS: A pelve deve ficar o mais imóvel possível durante o posicionamento. A pelve atua como um fulcro (ponto de apoio) durante as mudanças de posição.

As incidências PA são recomendadas se realizadas em posição ereta, a fim de reduzir uma exposição significativa dos órgãos sensíveis à radiação.

Critérios de avaliação
Anatomia demonstrada: • Vértebras torácicas e lombares, incluindo 3 a 5 cm das cristas ilíacas (Figuras 9.58 e 9.59).
Posicionamento: • Coluna vertebral alinhada paralelamente ao RI, conforme indicado pelos espaços articulares intervertebrais abertos • Colimação para a **área de interesse**.
Exposição: • Nítida demonstração de bordas ósseas e trabéculas das vértebras torácicas e lombares • **Ausência de movimento**.

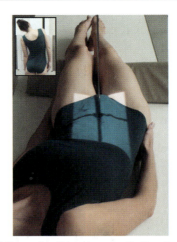

Figura 9.56 AP em decúbito dorsal – inclinação E. *Detalhe*, PA ereta – inclinação E.

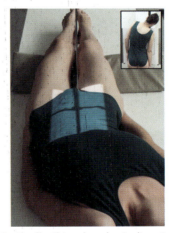

Figura 9.57 AP em decúbito dorsal – inclinação D. *Detalhe*, PA ereta – inclinação D.

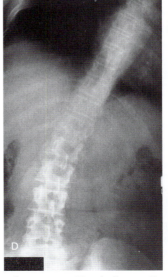
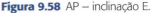
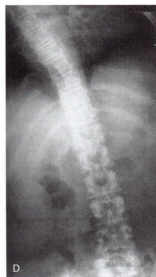

Figura 9.58 AP – inclinação E.   **Figura 9.59** AP – inclinação D.

SÉRIES PARA FUSÃO VERTEBRAL: PERFIS – HIPEREXTENSÃO E HIPERFLEXÃO

Indicações clínicas
- Avaliação da mobilidade de um local de fusão vertebral.

São obtidas **duas imagens** (uma em hiperflexão e outra em hiperextensão).

Posições de inclinação direita-esquerda também são geralmente parte da rotina. Integram uma série para avaliação de fusão vertebral e são as mesmas da escoliose apresentadas em *Séries para escoliose: incidência PA/Séries de escoliose: incidência em perfil (ereta).*

Séries para fusão vertebral
ROTINA
- PA – inclinação D e E
- Perfil – hiperextensão e hiperflexão

Fatores técnicos
- DFR mínima – 100 cm
- Tamanho do RI – 35 × 43 cm – longitudinal
- Grade
- Faixa de 80 a 95 kVp
- Marcadores de extensão e flexão.

Proteção. Proteger tecidos radiossensíveis fora da área de interesse.

Posicionamento do paciente – posição em decúbito lateral
- Colocar o paciente em posição ereta ou em decúbito lateral, com a cabeça no travesseiro, os joelhos flexionados e apoio entre os joelhos (ver Notas)
- Colocar a extremidade inferior do RI de 2,5 a 5 cm abaixo da crista ilíaca.

Posicionamento da parte
- Alinhar o plano coronal médio com o RC e com a linha média da mesa e/ou ao RI.

Hiperflexão
- Usando a pelve como fulcro, pedir ao paciente que mova o tronco para ficar em posição hiperflexionada, permanecendo no campo de colimação (Figura 9.60).

Hiperextensão
- Usando a pelve como fulcro, pedir ao paciente que mova o tronco posteriormente **o máximo possível** para hiperestender o eixo longitudinal do corpo (Figura 9.61)
- Assegurar **ausência de rotação** do tórax e da pelve.

RC
- RC perpendicular ao RI
- Direcionar o RC para o **local da fusão**, se conhecido, ou para o centro do RI.

Colimação recomendada. Colimar os quatro lados da anatomia de interesse.

Respiração. Suspender respiração após **expiração**.

NOTAS: Em geral, incidência é realizada com o paciente em pé na posição ereta ou sentado em um banco, primeiramente inclinando-se o máximo possível para a frente, segurando-se nas pernas do banco; em seguida, inclinando-se para trás o máximo possível, agarrando a parte posterior do banco para manter a posição.

A pelve deve permanecer estacionária tanto quanto possível durante o posicionamento. A pelve atua como um fulcro (pivô) durante mudanças de posição.

Critérios de avaliação
Anatomia demonstrada: • Vértebras lombares e torácicas, incluindo 2,5 a 5 cm das cristas ilíacas (Figuras 9.62 e 9.63).
Posicionamento: • Coluna vertebral alinhada paralelamente ao RI, como indicado pelos forames intervertebrais abertos e espaços articulares intervertebrais abertos. A **ausência de rotação** é indicada pela sobreposição das incisuras isquiáticas maiores e corpos vertebrais posteriores • Colimação da **área de interesse**.
Exposição: • Demonstração nítida das margens ósseas e marcas trabeculares das vértebras lombares e torácicas • **Ausência de movimento**.

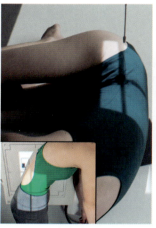

Figura 9.60 Perfil – hiperflexão.

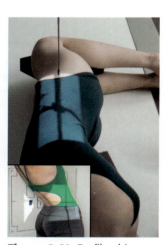

Figura 9.61 Perfil – hiperextensão.

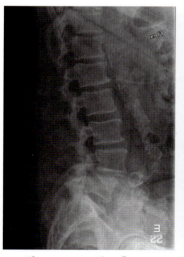

Figura 9.62 Hiperflexão.

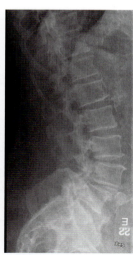

Figura 9.63 Hiperextensão.

SACRO: INCIDÊNCIA AP AXIAL

Indicações clínicas
- Patologia do sacro, incluindo fraturas.

NOTA: A bexiga deve ser esvaziada antes do início desse procedimento. Também é desejável que o colo inferior esteja livre de gases e material fecal, o que pode exigir um procedimento com enema, conforme solicitado por um médico.

Sacro e cóccix
ROTINA
- AP axial do sacro
- AP axial do cóccix
- Perfil

Fatores técnicos
- DFR mínima – 100 cm
- Tamanho do RI – 24 × 30 cm, longitudinal
- Grade
- Faixa de 75 a 90 kVp.

Proteção. Proteger tecidos radiossensíveis fora da área de interesse.

Posicionamento do paciente – posição em decúbito dorsal.
Posicionar o paciente em decúbito dorsal com braços ao longo do corpo, cabeça sobre travesseiro e pernas estendidas com um apoio sob os joelhos para proporcionar conforto.

Posicionamento da parte
- Alinhar o plano sagital médio com o RC e com a linha média da mesa e/ou com o RI (Figura 9.64)
- Assegurar ausência de rotação da pelve.

RC
- Angular o RC a 15° cranialmente. Direcionar o RC 5 cm superiormente à sínfise pubiana
- Centralizar RI com RC.

Colimação recomendada. Colimar os quatro lados da anatomia de interesse.

Respiração. Suspender respiração para limitar os movimentos do paciente.

NOTAS: Talvez o técnico precise aumentar em 20° o ângulo cranial para pacientes com curvatura posterior aparentemente maior ou mais acentuada do sacro ou da pelve.

O sacro feminino em geral é mais curto e mais largo que o masculino (para ser considerado em uma colimação fechada nos quatro lados).

Também poderá ser realizada uma incidência em **decúbito ventral** (angulação caudal a 15°), caso seja necessária para a condição do paciente.

Critérios de avaliação
Anatomia demonstrada: • Sacro, articulações sacroilíacas, espaço articular intervertebral L5-S1 (Figuras 9.65 e 9.66).
Posicionamento: • A ausência de rotação é indicada pelo alinhamento da crista sagital mediana e o cóccix com a sínfise pubiana. O alinhamento correto do sacro e do RC demonstra o sacro sem encurtamento, e o púbis e os forames do sacro não ficam sobrepostos • Colimação da **área de interesse**.
Exposição: • Demonstração nítida das bordas ósseas e das trabéculas do sacro • Ausência da movimento.

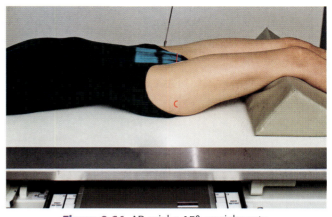

Figura 9.64 AP axial a 15° cranialmente.

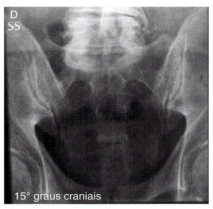

Figura 9.65 AP axial a 15° cranialmente.

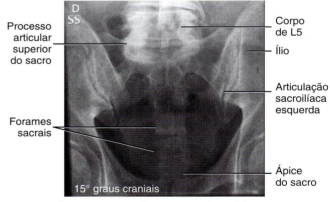

Figura 9.66 AP do sacro a 15° cranialmente.

CÓCCIX: INCIDÊNCIA AP AXIAL

Indicações clínicas
- Patologia do cóccix, incluindo fratura.

Sacro e cóccix
ROTINA
- AP axial do sacro
- AP axial do cóccix
- Perfil

NOTA: A bexiga deve ser esvaziada antes do início do procedimento. Também é desejável que o colo inferior esteja livre de gases e material fecal, o que pode exigir um procedimento com enema, conforme solicitado por um médico.

Fatores técnicos
- DFR mínima – 100 cm
- Tamanho do RI – 18 × 24 cm, longitudinal
- Grade
- Faixa de 75 a 85 kVp
- Cautela no uso do controle automático de exposição (CAE).

Proteção. Proteger tecidos radiossensíveis fora da área de interesse.

Posicionamento do paciente – posição em decúbito dorsal.
Posicionar o paciente em decúbito dorsal com braços ao longo do corpo, cabeça sobre o travesseiro e pernas estendidas com um apoio sob os joelhos para proporcionar conforto.

Posicionamento da parte
- Alinhar o plano sagital médio à linha média da mesa e/ou ao RI (Figura 9.67)
- Assegurar **ausência de rotação** da pelve.

RC
- Angulação do RC a 10° caudalmente. Direcionar o RC 5 cm superiormente à sínfise pubiana
- Centralizar RI com RC.

Colimação recomendada. Colimar os quatro lados da anatomia de interesse.

Respiração. Suspender respiração para limitar os movimentos do paciente.

NOTAS: Talvez o técnico tenha que aumentar a angulação do RC para 15° caudais no caso de uma curvatura anterior do cóccix maior, se isso for aparente à palpação ou evidenciado por imagem em perfil.

Essa incidência também poderá ser realizada em decúbito ventral (com angulação a 10° caudalmente) quando necessário, segundo as condições do paciente, com RC centrado no cóccix, que pode ser localizado usando-se o trocânter maior.

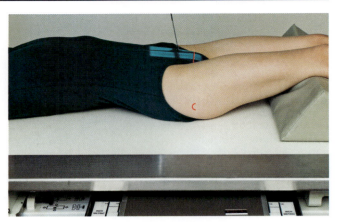

Figura 9.67 AP axial do cóccix a 10° caudalmente.

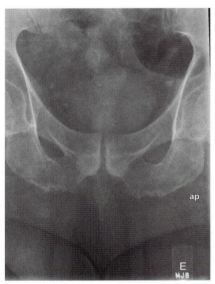

Figura 9.68 AP axial do cóccix a 10° caudalmente.

Critérios de avaliação
Anatomia demonstrada: • Cóccix (Figura 9.68).
Posicionamento: • O alinhamento correto do cóccix e do RC demonstra um cóccix livre de sobreposições e projetado superiormente ao púbis • Os segmentos coccígeos devem aparecer abertos. Caso contrário, podem estar fundidos e a angulação do RC deverá ser aumentada (uma curvatura maior do cóccix requer uma angulação maior do RC) • O cóccix deve parecer equidistante das paredes laterais da abertura pélvica, indicando ausência de rotação • Colimação da **área de interesse**.
Exposição: • Demonstração nítida das bordas ósseas e trabéculas do cóccix • **Ausência de movimento**.

CAPÍTULO 9 | COLUNA LOMBAR, SACRO E CÓCCIX   353

SACRO E CÓCCIX: INCIDÊNCIA EM PERFIL

Indicações clínicas
- Patologia do sacro e do cóccix, incluindo fratura.

Sacro e cóccix
ROTINA
- AP axial do sacro
- AP axial do cóccix
- Perfil do sacro e do cóccix

NOTA: Em geral, sacro e cóccix são radiografados juntos. Incidências AP isoladas são necessárias devido aos diferentes ângulos do RC, **mas a incidência em perfil pode ser obtida com uma única exposição** centralizada para incluir tanto o sacro quanto o cóccix. Essa incidência é recomendada para diminuir doses de radiação para as gônadas.

Fatores técnicos
- DFR mínima – 100 cm
- Tamanho do RI – 24 × 30 cm, longitudinal
- Grade
- Faixa de 85 a 95 kVp
- Placa de chumbo sobre a mesa atrás do paciente para reduzir dispersão do RI
- Caso o cóccix esteja incluído, um filtro tipo bumerangue será útil para garantir a densidade ideal.

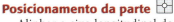

Proteção. Proteger tecidos radiossensíveis fora da área de interesse.

Posicionamento do paciente – posição lateral. Colocar o paciente em decúbito lateral, com a cabeça sobre o travesseiro e os joelhos flexionados.

Posicionamento da parte
- Alinhar o eixo longitudinal do sacro e do cóccix com o RC, com a linha média da mesa e/ou com o RI (Figuras 9.69 e 9.70)
- Assegurar ausência de rotação do tórax e da pelve.

RC
- RC perpendicular ao RI
- Direcionar RC de 8 a 10 cm **posteriormente à EIAS** (centralização para o sacro)
- Centralizar RI com RC.

Colimação recomendada. Colimar os quatro lados da anatomia de interesse.

Respiração. Suspender respiração para limitar os movimentos do paciente.

NOTA: São geradas altas quantidades de radiação secundária e dispersa. Fechar a colimação é essencial a fim de reduzir a dose para o paciente e obter uma imagem de alta qualidade.

Critérios de avaliação
Anatomia demonstrada: • Sacro, articulação de L5-S1 e cóccix (Figura 9.71).
Posicionamento: • A **ausência de rotação** é indicada pela sobreposição das incisuras isquiáticas maiores e cabeças femorais • Colimação da **área de interesse**.
Exposição: • Demonstração nítida das margens ósseas e marcas trabeculares do sacro e do cóccix • **Ausência de movimento**.

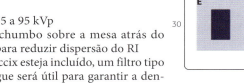
Figura 9.69 Perfil do sacro e do cóccix.

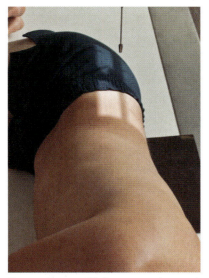
Figura 9.70 Perfil do sacro e do cóccix.

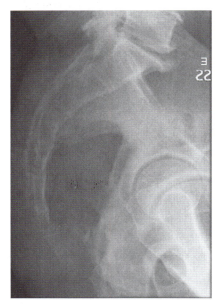
Figura 9.71 Perfil do sacro e do cóccix.

ARTICULAÇÕES SACROILÍACAS: INCIDÊNCIA AP AXIAL

Indicações clínicas
- **Patologia** da articulação sacroilíaca, incluindo fratura e luxação ou subluxação da articulação sacroilíaca.

Articulações sacroilíacas
ROTINA
- AP axial
- Incidências oblíquas posteriores

Fatores técnicos
- DFR mínima – 100 cm
- Tamanho do RI – 24 × 30 cm, longitudinal
- Grade
- Faixa de 80 a 95 kVp.

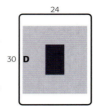

Proteção. Proteger tecidos radiossensíveis fora da área de interesse.

Posicionamento do paciente – posição em decúbito dorsal. Posicionar o paciente em decúbito dorsal com braços ao longo do corpo, cabeça sobre o travesseiro e pernas estendidas com um apoio sob os joelhos para proporcionar conforto.

Posicionamento da parte
- Alinhar o plano sagital médio com o RC, com a linha média da mesa e/ou com o RI (Figura 9.72)
- Assegurar **ausência de rotação** da pelve.

RC
- Angular o RC de **30 a 35° cranialmente** (em geral, homens requerem um ângulo de 30° e mulheres de 35°, devido ao aumento na curva lombossacra)
- Direcionar o RC para a linha média **cerca de 5 cm abaixo do nível da EIAS**
- Centralizar RI com RC.

Colimação recomendada. Colimar os quatro lados da anatomia de interesse.

Respiração. Suspender respiração para limitar os movimentos do paciente.

Incidência PA axial alternativa. Caso o paciente não se posicione em decúbito dorsal, essa imagem pode ser obtida como uma incidência PA com o paciente em decúbito ventral, usando uma angulação de 30 a 35° **caudalmente**. O RC seria centralizado no nível de L4 ou ligeiramente acima da crista ilíaca.

Critérios de avaliação
Anatomia demonstrada: • Articulações sacroilíacas e espaço articular intervertebral de L5-S1 (Figuras 9.73 e 9.74).
Posicionamento: • A ausência de rotação é comprovada pelo processo espinhoso de L5 no centro do corpo vertebral e pela aparência simétrica das asas bilaterais do sacro (com articulações sacroilíacas equidistantes da linha média vertebral) • Colimação da **área de interesse**.
Exposição: • Demonstração nítida das bordas ósseas e trabéculas do sacro • **Ausência de movimento**.

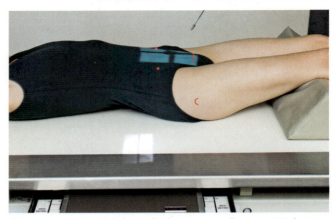

Figura 9.72 AP axial das articulações sacroilíacas – RC de 30 a 35° cranialmente.

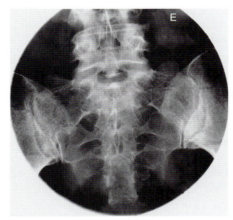

Figura 9.73 AP axial das articulações sacroilíacas.

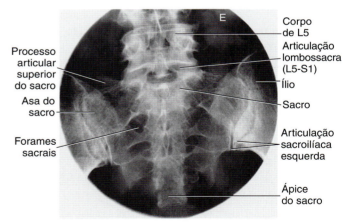

Figura 9.74 AP axial das articulações sacroilíacas.

ARTICULAÇÕES SACROILÍACAS: INCIDÊNCIAS OBLÍQUAS POSTERIORES (OPE E OPD)

Indicações clínicas
- **Patologia** da articulação sacroilíaca, incluindo luxação ou subluxação
- Exame bilateral para comparação.

Articulações sacroilíacas
ROTINA
- AP axial
- Incidências oblíquas posteriores

Fatores técnicos
- DFR mínima – 100 cm
- Tamanho do RI – 24 × 30 cm, longitudinal
- Grade
- Faixa de 80 a 95 kVp.

Proteção. Proteger tecidos radiossensíveis fora da área de interesse.

Posicionamento do paciente – posição em decúbito dorsal.
Posicionar o paciente em decúbito dorsal com braços ao longo do corpo e cabeça sobre o travesseiro.

Posicionamento da parte
- Rodar o corpo em um ângulo oblíquo posterior de 25 a 30°, com o lado de interesse elevado (OPE, para articulação direita; OPD, para articulação esquerda) (Figuras 9.75 e 9.76)
- Alinhar a articulação de interesse com o RC e com a linha média da mesa e/ou com o RI
- Usar um aparelho de medição de ângulo para garantir ângulos corretos e compatíveis em ambas as posições oblíquas
- Colocar apoio sob o quadril elevado e flexionar o joelho elevado.

RC
- RC perpendicular ao RI (Figura 9.77)
- Direcionar o RC 2,5 cm medialmente à EIAS elevada (ver Nota sobre o ângulo cranial opcional)
- Centralizar RI com RC.

Colimação recomendada. Colimar os quatro lados da anatomia de interesse.

Respiração. Suspender a respiração para limitar os movimentos do paciente.

NOTA: Para demonstração da parte inferior ou distal da articulação de maneira mais visível, o RC deverá ter ângulo cefálico de 15 a 20° **cranialmente**.

Critérios de avaliação
Anatomia demonstrada: • Articulação sacroilíaca mais afastada do RI (Figura 9.78).
Posicionamento: • Rotação exata do paciente indicada pela ausência de sobreposição da asa do ílio e pelo sacro com a articulação sacroilíaca aberta • Colimação da **área de interesse**.
Exposição: • Demonstração nítida das bordas ósseas e trabéculas do sacro • **Ausência de movimento**.

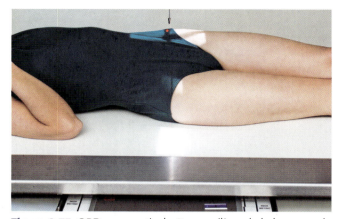
Figura 9.75 OPD para a articulação sacroilíaca do lado esquerdo (superior).

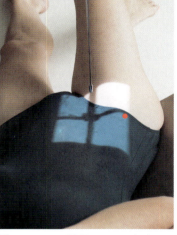
Figura 9.76 OPE para a articulação sacroilíaca do lado direito (superior).

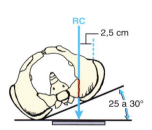
Figura 9.77 OPE da articulação sacroilíaca.

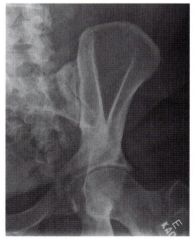
Figura 9.78 Incidência OPD para a articulação sacroilíaca esquerda (superior).

RADIOGRAFIAS PARA ANÁLISE

Esta seção consiste em uma incidência ideal (Imagem A) com uma ou mais incidências que podem demonstrar erros de posicionamento e/ou técnicos. Analise as Figuras 9.79 a 9.83. Compare a Imagem A às outras incidências e identifique os erros. Enquanto examina cada imagem, considere as seguintes questões:

1. Toda a anatomia essencial é demonstrada na imagem?
2. Quais erros de posicionamento presentes comprometem a qualidade da imagem?
3. Os fatores técnicos são ideais?
4. Há na imagem evidência de marcadores de colimação e do lado anatômico pré-exposição?
5. Esses erros requerem repetição da exposição?

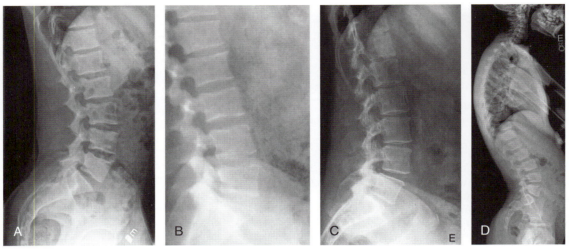

Figura 9.79 Perfil da coluna vertebral.

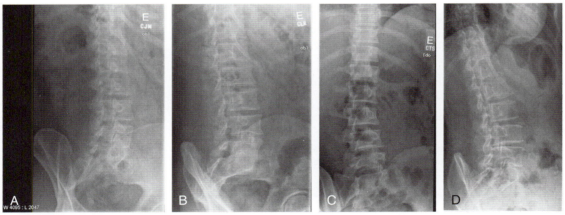

Figura 9.80 Oblíqua posterior esquerda (OPE).

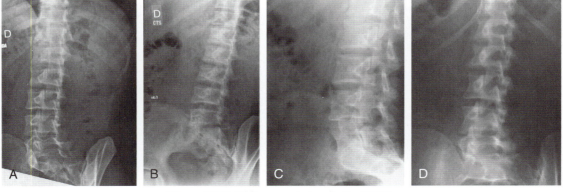

Figura 9.81 Oblíqua posterior direita (OPD).

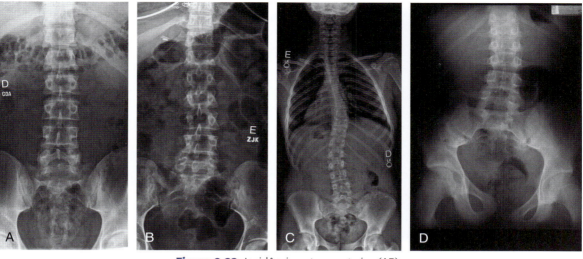
Figura 9.82 Incidência anteroposterior (AP).

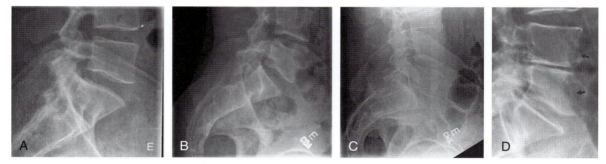
Figura 9.83 Incidência em perfil de L5-S1.

CAPÍTULO 10

Caixa Torácica – Esterno e Costelas

COLABORAÇÃO DE **Katrina Lynn Steinsultz**, RT(R)(m), M.Adm, MPH

COLABORADORES DAS EDIÇÕES ANTERIORES John P. Lampignano, MEd, RT(R)(CT), Patti Ward, PhD, RT(R), Cindy Murphy, BHSc, RT(R), ACR

SUMÁRIO

Anatomia Radiográfica

Caixa torácica, *360*
Pontos de referência palpáveis e articulações da caixa torácica, *361*

Posicionamento Radiográfico

Considerações sobre o posicionamento do esterno, *363*
Considerações sobre o posicionamento das articulações esternoclaviculares, *364*
Considerações sobre o posicionamento das costelas, *364*
Considerações especiais relacionadas com o paciente, *365*
Considerações sobre radiologia digital, *366*
Modalidades e procedimentos alternativos, *366*
Indicações clínicas, *367*

Incidências de Rotina e Especiais

Posicionamento OAD – esterno, *368*
Posição em perfil: Perfil "D" ou "E" – esterno, *369*
Incidência PA – Articulações esternoclaviculares, *370*
Incidências oblíquas anteriores: OAD e OAE – articulações esternoclaviculares, *371*
Incidência AP: costelas bilaterais posteriores, *372*
Incidência PA: costelas bilaterais anteriores, *373*
Incidência AP: estudo unilateral das costelas – costelas posteriores, *374*
Incidência oblíqua posterior ou anterior – porções axilares das costelas, *375*

Radiografias para Análise, *377*

ANATOMIA RADIOGRÁFICA

Caixa torácica

A função principal da caixa torácica é servir de câmara, semelhante a um fole, que se expande e se contrai durante a inspiração e a expiração, respectivamente. Esses atos respiratórios são criados pelo trabalho sincronizado de músculos inseridos nos arcos costais e pela pressão atmosférica, resultando na movimentação do ar para dentro e para fora dos pulmões durante a respiração.

A caixa torácica consiste no **esterno** anteriormente, nas **vértebras torácicas** posteriormente e em **12 pares de costelas** que unem o esterno à coluna vertebral. O foco deste capítulo está no esterno e nas costelas; detalhes referentes às vértebras torácicas são discutidos no Capítulo 8. A caixa torácica também atua na proteção de órgãos importantes do sistema respiratório e estruturas vitais dentro do mediastino, como o coração e os grandes vasos.

A Figura 10.1 mostra a relação do esterno com os 12 pares de costelas e as 12 vértebras torácicas. Em uma posição frontal direta, o delgado esterno é sobreposto pelas estruturas no interior do mediastino e pela densa coluna torácica. Portanto, uma incidência anteroposterior (AP) ou posteroanterior (PA) convencional exibe a coluna torácica, mas mostra minimamente o esterno.

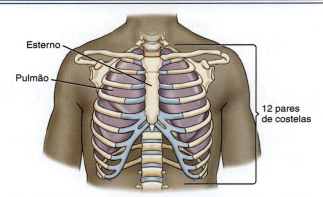

Figura 10.1 Caixa torácica, cobertura expansível dos pulmões.

ESTERNO

O esterno adulto é um osso fino, estreito e plano com três divisões: manúbrio, corpo e processo xifoide (Figura 10.2). A extensão total do esterno adulto é de aproximadamente 18 cm. É composto de tecido esponjoso altamente vascularizado, coberto por uma fina camada de osso compacto. Esse tecido esponjoso vascular permite que o esterno seja um local comum de biopsia de medula óssea, em que, sob anestesia local, insere-se uma agulha na cavidade medular esternal para extrair uma amostra de medula óssea vermelha.

A porção superior é o **manúbrio**. O comprimento médio de um manúbrio adulto é de 5 cm. A parte mais longa do esterno é o **corpo**, com cerca de 10 cm de comprimento. Ao nascimento, o corpo do esterno consiste em quatro segmentos separados; a união deles começa durante a puberdade e pode ainda estar incompleta até aproximadamente os 25 anos.

A parte mais inferior do esterno é o **processo xifoide**, que é composto de cartilagem durante a infância e a juventude, e em geral não se calcifica totalmente até cerca de 40 anos. O processo xifoide normalmente é bem pequeno; entretanto, pode variar em tamanho, forma e grau de ossificação.

COSTELAS

Cada costela é numerada de acordo com a vértebra torácica à qual se une; todo o conjunto é numerado de cima para baixo. Os primeiros sete pares de costelas são considerados **costelas verdadeiras** – as quais se unem diretamente ao esterno por meio de uma pequena parte de cartilagem costal, chamada *costocartilagem (cartilagem costal)*. O termo **costelas falsas** aplica-se aos últimos cinco pares de costelas, numeradas de 8 a 12. Todas as falsas costelas, com exceção dos pares 11 e 12, têm costocartilagens que se unem na costocartilagem da costela 7. A costocartilagem combinada na costela 7 une-se ao esterno. Os pares de costelas 11 e 12 não têm costocartilagem e, portanto, não se unem ao esterno – o termo **costelas flutuantes** pode ser usado para designar esses dois pares.

O desenho na Figura 10.3 mostra claramente, mais uma vez, que embora as costelas 8 a 10 tenham cartilagens costais, elas se unem à cartilagem da 7ª costela.

Os últimos dois pares de costelas falsas (11 e 12) são únicos, pois não têm cartilagem costal.

Costela típica

Perspectiva inferior. Uma costela típica visualizada a partir de sua superfície inferior é ilustrada na Figura 10.4. Uma costela

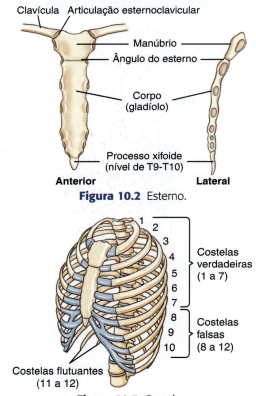

Figura 10.2 Esterno.

Figura 10.3 Costelas.

central é usada para mostrar as características comuns de uma costela típica. Cada costela tem duas extremidades, uma posterior ou **extremidade vertebral**, **que se articula com as vértebras torácicas**; e uma anterior ou **extremidade esternal**, **que se articula com a costocartilagem.** Entre as duas extremidades, encontra-se a **diáfise**, ou corpo, da costela.

A extremidade vertebral é constituída pela **cabeça**, que se articula com uma ou duas vértebras torácicas e a um **colo**, que é achatado. Lateralmente ao colo, há um **tubérculo** elevado que se articula com o processo transverso de uma vértebra e permite a fixação de um ligamento. O corpo estende-se lateralmente ao tubérculo e, em seguida, forma um ângulo para a frente e para baixo. A área de angulação frontal é denominada **ângulo** da costela (Figura 10.5).

Perspectiva posterior. A Figura 10.5 mostra uma incidência posterior de uma costela central típica. Visualizadas nessa incidência posterior encontram-se as **facetas articulares da cabeça**, do colo, assim como as facetas articulares do **tubérculo** na extremidade vertebral da costela. Progressivamente, em direção lateral, o ângulo da costela é a parte em que a diáfise se curva para a frente e para baixo na direção da extremidade esternal.

A extremidade posterior ou vertebral de uma costela típica encontra-se cerca de 8 a 13 cm **mais alta** que a extremidade anterior ou esternal. Portanto, na observação de uma radiografia do tórax ou das costelas, é preciso lembrar que a parte mais superior da costela é a extremidade posterior ou a extremidade mais próxima das vértebras. A extremidade anterior tem localização mais inferior.

A borda inferior interna de cada costela abriga uma **artéria**, uma **veia** e um **nervo**; portanto, as lesões nessas regiões são muito dolorosas e podem estar associadas a uma substancial hemorragia. Essa margem interna, que contém vasos sanguíneos e nervos, é denominada **sulco costal**.

CAIXA TORÁCICA

A Figura 10.6 ilustra a caixa torácica sem o esterno e as cartilagens costais. **O quinto par de costelas foi sombreado para demonstrar melhor a angulação das costelas para baixo.**

Nem todas as costelas têm a mesma aparência. As primeiras são curtas e largas, e são as mais verticais de todas as costelas. Ao contar de cima para baixo, a partir do primeiro par mais curto, as costelas ficam cada vez mais longas até o sétimo par. Desse par em diante, tornam-se progressivamente mais curtas até o 12º ou último par de costelas. As primeiras costelas são as que têm uma curvatura mais acentuada. Em geral, a caixa torácica é mais ampla nas margens laterais das **8ªˢ ou 9ªˢ costelas**.

Pontos de referência palpáveis e articulações da caixa torácica

PONTOS DE REFERÊNCIA PALPÁVEIS

A localização anterior e a relativa facilidade de palpação do esterno proporciona ao técnico a possibilidade de encontrar as estruturas torácicas e as costelas. A borda superior do manúbrio exibe uma área que forma uma ligeira incisura de fácil visualização denominada *incisura jugular*, mas denominações alternativas para essa estrutura, como *incisura supraesternal* ou *incisura do manúbrio*, também são utilizadas. A incisura jugular situa-se no nível de T2-T3.

A extremidade inferior do manúbrio une-se ao corpo do esterno e forma uma proeminência palpável, o ângulo do esterno (sínfise manubrioesternal). Esse ponto de referência também é facilmente palpável e pode ser usado para localizar outras estruturas da caixa torácica. No adulto médio, o ângulo do esterno está situado no nível do espaço discal intervertebral entre T4 e T5. O processo xifoide corresponde ao nível de T9-T10. O ângulo da costela inferior (costal ou margem costal inferior) encontra-se no nível de L2-L3 (ver Figura 10.7).

ARTICULAÇÃO ESTERNOCLAVICULAR

Cada clavícula articula-se medialmente com o manúbrio do esterno na incisura clavicular – que é denominado *articulação esternoclavicular*. Essa é a única conexão óssea entre cada cíngulo do membro superior e a caixa torácica.

ARTICULAÇÕES ESTERNOCOSTAIS

Os primeiros sete pares de costelas unem-se anteriormente ao esterno por meio de seções individuais de costocartilagem. O esterno tem sete pares de facetas, ou depressões, ao longo do manúbrio e do corpo, para receber a costocartilagem. O primeiro par de facetas localiza-se diretamente abaixo da incisura clavicular. Na Figura 10.8, a costocartilagem e as costelas foram acrescentadas em um dos lados da ilustração, para mostrar essa relação.

A segunda cartilagem costal une-se ao esterno no nível do ângulo do esterno. Um modo fácil de localizar a extremidade anterior da 2ª costela é, em primeiro lugar, localizar o ângulo do esterno e, depois, palpar lateralmente ao longo da cartilagem e do osso da costela.

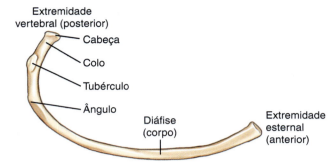

Figura 10.4 Costela típica – perspectiva inferior.

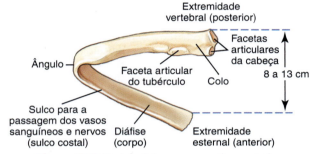

Figura 10.5 Costela típica – perspectiva posterior.

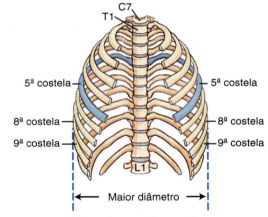

Figura 10.6 Caixa torácica.

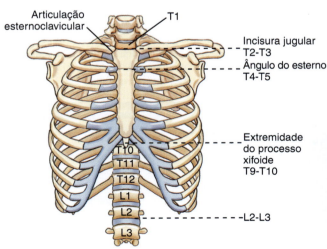

Figura 10.7 Caixa torácica – esterno, costelas, vértebras torácicas (pontos de referência e vértebras associadas).

Da 3ª à 7ª, as cartilagens costais unem-se diretamente ao corpo do esterno.

As costelas 8, 9 e 10 também têm cartilagem costal, mas se conectam à cartilagem costal 7, que se une, então, ao esterno.

CLASSIFICAÇÕES DAS ARTICULAÇÕES DA CAIXA TORÁCICA

A Figura 10.9 ilustra uma perspectiva frontal de um tórax articulado. As ligações ou articulações da caixa torácica anterior estão identificadas na ilustração. As classificações das articulações e os tipos de movimento permitidos são descritos a seguir (ver também Tabela 10.1).

A **Parte A** (mostrada na quarta costela esquerda) apresenta um exemplo de união ou junção costocondral, que é a articulação entre a cartilagem costal e a extremidade de uma costela. Essas uniões costocondrais, encontradas nas costelas de 1 a 10, são classificadas como um tipo peculiar de união, na qual a cartilagem e o osso estão ligados pelo periósteo do próprio osso. Por **não** permitirem **movimento** algum, são denominadas articulações **sinartrodiais**.

A **Parte B** mostra o exemplo de uma **articulação esternoclavicular**, que ocorre entre a clavícula e o manúbrio do esterno. As articulações esternoclaviculares são articulações **sinoviais**, as quais contêm cápsulas articulares que permitem **movimento** plano ou **deslizante**, e são chamadas, portanto, de articulações **diartrodiais**.

A **Parte C** ilustra a **articulação esternocostal** da primeira costela. A cartilagem da primeira costela insere-se diretamente no manúbrio sem cápsula sinovial (ao contrário das articulações esternocostais das costelas 2 a 7) e **não** permite **movimento** (denominada **sinartrodial**). Assim, essa é uma classe de articulação **cartilaginosa** do tipo **sincondrose**.

A **Parte D** apresenta um exemplo de uma **articulação esternocostal** típica da segunda à sétima articulação entre a cartilagem costal e o esterno. Essas são articulações **sinoviais**, as quais permitem um leve **movimento plano (deslizante)**, o que as torna **diartrodiais**.

A **Parte E** representa as bordas contínuas das **articulações intercondrais** entre as cartilagens costais da sexta à nona costela. São todas interligadas por uma articulação do tipo **sinovial**, com uma longa e fina cápsula articular revestida por uma membrana sinovial. Isso permite um leve **movimento plano (deslizante, diartrodial)**, o que facilita o movimento da caixa torácica durante o processo respiratório. As articulações intercondrais entre a nona e a décima cartilagem não são sinoviais e são classificadas como sindesmoses fibrosas.

ARTICULAÇÕES POSTERIORES

As demais articulações posteriores na caixa torácica, **Partes F e G**, são ilustradas na Figura 10.10. As articulações entre as costelas e a coluna vertebral, as **articulações costotransversais** (F) e as **articulações costovertebrais** (G), são **sinoviais**, com cápsulas articulares revestidas por uma membrana sinovial, o que permite o movimento plano, **deslizante**, portanto, **diartrodial. As articulações costotransversais são encontradas da 1ª à 10ª costela. A 11ª e a 12ª costelas não têm essa articulação** (ver Tabela 10.1).

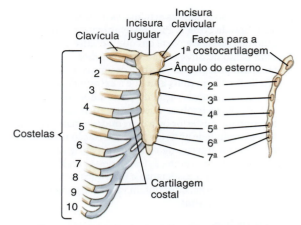

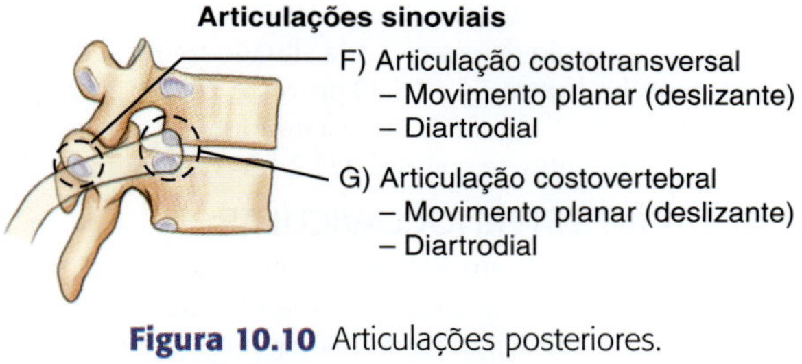

Figura 10.8 Articulações das costelas esternais.

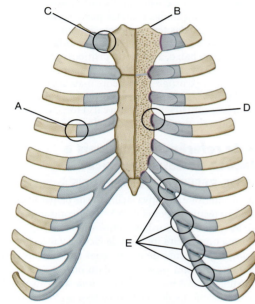

Figura 10.9 Tórax articulado.

Articulações sinoviais

F) Articulação costotransversal
 – Movimento planar (deslizante)
 – Diartrodial

G) Articulação costovertebral
 – Movimento planar (deslizante)
 – Diartrodial

Figura 10.10 Articulações posteriores.

Tabela 10.1 Resumo das classificações das articulações do tórax.			
ARTICULAÇÕES	**CLASSIFICAÇÃO**	**TIPO DE MOBILIDADE**	**TIPO DE MOVIMENTO**
Da 1ª à 10ª articulação costocondral (entre a cartilagem costal e as costelas)	Tipo de articulação único	Sinartrodial (imóvel)	N/A
Articulações esternoclaviculares (entre clavículas e esterno)	Sinovial	Diartrodial	Plano (deslizante)
Primeira articulação esternocostal (entre a 1ª costela e o esterno)	Cartilaginosa (sincondrose)	Sinartrodial (imóvel)	N/A
Da 2ª à 7ª articulação esternocostal (entre a 2ª e a 7ª costela e o esterno)	Sinovial	Diartrodial	Plano (deslizante)
Da 6ª à 9ª articulação intercondral (entre a 6ª cartilagem anterior e a 9ª cartilagem costal)	Sinovial	Diartrodial	Plano (deslizante)
Da 1ª à 10ª articulação costotransversal (entre as costelas e os processos transversos das vértebras torácicas)	Sinovial	Diartrodial	Plano (deslizante)
Da 1ª à 12ª articulação costovertebral (entre as cabeças das costelas e as vértebras torácicas)	Sinovial	Diartrodial	Plano (deslizante)

POSICIONAMENTO RADIOGRÁFICO

Considerações sobre o posicionamento do esterno

É difícil radiografar o esterno em razão de seu fino córtex ósseo e de sua posição dentro do tórax. É uma estrutura da linha média anterior que se encontra no mesmo plano da coluna torácica. Como a coluna torácica é mais densa, é quase impossível visualizar o esterno em uma incidência AP ou PA. Portanto, o paciente é rodado de 15 a 20° para uma posição oblíqua anterior direita (OAD), a fim de deslocar o esterno para a esquerda da coluna torácica e acima da silhueta cardíaca homogeneamente densa (Figura 10.11). Com a rotação do paciente e a sobreposição do esterno sobre o coração, o contorno do esterno é identificado com mais facilidade.

O grau de obliquidade necessário é dependente do tamanho da cavidade torácica. Para afastar o esterno da coluna torácica, um paciente com um tórax delgado requer rotação maior que aquele com um tórax mais volumoso. Por exemplo, um paciente com um tórax largo e em formato de barril, e com um diâmetro AP maior, requer rotação menor (≈ 15°); ao passo que aquele com um tórax delgado requer rotação maior (≈ 20°). Esse princípio é ilustrado nas Figuras 10.11 e 10.12.

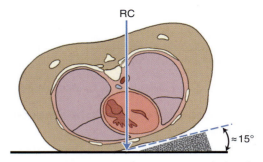

Figura 10.11 OAD; tórax grande, em formato de barril, ≈ 15°.

FATORES DE EXPOSIÇÃO

É difícil obter densidade e contraste radiográficos ideais nos estudos do esterno, que é formado principalmente por osso esponjoso, com uma fina camada de osso cortical e compacto ao redor. Essa característica, combinada com a estreita proximidade dos pulmões, que permite fácil penetração radiográfica, e a dificuldade de penetrar o coração/mediastino, faz da escolha do fator de exposição um desafio. Recomenda-se uma faixa de aproximadamente 70 a 85 kVp para pacientes adultos estênicos a fim de alcançar um contraste aceitável na imagem. Mesmo com fatores de exposição e posicionamento do paciente ideais, o exame do esterno resulta em imagem de baixo contraste de difícil visualização (Figura 10.13).

A técnica durante a respiração pode ser usada para o exame radiográfico do esterno e requer que o paciente realize **respirações curtas** durante a exposição – é a chamada **técnica ortostática**. Se realizada corretamente, a trama pulmonar sobrejacente ao esterno fica obscurecida, enquanto a imagem do esterno continua bem definida (ver Figura 10.13). Isso requer um kVp médio (faixa de 70 a 80), baixa mA e longo tempo de exposição, de 3 a 4 segundos. O técnico deve ter certeza de que o tórax, em geral, não esteja se movendo durante a exposição, exceto pelo movimento suave da respiração.

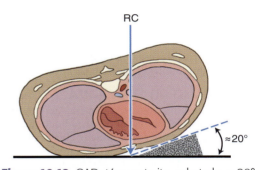

Figura 10.12 OAD; tórax estreito, achatado, ≈ 20°.

DISTÂNCIA FONTE-RECEPTOR DE IMAGEM

A distância fonte-receptor de imagem (DFR) mínima para a radiografia do esterno é de 100 cm. No passado, uma prática comum era diminuir a DFR para aumentar as costelas posteriores sobrejacentes e o esterno, o que resultava em pouca nitidez (imagem borrada). Embora isso produzisse uma imagem mais visível, porém distorcida, do esterno, também resultava em maior exposição do paciente à radiação. Portanto, essa prática não é recomendada. Para minimizar essa exposição, a pele do paciente deve estar, no mínimo, a 40 cm da superfície do colimador.[1]

COLIMAÇÃO

A colimação adequada é importante na aquisição de imagens do esterno. Como esse exame normalmente resulta em imagens de baixo contraste, a radiação secundária deve ser eliminada o máximo possível. A colimação do esterno reduzirá a quantidade de radiação dispersa produzida, melhorando assim o contraste da imagem.

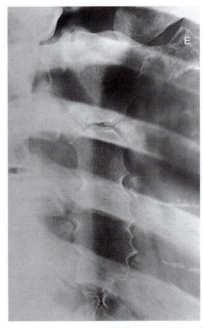

Figura 10.13 OAD do esterno; técnica ortostática (respirando).

Considerações sobre o posicionamento das articulações esternoclaviculares

PA VERSUS AP
Incidências da articulação esternoclavicular geralmente são realizadas em PA, em vez de AP, o que pode ser um desafio para o técnico. Na incidência AP, as articulações esternoclaviculares são localizadas mais facilmente. No entanto, as incidências PA apresentam a menor quantidade de distorção por ampliação, além de reduzir a quantidade de radiação que alcança a tireoide do paciente.

Considerações sobre o posicionamento das costelas

Incidências específicas realizadas em um exame radiográfico das costelas são determinadas pelo histórico clínico do paciente e pelo protocolo do serviço de radiologia. Se o histórico do paciente não for fornecido pelo médico solicitante, o técnico deverá obter um histórico clínico completo que inclua o seguinte:

1. Natureza da queixa do paciente (dor aguda *versus* dor crônica ou como ocorreu a lesão)
2. Local da lesão ou da dor
3. Se a lesão foi causada por traumatismo na cavidade torácica (o paciente tem dificuldade para respirar?)
4. Se o paciente é capaz de ficar em pé.

As orientações de posicionamento a seguir permitirão que o técnico produza um exame diagnóstico radiológico das costelas.

ACIMA OU ABAIXO DO DIAFRAGMA
A localização do traumatismo e/ou a queixa do paciente determinam qual região das costelas deve ser radiografada. Costelas acima do diafragma requerem diferentes fatores de exposição, diferentes instruções respiratórias, bem como posições corporais geralmente diferentes das costelas localizadas abaixo do diafragma.

As **primeiras nove costelas posteriores superiores** com frequência representam a quantidade mínima de costelas acima da cúpula ou porção central do diafragma à inspiração completa, descritas no Capítulo 2. Entretanto, se houver lesões dolorosas nas costelas, o paciente não poderá inspirar profundamente, assim apenas oito costelas posteriores serão visíveis acima do diafragma durante a inspiração.

DFR
Uma DFR mínima de 100 cm deve ser usada para todos os estudos de costelas. Alguns serviços de radiologia requerem uma DFR de 180 cm para minimizar a ampliação (distorção) do tórax e reduzir a quantidade de radiação na pele.

FATORES DE EXPOSIÇÃO
Uma faixa média de kVp é o ideal para as imagens das costelas e permite a penetração dos componentes mais densos da caixa torácica, preservando ao mesmo tempo a necessidade de contraste radiográfico. O uso de controle automático de exposição (CAE) não é recomendado devido à falta de uniformidade da densidade tecidual dentro da região da caixa torácica.

Acima do diafragma
Para demonstrar melhor as costelas acima do diafragma, o técnico deve fazer o seguinte:

1. Radiografar em posição **ereta** (Figura 10.14), se o paciente for capaz de ficar em pé e se sentar. A gravidade ajuda a abaixar o diafragma quando o paciente está em posição ereta. Essa posição também permite uma inspiração mais profunda, a qual faz o diafragma assumir sua posição mais baixa. Além disso, as lesões nas costelas são muito dolorosas e os movimentos corporais que criem pressão contra a caixa torácica, como o movimento do paciente na mesa de raios X, podem causar dor intensa e desconforto
2. Suspender a respiração e radiografar à **inspiração** profunda. Isso deve projetar o diafragma abaixo da 9ª ou 10ª costela à inspiração completa
3. Selecionar o **kVp ideal** (de 70 a 85 kVp). Como as costelas superiores são cercadas por tecidos pulmonares, um kVp baixo preservará o contraste radiográfico, permitindo a visualização das costelas através dos pulmões cheios de ar. Entretanto, se o local da lesão estiver próximo à área do coração, um kVp mais alto poderá ser usado para obter maior escala de contraste, a fim de visualizar as costelas através da silhueta cardíaca e dos campos pulmonares.

Abaixo do diafragma
Para demonstrar melhor as costelas abaixo do diafragma, o técnico deve fazer o seguinte:

1. Radiografar o paciente em **decúbito** (posição supina) (Figura 10.15). Isso permite que o diafragma eleve-se à posição mais alta, de modo que o abdome fique menos volumoso (especialmente em paciente hiperestênicos, pois o abdome achata-se nessa posição). Isso proporciona melhor visualização das costelas inferiores através das estruturas abdominais

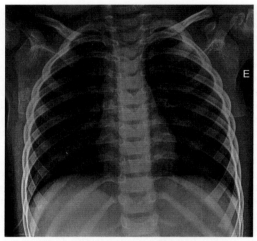

Figura 10.14 Costelas acima do diafragma – paciente em posição ereta, se possível; inspiração; kVp mais baixo (70 a 75).

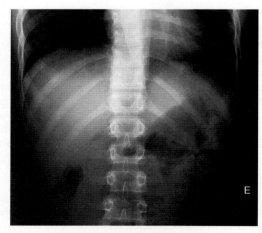

Figura 10.15 Costelas abaixo do diafragma – decúbito; expiração; kVp médio (75 a 85).

2. Suspender a respiração e radiografar à **expiração**. Isso deve permitir que o diafragma eleve-se ao nível da 7ª ou 8ª costela posterior, novamente proporcionando uma densidade uniforme para as costelas abaixo do diafragma
3. Selecionar um **kVp médio** (de 75 a 85). Como as costelas inferiores são cercadas pelo diafragma muscular e densas estruturas abdominais, um kVp médio garantirá a penetração adequada desses tecidos.

INCIDÊNCIAS RECOMENDADAS

As rotinas dos serviços de radiologia para as costelas podem variar, dependendo da preferência dos radiologistas. Recomenda-se a rotina apresentada a seguir.

Selecionar as duas incidências que posicionarão a **área de interesse o mais próximo possível do receptor de imagem** e **rodar a coluna de modo que ela fique longe da área de interesse** (isso impede a sobreposição da coluna à área de interesse e demonstra melhor a porção axilar das costelas na região das costelas). Se, por exemplo, um paciente tiver histórico de traumatismo nas **costelas posteriores esquerdas**, as duas incidências preferidas para essa rotina são uma **AP reta** e uma **oblíqua posterior esquerda (OPE)**. (A técnica do diafragma acima ou abaixo deve ser determinada pelo nível da lesão nas costelas.) A OPE (Figura 10.16) moverá os processos espinhosos da coluna **para longe** do lado esquerdo. As costelas posteriores esquerdas estarão mais próximas e mais paralelas ao receptor de imagem (RI) para aumentar a visibilidade dessa parte das costelas.

Um segundo exemplo é o de um paciente que tenha sofrido traumatismo nas **costelas anteriores direitas**. As duas incidências preferidas para essa rotina são uma **PA** e uma **oblíqua anterior esquerda (OAE)**. A **PA** colocará o local da lesão mais próximo ao RI, e a **OAE** rodará os processos espinhosos **para longe** do local do traumatismo, enquanto revela melhor a porção axilar das costelas direitas.

MARCAÇÃO DO LOCAL DA LESÃO

Alguns protocolos de serviços de radiologia solicitam que o técnico fixe com fita adesiva um pequeno marcador metálico, ou algum outro tipo de marcador radiopaco **pequeno**, próximo do local da lesão antes de obter as imagens. Isso garante que o radiologista fique ciente da localização do traumatismo ou da patologia, como indicado pelo paciente.

NOTA: Cada técnico deve determinar o protocolo do serviço de radiologia para essa prática antes de usar o método de identificar o potencial local da lesão.

RADIOGRAFIA DE TÓRAX

Os protocolos dos serviços de radiologia também diferem sobre a inclusão do estudo do tórax como parte do exame das costelas. Traumatismos na caixa torácica podem resultar em lesões ao sistema respiratório, e pacientes com histórico de lesões nas costelas talvez demandem incidências **PA em posição ereta e em perfil** do tórax para descartar pneumotórax, hemotórax, contusão ou outra condição torácica (Figura 10.17). Se o paciente não puder ficar em posição ereta e houver necessidade de descartar níveis hidroaéreos, deverá ser incluída uma imagem obtida com feixe horizontal e o paciente na **posição de decúbito**. Isso é descrito no Capítulo 2.

Considerações especiais relacionadas com o paciente

APLICAÇÕES PEDIÁTRICAS

As duas preocupações primárias em radiologia pediátrica são o **movimento** e a **segurança do paciente**. É necessária uma explicação clara do procedimento, para obter confiança e cooperação máximas do paciente e de seu responsável.

Uma imobilização cuidadosa é importante para se conseguir a posição correta e reduzir os movimentos. Um tempo de exposição curto, kVp e mA adequados ajudam a diminuir a presença de artefatos de movimentos do paciente. A fim de garantir sua segurança, os pacientes pediátricos devem ser continuamente observados e assistidos.

Comunicação

É necessária uma explicação clara do procedimento para obter confiança e cooperação máximas do paciente e de seu responsável. Técnicas de distração que utilizam, por exemplo, brinquedos e animais de pelúcia também são eficazes na hora de manter a cooperação do paciente pediátrico.

Imobilização

Pacientes pediátricos (dependendo da idade e da condição) são geralmente incapazes de se manter na posição necessária. O uso de um dispositivo de imobilização é recomendado para minimizar a necessidade de segurá-lo, além de reduzir sua exposição à radiação. (O Capítulo 16 apresenta uma descrição detalhada desses dispositivos.) Se o paciente tiver de ser imobilizado pelo seu responsável, o técnico deverá fornecer-lhe um avental e/ou luvas de chumbo, e se o responsável for do sexo feminino, deve-se garantir que não haja possibilidade de gravidez.

Fatores de exposição

Os fatores de exposição podem variar de acordo com os diferentes tipos físicos dos pacientes. O uso de tempos curtos de exposição (associados à utilização de miliamperagem alta) é recomendado para diminuir a possibilidade de aparecimento de artefatos de movimento. A técnica respiratória não é indicada em pacientes pediátricos muito jovens.

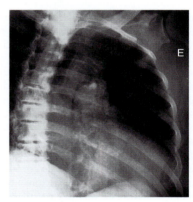

Figura 10.16 OPE das costelas – lesão nas costelas posteriores esquerdas.

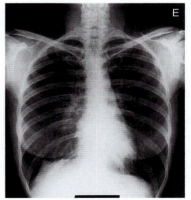

Figura 10.17 PA em posição ereta do tórax para descartar um possível pneumotórax e/ou hemotórax.

Colimação
Quando possível, colimar a região envolvida e reduzir a exposição da glândula tireoide e outras estruturas radiossensíveis.

APLICAÇÕES GERIÁTRICAS
Comunicação e conforto
Perdas sensoriais (p. ex., visão, audição) associadas ao envelhecimento podem resultar em necessidade de assistência, tempo e paciência adicionais para ajudar o paciente idoso a se posicionar de maneira adequada para o exame do esterno e das costelas. A menor percepção de sua posição pode fazer com que esses pacientes sintam medo de cair da mesa de exame quando radiografados em decúbito. A transmissão de segurança e cuidados especiais por parte do técnico permitirão que o paciente sinta-se seguro e confortável.

Se o exame for realizado com o paciente em decúbito, um colchão ou uma almofada radiolucentes colocados sobre a mesa de exames proporcionarão conforto. Cobertores extras podem ser necessários para mantê-lo aquecido.

Fatores de exposição
Em vista da alta incidência de osteoporose em pacientes idosos, é necessária uma diminuição do kVp ou mAs, se fatores de exposição manuais forem usados em radiografias analógicas. Pacientes idosos podem apresentar tremores ou dificuldades para se manterem estáveis. O uso de tempos curtos de exposição (associados à utilização de miliamperagem alta) é recomendado para diminuir a possibilidade de aparecimento de artefatos de movimento.

CONSIDERAÇÕES SOBRE O PACIENTE OBESO
O paciente obeso apresenta algumas características únicas no exame radiológico da caixa torácica. Os pontos de referência como o processo xifoide, o ângulo do esterno e a vértebra proeminente (processo espinhoso de C7) podem ser de difícil palpação. O ponto de referência mais fácil de ser localizado por palpação é a incisura jugular. Utiliza-se esse ponto de referência do posicionamento do esterno e das costelas para determinar a borda superior do esterno, as articulações esternoclaviculares e as costelas. A crista ilíaca ou o ângulo costal inferior podem ser utilizados como pontos de referência para indicar a margem inferior das costelas.

Embora a região torácica pareça maior no paciente obeso do que no paciente estênico, é importante lembrar que as estruturas torácicas geralmente têm as mesmas dimensões. Mantém-se o mesmo grau de colimação para as incidências esternal e costal em relação às pessoas com outras dimensões do corpo. Não se configura um tamanho maior para o campo do que o tamanho do RI utilizado. As incidências do esterno e das articulações esternoclaviculares podem ser realizadas também com um RI de 24 × 30 cm.

Devido à espessura da anatomia, é importante utilizar uma grade (*bucky*) para todos os procedimentos, a fim de reduzir a radiação dispersa que alcança o RI. Esse é um aspecto especialmente importante durante a realização de procedimentos móveis para exames da caixa torácica. Pode ser necessário ajustar os fatores de exposição manual em razão do tamanho do paciente. Entretanto, o kVp deve ser ajustado no nível mais alto necessário, mantendo-se baixa a mAs, para minimizar a dose de radiação para o paciente.

Considerações sobre radiologia digital
As diretrizes para aquisição de imagens digitais (radiografia computadorizada e radiografia digital – RD) da caixa torácica, do esterno e das costelas são similares às descritas nos capítulos anteriores. Elas englobam:

1. Corrigir o estudo e as incidências selecionadas
2. Centralização correta e colimação de **quatro lados** (especialmente para incidências do esterno)
3. Expor o paciente o mínimo possível à radiação – o princípio **ALARA** (do inglês, *as low as reasonable achievable*) – ao determinar os fatores de exposição (pode ser necessário aumentar o kVp para reduzir a exposição do paciente)
4. Avaliação pós-procedimento do indicador de exposição (para uma qualidade de imagem superior com mínima exposição do paciente). Com base nesse indicador de exposição e nos padrões do serviço de radiologia, determina-se a possibilidade de redução da mAs para futuras e repetidas exposições.

Modalidades e procedimentos alternativos
TOMOGRAFIA COMPUTADORIZADA
A tomografia computadorizada (TC) fornece imagens seccionais da caixa torácica. Detalhes do esqueleto e de tecidos moles associados podem ser analisados pela TC quando houver indicação clínica. O exame de TC é útil para visualizar condições que envolvam o esterno (Figura 10.18) e/ou articulações esternoclaviculares sem a obstrução das estruturas densas sobrejacentes (Figura 10.19).

MEDICINA NUCLEAR
A tecnologia de medicina nuclear fornece um procedimento diagnóstico sensível (cintilografia óssea com radionuclídeos) para detecção das patologias ósseas na cavidade torácica (p. ex., metástases, fraturas ocultas). Injeta-se um fármaco radiomarcador que

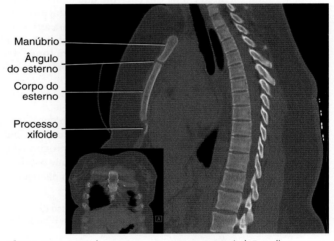

Figura 10.18 TC do esterno – reconstrução sagital. *Detalhe*, reconstrução coronal.

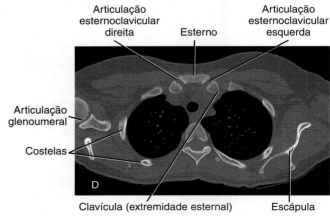

Figura 10.19 TC axial das articulações esternoclaviculares.

CAPÍTULO 10 | CAIXA TORÁCICA – ESTERNO E COSTELAS

se concentrará em áreas de maior atividade óssea, o que indica um ponto crítico na imagem da medicina nuclear. Qualquer área anormal é então investigada mais profundamente por meio de radiografias.

É uma prática comum que pacientes com suspeita ou sintomas consequentes à metástase óssea sejam submetidos à cintilografia óssea; pacientes com mieloma múltiplo são uma exceção.

Indicações clínicas

Fraturas. A palavra *fratura* refere-se à quebra da estrutura do osso. Fraturas da caixa torácica podem ser especialmente perigosas pela proximidade dos pulmões, do coração e dos grandes vasos. Áreas comuns de fratura incluem:

- **Costelas** – fraturas nas costelas são causadas com mais frequência por traumatismos ou são secundárias a uma condição clínica preexistente. Qualquer fratura de costela é capaz de causar lesão aos pulmões ou às estruturas cardiovasculares (p. ex., pneumotórax, contusão pulmonar ou cardíaca). Em especial, as fraturas das primeiras costelas estão associadas a lesões nas artérias ou veias subjacentes, ao passo que fraturas das costelas inferiores (9 a 12) podem estar associadas a lesões nos órgãos adjacentes, como baço, fígado ou rim
- **Tórax instável** – essas fraturas de costelas adjacentes em dois ou mais lugares são causadas por traumatismos fechados e estão associadas a lesões pulmonares. Esse tipo de lesão pode levar à instabilidade da parede torácica. Se o técnico suspeitar de lesão por tórax instável, deve-se realizar os exames com o paciente na posição ereta, se sua condição permitir, para melhor visualização
- **Esterno** – causadas, em geral, por traumatismo fechado, as fraturas no esterno estão associadas a lesões cardíacas subjacentes.

Anomalias congênitas: condições presentes ao nascimento, que podem se tornar evidentes à medida que a criança cresce.

- *Pectus carinatum* (**peito de pombo**) – defeito congênito caracterizado por protrusão anterior da parte inferior do esterno e do processo xifoide. Em geral, é uma condição benigna, mas pode levar a complicações cardiopulmonares em casos raros
- *Pectus excavatum* – também conhecido como **peito escavado**, é uma deformidade caracterizada pela depressão no esterno. Essa condição raramente interfere na respiração, mas com frequência é corrigida cirurgicamente por motivos estéticos.

Metástases são neoplasias malignas primárias que se disseminam para locais distantes por meio das circulações sanguínea e linfática. Costelas são locais comuns de metástases, as quais podem ser visualizadas e caracterizadas na imagem do seguinte modo:

- **Osteolíticas** – lesões destrutivas com margens irregulares
- **Osteoblásticas** – lesões ósseas proliferativas com densidade aumentada
- **Lesões mistas (osteolíticas e osteoblásticas)** – aparência de "roído de traça" resultante da combinação de lesões destrutivas e blásticas.

Osteomielite: infecção óssea e da medula óssea, localizada ou generalizada. Pode estar associada a complicações pós-operatórias de cirurgias cardíacas, as quais necessitam da divisão cirúrgica do esterno. A causa mais comum de osteomielite é uma infecção bacteriana. Ver resumo de indicações clínicas na Tabela 10.2.

Incidências de rotina e especiais

Protocolos e rotinas de posicionamento variam entre as instituições, dependendo de estruturas administrativas, responsabilidades e outros fatores. Todos os técnicos devem familiarizar-se com padrões de prática atuais, protocolos e incidências de rotina (ou básicas) e especiais de cada instituição em que estiverem trabalhando.

Algumas incidências especiais e de rotina para o esterno, as articulações esternoclaviculares e as costelas são demonstradas e descritas mais adiante, e são sugeridas rotinas padrão e especiais, assim como rotinas ou procedimentos dos serviços de radiologia.

Tabela 10.2 Resumo das indicações clínicas.

CONDIÇÃO OU DOENÇA	EXAME RADIOGRÁFICO MAIS COMUM	POSSÍVEL APARÊNCIA RADIOLÓGICA	AJUSTE DO FATOR DE EXPOSIÇÃO[a]
Fraturas			
Costelas – tórax instável	Incidências radiográficas de rotina das costelas e do tórax. Realizar exame com o paciente na posição ereta quando possível	Rompimento da cortical óssea das costelas; linha radiolucente através da costela	Nenhum
Esterno	Incidências radiográficas de rotina do esterno, TC	Rompimento da cortical óssea do esterno; linha radiolucente ou um segmento esternal deslocado	Nenhum
Anomalias congênitas			
Pectus carinatum (peito de pombo)	Rotina de tórax e possível perfil do esterno	Protrusão anterior da parte inferior do esterno	Nenhum
Pectus excavatum (peito escavado)	Rotina de tórax e possível perfil do esterno	Depressão do esterno	Nenhum
Metástases	Incidências radiográficas de rotina, cintilografia óssea	Depende do tipo de lesão: • Osteolíticas – margens irregulares e densidade reduzida • Lesões osteoblásticas – densidade aumentada • Lesões mistas – aparência de "roído de traça"	Tipo de lesão: • Osteolítica: diminuição (−) • Osteoblástica: aumento (+) • Mista: nenhum
Osteomielite	Rotina radiográfica do esterno, cintilografia óssea	Erosão das margens ósseas	Nenhum

[a]Depende do estágio ou da gravidade da doença ou condição.

POSICIONAMENTO OAD – ESTERNO

Indicações clínicas
- Patologia do esterno, incluindo fraturas e processos inflamatórios.

Esterno
ROTINA
- OAD
- Perfil

Fatores técnicos
- DFR mínima – 100 cm
- Tamanho do RI – 24 × 30 cm, longitudinal (retrato)
- Grade
- De 3 a 4 s de exposição, se for usada a técnica respiratória
- Faixa de 70 a 85 kVp.

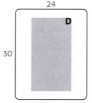

Proteção. Proteger os tecidos radiossensíveis fora da área de interesse.

Posicionamento do paciente.
Ereto (de preferência) ou em semidecúbito ventral com leve rotação, braço direito para baixo ao lado do corpo, braço esquerdo para cima.

Posicionamento da parte
- Oblíqua, **15 a 20°** para o lado direito, OAD (ver NOTA 1)
- Alinhar o eixo longitudinal do esterno com o RC e com a linha média da mesa/*bucky* vertical
- Posicionar o topo do RI aproximadamente 4 cm acima da incisura jugular.

RC
- Raio central (RC) perpendicular ao RI
- RC direto no **centro do esterno** (2,5 cm à esquerda da linha média e a meio caminho entre a incisura jugular e o processo xifoide) (Figura 10.20).

Colimação recomendada. Campo de colimação longo e estreito na região do esterno.

Respiração. A técnica ortostática (respiração superficial) poderá ser realizada se o paciente for capaz de cooperar. Se a técnica respiratória não for possível, deve-se suspender a respiração à expiração. A técnica de respiração ortostática requer o mínimo de 3 segundos de exposição e baixa mA para obscurecer as estruturas vasculares sobrejacentes. A técnica de respiração ortostática para a incidência OAD do esterno é mais eficaz para o paciente em decúbito no qual o esterno terá menor probabilidade de se movimentar durante a longa exposição. Há o risco de movimento não intencional do tórax quando realizada em posição ereta.

NOTA 1 – Rotação: Um tórax volumoso, profundo, requer menos rotação que um tórax fino para mobilizar o esterno para a esquerda da coluna vertebral sobreposta à silhueta cardíaca. A quantidade de rotação necessária também pode ser determinada colocando-se uma das mãos sobre o esterno e a outra sobre os processos espinhosos, e determinando que esses dois pontos não estejam sobrepostos, visualizados da posição do tubo de raios X (ver Figuras 10.11 e 10.12).

NOTA 2 – Adaptação: Pode ser obtida em uma posição OPE, se a condição do paciente não permitir a posição OAD. (Ver Capítulo 15 para informações sobre posicionamento em caso de traumatismo do esterno.) Se o paciente não puder ser rodado, uma imagem oblíqua deverá ser produzida ajustando-se o RC para 15 a 20° ao longo do lado direito do paciente, para projetar o esterno lateral à coluna vertebral sobre a silhueta cardíaca (ver Figura 10.20, detalhe). Uma grade portátil deve ser exigida e posicionada transversalmente na maca ou na mesa para evitar cortes da grade.

Critérios de avaliação
Anatomia demonstrada: • O esterno é visualizado sobreposto à silhueta cardíaca (Figuras 10.21 e 10.22).
Posicionamento: • A correta rotação do paciente é demonstrada pela visualização do esterno ao longo da coluna vertebral, sem sobreposição das vértebras. Não há distorção do esterno devido à rotação excessiva do tórax • **Colimação** da área de interesse.
Exposição: • O uso de contraste e densidade (brilho) ideais mostra o contorno do esterno através das costelas, dos pulmões e do coração sobrejacentes • As bordas ósseas aparecem nítidas, mas a imagem dos pulmões apresenta-se borrada se for usada uma técnica respiratória • **Ausência de movimento** (com a respiração suspensa).

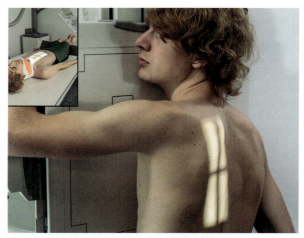

Figura 10.20 OAD do esterno em posição ereta. *Detalhe*, posição oblíqua a 15 a 20°, grade transversal.

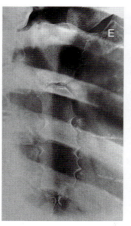

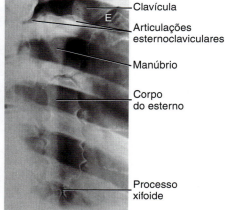

Figura 10.21 OAD do esterno.   **Figura 10.22** OAD do esterno.

POSIÇÃO EM PERFIL: PERFIL "D" OU "E" – ESTERNO

Indicações clínicas
- Patologia do esterno, incluindo fraturas e processos inflamatórios
- Fraturas deformantes do esterno.

Esterno
ROTINA
- OAD
- Perfil

Fatores técnicos
- DFR mínima de 100 cm (ver NOTA 1)
- Tamanho do RI – 24 × 30 cm ou 35 × 35 cm, longitudinal
- Grade
- Faixa de 75 a 85 kVp.

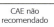
CAE não recomendado

Proteção. Proteger tecidos radiossensíveis fora da área de interesse.

Posicionamento do paciente. Ereto (de preferência) ou em decúbito lateral.

Posicionamento da parte

Ereta
- Paciente de pé ou sentado com ombros e braços **para trás** (Figura 10.23).

Em decúbito lateral
- Posicionar o paciente deitado de lado, com braços acima da cabeça e ombros para trás (ver NOTA 2)
- Posicionar o topo do RI a 4 cm da incisura jugular
- Alinhar o eixo longitudinal do esterno com o RC e a linha média da mesa/*bucky* vertical
- Assegurar posição lateral verdadeira, **sem rotação**.

RC
- RC perpendicular ao RI
- O RC é direcionado ao **centro do esterno** (a meio caminho entre a incisura jugular e o processo xifoide)
- Centralizar RI com RC.

Colimação recomendada. Campo de colimação longo e estreito na região do esterno.

Respiração. Suspender a respiração após a **inspiração**.

NOTA 1: É recomendada uma DFR de 150 a 180 cm para reduzir a ampliação do esterno causada pelo aumento da distância objeto-receptor de imagem (DOR). (Se não for possível obter essa DFR e for utilizada uma distância mínima de 100 cm, é recomendado o uso de um RI maior, de 35 × 35 cm, para compensar a ampliação.)

NOTA 2: Mamas grandes e volumosas de pacientes do sexo feminino devem ser afastadas para os lados e mantidas nessa posição com uma bandagem larga, se necessário.

Adaptação. A imagem lateral pode ser obtida com o uso de um feixe de raio X horizontal, com o paciente em posição de decúbito dorsal (se a condição do paciente justificar essa modificação) (Figura 10.24).

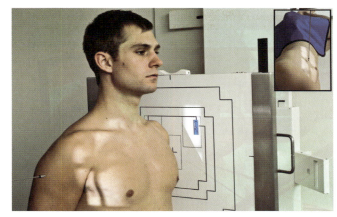
Figura 10.23 Perfil – posição ereta. *Detalhe*, decúbito lateral.

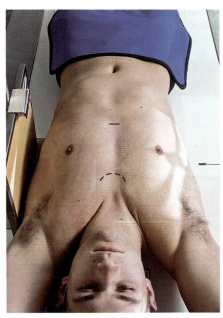
Figura 10.24 Feixe horizontal em perfil.

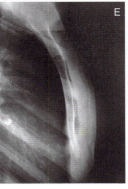
Figura 10.25 Perfil do esterno.

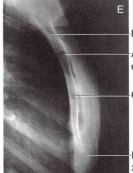
Figura 10.26 Perfil do esterno.

- Manúbrio
- Ângulo do esterno
- Corpo
- Processo xifoide

Critérios de avaliação
Anatomia demonstrada: • Esterno inteiro com sobreposição mínima de partes moles (Figuras 10.25 e 10.26).
Posicionamento: • A posição correta do paciente, **sem rotação**, é indicada pelo seguinte – • Esterno inteiro, sem sobreposição das costelas • Em mulheres, a face inferior do esterno não deve estar obscurecida pelas mamas • **Colimação** da área de interesse.
Exposição: • Contraste e densidade (brilho) adequados para visualizar o esterno inteiro • **Ausência de movimento**, indicada por bordas ósseas bem definidas.

INCIDÊNCIA PA – ARTICULAÇÕES ESTERNOCLAVICULARES

Indicações clínicas
- Subluxação da articulação ou outras condições das articulações esternoclaviculares.

Articulações esternoclaviculares
ROTINA
- PA
- Oblíqua anterior

Fatores técnicos
- DFR mínima – 100 cm
- Tamanho do RI – 18 × 24 cm, transversal (paisagem)
- Grade
- Faixa de 75 a 85 kVp.

Proteção. Proteger tecidos radiossensíveis fora da área de interesse.

Posicionamento do paciente. Paciente em decúbito ventral (prona), queixo repousando em uma esponja radiolucente de posicionamento, braços para cima ao lado da cabeça, ou para baixo ao lado do corpo (Figura 10.27). A incidência pode ser realizada também em posição ereta.

Posicionamento da parte
- Alinhar o plano sagital médio ao RC e à linha média da grade ou da mesa/*bucky* vertical
- **Não** permitir **rotação** dos ombros ou do tórax
- Centralizar RI com RC (7 cm distais à vértebra proeminente, no nível de T2-T3).

RC
- RC perpendicular, centralizado no plano sagital médio, no nível de T2-T3, ou 7 cm distais à vértebra proeminente (processo espinhoso de C7).

Colimação recomendada. Colimar a região das articulações esternoclaviculares (aproximadamente 5 cm em cada lado da coluna torácica).

Respiração. Suspender a respiração após a **expiração** para obter uma densidade mais uniforme.

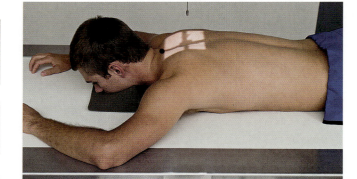

Figura 10.27 PA bilateral, articulações esternoclaviculares.

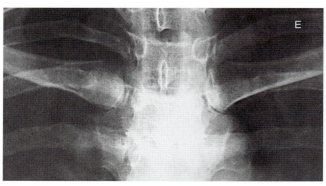

Figura 10.28 PA bilateral, articulações esternoclaviculares.

Critérios de avaliação
Anatomia demonstrada: • Aspecto lateral do manúbrio e porção medial das clavículas visualizados lateralmente à coluna vertebral, através da sobreposição de costelas e pulmões (Figuras 10.28 e 10.29).
Posicionamento: • A **ausência de rotação** do paciente é indicada pela equidistância das articulações esternoclaviculares em relação à coluna vertebral em ambos os lados • **Colimação** da área de interesse.
Exposição: • Contraste e densidade (brilho) adequados para visualizar o manúbrio e a porção medial das clavículas através da sobreposição de costelas e pulmões • **Ausência de movimentação**, indicada pelas bordas ósseas bem definidas.

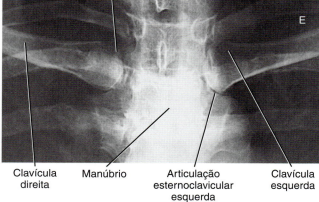

Figura 10.29 PA bilateral, articulações esternoclaviculares.

CAPÍTULO 10 | CAIXA TORÁCICA – ESTERNO E COSTELAS 371

INCIDÊNCIAS OBLÍQUAS ANTERIORES: OAD E OAE – ARTICULAÇÕES ESTERNOCLAVICULARES

OBTENÇÃO DE IMAGENS DAS ARTICULAÇÕES DOS LADOS DIREITO E ESQUERDO

Indicações clínicas
- Diástase da articulação, subluxação ou outras condições das articulações esternoclaviculares.

A articulação esternoclavicular é melhor visualizada pelo **lado inferior**, que também é demonstrado próximo à coluna, na radiografia (ver NOTA 1; ver NOTA 2 para utilização de menor obliquidade a fim de visualizar a articulação pelo lado superior).

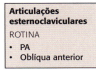

Articulações esternoclaviculares
ROTINA
- PA
- Oblíqua anterior

Fatores técnicos
- DFR mínima – 100 cm
- Tamanho do RI – 18 × 24 cm, transversal
- Grade
- Faixa de 75 a 85 kVp.

Proteção. Proteger os tecidos radiossensíveis fora da área de interesse.

Posicionamento do paciente. Em decúbito ventral ou em posição ereta com leve rotação (10 a 15°) do tórax com cotovelo flexionado e mão posicionada junto à cabeça.

Posicionamento da parte
- Com o paciente rodado a 10 a 15°, alinhar e centralizar o processo espinhoso aproximadamente 3 a 5 cm lateralmente (voltado para cima), em relação ao RC e à linha média da grade ou da mesa/*bucky* vertical (Figura 10.30)
- Centralizar RI com RC.

RC
- RC perpendicular no nível de T2 e T3, ou 7,5 cm distais à vértebra proeminente e de 2,5 a 5 cm laterais (voltado para cima) ao plano sagital médio.

Colimação recomendada. Colimar a região das articulações esternoclaviculares.

Respiração. Suspender a respiração após a expiração para uma densidade mais uniforme (brilho).

NOTA 1: Uma rotação de 10 a 15° em uma posição oblíqua anterior vai rodar a articulação esternoclavicular através da coluna para o lado oposto do campo pulmonar, demonstrando assim o lado inferior da articulação esternoclavicular. Uma OAD demonstra melhor a articulação esternoclavicular direita no campo pulmonar esquerdo (Figura 10.31), enquanto a posição OAE demonstra melhor a articulação esternoclavicular esquerda no campo pulmonar direito.

NOTA 2: Com menos obliquidade (5 a 10°), a articulação esternoclavicular oposta será visualizada próximo à coluna vertebral.

Critérios de avaliação
Anatomia demonstrada: • O manúbrio, a porção medial das clavículas e a articulação esternoclavicular estão mais evidentes pelo lado inferior (Figuras 10.31 e 10.32) • A articulação esternoclavicular na parte superior estará encurtada.
Posicionamento: • A rotação correta do paciente mostra a articulação esternoclavicular pelo lado inferior, visualizada sem sobreposição da coluna vertebral ou do manúbrio.
Exposição: • Contraste e densidade (brilho) adequados para visualizar as articulações esternoclaviculares através de costelas e pulmões sobrejacentes • A **ausência de movimentação** é indicada pelas bordas ósseas bem definidas.

Adaptação. (1) Se a condição do paciente exigir isso, as imagens oblíquas podem ser obtidas com o uso de obliqua posterior com rotação de 10° a 15°, com o RC a 2,5 a 5 cm lateralmente à linha média sagital (em direção ao lado inferior). A articulação esternoclavicular, no lado superior, seria mais bem visualizada nessa incidência. (2) As imagens oblíquas também podem ser obtidas ajustando-se o RC a um ângulo de 15° através do paciente para projetar a articulação esternoclavicular lateralmente às vértebras. Uma grade portátil seria necessária e deve ser posicionada transversalmente na maca ou na mesa para evitar cortes da grade.

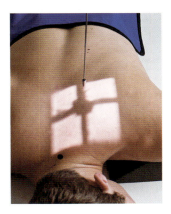

Figura 10.30 OAD de 10 a 15° para articulação esternoclavicular direita.

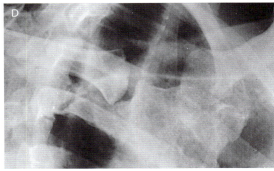

Figura 10.31 OAD de 10 a 15°, demonstra melhor a articulação esternoclavicular direita (lado inferior).

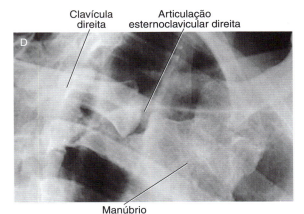

Clavícula direita — Articulação esternoclavicular direita — Manúbrio

Figura 10.32 OAD de 10 a 15°, articulação esternoclavicular direita (lado inferior).

INCIDÊNCIA AP: COSTELAS BILATERAIS POSTERIORES
ACIMA OU ABAIXO DO DIAFRAGMA

Indicações clínicas
- Patologia das costelas, incluindo fraturas e processos neoplásicos.

Costelas
ROTINA
- Costelas posteriores (AP) ou costelas anteriores (PA) – estudo bilateral
- Estudo unilateral da costela (AP/PA)
- Porções axilares das costelas (oblíqua posterior ou anterior)
- PA do tórax (ver Capítulo 2)

Fatores técnicos
- DFR mínima – 100 cm. Ao realizar um exame bilateral das costelas, uma DFR de 180 cm poderá ser usada para minimizar a ampliação da anatomia
- Tamanho do RI – 35 × 43 cm (ver NOTA)
- Grade
- Faixa de 75 a 85 kVp.

Proteção. Proteger os tecidos radiossensíveis fora da área de interesse.

Posicionamento do paciente. Acima do diafragma, a posição ereta é preferível (se a condição do paciente permitir), e abaixo do diafragma, a posição em decúbito dorsal (Figura 10.33).

Posicionamento da parte
- Alinhar o plano sagital médio com o RC e com a linha média da grade ou a mesa/*bucky* vertical
- **Erguer o queixo** para evitar que ele se sobreponha às costelas superiores; olhar para a frente
- Rodar os ombros anteriormente para remover as escápulas dos campos pulmonares
- Assegurar **ausência de rotação** do tórax ou da pelve.

RC

Acima do diafragma
- RC **perpendicular** ao RI, centralizado no plano sagital médio, em um nível de 8 a 10 cm **abaixo da incisura jugular** (nível de T7).

Abaixo do diafragma
- RC perpendicular ao RI, centralizado no plano sagital médio, a meio caminho entre o processo xifoide e a margem costal inferior.

Colimação recomendada. Colimar a área de interesse. Imagens das costelas abaixo do diafragma permitem maior colimação.

Respiração. Suspender a respiração após a **inspiração profunda** para costelas **acima** do diafragma e após a **expiração completa** para costelas **abaixo** do diafragma.

NOTA: Ao realizar um exame bilateral das costelas, posicionar o RI para orientação transversal e DFR de 100 cm e/ou para pacientes de grande porte, tanto para o estudo acima quanto abaixo do diafragma, a fim de assegurar que as margens das costelas laterais não sejam cortadas. Uma DFR de 180 cm também pode ser usada para minimizar a ampliação da anatomia e permitir o posicionamento do RI para orientação longitudinal.

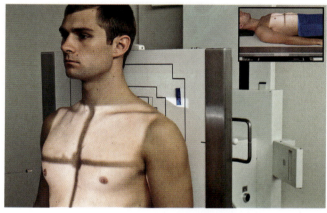

Figura 10.33 AP em posição ereta – acima do diafragma. *Detalhe*, AP em decúbito dorsal – abaixo do diafragma.

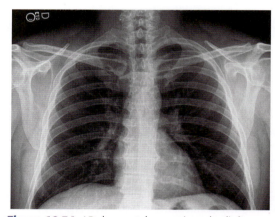

Figura 10.34 AP das costelas – acima do diafragma.

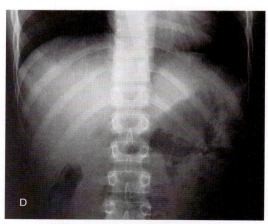

Figura 10.35 AP das costelas – abaixo do diafragma.

Critérios de avaliação

Anatomia demonstrada: • Acima do diafragma – as costelas 1 a 9 devem ser visualizadas (Figura 10.34) • Abaixo do diafragma – as costelas 10 a 12 (mínimo) devem ser visualizadas (Figura 10.35).
Posicionamento: • Não deve haver rotação do tórax • Colimação da área de interesse.
Exposição: • Contraste e densidade (brilho) adequados para visualizar as costelas através dos pulmões e da silhueta cardíaca, ou através dos órgãos abdominais, se abaixo do diafragma • Ausência de movimento, como demonstrado pelas bordas ósseas bem definidas.

INCIDÊNCIA PA: COSTELAS BILATERAIS ANTERIORES
ACIMA DO DIAFRAGMA

Indicações clínicas
- Patologia das costelas anteriores, incluindo fraturas ou processos neoplásicos.

Lesões costais abaixo do diafragma são geralmente nas costelas posteriores; portanto, são indicadas incidências AP.

Costelas
ROTINA
- Costelas posteriores (AP) ou costelas anteriores (PA) – estudo bilateral
- Estudo unilateral das costelas (AP/PA)
- Porções axilares das costelas (oblíqua posterior ou anterior)
- PA do tórax (ver Capítulo 2)

Fatores técnicos
- DFR mínima – 100 cm. Ao realizar um exame bilateral das costelas, a DFR de 180 cm pode ser usada para minimizar a ampliação da anatomia
- Tamanho do RI – 35 × 43 cm transversal, ou 35 × 35 cm longitudinal (ver NOTA)
- Grade
- Faixa de 75 a 85 kVp

Proteção. Proteger os tecidos radiossensíveis fora da área de interesse.

Posicionamento do paciente. Preferivelmente ereto ou em decúbito ventral, se necessário, com os braços para baixo (Figura 10.36).

Posicionamento da parte
- Alinhar o plano sagital médio com o RC e com a linha média da grade ou da mesa/*bucky* vertical
- Rodar os ombros anteriormente para remover as escápulas dos campos pulmonares
- Assegurar a **ausência de rotação** do tórax ou da pelve.

RC
- RC **perpendicular** ao RI, centralizado no nível de **T7** (18 a 20 cm abaixo da vértebra proeminente, assim como na incidência PA do tórax).

Colimação recomendada. Colimar a área de interesse.

Respiração. Suspender a respiração após a **inspiração**.

NOTA: O uso de uma DFR de 180 cm e/ou de dimensões torácicas estreitas podem permitir que o RI seja posicionado em orientação longitudinal.

PA em posição ereta e perfil do tórax. Um estudo de rotina das costelas inclui PA de tórax e, às vezes, perfil do tórax, com técnicas de exposição para pulmão, a fim de descartar traumatismos respiratórios ou lesões, como pneumotórax (Figura 10.37, *setas brancas*) ou hemotórax (Figura 10.37, *setas pretas*), os quais podem acompanhar as lesões nas costelas.

Critérios de avaliação

Anatomia demonstrada: • Costelas 1 a 9 visualizadas acima do diafragma (Figura 10.38).
Posicionamento: • Ausência de rotação do tórax • Colimação da área de interesse.
Exposição: • Contraste e densidade (brilho) adequados para visualizar as costelas através dos pulmões e do coração • **Ausência de movimento**, como demonstrado pelas bordas ósseas bem definidas.

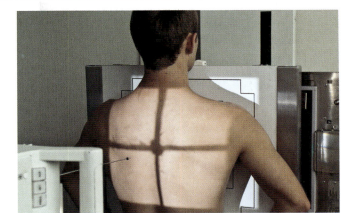

Figura 10.36 PA para costelas bilaterais – acima do diafragma.

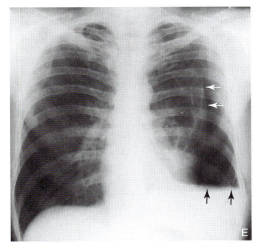

Figura 10.37 PA de tórax em posição ereta (técnica para pulmões). Mostra um hidropneumotórax (*setas pretas*) no lado esquerdo (*setas brancas*).

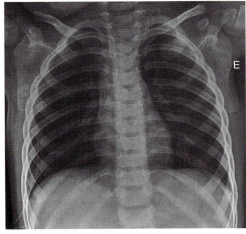

Figura 10.38 PA para costelas bilaterais – acima do diafragma.

INCIDÊNCIA AP: ESTUDO UNILATERAL DAS COSTELAS – COSTELAS POSTERIORES

ACIMA OU ABAIXO DO DIAFRAGMA

NOTA: Incidência realizada para demonstrar sinais de traumatismos específicos de um lado da cavidade torácica.

Fatores técnicos
- DFR mínima de 100 cm
- Tamanho do RI: acima do diafragma – 35 × 43 cm longitudinal; ou abaixo do diafragma – 35 × 35 cm longitudinal
- Grade
- Faixa de 75 a 85 kVp.

Costelas
ROTINA
- Costelas posteriores (AP) ou costelas anteriores (PA) – estudo bilateral
- Estudo unilateral das costelas (AP/PA)
- Porções axilares das costelas (oblíqua posterior ou anterior)
- PA do tórax (ver Capítulo 2)

Proteção. Proteger os tecidos radiossensíveis fora da área de interesse.

Posicionamento do paciente. A posição ereta é preferível para costelas acima do diafragma (Figura 10.39), se a condição do paciente permitir, e em decúbito dorsal para costelas abaixo do diafragma.

Posicionamento da parte
- Alinhar o lado esquerdo ou direito do tórax com o RC e com a linha média da grade ou da mesa/*bucky* vertical
- **Erguer o queixo** para evitar que se sobreponha às costelas superiores; olhar para a frente
- Assegurar a **ausência de rotação** da pelve ou do tórax.

RC

Acima do diafragma
- RC **perpendicular** ao RI, centralizado entre o plano sagital médio e a margem lateral do tórax no nível de **8 a 10 cm abaixo da incisura jugular**.

Abaixo do diafragma
- RC **perpendicular** ao RI, centralizado a meio caminho entre o plano sagital médio e a margem lateral do tórax, em um nível intermediário entre o processo xifoide e a margem costal inferior
- Alinhar a parte esquerda ou direita do tórax com o RC e com a linha média da grade ou da mesa/*bucky* vertical
- RI centralizado com o RC (base do RI na crista ilíaca).

Colimação recomendada. Colimar a área de interesse.

Respiração. Suspender a respiração após a **inspiração profunda** para costelas **acima** do diafragma e após a **expiração completa** para costelas **abaixo** do diafragma.

Critérios de avaliação
Anatomia demonstrada: • Acima do diafragma – as costelas 1 a 9 devem ser visualizadas (Figura 10.40) • Abaixo do diafragma – as costelas 10 a 12 (mínimo) devem ser visualizadas.
Posicionamento: • Não deve haver rotação do tórax • Colimação da área de interesse.
Exposição: • Contraste e densidade (brilho) adequados para visualizar as costelas através dos pulmões e da silhueta cardíaca; ou através dos órgãos abdominais, se abaixo do diafragma • Ausência de movimentação, demonstrada pelas bordas ósseas bem definidas.

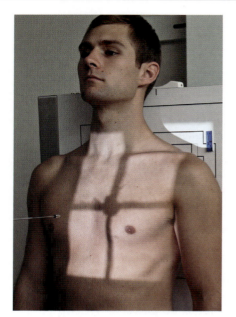

Figura 10.39 Incidência AP em posição ereta para costelas unilaterais.

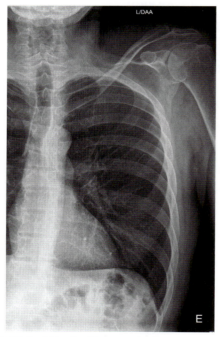

Figura 10.40 Incidência AP em posição ereta para costelas unilaterais.

INCIDÊNCIA OBLÍQUA POSTERIOR OU ANTERIOR – PORÇÕES AXILARES DAS COSTELAS

ACIMA OU ABAIXO DO DIAFRAGMA

Indicações clínicas
- Patologia das costelas, incluindo fraturas e processos neoplásicos.

Posições oblíquas demonstrarão a porção axilar das costelas que não é bem visualizada nas incidências AP-PA.

Lesão posterolateral: posições oblíquas posteriores, lado afetado direcionado para o RI.

Lesão anterolateral: posições oblíquas anteriores, lado afetado afastado do RI (ver NOTA).

> **Costelas**
> ROTINA
> - Costelas posteriores (AP) ou costelas anteriores (PA)
> - Porções axilares das costelas (oblíqua anterior ou posterior)
> - PA do tórax (ver Capítulo 2)

Fatores técnicos
- DFR mínima – 100 cm. Uma DFR de 180 cm pode ser usada para minimizar a ampliação da anatomia
- RI – 35 × 43 cm ou 35 × 35 transversal (ver NOTA 1)
- Grade
- Faixa (acima ou abaixo do diafragma) de 75 a 85 kVp.

Proteção. Proteger tecidos radiossensíveis fora da área de interesse.

Posicionamento do paciente. A posição ereta é preferível para costelas acima do diafragma (se a condição do paciente permitir) ou em decúbito dorsal para costelas abaixo do diafragma.

Posicionamento da parte
- Posicionar o paciente em oblíqua posterior ou anterior a 45°, com o **lado afetado mais próximo ao RI** em oblíqua **posterior** e o **lado afetado afastado do RI** em oblíqua **anterior**. A Figura 10.41 ilustra uma imagem em incidência OPD que demonstra a porção axilar das costelas **direitas**. A Figura 10.42 é uma imagem em incidência OAE que demonstrará a porção axilar das costelas **esquerdas** (Sugestão: rodar a coluna de modo que ela se **afaste** do local da lesão)
- Elevar o braço de lado, acima da cabeça; estender o braço oposto para baixo e atrás do paciente, longe do tórax
- Se em decúbito, flexionar o joelho do lado elevado para ajudar a manter essa posição
- Apoiar o corpo com esponjas de posicionamento, se necessário
- Alinhar o plano do tórax com o RC e com a linha média da grade ou da mesa/*bucky* em um nível intermediário entre a coluna vertebral e a margem lateral do tórax do lado de interesse. (Assegurar-se de que o lado de interesse **não** seja cortado.)

RC
- RC perpendicular ao RI.

Acima do diafragma
- RC no nível de 8 a 10 cm abaixo da incisura jugular (**T7**) para incidências oblíquas posteriores ou de 18 a 20 cm abaixo da vértebra proeminente, para incidências oblíquas anteriores.

Abaixo do diafragma
- RC em um nível intermediário entre o processo xifoide e a margem costal inferior (parte inferior do RI, aproximadamente no nível da crista ilíaca) (Figura 10.43).

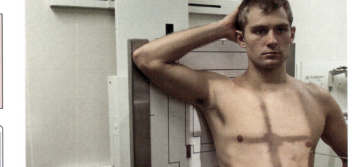

Figura 10.41 OPD – lesão nas costelas posteriores direitas, acima do diafragma.

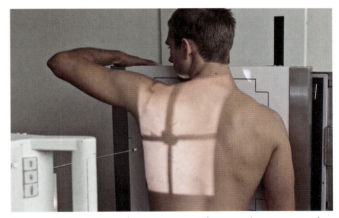

Figura 10.42 OAD – lesão nas costelas anteriores esquerdas, acima do diafragma.

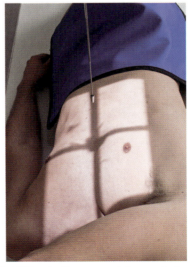

Figura 10.43 OPE – lesão nas costelas posteriores esquerdas, abaixo do diafragma.

Colimação recomendada. Colimar a área de interesse.

Respiração. Suspender a respiração após a **inspiração**, para costelas acima do diafragma, e após a **expiração**, para costelas abaixo do diafragma.

NOTA: Para demonstrar a porção axilar das costelas direitas, realizar OPD ou OAE. Para demonstrar a porção axilar das costelas esquerdas, realizar OPE ou OAD (Figuras 10.44 e 10.45).

Incidência adicional colimada. Algumas rotinas dos serviços de radiologia incluem incidência bem colimada da área da lesão, obtida em um RI menor (Figura 10.46).

Critérios de avaliação

Anatomia demonstrada: • **Costelas acima do diafragma** – costelas de 1 a 9 devem ser incluídas e visualizadas acima do diafragma • **Costelas abaixo do diafragma** – costelas de 10 a 12 (mínimo) devem ser incluídas e visualizadas abaixo do diafragma; a porção axilar das costelas examinadas é projetada sem autossobreposição.
Posicionamento: • Uma posição oblíqua a 45° deve mostrar as porções axilares das costelas em perfil, com a coluna vertebral afastada da área de interesse • **Colimação** da área de interesse.
Exposição: • Contraste e densidade (brilho) adequados para visualizar as costelas através dos pulmões e da silhueta cardíaca, ou através dos órgãos abdominais, se abaixo do diafragma • **Ausência de movimentação** demonstrada pelas bordas ósseas bem definidas.

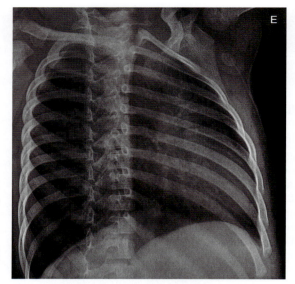

Figura 10.44 OPE – acima do diafragma, costelas axilares esquerdas.

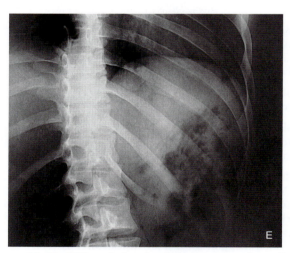

Figura 10.45 OPE – abaixo do diafragma, costelas axilares esquerdas.

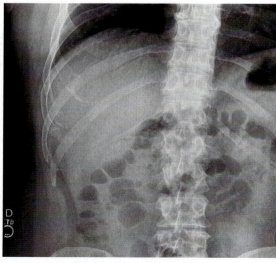

Figura 10.46 Incidência AP abaixo do diafragma centralizada para as costelas direitas.

RADIOGRAFIAS PARA ANÁLISE

Esta seção consiste em uma incidência ideal (Imagem A) com uma ou mais incidências que podem demonstrar erros técnicos ou de posicionamento. Analise as Figuras 10.47 a 10.50. Compare a Imagem A às outras incidências e identifique os erros. Enquanto examina cada imagem, considere as seguintes questões:

1. A anatomia essencial é demonstrada na imagem?
2. Quais erros de posicionamento presentes comprometem a qualidade da imagem?
3. Os fatores técnicos são ideais?
4. Há na imagem evidência de marcadores de colimação e do lado anatômico pré-exposição?
5. Esses erros requerem repetição da exposição?

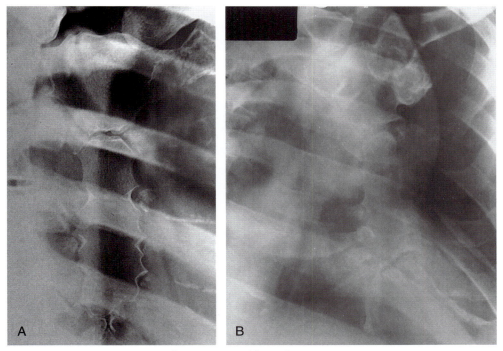

Figura 10.47 Oblíqua do esterno.

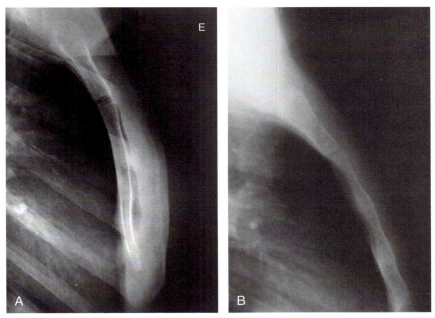

Figura 10.48 Perfil do esterno.

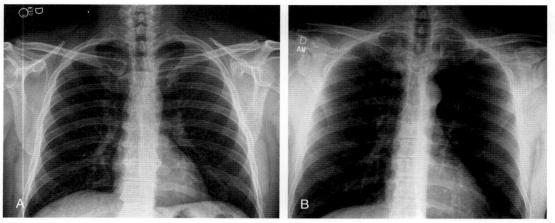

Figura 10.49 Costelas bilaterais acima do diafragma.

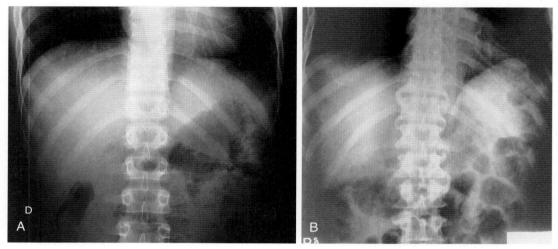

Figura 10.50 Costelas – abaixo do diafragma.

CAPÍTULO 11

Crânio, Ossos Faciais e Seios Paranasais

COLABORAÇÃO DE Michele L. Gray-Murphy, M.Ed., RT(R)(M)(ARRT)

COLABORADORES DAS EDIÇÕES ANTERIORES Kathy M. Martensen, BS, RT(R), Barry T. Anthony, RT(R), Cindy Murphy, BHSc, RT(R), ACR, Renee F. Tossell, PhD, RT(R)(M)(CV), Mindy S. Shapiro, RT(R)(CT)

SUMÁRIO

Anatomia Radiográfica
Crânio, *380*
Anatomia dos órgãos de audição e equilíbrio, *388*
Ossos faciais, *392*
Classificação das articulações (mandíbula e crânio), *397*
Seios paranasais, *398*
Órbitas, *401*
Revisão da anatomia, *402*
Indicações clínicas: crânio, *405*
Indicações clínicas dos ossos faciais e seios paranasais, *407*

Considerações sobre Posicionamento Radiográfico do Crânio
Morfologia do crânio (classificações por forma e tamanho), *408*
Topografia craniana (pontos de referência da superfície), *409*
Considerações sobre posicionamento, *411*
Seios paranasais, *411*

Considerações sobre Posicionamento Radiográfico dos Ossos Faciais e Seios Paranasais
Incidências especiais e relações anatômicas, *413*
Incidência PA do crânio, *413*
Incidência parietoacantial (método de Waters), *413*
Considerações especiais sobre o paciente, *414*
Modalidades alternativas, *414*

Incidências de Rotina e Especiais
Séries do crânio: incidência axial AP, *416*
Séries do crânio: posição em perfil – perfil esquerdo ou direito, *417*
Séries do crânio: incidência PA axial, *418*
Séries do crânio: incidência PA, *419*
Séries do crânio: incidência submentovertical (SMV), *420*
Séries do crânio: incidência PA axial, *421*

Ossos faciais: posição em perfil – perfil esquerdo ou direito, *422*
Ossos faciais: incidência parietoacantial, *423*
Ossos faciais: incidência PA axial, *424*
Ossos faciais: incidência parietoacantial modificada, *425*
Ossos nasais: posicionamento em perfil, *426*
Ossos nasais: incidência superoinferior tangencial (axial), *427*
Arcos zigomáticos: incidência submentovertical (SMV), *428*
Arcos zigomáticos: incidência inferossuperior oblíqua (tangencial), *429*
Arcos zigomáticos: incidência AP axial, *430*
Forames ópticos: incidência parieto-orbital oblíqua, *431*
Mandíbula: incidência axiolateral ou axiolateral oblíqua, *432*
Mandíbula: incidência PA ou PA axial, *433*
Mandíbula: incidência AP axial, *434*
Mandíbula: incidência submentovertical (SMV), *435*
Mandíbula: ortopantomotografia – tomografia panorâmica, *436*
Articulações temporomandibulares (ATM): incidência AP axial, *437*
Articulações temporomandibulares (ATM): incidência axiolateral oblíqua, *438*
Articulações temporomandibulares (ATM): incidência axiolateral, *439*
Seios paranasais: incidência em perfil – perfil esquerdo ou direito, *440*
Seios paranasais: incidência PA, *441*
Seios paranasais: incidência parietoacantial, *442*
Seios paranasais: incidência submentovertical (SMV), *443*
Seios paranasais: incidência parietoacantial transoral, *444*

Crânio: Radiografias para Análise, *445*

Ossos da Face: Radiografias para Análise, *446*

Seios Paranasais: Radiografias para Análise, *447*

ANATOMIA RADIOGRÁFICA

Crânio

Como ocorre em outras partes do corpo, a radiografia do crânio requer boa compreensão de toda a anatomia relacionada. A anatomia do crânio é muito complexa e exige do técnico uma atenção especial aos detalhes.

O **crânio**, ou esqueleto ósseo da cabeça, localiza-se sobre o extremo superior da coluna vertebral e é dividido em duas principais séries de ossos – **8 ossos cranianos e 14 ossos faciais** (Figura 11.1). A anatomia e o posicionamento desses dois tipos de ossos são descritos neste capítulo.

OSSOS CRANIANOS

Os oito ossos cranianos são divididos entre calvária (calota) e base ou assoalho. Cada uma dessas duas áreas é constituída principalmente de quatro ossos.

Calvária (calota)
1. Frontal
2. Parietal direito
3. Parietal esquerdo
4. Occipital.

Base
1. Temporal direito
2. Temporal esquerdo
3. Esfenoide
4. Etmoide.

Os oito ossos que formam a calvária (calota) e a base do crânio são demonstrados nas Figuras 11.2 a 11.4 nas vistas frontal, em perfil e superior. Esses ossos cranianos são unidos, em um adulto, para formar um invólucro de proteção para o cérebro. Cada um deles é demonstrado e descrito individualmente mais adiante.

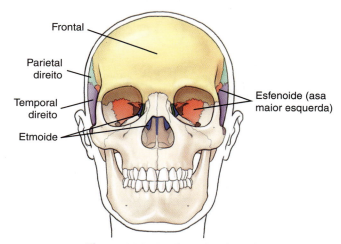

Figura 11.2 Crânio – vista frontal.

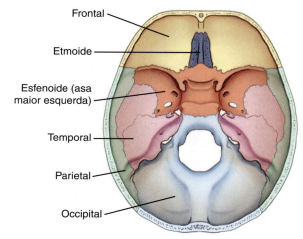

Figura 11.3 Crânio – vista em corte superior.

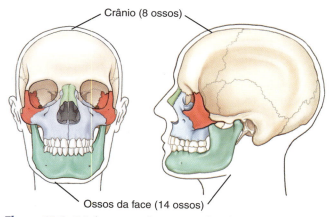

Figura 11.1 Crânio – esqueleto ósseo da cabeça (ossos cranianos e faciais).

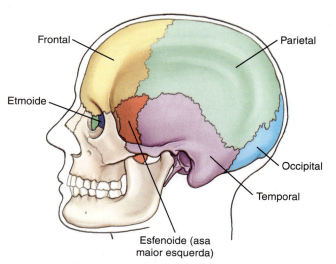

Figura 11.4 Crânio – vista em perfil.

Osso frontal. Como observado na vista frontal, o osso da calvária mais facilmente visível é o **osso frontal**. Esse osso contribui para a formação da testa e da parte superior de cada órbita. Consiste em duas partes principais: a **porção escamosa** ou **vertical**, que constitui a testa; e a **porção orbital** ou **horizontal**, que constitui a parte superior da órbita.

Porção escamosa ou vertical. A **glabela** é a proeminência lisa, que se eleva entre as sobrancelhas, logo acima da ponte do nariz (Figuras 11.5 e 11.6).

O **sulco supraorbital (SSO)** é a ligeira depressão acima de cada sobrancelha. Este se torna um ponto de referência importante, porque corresponde à base da fossa anterior da abóbada craniana, que também se encontra no nível da placa orbital ou no nível mais alto da massa do osso facial (Figura 11.7).

NOTA: É possível localizar o SSO em si mesmo, posicionando o dedo contra o comprimento de sua sobrancelha e sentindo o arco elevado do osso, em seguida, deslizando o dedo para cima, e este cairá levemente no SSO.

A margem superior de cada órbita é a **margem supraorbital (MSO)**. A **incisura supraorbital (forame)** é um pequeno orifício, ou abertura, dentro da MSO, ligeiramente medial a seu ponto médio. O nervo e a artéria supraorbitais passam por essa pequena abertura.

Em cada lado da porção escamosa do osso frontal, acima da SSO, a maior proeminência arredondada denomina-se **tuberosidade frontal** (eminência).

Porção horizontal ou orbital. Como pode ser visualizado no aspecto inferior, o osso frontal mostra, principalmente, a porção horizontal ou orbital (ver Figura 11.7), a qual consiste nas **MSO**, nas **cristas superciliares**, na **glabela** e nas **tuberosidades frontais**.

A **placa orbital** de cada lado forma a parte superior de cada órbita. Abaixo das placas orbitais situam-se os ossos da face, e, acima, se encontra a parte anterior da base da caixa craniana.

Cada placa orbital é separada entre si pela **incisura (fenda) etmoidal**. O etmoide, um dos ossos da base do crânio, encaixa-se nela.

Articulações. O osso frontal articula-se com **quatro** ossos cranianos: parietais direito e esquerdo, esfenoide e etmoide. Estes podem ser identificados nos desenhos em visualizações frontal, em perfil e em corte superior, das Figuras 11.3 e 11.4. (O osso frontal também se articula com oito ossos faciais.)

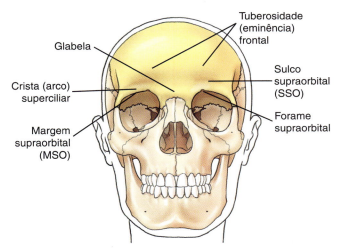

Figura 11.5 Osso frontal – vista frontal.

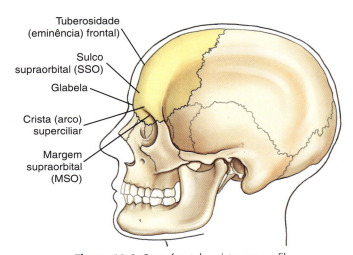

Figura 11.6 Osso frontal – vista em perfil.

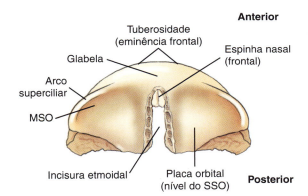

Figura 11.7 Porção orbital do osso frontal – vista inferior.

Ossos parietais. Os **ossos parietais direito** e **esquerdo** são pareados e bem demonstrados nas ilustrações em perfil e superior das Figuras 11.8 e 11.9. As paredes laterais do crânio e parte da calvária são formadas por esses dois ossos. Os ossos parietais são mais ou menos quadrados e têm uma superfície interna côncava.

A parte mais larga do crânio localiza-se entre os **tubérculos parietais (eminências)** desses dois ossos. O osso frontal é primariamente anterior aos parietais; o osso occipital é posterior; os ossos temporais são inferiores e as asas maiores do esfenoide são inferiores e anteriores.

Articulações. Cada osso parietal articula-se com cinco ossos do crânio: frontal, occipital, temporal, esfenoide e parietal oposto.

Osso occipital. A porção inferoposterior da calvária é formada por um único osso occipital. A superfície externa desse osso apresenta uma parte arredondada, chamada **porção escamosa**. A porção escamosa constitui a maior parte da porção dorsal da cabeça e é a parte do osso occipital situada acima da **protuberância occipital externa**, ou **ínio**, que é uma tumescência proeminente, ou protuberância, na porção inferoposterior do crânio (Figura 11.10).

A grande abertura na base do osso occipital, através da qual passa a medula espinal, ao deixar o cérebro, chama-se forame magno (literalmente, "grande buraco").

As duas **porções condilares laterais (côndilos occipitais)** são sistemas ovais com superfícies convexas, e situam-se uma em cada lado do forame magno. Estas se articulam com depressões na primeira vértebra cervical, chamada de *atlas*. Essa articulação de duas partes entre o crânio e a coluna cervical chama-se **articulação atlantoccipital**. Essas duas partes formam um par de articulações elipsoides que permitem a flexão, a extensão e uma quantidade limitada de flexão lateral e rotação.

Articulações. O osso occipital articula-se com seis ossos: dois parietais, dois temporais, o esfenoide e o atlas (1ª vértebra cervical).

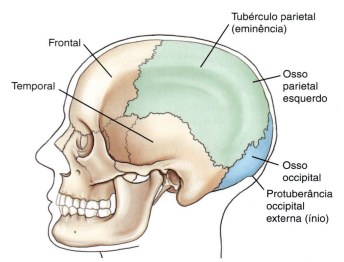

Figura 11.8 Ossos parietal e occipital – vista em perfil.

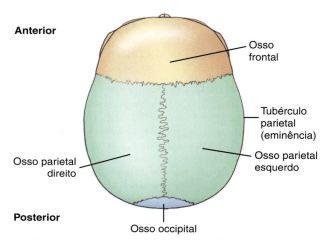

Figura 11.9 Ossos parietais e occipital – vista superior.

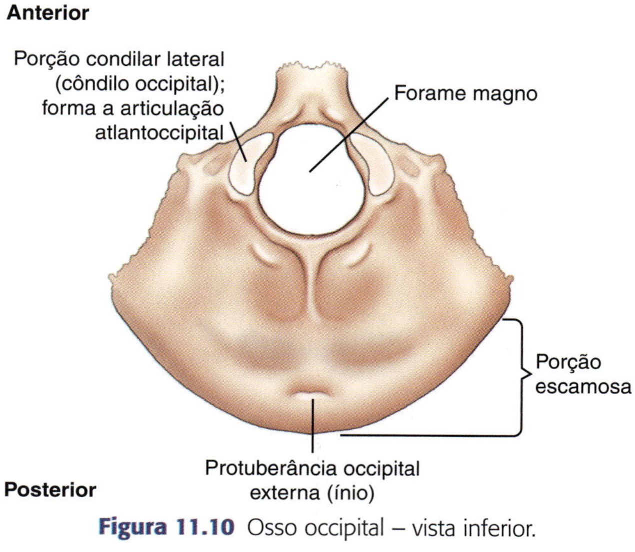

Figura 11.10 Osso occipital – vista inferior.

Ossos temporais

Vista em perfil. Os **ossos temporais direito** e **esquerdo** são estruturas complexas que abrigam os delicados órgãos de audição e equilíbrio. Como se pode ver na Figura 11.11, uma vista em perfil, o osso temporal esquerdo está situado entre a asa maior do esfenoide, anteriormente, e o osso occipital, posteriormente.

Estendendo-se anteriormente à porção escamosa do osso temporal, há um arco ósseo, chamado **processo zigomático**, o qual une-se ao processo temporal do osso zigomático (um dos ossos faciais), para formar o **arco zigomático**, facilmente palpável.

Inferior ao processo zigomático e imediatamente anterior ao **meato acústico externo (MAE)** encontra-se a **fossa temporomandibular (TM)**, em que a mandíbula se encaixa para formar a **articulação temporomandibular (ATM)**.

Projetando-se abaixo da mandíbula e anterior ao MAE, há uma proeminência óssea delgada chamada **processo estiloide**.

Corte frontal. Cada osso temporal é dividido em **três partes principais** (Figura 11.12). A primeira é a porção fina superior que constitui uma parte da parede da caixa craniana, a **porção escamosa**, que é muito fina e é a porção mais vulnerável à fratura de todo o crânio.

A segunda parte é a área posterior ao MAE, a **porção mastóidea**, com um **processo mastoide** proeminente, ou **ápice**. Muitas células aéreas situam-se nesse processo.

A terceira porção principal é a densa **porção petrosa**, também chamada de **pirâmide petrosa**, ou **parte petrosa**. Ela abriga os órgãos de audição e equilíbrio, incluindo as células aéreas da mastoide, conforme descrito posteriormente neste capítulo. Às vezes é também chamada de **porção petromastóidea** do osso temporal, porque, internamente, inclui a porção mastóidea. A margem superior, ou crista, das pirâmides petrosas é comumente denominada **crista petrosa**, ou ápice petroso.

Vista superior. A base do crânio é bem visualizada nessa ilustração (Figura 11.13). O osso occipital situa-se entre os ossos temporais. A terceira parte principal de cada osso temporal, a **porção petrosa**, uma vez mais, é mostrada nessa perspectiva. Essa parte, em formato de pirâmide, do osso temporal constitui o osso mais espesso e mais denso no crânio. As **pirâmides petrosas** projetam-se anteriormente e em direção à linha média da área do **MAE**.

A **crista petrosa** dessas pirâmides **corresponde ao nível de um importante ponto de referência externo**, a parte superior da inserção do pavilhão auricular. Próximo do centro da pirâmide petrosa, na superfície posterior, imediatamente acima do **forame jugular**, encontra-se uma abertura (ou orifício) chamada **meato acústico interno**, que serve para transmitir os nervos de audição e equilíbrio. Os forames jugulares bilaterais estão localizados na base do crânio, onde se formam as veias jugulares internas e passam três nervos cranianos (IX, X e XI).[1]

NOTA: As aberturas dos meatos acústicos externo e interno não podem ser observadas na ilustração de uma vista superior (ver Figura 11.13) porque estão localizados no lado posterior da pirâmide.

Articulações. Cada osso temporal articula-se com **três** ossos cranianos: parietal, occipital e esfenoide. (Cada osso temporal também se articula com dois ossos faciais.)

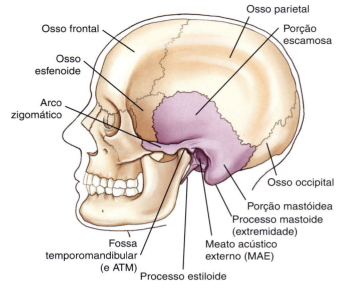

Figura 11.11 Osso temporal – vista em perfil.

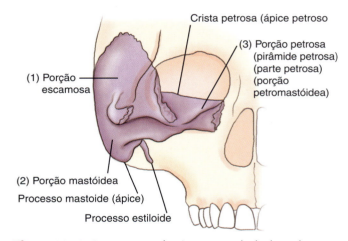

Figura 11.12 Osso temporal, três partes principais – vista em corte frontal.

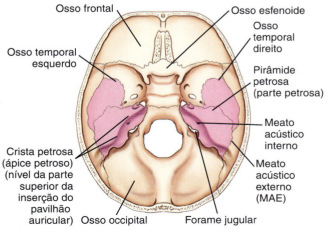

Figura 11.13 Ossos temporais – vista superior.

Osso esfenoide

Vista superior. O **osso esfenoide**, o único localizado centralmente, constitui a âncora para os outros sete ossos cranianos. A porção central do esfenoide é o corpo, que se encontra na linha média da base do crânio e contém o seio esfenoidal, que fica melhor representado em uma ilustração em corte sagital (ver Figura 11.18).

A depressão central do corpo é denominada **sela túrcica** e se assemelha a uma sela de lado (Figura 11.16). Seu nome deriva de palavras que significam "sela turca". A sela túrcica rodeia parcialmente e protege uma importante glândula do corpo, a **hipófise**, ou **glândula pituitária**. Posterior à sela túrcica, em sua parte traseira, está o **dorso da sela**, que também é melhor visualizado na imagem lateral da Figura 11.16.

O *clivus* é uma depressão rasa que começa no lado posteroinferior do dorso da sela do osso esfenoide e estende-se, posteriormente, para o forame magno, na base do osso occipital (Figura 11.14; ver Figura 11.16). Essa área ligeiramente desnivelada forma uma base de apoio da ponte (uma parte do tronco encefálico) e a artéria basilar.

Estendendo-se lateralmente ao corpo, para ambos os lados, encontram-se dois pares de asas. O par menor, denominado **asas menores**, é triangular e quase horizontal, terminando medialmente nos dois **processos clinoides anteriores**. Estes se projetam lateralmente, partindo da porção superoanterior do corpo, e se estendem até por volta do meio de cada órbita. As **asas maiores** prolongam-se lateralmente, partindo dos lados do corpo, e formam uma parte da base e dos lados do crânio.

Existem **três pares** de pequenas aberturas, ou forames, nas asas maiores, para a passagem de certos nervos cranianos (ver Figura 11.14). As lesões capazes de causar a erosão desses forames podem ser detectadas radiograficamente. O **forame redondo** e o **forame oval** são observados como pequenas aberturas nas ilustrações das vistas superior e oblíqua (Figura 11.15; ver Figura 11.14). O pequeno e arredondado **forame espinhoso** também é observado na ilustração de vista superior (ver Figura 11.14).

Vista oblíqua. Uma ilustração oblíqua do osso esfenoide demonstra a complexidade desse osso. O formato do esfenoide foi comparado a um morcego, com asas e pernas estendidas durante um voo. A depressão centralmente localizada, a **sela túrcica**, é visualizada, mais uma vez, nessa perspectiva (ver Figura 11.15).

Surgindo do lado posterior das **asas menores** encontram-se duas proeminências ósseas denominadas **processos clinoides anteriores**. Os processos clinoides anteriores são maiores e estão distribuídos mais afastados que os **processos clinoides posteriores**, que se estendem superiormente do **dorso da sela**, o que é melhor visualizado na ilustração em perfil (ver Figura 11.16).

Entre o corpo anterior e as asas inferiores de cada lado, há canais, através dos quais o nervo óptico e certas artérias passam para dentro da cavidade orbitária. Esses ductos começam no centro, como o **sulco óptico** ou **quiasmático**, que leva em cada lado ao **canal óptico**, o qual termina no **forame óptico**, ou abertura para a órbita. O forame óptico pode ser demonstrado radiograficamente por incidência oblíqua parieto-orbital (método de Rhese) descrita posteriormente neste capítulo. Ligeiramente laterais e posteriores aos forames ópticos, em cada lado, encontram-se aberturas irregulares, que são melhor visualizadas nessa perspectiva, chamadas **fissuras orbitais superiores**. Essas aberturas proporcionam comunicação adicional com as órbitas, de inúmeros nervos cranianos e vasos sanguíneos. Os forames redondo e oval são observados novamente nessa vista oblíqua (ver Figura 11.15).

Projetando-se para baixo, a partir da superfície inferior do corpo, encontram-se quatro processos que correspondem às pernas do morcego imaginário. As extensões planas, mais laterais, são chamadas de **processos pterigoides laterais** e, às vezes, de *placas*. Diretamente medial a estes, há dois **processos pterigoides mediais** ou placas, que terminam inferiormente em pequenos processos em forma de gancho, chamados **hâmulos pterigóideos**. Os processos pterigoides, ou placas, fazem parte das paredes laterais das cavidades nasais.

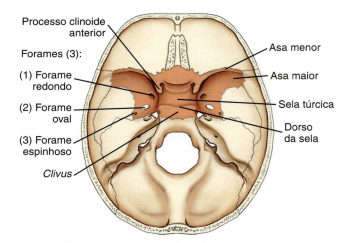

Figura 11.14 Osso esfenoide – vista superior.

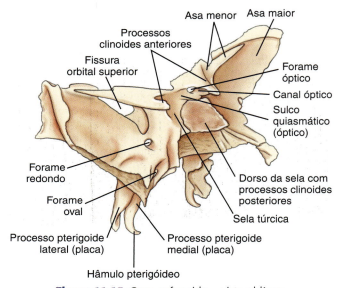

Figura 11.15 Osso esfenoide – vista oblíqua.

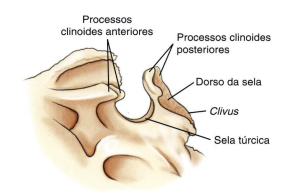

Figura 11.16 Sela túrcica do osso esfenoide – vista em perfil.

Sela túrcica – vista em perfil. A vista em perfil verdadeiro da sela túrcica seria semelhante à imagem da Figura 11.16. Sua deformidade é, em geral, um indício da presença de lesão intracraniana, quando observada radiograficamente. Pode-se realizar tomografia computadorizada (TC) e ressonância magnética (RM) da **sela túrcica** para detectar tais deformações. A **sela túrcica** e o **dorso da sela** também são melhor demonstrados na incidência em perfil do crânio.

Articulações. Em razão de sua localização central, o esfenoide articula-se com os outros **sete** ossos cranianos. Também se articula com cinco ossos da face.

Osso etmoide

O oitavo e último osso do crânio a ser estudado é o **osso etmoide**. Situa-se, primariamente, abaixo do assoalho do crânio. Apenas a parte superior do etmoide é mostrada na vista superior, que fica na incisura etmoidal do osso frontal (Figura 11.17).

Uma vista coronal ampliada de todo o etmoide é mostrada, à direita, na Figura 11.17. A pequena porção horizontal superior do osso, chamada **placa (lâmina) cribriforme**, contém muitas pequenas aberturas, ou forames, por onde passam os ramos segmentares dos nervos olfatórios (ou nervos do olfato). Projetando-se superiormente à placa cribriforme, encontra-se a *crista galli*, nome que significa "crista do galo".

A maior parte do osso etmoide fica abaixo da base do crânio. Projetando-se para baixo da linha média, encontra-se a **placa perpendicular**, que ajuda a formar o septo nasal ósseo. Os dois **labirintos laterais** (massas) são suspensos a partir da superfície inferior da placa cribriforme, em cada lado da placa perpendicular. As massas laterais contêm as células aéreas etmoidais, ou seios, e ajudam a formar as paredes mediais das órbitas e as laterais da cavidade nasal. Estendendo-se medialmente e para baixo da parede medial de cada labirinto, há finas proeminências de osso em formato de espiral. Essas proeminências são denominadas **conchas nasais superior** e **média**, ou **cornetos**, e são melhor apresentadas nas imagens de ossos faciais das Figuras 11.46 e 11.47.

Articulações. O etmoide articula-se com **dois** ossos do crânio: frontal e esfenoide. O osso etmoide também se articula com 11 ossos faciais.

Crânio – vista sagital

A Figura 11.18 representa a metade direita do crânio, o qual é dividido próximo ao **plano sagital médio (PSM)**. Os ossos **esfenoide** e **etmoide**, localizados centralmente, são bem representados, mostrando a relação entre estes e os outros ossos cranianos.

O **etmoide** está localizado anterior ao osso esfenoide. A *crista galli* e a **placa cribriforme**, menor, projetam-se superiormente, e a **placa perpendicular**, maior, estende-se inferiormente e forma a porção superior do septo nasal ósseo.

O **osso esfenoide**, que contém a sela túrcica, situa-se posteriormente ao osso etmoide. É mostrado novamente um dos dois **processos pterigoides**, ou placas, longos e delgados, que se estendem para baixo e para a frente, e terminam no pequeno processo chamado **hâmulo pterigóideo**. Inferior e ligeiramente anterior à sela túrcica do osso esfenoide, nessa vista sagital, localiza-se uma cavidade do esfenoide que abriga o **seio esfenoidal**.

O **osso frontal** maior também demonstra uma cavidade, diretamente posterior à glabela, que contém o **seio frontal**. O vômer (um osso facial) é mostrado como uma estrutura na linha média entre partes do esfenoide e do etmoide, como se observa na Figura 11.18.

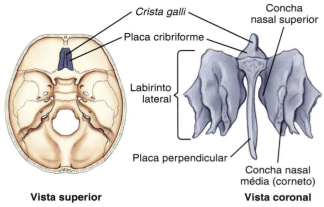

Vista superior   **Vista coronal**

Figura 11.17 Osso etmoide.

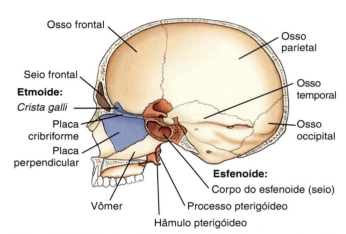

Figura 11.18 Crânio – vista sagital média dos ossos esfenoide e etmoide.

ARTICULAÇÕES DO CRÂNIO – SUTURAS

Crânio adulto

As articulações do crânio são denominadas **suturas** e são classificadas como **articulações fibrosas**. No adulto, são imóveis, sendo, portanto, **articulações do tipo sinartrodial**. Na Figura 11.19 são demonstradas nas vistas em perfil, posterior oblíqua e superior.

A **sutura coronal** separa o osso frontal dos dois ossos parietais. A separação entre esses dois ossos parietais na linha média é a **sutura sagital**. Na parte posterior, a **sutura lambdóidea** separa os ossos parietais do osso occipital. As **suturas escamosas** são formadas pelos cruzamentos inferiores dos dois ossos parietais com os respectivos ossos temporais.

Cada extremidade da linha da sutura sagital é identificada como um ponto ou uma área com o nome específico. A extremidade anterior dessa sutura é denominada **bregma**, e a extremidade posterior chama-se **lambda**. Os **ptérios** direito e esquerdo são pontos de junção dos ossos frontal, parietal, temporal e asa maior do esfenoide. (Os ptérios situam-se na extremidade posterior da sutura esfenoparietal.[1])

Os **astérios** direito e esquerdo são pontos posteriores à orelha, onde as suturas escamosa e lambdóidea se encontram. Esses seis reconhecidos pontos ósseos são usados em cirurgia ou em outros casos em que os pontos de referência específicos para medições cranianas são necessários.

Crânio infantil

Na criança, a calvária (calota) é muito grande em relação ao restante do corpo, mas os ossos faciais são bastante pequenos, como se pode ver na Figura 11.20. A ossificação dos ossos cranianos individuais está incompleta no momento do nascimento, e as suturas são espaços cobertos de membrana que são preenchidos logo após o nascimento. No entanto, algumas regiões nas quais as suturas se unem são mais lentas em sua ossificação, e estas são chamadas de **fontanelas**. As próprias suturas cranianas em geral não se ossificam completamente até que o indivíduo esteja entre a metade e o fim da década de seus 20 anos, e algumas podem não se fechar completamente até a quinta década de vida.[2]

Fontanelas. No início da vida, o bregma e o lambda não são ósseos, mas sim aberturas cobertas de membrana ou "pontos moles". Esses pontos moles são denominados **fontanelas anterior** e **posterior** na criança. A fontanela anterior é a maior e, ao nascimento, mede aproximadamente 2,5 cm de largura e 4 cm de comprimento. Não se fecha completamente até cerca de 18 meses de vida.

As duas fontanelas menores laterais que se fecham logo após o nascimento são as **fontanelas esfenoide** (ptério em um adulto) e **mastoide** (astério no adulto), que se localizam nos ângulos esfenoide e mastoide dos ossos parietais de cada lado da cabeça. Há **seis fontanelas** no bebê, como apresentado a seguir:

BEBÊ	ADULTO
Fontanela anterior	Bregma
Fontanela posterior	Lambda
Fontanela esfenoide direita	Ptério direito
Fontanela esfenoide esquerda	Ptério esquerdo
Fontanela mastoide direita	Astério direito
Fontanela mastoide esquerda	Astério esquerdo

Ossos suturais ou wormianos

Alguns pequenos ossos irregulares, chamados *suturais* ou *wormianos*, por vezes desenvolvem-se em suturas do crânio no adulto. Esses ossos isolados são, com mais frequência, encontrados na sutura lambdóidea, mas ocasionalmente também são encontrados na região das fontanelas, em especial na fontanela posterior. No crânio adulto, são completamente ossificados e visíveis apenas pelas linhas suturais ao redor de suas bordas.

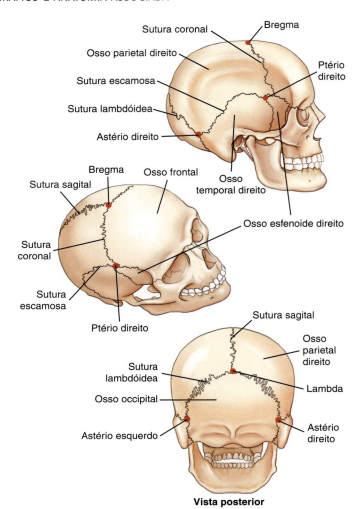

Figura 11.19 Suturas do crânio adulto – **articulações fibrosas, sinartrodiais**. (imóveis).

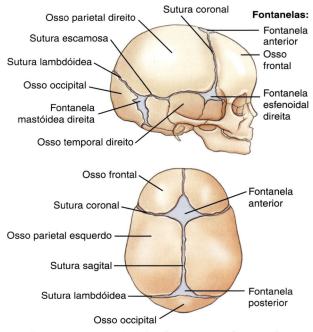

Figura 11.20 Crânio infantil – suturas e **fontanelas**.

REVISÃO DA ANATOMIA COM RADIOGRAFIAS

Os exercícios de revisão a seguir concentram-se na anatomia dos oito ossos cranianos identificados nas radiografias à direita. Um método recomendado de revisão e reforço é cobrir as respostas e tentar identificar cada uma das partes destacadas, de memória. Partes anatômicas específicas podem ser mais difíceis de se reconhecer em radiografias, em comparação com as figuras, mas saber os locais e relacionamentos com as estruturas e os ossos ao redor deve ajudar na identificação dessas peças.

Ossos cranianos – incidência axial posteroanterior (PA) de Caldwell – 15° caudais (Figura 11.21)
A. Margem supraorbital da órbita direita
B. *Crista galli* do etmoide
C. Sutura sagital (crânio posterior)
D. Sutura lambdóidea (crânio posterior)
E. Crista petrosa.

Ossos cranianos – incidência axial anteroposterior (AP) (Figura 11.22)
A. Dorso da sela do esfenoide
B. Processos clinoides posteriores
C. Crista petrosa ou pirâmide petrosa
D. Osso parietal
E. Osso occipital
F. Forame magno.

Ossos cranianos – incidência em perfil (Figura 11.23)
A. MAE
B. Porção mastóidea do osso temporal
C. Osso occipital
D. Sutura lambdóidea
E. *Clivus*
F. Dorso da sela
G. Processos clinoides posteriores
H. Processos clinoides anteriores
I. Vértice do crânio
J. Sutura coronal
K. Osso frontal
L. Placas orbitais
M. Placa cribriforme
N. Sela túrcica
O. Corpo do esfenoide (seio esfenoidal)
P. Porção petrosa do osso temporal.

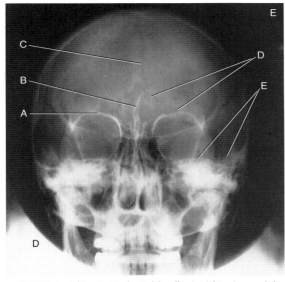

Figura 11.21 Incidência PA de Caldwell – incidência caudal a 15°.

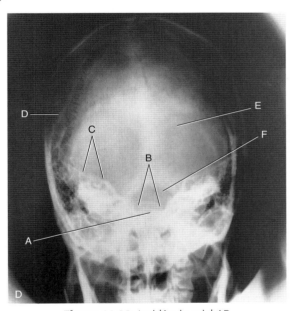

Figura 11.22 Incidência axial AP.

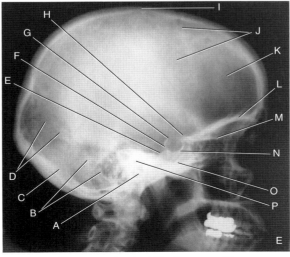

Figura 11.23 Incidência em perfil.

Anatomia dos órgãos de audição e equilíbrio

Em razão da densidade (luminosidade) e da localização relativa dos ossos temporais, as mastoides e as porções petrosas são difíceis de visualizar pela radiografia convencional. A TC e a RM têm substituído amplamente a radiografia convencional para a imagem dessas regiões. No entanto, o conhecimento da anatomia temporal é fundamental para a realização da radiografia convencional ou de TC ou RM.

Os órgãos de audição e equilíbrio são as principais estruturas encontradas dentro da porção petrosa dos ossos temporais. As três divisões da orelha – **porções externa**, **média** e **interna** – estão ilustradas na Figura 11.24.

ORELHA EXTERNA

A **orelha externa** começa com a **aurícula** ou **pavilhão auricular** em cada lado da cabeça. O **trago** é parte dessa estrutura externa. É a pequena estrutura parecida com um lábio, localizada anteriormente ao MAE, que atua como um escudo parcial para a abertura da orelha.

O **MAE** é a abertura ou canal da orelha externa. Mede cerca de 2,5 cm de comprimento, uma metade consiste em uma estrutura óssea e a outra metade é cartilaginosa (Figura 11.25).

O **processo mastoide** e o **ápice mastóideo** do osso temporal são posteriores e inferiores ao MAE, enquanto o **processo estiloide** é inferior e ligeiramente anterior. O meato estreita-se, à medida que encontra a **membrana timpânica** ou **tímpano**, que se situa em um ângulo oblíquo, formando uma depressão, ou fossa, na extremidade medial inferior do meato.

ORELHA MÉDIA

A **orelha média** é uma cavidade de forma irregular, contendo ar, localizada entre as porções das orelhas externa e interna. As três partes principais da orelha média são a **membrana timpânica**, os três pequenos ossos chamados **ossículos auditivos** e a **cavidade timpânica** (Figura 11.26). A membrana timpânica é considerada parte da orelha média, mesmo servindo de divisória entre as orelhas externa e média.

A cavidade timpânica é dividida ainda em duas partes. A maior cavidade, oposta ao tímpano, chama-se **cavidade timpânica propriamente dita**. A área acima do nível do MAE e do tímpano é denominada **ático**, ou **recesso epitimpânico**. A **crista ampular**, ou **esporão**, é uma estrutura importante radiograficamente. A membrana timpânica é anexada a essa acentuada proeminência óssea, a qual também separa o MAE do recesso epitimpânico.

A cavidade timpânica comunica-se anteriormente com a nasofaringe por meio da **tuba auditiva** ou **trompa de Eustáquio**.

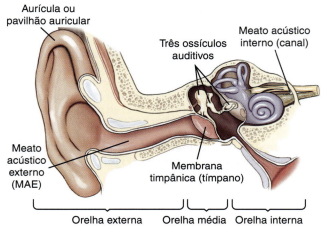

Figura 11.24 Orelha.

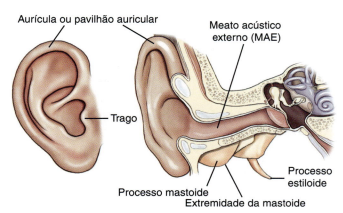

Figura 11.25 Orelha externa.

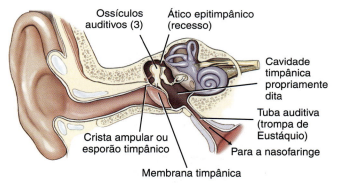

Figura 11.26 Orelha média.

TOMOGRAFIA COMPUTADORIZADA DO OSSO TEMPORAL

A Figura 11.27 demonstra órgãos selecionados da audição e do equilíbrio das orelhas média e interna, como se observa na TC do osso temporal da Figura 11.27.

Tuba auditiva

A **tuba auditiva**, ou trompa de Eustáquio, é a passagem entre a orelha média e a nasofaringe. Esse tubo de cerca de 4 cm de comprimento serve para equalizar a pressão no interior da orelha média com a pressão do ar atmosférico no exterior, por meio da nasofaringe (Figura 11.28). A sensação de estalo na orelha é causada quando a pressão é ajustada internamente, na orelha média, para evitar danos ao tímpano.

Um problema associado a essa comunicação direta entre a orelha média e a nasofaringe é que os patógenos têm uma passagem direta da garganta para a orelha média. Portanto, infecções na orelha muitas vezes acompanham dor de garganta, especialmente em crianças, cujo sistema imunológico ainda está em desenvolvimento.

Meato acústico interno

A Figura 11.29 ilustra como as estruturas da orelha aparecem em uma **incidência posteroanterior (PA) modificada**. Um ângulo do raio central (RC) de 5 a 10° caudal à linha orbitomeatal projeta as cristas petrosas no **nível médio orbital**, mostradas nessa ilustração. Isso resulta em uma incidência transorbital especial, que pode ser realizada para exibir o **meato acústico interno**. A abertura do meato acústico interno é uma abertura oblíqua, cujo diâmetro é menor que o da abertura do MAE e é muito difícil de ser visualizada claramente em qualquer incidência radiográfica convencional. A melhor maneira de demonstrá-la é com a TC (para erosão óssea) e a RM (para demonstração de neuromas acústicos).

Na ilustração de uma incidência axial PA (ver Figura 11.29), o meato acústico interno é projetado na sombra orbital ligeiramente abaixo da crista petrosa, permitindo sua visualização em radiografias nessa posição. As porções laterais da crista petrosa encontram-se, aproximadamente, no nível da parte superior da inserção do pavilhão auditivo.

Mastoides

A segunda comunicação direta dentro da orelha média ocorre posteriormente às **células aéreas da mastoide**. O desenho esquemático da Figura 11.30 é um corte sagital que mostra as relações entre as células aéreas da mastoide com o **ático**, ou **recesso epitimpânico**, e a **cavidade timpânica propriamente dita**. O **ádito** é a abertura entre o recesso epitimpânico e a porção mastoide do osso temporal.

O ádito conecta-se diretamente a uma grande câmara dentro da porção mastóidea, chamada **antro**, que se conecta às várias **células aéreas da mastoide**. Essa comunicação permite a infecção na orelha média, que pode originar-se na garganta e passar para a área mastóidea. A infecção dentro dessa área é separada do tecido cerebral apenas por ossos finos. Antes do uso de antibióticos eficazes, esta era geralmente uma via para a **encefalite**, uma infecção grave no cérebro. A placa óssea fina que forma o teto do antro, ádito e ático da cavidade timpânica chama-se **tegumento timpânico**.

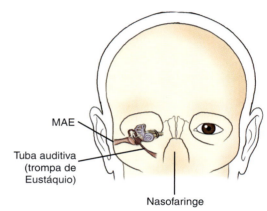

Figura 11.28 Orelha média.

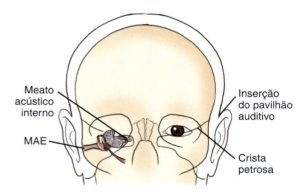

Figura 11.29 Incidência de Caldwell PA modificada (RC cerca de 5 a 10° caudais).

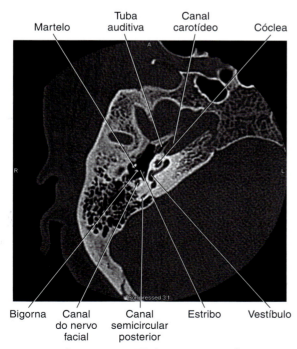

Figura 11.27 TC do osso temporal.

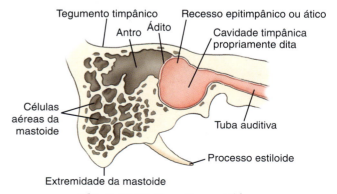

Figura 11.30 Conexão mastóidea.

Os **ossículos auditivos** são três pequenos ossos que constituem estruturas importantes dentro da orelha média. As Figuras 11.31 e 11.32 mostram que esses ossos são articulados para permitir movimento vibratório. Os três ossículos auditivos estão localizados parcialmente no ático, ou recesso epitimpânico, e, em parte, na cavidade timpânica propriamente dita. Esses delicados ossos se estendem na cavidade da orelha média para transmitir as vibrações sonoras da membrana timpânica à janela oval da orelha interna.

As vibrações são captadas, em primeiro lugar, pelo **martelo**, que está ligado diretamente à superfície interior da membrana timpânica. A cabeça do "martelo" articula-se com o ossículo central, a **bigorna**, assim denominada pela suposta semelhança com uma bigorna, mas que, na verdade, parece-se mais com um dente pré-molar, com um corpo e duas raízes. A bigorna conecta-se ao **estribo**, que é o menor dos três ossículos auditivos. A base do estribo é ligada a outra membrana, denominada **janela oval**, que leva para a orelha interna.

Ossículos auditivos – vistas frontal e em perfil

A Figura 11.32 ilustra a relação dos ossículos auditivos entre si em uma vista frontal aproximada e uma vista em perfil. Como se pode ver pela imagem frontal, o mais lateral dos três ossos é o **martelo**, enquanto o mais medial é o **estribo**. A ilustração da vista em perfil demonstra como pareceriam os ossículos vistos através do **MAE**. O martelo, com sua inserção no tímpano, localiza-se ligeiramente anterior aos outros dois ossos.

A semelhança da **bigorna** com um dente pré-molar, com um corpo e duas raízes, é bem observada na vista em perfil. O ramo longo da bigorna conecta-se ao estribo, que se conecta à janela oval, resultando no sentido da audição.

ORELHA INTERNA

A complexa **orelha interna** contém o sistema sensorial essencial de **audição** e **equilíbrio**. Situado no interior da porção mais densa da pirâmide petrosa, este pode ser dividido em duas partes principais – o **labirinto ósseo**, que é radiograficamente importante, e o **labirinto membranoso**. O primeiro é uma câmara óssea que abriga o segundo, que é uma série de ductos e sacos intercomunicantes. Um desses ductos é o **ducto endolinfático**, uma bolsa cega, ou ducto fechado, contido em uma pequena estrutura em forma de ducto. O ducto endolinfático surge da parede medial do aqueduto vestibular e estende-se até a parede posterior da pirâmide petrosa, localizados posteriormente, na lateral do **meato acústico interno**.

Labirinto ósseo

O labirinto ósseo é dividido em **três** partes de formatos distintos: a **cóclea** (que significa "concha de caracol"), o **aqueduto vestibular** e os **canais (ductos) semicirculares**. O labirinto ósseo circunda completamente e envolve os ductos e os sacos do labirinto membranoso. Como ilustrado na vista em corte frontal da Figura 11.33, a cóclea óssea, em formato de caracol, abriga um longo e espiralado ducto tubular do labirinto membranoso.

A **cóclea** é a mais anterior das três partes do labirinto ósseo, que está melhor representada na figura em perfil do labirinto ósseo, na Figura 11.34. A **janela redonda**, por vezes chamada **janela coclear**, aparece na base da cóclea.

O **aqueduto vestibular**, a parte central do labirinto ósseo, contém a **janela oval**, algumas vezes denominada **janela vestibular**.

Canais semicirculares

Os **três canais ou ductos semicirculares** estão localizados posteriormente às outras estruturas da orelha interna e são denominados de acordo com sua posição – **canais semicirculares superior, posterior e lateral**. Cada um está situado em um ângulo reto em relação aos outros dois, permitindo o senso de equilíbrio, assim como de direção. Os **canais semicirculares relacionam-se com o senso de direção ou de equilíbrio, e a cóclea relaciona-se com o sentido da audição**, em razão de sua ligação com o estribo por meio da janela oval.

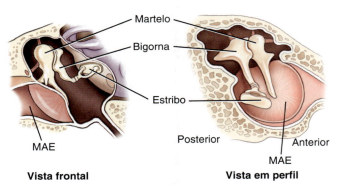

Figura 11.32 Ossículos auditivos.

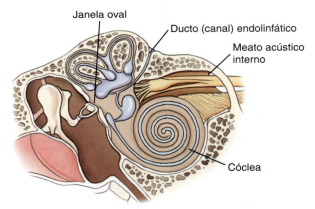

Figura 11.33 Orelha interna, labirinto ósseo – vista frontal.

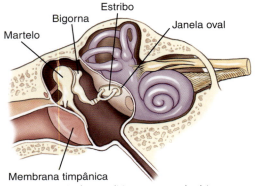

Figura 11.31 Ossículos auditivos – martelo, bigorna e estribo.

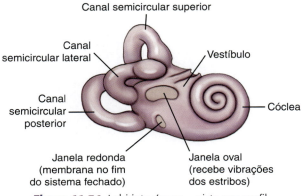

Figura 11.34 Labirinto ósseo – vista em perfil.

"Janelas" da orelha interna

As duas aberturas dentro da orelha interna são cobertas por membranas (ver Figura 11.34). A **janela oval**, ou **vestibular**, recebe vibrações da orelha externa através da face distal do estribo da orelha média e transmite essas vibrações para o **aqueduto vestibular** da orelha interna. O aqueduto vestibular é a estrutura que abriga os ductos semicirculares. A **janela redonda**, ou **coclear**, está localizada na base da primeira espiral da cóclea. A janela redonda é uma membrana que permite o movimento de líquidos dentro do sistema de ducto fechado do labirinto membranáceo. À medida que a janela oval se move ligeiramente para dentro com uma vibração, a janela redonda se move para fora porque este é um sistema fechado e o fluido não se comprime. Vibrações e leves movimentos de líquidos, associados dentro da cóclea, produzem impulsos que são transmitidos para o nervo coclear dentro do meato acústico interno, criando o sentido da audição.

REVISÃO DA ANATOMIA COM RADIOGRAFIAS

A anatomia específica do osso temporal é difícil de reconhecer nas radiografias convencionais. O posicionamento convencional para as mastoides raramente é executado hoje em dia, mas essas duas incidências são fornecidas para rever a anatomia da orelha interna e das mastoides.

Incidência axiolateral (Figura 11.35)

A. MAE
B. Antro da mastoide
C. Células aéreas da mastoide
D. Côndilo mandibular (imediatamente anterior ao MAE)
E. Côndilo mandibular (ampliado).

Incidência em perfil posterior (Figura 11.36)

A. Crista petrosa
B. Labirinto ósseo (ductos semicirculares)
C. MAE
D. Região do meato acústico interno.

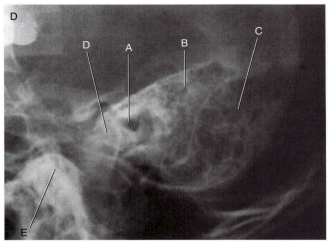

Figura 11.35 Incidência axiolateral para mastoides.

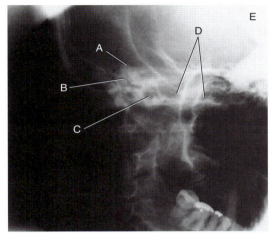

Figura 11.36 Incidência em perfil posterior para mastoides.

Ossos faciais

Cada um dos ossos faciais pode ser identificado nas ilustrações frontais e em perfil (Figuras 11.37 e 11.38), com exceção dos dois ossos palatinos e do vômer, que estão localizados internamente e não são visíveis exteriormente no esqueleto. Esses ossos são identificados mais adiante neste capítulo em ilustrações seccionais.

Os 14 ossos faciais contribuem para o formato e o aspecto da face de uma pessoa. Além disso, as cavidades das órbitas, do nariz e da boca são, em boa parte, construídas a partir dos ossos da face. Dos 14 ossos que compõem o esqueleto facial, apenas dois são ossos individuais: o vômer e a mandíbula. Os 12 restantes consistem em seis pares de ossos, semelhantes em cada lado da face.

2	Maxilares ou ossos maxilares
2	Ossos zigomáticos
2	Ossos lacrimais
2	Ossos nasais
2	Conchas nasais inferiores
2	Ossos palatinos
1	Vômer
1	Mandíbula
14	Total

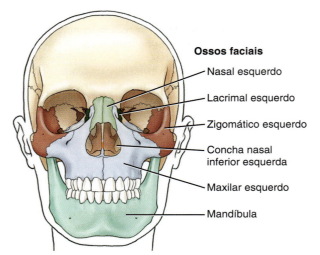

Figura 11.37 Ossos faciais – vista frontal.

Cada um dos ossos faciais é estudado individualmente ou em pares. Após sua descrição nas ilustrações, há uma listagem das uniões específicas com as quais os ossos se articulam. Conhecer essas relações anatômicas auxilia na compreensão da estrutura do esqueleto ósseo da cabeça.

OSSOS MAXILARES DIREITO E ESQUERDO

Os dois maxilares, ou ossos maxilares, são os maiores ossos imóveis da face (Figura 11.39). O único osso facial maior que esses é a mandíbula. Todos os outros ossos da área facial superior estão intimamente associados aos maxilares, que são, estruturalmente, os ossos mais importantes da face superior. Os ossos maxilares direito e esquerdo são solidamente unidos na linha média por baixo do septo nasal. Cada maxilar auxilia na formação de três cavidades da face: (1) boca (2); cavidade nasal; e (3) órbita.

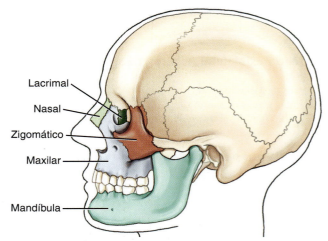

Figura 11.38 Ossos faciais – vista em perfil.

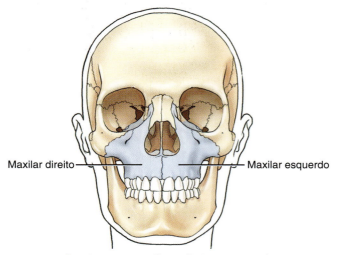

Figura 11.39 Maxilares direito e esquerdo.

Vista em perfil do maxilar esquerdo

Cada maxilar é constituído por um **corpo** em localização central e **quatro processos**, que do corpo se projetam. Três processos são mais evidentes e visíveis nas ilustrações em perfil e frontal (Figuras 11.40 e 11.41). O quarto processo, descrito mais adiante, é o processo palatino, que faz parte do palato duro.

O **corpo** de cada maxilar é a porção central localizada lateralmente ao nariz. Um dos três processos é o **processo frontal**, que se projeta para cima, ao longo da margem lateral do nariz, em direção ao osso frontal. O **processo zigomático** projeta-se lateralmente, para se unir ao osso zigomático. O terceiro processo, o **processo alveolar**, é o lado inferior do corpo de cada maxilar. Oito dentes superiores estão ao longo da margem inferior de cada processo alveolar.

Os dois maxilares estão solidamente unidos na linha média anterior. Na parte superior dessa união, situa-se a **espinha nasal anterior**. Um golpe no nariz, por vezes, causa a separação da espinha nasal anterior do maxilar.

Um ponto na base da espinha nasal anterior é o **acântio** – descrito mais adiante neste capítulo como um marco superficial, no ponto da linha média onde o nariz e o lábio superior se encontram.

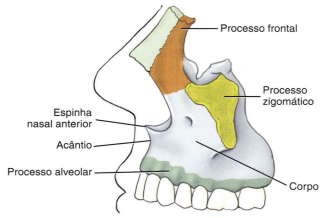

Figura 11.40 Maxilar esquerdo – vista em perfil.

Vista frontal

A relação dos dois maxilares com o restante dos ossos cranianos é bem demonstrada na vista frontal (ver Figura 11.41). Observar, novamente, **três processos**, como são vistos na perspectiva frontal do crânio. Estendendo-se para cima em direção ao osso frontal, encontra-se o **processo frontal**. Prolongando-se lateralmente em direção ao osso zigomático, há o **processo zigomático**, e apoiando os dentes superiores encontra-se o **processo alveolar**.

O corpo de cada osso maxilar contém uma grande cavidade cheia de ar conhecida como **seio maxilar**. Várias dessas cavidades são encontradas em certos ossos do crânio. Esses seios se comunicam com a cavidade nasal e são coletivamente denominados *seios paranasais*, que ainda serão descritos neste capítulo.

Palato duro (superfície inferior)

O **quarto processo** de cada osso maxilar é o processo palatino, o qual só pode ser demonstrado em uma vista inferior dos dois maxilares (Figura 11.42). Os dois processos palatinos formam a porção anterior do céu da boca, chamada *palato duro* ou *ósseo*. Esses dois processos palatinos estão solidamente unidos na linha média para formar uma articulação sinartrodial (imóvel). Um defeito congênito comum, denominado *fenda palatina* (lábio leporino), é uma abertura entre os processos palatinos causada pela união incompleta dos dois ossos.

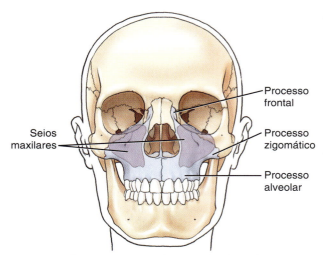

Figura 11.41 Maxilares – vista frontal.

A porção horizontal de dois outros ossos faciais, os **ossos palatinos**, constitui a parte posterior do palato duro. Apenas as partes horizontais dos ossos palatinos, em formato de "L", são visíveis nessa perspectiva. As porções verticais são demonstradas, mais adiante, em uma figura seccional (ver Figura 11.47).

Observa-se as diferenças entre o processo palatino do osso maxilar e os ossos faciais palatinos separados.

As duas pequenas porções inferiores do osso esfenoide do crânio também são mostradas nessa vista inferior do palato duro. Esses dois processos, os **hâmulos pterigóideos**, são semelhantes aos pés das pernas estendidas de um morcego, como descrito anteriormente neste capítulo (ver também a Figura 11.15).

Articulações. Cada maxilar articula-se com **dois ossos cranianos** (frontal e etmoidal) e com **sete ossos faciais** (zigomático, lacrimal, nasal, palatino, concha nasal inferior, vômer e maxilar adjacente).

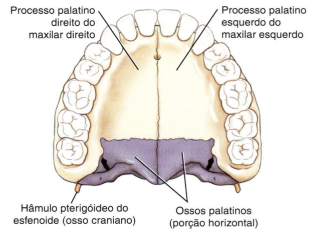

Figura 11.42 Ossos maxilares e palatinos – palato duro (superfície inferior).

OSSOS ZIGOMÁTICOS DIREITO E ESQUERDO

Um **osso zigomático** está localizado lateralmente ao processo zigomático de cada maxilar. Esses ossos (algumas vezes denominados *ossos malares*) formam a proeminência das bochechas e constituem a parte inferior externa das órbitas.

Projetando-se posteriormente, a partir do osso zigomático, encontra-se um processo delgado que se conecta com o processo zigomático do osso temporal para formar o **arco zigomático**. Este é uma estrutura delicada que, às vezes, é fraturada ou fissurada por uma pancada no rosto. A porção anterior do arco é formada pelo osso zigomático, e a parte posterior é constituída pelo processo zigomático do osso temporal. A **proeminência zigomática** é um ponto de referência de posicionamento, e o termo refere-se a essa parte importante do osso zigomático (Figura 11.43).

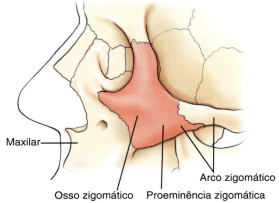

Figura 11.43 Osso zigomático – vista em perfil.

Articulações
Cada zigomático articula-se com **três ossos cranianos** (frontal, esfenoide e temporal) e com **um osso facial** (maxilar).

OSSOS LACRIMAIS E NASAIS DIREITOS E ESQUERDOS

Os ossos lacrimais e nasais são os ossos mais finos e mais frágeis em todo o corpo.

Ossos lacrimais
Os dois pequenos e delicados ossos lacrimais (mais ou menos no formato e tamanho de uma unha) situam-se anteriormente no lado medial de cada órbita e imediatamente posteriores ao processo frontal do maxilar (Figura 11.44). *Lacrimal*, derivado de uma palavra que significa "lágrima", é um termo apropriado porque os ossos lacrimais estão intimamente associados aos canais lacrimais.

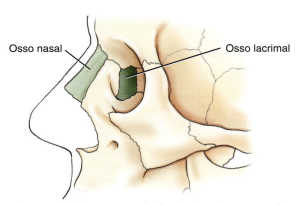

Figura 11.44 Ossos nasal e lacrimal – vista em perfil.

Ossos nasais
Os dois ossos nasais fundidos formam a ponte do nariz e são de tamanho variável. Algumas pessoas têm ossos nasais muito proeminentes, enquanto em outras, estes são muito pequenos. Grande parte do nariz é composta de cartilagem, e apenas os dois ossos nasais formam a ponte do nariz. Esses ossos situam-se anteriores e superomediais ao processo frontal da maxila e inferiores ao osso frontal. O ponto de junção dos dois ossos nasais com o osso frontal é um ponto de referência superficial chamado *násio* (Figura 11.45).

Articulações
Lacrimal. Cada osso lacrimal articula-se com **dois ossos cranianos** (frontal e etmoidal) e com **dois ossos faciais** (maxilar e concha nasal inferior).

Nasal. Cada osso nasal articula-se com **dois ossos cranianos** (frontal e etmoidal) e com **dois ossos faciais** (maxilar e osso nasal adjacente) (ver Figura 11.45).

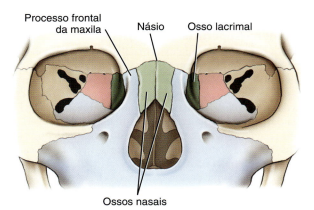

Figura 11.45 Ossos nasais e lacrimais – vista frontal.

CONCHAS NASAIS INFERIORES DIREITA E ESQUERDA

Dentro da cavidade nasal encontram-se dois ossos faciais em forma de placa, curvos (ou roliços), chamados **conchas nasais inferiores** (*cornetos*). Esses dois ossos projetam-se das paredes laterais da cavidade nasal em cada lado e estendem-se medialmente (Figura 11.46).

Há três pares de conchas nasais. Os pares superior e médio fazem parte do osso etmoide, e o par inferior é composto por ossos faciais separados.

Sua função é dividir as cavidades nasais em vários compartimentos, que são irregulares e tendem a se desfazer ou a misturar o fluxo de ar que entra nas cavidades nasais antes de chegar aos pulmões. Dessa maneira, o ar que entra está aquecido e limpo quando entra em contato com a membrana mucosa que cobre as conchas.

Ilustração seccional

Conchas nasais inferiores. A relação entre as várias conchas nasais e a parede lateral de uma cavidade nasal é ilustrada na Figura 11.47. As estruturas da linha média que compõem o septo nasal foram removidas de modo que a porção lateral da cavidade nasal direita possa ser visualizada. As **conchas superior e média** fazem parte do osso etmoide, e a **concha nasal inferior** é constituída por ossos faciais separados. A **placa cribriforme** e a *crista galli* do etmoide ajudam a separar o crânio da massa óssea facial. O **processo palatino** do maxilar é mostrado novamente.

OSSOS PALATINOS DIREITO E ESQUERDO

Os dois **ossos palatinos** são difíceis de visualizar no estudo de um esqueleto, por estarem localizados internamente e não serem visíveis externamente. Cada osso palatino tem o formato aproximado de um "L" (ver Figura 11.47). A parte vertical do "L" estende-se para cima entre um maxilar e uma placa pterigoide do osso esfenoide. A parte horizontal de cada "L" ajuda a formar a porção posterior do palato duro, como mostrado em ilustração anterior (ver Figura 11.42). Além disso, a pequena ponta mais superior do osso palatino pode ser visualizada na parte posterior da órbita (ver Figura 11.71).

Articulações

Conchas nasais inferiores. Cada concha nasal inferior articula-se com **um osso craniano** (etmoide) e com **três ossos faciais** (maxilar, lacrimal e palatinos).

Osso palatino. Cada osso palatino articula-se com **dois ossos cranianos** (esfenoide e etmoide) e **quatro ossos faciais** (maxilar, concha nasal inferior, vômer e palatino adjacente).

SEPTO NASAL

As estruturas da linha média da cavidade nasal, incluindo o **septo nasal ósseo**, são mostradas na vista sagital (Figura 11.48). Dois ossos – o **etmoide** e o **vômer** – formam o septo nasal ósseo. O septo, em específico, é constituído superiormente pela **placa perpendicular** do osso etmoide e inferiormente pelo osso vômer, que pode ser demonstrado em radiografia. Anteriormente, o septo nasal é cartilaginoso e é denominado **cartilagem septal**.

Vômer

O osso **vômer** (termo que significa "arado") é fino, triangular e forma a parte inferoposterior do septo nasal. As superfícies do vômer são marcadas por pequenas depressões, semelhantes a sulcos, para os vasos sanguíneos, e qualquer traumatismo causa hemorragia nessa área nasal. Um septo nasal desviado descreve uma condição clínica de desvio ou deslocamento lateral, a partir da linha média do nariz. Tal desvio geralmente ocorre no local de junção entre a cartilagem septal e o vômer. Um desvio grave pode bloquear totalmente a passagem nasal, tornando a respiração pelo nariz impossível.

Articulações. O vômer articula-se com **dois ossos cranianos** (esfenoide e etmoide) e com **quatro ossos faciais** (ossos palatinos esquerdo e direito e maxilares direito e esquerdo). Além disso, articula-se com a cartilagem septal.

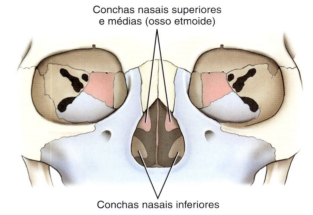

Figura 11.46 Conchas nasais inferiores.

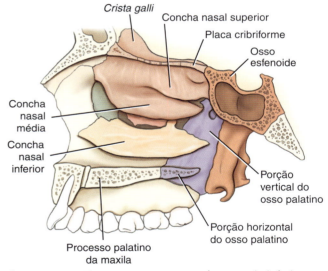

Figura 11.47 Figura em corte – conchas nasais inferiores e ossos palatinos.

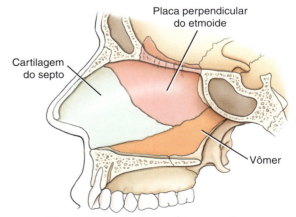

Figura 11.48 Septo nasal ósseo e vômer.

MANDÍBULA

O último e maior osso facial é a **mandíbula**. Único osso móvel do crânio adulto, esse grande osso facial, que é um único osso no adulto, provém de dois ossos separados, que se juntam, no bebê, para se tornarem um só por volta de 1 ano.

Vista em perfil

O **ângulo** (gônio) da mandíbula divide cada metade desta em duas partes principais. A área anterior ao ângulo é denominada **corpo** da mandíbula, enquanto a zona superior a cada ângulo é chamada **ramo**. Como a mandíbula é um único osso, o corpo se estende do ângulo esquerdo até em torno do ângulo direito (Figura 11.49).

Os dentes inferiores estão enraizados na mandíbula. Um **processo alveolar**, ou crista, estende-se ao longo de toda a parte superior do corpo da mandíbula.

Vista frontal

A porção anterior da mandíbula adulta é melhor observada em uma vista frontal. O corpo se forma de cada metade lateral e se une na linha média anterior ao corpo mandibular contralateral. Essa união chama-se **sínfise** da mandíbula, ou **sínfise mentual**. A área triangular plana abaixo da sínfise, marcada por duas protuberâncias semelhantes a botões que se projetam para a frente, é denominada **protuberância mentual**. O centro da protuberância mentual é descrito como o **ponto mentual**. *Mento* e *mentual* são palavras latinas que se referem à área geral conhecida como queixo. O ponto mentual é um ponto específico no queixo, enquanto o mento é toda a área.

Localizados em cada metade do corpo da mandíbula estão os **forames mentuais**, que servem de passagens para a artéria mentual, a veia e o nervo do lábio inferior e do queixo.

Ramo

A porção superior de cada **ramo** termina em uma fenda em forma de "U", denominada **incisura (fenda inferior) da mandíbula**. Em cada extremidade da incisura da mandíbula há um processo. O processo na extremidade anterior da incisura da mandíbula é chamado **processo coronoide** (Figura 11.50). Este não se articula com outro osso e não pode ser palpado com facilidade, pois se encontra imediatamente inferior ao arco zigomático e serve de local para inserção muscular.

O **processo coronoide** da mandíbula não deve ser confundido com o **processo coronoide** da ulna proximal do antebraço ou com o **processo coracoide** da escápula.

O processo posterior do ramo superior é denominado **processo condiloide** e consiste em duas partes. A extremidade arredondada do processo condiloide é o **côndilo**, ou **cabeça** mandibular, enquanto a área estreita diretamente abaixo da cabeça mandibular é o **colo**. A cabeça do processo condiloide encaixa-se na fossa temporomandibular (TM) do osso temporal para formar a articulação temporomandibular (**ATM**).

Incidência submentovertical

A forma de ferradura da mandíbula é bem visualizada em uma incidência **submentovertical** (SMV) (Figura 11.51). A mandíbula é uma estrutura fina, o que explica sua suscetibilidade a fraturas. A área do **mento** está bem demonstrada, assim como o **corpo**, o **ramo** e o **gônio** da mandíbula. A posição relativa do ramo superior e de seu **processo coronoide** associado e a **cabeça mandibular** também são demonstradas nessa incidência. O côndilo mandibular projeta-se medialmente, e o processo coronoide, ligeiramente lateral, nessa perspectiva.

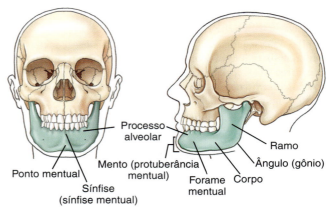

Figura 11.49 Mandíbula – vistas em perfil e frontal.

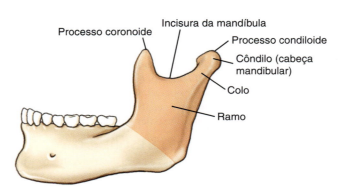

Figura 11.50 Ramo da mandíbula – vista em perfil.

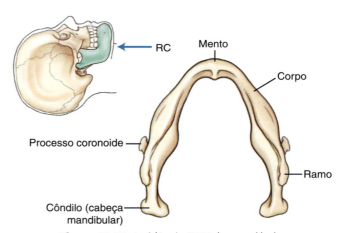

Figura 11.51 Incidência SMV da mandíbula.

ARTICULAÇÃO TEMPOROMANDIBULAR

A articulação temporomandibular (ATM), a única articulação móvel no crânio, é mostrada na ilustração em perfil (Figura 11.52) e na fotografia de uma vista em perfil do crânio (Figura 11.53). A relação entre a mandíbula e o osso temporal craniano é bem demonstrada. A ATM está localizada anterior e ligeiramente superior ao **MAE**.

Classificação das articulações (mandíbula e crânio)

ARTICULAÇÕES SINOVIAIS (DIARTRODIAIS)

A complexa ATM é classificada como uma articulação do **tipo sinovial**, dividida em cavidades sinoviais superior e inferior por um único disco articular fibroso (Tabela 11.1). Uma série de fortes ligamentos une o colo condilar, o ramo e o gônio da mandíbula às margens inferiores do processo zigomático do osso temporal.

Essas duas partes completas da articulação sinovial, com seu disco articular fibroso, permitem não apenas um movimento do tipo dobradiça, mas também um movimento de deslizamento. A ação desse tipo de articulação é muito complexa. Dois movimentos são predominantes. Quando a boca se abre, a cabeça mandibular e a fibrocartilagem movem-se para a frente e, ao mesmo tempo, a primeira gira em torno da segunda. A ATM é classificada como uma articulação bicondilar, semelhante à do joelho.[3]

ARTICULAÇÕES FIBROSAS (SINARTRODIAIS)

Dois tipos de articulações fibrosas envolvem o crânio, ambas são **sinartrodiais**, ou imóveis. As primeiras são as **suturas** entre os ossos cranianos, descritas anteriormente. A segunda é um tipo único de articulação fibrosa que envolve os dentes com a mandíbula e os maxilares. Trata-se de uma **gonfose**, um tipo de subclasse de articulação fibrosa que se encontra entre as raízes dos dentes e os processos alveolares dos maxilares e da mandíbula.

Movimento da ATM

A Figura 11.54 ilustra a ATM nas posições **de boca aberta** e **de boca fechada**. Quando a boca está amplamente aberta, a cabeça mandibular move-se frontalmente para a margem dianteira da fossa. Se a cabeça mandibular deslizar muito anteriormente, a articulação poderá se deslocar. Se a ATM encontra-se deslocada, pela força ou pelo movimento da mandíbula, pode ser difícil ou impossível fechar a boca, o que retornaria a cabeça mandibular à sua posição normal.

Radiografias (boca fechada e aberta)

Duas incidências axiolaterais (método de Schuller) da ATM são mostradas nas posições de boca fechada e aberta (Figuras 11.55 e 11.56). A amplitude do movimento anterior da cabeça mandibular em relação à fossa temporal é claramente demonstrada.

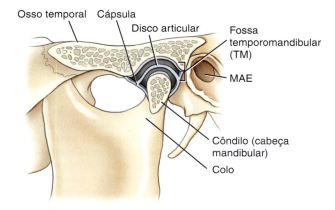

Figura 11.52 Articulação temporomandibular.

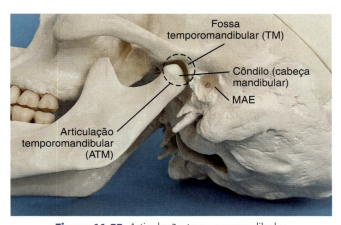

Figura 11.53 Articulação temporomandibular.

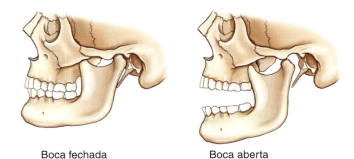

Boca fechada   Boca aberta

Figura 11.54 Movimentos da ATM.

Tabela 11.1 Articulações da mandíbula.

ARTICULAÇÃO TEMPOROMANDIBULAR	ALVÉOLOS E RAÍZES DOS DENTES
Classificação Sinovial (diartrodial)	**Classificação** Fibrosa (sinartrodial)
Tipos de movimentos Bicondilar Plano (deslizante)	**Subclasse** Gonfose

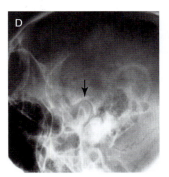
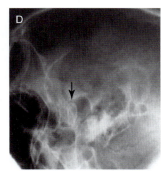

Figura 11.55 Boca fechada.   **Figura 11.56** Boca aberta.

Seios paranasais

As grandes cavidades cheias de ar dos **seios paranasais** são chamadas seios nasais acessórios porque são revestidas por uma membrana mucosa que é contínua à cavidade nasal. Essas cavidades são divididas em quatro grupos, de acordo com os ossos que as contêm:

Maxilares (2)	Ossos maxilares (faciais)
Frontais (em geral 2)	Ossos frontais (cranianos)
Etmoidais (muitos)	Ossos etmoidais (cranianos)
Esfenoidais (1 ou 2)	Ossos esfenoides (cranianos)

Apenas os **seios maxilares** fazem parte da estrutura do **osso facial**. Os **seios frontais, etmoidais** e **esfenoidais** estão contidos em seus respectivos **ossos cranianos** (Figura 11.57).

FINALIDADE

A finalidade dos seios paranasais é objeto de especulação. Diversas fontes sugerem que eles auxiliam na ressonância vocal, aliviam o peso do crânio e produzem muco para umedecer as passagens nasais e o ar que entra nas vias respiratórias nasais.

Os seios paranasais começam a se desenvolver no feto, mas apenas os seios maxilares apresentam uma cavidade definida ao nascimento. Os seios frontais e esfenoidais começam a ser visíveis em radiografias aos 6 ou 7 anos. Os seios etmoidais desenvolvem-se por último. Os seios paranasais em geral estão totalmente desenvolvidos nos últimos anos da adolescência.

Todos esses grupos de seios serão estudados, iniciando com os maiores, os seios maxilares.

SEIOS MAXILARES

Os grandes **seios maxilares** são estruturas pareadas, cada uma delas localizada dentro do corpo de cada osso maxilar. Um termo mais antigo para o seio maxilar é **antro**, uma abreviatura de **antro de Highmore**.

Cada seio maxilar tem a forma de uma pirâmide em uma vista frontal. Lateralmente, os seios maxilares parecem mais cúbicos. A dimensão vertical total alcança, em média, de 2,5 a 4 cm, e as outras dimensões, cerca de 2,5 cm.

As paredes ósseas dos seios maxilares são finas. A base de cada um deles situa-se ligeiramente abaixo do nível da base de cada cavidade nasal. O tamanho dos dois seios maxilares varia entre os indivíduos e, algumas vezes, de um lado para o outro. Projetando-se para a base de cada seio maxilar há várias elevações cônicas relacionadas com as raízes dos primeiros e segundos molares superiores (Figura 11.58). Ocasionalmente, uma ou mais dessas raízes podem permitir que infecções que se originam nos dentes, em particular nos molares e pré-molares, se desloquem para cima, para dentro do seio maxilar.

Todas as cavidades dos seios paranasais comunicam-se entre si e com a **cavidade nasal**, a qual é dividida em duas câmaras, ou **fossas**, iguais. No caso dos seios maxilares, esse local de comunicação é a abertura para o meato nasal médio, passagem situada do lado medial superior da própria cavidade do seio, como demonstrado na Figura 11.59. (O complexo ostiomeatal é ilustrado com detalhes mais adiante nas Figuras 11.63 e 11.64.) Quando um indivíduo está ereto, qualquer muco ou líquido que esteja preso dentro do seio tende a permanecer lá e a dispor-se em camadas, formando um nível hidroaéreo. Portanto, o posicionamento radiográfico dos seios paranasais deve ser realizado com o paciente em **posição ereta**, se possível, para delinear eventuais níveis hidroaéreos.

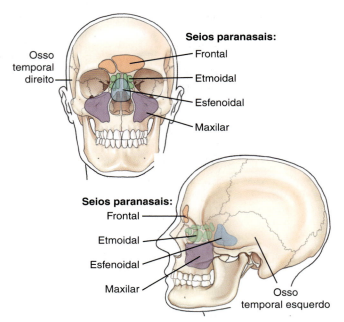

Figura 11.57 Crânio – seios paranasais e osso temporal.

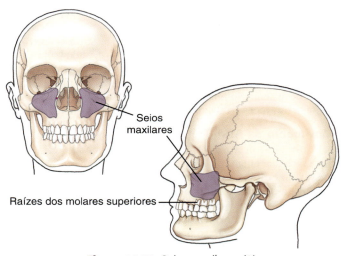

Figura 11.58 Seios maxilares (2).

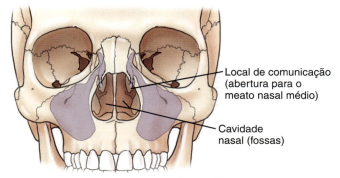

Figura 11.59 Seios maxilares.

SEIOS FRONTAIS

Os **seios frontais** estão localizados entre as partes interna e externa do crânio, posteriormente à glabela; **raramente eles se tornam aerados antes dos 6 anos**. Enquanto os seios maxilares são sempre pareados e, em geral, bastante simétricos em tamanho e forma, os frontais raramente são simétricos (Figura 11.60). Estes são, em geral, separados por uma membrana, a qual se desvia de um lado para outro, ou pode estar totalmente ausente, resultando em uma única cavidade. No entanto, em geral, há duas cavidades, cujos tamanho e forma podem variar. Normalmente, são maiores nos homens do que nas mulheres. Podem ser singulares no lado direito ou esquerdo, pareados, como mostrado, ou ausentes.

SEIOS ETMOIDAIS

Os **seios etmoidais** estão contidos dentro das massas, ou labirintos, laterais do etmoide. Essas células aéreas são agrupadas em **grupos anterior**, **médio** e **posterior**, mas todas se intercomunicam (Figura 11.61).

Quando visualizados de lado, os seios etmoidais anteriores parecem preencher as órbitas. Isso ocorre porque as partes dos seios etmoidais estão contidas nas massas laterais do osso etmoide, que ajuda a formar a parede medial de cada órbita.

SEIOS ESFENOIDAIS

Os **seios esfenoidais** situam-se no corpo do osso esfenoide, diretamente abaixo da sela túrcica (Figura 11.62). O corpo do esfenoide, que contém esses seios, é cúbico e, geralmente, é dividido por uma membrana fina, de modo a formar duas cavidades. Esse septo pode ser incompleto ou estar totalmente ausente, resultando em apenas uma cavidade.

Como os seios esfenoidais estão muito próximos da base ou assoalho do crânio, os processos patológicos algumas vezes tornam sua presença conhecida, por seu efeito sobre esses seios. Um exemplo é a demonstração de uma camada hidroaérea dentro dos seios esfenoidais após traumatismo craniano. Essa camada pode fornecer provas de que o paciente tem uma fratura da base do crânio e que sangue e líquido cefalorraquidiano estão extravasando através dela nos seios esfenoidais, condição conhecida como **derrame esfenoidal**.

Complexo ostiomeatal

As vias de drenagem dos seios frontal, maxilar e etmoide compõem o **complexo ostiomeatal**, que pode tornar-se obstruído, levando à infecção desses seios, uma condição denominada **sinusite**. O complexo ostiomeatal, às vezes referido como unidade ostiomeatal (UOM), pode ser visualizado por TC para avaliar se há obstruções.

As Figuras 11.63 e 11.64 ilustram **duas passagens-chave** (infundíbulo e meato nasal médio) e suas estruturas associadas, identificadas na TC no plano coronal. O **grande seio maxilar** drena pela passagem do **infundíbulo**, através do **meato nasal médio**, para o **meato nasal inferior**. O **processo uncinado** do osso etmoidal compõe a parede medial da passagem do infundíbulo. A **bula etmoidal** recebe a drenagem das células etmoidais e do seio frontal, e escoa para baixo, através do meato nasal médio, para o meato nasal inferior, onde sai do corpo pelo orifício nasal externo.

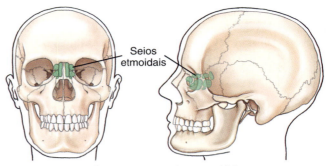

Figura 11.61 Seios etmoidais.

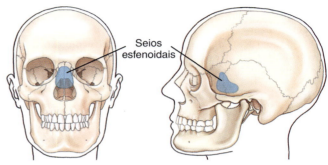

Figura 11.62 Seios esfenoidais.

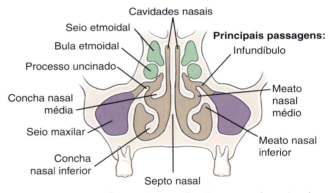

Figura 11.63 Complexo ostiomeatal – vista coronal seccional.

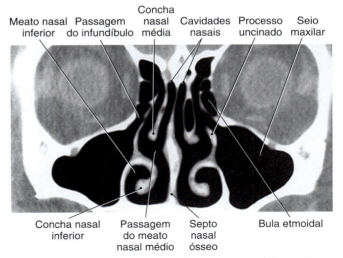

Figura 11.64 TC coronal do complexo ostiomeatal. (De Kelley L, Petersen C. *Sectional anatomy for imaging professionals*, ed 4, St. Louis, Elsevier, 2018.)

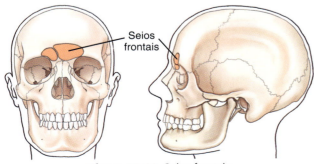

Figura 11.60 Seios frontais.

RADIOGRAFIAS – SEIOS PARANASAIS

As ilustrações dos seios paranasais apresentadas anteriormente revelaram tamanhos e formas com fronteiras claras e definidas. Em suas radiografias reais, essas fronteiras não são tão definidas, porque vários seios estão sobrejacentes e sobrepostos aos outros, como se pode ver nessas quatro incidências comuns dos seios. As radiografias com identificações demonstram claramente as localizações relativas e as relações entre cada uma dessas cavidades. (Observar as seguintes indicações: **F** – seios frontais; **E** – células etmoidais; **M** – seios maxilares; e **S** – seio esfenoidal.)

Posicionamento em perfil

Os seios frontais são visualizados com clareza entre as partes interna e externa do crânio (Figura 11.65).

Os seios esfenoidais parecem ser anteriormente contínuos aos seios etmoidais.

Os grandes seios maxilares são visualizados com clareza. As raízes dos dentes molares e pré-molares superiores parecem estender-se pelo assoalho dos seios maxilares.

Incidência PA (método de Caldwell)

Os seios frontais, etmoidais e maxilares são claramente ilustrados na radiografia de incidência axial PA da Figura 11.66. Os seios esfenoidais não são demonstrados em específico porque estão localizados posteriormente aos seios etmoidais. Essa relação é demonstrada na incidência em perfil (ver Figura 11.65) e na incidência SMV (ver Figura 11.68).

Incidência transoral parietoacantial (boca aberta – método de Waters)

Todos os quatro grupos de seios estão bem demonstrados nessa incidência na posição de boca aberta e cabeça inclinada para trás, para separar e projetar os seios esfenoidais, inferiormente aos seios etmoidais (Figura 11.67). A incidência na posição de boca aberta também impede que os dentes superiores se sobreponham diretamente aos seios esfenoidais. Os seios maxilares, em forma de pirâmide, são vistos com clareza.

Incidência submentovertical

A incidência SMV é obtida com a cabeça inclinada para trás, de modo que a parte superior da cabeça (vértice) esteja tocando a superfície do dispositivo de imagem/mesa vertical e o RC seja dirigido inferiormente ao queixo (mento) (Figura 11.68).

Os seios esfenoidais, localizados centralmente, são anteriores ao forame magno. Os agrupamentos de múltiplas células aéreas etmoidais se estendem a cada lado do septo nasal. A mandíbula e os dentes sobrepõem-se aos seios maxilares. Partes destes são visualizadas lateralmente.

A Figura 11.68 demonstra também as células mastóideas cheias de ar (marcadas como A) e as densas porções petrosas dos ossos temporais (marcadas como B).

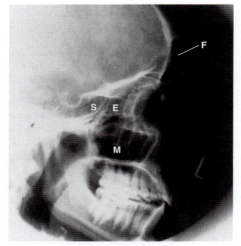

Figura 11.65 Seios na posição em perfil.

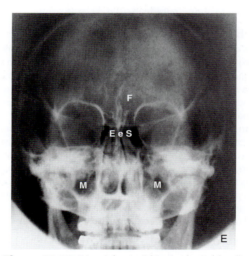

Figura 11.66 PA axial – incidência de Caldwell.

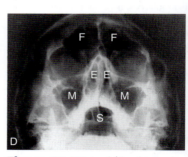

Figura 11.67 Incidência parietoacantial transoral (método de Waters de boca aberta).

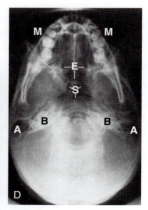

Figura 11.68 Incidência SMV.

Órbitas

A anatomia complexa dos 14 ossos faciais ajuda a formar várias cavidades na face. Essas cavidades, que são formadas na totalidade ou em parte por esses ossos, incluem a boca (cavidade oral), as cavidades nasais e as órbitas. A boca e as cavidades nasais são principalmente passagens e raramente são radiografadas. No entanto, as órbitas, que contêm os órgãos vitais da visão e seus nervos, e os vasos sanguíneos associados, são registradas com mais frequência. A estrutura e a forma das órbitas são ilustradas de modo simplificado na Figura 11.69. Cada órbita é uma estrutura em **formato de cone**, de paredes ósseas, tal como é mostrado na ilustração.

A margem da órbita, que corresponde à porção circular exterior do cone, chama-se **base**. No entanto, a base da órbita raramente é um verdadeiro círculo e pode até parecer uma figura com quatro lados definidos. A porção posterior do cone, o **ápice**, corresponde ao **forame óptico**, através do qual passa o nervo óptico.

O eixo longo das órbitas projeta-se tanto para cima quanto em direção à linha média. Com a cabeça na posição vertical, frontal ou em perfil, com a linha orbitomeatal ajustada paralelamente à base, cada órbita projeta-se superiormente em um ângulo de **30°**, para o PSM, em um ângulo de **37°**. Esses dois ângulos são importantes para o posicionamento radiográfico dos forames ópticos. Cada um deles está localizado no ápice da respectiva órbita. Para radiografá-los, é necessário estender o queixo do paciente a 30° e girar a cabeça a 37°. O RC projeta-se através da base da órbita em forma de cone ao longo do eixo dela.

COMPOSIÇÃO ÓSSEA DAS ÓRBITAS

Cada órbita é composta de partes de **sete ossos**. A circunferência, ou base circular, de cada órbita é composta de partes de **três** ossos – o **osso frontal (placa orbital)** do crânio, o **maxilar** e o **osso zigomático** da face (Figura 11.70). Um teto, um assoalho e duas paredes, partes que também são constituídas por esses três ossos, são encontrados dentro de cada cavidade orbital. A placa orbital do osso frontal forma a maior parte do teto da órbita. O osso zigomático representa uma boa parte da parede lateral e um pouco do assoalho da órbita, enquanto uma porção do maxilar ajuda a compor o assoalho.

A vista frontal levemente oblíqua na Figura 11.71 demonstra todos os ossos que formam cada órbita. Os **ossos frontal, zigomático** e **maxilar**, que constituem a base da órbita, são mostrados novamente. Uma parte da parede medial da órbita é formada pelo fino **osso lacrimal**. Os ossos **esfenoide** e **etmoide** compõem a maior parte da órbita posterior, enquanto apenas um pequeno pedaço de osso **palatino** contribui para a parte posterior mais interna do assoalho de cada órbita.

Os **sete** ossos que constituem cada órbita incluem **três ossos cranianos** e **quatro ossos faciais**, como mostrado no Boxe 11.1.

Boxe 11.1 Ossos das órbitas.	
Ossos cranianos	**Ossos faciais**
Frontal	Maxilar
Esfenoide	Zigomático
Etmoide	Lacrimal
	Palatino

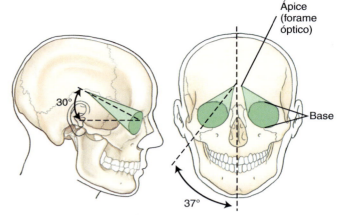

Figura 11.69 Órbitas (em formato de cone).

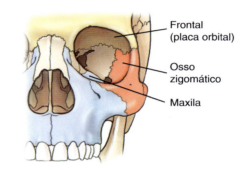

Figura 11.70 Base da órbita – **três ossos** (vista frontal direta).

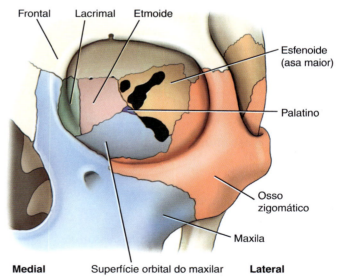

Figura 11.71 Órbita – sete ossos (vista frontal levemente oblíqua).

ABERTURAS NA ÓRBITA POSTERIOR

Cada órbita também contém três forames, ou aberturas, na porção posterior, como mostrado na Figura 11.72. Essas aberturas viabilizam a passagem de nervos cranianos (**NC**) específicos. (Os 12 pares de nervos cranianos são relacionados e descritos na seção de anatomia do Capítulo 18.)

O **forame óptico** é um pequeno orifício no osso esfenoide, localizado posteriormente, no ápice da órbita cônica. Ele permite a passagem do nervo óptico (NC II), que é uma continuação da retina.

A **fissura orbital superior** é uma abertura ou fenda entre as asas maiores e menores do osso esfenoide, localizada lateralmente ao forame óptico. Ela permite a transmissão de quatro pares cranianos primários (NC III a NC VI), os quais controlam os movimentos do olho e das pálpebras.

A terceira abertura é a **fissura orbital inferior**, localizada entre o maxilar, o osso zigomático e a asa maior do esfenoide. Ela permite a transmissão do ramo maxilar do NC V, que possibilita a entrada de inervação sensitiva para face, nariz, lábio superior e dentes.

A pequena raiz do osso que separa a fissura orbital superior do canal (ducto) óptico é conhecida como **suporte esfenoidal**. O canal óptico é um pequeno ducto dentro do qual se abre o forame óptico. Qualquer aumento anormal do nervo óptico pode causar erosão no suporte esfenoidal, que é, na verdade, uma porção da parede lateral do canal óptico.

Revisão da anatomia

A seguir, são apresentados exercícios de revisão da anatomia dos ossos cranianos e faciais. A anatomia pode ser demonstrada em um crânio seco ou em radiografias. Algumas peças anatômicas identificadas no crânio não são visualizadas nestas radiografias. As partes identificáveis são denominadas em conformidade. A boa aprendizagem ou exercício de revisão é estudar tanto as ilustrações do crânio quanto as das radiografias com cuidado e identificar cada parte antes de conferir as respostas relacionadas a seguir.

Sete ossos da órbita esquerda (Figura 11.73)
A. Osso frontal (placa orbital)
B. Osso esfenoide
C. Pequena porção de osso palatino
D. Osso zigomático
E. Osso maxilar
F. Osso etmoide
G. Osso lacrimal.

Aberturas e estruturas da órbita esquerda (Figura 11.74)
A. Forame óptico
B. Suporte esfenoidal
C. Fissura orbital superior
D. Fissura orbital inferior.

Incidência parieto-orbital oblíqua das órbitas (método de Rhese) (Figura 11.75)
A. Placa orbital do osso frontal
B. Osso esfenoide
C. Forame e canal ópticos
D. Fissura orbital superior
E. Margem infraorbital (MIO)
F. Suporte esfenoidal (parte da parede inferior e lateral do canal óptico)
G. Margem orbital lateral
H. Margem supraorbital (MSO).

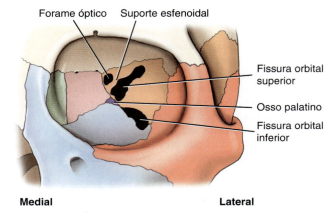

Figura 11.72 Órbitas – aberturas posteriores (vista frontal levemente oblíqua).

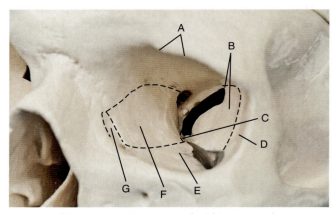

Figura 11.73 Sete ossos da órbita esquerda.

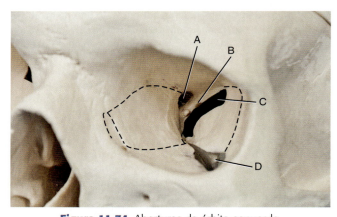

Figura 11.74 Aberturas da órbita esquerda.

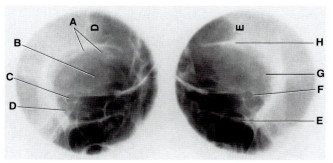

Figura 11.75 Incidência parieto-orbital oblíqua das órbitas (forames ópticos).

CAPÍTULO 11 | CRÂNIO, OSSOS FACIAIS E SEIOS PARANASAIS

Ossos faciais – em perfil (Figuras 11.76 e 11.77)
A. Arco zigomático
B. Osso zigomático direito
C. Osso nasal direito
D. Processo frontal do maxilar direito
E. Espinha nasal anterior
F. Processo alveolar do maxilar
G. Processo alveolar da mandíbula
H. Mento ou protuberância mentual
I. Forame mentual
J. Corpo da mandíbula
K. Ângulo (gônio)
L. Ramo da mandíbula
M. Processo coronoide
N. Incisura da mandíbula
O. Colo mandibular
P. Côndilo da mandíbula
Q. MAE
R. TM do osso temporal
S. Asas maiores do esfenoide
T. Asas menores do esfenoide com processos clinoides anteriores
U. Seios etmoidais entre as órbitas
V. Corpo do maxilar contendo os seios maxilares.

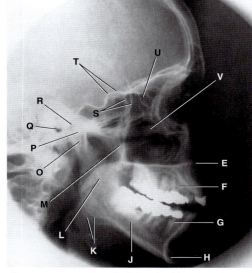

Figura 11.77 Ossos faciais – incidência em perfil.

Ossos faciais – parietoacantiais (método de Waters)
A fotografia (Figura 11.78) e a radiografia (Figura 11.79) representam o crânio em uma incidência parietoacantial (método de Waters), com a cabeça inclinada para trás. Trata-se de uma das incidências mais comuns utilizadas para visualizar os ossos faciais, como mostrado a seguir.

A. Proeminência zigomática
B. Corpo do maxilar (contém os seios maxilares)
C. Septo nasal ósseo (placa perpendicular etmoidal e osso vômer)
D. Espinha nasal anterior
E. Arco zigomático
F. Processo coronoide (ver Figura 11.78, apenas)
G. Côndilo mandibular
H. Processo mastoide do osso temporal
I. Ângulo da mandíbula
J. Forame magno (ver Figura 11.79, o que demonstra o antro ou o dente no interior do forame magno).

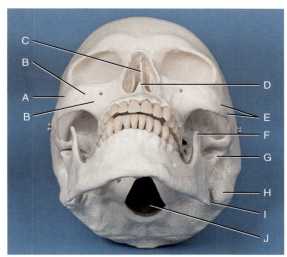

Figura 11.78 Ossos faciais – incidência parietoacantial (método de Waters).

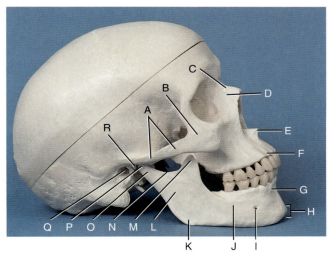

Figura 11.76 Ossos faciais – perfil.

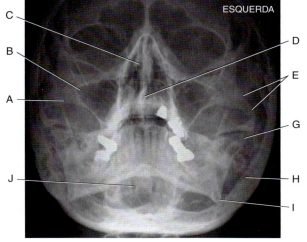

Figura 11.79 Ossos faciais – incidência parietoacantial (método de Waters).

Ossos faciais – SMV (vista inferior)

A Figura 11.80 mostra uma vista inferior de um crânio seco com a mandíbula removida. A incidência radiográfica SMV na Figura 11.81 demonstra o posicionamento no qual a parte superior da cabeça (ápice) é posicionada contra o receptor de imagem (RI), e o RC entra por baixo do queixo (mento).

Crânio (ver Figura 11.80)
A. Arco zigomático
B. Processo palatino do maxilar
C. Processo horizontal do osso palatino
D. Hâmulo pterigóideo do esfenoide.

Radiografia (ver Figura 11.81)
E. Forame oval do esfenoide
F. Forame espinhoso do esfenoide
G. Forame magno
H. Pirâmide petrosa do osso temporal
I. Porção mastóidea do osso temporal
J. Seio esfenoidal no corpo do esfenoide
K. Côndilo (cabeça) mandibular
L. Margem posterior (porção vertical) do osso palatino
M. Vômer ou septo nasal ósseo
N. Seios maxilares direitos
O. Seios etmoidais.

Ossos faciais – vista frontal (Figura 11.82)
A. Osso nasal esquerdo
B. Processo frontal do maxilar esquerdo
C. Forame óptico
D. Fissura orbital superior
E. Fissura orbital inferior
F. Conchas nasais, superior e média do osso etmoide
G. Osso vômer (porção inferior do septo nasal ósseo)
H. Concha nasal inferior esquerda
I. Espinha nasal anterior
J. Processo alveolar do maxilar esquerdo
K. Processo alveolar da mandíbula esquerda
L. Forame mentual
M. Mento ou protuberância mentual
N. Corpo da mandíbula direita
O. Ângulo (gônio) da mandíbula direita
P. Ramo de mandíbula direita
Q. Corpo do maxilar direito (contém seios maxilares)
R. Proeminência zigomática do osso zigomático direito
S. Parte exterior da órbita do osso zigomático direito
T. Osso esfenoide (osso craniano).

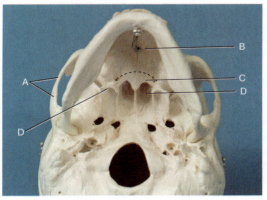

Figura 11.80 Ossos faciais – vista inferior.

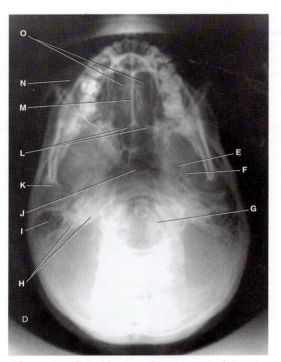

Figura 11.81 Incidência submentovertical (SMV).

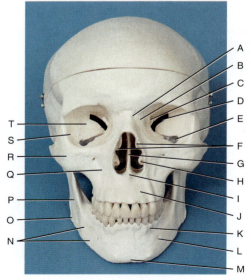

Figura 11.82 Ossos faciais – vista frontal.

Indicações clínicas: crânio

CRÂNIO E PATOLOGIAS CRANIANAS

As indicações para procedimentos radiográficos cranianos têm diminuído do modo significativo porque TC e RM estão cada vez mais disponíveis. No entanto, pequenos hospitais, clínicas e centros rurais ainda podem executar esses procedimentos.

Fraturas cranianas são interrupções na continuidade dos **ossos** do crânio.

NOTA: Embora as radiografias simples do crânio proporcionem excelente resolução espacial do osso, a presença ou ausência de uma fratura não é, de modo algum, uma indicação de lesão cerebral subjacente. Procedimentos de imagem adicionais (*i. e.*, TC e RM) devem ser realizados para que o tecido cerebral seja totalmente avaliado.

- **Fraturas lineares** são fraturas do crânio que podem aparecer como linhas regulares ou irregulares que se encontram em ângulos retos com o eixo do osso
- **Fraturas em depressão**, às vezes chamadas de fraturas em pingue-pongue. Pode ocorrer por separação e depressão de um fragmento de osso na cavidade craniana. Uma perspectiva tangencial pode ser usada para determinar o grau de depressão, se a TC não estiver disponível
- **Fraturas cranianas basais** são fraturas através das densas estruturas internas do osso temporal. São muito difíceis de visualizar, em razão da complexidade da anatomia dessa área. Se ocorrer sangramento, imagens radiográficas simples, com o uso de um feixe horizontal para a incidência em perfil, podem revelar um nível hidroaéreo (ar/líquido) no seio esfenoidal. TC é a modalidade de escolha para diferenciar entre hemorragias epidural e subdural.

Ferimentos causados por projéteis de arma de fogo podem ser visualizados por imagens radiográficas simples, que normalmente são realizadas para localizar projéteis em vítimas de tiros, em exame antes da morte ou pós-morte. O projétil é facilmente reconhecível por causa do teor de chumbo.

Neoplasias são crescimentos celulares novos e anormais.

- **Metástases** são neoplasias malignas primárias que se disseminam para locais distantes pelo sangue e pelo sistema linfático. O crânio é um local comum de lesões metastáticas, que podem ser caracterizadas e visualizadas na imagem, como a seguir:
  - Lesões **osteolíticas** são lesões destrutivas com margens irregulares
  - Lesões **osteoblásticas** são lesões ósseas proliferativas de maior densidade (brilho)
  - A **combinação de lesões osteolíticas e osteoblásticas** tem a aparência de "roído de traça" em razão da mistura de lesões destrutivas e blásticas.

Mieloma múltiplo é uma condição em que um ou mais tumores ósseos originam-se na medula óssea. O crânio é um local geralmente afetado.

Adenomas hipofisários são investigados principalmente por TC ou RM. Imagens radiográficas simples podem demonstrar alargamento da sela túrcica e erosão do dorso da sela, em geral como uma descoberta incidental.

Doença de Paget (osteíte deformante) é uma doença de origem desconhecida, que começa como uma fase de destruição seguida de reparação óssea. Envolve muitos locais ósseos, incluindo crânio, pelve, coluna e membros inferiores. Radiograficamente, as áreas de luminescência demonstram a fase destrutiva e a aparência "de algodão", com áreas irregulares de maior densidade (esclerose), mostra a fase reparadora. Exames de medicina nuclear podem exibir ambas as regiões de maior captação (quente) e nenhuma captação (frio) de radionuclídeos com base no estado da doença.

PATOLOGIAS DO OSSO TEMPORAL

As indicações patológicas comuns para procedimentos radiográficos do osso temporal incluem:

Mastoidite aguda é uma infecção bacteriana do processo mastoide capaz de destruir sua parte interna. Geralmente, resulta de infecções da orelha média. Bactérias da orelha média podem migrar para as mastoides. Células aéreas da mastoide são substituídas por um abscesso com líquido, o que pode levar à perda progressiva da audição. TC demonstra um abscesso repleto de líquido que substitui as células aéreas da mastoide, cheias de ar.

Neoplasias são crescimentos celulares novos e anormais (tumores).

- **Neuroma do acústico** (schwannoma vestibular) refere-se a um tumor benigno da bainha do nervo vestibulococlear, que se origina no canal auditivo interno. Os sintomas incluem perda de audição, tontura e perda de equilíbrio. É, em geral, diagnosticado com o uso de TC ou RM, mas pode ser visualizado em radiografias simples em casos avançados, com expansão e assimetria do canal auditivo interno afetado
- **Colesteatoma** é um cisto benigno, massa cística ou tumor que ocorre com mais frequência na orelha média. Resulta de defeito congênito ou otite média crônica, podendo destruir o osso circundante e levar a graves complicações, incluindo perda da audição. É necessário cirurgia para remover um colesteatoma.[4]

Pólipo é um crescimento que surge de uma membrana mucosa e se projeta para o interior de uma cavidade (seio). Pode causar sinusite crônica.

Otoesclerose é uma doença hereditária que envolve a ossificação irregular dos ossículos auditivos da orelha média. Um achado comum é a fixação do estribo na janela oval. Isso leva ao impedimento da transmissão do som. É a causa mais comum de perda auditiva em adultos sem danos ao tímpano. Os primeiros sintomas se tornam evidentes entre 11 e 30 anos. A otoesclerose é mais comum em mulheres.[5] É melhor demonstrada em imagens de TC. A Tabela 11.2 contém um resumo das indicações clínicas relacionadas ao crânio.

BONTRAGER | TRATADO DE POSICIONAMENTO RADIOGRÁFICO E ANATOMIA ASSOCIADA

Tabela 11.2 Crânio: resumo das indicações clínicas.[a]

CONDIÇÃO OU DOENÇA	EXAME RADIOLÓGICO MAIS COMUM	POSSÍVEL APARÊNCIA RADIOLÓGICA	AJUSTE DO FATOR DE EXPOSIÇÃO[b]
Fraturas	TC, exames cranianos de rotina		Nenhum
Lineares	Exames cranianos de rotina, TC	Linha radiolucente irregular com margens nítidas	Nenhum
Deprimidas	A incidência tangencial às vezes é útil, TC	Fragmento ósseo deprimido na cavidade craniana	Nenhum
Basilares	Perfil com raio horizontal para possível nível líquido nos seios esfenoidais e incidência SMV se a condição do paciente permitir, TC	Fraturas visualizadas em estruturas internas densas do osso temporal	Nenhum
Ferimento por projétil de arma de fogo	Exames cranianos de rotina, TC	Objeto de alta densidade na cavidade craniana se o projétil não saiu; fratura de crânio também presente por causa da entrada de projétil	Nenhum
Metástases	Exames cranianos de rotina, cintilografia óssea	Depende do tipo de lesão: em lesões destrutivas, diminuição da densidade; ou em lesões osteoblásticas, aumento da densidade; ou uma combinação com uma aparência de "roído de traça"	(+) ou (−), dependendo do tipo de lesão e do estágio da patologia
Mieloma múltiplo	Exames cranianos de rotina, RM	Áreas osteolíticas (radiolucentes) espalhadas por todo o crânio	(−) ou nenhum, dependendo da gravidade
Adenoma hipofisário	TC, RM, AP axial colimada (método de Towne) e em perfil	Partes da sela túrcica alargadas e erodidas	(+) por causa da diminuição do tamanho do campo
Doença de Paget (osteíte deformante)	Exames cranianos de rotina, cintilografia nuclear	Depende do estágio da doença; áreas mistas de esclerose (radiodensa) e líticas (radiolucentes); "aparência de algodão"; regiões "quentes" e "frias" do crânio na cintilografia nuclear	(+) se em estágio avançado da esclerose
Mastoidite	TC, RM	O aumento das densidades das células da mastoide (repletas de líquido) substitui o ar	Nenhum
Neoplasia			
Neurinoma do acústico	RM, TC	Meato acústico interno alargado	Nenhum
Colesteatoma	TC, RM	Destruição óssea envolvendo a orelha média	Nenhum
Pólipo	Perspectivas radiográficas de rotina dos seios, TC, RM	Aumento da densidade do seio afetado, em geral com margens arredondadas	Nenhum
Otoesclerose	TC, RM	Formação óssea excessiva envolvendo as orelhas média e interna	Nenhum

[a]Para os objetivos desta tabela, considera-se como série de rotina para o crânio a incidência PA axial (Caldwell), bem como a incidência AP axial (Towne) e a incidência em perfil.
[b]Depende do estágio ou da gravidade da doença ou condição.

Indicações clínicas dos ossos faciais e seios paranasais

Além da TC ou procedimentos de RM, exames radiográficos convencionais para ossos da face e seios paranasais ainda são comumente realizados em hospitais e clínicas menores. Para os seios paranasais, as radiografias são realizadas com o objetivo de demonstrar patologias, como espessamento da mucosa, níveis líquidos ou erosão das margens ósseas dos seios.

Indicações clínicas comuns a vários tipos de exames radiográficos para ossos e seios faciais estão relacionadas a seguir.

Fratura é uma ruptura na estrutura do osso causada por uma força direta ou indireta. Exemplos de fraturas específicas envolvendo os ossos faciais incluem:

- **Fratura *blowout*** é uma fratura da base da órbita causada por um objeto que atinge os olhos frontalmente (Figura 11.83). Quando a base da órbita se rompe, o músculo reto inferior é forçado através de fratura no maxilar, causando aprisionamento e diplopia (visão dupla). Uma fratura *blow-out* pode envolver também as paredes mediais da órbita. A TC é uma modalidade de aquisição de imagens eficaz para demonstrar esse tipo de fratura (Figura 11.84)
- **Fratura trípode** é causada por um golpe na bochecha, provocando fratura do osso zigomático em três locais – processo orbital, processo maxilar e arco. O resultado é uma "livre flutuação" do osso zigomático ou uma fratura trípode (Figura 11.85)
- **Fraturas de "Le Fort"** consistem em fraturas horizontais, bilaterais e graves do maxilar, que podem resultar em um fragmento destacado instável
- **Fratura por contragolpe** é uma fratura de um lado de uma estrutura, causada por um impacto no lado oposto. Um golpe de um lado da mandíbula, por exemplo, pode resultar em uma fratura do lado oposto.

Corpo estranho no olho refere-se ao metal ou a outros tipos de fragmentos no olho, um acidente industrial relativamente comum. As imagens radiográficas são realizadas para detectar a presença de um corpo estranho metálico, mas são limitadas em sua capacidade de demonstrar os danos nos tecidos causados por esses objetos.

A entrevista com o paciente antes de um procedimento de RM inclui perguntas sobre a história do corpo estranho no olho. Como o campo magnético provoca a movimentação do fragmento de metal, a lesão ocorre nos tecidos moles (pode provocar até mesmo cegueira se o nervo óptico for cortado). As imagens radiográficas podem ser obtidas antes da RM para confirmar presença de um objeto estranho.

Neoplasia descreve um crescimento novo e anormal (tumor), que pode ocorrer nas estruturas ósseas da face.

Osteomielite é uma infecção localizada, do osso ou da medula óssea. Pode ser causada pela penetração de bactérias por meio de um traumatismo perfurante ou por complicações pós-operatórias ou de fraturas. Por outro lado, é capaz de ser transmitida pelo sangue, a partir de um local distante.

Sinusite é uma infecção da mucosa do seio, que pode ser aguda ou crônica. O paciente se queixa de dor de cabeça, dor e inchaço no seio afetado, e possivelmente de febre baixa.

Osteomielite secundária é uma infecção da medula óssea secundária à sinusite, que resulta na erosão das margens ósseas do seio.

Síndrome da ATM descreve um conjunto de sintomas, podendo incluir dor e estalos, que indicam a disfunção da articulação temporomandibular. Essa condição pode ser causada por oclusão, estresse, espasmo muscular ou inflamação.

A Tabela 11.3 mostra um resumo das indicações clínicas relacionadas com os ossos e seios faciais.

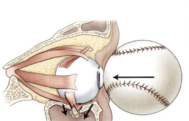

Figura 11.83 Fratura *blowout*.   **Figura 11.84** Fratura *blowout* da órbita.

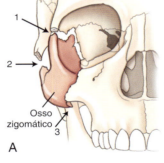
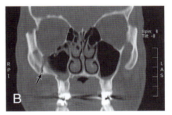

Figura 11.85 A. Fratura trípode. **B.** TC coronal de fratura trípode envolvendo a parede orbital lateral direita e o osso zigomático.

Tabela 11.3 Ossos e seios faciais: resumo de indicações clínicas.

CONDIÇÃO OU DOENÇA	EXAME RADIOLÓGICO MAIS COMUM	POSSÍVEL APARÊNCIA RADIOLÓGICA	AJUSTE DO FATOR DE EXPOSIÇÃO
Fraturas	Incidências radiográficas de rotina da área afetada, TC	Interrupção do córtex ósseo	Nenhum
Corpo estranho do olho	Incidências ósseas faciais (órbitas) de rotina, incluindo parietoacantial modificada	Aumento da densidade se o corpo estranho for metálico	Nenhum
Neoplasias	Incidências radiográficas de rotina da área afetada, TC/RM	Possível aumento ou diminuição da densidade, dependendo do tipo de lesão	Nenhum
Osteomielite	Cintilografia nuclear, incidências radiográficas de rotina da área afetada	Edema nos tecidos moles; perda de margens corticais	Nenhum
Sinusite	Incidências radiográficas de rotina dos seios paranasais, TC, RM	Espessamento da mucosa do seio, níveis líquidos, seio opacificado	Nenhum
Osteomielite secundária	Incidências radiográficas de rotina do seio, TC	Erosão das margens ósseas do seio	Nenhum
Síndrome da ATM	Incidência axiolateral da ATM (posições de boca aberta e fechada), TC/RM	Relacionamento ou amplitude do movimento entre a cabeça mandibular e a TM anormal	Nenhum

CONSIDERAÇÕES SOBRE POSICIONAMENTO RADIOGRÁFICO DO CRÂNIO

Tradicionalmente, o crânio tem sido uma das partes mais difíceis e desafiadoras do corpo para a aquisição de imagem. Uma boa compreensão da anatomia e das relações entre ossos e estruturas do crânio, conforme descrito neste capítulo, é essencial antes de ser iniciado um estudo do posicionamento radiográfico do crânio. A radiografia convencional de certas partes, tais como as regiões mais densas do osso temporal, é menos comum hoje em dia, em razão dos avanços em outras modalidades de imagem, como TC e RM. No entanto, essas modalidades podem não estar disponíveis em áreas remotas, e todos os técnicos devem ser capazes de executar a radiografia convencional, tal como exposto neste capítulo.

Morfologia do crânio (classificações por forma e tamanho)

CRÂNIO MESOCEFÁLICO

A forma da cabeça média é denominada **mesocefálica**. As medidas do calibre médio do crânio adulto são de 15 cm entre as eminências parietais (em perfil), 19 cm da eminência frontal até a protuberância occipital externa (anteroposterior ou posteroanterior) e 23 cm do vértice do crânio, até abaixo do queixo (incidência SMV) (Figura 11.86). Embora a maioria dos adultos tenha crânio de tamanho e forma médios, há exceções.

Uma regra geral para descrever o tipo mesocefálico do crânio é comparar a largura do crânio na eminência parietal, com o comprimento medido da eminência frontal à protuberância occipital externa. Para um crânio mesocefálico médio, **a largura deve ter de 75 a 80% do comprimento**.[6]

CRÂNIOS BRAQUICEFÁLICO E DOLICOCEFÁLICO

As variações da forma média do crânio ou mesocefálico incluem as designações **braquicefálicas** e **dolicocefálicas**. Uma cabeça pequena, chata e larga é denominada braquicefálica, e uma cabeça longa e estreita é chamada dolicocefálica.

A largura do tipo braquicefálico é de **80% ou mais do comprimento**. A largura do tipo dolicocefálico, longo e estreito, é **inferior a 75% do comprimento**.[6]

A segunda variação é a **diferença de ângulo** entre as pirâmides petrosas e o PSM. Na modalidade média, em forma mesocefálica, as pirâmides petrosas formam um ângulo de **47°**. No crânio braquicefálico, o ângulo é **superior a 47°** (aproximadamente 54°); e no crânio dolicocefálico, o ângulo é **inferior a 47°** (aproximadamente 40°) (Figura 11.87).

CONSIDERAÇÕES SOBRE POSICIONAMENTO RELACIONADAS COM MORFOLOGIA CRANIANA

As descrições de posicionamento, incluindo ângulos do raio central e rotações, como constam neste texto, baseiam-se no crânio mesocefálico de formato médio. A incidência oblíqua axiolateral (método de Law) para ATM, por exemplo, exige 15° de rotação da cabeça. A cabeça estreita e longa, dolicocefálica, requer um pouco mais do que 15° de rotação; e uma cabeça pequena, larga e chata, do tipo braquicefálica, requer menos de 15°.

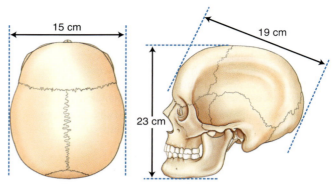

Figura 11.86 Crânio médio (mesocefálico).

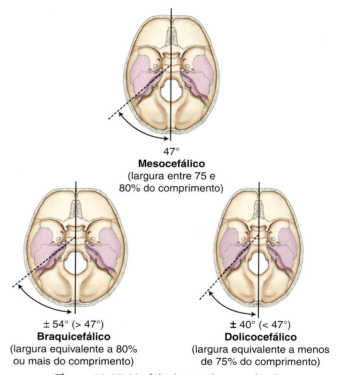

Figura 11.87 Morfologias cranianas variáveis.

Topografia craniana (pontos de referência da superfície)

Certos pontos de referência superficiais e linhas localizadoras devem ser utilizados para o posicionamento preciso do crânio. Cada uma das seguintes estruturas topográficas pode ser visualizada ou palpada.

PLANOS DO CORPO (FIGURA 11.88)

O **plano sagital médio** ou **mediano (PSM)** divide o corpo em metades direita e esquerda. É importante para o posicionamento preciso do crânio, porque, para cada incidência AP e PA ou em perfil, o PSM é perpendicular ou paralelo ao plano do RI.

PONTOS DE REFERÊNCIA NAS INCIDÊNCIAS ANTERIOR E EM PERFIL (FIGURAS 11.89 E 11.90)

A **crista superciliar (arco)** é a crista ou arco de osso que se estende através da testa, diretamente acima de cada olho. Logo acima dessa crista, há um leve sulco ou depressão, o **SSO** (ver Figura 11.88).

NOTA: O SSO é importante porque corresponde ao nível mais elevado da massa óssea facial, que é igual ao nível da **base da fossa anterior** do crânio.

A **glabela** é a área lisa triangular, suavemente levantada, entre e ligeiramente superior às sobrancelhas e acima da ponte do nariz.

O **násio** está localizado na junção dos dois ossos nasais e do osso frontal.

O **acântio** ("pequeno espinho") é o ponto da linha média na junção do lábio superior com o septo nasal. Esse é o ponto onde o nariz e o lábio superior se encontram.

O **ângulo**, ou **gônio**, refere-se ao ângulo posteroinferior de cada lado da mandíbula.

Uma área lisa triangular projeta-se para a frente – **queixo** ou **mento**, em seres humanos. Deve-se imaginar a base de um triângulo formado entre as duas protuberâncias mentuais e os dois lados que se estendem entre os dois dentes incisivos mediais mais interiores para formar o ápice. O ponto médio da área triangular do queixo, como ele aparece frontalmente, é denominado **ponto mentual**.

Orelha

As partes da orelha que podem ser utilizadas como pontos de referência de posicionamento são a **aurícula** ou **pavilhão auricular** (parte externa da orelha), a grande aba da orelha constituída por cartilagem; e o **trago**, a pequena aba cartilaginosa que cobre a abertura da orelha. A inserção superior da orelha ou a parte em que as hastes laterais dos óculos se apoiam é outro ponto importante, porque corresponde ao nível mais alto da crista petrosa, de cada lado.

Olho

As junções das pálpebras superior e inferior são denominadas **ângulos oculares (cantos)**. O **ângulo ocular interno** é onde as pálpebras se encontram, próximo ao nariz, e a junção mais lateral das pálpebras é denominada **ângulo ocular externo**.

A margem superior da órbita óssea é a **MSO**, e a margem inferior é a **MIO**. Outro ponto de referência é a **margem orbital lateral média**, que é a parte da margem lateral, próxima do ângulo ocular externo. Esses três pontos de referência contribuem para a base da órbita.

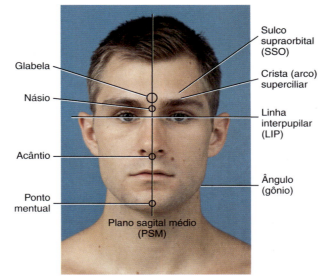

Figura 11.88 Planos e pontos de referência do corpo.

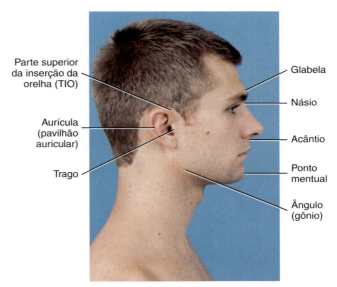

Figura 11.89 Pontos de referência da face.

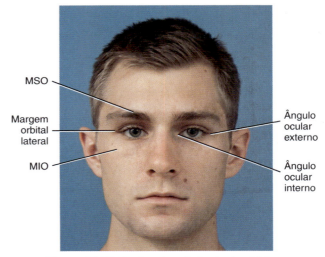

Figura 11.90 Pontos de referência das órbitas.

LINHAS DE POSICIONAMENTO DO CRÂNIO (FIGURA 11.91)

Certas linhas de posicionamento são importantes na radiografia craniana. São formadas ligando certos pontos de referência faciais ao ponto médio do **MAE**, que é a abertura canal auditivo externo. O ponto central dessa abertura chama-se **ponto auricular**.

A mais superior dessas linhas de posicionamento é a **linha glabelomeatal (LGM)**, que não é tão precisa como as outras linhas, porque a glabela é uma área, e não um ponto específico. A LGM refere-se a uma linha entre a glabela e o MAE.

A **linha orbitomeatal (LOM)** é uma linha de posicionamento frequentemente usada, localizada entre o ângulo ocular externo (margem orbital lateral média) e o MAE.

A **linha infraorbitomeatal (LIOM)** é formada pela conexão da MIO com o MAE. Dois termos antigos identificam essa mesma linha: **linha de base de Reid** ou **linha de base antropológica**. Existe uma diferença média de **7 a 8°** entre os ângulos da LOM e da LIOM. Há também um valor aproximado de 7 a 8° de diferença média entre o ângulo da LOM e da LGM. Conhecer as diferenças de ângulo entre essas três linhas é útil para fazer ajustes de posicionamento para incidências específicas do crânio e dos ossos faciais.

A **linha acantomeatal (LAM)** e a **linha mentomeatal (LMM)** são importantes na radiografia dos ossos faciais. Conectam o acântio (pela LAM) ou o ponto mental (pela LMM) ao MAE, constituindo essas duas linhas.

Uma linha de junção dos lábios para o MAE, a chamada **linha labiomeatal (LLM)**, é uma linha de posicionamento utilizada neste livro para a posição de incidência específica dos ossos faciais, chamada incidência parietoacantial modificada (método de Waters modificado).

A **linha glabeloalveolar (LGA)** conecta a glabela a um ponto do lado anterior do processo alveolar do maxilar. É utilizada para o posicionamento de uma tangencial para os ossos nasais e a incidência de perfil do crânio.

A **linha interpupilar** ou **interorbital (LIP)** é uma linha que conecta as pupilas ou os ângulos oculares externos do paciente. Quando a cabeça é colocada em uma posição de **perfil verdadeiro**, a linha interpupilar deve estar exatamente perpendicular ao plano do RI (ver Figura 11.88).

O **ínio** é o ponto mais proeminente da protuberância occipital externa. Corresponde à linha "nucal" mais alta do osso occipital e permite a inserção do músculo occipitofrontal. A extensão posterior da LIOM aproxima-se da localização do ínio.

FERRAMENTAS DE POSICIONAMENTO DO CRÂNIO

Dois dispositivos simples podem ser utilizados para garantir uma linha de posicionamento craniano correta. Uma régua reta pode ser utilizada para ilustrar que uma linha craniana é perpendicular (Figura 11.92); entretanto, uma régua angular é geralmente a ferramenta preferida. A régua ou goniômetro angular (Figura 11.93) tem a vantagem de permitir que o técnico determine em quantos graus a linha é perpendicular ou horizontal, de modo que a posição do paciente ou o ângulo do raio central possa ser ajustado com precisão.

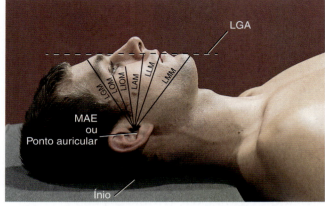

- Linha glabelomeatal (LGM)
- Linha orbitomeatal (LOM)
- Linha infraorbitomeatal (LIOM) (linha de base de Reid)
- Linha acantiomeatal (LAM)
- Linha labiomeatal (LLM)
- Linha mentomeatal (LMM)

Figura 11.91 Linhas de posicionamento.

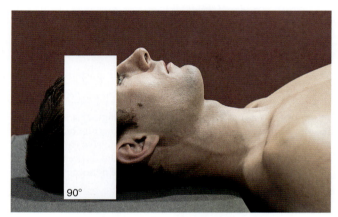

Figura 11.92 Instrumentos de posicionamento – régua reta a 90°.

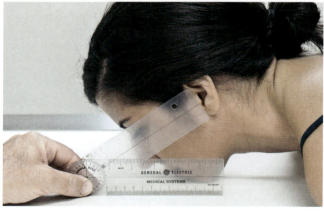

Figura 11.93 Instrumentos de posicionamento – régua angular demonstrando os graus da LIOM ao RI.

Considerações sobre posicionamento

ERETO *VERSUS* EM DECÚBITO

Incidências do crânio podem ser realizadas em posição ereta ou em decúbito, dependendo da condição do paciente (Figuras 11.94 e 11.95). As imagens podem ser obtidas na posição ereta, com o uso de uma mesa padrão de raios X, na posição vertical, ou com um dispositivo de imagem vertical. A posição ereta permite que o paciente seja posicionado de maneira rápida e fácil, e viabiliza a utilização de um feixe horizontal de raios X. O feixe horizontal é necessário para visualizar quaisquer níveis líquidos existentes dentro das cavidades cranianas ou dos seios.

Ao fazer o posicionamento para incidências de ossos faciais, a **posição ereta é preferível** se a condição do paciente o permitir. Esse posicionamento pode ser feito com uma mesa ereta ou um dispositivo de imagem vertical (ver Figura 11.94). A movimentação de todo o corpo do paciente na posição ereta (para ajustar os vários planos e linhas de posicionamento) em geral é mais fácil para o posicionamento preciso do crânio, especialmente em pacientes hiperestênicos. Além disso, os níveis hidroaéreos nos seios ou em outras cavidades podem indicar certas condições patológicas visíveis apenas na posição ereta ou com a utilização de radiografia de raios horizontais.

CONFORTO DO PACIENTE

A movimentação do paciente quase sempre resulta em uma imagem insatisfatória. Durante a radiografia de ossos faciais, cranianos e seios paranasais, a cabeça do paciente deve ser colocada em posições precisas e manter-se imóvel por tempo suficiente para a exposição a ser obtida. É preciso lembrar sempre que o crânio que está sendo manipulado é o de uma pessoa. Todo esforço deve ser envidado para deixar o paciente o mais confortável possível, e ferramentas de posicionamento, como esponjas, sacos de areia e travesseiros, podem ser usadas se necessário.

Salvo em casos de traumatismo grave, a respiração deve ser suspensa durante a exposição, para ajudar a evitar o borramento da imagem causado pelos movimentos respiratórios do tórax. Suspender a respiração é especialmente importante quando o paciente está em posição de decúbito ventral.

Higiene

Radiografias de ossos cranianos e faciais assim como de seios paranasais podem exigir que o rosto do paciente esteja em contato direto com as mãos do técnico e com a superfície da mesa/placa vertical de imagem. Em caso de doenças infecciosas ou condições cutâneas, o técnico deve usar luvas durante o posicionamento. É importante que técnicas de lavagem de mãos adequadas e desinfetantes sejam usadas antes e depois do exame.

FATORES DE EXPOSIÇÃO

Os principais fatores de exposição para radiografia do crânio e ossos faciais incluem:

- kVp médio (75 a 95)
- Pequeno ponto focal para melhor detalhamento (se o equipamento permitir)
- Curto tempo de exposição.

Seios paranasais

FATORES DE EXPOSIÇÃO

- A faixa de kVp médio de 75 a 90 é usada geralmente para fornecer contraste suficiente dos seios paranasais cheios de ar
- A exposição ótima, controlada pela miliamperagem-segundos (mAs), é especialmente importante para a radiografia dos seios paranasais, para visualizar patologias dentro das cavidades sinusais

- Um ponto focal pequeno deve ser utilizado para melhorar a nitidez
- Assim como nas imagens de ossos cranianos e faciais, a proteção de órgãos radiossensíveis é recomendada
- A colimação fechada e a eliminação de repetições desnecessárias são as melhores medidas para reduzir a dose de radiação nas radiografias sinusais.

DISTÂNCIA FONTE-RECEPTOR DE IMAGEM

A mínima distância fonte-receptor de imagem (DFR), com o RI na mesa ou no dispositivo de imagem vertical, é de 100 cm.

PROTEÇÃO CONTRA RADIAÇÃO

As melhores técnicas para minimizar a exposição à radiação no paciente em radiografias de ossos faciais, cranianos e de seios paranasais são: (1) usar **colimação fechada**; (2) imobilizar a cabeça do paciente quando necessário, **minimizando as repetições**; e (3) **centralizar corretamente**.

PROTEÇÃO DO PACIENTE

Junto com a colimação fechada, a proteção dos órgãos radiossensíveis é recomendada, a menos que interfira com o estudo radiográfico.

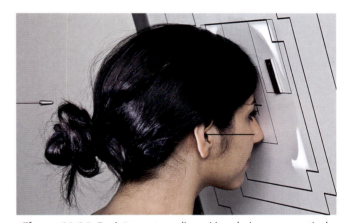

Figura 11.94 Posição ereta – dispositivo de imagem vertical.

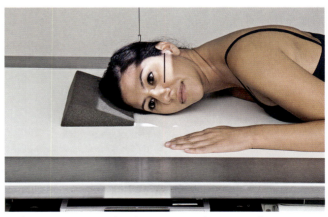

Figura 11.95 Em decúbito – mesa/dispositivo de imagem.

CAUSAS DE ERROS DE POSICIONAMENTO

Ao posicionar a cabeça do paciente, é preciso examinar as várias características faciais e palpar os pontos de referência anatômicos para que o plano corporal seja preciso em relação ao plano do RI. Embora se espere que o corpo humano seja bilateralmente simétrico (*i. e.*, que a metade direita seja idêntica à metade esquerda), isso nem sempre é verdadeiro. Muitas vezes, orelhas, nariz e queixo são assimétricos. O nariz, com frequência, desvia-se para um lado do PSM, e as orelhas não ficam necessariamente no mesmo lugar ou são do mesmo tamanho em cada lado.

A mandíbula também é assimétrica. Partes ósseas, como ápices mastóideos e margens orbitais, são pontos de referência mais seguros de se usar. Embora os olhos do paciente sejam empregados com frequência como pontos de referência durante o posicionamento, o nariz, que pode não ser reto, não deve ser utilizado. Como regra geral, utiliza-se a relação entre olho e MAE quando se opta pela LOM ou pela LIOM para certas posições do crânio.

CINCO ERROS COMUNS DE POSICIONAMENTO

Os cinco possíveis erros de posicionamento dos ossos cranianos, faciais e seios paranasais são:

1. Rotação
2. Inclinação
3. Flexão excessiva do pescoço
4. Extensão excessiva do pescoço
5. Ângulo incorreto do RC.

Rotação e **inclinação** são dois erros de posicionamento muito comuns, como demonstrado nas Figuras 11.96 e 11.97. A rotação do crânio quase sempre resulta em uma repetição; portanto, os planos corporais devem ser alinhados corretamente (p. ex., PSM paralelo ao RI, em uma posição em perfil) (ver Figura 11.96).

A inclinação é uma inflexão ou inclinação lateral do PSM, embora a rotação possa não estar presente (ver Figura 11.97).

A **flexão** ou **extensão incorreta** da coluna cervical, com um **ângulo incorreto do RC**, deve ser evitada (Figura 11.98).

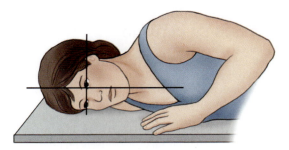

Figura 11.96 Rotação – PSM rodado, não paralelo ao tampo da mesa e ao RI.

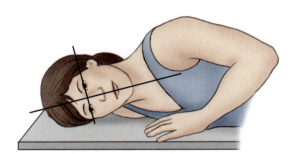

Figura 11.97 Inclinação – PSM inclinado, não paralelo ao tampo da mesa ou ao RI.

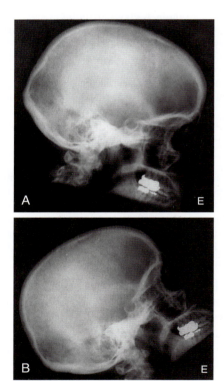

Figura 11.98 A. Flexão excessiva. **B.** Extensão excessiva.

CONSIDERAÇÕES SOBRE POSICIONAMENTO RADIOGRÁFICO DOS OSSOS FACIAIS E SEIOS PARANASAIS

Incidências especiais e relações anatômicas

Imagens radiográficas desobstruídas de vários aspectos dos ossos da face e dos seios paranasais podem ser difíceis de se obter em razão da forma geral e das estruturas do crânio. Densas estruturas ósseas internas do crânio, por exemplo, sobrepõem-se aos ossos faciais delicados em uma incidência PA ou AP de rotina. Portanto, ângulos do RC e posições da cabeça muito específicos são necessários, como descrito e ilustrado a seguir.

Incidência PA do crânio

A incidência PA do crânio na Figura 11.99 foi obtida sem angulação do tubo e com a LOM (Figura 11.100, *linha tracejada*) perpendicular ao plano do RI. O RC está paralelo à LOM. Essa posição faz com que as **pirâmides petrosas sejam projetadas diretamente para as órbitas**. Desenhada em ambas as imagens (ver Figuras 11.99 e 11.100), encontra-se uma linha através do teto orbital e das cristas petrosas. Com as órbitas sobrepostas pelas pirâmides petrosas, um detalhe do osso facial pode ser demonstrado radiograficamente. Com a cabeça nessa posição, a incidência PA com um RC perpendicular tem valor limitado para visualização dos ossos faciais.

Incidência parietoacantial (método de Waters)

Para visualizar a massa óssea facial com a radiografia convencional, as pirâmides petrosas devem ser removidas da área de interesse do osso facial. Isso pode ser feito por angulação do tubo ou por extensão do pescoço. As radiografias nas Figuras 11.101 e 11.102 demonstram o resultado. O pescoço é estendido, elevando o queixo para que as **pirâmides petrosas sejam projetadas imediatamente abaixo dos seios maxilares**. O RC fica paralelo à LMM. A radiografia à direita (ver Figura 11.102, método de Waters), se realizada de maneira correta, como descrito posteriormente neste capítulo, demonstra as cristas petrosas (ver *setas*) projetadas para baixo do maxilar e dos seios maxilares. Com exceção da mandíbula, os **ossos da face são agora projetados superiormente** às pirâmides petrosas densas e **não são sobrepostos** por elas. Como referido antes, as incidências em posição ereta são as preferidas para ossos e seios faciais, a fim de apontar os possíveis níveis líquidos (Figura 11.103). Em caso de alguma lesão da região cervical da coluna vertebral, os exames dos ossos do crânio e da face devem ser realizados na posição em decúbito para evitar novas lesões (Figura 11.104).

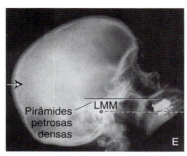

Figura 11.101 Crânio em perfil para comparação das relações ósseas – RC paralelo à LMM.

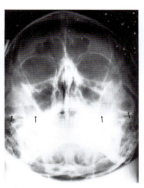

Figura 11.102 Ossos faciais – incidência parietoacantial (método de Waters).

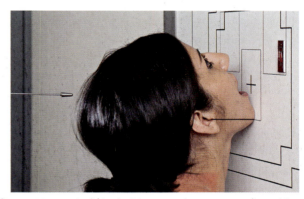

Figura 11.103 Incidência PA em posição ereta – dispositivo de imagem vertical.

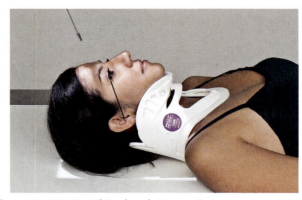

Figura 11.104 Decúbito dorsal, AP – paciente com traumatismo.

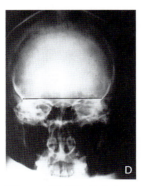

Figura 11.99 Crânio – incidência PA.

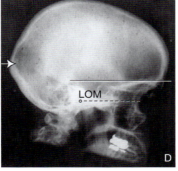

Figura 11.100 Crânio em perfil para comparação das relações ósseas – RC paralelo à LOM.

Considerações especiais sobre o paciente
APLICAÇÕES PEDIÁTRICAS
Comunicação
A explicação clara do procedimento é necessária para obter a confiança e a cooperação do paciente e do responsável. Técnicas de distração utilizando brinquedos, bichos de pelúcia e outros itens também são eficazes na manutenção de tal cooperação.

Imobilização
Pacientes pediátricos (dependendo da idade e da condição) são, muitas vezes, incapazes de manter as posições necessárias. A utilização de dispositivos de imobilização para apoiar o paciente é recomendada para reduzir a necessidade de repetição do processo, diminuindo a exposição à radiação. (O Capítulo 16 apresenta uma descrição pormenorizada de tais dispositivos.) Se for necessário que o responsável segure o paciente, o técnico deve lhe fornecer avental ou luvas de chumbo, ou ambos. Se o responsável for do sexo feminino, deve-se garantir que não haja possibilidade de gravidez.

Fatores de exposição
Os fatores de exposição variam de acordo com os tamanhos e as patologias dos pacientes. A utilização de tempos de exposição curtos (relacionados com o uso de alta mA) é recomendada para reduzir o risco de movimentação do paciente.

APLICAÇÕES GERIÁTRICAS
Comunicação e conforto
A perda sensorial (p. ex., visão e audição deficientes) associada ao envelhecimento pode resultar na necessidade de assistência adicional, tempo e paciência na obtenção das posições necessárias para a radiografia de ossos cranianos, faciais e de seios paranasais em pacientes geriátricos.

Se o exame for realizado com o paciente na posição em decúbito, a diminuição da noção de posicionamento pode levá-lo a temer uma queda da mesa de radiografia. O colchão radiolucente colocado na mesa de exame proporciona conforto; podem ser necessários cobertores para o aquecimento. A transmissão de tranquilidade e a atenção do técnico ajudam o paciente a se sentir seguro e confortável.

Se o paciente for capaz, pode ser mais confortável conseguir as posições necessárias na posição ereta (sentada) em um dispositivo de imagem vertical (Figura 11.105), especialmente no caso de aumento da cifose. Imagens em perfil obtidas com raios horizontais muitas vezes são indicadas para pacientes com movimentação limitada.

Fatores de exposição
Pela elevada incidência de osteoporose em pacientes geriátricos, pode ser necessário reduzir o kVp em 15% no caso de se empregarem de exposição manuais.

Pacientes idosos podem ter tremores ou sinais de instabilidade; recomenda-se a utilização de curtos tempos de exposição (relacionados com o uso de alta mA) para reduzir o risco de movimento.

CONSIDERAÇÕES SOBRE O PACIENTE OBESO
O posicionamento para incidências dos ossos do crânio e da face no paciente obeso é muito mais confortável e mais fácil quando realizado com o paciente em posição ereta. Exceto por motivo de saúde ou segurança do paciente, deve-se optar pela posição ereta para realização de incidências do crânio e dos ossos da face.

Se não for possível colocar a LOM perpendicular ao plano do RI em razão da espessura dos ombros e da flexão restrita do pescoço, a maioria das incidências cranianas permite que o técnico utilize a LIOM para obter relativamente quase a mesma posição. É preciso lembrar que existe diferença de 7 a 8° entre a LOM e a LIOM. No caso de incidência axial AP do crânio, o técnico aumentaria o ângulo do RC de 30 para 37°.

Modalidades alternativas
TOMOGRAFIA COMPUTADORIZADA
A tomografia computadorizada (TC) é o procedimento de neuroimagem realizado com mais frequência. Fornece imagens seccionais do cérebro e dos ossos cranianos em planos axial, sagittal ou coronal, ao passo que as radiografias analógicas e digitais fornecem apenas imagens bidimensionais do crânio ósseo.

A TC é uma ferramenta vital na avaliação completa do paciente, porque lesões e patologias na cabeça, muitas vezes, envolvem o cérebro e os tecidos moles associados. Possibilita a distinção entre coágulos de sangue, substâncias branca e cinzenta, líquido cefalorraquidiano, edema cerebral e neoplasias.

A TC fornece imagens seccionais de ossos faciais, órbitas, mandíbula e ATM nos planos axial, sagital ou coronal. Auxilia na avaliação completa dessas estruturas porque detalhes do esqueleto, bem como dos tecidos moles associados, podem ser visualizados.

Estudos de TC dos seios paranasais podem ser realizados na posição de decúbito ventral (pronação), o que permite que sejam criadas imagens coronais. A tomografia coronal demonstra quaisquer níveis hidroaéreos presentes e, também, permite a visualização dos planos dos tecidos moles dos seios e a avaliação de estruturas ósseas relacionadas. Se o paciente não tiver condições de ser examinado na posição de pronação, o estudo pode ser realizado na posição de decúbito dorsal (supinação). Nessa posição, obtêm-se imagens axiais, nas quais é possível criar imagens sagitais e coronais reconstruídas (Figura 11.106), que auxiliam o radiologista a determinar a presença de qualquer patologia.

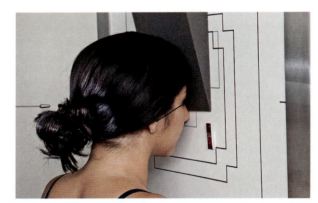

Figura 11.105 Incidência PA modificada – RC horizontal. LOM inclinada a 15° a partir da perpendicular (incidência de **rotina** para seios paranasais).

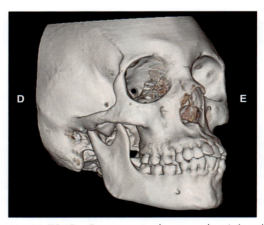

Figura 11.106 TC 3D – Reconstrução dos ossos do crânio e da face.

CAPÍTULO 11 | CRÂNIO, OSSOS FACIAIS E SEIOS PARANASAIS **415**

O meio de contraste intravenoso não é utilizado na maioria dos exames de seios paranasais por TC. As indicações clínicas mais comuns para tal estudo são a sinusite e as possíveis massas dentro dos seios. A reconstrução tridimensional da TC coronal, em geral, é útil, quando é necessária a cirurgia reconstrutiva facial.

RESSONÂNCIA MAGNÉTICA

A ressonância magnética (RM) também fornece imagens do cérebro nos planos axial, sagital e coronal. Ela oferece maior sensibilidade na detecção de diferenças entre tecidos normais e anormais no cérebro e nos tecidos moles associados. Tem utilidade limitada na avaliação óssea; no entanto, é superior a outros métodos na avaliação dos tecidos moles.

Os campos magnéticos utilizados na RM são considerados inofensivos, o que significa que o paciente é poupado da exposição à radiação ionizante. A RM é útil para avaliar a síndrome da ATM, diagnosticando possíveis danos ao disco articular da cavidade glenoide da fossa temporomandibular.

ULTRASSONOGRAFIA

A ultrassonografia do cérebro do recém-nascido (através das fontanelas) integra o tratamento em unidade de terapia intensiva. Permite rápida avaliação e triagem de recém-nascidos prematuros em busca de hemorragia intracraniana. É preferível à TC e à RM para essa finalidade por ser extremamente portátil e menos dispendiosa, não requer sedação do paciente e não emite qualquer radiação ionizante.

Na investigação e no acompanhamento de hidrocefalia, a ultrassonografia também pode ser útil. Suturas cranianas também podem ser avaliadas, auxiliando no diagnóstico de fechamento prematuro da sutura (craniossinostose).

A pesquisa sobre o emprego da ultrassonografia como ferramenta de triagem para a sinusite maxilar está em curso. Esse método pode ser vantajoso para pacientes pediátricos e gestantes, por não envolver exposição à radiação ionizante.

MEDICINA NUCLEAR

A tecnologia da medicina nuclear fornece um procedimento de triagem sensível (cintilografia óssea por radionuclídeos) para detectar metástases ósseas, das quais o crânio é um local comum. A cintilografia óssea é recomendada, com frequência, para pacientes em risco ou com sintomas de metástases. Qualquer anormalidade focal na cintilografia óssea é investigada radiograficamente para examinar melhor a patologia. Pacientes com histórico de mieloma múltiplo são, com frequência, exceções a esse protocolo.

O tecido do cérebro também pode ser estudado com a utilização da tecnologia da medicina nuclear. Novos radiofármacos permitem a realização de estudos de perfusão do cérebro, normalmente em pacientes com doença de Alzheimer, epilepsia ou demência. Também com essa modalidade, podem ser avaliadas as respostas de um tumor ao tratamento.

A cintilografia óssea é um procedimento diagnóstico sensível para detectar osteomielite e fraturas ocultas que não podem ser demonstradas em imagens radiográficas.

Incidências de rotina e especiais

Incidências ou posições de ossos cranianos (série craniana), faciais e seios paranasais são demonstradas e descritas adiante como se sugere para a rotina padrão e para procedimentos especiais de um serviço de radiologia.

SÉRIES DO CRÂNIO: INCIDÊNCIA AXIAL AP
MÉTODO DE TOWNE

Indicações clínicas
- Fraturas do crânio (deslocamento medial e lateral), processos neoplásicos e doença de Paget.

Séries do crânio
ROTINA
- AP axial (método de Towne)
- Perfil
- PA axial a 15° (método de Caldwell) ou PA axial de 25 a 30°
- PA

Fatores técnicos
- DFR mínima – 100 cm
- Tamanho do RI – 24 × 30 cm, longitudinal (retrato)
- Grade
- Faixa de 75 a 90 kVp.

Proteção. Proteger tecidos radiossensíveis fora da região de interesse.

Posicionamento do paciente. Remover todos os objetos metálicos ou de plástico da cabeça e do pescoço do paciente. Realizar a radiografia com o paciente em posição ereta ou em decúbito dorsal (supinação).

Posicionamento da parte
- Inferiorizar o queixo, trazendo a **LOM perpendicularmente ao RI**. Nos pacientes incapazes de flexionar o pescoço até esse ponto, deve-se alinhar a **LIOM** perpendicularmente ao RI. Colocar apoio radiolucente sob a cabeça, se necessário (ver Nota)
- Alinhar PSM com RC e com a linha média da grade ou da superfície da mesa/dispositivo de imagem
- Certificar-se da ausência de rotação ou inclinação da cabeça
- Assegurar-se de que o ápice do crânio esteja dentro do campo de colimação.

RC
- Ângulo do RC a 30° caudalmente à LOM ou a 37° caudalmente à LIOM (Figura 11.107) (ver Nota)
- Centralizar no PSM, 6,5 cm acima da glabela, para passar através do forame occipital no nível da base do osso occipital
- Centralizar RI ao RC projetado.

Colimação recomendada. Colimar os quatro lados da área de interesse.

Respiração. Suspender respiração.

NOTA: Se o paciente for incapaz de inferiorizar o queixo suficientemente para trazer a **LOM** perpendicularmente ao RI, mesmo com uma pequena esponja sob a cabeça, pode-se posicionar a **LIOM** perpendicularmente e aumentar o ângulo do RC para 37° caudalmente. Isso mantém o **ângulo de 30° entre a LOM e o RC**, e demonstra as mesmas relações anatômicas. (Existe a diferença de 7 a 8° entre LOM e LIOM.)

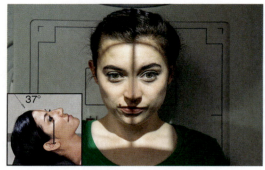
Figura 11.107 Posições em decúbito dorsal (*detalhe*) e ereta – AP axial.

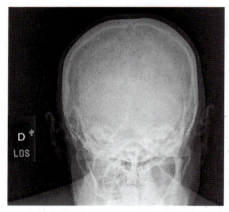
Figura 11.108 AP axial.

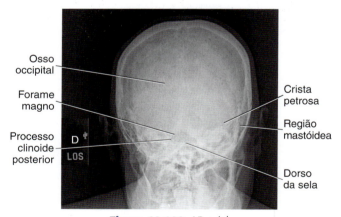
Figura 11.109 AP axial.

Critérios de avaliação
Anatomia demonstrada: • Osso occipital, pirâmides petrosas e forame magno são demonstrados, com o dorso da sela e clinoides posteriores visualizados na sombra do forame magno (Figuras 11.108 e 11.109).
Posicionamento: • As cristas petrosas devem estar simétricas, indicando **ausência de rotação** (a crista petrosa aparecerá estreitada na direção da rotação) • Dorso da sela e processos clinoides posteriores visualizados no forame magno indicam **ângulo do RC correto e flexão/extensão do pescoço adequada** • A angulação do RC abaixo do normal ou a flexão insuficiente projeta o dorso da sela superiormente ao forame magno • A angulação excessiva do RC ou a flexão excessiva do pescoço sobrepõe o **arco posterior de C1 ao dorso da sela**, dentro do forame magno, e produz encurtamento do dorso da sela • A mudança dos processos clinoide anterior ou posterior lateralmente dentro do forame magno indica inclinação[7] • Colimação da área de interesse.
Exposição: • Densidade (brilho) e contraste são suficientes para visualizar o osso occipital e as estruturas selares no forame magno • Margens ósseas nítidas indicam **ausência de movimento**.

SÉRIES DO CRÂNIO: POSIÇÃO EM PERFIL – PERFIL ESQUERDO OU DIREITO

Indicações clínicas
- Fraturas do crânio, processos neoplásicos e doença de Paget.

Rotina de traumatismo. Para obter a perspectiva em perfil de pacientes vítimas de traumatismo, é necessária uma incidência com feixe horizontal. Isso pode demonstrar níveis hidroaéreos no seio esfenoidal – um sinal de fratura da base do crânio, se ocorrer hemorragia intracraniana. Ver no Capítulo 15 detalhes sobre incidências de traumatismo craniano.

Séries do crânio
ROTINA
- AP axial (método de Towne)
- Perfil
- PA axial a 15° caudalmente (método de Caldwell) ou PA axial de 25 a 30°
- PA

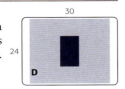

Fatores técnicos
- DFR mínima – 100 cm
- Tamanho do RI – 24 × 30 cm, transversal
- Grade
- Faixa de 70 a 85 kVp.

Proteção. Proteger tecidos radiossensíveis fora da região de interesse.

Posicionamento do paciente. Remover todos os objetos metálicos ou de plástico da cabeça do paciente. Realizar a radiografia com o paciente em posição ereta ou em semidecúbito ventral.

Posicionamento da parte
- Colocar a cabeça em **posição de perfil verdadeiro**, com o lado de interesse mais próximo ao RI e o corpo do paciente em posição de semidecúbito ventral ou ereta, se necessário, para o conforto. Alinhar **PSM paralelo** ao RI, garantindo **ausência de rotação ou inclinação**
- Alinhar a **LIP perpendicularmente** ao RI, assegurando que não haja inclinação da cabeça (Figura 11.110) (ver Nota)
- Ajustar a flexão do pescoço para alinhar a **LIOM perpendicularmente** à margem frontal do RI. (A linha glabeloalveolar é paralela à margem frontal do RI.)

RC
- Alinhar RC **perpendicularmente** ao RI
- Centralizar a um ponto 5 cm superior ao MAE ou em um nível intermediário, entre a glabela e o ínio para outros tipos de morfologia do crânio
- Centralizar RI ao RC.

Colimação recomendada. Colimar os quatro lados da área de interesse.

Respiração. Suspender respiração.

NOTA: Para pacientes em posição de decúbito, um apoio radiolucente colocado sob o queixo ajuda a manter a posição em perfil verdadeiro. Um paciente com tórax largo pode necessitar de uma esponja radiolucente sob toda a cabeça para evitar a inclinação, e um paciente magro pode necessitar de apoio embaixo do tórax superior.

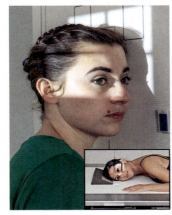

Figura 11.110 Crânio em perfil – posições ereta e em decúbito (*detalhe*).

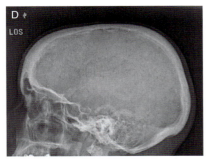

Figura 11.111 Perfil.

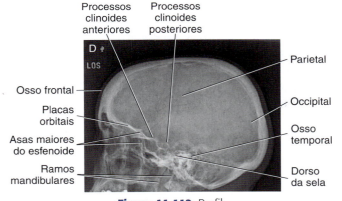

Figura 11.112 Perfil.

Critérios de avaliação
Anatomia demonstrada: • Todo o crânio visualizado e ossos parietais do crânio sobrepostos • Toda a sela túrcica, incluindo os processos clinoides anterior e posterior e o dorso da sela, também é demonstrada • A sela túrcica e o *clivus* são demonstrados em perfil (Figuras 11.111 e 11.112).
Posicionamento: • Ausência de rotação ou inclinação do crânio é evidente • A rotação é evidente pela separação anterior e posterior das estruturas bilaterais simétricas verticais, como os ramos mandibulares e as asas maiores do esfenoide • A inclinação é evidente pela separação superior e inferior das estruturas horizontais simétricas, como as placas orbitais e as asas maiores do esfenoide • Colimação da área de interesse.
Exposição: • Densidade (brilho) e contraste são suficientes para visualizar detalhes ósseos das estruturas ósseas e o crânio circundante • Bordas ósseas nítidas indicam ausência de movimento.

SÉRIES DO CRÂNIO: INCIDÊNCIA PA AXIAL
RC A 15° (MÉTODO DE CALDWELL) OU 25 A 30°

Indicações clínicas
- Fraturas do crânio, processos neoplásicos e doença de Paget.

Séries do crânio
ROTINA
- AP axial (método de Towne)
- Perfil
- PA axial de 15° (método de Caldwell) ou PA axial de 25 a 30°
- PA

Fatores técnicos
- DFR mínima – 100 cm
- Tamanho do RI – 24 × 30 cm, longitudinal
- Grade
- Faixa de 75 a 85 kVp.

Proteção. Proteger tecidos radiossensíveis fora da região de interesse.

Posicionamento do paciente. Remover todos os objetos metálicos ou de plástico da cabeça e do pescoço do paciente. Realizar a radiografia com o paciente em posição ereta ou em decúbito ventral.

Posicionamento da parte
- Apoiar nariz e testa do paciente contra superfície da mesa/dispositivo de imagem
- Flexionar o pescoço, se necessário, para alinhar a **LOM perpendicularmente** ao RI
- Alinhar **PSM perpendicularmente** à linha média da grade ou mesa/superfície de imagens, para **impedir a rotação ou inclinação da cabeça**
- Centralizar RI ao RC.

RC
- Ângulo do RC a 15° caudalmente, e centralizado, para sair no násio (Figura 11.113)
- Alternativa com o RC cerca de 25 a 30° caudalmente, e centralizado, para sair no násio.

Colimação recomendada. Colimar os quatro lados da área de interesse.

Respiração. Suspender respiração.

Alternativa 25 a 30°. Uma incidência alternativa é com o ângulo do tubo de **25 a 30° caudalmente** (Figura 11.114), que permite melhor visualização das fissuras orbitais superiores (*setas pretas*), do forame redondo (*setas brancas*; ver Figura 11.114) e da região da margem orbital inferior. O RC sai no nível do meio da órbita.
NOTA: A diminuição da angulação caudal do RC a 15° e/ou o aumento da flexão do pescoço (queixo para baixo) resultarão na projeção das pirâmides petrosas no terço inferior das órbitas.

Alternativa de incidência AP axial. Em pacientes incapazes de ser posicionados para uma incidência PA do crânio (p. ex., pacientes com traumatismo), uma incidência AP axial pode ser obtida com a utilização de um ângulo de 15° cranialmente, com a LOM posicionada perpendicularmente ao RI (ver Capítulo 15).

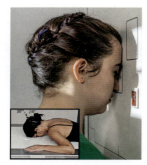

Figura 11.113 PA axial – RC a 15° caudalmente, LOM perpendicular; *detalhe* (*seta contínua*) e RC alternativo a 30° caudalmente (*seta tracejada*).

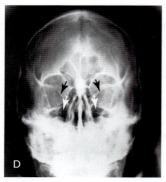

Figura 11.114 PA axial alternativa – RC a 30° caudalmente.

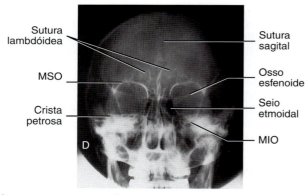

Figura 11.115 PA axial – RC a 15° caudalmente (método de Caldwell).

Critérios de avaliação

Anatomia demonstrada: • Osso frontal, asas maiores e menores do esfenoide, fissuras orbitais superiores, seios frontal e etmoidal anterior, margens supraorbitais e *crista galli* são demonstrados (Figura 11.115).
PA axial a um ângulo de 25 a 30° caudalmente: • Além das estruturas mencionadas, o forame redondo adjacente a cada MIO é visualizado, e as fissuras orbitais superiores (ver Figura 11.114, *setas brancas e pretas*) são visualizadas dentro das órbitas.
Posicionamento: • **Ausência de rotação** avaliada por uma distância igual das margens orbitais mediolaterais ao córtex lateral do crânio em cada lado, as fissuras orbitais superiores simétricas dentro das órbitas e a extensão correta do pescoço (alinhamento da LOM) • **Exemplo** – se a distância entre a órbita lateral direita e o córtex craniano lateral for maior que a do lado esquerdo, a face está rodada para o lado esquerdo • **Ausência de inclinação, com PSM perpendicular ao RI.**
PA axial com ângulo de 15°: As pirâmides petrosas são projetadas no terço inferior das órbitas • MSO é visualizado sem sobreposição. O ângulo do RC e o alinhamento da LOM impactarão a localização das cristas petrosas dentro das órbitas.
PA axial com ângulo de 25 a 30° caudalmente: • As pirâmides petrosas são projetadas na, ou logo abaixo da, MIO para permitir a visualização de toda a margem orbital. O ângulo do RC e o alinhamento da LOM impactarão a localização das cristas petrosas dentro das órbitas. • Colimação da área de interesse.
Exposição: • Densidade (brilho) e contraste são suficientes para visualizar o osso frontal e as estruturas selares sem superexposição das regiões do perímetro craniano • Bordas ósseas nítidas indicam **ausência de movimento**.

CAPÍTULO 11 | CRÂNIO, OSSOS FACIAIS E SEIOS PARANASAIS   419

SÉRIES DO CRÂNIO: INCIDÊNCIA PA

Indicações clínicas
- Fraturas do crânio (deslocamento medial ou lateral), processos neoplásicos e doença de Paget. Essa incidência destina-se a demonstrar o osso frontal com mínima distorção.

Séries do crânio
ROTINA
- AP axial (método de Towne)
- Perfil
- PA axial a 15° (método de Caldwell) ou PA axial cerca de 25 a 30°
- PA

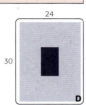

Fatores técnicos
- DFR mínima – 100 cm
- Tamanho do RI – 24 × 30 cm, longitudinal
- Grade
- Faixa de 75 a 85 kVp.

Proteção. Proteger tecidos radiossensíveis fora da região de interesse.

Posicionamento do paciente. Remover todos os objetos metálicos ou de plástico da cabeça e do pescoço do paciente. Realizar a radiografia com o paciente em posição ereta ou em decúbito ventral.

Posicionamento da parte
- Apoiar nariz e testa do paciente contra a superfície da mesa/dispositivo de imagem
- Flexionar o pescoço, para alinhar a **LOM perpendicularmente** ao RI
- Alinhar **PSM perpendicularmente** à linha média da mesa/dispositivo de imagens para impedir rotação ou inclinação da cabeça (MAEs à mesma distância da mesa/superfície do dispositivo de imagem, bilateralmente)
- Centralizar RI ao RC.

RC
- O RC fica perpendicular ao RI (paralelo à LOM) e é centralizado para sair na glabela (Figura 11.116).

Colimação recomendada. Colimar os quatro lados da área de interesse.

Respiração. Suspender respiração durante a exposição.

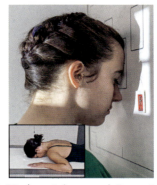

Figura 11.116 PA do crânio – posição ereta e em decúbito ventral (*detalhe*).

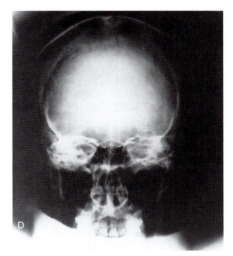

Figura 11.117 PA do crânio.

Critérios de avaliação
Anatomia demonstrada: • Osso frontal, *crista galli*, canais auditivos internos, seios frontal e etmoidal anterior, cristas petrosas, asas maior e menor do esfenoide e dorso da sela são demonstrados (Figuras 11.117 e 11.118).
Posicionamento: • A ausência de rotação é indicada por uma distância igual bilateralmente, partindo da margem lateral da órbita até o córtex lateral do crânio • A porção petrosa do osso temporal preenche as órbitas com as cristas petrosas no nível da MSO • Os processos clinoides posterior e anterior são visualizados imediatamente superiores aos seios etmoidais • Colimação da área de interesse.
Exposição: • Densidade (brilho) e contraste são suficientes para visualizar o osso frontal e as estruturas ósseas adjacentes • Bordas ósseas nítidas indicam **ausência de movimento**.

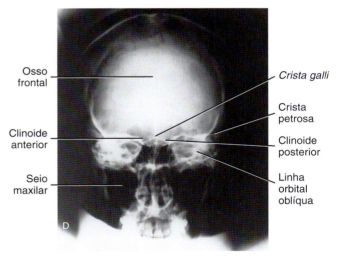

Figura 11.118 PA do crânio.

SÉRIES DO CRÂNIO: INCIDÊNCIA SUBMENTOVERTICAL (SMV)

ADVERTÊNCIA: Descartar a possibilidade de fratura ou subluxação da coluna cervical em paciente com traumatismo antes de tentar essa incidência.

Indicações clínicas
- Patologia óssea avançada nas estruturas do osso temporal (base do crânio)
- Possível fratura da base do crânio.

Séries do crânio
ESPECIAL
- SMV

Fatores técnicos
- DFR mínima – 100 cm
- Tamanho do RI – 24 × 30 cm, longitudinal
- Grade
- Faixa de 75 a 85 kVp.

Proteção. Proteger tecidos radiossensíveis fora da região de interesse.

Posicionamento do paciente. Remover todos os objetos metálicos, de plástico ou outros da cabeça do paciente. Realizar a radiografia com o paciente em posição ereta ou em decúbito ventral.

A posição ereta pode ser obtida com a mesa levantada ou um dispositivo de imagem na posição vertical (Figura 11.119, *detalhe*). Pode-se utilizar também cadeira de rodas que oferece apoio para as costas e proporciona maior estabilidade na manutenção da posição. (Assegurar-se de que as rodas da cadeira estejam travadas antes do posicionamento do paciente.)

Posicionamento da parte
- Levantar o queixo do paciente e hiperestender o pescoço, se possível até a **LIOM estar paralela ao RI** (ver Nota)
- Apoiar a cabeça do paciente no vértice craniano
- Alinhar **PSM perpendicularmente** à linha média da superfície da grade ou da mesa/do dispositivo de imagem, **evitando inclinação ou rotação**.

Decúbito dorsal (supinação). Com o paciente em decúbito dorsal, estender a cabeça dele sobre a extremidade da mesa e sustentar a grade cassete e a cabeça, como mostrado na Figura 11.119, mantendo a **LIOM paralela ao RI** e **perpendicular ao RC**. Usar esponja/travesseiro sob as costas do paciente para apoiar a extensão do pescoço.

Posição ereta. Se o paciente for incapaz de estender o pescoço suficientemente, deve-se compensar angulando o RC para permanecer **perpendicular à LIOM**. Dependendo do equipamento utilizado, o RI pode também ser angulado para manter a relação perpendicular com o RC (p. ex., com um dispositivo de imagem vertical ajustável).

NOTA: Essa posição é bastante desconfortável para os pacientes na posição ereta ou em decúbito dorsal (supinação), por isso deve ser realizada o mais rápido possível.

RC
- O RC é perpendicular à LIOM
- Centralizar o RC cerca de 4 cm inferiormente à sínfise mandibular ou a meia distância entre os gônios (aproximadamente 2 cm anteriores do nível do MAE)
- Centralizar RI ao RC.

Colimação recomendada. Colimar os quatro lados da área de interesse.

Respiração. Suspender respiração.

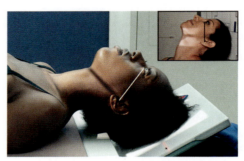

Figura 11.119 Incidência SMV – mesa com grade cassete. (O *detalhe* demonstra o uso do dispositivo de imagem vertical.) RC perpendicular à LIOM.

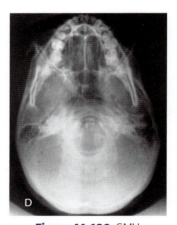

Figura 11.120 SMV.

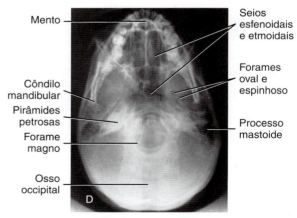

Figura 11.121 SMV.

Critérios de avaliação
Anatomia demonstrada: • Forame oval e espinhoso, mandíbula, seios esfenoidais e etmoidais posteriores, processos mastoides, cristas petrosas, palato duro, forame magno, e osso occipital (Figuras 11.120 e 11.121).
Posicionamento: • Extensão do pescoço e relação entre a LIOM e o RC corretas, conforme indicado pelo mento mandibular anterior aos seios esfenoidais e etmoidais. • Ausência de rotação evidenciada pelo PSM paralelo à margem do RI • Ausência de inclinação evidenciada por uma distância simétrica entre o ramo mandibular e o córtex craniano lateral • Exemplo – se a distância, do lado esquerdo, entre o ramo mandibular e o crânio lateral for maior que a da direita, o ápice craniano está inclinado para a esquerda • Colimação da área de interesse.
Exposição: • Densidade (brilho) e contraste são suficientes para visualizar claramente a delineação dos seios etmoidais e esfenoidais e do forame craniano • Bordas ósseas nítidas indicam a **ausência de movimento**.

SÉRIES DO CRÂNIO: INCIDÊNCIA PA AXIAL
MÉTODO DE HAAS

Indicações clínicas
- Fraturas cranianas (deslocamento medial e lateral), processos neoplásicos e doença de Paget.

Séries do crânio
ESPECIAIS
- SMV
- PA axial (método de Haas)

Trata-se de uma **incidência alternativa** para pacientes que não podem flexionar o pescoço suficientemente para a incidência AP axial (método de Towne). Isso resulta em ampliação da área occipital, mas em doses menores para as estruturas faciais e para a glândula tireoide.

Essa incidência não é recomendável quando o osso occipital for a área de interesse, em razão da ampliação excessiva.

Fatores técnicos
- DFR mínima – 100 cm
- Tamanho do RI – 24 × 30 cm, longitudinal
- Grade
- Faixa de 75 a 90 kVp.

Proteção. Proteger tecidos radiossensíveis fora da região de interesse.

Posicionamento do paciente. Remover todos os objetos metálicos ou de plástico da cabeça e do pescoço do paciente. Realizar a radiografia com o paciente em posição ereta ou em decúbito ventral.

Posicionamento da parte
- Apoiar nariz e testa do paciente contra a superfície da mesa/dispositivo de imagem
- Flexionar o pescoço, trazendo a **LOM perpendicular** ao RI (Figura 11.122)
- Alinhar PSM ao RC e à linha média da grade ou da superfície da mesa/dispositivo de imagem
- Certificar-se da **ausência de rotação ou inclinação** (PSM perpendicular ao RI).

RC
- Angular RC a 25° cranialmente para a LOM
- Centralizar RC com PSM e a 4 cm inferiormente ao ínio, e sair a 4 cm superiormente ao násio
- Centralizar RI ao RC projetado.

Colimação recomendada. Colimar os quatro lados da área de interesse.

Respiração. Suspender a respiração.

Critérios de avaliação
Anatomia demonstrada: • Osso occipital, pirâmides petrosas e forame magno são demonstrados, com o dorso da sela e os processos clinoides posteriores visualizados na sombra do forame magno (Figuras 11.123 e 11.124).
Posicionamento: • A ausência de rotação é evidente, conforme indicado pelas cristas petrosas simétricas • O dorso da sela e os processos clinoides posteriores são visualizados no forame magno, o que indica ângulo correto do RC assim como flexão e extensão do pescoço adequadas • Ausência de inclinação evidenciada pelo posicionamento correto do processo clinoide anterior no meio do forame magno • Colimação da área de interesse.
Exposição: • Densidade (brilho) e contraste são suficientes para visualizar o osso occipital e as estruturas selares no forame magno • Bordas ósseas nítidas indicam ausência de movimentação.

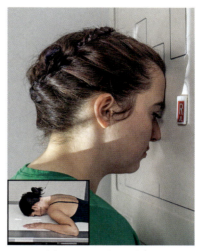

Figura 11.122 PA axial – RC a 25° cranialmente à LOM, posições ereta e em decúbito ventral (*detalhe*).

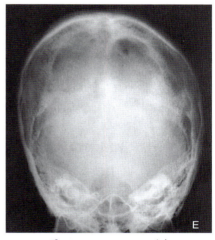

Figura 11.123 PA axial.

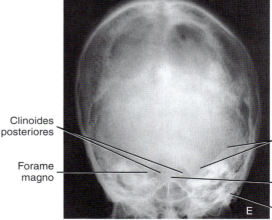

Figura 11.124 PA axial.

OSSOS FACIAIS: POSIÇÃO EM PERFIL – PERFIL ESQUERDO OU DIREITO

Indicações clínicas
- Fraturas e processos neoplásicos ou inflamatórios de ossos faciais, órbitas e mandíbula.

Ossos faciais
ROTINA
- Perfil
- Parietoacantial (método de Waters)
- PA axial (método de Caldwell)

Fatores técnicos
- DFR mínima – 100 cm
- Tamanho do RI – 18 × 24 cm, longitudinal
- Grade
- Faixa de 70 a 85 kVp.

Proteção. Proteger tecidos radiossensíveis fora da região de interesse.

Posicionamento do paciente. Remover todos os objetos metálicos ou de plástico da cabeça e do pescoço do paciente. Posicionar o paciente em semidecúbito ventral ou ereto.

Posicionamento da parte
- Apoiar a lateral da cabeça contra a superfície da mesa ou do dispositivo de imagem vertical, **com o lado de interesse mais próximo ao RI**
- Ajustar a cabeça em **posição de perfil verdadeiro** e o corpo obliquamente, conforme necessário, para o conforto do paciente (palpar posteriormente a protuberância occipital externa e o násio, ou a glabela anteriormente, para garantir que esses dois pontos estejam equidistantes do RI; Figura 11.125)
- Alinhar **PSM paralelo** ao RI
- Alinhar LIP perpendicular ao RI
- Ajustar queixo para trazer a **LIOM perpendicular** à margem frontal do RI.

RC
- Alinhar RC **perpendicular** ao RI
- Centralizar RC ao **osso zigomático (proeminência da bochecha)**, a meia distância entre o ângulo externo do olho e o MAE (Figura 11.126)
- Centralizar RI ao RC.

Colimação recomendada. Colimar os quatro lados da área de interesse.

Respiração. Suspender respiração.

NOTA: Usar o apoio radiolucente sob a cabeça, se necessário, para trazer a linha interpupilar perpendicular ao tampo da mesa, em paciente com tórax largo.

Critérios de avaliação

Anatomia demonstrada: • Ossos faciais sobrepostos, asas maiores do esfenoide, placas (tetos) orbitais, sela túrcica, osso zigomático e mandíbula (Figuras 11.127 e 11.128).
Posicionamento: • Uma imagem em perfil, posicionada com precisão, dos ossos faciais demonstra ausência de rotação ou inclinação • A **rotação** é evidente pela **separação anterior e posterior** das estruturas verticais bilaterais, tais como os ramos mandibulares e asas maiores do esfenoide • A **inclinação** é evidente pela separação superior e inferior dos tetos orbitais (placas) • Colimação da área de interesse.
Exposição: • Contraste e densidade (brilho) são suficientes para visualizar a região maxilar • Bordas ósseas nítidas indicam que **não há movimento**.

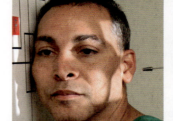
Figura 11.125 Perfil direito – posição ereta.

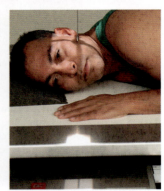
Figura 11.126 Perfil direito – posição em semidecúbito ventral.

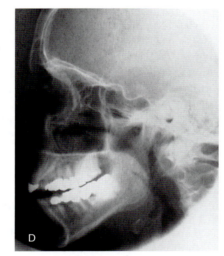
Figura 11.127 Perfil de ossos faciais.

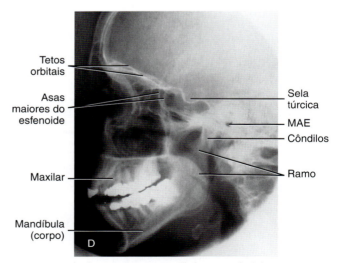
Figura 11.128 Perfil de ossos faciais.

OSSOS FACIAIS: INCIDÊNCIA PARIETOACANTIAL
MÉTODO DE WATERS

Indicações clínicas
- Fraturas (particularmente fraturas trípodes e Le Fort) e processos neoplásicos ou inflamatórios
- Corpos estranhos no olho.

Ossos faciais
ROTINA
- Perfil
- Parietoacantial (método de Waters)
- PA axial (método de Caldwell)

Fatores técnicos
- DFR mínima – 100 cm
- Tamanho do RI – 18 × 24 cm ou 24 × 30 cm, longitudinal
- Grade
- Faixa de 70 a 85 kVp.

Proteção. Proteger tecidos radiossensíveis fora da região de interesse.

Posicionamento do paciente. Remover todos os objetos metálicos ou de plástico da cabeça e do pescoço do paciente. Posicionar o paciente ereto ou em decúbito ventral (a posição ereta é preferível, se a condição do paciente permitir).

Posicionamento da parte
- Estender o pescoço, apoiando o queixo contra a superfície da mesa/dispositivo de imagem vertical
- Ajustar a cabeça até que a **LMM esteja perpendicular ao plano do RI**. A LOM forma um ângulo de 37° com a superfície da mesa/dispositivo de imagem (Figura 11.129)
- Posicionar o **PSM perpendicular** à linha média da grade ou superfície da mesa/dispositivo de imagem, evitando rotação ou inclinação da cabeça. (Um modo de verificar a rotação é palpar os processos mastoides de cada lado e as bordas orbitais laterais com o polegar e os dedos, para garantir que as linhas estejam equidistantes do RI.)

RC
- Alinhar RC perpendicularmente ao RI, para sair no acântio
- Centralizar RI ao RC.

Colimação recomendada. Colime os quatro lados da área de interesse.

Respiração. Suspender respiração.

Critérios de avaliação
Anatomia demonstrada: • MIOs, maxilares, septo nasal, osso zigomático, arco zigomático e espinha nasal anterior.
Posicionamento: • A extensão correta do pescoço demonstra as cristas petrosas (*setas pretas*) imediatamente inferiores aos seios maxilares (Figuras 11.130 e 11.131). • **Ausência de rotação** do paciente indicada por uma distância igual da margem orbital ao córtex lateral do crânio, em cada lado • Colimação da área de interesse.
Exposição: • Contraste e densidade (brilho) suficientes para visualizar região maxilar • Bordas ósseas nítidas indicam **ausência de movimento**.

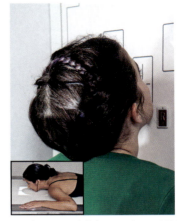

Figura 11.129 Parietoacantial (Waters) – LMM perpendicular (LOM a 37° com o RI) – posições ereta e em decúbito (*detalhe*).

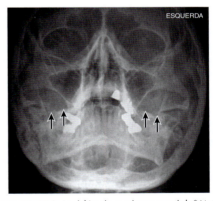

Figura 11.130 Incidência parietoacantial (Waters).

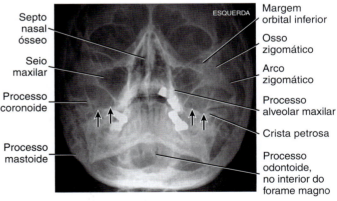

Figura 11.131 Incidência parietoacantial (Waters).

OSSOS FACIAIS: INCIDÊNCIA PA AXIAL
MÉTODO DE CALDWELL

Indicações clínicas
- Fraturas e processos neoplásicos ou inflamatórios dos ossos faciais.

Ossos faciais
ROTINA
- Perfil
- Parietoacantial (método de Waters)
- PA axial (método de Caldwell)

Fatores técnicos
- DFR mínima – 100 cm
- Tamanho do RI – 18 × 24 cm ou 24 × 30 cm, longitudinal
- Grade
- Faixa de 70 a 85 kVp.

Proteção. Proteger tecidos radiossensíveis fora da região de interesse.

Posicionamento do paciente. Remover todos os objetos metálicos ou de plástico da cabeça e do pescoço do paciente. Posicionar o paciente ereto ou em decúbito ventral (a posição ereta é preferível, se a condição do paciente permitir).

Posicionamento da parte
- Apoiar nariz e testa do paciente contra o dispositivo de imagem
- Acomodar o queixo, trazendo a **LOM perpendicular** ao RI
- Alinhar o **PSM perpendicular** à linha média da grade ou superfície da mesa/dispositivo de imagem. Assegurar a **ausência de rotação ou inclinação** da cabeça (Figura 11.132).

RC
- Ângulo do RC a 15° caudais, para sair no násio (ver Nota)
- Centralizar RC ao RI.

Colimação recomendada. Colimar os quatro lados da área de interesse.

Respiração. Suspender respiração.

NOTA: Se a área de interesse for as margens orbitais, usar um ângulo de 30° caudalmente para projetar as cristas petrosas abaixo da MIO. O RC deve sair no nível da porção média das órbitas.

Critérios de avaliação
Anatomia demonstrada: • Margens orbitais superiores, maxilares, septo nasal, ossos zigomáticos e espinha nasal anterior (Figuras 11.133 e 11.134).
Posicionamento: • Posicionamento do paciente e angulação do RC corretos são indicados por cristas petrosas projetadas no **terço inferior das órbitas** com RC a 15° caudalmente. Se as margens orbitais inferiores forem a área de interesse, o ângulo de 30° caudais projeta as cristas petrosas abaixo das MIOs • A **ausência de rotação** do crânio é indicada por uma igual distância da margem orbital até o córtex lateral do crânio (uma distância assimétrica indicaria rotação na direção do RI); as fissuras orbitais superiores ficam simétricas • Colimação da área de interesse.
Exposição: • Contraste e densidade (brilho) suficientes para visualizar a região maxilar e as margens orbitais superiores • Bordas ósseas nítidas indicam **ausência de movimento**.

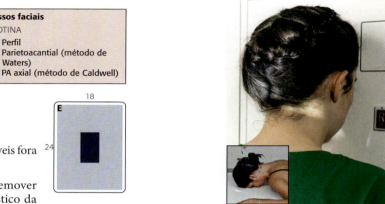

Figura 11.132 PA axial Caldwell – LOM perpendicular, RC a 15° caudalmente, posições ereta e em decúbito ventral (*detalhe*).

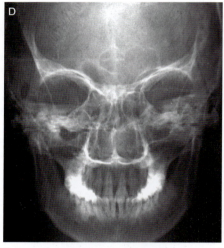

Figura 11.133 PA axial Caldwell – RC a 15°.

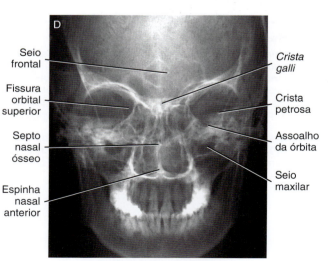

- Seio frontal
- Fissura orbital superior
- Septo nasal ósseo
- Espinha nasal anterior
- *Crista galli*
- Crista petrosa
- Assoalho da órbita
- Seio maxilar

Figura 11.134 PA axial Caldwell – RC a 15°.

OSSOS FACIAIS: INCIDÊNCIA PARIETOACANTIAL MODIFICADA
MÉTODO DE WATERS MODIFICADO

Indicações clínicas
- Fraturas (p. ex., *blowout*) e processos neoplásicos ou inflamatórios
- Corpos estranhos no olho.

Ossos faciais
ESPECIAL
- Parietoacantial modificada (método de Waters modificado)

Fatores técnicos
- DFR mínima – 100 cm
- Tamanho do RI – 18 × 24 cm ou 24 × 30 cm, longitudinal
- Grade
- Faixa de 70 a 85 kVp.

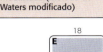

Proteção. Proteger tecidos radiossensíveis fora da região de interesse.

Posicionamento do paciente. Remover todos os objetos metálicos ou de plástico da cabeça e do pescoço do paciente. Posicionar o paciente ereto ou em decúbito ventral (a posição ereta é preferível, se a condição do paciente permitir).

Posicionamento da parte
- Estender o pescoço, apoiando queixo e nariz na superfície da mesa/dispositivo de imagem vertical
- Ajustar a cabeça até a **LLM estar perpendicular**; a LOM forma um ângulo de **55°** com o RI (Figura 11.135)
- Posicionar o **PSM perpendicular** à linha média da grade ou à superfície da mesa/dispositivo de imagem vertical. Assegurar a **ausência de rotação ou inclinação** da cabeça.

RC
- Alinhar RC perpendicular, centralizado para sair no acântio
- Centralizar RI ao RC.

Colimação recomendada. Colimar os quatro lados da área de interesse.

Respiração. Suspender respiração.

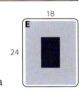

Figura 11.135 Parietoacantial modificada (Waters) – LLM perpendicular (LOM 55°). (O *detalhe* mostra a posição prona.)

Critérios de avaliação
Anatomia demonstrada: • As margens orbitais inferiores são perpendiculares ao RI, o que também fornece uma perspectiva menos distorcida da base orbital do que uma incidência parietoacantial (método de Waters) (Figuras 11.136 e 11.137).
Posicionamento: • A posição/angulação do RC correta é indicada por cristas petrosas projetadas na metade inferior dos seios maxilares, abaixo das MIOs • A **ausência de rotação** do crânio é indicada por uma distância igual da margem orbital ao córtex lateral do crânio • Colimação da área de interesse.
Exposição: • Contraste e densidade (brilho) são suficientes para visualizar as margens orbitais • Bordas ósseas nítidas indicam **ausência de movimentação**.

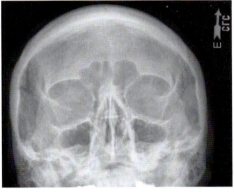

Figura 11.136 Parietoacantial modificada (Waters).

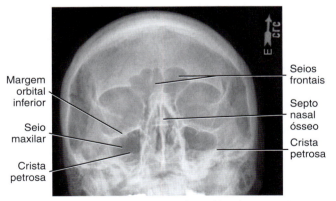

Figura 11.137 Parietoacantial modificada (Waters).

OSSOS NASAIS: POSICIONAMENTO EM PERFIL

Indicações clínicas
- Fraturas do osso nasal.

Ambos os lados devem ser examinados para comparação; quanto mais próximo ao RI, o lado é mais bem demonstrado.

Ossos nasais
ROTINA
- Perfil
- Parietoacantial (método de Waters)

Fatores técnicos
- DFR mínima – 100 cm
- Tamanho do RI – 18 × 24 cm, transversal
- Sem grade
- Faixa de 65 a 80 kVp.

Proteção. Proteger tecidos radiossensíveis fora da região de interesse.

Posicionamento do paciente. Remover todos os objetos metálicos ou de plástico da cabeça e do pescoço do paciente. Posicionar o paciente ereto ou em decúbito ventral.

Posicionamento da parte
- Apoiar lateralmente a cabeça contra a mesa/superfície do dispositivo de imagem vertical, com o lado de interesse mais próximo ao RI
- Posicionar ossos nasais para centralizá-los no RI
- Ajustar cabeça na **posição de perfil verdadeiro** e corpo obliquamente, conforme necessário, para conforto do paciente (colocar um bloco esponjoso sob o queixo, se necessário) (Figura 11.138)
- Alinhar o **PSM paralelamente** à superfície da mesa/dispositivo de imagem vertical
- Alinhar a **LIP perpendicular** à superfície da mesa/dispositivo de imagem vertical
- Posicionar a **LIOM perpendicular** à margem frontal do RI.

RC
- Alinhar RC perpendicular ao RI
- Centralizar RC a cerca de 1,25 cm inferiormente ao násio.

Colimação recomendada. Colimar todos os lados até 5 cm do osso nasal.

Respiração. Suspender respiração.

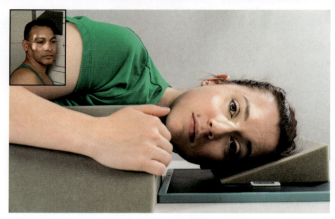

Figura 11.138 Ossos nasais – perfil esquerdo – posição em semidecúbito ventral e ereta (*detalhe*).

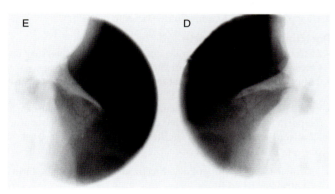

Figura 11.139 Perfil (E e D).

Critérios de avaliação
Anatomia demonstrada: • Ossos nasais com as estruturas dos tecidos moles, a sutura frontonasal e a espinha nasal anterior (Figura 11.139).
Posicionamento: • Ossos nasais são demonstrados **sem rotação** • Colimação para a área de interesse.
Exposição: • Contraste e densidade (brilho) são suficientes para visualizar osso e estruturas de tecidos moles • Estruturas ósseas nítidas indicam **ausência de movimento**.

OSSOS NASAIS: INCIDÊNCIA SUPEROINFERIOR TANGENCIAL (AXIAL)

Indicações clínicas
- Fraturas do osso nasal (deslocamento mediolateral).

Ossos nasais
ESPECIAL
- Superoinferior tangencial (axial)

Fatores técnicos
- DFR mínima – 100 cm
- Tamanho do RI – 18 × 24 cm, transversal
- Sem grade
- Faixa de 65 a 80 kVp.

Proteção. Proteger tecidos radiossensíveis fora da região de interesse.

Posicionamento do paciente. O paciente deve estar sentado ereto em uma cadeira na extremidade da mesa ou em decúbito ventral sobre a mesa.

Posicionamento da parte
- Estender e apoiar o queixo no RI. Colocar um apoio inclinado sob o RI, tal como demonstrado, para que o **RI esteja perpendicular à LGA** (Figura 11.140)
- Alinhar **PSM** perpendicular ao RC e à linha média do RI.

RC
- Centralizar o RC ao násio e angular, se necessário, para assegurar que esteja **paralelo à LGA**. (O RC deve apenas encostar na glabela e nos dentes frontais anterossuperiores.)

Colimação recomendada. Colime todos os lados do osso nasal.

Respiração. Suspender respiração.

Critérios de avaliação
Anatomia demonstrada: • Incidência tangencial dos ossos nasais médios e distais (com mínima sobreposição da glabela ou da crista alveolar), e tecidos moles nasais (Figuras 11.141 e 11.142). As cristas petrosas estão inferiores aos seios maxilares.
Posicionamento: • A ausência de rotação do paciente é evidente e indicada por uma distância igual da espinha nasal anterior às fronteiras dos tecidos moles exteriores de cada lado • A posição do pescoço incorreta é indicada pela visualização da crista alveolar (extensão excessiva) ou visualização demasiada da glabela (flexão excessiva).
Exposição: • Contraste e densidade (brilho) suficientes para visualizar ossos e tecidos moles nasais • Bordas ósseas nítidas indicam **ausência de movimento**.

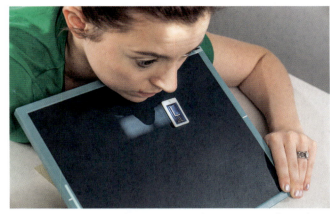

Figura 11.140 Incidência superoinferior tangencial (axial).

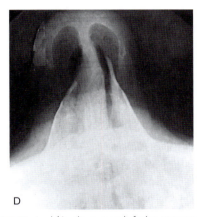

Figura 11.141 Incidência superoinferior tangencial (axial).

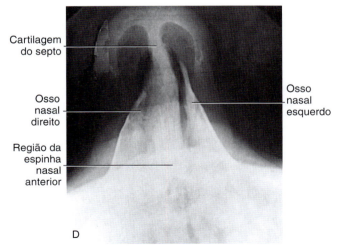

Figura 11.142 Incidência superoinferior tangencial (axial).

ARCOS ZIGOMÁTICOS: INCIDÊNCIA SUBMENTOVERTICAL (SMV)

Indicações clínicas
- Fraturas do arco zigomático
- Processos neoplásicos ou inflamatórios.

Arcos zigomáticos
ROTINA
- SMV
- Inferossuperior oblíqua (tangencial)
- AP axial (método de Towne modificado)

Fatores técnicos
- DFR mínima – 100 cm
- Tamanho do RI – 18 × 24 cm, transversal
- Com ou sem grade
- Faixa de 75 a 85 kVp.

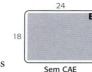

Proteção. Proteger tecidos radiossensíveis fora da região de interesse.

Posicionamento do paciente. Remover todos os objetos metálicos ou de plástico da cabeça e do pescoço do paciente. Posicionar o paciente ereto ou em decúbito dorsal.

Posicionamento da parte
- Levantar o queixo, hiperestender o pescoço até que a **LIOM esteja paralela** ao RI (ver Nota 1)
- Apoiar a cabeça no vértice craniano
- Alinhar **PSM perpendicular** à linha média da grade ou da superfície da mesa/dispositivo de imagem vertical, **evitando qualquer inclinação ou rotação**.

RC
- Alinhar RC **perpendicular** ao RI (ver Nota 2)
- Centralizar RC a **meia distância entre os arcos zigomáticos**, no **nível de aproximadamente 4 cm abaixo da sínfise mandibular**
- Centralizar RI no RC, com o plano do RI paralelo ao da LIOM.

Colimação recomendada. Colimar as margens externas dos arcos zigomáticos.

Respiração. Suspender respiração.

NOTA 1: Essa posição é muito desconfortável para o paciente; deve-se concluir a incidência o mais rapidamente possível.

NOTA 2: Se o paciente for incapaz de estender o pescoço adequadamente, angular o **RC perpendicular à LIOM**. Se o equipamento permitir, deve-se angular o RI para manter o RC perpendicular ao RI (Figura 11.143, detalhe).

Critérios de avaliação
Anatomia demonstrada: • Os arcos zigomáticos são demonstrados lateralmente em cada ramo mandibular (Figuras 11.144 e 11.145).
Posicionamento: • Relação entre LIOM e RC correta, indicada pela sobreposição da sínfise mandibular ao osso frontal • **Ausência de rotação** do paciente indicada pelos arcos zigomáticos visualizados de modo simétrico • Colimação da área de interesse.
Exposição: • Contraste e densidade suficientes (brilho) para visualizar os arcos zigomáticos • Bordas ósseas nítidas indicam **ausência de movimento**.

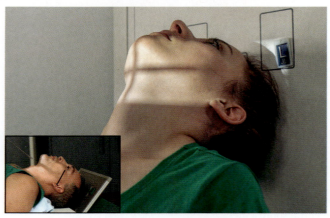

Figura 11.143 Incidência SMV, em posições ereta e em decúbito dorsal (*detalhe*) – LIOM paralela ao RI; RC perpendicular à LIOM.

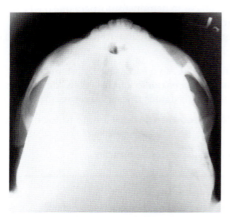

Figura 11.144 Incidência SMV.

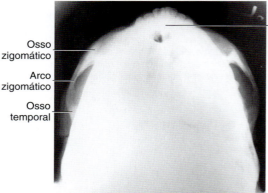

Figura 11.145 Incidência SMV.

ARCOS ZIGOMÁTICOS: INCIDÊNCIA INFEROSSUPERIOR OBLÍQUA (TANGENCIAL)

Indicações clínicas
- Fraturas do arco zigomático
- Especialmente útil para depressão nos arcos zigomáticos causada por traumatismo ou morfologia craniana.

Arcos zigomáticos
ROTINA
- SMV
- Inferossuperior oblíqua (tangencial)
- AP axial (método de Towne modificado)

Geralmente, são realizadas radiografias de ambos os lados para comparação.

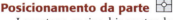

Fatores técnicos
- DFR mínima – 100 cm
- Tamanho do RI – 18 × 24 cm, longitudinal
- Com ou sem grade
- Faixa de 70 a 85 kVp
- Controle automático de exposição (CAE) não recomendado.

Proteção. Proteger tecidos radiossensíveis fora da região de interesse.

Posicionamento do paciente. Remover todos os objetos metálicos ou de plástico da cabeça e do pescoço do paciente. Posicionar o paciente em decúbito dorsal ou ereto, que é o mais fácil para ele; pode ser realizada com a mesa ereta ou com o dispositivo de imagem vertical.

Posicionamento da parte
- Levantar o queixo, hiperestendendo o pescoço, até que a **LIOM esteja paralela** ao RI (ver Nota 1)
- Apoiar a cabeça no vértice craniano
- Girar a cabeça a 15° para o lado a ser examinado; também inclinar o queixo a 15° para o lado de interesse (Figura 11.146).

RC
- Alinhar RC perpendicular ao RI e à LIOM (ver Nota 2)
- Centralizar RC no arco zigomático de interesse (o RC encosta no ramo mandibular, passando através do arco, e encosta na eminência parietal do lado inferior)
- Ajustar RI paralelo à LIOM e perpendicular ao RC.

Colimação recomendada. Colimar cuidadosamente osso e arcos zigomáticos.

Respiração. Suspender respiração.

NOTA 1: Essa posição é muito desconfortável para o paciente; deve-se concluir a incidência o mais rapidamente possível.

NOTA 2: Se o paciente for incapaz de estender o pescoço adequadamente, angular o RC perpendicular à LIOM. Se o equipamento permitir, deve-se angular RI para manter o RC **perpendicular ao RI**.

Critérios de avaliação
Anatomia demonstrada: • Um único arco zigomático, livre de sobreposição, é mostrado (Figuras 11.147 e 11.148).
Posicionamento: • A posição correta do paciente proporciona a demonstração do arco zigomático, sem sobreposição do osso parietal ou da mandíbula • Colimação da área de interesse.
Exposição: • Contraste e densidade (brilho) suficientes para visualizar o arco zigomático • Bordas ósseas nítidas indicam **ausência de movimento**.

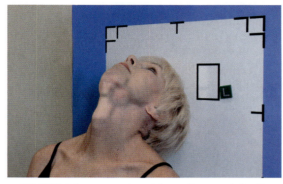

Figura 11.146 Inferossuperior oblíqua (tangencial), dispositivo de imagem vertical (15° de inclinação, 15° de rotação, RC perpendicular à LIOM).

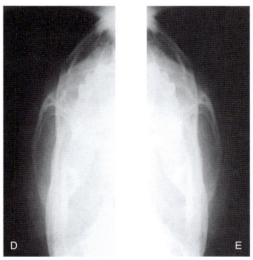

Figura 11.147 Inferossuperior oblíqua (tangencial).

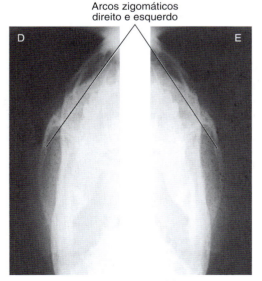

Figura 11.148 Inferossuperior oblíqua (tangencial).

ARCOS ZIGOMÁTICOS: INCIDÊNCIA AP AXIAL

MÉTODO DE TOWNE MODIFICADO

Indicações clínicas
- Fraturas e processos neoplásicos ou inflamatórios nos arcos zigomáticos.

Arcos zigomáticos
ROTINA
- SMV
- Inferossuperior oblíqua (tangencial)
- AP axial (método de Towne modificado)

Fatores técnicos
- DFR mínima – 100 cm
- Tamanho do RI – 18 × 24 cm, transversal
- Grade
- Faixa de 70 a 85 kVp
- CAE não recomendado.

Proteção. Proteger tecidos radiossensíveis fora da região de interesse.

Posicionamento do paciente. Remover todos os objetos metálicos ou de plástico da cabeça e do pescoço do paciente. Posicionar o paciente ereto ou em decúbito dorsal.

Posicionamento da parte
- Apoiar o crânio posterior do paciente contra a superfície da mesa/dispositivo de imagem vertical
- Rebaixar o queixo, trazendo **a LOM ou a LIOM perpendicular** ao RI (ver Nota)
- Alinhar **PSM perpendicular** à linha média da grade ou superfície da mesa/dispositivo de imagem vertical, para **impedir a rotação ou inclinação da cabeça** (Figura 11.149).

RC
- Angular RC a 30° caudalmente à LOM ou a 37° à LIOM (ver Nota)
- Centralizar o RC a 2,5 cm acima do násio (para passar pelos arcos médios) no nível do gônio
- Centralizar RI ao RC projetado.

Colimação recomendada. Colimar as margens exteriores dos arcos zigomáticos.

Respiração. Suspender respiração.

NOTA: Se o paciente for incapaz de rebaixar o queixo suficientemente para trazer a LOM perpendicular ao RI, a **LIOM** pode ser colocada perpendicularmente ao RI, e o ângulo do RC, aumentado para 37° caudalmente. Esse posicionamento mantém o ângulo de 30° entre a LOM e o RC, e demonstra as mesmas relações anatômicas. (Percebe-se uma diferença de 7 a 8° entre a LOM e a LIOM.)

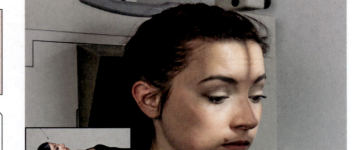

Figura 11.149 AP axial – arcos zigomáticos – **RC a 30° em relação à LOM** (37° em relação à LIOM), posições ereta e em decúbito dorsal (*detalhe*).

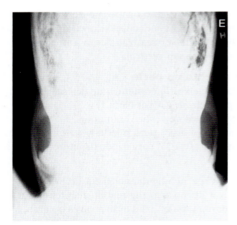

Figura 11.150 AP axial.

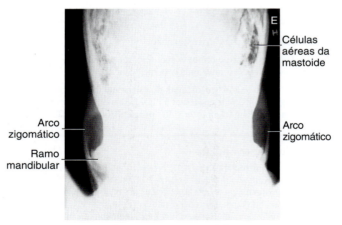

Figura 11.151 AP axial.

Critérios de avaliação

Anatomia demonstrada: • Arcos zigomáticos bilaterais, livres de sobreposição, são demonstrados (Figuras 11.150 e 11.151).
Posicionamento: • Arcos zigomáticos são visualizados **sem rotação do paciente**, conforme indicado pela aparência de arcos simétricos bilateralmente • Colimação da área de interesse.
Exposição: • Contraste e densidade (brilho) suficientes para visualizar os arcos zigomáticos • Bordas ósseas nítidas indicam ausência de movimentação.

FORAMES ÓPTICOS: INCIDÊNCIA PARIETO-ORBITAL OBLÍQUA

MÉTODO DE RHESE

Indicações clínicas
- Anormalidades ósseas do forame óptico
- Demonstrar margens laterais das órbitas e corpos estranhos dentro do olho.

A TC é a modalidade preferida para uma investigação detalhada do forame óptico. As radiografias de ambos os lados são geralmente obtidas para comparação. Essa incidência também pode produzir uma excelente imagem das margens orbitais lateral média e inferior.

Forames ópticos
ROTINA
- Parieto-orbital oblíqua (método de Rhese)
- Parietoacantial (método de Waters)

ESPECIAL
- Parietoacantial modificada (método de Waters modificado)

Fatores técnicos
- DFR mínima – 100 cm
- Tamanho do RI – 18 × 24 cm, transversal
- Grade
- Faixa de 70 a 85 kVp
- CAE não recomendado.

Proteção. Proteger tecidos radiossensíveis fora da região de interesse.

Posicionamento do paciente. Remover todos os objetos metálicos ou de plástico da cabeça e do pescoço do paciente. Posicionar o paciente ereto ou em decúbito ventral.

Posicionamento da parte
- Como ponto de referência inicial, colocar a cabeça do paciente em posição prona, com PSM perpendicular ao RI. Ajustar a flexão e a extensão de modo que a LAM esteja perpendicular ao RI. Ajustar a cabeça do paciente para que queixo, bochecha e nariz toquem a superfície da mesa/dispositivo de imagem vertical (essa posição é historicamente conhecida como "aterrissagem em 3 pontos")
- Girar a cabeça a 37° para o lado afetado. O ângulo formado entre o PSM e o plano do RI mede 53° (Figura 11.152). (Um indicador de ângulo deve ser utilizado para obter um ângulo de 37° preciso do RC ao PSM.)

RC
- Alinhar RC **perpendicular** ao RI, na porção média da **órbita**.

Colimação recomendada. Colimar todos os lados para obter um campo de tamanho aproximado de 7,5 cm.

Respiração. Suspender a respiração durante a exposição.

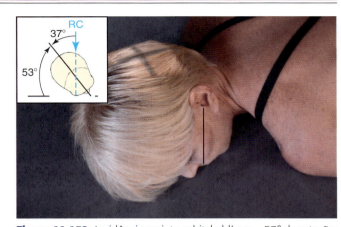

Figura 11.152 Incidência parieto-orbital oblíqua – 53° de rotação; LAM perpendicular; RC perpendicular.

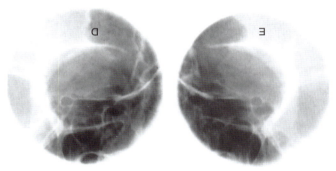

Figura 11.153 Incidência parieto-orbital oblíqua bilateral.

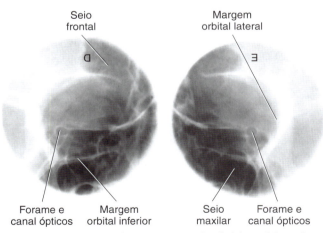

Figura 11.154 Incidência parieto-orbital oblíqua bilateral.

Critérios de avaliação
Anatomia demonstrada: • Incidência não distorcida do forame óptico • Margens orbitais laterais são demonstradas (Figuras 11.153 e 11.154).
Posicionamento: • O posicionamento preciso projeta o forame óptico para o quadrante inferior externo da órbita • Um bom posicionamento resulta da LAM corretamente colocada, perpendicular ao RI, e da rotação correta do crânio • Colimação da área de interesse.
Exposição: • Contraste e densidade (brilho) suficientes para visualizar o forame óptico • Bordas ósseas nítidas indicam **ausência de movimento**.

MANDÍBULA: INCIDÊNCIA AXIOLATERAL OU AXIOLATERAL OBLÍQUA

Indicações clínicas
- Fraturas e processos neoplásicos ou inflamatórios da mandíbula.

Ambos os lados da mandíbula são examinados para comparação.

Mandíbula
ROTINA
- Axiolateral ou axiolateral oblíqua
- PA (ou PA axial)
- AP axial (método de Towne)

Fatores técnicos
- DFR mínima – 100 cm
- Tamanho do RI – 18 × 24 cm ou 24 × 30 cm, transversal
- Grade (em geral, realizada sem grade)
- Faixa de 70 a 85 kVp
- CAE não utilizado.

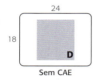

Proteção. Proteger tecidos radiossensíveis fora da região de interesse.

Posicionamento do paciente. Remover todos os objetos metálicos ou de plástico da cabeça e do pescoço do paciente. Se usar a posição supina (decúbito dorsal) para pacientes vítimas de traumatismo, colocar RI sobre uma esponja para minimizar a distância objeto-receptor de imagem (DOR) (Figura 11.155). Para a posição ereta, colocar a região de interesse contra o *bucky* mural e paralelo ao RI (Figura 11.156). Para a incidência de traumatismo com feixe horizontal, colocar o RI (e a grade, se utilizada) paralelo à mandíbula (Figura 11.157).

Posicionamento da parte
- Colocar a cabeça em posição de perfil verdadeiro, com o lado de interesse contra o RI
- Se possível, a boca do paciente deve ficar fechada e os dentes, unidos
- Estender o pescoço levemente, para evitar a superposição do gônio à coluna cervical
- Girar a cabeça na direção do RI (para incidência axiolateral oblíqua), de modo a colocar a área mandibular de interesse paralela a ele. O grau de rotação/obliquidade depende da parte da mandíbula que é de interesse
- A cabeça em posição de **perfil verdadeiro** demonstra melhor o **ramo**
- Rotação de **10 a 15°** fornece **visão geral** melhor da mandíbula
- Rotação de **30°** em direção ao RI demonstra melhor o **corpo**
- Rotação de **45°** demonstra melhor o **mento**.

RC
- Três métodos são sugeridos para a demonstração da região de interesse específica da mandíbula (o lado mais próximo ao RI), sem superposição do lado oposto:
  1. Angular o RC a 25° cranialmente, partindo da LIP, para a incidência para traumatismo com feixe horizontal
  2. Usar uma combinação de inclinação na cabeça e no ângulo do RC que não exceda 25° cranialmente (p. ex., angular o tubo a 10° cranialmente e adicionar 15° de inclinação da cabeça na direção do RI)
  3. Empregar 25° de inclinação da cabeça na direção do RI e usar o RC perpendicularmente
- Alinhar RC para sair na região mandibular de interesse
- Centralizar RI ao RC projetado.

Colimação recomendada. Colimar os quatro lados da área de interesse.

Respiração. Suspender a respiração.

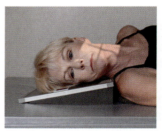

Figura 11.155 Semidecúbito dorsal – apoio de esponja de 15° e RC em ângulo de 10° cranialmente.

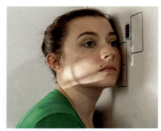

Figura 11.156 Posição ereta a cerca de 10 a 15° de rotação da cabeça em direção ao RI e RC em ângulo de 10° cranialmente.

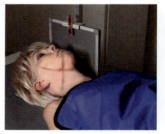

Figura 11.157 Incidência para traumatismo com feixe horizontal – **ângulo de 25° cranialmente**; perfil esquerdo.

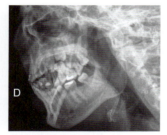

Figura 11.158 Axiolateral oblíqua (visão geral).

Critérios de avaliação

Anatomia demonstrada: • Ramos, processos condilar e coronoide, corpo e mento da mandíbula mais próximos ao RI são demonstrados (Figuras 11.158 e 11.159).
Posicionamento: • A aparência da posição/imagem do paciente depende das estruturas submetidas ao exame • Para o ramo e o corpo, o ramo de interesse é demonstrado **sem sobreposição** do lado oposto da mandíbula (o que indica a angulação correta do RC) • **Não deve ocorrer sobreposição** da coluna cervical pelo ramo (indicando extensão suficiente de pescoço) • O ramo e o corpo devem ser demonstrados sem encurtamento (mostrando a rotação correta da cabeça) • A área de interesse é demonstrada com sobreposição e encurtamento mínimos • **Colimação** da área de interesse.
Exposição: • Contraste e densidade (brilho) são suficientes para visualizar a área mandibular de interesse • Bordas ósseas nítidas indicam **ausência de movimento**.

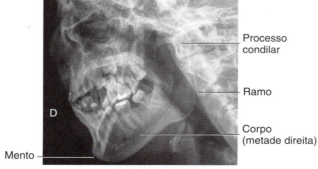

Figura 11.159 Axiolateral oblíqua (visão geral).

Labels: Processo condilar, Ramo, Corpo (metade direita), Mento

CAPÍTULO 11 | CRÂNIO, OSSOS FACIAIS E SEIOS PARANASAIS   433

MANDÍBULA: INCIDÊNCIA PA OU PA AXIAL

Indicações clínicas
- Fraturas
- Processos neoplásicos ou inflamatórios.

A PA axial opcional demonstra melhor os ramos próximos e a perspectiva alongada dos processos condiloides.

Mandíbula
ROTINA
- Axiolateral oblíqua
- PA (ou PA axial)
- AP axial (método de Towne)

Fatores técnicos
- DFR mínima – 100 cm
- Tamanho do RI – 18 × 24 cm ou 24 × 30 cm, longitudinal
- Grade
- Faixa de 75 a 90 kVp.

Proteção. Proteger tecidos radiossensíveis fora da região de interesse.

Posicionamento do paciente. Remover todos os objetos metálicos ou de plástico da cabeça e do pescoço do paciente. Posicionar o paciente ereto ou em decúbito ventral.

Posicionamento da parte
- Apoiar testa e nariz do paciente na superfície da mesa/dispositivo de imagem vertical (Figura 11.160)
- Rebaixar queixo, trazendo a **LOM perpendicular** ao RI (ver Nota)
- Alinhar o **PSM perpendicular** à linha média da grade, ou superfície da mesa/dispositivo de imagem (assegurando que **não haja rotação ou inclinação** da cabeça)
- Centralizar RI projetado ao RC (na junção dos lábios).

RC
- PA: alinhar RC perpendicular ao RI, centralizado para sair na junção dos lábios. Para pacientes com traumatismo, essa posição é melhor executada em decúbito dorsal (supinação)
- PA axial opcional: angular RC cerca de 20 a 25° cranialmente, centralizado para sair no acântio.

Colimação recomendada. Colimar os quatro lados da área de interesse.

Respiração. Suspender respiração.

NOTA: Para obter a verdadeira incidência PA do corpo (se esta for a área de interesse), levantar o queixo para trazer a LAM perpendicular ao RI.

Critérios de avaliação
Anatomia demonstrada: • PA – ramos mandibulares e porção lateral do corpo são visíveis (Figura 11.161) • **PA axial opcional** – região da ATM e os côndilos mandibulares são visíveis através dos processos mastoides; processos condiloides são bem visualizados (ligeiramente alongados) (Figura 11.162).
Posicionamento: • Ausência de rotação do paciente, conforme indicado pelos ramos mandibulares visualizados simetricamente, laterais à coluna vertebral cervical • O corpo médio e o mento são fracamente visualizados, sobrepostos à coluna cervical • Colimação da área de interesse.
Exposição: • Contraste e densidade (brilho) são suficientes para visualizar o corpo mandibular e os ramos • Bordas ósseas nítidas indicam **ausência de movimento**.

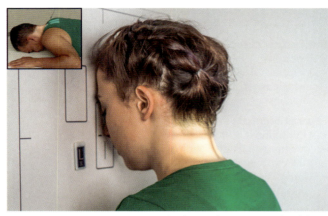

Figura 11.160 PA – RC perpendicular, saída na junção dos lábios. *Detalhe*, PA axial opcional – RC 20 a 25° cranialmente, saída no acântio.

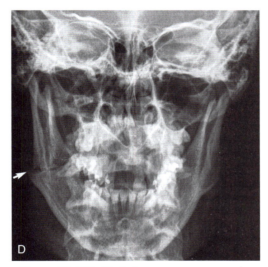

Figura 11.161 PA; fratura no ramo esquerdo.

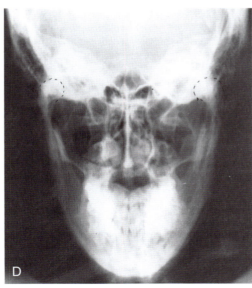

Figura 11.162 PA axial opcional – RC de 20 a 25° cranialmente.

MANDÍBULA: INCIDÊNCIA AP AXIAL
MÉTODO DE TOWNE

Indicações clínicas
- Fraturas
- Processos neoplásicos ou inflamatórios nos processos condiloides da mandíbula.

Mandíbula
ESPECIAIS
- SMV
- Ortopantomografia (mandíbula ou ATMs, ou ambas)

Fatores técnicos
- DFR mínima – 100 cm
- Tamanho do RI – 18 × 24 cm ou 24 × 30 cm, longitudinal
- Grade
- Faixa de 75 a 90 kVp.

Proteção. Proteger tecidos radiossensíveis fora da região de interesse.

Posicionamento do paciente. Remover todos os objetos metálicos ou de plástico da cabeça e do pescoço do paciente. Posicionar o paciente ereto ou em decúbito dorsal.

Posicionamento da parte
- Apoiar o crânio posterior do paciente na superfície da mesa/dispositivo de imagem vertical
- Rebaixar o queixo, trazendo a **LOM perpendicular** ao RI, ou colocar a LIOM perpendicular e ajustar o ângulo do RC em conformidade (ver Nota)
- Alinhar o **PSM perpendicular** à linha média da grade ou da superfície da mesa/dispositivo de imagem vertical para impedir rotação ou inclinação da cabeça.

RC
- Angular RC a 35° caudalmente se a LOM estiver perpendicular ao RI, ou 42° caudalmente se a LIOM estiver perpendicular ao RI (ver Nota)
- Centralizar RC 2,5 cm acima da glabela
- Centralizar RI ao RC.

Colimação recomendada. Colimar os quatro lados da área de interesse.

Respiração. Suspender respiração.

NOTA: Se o paciente não for capaz de trazer a LOM perpendicular ao RI, deve-se alinhar a LIOM perpendicularmente e aumentar o ângulo de 35° do RC em 7° para 42° caudalmente (Figura 11.163). Se a área de interesse consistir nas TMs, aumentar o ângulo do RC para 40° em relação à LOM para reduzir a sobreposição das TMs e das porções mastóideas do osso temporal.

Critérios de avaliação
Anatomia demonstrada: • Processos condiloides da mandíbula e TMs.
Posicionamento: • A imagem posicionada corretamente **sem rotação** demonstra o seguinte: processos condiloides visualizados simetricamente; clara visualização da cabeça mandibular/relação entre as TMs, com sobreposição mínima destas e das porções mastóideas do osso temporal (Figuras 11.164 e 11.165) • Colimação da área de interesse.
Exposição: • Contraste e densidade (brilho) são suficientes para visualizar processos condiloides e TM • **Ausência de movimento**, conforme indicado pelas bordas ósseas nítidas.

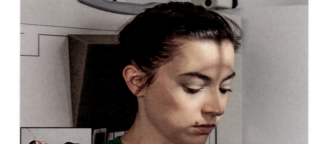

Figura 11.163 PA axial – RC em ângulo de 35 a 40° em relação à LOM, posições ereta e em decúbito dorsal (*detalhe*).

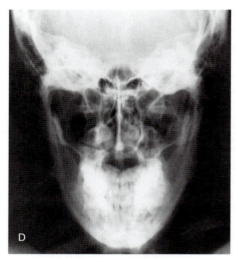

Figura 11.164 PA axial – mandíbula.

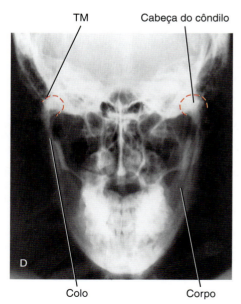

Figura 11.165 PA axial – mandíbula.

MANDÍBULA: INCIDÊNCIA SUBMENTOVERTICAL (SMV)

Indicações clínicas
- Fraturas e processos neoplásicos ou inflamatórios da mandíbula.

Mandíbula
ESPECIAIS
- SMV
- Ortopantomografia (mandíbula ou ATM, ou ambas)

Fatores técnicos
- DFR mínima – 100 cm
- Tamanho do RI – 18 × 24 cm ou 24 × 30 cm, longitudinal
- Grade
- Faixa de 80 a 95 kVp.

Proteção. Proteger tecidos radiossensíveis fora da região de interesse.

Posicionamento do paciente. Remover todos os objetos metálicos ou de plástico da cabeça e do pescoço do paciente. Posicionar o paciente ereto ou em decúbito dorsal (a posição ereta é preferível, se a condição do paciente permitir). A posição ereta pode ser realizada com um dispositivo de imagem vertical (Figura 11.166).

Posicionamento da parte
- Hiperestender o pescoço até a **LIOM estar paralela** ao RI
- Apoiar a cabeça no vértice do crânio
- Alinhar **PSM perpendicular** à linha média da grade ou superfície da mesa/dispositivo de imagem vertical, para impedir rotação ou inclinação da cabeça.

RC
- Alinhar RC perpendicular ao RI ou à LIOM (ver Nota)
- Centralizar RC no ponto intermediário entre os ângulos da mandíbula ou a um nível de cerca de 4 cm abaixo da sínfise mandibular
- Centralizar RI no RC projetado.

Colimação recomendada. Colimar os quatro lados da área de interesse.

Respiração. Suspender respiração.

NOTA: Se o paciente for incapaz de estender o pescoço suficientemente, angular o tubo para alinhar o RC **perpendicular à LIOM**. Essa posição é muito desconfortável para o paciente; deve-se concluir a incidência o mais rapidamente possível.

Critérios de avaliação
Anatomia demonstrada: • Mandíbula inteira e processos coronoide e condilar são demonstrados (Figuras 11.167 e 11.168).
Posicionamento: • A extensão correta do pescoço é indicada pela sínfise mandibular sobrepondo-se ao osso frontal; e pelos côndilos mandibulares projetados anteriormente às cristas petrosas • **Ausência de rotação ou inclinação** do paciente indicada pela falta de inclinação, conforme evidenciado por distância igual entre a mandíbula e a margem lateral do crânio; não há rotação, conforme evidenciado pelos processos condilares mandibulares simétricos • **Colimação** da área de interesse.
Exposição: • Contraste e densidade (brilho) são suficientes para visualizar a mandíbula sobreposta ao crânio • Bordas ósseas nítidas indicam **ausência de movimento**.

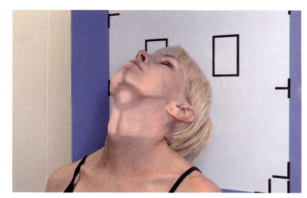

Figura 11.166 SMV – mandíbula.

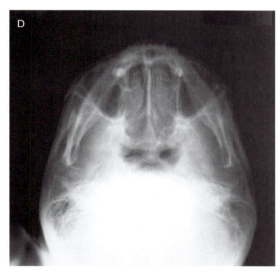

Figura 11.167 SMV – mandíbula.

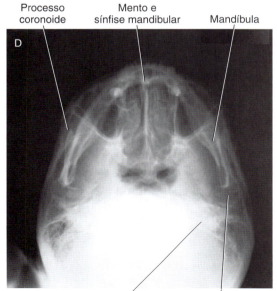

Processo coronoide — Mento e sínfise mandibular — Mandíbula
Pirâmides petrosas — Processo condiloide (inclui cabeça e pescoço)

Figura 11.168 SMV – mandíbula.

MANDÍBULA: ORTOPANTOMOTOGRAFIA – TOMOGRAFIA PANORÂMICA

Indicações clínicas
- Fraturas e processos neoplásicos ou inflamatórios da mandíbula
- Avaliação pré-cirúrgica antes de transplantes de medula óssea.

Mandíbula
ROTINA
- Oblíqua axiolateral
- PA (ou PA axial)
- AP axial (método de Towne)

Fatores técnicos (sistemas radiográficos convencionais)
- Tamanho do RI – 23 × 30 cm, transversal
- Cassete sem grade curva ou detector digital
- Faixa de 70 a 85 kVp.

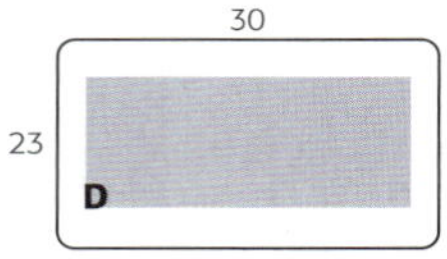

Preparação da unidade
- Fixar RI na unidade panorâmica
- Posicionar tubo e RI na posição inicial
- Elevar o apoio do queixo para aproximadamente o mesmo nível do queixo do paciente.

Proteção. Colocar o avental de chumbo, do tipo colete, em torno do paciente.

Posicionamento do paciente
- Remover todos os objetos metálicos ou de plástico da cabeça e do pescoço do paciente
- Explicar ao paciente como o tubo e o RI giram, e o intervalo de tempo necessário para a exposição
- Guiar o paciente na unidade, apoiando o queixo dele no mordedor (Figura 11.169)
- Posicionar o corpo do paciente, a cabeça e o pescoço, conforme demonstrado nas Figuras 11.170 e 11.171. Não permitir que a cabeça e o pescoço sejam estirados para a frente (Figura 11.172); manter o paciente em pé, com a coluna reta e os quadris para a frente.

Posicionamento da parte
- Ajustar a altura do apoio do queixo até a **LIOM estar alinhada paralelamente ao assoalho**. O plano oclusal (plano da superfície cortante dos dentes) diminui 10° de posterior para anterior
- Alinhar **PSM** com o eixo vertical ao apoio do queixo
- Posicionar o mordedor entre os dentes da frente do paciente (ver Nota)
- Instruir o paciente para unir os lábios e posicionar a língua no céu da boca.

RC
- O RC é fixo, direcionado levemente cranial para projetar estruturas anatômicas posicionadas na mesma altura, uma sobre outra
- DFR fixa, por unidade panorâmica.

Colimação recomendada. Um estreito diafragma de fenda vertical está ligado ao tubo, permitindo a colimação.

NOTA: Quando as ATMs são de interesse, uma segunda imagem panorâmica é realizada com a boca aberta. Isso requer a colocação de um mordedor maior entre os dentes do paciente.

Ortopantomografia digital. O primeiro sistema de **ortopantomografia** digital foi desenvolvido em 1995. Desde 1997, os sistemas digitais de ortopantomografia vêm substituindo os sistemas analógicos. Esses sistemas não necessitam de cassete ou processamento químico das imagens. Usam detector digital ou fósforo fotoestimulável para converter o sinal analógico em uma imagem digitalizada. Uma das principais vantagens desse método sobre sistemas à base de filmes é o aumento da latitude de exposição e menos repetições de estudos, o que leva à redução de custos e de exposição do paciente (ver Figuras 11.169 e 11.171).

Vantagens da ortopantomografia em comparação com o posicionamento convencional da mandíbula
- Imagem mais detalhada da mandíbula, da ATM, dos ossos faciais e dos dentes
- Baixa dose de radiação no paciente (a colimação reduz a exposição dos olhos e da glândula tireoide)
- Conveniência do exame para o paciente (a posição fornece visualização panorâmica de toda a mandíbula)
- Capacidade de obter imagem dos dentes de um paciente que não pode abrir a boca ou quando a cavidade oral é restrita
- Menor tempo de exame.

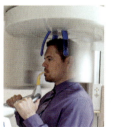 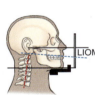 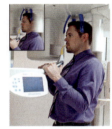

Figura 11.169 Cabeça posicionada corretamente para ortopantomografia digital.

Figura 11.170 Posição correta.

Figura 11.171 Ortopantomografia digital – posição correta do corpo.

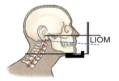 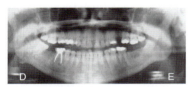

Figura 11.172 Posição incorreta.

Figura 11.173 Ortopantomografia.

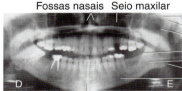

Figura 11.174 Ortopantomografia.

Critérios de avaliação
Anatomia demonstrada: • Uma única imagem mostra dentes, mandíbula, ATM, fossas nasais, seio maxilar, arcos zigomáticos e maxilares (Figuras 11.173 e 11.174). • Uma parte da coluna cervical é visualizada.
Posicionamento: • A visualização da mandíbula **sem rotação ou inclinação** é indicada pelas ATMs no mesmo plano horizontal na imagem; pelos ramos e dentes posteriores igualmente ampliados em cada lado da imagem; pelos dentes anteriores e posteriores nitidamente visualizados com ampliação uniforme • O posicionamento correto do paciente é indicado por: sínfise mandibular projetada ligeiramente abaixo dos ângulos mandibulares; mandíbula em formato oval; plano oclusal paralelo ao longo eixo da imagem; dentes superiores e inferiores posicionados ligeiramente afastados, indicando **ausência de superposição**; coluna cervical demonstrada **sem superposição** das ATMs.
Exposição: • Densidade (brilho) da mandíbula e dos dentes é uniforme na imagem inteira. A ausência de perda de densidade é evidente no centro • Nenhum artefato está superposto na imagem.

ARTICULAÇÕES TEMPOROMANDIBULARES (ATM): INCIDÊNCIA AP AXIAL
MÉTODO DE TOWNE MODIFICADO

ADVERTÊNCIA: Não se deve tentar abrir a boca se houver suspeita de fratura.

Indicações clínicas
- Fraturas e relacionamento ou amplitude de movimento entre a cabeça mandibular e a TM anormal.

Ver Nota 1 sobre as comparações entre a boca aberta e a fechada.

Articulações temporomandibulares
ROTINA
- AP axial (método de Towne modificado)

ESPECIAIS
- Axiolateral oblíqua (método de Law modificado)
- Axiolateral (método de Schuller)
- Ortopantomografia

Fatores técnicos
- DFR mínima – 100 cm
- Tamanho do RI – 18 × 24 cm, transversal
- Grade
- Faixa de 75 a 85 kVp.

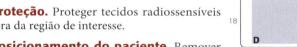

Proteção. Proteger tecidos radiossensíveis fora da região de interesse.

Posicionamento do paciente. Remover todos os objetos metálicos ou de plástico da cabeça e do pescoço do paciente. Posicionar o paciente ereto ou em decúbito dorsal.

Posicionamento da parte
- Apoiar o crânio posterior do paciente na superfície da mesa/dispositivo de imagem vertical
- Rebaixar o queixo, trazendo a **LOM perpendicular** à superfície da mesa/dispositivo de imagem ou trazendo a LIOM perpendicular e aumentando o ângulo do RC em 7° (Figura 11.175)
- Alinhar **PSM perpendicular** à linha média da grade ou da superfície da mesa/dispositivo de imagem vertical para impedir a rotação ou inclinação da cabeça.

RC
- Angular o RC a 35° caudalmente, partindo da LOM, ou a 42°, partindo da LIOM (ver Nota 2)
- Direcionar o RC 7,5 cm superiormente ao násio. Centralizar RI projetado ao RC.

Colimação recomendada. Colimar os quatro lados da área de interesse.

Respiração. Suspender respiração.

NOTA 1: Alguns protocolos de serviços de radiologia indicam que essas incidências devem ser realizadas tanto em posição de boca fechada quanto de boca aberta, para fins de comparação, quando a condição do paciente permitir.

NOTA 2: Um aumento adicional de 5° no RC pode demonstrar as TMs e as ATMs.

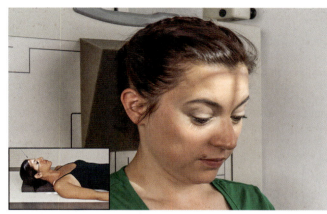

Figura 11.175 AP axial – RC a 35° em relação à LOM (posição de boca fechada) ou 42° em relação à LIOM (*detalhe*).

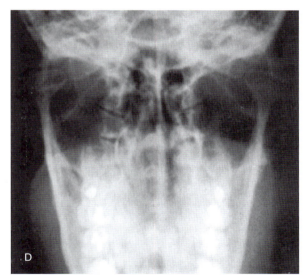

Figura 11.176 AP axial (posição de boca fechada).

Critérios de avaliação
Anatomia demonstrada: • Processos condilares da mandíbula e das TMs (Figura 11.176).
Posicionamento: • A posição correta do paciente, **sem rotação**, é indicada pelos processos condilares visualizados simetricamente; pelo perfil da coluna cervical; e pela clara visualização da cabeça mandibular e das relações entre as TMs • Colimação da área de interesse.
Exposição: • Contraste e densidade (brilho) são suficientes para visualizar os processos condilares e as TMs • Bordas ósseas nítidas indicam a **ausência de movimentação**.

ARTICULAÇÕES TEMPOROMANDIBULARES (ATM): INCIDÊNCIA AXIOLATERAL OBLÍQUA

MÉTODO DE LAW MODIFICADO

Indicações clínicas
- Relação ou amplitude de movimento anormal entre a cabeça mandibular e a TM.

Articulações temporomandibulares
ROTINA
- AP axial (método de Towne modificado)

ESPECIAIS
- Axiolateral 15° oblíqua (método de Law modificado)
- Axiolateral (método de Schuller)
- Ortopantomografia

Fatores técnicos
- DFR mínima – 100 cm
- Tamanho do RI – 18 × 24 cm, longitudinal
- Grade
- Faixa de 75 a 85 kVp
- CAE não recomendado.

Proteção. Proteger tecidos radiossensíveis fora da região de interesse.

Posicionamento do paciente. Posição ereta ou em semidecúbito ventral (a ereta é preferível se a condição do paciente permitir). Apoiar a lateral da cabeça na superfície da mesa/dispositivo de imagem vertical, com o lado de interesse mais próximo ao RI.

Posicionamento da parte
- Evitar inclinação, mantendo a **LIP perpendicular** ao RI. O PSM deve estar paralelo ao RI para iniciar
- Alinhar a **LIOM perpendicular** à margem frontal do RI (Figura 11.177)
- Da posição lateral, **rodar a face 15° em direção ao RI** (com o PSM da cabeça rodado a 15° do plano do RI)
- Em geral, as imagens são obtidas nas posições de boca fechada e aberta para demonstrar a amplitude de movimento da ATM (Figura 11.178).

RC
- Angular o RC a **15° caudalmente**, centralizado cerca de **4 cm acima do MAE** (para passar inferiormente à ATM)
- Centralizar RI ao RC projetado.

Colimação recomendada. Colimar os quatro lados da área de interesse.

Respiração. Suspender respiração.

Critérios de avaliação

Anatomia demonstrada: • A ATM mais próxima ao RI é visível • A imagem de boca fechada demonstra o côndilo mandibular dentro da fossa mandibular; o côndilo mandibular desloca-se para a margem anterior (tubérculo articular) da fossa mandibular na posição de boca aberta (Figuras 11.179 e 11.180).
Posicionamento: • Imagens corretamente posicionadas demonstram a ATM mais próxima ao RI de maneira clara, **sem sobreposição** da ATM oposta (15° de rotação evitam a superposição) • A ATM de interesse **não é sobreposta** pela coluna cervical • **Colimação** da área de interesse.
Exposição: • Contraste e densidade (brilho) são suficientes para visualizar a ATM • Bordas ósseas nítidas indicam **ausência de movimento**.

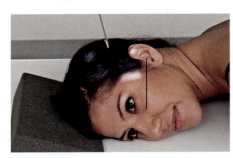

Figura 11.177 ATM direita – boca fechada; 15° oblíqua – RC a 15° caudalmente.

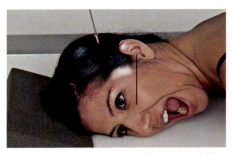

Figura 11.178 ATM direita – boca aberta; 15° oblíqua – RC a 15° caudalmente.

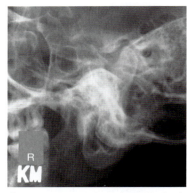

Figura 11.179 ATM – boca fechada.

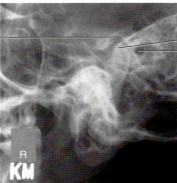

Figura 11.180 ATM – boca fechada.

ARTICULAÇÕES TEMPOROMANDIBULARES (ATM): INCIDÊNCIA AXIOLATERAL

MÉTODO DE SCHULLER

Indicações clínicas
- Relação ou amplitude de movimento anormal entre a cabeça mandibular e a TM.

Articulações temporomandibulares
ROTINA
- AP axial (método de Towne modificado)

ESPECIAIS
- Axiolateral oblíqua a 15° (método de Law modificado)
- Axiolateral (método de Schuller)
- Ortopantomografia

Fatores técnicos
- DFR mínima – 100 cm
- Tamanho do RI – 18 × 24 cm, longitudinal
- Grade
- Faixa de 75 a 85 kVp
- CAE não recomendado.

Proteção. Proteger tecidos radiossensíveis fora da região de interesse.

Posicionamento do paciente. Posicionar o paciente ereto ou em semidecúbito ventral. Colocar a cabeça em posição de perfil verdadeiro, com o lado de interesse mais próximo ao RI.

Posicionamento da parte
- Ajustar a cabeça em **posição de perfil verdadeiro** e mover o corpo em uma direção oblíqua, conforme necessário, para o conforto do paciente
- Alinhar a LIP perpendicular ao RI
- Alinhar **PSM paralelamente** à superfície da mesa/dispositivo de imagem
- Posicionar a **LIOM perpendicular** à margem frontal do RI (Figura 11.181).

Em geral, as imagens são obtidas nas posições de boca aberta e fechada para demonstrar a amplitude de movimento da ATM (Figura 11.182).

RC
- Angular o RC cerca de **25 a 30° caudalmente**, centralizado cerca de 1,3 cm anteriormente e 5 cm acima do MAE
- Centralizar RI na ATM projetada.

Colimação recomendada. Colimar os quatro lados da área de interesse.

Respiração. Suspender respiração.

Critérios de avaliação

Anatomia demonstrada: • ATM mais próxima ao RI é visível • A imagem de boca fechada (Figuras 11.183 e 11.184) demonstra o côndilo mandibular dentro da fossa mandibular do osso temporal; a cabeça mandibular desloca-se para a margem anterior (tubérculo articular) da fossa, na posição de boca aberta (Figura 11.185).
Posicionamento: • As ATMs são demonstradas **sem rotação**, conforme evidenciado por margens laterais sobrepostas • **Colimação** da área de interesse.
Exposição: • Contraste e densidade (brilho) são suficientes para visualizar a ATM • Bordas ósseas nítidas indicam **ausência de movimento**.

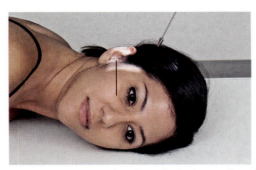

Figura 11.181 ATM esquerda – boca fechada; perfil verdadeiro, RC em ângulo de 25 a 30° caudalmente.

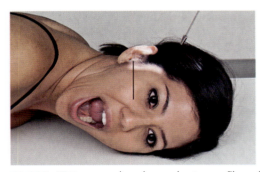

Figura 11.182 ATM esquerda – boca aberta; perfil verdadeiro, RC em ângulo de 25 a 30° caudalmente.

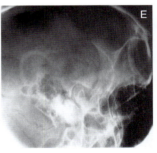

Figura 11.183 Boca fechada.

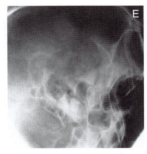

Figura 11.185 Boca aberta.

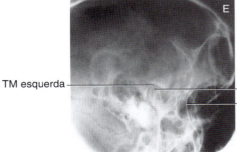

Figura 11.184 Boca fechada.

SEIOS PARANASAIS: INCIDÊNCIA EM PERFIL – PERFIL ESQUERDO OU DIREITO

Indicações clínicas
- Condições inflamatórias (sinusite, osteomielite secundária)
- Pólipos ou cistos nos seios.

Seios paranasais
ROTINA
- Perfil
- PA (método de Caldwell)
- Parietoacantial (método de Waters)

Fatores técnicos
- DFR mínima – 100 cm
- Tamanho do RI – 18 × 24 cm, longitudinal
- Grade
- Faixa de 75 a 85 kVp
- CAE não recomendado.

Proteção. Proteger tecidos radiossensíveis fora da região de interesse.

Posicionamento do paciente. Remover todos os objetos metálicos ou de plástico da cabeça do paciente. Posicionar o paciente **ereto** (ver Nota).

Posicionamento da parte
- Colocar a lateral da cabeça na superfície da mesa/dispositivo de imagem vertical, com o lado de interesse mais próximo ao RI (Figura 11.186)
- Ajustar a cabeça em posição de **perfil verdadeiro**, movendo o corpo em uma direção oblíqua, conforme necessário, para o conforto do paciente (PSM paralelo ao RI)
- Alinhar **LIP perpendicular ao RI** (assegurando que não haja inclinação)
- Ajustar o queixo para alinhar a LIOM perpendicularmente à margem frontal do RI.

RC
- Alinhar **RC horizontal** perpendicular ao RI
- Centralizar RC no ponto intermediário entre o ângulo externo do olho e o MAE
- Centralizar RI ao RC.

Colimação recomendada. Colimar os quatro lados da área de interesse.

Respiração. Suspender respiração.

NOTAS: Para visualizar o nível hidroaéreo, é necessária uma posição ereta com um feixe horizontal. Os líquidos dentro das cavidades dos seios paranasais são espessos e gelatinosos, fixando-se, por isso, às paredes da cavidade. Para visualizar esses líquidos, permitir que, por um período (pelo menos 5 min), o líquido assente-se após a mudança de posição do paciente (i. e., da posição em decúbito para a posição ereta). Se não for possível colocar o paciente na posição vertical, a imagem poderá ser obtida com a utilização de um feixe horizontal, semelhante ao do traumatismo nos ossos faciais laterais, como descrito no Capítulo 15.

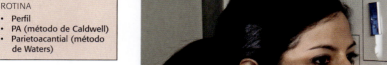

Figura 11.186 Perfil esquerdo em posição ereta – seios paranasais (dispositivo de imagem vertical).

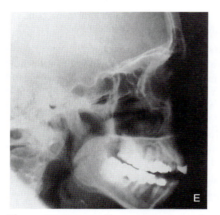

Figura 11.187 Perfil – seios paranasais.

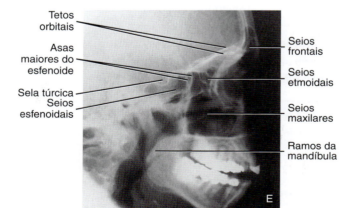

Figura 11.188 Perfil – seios paranasais.

Critérios de avaliação
Anatomia demonstrada: • Todos os quatro grupos de seios paranasais são demonstrados (Figuras 11.187 e 11.188).
Posicionamento: • Crânio posicionado com precisão, sem rotação ou inclinação da cabeça • A **rotação** é evidente pela **separação anterior e posterior** das estruturas bilaterais, como os ramos mandibulares e as asas maiores do esfenoide • A **inclinação** é evidente pela **separação superior e inferior** das estruturas horizontais, como os tetos orbitais (placas) e as **asas maiores do esfenoide** • Colimação da área de interesse.
Exposição: • Densidade (brilho) e contraste são suficientes para visualizar os seios esfenoidais através do crânio, sem superexposição dos seios maxilar e frontal • Bordas ósseas nítidas indicam **ausência de movimento**.

SEIOS PARANASAIS: INCIDÊNCIA PA
MÉTODO DE CALDWELL

Indicações clínicas
- Condições inflamatórias (sinusite, osteomielite secundária)
- Pólipos ou cistos nos seios.

Seios paranasais
ROTINA
- Perfil
- PA (método de Caldwell)
- Parietoacantial (método de Waters)

Fatores técnicos
- DFR mínima – 100 cm
- Tamanho do RI – 18 × 24 cm, longitudinal
- Grade
- Faixa de 75 a 85 kVp
- Dispositivo de imagem vertical a um ângulo de 15°, se possível, RC horizontal (ver Nota)
- CAE não recomendado.

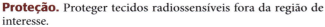

Proteção. Proteger tecidos radiossensíveis fora da região de interesse.

Posicionamento do paciente. Remover todos os objetos metálicos ou de plástico da cabeça e do pescoço do paciente. Posicionar o paciente ereto (ver Nota).

Posicionamento da parte
- Colocar nariz e testa do paciente contra o dispositivo de imagem vertical ou mesa, com o pescoço estendido, para elevar a **LOM a 15° da horizontal**. Pode-se colocar um apoio radiolucente entre a testa e o dispositivo de imagem vertical ou mesa para manter essa posição (Figura 11.189). O **RC permanece horizontal** (ver método alternativo, se o dispositivo de imagem vertical puder ser inclinado a 15°)
- Alinhar **PSM perpendicular à linha média** da grade ou superfície do dispositivo de imagem vertical
- Centralizar RI ao RC e ao násio, assegurando a **não rotação**.

RC
- Alinhar **RC horizontalmente**, paralelo ao assoalho (ver Nota)
- Centralizar RC para **sair no násio**.

Colimação recomendada. Colimar todos os quatro lados da área de interesse.

Respiração. Suspender respiração.

NOTA: Para avaliar os níveis hidroaéreos com precisão, o **RC deve estar horizontal** e o **paciente deve estar ereto**.

Método alternativo. Um método alternativo, se o **dispositivo de imagem puder ser inclinado a 15°**, é mostrado no *detalhe* da Figura 11.189. A testa e o nariz do paciente podem ser apoiados diretamente no dispositivo de imagem com a **LOM perpendicular à superfície do dispositivo de imagem e a 15° do RC horizontal**.

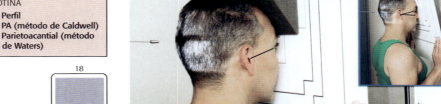

Figura 11.189 RC horizontal, LOM a 15° em relação ao RC (se não puder ser inclinado). *Detalhe*, se vertical, o dispositivo de imagem poderá ser inclinado a 15°.

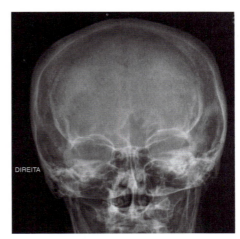

Figura 11.190 Incidência PA – seios paranasais.

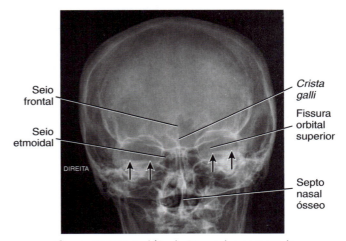

Figura 11.191 Incidência PA – seios paranasais.

Critérios de avaliação
Anatomia demonstrada: • Seios frontais projetados acima da sutura frontonasal são demonstrados • Células aéreas etmoidais anteriores são visualizadas lateralmente a cada osso nasal, logo abaixo dos seios frontais (Figuras 11.190 e 11.191).
Posicionamento: • O crânio posicionado com precisão, **sem rotação ou inclinação**, é indicado pela igual distância da margem lateral da órbita ao córtex lateral do crânio, em ambos os lados; pela distância igual do PSM (identificado pela *crista galli*) à margem da órbita lateral, em ambos os lados; e pelas fissuras orbitais superiores simetricamente visualizadas dentro das órbitas • Alinhamento correto da LOM e o RC projetando cristas petrosas no terço inferior das órbitas (ver Figura 11.191, *setas pretas*) • Colimação da área de interesse.
Exposição: • Densidade (brilho) e contraste são suficientes para visualizar os seios frontal e etmoidal • Bordas ósseas nítidas indicam **ausência de movimento**.

SEIOS PARANASAIS: INCIDÊNCIA PARIETOACANTIAL
MÉTODO DE WATERS

Indicações clínicas
- Condições inflamatórias (sinusite, osteomielite secundária)
- Pólipos ou cistos nos seios paranasais.

Seios paranasais
ROTINA
- Perfil
- PA (método de Caldwell)
- Parietoacantial (método de Waters)

Fatores técnicos
- DFR mínima – 100 cm
- Tamanho do RI – 18 × 24 cm ou 24 × 30 cm, longitudinal
- Grade
- Faixa de 75 a 85 kVp
- CAE não recomendado.

Proteção. Proteger tecidos radiossensíveis fora da região de interesse.

Posicionamento do paciente. Remover todos os objetos metálicos ou de plástico da cabeça e do pescoço do paciente. Posicionar o paciente ereto (ver Nota).

Posicionamento da parte
- Estender o pescoço, colocando queixo e nariz contra a superfície da mesa/dispositivo de imagem
- Ajustar a cabeça até que a **LMM esteja perpendicular** ao RI, e a LOM forme um ângulo de 37° com o plano do RI (Figura 11.192)
- Posicionar o **PSM perpendicular** à linha média da grade
- Assegurar **ausência de rotação ou inclinação**
- Centralizar RI ao RC e ao acântio.

RC
- Alinhar o RC horizontal perpendicular ao RI, centralizado para sair no acântio.

Colimação recomendada. Colimar os quatro lados da área de interesse.

Respiração. Suspender respiração.

NOTA: O RC deve ser horizontal e o paciente deve estar ereto para demonstrar níveis hidroaéreos dentro das cavidades dos seios paranasais.

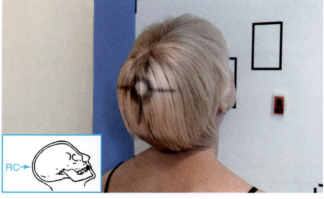

Figura 11.192 Incidência parietoacantial (dispositivo de imagem/mesa vertical) – RC e LMM perpendiculares (LOM a 37° em relação ao RI).

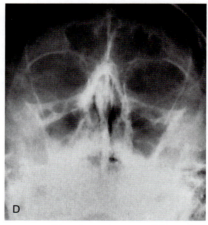

Figura 11.193 Incidência parietoacantial – seios paranasais.

Critérios de avaliação
Anatomia demonstrada: • Seios maxilares com o lado inferior visualizado, livre da sobreposição de processos alveolares e cristas petrosas, a margem orbital inferior e uma perspectiva oblíqua dos seios frontais (Figuras 11.193 e 11.194).
Posicionamento: • Ausência de rotação do crânio é indicada pela distância igual do PSM (identificado pelo septo nasal ósseo) à margem lateral da órbita, em ambos os lados, e pela distância igual partindo da margem lateral da órbita para o córtex lateral do crânio em ambos os lados • A extensão adequada do pescoço demonstra as cristas petrosas imediatamente inferiores aos seios maxilares • Colimação da área de interesse.
Exposição: • Densidade (brilho) e contraste são suficientes para visualizar os seios maxilares • Bordas ósseas nítidas indicam **ausência de movimento**.

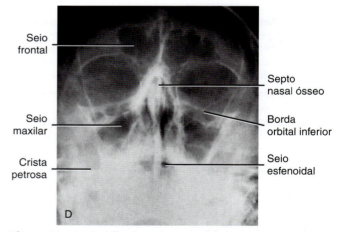

Figura 11.194 Incidência parietoacantial – seios paranasais.

SEIOS PARANASAIS: INCIDÊNCIA SUBMENTOVERTICAL (SMV)

Indicações clínicas
- Condições inflamatórias (sinusite, osteomielite secundária)
- Pólipos ou cistos nos seios paranasais.

Seios paranasais
ESPECIAL
- SMV

Fatores técnicos
- DFR mínima – 100 cm
- Tamanho do RI – 18 × 24 cm ou 24 × 30 cm, longitudinal
- Grade
- Faixa de 75 a 85 kVp
- CAE não recomendado.

Proteção. Proteger tecidos radiossensíveis fora da região de interesse.

Posicionamento do paciente. Remover todos os objetos metálicos ou de plástico da cabeça e do pescoço do paciente. Posicionar o paciente ereto, se possível, para mostrar os níveis hidroaéreos.

Posicionamento da parte
- Levantar o queixo, hiperestendendo o pescoço, se possível, até a **LIOM estar paralela** à superfície da mesa/dispositivo de imagem (ver Nota 1)
- Apoiar a cabeça no vértice do crânio
- Alinhar **PSM perpendicular** à linha média da grade ou mesa/superfície do dispositivo de imagem, e **assegurar a ausência de rotação ou inclinação da cabeça**.

RC
- RC direcionado perpendicularmente à LIOM (ver Nota 2)
- RC centralizado a meia distância entre os ângulos da mandíbula, a um nível 4 a 5 cm inferiormente à sínfise mandibular (Figura 11.195)
- RC centralizado ao RI.

Colimação recomendada. Colimar os quatro lados da área de interesse.

Respiração. Suspender respiração.

NOTA 1: Essa posição é muito desconfortável para o paciente, por isso é preciso configurar todos os fatores antes de definir o posicionamento e concluir a incidência o mais rapidamente possível.

NOTA 2: Se o paciente for incapaz de estender o pescoço suficientemente, deve-se angular o tubo a partir da horizontal, o necessário para alinhar o RC perpendicularmente à LIOM.

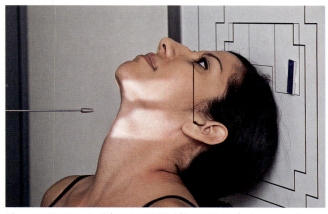

Figura 11.195 Incidência SMV (dispositivo de imagem/mesa vertical).

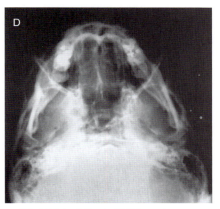

Figura 11.196 Incidência SMV – seios paranasais.

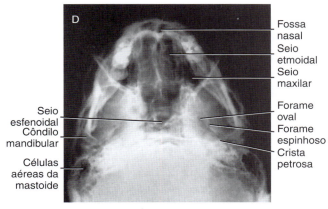

Figura 11.197 Incidência SMV – seios paranasais.

Critérios de avaliação
Anatomia demonstrada: • Seios esfenoidais, etmoidais, fossas nasais e seios maxilares são demonstrados (Figuras 11.196 e 11.197).
Posicionamento: • A relação precisa entre a LIOM e o RC é demonstrada pela extensão correta do pescoço e pela relação entre a LIOM e o RC indicada pelo **mento mandibular anterior** aos seios etmoidais • **Ausência de rotação** é evidenciada pelo PSM paralelo à margem do RI • **Ausência de inclinação** é evidenciada pela distância igual entre o ramo mandibular e o córtex craniano lateral • Colimação da área de interesse.
Exposição: • Densidade (brilho) e contraste são suficientes para visualizar os seios esfenoidais e etmoidais • Bordas ósseas nítidas indicam **ausência de movimento**.

SEIOS PARANASAIS: INCIDÊNCIA PARIETOACANTIAL TRANSORAL
MÉTODO DE WATERS DE BOCA ABERTA

Indicações clínicas
- Condições inflamatórias (sinusite, osteomielite secundária)
- Pólipos ou cistos nos seios.

Seios paranasais
ESPECIAIS
- SMV
- Parietoacantial transoral (método de Waters de boca aberta)

NOTA: Essa incidência é uma boa alternativa para demonstrar os seios esfenoidais nos pacientes que não podem realizar a posição SMV.

Fatores técnicos
- DFR mínima – 100 cm
- Tamanho do RI – 18 × 24 cm ou 24 × 30 cm, longitudinal
- Grade
- Faixa de 75 a 85 kVp
- CAE não recomendado.

Proteção. Proteger tecidos radiossensíveis fora da região de interesse.

Posicionamento do paciente. Remover todos os objetos metálicos ou de plástico da cabeça e do pescoço do paciente. Posicionar o paciente **ereto**.

Posicionamento da parte
- Estender o pescoço, colocando queixo e nariz contra a superfície da mesa/dispositivo de imagem
- Ajustar a cabeça até a **LOM formar um ângulo de 37°** com o RI (a **LMM fica perpendicular** com a boca fechada) (Figura 11.198)
- Posicionar o **PSM perpendicular** à linha média da grade; assegurar a **ausência de rotação ou inclinação**
- Instruir o paciente para abrir a boca, orientando-o a "soltar o queixo sem mover a cabeça"; a LMM pode não estar perpendicular
- Centralizar RI ao RC e ao **acântio**.

RC
- Alinhar o RC horizontalmente, perpendicular ao RI
- Centralizar o RC, para sair no acântio.

Colimação recomendada. Colimar os quatro lados da área de interesse.

Respiração. Suspender respiração.

NOTA: É necessário que o RC esteja horizontal e o paciente esteja em posição ereta para demonstrar os níveis hidroaéreos dentro dos seios paranasais.

Critérios de avaliação

Anatomia demonstrada: • Seios maxilares com o lado inferior visualizado, livres de sobreposição dos processos alveolares e cristas petrosas; margem orbital inferior, uma incidência oblíqua dos seios frontais e dos seios esfenoidais, visualizados através da boca aberta (Figuras 11.199 e 11.200).
Posicionamento: • Ausência de rotação do crânio é indicada pela distância igual entre o PSM (identificado pelo septo nasal ósseo) e a margem lateral da órbita, em ambos os lados; pela distância igual da margem lateral da órbita ao córtex lateral do crânio em ambos os lados; e pela extensão exata do pescoço demonstrando as cristas petrosas imediatamente inferiores aos seios maxilares • Colimação da área de interesse.
Exposição: • Densidade (brilho) e contraste são suficientes para visualizar os seios maxilares e esfenoidais • Bordas ósseas nítidas indicam **ausência de movimento**.

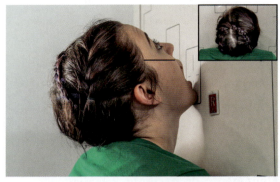

Figura 11.198 Incidência parietoacantial transoral (dispositivo de imagem/mesa vertical).

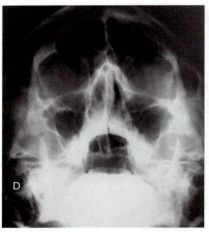

Figura 11.199 Incidência parietoacantial transoral.

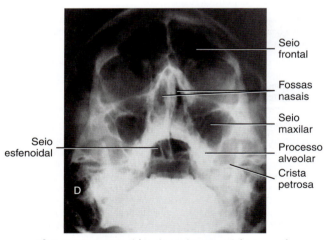

Figura 11.200 Incidência parietoacantial transoral.

(Seio frontal, Fossas nasais, Seio maxilar, Processo alveolar, Crista petrosa, Seio esfenoidal)

CRÂNIO: RADIOGRAFIAS PARA ANÁLISE

Esta seção consiste em uma incidência ideal (Imagem A) com uma ou mais incidências que podem demonstrar erros de posicionamento e/ou técnicos. Analise as Figuras 11.201 a 11.203. Compare a Imagem A às outras incidências e identifique os erros. Enquanto examina cada imagem, considere as seguintes questões:

1. Toda a anatomia essencial é demonstrada na imagem?
2. Quais erros de posicionamento presentes comprometem a qualidade da imagem?
3. Os fatores técnicos são ideais?
4. Há na imagem evidência de marcadores de colimação e do lado anatômico pré-exposição?
5. Esses erros requerem repetição da exposição?

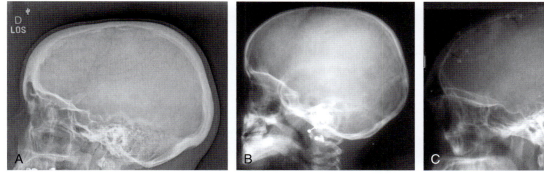

Figura 11.201 Perfil – crânio.

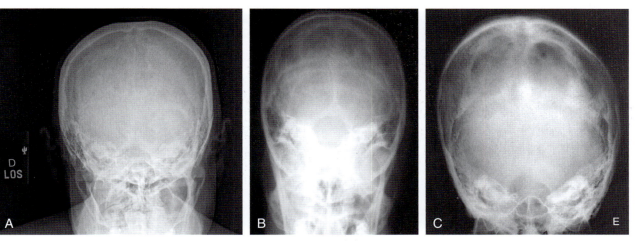

Figura 11.202 AP axial do crânio.

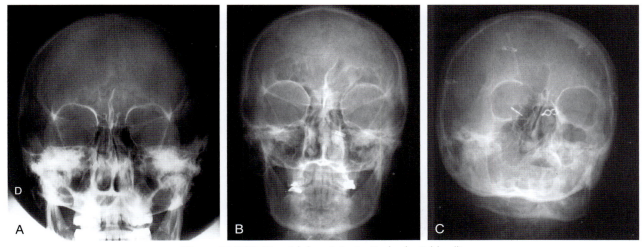

Figura 11.203 PA axial do crânio (método de Caldwell).

OSSOS DA FACE: RADIOGRAFIAS PARA ANÁLISE

Esta seção consiste em uma incidência ideal (Imagem A) com uma ou mais incidências que podem demonstrar erros de posicionamento e/ou técnicos. Analise as Figuras 11.204 a 11.206. Compare a Imagem A às outras incidências e identifique os erros. Enquanto examina cada imagem, considere as seguintes questões:

1. Toda a anatomia essencial é demonstrada na imagem?
2. Quais erros de posicionamento presentes comprometem a qualidade da imagem?
3. Os fatores técnicos são ideais?
4. Há na imagem evidência de marcadores de colimação e do lado anatômico pré-exposição?
5. Esses erros requerem repetição da exposição?

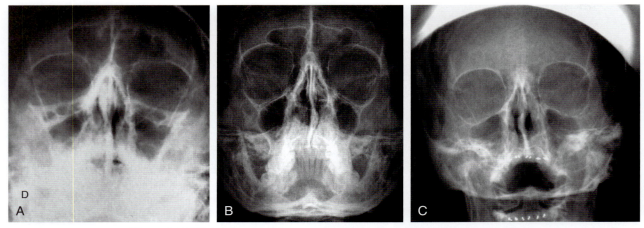

Figura 11.204 Incidência parietoacantial – ossos faciais (método de Waters).

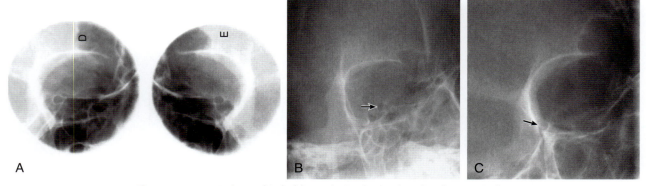

Figura 11.205 Parieto-orbital oblíqua (método de Rhese) – forame óptico.

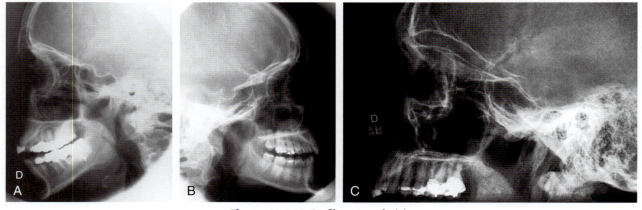

Figura 11.206 Perfil – ossos faciais.

SEIOS PARANASAIS: RADIOGRAFIAS PARA ANÁLISE

Esta seção consiste em uma incidência ideal (Imagem A) com uma ou mais incidências que podem demonstrar erros de posicionamento e/ou técnicos. Analise a Figura 11.207. Compare a Imagem A às outras incidências e identifique os erros. Enquanto examina cada imagem, considere as seguintes questões:

1. Toda a anatomia essencial é demonstrada na imagem?
2. Quais erros de posicionamento presentes comprometem a qualidade da imagem?
3. Os fatores técnicos são ideais?
4. Há na imagem evidência de marcadores de colimação e do lado anatômico pré-exposição?
5. Esses erros requerem repetição da exposição?

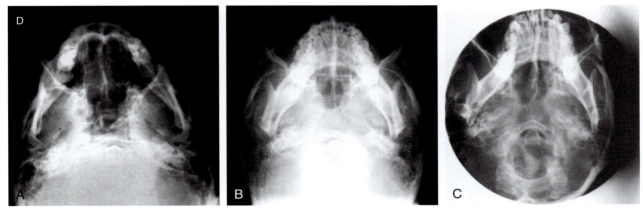

Figura 11.207 Incidência SMV – seios paranasais.

CAPÍTULO 12

Vias Biliares e Sistema Gastrintestinal Superior

COLABORAÇÃO DE **Michele Patrícia Müller Mansur Vieira**, MSc, TCNL-CRTR-PR (Brasil)

COLABORADOR DA EDIÇÃO ANTERIOR Leslie E. Kendrick, MS, RT(R)(CT)(MR), Barry T. Anthony, RT(R)

SUMÁRIO

Anatomia Radiográfica
Fígado, *450*
Vesícula biliar e ductos biliares, *451*
Revisão da anatomia, *452*
Indicações clínicas, *452*
Sistema digestório, *454*
Boca (cavidade oral), *455*
Faringe, *455*
Esôfago, *456*
Estômago, *458*
Duodeno, *460*
Revisão da anatomia, *460*
Digestão, *461*
Tipo físico, *462*
Radiografias do trato gastrintestinal superior demonstrando os tipos físicos, *463*

Procedimentos Radiográficos
Similaridades, *464*
Meios de contraste, *465*

Fluoroscopia digital, *467*
Princípios fundamentais da proteção contra radiação, *469*
Procedimento de esofagografia, *470*
Indicações clínicas para a esofagografia, *470*
Procedimentos para seriografia GI superior, *475*
Indicações clínicas para seriografia GI superior, *475*
Considerações especiais sobre o paciente, *479*
Considerações sobre radiologia digital, *480*
Modalidades e procedimentos alternativos, *481*

Incidências de Rotina e Especiais
Esofagografia: posição OAD, *482*
Esofagografia: perfil, *483*
Esofagografia: incidência AP (PA), *484*
Esofagografia: posição OAE, *485*
Seriografia GI superior: posição OAD, *486*
Seriografia GI superior: incidência PA, *487*
Seriografia GI superior: posição em perfil direito, *488*
Seriografia GI superior: posição OPE, *489*
Seriografia GI superior: incidência AP, *490*

ANATOMIA RADIOGRÁFICA

Fígado

O exame radiográfico do sistema biliar envolve estudo da produção, do transporte e do armazenamento da bile, a qual é produzida pelo fígado, transportada por vários ductos e armazenada na vesícula biliar. Para que haja compreensão do exame radiográfico do sistema biliar, é necessário o conhecimento da anatomia e da fisiologia básica do fígado, da vesícula biliar e dos ductos biliares conectores.

O fígado é o maior órgão sólido no corpo humano e pesa cerca de 1,5 a 2 kg. Ocupa a maior parte do **quadrante superior direito** do abdome. Das nove regiões abdominais, o fígado ocupa quase todo o hipocôndrio direito, uma grande parte do epigástrio e uma parte significativa do hipocôndrio esquerdo.

Na visão frontal na Figura 12.1, o fígado tem formato triangular. A borda superior é a parte mais larga do órgão, aproximadamente de 20 a 23 cm, e é convexa para se acomodar à superfície inferior do hemidiafragma direito.

A borda direita do fígado é sua maior dimensão vertical, aproximadamente de 15 a 17,5 cm. Na pessoa média, a borda direita estende-se do diafragma até um pouco abaixo da 10ª costela do corpo. O fígado é protegido pela caixa torácica inferior direita. Por ser um órgão altamente vascularizado e facilmente lacerado, essa proteção é necessária.

A vesícula biliar normalmente está situada no centro, na região posteroinferior do fígado. A extremidade distal da vesícula biliar estende-se levemente abaixo da margem posteroinferior do fígado (Figura 12.2). A imagem de tomografia computadorizada (TC) axial abdominal (Figura 12.3) demonstra a localização típica da vesícula biliar em relação ao segmento posteroinferior do lobo hepático direito.

LOBOS DO FÍGADO

O fígado é parcialmente dividido em dois lobos grandes e dois lobos pequenos. Conforme se observa na visão frontal da Figura 12.4, somente os dois maiores lobos podem ser vistos. O **lobo direito**, de maior volume, encontra-se separado do **lobo esquerdo**, de menor volume, pelo **ligamento falciforme**.

Os dois lobos pequenos do fígado podem ser encontrados no plano posterior do lobo direito (ver Figura 12.2). O primeiro deles é o **lobo quadrado**, de pequeno volume, que está localizado na superfície inferior do lobo direito, entre a vesícula biliar e o ligamento falciforme. Em posição exatamente posterior ao lobo quadrado encontra-se o **lobo caudado**, que se estende **superiormente** até a superfície diafragmática. A grande **veia cava inferior** contorna a superfície desse lobo. A metade inferior da superfície inclui os ductos biliares hepáticos, os quais são descritos e ilustrados a seguir.

FUNÇÃO DO FÍGADO

O fígado é um órgão complexo e essencial à vida. Realiza mais de 100 funções diferentes, porém a função mais aplicável ao estudo radiográfico é a **produção de grandes quantidades de bile**. O fígado secreta de 800 a 1.000 mℓ de bile por dia.

As principais funções da bile são auxiliar na digestão de gorduras, emulsificando (quebrando) glóbulos de gordura, e na absorção dessas gorduras após a digestão. A bile também contém colesterol, que se torna solúvel devido aos sais biliares.

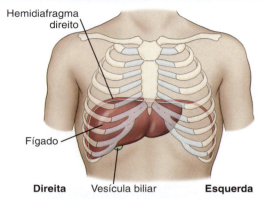

Figura 12.1 Fígado e vesícula biliar – vista anterior.

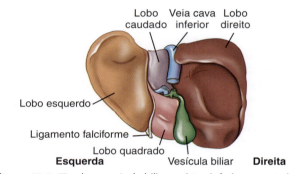

Figura 12.2 Fígado e vesícula biliar – vistas inferior e posterior.

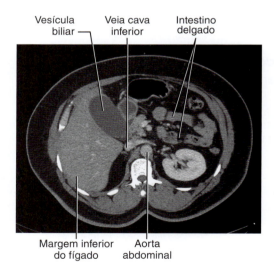

Figura 12.3 TC axial abdominal – fígado e vesícula biliar.

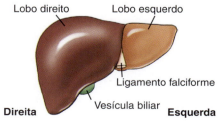

Figura 12.4 Fígado – vista anterior.

Vesícula biliar e ductos biliares

A vesícula biliar e os ductos biliares extra-hepáticos (localizados fora do fígado) são mostrados na Figura 12.5. A bile é formada em pequenos lóbulos do fígado e se desloca através de pequenos ductos para os **ductos hepáticos esquerdo** ou **direito** maiores – ambos se unem para continuar como **ducto hepático comum**. A bile é levada para a **vesícula biliar** através do **ducto cístico** para armazenamento temporário, ou é secretada diretamente no **duodeno** pelo **ducto biliar comum**. O ducto biliar comum é unido ao **ducto pancreático** no **esfíncter hepatopancreático**, que se esvazia no duodeno através da **papila duodenal maior**.

A **vesícula biliar** é um saco em forma de pera composto de três partes: **fundo**, **corpo** e **colo** (Figura 12.6). O fundo é a extremidade distal e a parte mais ampla da vesícula biliar. O corpo é a porção principal da vesícula biliar. O colo é a extremidade proximal mais estreita que continua como **ducto cístico**. O ducto cístico tem cerca de 3 a 4 cm e contém várias dobras membranosas ao longo de sua extensão, chamadas **válvulas espirais**, cuja função é prevenir a distensão ou o colapso do ducto cístico.

Uma vesícula biliar normal tem de 7 a 10 cm de comprimento e aproximadamente 2,5 cm de largura, e geralmente armazena de 30 a 40 mℓ de bile.

FUNÇÕES DA VESÍCULA BILIAR

As **três** funções primárias da vesícula biliar são (1) **armazenar** bile, (2) **concentrar** bile e (3) **contrair-se quando estimulada**.

1. Se a bile não for necessária na função digestiva, fica **armazenada** para uso futuro na vesícula biliar
2. A bile é **concentrada** dentro da vesícula biliar como resultado de hidrólise (remoção de água). Em uma situação anormal, quando muita água é absorvida ou o colesterol fica muito concentrado, cálculos biliares (colélitos) podem se formar na vesícula biliar (o colesterol forma os tipos mais comuns de cálculos biliares)[1]
3. A vesícula biliar normalmente se **contrai** quando alimentos, como gorduras ou ácidos graxos, encontram-se no duodeno. Esses alimentos estimulam a mucosa duodenal a secretar o hormônio **colecistocinina** (CCK). Altos níveis de CCK no sangue provocam a contração da vesícula biliar e o relaxamento da abertura terminal do ducto biliar comum. Além disso, a CCK aumenta a atividade exócrina do pâncreas.

DUCTO BILIAR COMUM

O **ducto biliar comum** mede aproximadamente 7,5 cm de comprimento e tem um diâmetro interno mais ou menos do tamanho de um canudo. O ducto biliar comum desce atrás da porção superior (primeira porção) do duodeno e da cabeça do pâncreas para entrar na segunda porção ou **porção descendente do duodeno**.

A extremidade terminal do ducto biliar comum está estreitamente associada à extremidade terminal do **ducto pancreático (ducto de Wirsung)**, mostrado na Figura 12.7.

Em aproximadamente 40% dos indivíduos, esses ductos passam pelo duodeno como dois ductos distintos com aberturas separadas. Nos outros 60%, o ducto biliar comum se une ao ducto pancreático para formar uma via comum através de uma única papila até o duodeno.[1] Nesses indivíduos, esse canal único e pequeno torna-se mais estreito ao passar pelo duodeno, e é um local comum de impactação de cálculos biliares.[1] Algumas referências identificam essa passagem comum como uma ampola, a **ampola hepatopancreática**, ou o termo antigo, **ampola de Vater**.

Próximo à abertura terminal dessa passagem, no interior do duodeno, as paredes dos ductos contêm fibras musculares denominadas **esfíncter hepatopancreático** ou **esfíncter de Oddi**. Esse esfíncter relaxa quando os níveis de CCK aumentam na corrente sanguínea. A presença desse anel de músculo causa uma protrusão no lúmen do duodeno, denominada **papila duodenal (papila de Vater)**.

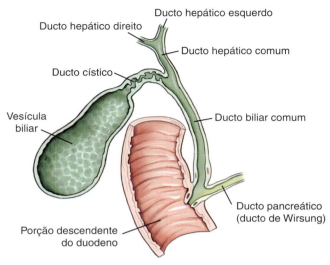

Figura 12.5 Vesícula biliar e ductos biliares extra-hepáticos.

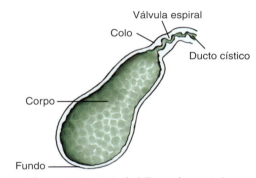

Figura 12.6 Vesícula biliar e ducto cístico.

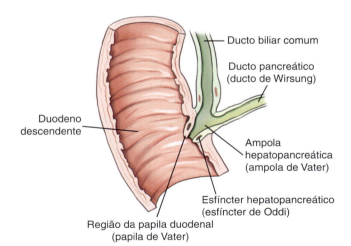

Figura 12.7 Ducto biliar comum.

VESÍCULA BILIAR E DUCTOS BILIARES (INCIDÊNCIA EM PERFIL)

A vista em perfil simplificada desenhada na Figura 12.8 ilustra as relações do **fígado**, da **vesícula biliar** e dos **ductos biliares** vistos do lado direito. A vesícula biliar é **anterior** ao plano coronal mediano, enquanto o sistema ductal situa-se mais na linha média. Essa relação espacial influencia o posicionamento ideal da vesícula biliar ou dos ductos biliares. Se for necessário colocar a vesícula biliar o mais próximo possível ao receptor de imagem (RI), a posição em decúbito ventral (pronação) seria mais apropriada que o decúbito dorsal. Se o propósito principal for **drenar a vesícula biliar** através do sistema ductal, o paciente deve ser colocado em **decúbito dorsal (supinação)** para auxiliar essa drenagem.

Revisão da anatomia

RADIOGRAFIA DA VESÍCULA BILIAR

A posição oblíqua anterior esquerda (OAE) da vesícula biliar (Figura 12.9) demonstra o ducto cístico e as três principais divisões da vesícula biliar.

A. Ducto cístico
B. Colo
C. Corpo
D. Fundo.

ULTRASSONOGRAFIA CLÍNICA

A ultrassonografia (ultrassom) da vesícula biliar oferece meios não invasivos de estudar a vesícula biliar e os ductos biliares (Figura 12.10).

A ultrassonografia oferece quatro vantagens:

1. **Sem radiação ionizante:** uma modalidade de imagem sem radiação ionizante que elimina a exposição à radiação do paciente, do radiologista e do técnico
2. **Detecção de pequenos cálculos:** a ultrassonografia pode detectar pequenos cálculos na vesícula biliar e nos ductos biliares
3. **Sem meio de contraste:** nenhum meio de contraste é necessário com a ultrassonografia. Portanto, essa é a alternativa ideal para pacientes sensíveis a agentes de contraste iodados
4. **Redução da preparação do paciente:** a preparação do paciente para efetivar a ultrassonografia é altamente reduzida em comparação a outras modalidades. O paciente deverá estar **em jejum** por 8 horas antes do exame. O exame fornece um diagnóstico rápido para doenças da vesícula biliar, e o médico pode tomar uma decisão cirúrgica em horas.

Indicações clínicas

RADIOGRAFIA DA VESÍCULA BILIAR E DO DUCTO BILIAR

As indicações clínicas para doenças da vesícula biliar incluem náuseas, azia, sensação prematura de plenitude pós-prandial, desconforto no quadrante superior direito (QSD) e vômito. Muitas condições anormais podem ser demonstradas usando várias modalidades de imagem, incluindo as que se seguem. É importante que os técnicos estejam familiarizados com a terminologia biliar (Tabela 12.1).

Tabela 12.1 Terminologia biliar.	
TERMO	**SIGNIFICADO**
Cole-	Prefixo que denota relação com a bile
Cisto-	Prefixo que denota saco ou vesícula
Colélitos	Cálculos biliares
Colelitíase	Condição de ter cálculos biliares
Colecistite	Inflamação da vesícula biliar
Colecistectomia	Remoção cirúrgica da vesícula biliar

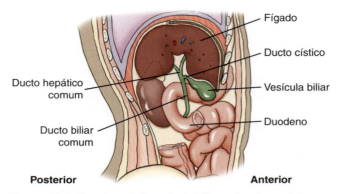

Figura 12.8 Vista lateral da vesícula biliar e dos ductos biliares.

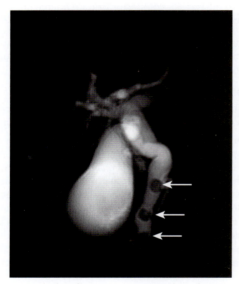

Figura 12.9 Coledocolitíase. A imagem de colangiopancreatografia por ressonância magnética (CPRM) em um corte espesso produz uma avaliação mais abrangente da árvore biliar, mostrando a coledocolitíase (*setas*) e a extensão total da dilatação biliar intra e extra-hepática. (De Roth CG, Deshmukh S. *Fundamentals of body MRI*, ed 2, Philadelphia, 2017, Elsevier.)

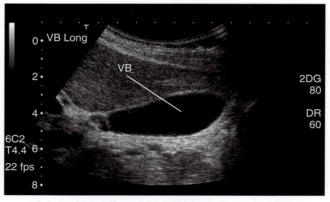

Figura 12.10 Ultrassonografia da vesícula biliar (VB).

Cálculos biliares

Coledocolitíase é a presença de cálculos nos ductos biliares. Os cálculos biliares podem se formar nos ductos biliares ou migrar da vesícula biliar. Esses cálculos geralmente produzem bloqueio dos ductos. Os sintomas incluem dor, sensibilidade no quadrante superior direito, icterícia e, às vezes, pancreatite.

Colelitíase é a condição de apresentar cálculos na vesícula biliar. Níveis elevados de bilirrubina, cálcio ou colesterol podem levar à formação de cálculos biliares. Existem dois tipos de cálculos: os cálculos de colesterol e os pigmentares; 75% dos cálculos são do tipo composto por colesterol. Os fatores de risco para o desenvolvimento de cálculos biliares são: histórico familiar, excesso de peso, idade acima de 40 anos e ser do sexo feminino.[2] Os sintomas de colelitíase incluem dor no quadrante superior direito, geralmente após uma refeição, náuseas e possivelmente vômito. Pacientes com obstrução completa dos ductos biliares podem desenvolver icterícia.

Cálculos biliares são compostos primariamente de colesterol, o que os torna altamente radiolucentes; os outros 25 a 30% são principalmente de colesterol e sais cristalinos, também radiolucentes. Uma pequena porcentagem (aproximadamente 20%) dos cálculos biliares é composta por sais de cálcio cristalinos, os quais são geralmente visíveis na imagem radiográfica abdominal sem meio de contraste.[2]

Bile em leite de cálcio é a emulsão de cálculos biliares na vesícula biliar. O desenvolvimento da emulsão dos depósitos de cálcio na vesícula biliar pode ser difícil de diagnosticar durante o colangiografia. Essa condição é vista como um acúmulo difuso de calcificações ou sedimentos semelhantes à areia.

Embora tenham sido desenvolvidos fármacos que dissolvem esses cálculos, para a maioria dos pacientes a indicação é a remoção da vesícula biliar. A técnica laparoscópica para remoção da vesícula biliar (colecistectomia) reduziu imensamente o tempo de convalescença do paciente.

Com a ultrassonografia, os cálculos dentro da vesícula biliar ou ductos biliares produzem efeito de "sombreamento". Tal efeito é criado pelo bloqueio parcial da onda sonora quando esta passa pelos cálculos e sedimentos.

Colecistite

A colecistite aguda ou crônica é a inflamação da vesícula biliar. Na colecistite aguda, geralmente um bloqueio do ducto cístico restringe o fluxo da bile da vesícula biliar para o ducto biliar comum. O bloqueio é geralmente (95% dos casos)[2] causado em razão de um cálculo alojado no colo da vesícula biliar. Com o tempo, a bile começa a irritar o revestimento interno da vesícula biliar, que se torna inflamado. Os sintomas da colecistite aguda incluem dor abdominal, sensibilidade no QSD e febre. Infecção bacteriana e isquemia (obstrução do suprimento sanguíneo) da vesícula biliar também são passíveis de produzir colecistite aguda. Bactérias produtoras de gases podem levar à gangrena da vesícula biliar.

A colecistite crônica quase sempre está associada a cálculos biliares, mas também pode ser um efeito de pancreatite ou carcinoma da vesícula biliar. Os sintomas de dor no QSD, azia e náuseas podem ocorrer após uma refeição. Placas calcificadas, espessamento ou calcificação da parede da vesícula biliar estão provavelmente relacionados à colecistite crônica. A colecistite crônica é capaz de produzir crises repetitivas de dor após as refeições, que diminuem depois de 1 a 4 horas.

Neoplasias

Neoplasias são proliferações celulares benignas ou malignas. Os tumores malignos ou cancerosos da vesícula biliar podem ser agressivos e disseminar-se para fígado, pâncreas ou trato gastrintestinal (TGI). Neoplasias da vesícula biliar são raras. Dentre os tumores malignos da vesícula biliar, 85% são adenocarcinomas e 15% são carcinomas de células escamosas.[3] Os tumores benignos comuns da vesícula biliar incluem pólipos de colesterol e adenomas.

Aproximadamente 80% dos pacientes com carcinoma da vesícula biliar têm cálculos. À medida que cresce, o tumor pode obstruir o sistema biliar. Os pacientes podem apresentar dor, vômito e icterícia. Ultrassonografia e TC são as melhores modalidades para demonstrar neoplasias da vesícula biliar. Às vezes é necessária a inserção de um *stent* ou dreno no interior do ducto biliar comum para fornecer uma via de escoamento da bile resultante da obstrução.

Estenose biliar

A estenose biliar é o estreitamento de um dos ductos biliares. Pode ocorrer restrição do fluxo da bile nessa condição. No caso do cálculo biliar, a estenose é capaz de evitar a passagem de pequenos cálculos biliares para o duodeno, levando à obstrução do ducto. Colecistite e icterícia são passíveis de resultar da estenose biliar. Durante a colangiografia, o ducto biliar comum pode parecer alongado, cônico e estreito. Um cálculo biliar alojado no ducto biliar comum distal geralmente apresenta-se como falha de enchimento, associada a um pequeno canal de meio de contraste à sua volta.

A Tabela 12.2 traz o resumo das indicações clínicas para radiografia da vesícula biliar e da via biliar.

Tabela 12.2 Resumo das indicações clínicas: vesícula biliar e via biliar.

CONDIÇÃO OU DOENÇA	EXAME RADIOLÓGICO MAIS COMUM	POSSÍVEL APARÊNCIA RADIOLÓGICA	AJUSTE DO FATOR DE EXPOSIÇÃO[a]
Coledocolitíase (cálculos no ducto biliar)	Ultrassonografia RM CPRE Colangiografia peroperatória	Alargamento ou estreitamento dos ductos biliares devido à presença de cálculos	Nenhum
Colelitíase (cálculos na vesícula biliar)	Ultrassonografia RM Colescintilografia (estudo com radionuclídeos)[2]	Densidades radiolucentes e radiopacas vistas na região da vesícula biliar; efeito de "sombreamento" com ultrassom; falha em acumular radionuclídeos na vesícula biliar[2]	Nenhum
Colecistite aguda	Ultrassonografia RM Colescintilografia (estudo com radionuclídeos)[2]	Parede mais espessa da vesícula biliar na ultrassonografia; falha em acumular radionuclídeos na vesícula biliar[2]	Nenhum
Colecistite crônica	Ultrassonografia RM	Placas calcificadas ou calcificação da parede da vesícula biliar	Nenhum
Neoplasias	Ultrassonografia RM TC	Lesão visualizada na vesícula biliar, no fígado ou nos ductos biliares; calcificação extensa da parede da vesícula biliar	Nenhum
Estenose biliar	Colangiografia peroperatória CPRE	Alongamento, afunilamento e estreitamento do ducto biliar comum	Nenhum

[a]Dependente do estágio ou da gravidade da condição. *CPRE,* colangiopancreatografia retrógrada endoscópica; *TC,* tomografia computadorizada; *RM,* ressonância magnética.

Sistema digestório

O sistema digestório inclui todo o **aparelho digestório (canal alimentar)** e vários **órgãos acessórios** (Figura 12.11).

APARELHO DIGESTÓRIO

O aparelho digestório começa na (1) cavidade oral (boca) e continua como (2) faringe, (3) esôfago, (4) estômago e (5) intestino delgado; termina no (6) intestino grosso, que acaba no (7) ânus. A anatomia e o posicionamento da (1) cavidade oral até o (5) duodeno são abordados neste capítulo. Os remanescentes intestino delgado, (6) intestino grosso e (7) ânus são discutidos no Capítulo 13.

ÓRGÃOS ACESSÓRIOS

Os órgãos acessórios da digestão incluem **glândulas salivares, pâncreas, fígado** e **vesícula biliar**.

FUNÇÕES

O sistema digestório realiza as **três funções primárias** seguintes:

1. A primeira função primária é a **ingestão ou digestão** de alimentos, água, vitaminas e minerais. O alimento é ingerido na forma de carboidratos, lipídios e proteínas. Esses grupos complexos de alimento devem ser quebrados, ou digeridos, para que possa ocorrer a **absorção**
2. A segunda função do sistema digestório é **absorver** as partículas de alimento digeridas, com água, vitaminas e elementos essenciais do aparelho digestório, para o sangue ou os capilares linfáticos
3. A terceira função é **eliminar** qualquer material não utilizado na forma de produtos residuais semissólidos.

PROCEDIMENTOS RADIOGRÁFICOS COMUNS

Dois procedimentos radiográficos comuns envolvendo o sistema gastrintestinal superior (SGIS) são apresentados neste capítulo. Esses exames radiográficos envolvem a administração de um meio de contraste.

Esofagografia (estudo da faringe e do esôfago)

Um exame radiográfico, especificamente, da faringe e do esôfago, é denominado **esofagografia** e envolve a **deglutição de bário**. Esse procedimento estuda a forma e a função da deglutição da faringe e do esôfago.

Seriografia gastrintestinal superior (estudo de esôfago distal, estômago e duodeno)

O procedimento desenvolvido para estudar o esôfago distal, o estômago e o duodeno em um único exame é denominado **seriografia gastrintestinal superior (GI superior)**. Uma radiografia posteroanterior (PA) de uma seriografia GI superior é mostrada na Figura 12.12.

O sulfato de bário misturado com água é o meio de contraste preferido para todo o aparelho digestório. A área de densidade (aparecendo em branco) na radiografia indica a área do estômago e do duodeno preenchida com esse meio de contraste.

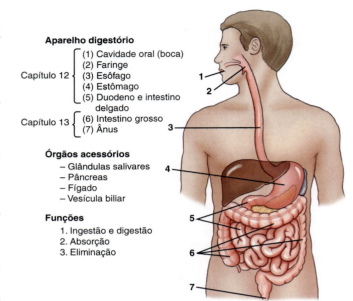

Figura 12.11 Sistema digestório.

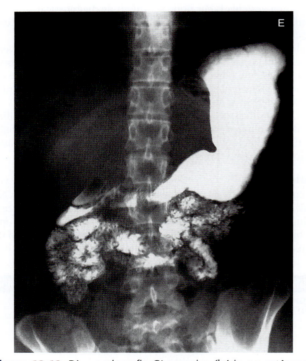

Figura 12.12 PA – seriografia GI superior (bário no estômago e no duodeno).

Boca (cavidade oral)

O aparelho digestório é um tubo oco contínuo, que inicia na **cavidade oral** (boca). A cavidade oral e as estruturas ao redor são visualizadas no plano sagital médio na Figura 12.13.

A cavidade oral é delimitada anterior e bilateralmente pelas superfícies internas dos **dentes superiores** e **inferiores**. O teto da cavidade oral é formado pelos **palatos duro** e **mole**. Suspenso na porção posteromediana do palato mole encontra-se um pequeno processo cônico denominado **úvula palatina**, geralmente referido apenas como **úvula**. A maior parte do assoalho da cavidade oral é formada pela **língua**. A cavidade oral conecta-se posteriormente com a **faringe**, conforme descrito a seguir.

ÓRGÃOS ACESSÓRIOS NA CAVIDADE ORAL

As **glândulas salivares** são órgãos acessórios da digestão, associados à boca. Os dentes e a língua cooperam nos movimentos de mastigação para reduzir o tamanho das partículas do alimento e misturá-lo com a saliva. Esses movimentos, denominados **mastigação**, iniciam a parte mecânica da digestão.

Três pares de glândulas secretam a maior parte da saliva na cavidade oral (Figura 12.14). Essas glândulas são (1) a **parótida**, que significa "perto da orelha", e é a maior das glândulas salivares, localiza-se anteriormente à orelha externa; (2) a **submandibular**, que significa "abaixo da mandíbula"; e (3) a **sublingual**, que significa "abaixo da língua".

A saliva é constituída por 99,5% de água e 0,5% de solutos ou sais e certas enzimas digestórias. As glândulas salivares secretam de 1.000 a 1.500 mℓ de saliva diariamente. A saliva dissolve os alimentos para iniciar o processo digestório. Também contém a enzima amilase, que quebra os amidos.

Algumas glândulas salivares específicas secretam um líquido espesso que contém muco. O muco lubrifica o alimento enquanto é mastigado, para que ele possa se tornar uma bola, ou bolo, e então ser engolido. O ato de engolir é denominado **deglutição**.

NOTA: As glândulas salivares, especialmente as parótidas, podem ser um local de infecção. **Caxumba** é uma inflamação, com aumento das glândulas parótidas, causada por um paramixovírus, podendo resultar em inflamação testicular em aproximadamente 30% dos homens infectados.

Faringe

O aparelho digestório continua como faringe, posteriormente à cavidade oral. A **faringe** tem aproximadamente 12,5 cm de comprimento e é a parte do tubo digestório situada posteriormente a cavidade nasal, boca e laringe. As seções mediossagital e coronal da faringe, observadas por meio de vistas em perfil e posterior, são mostradas na Figura 12.15. As três partes da faringe são denominadas de acordo com sua localização.

A **nasofaringe** é posterior ao osso do septo nasal, às cavidades nasais e ao palato mole. Essa porção da faringe não é parte do sistema digestório.

A **orofaringe** é diretamente posterior à cavidade oral e estende-se do **palato mole** até a **epiglote**. A epiglote é uma cartilagem revestida por membrana que se move para cobrir a abertura da laringe durante a deglutição.

A terceira parte da faringe é chamada de **laringofaringe** ou *hipofaringe*. A laringofaringe estende-se do nível da epiglote até o nível da borda inferior da laringe (nível da C6, conforme descrito no Capítulo 2). A partir desse ponto, ela continua como **esôfago**. A **traqueia** é vista anterior ao esôfago.

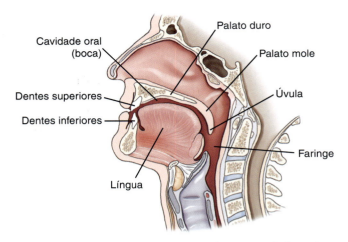

Figura 12.13 Corte mediossagital da boca (cavidade oral ou bucal).

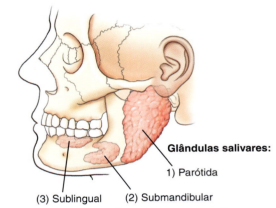

Figura 12.14 Órgãos acessórios na boca.

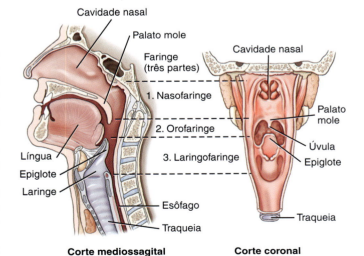

Figura 12.15 Faringe.

CAVIDADES QUE SE COMUNICAM COM A FARINGE

O desenho na Figura 12.16 ilustra **sete cavidades** ou **aberturas** que se comunicam com as três partes da faringe. As duas **cavidades nasais** e as duas **cavidades timpânicas** conectam-se com a **nasofaringe**. As cavidades timpânicas das orelhas médias conectam-se à nasofaringe por meio da **tuba auditiva** ou **de Eustáquio** (não mostrada no desenho).

A **cavidade oral** (boca) conecta-se posteriormente à **orofaringe**. Inferiormente, a **laringofaringe** conecta-se às aberturas tanto da **laringe** quanto do **esôfago**.

DEGLUTIÇÃO (INGESTÃO)

Alimento e líquido percorrem a cavidade oral diretamente para o esôfago durante o ato de engolir ou **deglutição**. Na deglutição, o **palato mole fecha a nasofaringe** para impedir que substâncias deglutidas sejam regurgitadas pelo nariz. A língua evita que o material volte para a boca.

Durante a deglutição, a **epiglote abaixa-se para cobrir a abertura laríngea**, como uma tampa. As pregas ou cordas vocais também se unem para fechar a epiglote. Essas ações combinam-se para evitar que alimento e líquido sejam aspirados (entrando na laringe, na traqueia e nos brônquios).

A respiração é inibida durante a deglutição para evitar que substâncias deglutidas entrem na traqueia e nos pulmões. Algumas vezes, pequenos pedaços de material passam para a laringe e a traqueia durante a deglutição, causando um episódio vigoroso de tosse reflexa.

Esôfago

A terceira parte do aparelho digestório é o **esôfago**, um canal muscular de aproximadamente 25 cm de comprimento e cerca de 1 a 2 cm de diâmetro, que se estende da laringofaringe até o estômago. O esôfago começa posterior ao nível da borda inferior da **cartilagem cricoide da laringe** (C5 a C6), a qual se encontra no nível da margem inferior da cartilagem tireóidea. Termina na sua conexão com o estômago, no nível da **11ª vértebra torácica** (T11).

A Figura 12.17 mostra a localização do esôfago, **posterior à laringe e à traqueia**. É importante lembrar-se da relação espacial do esôfago com a traqueia e as vértebras torácicas. O esôfago é posterior à traqueia, e exatamente anterior aos corpos vertebrais torácicos e cervicais.

A **aorta torácica** descendente localiza-se entre o esôfago distal e a coluna torácica inferior. O **coração**, dentro do seu saco pericárdico, situa-se imediatamente posterior ao esterno, anterior ao esôfago e superior ao diafragma.

O esôfago apresenta direção essencialmente vertical em relação ao estômago, que é a porção mais estreita de todo o aparelho digestório. O esôfago apresenta duas constrições ao longo de sua extensão, a primeira em sua extremidade proximal, no nível da entrada no tórax; e a segunda, quando passa através do diafragma no hiato ou na abertura esofágica. O esôfago atravessa o diafragma no **nível de T10**. Pouco antes de passar através do diafragma, apresenta dilatação bem evidenciada, conforme mostrado na Figura 12.18.

À medida que o esôfago desce no interior da porção posterior do mediastino, **duas indentações** estão presentes. A primeira ocorre no **arco aórtico** e a segunda ocorre quando o esôfago cruza o **brônquio-fonte esquerdo**.

A parte inferior do esôfago fica próxima à porção cardíaca posterior.

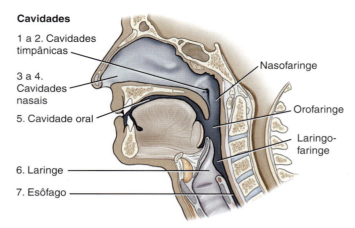

Figura 12.16 Sete cavidades, ou aberturas, comunicam-se com a faringe.

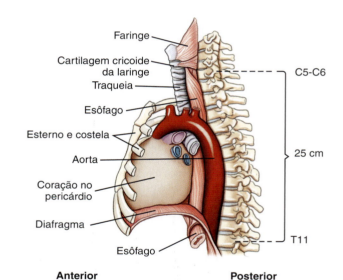

Figura 12.17 Esôfago no mediastino – vista em perfil.

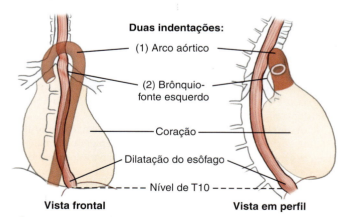

Figura 12.18 Esôfago no mediastino, demonstrando duas indentações.

ABERTURAS DIAFRAGMÁTICAS

O **esôfago** atravessa o **diafragma** levemente à esquerda e posterior ao ponto médio do diafragma. A Figura 12.19 representa a superfície inferior do diafragma e indica as posições relativas do **esôfago**, da **veia cava inferior** e da **aorta**.

A vista em perfil do desenho à direita mostra a pequena porção abdominal do esôfago, abaixo do diafragma. O **segmento abdominal do esôfago**, denominado **cárdia**, mede entre 1 e 2 cm. A cárdia se curva abruptamente à esquerda após passar pelo diafragma para se inserir no estômago.

A abertura entre o esôfago e o estômago é denominada **junção esofagogástrica** (*orifício cardíaco*; ver Figura 12.23). *Cardíaco* é um adjetivo que denota um relacionamento com o coração. A cárdia e o orifício da cárdia estão localizados próximo ao coração.

A junção do esôfago com o estômago normalmente é fixada com segurança no diafragma. Além disso, a porção superior do estômago tende a seguir os movimentos respiratórios do diafragma.

DEGLUTIÇÃO E PERISTALTISMO

O esôfago contém camadas bem desenvolvidas (circular e longitudinal) de músculo esquelético em seu terço superior; de músculo esquelético e liso em seu terço médio; e de músculo liso em seu terço inferior. Ao contrário da traqueia, o esôfago é um tubo flexível que se abre somente quando ocorre a deglutição. O processo de deglutição continua no esôfago após originar-se na boca e na faringe. Os líquidos tendem a passar da boca e da faringe ao estômago, primariamente, por gravidade. Um bolo de material sólido tende a passar tanto por gravidade quanto por peristaltismo.

Peristaltismo consiste em uma série de contrações musculares involuntárias em ondas que impulsionam materiais sólidos e semissólidos através do tubo digestório. Um bolo sólido de sulfato de bário preenchendo todo o esôfago é visto na Figura 12.20, descendo para o estômago tanto por gravidade quanto por peristaltismo. O acúmulo de bário no estômago é visto nessa radiografia oblíqua anterior direita (OAD).

Radiografias em *spot* (focadas) na posição OAD, na Figura 12.21, demonstram o esôfago parcialmente preenchido com bário, com contrações peristálticas normais, mais evidentes nas porções média e superior do esôfago.

A relação do esôfago com o coração é vista nessas radiografias. O esôfago está localizado imediatamente adjacente às bordas direita e posterior do coração.

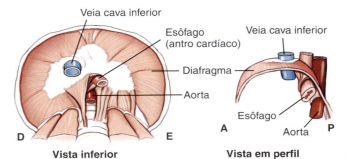

Figura 12.19 Esôfago passando pelo diafragma.

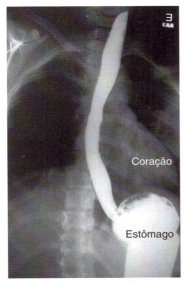

Figura 12.20 Esofagografia OAD (levemente oblíqua).

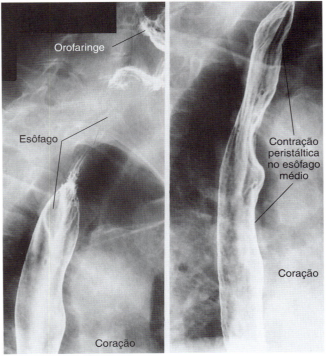

Figura 12.21 Esofagografia OAD – esôfago superior. Esôfago mediano e esôfago inferior estão um pouco acima do diafragma.

Estômago

A palavra grega *gaster* significa "estômago", *gastro* é um termo comum que denota estômago – e, consequentemente, o termo trato *gastrintestinal*.

O **estômago**, que está localizado entre o **esôfago** e o **intestino delgado**, é a porção mais dilatada do aparelho digestório (Figura 12.22). Quando vazio, tende a estar colabado. Quando o estômago serve de reservatório de alimentos e líquidos ingeridos, é notavelmente expansível. Após uma refeição completa, o estômago estira-se até o que parece ser quase seu ponto de ruptura.

Em razão da alta variabilidade de forma e posição, o formato e a localização médias do estômago são mostrados nas próximas ilustrações, com variações a serem acompanhadas adiante neste capítulo.

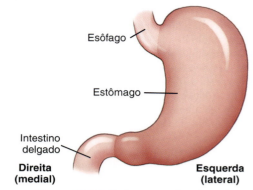

Figura 12.22 Estômago – vista frontal.

CURVATURAS E ABERTURAS DO ESTÔMAGO

A **junção esofagogástrica** é a fenda ou a abertura entre o esôfago e o estômago (Figura 12.23). Um músculo circular pequeno chamado *esfíncter cardíaco* permite que o alimento e o líquido passem pela cárdia. Essa abertura (junção esofagogástrica) é geralmente chamada de **orifício da cárdia**, que se refere à relação desse orifício com a porção do diafragma próxima ao coração, na qual este se apoia.

Imediatamente superior a esse orifício há uma incisura chamada **estreitamento da cárdia** (*incisura cardíaca*). Essa porção abdominal distal do esôfago curva-se abruptamente em uma porção levemente dilatada do esôfago terminal, chamada **antro cardíaco**.

A abertura, ou o orifício, do estômago distal é denominada **orifício pilórico** ou **piloro**. O esfíncter pilórico nesse orifício é um anel muscular espesso que relaxa periodicamente durante a digestão para permitir que conteúdos estomacais ou gástricos se movam para a primeira parte do intestino delgado, o duodeno.

A **curvatura menor**, que é encontrada ao longo da borda medial do estômago, forma uma borda côncava à medida que se estende entre os orifícios da cárdia e pilórico.

A **curvatura maior** é encontrada ao longo da borda lateral do estômago, e é quatro a cinco vezes maior que a curvatura menor. Estende-se da incisura cardíaca até o piloro.

SUBDIVISÕES DO ESTÔMAGO

O estômago é composto de três subdivisões principais: (1) **fundo**, (2) **corpo** e (3) **piloro** (ver Figura 12.23). O fundo é a porção arredondada situada lateral e superiormente ao orifício da cárdia. A porção superior do estômago, incluindo o antro da cárdia do esôfago, é relativamente fixa ao diafragma e tende a mover-se com o movimento do diafragma. Na posição ereta, ou vertical, o fundo é normalmente preenchido por uma bolha de ar engolido, denominada *bolha gástrica*.

A extremidade inferior do grande corpo do estômago exibe uma área parcialmente constrita que separa o corpo da porção pilórica do estômago. Esse "estreitamento", ou área constrita em forma de anel, é chamado de **estreitamento angular** (*incisura angular*).

A porção terminal menor do estômago, à direita da incisura angular ou medial a ela, representa a porção pilórica do estômago, a qual geralmente é dividida em duas partes: (1) **antro pilórico**, mostrado como uma leve dilatação imediatamente distal à incisura angular, e (2) **canal pilórico**, estreito, que termina no esfíncter pilórico.

O estômago preenchido por bário na Figura 12.24 demonstra a verdadeira forma e aparência desse órgão, conforme visualizado na incidência PA do estômago e duodeno como parte da seriografia GI superior. Recomenda-se revisar as porções identificadas e compará-las com os desenhos nas Figuras 12.22 e 12.23.

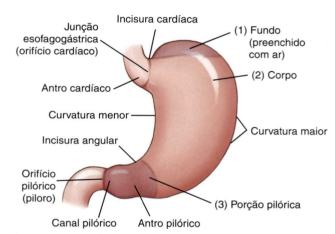

Figura 12.23 Estômago – aberturas, curvaturas maior e menor, e subdivisões.

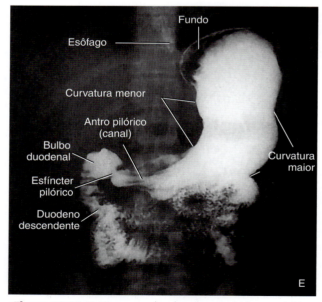

Figura 12.24 Estômago e duodeno preenchidos por bário.

PREGAS MUCOSAS DENTRO DO ESTÔMAGO – RUGAS

Quando o estômago está vazio, o revestimento interno configura-se em numerosas pregas mucosas longitudinais denominadas **rugas**. Elas são mais evidentes no corpo inferior do estômago ao longo da grande curvatura. Essas pregas são mostradas no desenho da Figura 12.25 (também apresentadas como marcas na radiografia do estômago preenchido por ar/bário na Figura 12.28). As rugas auxiliam a digestão mecânica do alimento dentro do estômago.

Um **canal gástrico** formado por rugas junto à curvatura menor (ver Figura 12.25) direciona os líquidos diretamente da região corporal do estômago para o piloro.

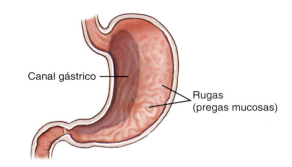

Figura 12.25 Estômago – corte coronal.

POSIÇÃO DO ESTÔMAGO

A ilustração na Figura 12.26 mostra a orientação típica de um estômago normal, parcialmente preenchido, nas vistas anterior e em perfil. O **fundo**, além de ser normalmente a porção estomacal de localização mais superior, situa-se posterior ao **corpo** do estômago, como observado na vista em perfil. É possível visualizar o corpo curvar-se inferior e anteriormente ao fundo.

O **piloro** é direcionado posteriormente. A válvula pilórica (esfíncter) e a primeira porção do intestino delgado (duodeno) são muito próximas à parede abdominal posterior. As relações desses componentes do estômago afetam a distribuição de ar e bário em seu interior durante posições específicas do corpo.

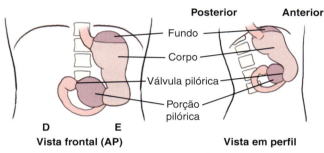

Figura 12.26 Orientação comum do estômago vazio.

DISTRIBUIÇÃO DE BÁRIO COM GÁS/AR NO ESTÔMAGO

Se um indivíduo ingerir uma mistura de sulfato de bário e água, com cristais que produzem gás, conforme visto nas Figuras 12.27 e 12.28, o posicionamento do corpo desse indivíduo determinará a distribuição de bário e gás de dióxido de carbono/ar (CO_2) dentro do estômago.

Na **posição** supina (decúbito dorsal), o fundo do estômago é a porção mais posterior e é onde se concentra o bário pesado (ver Figura 12.27). Observa-se o acúmulo de gás no corpo e no piloro do estômago.

Na **posição OAD**, em **pronação (decúbito ventral)**, o fundo está na posição mais alta, fazendo com que o **gás** preencha essa parte do estômago, como pode ser visto na Figura 12.28. O bário concentra-se na porção mais anterior do corpo e do piloro do estômago.

Essa aparência também é mostrada nos desenhos de três posições na Figura 12.29, em que o ar/gás é exibido em preto e o bário em branco, similares à aparência do ar e do bário em uma imagem radiográfica.

O desenho da esquerda retrata o estômago de uma pessoa na posição **supina** (decúbito dorsal). O desenho do meio mostra o estômago em posição **prona** (decúbito ventral). O desenho da direita representa o estômago de uma pessoa em posição ortostática **(ereta)**. Na posição ereta, o gás/ar sobe para preencher o fundo, enquanto o bário desce, devido à gravidade, para preencher a porção pilórica do estômago. A linha ar-bário tende a se estender na posição ereta, quando comparada com as posições de decúbitos ventral e dorsal.

Ao estudar imagens radiográficas de um estômago que contém ar/gás e bário, é possível determinar a posição do paciente pelas localizações relativas de ar *versus* bário dentro do estômago.

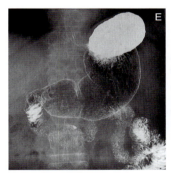
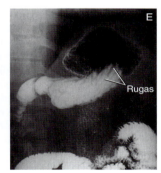

Figura 12.27 AP do estômago – posição supina (bário no fundo).

Figura 12.28 OAD do estômago – posição prona (ar no fundo).

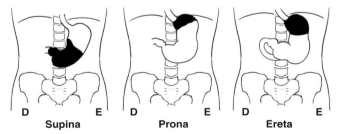

Figura 12.29 Ar/gás – distribuição de bário no estômago – vistas frontais em várias posições do corpo. Áreas em preto indicam ar/gás; áreas em branco indicam bário.

Duodeno

A quinta e última parte do sistema gastrintestinal superior a ser estudada neste capítulo é o **duodeno**, que é a primeira parte do intestino delgado. Por ser examinado radiograficamente durante a série GI superior de rotina, o duodeno é estudado neste capítulo. O restante do intestino delgado é estudado no Capítulo 13, com o sistema gastrintestinal inferior.

O duodeno tem cerca de 20 a 24 cm de comprimento, e é a porção menor, mais larga e fixa do intestino delgado. O desenho na Figura 12.30 demonstra que o duodeno apresenta formato de "C" e está intimamente relacionado à **cabeça do pâncreas**. A cabeça do pâncreas, que se encontra na alça em "C" do duodeno, fez com que essa localização dos dois órgãos fosse chamada de "romance do abdome" por alguns autores.

A alça em "C" do duodeno e o pâncreas constituem estruturas **retroperitoneais**, ou seja, estão localizadas **posteriormente ao peritônio parietal**, conforme descrito no Capítulo 3.

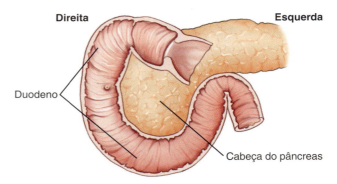

Figura 12.30 Duodeno e pâncreas.

QUATRO PARTES DO DUODENO

O duodeno tem a forma semelhante à letra "C" e é composto de **quatro partes** (Figura 12.31). A **primeira porção (superior)** inicia-se no piloro do estômago. A parte inicial da porção superior é denominada **bulbo duodenal**. O bulbo duodenal é facilmente localizado durante estudos com bário do trato gastrintestinal superior e deve ser cuidadosamente analisado, porque essa área é uma localização comum de úlceras. Essa porção do duodeno é intraperitoneal; o restante é retroperitoneal.

A parte subsequente do duodeno é a **segunda porção (descendente)**, o segmento mais longo. A porção descendente mostra a **papila duodenal**, que é a abertura para o ducto biliar comum e os ductos pancreáticos no duodeno.

A **terceira** parte do duodeno é a **porção horizontal**. Essa parte curva-se para a esquerda, a fim de se unir ao segmento final, a **quarta porção (ascendente) do duodeno**.

A junção do duodeno com a segunda parte do intestino delgado, o **jejuno**, é denominada **curvatura (ou flexura) duodenojejunal**. Esse segmento encontra-se relativamente fixo e preso nesse lugar por uma banda muscular fibrosa, o **ligamento de Treitz (músculo suspensor do duodeno)**. Trata-se de um ponto referencial significativo em certos estudos radiográficos do intestino delgado.

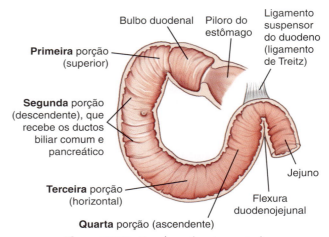

Figura 12.31 Duodeno (quatro partes).

Revisão da anatomia

RADIOGRAFIA DO ESTÔMAGO E DO DUODENO

Essa radiografia PA do estômago e do duodeno (Figura 12.32) fornece uma importante revisão da anatomia radiográfica. Deve-se identificar as estruturas demonstradas na radiografia e, então, comparar as respostas com a lista a seguir.

A. Esôfago distal
B. Área da junção esofagogástrica (orifício da cárdia)
C. Curvatura menor do estômago
D. Estreitamento angular (*incisura angular*) do estômago
E. Piloro do estômago
F. Válvula ou esfíncter pilórico
G. Bulbo duodenal
H. Segunda porção (descendente) do duodeno
I. Corpo do estômago
J. Curvatura maior do estômago
K. Pregas mucosas ou rugas do estômago
L. Fundo do estômago.

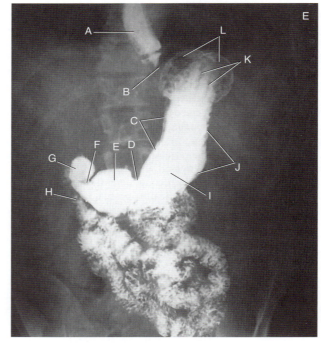

Figura 12.32 Incidência AP do estômago e do duodeno.

Digestão

DIGESTÃO MECÂNICA

A digestão pode ser dividida em um **processo mecânico** e um **componente químico**. A digestão mecânica inclui todos os movimentos do TGI, começando na cavidade oral (boca) com a **mastigação**, e continuando na faringe e no esôfago com a **deglutição** (Tabela 12.3).

A **atividade peristáltica** pode ser detectada no esôfago inferior e no restante do aparelho digestório. A passagem de alimento sólido ou semissólido da boca até o estômago leva de 4 a 8 segundos, enquanto o líquido passa em apenas 1 segundo.

O estômago, atuando como reservatório de alimento ou líquido, também age como um grande recipiente de mistura. O peristaltismo move os conteúdos gástricos em direção à válvula pilórica, mas esta se abre seletivamente. Se estiver fechada, o conteúdo do estômago é mobilizado e misturado com líquidos gástricos em uma massa denominada **quimo**. Quando a válvula se abre, pequenas quantidades de quimo são direcionadas ao duodeno por meio do **peristaltismo gástrico**. O esvaziamento gástrico é um processo lento, levando de 2 a 6 horas para que o estômago se esvazie totalmente após uma refeição regular. Alimentos com alto conteúdo de carboidratos saem do estômago em algumas horas, enquanto aqueles com alto teor proteico ou gorduroso se movem muito mais lentamente.

O intestino delgado continua a digestão mecânica por meio de movimentos ao longo de seus segmentos. Essa atividade de movimentação ou mistura é denominada **segmentação rítmica**. A segmentação rítmica tem por objetivo misturar o alimento e os sucos digestórios meticulosamente. O alimento digerido também faz contato com o revestimento intestinal ou mucoso para facilitar a absorção. O **peristaltismo** está novamente presente para impelir o conteúdo intestinal ao longo do aparelho digestório. No entanto, as contrações peristálticas no intestino delgado são mais fracas e lentas que as contrações no esôfago e no estômago. O quimo se move pelo intestino delgado a uma velocidade de 1 cm/minuto, levando cerca de 3 a 5 horas para passar por todo o intestino delgado.

DIGESTÃO QUÍMICA

A digestão química inclui todas as alterações químicas que o alimento sofre enquanto se movimenta através do aparelho digestório (Boxe 12.1). Seis classes diferentes de substâncias são ingeridas: (1) **carboidratos**, ou açúcares complexos; (2) **proteínas**; (3) **lipídios** ou **gorduras**; (4) **vitaminas**; (5) **minerais** e (6) **água**. Somente carboidratos, proteínas e lipídios devem ser digeridos mecanicamente para serem absorvidos. Vitaminas, minerais e água são úteis na forma em que o corpo os absorve.

A digestão química é acelerada por várias **enzimas**. Enzimas são **catalisadores biológicos** encontrados em diversos sucos digestórios produzidos pelas glândulas salivares na boca e pelo estômago, pelo intestino delgado e pelo pâncreas. Essas várias enzimas representam compostos orgânicos ou proteínas. Elas aceleram as alterações químicas em outras substâncias sem que apareçam no produto final da reação.

Substâncias digeridas e subprodutos resultantes

1. A digestão de **carboidrato**s dos amidos começa na boca e no estômago, e é completada no intestino delgado. Os produtos finais desses açúcares complexos são os **açúcares simples**
2. A digestão de **proteínas** começa no estômago e é completada no intestino delgado. Os produtos finais da digestão de proteínas são os **aminoácidos**
3. A digestão de **lipídios**, ou gorduras, ocorre essencialmente apenas no intestino delgado, embora pequenas quantidades das enzimas necessárias para a digestão da gordura sejam encontradas no estômago. Os produtos finais da digestão de lipídios são **ácidos graxos** e **glicerol**.

A **bile**, produzida pelo fígado e armazenada na vesícula biliar, é liberada no duodeno para auxiliar na quebra dos lipídios (gorduras). A bile não contém enzimas, mas emulsifica as gorduras. Durante a emulsificação, grandes gotículas de gordura são quebradas em gotículas menores, que têm maior área de superfície (em relação ao volume) e dão às enzimas maior acesso para a quebra de lipídios. Os produtos finais da gordura (ou lipídios) durante a digestão são **ácidos graxos** e **glicerol**.

A maior parte da absorção dos produtos finais da digestão ocorre no intestino delgado. Açúcares simples, aminoácidos, ácidos graxos, glicerol, água e a maioria dos sais e vitaminas são absorvidos para a corrente sanguínea ou para o sistema linfático através do revestimento do intestino delgado. Uma absorção limitada ocorre no estômago e pode incluir um pouco de água, álcool, vitaminas e certos medicamentos, mas nenhum nutriente. Quaisquer resíduos da digestão ou produtos digestivos não absorvidos são eliminados do intestino grosso como um componente das fezes.

Tabela 12.3 Resumo da digestão mecânica.

Cavidade oral (dentes e língua)	Mastigação (mascar)
	Deglutição (engolir)
Faringe	Deglutição
Esôfago	Deglutição
	Peristaltismo (ondas de contração muscular) (1 a 8 s)
Estômago	Mistura (quimo)
	Peristaltismo (2 a 6 h)
Intestino delgado	Segmentação rítmica (movimentação vigorosa em diversas direções)
	Peristaltismo (3 a 5 h)

Boxe 12.1 Resumo da digestão química.

SUBSTÂNCIAS INGERIDAS, DIGERIDAS E ABSORVIDAS

1. Carboidratos (açúcares complexos) × açúcares simples (boca e estômago)
2. Proteínas × aminoácidos (estômago e intestino delgado)
3. Lipídios (gorduras) × ácidos graxos e glicerol (somente intestino delgado)

SUBSTÂNCIAS INGERIDAS, MAS NÃO DIGERIDAS

4. Vitaminas
5. Minerais
6. Água

ENZIMAS (SUCOS DIGESTÓRIOS)

Catalisadores biológicos

BILE (DA VESÍCULA BILIAR)

Emulsificação de gorduras

RESUMO

As **três funções primárias** do sistema digestório são realizadas dentro do aparelho digestório (Boxe 12.2).

1. A **ingestão** ou **digestão** ocorrem na cavidade oral, na faringe, no esôfago, no estômago e no intestino delgado
2. Produtos digestórios finais, bem como água, vitaminas e minerais, são **absorvidos** primariamente pelo intestino delgado e em menor quantidade pelo estômago, e são transportados para o sistema circulatório
3. Material sólido não utilizado ou desnecessário é **eliminado** pelo intestino grosso. (As funções digestivas do intestino grosso são descritas no Capítulo 13.)

Tipo físico

Os diferentes tipos físicos apresentam grande impacto na posição dos órgãos gastrintestinais dentro da cavidade abdominal. Com o objetivo de realizar o posicionamento para procedimentos gastrintestinais de maneira acurada e consistente, deve-se conhecer e entender as características de cada um dos tipos físicos. As quatro classes gerais de tipos físicos são mostradas na Figura 12.33.

CLASSIFICAÇÕES DO TIPO FÍSICO

Tipo físico hiperestênico

No tipo físico hiperestênico (Figura 12.34), o tórax e o abdome são bastante amplos e profundos da frente para trás. Os pulmões são curtos e o diafragma é alto. O cólon transverso também se situa bastante alto, e todo o **intestino grosso** estende-se na periferia da cavidade abdominal. Esse tipo físico geralmente requer duas radiografias posicionadas em orientação transversal (paisagem) para incluir todo o intestino grosso.

A localização da **vesícula biliar** está associada ao bulbo duodenal e à região pilórica do estômago. Em um paciente hiperestênico, a vesícula biliar encontra-se alta e quase transversa, bem à direita da linha média na cavidade abdominal superior. O **estômago** também se encontra bastante alto e assume posição transversa. O nível do estômago estende-se aproximadamente de T9 a T12, com o centro localizado mais ou menos a 2,5 cm distalmente ao processo xifoide. O bulbo duodenal fica no nível aproximado de **T11 ou T12**, à direita da linha média.

Tipo físico hipostênico/astênico

Esse tipo físico é essencialmente o oposto do hiperestênico. Indivíduos hipostênicos/astênicos são mais esguios e têm, tipicamente, pulmões longos e estreitos, com diafragma baixo. Essa estrutura desloca o **intestino grosso** inferiormente para as cavidades abdominal inferior e pélvica.

O **estômago** tem formato de "J" e situa-se em posição baixa na cavidade abdominal, estendendo-se aproximadamente de T11 a L5 ou mais inferiormente. A porção vertical do estômago encontra-se à esquerda da linha média, com o bulbo duodenal próximo, no nível de **L3 ou L4**.

A **vesícula biliar** situa-se adjacente à linha média, no nível da crista ilíaca, aproximadamente em L3 a L4.

Boxe 12.2 Resumo das funções primárias do sistema digestório.

1. INGESTÃO E DIGESTÃO
Cavidade oral
Faringe
Esôfago
Estômago
Intestino delgado

2. ABSORÇÃO
Intestino delgado (e estômago)

3. ELIMINAÇÃO
Intestino grosso

Tipo físico estênico

O tipo físico estênico (Figura 12.35) é a versão mais esguia do tipo classificado como hiperestênico. O **estômago** também tem forma de "J" e se localiza mais inferiormente, no interior da cavidade abdominal do que no tipo físico hiperestênico. Em geral, se estende de T11 a L2. O bulbo duodenal está no nível aproximado de **L1 a L2**, à direita da linha média. A **vesícula biliar** é menos transversa e situa-se em um nível intermediário entre a parede abdominal lateral e a linha média. A **flexura (curvatura) esquerda (esplênica)** do **intestino grosso** é normalmente mais alta, localizando-se sob o diafragma esquerdo.

FATORES ADICIONAIS

Além do tipo físico, outros fatores que podem afetar a posição do estômago incluem **conteúdos gástricos, respiração, posição do corpo** (ereto *versus* em decúbito), **cirurgias abdominais anteriores** e **envelhecimento**. Como a porção superior do estômago encontra-se em íntimo contato com o diafragma, tanto a inspiração como a expiração completas afetam esse segmento estomacal. Todos os órgãos abdominais tendem a descer de 2,5 a 5 cm em posição ortostática, ou até mais, com o avanço da idade e a perda de tônus muscular. Para o técnico, a localização correta do estômago e de outros órgãos de acordo com os diferentes tipos físicos vem com a prática de posicionamento.

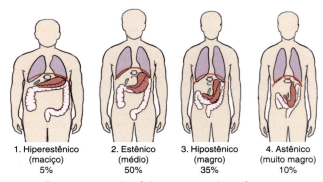

1. Hiperestênico (maciço) 5%
2. Estênico (médio) 50%
3. Hipostênico (magro) 35%
4. Astênico (muito magro) 10%

Figura 12.33 Tipo físico – quatro tipos de corpo.

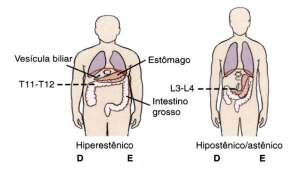

Figura 12.34 Hiperestênico comparado com hipostênico/astênico.

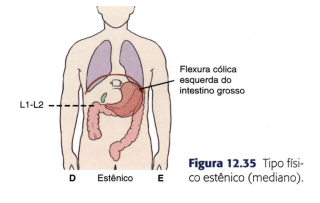

Figura 12.35 Tipo físico estênico (mediano).

Radiografias do trato gastrintestinal superior demonstrando os tipos físicos

A maioria das pessoas não se enquadra claramente em um dos quatro tipos distintos de corpo, mas em uma combinação deles. O técnico deve estar apto a avaliar cada paciente para a provável localização do estômago e da vesícula biliar.

Os exemplos radiográficos e fotográficos dos tipos físicos demonstram a posição e a localização do estômago nos três tipos físicos mais comuns (Figuras 12.36 a 12.41). A localização do estômago e do bulbo duodenal em relação a determinada vértebra deve ser observada, além dos pontos de referência de posicionamento, como a crista ilíaca e a margem costal inferior.

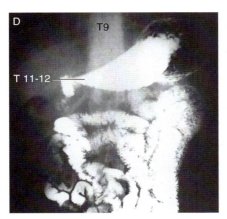

Figura 12.36 Tipo físico hiperestênico. **Estômago geral** – alto e transverso, no nível de T9 a T12. **Porção pilórica** – nível de T11 a T12, na linha média. **Localização do bulbo duodenal** – nível de T11 a T12, à direita da linha média.

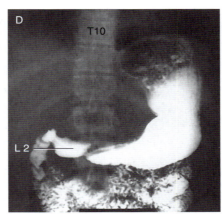

Figura 12.37 Tipo físico estênico. **Estômago geral** – nível de T10 a L2. **Porção pilórica** – nível de L2, próximo da linha média. **Localização do bulbo duodenal** – nível de L1 a L2, próximo da linha média.

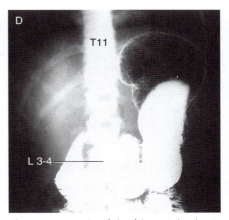

Figura 12.38 Tipo físico hipostênico/astênico. **Estômago geral** – inferior e vertical, no nível de T11 a L5. **Porção pilórica** – nível de L3 a L4, à esquerda da linha média. **Localização do bulbo duodenal** – nível de L3 a L4, na linha média.

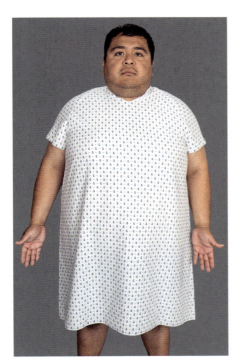

Figura 12.39 Tipo físico hiperestênico. Em geral, de estatura mais baixa, com ombros largos, e quadris e tronco curtos (distância pequena entre a caixa torácica inferior e a crista ilíaca). A cavidade abdominal é mais ampla na margem superior.

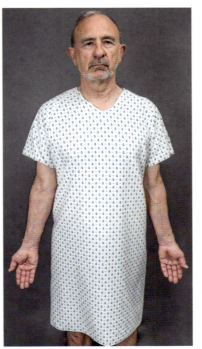

Figura 12.40 Tipo físico estênico. Próximo à média em altura, peso e comprimento do tronco (pode ser mais pesado que a maioria, com algumas características hiperestênicas).

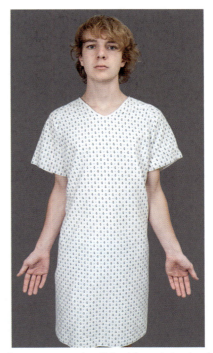

Figura 12.41 Tipo físico hipostênico/astênico. Normalmente é magro, com o tronco longo. (Este exemplo é entre hipostênico e astênico.) A cavidade abdominal é mais ampla na margem inferior em um astênico verdadeiro.

PROCEDIMENTOS RADIOGRÁFICOS

Similaridades

Os procedimentos radiográficos ou exames de todo o aparelho digestório são semelhantes em três aspectos gerais.

Primeiro, como a maioria dos componentes do TGI é similar em densidade aos tecidos ao redor, alguns tipos de **meio de contraste** devem ser adicionados para visualizar essas estruturas. Normalmente, as únicas partes do aparelho digestório que podem ser identificadas em radiografias simples são o fundo do estômago (na posição em pé), devido à bolha de ar gástrica; e as partes do intestino grosso, devido aos bolsões de gás e às áreas com matéria fecal.

Uma grande porção do aparelho digestório simplesmente se mistura às estruturas ao redor e não pode ser visualizada sem o uso do meio de contraste. Esse fato é ilustrado por comparação da radiografia abdominal sem contraste (Figura 12.42) com uma seriografia GI superior usando sulfato de bário como meio de contraste (Figura 12.43).

O **segundo** aspecto similar é que o estágio inicial de cada exame radiográfico do aparelho digestório é realizado com **fluoroscopia** (Figura 12.44). A fluoroscopia permite ao radiologista (1) observar o TGI em movimento, (2) produzir imagens radiográficas no decorrer do exame e (3) determinar o curso de ação mais apropriado para um exame radiográfico completo. O exame radiográfico do TGI requer visão dinâmica dos órgãos em movimento. As estruturas nessa área assumem grande variedade de formas e tamanhos, dependendo do tipo físico, da idade e de outras diferenças individuais.

Além disso, a atividade funcional do aparelho digestório exibe ampla variedade de diferenças que são consideradas dentro dos limites da normalidade. Além dessas variações, existem numerosas condições anormais, o que torna importante que esses órgãos sejam vistos diretamente pela fluoroscopia.

O **terceiro** aspecto similar é que as **imagens radiográficas são gravadas durante e após o exame fluoroscópico** para fornecer um registro permanente dos achados normais e anormais. Na Figura 12.45, o paciente foi posicionado para uma radiografia pós-fluoroscopia depois de uma avaliação por meio desse método do TGI superior. As páginas de posicionamento deste capítulo descrevem a rotina de incidências após a fluoroscopia mais comuns para procedimentos de esofagografia e seriografia GI superior.

Com o aumento do uso da **fluoroscopia digital**, o número de radiografias após a fluoroscopia diminuiu muito. A maioria dos serviços de radiologia depende estritamente das imagens digitais produzidas durante a fluoroscopia em vez de radiografias adicionais posteriores. A fluoroscopia digital é descrita com mais detalhes adiante neste capítulo.

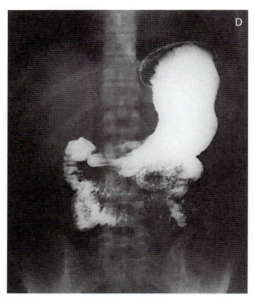

Figura 12.43 Imagem do TGI superior demonstrando a presença de bário no estômago.

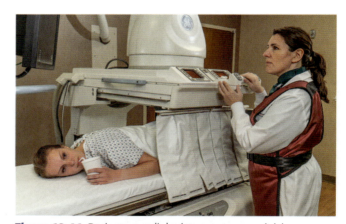

Figura 12.44 Paciente e radiologista prontos para iniciar o procedimento de fluoroscopia do TGI superior. (Combinação de sistema digital/sistema de filmes focais.)

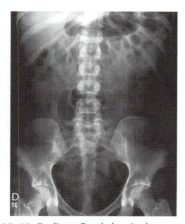

Figura 12.42 Radiografia abdominal sem contraste.

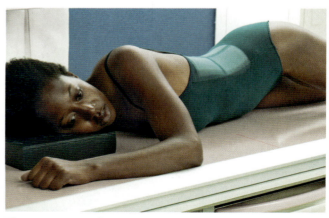

Figura 12.45 Paciente na posição OAD para imagem após a fluoroscopia.

Meios de contraste

Meios de contraste **radiolucente** e **radiopaco** são usados para tornar o TGI visível radiograficamente.

Os **meios de contraste radiolucentes** ou **negativos** incluem **ar, cristais de gás CO₂ ingeridos** e a **bolha de gás** normalmente presente no estômago. Cristais de carbonato de cálcio e citrato de magnésio são usados com frequência para produzir gás CO_2.

SULFATO DE BÁRIO

O meio de contraste positivo ou radiopaco utilizado com mais frequência para visualizar o sistema gastrintestinal é o sulfato de bário ($BaSO_4$), que também é referido simplesmente como *bário*. Conforme ilustrado na Figura 12.46, o sulfato de bário é uma substância em pó semelhante ao giz. O pó é misturado com água antes da ingestão pelo paciente.

Esse composto particular, que é um sal de bário, é relativamente inerte devido à sua extrema insolubilidade na água e em outras soluções aquosas, como os ácidos. Todos os outros sais de bário tendem a ser tóxicos ou venenosos ao corpo humano. Portanto, o sulfato de bário usado nos serviços de radiologia deve ser quimicamente puro. Por não interagir quimicamente com o corpo, é rara uma reação alérgica. O sulfato de bário é expelido pelo reto após o procedimento radiográfico.

Uma mistura de sulfato de bário e água forma uma **suspensão coloidal**, não uma solução. Para uma solução, as moléculas da substância adicionada à água devem se dissolver nela. O **sulfato de bário nunca se dissolve na água.** Em uma suspensão coloidal, as partículas suspensas na água tendem a se precipitar com o passar do tempo, quando ficam em repouso.

A Figura 12.47 mostra quatro copos de diferentes marcas comerciais de bário que foram misturadas na proporção por volume de uma parte de água para uma parte de sulfato de bário. Os copos foram então deixados em repouso durante 24 horas. Por terem sido usadas marcas variadas de sulfato de bário, alguns copos exibem grande separação ou precipitação maior que outros. Essa separação demonstra a necessidade de misturar sulfato de bário e água completamente um pouco antes do uso.

A maior parte das preparações de sulfato de bário é pré-embalada. A água é adicionada ao copo e, em seguida, misturada. Alguns vêm em forma líquida e não precisam da adição de água, mas devem ser cuidadosamente agitados antes da realização do procedimento. A maior parte dessas preparações contém sulfato de bário finamente dividido em um agente de suspensão especial, para que resistam à precipitação e fiquem em suspensão por mais tempo. No entanto, independentemente do fabricante ou da embalagem, todas as suspensões de bário devem ser muito bem misturadas pouco antes do uso.

Cada marca pode vir em variedade de odores e sabores, como maçã, chocolate, chocolate maltado, baunilha, limão, lima ou morango. Essa é uma tentativa para tornar o sulfato de bário mais palatável ao paciente durante o procedimento.

Bário ralo

O sulfato de bário pode ser preparado ou adquirido em uma mistura relativamente rala ou espessa. A mistura de sulfato de bário ralo e água contida em um copo, como ilustrado na Figura 12.48, **contém 1 parte de $BaSO_4$ para 1 parte de água**. O bário ralo tem a consistência de um *milk-shake* ralo, e é usado para estudar todo o TGI. Misturas de bário ralo, em geral, consistem em 60% de peso por volume de sulfato de bário para água.

A motilidade ou velocidade com que o sulfato de bário passa pelo TGI depende dos meios de suspensão e aditivos, da temperatura e consistência da preparação, bem como da condição geral do paciente e de seu TGI. O mais importante é misturar a preparação exatamente de acordo com as preferências do radiologista e com o protocolo do serviço de radiologia. Quando a mistura está fria, o gosto de giz é bem menos evidente, e o contraste, mais bem tolerado.

Bário espesso

O bário espesso contém **3 ou 4 partes de $BaSO_4$ para 1 parte de água** e deve ter a consistência de cereal cozido (Figura 12.49). O bário espesso é mais difícil de ser engolido, porém é mais adequado para o uso no esôfago por descer de maneira mais lenta, tendendo a cobrir a mucosa interna. Alguns sulfatos de bário espessos preparados comercialmente podem conter 98% de peso por volume de bário para água.

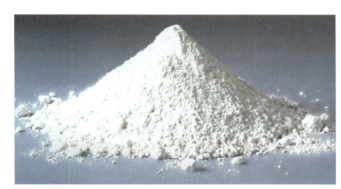

Figura 12.46 Sulfato de bário ($BaSO_4$).

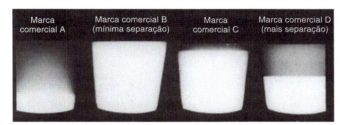

Figura 12.47 Copos de bário.

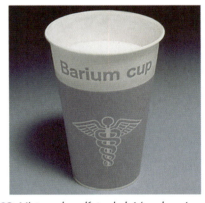

Figura 12.48 Mistura de sulfato de bário ralo e água (1 parte de bário para 1 parte de água).

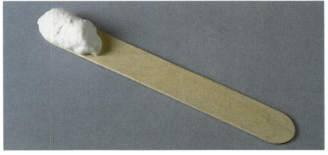

Figura 12.49 Mistura de sulfato de bário espesso (3 ou 4 partes de bário para 1 parte de água).

Contraindicações ao uso de sulfato de bário

As misturas de sulfato de bário serão contraindicadas **se houver alguma probabilidade de que a mistura possa atingir a cavidade peritoneal**. Se uma grande quantidade de sulfato de bário extravasar para a cavidade peritoneal, essa condição poderá levar a infarto intestinal ou peritonite. Esse extravasamento é passível de ocorrer em função de uma víscera perfurada ou durante cirurgia após esse procedimento radiográfico. Em ambos os casos, um **meio de contraste iodado, hidrossolúvel**, deve ser usado. Um exemplo desse tipo de meio de contraste é o MD-Gastroview®, mostrado na Figura 12.50. Esse agente de contraste hidrossolúvel contém 37% de iodo organicamente ligado, que opacifica o TGI. Pode ser removido facilmente por aspiração antes ou durante a cirurgia. Se qualquer parte desse material ganhar a cavidade peritoneal, esse órgão poderá absorvê-lo prontamente. O sulfato de bário não é absorvível.

Uma desvantagem dos materiais hidrossolúveis é o gosto amargo. Embora esses meios de contraste iodados algumas vezes sejam misturados a bebidas carbonatadas para mascarar o gosto, em geral eles são usados em sua "forma original" ou diluídos com água. O paciente deve ser avisado de que o gosto pode ser levemente amargo.

O técnico deve estar ciente de que os agentes de contraste hidrossolúveis percorrem o TGI mais rapidamente que o sulfato de bário. Os agentes de contraste hidrossolúveis apresentam tempo de passagem mais curto através do TGI, e tal característica deve ser lembrada no caso de solicitação de imagens tardias do estômago ou duodeno.

ADVERTÊNCIA: O meio de contraste iodado hidrossolúvel **não deverá ser usado** se o paciente for sensível ou alérgico a iodo, ou estiver em estado de desidratação grave. O agente de contraste hidrossolúvel em geral desidrata o paciente após o uso. Também foi relatado que um pequeno número de pacientes é hipersensível ao sulfato de bário ou aditivos. Embora seja uma ocorrência rara, o paciente deve ser observado para detecção de qualquer sinal de reação alérgica.

DUPLO CONTRASTE

Técnicas de duplo contraste têm sido empregadas amplamente para aumentar os diagnósticos de certas doenças e condições durante a seriografia do TGI superior. Alguns serviços de radiologia também realizam esofagografias com duplo contraste. Procedimentos de duplo contraste empregando tanto o meio de contraste radiolucente quanto o radiopaco foram desenvolvidos no Japão, onde é alta a incidência de carcinoma gástrico.

O meio de contraste **radiopaco** é o **sulfato de bário**. Um bário de alta densidade é usado para cobrir a mucosa do estômago. Um copo de bário produzido comercialmente é uma escolha comum para os serviços de radiologia fornecerem para esse exame. O técnico precisa somente adicionar água e misturar bem.

O meio de contraste **radiolucente** pode ser tanto o **ar ambiente** quanto o **gás CO$_2$**. Para introduzir ar ambiente, pequenos furos de alfinetes são feitos no canudo do paciente. Conforme o paciente bebe a mistura de bário, o ar entra junto com a mistura.

O gás CO$_2$ é criado quando o paciente ingere cristais produtores de gás. Duas formas comuns desses cristais são o **citrato de cálcio** e o **citrato de magnésio**. Ao alcançar o estômago, esses cristais **formam uma grande bolha de gás**. O gás mistura-se com o bário e força o sulfato de bário contra a mucosa do estômago, fornecendo cobertura e visibilidade melhores da mucosa e de seu padrão (Figura 12.51). Pregas mucosas longitudinais (rugas) do estômago são vistas na Figura 12.52 (*setas*). Pólipos, divertículos e úlceras potenciais são mais bem demonstrados com a técnica de duplo contraste.

ELIMINAÇÃO PÓS-EXAME (DEFECAÇÃO)

Uma das funções do intestino grosso é absorver água. Qualquer mistura de sulfato de bário restante no intestino grosso após uma SGIS ou enema de bário pode ser solidificada. Consequentemente, é possível que o bário se torne difícil de ser evacuado. Alguns pacientes podem requisitar um laxante após o exame para ajudar a removê-lo. Se os laxantes forem contraindicados, o paciente deverá aumentar a ingestão de líquido ou fibras até que as fezes estejam livres de todos os traços do bário branco.

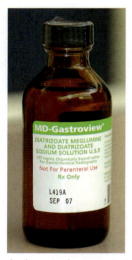

Figura 12.50 Exemplo de meio de contraste iodado hidrossolúvel.

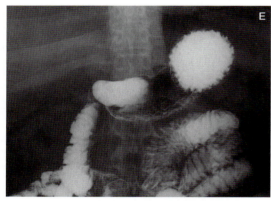

Figura 12.51 SGIS – duplo contraste; demonstra o estômago preenchido por gás e bário.

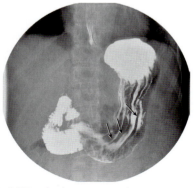

Figura 12.52 SGIS – duplo contraste; demonstra o estômago preenchido por gás e bário – com pregas mucosas revestidas com bário.

Fluoroscopia digital

Uma **unidade de fluoroscopia digital com arco em "C"** é mostrada na Figura 12.53. Nessa posição, o tubo de raios X está na parte baixa do arco em "C", e o intensificador de imagem está na parte superior. Esse tipo de unidade de fluoroscopia digital é muito versátil, e pode ser girado em torno do paciente em qualquer posição para vários tipos de procedimentos especiais, incluindo estudos angiográficos invasivos, conforme descrito no Capítulo 17.

RADIOGRAFIA/FLUOROSCOPIA DIGITAL

Um sistema de radiografia/fluoroscopia (R/F) digital é mostrado na Figura 12.54. Esse tipo de combinação de sistema de radiografia/fluoroscopia em geral é usado para procedimentos gastrintestinais (GIs). Tal sistema incorpora capacidades de fluoroscopia digital com um tipo convencional de mesa de raios X e um tubo de raios X de fluoroscopia "sob a mesa". Inclui também um **tubo radiográfico** separado, para aplicações convencionais da radiografia "acima da cabeça".

A fluoroscopia digital é similar à fluoroscopia convencional, com a adição de um **detector de tela plana** e um **computador** para manipulação e armazenamento da imagem. Um transistor de filme fino é incorporado ao sistema para converter a energia de raios X em um sinal digital. A partir daí, a informação da imagem é transferida a um computador para manipulação e armazenamento. O disco rígido do sistema armazena um número limitado de imagens. Quando o exame é finalizado, essas imagens são enviadas para um PACS (do inglês, *picture archiving and communications system* – sistema de comunicação e arquivamento de imagem) ou são registradas em uma impressora a *laser*.

Uma estação de trabalho do computador oferece *softwares* com capacidade de manipulação de imagens. As imagens podem ser exibidas em monitores de alta resolução para avaliação ou interpretação. O uso de fluoroscopia digital permite que os estudos GI permaneçam em um formato digital, que pode ser enviado para vários locais dentro e fora do hospital. A fluoroscopia digital tem expandido o uso do PACS, que consiste em uma rede de imagem digital com capacidade de armazenar, recuperar, manipular e imprimir exames específicos em vários locais. Conforme descrito detalhadamente no Capítulo 1, o PACS reúne todas as modalidades de imagem digital, como ultrassom, medicina nuclear, ressonância magnética (RM) e radiografia em um conjunto digital, em que radiologistas, técnicos e médicos assistentes podem acessar essas imagens. O conceito da "câmara clara" está se tornando obsoleto.

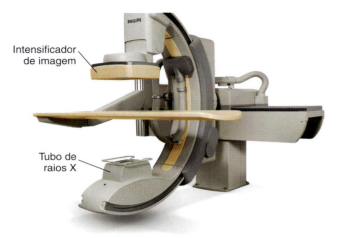

Figura 12.53 Fluoroscopia digital com arco em "C". (Cortesia de Philips Medical Systems.)

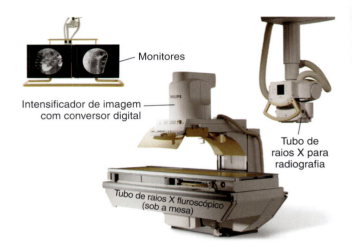

Figura 12.54 Combinação do sistema digital R/F. (Cortesia de Philips Medical Systems.)

Imagens opcionais pós-fluoroscopia

A questão de serem ou não rotineiramente necessárias as imagens pós-fluoroscopia é decidida pelo radiologista ou pelo protocolo do serviço de radiologia. Com frequência, uma quantidade suficiente de imagens digitais do TGI é registrada em várias posições durante a fluoroscopia sem que nenhuma imagem pós-fluoroscopia seja requisitada. A eliminação dessas imagens pode resultar em redução do tempo de exame e de exposição do paciente durante os procedimentos de seriografia GI superior e inferior.

Formatação em múltiplos quadros e múltiplos filmes "originais"

Se forem requisitadas, imagens múltiplas podem ser formatadas e impressas a *laser* em um filme. Esse formato pode ser 4 em 1 (Figura 12.55); 6 em 1; 9 em 1; ou 12 em 1. Filmes em "cópia impressa" podem ser impressos a qualquer momento e quantas vezes forem necessárias. Se radiografias forem perdidas ou extraviadas, ou se cópias forem necessárias, filmes "originais" adicionais serão reimpressos a qualquer momento.

Capacidade de "cine *loop*"

Imagens individuais também podem ser registradas em rápida sucessão e exibidas como imagens em movimento ou cinéticas. Essa característica é benéfica para certos estudos, como esofagografia, para avaliar a possibilidade de refluxo esofágico ou mecanismos de deglutição prejudicados. Essa capacidade tem substituído a necessidade de radiografias focais ou gravação em vídeo. Quando o estudo estiver concluído, o técnico pode acionar o cine *loop* para demonstrar o fluxo dinâmico do bário pelo esôfago ou pelo estômago. O radiologista interpreta o estudo por meio de um monitor localizado em um consultório ou em uma estação de trabalho.

Aprimoramento e manipulação de imagem

Imagens de fluoroscopia digital podem ser aprimoradas e manipuladas com o uso de ferramentas pós-processamento (Figuras 12.56 e 12.57). Essas propriedades de aprimoramento e manipulação de imagem incluem realce da borda, da janela e do nivelamento, bem como controle da faixa dinâmica e subtração de dupla energia. Outras opções incluem inversão do contraste da imagem, artefato de controle de movimento e suavização. Com o estudo salvo no disco rígido, o técnico ou o radiologista tem a habilidade de alterar esses parâmetros da imagem à vontade.

PROTEÇÃO DOS PROFISSIONAIS DURANTE A FLUOROSCOPIA

Práticas de proteção radiológica durante a fluoroscopia são descritas no Capítulo 1.

Padrões de exposição

Os padrões de exposição e as doses relacionadas dentro da sala da fluoroscopia, indicando onde o profissional deve ou não deve ficar na sala durante a fluoroscopia, também são apresentados no Capítulo 1. A Figura 12.58 demonstra esses padrões de exposição, recomendando ao técnico assistente para *não* permanecer próximo da mesa em ambos os lados do paciente, posicionando-se o mais **longe** possível dos **campos de dispersão mais alta** durante o procedimento de fluoroscopia.

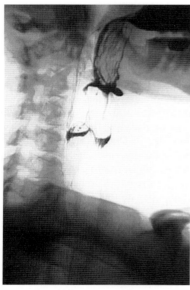

Figura 12.56 Imagem de fluoroscopia digital do TGI superior sem filtro de equalização.

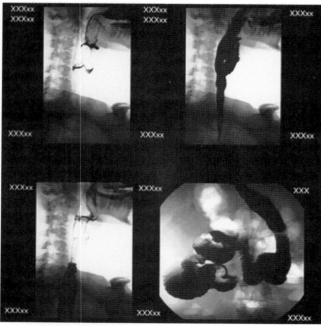

Figura 12.55 Imagens com múltiplos quadros do TGI superior – quatro imagens em um filme de 35 × 43 cm.

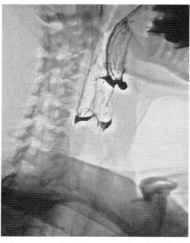

Figura 12.57 Imagem de fluoroscopia digital do TGI superior com filtro de equalização.

Escudo protetor de chumbo

O **escudo protetor de chumbo** flexível **em torre** anexo aos dispositivos da fluoroscopia e do filme em foco (*spot*) é muito importante e deve ser inspecionado regularmente para assegurar que não esteja danificado ou colocado de maneira imprópria (ver Figura 12.68).

Escudo de fenda do *bucky*

O técnico deve assegurar-se de que o *bucky* esteja sempre na **extremidade do pé da mesa,** antes de começar o procedimento de fluoroscopia, para só então trazer o **escudo de proteção da fenda do *bucky*,** de metal, para cobrir aproximadamente 5 cm de espaço diretamente sob o tampo da mesa (Figura 12.59). Esse escudo reduz significativamente a radiação secundária resultante do tubo de raios X da fluoroscopia localizado sob a mesa. Extravasamento ou radiação dispersa pode escapar pela fenda do *bucky*, na altura da cintura do fluoroscopista, se o escudo do *bucky* não estiver completamente estendido nesse tipo de sistema.

A necessidade do *bucky* no fim da mesa durante a fluoroscopia não é importante só pela proteção do profissional, mas é necessário para manter o mecanismo do *bucky* fora do caminho do tubo de raios X da fluoroscopia sob a mesa.

Aventais de chumbo

Aventais de proteção equivalentes a 0,5 mm de chumbo devem ser sempre usados durante a fluoroscopia. Alguns técnicos e radiologistas também podem optar pelo uso de **proteção ocular** e **protetores de tireoide com materiais equivalentes a chumbo** (Figura 12.60).

Antes de o radiologista ou técnico colocar a mão no feixe fluoroscópico, ele deve usar uma **luva de chumbo**, e o feixe deve ser primeiramente atenuado pelo corpo do paciente. O uso de uma **pá de compressão** (ver Figura 12.70) é a melhor alternativa quando a compressão do abdome do paciente for necessária.

Princípios fundamentais da proteção contra radiação

Uma das melhores maneiras de reduzir a dose de exposição à radiação do profissional durante a fluoroscopia é aplicar os três "princípios fundamentais de proteção contra a radiação". Se esses princípios forem aplicados corretamente, a dose poderá ser amplamente reduzida tanto para o fluoroscopista quanto para o técnico.

1. **Tempo:** deve-se reduzir a quantidade de tempo em que o tubo da fluoroscopia é energizado. Embora a maioria dos procedimentos seja realizada por radiologistas e o período de tempo seja controlado por eles, o técnico também precisa acompanhar o tempo da fluoroscopia. Se esse tempo for excessivo, a situação deverá ser discutida com um supervisor. O uso de "fluoroscopia intermitente" reduz a dose para o paciente e o profissional. Com a fluoroscopia digital, a função de "congelamento da imagem" deve ser usada, o que permite que a última imagem energizada permaneça visível no monitor. O tubo de fluoroscopia, então, é ativado apenas quando for necessária uma nova imagem
2. **Proteção:** é preciso seguir todas as precauções de proteção descritas anteriormente, incluindo o uso correto do **escudo protetor de chumbo, o escudo da fenda do *bucky*** e as **luvas de chumbo**
3. **Distância:** o método mais eficaz para reduzir a dose de radiação durante os procedimentos de fluoroscopia é aumentar a distância entre o tubo de raios X e o técnico. Aplicando a lei do quadrado inverso, os técnicos podem reduzir significativamente a dose de exposição que recebem. Dobrando-se a distância entre o tubo de raios X e o profissional, é possível reduzir a dose de radiação em quatro vezes. Os técnicos devem maximizar sua distância em relação ao tubo de raios X quando não estiverem dando assistência ao radiologista ou posicionando o paciente. A Tabela 12.4 oferece um resumo dos dispositivos de proteção do técnico.[4]

Tabela 12.4 Resumo dos procedimentos de proteção.

DISPOSITIVOS PROTETORES[4]	BENEFÍCIOS
Cortina de chumbo na torre de fluoroscopia (mínimo de 0,25 mm de espessura de chumbo)	Reduz amplamente a exposição dos funcionários à fluoroscopia
Avental protetor de chumbo (mínimo de 0,5 mm de espessura de chumbo)	Reduz a exposição do tronco durante a fluoroscopia
Luvas de chumbo (mínimo de 0,25 mm de espessura de chumbo)	Reduz a exposição de mãos e punhos
Escudo da fenda do *bucky* (mínimo de 0,25 mm de espessura de chumbo)	Reduz a exposição da região gonadal
Óculos protetores (mínimo de 0,35 mm de espessura de chumbo)	Reduzem a exposição do cristalino do olho
Protetor de pescoço e tireoide (mínimo de 0,5 mm de espessura de chumbo)	Reduz a exposição da glândula tireoide
Pá de compressão	Reduz a exposição do braço e da mão do técnico de fluoroscopia

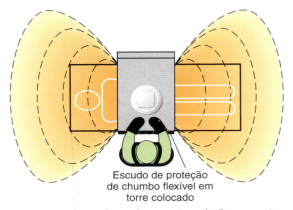

Figura 12.58 Padrões de exposição da fluoroscopia.

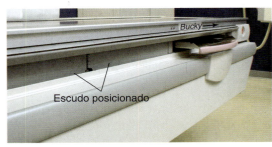

Figura 12.59 Visão de perto do escudo da fenda do *bucky* completamente estendido com a bandeja do *bucky* na extremidade da mesa.

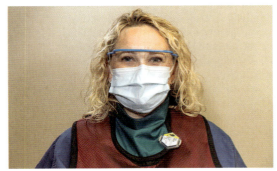

Figura 12.60 Avental de chumbo, com protetor de tireoide e óculos de chumbo.

Procedimento de esofagografia

Dois procedimentos radiográficos comuns do SGIS, envolvendo a administração de meio de contraste, são a **esofagografia** (esofagograma) e a **seriografia do GI superior**. Cada um desses procedimentos é descrito em detalhes, iniciando pela esofagografia.

DEFINIÇÃO E OBJETIVO

A esofagografia é o procedimento radiográfico da **faringe** e do **esôfago**, no qual é usado meio de contraste radiopaco. Ocasionalmente, um meio de contraste negativo ou radiolucente pode ser usado.

O objetivo da esofagografia é demonstrar radiograficamente a forma e a função da faringe e do esôfago.

CONTRAINDICAÇÕES

Não há uma contraindicação importante, exceto uma possível sensibilidade ao meio de contraste. O técnico deverá interromper ou não utilizar o estudo se o paciente apresentar histórico de sensibilidade ao meio de contraste hidrossolúvel ou ao sulfato de bário.

Indicações clínicas para a esofagografia

As indicações clínicas comuns para um procedimento de esofagografia incluem as seguintes:

Acalasia, também denominada *cardiospasmo*, é uma disfunção motora do esôfago, na qual o peristaltismo está reduzido nos dois terços distais do esôfago. A acalasia é evidente no esfíncter esofagogástrico devido à sua incapacidade de relaxar durante a deglutição. O esôfago torácico também pode perder sua atividade peristáltica normal e se tornar dilatado (megaesôfago). A fluoroscopia digital é a melhor modalidade de exame para diagnosticar essa condição, que acomete igualmente homens e mulheres e é mais comum entre 20 e 40 anos.[3]

Anormalidades anatômicas podem ser congênitas ou adquiridas, como o câncer de esôfago. Pacientes que tiveram acidente vascular encefálico com frequência desenvolvem mecanismos de deglutição debilitados. Alguns alimentos e agentes de contraste são administrados durante o exame para avaliar o padrão de deglutição. Um especialista em fala pode solicitar o estudo a fim de entender melhor a fala e o padrão de deglutição do paciente. A fluoroscopia digital é usada durante esses estudos.

Esôfago de Barrett, ou *síndrome de Barrett*, é a substituição do epitélio escamoso normal por epitélio colunar de tecido gástrico ou intestinal, no esôfago mediodistal (Figura 12.61). Essa substituição é capaz de produzir estreitamento no esôfago distal. Em casos avançados, uma úlcera péptica pode se desenvolver no esôfago distal. A esofagografia demonstra alterações sutis do tecido do esôfago, mas a **medicina nuclear** é a modalidade de escolha para essa condição. O paciente recebe tecnécio-99m pertecnetato intravenoso para demonstrar a alteração tecidual no esôfago.

Carcinoma do esôfago – o **adenocarcinoma** representa uma das malignidades mais comuns do esôfago (Figura 12.62). Os sintomas avançados incluem disfagia (dificuldade de engolir), dor localizada durante as refeições e sangramento. Outros tumores do esôfago abrangem o **carcinossarcoma**, que geralmente produz uma lesão em forma de pólipo, grande e irregular; e o **pseudocarcinoma**. A esofagografia e a endoscopia são realizadas para detectar esses tumores. A esofagografia pode demonstrar alterações relativas à atrofia na mucosa causada por invasão tumoral e estreitamento. Uma TC pode ser realizada para determinar o estágio do tumor e se ele se estendeu além da camada interna da mucosa do esôfago.

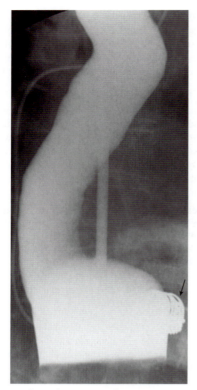

Figura 12.61 Esôfago de Barrett. Ulcerações (*seta*) desenvolveram-se a alguma distância da junção esofagogástrica.

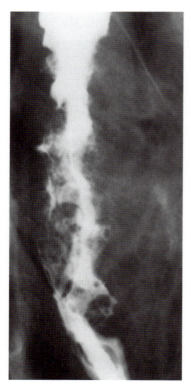

Figura 12.62 Esofagografia – carcinoma de esôfago. (De Eisenberg RL, Johnson NM. *Comprehensive radiographic pathology*, ed 7, St. Louis, 2021, Elsevier.)

Disfagia é a dificuldade de engolir, a qual pode resultar de uma condição congênita ou adquirida; de um bolo alimentar preso; de paralisia dos músculos faríngeo e esofágico; ou de inflamação. Estreitamento, alargamento e aparência flácida do esôfago podem ser vistos durante a esofagografia, dependendo da causa da disfagia. A fluoroscopia digital é a modalidade de escolha para detectar essas alterações.

Varizes esofágicas são caracterizadas pela dilatação das veias na parede do esôfago distal (Figura 12.63). Essa condição é vista geralmente em doenças hepáticas, como cirrose, secundária à hipertensão portal. Com a restrição do fluxo venoso através do fígado, as veias coronárias no esôfago distal tornam-se dilatadas, tortuosas e congestas. Em casos avançados, as veias podem sangrar. As varizes esofágicas avançadas se manifestam por estreitamento do terço distal do esôfago e com uma aparência "vermiforme" ou de "paralelepípedo" causada pelo alargamento das veias durante a esofagografia.

Corpos estranhos que os pacientes podem ingerir incluem bolo alimentar, objetos metálicos e outros materiais capazes de se alojar no esôfago (Figura 12.64). As localizações e dimensões podem ser determinadas durante a esofagografia. Corpos estranhos radiolucentes, como espinha de peixe, podem requerer o uso de materiais e técnicas adicionais para sua detecção. Um pedaço de algodão é cortado e colocado em um copo de bário e, então, engolido pelo paciente. O objetivo dessa técnica é fazer com que o tufo de algodão seja "aprisionado" pelo corpo estranho radiolucente e, dessa maneira, identificar a sua localização na fluoroscopia. Embora essa técnica tenha sido usada por décadas, a maioria dos gastroenterologistas prefere a endoscopia para isolar e remover corpos estranhos.

Doença do refluxo gastresofágico (DRGE) ou **refluxo esofágico** é a entrada de conteúdos gástricos no esôfago, irritando sua mucosa. O refluxo esofágico é relatado como azia pela maioria dos pacientes. Essa condição é capaz de levar à **esofagite**, demonstrada por uma aparência irregular ou ulcerativa da mucosa do esôfago. Embora as causas específicas da DRGE não tenham sido confirmadas, o tabagismo e o uso excessivo de ácido acetilsalicílico, álcool e cafeína aumentam sua incidência. É comum também em recém-nascidos de até 3 meses, mas geralmente se resolve espontaneamente.[3]

Métodos específicos usados para demonstrar o refluxo esofágico durante a fluoroscopia são discutidos posteriormente neste capítulo. Em casos avançados, o esôfago distal exibe estrias longitudinais durante a esofagografia devido a alterações na mucosa. A endoscopia geralmente é realizada para detectar sinais iniciais de DRGE.

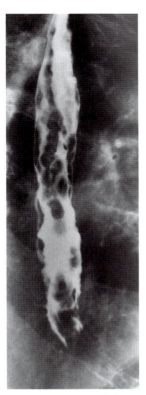

Figura 12.63 Varizes esofágicas com defeitos de preenchimento difusos arredondados e ovais. (De Eisenberg RL, Johnson NM. *Comprehensive radiographic pathology*, ed 7, St. Louis, 2021, Elsevier.)

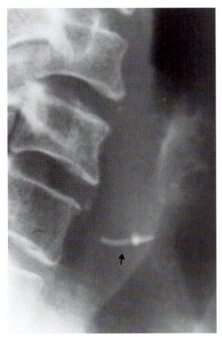

Figura 12.64 Espinha de peixe (*seta*) na parte cervical inferior do esôfago. (De Eisenberg RL, Johnson NM. *Comprehensive radiographic pathology*, ed 7, St. Louis, 2021, Elsevier.)

Divertículo de Zenker é caracterizado por uma grande evaginação do esôfago um pouco acima do esfíncter esofágico superior (Figura 12.65). Acredita-se que seja causado pelo enfraquecimento da parede muscular. Devido ao tamanho do divertículo, o paciente pode apresentar disfagia, aspiração e regurgitação de alimento ingerido horas antes. Embora a medicação possa reduzir os sintomas do divertículo de Zenker, a cirurgia pode ser necessária.

O resumo das indicações clínicas para a esofagografia está na Tabela 12.5.

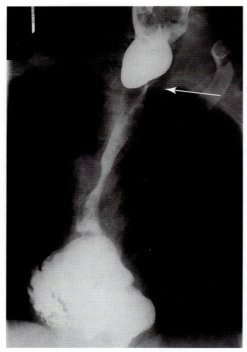

Figura 12.65 Divertículo de Zenker.

Tabela 12.5 Esofagografia: resumo das indicações clínicas.

CONDIÇÃO OU DOENÇA	EXAME RADIOLÓGICO MAIS COMUM	POSSÍVEL APARÊNCIA RADIOLÓGICA	AJUSTE DO FATOR DE EXPOSIÇÃO[a]
Acalasia	Esofagografia com fluoroscopia digital	Estenose ou estreitamento do esôfago	Nenhum
Anomalias anatômicas (incluindo corpos estranhos)	Esofagografia com fluoroscopia digital (estudo funcional), endoscopia empregada para corpos estranhos	Padrões peristálticos anormais Vários corpos estranhos radiolucentes e radiopacos	Nenhum
Carcinoma	Esofagografia, RM e TC	Ponto de estenose, estreitamento ou alterações atróficas na mucosa	Nenhum
Disfagia	Esofagografia com fluoroscopia digital (estudo funcional)	Estreitamento ou alargamento do esôfago, dependendo da causa	Nenhum
Divertículo de Zenker	Esofagografia (e endoscopia)	Recesso alargado ou cavidade no esôfago proximal	Nenhum
Esôfago de Barrett	Esofagografia ou cintilografia	Estenose ou aparência "estriada" do esôfago distal	Nenhum
Varizes esofágicas	Esofagografia (e endoscopia)	Estreitamento e aparência "vermiforme" do esôfago	Nenhum

[a]Dependente do estágio ou da gravidade da doença ou condição.

PREPARAÇÃO DO PACIENTE E DA SALA PARA ESOFAGOGRAFIA

Como o esôfago encontra-se vazio a maior parte do tempo, os **pacientes não precisam de preparação para a esofagografia, a não ser que seja realizada uma seriografia GI superior em seguida**. Quando combinada com a seriografia, ou se o interesse primário for o esôfago distal, a preparação para seriografia GI superior precisa de antecedência.

Para a esofagografia, toda a roupa e qualquer objeto metálico entre a boca e o tórax devem ser removidos e o paciente deve usar a camisola hospitalar. Antes da realização do procedimento de fluoroscopia, uma anamnese direcionada será coletada e o exame será explicado cuidadosamente ao paciente (Figura 12.66).

A primeira parte de uma esofagografia envolve fluoroscopia com um meio de contraste positivo. A sala de exame deve estar limpa, arrumada e mantida de maneira apropriada antes de se introduzir o paciente. O tipo e a quantidade adequada do meio de contraste precisam estar prontos. Esofagografias geralmente usam **tanto o bário ralo quanto o espesso**. Os itens adicionais, úteis na detecção de um corpo estranho radiolucente, são: (1) bolas de algodão embebidas em bário ralo; (2) pílulas de bário ou cápsulas de gelatina preenchidas com $BaSO_4$; e (3) *marshmallows*. Após engolir qualquer uma dessas substâncias, é solicitado ao paciente para ingerir uma mistura adicional de bário ralo.

Como a esofagografia começa com a mesa na posição vertical, a plataforma deve estar posicionada e testada quanto à segurança. Aventais de chumbo, pá de compressão e luvas de chumbo serão fornecidos para o radiologista, assim como aventais de chumbo para todos os outros funcionários na sala. Métodos de proteção radiológica apropriados devem estar sempre disponíveis no decorrer da fluoroscopia.

PROCEDIMENTO GERAL
Fluoroscopia

Com a sala preparada e o paciente pronto, paciente e radiologista são apresentados; então são discutidos o histórico do paciente e a razão para o exame (Figura 12.67). O exame fluoroscópico começa normalmente com um exame geral do tórax do paciente, incluindo coração, pulmões, diafragma e abdome.

Durante a fluoroscopia, os deveres do técnico normalmente são: seguir as instruções do radiologista, dar assistência ao paciente (se necessário) e acelerar o procedimento de todas as maneiras possíveis. O exame é iniciado com o paciente na posição vertical ou ereta; por essa razão, um copo de bário ralo é colocado na mão esquerda do paciente próximo ao ombro esquerdo. O paciente é instruído a seguir as orientações do radiologista em relação a quanto e quando o bário deve ser ingerido. O radiologista observa o fluxo de bário com o fluoroscópio.

A ingestão (deglutição) de bário ralo é observada com o paciente em várias posições. Posições similares podem ser usadas enquanto o paciente engole o bário espesso. O uso do bário espesso permite melhor visualização do padrão da mucosa e qualquer lesão dentro do esôfago. O tipo de mistura de bário a ser usado é determinado pelo radiologista.

Após a conclusão dos estudos verticais, procede-se às posições horizontais e de Trendelenburg com bário ralo e espesso. Na Figura 12.68, um paciente é mostrado na posição para uma **incidência OAD** com um copo de bário ralo. A faringe e o esôfago cervical normalmente são estudados por fluoroscopia com imagens focais (*spot*), em que a porção principal do esôfago até o estômago é estudada tanto por fluoroscopia como por imagens pós-fluoroscopia.

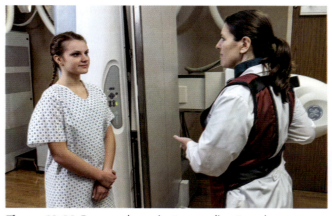

Figura 12.66 Preparo do paciente e explicação sobre o procedimento.

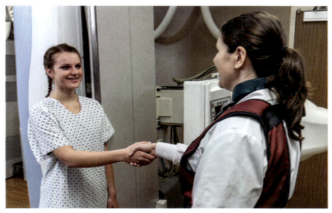

Figura 12.67 Apresentação ao paciente e auxílio ao radiologista.

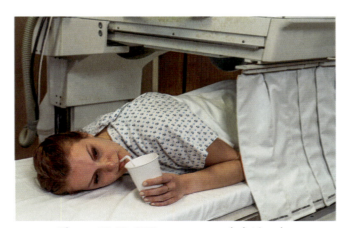

Figura 12.68 OAD, com o copo de bário ralo.

DEMONSTRAÇÃO DO REFLUXO ESOFÁGICO

O diagnóstico de possível refluxo esofágico ou regurgitação de conteúdos gástricos pode ocorrer durante a fluoroscopia ou esofagografia. Um ou mais dos seguintes procedimentos podem ser realizados para detectar refluxo esofágico:

1. Exercícios de respiração
2. Teste de água
3. Técnica da pá compressora
4. Manobra de tocar a ponta dos pés

Exercícios de respiração

Vários exercícios de respiração são designados para aumentar a pressão intratorácica e intra-abdominal. O exercício de respiração mais comum é a **manobra de Valsalva**. Nessa manobra, é solicitado ao paciente para que segure a respiração, e com a glote fechada, faça força com a barriga, como se tentasse mover os intestinos. Essa manobra força o ar contra a glote fechada. Uma manobra de Valsalva modificada é realizada quando o paciente aperta o nariz, fecha a boca e tenta assoar o nariz totalmente fechado. As bochechas devem se expandir como se o paciente estivesse soprando um balão.

A **manobra de Mueller** também pode ser realizada quando o paciente expira e tenta inspirar contra a glote fechada.

Com esses dois métodos, o aumento da pressão intra-abdominal pode produzir o refluxo de bário ingerido, que confirma a presença de refluxo esofágico. O radiologista observa cuidadosamente a junção esofagogástrica durante essas manobras.

Teste de água

O teste de água (Figura 12.69) é realizado com o paciente na posição supina (decúbito dorsal) e virado de maneira suave sobre o lado esquerdo. Essa posição levemente oblíqua posterior esquerda (OPE) preenche o fundo gástrico com bário. É solicitado ao paciente para engolir a quantidade de uma boca cheia d'água por meio de um canudo. Sob a fluoroscopia, o radiologista observa de perto a junção esofagogástrica. Um teste de água positivo ocorre quando uma quantidade significativa de bário é regurgitada no esôfago pelo estômago.

Técnica da pá compressora

Uma pá de compressão (Figura 12.70) pode ser colocada sob o paciente na posição de decúbito ventral e inflada, se necessário, para produzir pressão à região gástrica. O radiologista pode demonstrar a junção esofagogástrica obscura durante esse processo para detectar possível refluxo esofágico.

Manobra de tocar a ponta dos pés

A manobra de tocar a ponta dos pés (Figura 12.71) também é realizada para estudar possível regurgitação no esôfago pelo estômago. Sob a fluoroscopia, o orifício cardíaco é observado quando o paciente se dobra e toca os dedos dos pés. O refluxo esofágico e uma hérnia hiatal às vezes são demonstrados com essa manobra.

Embora os procedimentos descritos anteriormente ainda sejam realizados, a maioria dos casos de refluxo esofágico é confirmada por endoscopia.

Imagem pós-fluoroscopia

Após a parte da fluoroscopia da esofagografia, são obtidas radiografias de todo o esôfago preenchido de bário. As rotinas de posicionamento e descrições para a imagem pós-fluoroscopia são descritas em detalhes nas páginas de posicionamento deste capítulo.

A necessidade de imagem pós-fluoroscopia para esofagografias tem sido amplamente reduzida com o uso da fluoroscopia digital.

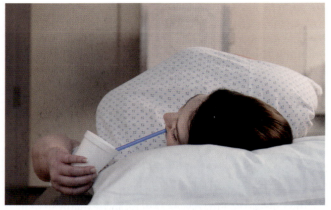

Figura 12.69 Teste de água – posição OPE.

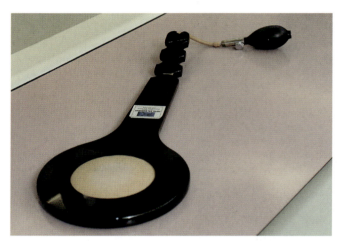

Figura 12.70 Pá de compressão.

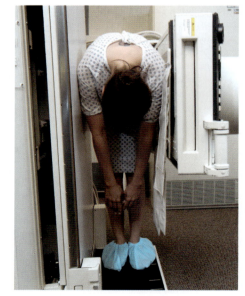

Figura 12.71 Manobra de tocar a ponta dos pés.

Procedimentos para seriografia GI superior

Além da esofagografia, o segundo procedimento radiográfico mais comum para exame do SGIS envolvendo meio de contraste é a **seriografia GI superior**.

DEFINIÇÃO E OBJETIVO

O exame radiográfico de **esôfago distal**, **estômago** e **duodeno** é chamado de seriografia GI superior.

Os objetivos da seriografia GI superior são estudar radiograficamente a forma e a função do esôfago, do estômago e do duodeno, assim como detectar condições funcionais e anatômicas anormais.

CONTRAINDICAÇÕES

As contraindicações para exames de seriografia GI superior aplicam-se primariamente ao tipo de meio de contraste usado. Se o paciente apresentar histórico de perfuração, laceração ou ruptura visceral, o uso de sulfato de bário pode ser contraindicado. Então, um meio de contraste iodado oral hidrossolúvel é empregado no lugar do sulfato de bário.

Indicações clínicas para seriografia GI superior

As indicações clínicas comuns para seriografia GI superior incluem as condições a seguir.

Bezoar descreve massa de **material indigerido** que fica presa no estômago. Essa massa costuma ser feita de cabelo, certas fibras vegetais ou produtos de madeira. O material desenvolve-se ao longo do tempo e pode levar a uma obstrução no estômago.

Termos específicos para os bezoares incluem o **tricobezoar**, composto de cabelo; e o **fitobezoar**, composto por fibras de vegetais ou sementes.[5] Alguns pacientes são incapazes de degradar ou processar certas fibras vegetais ou sementes.

A seriografia GI superior demonstra o bezoar. O aspecto radiográfico engloba massa definida como defeito de enchimento dentro do estômago. O bezoar retém uma cobertura leve de bário mesmo após o estômago ter esvaziado a maior parte do bário (Figura 12.72).

Carcinomas gástricos representam mais de 70% de todas as neoplasias do estômago e 95% são adenocarcinomas.[3] Os sinais radiográficos abrangem uma falha de enchimento grande e irregular dentro do estômago, de bordas marcadas ou nodulares da mucosa gástrica, rigidez do órgão e ulceração associada da mucosa.

A seriografia GI superior de duplo contraste continua a ser o método padrão-ouro para a detecção de carcinoma gástrico. TC ou endoscopia pode ser realizada para determinar o grau de invasão do tumor nos tecidos ao redor do estômago.

A gastrite é mais bem demonstrada com uma seriografia GI superior de duplo contraste. O revestimento fino de bário demonstra alterações sutis do revestimento da mucosa. As aparências radiográficas específicas podem incluir (mas não estão restritsa) ausência de rugas, parede gástrica fina e aparência "salpicada" da mucosa. A endoscopia também é realizada para procurar sinais de gastrite pela visualização direta da mucosa.

Divertículos são hérnias semelhantes a bolsas de uma porção da parede mucosa. São passíveis de ocorrer no estômago ou no intestino delgado. Os divertículos gástricos têm geralmente de 1 a 2 cm, mas o tamanho pode variar de alguns milímetros a 8 cm de diâmetro. Dentre os divertículos gástricos, de 70 a 90% surgem na porção posterior do fundo gástrico. Consequentemente, a posição lateral realizada durante estudo do TGI superior pode ser a única incidência que demonstra divertículos gástricos. A maioria dos divertículos gástricos é assintomática e descoberta acidentalmente.

Embora benigno, se não for tratado, o divertículo pode ter como consequência a perfuração.[5] Outras complicações incluem inflamação e ulceração no local da formação de neoplasia. Uma seriografia GI superior de duplo contraste é recomendada para diagnosticar quaisquer tumores ou divertículos. Um divertículo do bulbo duodenal revestido de bário e preenchido de ar é mostrado na Figura 12.73.

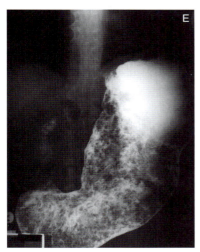

Figura 12.72 Incidência AP do estômago – tricobezoar muito grande.

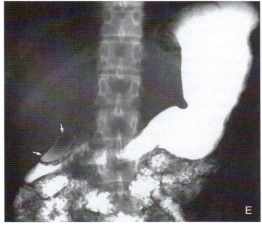

Figura 12.73 Incidência PA do estômago – divertículo no duodeno (*setas*).

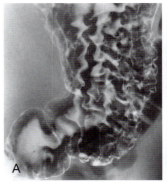
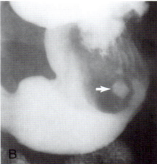

Figura 12.74 Gastrite. **A.** A aparência inclui espessamento das pregas rugosas do estômago. **B.** A aparência inclui ausência de pregas rugosas. (De Eisenberg RL, Johnson NM. *Comprehensive radiographic pathology*, ed 7, St. Louis, 2021, Elsevier.)

Êmese é o ato de vomitar. Sangue no vômito é chamado de **hematêmese**, e pode indicar que outras formas de processos patológicos estão presentes no TGI.

Estenose hipertrófica do piloro (EHP) é o tipo mais comum de obstrução gástrica em crianças. É causada por hipertrofia do músculo antral no orifício do piloro. A hipertrofia desse músculo produz obstrução no piloro. Os sintomas de EHP incluem vômito "em jatos" após as refeições, dor aguda e possível distensão do abdome. A EHP pode ser diagnosticada por seriografia GI superior. A EHP muitas vezes se manifesta como distensão do estômago com um pequeno canal (se houver) de bário passando pelo piloro até o duodeno. A ultrassonografia se tornou a modalidade de escolha para diagnosticar EHP, pois é capaz de medir o diâmetro e o comprimento do músculo antral a fim de determinar se ele se está maior (hipertrófico) que o normal. É relatado que a espessura de um músculo maior que 4 mm é um sinal positivo de EHP.[6] Além disso, a ultrassonografia não requer exposição da criança à radiação ou o uso de meio de contraste.

Gastrite é uma inflamação do revestimento ou da mucosa estomacal (Figura 12.74). Pode se desenvolver em resposta a várias condições psicológicas ou ambientais. A **gastrite aguda** manifesta-se com vários sintomas graves de dor e desconforto. A **gastrite crônica** é uma condição intermitente que pode ser provocada por alterações na dieta, estresse e outros fatores.

Hérnia hiatal é a condição na qual uma parte do estômago hernia-se ("desloca-se") pela abertura do diafragma. A herniação pode ser leve, mas, em casos graves, a maior parte do estômago é encontrada dentro da cavidade torácica, sobre o diafragma.

A hérnia hiatal tem probabilidade de ser congênita ou ocorrer devido ao enfraquecimento de um pequeno músculo (esfíncter esofágico) que se localiza entre o esôfago distal e a abertura diafragmática, permitindo a passagem do esôfago.[5] É encontrada em 50% da população dos EUA acima de 50 anos.[3] Essa forma de hérnia hiatal é passível de ocorrer tanto em pacientes pediátricos quanto em adultos. Uma hérnia hiatal em um adulto de porte moderado é mostrada na Figura 12.75, na qual uma parte do estômago contendo ar e bário é vista sobre o diafragma.

Hérnia hiatal por deslizamento é um segundo tipo de hérnia hiatal causado pelo enfraquecimento de um pequeno músculo (esfíncter esofágico) localizado entre o esôfago terminal e o diafragma. As funções do esfíncter esofágico são manter a parte cardíaca do estômago abaixo do diafragma e produzir uma zona de alta pressão para prevenir o refluxo esofágico. Como resultado de envelhecimento ou outros fatores, o esfíncter é capaz de enfraquecer e permitir que uma porção do estômago deslize através do hiato esofágico. Como o grau de herniação pode variar com o tempo, ele é denominado *hérnia hiatal por deslizamento*. A condição normalmente é apresentada ao nascimento, mas, em geral, sintomas como dificuldade de engolir não se iniciam até a adolescência.

NOTA: A hérnia hiatal por deslizamento pode produzir um sinal radiográfico denominado *anel de Schatzki*, um anel de tecido da mucosa (a qual reveste o esôfago distal) que se projeta para o interior do lúmen esofágico[3,5] (Figura 12.76).

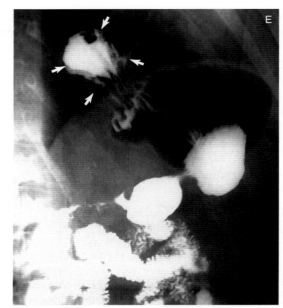

Figura 12.75 Seriografia GI superior demonstrando hérnia hiatal (*setas*).

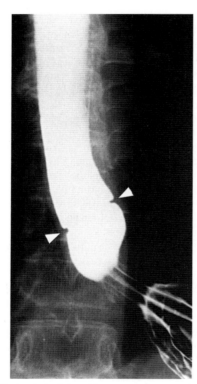

Figura 12.76 Anel de Schatzki mostrando caso de hérnia hiatal por deslizamento (*setas*). (The Ohio State University Wexner Medical Center, Columbus, Ohio. In Kowalczyk, N. *Radiographic pathology for technologists*, ed 6, St. Louis, 2014, Mosby.)

Úlceras são erosões da mucosa duodenal ou do estômago, causadas por várias condições fisiológicas ou ambientais, como secreções gástricas, estresse, dieta e tabagismo excessivos. Alguns estudos mais recentes sugerem que a úlcera pode ser causada por bactéria e ser tratada com antibióticos. Se não for tratada, uma úlcera pode levar à perfuração do estômago ou do duodeno.

Durante um estudo do TGI superior, a úlcera aparece como um acúmulo de bário pontual, que pode estar circundado por uma aparência de "halo lucente". Uma úlcera péptica pequena preenchida com bário é vista na Figura 12.77. Uma seriografia GI superior com duplo contraste é recomendada para a maioria dos estudos de úlcera. Pode ser precedida ou seguida por endoscopia do TGI superior. Os tipos de úlcera abrangem:

- **Úlcera duodenal** é uma úlcera péptica situada no duodeno. Em geral, estão localizadas na segunda ou terceira porções do duodeno. Úlceras duodenais raramente são malignas[6]
- **Úlcera péptica** descreve ulceração da membrana mucosa do esôfago, do estômago ou do duodeno, causada pela ação do ácido do suco gástrico. O termo *úlcera péptica* pode ser sinônimo de *úlcera gástrica* ou *úlcera duodenal*. Normalmente, é precedida por gastrite e é secundária à hiperacidez
- **Úlcera gástrica** é a úlcera da mucosa gástrica
- **Úlcera perfurada** envolve toda a espessura da parede do estômago ou do intestino, criando uma abertura em ambas as superfícies. Somente 5% das úlceras levam à perfuração.[6] Se uma úlcera for perfurada, cria-se uma abertura entre o intestino e a cavidade peritoneal. Os sinais radiográficos envolvem a presença de ar livre sob o diafragma, conforme visto em uma radiografia de abdome em posição ereta. Se não for tratado, esse tipo de úlcera pode levar à peritonite e, eventualmente, à morte.

O resumo das indicações clínicas para seriografia GI superior está na Tabela 12.6.

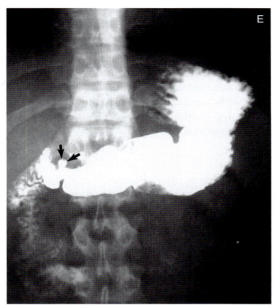

Figura 12.77 Incidência PA do estômago – úlcera péptica (*setas*).

Tabela 12.6 Seriografia GI superior: resumo das indicações clínicas.

CONDIÇÃO OU DOENÇA	EXAME RADIOLÓGICO MAIS COMUM	POSSÍVEL APARÊNCIA RADIOLÓGICA	AJUSTE DO FATOR DE EXPOSIÇÃO[a]

Bezoar
  Fitobezoar
  Tricobezoar
	Seriografia GI superior ou endoscopia	Falha de preenchimento ou lesão mal definida dentro do estômago	Nenhum

Carcinoma gástrico	Seriografia GI superior com duplo contraste	Falha de preenchimento irregular no estômago	Nenhum
Divertículos	Seriografia GI superior com duplo contraste	Evaginação da parede da mucosa	Nenhum
Estenose hipertrófica do piloro	Seriografia GI superior ou ultrassonografia	Distensão do estômago devido à obstrução do piloro	Nenhum
Gastrite	Seriografia GI superior com duplo contraste	Ausência de pregas, parede gástrica fina e aparência "salpicada" da mucosa nos casos de gastrite aguda	Nenhum
Hérnia hiatal (hérnia hiatal por deslizamento)	Seriografia GI superior com contraste único ou duplo contraste	Bolha gástrica ou estômago protraindo acima do diafragma ou anel de Schatzki	Nenhum
Úlcera	Seriografia GI superior com duplo contraste	Acúmulo pontual de bário e sinal do "halo"	Nenhum

[a]Dependente do estágio ou da gravidade da doença ou condição.

PREPARAÇÃO DO PACIENTE PARA SERIOGRAFIA GI SUPERIOR

O objetivo dessa preparação para seriografia GI superior é que o paciente chegue no serviço de radiologia com o estômago completamente vazio. Para um exame agendado durante o período da manhã, o paciente deve estar em **jejum** da meia-noite até o horário do exame. Alimentos e líquidos devem ser evitados por pelo menos 8 horas antes do exame. **O paciente também é instruído a não fumar ou mascar chiclete durante o período de jejum.** Essas atividades tendem a aumentar as secreções gástricas e a salivação, que evitam a cobertura apropriada de bário na mucosa gástrica.

O paciente precisa ser informado sobre a duração do exame no momento do agendamento, pois em geral requer um tempo razoável. Isso é especialmente verdadeiro se for seguido por uma série do intestino delgado. A importância do estômago vazio também deve ser ressaltada quando o agendamento é feito, para que o paciente possa chegar preparado tanto física quanto psicologicamente.

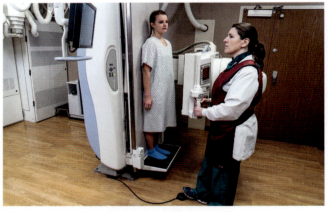

Figura 12.78 Fluoroscopia – paciente posicionado para procedimento do TGI superior.

PRECAUÇÕES PARA A GRAVIDEZ

Se o paciente for do sexo feminino, o histórico menstrual deve ser obtido. A exposição à radiação em uma gravidez inicial é uma das situações mais perigosas na radiologia diagnóstica.

Exames radiográficos, como a seriografia GI superior, que incluem a pelve e o útero no feixe primário, bem como a fluoroscopia, devem ser realizados em mulheres grávidas somente quando absolutamente necessários.

Em geral, radiografias abdominais em uma gravidez conhecida devem ser adiadas até pelo menos o terceiro trimestre, ou se a condição da paciente permitir (conforme determinado pelo médico), até depois da gravidez. Esse período de espera é particularmente importante quando a fluoroscopia, que aumenta bastante a exposição da paciente, estiver envolvida.

PROCEDIMENTO DE FLUOROSCOPIA E PREPARAÇÃO DA SALA

A **organização da sala** para uma seriografia GI superior é muito similar à da esofagografia. O sulfato de bário ralo é o meio de contraste típico escolhido para esse procedimento. Ocasionalmente, bário espesso pode ser utilizado, além de algum tipo de composto para formação de gás. Raramente usa-se meio de contraste hidrossolúvel no lugar do sulfato de bário.

A mesa da fluoroscopia é levantada até a posição vertical, embora, no caso de alguns pacientes muito doentes, o exame deva ser iniciado com a mesa na horizontal. Portanto, a plataforma é colocada no fim da mesa. A sala precisa estar limpa e arrumada, e o painel de controle pronto para a fluoroscopia. Se for usada a fluoroscopia convencional, o mecanismo de filme focal (*spot*) precisa ser carregado adequadamente e estar em condições de uso. Todos os receptores de imagem para o exame devem estar prontamente ao lado, para fácil acesso. Aventais e luvas de chumbo, assim como a pá de compressão, precisam estar disponíveis para o radiologista e para todos os funcionários na sala.

Antes da apresentação do paciente ao radiologista, a anamnese do paciente é obtida, e o procedimento do exame deve ser cuidadosamente explicado a ele.

Os **passos obrigatórios durante a fluoroscopia** para uma seriografia GI superior são similares aos da esofagografia. O técnico deve seguir as instruções do radiologista, auxiliar o paciente (se necessário) e acelerar o procedimento da melhor maneira possível.

A rotina fluoroscópica seguida pelos radiologistas varia bastante, mas em geral começa com o paciente em posição ereta (Figura 12.78). Uma grande variedade de movimentos da mesa, posições do paciente e manobras especiais seguem-se até que a conclusão da fluoroscopia.

MOVIMENTOS DO PACIENTE E DA MESA

Várias posições do paciente combinadas com os movimentos da mesa são usadas durante o procedimento fluoroscópico (Figura 12.79). O técnico auxilia o paciente com o copo de bário, providencia um travesseiro quando o paciente estiver deitado e o mantém sempre coberto adequadamente. O paciente deve segurar o copo de bário na mão esquerda perto do ombro esquerdo. O copo é retirado do paciente quando a mesa estiver inclinada para cima ou para baixo.

Parte da responsabilidade do técnico é observar as mãos e os dedos do paciente durante os movimentos da mesa, pois, algumas vezes, ao segurar-se na extremidade da mesa, o paciente pode sofrer algum ferimento. O radiologista está ocupado observando a tela da fluoroscopia ou o monitor durante esses movimentos e pode não estar apto a ver as mãos do paciente.

A posição OAD, ilustrada na Figura 12.80, permite que o bário migre em direção à porção pilórica ou ao estômago distal, enquanto o ar desloca-se para o fundo.

ROTINAS APÓS A FLUOROSCOPIA

Após a fluoroscopia, posições ou incidências de rotina podem ser obtidas para documentar a situação vista fluoroscopicamente. Essas radiografias, como a OAD mostrada na Figura 12.80, devem ser obtidas imediatamente depois do exame, antes que a maior parte do bário tenha chegado ao jejuno.

Com a **fluoroscopia digital**, radiografias pós-fluoroscopia de rotina podem não ser requisitadas pelo radiologista, conforme descrito anteriormente neste capítulo.

Considerações especiais sobre o paciente
APLICAÇÕES PEDIÁTRICAS

Ver Capítulo 16 para mais detalhes.

Preparação de pacientes pediátricos para seriografia gastrintestinal superior

As seguintes orientações são sugeridas, mas o protocolo do serviço de radiologia deve ser seguido:

- Criança com menos de 1 ano: jejum por 4 horas
- Criança com mais de 1 ano: jejum por 6 horas.

Preparação de bário

A diluição do bário pode ser requisitada se a criança for alimentada por uma mamadeira. Pode ser necessário um buraco maior no bico para assegurar um fluxo suave de bário. Algumas sugestões de diretrizes de volume de bário estão listadas a seguir, mas deve ser seguido o protocolo específico do serviço de radiologia.

- Recém-nascido até 1 ano: 56,6 a 113,4 g
- De 1 a 3 anos: 113,4 a 170 g
- De 3 a 10 anos: 170 a 340,2 g
- Maior que 10 anos: 340,2 a 453,6 g.

Preparação da sala

A maioria das seriografias GI superiores para pacientes pediátricos é realizada com a mesa na posição horizontal. Aventais de proteção são fornecidos a todas as pessoas na sala de fluoroscopia (Figura 12.81). Os indivíduos que alimentam ou seguram a criança durante a fluoroscopia devem usar luvas protetoras e ser instruídos a *não* ficar na cabeceira ou no pé da mesa, onde a exposição à radiação é maior. A fluoroscopia pulsada, controlada por grade, é empregada para reduzir a dose para todos os pacientes, especialmente crianças.

APLICAÇÕES GERIÁTRICAS

O risco de desidratação durante estudos do sistema gastrintestinal (SGI) é uma preocupação em pacientes geriátricos. Esses pacientes podem necessitar de atenção adicional e monitoramento da preparação normal, com restrição de líquidos e ingestão de bário. O uso de agentes de contraste hidrossolúveis pode aumentar mais o risco de desidratação. Os pacientes geriátricos devem ser agendados para estudos de SGI no início da manhã a fim de permitir o retorno à ingestão de líquido e dietética normal após o procedimento.

Pacientes geriátricos possivelmente vão requerer tempo adicional e auxílio para mudar de posição na mesa; além disso, podem se sentir nervosos e expressar medo de cair da mesa de exame.

A diminuição nos fatores de exposição é necessária para tais pacientes com baixa densidade tecidual e tipo físico astênico.

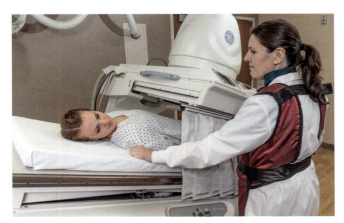

Figura 12.79 Auxílio à paciente durante o procedimento com os movimentos da mesa.

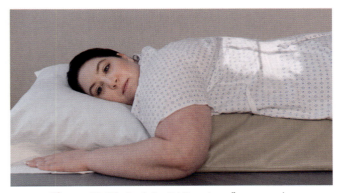

Figura 12.80 Posição OAD após a fluoroscopia.

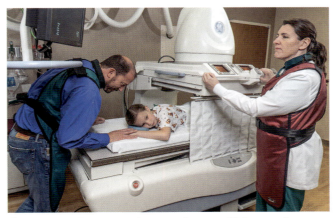

Figura 12.81 Preparação de um paciente pediátrico para fluoroscopia GI. O responsável deve se afastar antes do início da fluoroscopia.

CONSIDERAÇÕES SOBRE O PACIENTE OBESO

Exames preliminares e introdutórios pós-contraste do estômago e do duodeno de pacientes obesos podem requerer a captura de múltiplas imagens para garantir a cobertura de toda a anatomia. Independentemente do número de imagens feitas para abranger todo o estômago e o duodeno nas diversas posições, a superposição deve ser suficiente, mas não excessiva, a fim de confirmar a inclusão de todas as regiões anatômicas.

Pacientes acentuadamente hiperestênicos talvez necessitem de assistência para assumir as posições necessárias durante os procedimentos de exames fluoroscópico e pós-fluoroscópico. As instruções precisam ser claras para ajudá-lo a movimentar-se corretamente dentro do espaço limitado disponível sob a torre de fluoroscopia.

RESUMO DE DICAS DE POSICIONAMENTO PARA EXAMES DO TRATO GASTRINTESTINAL SUPERIOR

Anamnese

Obtenha uma anamnese do paciente e registre as indicações para o estudo. Observe se houve alguma cirurgia abdominal antiga ou recente, especialmente cirurgias envolvendo o TGI. Cirurgia ou ressecção do intestino ou do estômago pode alterar sua posição normal. É imprescindível prestar muita atenção ao monitor da fluoroscopia para detectar tais diferenças que podem afetar o posicionamento e a centralização da imagem pós-fluoroscopia.

Deve-se revisar a ficha do paciente para garantir que o procedimento correto tenha sido solicitado, bem como identificar alergias específicas e outras informações pertinentes.

Tipo físico

É necessário levar em consideração o tipo físico do paciente: o estômago é alto e transverso em um paciente hiperestênico, mas baixo e vertical em um paciente hipostênico. Em um paciente normal ou estênico, o bulbo do duodeno situa-se próximo à região de L2. Em geral, a L2 está localizada a cerca de 2,5 a 5 cm acima da margem inferior da porção lateral da caixa torácica. Os pontos centrais neste texto destinam-se ao paciente estênico mediano.

Fluoroscopia

Durante a fluoroscopia, identificam-se o estômago no monitor e as estruturas ao seu redor para obter pistas sobre a localização do estômago e do duodeno. Por exemplo, se o corpo do estômago estiver adjacente à crista ilíaca, é preciso centralizar de modo mais baixo do que no paciente comum ou estênico.

Alto kVp e tempo curto de exposição

Um kVp elevado, de 110 a 125, é necessário para penetrar adequadamente e aumentar a visibilidade das estruturas preenchidas por bário. Um kVp inferior a 100 pode não fornecer visibilidade da mucosa do esôfago, do estômago ou do duodeno. Tempos curtos de exposição são necessários para controlar os movimentos peristálticos. Com duplo contraste, a redução do kVp para cerca de 90 a 100 é comum, a fim de oferecer imagens com alto contraste sem penetrar demais na anatomia (verifica-se as preferências específicas do serviço de radiologia em relação ao kVp). Estudos com contraste iodado, hidrossolúvel, geralmente requerem faixa de 80 a 90 kVp.

Considerações sobre radiologia digital

Com o uso da fluoroscopia digital, incidências pós-fluoroscopia são obtidas com menos frequência durante a esofagografia e seriografia GI superior. Se tais incidências forem solicitadas e o equipamento de imagem digital for usado, as seguintes considerações técnicas devem ser lembradas:

1. **Colimação:** para assegurar-se de que a imagem digital seja reconhecida corretamente pelo sistema de imagem e seja produzida uma imagem para diagnóstico, **é essencial a colimação rigorosa**. Devido à proximidade da coluna vertebral, sem uma colimação acurada, o sistema de imagem pode redimensionar a área de interesse da imagem e mostrar uma escala ideal de maior contraste. Isso pode levar ao obscurecimento de certas estruturas e patologias de partes moles durante o processo de reconstrução da imagem. A colimação cuidadosa dos órgãos de interesse minimiza essa possibilidade

2. **Centralização acurada:** a análise cuidadosa do tipo físico é crucial durante um procedimento de esofagografia e seriografia GI superior. É preciso lembrar-se de que a posição do estômago varia entre um paciente hiperestênico e um estênico. Se o estômago não estiver centralizado no RI, a imagem não será mostrada corretamente. É importante assegurar-se de que o **raio central (RC)**, a **parte do corpo** e o **RI estejam alinhados** para uma correta centralização da região anatômica de interesse

3. **Fatores de exposição:** com sistemas de imagem digital, devem ser utilizados kVp e mAs mínimos para criar uma imagem aceitável — kVp e mAs inadequados produzem uma imagem "mosqueada". No entanto, o técnico não deve aumentar a mAs sem necessidade, pois isso elevaria a dose de radiação ao paciente. Os serviços de radiologia devem ter fichas técnicas estabelecidas para garantir que sejam utilizados mAs e kVp adequados para esses procedimentos. Após as imagens terem sido produzidas, o índice de exposição deve ser verificado para determinar se está dentro do limite aceitável, a fim de garantir que fatores de exposição suficientes sejam usados sem a necessidade de superexposição do paciente.

Modalidades e procedimentos alternativos

TOMOGRAFIA COMPUTADORIZADA

A TC é uma excelente modalidade a ser usada para demonstrar tumores do TGI, fígado, rim e pâncreas. Com o uso de meio de contraste oral diluído, o exame pode demonstrar divertículos, hérnia hiatal e perfuração de vísceras ocas.

A TC se tornou a modalidade de escolha para mostrar traumatismo e tumores do TGI e de órgãos acessórios.

RESSONÂNCIA MAGNÉTICA

Tumores e doenças vasculares do fígado e varizes esofágicas são bem demonstrados na RM com o uso de sequências sensíveis ao fluxo e sequências de pulso com ângulo de excitação (*flip angle*) curto. A colangiopancreatografia por ressonância magnética (CPRM) é um procedimento específico para a demonstração dos sistemas hepatobiliar e pancreático.

A **hemocromatose**, ou sobrecarga de ferro, pode ser uma condição genética ou decorrer de múltiplas transfusões de sangue, e é bem visualizada por RM. Essa condição leva à deposição de uma quantidade anormal de ferro dentro no parênquima hepático. O ferro excessivo depositado no tecido produz um sinal característico na RM.

ULTRASSONOGRAFIA

Ultrassonografia intraesofágica para varizes esofágicas e carcinoma do esôfago está se tornando uma alternativa à esofagografia. Com a passagem de um pequeno transdutor no esôfago, são adquiridas imagens detalhadas da camada da mucosa. Então, varizes e pólipos pequenos do esôfago e estômago superior podem ser avaliados. Conforme mencionado anteriormente, o ultrassom se tornou uma ferramenta eficaz para o diagnóstico de EHP em crianças.

O ultrassom com Doppler é eficiente para detectar fluxo vascular para os órgãos acessórios específicos no TGI.

MEDICINA NUCLEAR

Com o uso de radionuclídeos específicos, os escaneamentos da medicina nuclear demonstram cirrose do fígado, tumores esplênicos, sangramento gastrintestinal e estudos de esvaziamento gástrico, estes últimos para determinar a taxa de esvaziamento de alimentos do estômago.

Além disso, o refluxo esofágico pode ser diagnosticado pela adição de radionuclídeo em uma bebida, como o leite. Com uma banda de compressão colocada junto ao estômago superior, a câmara da medicina nuclear pode medir qualquer retorno de conteúdo gástrico através da junção esofagogástrica. A medicina nuclear também é muito eficaz para demonstrar o esôfago de Barrett.

Incidências de rotina e especiais

As três incidências pós-fluoroscopia de rotina para a **esofagografia** são descritas na seção de posicionamento a seguir, associadas a uma posição oblíqua especial. As cinco incidências para a **seriografia GI superior** estão listadas em ordem de indicações clínicas sugeridas quando são requisitadas incidências pós-fluoroscopia. Em razão do aumento do uso da fluoroscopia digital, essas incidências pós-fluoroscopia não são tão comuns como antes, mas os técnicos devem estar aptos a realizá-las quando requisitados.

ESOFAGOGRAFIA: POSIÇÃO OAD

Indicações clínicas
- Estenoses, corpos estranhos, anomalias anatômicas e neoplasias do esôfago.

Fatores técnicos
- DFR mínima – 100 cm; ou 180 cm se o paciente estiver em posição ereta
- Tamanho do RI – 35 × 43 cm, longitudinal (retrato)
- Grade
- Faixa de 110 a 125 kVp.

Esofagografia
ROTINA
- OAD (35 a 40°)
- Perfil
- AP (PA)

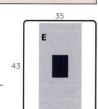

Proteção. Proteger tecidos sensíveis à radiação fora da região de interesse.

Posicionamento do paciente.
Posicionar o paciente em posição ereta ou em decúbito. A posição em decúbito é preferida devido ao enchimento mais completo do esôfago (causado pelo fator de gravidade com a posição ereta).

Posicionamento da parte
- Rodar o paciente de **35 a 40°** de uma posição em decúbito ventral (pronação), com o corpo anterior à direita contra o RI ou a mesa (Figura 12.82)
- Colocar o braço direito para baixo, com o braço esquerdo flexionado no cotovelo e para cima ao lado da cabeça do paciente, segurando um copo de bário, com um canudo na boca
- Flexionar o joelho esquerdo para apoio
- Alinhar a linha média do tórax, na posição oblíqua, à linha média do RI ou da mesa
- Colocar a ponta do RI mais ou menos 5 cm acima do nível dos ombros para centralizar o RI no RC.

RC
- RC perpendicular ao RI
- RC no centro do RI no nível de T6 (5 a 8 cm inferiormente à incisura jugular).

Colimação recomendada. Colimar as bordas laterais para criar colimação de dois lados com cerca de 12 a 15 cm de largura. O marcador E ou D deve ser colocado dentro do campo de colimação.

Respiração. Suspender a respiração (ver Notas).

Critérios de avaliação

Anatomia demonstrada: • O esôfago deve ser visível entre a coluna vertebral e o coração (Figuras 12.83 e 12.84) • A OAD oferece mais visibilidade da anatomia pertinente entre a vértebra e o coração que a OAE.
Posicionamento: • Rotação adequada do corpo projeta o esôfago entre a coluna vertebral e o coração • Se o esôfago estiver situado sobre a coluna, mais rotação do corpo será necessária • Todo o esôfago é preenchido ou revestido com meio de contraste • Os membros superiores não devem se sobrepor ao esôfago • Colimação apropriada é aplicada • O RC é centralizado no nível de T5 e T6 para incluir todo o esôfago.
Exposição: • Técnica apropriada é usada para visualizar claramente as bordas do esôfago preenchido pelo meio de contraste • Margens nítidas das estruturas indicam **ausência de movimento**.

NOTA 1: Bário espesso – duas ou três colheres cheias de bário espesso devem ser ingeridas, e a exposição deve ser feita imediatamente após o último *bolus* ser engolido. (Em geral, o paciente não respira imediatamente após a deglutição.)

NOTA 2: Bário ralo – para o enchimento completo do esôfago com bário ralo, o paciente pode ter que beber por um canudo, com deglutição contínua, e a exposição é realizada após três ou quatro deglutições sem suspender a respiração (usando um tempo curto de exposição, se possível).

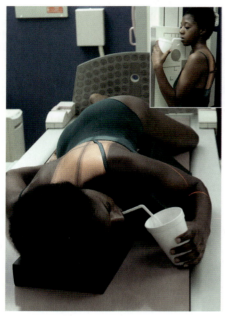

Figura 12.82 OAD de 35 a 40° – posição em decúbito ou ereta (*detalhe*).

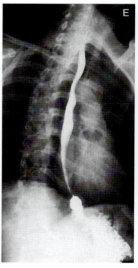

Figura 12.83 OAD do esôfago.

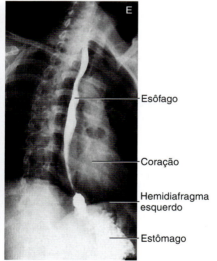

Figura 12.84 OAD do esôfago.

CAPÍTULO 12 | VIAS BILIARES E SISTEMA GASTRINTESTINAL SUPERIOR   483

ESOFAGOGRAFIA: PERFIL

Indicações clínicas
- Estenoses, corpos estranhos, anomalias anatômicas e neoplasias do esôfago.

Esofagografia
ROTINA
- OAD (35 a 40°)
- Perfil
- AP (PA)

Fatores técnicos
- DFR mínima – 100 cm ou 180 cm, se em posição ereta
- Tamanho do RI – 35 × 43 cm, longitudinal
- Grade
- Faixa de 110 a 125 kVp.

Proteção. Proteger tecidos sensíveis à radiação fora da região de interesse.

Posicionamento do paciente. Posicionar o paciente ereto ou em decúbito (de preferência em decúbito) (Figura 12.85).

Posicionamento da parte
- Colocar o braço do paciente próximo à cabeça, com os cotovelos flexionados e sobrepostos
- Alinhar o **plano coronal mediano à linha média** do RI ou da mesa
- Colocar ombros e quadris em uma posição em perfil verdadeiro
- Colocar a ponta do RI cerca de 5 cm acima do nível dos ombros para centralizar o RI no RC.

RC
- RC perpendicular ao RI
- RC no nível de T6 (5 a 8 cm inferiormente à incisura jugular).

Colimação recomendada. Colimar ao longo das bordas laterais para criar colimação dos dois lados com aproximadamente 12 a 15 cm de largura. O marcador E ou D deve ser colocado dentro do campo de colimação.

Respiração. Suspender a respiração.

NOTA: Ver anteriormente as instruções sobre a ingestão de bário.

Posição lateral de nadador opcional. Essa posição (Figura 12.86) permite melhor demonstração do esôfago superior, sem superposição de braços e ombros.

Posicionar quadris e ombros em uma posição em perfil verdadeiro. Separar os ombros da região esofágica, colocando o ombro que está em cima para baixo e para trás, com o braço atrás das costas. Colocar o ombro e o braço que estão embaixo para cima e para a frente, a fim de segurar o copo de bário.

Critérios de avaliação

Anatomia demonstrada: • O esôfago inteiro é visível entre a coluna torácica e o coração (Figura 12.87).
Posicionamento: • O perfil total é indicado pela sobreposição das costelas posteriores • Os braços do paciente não devem se sobrepor ao esôfago • Todo o esôfago é preenchido ou revestido pelo meio de contraste • Colimação apropriada é aplicada.
Exposição: • Técnica apropriada é usada para visualizar claramente as bordas do esôfago preenchido pelo meio de contraste • Margens nítidas das estruturas indicam **ausência de movimento**.

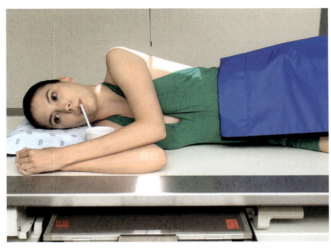

Figura 12.85 Perfil direito – braços para cima.

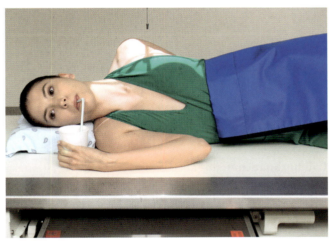

Figura 12.86 Opcional – perfil de nadador para melhor visualização do esôfago superior.

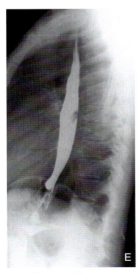

Figura 12.87 Perfil do esôfago – braços para cima.

ESOFAGOGRAFIA: INCIDÊNCIA AP (PA)

Indicações clínicas
- Estenoses, corpos estranhos, anomalias anatômicas e neoplasias do esôfago.

Essa incidência tem importância diagnóstica secundária em comparação à posição em perfil ou OAD.

Esofagografia
ROTINA
- OAD (35 a 40°)
- Perfil
- AP (PA)

Fatores técnicos
- DFR mínima – 100 cm; ou 180 cm se o paciente estiver ereto
- Tamanho do RI – 35 × 43 cm, longitudinal
- Grade
- Faixa de 110 a 125 kVp.

Proteção. Proteger tecidos sensíveis à radiação fora da região de interesse.

Posicionamento do paciente. Posicionar o paciente ereto ou em decúbito (de preferência em decúbito) (Figura 12.88).

Posicionamento da parte
- Alinhar o **plano sagital médio (PSM) com a linha média** do RI ou da mesa
- Assegurar-se de que ombros e quadris **não estejam rodados**
- Colocar o braço direito para cima a fim de segurar o copo de bário
- Colocar a ponta do RI mais ou menos 5 cm acima do nível dos ombros para centralizar o RC no centro do RI.

RC
- RC perpendicular ao RI
- RC no PSM; 2,5 cm inferiormente ao ângulo esternal (T5-T6) ou cerca de 8 cm inferiormente à incisura jugular.

Colimação recomendada. Usar uma colimação lateral estreita para resultar em um campo de colimação com mais ou menos 12 a 15 cm de largura. O marcador E ou D deve ser colocado dentro do campo de colimação.

Respiração. Suspender respiração e radiografar após **expiração**.

PA alternativa. Essa imagem também pode ser obtida com incidência PA com posicionamento, centralização e localizações de RC semelhantes.

NOTAS: Duas ou três colheres cheias de bário espesso devem ser ingeridas, e a exposição deve ser realizada imediatamente após o último *bolus* ser engolido. (Em geral, o paciente não respira imediatamente após a deglutição.)

Para o preenchimento completo do esôfago com bário ralo, poderá ser necessário que o paciente beba por um canudo, com deglutição contínua e exposição realizada após três ou quatro goles sem suspender a respiração.

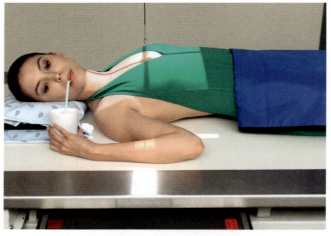

Figura 12.88 Incidência AP em decúbito.

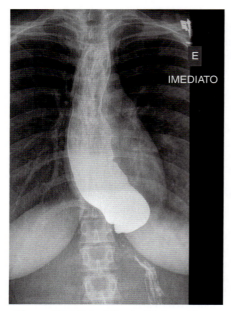

Figura 12.89 Incidência AP do esôfago.

Critérios de avaliação
Anatomia demonstrada: • O esôfago inteiro é preenchido por bário (Figura 12.89).
Posicionamento: • **Ausência de rotação** do corpo do paciente, evidenciada pela simetria das articulações esternoclaviculares • Colimação apropriada é aplicada.
Exposição: • Técnica apropriada é usada para visualizar o esôfago através das vértebras torácicas sobrepostas • Margens nítidas das estruturas indicam **ausência de movimento**.

ESOFAGOGRAFIA: POSIÇÃO OAE

Indicações clínicas
- Estenoses, corpos estranhos, anomalias anatômicas e neoplasias do esôfago.

Esofagografia
ESPECIAL
- OAE

Fatores técnicos
- DFR mínima – 100 cm; ou 180 cm se o paciente estiver em posição ereta
- Tamanho do RI – 35 × 43 cm, longitudinal
- Grade
- Faixa de 110 a 125 kVp.

Proteção. Proteger tecidos sensíveis à radiação fora da região de interesse.

Posicionamento do paciente. Posicionar o paciente ereto ou em decúbito (de preferência em decúbito) (Figura 12.90).

Posicionamento da parte
- Rodar de **35 a 40°** de uma PA, com o corpo anterior esquerdo contra o RI ou a mesa
- Colocar o braço esquerdo para baixo ao lado do paciente, com o braço direito flexionado no cotovelo e para cima ao lado da cabeça do paciente
- Flexionar o joelho direito para apoio
- Colocar a ponta do RI cerca de 5 cm acima do nível dos ombros para centralizar o RC no RI.

RC
- RC perpendicular ao RI
- RC no centro do RI, no nível de T5 ou T6 (5 a 7,5 cm inferiormente à incisura jugular).

Colimação recomendada. Colimar bordas laterais para criar colimação de dois lados com cerca de 12 a 15 cm de largura. O marcador E ou D deve ser colocado dentro do campo de colimação.

Respiração. Suspender respiração e radiografar após **expiração**.

NOTA 1: Bário espesso – duas ou três colheres cheias de bário espesso devem ser ingeridas, e a exposição é realizada imediatamente após o último *bolus* ser engolido. (Em geral, o paciente não respira imediatamente após a deglutição.)

NOTA 2: Bário ralo – para o completo enchimento do esôfago com bário ralo, poderá ser necessário que o paciente beba por um canudo, com deglutição contínua e a exposição realizada após três ou quatro goles sem suspender a respiração (usando um tempo curto de exposição, se possível).

Critérios de avaliação
Anatomia demonstrada: • O esôfago é visto entre a região hilar do pulmão e a coluna torácica (Figuras 12.91 e 12.92). • O esôfago inteiro é preenchido pelo meio de contraste.
Posicionamento: • Os membros superiores do paciente não devem se sobrepor ao esôfago • Colimação apropriada é aplicada.
Exposição: • Técnica apropriada é usada para visualizar claramente as bordas do esôfago preenchido pelo meio de contraste, através da sombra do coração • Margens estruturais nítidas indicam **ausência de movimento**.

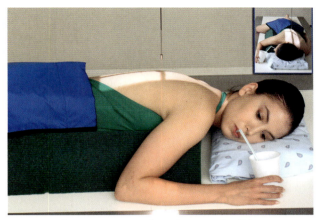

Figura 12.90 Posição OAE em decúbito.

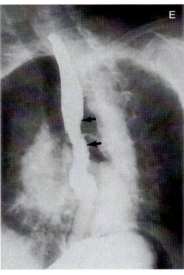

Figura 12.91 OAE do esôfago – demonstra uma área de constrição do esôfago, provavelmente carcinoma (*setas*).

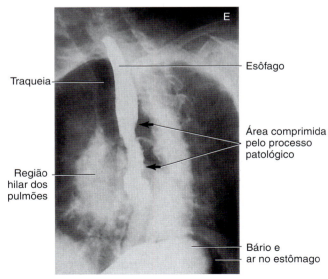

Figura 12.92 Posição OAE do esôfago.

SERIOGRAFIA GI SUPERIOR: POSIÇÃO OAD

Indicações clínicas
- Posição ideal para demonstrar pólipos e úlceras do piloro, bulbo duodenal e alça em "C" do duodeno.

Seriografia GI superior
ROTINA
- OAD
- PA
- Perfil direito
- OPE
- AP

Fatores técnicos
- DFR mínima – 100 cm
- Tamanho do RI – 24 × 30 cm, longitudinal
- Grade
- Faixa de 110 a 125 kVp; de 90 a 100 kVp para estudo de duplo contraste; de 80 a 90 kVp para estudos com meios de contraste hidrossolúveis.

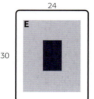

Proteção. Proteger tecidos sensíveis à radiação fora da região de interesse.

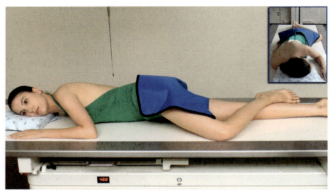

Figura 12.93 Posição OAD.

Posicionamento do paciente. Posicionar o paciente em decúbito, com o corpo parcialmente virado em uma posição OAD. Providenciar um apoio para a cabeça e parte superior do tronco do paciente (Figura 12.93).

Posicionamento da parte
- De uma posição em decúbito ventral (pronação), rodar de **40 a 70°**, com a porção corporal anterior direita contra o RI ou a mesa (mais rotações geralmente são necessárias para pacientes hiperestênicos; e menos rotações, para pacientes astênicos). Colocar o braço direito para baixo e o **braço** esquerdo **flexionado** no cotovelo e para cima ao lado da cabeça do paciente
- Flexionar o joelho esquerdo para apoio.

RC
- Direcionar RC **perpendicular** ao RI
- **Tipo físico estênico:** centralizar RC e RI no bulbo duodenal, no **nível de L1** (de 2,5 a 5 cm acima da margem lateral inferior do gradil costal), em um **nível intermediário entre a coluna e a borda lateral superior do abdome**, de 45 a 55° oblíquos
- **Tipo físico astênico:** centralizar cerca de 5 cm abaixo do nível de L1, 40° oblíquos
- **Tipo físico hiperestênico:** centralizar cerca de 5 cm acima do nível de L1 e mais próximo da linha média, 70° oblíquos
- Centralizar RI no RC.

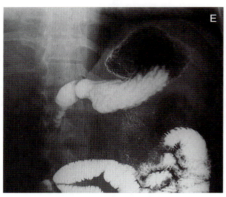

Figura 12.94 Posição OAD do TGI superior.

Colimação recomendada. Colimar os quatro lados até as margens externas do RI ou até a área de interesse no RI maior. O marcador E ou D deve ser colocado dentro do campo de colimação.

Respiração. Suspender a respiração e radiografar após a **expiração**.

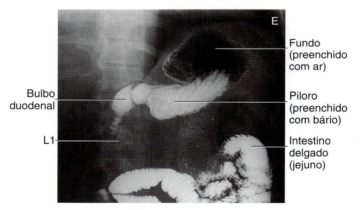

Figura 12.95 Posição OAD do TGI superior.

Critérios de avaliação
Anatomia demonstrada: • Todo o estômago e a alça em "C" do duodeno devem ser visíveis (Figuras 12.94 e 12.95).
Posicionamento: • Bulbo duodenal posicionado em perfil • Colimação apropriada é aplicada • O RC é centralizado no nível de L1, com o corpo do estômago e a alça duodenal centralizados na radiografia.
Exposição: • A técnica apropriada é utilizada para visualizar claramente as pregas gástricas, sem superexposição de outras estruturas anatômicas pertinentes • Margens estruturais nítidas indicam **ausência de movimento**.

SERIOGRAFIA GI SUPERIOR: INCIDÊNCIA PA

Indicações clínicas
- Pólipos, divertículos, bezoares e sinais de gastrite no corpo e no piloro do estômago.

Fatores técnicos
- DFR mínima – 100 cm
- Tamanho do RI – 24 × 30 cm; ou 35 × 43 cm, longitudinal, se o intestino delgado for incluído
- Grade
- Faixa de 110 a 125 kVp; de 90 a 100 kVp para estudo com duplo contraste; de 80 a 90 kVp para estudos com meios de contraste hidrossolúveis.

Seriografia GI superior
ROTINA
• OAD
• PA
• Perfil direito
• OPE
• AP

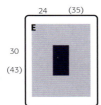

Proteção. Proteger tecidos sensíveis à radiação fora da região de interesse.

Posicionamento do paciente. Posicionar o paciente em decúbito ventral (pronação), com os braços para cima, ao lado da cabeça. Providenciar apoio para a cabeça do paciente (Figura 12.96).

Posicionamento da parte
- Alinhar o PSM com o RC e com a mesa
- Assegurar-se de que o **corpo não seja rodado**.

RC
- Direcionar RC **perpendicular** ao RI
- **Tipo físico estênico:** centralizar RC e RI no nível do piloro e do bulbo duodenal, no **nível da L1** (de 2,5 a 5 cm acima da margem lateral inferior do gradil costal), e cerca de **2,5 cm à esquerda da coluna vertebral**
- **Tipo físico astênico:** centralizar cerca de 5 cm abaixo do nível de L1
- **Tipo físico hiperestênico:** centralizar cerca de 5 cm acima do nível de L1 e mais próximo da linha média
- Centralizar RI no RC.

Colimação recomendada. Colimar os quatro lados até as margens exteriores do RI ou até á área de interesse em um RI maior. O marcador E ou D deve ser colocado dentro do campo de colimação.

Respiração. Suspender respiração e radiografar após **expira**ção.

Critérios de avaliação

Anatomia demonstrada: • Todo o estômago e o duodeno devem ser visíveis.
Posicionamento: • O corpo e o piloro do estômago são preenchidos por bário • Colimação apropriada é aplicada.
Exposição: • Técnica apropriada é usada para visualizar as pregas gástricas sem superexposição das demais estruturas anatômicas • Margens nítidas das estruturas indicam **ausência de movimento**.

PA axial alternativa. A posição alta e transversa do estômago em paciente hiperestênico causa quase uma visão terminal, com grande sobreposição da região pilórica do estômago e do bulbo duodenal na incidência PA (Figura 12.97). No entanto, uma angulação do RC de **35 a 45° cranialmente** separa essas áreas para melhor visualização. As curvaturas maior e menor do estômago também são mais bem visualizadas em perfil.

Para **crianças**, uma **angulação do RC de 20 a 25° cranialmente** é recomendada a fim de separar o corpo e o piloro do estômago.

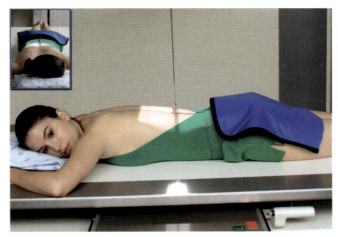

Figura 12.96 Incidência PA.

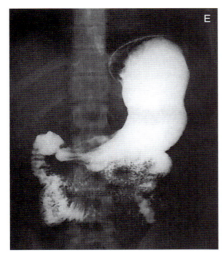

Figura 12.97 Incidência PA do estômago.

SERIOGRAFIA GI SUPERIOR: POSIÇÃO EM PERFIL DIREITO

Indicações clínicas
- Processos patológicos do **espaço retrogástrico** (espaço atrás do estômago)
- Divertículos, tumores, úlceras gástricas e traumatismo do estômago podem ser demonstrados junto à margem posterior desse órgão.

Seriografia GI superior
ROTINA
- OAD
- PA
- Perfil direito
- OPE
- AP

Fatores técnicos
- DFR mínima – 100 cm
- Tamanho do RI – 24 × 30 cm, longitudinal
- Faixa de 110 a 125 kVp; de 90 a 100 kVp para estudo de duplo contraste; de 80 a 90 kVp para estudo com meio de contraste hidrossolúvel.

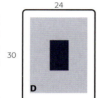

Proteção. Proteger tecidos sensíveis à radiação fora da região de interesse.

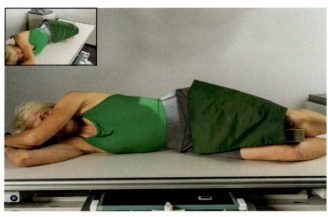

Figura 12.98 Posição em perfil direito.

Posicionamento do paciente. Posicionar o paciente em decúbito, em uma posição em perfil direito (Figura 12.98). Providenciar apoio para a cabeça do paciente. Colocar os braços do paciente para cima ao lado da cabeça e flexionar seus joelhos.

Posicionamento da parte
- Assegurar-se de que ombros e quadris estejam em posição em perfil verdadeiro
- Centralizar RI no RC (extremidade inferior do RI mais ou menos no nível da crista ilíaca).

RC
- Direcionar RC **perpendicular** ao RI
- **Tipo físico estênico**: centralizar RC e RI no bulbo duodenal, no nível de **L1** (nível da margem inferior da porção lateral do gradil costal), e de **2,5 a 4 cm anteriormente ao plano coronal médio** (quase a meia distância entre a borda anterior da vértebra e o abdome anterior)
- **Tipo físico hiperestênico:** centralizar cerca de 5 cm acima de L1
- **Tipo físico astênico:** centralizar cerca de 5 cm abaixo de L1.

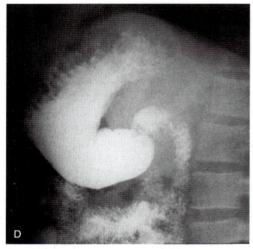

Figura 12.99 Posição em perfil direito do estômago.

Colimação recomendada. Colimar os quatro lados até as margens exteriores do RI ou até a área de interesse, no RI maior. O marcador E ou D deve ser colocado dentro do campo de colimação.

Respiração. Suspender respiração e radiografar após **expiração**.

NOTA: O estômago geralmente está localizado em torno de uma vértebra mais alta nessa posição do que na posição PA ou oblíqua.

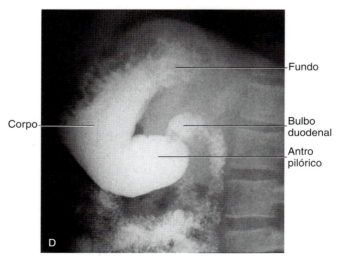

Figura 12.100 Posição em perfil direito do estômago.

Critérios de avaliação
Anatomia demonstrada: • Todo o estômago e o duodeno devem ser visíveis (Figuras 12.99 e 12.100) • O espaço retrogástrico é demonstrado • O piloro do estômago e a alça duodenal precisam ser bem visualizados em pacientes hiperestênicos.
Posicionamento: • Ausência de rotação • Os corpos vertebrais precisam ser vistos para fins de referência • O forame intervertebral deve estar aberto, indicando verdadeira posição em perfil • Colimação apropriada é aplicada • RC é centralizado no nível de L1.
Exposição: • Técnica apropriada é usada para visualizar as pregas gástricas sem superexposição de outras estruturas anatômicas • Margens estruturais nítidas indicam **ausência de movimento**.

CAPÍTULO 12 | VIAS BILIARES E SISTEMA GASTRINTESTINAL SUPERIOR 489

SERIOGRAFIA GI SUPERIOR: POSIÇÃO OPE

Indicações clínicas
Quando uma técnica de duplo contraste é utilizada, o bulbo duodenal e o piloro preenchidos por ar podem demonstrar melhor os sinais de gastrite e úlceras.

Seriografia GI superior
ROTINA
- OAD
- PA
- Perfil direito
- OPE
- AP

Fatores técnicos
- DFR mínima – 100 cm
- Tamanho do RI – 24 × 30 cm, longitudinal
- Grade
- Faixa de 110 a 125 kVp; de 90 a 100 kVp para estudo com duplo contraste; de 80 a 90 kVp para estudos com meio de contraste hidrossolúvel.

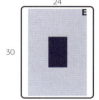

Proteção. Proteger tecidos sensíveis à radiação fora da região de interesse.

Posicionamento do paciente. Posicionar o paciente em decúbito, com o corpo parcialmente virado em uma posição OPE. Providenciar um apoio para a cabeça e parte superior do tronco do paciente (Figura 12.101).

Posicionamento da parte
- De uma posição em decúbito dorsal (supinação), rodar de **30 a 60°**, com o corpo posterior esquerdo contra o RI ou a mesa – maiores rotações (até 60°) geralmente são necessárias para pacientes hiperestênicos, e menores rotações (30°) são requisitadas para pacientes astênicos[7]
- Flexionar o joelho direito para apoio
- Estender o braço esquerdo e levantar o braço direito alto, cruzando o tórax, a fim de segurar a extremidade da mesa para apoio (não prender os dedos do paciente ao movimentar o *bucky*)
- Centralizar RI no RC (parte de baixo do RI no nível da crista ilíaca).

RC
- Direcionar RC **perpendicular** ao RI
- **Tipo físico estênico:** centralizar o RC e o RI no **nível de L1** (quase a meia distância entre o processo xifoide e a margem lateral inferior do gradil costal), e a **meia distância entre a linha média do corpo e a margem lateral esquerda do abdome**, 45° oblíquos
- **Tipo físico hiperestênico:** centralizar cerca de 5 cm acima de L1, 60° oblíquos
- **Tipo físico astênico:** centralizar cerca de 5 cm abaixo de L1 e mais próximo à linha média, 30° oblíquos.

Colimação recomendada. Colimar os quatro lados até as margens exteriores do RI ou até a área de interesse no RI maior.

Respiração. Suspender respiração e radiografar após **expiração**.

NOTA: O estômago geralmente está localizado mais alto nessa posição do que na posição lateral. Portanto, centralizar uma vértebra mais alta do que na posição OAD ou PA.

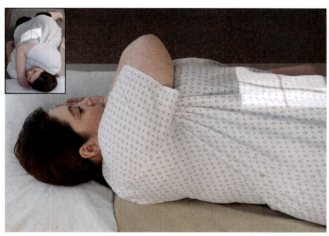

Figura 12.101 Posição OPE.

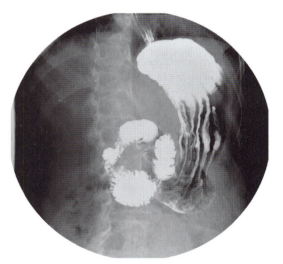

Figura 12.102 Posição OPE do estômago.

Critérios de avaliação
Anatomia demonstrada: • Todo o estômago e o duodeno devem ser visíveis (Figura 12.102) • A visão desobstruída do bulbo duodenal é fornecida, sem sobreposição do piloro do estômago.
Posicionamento: • O fundo deve ser preenchido por bário • Em um procedimento com duplo contraste, corpo e piloro, e ocasionalmente o bulbo duodenal, são preenchidos com ar • Colimação apropriada é aplicada • RC é centralizado no nível do bulbo duodenal.
Exposição: • A técnica apropriada é utilizada para visualizar as pregas gástricas sem superexposição das outras estruturas anatômicas • Margens nítidas das estruturas anatômicas indicam **ausência de movimento**.

SERIOGRAFIA GI SUPERIOR: INCIDÊNCIA AP

Indicações clínicas
- Uma possível hérnia hiatal pode ser demonstrada na posição de Trendelenburg.

Seriografia GI superior
ROTINA
- OAD
- PA
- Perfil direito
- OPE
- AP

Fatores técnicos
- DFR mínima – 100 cm
- Tamanho do RI – 35 × 43 cm, longitudinal
- Grade
- Faixa de 110 a 125 kVp; de 90 a 100 kVp para estudo com duplo contraste; de 80 a 90 kVp para estudos com meio de contraste hidrossolúvel.

Proteção. Proteger tecidos sensíveis à radiação fora da região de interesse.

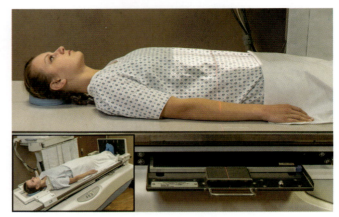

Figura 12.103 Supina AP. *Detalhe*, opção de Trendelenburg.

Posicionamento do paciente. Colocar o paciente na posição de decúbito dorsal (supinação) com os braços ao lado. Providenciar apoio para cabeça e joelhos do paciente (Figura 12.103).

Posicionamento da parte
- Alinhar o PSM com a linha média da mesa
- Assegurar-se de que o corpo não esteja rodado
- Centralizar RI no RC
- A parte inferior do RI de 35 × 43 cm deve estar mais ou menos no nível da crista ilíaca.

RC
- Direcionar RC **perpendicular** ao RI
- **Tipo físico estênico:** centralizar RC e RI no **nível de L1** (quase a meia distância entre o processo xifoide e a margem inferior das costelas), e a **meia distância entre a linha média e a margem lateral esquerda do abdome**
- **Tipo físico hiperestênico:** centralizar cerca de 5 cm acima de L1
- **Tipo físico astênico:** posicionar RC aproximadamente 5 cm abaixo de L1 e mais próximo à linha média.

Colimação recomendada. Colimar os quatro lados até as margens exteriores do RI ou até a área de interesse, se for utilizado um RI maior.

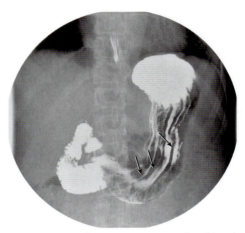

Figura 12.104 AP do estômago – em decúbito dorsal.

Respiração. Suspender respiração e radiografar após **expiração**.

AP alternativa: posição parcial de Trendelenburg. A posição parcial de Trendelenburg (cabeça mais baixa) pode ser necessária para preencher o fundo gástrico em um paciente astênico magro. Uma angulação completa de Trendelenburg facilita a demonstração da hérnia hiatal. (Colocar o suporte de ombro para segurança do paciente.)

Critérios de avaliação
Anatomia demonstrada: • Todo o estômago e o duodeno são visíveis (Figuras 12.104 e 12.105) • Campos inferiores do diafragma e do pulmão são incluídos para demonstração de possível hérnia hiatal.
Posicionamento: • O fundo do estômago é preenchido por bário e está próximo ao centro do RI • Colimação apropriada é aplicada • O RC é centralizado ao bulbo duodenal no nível de L1.
Exposição: • A técnica apropriada é usada para visualizar as pregas gástricas sem superexposição das outras estruturas anatômicas • Margens nítidas das estruturas anatômicas indicam ausência de movimento.

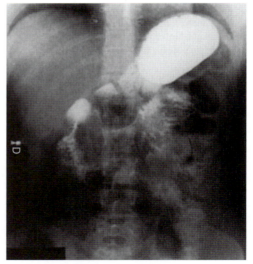

Figura 12.105 AP do estômago – Trendelenburg.

CAPÍTULO 13

Sistema Gastrintestinal Inferior

COLABORAÇÃO DE **Michele Patrícia Müller Mansur Vieira**, MSc, TCNL-CRTR-PR (BRASIL)

COLABORADORES DA EDIÇÃO ANTERIOR Leslie E. Kendrick, MS, RT(R)(CT)(MR), Barry T. Anthony, RT(R)

SUMÁRIO

Anatomia Radiográfica

Sistema digestório, *492*
Intestino delgado, *493*
Intestino grosso, *494*
Reto e canal anal, *495*
Revisão da anatomia, *496*
Funções digestórias, *497*

Procedimentos Radiográficos

Seriografia do intestino delgado, *498*
Procedimentos no intestino delgado, *501*
Enema baritado (seriografia gastrintestinal inferior), *504*
Procedimento com enema baritado, *506*
Enema baritado via colostomia, *513*
Considerações especiais sobre o paciente, *515*
Considerações sobre radiologia digital, *515*
Modalidades e procedimentos alternativos, *515*

Incidências de Rotina e Especiais

Seriografia do intestino delgado: incidência PA, *517*
Enema baritado: incidência PA ou AP, *519*
Enema baritado: posição OAD, *520*
Enema baritado: posição OAE, *521*
Enema baritado: posições OPE e OPD, *522*
Enema baritado: posição em perfil ou em decúbito lateral do reto, *523*
Enema baritado com duplo contraste: posição de decúbito lateral direito (incidência AP ou PA), *524*
Enema baritado: posição de decúbito lateral esquerdo (incidência AP ou PA), *525*
Enema baritado: incidência PA (AP) pós-evacuação, *526*
Enema baritado: incidências AP axial ou AP axial oblíqua (OPE), *527*
Enema baritado: incidências PA axial ou PA axial oblíqua (OAD), *528*

ANATOMIA RADIOGRÁFICA

Sistema digestório

As cinco primeiras partes do canal alimentar (até o estômago e o duodeno) foram descritas no Capítulo 12 (Figura 13.1).

Este capítulo enfoca o canal alimentar do sistema digestório após o estômago, começando com o **intestino delgado**. Se todo o intestino delgado fosse removido do corpo por necropsia, separado de suas inserções mesentéricas, desenrolado e esticado, teria em média 7 metros de comprimento. Durante a vida, com um bom tônus muscular, o comprimento real do intestino delgado é mais curto, medindo entre 4,5 e 5,5 m. No entanto, existe enorme variação individual. Em uma série de 100 necropsias, o comprimento do intestino delgado variou de 4,5 a 9 m. Seu diâmetro varia de 3,8 cm na porção proximal a aproximadamente 2,5 cm na extremidade distal.

O **intestino grosso** começa no quadrante inferior direito (QID) com sua conexão ao intestino delgado. O intestino grosso estende-se ao redor da periferia da cavidade abdominal, até terminar no **ânus**; tem aproximadamente 1,5 m de comprimento e em torno de 6 cm de diâmetro.

PROCEDIMENTOS RADIOLÓGICOS COMUNS

Dois procedimentos radiológicos comuns envolvendo o sistema gastrintestinal inferior são apresentados neste capítulo. Ambos envolvem a administração de um meio de contraste.

Seriografia do intestino delgado – estudo do intestino delgado

O exame radiográfico específico do intestino delgado é chamado de **seriografia do intestino delgado (SID)**. Muitas vezes, esse exame é combinado com uma seriografia GI superior e, sob essas condições, pode ser denominado *trânsito do intestino delgado*. Uma radiografia do intestino delgado cheio de bário é mostrada na Figura 13.2.

Enema baritado (seriografia gastrintestinal baixa, cólon) – estudo do intestino grosso

O procedimento radiográfico projetado para o estudo do intestino grosso é denominado geralmente como **enema baritado**. As designações alternativas são *EB*, *EBa* e *seriografia GI inferior*. A Figura 13.3 mostra um intestino grosso ou cólon preenchido com uma combinação de ar e bário, referente a um *enema baritado com duplo contraste*. Esse paciente tem **situs inversus**, no qual os órgãos abdominais e torácicos estão invertidos em relação à posição normal dentro do corpo.

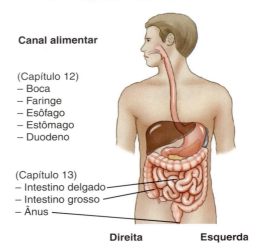

Figura 13.1 Sistema digestório.

Canal alimentar

(Capítulo 12)
– Boca
– Faringe
– Esôfago
– Estômago
– Duodeno

(Capítulo 13)
– Intestino delgado
– Intestino grosso
– Ânus

Direita   Esquerda

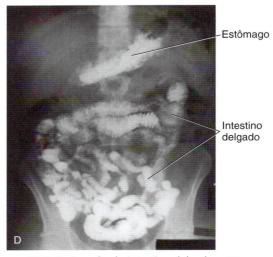

Figura 13.2 Seriografia do intestino delgado – PA.

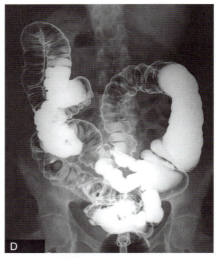

Figura 13.3 Enema baritado com duplo contraste – AP: paciente com *situs inversus*.

Intestino delgado

Começando no piloro, as três partes do intestino delgado, na sequência, são: **duodeno, jejuno** e **íleo**. A relativa localização das três partes do intestino delgado em relação aos quatro quadrantes – quadrante superior direito (QSD), quadrante inferior direito (QID), quadrante superior esquerdo (QSE) e quadrante inferior esquerdo (QIE) – é demonstrada.

DUODENO (QSD E QSE)

O **duodeno** é a primeira parte do intestino delgado (a parte mais curta, mais larga e mais fixa), conforme descrito em detalhes no Capítulo 12. Localiza-se principalmente no QSD. Também se estende para dentro do QSE, onde se une ao jejuno, no ponto denominado *flexura duodenojejunal*. Como parte mais curta do intestino delgado, tem comprimento médio entre 20 e 25 cm.[1]

JEJUNO (QSE E QIE)

O **jejuno** localiza-se principalmente à esquerda da linha média no QSE e QIE, constituindo aproximadamente **dois quintos** do remanescente do intestino delgado. Seu diâmetro interno é de aproximadamente 2,5 cm. O jejuno contém numerosas pregas na mucosa (pregas circulares), que aumentam a área de superfície para auxiliar na absorção de nutrientes. Essas numerosas pregas da mucosa produzem o aspecto "emplumado do jejuno".[1]

O jejuno começa no local da flexura duodenojejunal, levemente à esquerda da linha média, no QSE (sobre o cólon transverso, conforme mostrado na Figura 13.4). Esse local relativamente fixo do intestino delgado pode tornar-se um ponto de referência radiográfica durante um estudo do intestino delgado.

ÍLEO (QID E QIE)

O **íleo** está localizado principalmente no QSD, QID e QIE. Compõe **três quintos** distais do lado remanescente do intestino delgado e é sua maior porção. O íleo terminal une-se ao intestino grosso na **válvula ileocecal (esfíncter ou prega)** no QID, como mostrado na Figura 13.4. Embora seja mais longo que o jejuno, o íleo tem uma parede mais fina e tem menos pregas da mucosa (pregas circulares). Na válvula ileocecal (esfíncter), o lúmen interno do íleo é quase liso.[1]

DIFERENÇAS SECCIONAIS

Várias partes do intestino delgado podem ser identificadas radiograficamente pela localização e pela **aparência**. O arco duodenal, em formato de C, é relativamente fixo, em uma posição imediatamente distal ao estômago e é facilmente reconhecido na radiografia. O revestimento interno da segunda e da terceira parte (descendente e horizontal) do duodeno exibe pregas circulares bem formadas pela mucosa do intestino delgado, que contém numerosas pequenas projeções digitiformes, denominadas **vilosidades**, resultando em uma aparência "emplumada" quando preenchidas com bário.

Jejuno

As pregas da mucosa do duodeno distal também são encontradas no jejuno. Embora não haja um fim abrupto das pregas circulares com aspecto emplumado, o íleo tende a não ter essa aparência. Essa diferença na aparência entre o jejuno e o íleo pode ser vista na radiografia do intestino delgado preenchido com bário na Figura 13.5, e na tomografia computadorizada (TC) de abdome na Figura 13.6.

Íleo

O revestimento interno do íleo aparece na radiografia como mais liso, com menos indentações e aparência menos "emplumada". Outra diferença observável nas três partes do intestino delgado é que o diâmetro interno torna-se progressivamente menor do duodeno ao íleo.

Imagem de TC transversal

Uma imagem de TC axial ou transversal no nível da segunda porção do duodeno é mostrada na Figura 13.7. Essa imagem demonstra as posições relativas do estômago e do duodeno em relação à cabeça do pâncreas. Uma parte dos cortes transversais das alças do jejuno também é demonstrada à esquerda do paciente, bem como uma alça do cólon, visualizada lateralmente ao estômago.

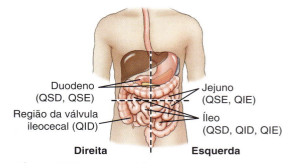

Figura 13.4 Intestino delgado – quatro quadrantes.

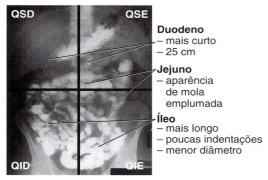

Figura 13.5 Estômago e intestino delgado preenchidos com bário (quatro quadrantes).

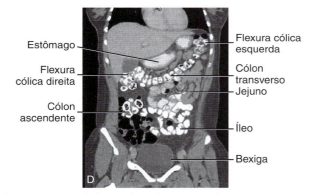

Figura 13.6 TC abdominal no plano coronal – estômago, jejuno, íleo e intestino grosso.

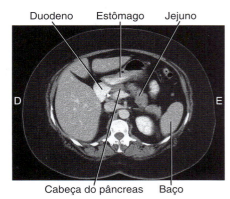

Figura 13.7 Corte de TC axial – nível da segunda parte do duodeno.

Intestino grosso

O intestino grosso começa no QID exatamente lateral à válvula ileocecal. O intestino grosso é constituído por quatro partes principais: **ceco, cólon, reto** e **canal anal** (Figura 13.8).

O segmento final do intestino grosso é o **reto**. O reto distal contém o **canal anal**, o qual termina no **ânus**.

CÓLON VERSUS INTESTINO GROSSO

Intestino grosso e *cólon* não são sinônimos, embora muitos técnicos usem esses termos de modo intercambiável. O **cólon** consiste em **quatro seções** e **duas flexuras**, e *não* inclui o ceco e o reto. As quatro seções do cólon são (1) o **cólon ascendente**, (2) o **cólon transverso**, (3) o **cólon descendente** e (4) o **cólon sigmoide**. As **flexuras cólicas direita** (hepática) e **esquerda** (esplênica) também estão incluídas como parte do cólon.

O cólon transverso tem extensa amplitude de movimentos e normalmente forma uma alça mais longa do que é mostrado na ilustração da Figura 13.8.

CECO

Na extremidade proximal do intestino grosso encontra-se o **ceco**, uma grande bolsa cega localizada abaixo do nível da válvula ileocecal. O **apêndice** vermiforme (em geral referido apenas como apêndice) está inserido no ceco. O aspecto interno do ceco e do **íleo terminal** é mostrado na Figura 13.9. A parte mais distal do intestino delgado, o íleo, une-se ao ceco na **válvula ileocecal**. A válvula ileocecal é composta por duas bordas que se estendem para dentro do intestino grosso.

A válvula ileocecal atua como um esfíncter, para evitar que os conteúdos do íleo passem muito rapidamente para o interior do ceco. Uma segunda função da válvula ileocecal é evitar o refluxo, ou um fluxo retrógrado dos conteúdos do intestino grosso, para o interior do íleo. A válvula ileocecal realiza somente um trabalho moderado de prevenção de refluxo porque, quando um enema baritado é executado, quase sempre ocorre refluxo no íleo terminal. O **ceco**, a parte mais larga do intestino grosso, é bastante livre para mover-se no QID.

Apêndice

O **apêndice vermiforme** (apêndice) é um tubo longo (de 2 a 20 cm), estreito e vermiforme que se estende a partir do ceco. O termo *vermiforme* significa "em forma de verme". Em geral, o apêndice está inserido no lado posteromedial do ceco e estende-se em direção à pelve. Entretanto, o apêndice é capaz de passar posteriormente ao ceco. Como o apêndice tem uma extremidade cega, os agentes infecciosos podem entrar no apêndice, o qual não pode se esvaziar. Além disso, uma obstrução da abertura do apêndice vermiforme, causada por massa fecal, tem a tendência a levar ao estreitamento dos vasos sanguíneos que o irrigam. O resultado é um apêndice inflamado, ou **apendicite**. A apendicite pode requerer uma remoção cirúrgica, a qual é chamada de **apendicectomia**, antes da ruptura da estrutura doente, que causa peritonite. A apendicite aguda é responsável por aproximadamente 50% de todas as cirurgias emergenciais e é 1,5 vez mais comum em homens do que em mulheres.

Ocasionalmente, o material fecal ou o sulfato de bário de um estudo do trato gastrintestinal (TGI) pode preencher o apêndice e permanecer lá indefinidamente.

INTESTINO GROSSO PREENCHIDO POR BÁRIO

A radiografia apresentada na Figura 13.10 mostra as quatro partes do cólon – **ascendente, transverso, descendente** e **sigmoide**; e as duas flexuras – **flexura cólica direita** (hepática) e **flexura cólica esquerda** (esplênica). As três partes remanescentes do intestino grosso – **ceco, reto** e **canal anal** – também são mostradas. Como exibido por essa radiografia, essas várias partes não estão dispostas de maneira tão ordenada em torno da periferia do abdome como nos desenhos. Existe uma ampla variedade de localizações estruturais e de tamanhos relativos dessas diversas partes do intestino grosso, dependendo do tipo físico e dos conteúdos do intestino.

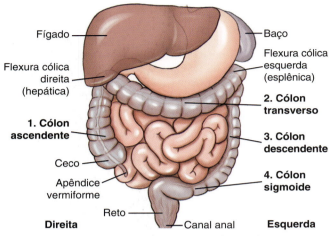

Figura 13.8 Intestino grosso (inclui o cólon).

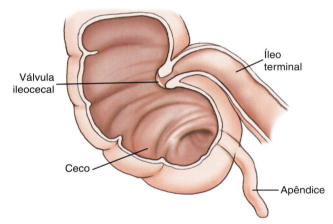

Figura 13.9 Ceco, íleo terminal e apêndice.

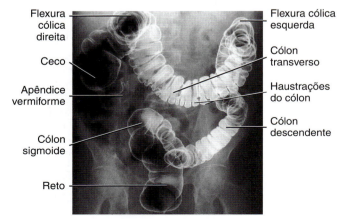

Figura 13.10 Enema baritado do intestino grosso com duplo contraste. (De Hombach-Klonisch S, Klonisch T, Peeler J (eds.). *Sobotta clinical atlas of human anatomy*, Munich, 2019, Elsevier GmbH.)

Reto e canal anal

O **reto** estende-se do cólon sigmoide ao **ânus**. Começa no nível de S3 (3º segmento sacral) e tem aproximadamente 12 cm de comprimento. O fim do intestino grosso (cerca de 2,5 a 4 cm) estreita-se para formar o **canal anal**. O canal anal termina em uma abertura para o exterior, o **ânus**. O reto segue próximo à curva sacrococcígea, conforme demonstrado na Figura 13.11.

A **ampola retal** é uma porção dilatada do reto localizada anteriormente ao cóccix. A direção inicial do reto ao longo do **sacro** é inferior e posterior. Entretanto, na região da ampola retal, a direção muda para inferior e anterior. Uma segunda mudança brusca de direção ocorre na região do canal anal, o qual novamente se direciona inferior e posteriormente. Portanto, o reto apresenta **duas curvas anteroposteriores**. Esse fato deve ser lembrado quando o técnico insere um tubo retal, ou sonda do enema, no TGI inferior para um procedimento de enema baritado. Sérias lesões podem ocorrer se a ponta do cateter do enema for forçada no ângulo errado para dentro do ânus e do canal anal.

INTESTINO GROSSO VERSUS INTESTINO DELGADO

Três características diferenciam prontamente o intestino grosso do intestino delgado.

1. O **diâmetro interno** do intestino grosso é, em geral, maior que o diâmetro do intestino delgado
2. A parte muscular da parede do intestino contém três bandas externas de fibras musculares longitudinais do intestino grosso, que formam três bandas de músculo chamadas **tênias do cólon**, as quais levam à formação das bolsas do intestino grosso. Cada uma dessas bolsas, ou saculações, é denominada **haustração**. A **maior parte do intestino grosso, com exceção do reto, exibe haustrações**. Portanto, uma segunda característica de identificação primária do intestino grosso é a presença de várias haustrações. Essa característica pode ser vista na ilustração ampliada do intestino grosso proximal na Figura 13.12
3. A terceira diferenciação são as **posições relativas** das duas estruturas. O **intestino grosso** estende-se em torno da **periferia** da cavidade abdominal, enquanto a localização do **intestino delgado** é mais **central**.

LOCALIZAÇÕES RELATIVAS DE AR E BÁRIO NO INTESTINO GROSSO

A distribuição de ar e bário é influenciada, na maioria das vezes, pela localização de cada porção do intestino grosso em relação ao peritônio. Algumas porções do intestino grosso são mais anteriores ou mais posteriores em relação ao peritônio. O ceco, o cólon transverso e o cólon sigmoide são mais anteriores do que outras partes do intestino grosso.

Os esquemas simplificados na Figura 13.13 representam o intestino grosso nas posições em **decúbitos dorsal (supina) e ventral (prona)**. Se o intestino grosso contivesse ar e sulfato de bário, o ar tenderia a subir e o bário tenderia a descer, devido à gravidade. O deslocamento e a posição final do ar são mostrados em **preto**, enquanto o deslocamento e a posição final do bário são mostrados em **branco**.

Quando o paciente está na posição **supina**, o ar sobe para preencher aquelas estruturas que são mais anteriores, ou seja, o cólon transverso e as alças do cólon sigmoide. O bário desce para preencher principalmente os cólons ascendente e descendente e as partes do cólon sigmoide.

Quando o paciente está em **decúbito ventral**, o bário e o ar invertem as posições. O esquema da direita ilustra a posição prona – o ar sobe para preencher o reto, o cólon ascendente e o cólon descendente.

Reconhecer essas relações espaciais é importante durante a fluoroscopia e a radiografia, quando são realizados os exames com enema baritado.

A Tabela 13.1 apresenta as diferenças na localização peritoneal das estruturas do intestino grosso.

Tabela 13.1 Localização das estruturas do intestino grosso em relação ao peritônio.

ESTRUTURA	LOCALIZAÇÃO
Ceco	Peritonizado
Cólon ascendente	Retroperitoneal
Cólon transverso	Peritonizado
Cólon descendente	Retroperitoneal
Cólon sigmoide	Peritonizado
Parte superior do reto	Retroperitoneal
Parte inferior do reto	Infraperitoneal

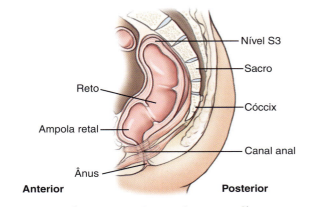

Figura 13.11 Reto – vista em perfil.

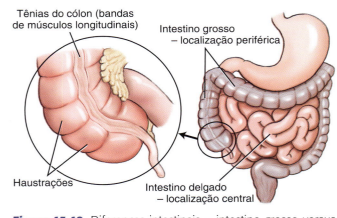

Figura 13.12 Diferenças intestinais – intestino grosso *versus* intestino delgado.

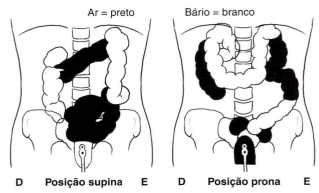

Figura 13.13 Bário (*branco*) *versus* ar (*preto*) no intestino grosso.

Revisão da anatomia
RADIOGRAFIAS DO INTESTINO DELGADO

Três partes do intestino delgado podem ser vistas nessas radiografias de 30 minutos e 2 horas, obtidas após 30 minutos e 2 horas da ingestão de bário (Figuras 13.14 a 13.16). Observam-se as características das partes "emplumadas" do duodeno (A) e do jejuno (C). O aspecto mais suave do íleo também está evidente (D).

A porção terminal do íleo (D), a válvula ileocecal (E) e o ceco do intestino grosso são mais bem demonstrados em um ponto local dessa área (ver Figura 13.16). Uma imagem focal da área da válvula ileocecal, tal como esta, obtida com um cone de compressão, é realizada geralmente no fim de uma seriografia de intestino delgado para melhor visualização dessa região. Essas figuras ilustram as seguintes partes referenciadas do intestino delgado:

A. Duodeno
B. Região do ligamento de Treitz (ligamento suspensor do duodeno), local da flexura duodenal (sobreposta pelo estômago nessas radiografias)
C. Jejuno
D. Íleo
E. Área da válvula ileocecal.

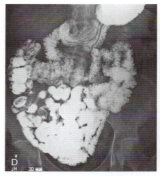

Figura 13.14 PA, 30 minutos – intestino delgado.

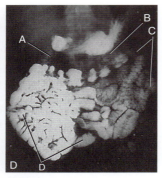

Figura 13.15 PA, 2 horas – intestino delgado.

ENEMA BARITADO

As radiografias anteroposterior (AP), de perfil do reto e oblíqua anterior esquerda (OAE) do enema baritado (Figuras 13.17 a 13.19) ilustram a anatomia-chave do intestino grosso, que foi marcado da seguinte maneira:

a. Ceco
b. Cólon ascendente
c. Flexura cólica direita (hepática; geralmente localizada mais inferiormente do que a flexura cólica esquerda, devido à presença do fígado)
d. Cólon transverso
e. Flexura cólica esquerda (esplênica)
f. Cólon descendente
g. Cólon sigmoide
h. Reto.

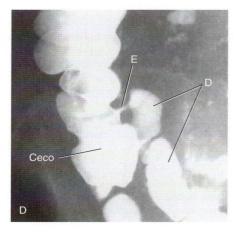

Figura 13.16 Imagem focal da válvula ileocecal. (Cortesia de J. Sanderson, RT.)

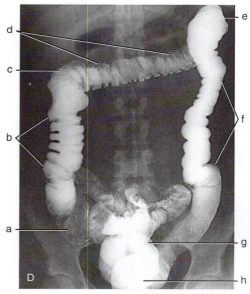

Figura 13.17 AP, enema baritado.

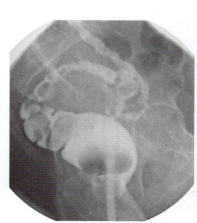

Figura 13.18 Perfil do reto, meio de contraste gastrografina.

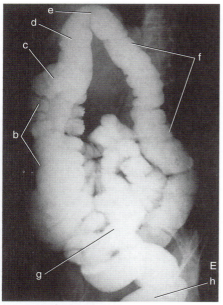

Figura 13.19 OAE, enema baritado (exame com contraste único).

Funções digestórias

FUNÇÕES DIGESTÓRIAS DOS INTESTINOS

As quatro funções digestórias primárias, a seguir, são realizadas em grande parte pelos intestinos delgado e grosso (Tabela 13.2):

1. **Digestão** (química e mecânica)
2. **Absorção**
3. **Reabsorção** de água, sais inorgânicos, vitamina K e aminoácidos
4. **Eliminação** (defecação).

A maior parte da **digestão** e da **absorção** ocorre dentro do **intestino delgado**. Além disso, a maior parte dos **sais** e aproximadamente **95% de água são reabsorvidos** no intestino delgado. Uma mínima absorção de água e sais inorgânicos ocorre no intestino grosso, assim como a eliminação de materiais desnecessários ou não utilizáveis.

A função primária do **intestino grosso** é a **eliminação de fezes** (defecação). As fezes consistem normalmente em 65% de água e 35% de matéria sólida, como resíduos de alimentos, secreções digestivas e bactérias. Outra função específica do intestino grosso é a absorção de água, sais inorgânicos, vitamina K e certos aminoácidos. Essas vitaminas e aminoácidos são produzidos por uma grande variedade de microrganismos (bactérias) que ocorrem de maneira natural e são encontrados no intestino grosso.

O último estágio da digestão acontece no intestino grosso pela **ação bacteriana**, a qual converte as proteínas remanescentes em aminoácidos. Algumas vitaminas, como B e K, são sintetizadas pelas bactérias e absorvidas pelo intestino grosso. Um subproduto dessa ação bacteriana é a liberação de hidrogênio, dióxido de carbono e gás metano. Esses gases, chamados de **flatos**, ajudam a quebrar as proteínas remanescentes em aminoácidos.

MOVIMENTOS DA VIA DIGESTIVA

Dentre as várias funções do intestino, os movimentos digestivos, às vezes referidos como *digestão mecânica*, são mais bem demonstrados e evidentes nos estudos radiográficos (Tabela 13.3).

Intestino delgado

Os movimentos digestivos em toda a extensão do intestino delgado consistem em (1) **peristaltismo** e (2) **segmentação rítmica**. O peristaltismo descreve as contrações ondulatórias que impulsionam o alimento do estômago ao longo dos intestinos delgado e grosso e, finalmente, expulsam-no do corpo. O sulfato de bário entra no estômago e alcança a válvula ileocecal em 2 a 3 horas após a ingestão.

A segmentação rítmica constitui-se nas contrações localizadas em áreas ou regiões que contêm alimentos. Por exemplo, o alimento dentro de uma parte específica do intestino delgado é contraído para produzir os segmentos de determinada coluna de alimentos. Por meio da segmentação rítmica, a digestão e a reabsorção de nutrientes selecionados são mais eficazes.

Intestino grosso

No intestino grosso, os movimentos digestivos continuam com (1) o **peristaltismo**, (2) a **agitação haustral**, (3) o **peristaltismo em massa** e (4) a **defecação**. A agitação haustral produz movimentos do material dentro do intestino grosso. Durante esse processo, um grupo particular de haustrações (faixas de músculos) permanece relaxado e distendido, enquanto as bandas são preenchidas com material. Quando atingem a distensão em certo nível, as paredes intestinais se contraem ou "se agitam" a fim de comprimir o conteúdo para a passagem ao próximo grupo de haustrações. O peristaltismo em massa tende a mover o conteúdo de todo o intestino grosso para dentro do cólon sigmoide e do reto, o que normalmente acontece uma vez a cada 24 horas. A defecação é o chamado movimento intestinal ou de esvaziamento do reto.

Tabela 13.2 Resumo das funções do sistema digestório inferior.

COMPONENTE RESPONSÁVEL DO INTESTINO	FUNÇÃO
Intestino delgado	**Digestão:** química e mecânica
Duodeno e jejuno (principalmente)	**Absorção:** nutrientes, H_2O, sais e proteínas
	Reabsorção: H_2O e sais
Intestino grosso	Alguma reabsorção de H_2O e sais inorgânicos; vitaminas B e K; aminoácidos
	Eliminação (**defecação**)

Tabela 13.3 Resumo dos movimentos digestivos e de eliminação.

COMPONENTE RESPONSÁVEL DO INTESTINO	FUNÇÃO
Intestino delgado	Peristaltismo
	Segmentação rítmica
Intestino grosso	Peristaltismo
	Agitação haustral
	Peristaltismo em massa
	Defecação

PROCEDIMENTOS RADIOGRÁFICOS

Seriografia do intestino delgado

A radiografia abdominal simples (RUB) mostrada na Figura 13.20 é de um adulto ambulatorial saudável. Os muitos metros de intestino delgado geralmente não são visíveis na porção central do abdome. No adulto ambulatorial médio, um grande acúmulo de gás no intestino delgado é considerado anormal. Sem gás, o intestino delgado simplesmente se confunde com outras estruturas de tecidos moles. Portanto, o exame radiográfico do canal alimentar requer a introdução de meios de contraste para visualização.

DEFINIÇÃO

O estudo radiográfico específico do intestino delgado é chamado de **seriografia do intestino delgado (SID)**. Os estudos do trato gastrintestinal superior e a SID são geralmente combinados. Nessas circunstâncias, a parte do intestino delgado do exame pode ser chamada de *trânsito do intestino delgado*. É necessário um meio de contraste radiopaco para esse exame.

OBJETIVO

Os objetivos da SID são estudar a forma e a função dos três componentes do intestino delgado, e detectar quaisquer condições anormais.

Como esse estudo também examina o **funcionamento** do intestino delgado, os procedimentos **devem ser cronometrados**. A hora em que o paciente ingeriu uma quantidade da substância (pelo menos 240 mℓ) do meio de contraste deve ser anotada.

CONTRAINDICAÇÕES

Duas estritas contraindicações para os estudos com meio de contraste do TGI são conhecidas.

Primeira, pacientes pré-cirúrgicos e pacientes suspeitos de ter uma **víscera oca perfurada** (intestino ou órgão) *não* devem receber sulfato de bário. Em vez do sulfato de bário, é usado meio de contraste contendo iodo hidrossolúvel. Em pacientes jovens ou desidratados, deve-se tomar cuidado quando um meio de contraste hidrossolúvel é utilizado. Pela natureza hipertônica desses pacientes, a água tende a ser drenada ao intestino, levando a maior desidratação.

Segunda, o sulfato de bário VO é contraindicado em pacientes com possível **obstrução de intestino grosso**. Um intestino grosso obstruído deve ser primeiramente descartado com séries para abdome agudo e um enema baritado.

INDICAÇÕES CLÍNICAS

As indicações clínicas comuns para uma seriografia de intestino delgado são mostradas a seguir (Tabela 13.4).

Enterite descreve inflamação do intestino, principalmente do intestino delgado. Pode ser causada por bactérias, protozoários e outros fatores ambientais. Quando o estômago também está envolvido, a condição é conhecida como **gastrenterite**. A irritação crônica pode levar o lúmen do intestino a tornar-se espesso, irregular e estreito.

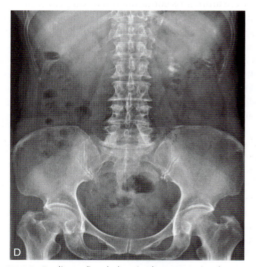

Figura 13.20 Radiografia abdominal sem meio de contraste – normal (algum gás visto no intestino grosso). (De Partin AW et al. *Campbell-Walsh urology*, ed 12, Philadelphia, 2021, Elsevier.)

Tabela 13.4 Intestino delgado: resumo das indicações clínicas.

CONDIÇÃO OU DOENÇA	EXAME RADIOLÓGICO MAIS COMUM	POSSÍVEL APARÊNCIA RADIOLÓGICA	AJUSTE DO FATOR DE EXPOSIÇÃO[a]
Enterite	Seriografia do intestino delgado, enteróclise	Espessamento das pregas da mucosa e má definição de pregas circulares	Nenhum
Enterite regional (doença de Crohn)	Seriografia do intestino delgado, enteróclise	Segmentos de lúmen estreitos e irregulares; aparência de "pedra em calçamento" e "sinal da corda" comuns	Nenhum
Giardíase	Seriografia do intestino delgado, enteróclise	Dilatação do intestino com espessamento das pregas circulares	Nenhum
Íleo (obstrução intestinal) Adinâmico ou paralítico Mecânico	Rotina de abdome agudo, seriografia do intestino delgado e enteróclise	Padrões anormais de gases, alças dilatadas do intestino, "escada espiral" ou padrão "espinha de peixe"	(–) Diminuir caso segmentos grandes do intestino estejam preenchidos com gás
Síndromes de má absorção (espru)	Seriografia do intestino delgado, enteróclise ou TC de abdome	Espessamento das pregas da mucosa e má definição da aparência "emplumada"	Nenhum
Divertículo de Meckel	Medicina nuclear, seriografia do intestino delgado, enteróclise	Grande divertículo do íleo, próximo à válvula ileocecal, raramente visto em estudos com bário	Nenhum
Neoplasia	Seriografia do intestino delgado, enteróclise ou TC do abdome	Segmentos do intestino estreitos, "maçã mordida" ou "anel de guardanapo"; obstrução parcial ou incompleta	Nenhum
Doença de Whipple	Seriografia do intestino delgado	Dilatação e alças distorcidas do intestino delgado	Nenhum

[a]Dependente do estágio ou da gravidade da doença ou condição.

Enterite regional (enterite segmentar ou doença de Crohn) é uma forma de doença inflamatória intestinal de origem desconhecida que envolve qualquer parte do TGI, mas geralmente acomete o íleo terminal. Essa condição leva à cicatrização e ao espessamento de parede do intestino. Tal formação cicatricial produz uma aparência de "pedra de calçamento" ou "paralelepípedo" visível durante SID ou enteróclise. Radiograficamente, essas regiões assemelham-se a erosões gástricas ou úlceras vistas nos estudos com bário como variações no revestimento de bário (Figura 13.21). Nos casos avançados, segmentos do intestino tornam-se estreitos como resultado do espasmo crônico, produzindo o "sinal da corda", evidente durante uma SID. As enterites regionais geralmente levam à obstrução intestinal, fístula e formação de abscesso. Essa disfunção também tem alto índice de recorrência após o tratamento.

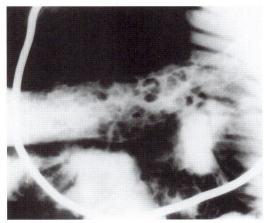

Figura 13.21 Doença de Crohn envolvendo o íleo, aspecto de "pedra de calçamento" ou "paralelepípedo". (De Eisenberg RL, Johnson NM: *Comprehensive radiographic pathology*, ed. 7, St. Louis, 2021, Elsevier.)

Giardíase é uma infecção comum do lúmen do intestino delgado causada pelo protozoário flagelado *Giardia lamblia* (Figura 13.22). Em geral, esse protozoário dissemina-se pela água e em alimentos contaminados e/ou pelo contato pessoal. Os sintomas da giardíase incluem desconforto GI inespecífico, diarreia branda e profusa, náuseas, anorexia e perda de peso. Com frequência, a presença desse microrganismo afeta o duodeno e o jejuno com espasmos, irritabilidade e aumento de secreções. A SID tipicamente demonstra a giardíase como uma dilatação do intestino, com espessamento das pregas circulares. A análise laboratorial de uma amostra fecal pode confirmar a presença de *Giardia* no organismo.

"Íleo" é uma **obstrução do intestino delgado**, como observado na Figura 13.23, em que o jejuno proximal é acentuadamente distendido pelo ar. Dois tipos de íleo têm sido identificados: (1) **adinâmico** ou **paralítico** e (2) **mecânico**.

O **íleo adinâmico** ou **paralítico** é causado pela **cessação do peristaltismo**. Sem essas contrações ondulatórias involuntárias, o intestino torna-se flácido e é incapaz de expulsar seu conteúdo. As causas do íleo adinâmico englobam infecção, como peritonite ou apendicite, determinados medicamentos e complicações pós-cirúrgicas. O íleo adinâmico em geral afeta todo o TGI. Com o íleo adinâmico, nenhum nível líquido é demonstrado na incidência de abdome em posição ereta. Entretanto, o intestino está distendido, com uma parede intestinal fina.

Obstrução mecânica é um bloqueio físico do intestino que pode ser causado por tumores, aderências ou hérnias. As alças do intestino proximal ao local de obstrução tornam-se acentuadamente dilatadas com o gás. Essa dilatação produz o sinal radiográfico geralmente chamado de padrão em "escada em caracol" ou "empilhamento de moedas", o qual fica evidente em uma incidência de abdome em posição ereta ou em decúbito. Níveis hidroaéreos (ar-líquido) normalmente estão presentes, como pode ser observado nessas incidências.

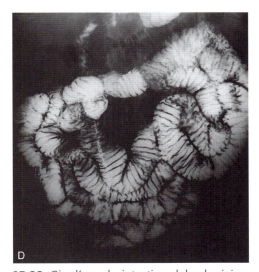

Figura 13.22 Giardíase do intestino delgado, jejuno e íleo. (Dilatação do intestino, com pregas circulares espessas visíveis.)

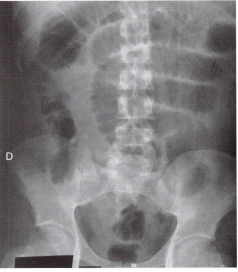

Figura 13.23 Íleo (obstrução) do intestino delgado demonstrado por alças do intestino delgado excessivamente estendidas e cheias de ar.

Divertículo de Meckel[2] é um defeito congênito comum causado pela persistência de um saco vitelino (vesícula umbilical), que resulta na evaginação da parede intestinal. Essa evaginação é vista no íleo do intestino delgado. Pode medir de 10 a 12 cm de diâmetro e em geral está cerca de 50 a 100 cm proximais à válvula ileocecal. O divertículo de Meckel é encontrado incidentalmente em aproximadamente 3% dos adultos. Em geral, essa condição não causa sintomas, apenas uma inflamação (diverticulite), ou desenvolve uma obstrução intestinal. A dor pode simular a apendicite aguda. A remoção cirúrgica é muitas vezes recomendada para prevenir possíveis diverticulites, obstrução ou perda de sangue. O divertículo de Meckel é raramente visto nos estudos de bário do intestino delgado devido ao rápido esvaziamento durante o estudo, sendo mais bem diagnosticado por radionuclídeo (medicina nuclear) (Figura 13.24).

Neoplasia é um termo que significa "novo crescimento". Esse crescimento pode ser benigno ou maligno (canceroso). Os tumores benignos comuns de intestino delgado são os **adenomas** e os **leiomiomas**. A maioria dos tumores benignos é encontrada no jejuno e no íleo.

Tumores carcinoides são os mais comuns do intestino delgado e têm uma aparência benigna, embora apresentem potencial maligno. Essas lesões pequenas tendem a crescer na submucosa e, com frequência, são omitidas na radiografia.

Linfoma e **adenocarcinoma** são tumores malignos do intestino delgado. Os linfomas são demonstrados durante uma SID como um sinal tipo "empilhamento de moedas". Esse sinal é causado por espessamento e possível hemorragia da mucosa. Outros segmentos do intestino podem tornar-se estenosados e ulcerativos. Adenocarcinomas produzem defeitos curtos e com formato de "anel de guardanapo" dentro do lúmen, os quais podem causar obstrução completa. Esses sinais radiográficos de neoplasia são demonstrados durante procedimento de enema baritado. Os locais mais frequentes de adenocarcinoma são o duodeno e a porção proximal do jejuno.

A SID, ou **enteróclise**, pode demonstrar estreitamento ou bloqueio causado pela neoplasia. Uma TC do abdome é capaz de apontar a localização e o tamanho do tumor.

Espru e **síndromes de má absorção**[3] são condições nas quais o TGI é incapaz de processar e absorver certos nutrientes. O espru consiste em um grupo de doenças de má absorção intestinal, que envolvem a incapacidade de absorver certas proteínas e gorduras da dieta. A má absorção pode decorrer de um defeito intraluminal (digestivo), uma anormalidade da mucosa ou uma obstrução linfática. A síndrome de má absorção muitas vezes é vivenciada por pacientes com sensibilidade à lactose e à sacarose. Síndromes de deficiência são passíveis de resultar de excessiva perda de vitaminas, eletrólitos, ferro ou cálcio. Durante uma SID, a mucosa pode aparecer espessa, como efeito constante da irritação.

Doença celíaca é uma forma de espru ou má absorção que afeta o intestino delgado proximal, especialmente o duodeno proximal. Essa doença em geral envolve uma proteína insolúvel (o glúten) encontrada em cereais.

Doença de Whipple[3] é uma doença rara do intestino delgado proximal que tem causa desconhecida. Os sintomas incluem dilatação do intestino, edema, má absorção, depósito de gordura na parede do intestino e nódulos mesentéricos. A doença de Whipple é melhor diagnosticada com uma SID, a qual mostra alças distorcidas dessa região.

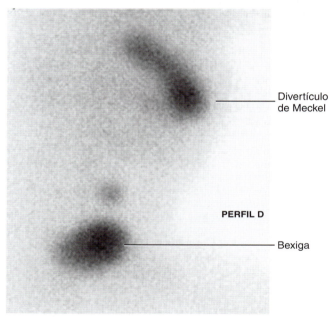

Figura 13.24 Divertículo de Meckel. Escaneamento de medicina nuclear – incidência em perfil. (Cortesia de Jeanne Dial, MEd, CNMT.)

Procedimentos no intestino delgado

Quatro métodos são usados para estudar o intestino delgado por radiografia. Os métodos 1 e 2 são os mais comuns. Os métodos 3 e 4 são estudos especiais do intestino delgado, os quais são realizados somente quando os métodos 1 e 2 forem insatisfatórios ou contraindicados.

1. Combinação trato GI superior-intestino delgado (Boxe 13.1)
2. Seriografia isolada do intestino delgado (Boxe 13.2)
3. Enteróclise (Boxe 13.3)
4. Método de sondagem (intubação) (Boxe 13.4).

MEIO DE CONTRASTE

Uma mistura fina de sulfato de bário é utilizada para a maioria das seriografias do intestino delgado. Quando houver suspeita de perfuração no intestino ou quando uma cirurgia estiver programada após a SID, pode ser administrado um meio de contraste iodado hidrossolúvel. Se o paciente apresentar hipomotilidade intestinal, água gelada ou outro estimulante é utilizado para promover o trânsito do bário. O meio de contraste iodado hidrossolúvel também pode ser adicionado ao bário para aumentar o peristaltismo e acelerar o tempo de trânsito do meio de contraste através do intestino delgado.

COMBINAÇÃO TRATO GASTRINTESTINAL SUPERIOR-INTESTINO DELGADO

Para um procedimento de combinação do trato GI superior-intestino delgado, realiza-se primeiramente uma seriografia GI superior de rotina. Após a conclusão do estudo de rotina do estômago, a progressão do bário é acompanhada por todo o intestino delgado. Durante uma seriografia GI superior de rotina, o paciente deve ingerir um copo cheio ou 240 mℓ da mistura do sulfato de bário. Para qualquer exame de intestino delgado, a hora em que o paciente ingeriu o bário deve ser anotada para a cronometragem das radiografias sequenciais. Entretanto, alguns serviços de radiologia começam a cronometrar após a ingestão do segundo copo.

Com o término da fluoroscopia e da radiografia de rotina do estômago, é administrado ao paciente um copo adicional de bário. Deve ser anotada a hora em que essa administração é finalizada. Uma radiografia posteroanterior do intestino delgado proximal é obtida 30 minutos após a ingestão inicial do bário. A incidência PA é preferível em relação à AP para permitir a compressão do abdome que produzirá certa separação das alças intestinais. Essa primeira radiografia da seriografia (marcada em "30 minutos") é comumente obtida aproximadamente 15 minutos após a seriografia GI superior ter sido completada.

As radiografias são obtidas a intervalos específicos durante toda a SID até que a coluna de sulfato de bário atravesse a válvula ileocecal e continue para dentro do cólon ascendente. Nas duas primeiras horas da SID, em geral são obtidas radiografias a intervalos de 15 a 30 minutos. Se for necessário que o exame se estenda além de 2 horas, as radiografias são normalmente obtidas a cada 2 horas até o bário atravessar a válvula ileocecal.

Revisão de imagens

Logo que cada radiografia da SID é processada, deve ser revisada pelo radiologista. O médico pode desejar examinar qualquer área suspeita com fluoroscópio ou solicitar radiografias adicionais.

Boxe 13.1 Resumo de procedimento: combinação trato GI superior-intestino delgado.

ROTINA

- Rotina – trato GI superior primeiro
- Anotação do horário em que o paciente ingeriu o primeiro copo de bário (240 mℓ)
- Ingestão do segundo copo de bário
- Radiografia PA de 30 minutos (centralizada alto, para incluir a porção proximal do intestino delgado)
- Radiografias a intervalos de meia hora, centralizadas na crista ilíaca, até que o bário alcance o intestino grosso (normalmente após 2 horas)
- Radiografias a intervalos de 1 hora, se for necessário mais tempo depois de 2 horas.

OPCIONAL

- Fluoroscopia e imagem localizada da válvula ileocecal e do íleo terminal (pode-se utilizar cone de compressão).

Boxe 13.2 Resumo de procedimento: seriografias isoladas do intestino delgado.

ROTINA

- Radiografia simples do abdome (varredura)
- Ingestão de 2 copos (480 mℓ) de bário (anotar o horário)
- Radiografia de 15 a 30 minutos (centralizada alto para incluir a porção proximal do intestino delgado)
- Radiografias a intervalos de meia hora (centralizadas na crista ilíaca) até que o bário alcance o intestino grosso (normalmente 2 horas)
- Radiografias a intervalos de 1 hora se for necessário mais tempo (algumas rotinas com intervalos contínuos de meia hora).

OPCIONAL

- Fluoroscopia com compressão algumas vezes é necessária.

Boxe 13.3 Resumo de procedimento: enteróclise (seriografias do intestino delgado com duplo contraste).

PROCEDIMENTO

- O fio-guia especial e o cateter são avançados até a junção duodenojejunal
- Injeta-se uma fina mistura de sulfato de bário
- Injeta-se ar ou metilcelulose
- São capturadas imagens fluoroscópicas focais e realizadas radiografias convencionais.

OPCIONAL

- O paciente pode submeter-se a uma TC do trato gastrintestinal
- Após a conclusão bem-sucedida do exame, o tubo é removido.

Boxe 13.4 Resumo de procedimento: método de intubação (seriografias do intestino delgado com contraste único).

PROCEDIMENTO

- Avança-se o cateter de lúmen único até a porção proximal do jejuno (o cateter de duplo lúmen é utilizado para intubação terapêutica)
- Injeta-se agente iodado hidrossolúvel ou uma mistura rala de sulfato de bário
- Anota-se o horário em que o contraste é injetado
- São realizadas radiografias convencionais ou imagens fluoroscópicas opcionais de varredura a intervalos de tempo específicos.

OPCIONAL

- O paciente pode submeter-se a uma TC do trato gastrintestinal após as seriografias do intestino delgado. Nesses casos, deve ser administrado um meio de contraste iodado ou sulfato de bário diluído.

Estudo fluoroscópico

A região do íleo terminal e da válvula ileocecal em geral é estudada por fluoroscopia. O filme focal do íleo terminal normalmente indica o término do exame.

O paciente mostrado na Figura 13.25 está posicionado sob o cone de compressão, o qual, quando abaixado contra o abdome, espalha as alças do íleo para melhor visualização da válvula ileocecal.

Radiografias tardias

O radiologista pode solicitar uma radiografia tardia para acompanhar o bário ao longo de todo o intestino grosso. Uma dose de bário administrada por via oral geralmente alcança o reto dentro de 24 horas.

SERIOGRAFIA ISOLADA DO INTESTINO DELGADO

A segunda possibilidade para o estudo do intestino delgado é a seriografia isolada do intestino delgado. Para todo exame com meio de contraste, incluindo a SID, uma radiografia de abdome deve ser obtida antes de introduzir o meio de contraste.

Para a seriografia isolada do intestino delgado, o paciente ingere dois copos de bário (480 mℓ), e a hora é anotada. Dependendo do protocolo adotado pelo serviço de radiologia, a primeira radiografia é obtida em 15 ou 30 minutos após a ingestão do bário. Essa primeira radiografia requer centralização alta, para incluir o diafragma. A partir desse ponto, o exame é exatamente idêntico à série de prolongamento da seriografia GI superior. As radiografias com frequência são obtidas a cada meia hora, durante 2 horas, seguidas por radiografias a cada hora até que o bário alcance o ceco ou o cólon ascendente.

NOTAS: Algumas rotinas podem incluir um escaneamento contínuo a cada meia hora até que o bário alcance o ceco.

Na SID de rotina, o sulfato de bário regular normalmente alcança o intestino grosso dentro de 2 ou 3 horas, porém esse intervalo varia muito entre os pacientes.

A fluoroscopia com imagem focal e o uso de um cone de compressão são opções para melhor visualização da válvula ileocecal.

ENTERÓCLISE – PROCEDIMENTO COM DUPLO CONTRASTE NO INTESTINO DELGADO

O terceiro método de estudo do intestino delgado é a **enteróclise**, que é um **método com duplo contraste** empregado para avaliar o intestino delgado.

A **enteróclise** consiste em injeção de um nutriente ou líquido medicinal dentro do intestino. No contexto de um procedimento de radiografia de intestino delgado, refere-se ao estudo em que o paciente é intubado sob controle fluoroscópico com o auxílio de um fio-guia e um **cateter de enteróclise** especial passado sobre ele. Esse cateter passa pelo estômago para dentro da junção duodenojejunal (ligamento de Treitz). Sob orientação fluoroscópica, o tubo duodenojejunal é colocado dentro do duodeno terminal e fixado na posição correta com um balão de retenção.

Primeiramente, uma suspensão de alta densidade de **bário** é injetada através desse cateter com uma taxa de injeção de 100 mℓ/minuto. As radiografias convencionais e fluoroscópicas são obtidas nesse momento. Para distender o intestino, injeta **ar** ou **metilcelulose** em seu interior, o que proporciona um efeito de duplo contraste. A metilcelulose é preferida por aderir-se ao intestino enquanto o distende. Esse efeito de duplo contraste dilata as alças do intestino delgado, enquanto aumenta a visibilidade da mucosa. Essa ação leva a maior precisão do estudo. Se for necessário um exame de TC após a enteróclise, é possível utilizar meio de contraste iodado ou água no lugar do bário.

As desvantagens da enteróclise incluem o maior desconforto do paciente e a possibilidade de perfuração intestinal durante a colocação do cateter.

A enteróclise é indicada para pacientes com histórico clínico de **íleo paralítico de intestino delgado**, **enterite regional (doença de Crohn)** ou **síndrome de má absorção**.

Quando o preenchimento do intestino delgado com o meio de contraste é bem-sucedido, o radiologista normalmente obtém imagens fluoroscópicas focais apropriadas. O técnico pode ser requisitado para produzir várias incidências do intestino delgado, incluindo AP, PA, oblíqua e, possivelmente, incidências ortostáticas.

Quando o procedimento é completado, o cateter é removido e o paciente é estimulado a aumentar a ingestão de água diária. Os laxativos também são recomendados para promover a evacuação do sulfato de bário.

A radiografia vista na Figura 13.26 é um exemplo de enteróclise. A extremidade do cateter (*setas pequenas*) é vista na porção distal do duodeno, não alcançando ainda a junção duodenojejunal (ligamento de Treitz; *seta superior grande*). A introdução de metilcelulose dilata o lúmen do intestino, enquanto o bário reveste a mucosa.

Muitos serviços de radiologia realizam um procedimento de dupla modalidade, no qual um tubo duodenojejunal é inserido e o meio de contraste é instilado sob orientação fluoroscópica. Após a realização da fluoroscopia inicial, o paciente é submetido a uma TC do TGI para detectar quaisquer obstruções ou aderências (Figura 13.27).

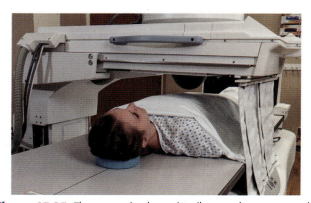

Figura 13.25 Fluoroscopia da região ileocecal com cone de compressão.

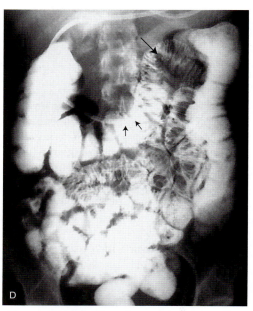

Figura 13.26 Radiografia em PA – enteróclise.

MÉTODO DE INTUBAÇÃO – ESTUDO DE CONTRASTE ÚNICO

O quarto e último método de estudo do intestino delgado é a **intubação** gastrintestinal, algumas vezes referida como *enema de intestino delgado*. Nessa técnica, um **cateter nasogástrico** é introduzido no nariz do paciente e passado através do esôfago, estômago e duodeno, até o interior do jejuno (Figura 13.28). Essa radiografia mostra a extremidade do cateter (*setas pequenas*) ainda na parte mais baixa do estômago, não tendo ainda passado para dentro do duodeno. As alças distendidas preenchidas com ar do intestino delgado, demonstrando os níveis hidroaéreos, indicam algum tipo de obstrução do intestino delgado.

Esse procedimento é realizado para fins diagnósticos e terapêuticos. O procedimento de **intubação diagnóstica** pode ser referido como **enema de intestino delgado**. Um **cateter de lúmen único** é passado para dentro do jejuno proximal. Ao colocar o paciente em uma posição oblíqua anterior direita (OAD), é possível auxiliar na passagem do cateter do estômago para o duodeno pela ação peristáltica. Injeta-se um agente iodado hidrossolúvel ou uma suspensão rala de sulfato de bário através do cateter. As radiografias são obtidas a intervalos de tempo similares aos da seriografia padrão de intestino delgado.

O procedimento de **intubação terapêutica** é realizado geralmente para aliviar a distensão pós-operatória ou descomprimir uma obstrução do intestino delgado. Um cateter de **duplo lúmen**, denominado **tubo de Miller-Abbott (M-A)**, é introduzido no estômago. Os materiais radiopacos em geral são incorporados ao cateter para auxiliar durante a introdução orientada por fluoroscopia. Por meio do peristaltismo, o cateter é inserido dentro do jejuno. O técnico pode ser solicitado a obter radiografias a intervalos de tempo para determinar se o cateter está avançando. Gás e líquidos excessivos podem ser retirados pelo cateter.

Uma parte opcional desse estudo envolve a fluoroscopia por meio de um tubo capaz de ser orientado para o duodeno com o uso de compressão e manipulação manual.

PREPARAÇÃO DO PACIENTE

A preparação do paciente para a SID é idêntica à preparação para uma seriografia GI superior. O método mais comum de estudo do intestino delgado consiste em uma combinação de dois exames em um exame mais longo, sendo a seriografia de intestino delgado realizada após a seriografia GI superior.

O objetivo da preparação do paciente para a seriografia GI superior ou para a SID é obter um **estômago vazio**. Alimentos e líquidos não devem ser ingeridos por pelo menos **8 horas** antes da realização desses exames. O ideal é que o paciente esteja em uma dieta que produza resíduos fecais reduzidos 48 horas antes do início da SID. Além disso, o paciente não deve fazer uso de qualquer tipo de produto à base de tabaco ou nicotina, ou mascar gomas durante o período de jejum. Antes da realização do procedimento, o paciente é orientado a urinar, a fim de evitar a ocorrência de deslocamento do íleo, devido a uma distensão da bexiga.

PRECAUÇÕES COM GESTANTES

Se o paciente for do sexo feminino, um histórico menstrual deve ser obtido. A irradiação no início da gravidez é uma das situações mais perigosas em diagnóstico radiográfico. Os exames de raios X, como SID ou com enema baritado, que incluam a pelve e o útero no feixe primário **não devem ser realizados em mulheres grávidas, a não ser que sejam absolutamente necessários**. Se a paciente não tiver certeza se está grávida, o técnico deve chamar a atenção do radiologista. Um teste de gravidez pode ser solicitado antes do procedimento.

MÉTODO DE IMAGEM

O receptor de imagem (RI) de 35 × 43 cm é utilizado com frequência para visualizar o intestino delgado o máximo possível nas radiografias. Imagens focais das porções selecionadas de intestino delgado podem usar RIs menores.

A posição prona (decúbito ventral) é a mais apropriada para a SID, a não ser que o paciente seja incapaz de assumir tal posição. A **posição prona** possibilita a compressão abdominal para **separar as várias alças intestinais, criando um grau maior de visibilidade**. Os pacientes astênicos podem ser colocados na posição de Trendelenburg para separar a superposição das alças do íleo.

Para a imagem de 30 minutos, o RI é colocado suficientemente alto para incluir o estômago na radiografia. Esse posicionamento muitas vezes requer a centralização longitudinal do bulbo duodenal e a centralização lado a lado no plano sagital médio. Cerca de três quartos do RI devem se estender acima da crista ilíaca. Como a maior parte do bário encontra-se no estômago e no intestino delgado proximal, uma técnica de kVp alto (110 a 125 kVp) deve ser empregada nessa radiografia inicial.

Todas as radiografias após a exposição inicial de 30 minutos precisam ser centralizadas na crista ilíaca. Para as radiografias de 1 hora e posteriores, ajustes de 90 a 100 kVp podem ser utilizados, visto que o bário está mais distribuído no canal alimentar, e não concentrado no estômago. As imagens focais fluoroscópicas do íleo terminal em geral completam o exame.

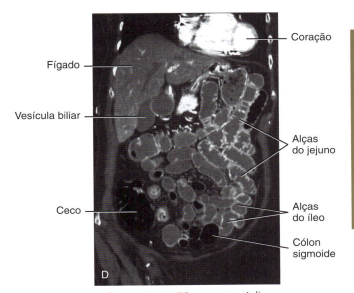

Figura 13.27 TC com enteróclise.

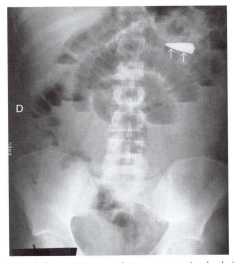

Figura 13.28 Abdome AP em posição ereta – método de intubação.

Enema baritado (seriografia gastrintestinal inferior)

DEFINIÇÃO
O estudo radiográfico do intestino grosso é geralmente denominado **enema baritado**. Tal estudo requer o uso de meio de contraste para demonstrar o intestino grosso e seus componentes. Os nomes alternativos são **EB (EBa)** e **seriografia GI inferior**.

OBJETIVO
O objetivo do enema baritado é demonstrar por meio radiográfico a forma e a função do intestino grosso para detectar quaisquer condições anormais. Os enemas baritados com contraste único e com duplo contraste (Figura 13.29) envolvem o estudo de todo o intestino grosso.

CONTRAINDICAÇÕES
As duas contraindicações estritas para o enema baritado são semelhantes às contraindicações descritas para a SID. Estas têm sido descritas como uma **possível víscera oca perfurada** e uma **possível obstrução do intestino grosso**. Nesses pacientes não deve ser administrado bário como meio de contraste. Embora não tão radiopacos quanto o sulfato de bário, os meios de contraste hidrossolúveis podem ser utilizados para essas condições.

Uma análise cuidadosa do quadro do paciente e do seu histórico clínico ajuda a evitar problemas durante o procedimento. O radiologista deve ser informado de quaisquer condições ou processos da doença observados no prontuário do paciente. Essa informação pode determinar o tipo de estudo realizado.

Também é importante revisar o prontuário do paciente a fim de determinar se ele realizou uma **sigmoidoscopia** recente ou uma **colonoscopia** antes de se submeter ao enema baritado. Se uma **biopsia do cólon** foi realizada durante esses procedimentos, a seção da parede do cólon envolvida possivelmente está enfraquecida. Isso pode levar à perfuração durante o enema baritado. O **radiologista precisa ser informado** dessa situação antes de iniciar o procedimento.

Apendicite
Em geral, o enema baritado não é realizado nos casos de apendicite aguda devido ao risco de perfuração.

Quando as indicações clínicas não estão claras, um **ultrassom** de alta resolução com compressão graduada e uma TC são as modalidades de escolha para o diagnóstico de apendicite aguda.

INDICAÇÕES CLÍNICAS PARA ENEMA BARITADO
As indicações clínicas para o enema baritado são descritas a seguir (Tabela 13.5).

- **Colite** é uma **condição inflamatória do intestino grosso** que pode ser causada por muitos fatores, incluindo infecção bacteriana, dieta, estresse e outras condições ambientais. A mucosa intestinal aparece rígida e espessa, e não há marcadores haustrais ao longo do segmento envolvido. Devido à inflamação crônica e ao espasmo, a parede intestinal tem uma aparência "serrilhada" ou irregular.
- **Colite ulcerativa** é uma forma grave de colite, mais comum em adultos jovens. Trata-se de uma condição crônica que às vezes leva ao desenvolvimento de úlceras em forma de moeda dentro da parede da mucosa; associada com a doença de Crohn, é uma das formas mais comuns de doença intestinal inflamatória. Essas úlceras podem ser vistas durante um enema baritado como múltiplas falhas de enchimento em forma de anel que criam uma aparência de "paralelepípedos" ao longo da mucosa. Pacientes com crises de colite ulcerativa a longo prazo são passíveis de desenvolver cólon "em tubo de chaminé", no qual as marcas haustrais e flexuras estão ausentes (Figura 13.30).

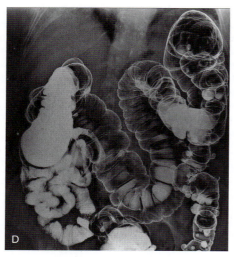

Figura 13.29 Enema baritado – exame com duplo contraste.

Tabela 13.5 Intestino grosso: resumo das indicações clínicas.

CONDIÇÃO OU DOENÇA	EXAME RADIOLÓGICO MAIS COMUM	POSSÍVEL APARÊNCIA RADIOLÓGICA	AJUSTE DO FATOR DE EXPOSIÇÃO[a]
Colite	Enema baritado com contraste único ou duplo (preferido)	Espessamento da parede da mucosa com perda dos marcadores haustrais	Nenhum
Colite ulcerativa	Enema baritado com contrate único ou duplo (preferido)	Aparência de "paralelepípedo" e possível "tubo de chaminé" nas formas graves	Nenhum
Divertículos (diverticulose/diverticulite)	Enema baritado com duplo contraste recomendado	Projeções saculares para fora da parede intestinal do cólon, cheias de bário; aparência dentada ou "serrilhada" da mucosa	Nenhum
Intussuscepção	Enema baritado com contraste único ou com ar/gás recomendado	Dilatação em "forma de cogumelo" na face distal da intussuscepção com muito pouco bário ou gás passando além dela	Nenhum
Neoplasias	Enema baritado com duplo contraste recomendado para detectar pequenos pólipos; TC; colonoscopia	Falhas de enchimento, estreitamento ou diminuição progressiva do lúmen; lesões em "maçã mordida" ou em "anel de guardanapo"	Nenhum
Pólipos	Enema baritado com duplo contraste recomendado; TC; colonoscopia	Projeções nodulares para dentro do lúmen do intestino	Nenhum
Vólvulo	Enema baritado com contraste único	Aparência de diminuição progressiva ou em "bico", com a região do intestino distendida cheia de ar	Nenhum

[a]Dependente do estágio ou da gravidade da doença ou condição.

Um **divertículo** é uma **evaginação da parede da mucosa** que pode resultar de uma herniação da camada interna do cólon. Embora seja uma condição relativamente benigna, é capaz de se disseminar por todo o cólon, especificamente o cólon sigmoide. É mais comum em adultos acima de 40 anos.

Diverticulose é a condição de ter numerosos divertículos. Se estes se tornarem infectados, a condição é referida como **diverticulite**. O divertículo inflamado pode tornar-se uma fonte de hemorragia e sua remoção será necessária. Um paciente é capaz de desenvolver peritonite se a parede de um divertículo for perfurada, permitindo o escape de material fecal.

Os **divertículos** aparecem como pequenas protrusões preenchidas por bário que se projetam **para fora** da parede do cólon durante um enema baritado (Figura 13.31, *setas pequenas*). O enema baritado com duplo contraste proporciona uma excelente visualização da mucosa intestinal, revelando claramente a presença da maioria dos divertículos, incluindo os pequenos.

Intussuscepção é a telescopagem ou invaginação de uma parte do intestino em outra. É mais comum em crianças com menos de 2 anos, mas pode ocorrer em adultos. Um enema baritado ou um enema de ar/gás pode ter um papel terapêutico na reexpansão do intestino envolvido. Radiograficamente, a progressão do bário através do cólon termina em uma dilatação em "forma de cogumelo". Muito pouco bário/gás, se tanto, passa além dessa área. A dilatação marca o ponto da obstrução. A intussuscepção deve ser resolvida rapidamente, para não levar a obstrução e necrose do intestino (Capítulo 16). Se a condição persistir, uma cirurgia pode ser necessária.

Neoplasias são comuns no intestino grosso. Embora tumores benignos ocorram, o carcinoma do intestino grosso é uma das principais causas de morte entre homens e mulheres. A maioria dos carcinomas do intestino grosso ocorre no reto e no cólon sigmoide. Esses tumores cancerígenos muitas vezes circundam o lúmen do cólon, produzindo um canal irregular através dele. A aparência radiográfica desses tumores, conforme demonstrado durante o enema baritado, tem levado ao uso de termos descritivos como lesões "em maçã mordida" ou "em anel de guardanapo" (Figura 13.32). Os tumores malignos e benignos podem começar como **pólipos**.

O **carcinoma anular (adenocarcinoma)** é uma das formas mais típicas de câncer de cólon, e pode ter uma aparência de "maçã mordida" ou "em anel de guardanapo", conforme o tumor cresce e se infiltra na parede intestinal. Com frequência, isso resulta na obstrução do intestino grosso.

Pólipos são projeções **para dentro** do lúmen do intestino (em vez de se projetar para fora, como os divertículos). Similares aos divertículos, são passíveis de se tornar inflamados e ser uma fonte de sangramento. Nesse caso, podem ser cirurgicamente removidos. Enema baritado, endoscopia e colonoscopia por TC são as modalidades mais eficazes para demonstrar neoplasias no intestino grosso (Figura 13.33).

Vólvulo é a torção de uma porção do intestino no próprio mesentério, levando a um tipo mecânico de obstrução. O suprimento sanguíneo para a parte torcida fica comprometido, provocando obstrução e morte localizada do tecido. Um vólvulo pode ser

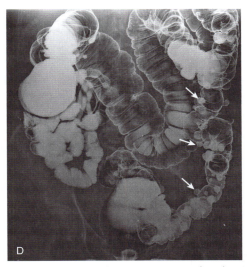

Figura 13.31 Diverticulose basicamente no cólon descendente.

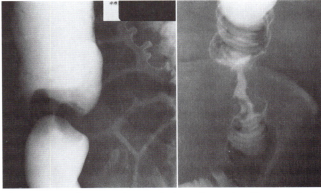

Figura 13.32 *À esquerda*, neoplasia – câncer de cólon com lesão "em maçã mordida". *À direita*, carcinoma avançado do cólon.

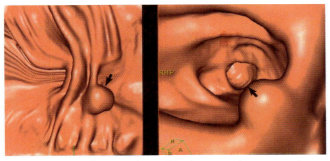

Figura 13.33 Colonoscopia por TC – imagens demonstrando um pólipo. (Cortesia de Philips Medical Systems.)

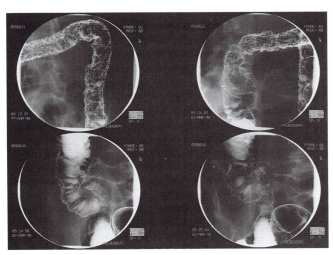

Figura 13.30 Colite ulcerativa.

encontrado em partes do jejuno ou do íleo. Também ocorre no ceco e no cólon sigmoide. Com mais frequência, o vólvulo acomete mais homens do que mulheres, e é mais comum em adultos de 20 a 50 anos. O sinal clássico é em "bico" – um estreitamento cônico no local do vólvulo como demonstrado durante um enema baritado. Um vólvulo produz um nível hidroaéreo, que é bem demonstrado em uma incidência do abdome em posição ereta.

Vólvulo cecal descreve a torção do cólon ascendente e do ceco, que com um longo mesentério, é mais suscetível ao vólvulo (Figura 13.34).

Procedimento com enema baritado
PREPARAÇÃO DO PACIENTE
A preparação do paciente para um enema baritado é mais abrangente do que a preparação do estômago e do intestino delgado. Entretanto, o objetivo final é o mesmo. A parte do canal alimentar a ser examinada precisa ser esvaziada. A limpeza completa de todo o intestino grosso é de primordial importância para um estudo satisfatório com meio de contraste do intestino grosso.

CONTRAINDICAÇÕES PARA LAXANTES (CATÁRTICOS)
Determinadas condições contraindicam o uso de muitos catárticos ou laxativos eficazes necessários para limpar o intestino grosso. Essas condições são: (1) sangramento macroscópico, (2) diarreia intensa, (3) obstrução e (4) condições inflamatórias, como apendicite.

Um laxativo é uma substância que produz frequentes evacuações líquidas ou amolecidas. Essas substâncias aumentam o peristaltismo no intestino grosso e algumas vezes no intestino delgado, assim como irritam as terminações nervosas sensitivas na mucosa intestinal. Esse aumento do peristaltismo acelera acentuadamente o trânsito do conteúdo intestinal através do sistema digestório.

DUAS CLASSES DE LAXATIVOS
Duas classes diferentes de laxativos podem ser prescritas. A primeira consiste em laxativos irritantes, como o óleo de rícino; a segunda, são os laxativos salinos, como citrato de magnésio ou sulfato de magnésio. O uso de laxativos irritantes é raro atualmente. Para melhores resultados, os procedimentos de limpeza intestinal devem ser especificados nas instruções dadas por escrito tanto aos pacientes hospitalizados quanto ambulatoriais. O técnico deve estar completamente familiarizado com o tipo de preparação utilizada em cada serviço de radiologia. A importância da limpeza do intestino grosso para o enema baritado, especificamente para o enema baritado com duplo contraste, não pode ser negligenciada. Qualquer material fecal retido é capaz de obscurecer a anatomia normal ou fornecer uma informação diagnóstica falsa, levando ao reagendamento dos procedimentos para depois da limpeza adequada do intestino grosso.

PREPARAÇÃO DA SALA RADIOGRÁFICA
A sala radiográfica deve ser preparada antes da chegada do paciente. A sala de fluoroscopia e a mesa de exame precisam ser limpas e arrumadas para cada paciente (Figura 13.35). O painel de controle é ajustado para a fluoroscopia com os fatores técnicos apropriadamente selecionados. O cronômetro da fluoroscopia pode ser ajustado até seu tempo máximo, que geralmente é de 5 minutos. Se a fluoroscopia convencional for utilizada, o mecanismo de escaneamento focal deve estar em perfeito funcionamento e um suprimento de filmes/chassi locais deve estar ao alcance das mãos. Providencia-se uma quantidade adequada de RIs necessários para imagens pós-procedimento. Aventais e luvas de chumbo devem estar disponíveis para o radiologista, bem como aventais de chumbo para todo o pessoal presente na sala. A mesa de fluoroscopia precisa estar localizada na posição horizontal, com coberturas à prova d'água ou absorventes descartáveis colocados sobre o tampo da mesa. A proteção à prova d'água é essencial nos casos de evacuação prematura do material de contraste.

A bandeja do *bucky* deve ser posicionada na extremidade do pé, na mesa, caso o tubo de fluoroscopia esteja localizado abaixo do tampo da mesa. Isso expandirá o escudo da fenda do *bucky*, reduzindo a dose gonadal para o fluoroscopista, conforme descrito no Capítulo 12 (Figura 12.59). O interruptor da radiação controlado pelo pé deve estar localizado adequadamente para o radiologista, ou a área do controle remoto deve ser preparada. Lençóis, toalhas, roupas de cama de reposição, comadres, aventais extras, um desodorante e um recipiente para resíduos devem estar prontamente disponíveis. Meio ou meios de contraste apropriados, recipiente, equipamento e sonda de enema precisam estar preparados. Um lubrificante apropriado deve ser fornecido para a sonda do enema. O tipo de sulfato de bário utilizado e a concentração da mistura variam consideravelmente, dependendo das preferências do radiologista e do tipo de exame a ser realizado. O Boxe 13.5 mostra as cinco recomendações de segurança para todos os procedimentos com enema baritado antes de iniciar qualquer um desses procedimentos.

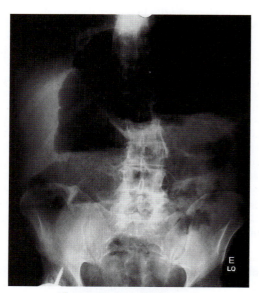

Figura 13.34 Vólvulo cecal.

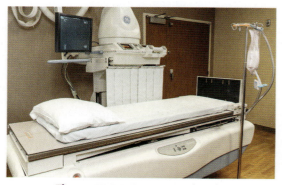

Figura 13.35 Preparação da sala.

> **Boxe 13.5** Resumo das preocupações com a segurança durante todos os procedimentos com edema baritado.
>
> A segurança durante qualquer procedimento com enema baritado é de suma importância. As preocupações mais importantes nesse sentido estão a seguir.
> 1. **Revisão do prontuário do paciente:** observar qualquer histórico clínico pertinente quando da solicitação do exame e informar ao radiologista se o paciente foi submetido a sigmoidoscopia ou colonoscopia antes da administração do enema baritado, especialmente se tiver sido realizada biopsia. Deve-se determinar se o paciente tem algum tipo de alergia conhecida ao meio de contraste ou a produtos naturais de látex. Pacientes diabéticos não devem tomar glucagon antes ou durante o procedimento, a não ser que seja solicitado pelo médico
> 2. **Nunca forçar a sonda de enema no reto:** essa ação pode resultar na perfuração do reto. O radiologista insere a sonda de enema sob orientação fluoroscópica, se necessário
> 3. **Assegurar que a altura da bolsa de enema não exceda a altura de 60 cm acima da mesa:** essa distância deve ser mantida antes de iniciar o procedimento. O radiologista pode elevar a altura da bolsa durante o procedimento, de acordo com a taxa de fluxo do meio de contraste
> 4. **Verificar a temperatura da água do meio de contraste:** a água excessivamente quente ou fria demais pode lesionar o paciente ou comprometer o procedimento
> 5. **Acompanhar o paciente ao banheiro após a conclusão do exame:** um enema baritado é um exame estressante para alguns pacientes. O paciente pode desmaiar durante ou após a evacuação.

EQUIPAMENTO E SUPRIMENTOS

Recipientes de enema baritado

Um recipiente de enema de sistema fechado é empregado para administrar o sulfato de bário ou a combinação de ar e sulfato de bário durante um enema baritado. Por conveniência e para reduzir o risco de infecção cruzada, esse sistema de bolsa de enema baritado descartável do tipo fechado substituiu o antigo sistema aberto.

O sistema mostrado na Figura 13.36 inclui a bolsa de enema descartável com uma quantidade pré-medida de sulfato de bário. Uma vez misturada, a suspensão faz o trajeto para baixo no próprio equipo de conexão. O fluxo é controlado por uma torneira de plástico. Um cateter de enema é colocado no fim do equipo e inserido no reto do paciente.

Após finalizar o exame, uma grande parte do bário pode ser drenada de volta para a bolsa, reduzindo o sistema para abaixo do nível do tampo da mesa. Toda bolsa e equipo são descartados após um único uso.

Cateteres de enema

Existem vários tipos e tamanhos de cateteres de enema disponíveis (Figura 13.37). Os três cateteres de enema mais comuns são (A) os de plástico descartável, (B) os de retenção anal e (C) os de retenção de ar-contraste. Todos são descartáveis (de uso único).

Os cateteres de retenção retais descartáveis (B e C) são utilizados em pacientes que apresentam esfíncteres anais relaxados ou naqueles que não conseguem, por qualquer motivo, reter o material de contraste. Esses modelos consistem em um duplo lúmen, com um fino balão de borracha na extremidade distal. Após a inserção retal, o balão é cuidadosamente insuflado com ar através de uma pequena sonda para ajudar o paciente a reter o enema baritado. Os cateteres devem ser **totalmente insuflados apenas com a orientação fluoroscópica pelo radiologista**, devido aos riscos potenciais de ruptura intestinal. Para evitar desconforto para o paciente, o balão não deve ser plenamente insuflado até se iniciar o procedimento fluoroscópico.

Um tipo especial de cateter retal (C) é necessário para injetar o ar dentro do cólon através de um tubo separado, onde ele se mistura com bário para um **exame de enema baritado com duplo contraste**.

ALERGIA AO LÁTEX

Atualmente, a maioria dos produtos não é feita de látex, mas identificar se o paciente é sensível aos produtos de látex natural é ainda um quesito importante. O paciente com sensibilidade ao látex apresenta reações do tipo anafilactoide, que incluem espirros, rubor, exantemas, dificuldade respiratória e até mesmo morte.

Se o paciente apresentar histórico de sensibilidade ao látex, o técnico deverá assegurar que o cateter do enema, o equipo e as luvas não contenham látex. Mesmo a poeira produzida pela remoção das luvas é capaz de introduzir a proteína látex no ar, a qual poderia ser inalada pelo paciente.

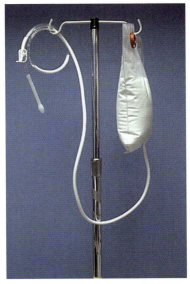

Figura 13.36 Recipiente de enema de sistema fechado.

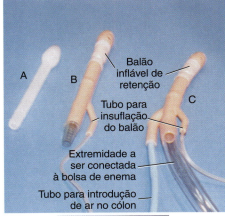

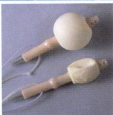

Cateteres de retenção de enema insuflado e desinsuflado

Figura 13.37 Cateteres de enema. **A.** Cateter de plástico descartável. **B.** Cateter de retenção retal. **C.** Cateter de retenção do contraste.

Técnicos com sensibilidade ao látex devem estar profundamente cientes dos tipos de luvas, cateteres e outros dispositivos desse material encontrados no serviço de radiologia. Se um exantema se desenvolver enquanto o técnico estiver calçando as luvas ou manuseando certos objetos, ele deverá consultar um médico para pesquisar a possibilidade de sensibilidade ao látex.

MEIO DE CONTRASTE

O sulfato de bário é o tipo mais comum de meio de contraste positivo utilizado para o enema baritado. A concentração da suspensão de sulfato de bário varia de acordo com o estudo realizado. Uma mistura padrão utilizada para os enemas de bário com contraste único está entre 15 e 25% na relação peso/volume (p/v). O bário mais espesso utilizado para enemas baritados com duplo contraste apresenta uma concentração entre 75 e 95% ou maior. A solução de sulfato de bário introduzida durante uma tomografia computadorizada do intestino grosso tem baixa relação p/v para prevenir artefatos que possam obscurecer a anatomia. A proctografia evacuativa requer um meio de contraste com uma relação p/v mínima de 100%.

Agente de contraste negativo

O exame com duplo contraste usa inúmeros agentes de contraste negativo, além do sulfato de bário. Ar ambiente, nitrogênio e dióxido de carbono são as formas mais comuns de meio de contraste negativo utilizadas. O uso do dióxido de carbono está se tornando amplo por ser bem tolerado pelo intestino grosso e ser absorvido rapidamente após o procedimento. O dióxido de carbono e o nitrogênio gasosos são armazenados em pequenos tanques e podem ser introduzidos no reto por meio de uma sonda de enema de retenção de ar-contraste.

Um meio de contraste iodado hidrossolúvel pode ser empregado no caso de uma parede intestinal lacerada ou perfurada – usa-se quando o paciente estiver agendado para uma cirurgia após o procedimento de imagem. Uma faixa de 85 a 95 kVp deve ser utilizada com agente de contraste negativo hidrossolúvel.

Preparação do meio de contraste

As instruções de mistura fornecidas pelo fabricante devem ser seguidas de maneira precisa.

Há uma discussão acerca da temperatura da água utilizada para preparar a suspensão de sulfato de bário. Alguns especialistas recomendam o uso de água fria (4 a 7°C) na preparação do meio de contraste. Foi relatado que a água fria tem um efeito anestésico no cólon e aumenta a retenção do meio de contraste. Já os críticos têm afirmado que a utilização de água fria pode levar ao espasmo do cólon.

Água em temperatura ambiente (29 a 32°C) é recomendada pela maioria dos especialistas porque se concluiu que ela propicia um sucesso maior no exame, com o máximo conforto do paciente. O técnico *nunca* deve usar água quente para preparar o meio de contraste. Água quente pode escaldar a mucosa de revestimento do cólon.

O sulfato de bário produz uma suspensão coloidal; por essa razão, é importante agitar a bolsa do enema antes da inserção do cateter para prevenir a separação do sulfato de bário da água.

Os espasmos durante o enema baritado são um efeito colateral comum. A ansiedade do paciente, a superexpansão da parede intestinal, o desconforto e os processos patológicos relacionados podem levar ao espasmo do cólon. Para minimizar a possibilidade de espasmo, um anestésico tópico, como lidocaína, pode ser adicionado ao meio de contraste. Se ocorrer espasmo durante o exame, administra-se glucagon IV, o qual deve estar disponível no serviço de radiologia para essas situações.

PREPARAÇÃO DO PROCEDIMENTO
Posição de Sims

A posição de Sims é mostrada na Figura 13.38. O paciente é solicitado a rolar sobre o lado esquerdo e a inclinar-se para a frente. A perna direita é flexionada no joelho e o quadril é colocado na frente da perna esquerda. O joelho esquerdo é flexionado confortavelmente. A posição de Sims relaxa os músculos abdominais e diminui a pressão dentro do abdome.

Cada fase da inserção do cateter retal deve ser explicada ao paciente. Antes da inserção, a solução de sulfato de bário deve ser bem misturada e um pouco da mistura de bário deslocada para dentro de um receptáculo de resíduos a fim de assegurar que nenhum ar permaneça na tubulação ou na sonda do enema.

PROCEDIMENTO

Um paciente que será submetido a um enema baritado deve usar um avental hospitalar adequado (Figura 13.39). Um avental de algodão com a abertura e os laços na parte posterior é preferível. Nunca deve ser utilizado um avental do tipo que deve ser puxado sobre a cabeça do paciente para sua remoção. Algumas vezes, o avental suja-se durante o exame e deve ser trocado. O paciente ambulatorial deve ser instruído a remover toda a roupa, incluindo sapatos, meias e meias-calças. Chinelos descartáveis devem ser fornecidos para o caso de ocorrer a perda de algum bário no caminho para o banheiro.

Após a completa preparação da sala de fluoroscopia e dos meios de contraste, o paciente é conduzido até a sala de exame. Em primeiro lugar, o histórico do paciente deve ser obtido e o exame

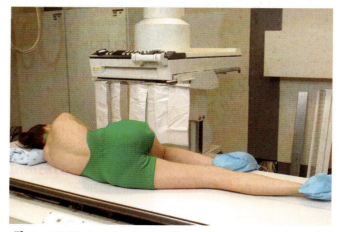

Figura 13.38 Posição de Sims (para inserção da sonda retal).

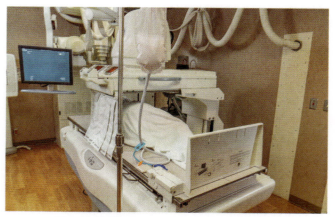

Figura 13.39 Preparação do procedimento.

cuidadosamente explicado. Por ser essencial a total cooperação e ser um exame embaraçoso, deve-se fazer um esforço extra para comunicar completamente ao paciente todos os seus estágios.

Radiografias anteriores devem ser disponibilizadas ao fluoroscopista.

Preparação para a inserção da sonda retal

O paciente é colocado na **posição de Sims** antes da inserção da sonda. O técnico deve calçar luvas de proteção. A sonda retal precisa ser bem lubrificada com lubrificante hidrossolúvel.

Antes da inserção da sonda retal, o paciente deve ser instruído a (1) não empurrar a sonda, depois de inserida, para fora do reto a fim de forçar sua saída; (2) relaxar os músculos abdominais para evitar o aumento da pressão intra-abdominal; e (3) se concentrar na respiração pela boca, para reduzir espasmos e cólicas. O paciente deve ser tranquilizado de que o fluxo de bário será interrompido se ocorrerem cólicas.

INSERÇÃO DO CATETER DE ENEMA

Antes de inserir o cateter de enema, a abertura na parte posterior do avental do paciente deve ser ajustada para expor apenas a região anal. O restante do corpo do paciente fica bem coberto quando de sua inserção. A privacidade do paciente deve ser protegida da melhor maneira possível durante o exame de enema baritado. A nádega direita é levantada para abrir a prega glútea e expor o ânus. O paciente deve realizar algumas inspirações profundas antes da efetiva inserção do cateter de enema. Se o cateter não entrar com pressão suave, o paciente é solicitado a relaxar e auxiliar, se possível. O cateter *nunca* deve ser forçado de um modo que possa causar lesão ao paciente. Caso se perceba resistência durante a inserção, esta deverá ser realizada com a supervisão de um médico. Como os músculos abdominais relaxam à expiração, a sonda deve ser inserida durante essa fase da respiração.

O reto e o canal anal apresentam uma dupla curvatura; portanto, a sonda é primeiramente inserida em uma direção anterógrada por aproximadamente 2,5 a 4 cm. Essa inserção inicial é **direcionada no sentido do umbigo**. Após a inserção inicial, o cateter retal é direcionado **superiormente e um pouco anteriormente** para acompanhar a curvatura normal do reto (Figura 13.40). A inserção total do cateter **não deve exceder 7,5 a 10 cm** para prevenir possíveis lesões à parede do reto. O cateter retal pode ser fixado na posição com esparadrapo ou segurado para prevenir que deslize para fora, enquanto o paciente volta para a posição supina (decúbito dorsal) para iniciar a fluoroscopia. Geralmente, a posição do exame é supina, mas pode ser prona (decúbito ventral), dependendo da preferência do radiologista.

Se um cateter do tipo retenção for necessário, muitos serviços de radiologia permitem ao técnico instilar uma ou duas borrifadas de ar na extremidade do balão para ajudar a mantê-lo no lugar. Entretanto, o bulbo precisa ser **preenchido ao máximo somente sob controle fluoroscópico** quando começa o procedimento de fluoroscopia. Quando o procedimento começa, o suporte que sustenta a bolsa de enema **não deve ficar mais alto do que 60 cm** acima da mesa de radiografia. O Boxe 13.6 lista os passos da inserção da sonda de enema.

FLUOROSCOPIA DE ROTINA

NOTA: A seguinte rotina pode ser diferente em países ou instituições em que o escopo ampliado dos técnicos inclua fluoroscopia com enema baritado.

O fluoroscopista é convocado para a sala radiográfica após a conclusão de todos os preparativos da sala e do paciente (Figura 13.41). Após a apresentação do médico e do paciente, o histórico do paciente e o motivo do exame são discutidos.

Boxe 13.6 Resumo de procedimento: inserção da sonda de enema.

1. Descrever o procedimento de inserção do cateter para o paciente e responder a qualquer pergunta
2. Colocar o paciente na posição de Sims. O paciente deve deitar-se sobre o lado esquerdo com a perna direita flexionada no joelho e no quadril
3. Agitar mais uma vez a bolsa do enema para garantir a mistura adequada da suspensão de sulfato de bário. Permitir que o bário flua através do equipo e a partir do bico para remover qualquer ar do sistema
4. Usando luvas, cobrir o cateter de enema com um lubrificante hidrossolúvel
5. À expiração, direcionar o cateter de enema no sentido do umbigo por aproximadamente 2,5 a 4 cm
6. Após a inserção, avançar superiormente e um pouco anteriormente. A inserção total não deve exceder 7,5 a 10 cm. *Não* forçar o cateter
7. Fixar o equipo na posição, com esparadrapo, para evitar o deslizamento. *Não* insuflar o bico de retenção, a menos que orientado pelo radiologista
8. Assegurar-se de que a bolsa de enema não esteja mais de 60 cm acima da mesa. Garantir que a torneira do equipo esteja na posição fechada, e que não haja fluxo de bário para o paciente.

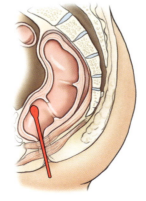

Inserção inicial (na direção do umbigo) | Colocação final (ligeiramente anterior, depois superior)

Figura 13.40 Inserção do cateter de enema.

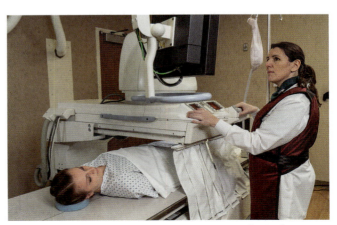

Figura 13.41 Fluoroscopia com enema baritado.

Durante a fluoroscopia com enema baritado, as responsabilidades gerais do técnico consistem em acompanhar as instruções do radiologista, ajudar o paciente quando necessário e facilitar o procedimento da melhor maneira possível. O técnico também deve controlar o fluxo de bário ou de ar e trocar o chassi da fluoroscopia (quando utilizado). O fluxo de bário é iniciado e interrompido várias vezes durante o enema baritado. Cada vez que o fluoroscopista solicitar que o fluxo seja iniciado, o técnico deve dizer "bário ligado" após a liberação do clampe ou hemostato. Cada vez que o fluoroscopista solicitar que o fluxo seja interrompido, o técnico deve dizer "bário desligado" após clampear o equipo.

Muitas mudanças na posição do paciente são realizadas durante a fluoroscopia. Essas alterações posicionais são feitas para visualizar melhor as partes sobrepostas do intestino e ajudar no avanço da coluna de bário. Pode ser necessário que o técnico auxilie o paciente nas mudanças de posição e assegure que o equipo não seja dobrado ou acidentalmente puxado para fora durante o exame.

O procedimento fluoroscópico começa com um estudo geral do abdome e da pelve do paciente. Em algumas rotinas dos serviços de radiologia, se um enema do tipo retenção for solicitado, o balão de ar poderá ser inflado sob controle fluoroscópico nesse ponto.

Várias radiografias focais de partes selecionadas do intestino grosso são obtidas enquanto o bário prossegue de maneira retrógrada do reto para o ceco. No fim do procedimento fluoroscópico, uma pequena quantidade de bário reflui através da válvula ileocecal, e as imagens de fluoroscopia daquela área são obtidas. Em geral, é experimentado um desconforto moderado quando o intestino grosso está totalmente preenchido; portanto, o exame deve ser concluído o mais rápido possível.

Radiografias rotineiras podem ser solicitadas com o intestino preenchido.

TIPOS DE EXAMES DO TRATO GASTRINTESTINAL INFERIOR (PROCEDIMENTOS)

Três tipos específicos de exames ou procedimentos radiográficos do TGI inferior são descritos neste capítulo:

1. Enema baritado com contraste único
2. Enema baritado com duplo contraste
3. Proctografia evacuativa (defecografia).

Procedimento de enema baritado com contraste único

O enema baritado com contraste único é um procedimento em que é utilizado somente meio de contraste positivo. Na maioria dos casos, o material de contraste é o sulfato de bário em mistura rala. Ocasionalmente, o meio de contraste deve ser um material de contraste hidrossolúvel. Por exemplo, se o paciente estiver agendado para uma cirurgia após se submeter a um procedimento de contraste único, um meio de contraste hidrossolúvel deve ser utilizado.

Um exemplo de enema baritado com contraste único em que o sulfato de bário foi utilizado como meio de contraste é mostrado na Figura 13.42.

Procedimento de enema baritado com duplo contraste

Um segundo tipo comum de procedimento é o **enema baritado com duplo contraste**. Estudos com duplo contraste são mais eficazes em demonstrar pólipos e divertículos do que os estudos com contraste único. Nos procedimentos radiográficos e fluoroscópicos para um enema baritado com duplo contraste, ar e bário devem ser introduzidos no intestino grosso. A Figura 13.43 mostra uma radiografia de enema baritado com duplo contraste obtida na posição de perfil esquerdo. Um **intestino grosso absolutamente limpo é essencial** para o exame com duplo contraste, e uma mistura de bário **muito mais espessa é necessária**. Embora as proporções exatas dependam das preparações comerciais utilizadas, a proporção aproxima-se de uma mistura 1:1, de modo que o produto final seja como um creme espesso.

Procedimento em dois estágios. Um método preferido utilizado para revestir o intestino é um procedimento com duplo contraste em dois estágios. A princípio, permite-se que o bário espesso preencha o lado esquerdo do intestino, incluindo a flexura cólica esquerda. (A finalidade da mistura espessa de bário é facilitar a aderência ao revestimento mucoso.) Ar é instilado dentro do intestino, empurrando a coluna de bário até o lado direito. Nesse momento, o radiologista pode solicitar que a bolsa de enema seja abaixada até um ponto inferior ao nível da mesa, para permitir que qualquer excesso de bário seja drenado do intestino grosso, o que proporciona melhor visualização da mucosa intestinal.

O segundo estágio consiste na insuflação do intestino com uma grande quantidade de ar/gás, que movimenta a coluna principal de bário para a frente, deixando apenas o bário que aderiu à parede da mucosa. Essas etapas são efetuadas sob controle fluoroscópico porque não se pode permitir que a coluna de ar fique adiante do *bolus* de bário.

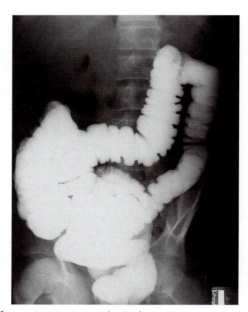

Figura 13.42 Enema baritado com contraste único.

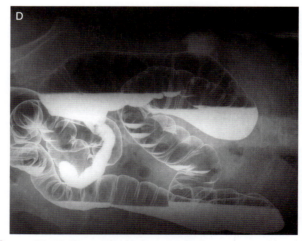

Figura 13.43 Enema baritado com duplo contraste (decúbito lateral esquerdo).

Esse procedimento demonstra neoplasias ou pólipos que possam estar se formando na parede interna do intestino e que se projetam para dentro do lúmen do intestino. Em geral, essas formações não seriam visíveis durante um exame de enema baritado com contraste único.

Procedimento em estágio único. Um procedimento com duplo contraste e em estágio único também pode ser utilizado, no qual o bário e o ar são instilados em um procedimento único, o que reduz o tempo e a exposição do paciente à radiação. Com esse método, bário de alta densidade é primeiramente instilado dentro do reto com o paciente em discreta posição de Trendelenburg. O equipo do bário é então clampeado e com a mesa em posição horizontal, o paciente é colocado em várias posições oblíquas e laterais após a adição de diversas quantidades de ar no procedimento com duplo contraste.

Imagens focais (durante a fluoroscopia). Por meio dos exames com contraste único e com duplo contraste, são obtidas radiografias "focais" para documentar qualquer área suspeita. No procedimento com duplo contraste, o paciente pode ser solicitado a girar várias vezes para distribuir melhor o bário e o ar.

Fluoroscopia digital. Com a **fluoroscopia digital**, essas imagens "focais" são obtidas por meio digital, em vez de usar RIs separados. As imagens captadas durante o exame são assim armazenadas na memória do computador. Depois que as imagens forem submetidas ao controle de qualidade, elas serão transferidas ao sistema PACS (sistema de comunicação e arquivamento de imagem – do inglês, *picture archiving and communication system*) para interpretação. Então, o radiologista poderá rever todas as imagens registradas e imprimir apenas aquelas de importância diagnóstica. Com o sistema PACS, as imagens podem ser revistas, lidas e armazenadas na base de dados, sem a necessidade de produzir cópias impressas.

Radiografias pós-fluoroscópicas. Após a fluoroscopia e antes de permitir que o paciente esvazie o intestino grosso, uma ou mais radiografias adicionais do intestino cheio devem ser obtidas para os procedimentos com contraste único ou com duplo contraste. O cateter de enema comum pode ser retirado antes dessas radiografias, pois sua remoção facilita a retenção do enema, embora alguns protocolos dos serviços de radiologia o mantenham inserido durante o procedimento pós-fluoroscópico. O cateter do tipo retenção, no entanto, geralmente não é removido até que o intestino grosso esteja pronto para ser esvaziado, quando o paciente for colocado sobre uma comadre ou no banheiro.

A Figura 13.44 demonstra a posição mais comum para um enema baritado rotineiro. Trata-se da **incidência PA** com um receptor de imagem (RI) de 35 × 43 cm centralizado na crista ilíaca. A incidência PA com o paciente em posição de decúbito ventral é preferível em relação à AP (Figura 13.45) na posição de decúbito dorsal, pois a compressão do abdome na posição de decúbito ventral resulta em densidade radiográfica mais uniforme de todo o abdome.

O RI deve ser centralizado para incluir a ampola retal na parte inferior da imagem. Em geral, esse posicionamento inclui todo o intestino grosso, com exceção da flexura cólica esquerda. O corte da flexura cólica esquerda nas radiografias pode ser aceitável quando essa área estiver bem demonstrada em uma incidência focal previamente obtida. Contudo, algumas rotinas dos serviços de radiologia podem incluir uma segunda imagem centralizada em um ponto mais elevado para incluir essa área nos pacientes de maior porte, ou duas imagens com o RI posicionado em orientação transversal (paisagem).

Outras incidências também são obtidas antes da evacuação do bário. Em geral, os procedimentos com duplo contraste exigem incidências AP ou PA em decúbito lateral, direito e esquerdo, com um feixe de raios X horizontal para melhor demonstrar as porções mais elevadas ou preenchidas com ar do intestino grosso.

NOTA: Em vista da grande diferença na densidade entre as porções cheias de ar e cheias de bário do intestino grosso, pode-se notar a tendência à exposição excessiva da região cheia de ar. A recomendação é de que o técnico considere a utilização de um filtro de compensação para as incidências em decúbitos lateral e ventral obtidas durante um exame com contraste de ar. Uma versão de um filtro de compensação que funciona bem é fixada à face do colimador com dois pequenos discos magnéticos. Os discos podem ser ajustados para colocar o filtro sobre a parte cheia de ar do intestino grosso.

Todas as radiografias após a fluoroscopia devem ser obtidas o mais rapidamente possível porque o paciente pode ter dificuldade em reter o bário.

Depois de obtidas as radiografias pré-evacuação rotineiras e quaisquer radiografias suplementares, permite-se ao paciente expelir o bário. Para o paciente em que o cateter de enema foi removido, é necessária a rápida condução até um banheiro próximo. Para o paciente que não pode realizar esse trajeto, deve ser fornecida uma comadre. Ao paciente que ainda está conectado a um sistema

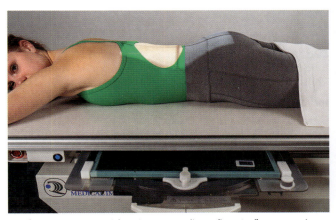

Figura 13.44 Incidência PA – radiografia pós-fluoroscopia.

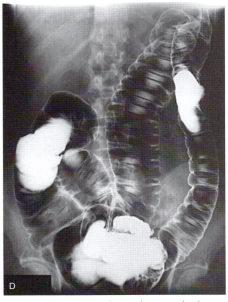

Figura 13.45 AP – enema baritado com duplo contraste.

fechado, basta apenas abaixar a bolsa de plástico até o nível do chão a fim de permitir que a maior parte do bário drene de volta para dentro da bolsa. O protocolo do serviço de radiologia determina como deve ser realizada a remoção de um cateter de retenção. Uma maneira consiste em, primeiramente, desclampear a sonda de retenção e, em seguida, desconectá-la do equipo e do recipiente do enema. Quando o paciente estiver sobre uma comadre ou uma cadeira sanitária, o ar do balão é liberado e a sonda é removida.

Radiografia pós-evacuação. Após a maior parte do bário ser expelida, obtém-se uma radiografia pós-evacuação (Figura 13.46) – na posição de decúbito ventral, mas pode ser realizada em decúbito dorsal, quando necessário. A maior parte do bário deve ter sido evacuada. Se ainda houver retenção de uma quantidade excessiva de bário, deve ser dado mais tempo ao paciente para a evacuação e então obtida uma segunda imagem pós-evacuação.

As **instruções após o procedimento** para o paciente devem incluir maior ingestão de líquidos e uma dieta rica em fibras pela possibilidade de constipação intestinal causada pelo bário (mais importante para pacientes geriátricos).

Defecografia – proctografia evacuativa

Um terceiro tipo, menos comum, de exame radiográfico envolvendo o trato GI inferior é a **proctografia evacuativa**, algumas vezes chamada de **defecografia**. Esse exame é o procedimento mais especializado feito em alguns serviços de radiologia, especialmente em crianças ou pacientes adultos jovens.

Definição e finalidade. A proctografia evacuativa é um exame funcional do ânus e do reto que é conduzido durante a evacuação e nas fases de descanso da defecação (movimento do intestino).

Indicações clínicas. As indicações clínicas para a proctografia evacuativa incluem retocele, intussuscepção retal e prolapso do reto. A retocele, uma patologia relativamente comum, é uma bolsa cega do reto, causada pelo enfraquecimento das paredes anterior e posterior. Pode reter material fecal mesmo após a evacuação.

Equipamento especial. Um assento sanitário especial é solicitado para esse exame (Figura 13.47). Ele é construído sobre uma estrutura que contém um receptáculo para lixo ou uma bolsa plástica descartável (A). O assento tem rodas ou rodízios (B), para que possa ser rolado para a posição sobre o estribo estendido e a plataforma (C) conectada ao tampo da mesa (D). O assento, com o paciente, pode ser levantado ou abaixado, elevando-se o tampo da mesa com o estribo anexado e o assento durante o procedimento (*setas*). Devem ser utilizadas braçadeiras (não mostradas nessas fotografias) para fixar o assento à plataforma do estribo, a fim de manter a estabilidade durante o procedimento. Essas braçadeiras permitem que o assento sanitário seja anexado ao estribo e levantado, quando necessário, para o uso da mesa de *bucky* e da unidade de fluoroscopia. Em geral, o banco é revestido (E) para o conforto do paciente. Os filtros encontrados abaixo do assento (não mostrados) compensam as diferenças teciduais e ajudam a manter níveis aceitáveis de densidade e contraste.

Meio de contraste. Para estudar o processo da evacuação, uma mistura de sulfato de bário de alta densidade é necessária. Alguns serviços de radiologia produzem os próprios meios de contraste misturando sulfato de bário com fécula de batata ou aditivos produzidos comercialmente. A fécula de batata torna o sulfato de bário mais espesso (engrossa-o), produzindo consistência de purê de batata. A suspensão normal de sulfato de bário evacua muito rapidamente para permitir a detecção de quaisquer processos patológicos.

O **Anatrast®** é um meio de contraste pronto para o uso (Figura 13.48). Ele é pré-misturado e embalado em um tubo de uso único. Alguns serviços de radiologia também introduzem bário líquido espesso, como **Polibar Plus®** ou **EZ-HD®**, antes de usar Anatrast® para avaliar o cólon sigmoide e o reto.

Aplicador. O aplicador mecânico (ver Figura 13.48) assemelha-se a uma pistola de calafetagem utilizada em construção civil. A pré-mistura e o tubo de Anatrast® preenchido são inseridos no aplicador, e um tubo flexível com o cateter de enema é anexado na ponta aberta do tubo (B-1).

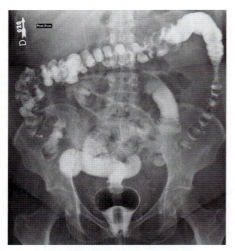

Figura 13.46 AP – pós-evacuação.

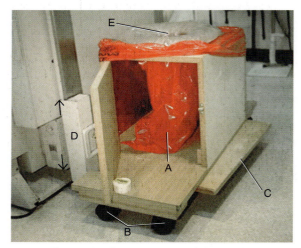

Figura 13.47 Assento para defecografia.

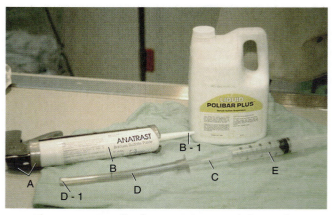

Figura 13.48 Aplicador mecânico para defecografia.

O bário líquido espesso é puxado para dentro de uma seringa e inserido por meio de um cateter retal. Nesse exemplo, um tubo plástico interno (C) está sendo utilizado após a inserção em um tubo retal externo (D), ao qual o cateter do enema está anexado. A seringa é utilizada para instilar o meio de contraste líquido espesso. O tubo plástico interno é anexado à seringa preenchida com Polibar Plus® líquido ou equivalente, e é inserido dentro do tubo retal, o qual está fixado ao cateter padrão de enema para a inserção no reto.

As **partes indicadas** na Figura 13.48 são as seguintes:

A. Aplicador mecânico
B. Tudo de Anatrast® (ponta B-1 para ser aberta)
C. Tubo plástico interno (para inserção da seringa ou do tubo de Anatrast®)
D. Tubo retal (no qual o cateter do enema é acoplado, D-1)
E. Seringa.

PROCEDIMENTO DA PROCTOGRAFIA EVACUATIVA

Com o paciente posicionado em decúbito lateral sobre um carrinho, o meio de contraste é instilado dentro do reto com o aplicador. Um marcador de bico (BB pequeno) pode ser colocado no orifício anal.

O paciente é rapidamente colocado na cadeira sanitária para o escaneamento durante a defecação (Figura 13.49). As imagens em perfil da fluoroscopia e as incidências radiográficas padrão são obtidas durante o exame. A posição lateral do reto é normalmente preferida por muitos radiologistas.

A junção ou o ângulo anorretal devem ser demonstrados durante o procedimento. Esse ângulo é o alinhamento entre o ânus e o reto, que muda entre as fases de esforço e evacuação (Figuras 13.50 e 13.51A). O radiologista mede esse ângulo durante essas fases para determinar se existe alguma anormalidade.

Uma radiografia pós-evacuação (em repouso) em decúbito lateral é obtida como a parte final desse procedimento (Figura 13.51B). O Boxe 13.7 lista as etapas da proctografia evacuativa.

Enema baritado via colostomia

A colostomia consiste na formação cirúrgica de uma conexão artificial ou cirúrgica entre duas partes do intestino grosso.

No caso de doença, tal como tumor ou processos inflamatórios, uma parte do intestino grosso pode ter sido removida ou alterada. Com frequência, em razão de um tumor no cólon sigmoide ou no reto, essa parte do intestino inferior é removida. Essa abertura artificial é denominada **estoma**.

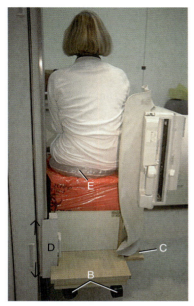

Figura 13.49 Paciente na posição para a defecografia.

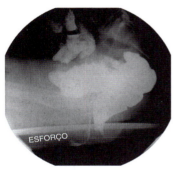

Figura 13.50 Defecografia em perfil (durante a fase de esforço).

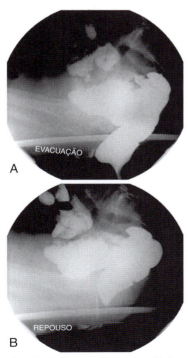

Figura 13.51 A e **B.** Defecografia em perfil (mesmo paciente mostrado na Figura 13.50), fases de evacuação e repouso.

Boxe 13.7 Resumo de procedimento: proctografia evacuativa.

1. Colocar a mesa radiográfica na posição vertical e fixar o assento higiênico com braçadeiras
2. Preparar o meio de contraste adequado de acordo com as especificações da instituição hospitalar
3. Posicionar o equipamento de escaneamento (fluoroscopia ou gravador digital), ou usar a fluoroscopia digital
4. Pedir ao paciente para remover toda a roupa e vestir um avental hospitalar
5. Obter uma imagem inicial usando o tubo de raios X convencional (a imagem inicial deve incluir a região do ângulo anorretal)
6. Colocar o paciente na posição de decúbito lateral sobre a maca e instilar o meio de contraste
7. Posicionar o paciente no assento higiênico e obter radiografias durante as fases de esforço e evacuação, com o paciente em posição de perfil
8. Usando dispositivos de imagem de fluoroscopia ou um gravador digital, radiografar o paciente durante a defecação
9. Ajudar na obtenção da radiografia pós-evacuação (repouso)

Em alguns casos, realiza-se uma colostomia temporária para permitir a cura da parte afetada do intestino grosso. A região envolvida é desviada com o uso de uma colostomia. Quando a cura se completa, as duas partes do intestino grosso são religadas. Então, o material fecal é eliminado do corpo pelo estoma para dentro de uma bolsa especial, a qual é presa à pele sobre o estoma. Quando a cura se completa, realiza-se uma anastomose (religamento) das duas partes do intestino grosso por meios cirúrgicos. Em alguns pacientes selecionados, a colostomia é permanente devido à quantidade de intestino grosso removida ou a outros fatores.

INDICAÇÕES CLÍNICAS E OBJETIVOS

A indicação clínica ou o propósito do enema baritado via colostomia é **avaliar a cicatrização apropriada, a obstrução ou o extravasamento, ou realizar uma avaliação pré-cirúrgica**. Algumas vezes, além do enema baritado via colostomia, outro enema pode ser administrado VR ao mesmo tempo. Esse tipo de estudo avalia a parte terminal do intestino grosso antes de ser religada cirurgicamente.

EQUIPAMENTOS ESPECIAIS PARA O ENEMA BARITADO VIA COLOSTOMIA

Estão disponíveis *kits* prontos para o uso no enema baritado via colostomia (Figura 13.52), que contêm sondas de estoma, equipo, bolsa de enema baritado pré-medida, discos adesivos, lubrificante e gaze. Como o estoma não tem esfíncter para reter o bário, um bico de irrigação especial com diminuição progressiva de diâmetro é inserido no estoma. Quando o bico de irrigação é inserido, um adesivo especial o mantém em posição. Em seguida, o equipo da bolsa de enema é preso diretamente ao bico de irrigação.

Os cateteres de retenção com balões pequenos (Figura 13.53) também podem ser utilizados em vez do bico de irrigação. Deve-se tomar cuidado com a inserção e a insuflação desses cateteres dentro do estoma. O estoma é delicado e pode ser perfurado quando se aplica muita pressão. Muitas instituições hospitalares exigem que o radiologista realize essa tarefa.

PREPARAÇÃO DO PACIENTE

Se o enema baritado for usado por motivos eletivos, o paciente é solicitado a irrigar a ostomia antes de ser submetido ao procedimento. O paciente pode ser solicitado a trazer um dispositivo de irrigação e bolsas adicionais. Ele deve seguir as mesmas restrições nutricionais necessárias para o enema baritado comum.

PROCEDIMENTO

O sulfato de bário continua a ser o meio de contraste preferido. Um procedimento com meio de contraste único ou duplo pode ser realizado como qualquer procedimento de rotina com enema baritado. Se indicado, podem ser empregados meios de contraste iodados hidrossolúveis. O enema baritado via colostomia requer que o meio de contraste tenha um trânsito diferente no interior do estoma. Em razão da ressecção do intestino, as estruturas e os pontos de referência anatômicos geralmente são alterados. O técnico deve observar a anatomia durante a fluoroscopia, a fim de planejar as alterações na rotina de posicionamento. Antes da reconexão do intestino ressecado (eliminando a necessidade da colostomia), o bário pode ser injetado no estoma e no reto para garantir a total cicatrização. Por fim, o técnico deve estar munido de um saco limpo para dejetos para uso na fase pós-evacuação do exame – alguns pacientes não conseguem usar o banheiro. O Boxe 13.8 lista as etapas para um enema baritado via colostomia.

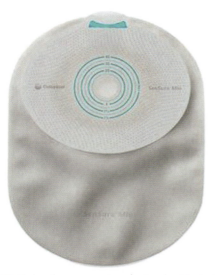

Figura 13.52 Bolsa de enema via colostomia. (Cortesia de Coloplast, Minneapolis, MN.)

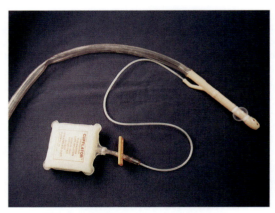

Figura 13.53 Cateter de colostomia.

Boxe 13.8 Resumo de procedimento: enema baritado via colostomia.

1. Vestir o paciente com um avental hospitalar. Dependendo da localização do estoma, deixar o avental aberto na frente ou atrás
2. Preparar a sala de fluoroscopia, abrir a bandeja e organizar o conteúdo
3. Misturar o meio de contraste de acordo com as especificações do serviço de radiologia
4. Obter a imagem inicial preliminar usando o tubo de raios X convencional
5. Usando luvas, remover e jogar fora os curativos que cobrem o estoma
6. Uma vez que o radiologista tenha inserido o bico de irrigação no estoma, fixar com esparadrapo o equipo do enema na posição
7. Auxiliar durante a fase fluoroscópica do exame
8. Fazer imagens radiográficas pós-fluoroscópicas, quando solicitado
9. Após o escaneamento, abaixar a bolsa do enema, permitindo que o meio de contraste flua de volta para ela
10. Uma vez drenado o intestino, ajudar na obtenção de uma imagem pós-evacuação
11. Ajudar o paciente na limpeza e na fixação da bolsa sobre o estoma.

Considerações especiais sobre o paciente

APLICAÇÕES PEDIÁTRICAS

Seriografia do intestino delgado e enema baritado

A seriografia do intestino delgado (SID) e o enema baritado são similares em muitos aspectos aos procedimentos em adultos. Entretanto, o tempo de trânsito do bário do estômago até a região ileocecal é mais rápido em crianças, quando comparado ao de adultos. Durante a SID, devem ser obtidas imagens **a cada 20 a 30 minutos** para evitar a omissão de uma anatomia fundamental e de uma possível patologia durante o exame. Muitas vezes, o bário alcança a válvula ileocecal dentro de 1 hora.

No enema baritado, deve-se tomar cuidado ao inserir a sonda do enema dentro do reto. Para uma criança, às vezes é utilizado um cateter de silicone flexível 10F. Para uma criança mais velha, um cateter de enema flexível é recomendado, a fim de minimizar lesão ao reto durante a inserção.

Para SID e enema baritado, os procedimentos devem ser programados inicialmente de manhã, a fim de permitir à criança retornar à dieta e à ingestão normal de líquido. Ver no Capítulo 16 informações específicas sobre a preparação do procedimento e do intestino para SID e enema baritado.

APLICAÇÕES GERIÁTRICAS

Procedimentos GI inferiores como o enema baritado e a proctografia evacuativa são especialmente estressantes para pacientes geriátricos. O técnico deve ter paciência e explicar todo o procedimento. Tal como acontece com todos os pacientes, o técnico deve manter sempre a discrição em relação ao paciente durante o procedimento. Cuidado extra e paciência são geralmente necessários com pacientes geriátricos que são virados e movidos sobre a mesa de raios X. Devido à desorientação espacial, esses pacientes podem sentir medo de cair da mesa. Deve-se acompanhar o paciente ao banheiro após o procedimento.

Uma vez que muitos pacientes geriátricos têm controle esfincteriano limitado, recomenda-se a utilização do cateter de enema de retenção com balão.

Após o procedimento, as instruções de maior ingestão de líquido e uma dieta rica em fibras são importantes para pacientes geriátricos, a fim de prevenir e minimizar possíveis impactos do bário. Essas recomendações aplicam-se aos exames do trato GI superior, do trato GI inferior e seriografia de intestino delgado quando grandes quantidades de bário são ingeridas VO ou administradas de maneira retrógrada, como no caso do enema baritado.

CONSIDERAÇÕES SOBRE O PACIENTE OBESO

Para a obtenção das imagens preliminares e pós-contraste de pacientes obesos, pode ser necessário capturar múltiplas imagens abrangendo todo o intestino grosso. Duas imagens em orientação transversal (paisagem) podem cobrir todo o cólon, ou talvez seja necessário capturar as imagens como quadrantes do cólon. Independentemente da quantidade de imagens obtidas para abranger todo o intestino grosso nas diversas posições, é preciso verificar se há sobreposição suficiente, mas não excessiva, para se ter certeza de não ter omitido nenhuma região anatômica. Esse é um aspecto especialmente importante nas incidências oblíquas obtidas durante o processo de enema baritado. A flexura cólica esquerda em geral se apresenta em uma posição mais acima do que no paciente estênico.

Considerações sobre radiologia digital

Com o uso da fluoroscopia digital, podem não ser solicitadas incidências pós-fluoroscopia. Entretanto, quando for o caso, considerações técnicas acerca **da colimação, da centralização precisa,** dos fatores de exposição e da verificação dos indicadores de **exposição** pós-processamento são importantes, conforme descrito nos capítulos anteriores.

1. **Colimação: a colimação correta é essencial** para melhorar a imagem a ser identificada corretamente pelo sistema de imagem. Por eliminar tecidos estranhos ou sinal do RI, o sistema é capaz de produzir uma imagem de qualidade sem artefato
2. **Centralização precisa:** uma análise cuidadosa do tipo físico é fundamental durante uma SID ou um procedimento de enema baritado. Como se sabe, as posições dos intestinos grosso e delgado variam entre pacientes hiperestênicos e astênicos. Se as regiões específicas dos intestinos delgado e grosso não forem centralizadas no RI, o sistema de imagem não as reproduzirá corretamente. É importante assegurar que o **raio central (RC),** a **parte do corpo examinada** e o **RI estejam alinhados** para permitir a correta centralização da anatomia de interesse
3. **Fatores de exposição:** com qualquer sistema digital, a radiação adequada deve atingir o RI para formar uma imagem de diagnóstico. Como na maioria dos sistemas de imagens, deve ser utilizado um mínimo de kVp e mAs para criar uma imagem aceitável, pois kVp ou mAs inadequados produzem uma imagem "granulada". Entretanto, o técnico não deve aumentar a mAs desnecessariamente, pois isso aumenta a dose para o paciente. Os serviços de radiologia têm tabelas estabelecidas para assegurar kVp e mAs adequados para esses procedimentos. Uma vez produzida cada imagem, o índice de exposição deve ser revisto para garantir se o técnico está usando os fatores de exposição corretos e não submetendo o paciente a uma superexposição desnecessária.

Modalidades e procedimentos alternativos

TOMOGRAFIA COMPUTADORIZADA

A tomografia computadorizada (TC) fornece uma avaliação abrangente do trato GI inferior para detecção de tumores, sangramentos gastrintestinais e abscessos causados por infecção. Embora a maioria dos exames de TC de abdome use meio de contraste intravenoso, o uso de meio de contraste retal continua a ser discutido. Alguns especialistas afirmam que o uso de meios de contraste retais durante a TC do abdome oculta processos patológicos sutis dentro do intestino. Outros afirmam que o intestino grosso totalmente distendido pode identificar a localização de tumores e abscessos adjacentes ao intestino grosso.

O uso da TC tem se tornado um meio comum de diagnóstico de apendicite aguda. Cortes finos e consecutivos feitos na região do ceco são capazes de demonstrar um coprólito ou abscesso ao redor do apêndice vermiforme. Para melhor delinear o apêndice vermiforme, em geral é solicitado o meio de contraste retal.

ENTERÓCLISE POR TC

A frequência na utilização da enteróclise por TC está crescendo. Em geral, uma sonda duodenojejunal é inserida sob orientação fluoroscópica. Uma suspensão de bário muito rala (p. ex., VoLumen®), contendo sulfato de bário a 0,1% ou água, é instilada. O paciente é examinado para detecção de obstruções, aderências ou estreitamento do lúmen intestinal.

COLONOSCOPIA POR TC

A colonoscopia por TC (CTC), ou "colonoscopia virtual", é um escaneamento do intestino grosso. Esse procedimento tornou-se possível com o advento de tomógrafos *multislice* e *software* tridimensional, com os quais é realizado um *tour* virtual por todo o intestino grosso. A colonoscopia por TC é referida como uma ferramenta diagnóstica eficaz na detecção de pólipos, tumores, divertículos e estenoses dentro do intestino grosso. É considerada uma alternativa à colonoscopia endoscópica.

Após TC do abdome, os dados de escaneamento bidimensionais são processados por meio de um aplicativo de computador especial que cria um "passeio" virtual pelo intestino grosso.

Preparação do paciente

Para garantir que não haja resíduos fecais no intestino grosso, ocultando a anatomia ou uma possível patologia, o paciente deve passar por uma preparação intestinal de limpeza. Na manhã do dia do procedimento, a ingestão de alimentos deverá ser limitada a líquidos claros como chá, água ou um caldo simples. O paciente deve vestir uma roupa leve e solta sem fechos ou clipes de metal.

Procedimento

Um pequeno cateter retal é inserido, através do qual ar ou dióxido de carbono é instilado dentro do intestino grosso. O propósito do gás é distender o intestino grosso para que a parede intestinal seja completamente visualizada. Em alguns casos, um material de contraste oral pode ser administrado para marcar ou "delimitar" o material fecal.[4]

Primeiramente, o paciente é examinado na posição de decúbito dorsal (supina); em seguida, é virado e examinado na posição de decúbito ventral (prona). Os dados do exame são processados por meio de um *software* especial para criar imagens tridimensionais e "passeios virtuais" pela anatomia local (ver Figura 13.33).

O exame leva aproximadamente 10 minutos para ser concluído. Por ser solicitada a não sedação na maioria dos casos, o paciente é capaz de sair e retomar a dieta e as atividades normais.

Vantagens da colonoscopia por TC[4]

- São criadas imagens tridimensionais que demonstram claramente possíveis pólipos e lesões
- O risco de perfurar a parede do intestino é menor do que com a colonoscopia endoscópica
- Não é necessária sedação na maioria dos casos, o que torna a colonoscopia por TC a melhor opção para pacientes idosos ou debilitados
- É ideal para o intestino cujo lúmen foi reduzido, por estenose ou tumor, de tal maneira que o dispositivo endoscópico não pode passar através da região
- Fornece avaliação mais detalhada do intestino grosso em comparação com o procedimento com enema baritado; a colonoscopia por TC é capaz de revelar patologia fora da parede intestinal, que pode passar despercebida durante a colonoscopia endoscópica
- É um procedimento menos dispendioso em comparação com a colonoscopia endoscópica.

Desvantagens da colonoscopia por TC

- A principal desvantagem é que a biopsia não pode ser realizada e os pólipos não podem ser removidos durante a colonoscopia por TC. O paciente tem que ser submetido à colonoscopia endoscópica para ser realizada uma biopsia ou para os pólipos serem removidos
- Inflar o intestino grosso com ar ou gás pode romper uma área enfraquecida da parede intestinal
- A dose de radiação para o paciente é alta
- O procedimento é contraindicado para pacientes grávidas
- Há pequena possibilidade de leitura falso-positiva, em que um artefato fecal seria classificado como um pólipo.[4]

MEDICINA NUCLEAR

Vários procedimentos de medicina nuclear podem ser realizados para diversas doenças ou condições gastrintestinais inferiores. O uso de radionuclídeos pode auxiliar no diagnóstico de divertículo de Meckel ou hemorragia gastrintestinal, e é útil para exames de motilidade de esvaziamento gástrico.

RESSONÂNCIA MAGNÉTICA

Embora a RM não seja o padrão-ouro para a aquisição de imagens do TGI, ela tem sido utilizada em aplicações limitadas. A RM não tem capacidade de detectar lesões nas mucosas, mas pode demonstrar tumores primários do intestino e em estruturas adjacentes. Além disso, pode ser útil na fase de planejamento de excisão cirúrgica desses tumores. Abscessos no mesentério ou no retroperitônio podem ser demonstrados facilmente na imagem de RM ponderada em T2.

ULTRASSONOGRAFIA

Embora o intestino grosso seja muito gasoso para o ultrassom, a detecção de tumores e de acúmulos de líquidos e cistos é viável. Uma bexiga cheia proporciona uma janela acústica para o exame das estruturas e das regiões que circundam o intestino grosso. A ultrassonografia com compressão graduada pode ser útil, associada com a avaliação clínica, no diagnóstico de apendicite.

Incidências de rotina e especiais

Algumas incidências especiais e de rotina dos intestinos delgado e grosso são demonstradas e descritas nas páginas subsequentes. O radiologista e o técnico devem coordenar estreitamente seus esforços durante SID e enema baritado. Uma grande quantidade de variação individual é conhecida entre os radiologistas. As incidências de rotina listadas podem variar de hospital para hospital. A rotina radiográfica para o enema baritado, em particular, deve ser bem entendida pelo técnico antes do exame, pois quaisquer radiografias necessárias devem ser obtidas o mais rápido possível.

SERIOGRAFIA DO INTESTINO DELGADO: INCIDÊNCIA PA

Indicações clínicas
- Processos inflamatórios, neoplasias e obstruções do intestino delgado
- **Combinação intestino delgado-trato GI TGI superior:** comumente realizada; bário adicional é ingerido após o término do exame do TGI superior (ver p. 501)
- **Seriografia isolada do intestino delgado:** inclui radiografia panorâmica do abdome seguida de ingestão de bário e radiografias a intervalos cronometrados (ver p. 502)
- **Procedimentos de intubação e enteróclise:** ver descrições nas pp. 502 e 503.

Seriografia do intestino delgado
ROTINA
- PA (cada 15 a 30 min) enteróclise e intubação

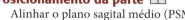

Critérios de avaliação
Anatomia demonstrada: • Todo o intestino delgado é demonstrado em cada radiografia, com o estômago incluído nos primeiros 15 ou 30 minutos de radiografia (Figuras 13.56 a 13.59).
Posicionamento: • Ausência de rotação • A asa do ílio e a vértebra lombar são simétricas • É aplicada colimação apropriada.
Exposição: • Técnica apropriada é empregada para visualizar o intestino delgado preenchido por contraste sem superexposição das regiões que são preenchidas apenas parcialmente com bário • As imagens estruturais nítidas indicam **ausência de movimento** • Identificação do paciente, marcadores de intervalos de tempo e marcador D ou E são visíveis sem sobreposição da anatomia de interesse.

Fatores técnicos
- DFR mínima – 100 cm
- Tamanho do RI – 35 × 43 cm, longitudinal (retrato)
- Grade
- Faixa de 110 a 125 kVp
- Recomenda-se uso de marcadores de tempo.

Proteção. Proteger tecidos radiossensíveis fora da região de interesse.

Posicionamento do paciente. O paciente é posicionado em decúbito ventral (ou decúbito dorsal, se ele não puder deitar-se em decúbito ventral) com apoio para a cabeça.

Posicionamento da parte
- Alinhar o plano sagital médio (PSM) à linha média da mesa/grade ou ao RC
- Colocar os braços ao lado da cabeça com as pernas estendidas e fornecer apoio sob os tornozelos
- Assegurar a **ausência de rotação**.

RC
- **RC perpendicular** ao RI
  - **15 ou 30 minutos:** centralizar cerca de 5 cm acima da crista ilíaca (ver Notas) (Figura 13.54)
  - **A cada hora:** centralizar RC e ponto médio do RI à crista ilíaca (Figura 13.55)
- Centralizar RI ao RC.

Colimação recomendada. Colimar os quatro lados da anatomia de interesse.

Respiração. Suspender a respiração e radiografar após a expiração.

NOTAS: A cronometragem começa com a ingestão de bário. Os intervalos de tempo entre as radiografias dependem do tempo de trânsito da preparação específica do bário utilizado e do protocolo do serviço de radiologia. **Para a primeira radiografia de 30 minutos,** centralizar em uma posição alta para incluir todo o estômago.

São obtidas radiografias subsequentes a intervalos de 30 minutos até o bário alcançar o intestino grosso (normalmente 2 horas). Em geral, o estudo se completa quando o meio de contraste alcança o ceco ou o cólon ascendente.

A fluoroscopia e uma imagem focal da **válvula ileocecal** e do íleo terminal após o bário alcançar essa área são geralmente incluídas na SID de rotina. Esse processo é determinado pela preferência do radiologista e pelos protocolos do serviço de radiologia.

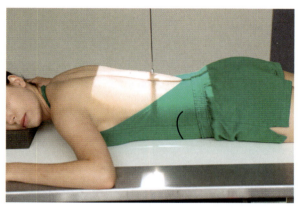

Figura 13.54 PA, 15 ou 30 minutos – centralizada cerca de 5 cm acima da crista ilíaca.

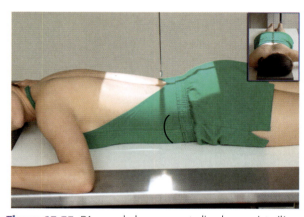

Figura 13.55 PA, a cada hora – centralizada na crista ilíaca.

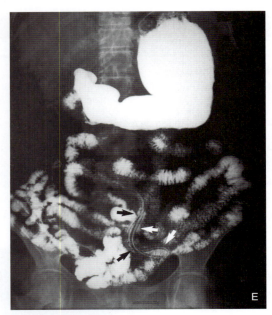

Figura 13.56 PA, seriografia do intestino delgado – 30 minutos (a maior parte do bário localizada no estômago e no jejuno). O objeto linear visto nessa incidência é um grande (aproximadamente 30 cm) parasita (*Ascaris* sp.) no jejuno.

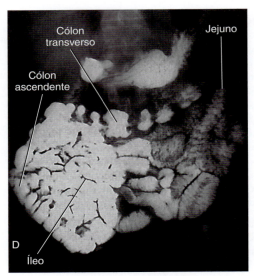

Figura 13.58 PA, 2 horas (a maior parte do bário localizada no íleo e no cólon proximal).

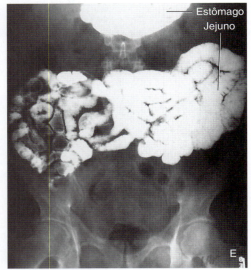

Figura 13.57 PA, seriografia do intestino delgado – 1 hora (a maior parte do bário localizada no jejuno).

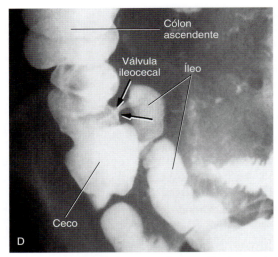

Figura 13.59 PA (focal da região ileocecal). (Cortesia de J. Sanderson, RT.)

ENEMA BARITADO: INCIDÊNCIA PA OU AP

Indicações clínicas
- Obstruções incluindo íleo paralítico, vólvulo e intussuscepção.

O duplo meio de contraste para enema baritado é ideal para demonstrar diverticulose, pólipos e alterações na mucosa.

Enema baritado
ROTINA
- PA ou AP

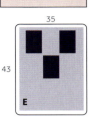

Fatores técnicos
- DFR mínima – 100 cm
- Tamanho do RI – 35 × 43 cm, longitudinal
- Grade
- Faixa de 110 a 125 kVp (contraste único); faixa de 90 a 100 kVp. (duplo contraste); faixa de 80 a 90 kVp (meio de contraste iodado hidrossolúvel).

Proteção. Proteger tecidos radiossensíveis fora da região de interesse.

Posicionamento do paciente. O paciente é posicionado em decúbito ventral ou dorsal com apoio para a cabeça (Figura 13.60).

Posicionamento da parte
- Alinhar PSM à linha média da mesa
- Assegurar **ausência de rotação**.

RC
- RC perpendicular ao RI
- Centralizar RC na altura da crista ilíaca
- Centralizar RI ao RC.

Colimação recomendada. Colimar os quatro lados da anatomia de interesse.

Respiração. Suspender a respiração e radiografar na expiração.

NOTAS: Para a maioria dos pacientes, o cateter do enema pode ser removido antes de serem obtidas radiografias, a não ser que o cateter do tipo de retenção seja utilizado. Esse cateter em geral não pode ser removido até o paciente estar pronto para evacuar.

Incluir a ampola retal na margem inferior da radiografia. Definir a política da instituição hospitalar em relação à inclusão de flexura cólica esquerda em todos os pacientes quando essa área estiver adequadamente incluída nas imagens regionais durante a fluoroscopia. (Muitos pacientes adultos precisam de duas imagens se essa área for abrangida.)

Para pacientes hiperestênicos, utilizar dois receptores de imagens de 35 × 43 cm colocados na posição transversal de modo a incluir todo o intestino grosso.

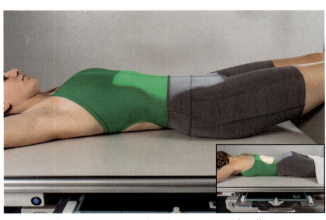

Figura 13.60 Incidência AP ou PA (*detalhe*).

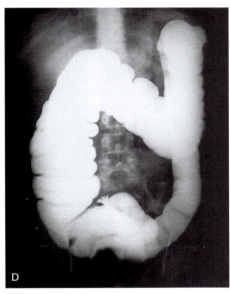

Figura 13.61 Incidência PA – enema baritado com contraste único.

Critérios de avaliação
Anatomia demonstrada: • O cólon transverso deve ser principalmente preenchido por bário na incidência PA e de ar na AP com o exame de duplo contraste (Figura 13.61) • Todo o intestino grosso, incluindo a flexura cólica esquerda, deve estar visível (ver Notas).
Posicionamento: • Ausência de rotação • A asa do ílio e as vértebras lombares são simétricas • Colimação apropriada é aplicada.
Exposição: • A técnica adequada deve visualizar todo o intestino grosso preenchido por ar e bário sem expor excessivamente os detalhes da mucosa, principalmente das partes do intestino cheias de ar em um exame com duplo contraste • As margens estruturais nítidas indicam ausência de movimento.

ENEMA BARITADO: POSIÇÃO OAD

Indicações clínicas
- Obstruções incluindo vólvulos e intussuscepção.

O enema baritado com duplo contraste é ideal para demonstrar diverticulose, pólipos e alterações na mucosa.

Enema baritado
ROTINA
- PA ou AP
- OAD

Fatores técnicos
- DFR mínima – 100 cm
- Tamanho do RI – 35 × 43 cm, longitudinal
- Grade
- Faixa de 110 a 125 kVp (contraste único); faixa de 90 a 100 kVp (duplo contraste); 80 a 90 kVp (meio de contraste iodado hidrossolúvel).

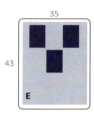

Proteção. Proteger tecidos radiossensíveis fora da região de interesse.

Posicionamento do paciente. O paciente é posicionado em semidecúbito ventral, rodado em uma OAD de 35 a 45°; uma esponja pode ser posicionada para ajudar a alinhar corretamente a parte superior do corpo; oferecer também ao paciente apoio para a cabeça (Figura 13.62).

Posicionamento da parte
- Alinhar o PSM ao longo do eixo longitudinal da mesa com as margens abdominais direita e esquerda equidistantes da linha central da mesa ou do RC
- Colocar o braço esquerdo para cima, sobre um apoio; o braço direito para baixo, atrás do paciente; e o joelho esquerdo parcialmente flexionado
- Verificar parte posterior da pelve e tronco para garantir **rotação de 35 a 45°**.

RC
- Direcionar o RC **perpendicular** ao RI até um ponto cerca de 2,5 cm à esquerda do PSM
- Centralizar RC e RI no **nível da crista ilíaca** (ver Nota).

Colimação recomendada. Colimar os quatro lados da anatomia de interesse.

Respiração. Suspender a respiração e radiografar após a expiração.

NOTA: Assegurar que a ampola retal esteja incluída na margem inferior do RI pode requerer a centralização em 2,5 cm a 5 cm abaixo da crista ilíaca em pacientes maiores. Deve-se obter uma segunda imagem centralizada 2,5 cm a 5 cm acima da crista para incluir a flexura cólica direita (Figuras 13.63 a 13.65).

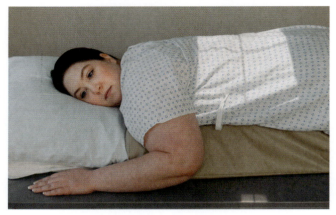

Figura 13.62 OAD em 35 a 45°.

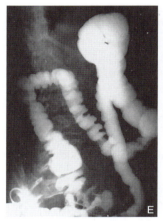

Figura 13.63 OAD (centralizado alto para incluir as flexuras cólicas D e E).

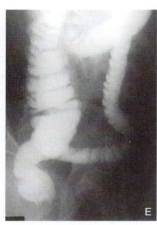

Figura 13.64 OAD (centralizado baixo para incluir a ampola retal).

Critérios de avaliação

Anatomia demonstrada: • A flexura cólica direita e os cólons ascendente e sigmoide são observados "abertos" sem sobreposição significativa • Todo o intestino grosso é incluído, com a possível exceção da flexura cólica esquerda, que é mais bem demonstrada na posição OAE (ou pode ser necessária uma segunda imagem centralizada mais alta) • A ampola retal deve estar incluída na margem inferior da radiografia.
Posicionamento: • A coluna vertebral encontra-se paralela à borda da radiografia (a não ser que haja escoliose) • A asa do ílio direito é encurtada, e o lado esquerdo está alongado; a flexura cólica direita é observada em perfil, se incluída • É aplicada colimação adequada.
Exposição: • Uma técnica apropriada deve visualizar todo o intestino grosso preenchido por ar e bário sem superexposição excessiva dos contornos mucosos dessas partes do intestino cheias de ar em um exame com duplo contraste • As margens estruturais nítidas indicam **ausência de movimento**.

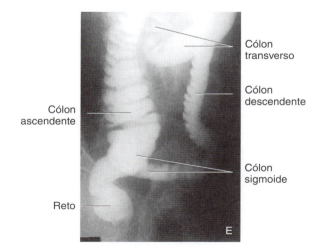

Figura 13.65 OAD (para incluir a ampola retal).

ENEMA BARITADO: POSIÇÃO OAE

Indicações clínicas
- Obstruções incluindo vólvulo e intussuscepção.

Enema baritado
ROTINA
- PA ou AP
- OAD
- OAE

O meio de duplo contraste para enema baritado é ideal para demonstrar diverticulose, pólipos e alterações na mucosa.

Fatores técnicos
- DFR mínima – 100 cm
- Tamanho do RI – 35 × 43 cm, longitudinal
- Grade
- Faixa de 110 a 125 kVp (exame com contraste único); faixa de 90 a 100 kVp (exame com duplo contraste); faixa de 80 a 90 kVp (meio de contraste iodado hidrossolúvel).

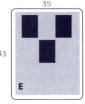

Proteção. Proteger tecidos radiossensíveis fora da região de interesse.

Posicionamento do paciente. O paciente é posicionado em semidecúbito ventral, rodado em uma OAE de 35 a 45° com apoio para a cabeça (Figura 13.66).

Posicionamento da parte
- Alinhar PSM ao longo do eixo longitudinal da mesa com as margens abdominais direita e esquerda equidistantes da linha central da mesa ou do RC
- Colocar o braço direito para cima, sobre o travesseiro; o braço esquerdo para baixo, atrás do paciente e o joelho direito parcialmente flexionado
- Verificar parte posterior da pelve e tronco para garantir **rotação de 35 a 45°**.

RC
- RC **perpendicular** ao RI, direcionado para um ponto a aproximadamente 2,5 cm à direita do PSM
- Centralizar RC e RI cerca de **2,5 cm a 5 cm acima do nível da crista ilíaca** (ver Nota)
- Centralizar chassi ao RC.

Colimação recomendada. Colimar os quatro lados da anatomia de interesse.

Respiração. Suspender a respiração e radiografar à expiração.

NOTA: Muitos pacientes adultos requerem a centralização cerca de 5 cm mais elevada para incluir a **flexura cólica esquerda**, a qual geralmente corta a parte inferior do intestino grosso; uma segunda imagem centralizada aproximadamente 5 a 7,5 cm mais baixo é necessária para abranger a área retal.

Critérios de avaliação
Anatomia demonstrada: • A flexura cólica esquerda deve ser observada como "aberta" sem sobreposição significativa • O cólon descendente deve estar bem demonstrado • Todo o intestino grosso precisa ser incluído (ver Nota) (Figuras 13.67 e 13.68).
Posicionamento: • A coluna vertebral encontra-se paralela à borda da radiografia (a não ser que haja escoliose) • A asa do ílio direito está alongada (se visível), enquanto o lado direito mostra-se encurtado e a flexura cólica esquerda é observada em perfil • É aplicada colimação apropriada.
Exposição: • Uma técnica adequada deve visualizar o intestino grosso preenchido por contraste sem a superexposição excessiva significativa de qualquer parte • As margens estruturais nítidas indicam **ausência de movimento**.

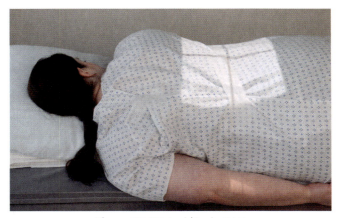

Figura 13.66 Incidência OAE.

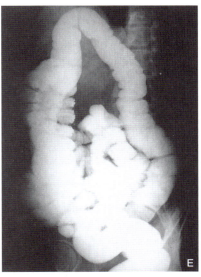

Figura 13.67 OAE (centralização alta para incluir a flexura cólica E).

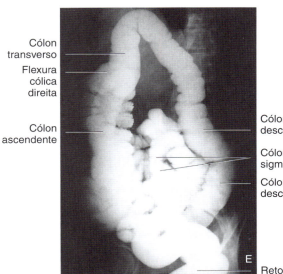

Figura 13.68 Incidência OAE.

ENEMA BARITADO: POSIÇÕES OPE E OPD

Indicações clínicas
- Obstruções incluindo íleo paralítico, vólvulos e intussuscepção.

O meio para enema baritado com duplo contraste é ideal para demonstrar diverticulose, pólipos e alterações na mucosa.

Enema baritado
ROTINA
- PA ou AP
- OAD
- OAE
- OPE ou OPD

Fatores técnicos
- DFR mínima – 100 cm
- Tamanho do RI – 35 × 43 cm, longitudinal
- Grade
- Faixa de 110 a 125 kVp (exame com contraste único); faixa de 90 a 100 kVp (exame com duplo contraste); faixa de 80 a 90 kVp (meio de contraste iodado hidrossolúvel).

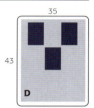

Proteção. Proteger tecidos radiossensíveis fora da região de interesse.

Posicionamento do paciente. O paciente é posicionado em semidecúbito dorsal, rodado 35 a 45° para as posições oblíquas posteriores direita e esquerda, com apoio para a cabeça.

Posicionamento da parte
- Flexionar o cotovelo do lado elevado e colocá-lo na frente da cabeça; colocar o braço oposto para baixo, ao lado do paciente (Figura 13.69)
- Flexionar parcialmente o joelho do lado elevado para manter essa posição
- Alinhar **PSM ao longo do eixo longitudinal da mesa** com as margens abdominais direita e esquerda equidistantes da linha central da mesa.

RC
- Direcionar o RC **perpendicular** ao RI
- Angular o RC e o centro do RI até o nível das **cristas ilíacas** cerca de 2,5 cm **lateralmente ao lado elevado** do PSM (ver Nota).

Colimação recomendada. Colimar os quatro lados da anatomia de interesse.

Respiração. Radiografar após a expiração.

NOTA: Assegurar que a ampola retal esteja incluída. Para muitos pacientes, é necessário um segundo RI centralizado cerca de 5 a 7,5 cm mais elevado na **OPD**, se for necessário incluir a flexura cólica esquerda (esplênica) (ver Figura 13.71).

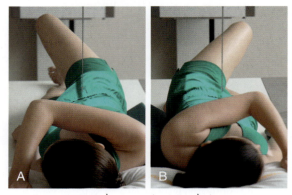

Figura 13.69 À esquerda, OPE. À direita, OPD.

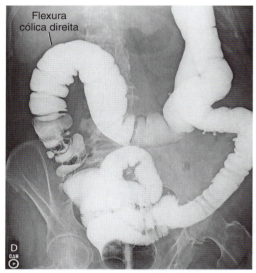

Figura 13.70 OPE – para a flexura cólica direita. (Imagem centralizada alta para incluir flexura cólica direita e reto.)

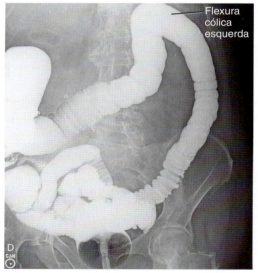

Figura 13.71 OPD – para a flexura cólica esquerda. (Imagem centralizada alta para incluir flexura cólica esquerda.)

Critérios de avaliação

Anatomia demonstrada: • OPE – a flexura cólica direita (hepática) e as partes ascendente e retossigmoide devem aparecer "abertas" sem sobreposição significativa (Figura 13.70) • OPD – a **flexura cólica esquerda** (esplênica) e as partes descendentes devem aparecer "abertas" sem sobreposição significativa (Figura 13.71) (um segundo RI centralizado mais baixo para incluir a área retal é necessário na maioria dos pacientes adultos, quando essa área for incluída nessas radiografias pós-fluoroscopia) • A ampola retal deve ser incluída nas margens inferiores da radiografia • Todo o intestino grosso cheio de contraste, incluindo a ampola retal, deve ser incluído (ver Nota).

Posicionamento: • OPE – nenhuma inclinação é evidente, e a coluna vertebral encontra-se paralela à borda da radiografia • A asa do ílio esquerdo está alongada e o lado direito é encurtado • OPD – nenhuma inclinação está presente; a coluna vertebral fica paralela à borda da radiografia • A asa do ílio direito é alongada e o lado esquerdo é encurtado • É aplicada colimação apropriada.

Exposição: • A técnica apropriada deve visualizar o intestino grosso preenchido com contraste sem uma significativa superexposição de qualquer parte • As margens estruturais nítidas indicam **ausência de movimento.**

ENEMA BARITADO: POSIÇÃO EM PERFIL OU EM DECÚBITO LATERAL DO RETO

Indicações clínicas
- Posição em perfil para demonstrar pólipos, estenoses e fístulas entre o reto e a bexiga/útero.

A posição de decúbito ventral é melhor para exame com duplo contraste.

Enema baritado
ROTINA
- PA ou AP
- OAD
- OAE
- OPE ou OPD
- Perfil do reto

Fatores técnicos
- DFR mínima – 100 cm
- Tamanho do RI – 24 × 30 cm, longitudinal
- Grade
- Faixa de 110 a 125 kVp
- Filtro de compensação ou filtro em cunha para fornecer um exame com densidade mais uniforme no decúbito ventral lateral.

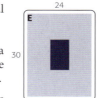

Proteção. Proteger tecidos radiossensíveis fora da região de interesse.

Posicionamento do paciente. O paciente é posicionado em decúbito lateral com apoio para a cabeça.

Posicionamento da parte (posição em perfil)
- Alinhar o plano axilar médio com a linha média da mesa ou o RI
- Flexionar e sobrepor os joelhos; colocar os braços para cima e na frente da cabeça (Figura 13.72)
- Assegurar a **ausência de rotação**; sobrepor os ombros e os quadris.

RC
- RC **perpendicular** ao RI (RC **horizontal** para o decúbito ventral)
- Centralizar RC com o nível da **espinha ilíaca anterossuperior (EIAS)** e com o **plano coronal médio** (a meio caminho entre a EIAS e a parte posterior do sacro)
- Centralizar RI ao RC.

A incidência com feixe horizontal em perfil, no **decúbito ventral alternativo**, é benéfica para os exames com duplo contraste. A centralização para o decúbito ventral é similar à posição retal em perfil (Figura 13.73).

Colimação recomendada. Colimar os quatro lados para a anatomia de interesse.

Respiração. Suspender a respiração e radiografar após a expiração.

Critérios de avaliação

Anatomia demonstrada: • A região retossigmoide preenchida por contraste é demonstrada (Figura 13.74).
Posicionamento: • Ausência de rotação é evidente; as cabeças dos fêmures estão sobrepostas • É aplicada colimação apropriada.
Exposição: • Uma técnica apropriada é utilizada para visualizar as regiões do reto e do sigmoide, preenchidas com contraste, com penetração adequada para demonstrar essas áreas através dos quadris e da pelve sobrepostos • As margens estruturais nítidas indicam **ausência de movimento**.

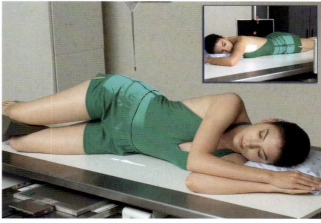

Figura 13.72 Perfil esquerdo do reto. *Detalhe*, decúbito ventral (exame com duplo contraste).

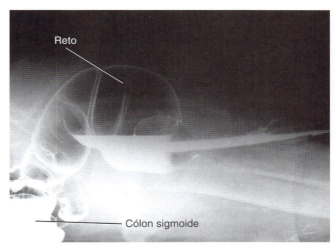

Figura 13.73 Decúbito ventral, perfil do reto.

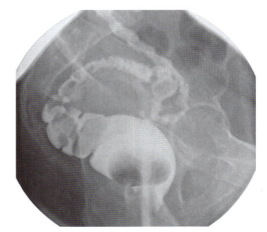

Figura 13.74 Perfil esquerdo do reto.

ENEMA BARITADO COM DUPLO CONTRASTE: POSIÇÃO DE DECÚBITO LATERAL DIREITO (INCIDÊNCIA AP OU PA)

Indicações clínicas
- Demonstrar pólipos no lado esquerdo ou partes cheias de ar do intestino grosso.

As posições de decúbito direito e esquerdo são geralmente obtidas no exame com duplo contraste.

Enema baritado
ROTINA
- PA ou AP
- OAD
- OAE
- OPE ou OPD
- Perfil do reto
- Decúbito lateral D e E (exame com duplo contraste)

Fatores técnicos
- DFR mínima – 100 cm
- Tamanho do RI – 35 × 43 cm, longitudinal ao paciente
- *Bucky* ou grade antidifusora
- Faixa de 90 a 100 kVp (exame com duplo contraste)
- Um filtro de compensação é colocado no lado superior do abdome (preso à face do colimador com magnetos).

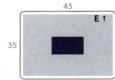

Proteção. Proteger tecidos radiossensíveis fora da região de interesse.

Posicionamento do paciente. O paciente é posicionado em decúbito lateral com um apoio para a cabeça e deitado sobre o lado **direito**, em uma almofada radiolucente, com a grade portátil colocada atrás das costas para uma incidência AP. O paciente também pode ficar voltado para a grade portátil ou para a mesa verticalizada, para uma incidência PA (se o paciente estiver em uma maca, deve-se **travar as rodas** ou fixá-las para prevenir quedas).

Posicionamento da parte
- Posicionar o paciente e/ou o RI de modo que a crista ilíaca fique no centro do RI e do RC
- Colocar os braços para cima com os joelhos flexionados (Figura 13.75)
- Assegurar a **ausência de rotação**; sobrepor os ombros e os quadris a partir do lado mais alto.

RC
- Direcionar o RC **horizontalmente**, perpendicular ao RI
- Centralizar o RC no **nível da crista ilíaca** e no **PSM**.

Colimação recomendada. Colimar os quatro cantos da anatomia de interesse.

Respiração. Suspender a respiração e radiografar após a expiração.

NOTAS: Proceder o mais rápido possível.
Para pacientes hiperestênicos, usar dois RIs de 35 × 43 cm colocados em orientação transversal (paisagem) para abranger todo o intestino grosso.

Critérios de avaliação
Anatomia demonstrada: • Todo o intestino grosso é demonstrado para incluir a flexura cólica esquerda e o cólon descendente cheios de ar (Figuras 13.76 e 13.77).
Posicionamento: • A ausência de rotação é evidente por meio do aspecto simétrico da pelve e do gradil costal • É aplicada colimação apropriada.
Exposição: • A técnica adequada é usada para visualizar as margens de todo o intestino grosso, incluindo as porções cheias de bário, mas evitando a penetração excessiva do feixe de raios X na parte do intestino grosso cheia de ar • Os padrões de mucosa do cólon cheio de ar devem ser claramente visíveis • Se a parte do intestino grosso cheia de ar estiver excessivamente penetrada, um filtro de compensação deve ser considerado • As margens estruturais nítidas indicam **ausência de movimento**.

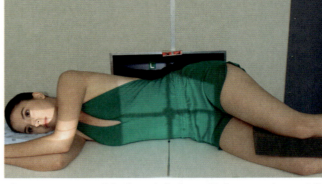

Figura 13.75 Decúbito lateral direito – AP (com grade portátil).

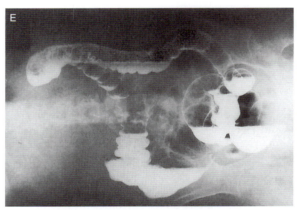

Figura 13.76 Decúbito lateral direito.

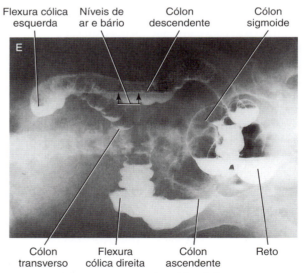

Figura 13.77 Decúbito lateral direito.

CAPÍTULO 13 | SISTEMA GASTRINTESTINAL INFERIOR 525

ENEMA BARITADO: POSIÇÃO DE DECÚBITO LATERAL ESQUERDO (INCIDÊNCIA AP OU PA)

Indicações clínicas
- Demonstrar todo o intestino grosso cheio de contraste, o que é especialmente útil para identificar pólipos
- O **lado direito** é mais bem demonstrado e inclui as partes cheias de ar do intestino grosso.

As posições de decúbito lateral direito e esquerdo (AP ou PA) em geral são obtidas no exame com duplo contraste.

Enema baritado
ROTINA
- PA ou AP
- OAD
- OAE
- OPE ou OPD
- Perfil do reto
- Decúbito lateral D e E (exame com duplo contraste)

Fatores técnicos
- DFR mínima – 100 cm
- Tamanho do RI – 35 × 43 cm, longitudinal
- *Bucky* ou grade antidifusora
- Faixa de 90 a 100 kVp (exame com duplo contraste)
- Filtro de compensação colocado no lado superior do abdome (fixado à face do colimador com magnetos).

Proteção. Proteger tecidos radiossensíveis fora da região de interesse.

Posicionamento do paciente. O paciente é posicionado em decúbito lateral, com apoio para a cabeça, e deitado sobre o lado **esquerdo** em almofada radiolucente (se o paciente estiver em uma maca, deve-se travar as rodas ou fixá-las para prevenir quedas).

Posicionamento da parte
- Posicionar o paciente ou o RI de modo que a crista ilíaca fique no centro do RI e do RC (Figura 13.78)
- Colocar os braços para cima, com os joelhos flexionados
- Assegurar a **ausência de rotação**; sobrepor ombros e quadris a partir do lado mais alto.

RC
- Direcionar o RC **horizontalmente,** perpendicular ao RI
- Centralizar o RC no **nível da crista ilíaca** e do **PSM**.

Colimação recomendada. Colimar os quatro lados da anatomia de interesse.

Respiração. Suspender a respiração e radiografar após a expiração.

NOTAS: Como a maioria dos exames de enema baritado com duplo contraste inclui as posições em decúbito lateral direito e esquerdo, em geral é mais fácil obter uma incidência com as costas contra o suporte da mesa ou do chassi e, em seguida, rolar o paciente para o outro lado e mover o carrinho ao redor, com a cabeça do paciente na outra extremidade da mesa. Essa tarefa pode ser mais fácil do que sentar o paciente e virá-lo de uma extremidade a outra no carrinho ou na mesa.

Para pacientes hiperestênicos, usar dois RIs (cada um com 35 × 43 cm) colocados em orientação transversal para incluir todo o intestino grosso.

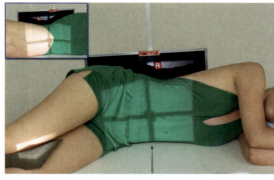

Figura 13.78 Decúbito lateral esquerdo – incidência AP. *Detalhe,* incidência PA.

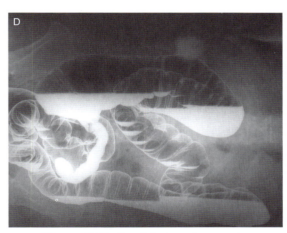

Figura 13.79 Decúbito lateral esquerdo.

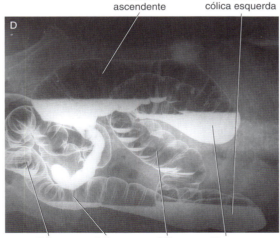

Figura 13.80 Decúbito lateral esquerdo.

Critérios de avaliação
Anatomia demonstrada: • Todo o intestino grosso é demonstrado com flexura cólica direita, cólon ascendente e ceco cheios de ar (Figuras 13.79 e 13.80).
Posicionamento: • A ausência de rotação ocorre, evidenciada pelo aspecto simétrico da pelve e do gradil costal • É aplicada colimação apropriada.
Exposição: • A técnica apropriada é usada para visualizar as margens de todo o intestino grosso, incluindo as partes preenchidas por bário, mas deve-se evitar a penetração excessiva da parte do intestino grosso cheia de ar • Os padrões mucosos do cólon cheio de ar devem estar claramente visíveis • Se a parte do intestino grosso cheia de ar estiver excessivamente penetrada, um filtro de compensação deve ser considerado • As margens estruturais nítidas indicam **ausência de movimento**.

ENEMA BARITADO: INCIDÊNCIA PA (AP) PÓS-EVACUAÇÃO

Indicações clínicas
- Demonstrar o padrão mucoso do intestino grosso com o contraste residual para identificar pequenos pólipos e defeitos.

Essa incidência é obtida geralmente em decúbito ventral como uma incidência PA, mas pode ser obtida com o paciente em decúbito dorsal, com uma incidência AP, se necessário.

Enema baritado
ROTINA
- PA ou AP
- OAD
- OAE
- OPE ou OPD
- Perfil do reto
- Decúbito lateral D e E (exame com duplo contraste)
- PA pós-evacuação

Fatores técnicos
- DFR mínima – 100 cm
- Tamanho do RI – 35 × 43 cm, longitudinal
- Grade
- Faixa de 90 a 100 kVp
- Usar marcador após a evacuação.

Proteção. Proteger tecidos radiossensíveis fora da região de interesse.

Posicionamento do paciente. O paciente é colocado em decúbito ventral ou dorsal com apoio para a cabeça (Figura 13.81).

Posicionamento da parte
- Alinhar PSM com a linha média da mesa ou com o RC
- Assegurar a **ausência de rotação** do corpo.

RC
- RC perpendicular ao RI
- Centralizar o RC e o centro do RI na crista ilíaca.

Colimação recomendada. Colimar os quatro lados da anatomia de interesse.

Respiração. Suspender a respiração e radiografar após a expiração.

NOTAS: A imagem deve ser obtida depois que o paciente tiver tempo suficiente para a evacuação adequada. Se a radiografia mostrar evacuação insuficiente para visualizar com nitidez o padrão da mucosa, uma segunda radiografia deverá ser obtida após outra evacuação. Por vezes, café ou chá podem ser administrados como um estimulante com essa finalidade. Incluir a ampola retal na margem inferior da radiografia.

Use um kVp mais baixo para evitar penetração excessiva, permanecendo apenas o contraste residual no intestino grosso.

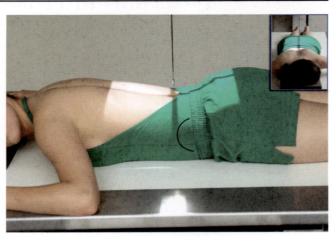

Figura 13.81 PA pós-evacuação.

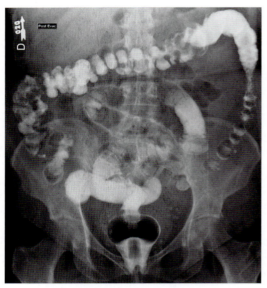

Figura 13.82 PA pós-evacuação.

Critérios de avaliação
Anatomia demonstrada: • Todo o intestino grosso deve ser visualizado com apenas uma quantidade residual de contraste (Figura 13.82).
Posicionamento: • A coluna vertebral encontra-se paralela à borda da radiografia (a menos que haja escoliose) • **Ausência de rotação**; a asa do ílio e as vértebras lombares estão simétricas • É aplicada colimação apropriada.
Exposição: • Uma técnica apropriada é usada para visualizar o contorno de todo o padrão mucoso do intestino grosso, sem exposição excessiva de qualquer região • As margens estruturais nítidas indicam **ausência de movimento** • Os marcadores D e E e pós-evacuação devem estar visíveis.

ENEMA BARITADO: INCIDÊNCIAS AP AXIAL OU AP AXIAL OBLÍQUA (OPE)

Indicações clínicas
- Pólipos ou outros processos patológicos na parte retossigmoide do intestino grosso.

Enema baritado
ESPECIAL
- AP axial ou OPE

Fatores técnicos
- DFR mínima – 100 cm
- Tamanho do RI – 35 × 43 cm, longitudinal
- Grade
- Faixa de 110 a 125 kVp (contraste único); faixa de 90 a 100 kVp (duplo contraste); faixa de 80 a 90 kVp (meio de contraste iodado hidrossolúvel).

Proteção. Proteger tecidos radiossensíveis fora da região de interesse.

Posicionamento do paciente. Colocar o paciente em decúbito dorsal ou parcialmente rodado para uma posição OPE com apoio para a cabeça (Figura 13.83).

Posicionamento da parte
AP axial
- Colocar o paciente em decúbito dorsal e alinhar PSM com a linha média da mesa
- Estender as pernas; colocar os braços abaixados ao lado do paciente ou no tórax; assegurar a **ausência de rotação**.

OPE
- Rodar o paciente de **30 a 40°** para a posição OPE (lado superior esquerdo para baixo)
- Levantar o braço direito, com o braço esquerdo estendido e o joelho direito parcialmente flexionado.

RC
- Angular RC de 30 a 40° no sentido cranial.

AP
- Direcionar RC em um ponto 5 cm inferiormente ao nível da EIAS, no PSM.

OPE
- Direcionar RC 5 cm inferiormente e 5 cm medialmente à EIAS direita
- Centralizar RI ao RC.

Colimação recomendada. Usar campo de visão de 35 × 43 cm ou colimar os quatro lados da anatomia de interesse.

Respiração. Suspender a respiração e radiografar após a expiração.

NOTA: Proceder o mais rápido possível. Incidências similares também podem ser obtidas com uma PA axial e uma OAD com o ângulo de RC de 30 a 40° no sentido caudal (ver a página seguinte).

Critérios de avaliação
Anatomia demonstrada: • Perspectivas alongadas dos segmentos retossigmoides devem ficar visíveis com menos sobreposição das alças sigmoides do que na incidência AP a 90°.
Posicionamento: • AP axial – a angulação adequada do RC é evidenciada pelo alongamento dos segmentos do intestino grosso (Figura 13.84) • OPE axial – a angulação adequada do RC e a obliquidade do paciente são evidenciadas pelo alongamento e menor sobreposição dos segmentos retossigmoides do intestino grosso (Figura 13.85) • É aplicada colimação apropriada.
Exposição: • A técnica adequada é usada para visualizar os contornos de todos os segmentos do retossigmoide do intestino grosso • As margens estruturais nítidas indicam **ausência de movimento**.

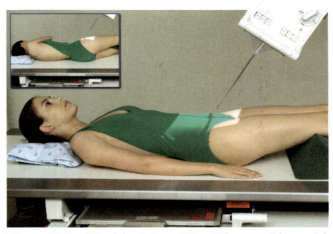

Figura 13.83 AP axial – RC em 30 a 40° no sentido cranial. *Detalhe*, OPE de 30 a 40°.

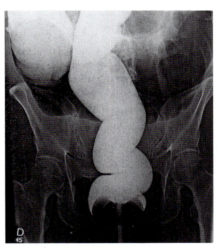

Figura 13.84 AP axial.

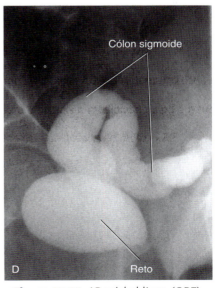

Figura 13.85 AP axial oblíqua (OPE).

ENEMA BARITADO: INCIDÊNCIAS PA AXIAL OU PA AXIAL OBLÍQUA (OAD)

Indicações clínicas
- Pólipos ou outros processos patológicos na parte retossigmoide do intestino grosso.

Enema baritado
ESPECIAIS
- AP axial ou OPE
- PA axial ou OAD

Fatores técnicos
- DFR mínima – 100 cm
- Tamanho do RI – 30 × 35 cm, longitudinal
- Grade
- Faixa de 110 a 125 kVp (contraste único); faixa de 90 a 100 kVp (duplo contraste); faixa de 80 a 90 kVp (meio de contraste iodado hidrossolúvel).

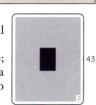

Proteção. Proteger os tecidos radiossensíveis fora da região de interesse.

Posicionamento do paciente. Posicionar o paciente em decúbito ventral ou parcialmente rodado para uma posição OAD, com apoio para a cabeça (Figura 13.86).

Posicionamento da parte
PA
- Colocar o paciente em decúbito ventral e alinhar PSM com a linha média da mesa
- Colocar os braços ao lado da cabeça ou para baixo afastados do corpo
- Assegurar a **ausência de rotação** da pelve e do tronco.

OAD
- Rodar o paciente em **35 a 45°** para a posição **OAD** (lado anterior direito para baixo)
- Levantar o braço esquerdo, com o braço direito para baixo e o joelho esquerdo parcialmente flexionado.

RC
- Angular RC em 30 a 40° no sentido caudal.

PA
- Alinhar RC para sair no nível da EIAS, no PSM.

OAD
- Alinhar RC para sair no nível da EIAS e 5 cm para a esquerda dos processos espinhosos lombares
- Centralizar o suporte de filme no RC.

Colimação recomendada. Colimar os quatro lados da anatomia de interesse.

Respiração. Suspender a respiração e radiografar após a expiração.

NOTAS: Proceder o mais rápido possível.
Incidências similares da região retossigmoide – AP e OPE com um ângulo cranial de 30 a 40° – são descritas nas páginas anteriores.

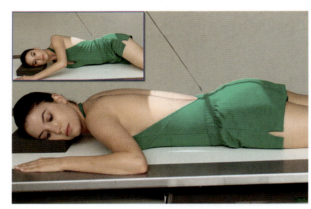

Figura 13.86 PA axial – RC cerca de 30 a 40° caudalmente. *Detalhe*, OAD axial.

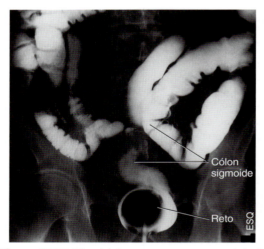

Figura 13.87 PA axial (exame com contraste único).

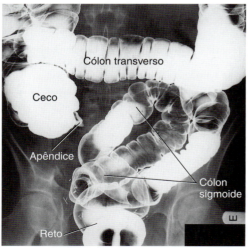

Figura 13.88 PA axial (exame com duplo contraste).

Critérios de avaliação
Anatomia demonstrada: • Perspectivas alongadas dos segmentos retossigmoides do intestino grosso são mostradas sem sobreposição excessiva (Figura 13.87) • O exame com duplo contraste visualiza melhor essa região de alças sobrepostas do intestino (Figura 13.88).
Posicionamento: • A angulação adequada do RC e a obliquidade do paciente são evidenciadas pelo alongamento e pela menor sobreposição dos segmentos retossigmoides do intestino grosso • É aplicada colimação apropriada.
Exposição: • A técnica adequada é usada para visualizar os contornos de todos os segmentos retossigmoides do intestino grosso, sem penetração excessiva dos componentes cheios de ar desses segmentos do intestino grosso • As margens estruturais nítidas indicam **ausência de movimento**.

CAPÍTULO 14

Sistema Urinário e Punção Venosa

COLABORAÇÃO DE **Chad Hensley**, PhD, RT(R)(MR)

COLABORADORES DAS EDIÇÕES ANTERIORES Leslie E. Kendrick, MS, RT(R)(CT)(MR), Jenny A. Kellstrom, MEd, RT(R), Barry T. Anthony, RT(R)

SUMÁRIO

Anatomia Radiográfica
Sistema urinário, *530*
Rins, *531*
Produção urinária, *532*
Ureteres, *533*
Bexiga, *534*
Revisão da anatomia, *536*

Punção Venosa
Introdução, *537*
Preparação para administração de agentes de contraste, *537*
Preparação do paciente, *538*
Seleção da veia, *538*
Tipo e tamanho da agulha, *538*
Procedimento de punção venosa, *539*

Procedimentos Radiográficos
Meio de contraste e urografia, *542*
Reações aos meios de contraste, *544*
Urografia excretora – urografia intravenosa (UIV), *546*
Indicações clínicas, *547*
Procedimentos gerais para urografia excretora, *552*

Nefrografia *versus* nefrotomografia, *553*
Urografia hipertensiva intravenosa, *553*
Urografia retrógrada, *554*
Cistografia retrógrada, *554*
Uretrocistografia miccional, *555*
Uretrografia retrógrada, *555*
Resumo de procedimentos do sistema urinário, *556*
Considerações especiais sobre o paciente, *556*
Considerações sobre radiologia digital, *556*
Modalidades e procedimentos alternativos, *556*

Incidências de Rotina e Especiais
Urografia excretora: incidência AP (preliminar e séries), *558*
Urografia excretora: nefrotomografia e nefrografia, *559*
Urografia excretora: posições OPD e OPE, *560*
Urografia excretora: incidência AP, *561*
Urografia excretora: incidência AP, *562*
Cistografia: incidência AP – posições OPD e OPE, posição em perfil (opcional), *563*
Uretrocistografia miccional: posição OPD (30°) – homem; incidência AP – mulher, *565*

ANATOMIA RADIOGRÁFICA

Sistema urinário

Os exames radiográficos do sistema urinário estão entre os procedimentos mais comuns com meio de contraste realizados em serviços de radiologia. O sistema urinário consiste em **dois rins**, **dois ureteres**, uma **bexiga** e uma **uretra** (Figura 14.1).

Os dois rins e os ureteres são órgãos situados no espaço retroperitoneal. Esses dois órgãos em forma de feijão encontram-se ao lado da coluna vertebral, na parte posterior da cavidade abdominal. O rim direito situa-se, em geral, levemente mais abaixo ou mais inferior que o esquerdo devido à presença do fígado. Próximo da parte medial superior de cada rim encontra-se a **glândula suprarrenal** (adrenal). Essas glândulas importantes do sistema endócrino estão localizadas na cápsula adiposa que envolve o rim.

Cada rim conecta-se à bexiga por um ureter próprio. O material residual, na forma de urina, sai dos rins para a bexiga através de dois tubos estreitos, os *ureteres*. A bexiga, que é semelhante a um saco, atua como um reservatório que armazena a urina até que ela possa ser eliminada do corpo através da **uretra**.

A designação latina para rim é *ren*, e *renal* é um adjetivo comum para se referir ao rim.

RINS

Os vários órgãos do sistema urinário e sua relação com o esqueleto ósseo são demonstrados anteriormente na Figura 14.2, em perspectiva dorsal, e na Figura 14.3, em perfil. Os **rins** localizam-se na parte posterior do abdome em ambos os lados da coluna vertebral. O rim direito está posicionado posterior à porção inferior do **fígado**. O rim esquerdo está posicionado posterior à borda inferior do **baço** (ver Figura 14.2). Os arcos costais inferiores, portanto, formam um invólucro de proteção para os rins.

URETERES

A maior parte de cada **ureter** situa-se anterior ao seu respectivo rim. Os ureteres acompanham a curva natural da coluna vertebral. Cada ureter curva-se inicialmente para a frente, acompanhando a curvatura lordótica lombar e, em seguida, curva-se posteriormente na entrada da pelve. Após passar para dentro da pelve, cada ureter segue a curva sacrococcígea antes de entrar na face posterolateral da bexiga.

URETRA

A **uretra** conecta a bexiga ao exterior e sai do corpo inferiormente à sínfise púbica.

Todo o sistema urinário situa-se posterior ao peritônio ou abaixo dele. Os rins e os ureteres são estruturas retroperitoneais, enquanto a bexiga e a uretra são estruturas infraperitoneais.

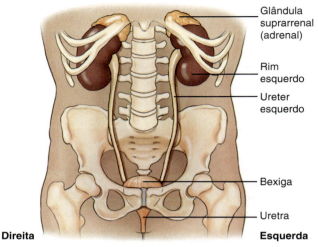

Figura 14.1 Sistema urinário, perspectiva anterior.

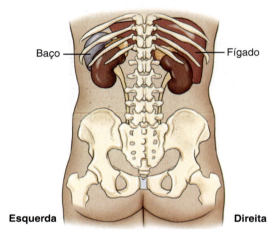

Figura 14.2 Sistema urinário, perspectiva posterior.

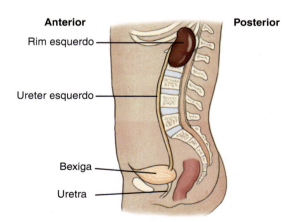

Figura 14.3 Sistema urinário, perspectiva lateral.

Rins

O rim de um adulto médio é relativamente pequeno, pesando cerca de 150 g. As medidas são de 10 a 12 cm de comprimento; 5 a 7,5 cm de largura; e 2,5 cm de espessura. O rim esquerdo é um pouco maior, porém mais estreito que o direito. Apesar de seu pequeno tamanho, pelo menos um rim funcional é absolutamente essencial para a saúde normal. A falência de ambos os rins, se não corrigida, significa morte inevitável.

ORIENTAÇÃO DO RIM

A orientação habitual dos rins na posição em decúbito dorsal está ilustrada na Figura 14.4. Os grandes músculos de ambos os lados da coluna vertebral dão origem ao plano longitudinal dos rins para formar uma linha vertical de um ângulo com aproximadamente 20° com o plano sagital médio (PSM). Esses grandes músculos incluem os dois **músculos psoas maiores**. Essas massas musculares crescem à medida que progridem inferiormente a partir da vértebra lombar superior. Isso produz o alargamento gradual do ângulo de 20°, em que o polo superior de cada rim está mais próximo à linha média do que o polo inferior (ver Figura 14.4).

Esses grandes músculos abdominais posteriores também fazem com que os rins girem para trás dentro do espaço retroperitoneal. Como resultado, a margem medial de cada rim é mais anterior que a margem lateral (Figura 14.5).

A **aorta** e a **veia cava inferior** também são indicadas para mostrar a sua relação com os rins.

IMAGEM EM CORTE TRANSVERSAL

As imagens em corte transversal no nível da vértebra L2 ilustram a quantidade habitual de rotação dos rins (Figura 14.6; ver Figura 14.5). A rotação do rim normal de cerca de **30°** é decorrente da localização da coluna vertebral na linha média e dos **músculos psoas maiores** em cada lado. Os **músculos quadrados lombares** situam-se também em cada lado, imediatamente posteriores aos rins. Os músculos profundos das costas incluem o grupo de **músculos eretores da coluna** em cada lado da coluna vertebral.

Quando incidências oblíquas posteriores são usadas em estudos radiográficos do sistema urinário, cada rim, por sua vez, é colocado em paralelo ao plano do receptor de imagem (RI). O corpo é girado cerca de **30° em cada direção**, para colocar um rim, e em seguida o outro, paralelo ao plano do receptor de imagem. A posição oblíqua posterior esquerda (OPE) a 30° coloca o rim direito paralelo ao RI, e a posição oblíqua posterior direita (OPD) a 30° coloca o rim esquerdo paralelo.

Cada rim é circundado por massa de tecido adiposo denominada *cápsula adiposa* ou **gordura perirrenal**. A presença dessa cápsula adiposa em volta do rim permite visualização radiográfica dos rins em radiografias simples de abdome. A diferença de densidade entre a gordura e o músculo permite visualização tecnicamente satisfatória do contorno de cada rim em radiografias abdominais.

Corte axial de tomografia computadorizada

A Figura 14.6 representa uma tomografia computadorizada (TC) de corte axial através das porções médias dos rins em L2. Esse corte demonstra as relações anatômicas dos rins com os órgãos e estruturas adjacentes. A anatomia que deve ser reconhecível é a seguinte:

A. Pâncreas
B. Vesícula biliar
C. Lobo direito do fígado
D. Rim direito
E. Pilar diafragmático direito
F. Músculos eretores da coluna
G. Vértebra L2
H. Músculo quadrado lombar
I. Pelve renal – ureter proximal do rim esquerdo
J. Cólon descendente
K. Aorta abdominal
L. Veia cava inferior (VCI)
M. Intestino delgado (jejuno)

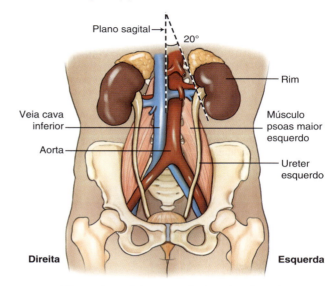

Figura 14.4 Orientação do rim, vista frontal.

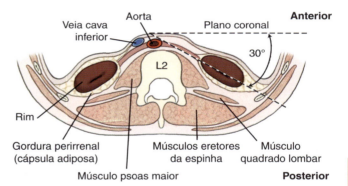

Figura 14.5 Orientação do rim, vista em corte transversal.

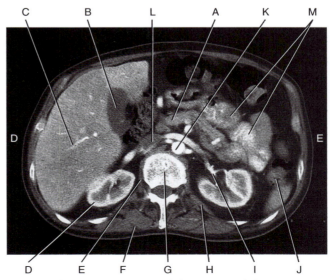

Figura 14.6 Corte axial de TC no nível de L2.

LOCALIZAÇÃO NORMAL DO RIM

A maioria das radiografias abdominais é realizada após a expiração com o paciente em posição supina (decúbito dorsal). O efeito combinado de expiração e posição supina permite que os rins se situem bem alto na cavidade abdominal. Sob essas condições, os rins ficam normalmente em um **ponto intermediário entre o processo xifoide e a crista ilíaca**. O rim esquerdo em geral está posicionado cerca de 1 cm acima do direito. A parte superior do rim esquerdo normalmente está no nível do **espaço de T11 e T12**. A parte inferior do rim direito está localizada no nível do platô vertebral superior de **L3** (Figura 14.7).

Movimento do rim

Como os rins estão apenas frouxamente ligados dentro de sua cápsula adiposa, tendem a se mover para cima e para baixo com os movimentos do diafragma e as mudanças de posição. Quando um indivíduo inspira profundamente, os rins descem normalmente cerca de 2,5 cm. Quando um indivíduo está em pé, os rins normalmente descem aproximadamente uma vértebra lombar, ou 5 cm. Se os rins descerem mais do que isso, ocorrerá uma condição denominada **nefroptose**. Em alguns pacientes muito magros e idosos, em particular, os rins são capazes de descer drasticamente e acabam dentro da pelve, o que pode criar problemas devido ao "encurvamento" ou à torção dos ureteres.

FUNÇÕES DO SISTEMA URINÁRIO

A função primária do sistema urinário é a **produção de urina e sua eliminação** do organismo. Durante a produção de urina, os rins executam as seguintes funções:

1. Removem resíduos nitrogenados
2. Regulam os níveis de água no corpo
3. Regulam o equilíbrio ácido-básico e os níveis de eletrólitos do sangue.

Resíduos nitrogenados, como ureia e creatinina, são formados durante o metabolismo normal das proteínas. O acúmulo desses resíduos no sangue resulta na condição clínica denominada **uremia** e pode indicar disfunção renal.

VASOS SANGUÍNEOS RENAIS

Grandes vasos sanguíneos são necessários para lidar com as grandes quantidades de sangue que fluem nos rins diariamente. Em repouso, cerca de 25% do sangue bombeado pelo coração a cada batimento passa através dos rins. O sangue arterial é recebido pelos rins diretamente da **aorta abdominal**, através das artérias renais esquerda e direita. Cada **artéria renal** ramifica-se para formar uma vasta rede capilar em cada rim.

Como a maior parte do volume de sangue que entra nos rins retorna para o sistema circulatório, as **veias renais** também devem ser grandes. As veias renais conectam-se diretamente à **veia cava inferior** para retornar o sangue para o lado direito do coração. As veias renais são anteriores às artérias renais (Figura 14.8).

Ao longo da borda medial de cada rim está uma fissura longitudinal, localizada ao centro, chamada *hilo*. Este serve para conduzir a artéria renal, a veia renal, os vasos linfáticos, os nervos e o ureter. Cada rim é geralmente dividido em uma parte superior e uma parte inferior, chamadas **polo superior** e **polo inferior**, respectivamente.

Produção urinária

O consumo médio de água dos seres humanos durante um período de 24 horas é de aproximadamente 2,5 ℓ (2.500 mℓ). Essa água provém da ingestão de líquidos e alimentos e dos produtos finais do metabolismo. Esses 2,5 ℓ de água chegam à corrente sanguínea. Vastas quantidades de sangue são filtradas através dos rins.

Em repouso, mais de 1 ℓ do fluxo de sangue passa pelos rins a cada 60 segundos, o que resulta na remoção de cerca de 180 ℓ do filtrado do sangue a cada 24 horas. Mais de 99% desse volume filtrado é reabsorvido pelos rins e retorna para a corrente sanguínea. Durante o processo de reabsorção, o pH do sangue e vários eletrólitos, como sódio, potássio e cloreto, são regulados (Figura 14.9).

Da grande quantidade de sangue que flui através dos rins diariamente, em média, aproximadamente **1,5 ℓ (1.500 mℓ)** de urina é formada. Essa quantidade é bastante variável, dependendo da ingestão de líquidos, da quantidade de transpiração e de outros fatores.

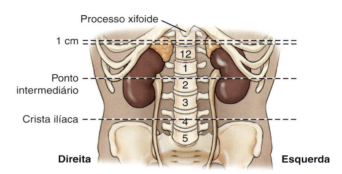

Figura 14.7 Localização normal do rim.

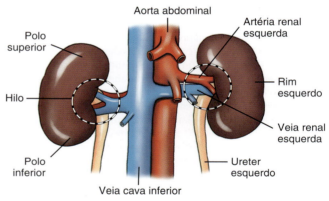

Figura 14.8 Vasos renais.

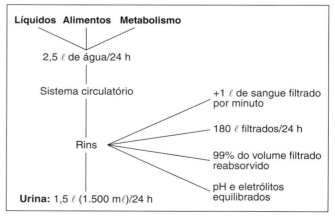

Figura 14.9 Produção de urina.

ESTRUTURA MACROSCÓPICA

A estrutura interna macroscópica do rim é ilustrada na Figura 14.10. O revestimento externo do rim é chamado de **cápsula (fibrosa) renal**. Diretamente sob a cápsula, em torno de cada rim, encontra-se o **córtex**. Essa porção constitui a parte periférica ou externa do rim. Sob o córtex encontra-se a estrutura interna, chamada *medula*, a qual é composta de 8 a 18 massas cônicas denominadas **pirâmides renais**. O córtex adentra periodicamente as pirâmides e forma as **colunas renais**, que se estendem para o **seio renal**.

As pirâmides renais são essencialmente um conjunto de túbulos que convergem para uma abertura chamada **papila renal** (ápice das pirâmides). Essa papila renal drena no **cálice menor**. Os cálices assemelham-se a tubos ocos achatados. De 4 a 13 cálices menores se unem para formar 2 a 3 **cálices maiores**. Os cálices maiores se unem e formam a **pelve renal**, que aparece na forma de um grande funil achatado. A pelve renal expandida estreita-se para formar o **ureter**. Assim, a urina produzida na porção microscópica do rim ou néfron alcança o ureter passando através de vários túbulos coletores, cálice menor, cálice maior e, finalmente, a pelve renal.

O termo geral *parênquima renal* é usado para descrever os tecidos funcionais dos rins, tais como os visualizados durante uma fase inicial de um procedimento de urografia intravenosa (UIV).

A unidade estrutural e funcional do rim é o microscópico **néfron**. Aproximadamente um milhão de néfrons existem em cada rim. Um néfron é ilustrado na Figura 14.11, em um corte muito pequeno, mas bastante ampliado, do rim. Uma imagem mais detalhada de um único néfron e seus ductos coletores é mostrada na Figura 14.12. As pequenas artérias do **córtex** renal formam pequenos tufos capilares, denominados *glomérulos*. O sangue é filtrado inicialmente através de muitos glomérulos, e as **arteríolas aferentes** fornecem sangue **para** eles.

As **arteríolas eferentes** conduzem o sangue **para fora** do glomérulo, até uma rede capilar secundária, em estreita relação com os túbulos contorcidos e retos. Cada glomérulo é envolvido por uma **cápsula glomerular** (cápsula de Bowman), que é a porção proximal de cada néfron. (Um glomérulo é também parte do **néfron**, que é constituído pelo glomérulo e pelos túbulos longos.) O filtrado glomerular desloca-se a partir da **cápsula glomerular** para os **túbulos contorcidos proximais**, os **ramos descendente** e **ascendente** da **alça de Henle**,[a] o **túbulo contorcido distal**, em seguida para o **túbulo coletor**, e finalmente para um **cálice menor**. O filtrado é denominado *urina* no momento em que alcança o cálice menor. Entre a cápsula de Bowman e os cálices menores, mais de 99% do filtrado é reabsorvido no sistema venoso do rim.

Microscopicamente, glomérulos, cápsulas glomerulares e túbulos contorcidos proximais e distais de muitos néfrons estão localizados dentro do córtex do rim. A alça de Henle e o túbulo coletor estão localizados principalmente dentro da **medula**. As pirâmides renais dentro da medula são essencialmente um grupo de túbulos coletores. Os cálices maiores se unem para formar as pelves renais.

Ureteres

Os **ureteres** transportam urina dos rins para a bexiga. Ondas peristálticas lentas e a própria gravidade forçam a urina a descer dos ureteres para dentro da bexiga, como demonstrado na Figura 14.13. Trata-se de uma imagem radiográfica, que faz parte de um procedimento de urografia intravenosa, realizada 10 minutos após a injeção de meio de contraste diretamente na corrente sanguínea.

A **pelve renal** deixa cada rim no hilo para se tornar o **ureter**. O comprimento dos ureteres varia de 28 a 34 cm, sendo o direito levemente mais curto que o esquerdo.

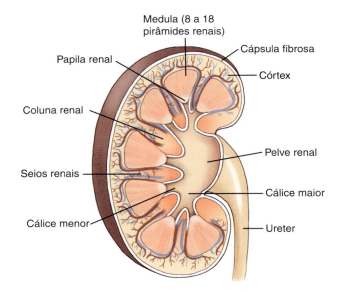

Figura 14.10 Estrutura renal.

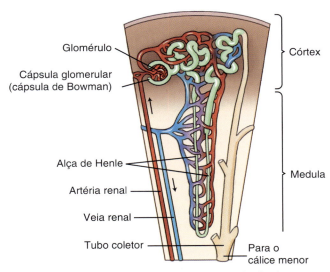

Figura 14.11 Estrutura microscópica (néfron).

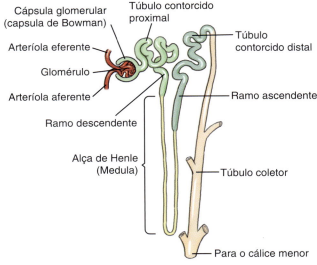

Figura 14.12 Néfron e ducto coletor.

---

[a] Em homenagem a Friedrich Gustav Jakob Henle (1809-1885), anatomista alemão.

Conforme os ureteres passam inferiormente, eles **se situam junto à superfície anterior de cada músculo psoas maior** (Figura 14.14). Prosseguindo pela curvatura da coluna vertebral, os ureteres entram finalmente na porção posterolateral de cada lado da **bexiga**.

TAMANHO DO URETER E PONTOS DE CONSTRIÇÃO

O diâmetro dos ureteres varia de cerca de 1 mm a quase 1 cm. Normalmente, existem **três pontos de estreitamento** ao longo do curso de cada ureter. Se um cálculo renal tentar passar do rim para a bexiga, ele poderá ter dificuldade para atravessar essas três regiões (ver Figura 14.14).

O **primeiro** ponto é a **junção ureteropélvica (JUP)**, na qual a pelve renal afunila-se dentro do pequeno ureter. A visualização desse corte é melhor na radiografia da Figura 14.13.

O **segundo** ponto situa-se próximo à **borda da pelve**, onde os vasos sanguíneos ilíacos passam posteriormente aos ureteres (ver Figura 14.14).

O **terceiro** é onde o ureter une-se à bexiga, denominado **junção ureterovesical** ou junção UV. A maioria dos cálculos renais que passam pelo ureter tende a ficar impactada no terceiro ponto, a junção UV, e após a passagem o cálculo move-se para a bexiga (em geral, sem grande dificuldade para atravessá-la) através da uretra para o exterior.

Bexiga

A bexiga é um saco musculomembranoso que atua como reservatório para a urina. Vazia, ela é um pouco achatada e assume a forma oval, vista apenas quando se encontra parcial ou totalmente distendida (Figura 14.13).

A porção triangular da bexiga, na superfície posterior e interna, é denominada **trígono**. Firmemente inserido na base da pelve, o trígono é a área muscular formada pela entrada dos dois ureteres atrás e o local de saída da **uretra** (Figura 14.15A). A mucosa do trígono é lisa, enquanto a face restante da mucosa interna da bexiga tem numerosas pregas denominadas *rugas*. À medida que a bexiga enche, sua parte superior expande-se para cima e para a frente, em direção à cavidade abdominal.

Na anatomia masculina, a glândula que envolve a uretra proximal é a **próstata**. Situa-se inferior à bexiga e mede cerca de 3,8 cm de diâmetro e 2,5 cm de altura. A Figura 14.15B representa uma bexiga masculina, embora a estrutura interna da bexiga em ambos os sexos seja semelhante. A próstata produz um líquido que melhora a motilidade do espermatozoide durante a reprodução.

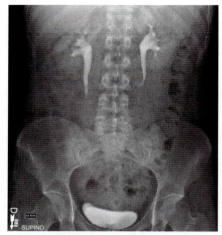

Figura 14.13 Radiografia de urografia excretora (ou urografia intravenosa) mostrando rins, ureteres e bexiga.

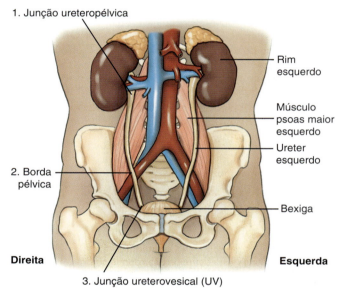

Figura 14.14 Ureteres – três possíveis pontos de constrição (locais prováveis para o alojamento de cálculos renais).

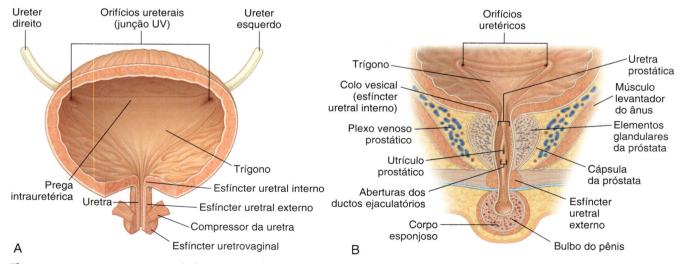

Figura 14.15 A. Representação da bexiga feminina, no plano coronal. **B.** Bexiga masculina, no plano coronal. (De Drake RL et al. *Gray's atlas of anatomy*, ed 3, Philadelphia, 2021, Elsevier.)

FUNÇÕES DA BEXIGA

A **bexiga** atua como um reservatório para a urina e, auxiliada pela uretra, expele a urina do corpo. Normalmente, um pouco de urina se encontra na bexiga, porém, quando a quantidade atinge 250 mℓ, surge o desejo de eliminá-la. A retenção da urina na bexiga se mantém por meio do esfíncter uretral interno (EUI), controlado involuntariamente, e pelo esfíncter uretral externo (EUE), controlado voluntariamente. O EUI está localizado na junção da bexiga com a uretra (colo da bexiga); o EUE é mais distal. No sexo masculino, o EUE é distal à próstata. O EUE feminino é mais elaborado do que o masculino e composto por três áreas que incluem: (1) esfíncter uretral, (2) compressor da uretra e (3) esfíncter uretrovaginal (ver Figura 14.15A). O ato do esvaziamento (micção) normalmente está sob controle voluntário e o desejo de urinar poderá passar se não for possível esvaziar a bexiga imediatamente. A capacidade total da bexiga varia de **350 a 500 mℓ**. À medida que a bexiga se torna mais cheia, a vontade de urinar torna-se mais urgente. Se a pressão interna da bexiga se elevar muito, ocorrerá a micção involuntária. O enfraquecimento ou dano ao EUE também pode induzir a micção involuntária chamada **incontinência**.

TAMANHO E POSIÇÃO DA BEXIGA

Tamanho, posição e estado funcional da bexiga dependem dos órgãos circundantes e da quantidade de urina na bexiga. Quando o reto contém material fecal, a bexiga é empurrada para cima e para a frente. Durante a gravidez, como mostrado na Figura 14.16, o feto pode exercer uma pressão descendente sobre a bexiga.

NOTA: A ilustração é apresentada apenas para mostrar a anatomia e a localização da bexiga em relação à sínfise púbica e ao feto. É preciso lembrar que **nenhum** exame radiológico ou procedimento do sistema urinário que utilize raios X pode ser realizado durante a gravidez, exceto em casos raros em que os benefícios superem os riscos, conforme determinado por um médico.

ÓRGÃOS PÉLVICOS FEMININOS

Os órgãos pélvicos femininos são mostrados em corte mediossagital na Figura 14.17. A **bexiga** encontra-se posterior e imediatamente superior à **sínfise púbica**, dependendo da quantidade de distensão vesical. A **uretra** feminina é um canal estreito, com cerca de 4 cm de comprimento, que se estende do orifício uretral interno até o orifício uretral externo. A única função da uretra feminina é a passagem da urina para o exterior.

Órgãos reprodutivos femininos

Os órgãos reprodutivos femininos incluem um par de **ovários** (gônadas femininas), **tubas uterinas** (trompas de Falópio) e **vagina** (ver Figura 14.17).

Existe uma estreita relação entre a uretra e a bexiga, e entre o útero e a vagina. A uretra está incrustada na parede anterior da vagina. A relação espacial entre as três aberturas externas torna-se importante durante certos procedimentos radiográficos. A abertura anal é mais posterior, a abertura uretral é mais anterior, e a abertura vaginal está no meio.

Órgãos retroperitoneais e infraperitoneais

Os **rins** e os **ureteres** são **órgãos retroperitoneais** localizados posteriormente à cavidade peritoneal de homens e mulheres. **Bexiga, uretra** e **órgãos reprodutivos masculinos** são **infraperitoneais** (inferiores à cavidade peritoneal).

Como descrito no Capítulo 3, **útero**, **tubas uterinas** e **ovários** passam **dentro** da cavidade peritoneal. Os órgãos reprodutivos masculinos, no entanto, estão localizados totalmente **abaixo** do peritônio e estão separados dos órgãos da cavidade peritoneal. Assim, a face inferior do peritônio é um **saco fechado no homem, mas não na mulher**.

ÓRGÃOS PÉLVICOS MASCULINOS

Os órgãos pélvicos masculinos estão ilustrados em corte mediossagital na Figura 14.18. Quando a **bexiga** está vazia, a maior parte dela situa-se posteriormente à borda superior da **sínfise púbica**.

À medida que a bexiga se distende, como acontece durante uma cistografia, um estudo radiográfico da bexiga, ela se encontra cada vez mais acima do nível da sínfise púbica.

Órgãos reprodutivos masculinos

Os órgãos reprodutivos masculinos incluem **testículos** (gônadas masculinas); **vesículas seminais** e **ductos relacionados**; **ductos ejaculatórios** e **ductos deferentes** (canais deferentes); **pênis** e **bolsa escrotal**, que contém os testículos. A localização relativa desses órgãos é ilustrada na Figura 14.18.

A **uretra** masculina estende-se do orifício uretral interno para o orifício uretral externo na extremidade do pênis. A uretra prolonga-se através da **próstata** e por todo o comprimento do pênis. O comprimento médio de uma uretra masculina varia entre 17,5 e 20 cm e tem duas funções: eliminar a urina armazenada na bexiga e servir de passagem para o sêmen.

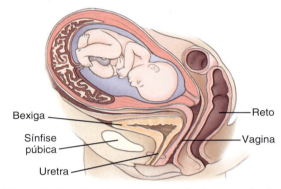

Figura 14.16 Gravidez a termo e relação com a bexiga.

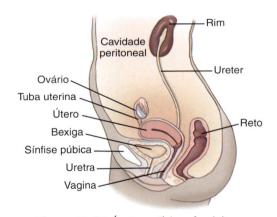

Figura 14.17 Órgãos pélvicos femininos.

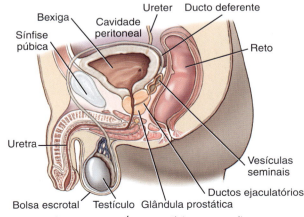

Figura 14.18 Órgãos pélvicos masculinos.

Revisão da anatomia
PIELOGRAFIA RETRÓGRADA

Identifica-se as seguintes estruturas anatômicas marcadas na pielografia retrógrada (Figura 14.19), em que o meio de contraste está sendo injetado através de um cateter inserido (retrogradamente) na uretra, na bexiga e no ureter, até o nível da pelve renal:

A. Cálices menores
B. Cálices maiores
C. Pelve renal
D. Junção ureteropélvica (JUP)
E. Ureter proximal
F. Ureter distal
G. Bexiga.

URETROCISTOGRAFIA MICCIONAL

Identificam-se as seguintes estruturas anatômicas marcadas na radiografia da bexiga e da uretra (Figura 14.20), obtida em um paciente jovem do sexo masculino durante a micção do meio de contraste (paciente com **refluxo vesicoureteral**; ver p. 547 para a explicação).

A. Ureteres distais
B. Bexiga
C. Área do trígono da bexiga
D. Área da próstata
E. Uretra.

CORTE AXIAL DE TOMOGRAFIA COMPUTADORIZADA

Estruturas anatômicas do abdome são vistas em uma imagem de corte axial de TC (Figura 14.21). Identificar os seguintes órgãos e estruturas abdominais fornece uma boa revisão de todas as estruturas anatômicas e suas relações entre si:

A. Fígado (parte inferior do lobo direito)
B. Vesícula biliar
C. Intestino delgado
D. Baço
E. Rim esquerdo
F. Córtex renal esquerdo
G. Aorta abdominal
H. Músculo psoas direito
I. Ureter direito
J. Rim direito.

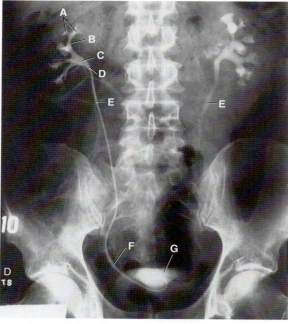

Figura 14.19 Pielografia retrógrada (cateter no ureter direito).

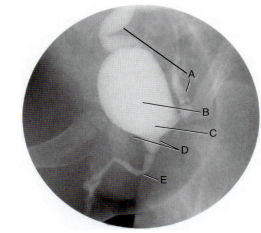

Figura 14.20 Cistouretrografia miccional, OPD (homem).

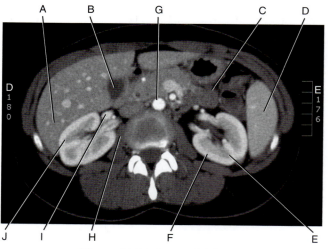

Figura 14.21 Corte axial de TC.

PUNÇÃO VENOSA

Introdução

Punção venosa pode ser definida como a punção percutânea de uma veia para **retirada de sangue** ou **injeção de uma solução**, tal como o meio de contraste para procedimentos urográficos. No passado, a punção venosa para urografia era realizada por médicos ou profissionais de laboratório ou enfermagem. No entanto, tornou-se parte do âmbito prático do profissional de diagnóstico por imagem; apesar disso, é importante estar ciente das leis locais vigentes, assim como das políticas institucionais que podem exigir uma certificação adicional para realizá-la.

Preparação para administração de agentes de contraste

Antes da retirada do meio de contraste de uma ampola ou um frasco, a confirmação de conteúdo correto, via de administração, quantidade a ser administrada e data de validade é importante (Figura 14.22).

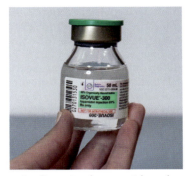

Figura 14.22 Confirmação de conteúdo e data de validade.

Os meios de contraste iodados hidrossolúveis são utilizados para exames radiográficos do sistema urinário. Esse tipo de meio de contraste pode ser administrado por **injeção em *bolus*** ou por **infusão por gotejamento**.

INJEÇÃO EM *BOLUS*

A injeção em *bolus* é aquela em que a dose inteira do meio de contraste é injetada no sistema venoso de uma só vez (Figura 14.23). Esse método de administração é tipicamente utilizado para a avaliação do realce pelo meio de contraste.

A **taxa** de injeção em *bolus* é controlada pelo seguinte:

- Tamanho da agulha ou do tubo de conexão
- Quantidade do meio de contraste injetado
- Viscosidade do meio de contraste
- Estabilidade da veia
- Força aplicada pelo indivíduo que está realizando a injeção.

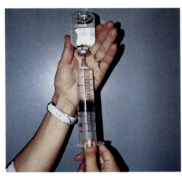

Figura 14.23 Aspiração para dentro da seringa, para a injeção em *bolus*.

INFUSÃO POR GOTEJAMENTO

A infusão por gotejamento é um método para a introdução do meio de contraste no sistema venoso por meio de um tubo conectado ao acesso intravenoso (IV). Uma quantidade específica do meio de contraste é introduzida ao longo de determinado período. Esse método é usado com mais frequência quando o cateter de infusão por gotejamento já está posicionado para infusões repetidas ou continuadas.

A bolsa ou o frasco de solução IV que contém o meio de contraste é invertida(o) e conectada(o) ao tubo (Figura 14.24). A taxa da infusão pode ser gradual ou rápida, dependendo das necessidades do exame, e é controlada por pinça ou grampo localizado abaixo do medidor de gotas do tubo IV.

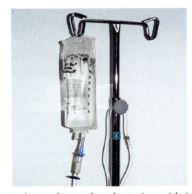

Figura 14.24 Bolsa ou frasco de solução invertida(o) para infusão em gotejamento.

EQUIPAMENTOS E SUPRIMENTOS

Na preparação para esse procedimento, o técnico deve dispor de todos os materiais necessários (Figura 14.25), que devem incluir o acesso a um carrinho de emergência abastecido com epinefrina ou difenidramina, para injeção de emergência no caso de reações adversas ao contraste.

A punção venosa requer os seguintes materiais:

- Descarte para material perfurocortante
- Garrote
- Compressa com álcool a 70%
- Vários tamanhos de *scalp* e cateteres
- Seringas descartáveis ou pré-cheias
- Tubos de infusão IV
- Suporte de braço
- Chumaços de algodão ou gaze 5 × 5 cm
- Fita adesiva ou dispositivo de segurança (p. ex., Tegaderm®)
- Luvas (recomenda-se que sejam sem látex)
- Meio de contraste iodado, hidrossolúvel.

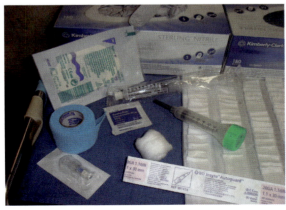

Figura 14.25 Material para punção venosa.

Preparação do paciente

Durante as **apresentações**, a **identificação do paciente** e as explicação do procedimento, o estado mental e emocional do paciente deve ser avaliado. Essa avaliação pode confirmar se o paciente sente-se mais confortável deitado, especialmente se houver possibilidade de síncope (perda temporária de consciência).

Ao avaliar uma criança, o técnico deve determinar a capacidade dela em cooperar durante o procedimento. Se o técnico acredita que a criança pode tornar-se agressiva ou movimentar-se repentinamente durante a inserção da agulha, o responsável ou outro profissional deve ser solicitado para ajudar a mantê-la calma e imobilizar o membro. No entanto, as tentativas de obter a cooperação da criança por meio de comunicação terapêutica adequada são sempre preferíveis. O técnico não deve enganar uma criança em relação ao desconforto do procedimento e, em vez disso, deve ser sincero. Ele deve estar aberto a perguntas e reconhecer as preocupações de uma criança.

ASSINATURA DO TERMO DE CONSENTIMENTO INFORMADO

Punção venosa é um procedimento invasivo que acarreta riscos de complicações, especialmente quando o meio de contraste é injetado. Antes de iniciar o procedimento, o técnico deve certificar-se de que o paciente está totalmente ciente dos riscos potenciais e que assinou um termo de **consentimento informado**. Se uma criança for submetida a uma punção venosa, o procedimento deverá ser explicado para a criança e para o responsável, o qual deve assinar o termo de consentimento informado.

Seleção da veia

Para a maioria das urografias IV, as veias da **fossa antecubital** são ideais. As veias dessa região geralmente são grandes, de fácil acesso e bastantes duráveis para resistir a uma injeção de *bolus* de meio de contraste, sem extravasamento (derrame do meio de contraste de um vaso sanguíneo para os tecidos circundantes).

As veias encontradas dentro da fossa antecubital normalmente utilizadas durante a punção venosa incluem as **veias cubital mediana, cefálica** e **basílica**. Por serem em geral de fácil acesso, essas veias podem tornar-se sobrecarregadas por flebotomias e acesso IV frequentes. Outro local de acesso pode ser averiguado se as veias da fossa antecubital estiverem danificadas ou inacessíveis. Outros locais comuns de acesso IV incluem a **veia cefálica** do punho lateral e as veias no lado posterior ou inferior do antebraço, como as **veias cefálica** ou **basílica** (Figura 14.26).

O técnico deve evitar veias esclerosadas (endurecidas), tortas (deformadas), enroladas ou usadas em excesso. Áreas de bifurcação venosa ou veias que se encontrem diretamente sobre uma artéria não devem ser usadas. **Não** se injeta diretamente em derivação, linha de infusão central ou cateter vascular, a menos que sob orientação médica.

TRATA-SE DE UMA VEIA, E NÃO DE UMA ARTÉRIA

Ao selecionar o local de injeção, o profissional deve se certificar de que se trata de uma veia, e **não de uma artéria**. A veia não é pulsátil e provavelmente estará próxima da superfície da pele.

Tipo e tamanho da agulha

Para injeções em *bolus* de 50 a 100 mℓ de meio de contraste para adultos, uma agulha de **calibres 18 a 22** é geralmente utilizada. Alguns técnicos preferem o *scalp*, pois afirmam que esse tipo de agulha proporciona maior controle durante a punção venosa em razão das duas abas laterais (Figura 14.27). O tamanho da agulha é determinado pelo tamanho da veia. O comprimento da agulha pode variar entre 2,5 e 3,75 cm. Para pacientes pediátricos, uma agulha menor, de calibres 23 a 25, é usada com mais frequência. O técnico também pode optar pelo uso de um **cateter** pré ou pós-punção em vez do *scalp*.

NOTA: Recomenda-se que o acesso IV seja mantido até se completar o procedimento de imagem, para o caso de ser necessário o tratamento de uma reação adversa causada pelo contraste.

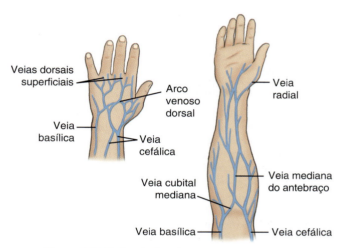

Figura 14.26 Possíveis veias para punção venosa.

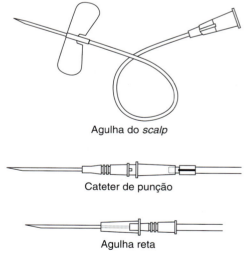

Figura 14.27 Três tipos de agulhas.

Procedimento de punção venosa

Passo 1: lavar as mãos e calçar as luvas (Figuras 14.28 e 14.29)

Após fazer as apresentações, verificar a identificação do paciente, explicar o procedimento e obter uma assinatura do termo de consentimento, o técnico prossegue com o seguinte:

A. Lavar as mãos cuidadosamente
B. Calçar as luvas. (Evitar luvas de látex, caso haja alternativa, devido a possíveis alergias do técnico ou do paciente.)

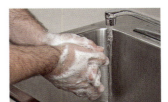

Figura 14.28 Lavagem das mãos.

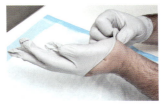

Figura 14.29 Colocação das luvas.

Passo 2: colocar o garrote, selecionar e limpar o local (Figuras 14.30 a 14.32)

A. Assegurar o conforto do paciente, seja sentado ou deitado. Apoiar o braço de interesse usando uma superfície dura, tal como uma mesa. Ajustar a altura do braço para coincidir com o nível apropriado de trabalho do técnico. Selecionar o local para injeção usando os dedos e colocar o garrote cerca de **7,5 a 10 cm** acima do local. Checar o pulso arterial radial a fim de verificar se o garrote está suficientemente firme para comprimir as veias e ainda permitir que o sangue flua para as regiões distais. Verificar a resiliência da veia selecionada e, em seguida, liberar o garrote
B. Limpar o local selecionado com álcool (isopropílico a 70%) em movimentos circulares do centro para fora de 5 a 7,5 cm por um período mínimo de 30 segundos. Nunca levantar o algodão da pele até que o processo de limpeza seja concluído
C. Esperar um pouco até o álcool secar antes de introduzir a agulha.

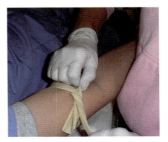

Figura 14.30 Colocação do garrote.

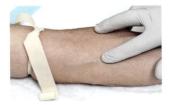

Figura 14.31 Seleção da veia.

Passo 3: iniciar a punção (Figura 14.33)

A. Apertar novamente o garrote
B. Utilizar a mão não dominante e ancorar a veia, deixando a pele esticada, logo abaixo do local da punção
C. Com o **bisel** da agulha **voltado para cima**, abordar a veia a um ângulo entre 20 e 45°. Avançar a agulha através da pele imediatamente superior à veia de interesse, até ser obtido o acesso venoso. O acesso pode ser verificado pela visualização de sangue no tubo (*scalp*) ou na câmara de retorno do sangue (cateter). Deve-se tomar cuidado para não ir além das paredes da veia
D. Diminuir o ângulo da agulha para seguir paralelamente à veia, enquanto a agulha é avançada um pouco mais para dentro dela, aproximadamente 0,6 cm.

Local alternativo – veias cefálicas ou basílicas da face posterior da mão (Figura 14.34).

NOTA: Se ocorrer extravasamento (infiltração) ou por algum motivo a punção venosa tiver que ser interrompida, retirar a agulha ou o cateter e aplicar uma leve pressão no local com gaze ou chumaço de algodão. Seguir a política do serviço de radiologia para o tratamento do local do extravasamento, depois de controlado o sangramento IV. Utilizar sempre uma agulha nova para quaisquer punções subsequentes.

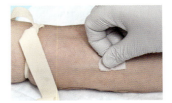

Figura 14.32 Limpeza do local.

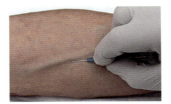

Figura 14.33 Inserir a agulha com o bisel voltado para cima, 20 a 45°, e avançar levemente.

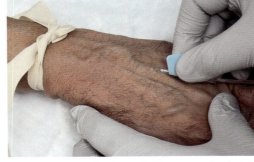

Figura 14.34 Com a agulha do *scalp* (face posterior da mão), inserir a agulha com o bisel para cima, de 20 a 25°, avançar lentamente.

Passo 4: fixação do acesso (Figuras 14.35 a 14.38)

A. **Agulha de *scalp*:** fixar o acesso usando fita adesiva para manter a agulha em posição. A fita precisa ser colocada sobre o conector da agulha cruzando as abas. O paciente deve ser instruído para que não mova ou flexione o braço. Observar o refluxo de sangue na base da agulha. Caso não se visualize o sangue, fazer leves ajustes na posição da agulha até ser visto o "retorno" do sangue no tubo. Acoplar o tubo IV ou um adaptador PRN ao eixo central. Soltar o garrote

B. **Cateter de punção:** depois que a agulha estiver na veia, é preciso segurar firmemente o cateter com o dedo polegar e o dedo indicador. Estabilizar a agulha e avançar o cateter lentamente na veia. Aplicar pressão sobre a veia cerca de 3,75 cm acima do local de inserção. Retirar o dispositivo de cobertura do cateter ou a agulha, e descartá-lo adequadamente em um recipiente apropriado. Acoplar rapidamente o tubo IV ou o adaptador PRN ao cateter. Fixar o cateter com fita adesiva e soltar o garrote.

Passo 5: preparar e aplicar a injeção (Figuras 14.39 e 14.40)

A. Pode ser uma política da instituição ou preferência do técnico lavar rapidamente o cateter IV com 5 a 10 mℓ de solução salina normal, na tentativa de testar a estabilidade da veia, antes de fixar o cateter ao meio de contraste
B. Assegurar que o meio de contraste seja administrado a uma taxa apropriada e procurar por sinais de extravasamento no local de injeção
C. Após realizar a injeção, assegurar o conforto do paciente, remover as luvas e lavar as mãos
D. A pessoa que realiza a punção venosa deve registrar os seguintes itens no prontuário do paciente:
   - Hora de início da injeção
   - Tipo e quantidade de meio de contraste injetado
   - Tolerância do paciente ao procedimento
   - Outra documentação do procedimento de acordo com a política da instituição.

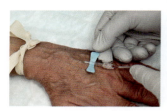

Figura 14.35 Com a agulha do *scalp*, observar o fluxo retrógrado de sangue.

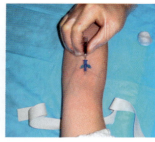

Figura 14.36 Retirar a agulha e soltar o garrote.

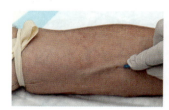

Figura 14.37 Avançar o cateter dentro da veia.

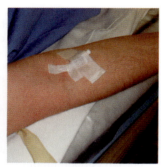

Figura 14.38 Fixar o cateter no local com fita adesiva.

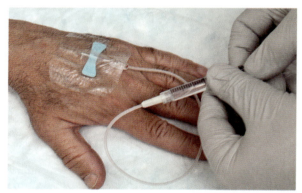

Figura 14.39 Fixar a agulha do *scalp* no local com fita adesiva; pronto para iniciar a injeção.

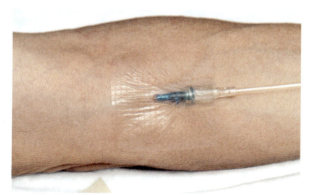

Figura 14.40 Soltar o garrote para o cateter de punção; pronto para a injeção.

Passo 6: remover a agulha ou o cateter (Figuras 14.41 e 14.42)

Para a segurança do paciente, deve-se manter o acesso venoso durante todo o exame ou até que o médico oriente a remoção. **Em primeiro lugar, calçar luvas** para remover o dispositivo de segurança (p. ex., fita, Tegaderm®). Puxar suave e rapidamente o cateter IV para fora da veia e da pele. Pressionar de maneira firme sobre o local da injeção com algodão ou gaze 5 × 5 cm. Fazer pressão imediatamente sobre o local da punção, até cessar o sangramento.

NOTA: Se o paciente estiver tomando anticoagulantes (p. ex., heparina e varfarina®), estancar o sangramento demora um pouco mais.

Fixar gaze ou chumaço de algodão no lugar. Certificar-se de informar o paciente de que o curativo pode ser removido em aproximadamente 20 minutos, após cessar o sangramento.

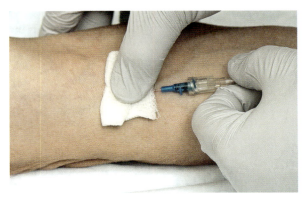

Figura 14.41 Retirar a agulha ou o cateter.

RESUMO DAS CONSIDERAÇÕES DE SEGURANÇA

1. Sempre usar luvas durante todas as etapas do procedimento
2. Seguir as precauções padrão da Occupational Safety and Health Administration (OSHA) e descartar todos os materiais que contêm sangue ou líquidos corporais
3. Colocar agulhas e seringa em um recipiente destinado a objetos perfurocortantes. Esses recipientes de descarte devem ser substituídos quando encherem até a metade
4. Se a punção inicial não for bem-sucedida, utilizar um novo *scalp* ou cateter pré-punção para a segunda tentativa. (A agulha e/ou o cateter podem ter sido danificados durante a inserção.) Selecionar também outro local para punção. Se a mesma veia for usada, as tentativas subsequentes para o acesso IV devem ocorrer próximo ao local da primeira tentativa
5. Se ocorrer o extravasamento do meio de contraste, elevar a extremidade afetada e aplicar uma compressa fria sobre o local da injeção durante cerca de 20 minutos, seguida de uma compressa quente. A compressa fria provocará vasoconstrição para minimizar o sangramento e os danos aos tecidos além de aliviar a dor. A compressa quente aumentará então a circulação para impulsionar a captação do meio de contraste extravasado. Essa rotatividade de compressas quentes e frias pode continuar por um período de tempo especificado pelo médico. Um relatório formal sobre o extravasamento talvez seja necessário, dependendo da quantidade extravasada e da política do serviço de radiologia, e deve ser anotado no prontuário do paciente
6. Documentar a injeção, incluindo o local da injeção, o tempo, a quantidade, o tipo de agente de contraste injetado e qualquer complicação resultante.

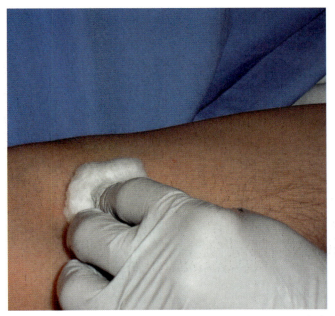

Figura 14.42 Aplicar imediatamente pressão sobre o local da injeção.

PROCEDIMENTOS RADIOGRÁFICOS

Meio de contraste e urografia
INTRODUÇÃO À UROGRAFIA INTRAVENOSA

A imagem radiográfica abdominal fornece pouca informação sobre o sistema urinário. O contorno geral dos rins pode ser fracamente demonstrado devido à cápsula adiposa ao seu redor. Entretanto, o sistema urinário, em geral, combina-se com outras estruturas de tecidos moles da cavidade abdominal, sendo então necessário um meio de contraste para visualizar radiograficamente a porção interna do sistema urinário preenchida por líquido. Esse procedimento radiográfico que utiliza meio de contraste injetado por via intravenosa é denominado **urografia excretora**. O exame radiográfico geral do sistema urinário normalmente é denominado **urografia**. *Uro* é um prefixo que denota relação com a urina ou com o sistema urinário.

CONTRASTE IODADO

Iodo é o **elemento de opacificação** usado em meio de contraste intravenoso para urografia. Seu número atômico alto (53) leva a maior atenuação e melhor visualização das estruturas dentro do sistema urinário. A estrutura de todos os agentes de contraste iodados é derivada de um modelo benzênico-6 com três átomos de iodo, e referidos como *agentes de contraste tri-iodados*. Os agentes de contraste podem ser **monômeros** (Figura 14.43A), contendo um anel de benzeno tri-iodado, ou **dímeros** (Figura 14.43B), contendo dois anéis de benzeno tri-iodados.

CONTRASTE IÔNICO

Os agentes de contraste iodados iônicos contêm um elemento da cadeia lateral carregada positivamente denominado **cátion**. O cátion é um sal, em geral sódio e meglumina, ou uma combinação de ambos. Esses sais aumentam a solubilidade do meio de contraste. O cátion é combinado com um componente carregado negativamente denominado **ânion**. O diatrizoato e o iotalamato são ânions comuns que ajudam a estabilizar o componente do meio de contraste.

Depois de injetado, o cátion dissocia-se (ioniza-se) do composto original ou ânion, criando assim duas partículas separadas no sangue. Essa ação produz uma condição hipertônica por meio do aumento da osmolalidade do plasma sanguíneo. A **osmolalidade** é o número de partículas dissolvidas em uma solução.

AGENTES DE CONTRASTE DE ALTA OSMOLALIDADE (ACAO)

Um monômero tri-iodado iônico pode aumentar muito a osmolalidade do plasma e é considerado um agente de contraste de alta osmolalidade (ACAO). Nos anos 1950, os ACAOs eram os agentes comumente usados. Esse aumento da osmolalidade pode causar espasmo venoso, dor no local da injeção e retenção líquida. Mais importante, os agentes de contraste iônicos podem aumentar a probabilidade de um paciente ter uma reação ao meio de contraste. Qualquer ruptura no delicado equilíbrio das funções fisiológicas do corpo pode resultar em uma reação. Esse conceito é a base da teoria quimiotóxica, a qual declara que qualquer ruptura no equilíbrio fisiológico, denominada **homeostasia**, pode levar a uma reação.

CONTRASTE NÃO IÔNICO

Os contrastes não iônicos contêm os mesmos elementos de opacificação tri-iodados, mas não contêm cargas carregadas positivamente. O grupo carboxila ionizado é substituído por um grupo não dissociado, como amida ou glicose. Portanto, quando injetado no sangue ou em outras cavidades do corpo, o meio de contraste permanece intacto. O termo **não iônico** foi criado para descrever esse tipo de meio de contraste com base em sua característica não ionizante (Figura 14.44).

AGENTES DE CONTRASTE DE BAIXA OSMOLALIDADE (ACBO)

Nos anos 1980, foi desenvolvido um monômero tri-iodado não iônico. Esse agente aumenta ligeiramente a osmolalidade do plasma, se tanto, e é considerado um agente de contraste de baixa osmolalidade (ACBO). Do fim dos anos 1980 ao início dos anos 1990, foram introduzidos os agentes dímeros. Um dímero não iônico aumenta o número de átomos de iodo para seis e permanece quase isotônico. Depois de injetado, o dímero se mantém como duas partículas, mas tem duas vezes a concentração de iodo. Portanto, é necessária uma quantidade menor de meio de contraste para manter a opacificação da área de interesse.

Pesquisas indicam que os pacientes têm menor probabilidade de ter reações ao meio de contraste quando um ACBO é utilizado. O custo do uso de um ACBO, entretanto, é maior que o de um ACAO. Quando, em meados dos anos 1990, as patentes expiraram, houve queda no custo dos ACBO. Em consequência, esses são agora os agentes de contraste recomendados para uso em injeções de contraste intravenosas.[3] A Tabela 14.1 apresenta uma lista de agentes de contraste à base de iodo.

EFEITOS COLATERAIS COMUNS.

Alguns efeitos colaterais ocorrem em muitos pacientes como resultado esperado pela injeção de meios de contraste iodados. Esses efeitos são breves e limitados.

Dois efeitos colaterais comuns que podem ocorrer após uma injeção IV de meios de contraste iodados são **ondas de calor temporárias** e **gosto metálico na boca**. As ocorrências de ondas de calor, particularmente no rosto, e o gosto metálico geralmente são breves. A discussão desses possíveis efeitos e a explicação cuidadosa do exame ajudam a reduzir a ansiedade e a preparar o paciente psicologicamente.

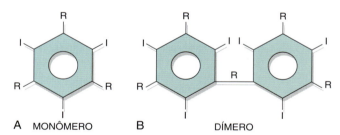

Figura 14.43 A. Monômero. **B.** Dímero. (O caso é uma cortesia de Andrew Murphy, Radiopaedia.org, rID: 48581.)

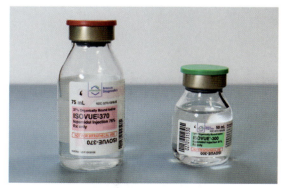

Figura 14.44 Dois exemplos de meios de contraste não iônicos hidrossolúveis.

Tabela 14.1 Características dos meios de contraste iodados.[4]

NOME	ESTRUTURA	CARGA	OSMOLALIDADE
Renografin®, Hypaque®	Monômero	Iônica	Alta
Urografin®	Monômero	Iônica	Alta
Conray®	Monômero	Iônica	Alta
Telebrix®	Monômero	Iônica	Alta
Hexabrix®	Dímero	Iônica	Baixa
Isovue®	Monômero	Não iônica	Baixa
Omnipaque®	Monômero	Não iônica	Baixa
Imeron®	Monômero	Não iônica	Baixa
Imagopaque®	Monômero	Não iônico	Baixa
Oxilan®	Monômero	Não iônico	Baixa
Optiray®	Monômero	Não iônica	Baixa
Ultravist®	Monômero	Não iônica	Baixa
Isovist®	Dímero	Não iônica	Iso-osmolar
Visipaque®	Dímero	Não iônica	Iso-osmolar

HISTÓRICO DO PACIENTE

O histórico cuidadoso do paciente pode servir de alerta para a equipe médica sobre uma possível reação (Figura 14.45). Pacientes com histórico de alergia são mais propensos a apresentar reações adversas aos meios de contraste do que os não alérgicos. As perguntas a fazer ao paciente são as seguintes:

1. Você é alérgico a algo?
2. Você já teve febre do feno, asma ou urticária?
3. Você é alérgico a algum fármaco ou medicamento?
4. Você é **alérgico ao iodo**?
5. Você é alérgico a algum alimento?
6. Atualmente, você toma **metformina, Glucophage®, Fortamet®, Glumetza®, Riomet®, Glucovance®, Metaglip®, Jentadueto®, ActoPlus Met®, Prandimet®, Avandamet®, Kombiglyze XR® ou Janumet®?**[5]
7. Você já fez algum exame de raios X que exigiu injeção em uma artéria ou veia? Se sim, você teve qualquer dificuldade com a injeção de meios de contraste?

Uma resposta positiva a qualquer uma dessas perguntas alerta a equipe para o aumento da probabilidade de reação.

EXAMES LABORATORIAIS

O técnico deve verificar o prontuário do paciente para determinar os níveis de **creatinina** e de **ureia** e/ou a **estimativa da taxa de filtração glomerular (eTFG)**. Esses exames laboratoriais precisam ser executados e relatados no prontuário do paciente antes da realização do estudo do sistema urinário. A creatinina e a ureia são indicadores de diagnóstico da função renal. Níveis elevados de ureia ou creatinina podem indicar insuficiência renal aguda ou crônica, tumores ou outras condições do sistema urinário. **Níveis de creatinina normais** para o adulto são de **0,6 a 1,5 mg/dℓ**. **Níveis de ureia** devem variar entre **8 e 25 mg/100 mℓ**. Uma e **TFG normal** para adultos é 60 mℓ/min ou maior.

Metformina[5]

Cloridrato de metformina é um fármaco indicado para o controle do diabetes melito não dependente de insulina. A metformina diminui a glicose hepática e aumenta a resposta do corpo à insulina. Pacientes que tomam metformina podem receber meio de contraste iodado somente se seus níveis de função renal estiverem dentro dos limites normais. A combinação de meio de contraste iodado e metformina pode aumentar o risco de insuficiência renal aguda e/ou acidose láctica induzida por meio de contraste.

Assim, o American College of Radiology recomenda duas categorias para controlar os riscos:

Categoria I: se um paciente não apresentar evidência de lesão renal aguda (LRA) e tiver uma eTFG de 30 mℓ ou maior, não será necessário descontinuar o uso de metformina antes ou após a injeção

Categoria II: se um paciente tiver uma LRA ou uma eTFG inferior a 30 mℓ, a metformina deve ser suspensa antes da injeção e por 48 horas após a injeção.

Os protocolos de cada local podem variar. O técnico precisa estar ciente dessas políticas antes de injetar agentes de contraste.[5]

O técnico deve rever o prontuário do paciente e perguntar se ele está tomando metformina. Os nomes comerciais dos medicamentos que contêm metformina incluem: Glucophage®, Glucophage XR®, Fortamet®, Glumetza® e Riomet®. Produtos combinados que contêm metformina incluem: Glucovance®, Metaglip®, Jentadueto®, Actoplus Met®, Actoplus Met XR®, Prandimet®, Avandamet®, Janumet®, Janumet XR® e Kombiglyze XR®. Se a resposta do paciente for "sim", isso deverá ser levado ao conhecimento imediato do radiologista antes da injeção.

SELEÇÃO E PREPARAÇÃO DOS MEIOS DE CONTRASTE

A seleção e a preparação do meio de contraste correto são etapas essenciais antes da injeção (Figura 14.46). Como os rótulos em vários frascos são semelhantes, **deve-se sempre ler o rótulo com muito cuidado** várias vezes. Além disso, o **frasco vazio deverá ser mostrado ao radiologista ou à pessoa que está aplicando a injeção.** O frasco vazio de contraste deve ser mantido na sala

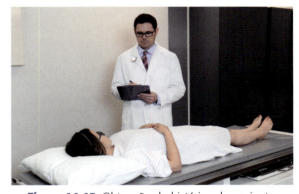

Figura 14.45 Obtenção do histórico do paciente.

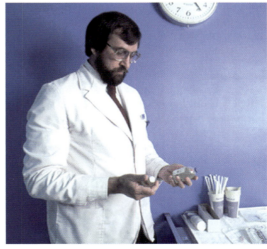

Figura 14.46 Seleção e preparação do meio de contraste.

de exame até que o processo esteja concluído e o paciente seja liberado, se ocorrer uma reação ao contraste. Em alguns casos, o número do lote do frasco deve ser documentado como parte do registro do paciente.

Sempre que o meio de contraste for aspirado na seringa, a esterilidade do meio, da seringa e da agulha deve ser mantida.

Reações aos meios de contraste
PREPARAÇÃO PARA A POSSÍVEL REAÇÃO
Por ser possível e imprevisível uma reação ao meio de contraste, um **carrinho de emergência** totalmente abastecido deve estar prontamente disponível sempre que uma injeção IV é aplicada (Figura 14.47). Além dos fármacos de emergência, o carrinho deve conter equipamentos de reanimação cardiopulmonar, oxigênio portátil, sucção e um aparelho de pressão sanguínea, e talvez um desfibrilador e um monitor.

O técnico é responsável por assegurar que o carrinho de fármacos de emergência esteja abastecido e disponível na sala. Máscaras e cânula para suporte de oxigênio, tubos de sucção, agulhas e seringas precisam estar prontamente disponíveis. O estado desse carrinho de fármacos de emergência deve ser verificado antes da realização de qualquer procedimento com meio de contraste.

Um medicamento de emergência comum é a **epinefrina**, que deve estar disponível com seringa e agulha prontas para uso (Figura 14.48).

Procedimento pré-medicação
Para reduzir a gravidade das reações ao meio de contraste, alguns pacientes podem ser pré-medicados antes da realização de um procedimento com o uso desse agente. Podem ser administrados ao paciente vários medicamentos em estágios diferentes para reduzir o risco de uma reação alérgica aos meios de contraste. Um dos protocolos comuns de medicação pré-anestésica inclui uma combinação de anti-histamínico e prednisona administrada durante um período de 12 ou mais horas antes do procedimento. Os pacientes com histórico de febre do feno, asma ou alergia a algum alimento podem ser candidatos ao procedimento de pré-medicação. O técnico deve perguntar aos pacientes se receberam qualquer pré-medicação antes do procedimento e anotar sua resposta no prontuário apropriado.

Categorias das reações ao meio de contraste[5]
Existem duas categorias de reações ao meio de contraste: local e sistêmica. As **reações locais** afetam apenas a região específica do corpo na qual o material de contraste foi injetado no sistema venoso. As **reações sistêmicas** não afetam o local da injeção, mas o corpo todo, ou um órgão específico. As reações sistêmicas podem variar de leves a graves. As reações graves podem provocar significativas complicações após a reação.

Reações locais. Duas reações locais da injeção de contraste podem ser encontradas próximo ou no local de acesso IV, as quais incluem **extravasamento** e **flebite**.
- **Extravasamento:** escape do meio de contraste iodado para fora do vaso e para tecidos circunjacentes (às vezes, também referido como **infiltração**). Isso pode ocorrer quando o acesso venoso é perdido devido à ruptura da veia ou quando a agulha é incorretamente colocada no tecido circunjacente e fora da veia pretendida. Em qualquer caso, o meio de contraste preenche o tecido ao redor do local de acesso. O meio de contraste extravasado, particularmente o contraste de alta osmolalidade, é conhecido por ser tóxico para os tecidos circundantes. A resposta anti-inflamatória local aguda na pele tem picos em 24 a 48 horas após o extravasamento. Ulceração e necrose tecidual

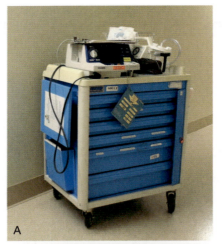

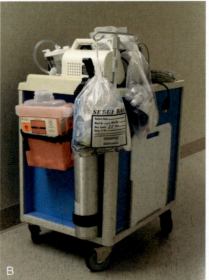

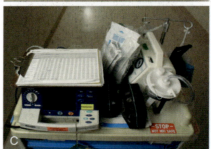

Figura 14.47 Carrinho de emergência. (De Ehrlich RA, Coakes DM. *Patient care in radiography*, ed 10, St. Louis, Elsevier, 2021.)

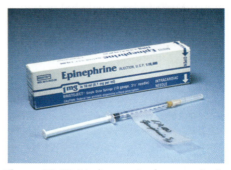

Figura 14.48 Medicamento de emergência.

podem ocorrer até 6 horas depois do episódio. Apesar de não se ter chegado a um consenso em relação ao tratamento, um protocolo comum para extravasamento abrange o seguinte:
- Notificar o enfermeiro e/ou o médico do serviço de radiologia para que o tratamento possa ser administrado rapidamente
- Elevar o membro afetado acima do coração para diminuir a pressão capilar e promover a reabsorção do meio de contraste extravasado
- Usar uma compressa fria seguida de compressas quentes, primeiramente para aliviar a dor e, em seguida, para melhorar a reabsorção do meio de contraste
- Documentar o incidente.

Os pacientes ambulatoriais devem ser liberados somente após a confirmação do radiologista de que houve melhora dos sinais e sintomas iniciais, sem desenvolvimento de novos sinais e sintomas. O paciente ambulatorial deve ser instruído a ser acompanhado por seu médico se os sinais e sintomas se agravarem
- **Flebite:** inflamação de uma veia. Esta pode ser uma complicação de acesso venoso relacionada à administração do meio de contraste IV ou, simplesmente, ao acesso venoso. Os sinais de flebite incluem dor, vermelhidão e, possivelmente, inchaço ao redor do local do acesso venoso.

  Se o técnico que pretende administrar o meio de contraste observar sinais de flebite no local de acesso, é necessário interromper o acesso venoso nesse local e encontrar um acesso alternativo acima da zona afetada ou no membro oposto. A flebite pode intensificar uma complicação grave e deve ser documentada no prontuário do paciente. O enfermeiro e/ou o médico também devem ser notificados para que o local possa ser convenientemente tratado, se necessário.

Reações sistêmicas. Três categorias gerais de reações sistêmicas aos meios de contraste foram identificadas: **leve, moderada** e **grave**. Esses três tipos de reações são classificados de acordo com o grau dos sintomas associados à reação.

Independentemente do tipo de reação ao meio de contraste que pode ocorrer em um paciente, é importante documentar todos os sintomas no prontuário e comunicar ao enfermeiro e/ou ao médico.
- **Reação leve:** essa **reação não alérgica** em geral não requer intervenção farmacológica ou assistência médica (Figura 14.49). Dois desses sintomas também são considerados efeitos colaterais. Esse tipo de reação pode basear-se em ansiedade e/ou medo. Embora não seja uma situação potencialmente fatal, o técnico deve estar atento a todas as necessidades do paciente. Os sintomas de uma reação leve envolvem o seguinte (Tabela 14.2):
  - Ansiedade
  - Tontura
  - Náuseas
  - Vômitos
  - Gosto metálico (efeito colateral comum)
  - Eritema leve
  - Sensação de rubor durante a injeção (efeito colateral comum)
  - Coceira
  - Urticárias leves disseminadas.

O possível tratamento de uma reação leve inclui pedir para o paciente respirar lentamente, fornecimento de compressas úmidas frias e transmissão de confiança ao paciente. Deve-se manter o paciente sob observação para assegurar que esses sintomas não progridam para uma reação mais séria.
- **Reação moderada:** o segundo tipo de reação é uma **reação alérgica verdadeira** (**reação anafilática**) que resulta da introdução de meio de contraste iodado. Os sintomas de uma reação moderada envolvem o seguinte (Tabela 14.3):
  - Urticária (urticária moderada a grave)
  - Possível edema de laringe
  - Edema facial sem dispneia
  - Broncospasmo
  - Angioedema
  - Hipotensão
  - Taquicardia (> 100 bpm) ou bradicardia (< 60 bpm).

Tabela 14.2 Resumo de reações leves ao meio de contraste.

SINTOMAS	RESPONSABILIDADES DO TÉCNICO
Todos os sintomas	Documentar todas as reações à injeção do meio de contraste. Notificar o enfermeiro e/ou o médico sobre alguma reação não solucionada
Ansiedade	Pedir ao paciente para respirar lentamente e transmitir confiança a ele. Continuar a monitorar o paciente
Tontura	Confortar e tranquilizar o paciente
Calor, sensação de rubor, gosto metálico	Confortar e tranquilizar o paciente
Náuseas e vômitos	Colocar o paciente virado para o lado, fornecer uma bacia para êmese e uma toalha de mão (ver Figura 14.49)
Síncope (desmaio)	Confortar e apoiar o paciente, e monitorar os sinais vitais
Urticária branda, coceira	Informar o enfermeiro ou o médico. Continuar a monitorar o paciente

Tabela 14.3 Resumo de reações moderadas ao meio de contraste.

SINTOMAS	RESPONSABILIDADES DO TÉCNICO
Todos os sintomas	Documentar todas as reações pela injeção do meio de contraste. Notificar o enfermeiro e/ou o médico
Urticária moderada a grave	Chamar assistência médica. Continuar a monitorar o paciente
Laringospasmo (sensação de sufocamento pelo fechamento da laringe)	Chamar a assistência médica. Continuar a monitorar o paciente
Angioedema (tumefação de tecidos moles)	Chamar a assistência médica. Continuar a monitorar o paciente
Hipotensão (pressão sanguínea baixa) moderada	Chamar a assistência médica. Continuar a monitorar o paciente
Taquicardia (batimentos cardíacos acelerados) moderada	Chamar a assistência médica. Continuar a monitorar o paciente
Bradicardia (batimentos cardíacos lentos)	Chamar a assistência médica. Continuar a monitorar o paciente

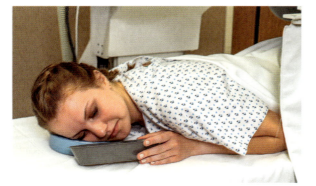

Figura 14.49 Reação leve – náuseas.

Visto que reações moderadas podem levar a uma condição de risco à vida, a assistência médica deve ser prestada sem demora. O tratamento em geral envolve a intervenção com medicamentos para combater os efeitos da reação.

- **Reação grave:** o terceiro tipo de reação, também conhecido como **reação vasovagal**, é uma **condição com risco à vida**. A introdução de agentes de contraste iodados estimula o nervo vago, que pode provocar a queda da frequência cardíaca e a diminuição perigosa da pressão arterial. É necessária uma resposta rápida e imediata da equipe médica. Os sintomas de uma reação grave envolvem o seguinte (Tabela 14.4):
  - Choque anafilático (hipotensão + taquicardia)
  - Arritmias cardíacas
  - Edema de laringe com estridor e/ou hipoxia
  - Edema facial com dispneia
  - Possíveis convulsões
  - Perda de consciência
  - Parada cardíaca
  - Parada respiratória
  - Pulso não detectável.

Deve-se declarar emergência médica imediatamente. Assegure-se de que o carrinho de emergência esteja próximo e que os equipamentos de oxigênio e de aspiração estejam disponíveis. A hospitalização desse paciente é iminente.

Uma reação grave pode afetar sistemas de órgãos individuais, levando a complicações específicas:

- Sistema cardíaco: atividade elétrica sem pulso
- Sistema respiratório: edema pulmonar
- Sistema vascular: trombose venosa
- Sistema nervoso: indução de convulsão
- Sistema renal: falência temporária ou parada completa dos rins.

O início da reação pode ocorrer imediatamente após a injeção do meio de contraste e pode não ser evidente por até 48 horas após a conclusão do exame. O tratamento inclui hidratação, administração de furosemida (diurético), medicamentos cardíacos intervencionistas, medicamentos anticonvulsivos e diálise renal. Quando essa reação ocorre após o término do procedimento de urografia, deve-se pedir ao paciente que alerte o médico em relação a qualquer dificuldade na produção de urina ou outros sintomas incomuns.

Urografia excretora – urografia intravenosa (UIV)

A **urografia excretora** ou **intravenosa (UIV)** é um exame radiográfico do sistema urinário. Esse exame tem sido referido geralmente como *pielografia intravenosa*, ou *PIV*. *Pielo*, entretanto, refere-se somente às pelves renais. Como a urografia excretora visualiza normalmente mais anatomia que somente a pelve renal, o termo *PIV* não é preciso para esse procedimento e não deve ser utilizado.

A UIV visualiza os cálices renais menores e maiores, as pelves renais, os ureteres e a bexiga após uma injeção intravenosa de meio de contraste. A urografia excretora é um **verdadeiro teste funcional**, pois as moléculas do meio de contraste são rapidamente removidas da corrente sanguínea e excretadas completamente pelo rim normal. (Hoje, os exames funcionais do sistema urinário geralmente são conduzidos por meio de TC.)

OBJETIVO

Os três objetivos de uma urografia excretora são os seguintes:

1. Visualizar a porção coletora do sistema urinário
2. Avaliar a capacidade funcional dos rins
3. Avaliar o sistema urinário quanto às anomalias patológicas ou anatômicas.

Tabela 14.4 Resumo de reações graves ao meio de contraste.

SINTOMAS	RESPONSABILIDADES DO TÉCNICO
Todos os sintomas	Documentar todas as reações à injeção do meio de contraste. Notificar o enfermeiro e/ou médico
Hipotensão (pressão arterial sistólica < 80 mmHg)	Declarar emergência médica (código). Continuar a monitorar os sinais vitais
Bradicardia (frequência cardíaca < 50 bpm)	Declarar emergência médica (código). Continuar a monitorar os sinais vitais
Sem pulso detectável	Declarar emergência médica (código). Continuar a monitorar os sinais vitais
Edema da laringe	Declarar emergência médica (código). Continuar a monitorar os sinais vitais
Convulsão, perda da consciência	Declarar emergência médica (código). Continuar a monitorar os sinais vitais
Arritmias, parada cardíaca	Declarar emergência médica (código). Continuar a monitorar os sinais vitais
Parada respiratória	Declarar emergência médica (código). Continuar a monitorar os sinais vitais
Diminuição do débito urinário	Notificar o médico
Anúria (sem débito urinário)	Notificar o médico
Sem pulso	Notificar o médico
Edema pulmonar (tosse grave e falta de ar)	Notificar o médico
Vasculite ou dor nos membros	Notificar o médico
Convulsões	Notificar o médico

CONTRAINDICAÇÕES

Mesmo que os meios de contraste atuais sejam considerados relativamente seguros, o técnico deve ter cuidado extra na obtenção do histórico do paciente. Pelo histórico do paciente, o técnico pode se tornar ciente de certas condições que impedem esse paciente de realizar uma urografia excretora. As principais contraindicações incluem:

1. Hipersensibilidade ao meio de contraste iodado
2. Anúria ou ausência de excreção de urina
3. Mieloma múltiplo
4. Diabetes, especialmente diabetes melito
5. Doença renal ou hepática grave
6. Insuficiência cardíaca congestiva
7. Feocromocitoma
8. Anemia falciforme
9. Pacientes que tomam metformina, Glucophage®, Fortamet®, Glumetza®, Riomet®, Glucovance®, Metaglip®, Jentadueto®, ActoPlus Met®, Prandimet®, Avandamet®, Kombiglyze XR® ou Janumet®[3]
10. Insuficiência renal, aguda ou crônica (ver seção *Glossário de termos de patologia urinária*).

Certas condições dessa lista, como **mieloma múltiplo** e **feocromocitoma**, justificam outras considerações. O mieloma múltiplo é uma condição maligna das células plasmáticas da medula óssea, e o feocromocitoma é um tumor da glândula suprarrenal. Pesquisas indicam que esses pacientes estão em maior risco durante a urografia excretora. Como a **anemia falciforme** pode comprometer a função renal, esses pacientes também estão em alto risco. Um paciente com uma das contraindicações citadas pode precisar de exame de imagem. No entanto, um paciente com quaisquer dessas condições de alto risco ainda é capaz de ser submetido à urografia excretora se o médico determinar que o benefício do procedimento supera os riscos.

Terapia de hidratação e gotejamento de solução salina normal IV antes do procedimento pode reduzir o risco aos pacientes com mieloma múltiplo, diabetes melito e outras condições. Esses pacientes também podem ser candidatos ao protocolo da pré-medicação prévia ao estudo com meio de contraste.

GLOSSÁRIO DE TERMOS DE PATOLOGIA URINÁRIA

A seguir, são apresentados os termos comuns de patologia relacionados com o sistema urinário que podem ser utilizados para descrever possíveis reações ao meio de contraste. Os seguintes termos devem constar no prontuário do paciente, na requisição do exame ou no relatório dos resultados do exame:

Agenesia renal - ausência de formação do rim.
Angioedema - regiões ou áreas de tumefação subcutânea (p. ex., lábios, outras partes da boca, pálpebras, mãos e pés) causada por reações alérgicas a alimentos ou medicamentos.
Anúria - cessação completa da formação de urina pelos rins; também chamada de *anurese*.
Bacteriúria - presença de bactéria na urina.
Bradicardia - diminuição dos batimentos cardíacos, geralmente < 60 bpm.
Broncospasmo - contração dos brônquios e dos músculos bronquiolares, produzindo restrição das passagens de ar.
Diurético - agente que aumenta a excreção urinária.
Fecalúria - matéria fecal na urina.
Glicosúria - glicose na urina.
Hematúria - sangue na urina.
Hipotensão - pressão arterial abaixo do normal.
Incontinência urinária - eliminação involuntária de urina pela uretra; em geral causada pela falta de controle dos esfíncteres vesicais e uretrais.
Infecção do trato urinário (ITU) - infecção causada por bactérias, vírus, fungos ou determinados parasitas que acometem adultos e crianças; em geral causada por refluxo vesicoureteral.
Insuficiência renal (aguda ou crônica) - incapacidade do rim de excretar metabólitos em níveis normais no plasma, ou incapacidade de reter eletrólitos em condições de ingestão normal
- **Insuficiência renal aguda** - marcada pela presença de uremia, oligúria ou anúria, com hiperpotassemia e edema pulmonar; a urografia excretora demonstra pouca ou nenhuma filtração do meio de contraste através do rim; possível exacerbação da condição do paciente após o uso de meios de contraste iodados; ultrassonografia é considerada alternativa segura para avaliação de sinais de insuficiência renal
- **Insuficiência renal crônica** - resulta de ampla variedade de condições, podendo necessitar de hemodiálise ou transplante.

Laringospasmo - fechamento da glote no interior da abertura glótica da laringe.
Lasix® - Nome comercial do diurético furosemida.
Lesão renal aguda (LRA) - formalmente conhecida como insuficiência renal aguda (IRA); insuficiência renal súbita (ver o termo *insuficiência renal*).
Litotripsia - técnica terapêutica que utiliza ondas acústicas (som) para triturar cálculos renais grandes, transformando-os em pequenas partículas a fim de serem eliminados.
Micção - ato de eliminar urina; urinar.
Nefroptose - deslocamento excessivo do rim para baixo até a pelve quando o paciente está na posição ereta.
Oligúria - excreção de quantidade reduzida de urina em relação à quantidade de líquidos ingerida, normalmente definida como menos de 400 mℓ/24 h; também chamada de *hipourese* ou *oligourese*.
Pneumatúria - presença de gases na urina, em geral resultante de uma fístula entre a bexiga e o intestino.

Poliúria - eliminação de grande volume de urina em relação à quantidade de líquidos ingerida durante determinado período; um sintoma comum do diabetes.
Proteinúria - presença de níveis excessivos de proteínas na urina; também denominada *albuminúria*.
Refluxo urinário - retorno do fluxo urinário da bexiga para o ureter e o rim; também denominado **refluxo vesicoureteral**, uma causa comum de pielonefrite, na qual o retorno do fluxo pode transportar bactérias capazes de produzir infecção renal.
Retenção - incapacidade de urinar, possivelmente devido à obstrução da uretra ou à ausência de vontade de urinar.
Síncope - perda de consciência causada pelo fluxo reduzido de sangue no cérebro; também conhecida como **desmaio**.
Taquicardia - batimentos cardíacos acelerados, normalmente > 100 bpm (bpm).
Uremia - excesso de ureia, creatinina e outros produtos nitrogenados do metabolismo final das proteínas e aminoácidos no sangue; presente, com frequência, na insuficiência renal crônica, também pode ser chamada de *azotemia*.
Urticária - erupção de pápulas cutâneas, devido, com frequência, à hipersensibilidade a alimentos ou medicamentos.

Indicações clínicas

As indicações clínicas mais comuns para procedimentos radiográficos do sistema urinário incluem as seguintes (Tabela 14.5):

Hiperplasia prostática benigna (HPB) é o aumento da próstata, que geralmente começa na quinta década de vida. Embora seja uma doença benigna, pode causar compressão e obstrução da uretra. Em geral, essa obstrução produz micção frequente e dolorosa, e possível refluxo vesicoureteral.

A incidência pós-miccional, em posição ereta, durante urografia excretora ou cistografia, produz um defeito ao longo da base da bexiga, que é indicativo de HPB. O assoalho vesical pode apresentar-se elevado ou indentado.

Cálculos vesicais (na bexiga) são pedras que se formam dentro da bexiga. Esses cálculos não são tão comuns como os cálculos renais, mas podem crescer na bexiga (Figura 14.50) e ser radiolucentes ou radiopacos. Em geral, os cálculos radiolucentes são de ácido úrico. A presença de cálculos na bexiga é passível de causar dificuldade de urinar. Esses cálculos podem

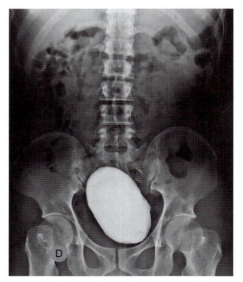

Figura 14.50 Cálculo vesical grande. (De Nugroho EA et al. Giant bladder stone with history of recurrence urinary tract infections: A rare case. *Urology Case Reports* 26: 100945.)

ser demonstrados durante a urografia excretora ou cistografia retrógrada. Também são vistos claramente durante a tomografia computadorizada da pelve.

Carcinoma da bexiga é um tumor três vezes mais comum nos homens do que nas mulheres.[6] Em geral, é diagnosticado após os 50 anos. Os sintomas de carcinoma da bexiga incluem hematúria e frequência na micção. O tumor normalmente é uma massa sólida ou papilar com o envolvimento da mucosa. Embora cistografia possa ser realizada, tomografia computadorizada (TC) e ressonância magnética (RM) são utilizadas para determinar o estágio do tumor e o grau de envolvimento do tecido.

Anomalias congênitas são defeitos estruturais ou químicos ou alterações presentes ao nascimento

- **Duplicação do ureter e da pelve renal** - envolve dois ureteres e/ou pelves renais que se originam do mesmo rim. É o tipo mais comum de anomalia congênita do sistema urinário.[6] Em geral, não causa um problema de saúde para o paciente. A urografia excretora confirma essa condição
- **Rim ectópico** - descreve um rim normal que não consegue se elevar no abdome, mas permanece na pelve. Esse tipo de rim tem um ureter mais curto do que o normal. Mesmo que essa condição não represente um problema de saúde para o paciente, pode interferir no parto em mulheres. Embora urografia excretora confirme a localização do rim ectópico, ultrassonografia e TC da pelve também demonstram essa anomalia.
- **Rim em ferradura** - ocorre como uma fusão dos rins durante o desenvolvimento do feto (Figura 14.51). Quase 95% dos casos envolvem a fusão dos polos inferiores dos rins.[6] Essa fusão geralmente não afeta a função do rim. Por causa da fusão dos polos inferiores, os rins não sobem para sua posição normal no abdome e então situam-se na parte inferior – pelve superior. A TC e a ultrassonografia do abdome demonstram essa condição congênita, assim como a urografia excretora

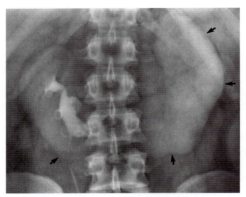

Figura 14.51 Rim em ferradura. (De Eisenberg RL, Johnson NM. *Comprehensive radiographic pathology*, ed 7, St. Louis, Mosby Elsevier, 2009.)

Tabela 14.5 Sistema urinário: resumo de indicações clínicas.

CONDIÇÃO OU DOENÇA	EXAME RADIOLÓGICO MAIS COMUM	POSSÍVEL APARÊNCIA RADIOLÓGICA	AJUSTE DO FATOR DE EXPOSIÇÃO

Anormalidades congênitas
  Duplicação do ureter e da pelve renal
  Rim ectópico
  Rim em ferradura
  Má rotação
	Urografia excretora, ultrassonografia – TC	Aspecto dependente da natureza da anomalia	Nenhum

Cálculo na bexiga	Cistografia, ultrassonografia/TC (preferência)	Calcificações dentro da bexiga	Nenhum
Cálculos renais	Urografia excretora, TC (preferência), medicina nuclear	Sinais de obstrução do sistema urinário	Nenhum
Câncer de próstata	Urografia excretora (posição ereta), ultrassonografia, RM	Assoalho elevado e distorcido da bexiga preenchida com contraste[a]	Nenhum
Carcinoma de bexiga	Cistografia, TC e RM (preferência)	Alteração da mucosa dentro da bexiga	Nenhum
Carcinoma de célula renal	Urografia excretora, ultrassonografia/TC (preferência)	Aparência irregular do parênquima e sistema coletor	Nenhum
Cistite	Cistografia	Alterações da mucosa dentro da bexiga	Nenhum
Doença renal policística (lactente, infantil ou adulto)	Urografia excretora (nefrograma), TC, RM	Rins aumentados, pelve renal alongada, radioluminescência (cistos) em todo o córtex	Nenhum
Fístula vesicorretal (vesicocolônica)	Cistografia/enema baritado, TC (preferência)	Sinais de inflamação ou acúmulos de líquido	Nenhum
Glomerulonefrite	Urografia excretora, ultrassonografia/medicina nuclear	Aguda – rins normais ou aumentados com cálices renais normais; crônica – rins bilaterais pequenos, cálices renais rombos	Nenhum
Hidronefrose	Urografia excretora (nefrograma), ultrassonografia, urografia retrógrada	Pelve renal aumentada, cálices renais e ureteres proximais à obstrução distendidos; nefrograma tornando-se anormalmente denso	Nenhum
Hiperplasia prostática benigna	Urografia excretora – bexiga em posição ortostática ou em decúbito pós-miccional, cistografia	Assoalho da bexiga elevado e indentado	Nenhum
Hipertensão renal	Urografia excretora, ultrassonografia (preferência)	Rins pequenos, com excreção tardia e concentração exagerada do meio de contraste	Nenhum
Obstrução renal	Urografia excretora, TC (tumor, cálculos)	Sinais de obstrução do sistema urinário	Nenhum
Pielonefrite	Urografia excretora, ultrassonografia	Crônica – cálices renais desiguais, rombos, com atrofia e afilamento do parênquima	Nenhum

[a]Eisenberg RL, Johnson NM: *Comprehensive radiographic pathology*, ed 6, St. Louis, Mosby Elsevier, 2015.

- **Má rotação** é uma rotação anormal do rim, que é evidente quando a pelve renal é girada da posição medial para uma direção anterior ou posterior. A junção ureteropélvica (JUP) pode ser vista lateralmente ao rim. A má rotação, em geral, não produz grandes complicações para o paciente.
- **Cistite** descreve inflamação da bexiga causada por infecção bacteriana ou fúngica. É vista com frequência em mulheres pelo fato de a uretra ser mais curta, o que permite passagem retrógrada de bactérias para a bexiga. Os exames laboratoriais confirmam a presença da infecção. A cistografia pode demonstrar sinais de cistite crônica na forma de edema da mucosa.
- **Glomerulonefrite** (também conhecida como *doença de Bright*) é uma inflamação das alças capilares dos glomérulos dos rins. (*Nefrite* indica inflamação do néfron.)
  - Ocorre nas formas aguda, subaguda e crônica. Na **glomerulonefrite aguda**, a urografia excretora pode demonstrar um **rim aumentado**, com concentração reduzida do meio de contraste no sistema coletor. Ultrassonografia é a modalidade de escolha e pode mostrar um rim aumentado, hipoecogênico em condições agudas
  - Na **condição crônica**, a ultrassonografia demonstra um **rim de tamanho pequeno** causado por fibrose e destruição do córtex, devido à inflamação prolongada. Assim, as formas crônicas dessa doença resultam em **rins pequenos com cálices renais arredondados e rombos**. Essa condição é a causa mais comum de rins não desenvolvidos em adultos jovens.[7] É caracterizada por hipertensão e aumento dos níveis séricos de ureia e creatinina na urina. Pode também resultar na elevação dos níveis de albumina na urina
  - A medicina nuclear é escolhida para demonstrar mudanças funcionais dentro do néfron, provocadas por infecção ou restrição do fluxo sanguíneo através dos leitos capilares.
- **Hidronefrose** é uma distensão da pelve e dos cálices renais que resulta de alguma obstrução nos ureteres ou na pelve renal. Pode estar presente em ambos os rins, em mulheres, quando os ureteres estão comprimidos pelo feto. Outra causa comum são os cálculos (pedras) na pelve renal ou no ureter, tumores e anormalidades congênitas ou estruturais (Figuras 14.52 e 14.53).
- **Doença renal policística** é uma doença caracterizada por cistos espalhados ao longo de um ou ambos os rins. Essa doença é o principal **resultado de rins aumentados de volume**.[7] Sua causa pode ser genética ou congênita, dependendo do tipo de doença policística. Esses cistos modificam a aparência do rim e podem alterar a função renal. Em alguns casos, o fígado também tem cistos. A aparência da doença policística é descrita como um "cacho de uvas" espalhado por todo o rim.[6] Os três tipos principais da doença renal policística incluem na **lactância,** na **infância** e na **vida adulta**. (Ver Capítulo 16 para obter uma descrição dos tipos na lactância e na infância.)
  - **Adulto** – essa forma de doença policística é hereditária. Embora a condição esteja presente no nascimento, os sintomas só são vistos em uma idade mais avançada; incluem hipertensão renal, proteinúria e sinais de insuficiência renal crônica. Se um cisto romper em um cálice renal, poderá produzir hematúria. A realização de nefrografia ou nefrotomografia durante uma urografia excretora é capaz de fornecer um sinal indireto de cistos. A TC faz excelente trabalho demonstrando as regiões características radiolucentes dos cistos, assim como a ultrassonografia e a RM.
- **Carcinoma de próstata** é a segunda malignidade mais comum em homens acima de 50 anos. Em geral, apresenta-se como um tumor de crescimento lento que pode não ser detectado durante anos. As metástases mais comuns do câncer de próstata afetam os ossos[8] (Figura 14.54).

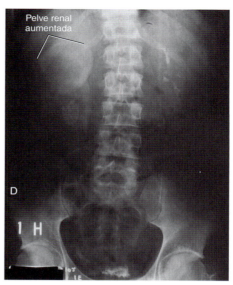

Figura 14.52 Urografia excretora, atraso de 1 hora; grande hidronefrose.

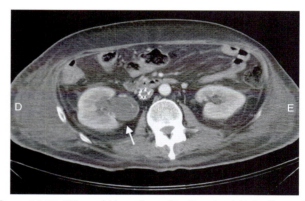

Figura 14.53 TC com hidronefrose. (De Kowalczyk N. *Radiographic pathology for technologists*, ed 6, St. Louis, Mosby Elsevier, 2014.)

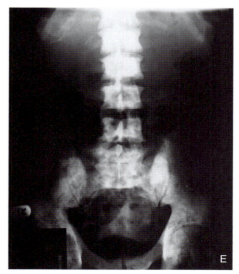

Figura 14.54 Câncer de próstata com metástase para a pelve e a coluna vertebral.

A urografia excretora pode demonstrar redução da excreção do meio de contraste, devido ao envolvimento do tumor, mas a ultrassonografia e a TC são as modalidades escolhidas para demonstrar a extensão do tumor e do seu impacto em tecidos circundantes.

Pielonefrite descreve uma inflamação do rim e da pelve renal causada por bactérias piogênicas (formadoras de pus). O processo de inflamação afeta principalmente o tecido intersticial entre os túbulos, enquanto a glomerulonefrite, descrita anteriormente, envolve os glomérulos e os próprios túbulos.

Na pielonefrite aguda, a urografia intravenosa em geral é normal, mas na pielonefrite crônica, os sinais urográficos são cálices irregulares, rombos, com atrofia e afilamento do parênquima renal.

Cálculos renais são calcificações que ocorrem na face luminal do trato urinário (Figuras 14.55 e 14.56). Essas calcificações podem levar à obstrução renal; também ocorrem no parênquima renal.

As causas da formação do cálculo permanecem incertas. Pesquisas indicam que pacientes com urina muito ácida (pH 5 a 6) e níveis elevados de cálcio na urina têm maior incidência de cálculos renais. As condições que podem produzir níveis elevados de cálcio na urina incluem hiperparatireoidismo, metástases ósseas e mieloma múltiplo. A ingestão anormal de cálcio pode aumentar o risco de cálculos renais.

Embora urografia excretora demonstre a obstrução causada pelos cálculos renais, a TC do trato urinário tornou-se o padrão-ouro para detecção de cálculos.

- **Cálculo coraliforme** é um grande cálculo que aumenta e preenche completamente a pelve renal, bloqueando o fluxo de urina (Figura 14.57). Esse tipo de cálculo é associado geralmente a infecções crônicas no trato urinário (ITU).

Carcinoma de células renais (hipernefroma) é o tipo mais comum de tumor maligno do rim.[6] É três vezes mais frequente em homens do que em mulheres. Os sintomas incluem dor lombar e hematúria. O próprio tumor é tipicamente uma massa grande irregular com áreas de hemorragia e necrose internas.

Hipertensão renal é o aumento da pressão sanguínea no rim através da artéria renal, devido à aterosclerose. Essa forma de hipertensão resulta de maior excreção de renina, o que causa vasoconstrição excessiva.

- **Hipertensão grave** pode provocar necrose localizada no parênquima renal e **rins pequenos**, com **excreção tardia** e alta concentração de meio de contraste. O diabetes associado à hipertensão renal tem propensão a acentuar os danos no rim.
- A hipertensão renal geralmente requer alteração da rotina normal da urografia excretora. Uma série de imagens para o estudo permite períodos menores entre as imagens. (O exame de urografia excretora em um paciente hipertenso, que tem sido amplamente substituído por modalidades alternativas, é descrito com mais detalhes em uma seção posterior deste capítulo.)

Obstrução renal pode ser causada por restos necróticos, cálculos, trombos ou traumatismo. A obstrução renal de qualquer origem é passível de levar a danos renais. Quanto mais tempo persistir a obstrução, maior será a chance de lesão funcional.

- **Obstrução aguda** – durante a urografia excretora, a nefrografia demonstra a diminuição da perfusão de meio de contraste no rim. A opacidade tardia no sistema coletor é outro sinal de obstrução aguda capaz de ocorrer horas após a injeção, antes que o meio de contraste seja visível no sistema coletor. Esse atraso pode exigir que o técnico realize diversas imagens tardias horas após a injeção
- **Obstrução crônica ou parcial** – durante a urografia excretora, o sistema coletor pode ser opacificado, mas os cálices ainda mostram sinais de alargamento e hidronefrose.

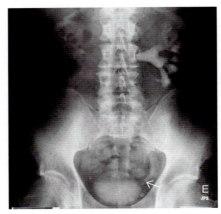

Figura 14.55 Cálculo triangular pequeno no ureter distal esquerdo bloqueando o fluxo urinário e o meio de contraste (*seta*).

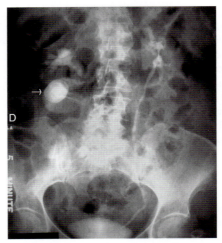

Figura 14.56 Cálculo notavelmente grande no ureter direito (*seta*). (Cortesia de Gateway Community College, Phoenix, Ariz.)

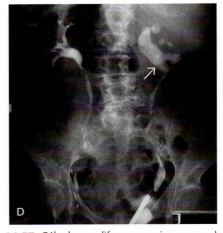

Figura 14.57 Cálculo coraliforme no rim esquerdo (*seta*).

Fístula vesicorretal (vesicocolônica) é uma fístula (abertura artificial) que se forma entre a bexiga e o reto ou cólon. Essa condição pode se dever a traumatismo, tumor ou defeito congênito.

Aproximadamente 60% das fístulas resultam de diverticulose (evaginação de hérnia ou de uma parede do órgão, em geral no intestino grosso ou delgado). Outros 20% são causados por carcinoma invasor, colite ou traumatismo.[6] Pneumatúria e fecalúria são sintomas de uma fístula.

Embora enema baritado e cistografia possam ser realizados para determinar se uma fístula está presente, eles visualizam apenas cerca de 50% da doença. TC é recomendada para demonstrar sinais de inflamação ou ar na bexiga, o que pode indicar uma fístula.

PREPARAÇÃO DO PACIENTE

A preparação do paciente para a urografia excretora e para o enema baritado é similar. O trato gastrintestinal deve estar livre de gases e de material fecal para ambos os exames. Se os exames tiverem que ser realizados no mesmo paciente, devem ocorrer no mesmo dia. A urografia excretora é realizada primeiramente, e o enema baritado, a seguir.

A preparação geral do paciente para a urografia excretora inclui:

1. Refeição leve na noite anterior ao procedimento
2. Laxativo para esvaziamento intestinal
3. Jejum após a meia-noite (mínimo de 8 horas)
4. Enema na manhã do exame.

Antes da realização da urografia excretora, todas as roupas, com exceção dos sapatos e das meias, devem ser removidas e substituídas por um avental hospitalar de mangas curtas. A abertura dos laços deve ficar na parte de trás do corpo.

O paciente deve urinar logo antes do exame pelas seguintes razões:

1. A bexiga muito cheia pode romper-se, especialmente se a compressão for aplicada no início do exame
2. A urina já presente na bexiga dilui o meio de contraste, que ali se acumula.

Algumas políticas institucionais podem exigir que os pacientes urinem através de um filtro se o exame de urografia excretora tiver sido solicitado para avaliar a presença de cálculos renais.

PRECAUÇÕES NA GRAVIDEZ

Se o paciente for do sexo feminino, um histórico menstrual deve ser obtido. A irradiação em uma gravidez inicial é uma das situações mais perigosas na radiografia diagnóstica.

Exames que utilizam raios X, como a urografia excretora, que incluem a pelve e o útero no feixe primário, devem ser realizados em mulheres grávidas **apenas** quando absolutamente necessários e quando os benefícios excederem os riscos. As radiografias abdominais de uma gravidez conhecida devem ser postergadas até o terceiro trimestre.

Em certos casos, pode ser necessária uma urografia excretora em uma paciente grávida; em geral, para se excluir qualquer possibilidade de obstrução urinária. Nessas situações, o técnico precisa comunicar-se com o radiologista para determinar se o número de radiografias realizadas durante a UIV pode ser reduzido. A redução do número de incidências pode ser a melhor opção para diminuir a dosagem ao feto. O uso de fatores de exposição, como kVp alto, com mAs menor, também reduz a exposição do paciente.

PREPARAÇÃO DO EQUIPAMENTO E DOS SUPRIMENTOS RADIOGRÁFICOS

Os equipamentos e suprimentos necessários à urografia, além de uma sala de radiografia apropriada, são os seguintes (Figura 14.58):

1. Tipo e quantidade de meio de contraste corretos, preparado em uma seringa apropriada
2. Recipiente do meio de contraste vazio, para mostrar ao médico ou ao assistente que estiver aplicando a injeção
3. Seleção de agulhas estéreis, incluindo cateteres de punção de calibres 18, 20 e 22, agulhas de *scalp* e tubos
4. Compressas ou gaze com álcool
5. Luvas de procedimento limpas
6. Garrote
7. Toalha ou esponja para apoiar o cotovelo
8. Recipiente para descarte de material perfurocortante
9. Proteção para gônadas masculinas
10. Bacia para êmese
11. Números de chumbo, marcadores de minutos e marcadores D e E
12. Carrinho de emergência acessível
13. Epinefrina ou difenidramina prontos para injeção de emergência
14. Dispositivo de compressão uretérica (se usado pelo serviço de radiologia)
15. Uma toalha fria para a testa e/ou para o local da injeção, bem como uma toalha morna, se necessário
16. Dispositivos de oxigênio e sucção funcionando e prontos.

Esses itens devem estar disponíveis antes de o paciente ser levado à sala de radiografia.

COMPRESSÃO URETÉRICA

A compressão uretérica é um método utilizado para intensificar o enchimento do sistema pielocalicial e dos ureteres proximais. Além disso, permite que o sistema coletor renal retenha o meio de contraste por mais tempo para um estudo mais completo. Um tipo de aparelho de compressão é mostrado no modelo da Figura 14.59. É uma faixa de **Velcro®** que é enrolada em duas pás pneumáticas infláveis. Essas pás são mantidas no lugar por um pedaço de **Plexiglas®** e uma esponja.

Antes da injeção do meio de contraste, o aparelho é colocado no paciente, com as pás desinfladas. As duas pás precisam ser **colocadas sobre a borda pélvica externa** em cada lado para permitir a compressão dos ureteres. As margens internas das pás devem quase tocar a parte lateral da coluna vertebral em cada lado. A maior pressão é exercida no centro das pás infladas, que são posicionadas sobre o ponto em que os ureteres cruzam os músculos

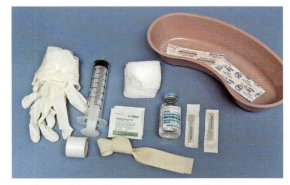

Figura 14.58 Material para urografia excretora.

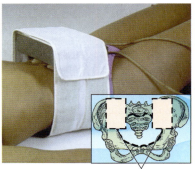

Figura 14.59 Compressão uretérica. *Detalhe*, pás infladas sobre a borda pélvica externa.

psoas. Sem a colocação apropriada das pás, o meio de contraste é excretado na sua frequência normal (ver Figura 14.59, *detalhe*).

Uma vez introduzido o meio de contraste, as pás são infladas e permanecem no local até que as imagens pós-compressão estejam prontas para serem obtidas.

Contraindicações à compressão uretérica

Existem certas condições que contraindicam o uso da compressão uretérica, tais como:

1. **Possíveis cálculos ureterais** (dificuldade em distinguir entre os efeitos da compressão *versus* a aparência devido a um cálculo)
2. **Massa abdominal** (também pode apresentar a mesma aparência radiográfica da compressão uretérica)
3. **Aneurisma aórtico abdominal** (aparelho de compressão levando possivelmente ao extravasamento ou à ruptura do aneurisma)
4. **Cirurgia abdominal recente**
5. **Dor abdominal intensa**
6. **Traumatismo abdominal agudo.**

Alternativa: posição de Trendelenburg

A posição de Trendelenburg (em que a cabeceira da mesa é abaixada cerca de 15°) proporciona os mesmos resultados do procedimento de compressão, sem tanto risco para o paciente cujos sintomas contraindiquem compressão uretérica (Figura 14.60).

Procedimentos gerais para urografia excretora

A rotina entre os serviços de radiologia varia em relação à urografia excretora. Esta seção apresenta um procedimento genérico de urografia excretora. O supervisor do serviço de radiologia deverá ser consultado para diferenças específicas da seguinte descrição.

RADIOGRAFIA PRELIMINAR E INJEÇÃO

O histórico clínico do paciente e outras informações pertinentes são discutidos com o radiologista antes da injeção. Uma radiografia preliminar é obtida pelas seguintes razões: (1) para verificar a preparação do paciente; (2) para determinar se os fatores de exposição são aceitáveis; (3) para verificar o posicionamento; e (4) para detectar quaisquer calcificações anormais. Essas radiografias preliminares devem ser mostradas ao radiologista antes da injeção. Se o paciente tiver um cateter posicionado, ele deve ser fixado antes da injeção.

Quando a injeção é aplicada, o momento exato de seu início e a duração devem ser anotados. O tempo de toda a série se baseia no início da injeção, e não no fim. A injeção normalmente leva de 30 a 60 segundos para ser concluída (Figura 14.61). À medida que o exame prossegue, o paciente deve ser cuidadosamente observado para detecção de quaisquer sinais ou sintomas que indiquem uma reação ao meio de contraste. A maioria das reações acontecerá nos primeiros 5 minutos após a injeção; também podem ocorrer reações tardias. No prontuário, devem ser anotadas a quantidade e o tipo de meio de contraste administrado ao paciente.

Depois da injeção do meio de contraste, as radiografias são realizadas a intervalos específicos de tempo. Cada imagem deve ser marcada com um número que indica o intervalo de tempo em que a radiografia foi realizada.

ROTINA BÁSICA DE IMAGEM (MODELO DE PROTOCOLO)

Uma rotina comum de urografia excretora é a seguinte (Boxe 14.1):
1. Uma **nefrografia** ou **nefrotomografia** é realizada imediatamente após a conclusão da injeção (ou 1 minuto após o início da injeção) para capturar os estágios iniciais de entrada do meio de contraste no sistema coletor (descrição adicional na página seguinte)

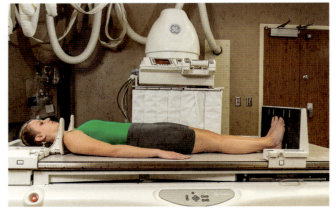

Figura 14.60 UIV, posição de Trendelenburg.

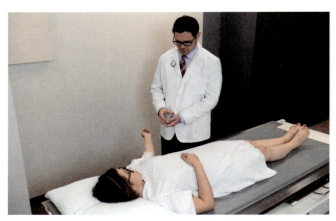

Figura 14.61 Injeção para exame de urografia excretora.

2. Uma **imagem de 5 minutos** requer a aquisição completa de radiografias dos rins, do ureter e da bexiga (conhecida como RUB), para incluir todo o sistema urinário. A posição supina (anteroposterior – AP) é a preferencial
3. A **imagem de 10 a 15 minutos** requer RUB completa para incluir a totalidade do sistema urinário. Mais uma vez, a posição supina (AP) é a mais solicitada
4. Uma **oblíqua de 20 minutos** em geral requer as posições OPE e OPD para fornecer uma perspectiva diferente dos rins e projetar os ureteres distantes da coluna vertebral
5. Uma radiografia **pós-miccional** é realizada depois da micção do paciente. As posições de escolha podem incluir o decúbito ventral (posteroanterior – PA) ou AP em posição ortostática. A bexiga deve ser incluída nessa radiografia final.

NOTA: Antes da exposição, certificar-se de que os marcadores de tempo estejam colocados no RI para registrar o tempo de exposição.

Boxe 14.1 Resumo de amostra de protocolo de urografia excretora.

1. Obtenção do histórico clínico
2. Obtenção da radiografia preliminar
3. Injeção do meio de contraste (observar o tempo de injeção, bem como o tipo e a quantidade de contraste injetado)
4. Aquisição de imagens básicas de rotina
   - Nefrograma ou nefrotomograma de 1 minuto
   - AP de 5 minutos, posição supina
   - AP de 10 a 15 minutos, posição supina
   - Incidências oblíquas posteriores de 20 minutos
   - Pós-miccional (posição prona – decúbito ventral – ou ereta – ortostática).

ALTERNATIVAS AO EXAME DE ROTINA

Há muitas variações ou alternativas para a rotina básica e o radiologista pode solicitar posições específicas a qualquer momento durante o estudo. Três variações comuns abrangem o seguinte:

1. Pós-liberação da compressão uretérica

   Uma radiografia de abdome é realizada após a liberação da compressão. O procedimento é explicado ao paciente e a pressão é liberada, conforme ilustrado na Figura 14.62. A radiografia é obtida com o paciente na posição de decúbito dorsal.

   Para avaliar a função renal assimétrica, a compressão deve ser aplicada imediatamente após a exposição de 5 minutos (a não ser que contraindicado) e, em seguida, removida imediatamente antes da imagem de 15 minutos.

2. Posição ereta para bexiga

   Se o paciente tiver histórico de prolapso da bexiga ou aumento da próstata, a posição ereta da bexiga realizada **antes da micção** é capaz de confirmar essas condições.

3. Radiografias tardias

   Em geral, com os cálculos urinários, o preenchimento do ureter envolvido é lento. O paciente pode ser levado de volta ao serviço de radiologia em 1 ou 2 horas. A equipe de radiologia deve estar informada sobre quando será realizada a próxima radiografia antes de deixar o local.

   Depois de completar a série habitual, uma radiografia pós-miccional é obtida normalmente com o paciente em posição ereta ou em decúbito ventral. Por meio do esvaziamento da bexiga, pequenas alterações podem ser detectadas. A posição ereta também demonstra qualquer movimento incomum dos rins.

   O radiologista precisa confirmar que não são necessárias imagens adicionais antes de liberar o paciente do serviço de radiologia.

Nefrografia *versus* nefrotomografia

Radiografias realizadas no início da série são denominadas **nefrografias**. O parênquima renal ou parte funcional do rim consiste em milhares de néfrons. Como os néfrons individuais são microscópicos, a fase de néfrons é uma coloração de todo o parênquima renal. Essa coloração resulta da dispersão do meio de contraste ao longo dos muitos néfrons, mas não nos túbulos coletores. O nefrograma habitual é obtido com uma radiografia em 1 minuto após o início da injeção. A compressão uretérica, se utilizada, tende a prolongar a fase nefrográfica para 5 minutos no rim normal.

A imagem mais comum obtida durante a fase nefrográfica é o nefrograma tomográfico, chamado **nefrotomograma**, em oposição ao nefrograma não tomográfico. Três níveis focais separados são comumente feitos em uma nefrotomografia (Figura 14.63) durante essa fase do estudo. (Ver Capítulo 19 sobre princípios de tomografia convencional.)

Como o interesse principal na nefrografia são os rins, a centralização e o tamanho do receptor de imagem (RI) devem limitar-se aos rins. A centralização deve estar em um nível intermediário entre a crista ilíaca e o processo xifoide, a não ser que um melhor ponto de centralização seja determinado depois que a radiografia preliminar for vista.

Para determinar o nível de fulcro inicial, um método consiste em medir a espessura da parte média do abdome usando espessômetros. Uma vez obtido esse número, ele é dividido por 3. Portanto, em um abdome com 24 cm de espessura, o fulcro seria determinado primeiramente como de 8 cm. Se o paciente estiver deitado em uma almofada grossa ou colchão, adiciona-se 1 cm a esse cálculo, o que resulta em uma configuração de fulcro inicial de 9 cm.

O tempo é crítico nessa radiografia, por isso a exposição deve ser feita exatamente 60 segundos depois do início da injeção. A mesa, o RI e o painel de controle devem ser definidos antes de iniciar a injeção, pois às vezes esta leva cerca de 60 segundos para se completar.

Urografia hipertensiva intravenosa

OBJETIVO

Um tipo especial de urografia IV é a **urografia hipertensiva**. Esse exame é realizado em pacientes com pressão arterial elevada (hipertensão) para determinar se os rins são a causa da hipertensão. Um tempo muito mais curto é permitido entre as incidências para uma urografia hipertensiva IV, em comparação com um procedimento padrão de urografia excretora.

PROCEDIMENTO

Durante a urografia hipertensiva, várias radiografias devem ser obtidas. Todos os receptores de imagem devem estar disponíveis e marcados com números para refletir a sequência de tempo de cada imagem. Uma vez iniciado o procedimento, as radiografias devem ser obtidas a intervalos definidos.

O estudo hipertensivo inclui pelo menos radiografias em **1, 2 e 3 minutos**, com a possibilidade de radiografias adicionais a cada 30 segundos. Na maioria dos casos, o tempo começa no início da injeção.

Após as radiografias iniciais, a sequência de imagem pode ser semelhante à da urografia excretora padrão com imagem dos ureteres e da bexiga.

NOTA: Esse procedimento não é comum hoje em dia, mas pode ser realizado quando modalidades alternativas não estiverem disponíveis.

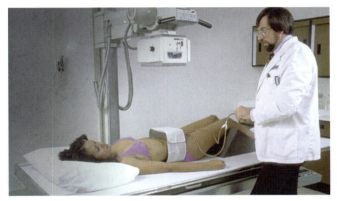

Figura 14.62 Pós-liberação da compressão uretérica.

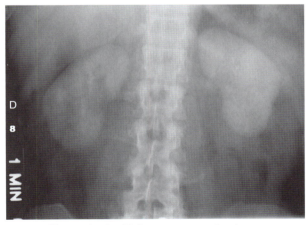

Figura 14.63 Nefrotomograma, 1 minuto.

Urografia retrógrada

OBJETIVO

A urografia retrógrada é um exame não funcional do sistema urinário durante o qual o meio de contraste é introduzido diretamente de modo retrógrado (contra o fluxo) no sistema pielocalicial via cateterização, pelo urologista, durante um pequeno procedimento cirúrgico. A urografia retrógrada é não funcional, pois os processos fisiológicos normais do paciente não estão envolvidos no procedimento. Esse procedimento é realizado para determinar a localização de cálculo urinário ou de outros tipos de obstrução.

NOTA: Esse procedimento é realizado com menos frequência na atualidade devido ao uso crescente da TC na localização de cálculo urinário ou de obstrução dentro do sistema urinário.

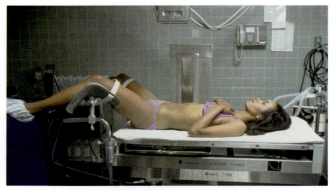

Figura 14.64 Urografia retrógrada (posição inicial).

PROCEDIMENTO

Os profissionais da cirurgia colocam o paciente em uma combinação de mesa radiográfica-cistoscópica, localizada, em geral, no departamento de cirurgia. O paciente é colocado em posição de litotomia modificada, que requer que as pernas fiquem em estribos, como ilustrado na Figura 14.64. O paciente é, em geral, sedado ou anestesiado para esse exame. Mais detalhes sobre esse procedimento são abordados nos procedimentos cirúrgicos discutidos no Capítulo 15.

Cistografia retrógrada

OBJETIVO

A cistografia retrógrada é um exame radiográfico **não funcional** da **bexiga** após a instilação de um meio de contraste iodado via cateter uretral. A cistografia é um procedimento comum realizado para descartar qualquer possibilidade de traumatismo, cálculos, tumor e doença inflamatória da bexiga.

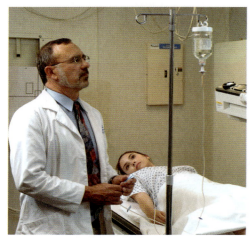

Figura 14.65 Cistografia. O técnico está instilando o meio de contraste através do cateter.

PROCEDIMENTO

Não existe preparação para esse exame, embora o paciente deva esvaziar a bexiga antes da cateterização. Após a cateterização de rotina da bexiga sob condições assépticas, a bexiga é drenada de qualquer urina residual, e então preenchida com meio de contraste diluído, como ilustrado na Figura 14.65. Permite-se que o material de contraste flua **somente por gravidade**. Não se deve ter pressa ou tentar introduzir o meio de contraste por pressão, o que poderia resultar em ruptura da bexiga.

Após a bexiga ser preenchida, o que pode requerer de 150 a 500 mℓ, as radiografias focais fluoroscópicas são realizadas pelo radiologista, ou de várias posições por sobre a cabeça, pelo técnico.

O posicionamento de rotina para uma cistografia inclui uma posição AP, com **ângulo caudal de 15° e oblíquas posteriores bilaterais**.

Uretrocistografia miccional

OBJETIVO
As radiografias miccionais podem ser realizadas após a cistografia de rotina. Quando as imagens são combinadas dessa maneira, o exame é denominado **uretrocistografia**, ou **uretrocistografia miccional (UCM)**. Esse exame fornece um estudo da uretra e avalia a capacidade do paciente de urinar; portanto, é um **estudo funcional** da bexiga e da uretra.

INDICAÇÕES CLÍNICAS
O **traumatismo**, as **válvulas uretrais posteriores** e a **incontinência** são indicações clínicas comuns para o exame de UCM. As válvulas uretrais posteriores são pequenas faixas de tecido que exibem uma estreita abertura em fenda que impede parcialmente o fluxo da urina.[9]

PROCEDIMENTO
A fase de esvaziamento (micção) do exame é melhor conduzida usando fluoroscopia com capacidade de aquisição de imagem. O procedimento é realizado algumas vezes com o paciente em posição supina, embora a posição ereta torne o esvaziamento mais fácil. Antes da remoção do cateter da bexiga e da uretra, todo o líquido deve ser removido primeiramente da porção do balão do cateter, se esse tipo de cateter estiver sendo utilizado. Então, o cateter é removido **muito suavemente**. A uretra pode ser traumatizada se não houver cuidado.

A mulher é examinada, em geral, na posição AP ou levemente oblíqua, como mostrado na radiografia da Figura 14.66. O homem é melhor examinado em posição OPD a 30°. Um recipiente ou coxim absorvente adequado deve ser providenciado para o paciente. A fluoroscopia convencional ou digital pode ser utilizada para capturar fases específicas da micção.

Após a micção estar completa e o escaneamento por imagem adequado ser realizado, uma AP pós-miccional pode ser solicitada.

Uretrografia retrógrada

OBJETIVO
Uma uretrografia retrógrada é realizada, algumas vezes, no paciente do sexo masculino para demonstrar o comprimento total da uretra. O meio de contraste é injetado retrogradamente na uretra distal até seu total preenchimento (Figura 14.67).

INDICAÇÕES CLÍNICAS
O **traumatismo** e a **obstrução da uretra** são indicações clínicas comuns para esse procedimento.

PROCEDIMENTO
A injeção do meio de contraste é facilitada, algumas vezes, por um dispositivo especial denominado **pinça de Brodney** (Figura 14.68), que é conectado à parte distal do pênis.

A posição de escolha é **OPD a 30°**, e a centralização é na sínfise púbica. O cateter especial é inserido na uretra distal, e o meio de contraste é administrado por injeção. Utiliza-se meio de contraste em abundância para preencher toda a uretra, e são realizadas as exposições. Uma uretrografia retrógrada em posição OPD em um paciente do sexo masculino é mostrada na Figura 14.67. Idealmente, a uretra é sobreposta aos tecidos moles da coxa direita. Essa posição evita a sobreposição com as estruturas ósseas, exceto para a pelve inferior e o fêmur proximal.

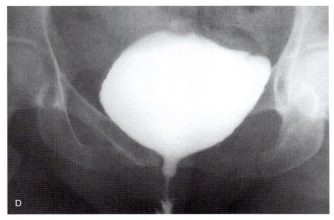

Figura 14.66 Uretrocistografia miccional feminina.

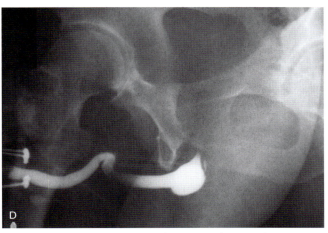

Figura 14.67 Uretrografia retrógrada masculina.

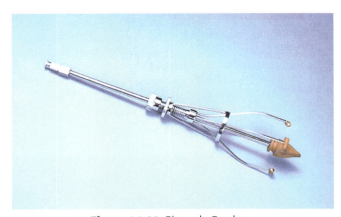

Figura 14.68 Pinça de Brodney.

Resumo de procedimentos do sistema urinário

Os procedimentos urográficos são classificados de acordo com o método de meio de contraste utilizado (Tabela 14.6). O meio de contraste é introduzido no sistema circulatório ou diretamente na estrutura a ser estudada.

Considerações especiais sobre o paciente

APLICAÇÕES PEDIÁTRICAS

A fisiologia do paciente pediátrico é sensível a mudanças na dieta, ingestão de líquidos e presença do meio de contraste iodado. Portanto, a preparação do paciente pediátrico para a urografia excretora – criança ou bebê – deve ser cuidadosamente monitorada. A restrição de líquidos por um longo tempo antes da realização do procedimento pode causar desidratação grave, capaz de levar a maior risco de uma reação ao meio de contraste. Pacientes pediátricos devem ser agendados no início do dia, de modo que possam voltar à dieta normal após o procedimento. Além disso, o técnico deve monitorar cuidadosamente o paciente durante todo o procedimento.

O aumento da utilização de ultrassonografia para uma variedade de condições urinárias proporcionou um método mais seguro (sem radiação) para avaliar o paciente pediátrico.

APLICAÇÕES GERIÁTRICAS

De modo similar aos pacientes pediátricos, o paciente idoso pode ser negativamente afetado pela mudança na dieta e na ingestão de líquidos antes da urografia excretora. O técnico deve monitorar o paciente idoso com cuidado durante todo o procedimento.

Como alguns pacientes idosos têm um histórico clínico de diabetes, o técnico deve perguntar se eles estão tomando os medicamentos para diabetes tipo 2 mencionados anteriormente. Como se observou, a utilização de meio de contraste iodado pode ser contraindicada em pacientes que estejam tomando esses medicamentos.

CONSIDERAÇÕES SOBRE O PACIENTE OBESO

Pode ser necessário que os fatores técnicos sejam aumentados para pacientes obesos a fim de permitir a penetração no tecido adiposo excessivo. Pacientes obesos podem necessitar de assistência adicional para se movimentar entre as imagens. O panículo (densa camada de tecido adiposo subcutâneo na parte inferior do abdome) talvez tenha de ser manipulado também na tentativa de permitir a visualização da bexiga durante as imagens pós-miccionais ou de cone baixo.

Considerações sobre radiologia digital

As considerações sobre a imagem digital para todos os procedimentos, incluindo a urografia excretora, são semelhantes às de outras incidências abdominais, conforme descrito em detalhes no Capítulo 3 para o abdome. Essas considerações incluem: (1) **colimação fechada**; (2) **centralização precisa** do raio central (RC) na parte corporal de interesse e no RI; e (3) **fatores de exposição ideais**, lembrando o princípio ALARA (do inglês, *as low as reasonably achievable* – a dose de radiação mais baixa possível ao paciente), que é confirmado pela (4) **avaliação pós-processamento de indicadores de exposição**.

Modalidades e procedimentos alternativos

TOMOGRAFIA COMPUTADORIZADA

O uso de TC para estudos renais cresceu. É uma modalidade ideal para a avaliação de tumores renais e obstruções urinárias. Em muitos serviços de radiologia, a TC do sistema urinário para cálculos renais substituiu a urografia excretora. O paciente não necessita de extensa preparação do intestino, e a localização do cálculo pode ser feita de maneira precisa.

Um escâner de TC helicoidal de alta velocidade pode ser usado para examinar todo o sistema urinário de modo rápido e eficiente. Além disso, cortes finos, contíguos, transversais dos rins até a bexiga podem fornecer uma avaliação não invasiva para cálculos, sem a utilização de meio de contraste iodado. Esse procedimento, a urografia por TC, também não requer qualquer preparação intestinal, o que geralmente o torna o exame de escolha.

Os serviços de TC também executam o que é referido como urografia por TC (Figura 14.69A). Esse procedimento imita

Tabela 14.6 Resumo de procedimentos urográficos.

PROCEDIMENTO	ADMINISTRAÇÃO DO MEIO DE CONTRASTE
Urografia excretora	Injeção IV: fluxo anterógrado do meio de contraste através da veia superficial do braço
Urografia retrógrada	Injeção retrógrada através de cateter ureteral administrado por urologista como um procedimento cirúrgico
Cistografia retrógrada	Fluxo retrógrado na bexiga, através de cateter uretral conduzido pela gravidade
Uretrocistografia miccional	Fluxo retrógrado na bexiga através de cateter uretral, seguido pela retirada do cateter para imagem durante a micção
Uretrocistografia retrógrada (homens)	Injeção retrógrada através de pinça de Brodney ou cateter especial

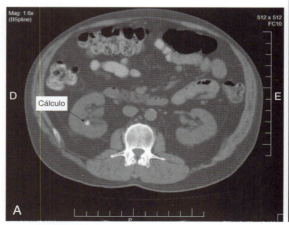 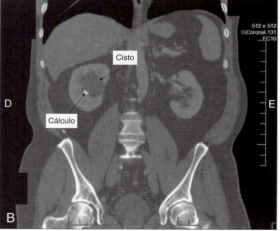

Figura 14.69 A. TC sem contraste mostrando cálculo urinário. **B.** TC sem contraste do abdome com cálculo renal e cisto renal.

rigorosamente os protocolos usados, no passado, em serviços de diagnóstico por imagem para urografia excretora. A urografia por TC normalmente requer que o intestino do paciente seja preparado com 950 ml de água, pelo menos 1 hora antes do procedimento. Após a preparação do paciente e de sua centralização sobre a mesa de TC, uma série inicial de imagens de cortes finos, contíguos, sem contraste, é realizada desde a região superior dos rins até a bexiga, para avaliar a presença e a localização de cálculos renais. As imagens sem contraste são ideais, pois a densidade do meio de contraste iodado e dos cálculos são similares. Portanto, o uso de meio de contraste impedirá a visualização de um cálculo, se presente (Figura 14.69B). O meio de contraste iodado é introduzido no sistema venoso utilizando um injetor elétrico de contraste. Uma segunda série de imagens contíguas é realizada em aproximadamente 60 segundos a partir do início da injeção. Desta vez, as imagens começam logo acima do diafragma, até a sínfise púbica, na tentativa de avaliar toda a cavidade abdominal pélvica assim como rins, ureteres, bexiga após a injeção do meio de contraste. Finalmente, uma série de imagens tardias é novamente realizada logo acima dos rins, até a bexiga, na tentativa de visualizar os ureteres preenchidos com contraste. O tempo de atraso entre o início da injeção e o começo da série de imagens tardias pode variar de 5 a 10 minutos, dependendo do protocolo do serviço de radiologia, o qual pode incluir também reconstruções tridimensionais das séries tardias finais de imagens para demonstrar todo o sistema urinário preenchido pelo meio de contraste.

A TC tornou-se a modalidade de imagem utilizada com frequência para avaliação e localização dos cálculos renais em razão da velocidade do estudo e de sua capacidade de visualizar o sistema urinário, sem sobreposição de estruturas externas. O exame também oferece aos médicos a opção de usar os meios de contraste iodados ou não, dependendo do desejo de um estudo estrutural ou estrutural e funcional.

MEDIDAS DE REDUÇÃO DA DOSE PARA TC
O potencial para exposição à radiação elevada durante a TC está sempre na mente de médicos e técnicos. Foram feitos muitos esforços para melhorar as medidas de segurança de radiação utilizadas durante as séries de TC. Os fatores de exposição podem ser ajustados para compensar a diminuição ou o aumento do tamanho corporal de acordo com a altura e o peso do paciente. As aplicações de *softwares* podem ser usadas para reduzir a exposição, como a espessura da parte do corpo diminuída. Muitas instituições também têm, atualmente, a capacidade de conduzir estudos com baixa dose, que produzem imagens com ruído, de qualidade diagnóstica inferior, mas podem ser apropriados para procedimentos de acompanhamento e imagem de gestantes. Quando o radiologista requer somente uma visão geral, essa opção pode poupar o paciente e/ou o feto da exposição enquanto continua a fornecer as informações necessárias.

A proteção durante um procedimento de TC é sempre uma possibilidade de diminuir a exposição desnecessária do paciente. É importante lembrar que o feixe de radiação percorre 360° ao redor do paciente, de modo que a proteção de chumbo deve seguir esse mesmo padrão para ser mais eficaz. Protetores especiais para TC agora estão disponíveis para isolar partes especificamente radiossensíveis do corpo, como mamas, olhos e tireoide durante um procedimento. Esses materiais podem ainda ser colocados sobre as mamas (Figura 14.70) durante uma TC de tórax ou sobre os olhos durante uma TC de crânio. Os materiais utilizados para criar o protetor não interferem na produção de imagens como a clássica proteção de chumbo. É importante lembrar que esses protetores não protegem completamente os tecidos, mas diminuem a exposição. Outras medidas de redução da exposição da radiação devem ainda ser usadas junto com esses protetores.

ULTRASSONOGRAFIA
A ultrassonografia fornece um meio para avaliar o rim e a bexiga de modo não invasivo. A bexiga cheia oferece uma janela acústica para a demonstração de cálculos ou massas na bexiga ou órgãos que a circundam, como o útero. O ultrassom também pode ser usado para avaliar o rim e determinar se cistos ou massas estão presentes. É a modalidade de imagem de escolha para avaliar o rim transplantado. A ultrassonografia, associada à medicina nuclear, pode ser utilizada para medir a perfusão do parênquima. A redução do fluxo ou da perfusão de sangue pode ser uma indicação de rejeição de tecidos.

A ultrassonografia endorretal é altamente eficaz para a aquisição de imagens da próstata. Pode ser usada para distinguir entre massas teciduais sólidas, císticas e massas teciduais mistas na próstata.

RESSONÂNCIA MAGNÉTICA
A RM é usada para demonstrar alterações sutis nos tecidos da bexiga e dos rins. Também pode ser usada para avaliar tumores, transplantes renais e obstrução de artéria e veia renais. Nas imagens ponderadas em T1, o rim é bem definido fazendo contraste com a gordura do espaço perirrenal. Perspectivas coronais, sagitais e transversais do sistema urinário proporcionam um meio para determinar a expansão de tumores do rim para estruturas adjacentes.

MEDICINA NUCLEAR
Procedimentos específicos de medicina nuclear podem mensurar a função renal e as taxas de excreção. Estudos de medicina nuclear proporcionam um método menos perigoso de avaliar os rins para detectar sinais de insuficiência renal crônica ou aguda sem o uso de meio de contraste iodado. Isso é especialmente verdadeiro na avaliação de um rim transplantado. Sinais sutis de rejeição de órgão podem ser vistos no grau de perfusão de radionuclídeos nos néfrons.

Radionuclídeos são também usados para determinar se um bloqueio físico existe no ureter e avaliar o refluxo vesicoureteral. No caso de refluxo vesicoureteral, a bexiga do paciente é preenchida com solução salina e uma quantidade muito pequena de material radioativo é instilada. Durante o ato de micção, qualquer traço de refluxo pode ser rastreado e filmado.

Em geral, o papel da medicina nuclear na avaliação da anatomia renal vem diminuindo, mas seu uso para confirmar e analisar a função renal tem aumentado.

Incidências de rotina e especiais
Certas incidências de rotina ou especiais do sistema urinário são demonstradas e descritas nesta seção. O radiologista e o técnico devem coordenar estreitamente seus esforços durante os exames dessa anatomia.

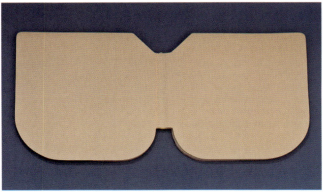

Figura 14.70 Proteção das mamas para TC.

UROGRAFIA EXCRETORA: INCIDÊNCIA AP (PRELIMINAR E SÉRIES)

Indicações clínicas
- Uma radiografia preliminar demonstra calcificações anormais que podem ser cálculos urinários.

Após a injeção, a incidência AP é capaz de demonstrar sinais de obstrução, hidronefrose, tumor ou infecção. Para a urografia excretora de rotina, ver *Procedimentos gerais para urografia excretora*.

Urografia excretora
ROTINA
- AP (preliminar e séries)
- Nefrotomograma
- OPD e OPE (30°)
- AP – pós-miccional em posição ereta ou em reclinada

Fatores técnicos
- DFR mínima – 100 cm
- Tamanho do RI – 35 × 43 cm, longitudinal (retrato); para nefrografia, 24 × 30 cm, se disponível, transversal
- Grade
- Faixa de 80 a 85 kVp
- Marcadores de minutos, quando aplicável.

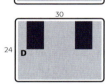

Proteção. Proteger tecidos radiossensíveis fora da região de interesse.

Posicionamento do paciente.
Colocar o paciente em decúbito dorsal, com travesseiro para a cabeça, braços para os lados, distantes do corpo, e apoio para os joelhos a fim de aliviar a tensão nas costas.

Posicionamento da parte
- Alinhar o plano sagital médio (PSM) com a linha central da mesa e com o RC
- Assegurar a **ausência de rotação** do tronco ou da pelve
- Incluir a sínfise púbica na parte de baixo do RI sem cortar os rins superiores (Figura 14.71). (Um segundo RI menor para a área da bexiga pode ser necessário em pacientes hiperestênicos.)

RC
- RC perpendicular ao RI
- Centralizar RC e RI no nível da crista ilíaca e no PSM
- Nefrografia: centralizar o RC no nível intermediário entre o processo xifoide e a crista ilíaca.

Colimação recomendada. Colimar os quatro lados da anatomia de interesse.

Respiração. Suspender respiração após expiração e radiografar.

NOTA: Deve-se pedir ao paciente para esvaziar a bexiga imediatamente antes de começar o exame, de modo que o meio de contraste na bexiga não seja diluído. Explicar o procedimento e obter o histórico clínico antes de injetar o meio de contraste. É preciso estar preparado para uma possível reação ao meio de contraste.

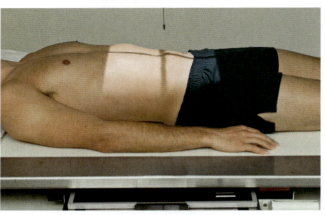

Figura 14.71 Urografia excretora – radiografia preliminar e séries.

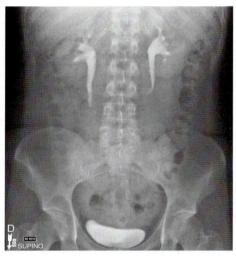

Figura 14.72 Urografia excretora (10 minutos).

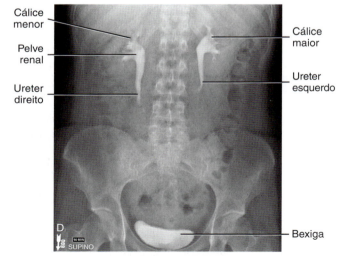

Figura 14.73 Urografia excretora; 10 minutos após a injeção.

Critérios de avaliação
Anatomia demonstrada: • Todo o sistema urinário é visualizado a partir das silhuetas renais superiores à bexiga distal (Figuras 14.72 e 14.73). A sínfise púbica deve ser incluída na margem inferior do RI • Após a injeção, apenas uma parte do sistema urinário deve ser opacificada em uma radiografia específica nas séries.
Posicionamento: • Ausência de rotação evidenciada pela simetria de asas do ílio e costelas • Aplicada a colimação apropriada.
Exposição: • Ausência de movimento devido a respiração ou movimento • Técnica adequada com contraste demonstrando o sistema urinário.
Marcadores: • Marcadores de minutos e marcadores D ou E visíveis em todas as radiografias em séries.

UROGRAFIA EXCRETORA: NEFROTOMOGRAFIA E NEFROGRAFIA

Indicações clínicas
- A nefrografia ou nefrotomografia demonstra doenças e alterações secundárias a traumatismo do parênquima renal.

Cistos renais e/ou massas suprarrenais podem ser demonstrados durante essa fase da urografia excretora. A **nefrografia** envolve uma única radiografia AP da região do rim realizada dentro de 60 segundos após a injeção.

Urografia excretora
ROTINA
- AP (preliminar e séries)
- Nefrotomografia
- OPD e OPE (30°)
- AP – pós-miccional em posição ereta ou reclinada

Fatores técnicos
- Tomografia linear
- DFR mínima – 100 cm (ou distância exigida pelo equipamento específico de tomografia)
- Tamanho do RI – 24 × 30 cm, transversal
- Grade
- Faixa de 80 a 85 kVp
- Selecionar corretamente o ângulo de exposição:
  - Ângulo de 10° ou menos, produzindo uma seção maior de tecido em um foco relativo; o ângulo de exposição mais comum realizado durante a urografia excretora
  - Ângulo de exposição de 40°, produzindo cortes mais finos de tecido em um foco relativo; portanto, mais exposições tomográficas são necessárias para demonstrar todo o rim.

Proteção. Proteger tecidos radiossensíveis fora da região de interesse.

Posicionamento do paciente. Colocar o paciente em posição supina, com travesseiro para a cabeça, braços para os lados, distantes do corpo, e apoio para os joelhos a fim de aliviar a tensão nas costas.

Posicionamento da parte
- Alinhar o PSM com a linha central da mesa ou da grade (Figura 14.74)
- Assegurar a **ausência de rotação** do tronco ou da pelve.

RC
- Centralizar RC no nível intermediário entre o processo xifoide e a crista ilíaca.

Colimação recomendada. Colimar os quatro lados da anatomia de interesse.

Respiração. Suspender respiração após expiração e radiografar.

NOTA: É preciso explicar o procedimento tomográfico para o paciente a fim de reduzir a ansiedade. Obter o histórico clínico antes da injeção do meio de contraste. Lembrar ao paciente para permanecer imóvel entre as exposições. Conferir a radiografia preliminar para verificar o nível do foco, a técnica ideal e a posição dos rins. Procedimentos de tomografia, incluindo a configuração e o processo de equipamentos, são descritos no Capítulo 19.

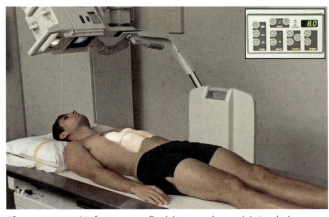

Figura 14.74 Nefrotomografia (sistema de aquisição de imagem na posição inicial).

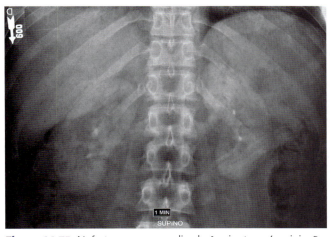

Figura 14.75 Nefrotomograma realizado 1 minuto após a injeção.

Critérios de avaliação
Anatomia demonstrada: • Todo o parênquima renal é visualizado, com algum preenchimento com meio de contraste no sistema coletor (Figura 14.75).
Posicionamento: • **Ausência de movimento** é evidente devido à respiração ou ao movimento • Aplicada a colimação apropriada.
Exposição: • Técnica apropriada é utilizada para demonstrar o parênquima renal.
Marcadores: • Marcadores específicos do nível focal devem ser visíveis em cada radiografia com marcadores de minutos e marcadores D e E.

UROGRAFIA EXCRETORA: POSIÇÕES OPD E OPE

Indicações clínicas
- Manifestação de sinais de infecção, traumatismo e obstrução do rim elevado
- Traumatismo ou obstrução do ureter inferior.

Urografia excretora
ROTINA
- AP (preliminar e séries)
- Nefrotomografia
- OPD e OPE (30°)
- AP – pós-miccional em posição ereta ou reclinada

Fatores técnicos
- DFR mínima – 100 cm
- Tamanho do RI – 35 × 43 cm, longitudinal; ou 24 × 30 cm, transversal (ver Nota)
- Grade
- Faixa de 80 a 85 kVp
- Marcador de minuto.

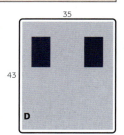
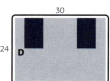

Proteção. Proteger tecidos radiossensíveis fora da região de interesse.

Posicionamento do paciente. O paciente é colocado em decúbito dorsal e é parcialmente rodado para o lado direito ou esquerdo.

Posicionamento da parte
- Girar o corpo a 30° para as posições oblíquas posteriores D e E (Figura 14.76)
- Flexionar o joelho do lado elevado para apoio de parte inferior do corpo
- Levantar o braço do lado elevado e colocá-lo transversalmente na parte superior do tórax
- Centralizar a coluna vertebral na linha média da mesa ou da grade e no RC.

RC
- RC perpendicular ao RI
- Centralizar o RC e o chassi na altura da crista ilíaca e da coluna vertebral.

Colimação recomendada. Colimar os quatro lados da anatomia de interesse.

Respiração. Suspender respiração após expiração e radiografar.

NOTA: As rotinas de alguns serviços de radiologia incluem um RI menor colocado em orientação transversal para incluir os rins e os ureteres proximais, possibilitando assim a proteção das gônadas femininas e masculinas. A centralização deverá estar em um nível intermediário entre o processo xifoide e as cristas ilíacas.

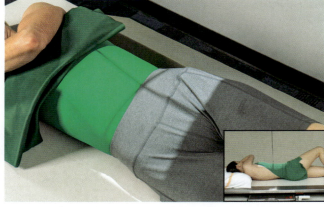
Figura 14.76 OPD, 30°. *Detalhe*, OPE, 30°.

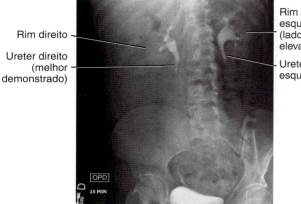
Figura 14.77 Urografia excretora OPD.

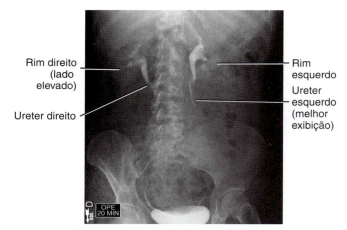
Figura 14.78 Urografia excretora OPE.

Critérios de avaliação
Anatomia demonstrada: • O rim no lado elevado é colocado em perfil ou em paralelo ao RI, e é mais bem demonstrado em cada oblíqua • O ureter da parte inferior é projetado para longe da coluna vertebral, fornecendo visualização desobstruída desse ureter (Figuras 14.77 e 14.78).
Posicionamento: • Não há excessiva obliquidade evidente • O rim elevado está paralelo ao plano do RI e não é projetado nos corpos vertebrais da coluna lombar • O arco completo da sínfise púbica é visível na margem inferior da radiografia, e os rins estão incluídos na margem superior • Aplicada a colimação adequada.
Exposição: • Ausência de movimento é evidente devido a respiração ou a outros movimentos • Técnica apropriada com contraste demonstra o sistema urinário.
Marcadores: • Os marcadores de minuto e os marcadores D e E devem estar visíveis.

UROGRAFIA EXCRETORA: INCIDÊNCIA AP
PÓS-DÉBITO URINÁRIO

Indicações clínicas
- A posição pode demonstrar a próstata aumentada (possível HPB) ou prolapso da bexiga. A posição ereta indica nefroptose (alteração da posição dos rins).

> **Urografia excretora**
> ROTINA
> - AP (preliminar e séries)
> - Nefrotomografia
> - OPD e OPE (30°)
> - AP – pós-miccional em posição ereta ou reclinada

Fatores técnicos
- DFR mínima – 100 cm
- Tamanho do RI – 35 × 43 cm, longitudinal
- Grade
- Faixa de 80 a 85 kVp
- Marcadores verticais e/ou pós-miccionais.

Proteção. Proteger tecidos radiossensíveis fora da região de interesse.

Posicionamento do paciente. O paciente é colocado em posição ereta, com as costas contra a mesa, ou em decúbito ventral (Figuras 14.79 e 14.80).

Posicionamento da parte
- Alinhar o PSM com o centro da mesa/grade ou com o RI; ausência de rotação
- Posicionar os braços longe do corpo
- Assegurar que a sínfise púbica esteja incluída na parte inferior do RI
- Centralizar o mais baixo possível, para incluir a área da próstata, especialmente nos homens idosos.

RC
- RC **perpendicular** ao RI
- Centralizar na altura da **crista ilíaca** e no PSM, ou, para pacientes de maior porte, 2,5 cm mais baixo, para assegurar que a área da bexiga seja incluída.

Colimação recomendada. Colimar os quatro lados da área de interesse.

Respiração. Suspender respiração após expiração e radiografar.
   PA alternativa ou AP reclinada. Essa imagem também pode ser realizada como uma incidência PA ou AP na posição em decúbito, com centralização similar àquela descrita anteriormente.

> **Critérios de avaliação**
> **Anatomia demonstrada:** • Todo o sistema urinário é incluído, sendo visível apenas o meio de contraste residual (Figura 14.81) • Toda a sínfise púbica (incluindo a área da próstata nos homens) está incluída na radiografia.
> **Posicionamento:** • **Ausência de rotação** é evidente pela simetria das asas do ílio • Aplicada a colimação adequada.
> **Exposição:** • **Nenhum movimento** devido à respiração ou a outros movimentos • A técnica apropriada é usada para demonstrar o meio do contraste residual no sistema urinário.
> **Marcadores:** • Os marcadores verticais e/ou pós-miccionais e os marcadores D e E são visíveis.

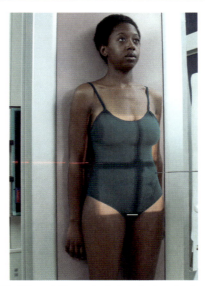

Figura 14.79 AP posição ereta (pós-miccional). Centralizada na crista ilíaca para incluir a sínfise púbica.

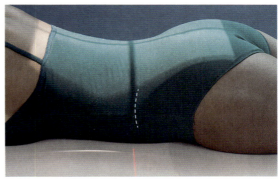

Figura 14.80 Alternativa – PA em decúbito ventral (pós-miccional).

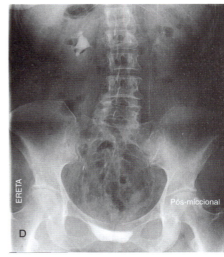

Figura 14.81 AP posição ereta (pós-miccional) – prolapso da bexiga.

UROGRAFIA EXCRETORA: INCIDÊNCIA AP
COMPRESSÃO URETÉRICA

ADVERTÊNCIA: A compressão não deve ser usada em pacientes com histórico de massa abdominal, obstruções (como cálculos), aneurismas da aorta abdominal ou cirurgia recente. (Ver seção *Contraindicações à compressão uretérica*. Uma posição de Trendelenburg com 15° de inclinação, que se aproxima do mesmo efeito, pode ser utilizada para esses pacientes.)

Indicações clínicas
- Pielonefrite e outras condições envolvendo o sistema coletor do rim.

Urografia excretora
ESPECIAL
- AP compressão uretérica

Fatores técnicos
- DFR mínima – 100 cm
- Tamanho do RI – 35 × 43 cm, se disponível, transversal
- Grade
- Faixa de 80 a 85 kVp.

Proteção. Proteger tecidos radiossensíveis fora da região de interesse.

Posicionamento do paciente. Posicionar o paciente em decúbito dorsal, com o dispositivo de compressão no lugar (Figuras 14.82 e 14.83).

Posicionamento da parte
- Alinhar o PSM com a linha central da mesa ou da grade com o RC
- Flexionar e apoiar os joelhos
- Posicionar os braços longe do corpo
- Colocar a borda superior de compressão das pás no nível da crista ilíaca. As bordas internas das pás devem quase tocar, lateralmente, a coluna vertebral em cada lado. (Isso coloca pressão máxima sobre a área dos ureteres, que são laterais à coluna lombar e mediais às articulações sacroilíacas - SI.)

RC
- RC perpendicular ao RI
- Centralizar no nível intermediário entre o processo xifoide e a crista ilíaca.

Colimação recomendada. Colimar os quatro lados da anatomia de interesse.

Respiração. Suspender respiração após expiração e radiografar.

NOTA: Imediatamente após a injeção do meio de contraste, as pás são infladas e permanecem no local até que o radiologista indique que elas devem ser liberadas. A sequência de imagens é determinada pelo protocolo do serviço de radiologia ou pelo radiologista.

Critérios de avaliação
Anatomia demonstrada: • Todo o sistema urinário é visualizado, com maior preenchimento do sistema pielocalicial (Figura 14.84).
Posicionamento: • Ausência de rotação evidente pela simetria de asas do ílio e/ou coluna lombar • Aplicada a colimação adequada.
Exposição: • Ausência de movimento é evidente devido à respiração ou ao movimento • Técnica apropriada é utilizada para visualizar o sistema urinário.

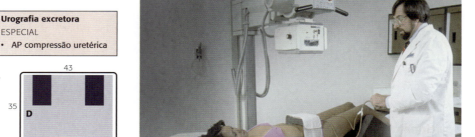

Figura 14.82 AP – aplicação de compressão uretérica.

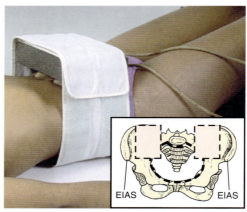

Figura 14.83 Compressão uretérica com as pás infladas posicionadas. *Detalhe*, pás na posição medial em relação às espinhas ilíacas anterossuperiores (EIAS).

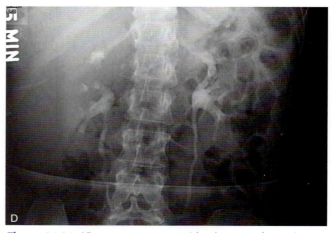

Figura 14.84 AP – compressão uretérica, imagem de 5 minutos.

CISTOGRAFIA: INCIDÊNCIA AP – POSIÇÕES OPD E OPE, POSIÇÃO EM PERFIL (OPCIONAL)

Indicações clínicas
- Sinais de cistite, obstrução, refluxo vesicoureteral e cálculos vesicais
- O perfil demonstra fístulas possíveis entre a bexiga e o útero ou o reto. Para descrições detalhadas do procedimento, ver *Urografia retrógrada*.

Cistografia
ROTINA
- AP (angulação caudal de 10 a 15°)
- Ambas as posições oblíquas (45 a 60°)

ESPECIAL
- Perfil (opcional)

Fatores técnicos
- DFR mínima – 100 cm
- Tamanho do RI – 35 × 43 cm, longitudinal
- Grade
- Faixa de 80 a 90 kVp.

Posicionamento do paciente e da parte

AP
- Paciente em posição supina, com as pernas estendidas e o PSM ao centro da mesa (Figura 14.85).

Oblíquas posteriores
- Rotação do corpo de 45 a 60° (oblíquas acentuadas são usadas para visualizar a face posterolateral da bexiga, especialmente a junção ureterovesical; Figura 14.86)
- Flexionar parcialmente a parte inferior da perna para estabilização.

NOTA: Não flexionar o lado elevado da perna mais que o necessário para evitar a superposição da perna à bexiga.

Perfil. Opcional devido à grande dosagem de radiação nas gônadas:
- Posicionar o paciente em perfil verdadeiro (sem rotação) (Figura 14.87).

RC
AP
- Centralizar **5 cm superiormente à sínfise púbica**, com angulação caudal do tubo de **10 a 15°** (para projetar a sínfise púbica inferiormente à bexiga)
- Para demonstrar o refluxo urinário, centralizar o mais alto possível na altura da crista ilíaca.

Oblíqua posterior
- Somente para incidências da bexiga, RC perpendicular – centralizado 5 cm superiormente à sínfise púbica e 5 cm medialmente à EIAS
- Para demonstrar o refluxo urinário, centralizar o mais alto possível na altura da crista ilíaca.

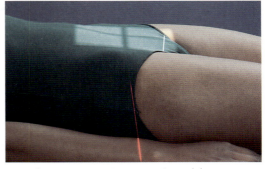

Figura 14.85 AP, 10 a 15° caudalmente.

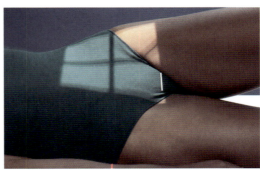

Figura 14.86 OPD, 45 a 60°.

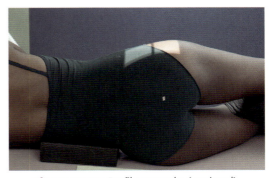

Figura 14.87 Perfil esquerdo (opcional).

Perfil (opcional)

- RC perpendicular – centralizar 5 cm superior e posteriormente à sínfise púbica.

Colimação recomendada. Colimar os quatro lados da região de interesse.

Respiração. Suspender respiração após expiração e radiografar.

NOTA: Drenar a bexiga antes do preenchimento com meio de contraste.

O meio de contraste **nunca** deve ser injetado sob pressão, porém é permitido preencher lentamente por gravidade na presença de um assistente.

Critérios de avaliação

Anatomia demonstrada: • Os ureteres distais, a bexiga e a uretra proximal nos homens devem ser incluídos • A técnica apropriada é empregada para visualizar a bexiga.
Posicionamento: • *AP* – A bexiga não é sobreposta pelo púbis (Figura 14.88) • *Oblíquas posteriores* – A bexiga não é sobreposta pela perna parcialmente flexionada e elevada de lado (Figura 14.89) • *Perfil (opcional)* – Quadris e fêmures ficam sobrepostos • Aplicada a colimação adequada.
Incluir a área da próstata distal ao púbis em homens idosos.

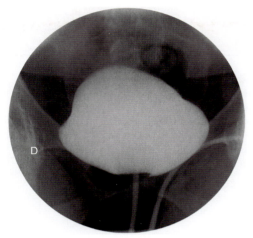

Figura 14.88 AP (10 a 15° caudalmente).

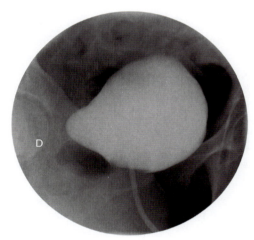

Figura 14.89 Oblíqua posterior, 45°.

URETROCISTOGRAFIA MICCIONAL: POSIÇÃO OPD (30°) – HOMEM; INCIDÊNCIA AP – MULHER

Indicações clínicas
- Possível refluxo vesicoureteral.

O estudo funcional da bexiga e da uretra determina a causa da retenção urinária.

Uretrocistografia miccional
ROTINA
- Homem – OPD (30°)
- Mulher – AP

Fatores técnicos
- DFR mínima – 100 cm
- Tamanho do RI – 24 × 30 cm, longitudinal
- Grade
- Faixa de 80 a 85 kVp.

Proteção. Proteger tecidos radiossensíveis fora da região de interesse.

Posicionamento do paciente. Realizar a radiografia com o paciente em posição **reclinada ou ereta**.

Posicionamento da parte

Homem
- Corpo oblíquo em posição **(OPD) a 30°**
- Sobrepor a uretra aos tecidos moles da coxa direita.

Mulher
- Posicionar a paciente em posição supina ou ereta AP
- Centralizar o PSM com a mesa ou com o suporte do filme
- Estender as pernas ligeiramente separadas.

RC
- RC perpendicular ao RI
- Centralizar RC e RI na sínfise púbica.

Colimação recomendada. Colimar os quatro lados da anatomia de interesse.

Respiração. Suspender respiração após expiração e radiografar.

NOTA: A fluoroscopia e a imagem focal são melhores para esse procedimento. O cateter deve ser delicadamente removido antes da micção. Um recipiente radiolucente ou coxim absorvente deve ser fornecido ao paciente. Após a micção estar completa, pode ser necessária uma incidência AP pós-miccional.

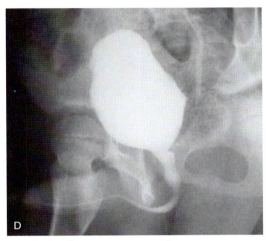

Figura 14.90 OPD, homem.

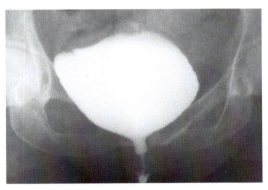

Figura 14.91 AP, mulher.

Critérios de avaliação
Anatomia demonstrada: • São visualizadas a bexiga e a uretra preenchidas pelo contraste.
Posicionamento: • *OPD* – A uretra masculina que contém o meio de contraste está sobreposta aos tecidos moles da coxa direita (Figura 14.90). • *AP* – A uretra feminina que contém o meio de contraste é demonstrada inferiormente à sínfise púbica (Figura 14.91) • Aplicada a colimação adequada.
Exposição: • A técnica apropriada é empregada para visualizar a bexiga sem a exposição exagerada da área da próstata do homem e a uretra preenchida pelo meio de contraste, tanto no homem quanto na mulher.

CAPÍTULO 15

Radiografia de Trauma, Móvel e Cirúrgica

COLABORAÇÃO DE **Bradley D. Johnson**, MED, RT(R) (ARRT)

COLABORADOR DE PROTEÇÃO CONTRA A RADIAÇÃO   W.R. Hedrick, PhD, FACR

COLABORADORES DAS EDIÇÕES ANTERIORES   Leslie E. Kendrick, MS, RT(R)(CT)(MR), Katrina Lynn Steinsultz, BS, RT(R)(M), Cindy Murphy, BHSc, RT(R), ACR

SUMÁRIO

Imagem Móvel de Trauma

Introdução, *568*
Terminologia do traumatismo esquelético e fraturas, *568*
Equipamentos móveis de raios X, *572*
Considerações sobre radiologia digital, *573*
Princípios de posicionamento na radiografia de trauma e móvel, *574*
Modalidades alternativas, *576*

Incidências de Rotina e Especiais

Posicionamento para radiografias de trauma e móvel, *577*
Abdome: AP em posição supina e em decúbito, *579*
Membro superior, *581*
Ombro, *584*
Membro inferior, *586*
Exemplos de posicionamento do membro inferior, *587*
Pelve, *589*
Quadril, *590*
Coluna cervical, *591*
Coluna torácica e lombar, *592*
Crânio: perfil com feixe horizontal, *593*
Crânio: AP, AP axial a 15° (método reverso de Caldwell), *594*
Crânio – AP axial a 30° (método de Towne), *595*
Ossos da face: perfil com feixe horizontal, *596*

Ossos da face: acantioparietal (método de Waters reverso) e acantioparietal modificada (método de Waters reverso modificado), *597*

Radiografia Cirúrgica

Atributos essenciais do técnico em radiologia na radiografia cirúrgica, *598*
Equipe cirúrgica, *599*
Equipamento de radiografia cirúrgica, *600*
Proteção contra a radiação na radiografia cirúrgica, *602*
Dose para o paciente, *603*
Resumo da proteção contra a radiação na radiografia cirúrgica, *603*
Princípios de assepsia cirúrgica, *605*
Ambiente do centro cirúrgico, *605*
Paramentação cirúrgica, *607*

Procedimentos Radiográficos Cirúrgicos

Procedimentos da via biliar, *608*
Procedimentos do trato urinário, *610*
Procedimentos ortopédicos, *611*
Procedimentos da coluna, *614*
Procedimentos torácicos, *616*
Glossário de abreviações cirúrgicas, terminologia e procedimentos, *617*

IMAGEM MÓVEL DE TRAUMA

Introdução

Este capítulo é dividido em duas seções primárias: a primeira discute a **radiografia de trauma** e a **radiografia móvel**, e a segunda, a **radiografia cirúrgica**. Os futuros técnicos podem ficar ansiosos e intimidados por esses procedimentos não apenas pela natureza da condição do paciente, mas pelos equipamentos diferentes, pelo ambiente não familiar e pelo trabalho com equipes que não pertencem ao serviço de radiologia. Todos esses fatores podem aumentar a percepção do estresse. Para adquirir confiança, reduzir a tensão e realizar esses exames avançados com maior precisão, é importante encarar essas experiências como oportunidades de consolidação do conhecimento já obtido. Essas áreas têm múltiplas facetas, que poderiam ser discutidas de maneira detalhada; no entanto, o objetivo deste capítulo é apresentar os fundamentos básicos. A experiência é realmente o melhor recurso a fim de se preparar para enfrentar os desafios associados a tais procedimentos. Deve-se manter a cabeça aberta, pensar de maneira crítica e aceitar que o aprendizado é produto do esforço e que a experiência permitirá o desenvolvimento das habilidades necessárias para ser proficiente em radiografias de trauma, móvel e cirúrgica.

Terminologia do traumatismo esquelético e fraturas

O American Registry of Radiologic Technologists (ARRT) define o trauma como lesão ou choque grave ao corpo; nesses casos, normalmente há necessidade de modificações que podem incluir variações de posicionamento, movimentação mínima da parte do corpo atingida etc.[1] (Figura 15.1). Isso pode significar que os pacientes não sejam levados ao serviço de radiologia para a realização dos procedimentos radiográficos de rotina descritos em outras seções deste capítulo. Em vez disso, uma unidade móvel (portátil) de raios X deve ser levada ao pronto-socorro (PS) ou à beira do leito do paciente (Figura 15.2). Mesmo se levados para o serviço de radiologia, os pacientes podem ser imobilizados de vários modos. Alguns podem usar uma ou mais talas, indicando possíveis fraturas ou luxações de membros. Outros podem estar fixados em prancha de imobilização e com colares cervicais. Nesses casos, **a angulação do raio central (RC) e a colocação do receptor de imagem (RI) são importantes adaptações**. Os técnicos em radiologia devem usar seus conhecimentos em anatomia, fatores técnicos e posicionamento para a obtenção de imagens diagnósticas em circunstâncias difíceis.

As radiografias de traumatismo esquelético e cirúrgico exigem o conhecimento de terminologias específicas dessas situações, como a empregada em fraturas e luxações. Ao conhecer os termos usados nos históricos do paciente e nas requisições de exame, o técnico poderá entender que o tipo de lesão ou fratura é suspeitado, e determinar as incidências mais importantes. Além disso, esse conhecimento também é útil para evitar técnicas de posicionamento ou posições corpóreas que possam ser mais dolorosas ou lesivas.

LUXAÇÃO

A luxação é o deslocamento de um osso, com perda da congruência articular normal.[2] De modo geral, as luxações são evidentes ao exame clínico e identificadas pelo formato ou alinhamento anormal das partes do corpo. A movimentação dessas partes pode causar dor e, portanto, deve ser evitada. Como nas fraturas, a aquisição de imagens das luxações deve ser realizada em dois planos, a 90° um do outro, para demonstrar o grau de deslocamento. Nos casos de traumatismo, as luxações mais comuns são observadas no ombro (Figura 15.3), nos dedos ou no polegar, na patela e no quadril.

Mesmo com o realinhamento ósseo espontâneo após a lesão, ainda pode ter ocorrido dano e, no mínimo, duas incidências da articulação acometida são necessárias para avaliação e/ou detecção de possíveis fraturas por avulsão.

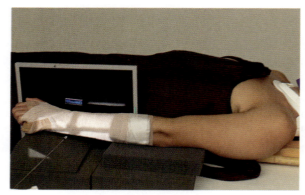

Figura 15.1 Radiografia de trauma.

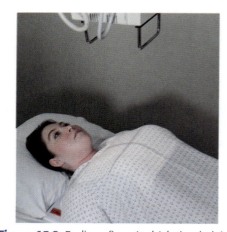

Figura 15.2 Radiografia móvel à beira do leito.

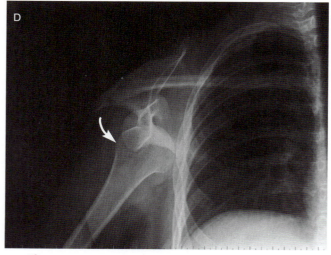

Figura 15.3 Luxação do ombro direito (incidência AP).

SUBLUXAÇÃO

A Figura 15.4 mostra uma luxação parcial, em que uma vértebra é deslocada em sentido posterior. Outro exemplo é a pronação dolorosa (deslocamento do cotovelo), uma luxação parcial traumática da cabeça do rádio em crianças. Essa lesão ocorre quando um adulto puxa bruscamente a mão e o punho da criança. De modo geral, a luxação é reduzida quando o antebraço é supinado para a realização da incidência AP do cotovelo.

ENTORSE

Entorse é a torção forçada de uma articulação, que provoca ruptura ou laceração parcial dos ligamentos de suporte, sem luxação. A entorse pode causar danos graves aos vasos sanguíneos, tendões, ligamentos e/ou nervos associados. Edema grave e hematoma por rompimento de vasos sanguíneos geralmente acompanham a dor intensa. A entorse grave pode ser dolorosa e deve ser manipulada com muito cuidado durante o exame radiográfico. Os sintomas são semelhantes aos das fraturas; as radiografias auxiliam na diferenciação entre entorse e fratura.

CONTUSÃO

Tipo de lesão dolorosa associada a uma possível fratura por avulsão. Um exemplo é o *hip pointer*, contusão da crista ilíaca da pelve observada em jogadores de futebol americano.

FRATURA

A fratura é definida como a perda de continuidade óssea causada por forças mecânicas diretas ou transmitidas ao longo da diáfise.[2] A quaisquer suspeitas de fraturas, o técnico deve ter muito cuidado durante a movimentação e o posicionamento do paciente, para não provocar maior lesão ou o deslocamento de fragmentos ósseos. O técnico **nunca deve forçar um membro ou uma parte do corpo em determinada posição**. Se a fratura for óbvia ou acompanhada de dor intensa durante a movimentação, o posicionamento deve ser adaptado conforme necessário.

TERMINOLOGIA DO ALINHAMENTO DE FRATURAS

Alinhamento é a relação associativa entre os eixos longos dos fragmentos da fratura. A fratura está alinhada se os eixos longos do osso continuarem contíguos um ao outro.

Aposição

A aposição descreve o contato entre as extremidades fragmentadas do osso; são de três tipos:

1. **Aposição anatômica:** alinhamento anatômico das extremidades dos fragmentos ósseos fraturados, que ficam em contato
2. **Ausência de aposição (distração):** as extremidades dos fragmentos são alinhadas, mas afastadas e sem contato entre si (p. ex., por tração excessiva; Figura 15.5)
3. **Aposição em baioneta:** os fragmentos fraturados se sobrepõem e as diáfises fazem contato, mas não as extremidades da fratura (Figura 15.6).

Angulação

Angulação descreve a perda de alinhamento da fratura; o ápice corresponde à direção da angulação e é oposto à parte distal dos fragmentos fraturados (Figura 15.7). Os três termos a seguir podem ser usados para descrever o tipo ou a direção da angulação, que usa o ápice ou os fragmentos distais como ponto de referência:

1. **Angulação do ápice:** descreve a direção ou o ângulo do ápice da fratura; o ápice medial ou lateral indica a fratura em direção medial ou lateral
2. **Deformidade em varo:** as extremidades distais do fragmento são anguladas em direção à linha média do corpo e o ápice distancia-se da linha média

3. **Deformidade em valgo:** as extremidades distais do fragmento são anguladas distantes da linha média e o ápice está apontado em direção à linha média.

NOTA: Os termos *varo* e *valgo* também são usados como termos de movimento de inversão e eversão (ver terminologia no Capítulo 1).

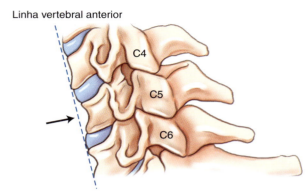

Figura 15.4 Subluxação de vértebra cervical (luxação posterior da vértebra C5).

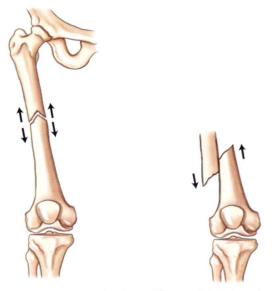

Figura 15.5 Ausência de aposição.

Figura 15.6 Aposição em baioneta.

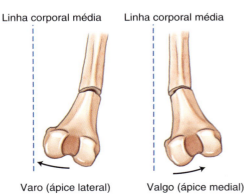

Figura 15.7 Deformidade em varo *versus* valgo.

TIPOS DE FRATURAS

Muitos termos são usados na descrição de fraturas. Os mais comuns são apresentados a seguir.

Fratura simples (fechada)
É a fratura em que o osso não rompe a pele.

Fratura exposta (aberta)
Fratura em que há protrusão de uma porção do osso (geralmente a extremidade fragmentada) através da pele (Figura 15.8).

Fratura incompleta (parcial)
Essa fratura não atravessa todo o osso. (O osso não é quebrado em dois pedaços.) É mais comum em crianças. Os dois principais tipos de fratura incompleta são:

1. **Fratura em toro:** essa curvatura do córtex (porção externa do osso) é caracterizada por uma expansão localizada, ou toro, e pode estar associada a deslocamento mínimo ou nulo; além disso, não há ruptura cortical completa
2. **Fratura em galho verde:** a fratura é unilateral apenas. De um lado do osso, há fratura do córtex e, do outro, inclinação. Com a retificação do osso, uma discreta linha de fratura cortical pode ser observada de um lado do osso, com discreto aumento de volume ou defeito rugoso do lado oposto (Figura 15.9).

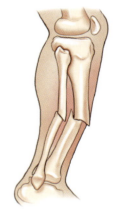
Figura 15.8 Fratura exposta (tíbia-fíbula).

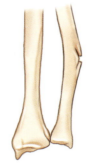
Figura 15.9 Fratura em galho verde (ulna).

Fratura completa
Nessa fratura, a perda de continuidade é completa e inclui a porção transversal do osso. O osso está quebrado em dois pedaços. Há três tipos principais de fraturas completas:

1. **Fratura transversal:** a fratura é transversal, em ângulo quase reto ao eixo longo do osso
2. **Fratura oblíqua:** a fratura atravessa o osso em ângulo oblíquo
3. **Fratura em espiral:** nessa fratura, o osso sofre uma torção e se parte em espirais ao redor de um eixo longo (Figura 15.10).

Fratura cominutiva
Nessa fratura, o osso é estilhaçado ou esmagado no local de impacto, formando dois ou mais fragmentos (Figura 15.11). Três tipos de fraturas cominutivas têm implicações específicas no tratamento e no prognóstico devido à possível interrupção substancial do fluxo sanguíneo:

1. **Fratura segmentar:** tipo de fratura dupla em que duas linhas de fratura isolam um segmento ósseo distinto; o osso se quebra em três pedaços e o fragmento medial está fraturado em suas duas extremidades
2. **Fratura em borboleta:** fratura cominutiva com dois fragmentos de cada lado de um fragmento principal, cuneiforme e separado; assemelha-se às asas de uma borboleta
3. **Fratura estilhaçada:** fratura cominutiva em que o osso é esmigalhado em fragmentos finos e pontiagudos.

Fratura impactada
Nessa fratura, um fragmento insere-se firmemente no outro, por exemplo, o eixo longo do osso penetra na cabeça ou no segmento ósseo final. É mais comum na extremidade distal ou proximal do fêmur, do úmero ou do rádio (Figura 15.12).

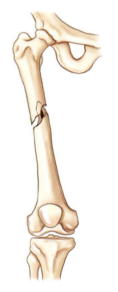
Figura 15.10 Fratura em espiral (fêmur).

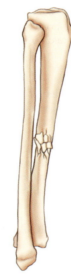
Figura 15.11 Fratura cominutiva (tíbia).

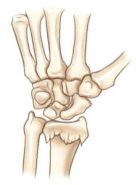
Figura 15.12 Fratura impactada (rádio).

FRATURAS COM NOMES ESPECÍFICOS

Alguns exemplos de fraturas com nomes específicos, geralmente derivados do tipo de lesão ou criados pelo autor que fez sua primeira identificação, são descritos a seguir.

Fratura de Barton
É uma **fratura** intra-articular do **rádio distal**, em geral associada a luxação ou subluxação da **articulação radiocarpal**.

Fratura de beisebol (dedo em martelo)
Essa fratura da falange distal é causada pelo impacto de uma bola sobre a ponta de um dedo em extensão. A articulação interfalangiana distal (IFD) sofre uma flexão parcial, e uma fratura por avulsão é geralmente observada na base posterior da falange distal.

Fratura de Bennett
Essa fratura longitudinal da base do primeiro metacarpo, acompanhada por uma linha de fratura que adentra a articulação carpometacarpiana (CMC), em geral está associada a uma luxação ou subluxação posterior.

Fratura do boxeador
De modo geral, ocorre na porção distal do quinto metacarpo e é acompanhada por angulação posterior do ápice desse osso, melhor demonstrada em incidências em perfil. É decorrente do ato de dar um soco em algo ou em alguém.

Fratura de Colles
Essa fratura do punho, com acometimento do rádio distal e deslocamento posterior de seu fragmento distal, pode ser causada por uma queda para a frente com o braço esticado (Figura 15.13).

Fratura de Smith (Colles reversa)
Fratura do punho com deslocamento anterior (e não posterior, como na fratura de Colles) do fragmento distal do rádio. Normalmente resulta de uma queda para trás com o braço esticado (Figura 15.14).

Fratura do enforcado
Ocorre através dos pedículos do áxis (C2) e é acompanhada ou não por deslocamento de C2 ou C3.

Fratura de Hutchinson (do chofer)
Fratura intra-articular do processo estiloide do rádio. (Essa denominação surgiu quando os carros ainda eram movidos a manivela, que se soltava e atingia a porção lateral distal do antebraço.)

Fratura de Monteggia
Fratura da metade proximal da ulna, associada à luxação da cabeça do rádio, que pode decorrer da defesa, com o antebraço levantado, contra golpes (Figura 15.15).

Fratura de Pott
Termo usado para descrever uma fratura completa da fíbula distal, com lesão grave da articulação do tornozelo, incluindo dano ligamentar e, com frequência, fratura da tíbia distal ou do maléolo medial (Figura 15.16).

OUTROS TIPOS DE FRATURA

Fratura por avulsão
Provocada pelo estresse intenso em um tendão ou ligamento na região articular. Um fragmento ósseo se separa ou é tracionado pelo tendão ou ligamento anexo.

Fratura por explosão e/ou trípode
Resultados de um golpe direto na órbita e/ou no maxilar e no zigoma, essas fraturas atingem o assoalho orbital ou as margens laterais orbitais.

Fratura em lasca
Nessa fratura, há um fragmento ósseo isolado; no entanto, não é uma fratura por avulsão, já que não é causada por estresse em tendão ou ligamento.

Fratura por compressão
Fratura vertebral é causada por lesão compressiva. O corpo vertebral sofre um colapso ou é comprimido. De modo geral, é mais evidente nas radiografias por uma redução da dimensão vertical da porção anterior do corpo vertebral (Figura 15.17).

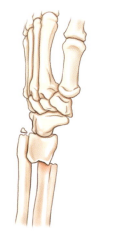
Figura 15.13 Fratura de Colles (rádio).

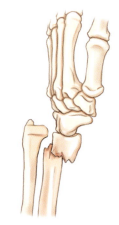
Figura 15.14 Fratura de Smith (Colles reversa).

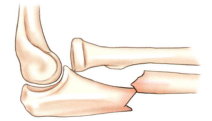
Figura 15.15 Fratura de Monteggia (ulna).

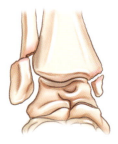
Figura 15.16 Fratura de Pott (tíbia-fíbula distal).

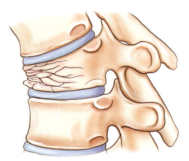
Figura 15.17 Fratura por compressão (corpo vertebral).

Fratura com afundamento (ou fratura em bola de pingue-pongue)

Há afundamento de um fragmento nessa fratura do crânio. A aparência é muito semelhante a uma bola de pingue-pongue pressionada por um dedo, mas se a indentação puder ser elevada novamente, é capaz de assumir uma posição similar à original.

Fratura epifisária

Fratura da placa epifisária, o ponto de união entre a epífise e a diáfise de um osso. É um dos locais de fratura mais comuns em ossos longos de crianças. Os radiologistas normalmente usam a classificação de Salter-Harris (de 1 a 5, em que Salter 5 indica a maior complexidade) para descrição da gravidade e a estimativa razoável do prognóstico dessas fraturas.

Fratura patológica

Decorrentes de doenças ósseas, como osteoporose e neoplasias, dentre outras.

Fratura estrelada

Nessa fratura, as linhas irradiam a partir de um ponto central, em padrão similar ao de uma estrela. O exemplo mais comum desse tipo de fratura ocorre na patela e é geralmente causado pelo impacto dos joelhos no painel do carro em acidentes automotivos (Figura 15.18).

Fratura por estresse ou fadiga (ou fratura de "marcha")

Fratura de origem não traumática, provocada pelo estresse repetido em um osso, como ao marchar ou correr. Se causada pela marcha, geralmente ocorre na porção medial das diáfises dos metatarsos; se decorrente de corrida, é observada na diáfise distal da tíbia. A demonstração radiográfica da fratura por estresse costuma ser difícil e as lesões são visíveis apenas devido à subsequente formação de calo no local acometido ou em cintilografia óssea nuclear.

Fratura trimaleolar

Fratura da articulação do tornozelo, acomete os maléolos medial e lateral, assim como a borda posterior da tíbia distal.

Fratura do tofo ou explosiva

Fratura cominutiva da falange distal, pode ser causada pelo esmagamento da porção distal do dedo ou do polegar (Figura 15.19).

REDUÇÃO DE FRATURAS

Redução fechada

Os fragmentos da fratura são realinhados por manipulação e imobilizados com gesso ou tala. A redução fechada é um procedimento não cirúrgico; no entanto, pode ser realizada com o auxílio de fluoroscopia.

Redução aberta

Fraturas graves com deslocamento ou fragmentação significativa requerem a realização de procedimento cirúrgico. O local da fratura é exposto, e parafusos, placas ou hastes são utilizados para manter o alinhamento dos fragmentos, até ocorrer novo crescimento ósseo. Esse procedimento é chamado redução aberta com fixação interna (RAFI) e descrito mais adiante (ver seção *Radiografia cirúrgica*).

Equipamentos móveis de raios X

O estudo das radiografias de trauma e da radiologia móvel requer o conhecimento de funções e operações do equipamento utilizado. A radiografia do trauma pode ser realizada com tubo convencional elevado em uma área exclusiva localizada no pronto-socorro (PS) ou com **unidades móveis (portáteis)** que são levadas até o PS, à beira do leito do paciente ou no centro cirúrgico (Figura 15.20). Exames radiográficos podem também ser realizados no serviço de radiologia, se o médico considerar o paciente estável. Nesse caso, um enfermeiro pode acompanhar o paciente para monitorar seu estado geral.

SISTEMAS MÓVEIS DE RAIOS X

Os equipamentos radiográficos e fluoroscópicos móveis tiveram significativos avanços. Exemplos de equipamentos normalmente usados são descritos e ilustrados neste capítulo.

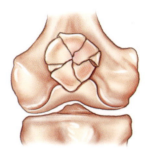

Figura 15.18 Fratura estrelada (patela).

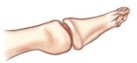

Figura 15.19 Fratura do tofo (falange distal).

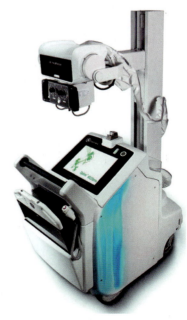

Figura 15.20 GE Image Optima XR220amx. (Cortesia de GE Healthcare.)

Unidades móveis de raios X movidas a bateria

Esses sistemas são alimentados por 10 a 16 baterias de 12 volts recarregáveis, seladas, de chumbo ácido, conectadas em série. Os sistemas autopropulsores dessas unidades também são alimentados por baterias e têm velocidades variáveis, até a velocidade média do caminhar, de 4 a 4,8 km/h, com uma inclinação máxima de 7°. Com carga completa, esses sistemas podem trafegar por até 16 km em superfície plana.

Essas unidades têm motores duplos e operam em duas rodas. Também apresentam velocidade menor para a frente e para trás para manobras em locais apertados. Os freios são automaticamente acionados quando as alavancas de controle não estão em uso – sistema conhecido como frenagem automática. A unidade móvel é interrompida abruptamente quando o técnico libera as alavancas de controle.

A unidade pode ser recarregada em 110 ou 220 V quando não estiver sendo utilizada. Os freios também são acionados durante a recarga. A 110 V, 5 ampères, o tempo de carregamento total da bateria descarregada é de cerca de 8 horas (Figura 15.21).

Unidades de alimentação elétrica comum com capacitor e sem motor

Há um segundo tipo de unidade móvel de raios X que é sem bateria. Esses modelos são muito mais leves e normalmente não têm motor. Funcionam em fontes de energia elétrica de 110 V, 15 ampères; ou 220 V, 10 ampères. De modo geral, incorporam um sistema de descarga com capacitor, que armazena as cargas elétricas e as libera pelo tubo de raios X com o início da exposição. Isso aumenta a potência elétrica (voltagem) dos 110 ou 220 V das fontes de energia elétrica convencionais.

Outros sistemas têm alimentação dupla, bateria e energia elétrica e, assim, maior eficiência. De modo geral, esses sistemas também têm um motor a bateria para facilitar o transporte (Figura 15.22).

Essas unidades podem ter algum tipo de sistema de memória programada opcional com base em partes anatômicas ou, ainda, controles técnicos de pico de quilovoltagem (kVp) e miliamperagem-segundos (mAs) selecionados pelo operador.

NOTA: Esses são apenas dois exemplos de sistemas móveis existentes. Outros fabricantes oferecem diversas modificações, funcionalidades e opções.

Considerações sobre radiologia digital

O uso disseminado dos sistemas móveis de imagens digitais é o avanço mais notável dessa modalidade. Como discutido no Capítulo 1, a radiologia digital inclui radiografia computadorizada e radiografia digital. As radiografias digitais são especialmente adequadas à obtenção de imagens pós-trauma e ao uso de sistemas móveis/portáteis em PS, centro cirúrgico ou à beira do leito. De modo geral, esses procedimentos são realizados em condições difíceis, mas urgentes, em que a oportunidade de repetição do exame é limitada. A ampla latitude de exposição das imagens digitais melhorou a consistência dessas imagens e reduziu muito a necessidade de repetição das exposições decorrente de posicionamento e de variáveis técnicas.

Outra vantagem dos sistemas digitais em radiografias de trauma e exames radiográficos móveis é a capacidade de transferência eletrônica simultânea das imagens para mais de um local, para interpretação ou consulta de um especialista. Os radiologistas podem ver as imagens e chegar a um diagnóstico em tempo muito curto e comunicar esses achados ao médico do PS, que então cria um plano terapêutico para o paciente com traumatismo. Em alguns casos, as imagens podem ser diretamente visualizadas na unidade móvel.

Em resumo, as orientações que devem ser seguidas durante o uso da tecnologia digital (radiografia computadorizada ou radiografia digital) nos membros inferiores são:

1. **Colimação nos quatro lados:** a colimação deve ser feita na área de interesse, com no mínimo duas bordas paralelas de colimação claramente demonstradas na imagem. A colimação nos quatro lados é sempre preferível, se permitida pelo estudo
2. **Centralização precisa:** é importante que a parte do corpo e o RC sejam centralizados no RI
3. **Fatores de exposição:** em relação à exposição do paciente, é importante que o princípio ALARA (do inglês, *as low as reasonably achievable* – a dose de radiação mais baixa possível) seja seguido, com utilização dos menores fatores de exposição necessários à obtenção de uma imagem diagnóstica. O maior kVp e a menor mAs que gerem imagens com a qualidade desejada devem ser usados. O aumento do kVp acima dos valores empregados em imagens analógicas (com filme) de partes corpóreas maiores pode ser necessário; o valor mínimo de 50 kVp é usado em qualquer procedimento (com exceção da mamografia)
4. **Avaliação pós-processamento do indicador de exposição:** o valor do indicador de exposição na imagem processada final deve ser avaliado para assegurar o uso dos fatores de exposição na faixa correta e, consequentemente, a qualidade ideal com a menor dose de radiação para o paciente. Se o indicador estiver fora da faixa aceitável, o técnico deve ajustar os valores de kVp e/ou mAs em quaisquer exposições repetidas.

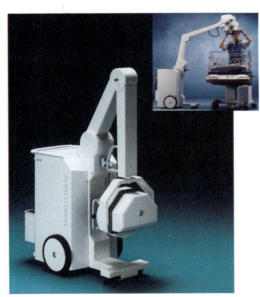

Figura 15.22 Siemens Mobilett Plus – fonte de alimentação dupla, movida a bateria e/ou eletricidade comum, capacidade de disparo. (Cortesia de Siemens Medical Solutions, Malvern, PA, EUA.)

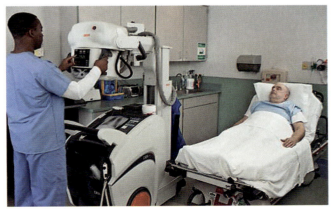

Figura 15.21 Sistema móvel de raios X Carestream DRX Revolution. (Cortesia de Carestream Health.)

Princípios de posicionamento na radiografia de trauma e móvel

Os princípios de posicionamento nas radiografias pós-trauma e móveis são similares aos aplicados na radiografia geral de rotina, descritos no Capítulo 1 deste livro. A diferença primária pode ser resumida pela palavra **adaptação**. Cada paciente e situação de traumatismo são únicos e o técnico deve avaliá-los e adaptar os ângulos do RC e a colocação do RI da maneira necessária. No entanto, todas as imagens devem ser as mais semelhantes possível às da radiografia geral de rotina.

O técnico deve lembrar-se destes três princípios durante a realização da radiografia pós-trauma ou móvel:

1. Obtenção de duas incidências a 90° uma da outra, com alinhamento verdadeiro entre o RC, a parte do corpo e o RI
2. Inclusão de toda a estrutura ou área de traumatismo no RC
3. Manutenção da segurança do paciente, dos profissionais de saúde e do público.

PRINCÍPIO 1: OBTENÇÃO DE DUAS INCIDÊNCIAS A 90° UMA DA OUTRA, COM ALINHAMENTO VERDADEIRO ENTRE O RC, A PARTE DO CORPO E O RI

De modo geral, a radiografia do trauma requer projeções ortogonais, com **duas incidências a 90° (ou ângulos retos entre si)** e manutenção do alinhamento verdadeiro entre o RC, a parte do corpo e o RI. As duas incidências preferidas são anteroposterior (AP) ou posteroanterior (PA) verdadeira e em perfil verdadeiro, obtidas por meio da rotação da parte do corpo (posicionamento padrão) ou da angulação do RC e do RI, conforme necessário (posicionamento adaptado para traumatismo). Dessa maneira, o alinhamento entre o RC, a parte do corpo e o RI pode ser mantido, mesmo em caso de impossibilidade de movimentação do paciente. Exemplos são mostrados nas Figuras 15.23 e 15.24, em que imagens AP e em perfil verdadeiro do pé são obtidas sem flexão ou movimentação do membro inferior. A incidência AP é realizada com angulação do RC e do RI em relação ao pé, mantendo assim o alinhamento verdadeiro entre o RC, a parte do corpo e o RI.

Ao fazer adaptações durante qualquer exame radiográfico, é importante incluir o maior número possível de informações acerca da forma de obtenção da imagem. Essas informações são o ângulo do RC, a incidência do feixe (AP, PA, em perfil, oblíqua, em perfil com feixe de raios X horizontais) e a posição (ereta, semiereta ou supina).

Exceção ao princípio de posicionamentos AP e em perfil verdadeiros

O estado geral do paciente às vezes impede a manutenção dessa relação padrão entre o RC, a parte do corpo e o RI nas incidências AP verdadeiras e em perfil. Tal impossibilidade pode ser decorrente de obstruções inevitáveis, como talas extensas, coletes torácicos, barras de tração ou outros aparelhos. Nesse caso, o técnico ainda deve tentar obter duas incidências em ângulo mais próximo possível a 90°, mesmo se houver rotação parcial da parte anatômica. **A obtenção de uma única incidência deve ocorrer apenas como último recurso.** Quando essas exceções forem inevitáveis, a explicação do motivo da variação da rotina deve ser registrada no prontuário do paciente e/ou na requisição de exame.

Exceção ao alinhamento verdadeiro entre o RC, a parte do corpo e o RI

De modo geral, esse princípio requer a colocação do RI em ângulos retos ou perpendiculares ao RC para distorção mínima da parte do corpo. No entanto, nas situações como as mostradas na Figura 15.25, a relação entre o RC e a parte do corpo pode ser mantida, mas não a relação entre esta e o RI. Nesse exemplo, a AP axial oblíqua da coluna cervical é obtida com o paciente em posição supina (decúbito dorsal) e o RI reto, na mesa sob o paciente. Isso causa alguma distorção da parte do corpo, mas, na radiografia de trauma, pode ser uma opção aceitável.

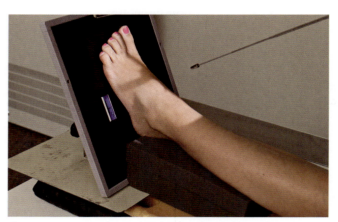

Figura 15.23 AP do pé (posicionamento adaptado para traumatismo).

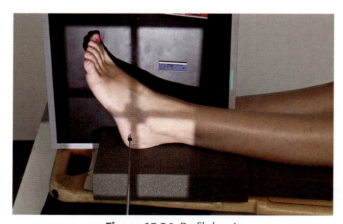

Figura 15.24 Perfil do pé.

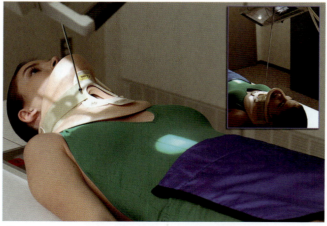

Figura 15.25 Exceção na AP axial oblíqua da coluna cervical em caso de traumatismo. O RI não está perpendicular ao RC.

PRINCÍPIO 2: INCLUSÃO DE TODA A ESTRUTURA OU ÁREA DE TRAUMATISMO NO RI

A radiografia pós-trauma determina a inclusão de **toda a estrutura sendo examinada na imagem radiográfica** para assegurar a detecção de qualquer patologia. Isso requer o uso de RI suficientemente extenso ou, se necessário, mais de um RI.

Se a solicitação do exame incluir os ossos longos dos membros superiores ou inferiores de um paciente com traumatismo, ele **deve abranger as duas articulações** para detecção de possíveis fraturas secundárias distantes da lesão primária. Um exemplo é o exame pós-traumatismo da perna (tíbia-fíbula) com lesão na região distal. Um segundo RI menor no joelho, para obtenção de imagens da região proximal da tíbia-fíbula, pode ser necessário, se a perna do paciente for muito longa para ser incluída em uma única imagem. As fraturas da tíbia distal também podem ser acompanhadas de fratura secundária na porção proximal da fíbula. Esse princípio de inclusão das duas articulações se aplica às incidências AP e em perfil.

Em todos os exames de avaliação do membro superior e do membro inferior, deve-se **sempre incluir no mínimo uma articulação mais próxima ao local da lesão**. Há pouquíssimas exceções a essa regra, mesmo que a fratura óbvia demonstrada em imagens anteriores esteja na região medial da diáfise. A articulação mais próxima ao local de fratura deve ser sempre incluída (Figuras 15.26 e 15.27).

O princípio de inclusão de toda a estrutura ou região de traumatismo também se aplica a áreas corporais maiores. A inclusão de todo o abdome de um paciente de grande porte, por exemplo, pode exigir dois RIs em orientação transversal. Isso também pode ocorrer no tórax.

De modo geral, pacientes com traumatismo chegam em decúbito dorsal e o uso de feixe horizontal geralmente é necessário para a obtenção de incidências em perfil. Deve-se ter cuidado para que o feixe divergente de raios X não projete a parte do corpo fora do RI, principalmente se este for colocado na borda diretamente ao lado do paciente. Isso se aplica à coluna vertebral, ao crânio e a outras partes que repousam diretamente na superfície da mesa. Exemplos de incidências em perfil do crânio com feixe horizontal, na presença ou não de uma possível lesão na coluna vertebral, são mostrados nas Figuras 15.28 e 15.29. **Se houver suspeita de lesão na coluna vertebral, a cabeça e o pescoço não podem ser movidos ou levantados**. Assim, suportes ou apoios não podem ser colocados entre a cabeça e a superfície da mesa. Se o RI for colocado na borda, próximo à cabeça do paciente, o feixe divergente de raios X projetará a parte posterior do crânio fora do RI.

Nesse exemplo, para evitar o corte da porção posterior do crânio, o paciente pode ser movido para a borda da mesa ou maca e o RI colocado abaixo do nível da superfície da mesa (ver Figura 15.29). Isso pode aumentar a distância objeto-receptor de imagem (DOR) com resultante ampliação da imagem. Nesses casos, é uma opção aceitável. Se as radiografias da coluna cervical descartarem a presença de fratura ou subluxação cervical, a cabeça poderá ser elevada e apoiada em uma esponja para impedir o corte da porção posterior do crânio (ver Figura 15.28).

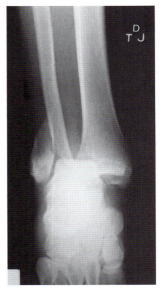

Figura 15.26 AP da porção inferior distal da perna e do tornozelo.

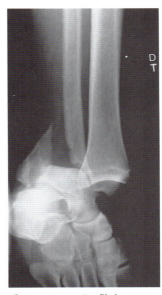

Figura 15.27 Perfil da porção inferior distal da perna e do tornozelo.

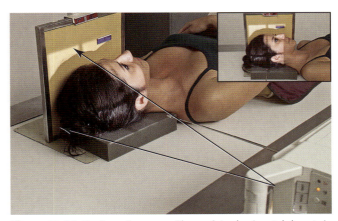

Figura 15.28 Radiografia em perfil com feixe horizontal do crânio sem possível lesão da coluna (cabeça elevada da superfície da mesa).

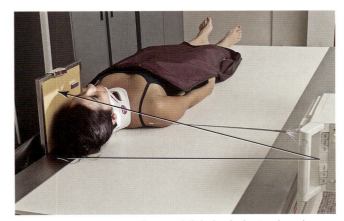

Figura 15.29 Em caso de possibilidade de lesão da coluna, a cabeça não pode ser elevada ou movida (o RI é colocado abaixo do nível da superfície da mesa para prevenir o corte posterior do crânio).

PRINCÍPIO 3: MANUTENÇÃO DA SEGURANÇA DO PACIENTE, DOS PROFISSIONAIS DE SAÚDE E DO PÚBLICO

Durante a realização de radiografias pós-trauma ou móveis, pode ser necessário mover os equipamentos da sala e as grades do leito para ter acesso ao paciente. O técnico deve prestar atenção durante a movimentação dos equipamentos para assegurar que não estejam fixados ao paciente. De modo geral, o técnico poderá mover o equipamento apenas a curtas distâncias, devido à falta de espaço. As grades do leito podem ser abaixadas para que o técnico coloque o RI sob o paciente. Isso deve ser feito com o máximo de rapidez e segurança possível. Nunca se deve supor que o paciente não consiga se mover. Todas as grades do leito devem ser levantadas, independentemente de sua posição anterior. Todos os equipamentos também devem voltar ao seu local de origem.

Durante a realização de radiografias móveis, **os técnicos também são responsáveis por garantir a segurança dos outros profissionais de saúde na área imediata**. Em casos de traumatismo, o tempo é essencial. Embora seja importante que o técnico obtenha as imagens de trauma enquanto médicos, enfermeiros e outros profissionais atendem o paciente, a exposição nunca deve ocorrer na presença de pessoas desprotegidas nas adjacências do feixe primário de raios X. O princípio ALARA se aplica aos demais profissionais de saúde e ao público, e não apenas ao paciente.

Modalidades alternativas

TOMOGRAFIA COMPUTADORIZADA

A maior velocidade dos equipamentos de tomografia computadorizada (TC) contribuiu para sua maior utilização em situações de emergência. A TC é usada geralmente para o diagnóstico preciso de uma ampla gama de traumatismos em todos os sistemas corporais e, assim, substitui alguns dos exames diagnósticos tradicionais, como radiografias de coluna e crânio. A capacidade de reconstrução tridimensional da TC auxilia na avaliação completa do traumatismo esquelético.

ULTRASSONOGRAFIA

A ultrassonografia é indicada na avaliação inicial de determinados pacientes com traumatismo, como aqueles que sofreram lesões abdominais contusas. É uma técnica não invasiva utilizada na detecção de líquido ou sangue livre no abdome. Também é a modalidade de escolha nas emergências do sistema reprodutivo feminino (p. ex., gestação ectópica). A ultrassonografia é empregada em situações específicas de emergência para a obtenção de imagens de outros órgãos abdominais.

MEDICINA NUCLEAR

A medicina nuclear é usada na avaliação de emergências específicas, como embolia pulmonar, torção testicular e hemorragia gastrintestinal (GI). O fluxo sanguíneo para as áreas investigadas é avaliado por meio da injeção de um radionuclídeo.

ANGIOGRAFIA E PROCEDIMENTOS INTERVENCIONISTAS

A angiografia é indicada em estudos do arco aórtico em pacientes com traumatismo, embora sua utilização tenha diminuído devido à maior popularidade da angiografia por TC. Dentre os procedimentos intervencionistas realizados em pacientes com traumatismo, descritos no Capítulo 17, encontra-se a embolização transcateter para oclusão de vasos com hemorragia.

Incidências de rotina e especiais

Algumas incidências de rotina e especiais em radiografias de trauma, móvel e cirúrgica são demonstradas e descritas a seguir como sugestões de procedimentos especiais e de rotina realizados no serviço de radiologia.

POSICIONAMENTO PARA RADIOGRAFIAS DE TRAUMA E MÓVEL

AP DE TÓRAX

ADVERTÊNCIA: Não se deve tentar movimentar o paciente se houver suspeita de lesão na coluna vertebral ou traumatismo grave.

Indicações clínicas
- De acordo com o American College of Radiology (ACR), a radiografia AP de tórax é padrão no exame de pacientes com traumatismo nos centros de traumatismo de nível I nos EUA[3]
- Aproximadamente 25% das mortes por traumatismos contusos são associadas a lesões torácicas, embora até 50% dos óbitos sejam ao menos em parte relacionados a tais lesões[2]
- Dentre as lesões de tórax estão a lesão aórtica aguda, a lesão pulmonar, o pneumotórax, o hemotórax, o hematoma extrapleural, a ruptura de vias respiratórias principais, a ruptura hemidiafragmática e as lesões musculoesqueléticas[3]
- Certificar-se da colocação adequada de fios e sondas.

Tórax
TRAUMATISMO
• AP
OPCIONAIS
• Perfil
• Decúbito lateral (AP)

Fatores técnicos
- DFR mínima – 100 cm. Se possível, usar 180 cm
- Tamanho do RI – 35 × 43 cm, **transversal**, em pacientes de porte médio a grande (ver Nota 1)
- Grade (ver Nota 2)
- Faixa de 90 a 125 kVp, dependendo da necessidade do uso ou não da grade.

Posicionamento do paciente
AP de tórax
- O paciente deve estar em posição supina (decúbito dorsal) no leito; se seu estado geral permitir, a cabeceira do leito deverá ser colocada em posição vertical ou semivertical
- Se a condição do paciente permitir, fazer a rotação interna dos braços para afastar a escápula dos campos pulmonares.

Posicionamento da parte
AP de tórax
- Colocar o RI em uma capa plástica e posicioná-lo embaixo ou atrás do paciente; a porção superior do RI deve ficar cerca de 4 a 5 cm acima dos ombros, alinhando o RC ao RI. Assegurar a **ausência de rotação** (plano coronal paralelo ao RI) (se necessário, colocar apoios sob o RI).

RC
AP de tórax
- Direcionar o RC cerca de 8 a 10 cm abaixo da incisura jugular, **na altura de T7**
- Colocar o RC a um ângulo de 3 a 5° caudais ou levantar um pouco a cabeceira do leito para que o RC fique perpendicular ao eixo longo do esterno (a não ser que a grade impeça esse posicionamento). Isso simula a incidência PA e evita o obscurecimento dos ápices dos pulmões pelas clavículas (Figura 15.30)
- Se o paciente conseguir ficar em posição semiereta apenas, o RC deverá ser angulado para manter a relação perpendicular com o RI (Figura 15.31).

Segurança radiológica
- A escolha dos fatores de exposição deve ser otimizada de acordo com o princípio ALARA
- Colimar os quatro lados da anatomia de interesse
- Proteger tecidos radiossensíveis fora da região de interesse.

Respiração. Exposição ao fim da segunda inspiração total.

Perfil opcional do tórax (não demonstrado aqui): a imagem em perfil pode ser obtida com RC com um feixe horizontal, se o paciente puder levantar os braços a pelo menos 90° do corpo. Colocar o RI paralelo ao plano sagital médio (PSM), com a porção superior do RI 5 cm acima dos ombros. Apoiar o paciente em um suporte radiolucente para centralizar o tórax no RI e o RC horizontal à altura de T7.

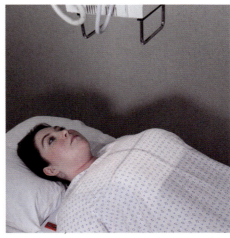

Figura 15.30 AP em posição supina do tórax, à beira do leito (RI transversal), RC cerca de 3 a 5° caudalmente, perpendicular ao esterno.

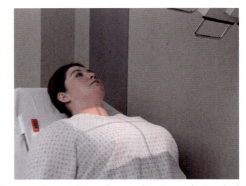

Figura 15.31 AP semiereta do tórax à beira do leito.

Incidência AP em decúbito lateral. Para determinar os níveis hidroaéreos (ar-líquido) em pacientes que não conseguem se levantar o suficiente para ficar em posição ereta, a radiografia em decúbito lateral pode ser obtida no leito, com o RI atrás do paciente, ou na maca, à frente do suporte do RI, como mostra a Figura 15.32. Colocar apoios radiolucentes sob o tórax e os ombros e elevar os braços acima da cabeça. O alinhamento entre o RC, a parte do corpo e o RI, e a centralização, são similares aos da AP em posição supina, com as adaptações necessárias para a posição em decúbito.

NOTA 1: O corte do seio costofrênico é um problema nas posições em decúbito do tórax obtidas com uma distância fonte-receptor (DFR) curta em razão da divergência do feixe de raios X. Assim, a não ser que o porte do paciente seja bem pequeno, a **orientação transversal do RI é recomendada**.

NOTA 2: O uso de grades focalizadas pode ser difícil na radiografia móvel de tórax devido aos problemas de corte da grade.

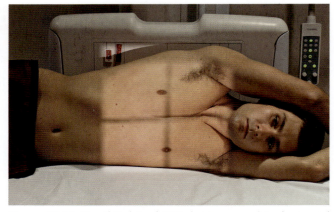

Figura 15.32 Decúbito lateral (AP) do tórax, com feixe horizontal para detecção de possíveis níveis hidroaéreos.

ABDOME: AP EM POSIÇÃO SUPINA E EM DECÚBITO

ADVERTÊNCIA: Não tentar movimentar o paciente se houver suspeita de lesão na coluna vertebral ou traumatismo grave.

Indicações clínicas
- Avaliação de fratura, ar intraperitoneal livre, líquido ou gás anormal[4]
- Radiografia de tórax pode ser requisitada com uma série abdominal.

Abdome
TRAUMATISMO
- AP em posição supina
- Decúbito

Fatores técnicos
- DFR mínima – 100 cm
- Tamanho do RI – 35 × 43 cm, longitudinal (retrato; ver Nota 1)
- Grade
- Faixa de 70 a 90 kVp
- Se aplicável, incluir os marcadores de decúbito e de lado.

Posicionamento do paciente

AP em posição supina (Figura 15.33)
- Se o RI for usado à beira do leito, deverá ser colocado em uma capa plástica
- Alinhar RI ao PSM em orientação longitudinal
- Braços para os lados e distantes do corpo.

Incidência AP (ou PA) em decúbito lateral esquerdo (Figura 15.34)
- Essa incidência permite a detecção de níveis hidroaéreos (ver Nota 2) e de ar intra-abdominal livre, quando a imagem em posição ereta não é possível. O decúbito lateral pode ser realizado no leito ou na maca no PS, ou no serviço de radiografia, em frente a um *bucky* vertical
- Colocar apoios ou uma prancha de posicionamento sob os quadris e o tórax, se necessário, para centralizar o abdome no RI nas incidências em perfil e decúbito dorsal realizadas à beira do leito. Isso cria uma superfície plana, o que impede o afundamento no colchão e o corte da parte de baixo da anatomia na imagem
- Elevar os braços do paciente, colocando-os próximos à cabeça, e flexionar parcialmente os joelhos para estabilizar o paciente.

Posicionamento da parte

AP em posição supina
- Centralizar RI ao RC na altura da crista ilíaca. Certificar-se de que os dois lados do abdome superior e inferior estejam a distâncias iguais das margens laterais do RI
- Se necessário, colocar apoios sob partes do RI para assegurar seu nivelamento e perpendicularidade ao RC (isso impede a rotação do paciente e o corte da grade nas superfícies macias do leito).

Incidência AP (ou PA) em decúbito lateral esquerdo
- Certificar-se da **inclusão do diafragma e da porção superior do abdome**. Colocar o centro do RI cerca de 2,5 a 5 cm acima da altura das cristas ilíacas
- Certificar-se da ausência de rotação e da perpendicularidade do plano do RI ao RC.

RC

AP em posição supina
- Posicionar o RC perpendicular na altura da crista ilíaca e no centro do RI.

Incidência AP (ou PA) em decúbito lateral esquerdo
- Direcionar o RC horizontal ao centro do RI, 5 cm acima da altura das cristas ilíacas.

Segurança radiológica
- A escolha dos fatores de exposição deve ser otimizada de acordo com o princípio ALARA
- Colimar os quatro lados da anatomia de interesse
- Proteger tecidos radiossensíveis fora da região de interesse.

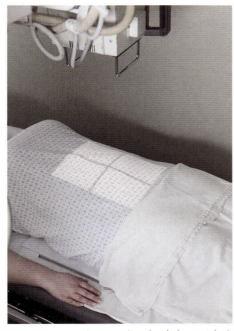

Figura 15.33 AP em posição supina do abdome à beira do leito.

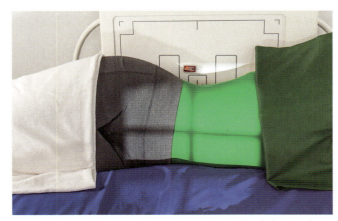

Figura 15.34 Decúbito lateral esquerdo (AP) do abdome à beira do leito.

Respiração

AP em posição supina e incidência AP (ou PA) em decúbito lateral esquerdo
- Fazer a exposição ao fim da expiração.

NOTA 1: Nos pacientes com tipo físico de maior porte, dois RIs de 35 × 43 cm podem ser necessários para a inclusão de toda a anatomia. Esses RIs devem ser colocados em sentido transversal, um para obtenção de imagem do abdome superior e do diafragma, e o outro, do abdome inferior e da sínfise púbica. Duas exposições separadas são necessárias (ver Capítulo 3).

NOTA 2: Nas incidências em decúbito lateral, peça aos pacientes para se deitarem de lado por, no mínimo, **5 minutos** antes da exposição, para que o ar fique na porção mais alta do abdome.

Posição em perfil em decúbito dorsal (Figura 15.35)
- Essa não é uma incidência comum à beira do leito. O decúbito dorsal é uma posição utilizada para demonstração de um possível aneurisma aórtico abdominal ou como alternativa ao decúbito lateral em caso de impossibilidade de movimentação do paciente.

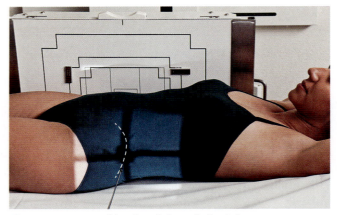

Figura 15.35 Decúbito dorsal (lateral) do abdome em maca em frente ao *bucky* ereto.

MEMBRO SUPERIOR

ADVERTÊNCIA: Não tentar movimentar o paciente se houver suspeita de lesão na coluna vertebral ou traumatismo grave.

Indicações clínicas
- Fraturas, luxações e subluxações por traumatismo
- Fraturas e luxações em mãos e punhos são mais comuns do que em qualquer outra parte do corpo[5]
- Diagnóstico tardio em razão dos achados clínicos persistentes.

Membro superior
TRAUMATISMO
• AP ou PA
• Em perfil
OPCIONAL
• Oblíqua

Fatores técnicos
- DFR mínima – 100 cm
- Tamanho do RI – o menor RI possível
- Grade – se a espessura da parte for superior a 10 cm
- Faixa de 50 a 70 kVp.

Posicionamento do paciente
- Os pacientes podem estar em diversas posições. Alguns são capazes de se sentar eretos para o exame, enquanto outros podem ficar em posição supina com apoio nas costas. Em razão dessa variabilidade, é difícil descrever um protocolo específico de posicionamento do paciente. As condições e limitações do paciente devem ser avaliadas pelo técnico para determinar como proceder para o bem-estar do paciente.

Posicionamento da parte
- Obter pelo menos duas incidências a 90° uma da outra com alinhamento verdadeiro entre o RC, a parte do corpo e o RI (Figuras 15.36 e 15.37)
- Não tentar rodar uma parte do corpo com lesão grave
- Não remover talas ou outros dispositivos de imobilização
- Cuidado ao trabalhar ao redor de corpos estranhos que possam se protrair da área de interesse
- Durante a colocação do RI, elevar o membro afetado o mínimo possível, apoiando as duas articulações.

RC
- Incluir toda a estrutura ou área traumatizada, além das duas articulações dos ossos longos.

Segurança radiológica
- A escolha dos fatores de exposição deve ser otimizada de acordo com o princípio ALARA
- Colimar os quatro lados da anatomia de interesse
- Proteger tecidos radiossensíveis fora da região de interesse.

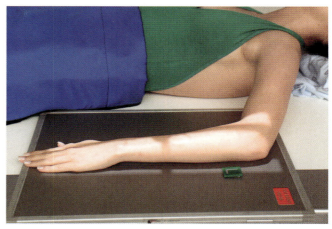

Figura 15.36 PA do antebraço para inclusão do punho e do cotovelo.

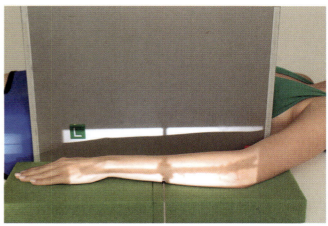

Figura 15.37 Perfil do antebraço para inclusão do punho e do cotovelo.

Exemplos de posicionamento do membro superior.

As Figuras 15.38 a 15.50 mostram exemplos de posicionamento para a obtenção de radiografias de traumatismos do membro superior.

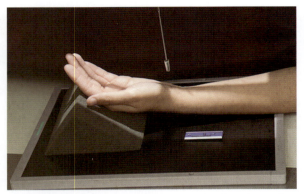

Figura 15.38 AP dos metacarpos proximais e do punho.

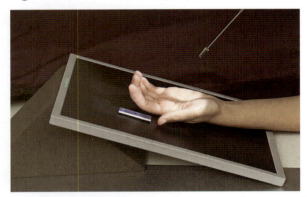

Figura 15.39 AP da mão e dos dedos para observação das falanges distais.

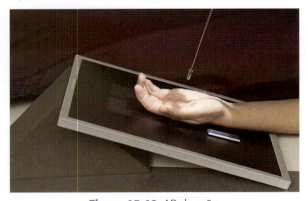

Figura 15.40 AP da mão.

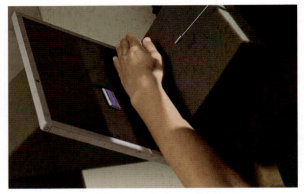

Figura 15.42 Perfil de punho e mão.

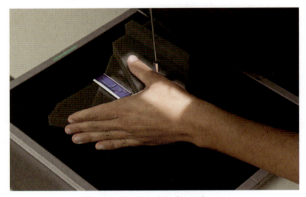

Figura 15.43 PA do polegar.

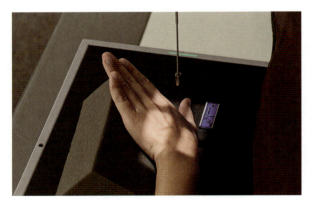

Figura 15.44 Perfil do polegar.

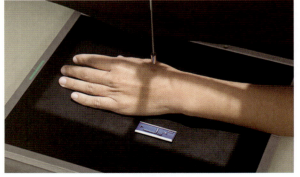

Figura 15.41 Oblíqua – dedos, mão e/ou punho.

CAPÍTULO 15 | RADIOGRAFIA DE TRAUMA, MÓVEL E CIRÚRGICA

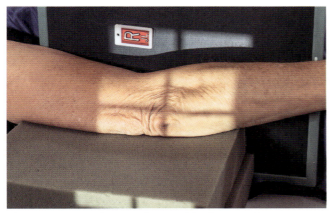

Figura 15.45 PA do cotovelo com feixe horizontal e RC perpendicular ao plano interepicondilar.

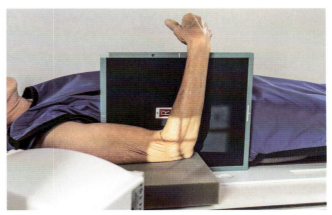

Figura 15.48 Perfil do processo coronoide, cotovelo flexionado a 80°, RC em ângulo distal de 45° (a partir do ombro).

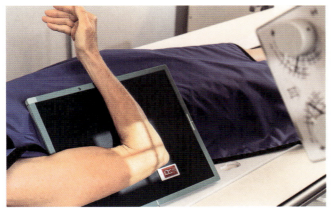

Figura 15.46 Perfil do cotovelo parcialmente flexionado, RC em ângulo necessário para estar paralelo ao plano interepicondilar.

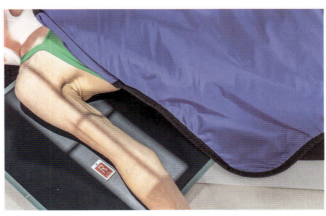

Figura 15.49 AP do úmero; deve incluir as duas articulações.

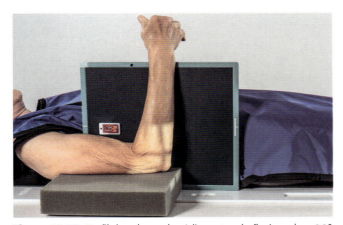

Figura 15.47 Perfil da cabeça do rádio, cotovelo flexionado a 90°, RC em ângulo proximal de 45° (em direção ao ombro).

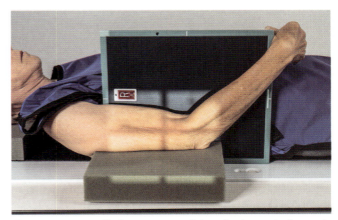

Figura 15.50 Perfil do úmero medial e distal para inclusão do cotovelo.

OMBRO

ADVERTÊNCIA: Não tentar rodar o braço se houver suspeita de fratura ou luxação; deixar o braço acometido na posição que estiver.

NOTA: Os protocolos locais para avaliação radiográfica do ombro com traumatismo são muito variáveis. No entanto, o protocolo dos ombros com traumatismo deve ter pelo menos três incidências, sendo duas ortogonais.[6]

> **Ombro**
> TRAUMATISMO
> - AP
> - Perfil da escápula em Y
> - Axial inferossuperior
> - Lateral transtorácica

Indicações clínicas
- Fraturas, luxações e subluxações decorrentes de traumatismos.

Fatores técnicos
- DFR mínima – 100 cm
- Tamanho do RI – 24 × 30 cm, longitudinal
- Grade
- Faixa de 70 a 85 kVp com grade.

Posicionamento do paciente

AP de ombro e perfil da escápula em Y – AP oblíqua (lateromedial da escápula; Figuras 15.51 e 15.52)
- É mais provável que o paciente esteja em posição supina em caso de traumatismo; no entanto, a posição ortostática (ereta) tende a ser mais confortável. Lesões na coluna cervical e no membro inferior devem ser descartadas antes de solicitar ao paciente para ficar em pé ou se sentar.

Axial inferossuperior (Figura 15.53)
- Paciente em posição supina, com o ombro elevado cerca de 5 cm da superfície da maca ou da mesa
- Colocar um apoio sob o braço e o ombro para que a região de interesse fique próxima ao centro do RI.

Perfil transtorácico (Figura 15.54)
- Em caso de traumatismo, é provável que o paciente esteja em posição supina; no entanto, a posição ortostática tende a ser mais confortável
- Colocar o ombro acometido mais próximo ao RI.

Posicionamento da parte
AP do ombro
- Braço acometido em rotação neutra, posicionado de lado
- Centralizar RI (RI com grade sob o paciente, se em maca) na articulação do ombro e ao RC.

Perfil da escápula em Y – AP oblíqua (lateromedial da escápula)
- Palpar as bordas medial e lateral do corpo da escápula com os dedos e o polegar. Ajustar cuidadosamente a rotação corpórea, se necessário, para que o **plano do corpo escapular fique perpendicular ao RI (aproximadamente 25 a 30° em direção contrária ao RI)**. Não rolar o paciente até estar evidente que não há fratura ou subluxação na coluna cervical
- Centralizar a articulação escapuloumeral no RC e no RI.

Axial inferossuperior
- Colocar o RI o mais próximo possível do pescoço
- Abduzir o braço acometido a 90° do corpo ou ao máximo tolerado pelo paciente. A abdução do braço deve ser feita com cuidado; um apoio deve ser colocado sob o membro. Não abduzir o braço se houver suspeita de fratura ou luxação.

Perfil transtorácico
- Levantar o braço não acometido acima da cabeça, elevando o ombro sadio
- Centralizar o colo cirúrgico do úmero acometido no RI.

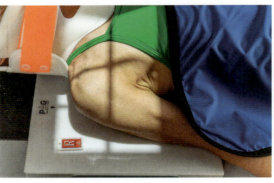

Figura 15.51 AP do ombro.

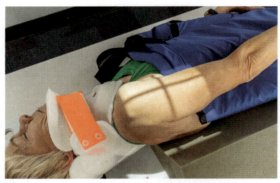

Figura 15.52 Incidência AP oblíqua, escápula em Y, lateromedial da escápula.

RC

AP do ombro
- RC perpendicular ao RI, direcionado para a **articulação escapuloumeral medial**.

Perfil da escápula em Y – AP oblíqua (lateromedial da escápula)
- Projetar o RC perpendicular ao RI ou, se não for possível virar o paciente de maneira suficiente, angular o RC para que fique paralelo à lâmina escapular (colocar a grade na horizontal para prevenir cortes) (ver Nota 1)
- Centralizar RC na **articulação escapuloumeral** (5 ou 6 cm abaixo da porção superior do ombro).

Axial inferossuperior
- Direcionar RC cerca de **15 a 30° medialmente** (quanto menor a abdução do braço, menor o ângulo)
- Centralizar **RC horizontalmente à axila e à cabeça do úmero**.

Perfil transtorácico
- RC perpendicular ao RI, atravessando o tórax e **saindo no colo cirúrgico** do úmero acometido (ver Nota 2).

Segurança radiológica
- A escolha dos fatores de exposição deve ser otimizada de acordo com o princípio ALARA
- Colimar os quatro lados da anatomia de interesse
- Proteger tecidos radiossensíveis fora da região de interesse.

Respiração
- Suspender respiração
- A técnica de respiração pode ser preferível na incidência em perfil transtorácica para borramento das costelas e das estruturas pulmonares.

NOTA 1: O ângulo medial do RC causa certa distorção da imagem se for necessário o perfil da escápula.

NOTA 2: Em caso de sobreposição dos ombros, um ângulo cranial de cerca de 10 a 15° pode ser necessário.

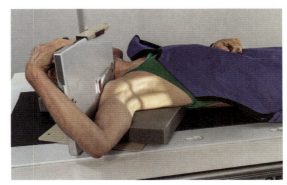

Figura 15.53 Axial inferossuperior (transaxilar) do ombro.

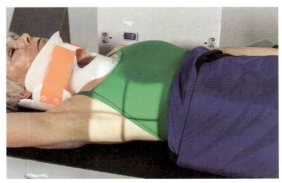

Figura 15.54 Incidência transtorácica em perfil do úmero proximal.

MEMBRO INFERIOR

ADVERTÊNCIA: Não tentar movimentar o paciente se houver suspeita de lesão na coluna vertebral ou traumatismo grave.

NOTA: A radiografia é a base da avaliação inicial dos casos de traumatismo agudo do pé. As primeiras imagens do pé geralmente são estudos com, no mínimo, três incidências, dependendo do quadro clínico.[7] A avaliação do tornozelo com traumatismo deve ser composta pelas incidências AP, em perfil e da articulação do encaixe do tornozelo.[8] Diversos estudos descobriram que a radiografia do joelho geralmente é obtida após um traumatismo, mas tem pouco valor no diagnóstico de fraturas com significado clínico.[9]

Membro inferior
TRAUMATISMO
- AP
- Perfil

OPCIONAL
- Oblíqua

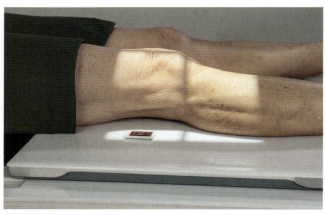

Figura 15.55 AP do joelho com RC paralelo ao eixo longo do pé lateromedialmente. (Não há necessidade de angulação cranial em pacientes medianos.)

Indicações clínicas
- Fraturas, luxações e subluxações causadas por traumatismo.

Fatores técnicos
- DFR mínima – 100 cm
- Tamanho do RI – o menor RI possível
- Grade – se a espessura da parte for superior a 10 cm
- Faixa de 60 a 85 kVp.

Posicionamento do paciente
- O paciente pode estar em diversas posições. Em razão dessa variabilidade, é difícil descrever um protocolo específico de posicionamento do paciente. As condições e limitações do paciente devem ser avaliadas pelo técnico para determinar como proceder para o bem-estar do paciente.

Posicionamento da parte
- Obter pelo menos duas incidências a 90° uma da outra, com alinhamento verdadeiro entre o RC, a parte do corpo e o RI (Figuras 15.55 e 15.56)
- Não tentar rodar uma parte do corpo com lesão grave
- Não remover talas ou outros dispositivos de imobilização
- Cuidado ao trabalhar ao redor de corpos estranhos que possam se protrair da área de interesse
- Durante a colocação do RI, elevar o membro afetado o mínimo possível, apoiando as duas articulações.

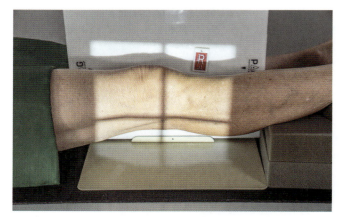

Figura 15.56 Lateromedial do joelho com RC horizontal.

RC
- Incluir toda a estrutura ou área traumatizada, além das duas articulações dos ossos longos.

Segurança radiológica
- A escolha dos fatores de exposição deve ser otimizada de acordo com o princípio ALARA
- Colimar os quatro lados da anatomia de interesse
- Proteger tecidos radiossensíveis fora da região de interesse.

CAPÍTULO 15 | RADIOGRAFIA DE TRAUMA, MÓVEL E CIRÚRGICA 587

EXEMPLOS DE POSICIONAMENTO DO MEMBRO INFERIOR

As Figuras 15.57 a 15.67 mostram exemplos de posicionamento para a obtenção de radiografias de traumatismos do membro inferior.

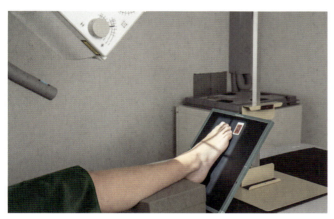

Figura 15.57 AP do pé e/ou dos dedos do pé com RC perpendicular ao RI.

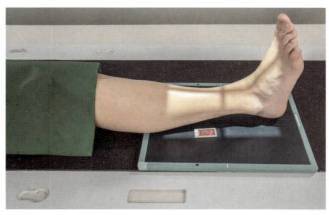

Figura 15.60 Opcional – AP do tornozelo com RC perpendicular (paralelo ao eixo longo do pé).

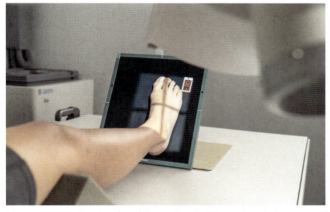

Figura 15.58 Opcional – oblíqua do pé, RC em ângulo transversal lateromedial de 30 a 40°.

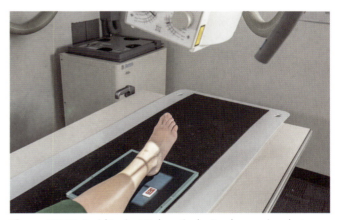

Figura 15.61 Incidência AP da articulação do encaixe do tornozelo – RC em ângulo lateromedial de 15 a 20°, perpendicular ao plano intermaleolar.

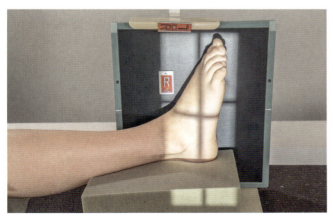

Figura 15.59 Perfil do pé ou do calcâneo.

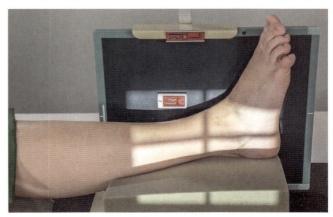

Figura 15.62 Perfil do tornozelo com RC horizontal.

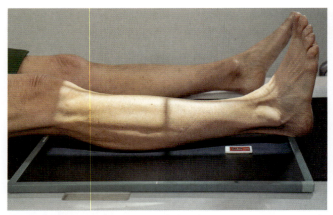

Figura 15.63 AP da porção inferior da perna – RC em ângulo transversal lateromedial (paralelo ao eixo longo do pé).

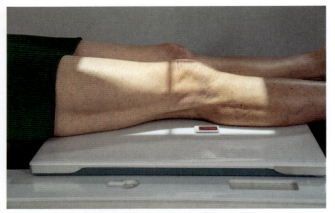

Figura 15.66 AP da porção medial e distal do fêmur.

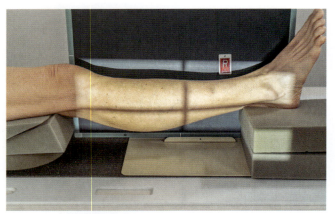

Figura 15.64 Perfil da porção inferior da perna.

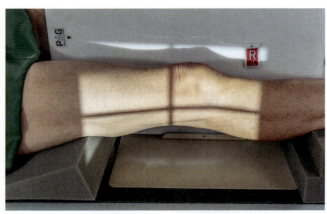

Figura 15.67 Perfil da porção medial e distal do fêmur.

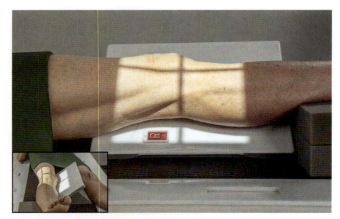

Figura 15.65 Oblíqua medial do joelho opcional – RC em ângulo transversal lateromedial de 45° e grade transversal.

PELVE

ADVERTÊNCIA: Não tentar fazer a rotação interna da perna se houver suspeita de fratura no quadril.

NOTA: A radiografia AP da pelve é, geralmente, combinada a uma incidência AP de tórax e em perfil da coluna cervical com feixe horizontal para a detecção rápida de lesões emergenciais e a triagem de pacientes.[3]

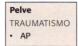

Indicações clínicas
- Fraturas, luxações e subluxações causadas por traumatismo.

Fatores técnicos
- DFR mínima – 100 cm
- Tamanho do RI – 35 × 43 cm, transversal
- Grade
- Faixa de 75 a 90 kVp.

Posicionamento do paciente
AP da pelve
- Paciente em posição supina, com braços fora da região de interesse (Figura 15.68)
- Direcionar o RC perpendicular ao centro do RI e da pelve.

Posicionamento da parte
AP da pelve
- Colocar o RI protegido por capa plástica sob a pelve; **RI em orientação transversal** e centralizado no paciente
- A porção superior do RI deve estar cerca de 2,5 cm acima da crista ilíaca
- Assegurar a **ausência de rotação** e a equidistância entre a espinha ilíaca anterossuperior (EIAS) e o RI
- Se possível, fazer a rotação interna dos pés a 15° (ver Advertência, anteriormente).

RC
AP da pelve
- RC perpendicular ao RI, **em um nível intermediário entre a altura da EIAS e a da sínfise púbica.** Esse local é a cerca de 5 cm abaixo do nível da EIAS.

Segurança radiológica
- A escolha dos fatores de exposição deve ser otimizada de acordo com o princípio ALARA
- Colimar os quatro lados da anatomia de interesse
- Proteger tecidos radiossensíveis fora da região de interesse.

Respiração. Suspender a respiração durante a exposição.

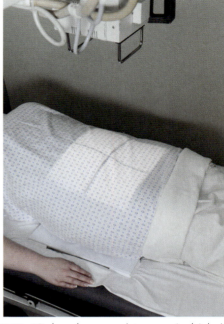

Figura 15.68 AP da pelve com sistema móvel à beira do leito. (Neste exemplo, a perna direita não está em rotação interna.)

QUADRIL

ADVERTÊNCIA: Não tentar fazer a rotação interna da perna se houver suspeita de fratura no quadril.

NOTA: A radiografia é a modalidade inicial de escolha para avaliação do quadril com dor aguda. Como em quaisquer estudos radiográficos musculoesqueléticos relacionados a traumatismos, as incidências ortogonais (duas ou mais incidências da anatomia em ângulos retos entre si) são consideradas padrão.[10]

Quadril
TRAUMATISMO
- AP
- Perfil, axiolateral e inferossuperior do quadril – método de Danelius-Miller

Indicações clínicas
- Fraturas, luxações e subluxações causadas por traumatismo.

Fatores técnicos
- DFR mínima – 100 cm
- Tamanho do RI – 35 × 43 cm ou 24 × 30 cm, longitudinal
- Grade
- Faixa de 75 a 90 kVp.

Posicionamento do paciente

AP do quadril e axiolateral-inferossuperior do quadril – método de Danelius-Miller
- Paciente em posição supina, com braços fora da região de interesse.

Posicionamento da parte

AP do quadril (Figura 15.69)
- Tamanho do RI – 35 × 43 cm, longitudinal, colocar sob o quadril, com sua porção superior na altura da crista ilíaca
- Assegurar a **ausência de rotação** e a equidistância entre a EIAS e o RI
- Se possível, fazer a rotação interna da perna a 15° (ver Advertência, anteriormente).

Axiolateral-inferossuperior do quadril – método de Danelius-Miller (Figura 15.70)
- Colocar o RI contra a lateral do paciente, imediatamente acima da crista ilíaca, ajustando-o para ficar **paralelo ao colo do fêmur**
- Se possível, fazer a rotação interna da perna a 15° (ver Advertência, anteriormente)
- Elevar a perna oposta o máximo possível.

RC

AP do quadril
- RC perpendicular ao RI, direcionado de 2,5 a 5 cm distalmente ao meio do colo do fêmur.

Axiolateral-inferossuperior do quadril – método de Danelius-Miller
- Direcionar o RC horizontal perpendicular ao colo do fêmur e ao plano do RI
- Verificar se o RC está centralizado na linha média da grade para prevenir cortes.

Segurança radiológica
- A escolha dos fatores de exposição deve ser otimizada de acordo com o princípio ALARA
- Colimar os quatro lados da anatomia de interesse
- Proteger tecidos radiossensíveis fora da região de interesse.

Respiração. Suspender a respiração durante a exposição.

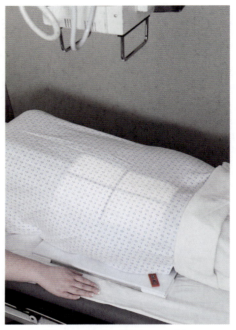

Figura 15.69 AP do quadril.

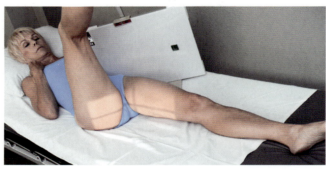

Figura 15.70 Perfil inferossuperior com sistema móvel à beira do leito (método de Danelius-Miller).

COLUNA CERVICAL

ADVERTÊNCIA: Não remover o colar cervical ou movimentar a cabeça ou o pescoço do paciente até descartar presença de fraturas cervicais.

NOTA: Metanálise de sete estudos com critérios estritos de inclusão revelou que a sensibilidade da radiografia na detecção de lesões da coluna cervical (LCC) foi de 52%, enquanto a sensibilidade da TC foi de 98%. A avaliação da coluna cervical por meio TC com multidetectores (TCMD) é mais rápida do que com a radiografia e é associada a uma quantidade bem menor de problemas técnicos. O painel do ACR concluiu que a TCMD com cortes finos, e não a radiografia, deve ser o estudo primário de triagem nos casos de suspeita de LCC. Se os artefatos de movimentação forem significativos a ponto de impedir a avaliação adequada da integridade vertebral, uma única incidência em perfil é suficiente para mostrar o alinhamento normal e a ausência de evidências de fratura.[11]

> **Coluna cervical**
> TRAUMATISMO
> - Perfil com feixe horizontal
> OPCIONAL
> - Perfil cervicotorácico (nadador)

Indicações clínicas
- Fraturas, luxações e subluxações causadas por traumatismo.

Fatores técnicos
- DFR – 150 a 180 cm
- Tamanho do RI – 24 × 30 cm, longitudinal
- Com ou sem grade (ver Nota 1)
- Um filtro específico de compensação é usado para a obtenção do brilho uniforme da incidência em perfil cervicotorácico (ver Capítulo 1)
- Faixa de 70 a 85 kVp, perfil com feixe horizontal; 75 a 95 kVp, perfil cervicotorácico (nadador).

Posicionamento do paciente

Perfil com feixe horizontal e perfil cervicotorácico (nadador)
- Paciente em posição supina se houver suspeita de lesão na coluna vertebral.

Posicionamento da parte

Perfil com feixe horizontal (Figura 15.71)
- RI vertical contra o ombro, paralelo ao PSM, com sua **porção superior cerca de 2,5 a 5 cm acima da altura do meato acústico externo (MAE)**. Assegurar a inclusão da região entre C7 e T1
- Pedir ao paciente para relaxar e abaixar os ombros o máximo possível (ver Nota 2).

Perfil cervicotorácico (nadador) (Figura 15.72)
- A colocação vertical do RI é similar à realizada para obtenção do perfil com feixe horizontal
- Elevar braço e ombro mais próximos ao RI, abaixar o ombro oposto o máximo possível (ver Nota 3).

RC

Perfil com feixe horizontal
- Direcionar o RC **horizontalmente a C4** (cartilagem tireoidiana superior) e ao centro da grade, para prevenir cortes ou, se necessário, colocar a linha central da grade na vertical, o que também impede a ocorrência de cortes.

Perfil cervicotorácico (nadador)
- Direcionar o RC horizontalmente, **centralizado em C7-T1** (cerca de 2,5 cm acima da altura da incisura jugular). A grade deve ser centralizada no RC para prevenir cortes (grade com linhas verticais).

Segurança radiológica
- A escolha dos fatores de exposição deve ser otimizada de acordo com o princípio ALARA
- Colimar os quatro lados da anatomia de interesse
- Proteger tecidos radiossensíveis fora da região de interesse.

Respiração. Suspender a respiração à expiração completa.

NOTA 1: Estima-se que, para uma parte corpórea pequena (de 10 cm), uma faixa de espaço de ar de 25 cm diminua a dispersão, assim como a grade de 15:1. Isso não é tão eficiente em partes corpóreas maiores (20 cm).[12]

NOTA 2: A tração dos braços ajuda a abaixar os ombros, mas deve ser realizada apenas por um assistente qualificado e/ou com consentimento ou assistência de um médico. Se a junção C7-T1 não puder ser visualizada na primeira imagem em perfil da coluna cervical com feixe horizontal, o perfil cervicotorácico com feixe horizontal deve ser realizado.

NOTA 3: Se o paciente não puder abaixar o ombro contralateral ao RI, talvez seja necessário colocar o RC a um ângulo caudal de 5°.

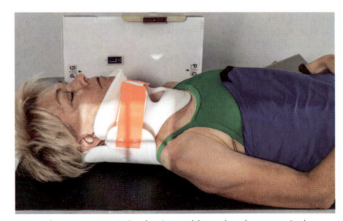

Figura 15.71 Feixe horizontal lateral, coluna cervical.

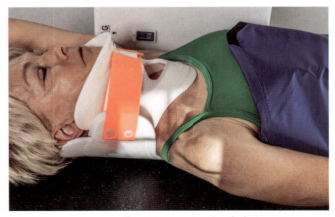

Figura 15.72 Perfil cervicotorácico (nadador) – C7-T1.

COLUNA TORÁCICA E LOMBAR

ADVERTÊNCIA: Não tentar movimentar o paciente se houver suspeita de lesão na coluna vertebral ou traumatismo grave.

As incidências em perfil são geralmente revistas por um médico antes da obtenção de outras imagens da coluna, como descrito nos Capítulos 8 e 9.

NOTA: Hoje a TCMD é o procedimento de escolha para a avaliação de pacientes com traumas e possíveis fraturas ou lesões de coluna.[11]

Coluna torácica e lombar
TRAUMATISMO
• Perfil com feixe horizontal
OPCIONAL
• Perfil cervicotorácico (nadador) (página de posicionamento anterior)

Indicações clínicas
- Fraturas, luxações e subluxações causadas por traumatismo.

Fatores técnicos
- DFR mínima – 100 cm
- Tamanho do RI – 35 × 43 cm, longitudinal
- Grade (ver Nota 1)
- Faixa de 80 a 95 kVp, perfil da coluna torácica; 90 a 95 kVp, perfil da coluna lombar.

Posicionamento do paciente

Perfil da coluna torácica com feixe horizontal e perfil da coluna lombar com feixe horizontal
- Paciente em posição supina; elevar os braços para que não obscureçam a anatomia de interesse.

Posicionamento da parte

Perfil da coluna torácica com feixe horizontal e perfil da coluna lombar com feixe horizontal
- Posicionar o paciente em uma prancha de imobilização (ver Figura 15.73) ou na borda da mesa e colocar o RI na vertical abaixo da mesa. O RI deve ser apoiado em suportes, em sacos de areia ou fixado com esparadrapo (ver Nota 2).

RC

Perfil da coluna torácica com feixe horizontal
- Centralizar o RC horizontal à coluna vertebral (**equidistante ao plano coronal médio e à face posterior do tórax**), com a grade centralizada **à altura de T7**, a cerca de 8 a 10 cm abaixo da incisura jugular (ver Figura 15.73).

Perfil da coluna lombar com feixe horizontal
- Centralizar o RC horizontal na coluna vertebral (**plano coronal médio**); próximo à linha central da grade **à altura de L4** ou da crista ilíaca (Figura 15.74).

Segurança radiológica
- A escolha dos fatores de exposição deve ser otimizada de acordo com o princípio ALARA
- Colimar os quatro lados da anatomia de interesse
- Proteger tecidos radiossensíveis fora da região de interesse.

Respiração. Suspender a respiração após a expiração completa.

NOTA 1: A grade de tipo decúbito, com faixas horizontais de chumbo, pode ser usada para impedir o corte. A grade pode ser colocada em orientação transversal ao paciente para melhor centralização do RC com sua linha central. Isso se aplica às incidências da coluna torácica e lombar com feixe horizontal.

NOTA 2: Os exames em perfil da coluna torácica e lombar podem ser realizados com o paciente na maca. A maca pode ser levada até um *bucky* vertical e, então, o RC é alinhado com o paciente adequadamente posicionado.

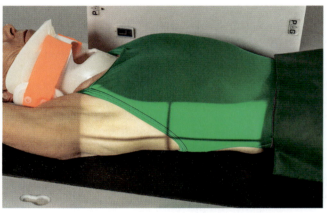

Figura 15.73 Perfil da coluna torácica com feixe horizontal.

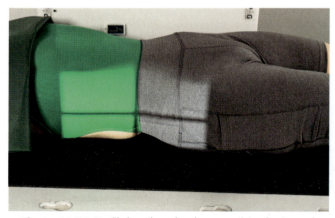

Figura 15.74 Perfil da coluna lombar com feixe horizontal.

CRÂNIO: PERFIL COM FEIXE HORIZONTAL

ADVERTÊNCIA: Fraturas, luxações e subluxações da coluna cervical devem ser descartadas antes das tentativas de movimentação ou manipulação da cabeça ou do pescoço do paciente.

NOTA: Na maioria dos hospitais, a TC pode ser rapidamente realizada em pacientes com lesão craniana; assim, seu uso é defendido como ferramenta de triagem, diferenciando entre os pacientes com lesões cranianas menores ou brandas, que requerem hospitalização ou intervenção cirúrgica, e aqueles que podem ser liberados com segurança sem internação.[13]

Crânio
TRAUMATISMO
- Perfil com feixe horizontal
- AP
- AP axial

Indicações clínicas
- Fraturas de crânio, lesões penetrantes e corpos estranhos radiopacos.

Fatores técnicos
- DFR mínima – 100 cm
- Tamanho do RI – 24 × 30 cm, transversal (alinhado da dimensão anterior para a posterior do crânio)
- Grade
- Faixa de 70 a 85 kVp.

Posicionamento do paciente
- Paciente em posição supina; remover todos os objetos metálicos, plásticos ou outros materiais da cabeça. Não remover colar cervical, a não ser com a aprovação de médico assistente.

Posicionamento da parte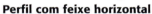

Perfil com feixe horizontal
- Se a cabeça do paciente puder ser manipulada (ver Advertência, anteriormente), elevá-la cuidadosamente com uma esponja radiolucente (Figura 15.75). Se não for possível, colocar o paciente na borda da mesa e, então, posicionar a grade e o RI a pelo menos 2,5 cm abaixo da superfície da mesa e do osso occipital, como mostra a Figura 15.76. Dessa maneira, o feixe divergente não projeta a porção posterior do crânio fora do RI. Colocar o lado de interesse mais próximo ao RI
- Colocar a cabeça em perfil verdadeiro e certificar-se de que o PSM esteja paralelo ao RI, a placa de imagem (PI) esteja perpendicular ao RI e a linha infraorbitomeatal (LIOM) esteja perpendicular à superfície da mesa (ver Advertência, anteriormente)
- Ajustar RI para que todo o crânio seja incluído na imagem e o centro da grade esteja centralizado no RC
- Certificar-se de que a porção superior do crânio não seja cortada. Se necessário, usar um RI maior para inclusão de todo o crânio.

RC

AP em perfil com feixe horizontal
- Um **feixe horizontal** (essencial para a visualização dos níveis hidroaéreos intracranianos) é direcionado perpendicularmente ao RI
- Centralizar em um ponto **5 cm acima do MAE**.

Segurança radiológica
- A escolha dos fatores de exposição deve ser otimizada de acordo com o princípio ALARA
- Colimar os quatro lados da anatomia de interesse
- Proteger tecidos radiossensíveis fora da região de interesse.

Respiração
- Suspender a respiração durante a exposição.

LEMBRETE: Em pacientes com lesão da coluna cervical, não tentar elevar a cabeça ou colocá-la em suportes, ou movimentar qualquer parte da cabeça ou do pescoço, como mostra a Figura 15.75, até ser descartada patologia cervical em uma radiografia em perfil da coluna cervical com feixe horizontal.

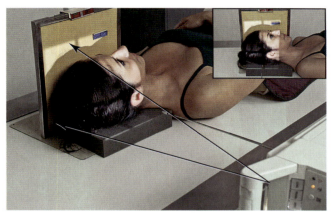

Figura 15.75 Radiografia em perfil após descartar a presença de lesão cervical. Colocar um apoio sob a cabeça elevada.

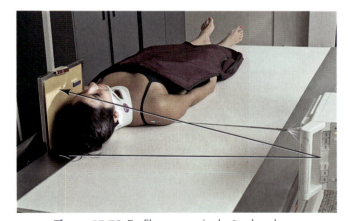

Figura 15.76 Perfil sem manipulação da cabeça.

CRÂNIO: AP, AP AXIAL A 15° (MÉTODO REVERSO DE CALDWELL)

ADVERTÊNCIA: Fraturas, luxações e subluxações da coluna cervical devem ser descartadas antes das tentativas de movimentação ou manipulação da cabeça ou do pescoço do paciente.

NOTA: Na maioria dos hospitais, a TC pode ser rapidamente realizada em pacientes com lesão craniana; assim, seu uso de rotina é defendido como ferramenta de triagem, diferenciando entre os pacientes com lesões cranianas menores ou brandas, que requerem hospitalização ou intervenção cirúrgica, e aqueles que podem ser liberados com segurança sem internação.[13]

Crânio
TRAUMATISMO
- Perfil com feixe horizontal
- AP
- AP axial

Indicações clínicas
- Fraturas de crânio, lesões penetrantes e corpos estranhos radiopacos.

Fatores técnicos
- DFR mínima – 100 cm
- Tamanho do RI – 24 × 30 cm, longitudinal
- Grade
- Faixa de 75 a 90 kVp.

Posicionamento do paciente
- Paciente em posição supina; remover todos os objetos metálicos, plásticos ou de outros materiais da cabeça. Não remover colar cervical, a não ser que aprovado pelo médico assistente.

Posicionamento da parte

AP e AP axial a 15°
- Alinhar o PSM perpendicular à linha média da grade ou da mesa (ver Advertência, anteriormente)
- Centralizar RI ao RC.

RC

Incidência AP na linha orbitomeatal (Figura 15.77)
- Angular o **RC paralelamente à linha orbitomeatal (LOM)**: se o paciente estiver com colar cervical, isso geralmente ocorrerá a cerca de 10 a 15° em direção caudal, mas cada indivíduo e situação são diferentes
- Centralizar RC na **glabela** e, então, centralizar RI no RC projetado.

Incidência AP axial a 15°, método de Caldwell reverso (Figura 15.78)
- Angular **RC a 15° cranialmente à LOM**: para isso, localizar primeiro a LOM, cuja posição é variável em pacientes com colar cervical com o pescoço estendido. A seguir, angular RC a 15° cranialmente à LOM
- Centralizar RC **no násio**; então, centralizar RI no RC projetado.

Segurança radiológica
- A escolha dos fatores de exposição deve ser otimizada de acordo com o princípio ALARA
- Colimar os quatro lados da anatomia de interesse
- Proteger tecidos radiossensíveis fora da região de interesse.

Respiração. Suspender a respiração durante a exposição.

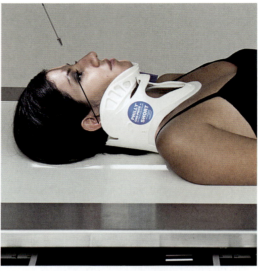

Figura 15.77 AP com RC paralelo à LOM e centralizado na glabela.

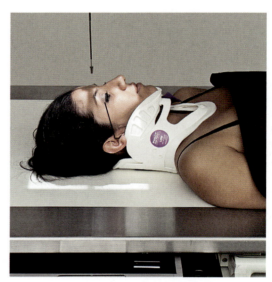

Figura 15.78 AP axial a 15°, método de Caldwell reverso – RC a 15° cranialmente à LOM, centralizado no násio.

CRÂNIO – AP AXIAL A 30° (MÉTODO DE TOWNE)

ADVERTÊNCIA: Fraturas, luxações e subluxações da coluna cervical devem ser descartadas antes das tentativas de movimentação ou manipulação da cabeça ou do pescoço do paciente.

NOTA: Na maioria dos hospitais, a TC pode ser rapidamente realizada em pacientes com lesão craniana; assim, seu uso de rotina é defendido como ferramenta de triagem, diferenciando entre os pacientes com lesões cranianas menores ou brandas, que requerem hospitalização ou intervenção cirúrgica, e aqueles que podem ser liberados com segurança sem internação.[13]

Crânio
TRAUMATISMO
- Perfil com feixe horizontal
- AP
- AP axial

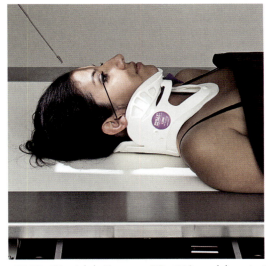

Figura 15.79 AP axial de Towne – RC a 30° caudalmente à LOM, centralizado no ponto médio entre os MAEs.

Indicações clínicas
- Fraturas de crânio, lesões penetrantes e corpos estranhos radiopacos.

Fatores técnicos
- DFR mínima – 100 cm
- Tamanho do RI – 24 × 30 cm, longitudinal
- Grade
- Faixa de 75 a 90 kVp.

Posicionamento do paciente
- Paciente em posição supina; remover todos os objetos metálicos, plásticos ou outros materiais da cabeça. Não remover o colar cervical, a não ser com a aprovação de um médico assistente.

Posicionamento da parte

Incidência AP axial (método de Towne)
- Alinhar PSM perpendicular à linha média da grade ou da mesa (ver Advertência, anteriormente)
- Centralizar RI ao RC.

RC

Incidência AP axial (método de Towne) (Figura 15.79)
- Angular **RC a 30° caudalmente à LOM ou a 37° caudalmente à LIOM**. (Mais uma vez, notar que, no paciente com colar cervical, com o pescoço estendido, a LOM e a LIOM têm localização variável, sem as relações paralelas e perpendiculares convencionais formadas no posicionamento de rotina; ver Nota)
- Centralizar RC **equidistante aos MAEs** e saindo pelo forame magno. Assim, o RC é centralizado no plano sagital médio, 6 cm acima do arco superciliar; em seguida, centralizar RI no RC projetado.

NOTA: Na AP axial, o RC não deve estar em ângulo superior a 45°, pois a distorção excessiva prejudicará a visualização da anatomia essencial. Se o RC não puder ficar a um ângulo de 30° em relação à LOM (antes da obtenção do ângulo máximo de 45°), o dorso da sela e os processos clinoides posteriores serão visualizados acima do forame magno.

Segurança radiológica
- A escolha dos fatores de exposição deve ser otimizada de acordo com o princípio ALARA
- Colimar os quatro lados da anatomia de interesse
- Proteger tecidos radiossensíveis fora da região de interesse.

Respiração. Suspender a respiração durante a exposição.

OSSOS DA FACE: PERFIL COM FEIXE HORIZONTAL

ADVERTÊNCIA: Fraturas, luxações e subluxações da coluna cervical devem ser descartadas antes das tentativas de movimentação ou manipulação da cabeça ou do pescoço do paciente.

NOTA: Na maioria dos hospitais, a TC pode ser rapidamente realizada em pacientes com lesão craniana; assim, seu uso de rotina é defendido como ferramenta de triagem, diferenciando entre os pacientes com lesões cranianas menores ou brandas, que requerem hospitalização ou intervenção cirúrgica, e aqueles que podem ser liberados com segurança sem internação.[13]

Ossos da face
TRAUMATISMO
- Perfil com feixe horizontal
- Acantioparietal (método de Waters reverso)
- AP (ver páginas anteriores)

OPCIONAL
- Acantioparietal modificada (método de Waters reverso modificado)

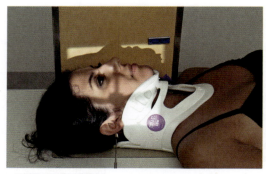

Figura 15.80 Traumatismo, incidência em perfil com feixe horizontal dos ossos da face.

Indicações clínicas
- Fraturas, lesões penetrantes e corpos estranhos radiopacos.

Fatores técnicos
- DFR mínima – 100 cm
- Tamanho do RI – 24 × 30 cm, longitudinal
- Grade
- Faixa de 75 a 85 kVp.

Posicionamento do paciente
AP em perfil com feixe horizontal
- Paciente em posição supina; remover todos os objetos metálicos, plásticos ou outros materiais da cabeça. Não remover o colar cervical, a não ser que aprovado pelo médico assistente.

Posicionamento da parte
AP em perfil com feixe horizontal (Figura 15.80)
- Colocar a cabeça em perfil verdadeiro e certificar-se de que o PSM esteja paralelo ao RI, a placa de imagem (PI) esteja perpendicular ao RI e a LIOM esteja perpendicular à superfície da mesa (ver Advertência, anteriormente).

RC
- O **feixe horizontal** (essencial para visualização dos níveis intracranianos hidroaéreos) é direcionado perpendicularmente ao RI
- Centralizar RC **no zigoma**, equidistante ao canto externo e ao MAE.

Segurança radiológica
- A escolha dos fatores de exposição deve ser otimizada de acordo com o princípio ALARA
- Colimar os quatro lados da anatomia de interesse
- Proteger tecidos radiossensíveis fora da região de interesse.

Respiração. Suspender a respiração durante a exposição.

OSSOS DA FACE: ACANTIOPARIETAL (MÉTODO DE WATERS REVERSO) E ACANTIOPARIETAL MODIFICADA (MÉTODO DE WATERS REVERSO MODIFICADO)

ADVERTÊNCIA: Fraturas, luxações e subluxações da coluna cervical devem ser descartadas antes das tentativas de movimentação ou manipulação da cabeça ou do pescoço do paciente.

NOTA: Na maioria dos hospitais, a TC pode ser rapidamente realizada em pacientes com lesão craniana; assim, seu uso de rotina é defendido como ferramenta de triagem, diferenciando entre os pacientes com lesões cranianas menores ou brandas, que requerem hospitalização ou intervenção cirúrgica, e aqueles que podem ser liberados com segurança sem internação.[13]

Ossos da face
TRAUMATISMO
- Perfil com feixe horizontal
- Acantioparietal (método de Waters reverso)
- AP (ver páginas de posicionamento anteriores)

OPCIONAL
- Acantioparietal modificada (método de Waters reverso modificado)

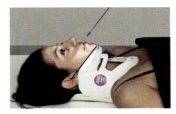

Figura 15.81 Acantioparietal (método de Waters reverso). RC paralelo à LMM, centralizado no acântio.

Indicações clínicas
- Fraturas, lesões penetrantes e corpos estranhos radiopacos.

Fatores técnicos
- DFR mínima – 100 cm
- Tamanho do RI – 24 × 30 cm, longitudinal
- Grade
- Faixa de 70 a 85 kVp.

Posicionamento do paciente
Acantioparietal (método de Waters reverso)
- Paciente em posição supina; remover todos os objetos metálicos, plásticos ou de outros materiais da cabeça. Não remover o colar cervical, a não ser que aprovado pelo médico assistente.

Posicionamento da parte
Acantioparietal (método de Waters reverso) (Figura 15.81)
- Posicionar o PSM perpendicular à linha média da grade ou da mesa (ver Advertência, anteriormente).

RC
Acantioparietal (método de Waters reverso)
- Angular RC cranial o suficiente para que fique paralelo à linha mentomeatal (LMM).

NOTA: Essa incidência permite a melhor visualização das estruturas ósseas faciais e da região maxilar, já que projeta a maxila e os seios maxilares acima das cristas petrosas (Figura 15.82, *setas*)

- Centralizar **no acântio** e, em seguida, centralizar RI no RC projetado.

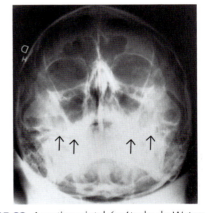

Figura 15.82 Acantioparietal (método de Waters reverso).

Posicionamento da parte
Acantioparietal modificada (método de Waters reverso modificado) (Figura 15.83)
- Posicionar o PSM perpendicular à linha média da grade ou da mesa (ver Advertência, anteriormente).

RC
- Angular o RC cranial o suficiente para alinhá-lo paralelamente à linha labiomeatal (LLM).

NOTA: Essa incidência demonstra melhor o assoalho das órbitas e permite a visualização total das margens orbitais. As cristas petrosas são vistas na região sinusal maxilar medial (Figura 15.84).

- Centralizar **no acântio** e, em seguida, centralizar RI no RC projetado.

Segurança radiológica
- A escolha dos fatores de exposição deve ser otimizada de acordo com o princípio ALARA
- Colimar os quatro lados da anatomia de interesse
- Proteger tecidos radiossensíveis fora da região de interesse.

Respiração. Suspender a respiração durante a exposição.

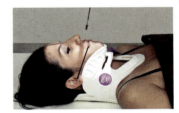

Figura 15.83 Acantioparietal modificada (método de Waters reverso modificado) – RC paralelo à LLM, centralizado no acântio.

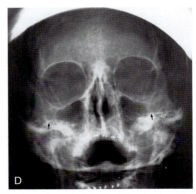

Figura 15.84 Acantioparietal modificada (método de Waters reverso modificado).

RADIOGRAFIA CIRÚRGICA

A radiografia cirúrgica é um dos maiores desafios encontrados pelo técnico em radiologia. O técnico é chamado para realizar procedimentos de maneira rápida e precisa em um ambiente estéril e com o menor número possível de repetição das exposições (Figura 15.85). Na maioria dos procedimentos cirúrgicos, o paciente está sob anestesia geral e o tempo é essencial, já que um menor período anestésico está associado à menor probabilidade de ocorrência de complicações. Assim, o cirurgião espera que o técnico realize qualquer procedimento solicitado sem erro ou demora. Essa maior pressão gera incerteza e ansiedade nos estudantes de radiologia e profissionais recém-formados. No entanto, com conhecimentos sólidos do procedimento cirúrgico e da operação do equipamento de imagem, o técnico pode atuar de modo eficiente no centro cirúrgico.

Com a supervisão de um técnico cirúrgico experiente, o estudante pode ficar mais confortável e confiante no ambiente cirúrgico. É essencial que o estudante seja diretamente supervisionado por um técnico experiente até adquirir a competência necessária para a realização de determinado procedimento no centro cirúrgico.

Esta seção identifica as habilidades mais importantes e os equipamentos usados com mais frequência, bem como descreve o ambiente cirúrgico, fornecendo conhecimentos básicos para os estudantes. Os procedimentos mais realizados são discutidos ao fim do capítulo; no entanto, é importante que os estudantes de radiologia entendam que participarão de diversos tipos de cirurgias, dependendo de seu ambiente clínico. Em vez de focar em procedimentos cirúrgicos específicos, eles devem se esforçar para desenvolver habilidades essenciais e transferi-las de um procedimento a outro.

Atributos essenciais do técnico em radiologia na radiografia cirúrgica

Embora a confiança e o conhecimento dos procedimentos sejam necessários em todos os aspectos da radiografia, determinados atributos, habilidades e percepções pessoais caracterizam a competência do técnico em radiologia no ambiente cirúrgico.

CONFIANÇA

Embora não possa ser ensinada, a confiança é o primeiro atributo que os demais membros da equipe cirúrgica esperam encontrar em um técnico. **A confiança é avaliada pelo nível de conforto e facilidade demonstrado pelo técnico no centro cirúrgico, incluindo a habilidade no uso do equipamento de imagem, a capacidade de solução de problemas e o respeito ao campo estéril.** A equipe cirúrgica espera que o técnico confie em suas habilidades para realização rápida e precisa do procedimento, com o mínimo de repetição das exposições. No entanto, a confiança vem com a experiência e o conhecimento de todos os aspectos da radiografia. A confiança cresce à medida que o técnico fica mais experiente e eficiente no centro cirúrgico.

COMUNICAÇÃO

É essencial que o técnico seja um excelente comunicador. Ele deve se comunicar com os outros membros da equipe cirúrgica sobre quaisquer preocupações que surjam durante o procedimento. **A comunicação clara entre o técnico, o cirurgião e o anestesista é fundamental para a maioria dos procedimentos radiográficos.** Por exemplo, durante uma colangiografia operatória, o técnico deve coordenar a exposição com o cirurgião que está injetando o meio de contraste e com o anestesista que está suspendendo a respiração. Sem essa abordagem de equipe, pode haver movimentação, o que compromete a qualidade da exposição.

O técnico deve comunicar à equipe cirúrgica as preocupações referentes à segurança radiológica, inclusive em casos de não uso de aventais, obtenção excessiva de imagens em tempo real com o arco em C e colocação das mãos no campo de radiação. Nessas situações, o técnico é o especialista em segurança radiológica e deve minimizar a exposição da equipe cirúrgica.

HABILIDADES DE SOLUÇÃO DE PROBLEMAS

Mesmo com o grande conhecimento e preparo do técnico, podem ocorrer problemas inesperados durante a cirurgia. Os arcos em C podem parar de funcionar, os fatores confiáveis de exposição podem não gerar imagens diagnósticas ou o campo estéril pode ser violado. Embora seja difícil prever todas as situações que podem ocorrer no centro cirúrgico, o técnico em radiologia **deve ser capaz de encontrar soluções** rápidas para os problemas. A capacidade de solucionar situações imprevistas de maneira imediata talvez seja a habilidade mais importante do técnico.

DOMÍNIO

O domínio de todos os aspectos da radiografia, inclusive da utilização do arco em C e do equipamento radiográfico móvel, é essencial. O técnico deve ser capaz de operar e resolver problemas de equipamentos convencionais e digitais. Também deve conhecer os fatores corretos de exposição para pacientes de diferentes portes para os diversos procedimentos.

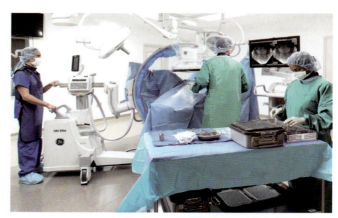

Figura 15.85 Radiografia no centro cirúrgico. (Cortesia de GE Healthcare.)

Equipe cirúrgica

A composição da equipe cirúrgica é variável, dependendo do cirurgião, da política institucional, do tipo de procedimento, entre outros fatores. Uma equipe cirúrgica é normalmente composta dos membros descritos a seguir (Figura 15.86).

CIRURGIÃO

O cirurgião é o médico licenciado com treinamento em cirurgia geral ou em uma especialidade, como cardiovascular ou ortopédica. É o responsável principal por todo o procedimento cirúrgico e pelo bem-estar do paciente antes, durante e imediatamente após a cirurgia.

ANESTESISTA

O médico anestesista ou o enfermeiro anestesista é especializado na administração de anestésicos e na indução e manutenção da anestesia durante a cirurgia. É responsabilidade desse profissional garantir a segurança do paciente e fazer o monitoramento das funções fisiológicas e a hidratação do paciente durante a cirurgia.

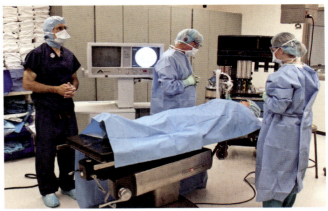

Figura 15.86 Equipe cirúrgica – cirurgião, técnico cirúrgico e técnico em radiologia discutem o procedimento com o paciente.

ASSISTENTE CIRÚRGICO

O assistente cirúrgico é o médico (cirurgião assistente), assistente médico, técnico cirúrgico ou enfermeiro que auxilia o cirurgião. As responsabilidades desse profissional incluem sucção, ligadura e clampeamento de vasos sanguíneos e auxílio no corte e sutura de tecidos.

TÉCNICO CIRÚRGICO

O técnico cirúrgico é o profissional de saúde que prepara o centro cirúrgico com os materiais e instrumentos adequados. Outras responsabilidades do técnico cirúrgico são a preparação do paciente para o procedimento e o auxílio na conexão dos equipamentos cirúrgicos e dispositivos de monitoramento. Durante a cirurgia, é o principal responsável pela manutenção do campo estéril.

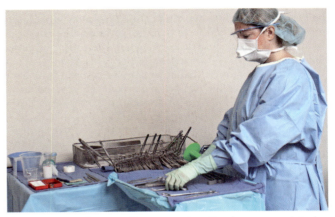

Figura 15.87 Preparação e manutenção do campo cirúrgico estéril pela instrumentadora.

CIRCULANTE

O circulante é um técnico cirúrgico ou enfermeiro sem paramentação estéril que atende às necessidades da equipe no campo estéril antes, durante e após o procedimento cirúrgico. Suas tarefas incluem registro das informações pertinentes, fornecimento de outros itens necessários e conexão de equipamentos cirúrgicos não estéreis.

INSTRUMENTADOR

O instrumentador é um técnico cirúrgico ou enfermeiro que prepara o campo estéril, paramenta os membros da equipe, assim como prepara e esteriliza os instrumentos antes do início da cirurgia (Figura 15.87).

NOTA: Durante os casos cirúrgicos, o técnico em radiologia recebe instruções de um médico (cirurgião, anestesista).

Equipamento de radiografia cirúrgica

O técnico deve conhecer as tomadas e os cabos elétricos a serem usados durante o procedimento. O ideal é que todos os equipamentos de imagem estejam posicionados e que seu funcionamento correto seja averiguado antes do início da cirurgia. Embora a maioria dos equipamentos cirúrgicos permaneça na área cirúrgica, todos devem ser limpos e submetidos a verificações operacionais. Após o início do procedimento, não há tempo para resolver problemas ou consertar equipamentos.

Os protocolos diários, semanais e mensais de controle de qualidade de todos os equipamentos radiográficos cirúrgicos devem ser seguidos. Até mesmo um problema pequeno, como um fio elétrico desencapado, deve ser resolvido antes que cause uma falha no equipamento.

LIMPEZA

Unidades móveis (portáteis) e equipamentos com arco em C devem ser limpos antes e depois do uso na área cirúrgica. A limpeza deve ser feita com um antisséptico aprovado. Limpadores líquidos são melhores do que aerossóis, já que previnem a contaminação do ar da área cirúrgica. O técnico deve usar luvas durante a limpeza do equipamento, principalmente na presença de sangue ou outros líquidos corpóreos.

Os equipamentos permanentemente armazenados na área cirúrgica devem ser limpos 1 vez/semana ou conforme necessário. Os RIs e as grades devem ser inspecionados para detecção de contaminações e limpos semanalmente.

VERIFICAÇÃO OPERACIONAL

A verificação operacional deve ser realizada antes da utilização dos equipamentos de imagem. Todos os problemas e falhas devem ser registrados e monitorados.

LOCALIZAÇÃO ADEQUADA DOS EQUIPAMENTOS

O técnico deve conhecer tomadas e cabos elétricos (e os locais para carregamento de imagens no sistema de comunicação e arquivamento de imagem – PACS, do inglês, *picture archiving and communications system*) a serem utilizados durante o procedimento. O ideal é que todos os equipamentos de imagem estejam em seu local correto e seu bom funcionamento seja verificado antes do procedimento.

Durante a utilização de unidades fluoroscópicas com arco em C, deve-se colocar os monitores de modo que o cirurgião possa vê-los com facilidade. É preciso certificar-se de que o arco em C ou a unidade portátil não interfira no deslocamento normal dos profissionais dentro da sala.

SISTEMAS DE FLUOROSCOPIA DIGITAL MÓVEL COM ARCO EM C

Outro tipo de equipamento radiográfico móvel é o sistema de fluoroscopia móvel com arco em C. O termo *arco em C* descreve o projeto básico dessas unidades móveis de fluoroscopia, que forma um grande C, com o tubo de raios X localizado em uma extremidade do arco em C e a torre de intensificação da imagem na outra extremidade (Figura 15.88).

A familiaridade com o arco em C, o monitor e os controles de imagem é essencial para o técnico que trabalha no PS ou no centro cirúrgico, onde tais sistemas são mais utilizados. É preciso conhecer bem os diversos tipos de mesas ou leitos especiais usados com o arco em C. Por exemplo, um leito cirúrgico poderá não acomodar o tubo de raios X do arco em C sob a mesa, na área abdominal do paciente, devido às suas bases, a não ser que a cabeça do paciente seja posicionada na extremidade correta do leito ou da maca (Figura 15.89).

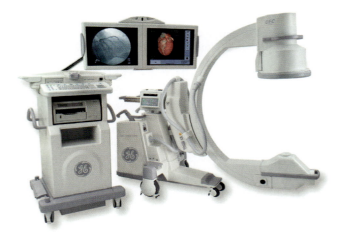

Figura 15.88 OEC 9900 Elite. (Cortesia de GE Healthcare.)

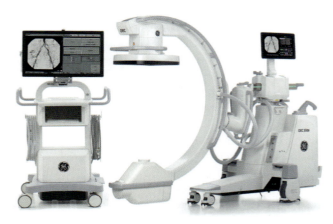

Figura 15.89 OEC 9900 Elite. (Cortesia de GE Healthcare.)

Mobilidade

O equipamento é projetado para ser bastante móvel. O arco em C é ligado a uma haste na base do equipamento que pode ser levantada, abaixada ou estendida, conforme necessário. A base e a haste de suporte conferem o equilíbrio necessário para o arco em C. Desse modo, o equipamento é estável durante incidências com quaisquer rotação e inclinação (em ângulos craniais ou caudais), com feixe horizontal (Figura 15.90). O arco em C pode também ser girado a 180° para que o tubo fique na porção superior e o intensificador na porção inferior. No entanto, isso não é recomendado devido à elevação da DOR, que diminui a resolução da imagem e aumenta a radiação dispersa. A posição superior do tubo também aumenta a exposição das áreas dos olhos, da cabeça e do pescoço do cirurgião ou do radiologista de maneira significativa devido ao padrão de exposição do arco em C nessa orientação (ver Figura 15.97).

De modo geral, a unidade é flexível. O técnico deve conhecer bem as diversas articulações integradas, extensões e ajustes. Sua base com três rodas traseiras manobráveis e uma roda dianteira giratória permite a fácil movimentação da unidade em praticamente qualquer configuração, com espaço razoável.

Monitores e carrinho de controle

De modo geral, dois monitores são usados: um mostra a imagem ativa e o segundo pode ser usado para manter uma imagem de referência. O monitor ativo normalmente fica à esquerda do técnico, e o segundo monitor, à direita. A orientação das imagens também pode ser alterada conforme necessário, de acordo com as preferências do cirurgião e/ou do radiologista.

Usos do arco em C

O técnico usa as unidades com arco em C em diversos tipos de procedimentos em que há necessidade de fluoroscopia móvel e/ou imagens estáticas. Dentre os procedimentos cirúrgicos comuns estão a colangiografia, as reduções de fraturas abertas ou fechadas e a fixação do quadril.

As imagens podem ser temporariamente armazenadas na memória do vídeo ou em discos rígidos. Com o avanço e a popularidade do PACS, as imagens podem ser diretamente carregadas no sistema por meio das conexões adequadas dos dados. Esses equipamentos também comportam impressoras para obtenção de cópias físicas opcionais. A funcionalidade de *cine loop* – em que as imagens são registradas em sucessão rápida durante a injeção do contraste e, a seguir, mostradas em movimento (ou cine) – também é possível.

Como em outros tipos de imagens digitais, há possibilidade de realce e manipulação, incluindo controles gerais de brilho e contraste, ampliação, realce da borda, uso de máscaras e estudos de subtração digital. Essas manipulações podem ser feitas durante a fluoroscopia ou no processamento posterior da imagem, dependendo do modelo do equipamento.

Controles e modos de operação

Os sistemas de fluoroscopia digital com arco em C apresentam diversas opções de controle operacional que devem ser conhecidas pelo técnico. Esses painéis de controle podem estar localizados no carrinho do monitor, na própria unidade do arco em C (Figura 15.91) ou em controle remoto integrado ou não.

O modo de ampliação é a capacidade de aumento do tamanho da imagem para melhor visualização das estruturas; em geral, é necessário porque os cirurgiões estão a uma distância especificada do monitor.

O modo de pulso é usado para criação de um feixe de raios X que pulsa em incrementos cronometrados para redução da exposição.

No modo de fotografia (*snapshot*) ou *digital spot*, o computador melhora a qualidade da imagem em comparação à imagem fluoroscópica estática.

O controle automático/manual permite que o operador determine a exposição da maneira desejada ou utilize o controle automático de exposição (CAE).

Alguns equipamentos apresentam modos opcionais que permitem procedimentos mais complicados, como a subtração (subtração digital) e o mapeamento (*roadmapping*). A subtração é uma técnica em que uma imagem inicial é registrada durante a fluoroscopia contínua. A imagem inicial é, então, utilizada como filtro das imagens fluoroscópicas subsequentes. Essencialmente, o arco em C subtrai a imagem inicial de todas as demais imagens produzidas. Todas as estruturas estacionárias são removidas (subtraídas) da imagem e apenas as estruturas móveis (ou novas/diferentes) são visualizadas. Ao fim da fluoroscopia, as configurações do arco em C voltam ao modo normal. A subtração é usada, por exemplo, na colangiografia operatória. A utilização da subtração elimina costelas, coluna e tecidos moles adjacentes, que são estacionários, e apenas imagens do meio de contraste injetado e em movimento são mostradas. Assim, as imagens finais exibem o meio de contraste no sistema biliar, sem superposição das estruturas ao redor.

O mapeamento é um método em que uma imagem fluoroscópica específica é mantida na tela e combinada às imagens contínuas. É similar à subtração, já que remove estruturas estacionárias da tela de visualização. Esse método é bastante usado em procedimentos intervencionistas com colocação de cateteres.

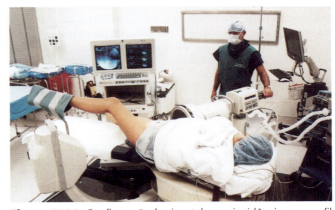

Figura 15.90 Configuração horizontal para incidência em perfil do quadril.

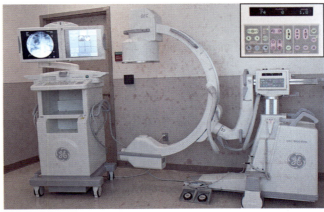

Figura 15.91 Painéis de controle do arco em C série OEC 9600 Elite. (Cortesia de GE OEC Medical Systems, Salt Lake City, UT, EUA.)

Pedal

O pedal permite que o médico ou outro profissional opere o arco em C sem usar as mãos. O pedal totalmente equipado tem múltiplos controles para diversas funções, como mostra a Figura 15.92.

Orientação da imagem

A flexibilidade do arco em C para obtenção de imagens de diversas estruturas anatômicas em praticamente qualquer ângulo, de qualquer lado ou direção, requer a orientação correta a cada utilização. Isso deve ser feito durante o período de configuração, antes da obtenção da primeira imagem, para evitar a exposição desnecessária do paciente e da equipe.

Como hospitais e centros médicos têm diversas políticas e procedimentos, os técnicos devem desenvolver os próprios métodos de orientação correta antes da obtenção das imagens do paciente. Um método é a colocação do arco em C nas mesmas posição e orientação que serão usadas durante o procedimento. Deve-se colocar o marcador de chumbo indicativo do lado direito (D) na superfície plana do colimador do tubo de raios X, orientado da mesma maneira que o paciente será posicionado. O topo da letra D deve estar na extremidade cranial, indicando o lado direito do paciente, para que a visualização no monitor à esquerda do observador seja anatomicamente correta. (Essa é mesma orientação utilizada na visualização de radiografias – ou seja, a direita do paciente está à esquerda do observador.) Nesse ponto, a imagem pode ser virada para produzir a orientação correta necessária durante o procedimento. No período de configuração, uma exposição pode ser realizada após a cobertura do arco em C com um avental ou outro dispositivo de proteção radiológica para não atingir os demais profissionais presentes na sala. A visualização e a orientação corretas da imagem preliminar do lado direito no monitor são uma importante etapa de preparação do procedimento.

ARCO EM O

O arco em O é um novo tipo de equipamento de imagem que pode ser operado pelo técnico em radiologia durante alguns procedimentos cirúrgicos (Figura 15.93). O sistema de imagem com arco em O é um sistema radiográfico móvel projetado para aquisição de imagens bidimensionais de fluoroscopia ou tridimensionais. Esse sistema deve ser usado caso o médico precise de informações em duas ou três dimensões das estruturas anatômicas ou de objetos com alta atenuação dos raios X, como a anatomia óssea e os dispositivos metálicos. O arco em O é compatível com alguns sistemas cirúrgicos guiados por imagem.[14]

O sistema com arco em O é um exemplo da nova tecnologia que pode ser empregada pelo técnico em radiologia no ambiente cirúrgico; no entanto, o arco em C continua a ser o equipamento primário de imagem com capacidades fluoroscópicas e, por isso, é o destaque desta seção.

Proteção contra a radiação na radiografia cirúrgica

As práticas cuidadosas de proteção contra a radiação são especialmente importantes na radiografia móvel e nos centros cirúrgicos, onde as barreiras fixas de proteção não constituem áreas blindadas durante as exposições. Isso é verdadeiro para todos os exames radiográficos móveis, mas principalmente para a fluoroscopia móvel com arco em C, que pode gerar uma quantidade consideravelmente maior de radiação dispersa na área imediata por um tempo maior. O técnico deve estar sempre atento às três regras fundamentais de proteção contra a radiação: tempo, distância e proteção radiológica.

EXPOSIÇÃO DA EQUIPE À RADIAÇÃO

A fonte primária de exposição radiológica da equipe de fluoroscopia é a radiação dispersa do paciente. Os raios X dispersos são originários do volume de tecido irradiado pelo feixe (ou seja, das estruturas no campo de visualização). Os níveis adjacentes de radiação dependem da orientação do arco em C, de fatores técnicos e do porte do paciente, mas diminuem rapidamente com a distância.

O operador e todos os indivíduos presentes durante a exposição devem sempre usar aventais de chumbo. É recomendado um avental com 0,5 mm de equivalente de chumbo, que reduz a exposição à faixa de energia dos raios X diagnósticos em 50% ou mais.[15] Aventais com cobertura total serão necessários se as costas do profissional ficarem sempre viradas para o paciente. Além disso, os membros da equipe devem sempre se afastar do paciente durante a ativação do feixe de raios X, se sua presença imediata não for exigida. Deve-se ter muito cuidado para assegurar que todos os membros da equipe saibam a localização do arco em C e ajustem sua posição de maneira adequada, para que a proteção de chumbo sempre fique entre o profissional e o arco em C. Além disso, o operador, mesmo que use o avental de chumbo, precisa ficar a pelo menos 2 m do tubo de raios X durante todas as exposições.

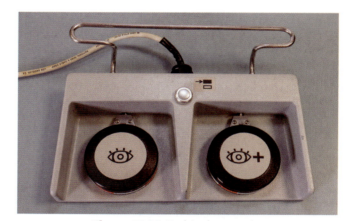

Figura 15.92 Pedais de controle.

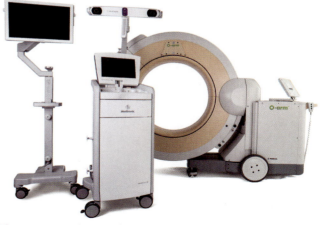

Figura 15.93 Sistema de imagem com arco em O. (Reimpressa com permissão de Medtronic, Inc., © 2017.)

ORIENTAÇÃO DO ARCO EM C E PADRÕES DE EXPOSIÇÃO

Incidência PA com o RC vertical

Caso se presuma que o paciente deva estar em posição supina, a colocação do arco em C em PA (o tubo de fluoroscopia localiza-se abaixo do paciente e o intensificador de imagem acima dele) e diretamente perpendicular ao chão minimiza a exposição da região do pescoço e da face (Figura 15.94). Com o arco em C inclinado a 30°, como mostra a Figura 15.95, a configuração dos campos de exposição altera-se, aumentando significativamente a exposição da região superior do corpo e da face, que não é protegida pelo avental de chumbo. **Estudos mostram que até mesmo uma inclinação de 30° do braço C aumenta em quatro vezes a dose para a região da face e do pescoço em um operador de estatura mediana ao lado do arco em C.**

Incidência com RC horizontal

A configuração dos campos de exposição com feixe horizontal é demonstrada na Figura 15.96. Observa-se que a **região de exposição do lado do tubo de raios X próximo ao paciente é significativamente maior** do que na área próxima à torre do intensificador. Trata-se de uma consideração importante para o cirurgião ou outro operador que precise ficar próximo ao paciente.

Incidência AP com RC vertical

Às vezes, o médico solicita ao técnico para reverter o arco em C, com o tubo para cima e o intensificador da imagem para baixo, a fim de ter mais espaço para a manipulação. No entanto, **isso não é recomendado devido ao aumento significativo da exposição do operador**, como mostra a Figura 15.97 (a dose para os olhos do operador é até 100 vezes maior).

Dose para o paciente

As modernas unidades de fluoroscopia produzem imagens com um intensificador (ou detector de tela plana) que captura os raios X que saem do paciente. O detector converte a sequência temporal dos raios X incidentes em uma série de imagens mostradas no monitor. Com a técnica manual, a qualidade e o brilho da imagem são prejudicialmente afetados ao passar por tecidos de diferentes espessuras e composições. Por esse motivo, a fluoroscopia é quase sempre realizada com controle automático de brilho (CAB). Os fatores técnicos (p. ex., kVp, mA, filtração e/ou comprimento de pulso) são, então, automaticamente ajustados para manter o brilho da imagem em nível constante e adequado.

A taxa de exposição depende do modo operacional, do tamanho do campo, do porte do paciente, da composição do tecido e da configuração do CAB. A atenuação dos raios X ao longo do feixe influencia o número de raios X que chegam ao detector. O CAB compensa a perda de brilho causada pela menor transmissão dos raios X pelo paciente, gerando mais raios X e/ou produzindo raios X de maior penetrância (reduzindo o contraste da imagem). A taxa máxima de exposição a 30 cm do RI não pode exceder a taxa de *kerma* do ar de 88 mGy/min, que equivale a uma taxa de exposição de 10 R/min. No modo de fluoroscopia de alto nível (HLF – do inglês, *high-level fluoroscopy*), a taxa máxima de exposição no mesmo ponto de referência não pode ser superior a 20 R/min, o que corresponde a uma taxa de *kerma* do ar de 176 mGy/min. De modo geral, a taxa de exposição de entrada no paciente é de 1 a 3 R/min, mas o CAB pode maximizá-la em pacientes de porte maior.

O filme *digital spot* adquire uma única imagem radiográfica estática das estruturas de interesse com uma baixa dose de radiação. Trata-se de um excelente método de redução de dose para avaliar as relações espaciais estáticas ou documentar a localização correta de um dispositivo.

A proteção gonadal deve ser utilizada caso o feixe de raios X seja direcionado para o abdome e a pelve, desde que não interfira no exame.

Resumo da proteção contra a radiação na radiografia cirúrgica

Como já descrito, as boas práticas de proteção contra a radiação são importantes para toda a equipe durante a radiografia móvel. As práticas no centro cirúrgico são descritas resumidamente a seguir.

TEMPO

Uso de fluoroscopia intermitente

- O tempo da fluoroscopia pode ser bastante reduzido por uma exposição única
- Possibilidade de manutenção da última imagem registrada para sua visualização no monitor.

Minimização das exposições com intensificador de imagem (*boost*)

O intensificador da imagem, na maioria dos modelos com arcos em C, permite a obtenção de imagens de qualidade e brilho melhores em pacientes de tipo físico de maior porte ou anatomia espessa. No entanto, essa função aumenta a radiação, principalmente a mA, o que também eleva em três a quatro vezes a exposição do paciente e da equipe cirúrgica em comparação à fluoroscopia comum. Deve-se usar o intensificador somente quando nenhuma alternativa ou ajuste puder melhorar a imagem.

DISTÂNCIA

Alinhamento vertical

O arco em C deve estar em alinhamento vertical para que o tubo de raios X fique distante da cabeça e do pescoço do operador. Para isso, é preciso colocar o tubo de raios X embaixo da mesa cirúrgica, reduzindo assim a dose para as regiões cranianas e cervicais da equipe médica. (Ver adiante detalhes da orientação do arco em C e dos padrões de exposição.)

Minimização da distância entre a anatomia e o receptor de imagem

A redução da distância entre a anatomia e o intensificador cria imagens mais brilhantes, nítidas e com menor ampliação, além de diminuir a radiação na área imediata.

PROTEÇÃO RADIOLÓGICA DA EQUIPE CIRÚRGICA

Aventais de chumbo

- Fornecer aventais para toda a equipe
- Usar o protetor de tireoide
- Prender bem os aventais para que não toquem o campo estéril ou na equipe com paramentação estéril
- Limpar os aventais semanalmente, ou conforme necessário, com produto líquido
- Verificar periodicamente os aventais para detecção de rachaduras no revestimento de chumbo.

COMUNICAÇÃO

Coordenação da exposição com a equipe cirúrgica

As exposições devem ser coordenadas entre anestesista, cirurgião e equipe cirúrgica. Em estudos como a colangiografia operatória, a injeção de contraste, a suspensão da respiração do paciente e a exposição aos raios X devem ser cuidadosamente coordenadas entre os membros da equipe.

O técnico deve anunciar claramente que "os raios X estão em funcionamento" antes de iniciar a exposição, permitindo que a equipe não essencial deixe a área ou se posicione atrás das blindagens de chumbo. O técnico também deve anunciar o "desligamento dos raios X" para que a equipe não essencial saiba que pode retornar à área com segurança.

Monitoramento do dosímetro pessoal

Técnicos que frequentemente realizam procedimentos com o arco em C devem monitorar seus dosímetros pessoais com cuidado. Os dosímetros pessoais devem ser usados na altura do colarinho externamente ao avental de proteção. Caso descubram níveis excessivamente altos, poderá ser necessária a modificação dos hábitos de trabalho, assim como a discussão de estratégias para redução da dose com o encarregado de segurança radiológica do serviço de radiologia.

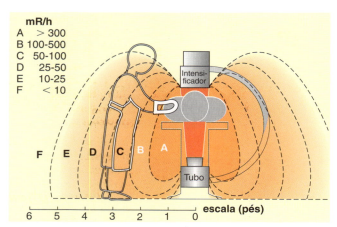

Figura 15.94 Níveis de exposição – RC vertical, incidência PA com intensificador na porção superior (menor exposição para o operador).

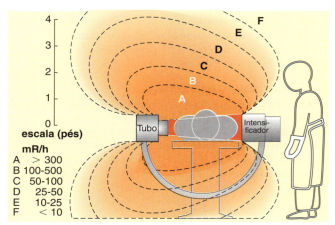

Figura 15.96 Padrões e níveis de exposição – RC horizontal (menor exposição no lado do intensificador). (Modificada de Technical Reference, Salt Lake City, Utah, EUA, OEC Medical Systems, 1996; e Geise RA, Hunter DW: Personnel exposure during fluoroscopy procedures, *Postgrad Radiol* 8:162-173, 1988.)

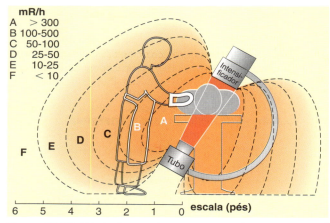

Figura 15.95 Níveis de exposição – RC a 30° da posição vertical (o ângulo do RC aumenta a exposição do operador). (Modificada de Technical Reference, Salt Lake City, Utah, EUA, OEC Medical Systems, 1996; e Geise RA, Hunter DW: Personnel exposure during fluoroscopy procedures, *Postgrad Radiol* 8:162-173, 1988.)

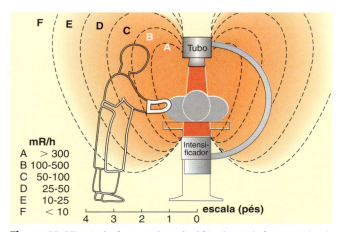

Figura 15.97 Níveis de exposição, incidência AP (tubo para cima) (não recomendado). (Modificada de Technical Reference, Salt Lake City, Utah, EUA, OEC Medical Systems, 1996; e Geise RA, Hunter DW: Personnel exposure during fluoroscopy procedures, *Postgrad Radiol* 8:162-173, 1988.)

Princípios de assepsia cirúrgica

Infelizmente, a remoção de todos os microrganismos infecciosos do centro cirúrgico é impossível. A assepsia cirúrgica consiste em práticas e procedimentos utilizados para **minimizar as quantidades de agentes infecciosos presentes no ambiente cirúrgico**. A exposição do paciente a esses microrganismos infecciosos será bastante reduzida com a instituição de práticas seguras, uso de paramentação cirúrgica adequada e cuidado durante a incisão cirúrgica. Isso requer uma separação clara entre itens e áreas estéreis e não estéreis do centro cirúrgico (Figura 15.98).

Os seguintes princípios de assepsia cirúrgica devem ser obedecidos para redução do risco de infecção do paciente durante a cirurgia:

1. O campo estéril deve conter somente itens estéreis
2. Em caso de dúvida, o objeto deve ser considerado não estéril
3. O campo cirúrgico estéril tocado por objeto ou pessoa não estéril deve ser considerado contaminado
4. A equipe sem paramentação estéril não deve ter contato com barreiras, campos cirúrgicos, instrumentos cirúrgicos ou pessoas estéreis
5. Qualquer campo estéril contaminado deve ser relatado e substituído pela equipe estéril
6. Aventais estéreis são assim considerados do ombro até o nível do campo estéril e da manga, até um pouco acima do cotovelo
7. Mesas cirúrgicas são consideradas estéreis apenas em sua superfície
8. Somente a equipe com paramentação estéril pode tocar itens estéreis.

Ambiente do centro cirúrgico

O centro cirúrgico tem duas regiões gerais, conhecidas como áreas **estéreis** e áreas **não estéreis**.

Na área **estéril** estão o paciente, o campo cirúrgico, o cirurgião e seus assistentes, o equipamento cirúrgico, as mesas e os carrinhos. (Em algumas instituições, a área estéril inclui a região até 30 cm ao redor do campo estéril.) De modo geral, a maior parte da área estéril localiza-se em um lado da sala, enquanto o outro lado é ocupado pela equipe não estéril. **O técnico e o equipamento de imagem não devem violar a área estéril**. Estudantes não familiarizados com o centro cirúrgico devem entender bem as diferenças entre as áreas estéreis e as áreas não estéreis. Na dúvida, perguntem ao técnico em radiologia, técnico cirúrgico ou circulante. A violação da área estéril, com possibilidade de contaminação dos instrumentos usados no procedimento, deve ser imediatamente relatada pelo técnico. Uma vez que a violação pode não ter sido notada pela equipe cirúrgica, o técnico tem a importantíssima responsabilidade de relatá-la. Na maioria dos casos, outros campos estéreis ou novos conjuntos de instrumentos estéreis podem ser usados na criação de um novo ambiente seguro.

A área **não estéril** é ocupada pelo técnico e por outros membros da equipe sem paramentação estéril, como o anestesista e o circulante. O técnico pode ficar nessa área e operar o equipamento de imagem com segurança. Em alguns procedimentos, uma cortina ou um boxe plástico pode ser colocado para indicar o ponto de separação entre as áreas estéreis e não estéreis.

EQUIPAMENTO DE IMAGEM/EQUIPE E CAMPOS ESTÉREIS

Arco em C

O uso do arco em C em cirurgia requer a atenção especial à manutenção dos campos estéreis. Em alinhamento vertical, com o intensificador para cima, o arco em C tende a ficar sobre incisões abertas. As três abordagens básicas descritas a seguir são geralmente usadas na manutenção do campo estéril.

No primeiro método (e mais comum), o intensificador da imagem, o tubo de raios X e o arco em C são revestidos com panos e/ou sacos plásticos estéreis presos com bandas de tensão ou fita adesiva (Figura 15.99). Outro tipo de protetor do intensificador de imagem, chamado *snap cover*, ou capa, tem um elástico que emite um estalido ao ser colocado (Figura 15.100). Esses tipos de protetores também possibilitam que o técnico (orientado pelo cirurgião) posicione o intensificador de imagem de maneira precisa sobre o sítio estéril para a centralização correta.

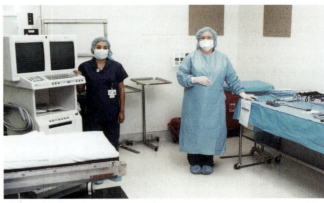

Figura 15.98 Assepsia cirúrgica – separação de áreas estéreis e não estéreis.

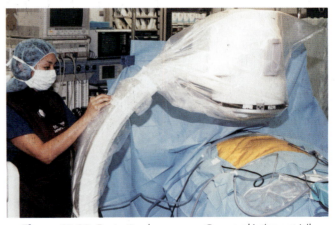

Figura 15.99 Proteção do arco em C com plástico estéril.

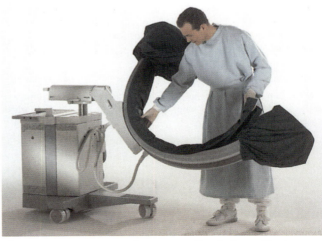

Figura 15.100 Proteção do arco em C e do intensificador com capa. (Cortesia de Philips Healthcare, Andover, MA, EUA.)

A segunda abordagem é a colocação temporária de outro campo estéril sobre o paciente (ou sítio cirúrgico) antes do posicionamento do arco em C desprotegido sobre a anatomia. Depois da obtenção de uma imagem satisfatória e da remoção do arco em C, esse outro campo estéril é retirado do paciente e descartado. Esse processo é repetido com novos campos estéreis (não utilizados), caso seja necessário utilizar novamente o arco em C. Essa abordagem é empregada quando o médico não precisa interagir com o sítio cirúrgico durante a fluoroscopia ou na ausência de proteção do intensificador de imagem.

O terceiro método de manutenção da área estéril é o uso da cortina plástica de isolamento. Os procedimentos de fixação do quadril ou implante de pino femoral requerem a manipulação frequente do arco em C entre as incidências PA e em perfil à incisão cirúrgica; assim, a utilização da cortina plástica é o método ideal. Uma barra metálica horizontal longa, unida a duas hastes verticais de sustentação, é colocada ao longo do eixo longitudinal do lado afetado (Figura 15.101). Um plástico grande, estéril e transparente (chamado cortina de isolamento) é suspenso pela barra horizontal posicionada 1 metro acima do paciente. Uma abertura especial no meio do plástico é unida por uma segunda faixa adesiva na face lateral do quadril e do fêmur proximal, e é usada para o acesso à incisão. A cortina forma uma barreira estéril entre o médico e o paciente durante o posicionamento do arco em C para obtenção de radiografias PA e em perfil com feixe horizontal do quadril do lado não afetado do paciente.

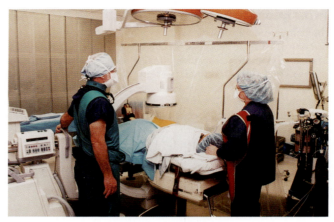

Figura 15.101 Cortina plástica, visualização a partir da perspectiva do técnico (não estéril).

RECEPTORES DE IMAGEM

O receptor de imagem usado no campo estéril deve ser colocado em uma capa plástica esterilizada. É preciso lembrar que apenas a **superfície externa da capa é estéril**. A superfície interna não é estéril e entra em contato com o RI. O procedimento para colocação e remoção do RI na capa estéril é o seguinte:

1. A equipe cirúrgica estéril abre a capa plástica, dobrando a porção superior para manter a esterilidade da superfície externa e de suas mãos enluvadas
2. O técnico insere cuidadosamente o RI na capa, assegurando-se de que ele toque apenas a superfície interna do plástico (Figura 15.102)
3. A equipe cirúrgica dobra e prende a porção superior da capa
4. A equipe cirúrgica, com orientação verbal do técnico em radiologia, coloca o RI encapado no local necessário e a exposição é realizada
5. Após realizar a exposição, a equipe cirúrgica remove o RI encapado e o entrega ao técnico em radiologia
6. O técnico remove o RI da capa plástica, deslizando-o em uma mesa ou superfície não estéril, com cuidado para não transferir quaisquer possíveis líquidos corpóreos da porção externa do plástico, descarta a capa no receptáculo adequado e retira as luvas (Figura 15.103)
7. A imagem é processada.

NOTA: O técnico deve sempre usar luvas não estéreis ao manipular a capa devido à possível exposição a sangue ou outros líquidos corpóreos.

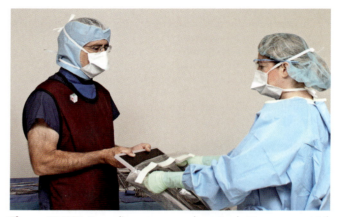

Figura 15.102 Procedimento para colocação do RI na capa estéril.

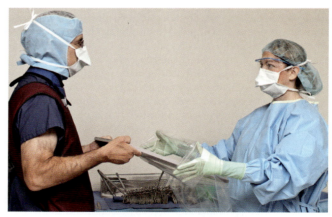

Figura 15.103 Remoção da capa estéril do RI.

Paramentação cirúrgica

O técnico deve trocar suas roupas normais de trabalho pela paramentação cirúrgica adequada antes da entrada no centro cirúrgico. Uma vez que o uniforme comum do técnico pode impor um risco à saúde do paciente cirúrgico, a paramentação cirúrgica apropriada deve ser usada em todas as áreas restritas ou não da cirurgia (Figura 15.104). A paramentação cirúrgica adequada é composta pelos itens a seguir.

PIJAMA CIRÚRGICO

Mesmo que os pijamas cirúrgicos sejam normalmente usados no serviço de radiologia geral, o técnico em radiologia deve trocá-los pelos modelos aprovados. Os pijamas cirúrgicos devem ser feitos de um tecido que não libere pelos, o que minimiza a disseminação de bactérias. Os pijamas em duas peças devem ter tamanho adequado e a blusa deve ser colocada por dentro da calça. As pernas da calça não devem tocar o chão. Capotes médicos também são usados em algumas instituições. Os pijamas cirúrgicos devem ser retirados após o procedimento e lavados no hospital. Pijamas com manchas de sangue, suor ou alimento devem ser trocados antes da reentrada no centro cirúrgico.

JALECOS

Jalecos são capas abotoadas ou inteiriças usadas pelo técnico entre os procedimentos. Eles impedem que os pijamas se sujem ou sofram contaminação cruzada enquanto o técnico está fora do centro cirúrgico. Os jalecos devem ser removidos antes da entrada do técnico no centro cirúrgico.

TOUCA

Uma touca de tamanho correto deve ser usada antes da entrada na área cirúrgica. As toucas bufantes e os gorros são preferidos, já que cobrem bem a cabeça. Todo o cabelo deve ser colocado dentro da touca. Técnicos com barba ou outros pelos faciais devem usar protetores específicos. As toucas devem ser imediatamente descartadas após o uso e trocadas a cada procedimento.

PROPÉS

Os propés mantêm os sapatos limpos e diminuem a quantidade de sujeira e bactérias levadas para o centro cirúrgico. Propés sujos ou rasgados devem ser substituídos. Devem ser usados até mesmo nas áreas pré-cirúrgicas e de recuperação.

SAPATOS

Devido ao volume de líquido e à presença de materiais perfurocortantes no centro cirúrgico, sapatos de materiais macios não devem ser utilizados. Sapatos duráveis, com bastante suporte e fechados nos dedos e no calcanhar reduzem lesões causadas pela queda de objetos, agulhas e RI.

MÁSCARAS

A máscara cirúrgica deve ser utilizada para reduzir a dispersão de gotículas microbianas pelo técnico durante a cirurgia. Elas também diminuem o risco de inalação de microrganismos patogênicos presentes no centro cirúrgico pelo técnico. A máscara de alta filtração é recomendada na maioria dos procedimentos. Ela tem uma faixa ajustável para o nariz e dois conjuntos de tiras para amarração. A faixa nasal permite o ajuste do contorno e ajuda a impedir o embaçamento de óculos. **As máscaras devem ser trocadas a cada procedimento ou quando for detectada umidade no lado externo**.

ÓCULOS DE PROTEÇÃO

Em procedimentos em que sangue, líquidos corpóreos ou fragmentos de tecido podem atingir a região dos olhos, o técnico deve usar os óculos de proteção aprovados pela Occupational Safety and Health Administration (OSHA). Esses óculos, porém, não são necessários na maioria dos procedimentos radiográficos realizados em cirurgias. Durante a angiografia, óculos especiais de chumbo são usados às vezes para proteger os olhos da exposição prolongada ao campo de raios X.

LUVAS NÃO ESTÉREIS

O técnico deve usar luvas não estéreis durante a manipulação de capas contaminadas de RI e a limpeza de equipamentos após o término do procedimento. Após a remoção das luvas, as mãos devem ser lavadas.

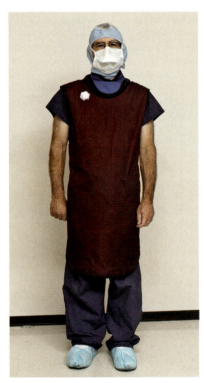

Figura 15.104 Paramentação cirúrgica – pijama cirúrgico, máscara, propés, touca, e avental de proteção.

PROCEDIMENTOS RADIOGRÁFICOS CIRÚRGICOS

Procedimentos da via biliar
COLANGIOGRAFIA OPERATÓRIA (IMEDIATA)
Visão geral do procedimento

Realizada pela primeira vez em 1932, a colangiografia operatória ou imediata é realizada durante a cirurgia para demonstração da anatomia do sistema de ductos biliares, da drenagem duodenal e de quaisquer cálculos residuais. Em muitos casos, o paciente tem histórico de cálculos biliares e o cirurgião pode estar em dúvida sobre a presença de cálculos residuais não detectados em um dos ductos biliares.

A colangiografia operatória pode ser realizada antes ou durante a remoção cirúrgica da vesícula biliar. O cirurgião coloca um pequeno cateter nos ductos biliares e injeta 6 a 8 ml de contraste iodado. Com a respiração suspensa, o técnico inicia a exposição e produz imagens com equipamento radiográfico móvel ou com arco em C.

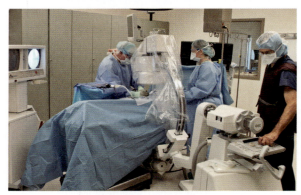

Figura 15.105 Colangiografia operatória com orientação por arco em C.

Equipamentos usados e preparação

Colangiografia fluoroscópica digital com arco em C. O arco em C deve ser configurado e orientado corretamente antes do início do procedimento; os monitores devem ser bem visualizados pelo cirurgião. O arco em C é colocado em alinhamento vertical, com o tubo de raios X embaixo da mesa. Deve-se colocar um campo ou uma cobertura estéril sobre o intensificador da imagem, como mostra a Figura 15.105. O arco em C deve ficar fora do campo cirúrgico até ser necessário, quando o intensificador de imagem deve ser colocado sobre a região anatômica de interesse. Todas as exposições devem ser coordenadas com o cirurgião e o anestesista.

Colangiografia radiográfica móvel. Esse procedimento também pode ser realizado com uma unidade radiográfica móvel convencional levada para o centro cirúrgico e cuidadosamente posicionada no campo cirúrgico. Depois que o cirurgião coloca o campo estéril na incisão, o tubo de raios X é centralizado sobre a região. De modo geral, o cirurgião indica o ponto de centralização com uma dobra ou marca no campo estéril (Figura 15.106). O RI é colocado em seu suporte ("forma de *pizza*") e em uma fenda especial sob a mesa cirúrgica, que permite seu deslizamento sob a mesa até chegar ao local adequado. O RI e o suporte são postos na extremidade da mesa mais próxima ao anestesista. Com um controlador, o RI é avançado até sua centralização no quadrante superior direito do abdome. Com um RI de 35 × 43 cm, a porção superior do RI fica imediatamente abaixo da axila direita.

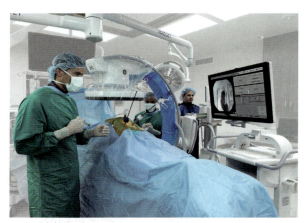

Figura 15.106 Unidade móvel convencional de raios X posicionada para realização de incidência AP (o ponto de centralização é indicado pelo cirurgião). (Cortesia de GE Healthcare.)

COLECISTECTOMIA LAPAROSCÓPICA

A colecistectomia laparoscópica é uma abordagem menos invasiva para a remoção da vesícula biliar doente. O cirurgião faz uma pequena incisão no umbigo e introduz o endoscópio na cavidade abdominal. Esse tipo de procedimento, chamado procedimento laparoscópico, é usado há bastante tempo para avaliação visual do abdome e detecção de sinais de patologia ou traumatismo. Essa técnica foi modificada para que a colecistectomia e a colangiografia possam ser realizadas com a menor quantidade de traumatismo cirúrgico para o paciente.

Vantagens da laparoscopia

A laparoscopia tem três vantagens:
1. Pode ser realizada como um procedimento ambulatorial
2. É um procedimento minimamente invasivo. As técnicas cirúrgicas anteriores exigiam uma incisão extensa para a remoção da vesícula biliar. Esse grau de cirurgia invasiva exigia a internação do paciente por pelo menos 2 dias
3. O período de hospitalização e o custo são menores em comparação a outros procedimentos. Muitos pacientes submetidos à técnica laparoscópica podem ter alta no mesmo dia e, em alguns casos, voltar ao trabalho em 2 a 3 dias.

A colecistectomia laparoscópica, porém, não é adequada a todos os pacientes. Doenças mais complexas e outros procedimentos podem exigir a realização da abordagem cirúrgica tradicional.

Resumo dos procedimentos de colangiografia operatória e laparoscópica

1. O técnico veste a paramentação cirúrgica e verifica o funcionamento e a limpeza da unidade portátil ou do arco em C. Se possível, o arco em C deve ser configurado na função *cine loop*
2. Em caso de utilização de unidade portátil, uma imagem preliminar (*scout*) deve ser obtida antes da preparação cirúrgica do paciente. A distância de avanço do RI a partir da cabeceira da mesa deve ser anotada. Réguas e bandejas especiais podem ser usadas no posicionamento do RI
3. A imagem preliminar é processada e os fatores de exposição são ajustados com o RI em posição correta
4. Depois da colocação do cateter nos ductos biliares, a unidade portátil é novamente preparada para obtenção de outra imagem ou o arco em C é colocado sobre a anatomia desejada. Quando o técnico em radiologia estiver pronto para obter as imagens, o cirurgião injeta o meio de contraste
5. As imagens são obtidas com a cooperação e em sincronia com o cirurgião, o anestesista e o técnico. O anestesista controla a respiração do paciente. Alguns cirurgiões preferem injetar todo o contraste antes da obtenção da imagem; outros preferem ver o contraste nos ductos biliares, sua passagem pelo esfíncter hepatopancreático e sua entrada no duodeno
6. Em caso de inclinação da mesa cirúrgica para obtenção de incidências oblíquas e uso de unidade móvel, a grade e o RI são colocados em orientação transversal para evitar cortes inconvenientes da grade
7. As imagens são processadas e podem ser revistas por um radiologista. O técnico pode entregar o laudo do radiologista para o cirurgião.

Imagens obtidas

Pelo menos duas e, de preferência, três imagens radiográficas são obtidas em posições ligeiramente diferentes. Cada exposição é precedida pela injeção de uma fração do contraste. As posições podem ser **AP, levemente oblíqua posterior direita (OPD)** e uma **oblíqua posterior esquerda (OPE) leve**. A OPD ajuda a projetar os ductos biliares longe da coluna, principalmente em pacientes hipostênicos.

Pode ser necessário inclinar o arco em C para projetar os ductos biliares longe da coluna.

Anatomia demonstrada

As imagens mostram os ductos biliares preenchidos pelo meio de contraste, incluindo o ducto biliar comum, os ductos hepáticos e os ductos císticos (Figura 15.107). Se a colangiografia for realizada antes da remoção da vesícula biliar, esta também será preenchida pelo meio de contraste. Na presença de cálculos ou estenose, o preenchimento do ducto biliar é restrito.

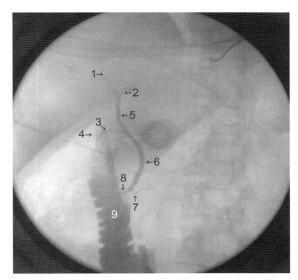

Figura 15.107 Colangiografia intraoperatória normal. (1) Ducto hepático direito; (2) ducto hepático esquerdo; (3) ducto cístico; (4) dois grampos cirúrgicos prendendo o cateter de colangiografia no ducto cístico; (5) ducto hepático comum; (6) ducto biliar comum; (7) ducto pancreático; (8) ampola de Vater; (9) duodeno. (De Massarweh NN, Flum DR. Role of intraoperative cholangiography in avoiding bile duct injury. *Journal of the American College of Surgeons* 204(4):656-664.)

Procedimentos do trato urinário
UROGRAFIA RETRÓGRADA
Visão geral do procedimento
A urografia retrógrada é um exame não funcional do sistema urinário em que o contraste é diretamente introduzido de maneira retrógrada (contra o fluxo) no sistema pielocalicial, por cateterismo, pelo urologista durante um procedimento cirúrgico de pequeno porte. A urografia retrógrada é considerada não funcional por não envolver os processos fisiológicos normais do paciente. Esse procedimento é normalmente realizado para determinar a localização de cálculos ou outros tipos de obstrução do sistema urinário. O procedimento também pode ser feito para estudo da pelve e dos cálices renais, e detecção de sinais de infecção ou defeitos estruturais.

Equipamentos usados e preparação
De modo geral, o procedimento é realizado sem internação, em uma sala especial de urografia. Nessa sala, normalmente há uma mesa combinada de cistoscopia e radiografia, com tubo especial de raios X (que também pode ter função fluoroscópica) e *bucky* integrado. Na ausência de tal mesa, pode-se utilizar uma unidade radiográfica móvel ou arco em C para a obtenção de imagens do sistema urinário. Para esse exame, o paciente é sedado ou anestesiado. Se a unidade não tiver fluoroscopia, filmes convencionais ou receptores digitais são usados para gerar as radiografias.

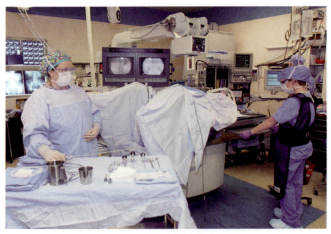

Figura 15.108 Posição modificada de litotomia para urografia retrógrada. (De Long BW, Rollins J, Smith B. *Merrill's atlas of radiographic positioning and procedures*, ed 14, St. Louis, Elsevier, 2019.)

Resumo do procedimento
1. O técnico veste a paramentação cirúrgica e verifica o funcionamento e a limpeza da unidade portátil ou do arco em C
2. O paciente é colocado em posição modificada de litotomia, com as pernas nos estribos, como mostra a Figura 15.108
3. O urologista insere o cistoscópio através da uretra até a bexiga. Após o exame do interior da bexiga, o urologista insere os cateteres ureterais em um ou ambos os ureteres. O ideal é que a ponta de cada cateter ureteral fique à altura da pelve renal
4. Após o cateterismo, uma imagem preliminar é obtida; esta permite que o técnico verifique a técnica e o posicionamento, e que o urologista analise a localização do cateter. O RI de 35 × 43 cm em alinhamento longitudinal deve ser centralizado à altura da crista ilíaca
5. A segunda radiografia da série comum de urografia retrógrada é a **pielografia**. O urologista injeta de 3 a 5 mℓ de meio de contraste diretamente pelo cateter até a pelve de um ou ambos os rins. A respiração é imediatamente suspensa após a injeção e a exposição é realizada
6. A terceira e última radiografia da série comum é a **ureterografia**. A cabeceira da mesa pode ser elevada para a obtenção dessa radiografia. O urologista retira os cateteres e, ao mesmo tempo, injeta o meio de contraste em um ou nos dois ureteres. Então, ele indica o momento de realização da exposição.

Esse exame é usado para a visualização direta das estruturas internas dos rins e dos ureteres.

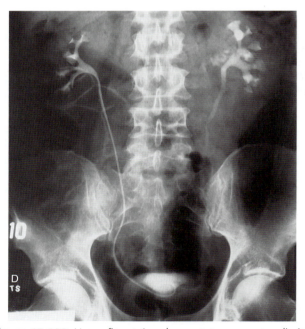

Figura 15.109 Urografia retrógrada – cateter no ureter direito, cateter esquerdo removido.

Anatomia demonstrada
A **urografia** retrógrada (Figura 15.109) do lado direito, com cateter posicionado, permite a boa visualização da pelve renal e dos cálices maiores e menores preenchidos pelo meio de contraste. O exame do lado esquerdo mostra o ureter esquerdo após a retirada do cateter do mesmo lado; por essa razão é chamado de **ureterografia**.

Procedimentos ortopédicos

Os procedimentos cirúrgicos ortopédicos realizados têm como objetivo o restabelecimento do comprimento, do formato e do alinhamento de ossos fraturados e articulações ou a restauração da função e da amplitude de movimento das articulações afetadas por traumatismos ou doenças. A radiografia é necessária em muitos procedimentos cirúrgicos ortopédicos para orientar o cirurgião durante a redução de fraturas, a inserção de diversos dispositivos ortopédicos e o implante de pinos de estabilização em ossos longos.

Os técnicos têm papel importante e grande responsabilidade nesses procedimentos. Esses profissionais executam as tecnologias que são os "olhos" do cirurgião durante o procedimento. O arco em C e as unidades radiográficas móveis são bastante usados na maioria dos procedimentos ortopédicos.

TERMINOLOGIA E CONCEITOS EM CIRURGIA ORTOPÉDICA

Os seguintes termos, procedimentos e conceitos são comuns na cirurgia ortopédica. O conhecimento desses termos é essencial, já que são frequentemente empregados na descrição de diversos procedimentos cirúrgicos ortopédicos.

Redução fechada

Fragmentos da fratura são realinhados por meio de manipulação e imobilizados em gesso ou tala. A redução fechada é um procedimento não cirúrgico. O local da fratura não é aberto durante o procedimento; no entanto, pequenos pinos são às vezes colocados no local adequado, através da pele do paciente, e deixados por períodos indefinidos ou removidos posteriormente.

Redução aberta

Nas fraturas graves com deslocamento ou fragmentação significativa, há necessidade de um procedimento cirúrgico. O sítio da fratura é exposto e diversos parafusos, placas ou hastes são inseridos para manutenção do alinhamento dos fragmentos ósseos até o crescimento de novo tecido ósseo. Esse procedimento cirúrgico é chamado de redução aberta com fixação interna (**RAFI**). As imagens obtidas com o arco em C ou a unidade radiográfica móvel são normalmente usadas para orientação do cirurgião ortopédico durante esses procedimentos.

Fixação interna

Nos procedimentos abertos, diversas placas de compressão, parafusos, pinos, hastes intramedulares ou fios são utilizados para redução ou realinhamento da fratura (Figura 15.110). Conforme a idade e o estado geral do paciente, o tipo de procedimento e a extensão da fratura, esses dispositivos são mantidos e a pele ao redor é fechada e suturada. Em algumas cirurgias menores, esses dispositivos de fixação podem ser removidos posteriormente.

Fixação externa

O uso de um dispositivo externo de estabilização da fratura permite a cicatrização óssea sem a necessidade imediata de fixação interna. Os dispositivos de fixação externa também podem ser associados a procedimentos de fixação interna. A fixação externa é indicada em fraturas expostas graves, fraturas cominutivas não expostas, artrodese, infecção articular e déficits graves de alinhamento e comprimento. Como na fixação interna, diversos tipos de dispositivos de fixação externa auxiliam o cirurgião. O dispositivo de Ilizarov (Figura 15.111) é o principal exemplo de fixação externa empregada na correção dos déficits de comprimento. Por meio de um processo de estresse por tensão, o comprimento do osso pode aumentar durante a formação de novo tecido ósseo. Um segundo dispositivo de fixação externa, usado na estabilização do alinhamento da pelve, é mostrado na Figura 15.112.

Fixação intramedular

Hastes e pinos intramedulares são inseridos nas diáfises dos ossos longos para estabilização de fraturas (Figura 15.113). Trata-se de uma técnica popular para redução de fraturas da diáfise do úmero, da tíbia e do fêmur. Em alguns casos, as hastes intramedulares são opções melhores do que as placas de compressão e parafusos para a redução de fraturas da diáfise. Os dispositivos de fixação intramedular reduzem a exposição tecidual durante a cirurgia, o tempo cirúrgico e de cicatrização e os riscos de infecção pós-operatória.

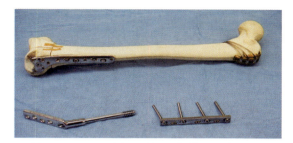

Figura 15.110 Dispositivos de fixação interna.

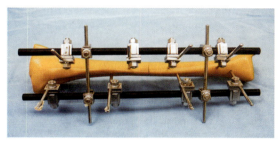

Figura 15.111 Fixador tibial externo de Ilizarov.

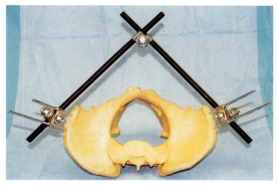

Figura 15.112 Fixador pélvico externo.

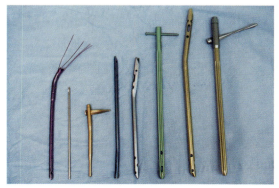

Figura 15.113 Exemplos de fixadores intramedulares – hastes e pinos intramedulares.

FRATURAS DE QUADRIL (COLOCAÇÃO DE PINOS, REDUÇÃO ABERTA COM FIXAÇÃO INTERNA)

As fraturas do fêmur proximal (quadril) são classificadas de acordo com sua localização anatômica. Dentre essas lesões, as mais comuns são as **fraturas do colo** do fêmur, as fraturas **intertrocantéricas** e as fraturas **subtrocantéricas**. Cada uma delas pode ser subclassificada (Figura 15.114). Essas lesões requerem a realização de RAFI. Às vezes esses procedimentos de RAFI são diferenciados pelos tipos de fixadores internos utilizados. Nas fraturas do colo do fêmur sem luxação, o procedimento normalmente é feito com parafusos longos (Figura 15.115).

Na RAFI do quadril, um fixador mais longo é colocado na face lateral da fratura e preso com parafusos no colo e na cabeça do fêmur, e, em seguida, parafusos menores são implantados abaixo dos trocânteres que atravessam a diáfise femoral. Os objetivos dessas cirurgias são a redução e a estabilização da fratura, assim como a restauração do uso do membro inferior com perda mínima de sangue. Nas fraturas de quadril, os dispositivos de fixação interna requerem a utilização de parafusos canulados, de compressão ou interfragmentários, e combinações de placa e pinos. Durante a cirurgia, o paciente é colocado em uma mesa especial (ortopédica) que permite a tração do membro acometido e a realização de fluoroscopia (Figura 15.116).

Com base no tipo de fratura e no dispositivo de fixação empregado, a fratura é primeiramente reduzida por tração e manipulação. Em seguida, uma incisão é feita à altura do trocânter maior e os pinos-guias são inseridos na fratura, estabilizando-a. Nas fraturas do colo do fêmur, após o alinhamento dos pinos-guias, parafusos canulados grandes ou outros tipos de pinos de fixação interna são implantados (ver Figura 15.115A a F).

A fluoroscopia é realizada durante todo o procedimento para verificar a posição e a localização dos pinos-guias e do fixador interno. Em alguns casos, o médico pode solicitar uma imagem pós-cirúrgica do quadril e da prótese para analisar o alinhamento final da fratura.

Equipamento de imagem usado e preparação

Com a mesa de fratura posicionada, uma cortina de isolamento ou plástico é colocada, separando a sala em áreas estéreis e não estéreis, e permitindo o fácil acesso e a movimentação do arco em C fora do campo estéril (Figura 15.117). É necessário que o arco em C movimente-se livremente entre as posições PA e em perfil com feixe horizontal. Embora o arco em C esteja localizado fora do campo estéril, uma bolsa não esterilizada deve cobrir o tubo de raios X (que, como já mencionado, está embaixo do paciente) para que não seja atingido por sangue e iodopovidona. Os monitores do arco em C devem ser configurados de modo a permitir a fácil visualização pelo cirurgião. De maneira geral, isso requer a colocação dos monitores ao lado do cirurgião, imediatamente atrás da cortina plástica, de onde as imagens podem ser vistas sem contaminação da área estéril.

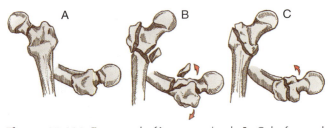

Figura 15.114 Fraturas do fêmur proximal. **A.** Colo femoral. **B.** Cominutiva subtrocantérica. **C.** Intertrocantérica. (De Rothrock JC. *Alexander's care of the patient in surgery*, ed 16, St. Louis, Elsevier, 2019.)

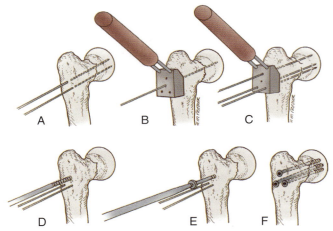

Figura 15.115 Fixação interna do quadril fraturado com parafusos canulados inseridos sobre fios-guias – fixação com parafuso canulado de fraturas do colo do fêmur sem luxação. (De Rothrock JC: *Alexander's care of the patient in surgery*, ed 16, St. Louis, Elsevier, 2019.)

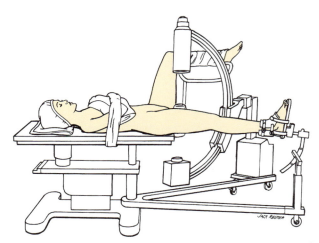

Figura 15.116 Mesa ortopédica com arco em C posicionado. (Modificada de Rothrock JC. *Alexander's care of the patient in surgery*, ed 16, St. Louis, Elsevier, 2019.)

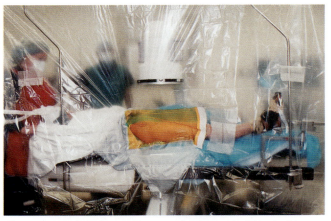

Figura 15.117 Arco em C em posição para incidência PA com intensificador acima, tubo abaixo e cortina plástica para separação de áreas estéreis e não estéreis.

Incidência em perfil do quadril com arco em C

O cirurgião solicita que o técnico mova o arco em C da posição PA para a incidência em perfil do quadril. Isso pode ser feito de duas maneiras. Uma é o deslizamento do arco em C sob a perna acometida, até que o tubo de raios X esteja localizado na porção superior e o intensificador de imagem na porção inferior (Figura 15.118). Essa não é a melhor maneira de colocar o arco em C, pois aumenta a exposição da cabeça e do pescoço do cirurgião à radiação; no entanto, pode ser solicitada por ser a maneira mais fácil e rápida de obtenção da incidência em perfil do quadril durante a cirurgia. Nessa incidência, todas as imagens devem ter tempos curtos de exposição, de acordo com o princípio ALARA.

Na fixação do quadril, o alinhamento recomendado do arco em C durante a incidência em perfil é com o tubo de raios X inferiormente e o intensificador de imagem superior e exteriormente ao quadril (Figura 15.119). Esse alinhamento produz uma imagem mais nítida do quadril e reduz a exposição da cabeça e do pescoço do cirurgião, assim como da equipe cirúrgica (ver padrões de exposição à radiação durante a utilização do arco em C na p. 604).

Resumo do procedimento

1. O técnico veste a paramentação cirúrgica e verifica o funcionamento e a limpeza da unidade portátil
2. Com o paciente sedado e colocado na mesa ortopédica, a fratura é reduzida e o membro inferior é tracionado para manter o alinhamento adequado
3. A fluoroscopia é usada para verificar o alinhamento em incidências PA e em perfil
4. A incisão é feita imediatamente abaixo do trocânter maior
5. Os pinos-guias são inseridos no local da fratura. A localização e o posicionamento dos pinos-guias são verificados à fluoroscopia pelo cirurgião, conforme necessário
6. Um alargador ósseo é usado para criar um canal para o parafuso ou outro dispositivo de fixação interna
7. Parafusos canulados, interfragmentários ou de compressão são inseridos sobre os pinos-guias. A posição dos parafusos é verificada à fluoroscopia em incidências PA e em perfil
8. Os pinos-guias são removidos e a tração é liberada
9. A ferida cirúrgica é fechada
10. Se radiografias pós-operatórias forem solicitadas, deve-se englobar a prótese ortopédica por inteiro em todas as incidências (Figuras 15.120 e 15.121). Isso pode exigir a adaptação dos princípios de posicionamento para assegurar que toda a prótese ortopédica seja incluída em uma única imagem.

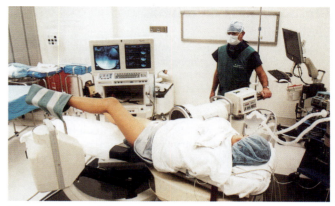

Figura 15.119 Alinhamento recomendado do arco em C para radiografia em perfil do quadril direito.

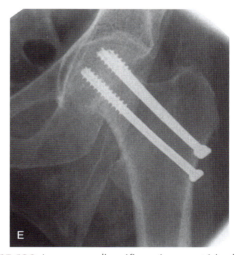

Figura 15.120 Imagem radiográfica pós-operatória do quadril submetido a implante de pinos mostrando a fixação interna em posição – incidência AP. (De Frank E, Long B, Smith B. *Merrill's atlas of radiographic positioning and procedures*, ed 12, St. Louis, Mosby, 2012.)

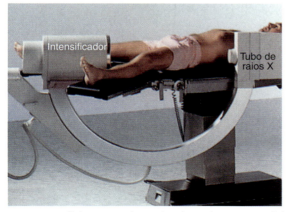

Figura 15.118 Alinhamento alternativo do arco em C, se solicitado pelo cirurgião; não recomendado devido ao aumento do padrão de exposição à radiação na extremidade do tubo. (Cortesia de Philips Healthcare, Andover, MA, EUA.)

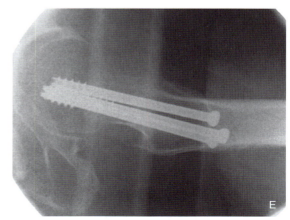

Figura 15.121 Imagem radiográfica pós-operatória do quadril submetido a implante de pinos, mostrando os dispositivos de fixação interna – incidência em perfil. (De Frank E, Long B, Smith B: *Merrill's atlas of radiographic positioning and procedures*, ed 12, St. Louis, Mosby, 2012.)

Procedimentos da coluna
LAMINECTOMIA

A **laminectomia** é um procedimento cirúrgico realizado para aliviar a dor causada pela compressão neural. Essa cirurgia remove uma pequena parte do osso ou material discal herniado que comprime a raiz nervosa. O objetivo da cirurgia é aumentar o espaço da raiz nervosa por meio da remoção da fonte de compressão ou irritação. Dependendo do número de vértebras operadas durante a laminectomia, outro procedimento, chamado **fusão vertebral**, que usa hastes, placas e parafusos para estabilização das vértebras cirurgicamente alteradas, pode ser necessário (Figuras 15.122 e 15.123).

Os dispositivos intercorpóreos de fusão óssea, ou gaiolas, são outra alternativa à fusão vertebral tradicional ou à utilização de parafusos pediculares para estabilização das vértebras. Os **dispositivos intercorpóreos de fusão óssea** são feitos de titânio e preenchidos por osso, e são inseridos entre os corpos vertebrais para manutenção da altura do espaço discal e fusão da articulação, eliminando assim a movimentação anormal (Figura 15.124).

A laminectomia também é eficaz na redução da dor e na melhora funcional em pacientes com estenose do canal raqueano lombar. A **estenose do canal raqueano** é uma doença observada principalmente em idosos, causada por alterações degenerativas que aumentam as facetas articulares. A compressão neural provocada pelas articulações maiores pode ser resolvida de maneira eficaz por meio da laminectomia lombar.

A laminectomia pode ser realizada na região cervical ou lombar. A laminectomia cervical remove obstruções ósseas, como esporões (osteófitos) e materiais discais herniados que causam dor ao comprimir a medula espinal ou os nervos espinais da região cervical. A laminectomia lombar é feita por diversos motivos, incluindo obstruções ósseas, estenose e compressão da medula espinal.

Equipamentos usados e preparação

A laminectomia pode exigir o uso de arco em C ou unidades radiográficas móveis. As radiografias confirmam a altura correta (ou vértebras) para a realização da laminectomia e permitem a orientação fluoroscópica para implante de placas e/ou parafusos ortopédicos durante a cirurgia. O arco em C deve se mover livremente da posição AP ou PA para uma posição em perfil com feixe horizontal (Figuras 15.125 e 15.126). Um campo estéril é colocado sobre o intensificador de imagem; um campo não estéril deve cobrir o tubo de raios X para que este não seja atingido por sangue e iodopovidona. O tubo de raios X posicionado para a obtenção de incidências em perfil com feixe horizontal pode ser coberto com um campo estéril, uma vez que geralmente fica próximo ao campo cirúrgico. Os monitores do arco em C devem ser configurados de modo a permitir uma boa visualização pelo cirurgião.

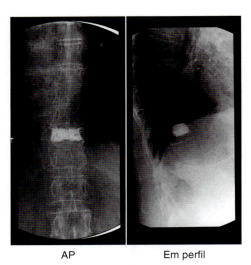

Figura 15.124 Dispositivo intercorpóreo de fusão – incidência AP e em perfil.

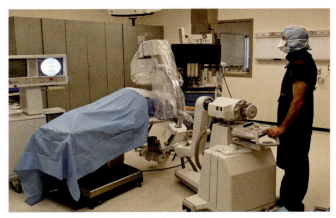

Figura 15.125 Incidência AP (paciente em posição prona, com tubo abaixo) na laminectomia lombar.

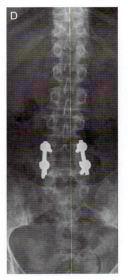

Figura 15.122 Laminectomia-fusão lombar – incidência AP.

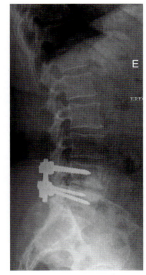

Figura 15.123 Laminectomia-fusão lombar – incidência em perfil.

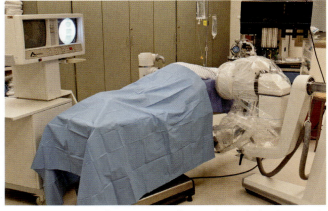

Figura 15.126 Incidência em perfil na posição de laminectomia lombar.

Resumo do procedimento

Procedimento cervical (abordagem anterior). O paciente é colocado em posição supina (decúbito dorsal) com braços ao lado do corpo. Os braços podem ser tracionados para assegurar a visibilidade das vértebras cervicais inferiores.

1. O técnico veste a paramentação cirúrgica e verifica o funcionamento e a limpeza da unidade portátil ou do arco em C
2. A agulha é colocada à altura da laminectomia. O nível vertebral correto é verificado por meio da fluoroscopia com arco em C em posições AP e em perfil. Uma unidade radiográfica móvel também pode ser usada para confirmar a localização correta da agulha em uma incidência em perfil da coluna cervical com feixe horizontal. O cirurgião precisa visualizar toda a coluna para contar as vértebras corretamente e determinar a altura (vertebral) adequada para a realização do procedimento
3. O arco em C deve ser paralelo às vértebras para que não haja distorção das estruturas visíveis
4. Placas e parafusos cervicais são usados durante o procedimento para estabilização das vértebras. A fluoroscopia com arco em C pode ser empregada, conforme necessário, para orientar o implante dos dispositivos ortopédicos.

Procedimento lombar (abordagem posterior). O paciente é colocado em posição prona (decúbito ventral) com apoio sob o abdome para flexionar a coluna. Os braços normalmente ficam em suportes, acima da cabeça.

1. O técnico veste a paramentação cirúrgica e verifica o funcionamento e a limpeza da unidade portátil ou do arco em C
2. A agulha é colocada à altura da laminectomia. O nível vertebral correto é verificado por meio da fluoroscopia com arco em C em posições AP e em perfil. Uma unidade radiográfica móvel também pode ser usada para confirmar a localização correta da agulha em uma incidência em perfil da coluna lombar com feixe horizontal. O cirurgião precisa visualizar toda a coluna para contar as vértebras corretamente e determinar a altura (vertebral) adequada para a realização do procedimento
3. O arco em C deve ser paralelo às vértebras para que não haja distorção das estruturas visíveis
4. Parafusos pediculares, dispositivos intercorpóreos de fusão óssea, hastes e outros dispositivos podem ser utilizados durante o procedimento. A fluoroscopia com arco em C pode ser empregada, conforme necessário, para orientar o implante dos dispositivos ortopédicos.

Anatomia demonstrada. A altura desejada da coluna vertebral (cervical ou lombar) é visualizada em incidências PA-AP e em perfil. Todas as vértebras, inclusive seus processos espinhosos, devem ser demonstradas.

Procedimentos torácicos

IMPLANTE DE MARCA-PASSO

Mais de 500 mil norte-americanos têm **marca-passos** definitivos. O implante do marca-passo é realizado sob anestesia local ou geral em hospital, por um cirurgião auxiliado por um cardiologista. Um fio isolado, chamado *eletrodo*, é inserido por uma incisão abaixo da clavícula e levado por uma veia calibrosa até as câmaras do coração. Esses eletrodos estimulam o músculo cardíaco, fazendo-o bater em uma frequência predeterminada. O processo é chamado *ritmo* cardíaco.

De modo geral, os eletrodos são inseridos por uma veia no braço ou no tórax e avançados até o ventrículo direito sob orientação fluoroscópica. O gerador de pulso ou bateria que provoca a estimulação elétrica para controle dos batimentos cardíacos pode ser externo (temporário) ou inserido nos tecidos superficiais da parede torácica.

Equipamentos usados e preparação

O implante de marca-passo ou outro dispositivo similar pode ser realizado no centro cirúrgico, em ambulatório ou no serviço de radiologia. A fluoroscopia é essencial durante a inserção dos eletrodos no ventrículo direito do coração.

A fluoroscopia móvel com arco em C é utilizada no centro cirúrgico (Figura 15.127). O arco em C deve ser livre para se movimentar entre a posição PA e em perfil com feixe horizontal. Um campo estéril é colocado sobre o intensificador de imagem. Os monitores do arco em C devem ser configurados para permitir a boa visualização pelo cardiologista ou cirurgião.

Resumo do procedimento – abordagem transvenosa

1. O técnico veste a paramentação cirúrgica e verifica o funcionamento e a limpeza do arco em C
2. A venotomia é realizada (a veia é acessada)
3. Sob orientação fluoroscópica, o eletrodo é avançado até o átrio direito, através da valva tricúspide, e chega ao **ventrículo** direito. A ponta do eletrodo é avançada até o ápice do ventrículo direito
4. O gerador de pulso é inserido na parede torácica. Ao término do procedimento, os sinais vitais do paciente são monitorados.

Uma radiografia pós-operatória em AP ou PA do tórax é obtida para assegurar a localização adequada do marca-passo e dos eletrodos. Nesse exemplo, o paciente deve ser posicionado da maneira mais ereta possível para confirmar a localização correta dos eletrodos (Figuras 15.128 e 15.129).

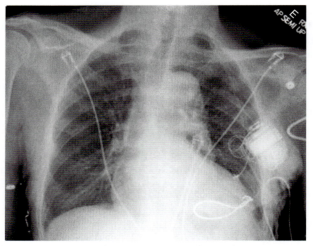

Figura 15.128 PA de tórax após implante de marca-passo. (De Jaroszewski DE et al. Nontraditional surgical approaches for implantation of pacemaker and cardioverter defibrillator systems in patients with limited venous access. *The Annals of Thoracic Surgery* 88(1):112-116.)

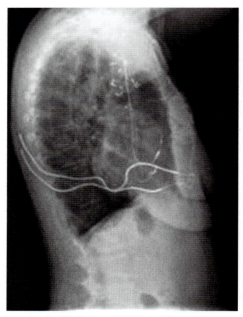

Figura 15.129 Perfil de tórax após implante de marca-passo. (De Jaroszewski DE et al. Nontraditional surgical approaches for implantation of pacemaker and cadioverter defibrillator systems in patients with limited venous access. *The Annals of Thoracic Surgery* 88(1):112-116.)

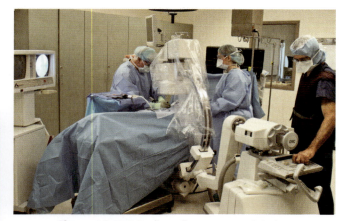

Figura 15.127 Radiografia no centro cirúrgico.

Glossário de abreviações cirúrgicas, terminologia e procedimentos

Artrodese – bloqueio de uma articulação por meio de procedimento cirúrgico.

Artropatia – qualquer doença que afete a articulação.

Artroplastia – procedimento para reconstruir uma articulação, para correção de anquilose.

Artroplastia total de quadril – uso de implantes articulares artificiais para restauração da movimentação e da função de uma articulação; por exemplo, a artroplastia total de quadril é um procedimento ortopédico comum realizado em pacientes com doença articular degenerativa (p. ex., necrose avascular do fêmur proximal).

Assepsia – estado de esterilidade; ausência de patógenos vivos.

ATJ, PTJ – artroplastia total de joelho, prótese total de joelho.

ATQ, PTQ – artroplastia total de quadril, prótese total de quadril.

Cistoscópio – endoscópio tubular com luz usado no exame da bexiga.

Colangiografia operatória (imediata) – procedimento radiográfico realizado durante a cirurgia para visualização e localização de cálculos ou obstruções não detectadas dos ductos biliares.

Colecistectomia – remoção cirúrgica da vesícula biliar.

Colecistectomia laparoscópica – uso de um dispositivo endoscópico especial para visualização e orientação da remoção cirúrgica da vesícula biliar.

Compressão neural – doença em que as alterações ósseas ou uma hérnia de disco comprimem os nervos medulares que atravessam o arco vertebral.

Contaminação – penetração de umidade por cortina, campo ou barreira protetora estéril ou não, permitindo a entrada de bactéria em áreas estéreis.

Cortina plástica – cortina de isolamento que separa o campo estéril do ambiente não estéril; permite o uso da fluoroscopia com arco em C durante o procedimento de fixação do quadril.

DHS – parafuso dinâmico de quadril.

Dispositivo intercorpóreo de fusão óssea – gaiola de titânio ou outra liga metálica preenchida por osso e inserida entre os corpos vertebrais para manutenção da altura do espaço discal, permitindo a fusão da articulação intervertebral.

Estenose espinal – doença causada por alterações degenerativas que aumentam as facetas articulares e frequentemente provoca compressão dos nervos espinais que as atravessam.

Fio de cerclagem – fio ortopédico colocado para comprimir ao redor do local da fratura a fim de reduzir o encurtamento do membro.

Fio de Kirschner (fio K) – fio metálico liso ou rosqueado, usado na redução de fraturas do punho (carpos) e de ossos de mãos e pés; também pode ser utilizado na tração esquelética.

Fixação do quadril – procedimento cirúrgico para redução de fraturas do fêmur proximal por meio do uso de diversos dispositivos de fixação interna.

FIX-EX – fixação externa.

Fusão vertebral – fusão cirúrgica de uma vértebra à outra, para a estabilização após a laminectomia ou como tratamento para doença degenerativa ou fratura.

Haste intramedular – dispositivo flexível ou rígido colocado em uma cavidade medular para redução de fratura ou estabilização de osso longo doente.

Implantes de césio – uso de césio radioativo no tratamento de certas neoplasias, incluindo câncer de próstata.

Laminectomia – procedimento cirúrgico realizado para redução da dor provocada pela compressão neural por meio da remoção de uma parte da lâmina do arco vertebral.

Laminotomia – abertura cirúrgica de uma ou mais lâminas do arco vertebral.

LEOC (litotripsia extracorpórea com ondas de choque) – ondas de choque eletro-hidráulicas utilizadas na destruição de calcificações no sistema urinário.

LCA – ligamento cruzado anterior.

LCP – ligamento cruzado posterior.

Litotripsia – destruição de cálculos renais, no ureter ou na bexiga, por forças mecânicas ou ondas sonoras.

Marca-passo cardíaco – regulador artificial de frequência e ritmo cardíacos.

Mesa (ortopédica) de fratura – mesa cirúrgica especial usada na fixação do quadril e em outros procedimentos ortopédicos para tracionar o membro acometido e permitir a realização de fluoroscopia durante a cirurgia.

Microdiscectomia – procedimento microcirúrgico realizado na coluna para remoção de fragmentos ósseos ou material discal que podem causar compressão neural.

OTA – osteotomia tibial alta.

Parafuso canulado – parafuso grande usado para fixação interna de fraturas sem deslocamento do fêmur proximal.

Parafuso esponjoso – parafuso ortopédico para inserção e fixação de ossos porosos e esponjosos.

Parafuso cortical – parafuso ortopédico estreito para inserção e fixação de ossos corticais.

Pino IM – pino intramedular.

Placa de compressão dinâmica – combinação de parafuso e placa usada na aplicação de forças no local de fratura; é comumente empregada nas fraturas de diáfises de ossos longos, onde pode haver estresse intenso.

Placa semitubular – placa ortopédica fina e flexível usada na fixação e conexão de fraturas.

Prótese – substituto fabricado (artificial) de uma parte anatômica doente ou ausente.

RAFI – redução aberta com fixação interna.

Redução – na medicina ortopédica, é o alinhamento dos dois fragmentos ósseos na posição correta como tratamento de uma fratura.

Redução aberta – redução dos fragmentos de uma fratura por meio de intervenção cirúrgica.

Redução fechada – procedimento de redução manual de fratura óssea, sem intervenção cirúrgica.

RF – redução fechada (com gesso ou tração).

Técnica de Ilizarov – procedimento que utiliza um fixador externo especial para aumento do comprimento dos ossos longos como tratamento de fraturas graves ou deformidades congênitas.

Tração – processo de colocação de membro, osso ou grupo de músculos sob tensão com uso de pesos e roldanas para alinhamento ou imobilização da parte.

Urografia retrógrada – exame não funcional do sistema urinário, com introdução direta e retrógrada (contra o fluxo) do meio de contraste no sistema pielocalicial, via cateterismo, por um urologista durante procedimento cirúrgico menor.

CAPÍTULO 16

Radiografia Pediátrica

COLABORAÇÃO DE **Chad Hensley**, PhD, RT(R)(MR)

COLABORADORES DAS EDIÇÕES ANTERIORES Bette Schans, PhD, RT(R), Claudia Calandrino, MPA, RT(R), Jessie R. Harris, RT(R), Cecilie Godderidge, BS, RT(R), Linda Wright, MHSA, RT(R)

SUMÁRIO

Introdução e Princípios

Introdução, *620*
Imobilização, *621*
Exame de idade óssea, *623*
Abuso infantil, *624*
Proteção contra a radiação, *626*
Preparação pré-exame, *626*
Considerações sobre radiologia digital, *627*
Modalidades alternativas, *627*
Indicações clínicas, *628*

Incidências de Rotina e Especiais

Tórax: incidências AP e PA, *631*
Tórax: incidências AP e PA, *632*
Tórax: incidência em perfil, *633*
Tórax: incidência em perfil, *634*
Membros superiores: AP e perfil, *635*
Membros inferiores: AP e perfil, *637*

AP da porção inferior da perna e perfil do pé: AP e perfil, *638*
Pelve e quadris: AP e perfil, *639*
Crânio: AP, AP Caldwell reverso e AP Towne, *641*
Crânio (cabeça): incidência em perfil, *642*

Procedimentos Radiográficos no Abdome Pediátrico

Diferenças entre crianças e adultos, *643*
Preparação do paciente para procedimentos com meio de contraste, *643*
Abdome: incidência AP (RUB – rins, ureteres e bexiga), *644*
Abdome: incidência AP ereta, *645*
Abdome: decúbito lateral e decúbito dorsal, *646*
Estudo do trato gastrintestinal superior, *647*
Enema baritado: estudo do trato gastrintestinal inferior, *649*
Uretrocistografia miccional (UCGM): estudo do sistema geniturinário, *651*

INTRODUÇÃO E PRINCÍPIOS

Introdução

O sucesso dos estudos radiográficos pediátricos começa com a **preparação da sala** e a **atitude do técnico em relação a crianças**. A boa preparação do local para o paciente pediátrico pode reduzir o tempo do exame e criar um fluxo de trabalho melhor para o técnico. Isso inclui organização da sala – com remoção de possíveis riscos –, configuração dos componentes técnicos e acesso aos dispositivos de imobilização.

Às vezes o atendimento de pacientes pediátricos é um desafio em razão da incapacidade deles de seguir instruções. É importante lembrar que o paciente pediátrico pode estar assustado, confuso, com dor ou uma combinação de tudo isso. O técnico pediátrico deve ver as crianças como pessoas que precisam ser atendidas com cuidado e compreensão. Essa abordagem requer paciência e tempo para conversar e estabelecer um bom relacionamento com a criança. A explicação das instruções às crianças de uma maneira que possam entender é extremamente importante para o desenvolvimento de confiança e cooperação.

IDADE DE COMPREENSÃO E COOPERAÇÃO

Nem todas as crianças conseguem entender instruções nas mesmas idades. Essa capacidade varia de criança a criança e o técnico pediátrico não deve assumir que seu paciente entenda o que está acontecendo. No entanto, aos **2 ou 3 anos**, a maioria delas pode ser instruída durante o estudo radiográfico diagnóstico sem imobilização ou auxílio dos pais. O mais importante é a confiança, que começa no primeiro encontro entre o paciente e o técnico; a primeira impressão que a criança tem do técnico é duradoura e determina o bom relacionamento.

APRESENTAÇÃO ANTES DO EXAME E AVALIAÇÃO DA CRIANÇA E DOS PAIS

Apresentação do técnico

No primeiro encontro, a maioria das crianças é acompanhada por pelo menos um dos pais ou responsáveis. As seguintes etapas são importantes:

- Apresentar-se como o técnico que fará o exame na criança (Figura 16.1)
- Descobrir quais informações foram dadas pelo médico aos pais e ao paciente
- Explicar o que será feito e o que é necessário para que tal procedimento se realize (Figura 16.2)

Choro, medo e resistência combativa são reações comuns em crianças pequenas. O técnico deve ter tempo para conversar com os pais e a criança em linguagem simples, para que possam entender exatamente o que será feito. Deve construir uma atmosfera de confiança na sala de espera, antes da entrada do paciente na sala de radiografia; isso inclui a discussão da necessidade de imobilização como último recurso em caso de não cooperação da criança.

Avaliação da participação dos pais

O primeiro encontro também é o momento de avaliar a participação dos pais ou responsáveis. Há três possibilidades:

1. Os pais ficam na sala como observadores, dando apoio e conforto com sua presença
2. Os pais participam de maneira ativa, auxiliando na imobilização
3. O técnico pede aos pais para ficarem na sala de espera, e não acompanharem a criança na sala de radiografia.

Às vezes a criança que parece assustada e combativa na sala de espera na presença dos pais é mais cooperativa ao estar sozinha. Esse momento testa as habilidades de comunicação do técnico.

A avaliação do papel dos pais é importante e requer uma avaliação objetiva por parte do técnico. Se for determinado que a ansiedade dos pais interferiria na cooperação da criança, a opção 3 deve ser escolhida. No entanto, os pais geralmente desejam ajudar a imobilizar a criança. Se esta opção for escolhida (assumindo que a mãe não esteja grávida e mantenha-se devidamente protegida), o técnico deve explicar cuidadosamente o procedimento tanto para a mãe quanto para o paciente. Esta explicação inclui instruções aos pais sobre as técnicas corretas de imobilização. A cooperação e a eficácia dos pais na assistência tendem a aumentar quando os pais entendem como a imobilização adequada, mas firme, melhora a qualidade diagnóstica da imagem e reduz a exposição à radiação do paciente, minimizando o potencial de repetições. Se o responsável não puder ou não quiser ajudar na imobilização, solicitar ajuda de outro técnico ou usar dispositivos de imobilização é a próxima melhor opção.

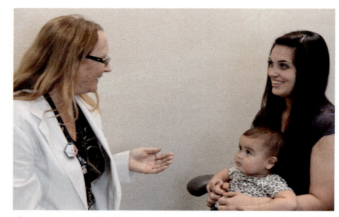

Figura 16.1 A técnica apresenta-se ao paciente e desenvolve uma relação de confiança.

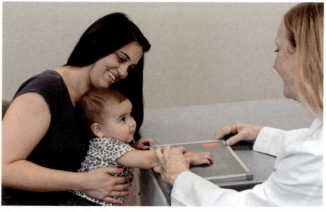

Figura 16.2 A técnica explica o procedimento ao paciente e à mãe.

Imobilização

Pacientes pediátricos normalmente são crianças de até 12 anos. Crianças mais velhas podem ser tratadas de maneira similar a adultos, exceto pelo cuidado especial na proteção gonadal e pela redução dos fatores de exposição devido a seu porte menor. Este capítulo descreve e ilustra a radiografia principalmente em bebês (do nascimento até 1 ano) e em crianças pequenas (de 1 a 3 anos), que precisam de atenção especial para prevenir a movimentação durante a exposição.

De modo geral, a radiografia pediátrica deve **sempre usar miliamperagem-segundos (mAs) com os menores tempos de exposição** para minimizar o borramento da imagem, o que pode resultar da movimentação do paciente. No entanto, mesmo com curtos tempos de exposição, a prevenção do movimento durante as exposições é um desafio constante na radiografia pediátrica; assim, métodos eficazes de imobilização são essenciais.

Antes da imobilização pediátrica, a boa comunicação com os pais ou responsáveis é importante. Quanto maior a cooperação dos pais, maiores as chances de sucesso do exame. A não ser que ocorram circunstâncias extenuantes, os pais são responsáveis pelo cuidado do paciente pediátrico; seu consentimento é necessário antes do uso do dispositivo de imobilização. Se os pais ou cuidadores se recusarem a permitir a utilização do dispositivo de imobilização, o técnico deve se aconselhar com o radiologista ou o médico responsável pelo encaminhamento. Há uma variedade de dispositivos de imobilização disponíveis, dependendo da necessidade. Antes de sua utilização, é fundamental que o técnico tenha total conhecimento sobre seu uso apropriado para garantir a segurança da criança.

EM POSIÇÃO ERETA

Dispositivos como o Pigg-O-Stat® (Figura 16.3A) ou a cadeira de contenção pediátrica (Figura 16.3B) podem ser usados em procedimentos torácicos e abdominais em posição ereta. A contenção da criança pode ser realizada com segurança nesses dispositivos, de tal maneira que os braços são elevados, permitindo o posicionamento adequado.

EM DECÚBITO

Dentre os dispositivos usados para o posicionamento em decúbito na rotina radiográfica e fluoroscópica estão a prancha Tam-em® (Figura 16.4A), a prancha Papoose™ (Figura 16.4B) ou o Octostop® (Figura 16.4C). Esses instrumentos permitem que o bebê ou a criança se deitem em uma prancha radiolucente com faixas de Velcro® cruzadas sobre a cabeça, o tronco e as pernas para restringir o movimento.

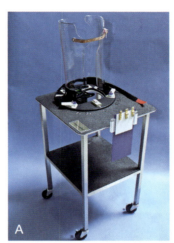
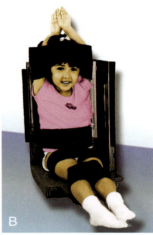

Figura 16.3 Imobilizadores para posição ereta. **A.** Pigg-O-Stat® (com suporte de RI). **B.** Cadeira de contenção pediátrica EC. (B, cortesia de Edwin Cabansag.)

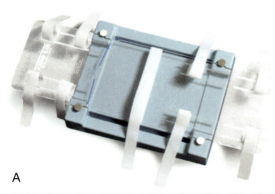
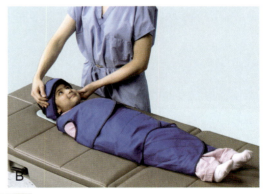
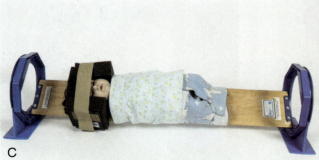

Figura 16.4 A. Prancha Tam-em®. **B.** Prancha Papoose™. **C.** Octostop®. (A, cortesia de Cone Instruments. B, cortesia de Natus Medical. Todos os direitos reservados. C, de http://octostop.com/en/product/universal-octopaque/.)

OUTRAS FORMAS DE IMOBILIZAÇÃO

Dispositivos imobilizadores de extremidades, como o imobilizador radiolucente (Figura 16.5A), se encontram disponíveis. Os imobilizadores radiolucentes aplicam pressão na área que está sendo radiografada quando for possível haver uma fratura. Blocos de esponja radiolucentes (Figura 16.5B) são ferramentas úteis, mas requerem assistência. As esponjas radiolucentes permitem a firme imobilização da cabeça da criança sem a sobreposição das mãos da pessoa que as segura. Deve-se fornecer proteção adequada para quem manipula imobilizadores em estreita proximidade com o feixe primário de raios X. Outros métodos, como sacos de areia, esparadrapo ou faixas de compressão também podem ser usados. Deve-se ter cuidado durante o uso do esparadrapo, que pode machucar se for aplicado diretamente na pele; utilizar esparadrapos para peles sensíveis, se possível. Caso contrário, enrolar o esparadrapo para que a superfície adesiva não fique em contato com a pele ou usar gaze como barreira.

Uso de lençóis ou toalhas ("mumificação")

O uso de lençóis ou toalhas para "mumificar" ou enrolar o paciente pode ser necessário para imobilizar bebês e algumas crianças de até 2 a 3 anos em determinados procedimentos radiográficos. Esse método de imobilização é muito eficaz se bem realizado. Um método em quatro etapas é mostrado nas Figuras 16.6 a 16.9. A sala deve ser organizada e preparada antes da chegada do paciente.

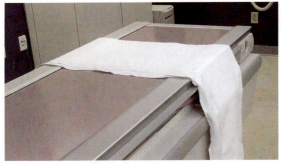

Figura 16.6 Etapa 1. Estender o lençol sobre a mesa, dobrado ao meio ou em três partes longitudinais, dependendo do tamanho do paciente.

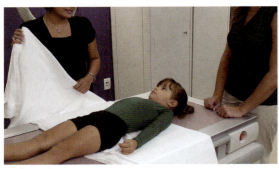

Figura 16.7 Etapa 2. Colocar o paciente no meio do lençol e posicionar o braço direito do paciente do lado do corpo. Pegar a ponta do lençol mais próxima ao técnico e puxá-la com firmeza contra o corpo do paciente, mantendo o braço ao lado do corpo.

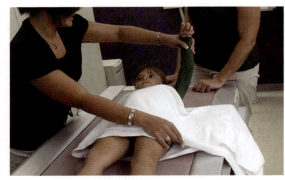

Figura 16.8 Etapa 3. Colocar o braço esquerdo do paciente ao lado do corpo, sobre o lençol. Trazer a parte livre do lençol por cima do braço esquerdo e levá-la até o lado direito e ao redor da porção inferior do corpo do paciente, conforme necessário.

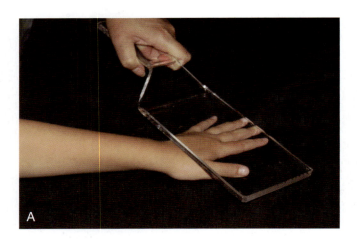

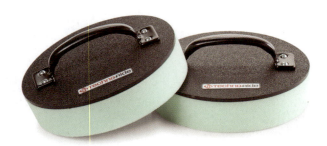

Figura 16.5 A. Imobilizador da mão. **B.** Imobilizador de cabeça. (A de https://www.chamcousa.com/store/p11/pediatrichandimmobilizer.html#/. B, cortesia de Techno-Aide, Inc. Todos os direitos reservados.)

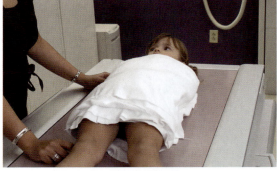

Figura 16.9 Etapa 4. Completar o processo, puxando o lençol de modo a impedir que o paciente solte os braços.

Exame de idade óssea

Os ossos de bebês e crianças pequenas passam por diversas alterações de crescimento do nascimento à adolescência. A pelve é um exemplo das mudanças de ossificação observadas em crianças. Como mostra a Figura 16.10, as divisões do osso do quadril entre ílio, ísquio e púbis são evidentes. Essas estruturas são visualizadas como ossos distintos, separados por um espaço articular, que é a região de crescimento cartilaginoso na área do acetábulo. A anatomia dos ossos longos pediátricos pode ser vista na Figura 16.11. Inclui a diáfise (ou corpo) (D), o centro primário de ossificação; a epífise (E), o centro secundário de ossificação; a metáfise (M), a área onde o comprimento do osso aumenta; e a placa epifisária (PE), a área cartilaginosa entre a epífise e a metáfise.

OBJETIVO

O estudo de idade óssea é o exame radiológico para determinar a maturidade esquelética. Exames de idade óssea podem ser realizados por várias razões, incluindo para fins forenses e patológicos e para determinar o futuro crescimento em potencial. Os exemplos de condições patológicas que podem retardar a idade óssea incluem desnutrição, distúrbios endócrinos (p. ex., hipotireoidismo) e distúrbios não endócrinos (p. ex., fibrose cística).[1]

PROCEDIMENTO

A imagem mais comumente avaliada é uma posteroanterior (PA) única da mão e do punho esquerdos. No entanto, imagens do joelho, do pé e do tornozelo; da fíbula ou do hemiesqueleto (radiografias de metade do esqueleto) também são usadas.[2] Os protocolos podem diferir com base na preferência do radiologista ou do pediatra, e os técnicos devem estar familiarizados com as rotinas específicas de sua instituição.

PADRÕES DE OSSIFICAÇÃO (TABELA 16.1)

A maturação dos ossos da mão e do punho de uma criança saudável ocorre a uma taxa razoavelmente constante. Embora existam ligeiras variações entre os gêneros (as mulheres amadurecem mais rapidamente do que os homens), algumas suposições podem ser feitas sobre a anatomia visualizada em uma radiografia. Ao nascimento, metacarpos, falanges, rádio e ulna podem ser demonstrados radiograficamente (Figura 16.12). Por volta de 3 a 14 meses, inicia-se a ossificação do capitato e do hamato, que então se tornam radiograficamente visíveis (Figura 16.13). Entre os 14 meses e os 3 anos, as epífises de falanges, metacarpos e rádio distal são radiograficamente visíveis (Figura 16.14). Entre os 3 e os 9 anos, as epífises alargam-se até a largura de sua metáfise associada e o piramidal, o semilunar, o trapézio, o trapezoide e o escafoide se tornam radiograficamente visíveis (Figura 16.15). Entre os 9 e os 14 anos, as epífises se estendem para cobrir a metáfise, e o osso pisiforme e o sesamoide do primeiro dedo se tornam radiograficamente visíveis (Figura 16.16). Após os 14 anos, as epífises se estreitam à medida que continuam a se fundir com sua metáfise associada[3] (Figura 16.17).

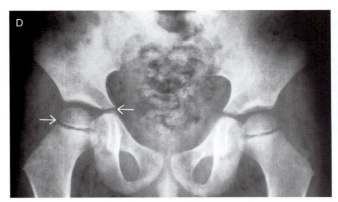

Figura 16.10 Pelve normal de criança de 3 anos.

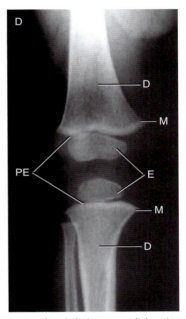

Figura 16.11 Membro inferior normal de criança de 1 ano.

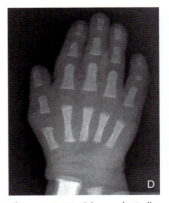

Figura 16.12 Criança de 0 dia. (Cortesia de Bonepit.com).

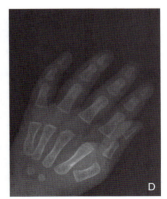

Figura 16.13 Criança de 5 meses. (O caso é uma cortesia de Dra. Aneta Kecler-Pietrzyk, Radiopaedia.org, rID: 53220.)

Tabela 16.1 Padrões de ossificação de mão/punho.	
IDADE	**ANATOMIA RADIOGRÁFICA**
Nascimento – 3 meses	Metacarpos, falanges, rádio, ulna
3 meses – 14 meses	Capitato, hamato
14 meses – 3 anos	Epífises de metacarpos, falanges, rádio distal
3 anos – 9 anos	Alargamento epifisário, piramidal, semilunar, trapézio, trapezoide, escafoide
9 anos – 14 anos	Sobreposição epifisária na metáfise, pisiforme, sesamoide
14 anos e acima	Fusão epifisária com a metáfise

Dados de Gilsanz V, Ratib O. *Hand bone age*, Berlin, Springer, 2005.

MEDIDAS

Os cálculos mais específicos de idade óssea são completados com o uso do método de Greulich-Pyle (GP) ou de Tanner-Whitehouse (TW). O método GP é a técnica mais comumente usada pelos radiologistas para estimar a idade óssea.[2] O método GP compara a aparência radiográfica geral de mão/punho com os padrões encontrados no *Radiographic Atlas of Skeletal Development of the Hand and Wrist* (Atlas radiográfico do desenvolvimento esquelético de mão e punho, em tradução livre), originalmente publicado em 1959.[4] Embora possa haver mais variações devido à etnia em idades avançadas, o método GP é uma técnica confiável para estimar a idade da criança.[5,6]

O método TW[7] atribui um valor numérico a áreas específicas da mão e produz uma pontuação geral que, então, é calculada para determinar a idade. Especificamente, esse método calcula as características de rádio, ulna e carpos, incluindo o tamanho e o formato dos ossos e das epífises. Esse método se mostrou mais preciso para estimar a idade, mas requer um tempo consideravelmente maior e, portanto, não é o método predominante usado pelos radiologistas.[1]

Atualmente encontram-se disponíveis métodos digitais em uma variedade de *softwares* de computador. Esses métodos combinam as técnicas GP e TW para estimar a idade óssea, e estão se comprovando confiáveis, produzindo resultados mais rápidos que o método de GP ou TW.[8]

Abuso infantil

É provável que o técnico seja exposto a traumatismos não acidentais em crianças, que são referidos com mais frequência como abuso infantil. De acordo com o U.S. Department of Health and Human Services Administration for Children and Families, a maioria dos casos relatados de abuso ocorre em crianças com menos de 3 anos, e as maiores taxas de vitimização são observadas em crianças com menos de 1 ano. A radiologia é uma ferramenta importante no diagnóstico dos casos de abuso infantil.

Os técnicos devem conhecer as leis de notificação do abuso infantil em sua localidade específica. Embora o técnico não possa iniciar o processo de notificação, ele é um componente importante; seu principal papel é a obtenção de imagens de qualidade, além da boa comunicação com o radiologista. Parte dessa comunicação é a obtenção do histórico detalhado do paciente por meio dos pais ou responsáveis. É necessário notar que a maioria dos abusos é praticada por um ou ambos os pais; portanto, o histórico pode não ser preciso em casos de abuso.[9] Se o mecanismo da patologia observado não se correlacionar com o histórico declarado, haverá grande suspeita de abuso infantil.

CLASSIFICAÇÃO

O abuso infantil pode ser classificado em seis tipos principais:

1. Negligência (inclui negligência médica)
2. Abuso físico
3. Abuso sexual
4. Outros/desconhecido
5. Maus-tratos psicológicos ou emocionais.[9]

A aquisição de imagens médicas pode ser muito importante no diagnóstico do abuso infantil, em especial a radiografia tem um papel predominante na detecção dos abusos físicos.

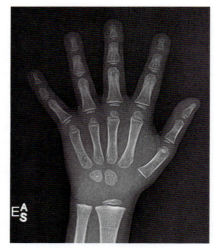

Figura 16.14 Criança de 3 anos. (O caso é uma cortesia de Dr. Jeremy Jones, Radiopaedia.org, rID: 23244.)

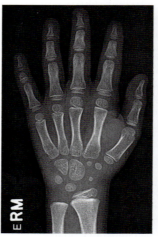

Figura 16.15 Criança de 8 anos. (O caso é uma cortesia de Dr. Jeremy Jones, Radiopaedia.org, rID: 23244.)

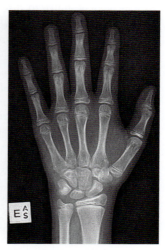

Figura 16.16 Criança de 13 anos. (O caso é uma cortesia de Dr. Jeremy Jones, Radiopaedia.org, rID: 23244.)

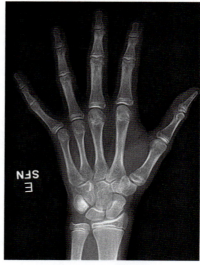

Figura 16.17 Jovem de 15 anos. O caso é uma cortesia de Dr. Jeremy Jones, Radiopaedia.org, rID: 23244.)

INDICAÇÕES RADIOGRÁFICAS
Lesão metafisária clássica
Algumas fraturas específicas, como a lesão metafisária clássica (LMC), são altamente indicativas de abuso infantil. A LMC é uma fratura ao longo da metáfise, que provoca sua laceração ou avulsão. Também é chamada de fratura do *corner* (Figura 16.18A) e *fratura em alça de balde* (Figura 16.18B) com base em sua aparência e localização. A LMC é radiograficamente observada como uma densidade óssea de formato em crescente adjacente a um fragmento avulsionado (ver Figura 16.18, *setas*). É causada por forças exercidas sobre a metáfise, como ocorre durante a tração de um dos membros ou ao segurar a criança pelo tórax e chacoalhá-la de forma violenta, como se observa na *síndrome do bebê sacudido*.

Fraturas de costela
As fraturas de costela, principalmente as múltiplas e posteriores, são fortes indicativos de abuso infantil. O mecanismo comum dessa lesão é a síndrome do bebê sacudido. Quando a criança é pega pelas axilas e chacoalhada, a força exercida em direção anterior a posterior é suficiente para fraturar várias costelas. Essa pressão torácica provoca fraturas nas articulações costovertebrais e costotransversais. Outros indicadores de abuso infantil podem ser as fraturas da escápula e do processo espinhoso (na região posterior), e do esterno (na região anterior), resultantes de compressão.

Consolidação de fraturas
A presença de múltiplas fraturas em diversos estágios de consolidação também pode levar à suspeita de abuso infantil. No entanto, a anamnese meticulosa pode revelar a natureza patológica dessas fraturas, como observado na osteogênese imperfeita.

IMAGENS RADIOGRÁFICAS
O método aceito de obtenção de imagens de crianças com suspeita de abuso infantil é o exame esquelético,[10] que consiste em:
- Anteroposterior (AP) de crânio
- Perfil do crânio (com inclusão da coluna cervical)
- AP de tórax
- Perfil do tórax
- Oblíquas direita e esquerda do tórax, com inclusão do esterno, das costelas, e das colunas torácica e lombar superior
- AP do abdome, com inclusão da pelve
- Perfil da coluna lombar
- AP dos úmeros
- AP dos antebraços
- PA das mãos
- AP dos fêmures
- AP da porção inferior das pernas
- AP dos pés.

O exame esquelético pode auxiliar na diferenciação de variantes normais, ou doenças *versus* abuso infantil. O técnico deve obter imagens de boa qualidade, com manutenção do princípio ALARA (*as low as reasonably achievable* – a dose de radiação mais baixa possível) devido ao grande número de exposições necessárias. A técnica conhecida como *babygram*, em que a criança é colocada no receptor de imagem (RI) e os colimadores abrem a imagem o máximo possível, *não* é um método aceitável.

MODALIDADES ALTERNATIVAS DE IMAGEM
Tomografia computadorizada
A tomografia computadorizada (TC) é muito importante no diagnóstico do abuso infantil. As vantagens da TC abrangem visualização de danos viscerais, principalmente no abdome e na cabeça, e de fraturas esqueléticas. Essa modalidade é uma ferramenta valiosa no diagnóstico das lesões cerebrais associadas ao abuso infantil, especificamente aquelas decorrentes da síndrome do bebê sacudido. Com o chacoalhar violento em direção anterior e posterior, e a ausência de suporte da cabeça, o cérebro pode atingir o crânio nas regiões anteriores e posteriores, causando contusões ou hemorragias, como os hematomas subdurais. Deve-se ter o cuidado de reduzir a dose de radiação e sempre usar os protocolos de TC específicos de pediatria.

Ressonância magnética
A ressonância magnética (RM) pode auxiliar na avaliação de lesões em tecidos moles e no sistema nervoso central. No entanto, devido ao tempo maior de exame e à necessidade de imobilização da criança, a RM geralmente não é a modalidade de escolha na avaliação inicial.

Ultrassonografia
A ultrassonografia auxilia a visualização de danos viscerais, como hemorragia, e de determinadas lesões esqueléticas. A vantagem da ultrassonografia é a não utilização de radiação ionizante para a obtenção de imagens.

Medicina nuclear
A medicina nuclear auxilia na avaliação da consolidação óssea. Nos casos com múltiplas fraturas, algumas podem estar radiograficamente ocultas. A medicina nuclear permite a visualização do osso em seus diversos estágios de consolidação. Essa técnica é normalmente combinada ao exame esquelético em pacientes com várias fraturas.

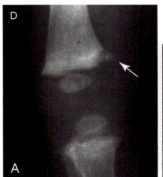
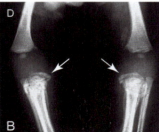

Figura 16.18 A. Fratura do *corner*. **B.** Fratura em alça de balde. (Cortesia de Dr. Loren Yamamoto. In Boychuk R.B.: Bucket handle and corner fractures. *Radiology Cases in Pediatric Emergency Medicine*, Vol. 4, Case 2, http://www.hawaii.edu/medicine/pediatrics/pemxray/v4c02.html.)

Proteção contra a radiação

Com o advento das imagens digitais, surgiu a preocupação com o aumento da dose de radiação para pacientes pediátricos. Em 2007, a Society for Pediatric Radiology, em colaboração com o American College of Radiology, a American Society of Radiologic Technologists e a American Association of Physicists in Medicine iniciaram uma campanha de conscientização dos radiologistas e do público sobre o aumento de dose pediátrica. A campanha Image Gently® (Radiologia com Cuidado, em tradução livre) foi lançada naquela primeira reunião.

Essa campanha analisou a dose em imagens radiográficas, fluoroscópicas e intervencionistas, além da TC, e publicou protocolos para redução da exposição durante os exames. Na radiografia, a dose para os pacientes pediátricos mais radiossensíveis pode ser reduzida por (1) eliminação do uso de grades em áreas com espessura inferior a 10 cm, (2) realização da colimação do tamanho do campo da parte de interesse, (3) aumento do kVp, para diminuição de mAs (exposição) e (4) consideração da relação entre espessura da parte de interesse, técnica e valores de exposição. Há muitas informações sobre a dose radiológica pediátrica e as sugestões para diminuição da exposição no *site* Image Gently® (www.imagegently.org).[11]

MÍNIMA DOSE DE EXPOSIÇÃO

A redução da repetição das exposições e a não utilização de doses maiores do que as necessárias (*dose creep*) são essenciais na radiologia pediátrica.

- Imobilização correta e técnicas com valor adequado de mAs e tempo curto de exposição diminuem a incidência de artefatos de movimentação (borramento)
- Devem estar disponíveis as tabelas de técnicas manuais precisas com base nos pesos dos pacientes
- As grades radiográficas devem ser usadas apenas durante o exame de partes do corpo com mais de 10 cm de espessura.

Cada serviço de radiologia deve ter uma lista de rotinas específicas para os exames pediátricos, incluindo imagens especializadas e séries limitadas, assegurando a obtenção das incidências adequadas e a ausência de exposições desnecessárias.

PROTEÇÃO GONADAL

As gônadas de crianças devem sempre ser protegidas com escudos de contato, a não ser que obscureçam a anatomia essencial do abdome inferior ou da área pélvica. Os diversos formatos e tamanhos dos escudos de contato são mostrados nas Figuras 16.19 e 16.20.

Outras proteções contra a radiação também devem ser usadas, como **colimação fechada, técnicas com dose baixa** e **um número mínimo de exposições**. Para diminuir os receios dos pais, o técnico deve explicar, em linguagem simples, a prática da proteção contra a radiação e seus motivos.

PROTEÇÃO DOS PAIS

Se os pais permanecerem na sala devem usar **aventais de chumbo**. Se estiverem imobilizando a criança e suas mãos estiverem no feixe primário ou próximas a ele, os pais também devem usar **luvas de chumbo** (Figura 16.21).

Se a mãe ou outro responsável pela criança do sexo feminino estiver em idade reprodutiva e quiser auxiliar o procedimento, o técnico **deve perguntar se ela está grávida** antes de permitir sua permanência na sala durante a exposição radiográfica. Gestantes não devem permanecer na sala durante a radiografia, mas sim na sala de espera.

Preparação pré-exame

Antes de levar o paciente para a sala, a seguinte preparação é necessária:

- Os dispositivos de imobilização e proteção radiológica devem estar posicionados, bem como os RIs e os marcadores. As técnicas devem estar configuradas
- As incidências específicas devem ser determinadas, o que pode exigir a consulta com o radiologista
- Se dois técnicos estiverem trabalhando juntos, as responsabilidades de cada um durante o procedimento devem ser esclarecidas. O técnico assistente pode configurar as técnicas, fazer as exposições e processar as imagens. O técnico principal pode posicionar o paciente, instruir os pais (caso auxiliem o procedimento), e posicionar o tubo, a colimação e a proteção radiológica necessária.

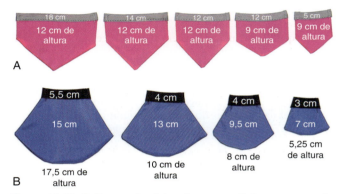

Figura 16.19 A. Protetor feminino de contato. **B.** Protetor masculino de contato. (Cortesia de Techno-Aide, Inc. Todos os direitos reservados.)

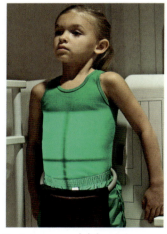

Figura 16.20 Protetor gonadal feminino para radiografia do abdome em posição ereta.

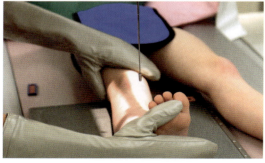

Figura 16.21 Avental e luvas de chumbo para os pais.

PREPARAÇÃO DA CRIANÇA

Depois de levar o paciente para a sala e explicar o procedimento tanto para a criança como para seus pais, as roupas, bandagens ou fraldas das partes do corpo a serem radiografadas devem ser removidas pelos responsáveis ou pelo técnico. A remoção desses itens é necessária para prevenir a criação de sombras ou de artefatos na imagem radiográfica em razão dos baixos fatores de exposição usados em pacientes de porte pequeno.

Considerações sobre radiologia digital

As orientações aqui listadas devem ser seguidas durante o uso de sistemas de imagem digital (radiografia computadorizada ou digital) em bebês e crianças pequenas (as orientações para pacientes adultos são descritas mais detalhadamente no Capítulo 1 e em capítulos anteriores).

1. **Colimação:** a colimação nos quatro lados é importante para a boa qualidade final da imagem após o processamento. A colimação também é necessária para a leitura precisa da placa de imagem (PI) ou campo exposto
2. **Centralização precisa:** na radiografia computadorizada, pela maneira de escaneamento pelo leitor da PI exposta, é importante que a parte corpórea e o raio central (RC) sejam bem centralizados no RI
3. **Fatores de exposição:** o princípio ALARA deve ser seguido, com a utilização dos menores fatores de exposição necessários à obtenção da imagem diagnóstica. Em crianças, também significa o uso das faixas de kVp recomendadas para a idade e o tamanho do paciente, assim como altos valores de mAs e os menores tempos de exposição possível para minimizar a chance de ocorrência de artefato por movimentação (borramento). Os valores baixos de mAs podem gerar ruído quântico se o kVp for elevado
4. **Avaliação do indicador de exposição após o processamento:** com a radiografia processada e pronta para a visualização, o indicador de exposição deve ser verificado para assegurar que os fatores utilizados estavam na faixa correta, gerando uma imagem de boa qualidade com a menor dose possível de radiação para o paciente
5. **Uso da grade:** durante a utilização de receptores digitais diretos (radiografia digital), a grade deve ser removida no exame de partes do corpo com menos de 10 cm. As imagens do tórax e do abdome de pacientes de porte pequeno podem ser bem visualizadas sem a grade, o que reduz a exposição de maneira considerável
6. **DFR:** a distância fonte-receptor de imagem (DFR) mínima para muitos exames é tradicionalmente de 100 cm. No entanto, aumentar a DFR para 130 cm sem alteração da técnica demonstrou reduzir a exposição do paciente sem perda de detalhes da imagem.[12]

Modalidades alternativas
TOMOGRAFIA COMPUTADORIZADA

A tomografia computadorizada (TC) é usada na produção de imagens transversais das partes corpóreas quando há necessidade de demonstração de pequenas diferenças nas densidades dos tecidos moles. Um exemplo é a TC do crânio, que pode mostrar diversas patologias de tecidos moles, como coágulos de sangue, edema cerebral e processos neoplásicos.

Patologias torácicas, como a doença do parênquima pulmonar, podem ser demonstradas com TC de alta resolução e cortes finos. A TC renal substituiu, em grande parte, os estudos de urografia intravenosa na radiografia diagnóstica.

Redução da dose pediátrica durante a TC

Embora os benefícios da TC bem realizada quase sempre superem os riscos para uma criança, a exposição desnecessária é associada a um risco desnecessário. Na TC pediátrica, a exposição à radiação deve, sempre que possível, ser minimizada. A campanha Image Gently® tem exemplos de protocolos de TC (em inglês) que podem ser empregados para redução da dose pediátrica em http://imagegently.org/Procedures/ComputedTomography.aspx.

É importante que o técnico de TC se lembre dos itens a seguir ao realizar exames em crianças.

1. **Realizar apenas exames de TC necessários:** se possível, usar outras modalidades, como ultrassonografia ou RM
2. **Ajustar parâmetros de exposição da TC pediátrica** com base em:
   - **Tamanho da criança** – usar as orientações baseadas nos parâmetros individuais de tamanho/peso
   - **Região examinada** – a região corpórea examinada deve ser limitada à menor área necessária
   - **Sistema orgânico examinado** – os menores valores de mA e/ou kVp devem ser considerados na obtenção de imagens do esqueleto ou do pulmão, e em alguns exames de angiografia por TC e de acompanhamento
3. **Resolução do exame:** imagens de maior qualidade (ou seja, que precisam de mais radiação) nem sempre são necessárias para o diagnóstico.[13]

ULTRASSONOGRAFIA

A maior vantagem da ultrassonografia em pacientes pediátricos é a ausência de exposição à radiação ionizante, em especial em crianças e gestantes. O papel da ultrassonografia na radiologia pediátrica inclui o auxílio em procedimentos neurocirúrgicos, como o implante de dispositivos de derivação ventricular (*shunt*); visualização de estruturas intracranianas em bebês com fontanelas abertas; exames esqueléticos, como para a displasia congênita do quadril, e exames gastrintestinais para estenose pilórica.

RESSONÂNCIA MAGNÉTICA

Dentre as vantagens da ressonância magnética (RM) está a ausência de radiação ionizante e a melhora dos detalhes das imagens. O maior tempo de exame em comparação à TC é a principal desvantagem da RM no uso pediátrico; além disso, a sedação é normalmente recomendada. No entanto, a RM é uma ferramenta eficaz para a realização de exames neurológicos, musculoesqueléticos, renais, hepáticos e vasculares.

A RM funcional é associada à avaliação clínica para estudo e diagnóstico funcional de doenças do cérebro. Em pacientes pediátricos, consistem em distúrbios que afetam o desempenho de crianças pequenas em casa ou na escola, como o transtorno de déficit de atenção e hiperatividade, a síndrome de Tourette (tiques motores múltiplos) e o autismo (comportamento compulsivo e ritualístico). Ver no Capítulo 20 mais informações sobre RM e RM funcional.

MEDICINA NUCLEAR

Os procedimentos de medicina nuclear podem ser usados em diversos estudos funcionais de órgãos. Além disso, podem identificar fraturas radiograficamente ocultas e em vários estágios de consolidação.

Indicações clínicas

Os técnicos devem conhecer determinadas patologias exclusivas de neonatos e crianças pequenas. Pacientes pediátricos não podem descrever seus sintomas e os procedimentos ou incidências ideais devem ser corretamente realizados na primeira tentativa, sem repetições. A familiaridade com as indicações patológicas, descritas no prontuário do paciente, ajuda a sugerir a forma de manipulação do paciente e as precauções a serem tomadas. Essas informações também são importantes para determinar os ajustes técnicos necessários para a obtenção de imagens de boa qualidade e a realização de procedimentos ou incidências corretas (conferir Tabelas 16.2 a 16.4).

TÓRAX PEDIÁTRICO

Asma é mais comum em crianças e é geralmente causada por ansiedade ou alergias. As vias respiratórias ficam estenosadas por estímulos que normalmente não afetariam as vias respiratórias em pulmões normais. A respiração é difícil e a maior quantidade de muco nos pulmões pode aumentar a radiodensidade dos campos pulmonares; no entanto, as radiografias de tórax tendem a ser normais.

Aspiração (obstrução mecânica) é mais comum em crianças pequenas que deglutem ou aspiram corpos estranhos, que chegam às vias respiratórias da árvore brônquica. A obstrução tende a ser observada no brônquio direito devido ao seu tamanho e ao ângulo de divergência em relação à traqueia. Pode causar outras doenças, como atelectasia e bronquiectasia (ver Capítulo 2).

Crupe (observado principalmente em crianças de 1 a 3 anos) é causado por infecção viral. A doença dificulta a respiração e provoca tosse seca, muitas vezes (mas nem sempre) acompanhada por febre. De modo geral, é tratado com antibióticos. Radiografias AP e em perfil da região cervical podem ser requisitadas para detectar a diminuição gradual do lúmen das vias respiratórias superiores ("sinal da ponta do lápis"), mais evidente na incidência AP.

Doença da membrana hialina, agora denominada **síndrome do desconforto respiratório**, ainda é conhecida como doença da membrana hialina em bebês. É uma das indicações mais comuns para as radiografias de tórax em neonatos, principalmente em bebês prematuros. Nessa condição de emergência, há lesão ou infecção dos alvéolos e dos capilares do pulmão, com extravasamento de líquido e sangue nos espaços intra-alveolares ou nos próprios alvéolos. A presença de líquido nos espaços aéreos pode ser radiograficamente detectada pelo aumento da densidade pulmonar em padrão granular.

Epiglotite (supraglotite) é uma infecção bacteriana da epiglote mais comum em crianças de 2 a 5 anos, mas também pode afetar adultos. É uma **doença grave, que pode ser rapidamente fatal** (em horas após seu início), e é causada pelo bloqueio das vias respiratórias por edema. De modo geral, o exame deve ser realizado no pronto-socorro, por um especialista e com o uso de laringoscópio; as vias respiratórias podem ser reabertas por meio da inserção de um tubo endotraqueal ou realização de uma traqueostomia (incisão na frente do pescoço). Um médico ou outro atendente deve acompanhar o paciente durante qualquer procedimento radiográfico para assegurar a permeabilidade das vias respiratórias.

Fibrose cística é uma doença congênita em que a secreção de muco espesso provoca o "entupimento" progressivo dos brônquios e bronquíolos, que pode ser demonstrado nas radiografias de tórax, como radiodensidades maiores em regiões pulmonares específicas. Com o bloqueio das vias respiratórias, há hiperinsuflação do pulmão. Os sintomas pulmonares normalmente não são óbvios ao nascimento, mas podem se desenvolver posteriormente.

Síndrome de aspiração de mecônio. Durante o parto, o feto sob estresse pode eliminar mecônio no líquido amniótico e inalá-lo até os pulmões. A aspiração de mecônio é capaz de bloquear as vias respiratórias, causando o colapso dos alvéolos e, consequentemente, a ruptura do pulmão, com desenvolvimento de pneumotórax ou atelectasia.

A Tabela 16.2 resume as indicações clínicas para o tórax pediátrico.

Tabela 16.2 Tórax pediátrico: resumo das indicações clínicas.

CONDIÇÃO OU DOENÇA	EXAME RADIOGRÁFICO
Aspiração (obstrução mecânica)	AP e perfil do tórax, ou AP e perfil das vias respiratórias superiores para detecção de obstrução
Asma	PA e perfil do tórax
Crupe (infecção viral)	PA e perfil do tórax, e AP e perfil das vias respiratórias superiores
Doença da membrana hialina ou síndrome do desconforto respiratório (principalmente em bebês prematuros)	PA e perfil do tórax
Epiglotite (obstrução respiratória aguda)	AP e perfil do tórax, e perfil das vias respiratórias superiores
Fibrose cística (pode haver o desenvolvimento de íleo meconial)	PA e perfil do tórax
Síndrome de aspiração de mecônio (neonatos)	AP e perfil do tórax (possível pneumotórax)

SISTEMA ESQUELÉTICO PEDIÁTRICO

Cranioestenose (craniossinostose) é a deformidade do crânio causada pelo fechamento prematuro das suturas. O tipo de deformidade depende das suturas acometidas. No tipo mais comum, há fechamento da sutura sagital e alongamento AP (de frente para trás) do crânio.

Displasia do desenvolvimento do quadril. A causa desse defeito é desconhecida; é mais comum em meninas, bebês em apresentação pélvica (nádegas primeiro) ao parto e naqueles com parentes próximos acometidos pela doença. A ultrassonografia é usada geralmente para confirmar a displasia em neonatos. Posteriormente, a realização frequente de radiografias do quadril pode ser necessária; a proteção gonadal é importante durante tais exames.

Espinha bífida. Na espinha bífida, não há desenvolvimento das faces posteriores das vértebras, expondo parte da medula espinal. A espinha bífida pode ser descoberta antes do nascimento por ultrassonografia ou exames clínicos do líquido amniótico. Há diversos graus de gravidade.

- A **meningocele** é a forma mais comum de espinha bífida, caracterizada pela protrusão das meninges através das aberturas vertebrais subdesenvolvidas. A protuberância subcutânea preenchida por líquido cefalorraquidiano (LCR) é chamada *meningocele*
- **Mielomeningocele.** Tipo mais grave de espinha bífida, em que há protrusão das meninges e da medula espinal. Essa forma é mais grave quando ocorre na região cervical e está associada a deficiências físicas importantes, à deterioração da função renal e, com frequência, à hidrocefalia (acúmulo de líquido no cérebro)

- A **espinha bífida oculta** é uma forma branda de espinha bífida caracterizada por algum defeito ou separação do arco posterior das vértebras, sem protrusão externa da medula espinal ou das meninges (há tecido recobrindo a medula espinal e o cérebro).

Fraturas de Salter-Harris ocorrem nas placas epifisárias. Essas lesões podem ser classificadas com base no local da fratura e no acometimento da anatomia adjacente. Há nove classificações, porém os tipos de I a V são mais comuns (Figura 16.22):
- Tipo I: fratura transversal ao longo da placa epifisária; pode haver deslizamento das epífises, como observado no escorregamento epifisário proximal do fêmur (EEPF)
- Tipo II: fratura da metáfise e da placa epifisária
- Tipo III: fratura da placa epifisária e da epífise
- Tipo IV: fratura da metáfise, da placa epifisária e da epífise
- Tipo V: fratura por compressão da placa epifisária.

Osteocondrodisplasia é um grupo de doenças hereditárias caracterizadas pelo crescimento ósseo anormal, que frequentemente causa nanismo ou baixa estatura
- **Acondroplasia** é a forma mais comum de nanismo com membros curtos. Uma vez que a doença diminui a formação óssea nas placas de crescimento dos ossos longos, os membros superiores e inferiores tendem a ser curtos e o comprimento do tórax é quase normal.

Osteocondrose afeta principalmente as placas epifisárias dos ossos longos, causando dor, deformidade e anomalias do crescimento ósseo.
- A **doença óssea de Kohler** causa inflamação óssea e cartilaginosa do osso navicular do pé. É mais comum em meninos, começando aos 3 a 5 anos, e raramente perdura por mais de 2 anos
- A **doença de Legg-Calvé-Perthes** provoca o crescimento ósseo anormal do quadril (cabeça e colo do fêmur). Afeta crianças de 5 a 10 anos; a princípio, a cabeça do fêmur parece plana; depois, fragmentada. De modo geral, acomete apenas um quadril e é mais comum em meninos
- A **doença de Osgood-Schlatter** provoca inflamação na tuberosidade tibial (inserção do tendão). É mais comum em meninos de 5 a 10 anos e normalmente afeta apenas uma perna
- A **doença de Scheuermann** é relativamente comum, na qual as alterações do desenvolvimento ósseo das vértebras causam cifose. A doença de Scheuermann é mais comum em meninos, a partir do início da adolescência.

Osteogênese imperfeita é uma doença hereditária que gera grande fragilidade óssea. Os bebês acometidos podem nascer com várias fraturas, que causam deformidade e/ou nanismo. As suturas do crânio são bastante amplas e contêm muitos pequenos ossos vermiformes.

Osteomalacia infantil (raquitismo) é uma condição em que os ossos em desenvolvimento não endurecem ou se calcificam, causando deformidades esqueléticas. O sinal mais comum é o arqueamento dos membros inferiores, principalmente da porção distal do fêmur, tíbia e da fíbula, observado nas radiografias de toda a perna.

Osteoporose juvenil idiopática (com redução da densidade e aumento da fragilidade dos ossos) ocorre em crianças e adultos jovens.

Pé torto é uma deformidade congênita do pé que pode ser diagnosticada antes do nascimento por meio da ultrassonografia em tempo real. Também é comumente avaliado radiograficamente em bebês por meio de incidências frontais e em perfil de cada pé. (O método de Kite é descrito na página de posicionamento AP da porção inferior da perna e perfil do pé: AP e perfil.)

A Tabela 16.3 resume as indicações clínicas para o sistema esquelético pediátrico.

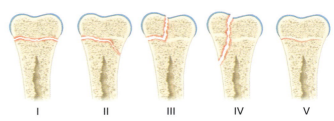

Figura 16.22 Classificação da fratura de Salter-Harris.

Tabela 16.3 Sistema esquelético pediátrico: resumo das indicações clínicas.

CONDIÇÃO OU DOENÇA	EXAME RADIOGRÁFICO E (+) OU (−) AJUSTES DA EXPOSIÇÃO[a]
Cranioestenose (craniossinostose)	AP e perfil do crânio
Displasia do desenvolvimento do quadril ou luxação congênita do quadril	Ultrassonografia, AP do quadril
Espinha bífida Meningocele Mielomeningocele Espinha bífida oculta	Ultrassonografia pré-natal, PA e perfil da coluna, e TC ou RM da região acometida
Fratura de Salter-Harris	AP (possível oblíqua) e incidências em perfil dos membros acometidos
Osteocondrodisplasia Acondroplasia	Inventário dos ossos longos
Osteocondrose de Kohler de Legg-Calvé-Perthes de Osgood-Schlatter de Scheuermann	AP (talvez oblíqua) e incidências em perfil de: Membros afetados Navicular (pé) Quadril Tíbia (proximal) Coluna (cifose)
Osteogênese imperfeita	Inventário ósseo, incluindo AP e perfil do crânio; (−) diminuição significativa, até 50%
Osteomalacia infantil (raquitismo)	AP dos membros inferiores; (−) diminuição moderada, dependendo da gravidade e da idade
Osteoporose juvenil idiopática	Inventário ósseo ou AP bilateral dos membros superiores ou inferiores; (−) ligeira diminuição
Pé torto	AP e perfil do pé (método de Kite)

[a]Ajustes manuais de exposição dependem da gravidade ou do estágio da doença.

ABDOME PEDIÁTRICO

Atresia é uma doença congênita que requer cirurgia devido à ausência de abertura de um órgão. Um exemplo é a atresia anal (ânus imperfurado), em que há ausência da abertura anal ao nascimento. Outros exemplos são as atresias biliares, esofágicas, duodenais, mitrais e tricúspides.

Doença de Hirschsprung (megacólon congênito) é uma enfermidade congênita do intestino grosso, em que os nervos que controlam as contrações rítmicas estão ausentes. Essa doença grave provoca constipação intestinal e vômitos. De modo geral, seu tratamento é cirúrgico.

Doença renal policística (infantil ou pediátrica) é uma enfermidade congênita, em que há formação de muitos cistos nos rins, os quais aumentam o volume do órgão em bebês e crianças. Geralmente, a doença tende a ser fatal sem a realização de diálise ou de transplante renal caso afete os dois rins.

Enterocolite necrosante é a inflamação do revestimento interno do intestino, que pode ser causada por lesão ou inflamação. É mais comum em neonatos prematuros e é capaz de provocar a morte tecidual (necrose) de parte do intestino. Esse diagnóstico pode ser confirmado por radiografias simples do abdome, com observação de gás produzido por bactérias no interior da parede intestinal.

Estenose pilórica hipertrófica é o crescimento excessivo dos músculos do piloro, o que causa estreitamento ou bloqueio da saída do estômago em bebês e, em consequência, vômitos repetidos e com esforço.

Hematúria. A presença de sangue na urina, ou hematúria, pode ser causada por diversas doenças, como câncer de rins ou bexiga (sangramento intermitente), cálculos ou cistos renais e anemia falciforme (uma doença hematológica congênita, em que as hemácias têm formato semilunar ou falciforme e apresentam deficiência de oxigênio).

Infecção do trato urinário, observada normalmente em adultos e crianças, é causada por bactérias, vírus, fungos ou outro tipo de parasita. As infecções bacterianas na bexiga e uretra de neonatos são mais comuns em meninos, mas, em crianças com mais de 1 ano, são mais prevalentes em meninas. Uma causa comum de infecção do trato urinário em crianças é o refluxo vesicoureteral.

Obstrução intestinal. Em adultos, a obstrução intestinal é provocada principalmente por aderências fibrosas de cirurgias anteriores. Em neonatos e bebês, é causada com mais frequência por defeitos congênitos, como intussuscepção, vólvulo ou íleo meconial.

- O **íleo**, também chamado *íleo paralítico* ou *adinâmico*, é uma **obstrução não mecânica** do intestino, provocada pela ausência de movimentação contrátil da parede intestinal
- A **intussuscepção** é uma obstrução mecânica decorrente da inserção de uma alça intestinal em outra. É mais comum na região distal do intestino delgado (íleo)

- O **íleo meconial** é uma obstrução mecânica criada pelo endurecimento do conteúdo intestinal (mecônio). Pode ser associado à fibrose cística
- O **vólvulo** é uma obstrução mecânica provocada pela torção do intestino em seu próprio eixo.

Pielonefrite é uma infecção bacteriana renal mais comumente associada ou causada pelo refluxo vesicoureteral da urina da bexiga para os rins.

Refluxo vesicoureteral provoca o fluxo retrógrado de urina da bexiga para os ureteres e os rins, aumentando a possibilidade de disseminação da infecção da uretra e da bexiga até os rins.

Tumores (neoplasias). Tumores malignos (câncer) são menos comuns e mais curáveis em crianças do que em adultos.

- **Neuroblastomas** estão associados aos cânceres pediátricos (geralmente em crianças com menos de 5 anos). Ocorrem em partes do sistema nervoso, principalmente nas glândulas adrenais. É o segundo câncer mais comum em crianças
- O **tumor de Wilms** é um câncer renal de origem embrionária. Com frequência, é observado em crianças com menos de 5 anos. É o câncer abdominal mais comum em bebês ou crianças, e tende a acometer apenas um rim.

A Tabela 16.4 resume as indicações clínicas para o abdome pediátrico.

Tabela 16.4 Abdome pediátrico: resumo das indicações clínicas.

CONDIÇÃO OU DOENÇA	EXAME RADIOGRÁFICO
Atresias	AP do abdome e/ou série do TGI
Doença de Hirschsprung (megacólon congênito)	AP do abdome e/ou série do TGI
Doença renal policística	Ultrassonografia, TC ou RM
Enterocolite necrosante	Série de abdome agudo
Estenose pilórica hipertrófica	Série do TGI superior e/ou ultrassonografia
Hematúria	Ultrassonografia
Infecção do trato urinário	UCGM
Obstrução intestinal Íleo Intussuscepção Íleo meconial Vólvulo	Série de abdome agudo e série do intestino delgado ou enema opaco
Pielonefrite	Ultrassonografia
Refluxo vesicoureteral	UCGM ou medicina nuclear
Tumores Neuroblastoma Tumor de Wilms	Estudos radiográficos da parte corpórea acometida, TC, ultrassonografia

TGI, trato grastrintestinal; *UCGM*, uretrocistografia miccional.

Incidências de rotina e especiais

Algumas incidências de rotina e especiais para a radiografia pediátrica são demonstradas e descritas nas páginas a seguir, como sugestões de procedimentos do serviço de radiologia.

TÓRAX: INCIDÊNCIAS AP E PA

Indicações clínicas
- Patologias nos campos pulmonares, diafragma, tórax ósseo e mediastino, incluindo coração e vasos maiores.

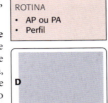

NOTA: O paciente deve ficar em **posição ereta, se possível, para demonstrar níveis hidroaéreos.** De modo geral, pacientes pediátricos, se tiverem idade suficiente, devem ser examinados em posição ereta, com uso de Pigg-O-Stat® ou dispositivo similar de imobilização (ver Figura 16.24). As exceções são bebês em incubadora e crianças muito pequenas para sustentar a cabeça.

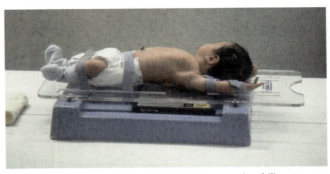

Figura 16.23 AP em posição supina com imobilização.

Fatores técnicos
- DFR mínima – 125 a 150 cm; o tubo de raios X deve ser elevado o máximo possível (se em posição supina)
- Tamanho e colocação do RI – determinados pelo tamanho do paciente (em posição supina, colocar o cassete sob o paciente)
- Sem grade
- Menor tempo possível de exposição
- Faixa de 75 a 85 kVp.

Proteção. Proteger tecidos radiossensíveis fora da região de interesse.

Posicionamento do paciente – posição supina
- Técnicas de imobilização devem ser usadas quando necessárias (Figura 16.23)
- O paciente deve estar em posição supina (decúbito dorsal), com braços estendidos para retirar a escápula dos campos pulmonares. As pernas devem ser estendidas para impedir a rotação da pelve
- Em caso de auxílio dos pais (se a mãe não estiver grávida), fazer o seguinte:
  1. Pedir aos pais para removerem as roupas do tórax da criança
  2. Fornecer aventais e luvas de chumbo ou proteção adicional para os pais
  3. Colocar a criança no RI
  4. Os pais devem colocar os braços da criança acima da cabeça, inclinada para trás, a fim de impedir a sobreposição à porção superior dos pulmões. Com a outra mão, devem segurar as pernas da criança à altura dos joelhos, aplicando a pressão necessária para impedir o movimento
  5. Colocar os pais em uma posição que não obstrua a visualização do paciente pelo técnico durante a exposição
  6. Colocar protetores de chumbo sobre as mãos dos pais, caso estes não usem as luvas de chumbo. (A contenção do paciente pode ser mais fácil sem as luvas de chumbo.)

Posicionamento da parte
- Colocar o paciente no meio do RI com os ombros 5 cm abaixo da porção superior do RI
- Assegurar a **ausência de rotação** do tórax.

RC
- RC **perpendicular** ao RI, centralizado no plano sagital médio, **na altura da porção média do tórax**, aproximadamente na **linha mamilar**.

Colimação recomendada. Colimação fechada nos quatro lados das margens externas do tórax.

Respiração. A exposição deve ser realizada na segunda inspiração completa. Se a criança estiver chorando, observar a respiração e realizar a exposição imediatamente após a inspiração completa.

TÓRAX: INCIDÊNCIAS AP E PA
PA DE TÓRAX EM POSIÇÃO ERETA COM PIGG-O-STAT®

Posicionamento do paciente – posição ereta
- O paciente é colocado no assento com as pernas nas aberturas centrais. Ajustar a altura do assento para que a porção superior do RI fique cerca de 2,5 cm acima dos ombros
- Elevar os braços do paciente, ajustar bem as partes plásticas laterais do Pigg-O-Stat® ao corpo da criança, prendendo-as na base e com a faixa
- A proteção de chumbo deve ficar 2,5 cm acima da crista ilíaca
- Os marcadores D e E (indicativos de lados direito e esquerdo) e "insp" (inspiração) devem ser colocados de modo a serem expostos na porção inferior da imagem (Figura 16.24)
- Assegurar a **ausência de rotação**.

RC
- RC perpendicular ao RI na altura dos campos pulmonares médios (na linha mamária)
- DFR mínima – 180 cm.

Colimação recomendada. Colimação fechada nos quatro lados das margens externas do tórax.

Respiração. Se a criança estiver chorando, observar o padrão respiratório e realizar a exposição após a inspiração total, quando o paciente prender a respiração. (Crianças normalmente conseguem prender a respiração depois de algum treino.)

Critérios de avaliação

Anatomia demonstrada: • Inclusão dos pulmões por inteiro, dos ápices aos seios costofrênicos • Demonstração da traqueia preenchida por ar, de T1 para baixo, bem como das trabéculas da região hilar, do timo, do coração e do tórax ósseo (Figura 16.25).
Posicionamento: • Queixo suficientemente elevado para impedir a superposição dos ápices • **Ausência de rotação** evidenciada pela igual distância das margens laterais das costelas de cada lado até a coluna, e das duas articulações esternoclaviculares (SC) até a coluna • À **inspiração total**, visualização de nove (ocasionalmente 10) costelas posteriores acima do diafragma na maioria dos pacientes • Colimação da área de interesse.
Exposição: • O contraste pulmonar é suficiente para a visualização das finas trabéculas pulmonares • Os discretos contornos das costelas e das vértebras são visíveis através do coração e das estruturas mediastinais • **Ausência de movimento** evidenciada pelos contornos nítidos das margens das costelas, do diafragma e da silhueta cardíaca.

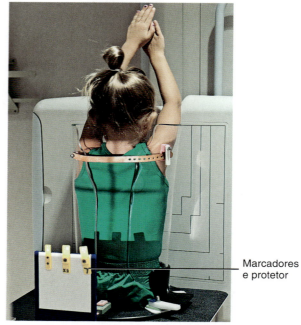

Marcadores e protetor

Figura 16.24 Imobilização com Pigg-O-Stat®.

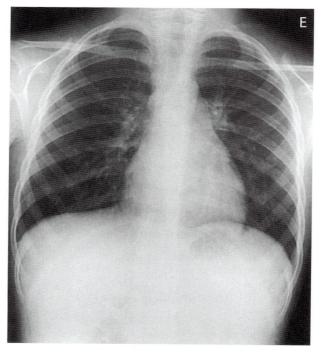

Figura 16.25 PA de tórax.

TÓRAX: INCIDÊNCIA EM PERFIL

Indicações clínicas
- Patologias em campos pulmonares, traqueia, diafragma, coração e tórax ósseo
- Hemotórax ou edema pulmonar – a incidência com feixe horizontal é necessária à visualização dos níveis hidroaéreos (ar líquido).

Tórax
ROTINA
- AP ou PA
- Perfil

Fatores técnicos
- DFR mínima –130 a 155 cm
- Tamanho do RI – determinado pelo tamanho do paciente
- RI longitudinal sob o paciente (a não ser que o raio horizontal seja necessário devido à imobilização)
- Não é necessário o uso de grade
- Menor tempo possível de exposição
- Faixa de 80 a 85 kVp.

Proteção. Proteger tecidos radiossensíveis fora da região de interesse.

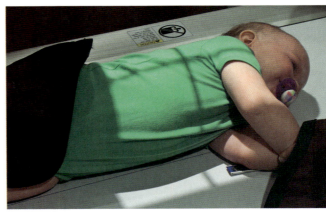

Figura 16.26 Tórax em decúbito lateral (com auxílios para a imobilização).

Posicionamento do paciente – paciente em decúbito
- Técnicas de imobilização devem ser usadas quando necessárias
- O paciente deve ficar em decúbito lateral verdadeiro (em geral, esquerdo; Figura 16.26), com os braços estendidos acima da cabeça para retirá-los do campo pulmonar. Flexionar os cotovelos para o paciente ficar mais confortável e estável, com a cabeça entre os braços. Com o uso de imobilização, a posição do paciente não muda da incidência AP. Virar o tubo de raios X para obtenção de incidência com feixe horizontal. Colocar a criança imobilizada ao lado do dispositivo de imagem ou cassete (Figura 16.27)
- Se for necessário o auxílio dos pais, as seguintes etapas devem ser realizadas:
  1. Os pais colocam o paciente no RI em decúbito lateral esquerdo (a não ser que o perfil direito seja indicado)
  2. Os pais colocam os braços da criança acima da cabeça e a seguram com uma das mãos. A outra mão é colocada no quadril do paciente para evitar rotação ou torção
  3. Colocar os pais em uma posição que não obstrua a visualização do paciente pelo técnico durante a exposição
  4. Colocar protetores de chumbo sobre as mãos dos pais, caso estes não usem as luvas de chumbo.

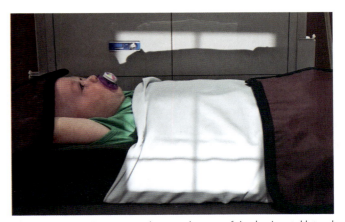

Figura 16.27 Tórax em posição supina com feixe horizontal lateral (com uso de imobilizador pediátrico).

Posicionamento da parte
- Colocar o paciente no meio do RI com os ombros cerca de 5 cm abaixo da porção superior do RI
- **Não deve haver rotação**; o perfil deve ser verdadeiro.
- RC
- RC **perpendicular** ao RI, **centralizado no plano coronal médio** na altura da linha mamilar (mamilo).

Colimação recomendada. Colimação fechada nos quatro lados das margens externas do tórax.

Respiração. A exposição deve ser realizada na segunda inspiração completa. Se a criança estiver chorando, observar o padrão respiratório e realizar a exposição após a inspiração total.

TÓRAX: INCIDÊNCIA EM PERFIL
PERFIL DO TÓRAX EM POSIÇÃO ERETA COM PIGG-O-STAT®

Essa posição pode ser usada em crianças pequenas, até aproximadamente 4 anos (como a paciente da Figura 16.28).

Posicionamento do paciente – posição ereta
- O paciente é colocado no assento, ajustado à altura correta para que a porção superior do RI fique cerca de 2,5 cm acima dos ombros
- Elevar os braços do paciente, ajustar bem as partes plásticas laterais do Pigg-O-Stat® ao corpo da criança, prendendo-as na base e com a faixa
- A proteção de chumbo deve ficar 2,5 cm acima da crista ilíaca
- Os marcadores corretos D e E, e de inspiração, devem ser colocados de modo a serem expostos na imagem
- Assegurar a **ausência de rotação**.

Procedimento em perfil após a incidência PA. Se o paciente já estiver posicionado para a incidência PA, o paciente e a base do suporte são virados em 90° até a posição em perfil. A proteção de chumbo permanece no mesmo local e o marcador é trocado para indicar o perfil correto. O RI é colocado no suporte de filme.

RC
- RC perpendicular ao RI, na altura da porção média do tórax (linha mamilar)
- DFR mínima de 180 cm.

Colimação recomendada. Colimação fechada nos quatro lados das margens externas do tórax.

Respiração. Se a criança estiver chorando, observar o padrão respiratório e realizar a exposição após a inspiração total, quando o paciente prender a respiração.

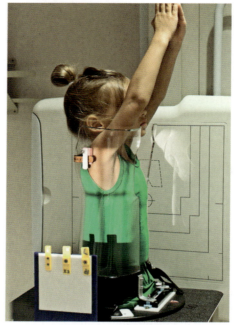

Figura 16.28 Pigg-O-Stat®: perfil esquerdo.

Critérios de avaliação
Anatomia demonstrada: • Demonstração dos pulmões por inteiro, dos ápices aos seios costofrênicos e anteriormente do esterno às costelas posteriores (Figura 16.29).
Posicionamento: • Queixo e braços suficientemente elevados para impedir a sobreposição excessiva dos tecidos moles aos ápices • **Ausência de rotação**; sobreposição bilateral das costelas posteriores aos seios costofrênicos • Colimação da área de interesse.
Exposição: • A **ausência de movimentação** é evidenciada pelo contorno nítido do diafragma, das bordas das costelas e das trabéculas pulmonares • A exposição é suficiente à visualização dos contornos das costelas e das trabéculas pulmonares através da silhueta cardíaca e da região superior do pulmão sem sobreposição de outras áreas pulmonares.

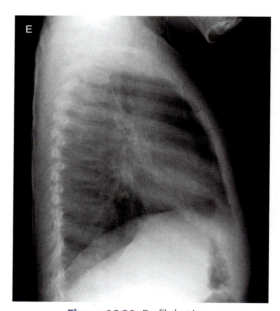

Figura 16.29 Perfil de tórax.

MEMBROS SUPERIORES: AP E PERFIL

NOTA 1: Os protocolos dos serviços de radiologia devem ser seguidos nas rotinas de posicionamento específico dos membros superiores em diversas idades e indicações diagnósticas. Todo o membro superior pode ser incluído em bebês e crianças pequenas, como mostra a Figura 16.30.
Nas crianças mais velhas, com maior crescimento ósseo nas regiões articulares (exceto em exames esqueléticos gerais), cada articulação, como a do cotovelo ou do punho, é radiografada separadamente, com o RC centralizado na articulação de interesse. Nesses pacientes, se a área de interesse for a mão, geralmente incidências PA, oblíqua e em perfil devem ser obtidas, como em adultos.

Membros superiores
ROTINA
- AP
- Perfil

Indicações clínicas
- Fraturas, luxações e anomalias congênitas
- Patologias nos membros superiores.

Fatores técnicos
- DFR mínima – 100 cm
- Tamanho e colocação do RI – determinados pelo tamanho do paciente
- A grade não é usada em bebês e crianças pequenas
- Menor tempo possível de exposição
- Faixa de 50 a 60 kVp.

Proteção. Proteger tecidos radiossensíveis fora da região de interesse.

Posicionamento do paciente
- Técnicas de imobilização devem ser usadas quando necessário
- Colocar o paciente em posição supina
- Ao radiografar um osso longo, colocar o RI sob o membro a ser examinado, incluindo as articulações proximais e distais
- Ao radiografar uma articulação, colocar o RI sob a articulação a ser examinada, incluindo no mínimo de 2,5 a 5 cm da porção proximal e distal dos ossos longos.

Posicionamento da parte
- Alinhar a parte a ser radiografada ao eixo longo do RI ou na transversal, se necessário, para inclusão de todo o membro superior e das duas articulações (ver Figura 16.30).

AP
- Mão e antebraço na posição supina para incidência AP (com mão e dedos estendidos; Figura 16.31).

Perfil
- Com o paciente em posição supina ou ereta, aduzir o braço e virar o antebraço e o punho na posição em perfil (Figura 16.32).

RC
- RC perpendicular ao RI, direcionado ao ponto médio da parte a ser radiografada.

Colimação recomendada. Colimação fechada nos quatro lados da área de interesse.

NOTA 2: A esponja inclinada de posicionamento não foi usada na incidência oblíqua da mão (Figura 16.38); assim, os dedos não estão paralelos ao RI, o que obscurece as articulações interfalangianas.

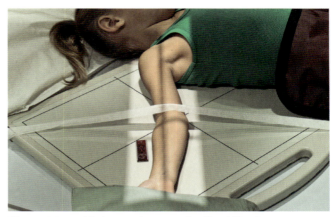

Figura 16.30 AP do membro superior (imobilizado com esparadrapo e saco de areia) com detector sem cassete.

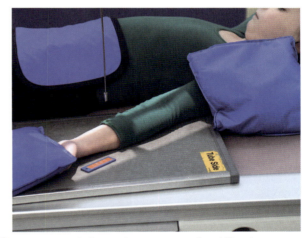

Figura 16.31 AP do antebraço: 7 anos (imobilização com sacos de areia).

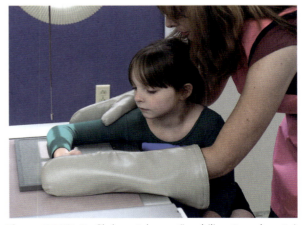

Figura 16.32 Perfil do antebraço (imobilização pela mãe).

Critérios de avaliação

Anatomia demonstrada: • Ver na Nota 1 rotinas e protocolos do serviço de radiologia para a inclusão do membro superior.
Posicionamento: • De modo geral, duas incidências, a 90° uma da outra, são realizadas • Uma exceção é a mão, que requer incidências PA e oblíqua • Colimação da área de interesse (Figuras 16.33 a 16.38).
Exposição: • A **ausência de movimento** é evidenciada pela nitidez das trabéculas e margens ósseas • A exposição ideal mostra as regiões de tecidos moles e os espaços articulares sem subexposição das diáfises mais densas dos ossos longos.

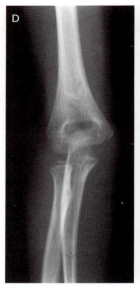

Figura 16.35 AP do cotovelo: 7 anos.

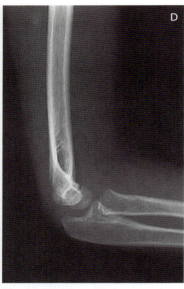

Figura 16.36 Perfil do cotovelo: 7 anos.

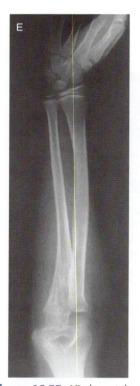

Figura 16.33 AP do antebraço: 7 anos.

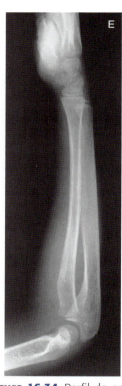

Figura 16.34 Perfil do antebraço: 7 anos.

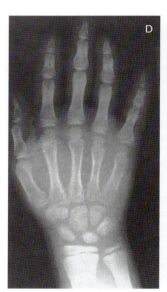

Figura 16.37 Pa da mão: 9 anos.

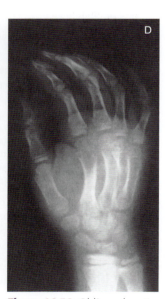

Figura 16.38 Oblíqua da mão: 9 anos.

MEMBROS INFERIORES: AP E PERFIL

Indicações clínicas
- Fraturas, luxações e anomalias congênitas ou de outra natureza
- Enfermidades como a doença de Osgood-Schlatter ou osteomalacia.

Membros inferiores
ROTINA
- AP
- Perfil

Fatores técnicos
- DFR mínima – 100 cm
- Tamanho e colocação do RI – determinados pelo tamanho da parte do corpo a ser radiografada, normalmente longitudinal
- A grade não é necessária em bebês ou crianças pequenas
- Menor tempo possível de exposição
- Faixa de 50 a 60 kVp.

Proteção. Proteger tecidos radiossensíveis fora da região de interesse.

Posicionamento do paciente e RC

AP e perfil
- Técnicas de imobilização devem ser usadas quando necessário
- Posição supina, com o RI sob o paciente e centralizado no membro acometido (Figuras 16.39 e 16.40) ou, se necessário, na diagonal, para inclusão de ambos os membros, dos quadris aos pés
- Nos exames bilaterais, abduzir os dois membros na posição "em perna de rã". O RC é perpendicular à área medial dos membros.

NOTA: Em bebês ou crianças pequenas, exames bilaterais podem ser solicitados em um RI para escaneamento ósseo ou fins comparativos (Figuras 16.41 e 16.42).

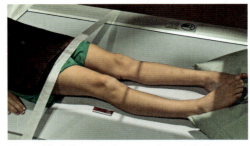

Figura 16.41 AP (bilateral) dos membros inferiores.

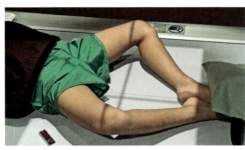

Figura 16.42 Perfil (bilateral) dos membros inferiores – em perna de rã.

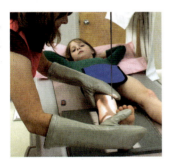

Figura 16.39 AP da porção inferior da perna.

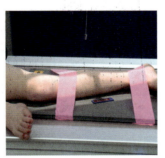

Figura 16.40 Perfil da porção inferior da perna.

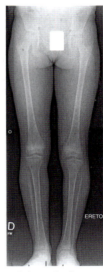

Figura 16.43 AP (bilateral) dos membros inferiores.

Critérios de avaliação
Os critérios de avaliação são similares aos do membro superior descritos anteriormente, com exceção dos critérios específicos de posicionamento dos membros inferiores, como segue:
AP: • Os côndilos laterais e mediais do fêmur distal são simétricos e observados em perfil • A tíbia e a fíbula estão lado a lado, com sobreposição mínima (Figura 16.43).
Perfil: • Os côndilos laterais e mediais do fêmur distal são sobrepostos • Grande sobreposição da tíbia e da fíbula (Figura 16.44).

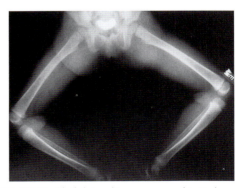

Figura 16.44 Perfil (bilateral) em perna de rã dos membros inferiores.

AP DA PORÇÃO INFERIOR DA PERNA E PERFIL DO PÉ: AP E PERFIL
MÉTODO DE KITE

NOTA: Os protocolos dos serviços de radiologia devem ser seguidos nas rotinas de posicionamento específico dos membros inferiores em diversas idades e indicações diagnósticas. Se a área de interesse específica for o **joelho**, o **tornozelo** ou o **pé**, imagens separadas devem ser obtidas, com o RC centralizado à articulação de interesse (ver Figuras 16.47 e 16.48).

Porção inferior da perna e pé
PORÇÃO INFERIOR DA PERNA
Rotina
• AP
• Perfil
PÉ
Rotina
• AP
• Perfil

Indicações clínicas
• Fraturas, luxações, deformidades congênitas ou outras anomalias dos membros inferiores.

Fatores técnicos
• DFR mínima – 100 cm
• Tamanho e colocação do RI – determinados pelo tamanho da parte do corpo a ser radiografada
• A grade não é necessária em bebês ou crianças pequenas
• Menor tempo possível de exposição
• Faixa de 50 a 60 kVp para a porção inferior da perna e de 40 a 50 kVp para o pé.

Proteção. Proteger tecidos radiossensíveis fora da região de interesse.

Posicionamento do paciente e RC
AP da porção inferior da perna
• Técnicas de imobilização devem ser usadas quando necessário
• Com o paciente em posição supina, se necessário, imobilizar os braços e a perna que não será radiografada
• Em caso de auxílio dos pais na imobilização, pedir para que segurem a perna nessa posição, com uma das mãos firmemente sobre a pelve e a outra segurando os pés
• Colocar o RI sob o membro radiografado, com inclusão do joelho e do tornozelo
• Colocar a perna da mesma maneira utilizada na incidência AP verdadeira, com leve rotação interna do joelho, até que a linha interepicondilar fique paralela ao plano do RI. Pés e tornozelos devem estar na posição anatômica verdadeira (Figura 16.45)
• O RC é perpendicular à porção medial da perna.

Perfil da porção inferior da perna
• Rodar o paciente em direção ao lado afetado, com a perna na posição em perna de rã (Figura 16.46), dobrando o joelho em um ângulo de cerca de 45°
• Imobilizar as partes do corpo que não serão radiografadas
• Se os pais auxiliarem a imobilização, pedir para que mantenham os pés e os quadris da criança na posição correta
• O RC é perpendicular ao meio da perna.

Colimação recomendada. Colimação fechada nos quatro lados da área da perna, incluindo joelho e tornozelo.

Pé: AP e perfil
AP do pé
• Técnicas de imobilização devem ser usadas quando necessário
• Colocar a criança sentada em um suporte elevado, com o joelho flexionado e o pé sobre o RI. O RC fica perpendicular ao mediopé (Figura 16.47).

Perfil do pé
• Com o paciente deitado ou sentado na mesa, realizar a rotação externa da perna para que o pé fique em perfil. Usar imobilizador adequado quando necessário (Figura 16.48)
• O RC é perpendicular ao mediopé.

Colimação recomendada. Colimação fechada nos quatro lados da área do pé.

Pé torto (pé torto congênito) – método de Kite. O pé é posicionado para as incidências AP e em perfil, já demonstradas, **sem tentar endireitá-lo ao ser colocado no RI**. Devido à distorção do formato, a obtenção de imagens em AP e em perfil verdadeiro pode ser difícil, mas duas incidências a 90° uma da outra devem ser realizadas. De modo geral, os dois pés são radiografados separadamente para fins comparativos.

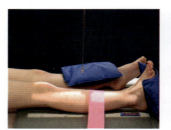
Figura 16.45 AP da porção inferior da perna.

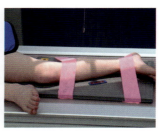
Figura 16.46 Perfil da porção inferior da perna.

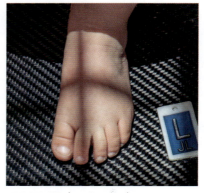
Figura 16.47 AP do pé com detector sem cassete.

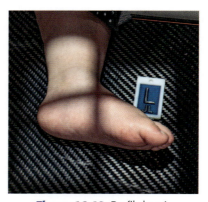
Figura 16.48 Perfil do pé.

PELVE E QUADRIS: AP E PERFIL

ADVERTÊNCIA: Em pacientes com traumatismo, não tentar colocar o quadril na posição em perna de rã antes da realização de uma incidência AP da pelve para descartar a presença de fraturas.

Indicações clínicas
- Fraturas, luxações e anomalias congênitas
- Patologias na pelve e nos quadris, como a doença de Legg-Calvé-Perthes e a displasia de quadril.

Pelve e quadris
ROTINA
- AP
- Perfil (bilateral em perna de rã)

Fatores técnicos
- DFR mínima – 100 cm
- Tamanho do RI – determinado pelo tamanho da parte do corpo a ser radiografada, RI em orientação transversal (paisagem)
- A grade deverá ser usada, se a parte do corpo tiver mais de 10 cm
- Menor tempo possível de exposição
- Faixa de 50 a 60 kVp.

Proteção. Antes da exposição do paciente, discutir o exame com o radiologista. O histórico do paciente pode exigir a não utilização de escudos gonadais caso obscureçam a área de interesse.
- **Meninas:** proteger cuidadosamente a área gonadal. Colocar o escudo pediátrico feminino abaixo do umbigo e acima do púbis; isso evita o obscurecimento das articulações do quadril (Figuras 16.49 a 16.51)
- **Meninos:** colocar cuidadosamente a borda superior do escudo pediátrico masculino na altura da sínfise púbica.

Posicionamento da parte e do paciente
- Técnicas de imobilização devem ser usadas, quando necessário, para assegurar a ausência de rotação da pelve
- Alinhar o paciente com o centro da mesa e do RI.

AP
- Com o paciente em posição supina, colocar os quadris na incidência AP, com rotação interna de joelhos e pés, de modo que as porções anteriores dos pés se cruzem.

Perfil
- Abduzir as pernas, unindo as plantas dos pés, com os joelhos flexionados e abduzidos. Se necessário, prender as plantas dos pés juntas.

RC
- RC perpendicular ao RI, centralizado na altura dos quadris.

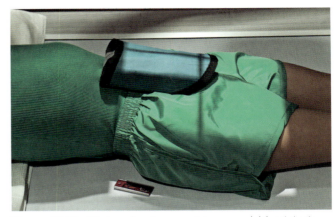
Figura 16.49 AP da pelve (com protetor gonadal feminino).

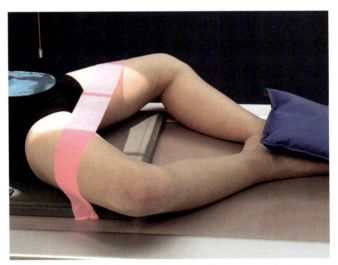
Figura 16.50 Perfil dos quadris e dos fêmures proximais (com protetor gonadal feminino).

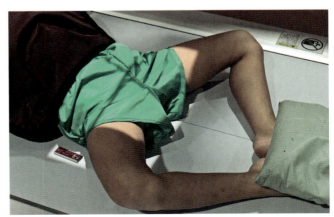
Figura 16.51 AP da pelve com perfil dos quadris (proteção radiológica acima da crista ilíaca).

Colimação recomendada. Colimar a área de interesse.

Respiração
- Em bebês e crianças pequenas, observar o padrão respiratório. Realizar a exposição enquanto o abdome estiver imóvel
- Se o paciente estiver chorando, observar o abdome, que deve estar totalmente estendido.

NOTA: A proteção gonadal corretamente colocada deve ser evidente em pacientes do sexo masculino ou feminino, sem obscurecer as articulações do quadril (a não ser que contraindicada pelo radiologista). Observar os erros de posicionamento dos escudos gonadais nas Figuras 16.52 e 16.53.

Critérios de avaliação
Anatomia demonstrada: • O RI deve ser grande o suficiente para inclusão de toda a pelve e dos fêmures proximais.
Posicionamento: • A ausência de rotação da pelve é evidenciada pela simetria das asas do ílio e pelos forames obturadores bilaterais.
AP: • A rotação interna correta de ambas as pernas é evidenciada pela visualização em perfil do colo do fêmur e da região do trocânter maior • Os trocânteres menores não são visíveis.
Perfil: • O posicionamento adequado em perfil das regiões do fêmur proximal é demonstrado pela sobreposição do trocânter maior e do colo femoral com os trocânteres menores na porção lateral inferior • Colimação da área de interesse.
Exposição: • A nitidez das trabéculas e das margens ósseas indica a ausência de movimento • A exposição ideal permite a visualização de detalhes dos tecidos moles e ósseos • Os contornos das cabeças do fêmur devem ser visíveis através de parte do acetábulo e do ísquio.

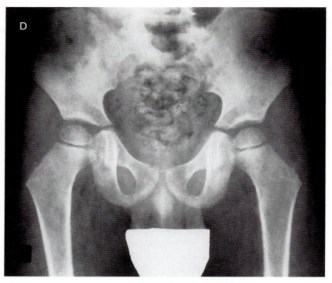

Figura 16.52 AP dos quadris e dos fêmures proximais. (Erro de proteção radiológica: o escudo deveria estar mais alto, com sua porção superior nas margens inferiores da sínfise púbica, a não ser que os ossos púbicos estejam na área de interesse.)

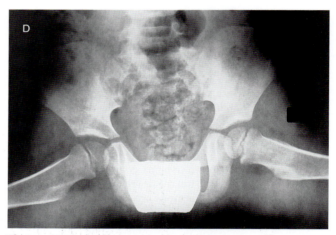

Figura 16.53 Perfil dos quadris (menino). (Erro de proteção radiológica: o escudo está muito alto e cobre a sínfise púbica, mas não os genitais.)

CRÂNIO: AP, AP CALDWELL REVERSO E AP TOWNE

Indicações clínicas
- Fraturas, anomalias congênitas do crânio, incluindo suturas ou fontanelas, tamanho da cabeça, exame de derivações (*shunts*), tumores ósseos
- Outras patologias do crânio.

Crânio (cabeça)
ROTINA
- AP
- AP Caldwell reverso
- AP Towne
- Perfil

Fatores técnicos
- DFR mínima – 100 cm
- Tamanho do RI – determinado pelo tamanho da parte do corpo a ser radiografada; longitudinal (retrato)
- A grade deverá ser usada se a parte do corpo tiver mais de 10 cm
- Menor tempo possível de exposição
- Faixa de 70 a 80 kVp.

24 (30)
18 (24)

Proteção. Proteger tecidos radiossensíveis fora da região de interesse.

Posicionamento do paciente
- Técnicas de imobilização devem ser usadas quando necessário
- O paciente deve estar em posição supina, alinhado com a linha média da mesa ou com a grade.

Posicionamento da parte
- Posicionar a cabeça **sem rotação**
- Ajustar o queixo para que a **linha orbitomeatal (LOM) fique perpendicular ao RI** (Figura 16.54).

RC
- RC centralizado na glabela
- AP de crânio: RC paralelo à LOM
- AP Caldwell reverso: RC a 15° cranialmente à LOM
- AP Towne: RC a 30° caudalmente à LOM
- RI centralizado no RC.

Colimação recomendada. Colimação fechada nos quatro lados das margens externas do crânio.

NOTA: De modo geral, os pais *não* precisam segurar o paciente para exames da cabeça com a utilização de dispositivos de imobilização.

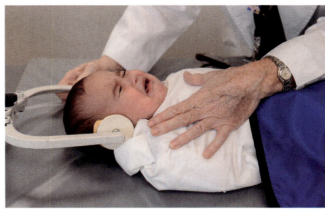

Figura 16.54 Paciente mumificado; uso de prendedores de cabeça.

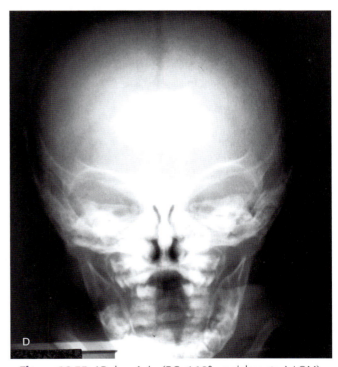

Figura 16.55 AP do crânio (RC < 10° cranialmente à LOM).

Critérios de avaliação
Anatomia demonstrada: • Demonstração de todo o crânio, incluindo os ossos cranianos e da face.
Posicionamento: • A **ausência de rotação** é evidenciada pela simetria das órbitas, equidistantes às margens externas do crânio • *AP em 0°* – as bordas petrosas sobrepõem-se às margens orbitais superiores • *AP em angulação cranial de 15°* – as pirâmides petrosas e os canais auditivos internos projetam-se na metade ou no terço inferior das órbitas (Figura 16.55) • *AP Towne com angulação caudal de 30°* – as pirâmides petrosas projetam-se abaixo da borda orbital inferior, permitindo a visualização de toda a margem das órbitas (Capítulo 11) • O dorso da sela e os clinoides posteriores projetam-se no forame magno • Colimação da área de interesse.
Exposição: • A **ausência de movimento** é evidenciada pela nitidez das margens das estruturas ósseas • A penetração e a exposição são suficientes à visualização do osso frontal e das pirâmides petrosas através das órbitas.

CRÂNIO (CABEÇA): INCIDÊNCIA EM PERFIL

Indicações clínicas
- As indicações clínicas são as mesmas da incidência AP, na página de posicionamento anterior.

Crânio (cabeça)
ROTINA:
- AP
- AP Caldwell
- AP Towne
- Perfil

Fatores técnicos
- DFR mínima – 100 cm
- Tamanho e colocação do RI – determinados pelo tamanho da parte do corpo a ser radiografada
- A grade deverá ser usada se a parte do corpo tiver mais de 10 cm
- Menor tempo possível de exposição
- Faixa de 70 a 80 kVp.

24 (30)
18 (24) D

Proteção. Proteger tecidos radiossensíveis fora da região de interesse.

Posicionamento do paciente
- Técnicas de imobilização devem ser usadas quando necessário
- O paciente deve estar em posição semiprona, centralizado na linha média da mesa.

Posicionamento da parte
- A cabeça deve ser rodada em perfil verdadeiro e mantida nessa posição com uma esponja ou toalha dobrada colocada abaixo da mandíbula (Figuras 16.56 e 16.57).

RC
- RC perpendicular ao RI, centralizado equidistante à glabela e à protuberância occipital ou ínio, 5 cm acima do meato acústico externo (MAE)
- RI centralizado no RC.

Colimação recomendada. Colimação fechada nos quatro lados das margens externas do crânio.

Critérios de avaliação
Anatomia demonstrada: • Demonstração de todo o crânio (Figura 16.58).
Posicionamento: • A ausência de rotação é evidenciada pela sobreposição dos ramos da mandíbula, dos tetos das órbitas e das asas maiores e menores do esfenoide • Demonstração em perfil da sela turca e do *clivus*, sem rotação • Colimação da área de interesse.
Exposição: • A ausência de movimento é evidenciada pela nitidez das margens das estruturas ósseas • A penetração e a exposição são suficientes à visualização da região parietal e do contorno lateral da sela turca, sem superexposição das margens periféricas do crânio.

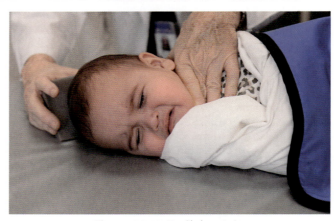

Figura 16.56 Perfil do crânio.

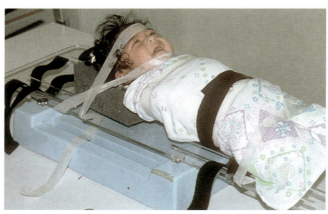

Figura 16.57 Feixe horizontal lateral com prancha Tam-em®.

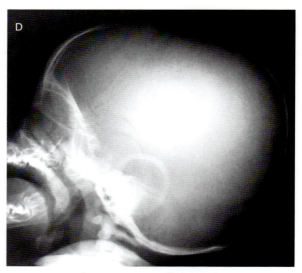

Figura 16.58 Perfil do crânio.

PROCEDIMENTOS RADIOGRÁFICOS NO ABDOME PEDIÁTRICO

Diferenças entre crianças e adultos

As diferenças entre crianças e adultos não são apenas de tamanho, mas também relacionadas com as muitas mudanças decorrentes do desenvolvimento entre o nascimento e a puberdade. Em neonatos, o tórax e o abdome têm quase a mesma circunferência. A pelve é pequena e composta por mais cartilagem do que osso. O abdome é mais proeminente e os órgãos abdominais são mais craniais em bebês do que em crianças mais velhas. Técnicos acostumados a radiografar adultos usando a crista ilíaca e a espinha ilíaca anterossuperior como pontos de referência de posicionamento podem ter dificuldade na centralização precisa de crianças pequenas, nas quais esses pontos são praticamente inexistentes. Conforme a criança cresce, ocorre o desenvolvimento de tecidos ósseo e muscular, o contorno e as características corpóreas ficam mais distintas e os pontos de referência são localizados com mais facilidade.

A distinção radiográfica do intestino delgado e do intestino grosso em bebês e crianças pequenas é difícil, já que as haustrações do intestino grosso não são tão aparentes quanto em crianças maiores e adultos. Além disso, há pouca gordura corpórea intrínseca e, assim, o contorno dos rins não é tão visível quanto em adultos. Apesar disso, a visualização dos tecidos moles é importante em crianças e uma boa radiografia simples do abdome fornece informações diagnósticas valiosas. Os radiologistas costumam dizer que o gás no trato gastrintestinal (TGI) pode ser o melhor contraste para a avaliação do abdome pediátrico.

A colimação precisa é importante, e o diafragma, a sínfise púbica e as bordas externas do abdome devem ser incluídos na radiografia em decúbito dorsal simples de crianças. As radiografias de crianças pequenas tendem a apresentar menos contraste do que as radiografias de adultos. Essa aparência é esperada devido à menor densidade óssea, à menor quantidade de gordura, ao subdesenvolvimento muscular e à melhor definição dos tecidos moles.

Preparação do paciente para procedimentos com meio de contraste

O histórico do paciente é muito importante para a avaliação dos pacientes pediátricos porque auxilia o radiologista a decidir a ordem e o tipo de procedimentos radiográficos a serem realizados. Em caso de necessidade de jejum para um estudo do TGI superior, o exame deve ser agendado para o início da manhã. Crianças com fome ficam irritadas e os técnicos precisam entender as dificuldades de deixá-las em jejum e serem compreensivos com os pais e os pacientes antes e durante os exames fluoroscópicos do TGI. O estômago vazio é importante não apenas por assegurar a boa qualidade diagnóstica do estudo do GI superior, mas também porque a fome aumenta a probabilidade de ingestão de bário.

TRATO GASTRINTESTINAL SUPERIOR

A preparação para a realização de estudos do TGI superior em bebês e crianças é mínima. A duração do jejum é determinada pela idade; em crianças mais velhas, o esvaziamento gástrico é mais lento. **Neonatos e crianças pequenas** não devem comer ou beber nada por 3 horas antes do exame. Bebês podem ser alimentados às 6 horas da manhã e submetidos ao deglutograma com bário e ao estudo do TGI superior às 10 horas (Tabela 16.5).

Os pais devem receber instruções por escrito e o motivo do jejum ("absolutamente nada VO") precisa ser explicado e enfatizado.

TRATO GASTRINTESTINAL INFERIOR

O histórico do paciente determina a preparação para a realização do exame do TGI inferior. Em crianças, de modo geral, esse exame é um enema opaco com contraste simples. Os enemas com duplo contraste são realizados com menos frequência do que em adultos.

CONTRAINDICAÇÕES

Pacientes com os seguintes sintomas clínicos ou doenças não devem receber laxativos ou enemas: doença de Hirschsprung, diarreia intensa, apendicite, obstrução e enfermidades, e condições com menor tolerância à perda de líquidos.

PREPARAÇÃO DO PACIENTE

De modo semelhante aos adultos, podem ser necessárias preparações pré-exame para a visualização adequada das estruturas anatômicas do TGI. É necessária a revisão cuidadosa dos protocolos de preparação específicos do serviço de radiologia, que foram criados em consultas com o radiologista. Restrições da dieta podem ser essenciais para crianças com mais de 2 anos, por exemplo, refeição com baixo teor de resíduos na noite anterior ao exame e jejum até após o exame. Laxativo pediátrico e enema também podem ser necessários com base nas recomendações do médico.[14]

UROGRAFIA INTRAVENOSA

A preparação das crianças para a urografia intravenosa (UIV) é simples. Alimentos sólidos não são oferecidos por 4 horas antes do exame para diminuição do risco de aspiração de vômitos. O paciente deve ser incentivado a beber líquidos transparentes até 1 hora antes do exame.

Tabela 16.5 Amostra do protocolo de jejum: resumo por idade.	
Neonatos e crianças pequenas	Jejum de 3 h antes do procedimento
Bebês maiores e crianças	Jejum de 4 h antes do procedimento
Adolescentes	Jejum de 6 h antes do procedimento

ACR-SPR Practice Parameters for the Performance of Contrast Esophagrams and Upper Gastrintestinal Examinations in Infants and Children. https://www.acr.org/-/media/ACR/Files/Practice-Parameters/UpperGI-Infants.pdf.

ABDOME: INCIDÊNCIA AP (RUB – RINS, URETERES E BEXIGA)

Indicações clínicas
- Patologias do abdome – avaliação dos padrões de gás, dos tecidos moles e possíveis calcificações
- Outras anomalias ou doenças do abdome.

Abdome
ROTINA
- AP (RUB)

ESPECIAIS
- AP ereta
- Perfil e decúbito dorsal

Fatores técnicos
- DFR mínima – 100 cm
- Tamanho do RI – determinado pelo tamanho do paciente; longitudinal
- Usar a grade se a parte do corpo tiver 10 cm ou mais
- Menor tempo possível de exposição
- Faixa de 60 a 75 kVp.

Proteção. Proteger tecidos radiossensíveis fora da região de interesse.

Posicionamento da parte e do paciente
- O paciente deve estar em posição supina, alinhado com o meio da mesa ou do RI (Figura 16.59)
- Se necessário, imobilizar o paciente.

Neonatos e bebês pequenos
- Bebês normalmente são calmos, se estiverem confortáveis e aquecidos, a não ser que sintam dor. Em caso de choro, a chupeta pode ajudar e não interfere no exame.

Bebês e crianças pequenas. Imobilizar, se necessário. Se os pais ajudarem, fazer o seguinte:
- Fornecer-lhes avental e luvas de chumbo
- Posicionar o tubo e o RI, e configurar os fatores de exposição antes do posicionamento
- Posicionar o pai ou a mãe de modo a não obstruir a visualização do técnico
- De modo geral, os pais precisam apenas segurar os braços da criança.

RC
- Em bebês e crianças pequenas, centralizar RC e cassete **2,5 cm acima do umbigo**
- Em crianças mais velhas e adolescentes, centralizar RC **na altura da crista ilíaca**.

Respiração
- Em **bebês e crianças pequenas**, observar o padrão respiratório. Realizar a exposição enquanto o abdome estiver imóvel. Se o paciente estiver chorando, fazer a exposição após a inspiração total, depois que a criança respirar para recomeçar a chorar
- Crianças com mais de 5 anos geralmente podem prender a respiração após uma sessão de treinamento.

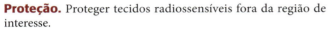

Figura 16.59 Criança imobilizada com sacos de areia para realização de incidência AP do abdome. (Observar os sacos de areia abaixo e acima dos membros inferiores.)

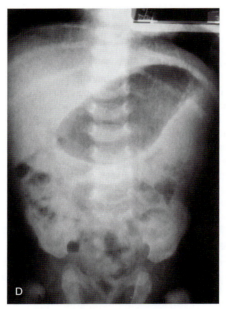

Figura 16.60 AP do abdome em posição supina (demonstração da distensão gástrica por ar).

Critérios de avaliação
Anatomia demonstrada: • Contornos das bordas de tecidos moles e estruturas preenchidas por gás, como estômago e intestinos, calcificações (se presentes) e estruturas esqueléticas (com menor nitidez) (Figura 16.60).
Posicionamento: • A coluna vertebral é alinhada no centro da radiografia • Ausência de rotação; simetria da pelve, dos quadris e da porção inferior da caixa torácica • Colimação da área de interesse.
Exposição: • Ausência de movimento é evidente, e o diafragma e os padrões gasosos são bem nítidos • O contraste e a exposição ideais permitem a visualização dos contornos das estruturas ósseas, como costelas e vértebras, através do conteúdo abdominal, sem superexposição das estruturas preenchidas por gás.

ABDOME: INCIDÊNCIA AP ERETA

Indicações clínicas
- Patologias do abdome, incluindo possíveis obstruções intestinais, por meio da demonstração dos níveis hidroaéreos (ar-líquido) ou de ar intra-abdominal livre.

Abdome
ROTINA
- AP (RUB)

ESPECIAIS
- AP ereta
- Perfil e decúbito dorsal

De modo geral, essa incidência é parte de um exame triplo ou da série de abdome agudo (supina, ereta e em decúbito).

Fatores técnicos
- DFR mínima – 100 cm
- Tamanho do RI – determinado pelo tamanho do paciente; longitudinal
- Usar a grade se a parte do corpo tiver 10 cm ou mais
- Menor tempo possível de exposição
- Faixa de 60 a 75 kVp.

Proteção. Proteger tecidos radiossensíveis fora da região de interesse.

Posicionamento da parte e do paciente
- O paciente pode ficar sentado ou em pé, com as costas contra o RI
- Crianças pequenas devem se sentar em um grande bloco de espuma, com as pernas ligeiramente separadas. Se necessário, imobilizar membros inferiores. Pedir aos pais para segurarem os braços da criança para os lados ou sobre a cabeça (Figura 16.61). Em bebês, a cabeça deve ficar entre os braços
- Crianças pequenas podem ser colocadas no dispositivo de imobilização Pigg-O-Stat® para melhorar a precisão do posicionamento (Figura 16.62)
- Crianças com 4 anos ou mais (a não ser que muito doentes) podem ficar em pé com auxílio
- Em caso de auxílio dos pais (se a mãe não estiver grávida):
  - Fornecer-lhes avental e luvas de chumbo
  - Posicionar o tubo e o cassete, e configurar os fatores de exposição antes do posicionamento
  - Posicionar os pais de modo a não obstruir a visualização do técnico.

RC
- Em bebês e crianças pequenas, centralizar RC e RI 2,5 cm acima do umbigo
- Em crianças mais velhas e adolescentes, centralizar RC cerca de 2,5 cm a 5 cm (dependendo da altura do paciente) acima da altura da crista ilíaca, o que deve colocar a porção superior da borda de colimação e do filme na altura da axila e incluir o diafragma no RI.

Respiração
- Em bebês e crianças, observar o padrão respiratório. Realizar a exposição enquanto o abdome estiver imóvel. Se o paciente estiver chorando, realizar a exposição depois que a criança respirar para recomeçar a chorar
- Crianças com mais de 5 anos geralmente podem prender a respiração após uma sessão de treinamento.

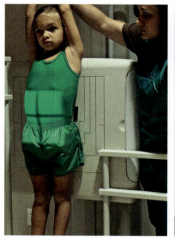
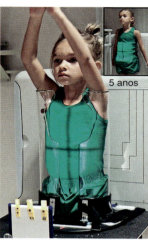

Figura 16.61 AP do abdome em posição ereta. (O pai/a mãe que segura a criança deve usar avental e luvas de chumbo.)

Figura 16.62 AP do abdome em posição ereta com Pigg-O-Stat®. Observar que o topo do cassete está na axila, para inclusão do diafragma. O *detalhe* mostra uma criança de 5 anos em frente ao RI.

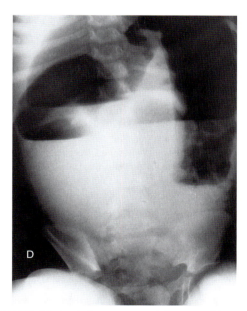

Figura 16.63 AP do abdome em posição ereta (demonstração de líquido e distensão do intestino grosso por ar).

Critérios de avaliação
Anatomia demonstrada: • Todo o conteúdo abdominal é observado, incluindo padrões gasosos, níveis hidroaéreos e tecidos moles, se não obscurecidos pela quantidade excessiva de líquido no abdome, como mostrado na Figura 16.63.
Posicionamento: • A coluna vertebral está alinhada no centro da radiografia • **Ausência de rotação:** deve haver simetria da pelve e dos quadris • Colimação da área de interesse.
Exposição: • **Ausência de movimento** é evidente, e as bordas do diafragma e o padrão gasoso são nítidos • Os contornos da pelve óssea e dos corpos vertebrais são evidentes através do conteúdo abdominal, sem superposição das estruturas preenchidas por ar.

ABDOME: DECÚBITO LATERAL E DECÚBITO DORSAL

NOTA: Se clinicamente indicado, o abdome pode ser radiografado em decúbito dorsal, em vez de decúbito lateral direito ou esquerdo.

Abdome
ROTINA
- AP (RUB)
ESPECIAIS
- AP ereto
- Perfil e decúbito dorsal

Indicações clínicas
- Níveis hidroaéreos e ar livre no abdome
- Possíveis calcificações, massas ou outras anomalias; a radiografia em decúbito dorsal mostra a região pré-vertebral do abdome.

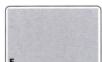

Fatores técnicos
- DFR mínima – 100 cm
- Tamanho do RI – determinado pelo tamanho do paciente, em orientação longitudinal à anatomia
- Usar a grade se a parte do corpo tiver 10 cm ou mais
- Menor tempo possível de exposição
- Faixa de 60 a 75 kVp.

Proteção. Proteger tecidos radiossensíveis fora da região de interesse.

Posicionamento da parte e do paciente

Decúbito lateral
- O paciente deve ficar de lado, sobre um bloco de espuma radiolucente, com as costas contra o RI (Figura 16.64)
- RC horizontal direcionado a 2,5 cm acima do umbigo.

Decúbitos dorsal e ventral
- No decúbito dorsal, o paciente deve ficar em posição supina sobre um bloco retangular de espuma radiolucente (Figura 16.65)
- No decúbito ventral, o paciente deve ficar em posição prona (decúbito ventral) sobre um bloco retangular de espuma radiolucente
- Delicadamente, colocar os braços do paciente acima da cabeça e pedir aos pais para segurar os braços e a cabeça de neonatos ou bebês pequenos. Realizar a imobilização se necessário
- Colocar RI em orientação longitudinal, paralelo ao plano sagital médio, contra a lateral do paciente (apoiar com o suporte do cassete ou com sacos de areia).

RC
- RC **horizontal**, centralizado no plano coronal médio nos decúbitos dorsal e ventral:
  - Em bebês e crianças pequenas, RC e RI são centralizados 2,5 cm acima do umbigo
  - Em crianças mais velhas e adolescentes, o RC é centralizado cerca de 2,5 cm a 5 cm acima da crista ilíaca.

Critérios de avaliação (decúbitos dorsal e ventral)

Anatomia demonstrada: • As estruturas abdominais da região pré-vertebral e os níveis hidroaéreos no abdome são demonstrados; o diafragma é incluído superiormente e a pelve e os quadris, inferiormente (Figura 16.66) • O decúbito ventral demonstra a área retossigmoide.
Posicionamento: • Ausência de rotação; sobreposição das costelas posteriores.
Colimação e RC: As bordas da colimação devem, no mínimo, ser visíveis nos quatro lados, com o RC centralizado ao plano coronal médio, com igual distância entre o diafragma e a sínfise púbica.
Exposição: • A ausência de movimento é evidente e os contornos do diafragma e dos padrões gasosos aparecem nítidos • Os detalhes dos tecidos moles abdominais são visíveis, sem superexposição das estruturas preenchidas por gás • Os contornos discretos das costelas são visíveis através do conteúdo abdominal.

Respiração
- Em **bebês e crianças pequenas**, observar o padrão respiratório. Realizar a exposição enquanto o abdome estiver imóvel. Se o paciente estiver chorando, realizar a exposição depois que a criança respirar para recomeçar a chorar
- Crianças com mais de 5 anos geralmente podem prender a respiração após uma sessão de treinamento.

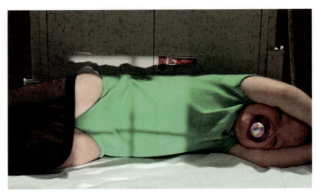

Figura 16.64 Abdome em decúbito lateral esquerdo.

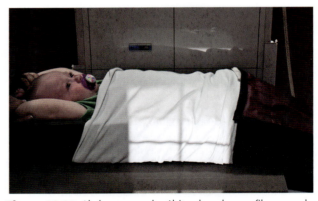

Figura 16.65 Abdome em decúbito dorsal – perfil esquerdo.

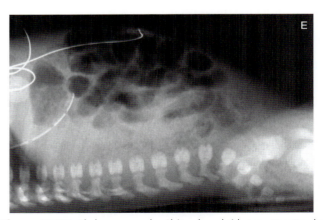

Figura 16.66 Abdome em decúbito dorsal (demonstração de enterocolite necrosante em bebê).

ESTUDO DO TRATO GASTRINTESTINAL SUPERIOR

ESTUDO COMBINADO DE DEGLUTOGRAMA COM BÁRIO, TRATO GASTRINTESTINAL SUPERIOR E INTESTINO DELGADO

Indicações clínicas
- Doenças com acometimento do TGI; a Tabela 16.4 resume as indicações clínicas para o abdome pediátrico).

Preparação da sala. A sala de fluoroscopia deve ser preparada antes da chegada da criança. A mesa é colocada em posição horizontal e os controles fluoroscópicos são configurados (Figura 16.67). Um lençol de algodão ou descartável deve ser estendido sobre a mesa. Dependendo do exame, o bário ou o meio de contraste, a mamadeira, o canudo, o cateter de alimentação e a seringa devem estar prontos para uso. Material para sucção e oxigênio também precisam estar à disposição para o caso de uma emergência.

Proteção. Um pedaço de vinil com chumbo de 1 mm pode ser colocado sob as nádegas da criança para proteger as gônadas da radiação dispersa, se o tubo de fluoroscopia estiver embaixo da mesa.

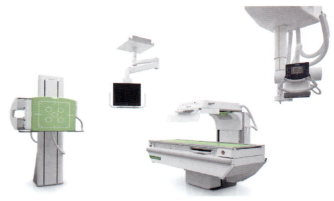

Figura 16.67 Equipamento moderno de radiografia/fluoroscopia digital (R/F) para estudo do TGI. (Cortesia de Royal Philips.)

Preparação de bário. Bário líquido pode ser usado de acordo com as instruções do fabricante. O bário pode ser diluído para crianças pequenas e bebês. A diluição é normalmente necessária para a administração em mamadeira, cujo bico pode ser alargado com uma agulha ou bisturi estéril para facilitar a ingestão pelo bebê.

No estudo do TGI superior, a quantidade de bário varia conforme a idade da criança. Os volumes normais estão entre 30 e 75 mℓ para bebês e 480 mℓ para adolescentes mais velhos. Esses volumes podem ser ajustados a critério do radiologista.[4]

Preparação do paciente e dos pais. Os pais devem acompanhar a criança até a sala de procedimento, antes do início do estudo. O exame e o funcionamento do equipamento são explicados aos pais e à criança (Figura 16.68). O equipamento grande e os ruídos estranhos, tão normais para o técnico, assustam muitas crianças pequenas. A explicação e a demonstração sobre a colocação do intensificador de imagem sobre o tórax e o abdome diminuem o temor de que a criança seja esmagada. No monitor, deve-se mostrar à criança como poderá ver o "*milk shake*" chegando até o estômago.

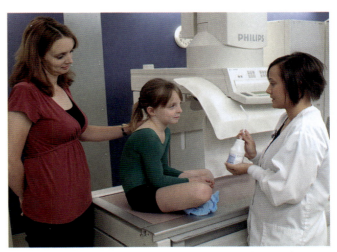

Figura 16.68 Os pais e a criança devem receber explicações claras.

Os procedimentos com bário normalmente são realizados com a criança em decúbito. Os pais (se a mãe não estiver grávida) podem usar avental e luvas de chumbo para permanecerem na sala durante o procedimento fluoroscópico. Segurar a mão da criança e ajudar o técnico a administrar-lhe o bário diminuem a ansiedade, além de criar um ambiente mais calmo para os pais e o paciente. O encorajamento contínuo ajuda a criança a ingerir o bário.

Procedimento

Ingestão de bário. Bebês recebem o bário na mamadeira. Crianças mais velhas geralmente usam canudos, o que previne derramamentos (Figura 16.69).

Em alguns casos, a criança pode insistir em tomar o bário diretamente no copo. Para isso, a criança deve se sentar a fim de ingerir o contraste e, depois, se deitar para a realização da fluoroscopia. Para visualização do contorno do esôfago, uma pasta de bário pode ser colocada no palato ou na língua. Outra tática é espirrar o bário na boca da criança com uma seringa de 10 mℓ, prendendo delicadamente o nariz. Se a criança se recusar a engolir o bário, uma sonda nasogástrica poderá ser necessária.

Sequência de posicionamento fluoroscópico. Radiologistas utilizam determinada sequência de posições no estudo do TGI superior, começando com o **paciente em posição supina**. Em seguida, o paciente é normalmente colocado em posição **lateral esquerda, oblíqua posterior esquerda (OPE), oblíqua anterior direita (OAD)** e **lateral direita**, deitado do lado direito; nessa posição, o esvaziamento gástrico é rápido (Figura 16.70). É importante verificar a localização da junção duodenojejunal para descartar a má rotação antes do enchimento do jejuno. A última posição é **prona** (decúbito ventral). Esse é o procedimento padrão mesmo em pacientes sem sintomas de má rotação.

A fluoroscopia registra imagens permanentes. Essas imagens digitais podem ser vistas em monitores e, mais tarde, manipuladas conforme necessário antes do envio ao PACS (do inglês, *picture archiving and communication system* – sistema de comunicação e arquivamento de imagem).

Trânsito do intestino delgado. Uma imagem AP ou PA do abdome é obtida a **intervalos de 20 a 30 minutos**, em posição supina ou prona, dependendo da idade e do estado geral do paciente. O tempo de trânsito é bastante rápido em crianças pequenas; o bário pode chegar à região ileocecal em **1 hora** (Figura 16.71).

Instruções pós-procedimento. Com o término do exame e a análise das radiografias, o paciente pode comer e beber normalmente se sua dieta permitir. A criança deve ser incentivada a beber muita água e sucos de fruta, novamente se permitidos pela dieta. O técnico irá assegurar o processamento das imagens digitais, que devem ser salvas no PACS. O número de imagens registradas e o tempo fluoroscópico serão anotados na requisição e no sistema de informação radiológica.

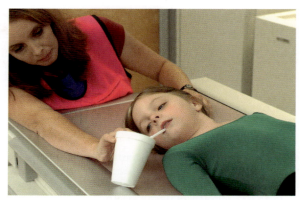

Figura 16.69 "Ingestão" de bário imediatamente antes do início da fluoroscopia.

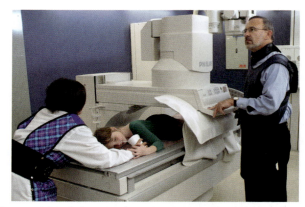

Figura 16.70 Colocação do paciente em posição oblíqua durante a preparação para realização da fluoroscopia do TGI superior. (Os pais devem sair da sala antes do início do procedimento.)

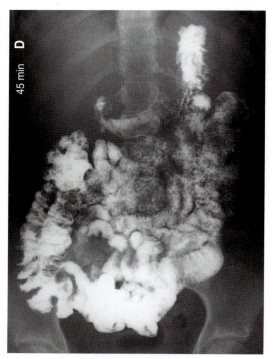

Figura 16.71 Imagem do intestino delgado após 45 minutos.

ENEMA BARITADO: ESTUDO DO TRATO GASTRINTESTINAL INFERIOR
CONTRASTE SIMPLES, DUPLO CONTRASTE OU ENEMA DE AR

Indicações clínicas. A Tabela 16.4 resume as indicações clínicas para o abdome pediátrico.

Meio de contraste e materiais – enema baritado, contraste simples
Crianças com mais de 1 ano
- A bolsa descartável de enema é usada com sulfato de bário, sondas e pinça. Adicionar água morna (não fria) de acordo com as instruções do fabricante (Figura 16.72)
- **Cateter flexível pediátrico:** alguns desses cateteres são projetados de modo a não poderem ser inseridos além do reto. Prender a sonda em posição com esparadrapo para impedir vazamentos.

ADVERTÊNCIA: Cateteres de látex *não* devem ser usados, pela possibilidade de alergia ao material, com risco de morte. Os cateteres de retenção com balão inflável também *não* devem ser utilizados, já que podem perfurar o reto.

Neonatos (até 1 ano)
- Cateter flexível de silicone 10 F e seringa de 60 mℓ; o bário é injetado manualmente, de maneira lenta.

Todos os pacientes
- Gel lubrificante hidrossolúvel
- Esparadrapo hipoalergênico (para peles sensíveis)
- Luvas
- Esponja e toalhas para limpeza.

Meio de contraste e materiais – enema baritado, duplo contraste
- *Kit* de enema baritado com alta densidade e contraste de ar ou bolsa de enema com extremidade dupla, incluindo cateter para introdução de ar
- Dispositivo de insuflação de ar
- Os demais materiais são os mesmos utilizados no enema baritado com contraste simples.

Enema de ar. É realizado sob fluoroscopia para a redução pneumática de uma intussuscepção. Nessa doença, parte do intestino grosso insere-se em uma porção adjacente (Figuras 16.73 e 16.74). A redução pneumática é realizada principalmente em caráter emergencial, já que há dor abdominal intensa. É um procedimento especializado que deve ser feito com cuidado para evitar a perfuração do intestino. Se eficaz, o alívio da dor é rápido e, em muitos casos, a redução ajuda a prevenir um procedimento cirúrgico. A intussuscepção também pode ser reduzida com o enema baritado, dependendo da preferência do radiologista.

Materiais
- Dispositivo de insuflação de ar
- Manômetro aneroide
- Cateteres flexíveis com válvula tripla
- Pipo flexível para enema
- Esparadrapo hipoalergênico
- Luvas
- Esponja e toalhas para limpeza.

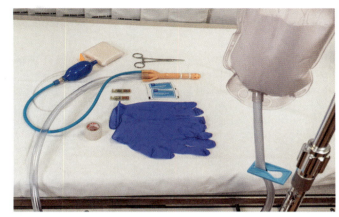

Figura 16.72 Configuração da sala para realização de enema baritado, com bolsa descartável de enema, tubulação, cateteres (usar cateteres flexíveis pediátricos) e outros materiais.

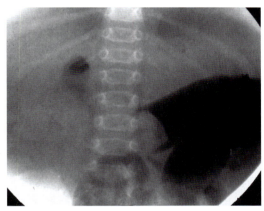

Figura 16.73 Enema de ar, mostrando a presença de ar no cólon transverso, o local mais comum de intussuscepção. (De Godderidge C: *Pediatric imaging*, Philadelphia, Saunders, 1995.)

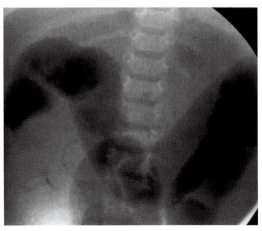

Figura 16.74 Imagem focal (*spot*) do enema de ar obtida após a imagem exibida na Figura 16.73, mostrando a retirada do ar do intestino instrumentado. (De Godderidge C: *Pediatric imaging*, Philadelphia, Saunders, 1995.)

Preparação da sala. A sala deve ser preparada como no estudo do TGI superior, com a mesa na horizontal, coberta com lençol de algodão ou descartável, e os controles fluoroscópicos configurados. A bolsa de enema com bário, cateteres, suporte, pinça e pipo devem ser preparados e estar prontos para utilização. O bário é administrado de maneira lenta, por gravidade, de uma altura de **61 cm** acima da superfície da mesa ou a critério do radiologista.

Proteção. As gônadas não podem ser protegidas durante o exame fluoroscópico do intestino grosso.

Preparação do paciente e dos pais. O paciente e seus pais devem ser levados para a sala e o procedimento deve ser explicado de maneira clara e simples. É muito importante explicar por que o tubo será inserido no reto e como o bário mostra o intestino no monitor. A orientação deve ser feita com tecnologia e linguagem adequadas, dependendo da idade da criança. Crianças pequenas tendem a se assustar quando alguém toca suas nádegas e sua área genital.

Os técnicos devem ser calmos, atenciosos e esclarecer para os pais e a criança que o exame não dói, embora o paciente possa ter vontade de ir ao banheiro durante a passagem do bário pelo intestino (Figura 16.75).

Um dos pais deve ficar com a criança durante todo o exame. A conversa e as palavras de encorajamento podem ajudar na realização do exame sem intercorrências.

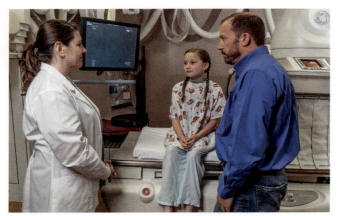

Figura 16.75 A técnica dá explicações claras para a criança e o pai.

Procedimento

Fluoroscopia e imagens focais (*spot*)
- Obtenção de imagens digitais durante a fluoroscopia; o tamanho da imagem depende da idade da criança e do equipamento
- Abdome em posição supina ou prona ao término da fluoroscopia
- Imagens do abdome em decúbitos laterais direito e esquerdo nos exames com duplo contraste
- AP supina do abdome após a evacuação de bário.

NOTA: Diferentemente das imagens de acompanhamento em adultos, poucas radiografias (às vezes, nenhuma) são obtidas ao término da fluoroscopia.

Após a redução da intussuscepção com enema de ar ou com bário
- AP do abdome em posição supina para documentar a passagem de ar ou bário, dependendo do contraste usado, pela região ileocecal até o íleo, comprovando a redução da intussuscepção (Figura 16.76).

Tarefas após o procedimento
- Com o término do exame e a análise das radiografias, incentivar o paciente a beber muita água e sucos de fruta, se sua dieta permitir
- Assegurar a identificação das imagens digitais e seu envio ao PACS. O número de imagens registradas e o tempo fluoroscópico devem ser anotados na requisição e no sistema de informação radiológica.

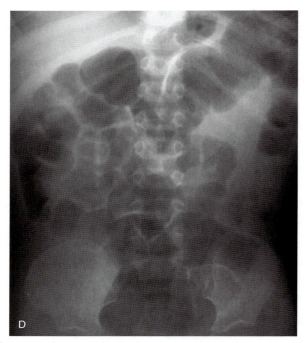

Figura 16.76 Pós-redução da intussuscepção, mostrando ar no íleo terminal. (De Godderidge C: *Pediatric imaging*, Philadelphia, Saunders, 1995.)

URETROCISTOGRAFIA MICCIONAL (UCGM): ESTUDO DO SISTEMA GENITURINÁRIO

Indicações clínicas. A Tabela 16.4 resume as indicações diagnósticas para o abdome pediátrico.

Pode-se realizar a UCGM antes da UIV ou de uma ultrassonografia dos rins. A **infecção do trato urinário** é uma condição muito comum em crianças pequenas, e esse estudo pode ser realizado para verificar ou avaliar o **refluxo vesicoureteral**, uma causa importante de infecção no local.

Fatores técnicos
- DFR mínima – 100 cm
- Tamanho do RI – determinado pelo tamanho do paciente; RI longitudinal à anatomia
- Usar a grade se a parte do corpo tiver 10 cm ou mais
- Menor tempo possível de exposição
- Faixa de 70 a 80 kVp.

Proteção
- A proteção gonadal deve sempre ser usada em meninos para obtenção de imagens simples do abdome e na urografia excretora, exceto durante a micção. A proteção radiológica não é empregada durante a UCGM
- A proteção gonadal não pode ser utilizada em meninas, exceto nas radiografias do rim, já que os ovários dessas crianças têm localização abdominal mais cranial e variável. A porção inferior do abdome pode ser protegida ao se obter a primeira imagem contrastada dos rins, durante a UIV, a não ser que a proteção radiológica obscureça a área de interesse diagnóstico.

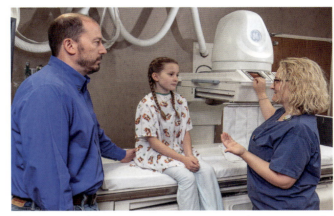

Figura 16.77 É importante conversar com a criança e seus pais.

Preparação. A UCGM não requer preparação especial. Se realizada antes da UIV, a criança deve ser preparada para esse segundo procedimento. A UCGM precisa ser previamente explicada ao paciente e, dependendo da idade da criança, o momento de sua realização precisa ser decidido pelos pais (Figura 16.77). Instruções simples, por escrito, ajudam a explicar o procedimento aos pais.

Meios de contraste e materiais
- Contraste iodado para cistografia
- Suporte para medicações intravenosas, sondas e pinça
- Bandeja estéril com cubas pequenas, gaze e luvas estéreis
- Recipiente para amostra de urina
- Cateter de alimentação de 8 F (cateteres com balão inflável não devem ser usados em crianças)
- Gel lubrificante com lidocaína
- Antisséptico e toalhas para limpeza da pele
- Seringa de 10 mℓ e sonda do tipo fístula para meninos
- Receptáculo de urina.

Preparação da sala. A mesa deve estar em posição horizontal, coberta com lençol de algodão ou descartável; os controles fluoroscópicos precisam estar configurados. O frasco do meio de contraste deve ser ligeiramente aquecido e colocado no suporte intravenoso com o equipo. O antisséptico cutâneo aquecido é colocado em uma pequena cuba estéril pronta para usar e a bandeja é coberta até que o paciente esteja na mesa.

Preparação do paciente e dos pais. O paciente e os pais chegam à sala e o procedimento é novamente explicado em linguagem simples e clara. Mostra-se o equipamento à criança, explicando como funciona e tranquilizando-a de que o intensificador de imagem não irá machucá-la. O procedimento deve ser explicado em linguagem adequada à idade da criança. O termo "urinar" é frequentemente usado pelos técnicos ou radiologistas, porém é mais provável que palavras como "xixi" ou "pipi" sejam entendidas pelas crianças pequenas, permitindo que sigam as instruções. Uma vez que muitos termos são usados para a micção, pergunte aos pais qual palavra é usada em casa.

A UCGM é tão embaraçosa e difícil para uma criança pequena quanto para um adulto. A criança que acabou de aprender a usar o banheiro tem dificuldade de entender por que deve urinar deitada na mesa. Recomenda-se a maior privacidade possível; apenas os membros da equipe que participam do exame devem permanecer na sala. Se possível, um técnico ou enfermeiro radiológico do mesmo sexo do paciente deve realizar o cateterismo.

Procedimento. Crianças mais velhas devem esvaziar a bexiga antes de entrar na sala. A bexiga de bebês é drenada por cateterismo. Após a limpeza do períneo, o cateter é inserido na bexiga e a amostra de urina é obtida. Após a passagem do contraste para remoção do ar do sistema, o cateter é ligado ao frasco de contraste e a bexiga é lentamente preenchida.

As imagens são obtidas com a bexiga cheia e durante a micção, pois é o momento de maior probabilidade de ocorrência do refluxo (Figura 16.78). Incidências AP e oblíqua são normalmente realizadas durante a fase miccional do estudo. Bexiga e rins são radiografados após a micção. Se houver refluxo, uma imagem tardia do abdome pode ser obtida para verificar o esvaziamento dos rins (Figura 16.79). Em caso de acompanhamento do refluxo ou pós-operatório, pode ser realizada UCGM com radionuclídeo com menor dose de radiação, em vez da fluoroscopia.

Tarefas pós-procedimento. Os pais e a criança devem ser avisados de que, à primeira micção após o procedimento, pode haver leve sensação de queimação e a urina pode ser rosada. A ingestão de uma grande quantidade de líquidos transparentes ajuda a evitar esse problema.

As imagens devem ser adequadamente processadas e enviadas ao PACS. A quantidade e o tipo de contraste, o número de imagens e o tempo fluoroscópico serão registrados. Uma amostra de urina será submetida à cultura.

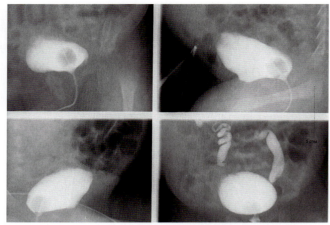

Figura 16.78 Uretrocistografia miccional: incidências AP e oblíqua mostram o refluxo nos dois rins (menino de 16 dias).

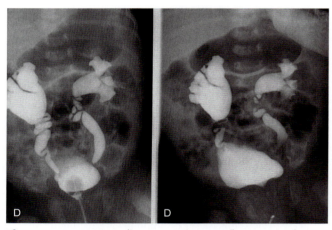

Figura 16.79 UCGM: diversas posições, refluxo em ambos os rins. Esse paciente pediátrico apresenta refluxo vesicoureteral (o refluxo tende a ocorrer durante a fase miccional da UCGM – ver segunda imagem, à direita).

CAPÍTULO 17

Angiografia e Procedimentos Intervencionistas

COLABORAÇÃO DE **Nicolle M. Hightower**, MEd, RT(R)(VI)

COLABORADORES DAS EDIÇÕES ANTERIORES Cindy Murphy, BHSc, RT(R), ACR, Marianne Tortorici, EdD, RT(R), Patrick Apfel, MEd, RT(R), Barry T. Anthony, RT(R)

SUMÁRIO

Anatomia Radiográfica

Introdução, *654*
Circulação pulmonar, *655*
Circulação sistêmica geral, *655*
Artérias cerebrais, *657*
Veias cerebrais, *660*
Sistema circulatório torácico, *661*
Sistema circulatório abdominal, *662*
Sistema circulatório periférico, *663*

Procedimentos Angiográficos

Visão geral, *665*
Considerações especiais sobre o paciente, *668*

Equipamentos de angiografia, *670*
Modalidades e procedimentos alternativos, *671*
Procedimentos angiográficos específicos, *673*

Procedimentos de Imagem Intervencionistas

Definição e objetivo, *679*
Angiografia intervencionista vascular, *679*
Procedimentos intervencionistas não vasculares, *684*

ANATOMIA RADIOGRÁFICA

Introdução
DEFINIÇÃO
Angiografia é o exame radiográfico dos vasos após injeção de um meio de contraste. Devido às densidades relativas dos tecidos moles do corpo, a visualização do sistema circulatório requer adição de meio de contraste. A radiografia em perfil de rotina do crânio da Figura 17.1, por exemplo, não mostra nenhum dos vasos do sistema circulatório craniano, enquanto na Figura 17.2 a arteriografia em perfil da carótida interna demonstra claramente os vasos sanguíneos ao subtrair a anatomia óssea. Isso também ocorre no sistema circulatório de outras regiões corpóreas, como tórax, abdome e membros superiores e inferiores (periferia). A boa compreensão da anatomia vascular, discutida na primeira parte deste capítulo, é essencial à realização da angiografia.

DIVISÕES OU COMPONENTES DO SISTEMA CIRCULATÓRIO
O sistema circulatório é constituído de componentes cardiovasculares e linfáticos. A porção cardiovascular é formada por coração, sangue e vasos sanguíneos que transportam o sangue.

O **componente linfático** do sistema circulatório é constituído de um líquido transparente e aquoso, chamado **linfa**, bem como de **vasos linfáticos** e **linfonodos**. Os componentes cardiovasculares e linfáticos diferem em funções e métodos de transporte de seus respectivos líquidos pelos vasos. Este capítulo enfoca somente a porção cardiovascular do sistema circulatório.

O componente **cardiovascular** ou de circulação do sangue pode ainda ser dividido em **cárdio** (circulação no interior do coração) e **vascular** (vaso sanguíneo). O componente vascular é dividido em **pulmonar** (do coração aos pulmões e vice-versa) e geral ou **sistêmico** (por todo o corpo) (Boxe 17.1).

SISTEMA CARDIOVASCULAR
O **coração** é o principal órgão do sistema cardiovascular; funciona como uma bomba que mantém a circulação do sangue pelo corpo. O **componente vascular** é formado por uma rede de vasos sanguíneos que levam o sangue do coração para os tecidos do corpo e de volta ao coração.

Funções
As funções do sistema cardiovascular são:

1. Transporte de oxigênio, nutrientes, hormônios e substâncias químicas necessárias à atividade normal do corpo
2. Remoção de produtos residuais pelos rins e pulmões
3. Manutenção da temperatura corpórea e do equilíbrio de água e eletrólitos.

Essas funções são realizadas pelos seguintes componentes do sangue: hemácias, leucócitos e plaquetas, que estão suspensos no plasma.

Componentes do sangue
Hemácias, ou **eritrócitos**, são produzidas pela medula vermelha de determinados ossos e transportam o oxigênio por meio da proteína hemoglobina até os tecidos corpóreos.

Células sanguíneas brancas, ou **leucócitos**, são formadas na medula óssea e no tecido linfático, e defendem o corpo de infecções e doenças. As **plaquetas**, também originárias da medula óssea, reparam lacerações nas paredes dos vasos sanguíneos e promovem a coagulação.

O **plasma**, a porção líquida do sangue, é composto por 92% de água e cerca de 7% de proteínas plasmáticas, sais, nutrientes e oxigênio.

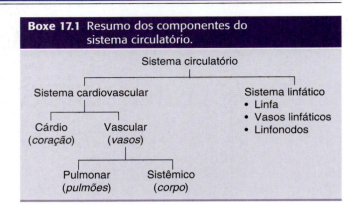

Boxe 17.1 Resumo dos componentes do sistema circulatório.

CIRCULAÇÃO SISTÊMICA
Artérias
Os vasos que transportam o sangue oxigenado do coração para os tecidos são chamados de **artérias**. As artérias com origem direta no coração são grandes, mas se subdividem e diminuem de tamanho à medida que chegam às diversas partes do corpo. As artérias menores são chamadas de **arteríolas**. O sangue corre pelas arteríolas e chega aos tecidos pelas subdivisões menores desses vasos, conhecidas como **capilares** (Figura 17.3).

Veias
O sangue desoxigenado volta ao coração através do sistema venoso. O sistema venoso estende-se dos capilares venosos para as **vênulas** e para as **veias**, que aumentam de tamanho à medida que se aproximam do coração.

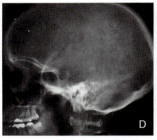

Figura 17.1 Radiografia de perfil do crânio.

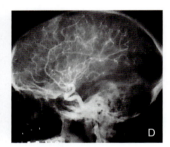

Figura 17.2 Imagem em perfil de arteriografia da carótida cerebral mostrando os vasos sanguíneos com o uso de meio de contraste.

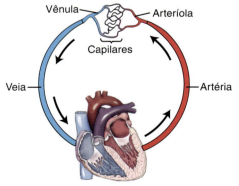

Figura 17.3 Circulação cardiovascular geral.

Circulação pulmonar

Os elementos do circuito vascular (veias, vênulas, capilares, arteríolas e artérias) que levam o sangue de e para os pulmões formam o componente chamado **circulação pulmonar** do sistema cardiovascular.

Como já mencionado, as artérias normalmente transportam o sangue oxigenado do coração para os capilares. São exceções as **artérias pulmonares**, as quais levam para os pulmões o **sangue desoxigenado** que retorna ao coração através das veias cavas superior e inferior. As **veias cavas superior** e **inferior** levam o sangue desoxigenado para o **átrio direito** do coração.

O coração bombeia esse sangue desoxigenado do **ventrículo direito**, através das artérias pulmonares, para os pulmões, onde a troca do oxigênio e do dióxido de carbono (CO_2) ocorre em pequenos sacos aéreos ou alvéolos dos pulmões. O **sangue oxigenado** retorna pelas veias pulmonares até o **átrio esquerdo** do coração (Figura 17.4).

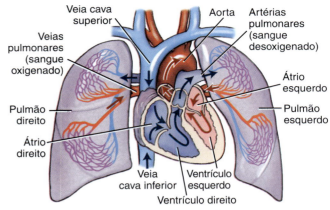

Figura 17.4 Circulação pulmonar.

Circulação sistêmica geral
CORAÇÃO

O coração é um órgão muscular que bombeia o sangue pelo corpo. Anatomicamente, o coração fica no mediastino, sobre o **diafragma** (Figura 17.5). O tecido cardíaco tem constituição diferente dos demais tecidos musculares do corpo e é denominado **miocárdio**. O lado esquerdo do coração é responsável pela extensa circulação sistêmica; a parede muscular esquerda é cerca de três vezes mais espessa que a direita.

O coração é dividido em quatro câmaras: os **átrios direito** e **esquerdo** e os **ventrículos direito** e **esquerdo**. Cada câmara recebe ou bombeia o sangue. A circulação sanguínea é um sistema fechado em que o sangue não oxigenado de todas as partes do corpo entra no **átrio direito**, é reoxigenado nos pulmões e retorna ao corpo pelo **ventrículo esquerdo**.

O sangue que retorna ao coração entra no átrio direito através das **veias cavas superior** e **inferior** (Figura 17.6). O sangue da veia cava superior é originário da cabeça, do tórax e dos membros superiores. A veia cava inferior (VCI) leva o sangue do abdome e dos membros inferiores para o átrio direito.

Do **átrio direito**, o sangue é bombeado pela **valva tricúspide (atrioventricular direita)** para o **ventrículo direito**. O ventrículo direito se contrai e o sangue passa pela **valva pulmonar (semilunar pulmonar)** e chega às **artérias pulmonares** e aos pulmões. Nos pulmões, o sangue é oxigenado e volta para o átrio esquerdo do coração pelas **veias pulmonares**. Quando o átrio esquerdo se contrai, o sangue é transportado pela **valva mitral (atrioventricular esquerda ou bicúspide)** para o ventrículo esquerdo.

Quando o ventrículo esquerdo se contrai, o sangue oxigenado sai pela **valva aórtica (semilunar aórtica)**, segue pela aorta e é levado para os diversos tecidos corpóreos (Boxe 17.2).

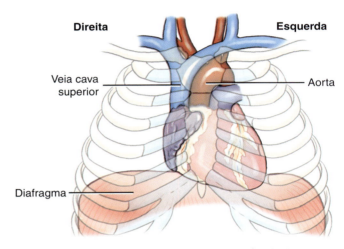

Figura 17.5 Coração e estruturas mediastinais.

Boxe 17.2 Resumo da circulação sistêmica geral.

Veia cava	Aorta
↓	↑ (Valva aórtica)
Átrio direito	Ventrículo esquerdo
↓ (Valva tricúspide)	↑ (Valva bicúspide)
Ventrículo direito	Átrio esquerdo
↓ (Valva pulmonar)	↑ (Valva pulmonar)
Artérias pulmonares → Pulmões → Veias pulmonares	
(sangue não oxigenado)	(sangue oxigenado)

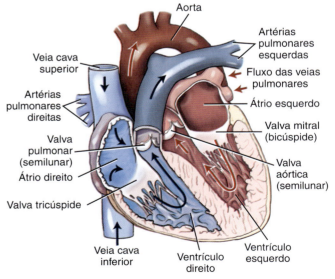

Figura 17.6 Corte transversal do coração.

ARTÉRIAS CORONÁRIAS

As **duas artérias coronárias** são os vasos que levam o sangue para o músculo do coração. Essas artérias são chamadas **artéria coronária direita** e **artéria coronária esquerda**. Ambas são originárias do **bulbo aórtico (raiz aórtica)**.

A artéria coronária direita é originária do seio direito (anterior) do bulbo aórtico, e a artéria coronária esquerda, do seio esquerdo (posterior) do bulbo aórtico. A **artéria coronária direita** supre grande parte do **átrio direito** e do **ventrículo direito** do coração (Figura 17.7).

A **artéria coronária esquerda** leva o sangue para os **dois ventrículos** e para o **átrio esquerdo** do coração. Há muitas interconexões ou anastomoses entre as artérias coronárias esquerda e direita. O sangue volta para o átrio direito do coração através das veias coronárias.

VEIAS CORONÁRIAS

O sistema do seio coronário devolve o sangue para o átrio direito para ser novamente circulado. O **seio coronário** é uma grande veia no lado posterior do coração, entre os átrios e os ventrículos. O seio coronário tem três ramos principais: as **veias cardíacas magna**, **média** e **parva** (**menor**).

A **veia cardíaca magna** recebe sangue dos dois ventrículos e do átrio esquerdo. A **veia cardíaca média** drena o sangue do ventrículo direito, do átrio direito e de parte do ventrículo esquerdo. A **veia cardíaca parva** retorna o sangue do ventrículo direito. O seio coronário drena a maior parte do sangue do coração. Algumas veias pequenas drenam diretamente nos dois átrios (Figura 17.8).

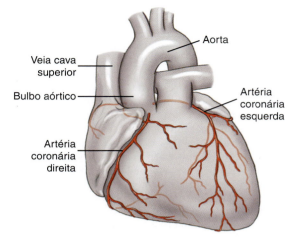

Figura 17.7 Artérias do coração (vista anterior).

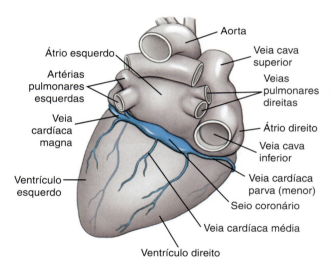

Figura 17.8 Veias do coração (vista posterior).

Artérias cerebrais

SUPRIMENTO SANGUÍNEO PARA O CÉREBRO

O cérebro recebe sangue das artérias maiores da circulação sistêmica. As quatro principais artérias que suprem o cérebro são (Figura 17.9):

1. Artéria carótida comum direita
2. Artéria carótida comum esquerda
3. Artéria vertebral direita
4. Artéria vertebral esquerda.

Os ramos principais das duas artérias carótidas comuns suprem a circulação anterior do cérebro e as duas artérias vertebrais suprem a circulação posterior. O exame radiográfico dos vasos do pescoço e de toda a circulação cerebral é chamado de **angiografia de quatro vasos**, já que o meio de contraste é coletiva e seletivamente injetado nessas quatro estruturas. Outra série comum é a **angiografia de três vasos**, em que as duas carótidas e somente uma artéria vertebral são estudadas.

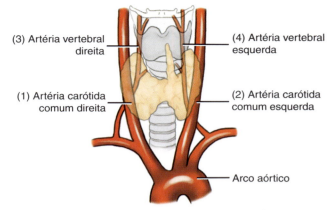

Figura 17.9 Suprimento sanguíneo para o cérebro – quatro artérias principais.

RAMOS DO ARCO AÓRTICO

A aorta é a principal artéria que sai do ventrículo esquerdo do coração. Os três principais ramos originários do **arco aórtico** são (Figura 17.10):

1. Artéria braquiocefálica
2. Artéria carótida comum esquerda
3. Artéria subclávia esquerda.

O tronco braquiocefálico é um vaso curto, que se bifurca na **artéria carótida comum direita** e na **artéria subclávia direita**. Essa bifurcação é diretamente posterior à articulação esternoclavicular direita. As artérias vertebrais direita e esquerda são ramos das artérias subclávias de cada lado, já descritas (ver Figura 17.9). Uma vez que a artéria carótida comum esquerda origina-se diretamente do arco aórtico, é um pouco mais longa que a artéria carótida comum direita.

Na região cervical, as duas artérias carótidas comuns são muito parecidas. Cada artéria carótida comum passa cranialmente, de cada lado da traqueia e da laringe, na altura da borda superior da **cartilagem tireóidea**. Nesse ponto, cada artéria carótida comum divide-se em **artérias carótidas externa** e **interna**. O local de bifurcação de cada artéria carótida comum está aproximadamente na altura da **quarta vértebra cervical**.

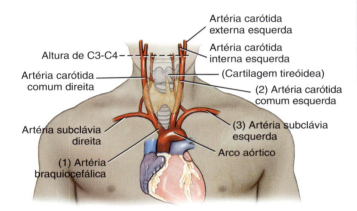

Figura 17.10 Três ramos do arco aórtico.

ARTÉRIAS DA CABEÇA E DO PESCOÇO

As principais artérias que suprem a cabeça, vistas do lado direito do pescoço, são mostradas na Figura 17.11A (nessa ilustração, apenas os vasos do lado direito são identificados). O **tronco arterial braquiocefálico bifurca-se** em **artéria carótida comum direita** e **artéria subclávia direita**.

A artéria carótida comum direita ascende até a altura da quarta vértebra cervical e se ramifica em **artéria carótida externa** e **artéria carótida interna**, também já descritas. Cada artéria carótida externa supre principalmente a porção anterior do pescoço, a face e grande parte do couro cabeludo e das meninges (revestimentos do cérebro). Cada artéria carótida interna supre os hemisférios cerebrais, a hipófise, as estruturas orbitais, a porção externa do nariz e a porção anterior do cérebro.

A **artéria vertebral direita** é originária da artéria subclávia direita e atravessa os forames transversos de C6 a C1. Cada artéria vertebral passa posteriormente pela borda superior de C1 antes de atravessar o forame magno e entrar no crânio.

Na arteriografia da carótida comum, mostrada à direita, a artéria carótida interna direita (A), a artéria carótida externa direita (B) e a artéria carótida comum direita (C) são observadas (Figura 17.11B).

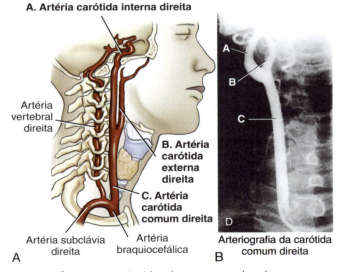

Figura 17.11 Artérias do pescoço e da cabeça.

RAMOS DA ARTÉRIA CARÓTIDA EXTERNA

Os quatro principais ramos da artéria carótida externa são:
1. Artéria facial
2. Artéria maxilar
3. Artéria temporal superficial
4. Artéria occipital.

ARTÉRIA CARÓTIDA INTERNA

Cada **artéria carótida interna** segue em direção cranial e entra no canal carotídeo da porção petrosa do osso temporal. Na pirâmide petrosa, a artéria se curva para a frente e em sentido medial. Antes de suprir os hemisférios cerebrais, cada artéria carótida interna passa por um conjunto de canais venosos ao redor da sela túrcica. Cada artéria carótida interna atravessa a dura-máter, medial ao processo clinoide anterior, e se bifurca nos ramos cerebrais.

A porção em formato de "S" de cada artéria carótida interna é chamada de **sifão carotídeo** e é cuidadosamente estudada pelo radiologista.

ARTÉRIA CEREBRAL ANTERIOR

Os dois ramos terminais de cada **artéria carótida interna** são a **artéria cerebral anterior** (Figura 17.12) e a **artéria cerebral média** (Figura 17.13). A artéria cerebral anterior e seus ramos suprem grande parte do prosencéfalo, próximo à linha média. As artérias cerebrais anteriores curvam-se ao redor do corpo caloso, emitindo diversos ramos para as porções mediais do hemisfério cerebral. Cada artéria cerebral anterior conecta-se à artéria oposta e à circulação cerebral posterior.

ARTÉRIA CEREBRAL MÉDIA

A artéria cerebral média é o maior ramo de cada artéria carótida interna. Essa artéria supre os **aspectos laterais da circulação cerebral anterior** (ver Figura 17.13). A artéria cerebral média, à medida que segue em direção à periferia do cérebro, emite ramos que se estendem pela porção lateral da ínsula ou lobo central do cérebro. Esses pequenos ramos suprem o tecido profundo do cérebro.

ARTERIOGRAFIA DA CARÓTIDA INTERNA

O meio de contraste injetado na artéria carótida interna preenche a artéria cerebral anterior e a artéria cerebral média. A fase arterial da angiografia da carótida cerebral é similar à demonstrada nas ilustrações da Figura 17.14.

Na vista frontal ou incidência posteroanterior (PA), há pouca sobreposição dos dois vasos, já que a artéria cerebral anterior segue em direção à linha média e a artéria cerebral média estende-se lateralmente.

Há alguma sobreposição na posição lateral. A artéria carótida interna supre principalmente a porção anterior do cérebro.

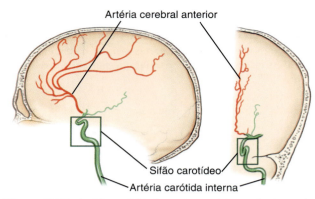

Figura 17.12 Artéria carótida interna e artéria cerebral anterior.

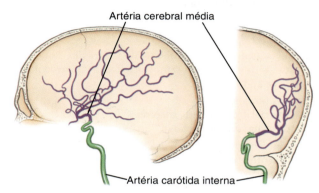

Figura 17.13 Artéria cerebral média.

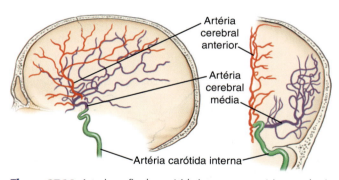

Figura 17.14 Arteriografia da carótida interna; as artérias cerebrais anterior e média são visualizadas.

ARTÉRIAS VERTEBROBASILARES

As duas artérias vertebrais entram no crânio pelo forame magno e se unem para formar uma única artéria basilar. As artérias vertebrais e a artéria basilar e seus ramos formam o sistema vertebrobasilar. Omitindo grande parte do osso occipital, a Figura 17.15 mostra essas artérias na base do crânio. Cada artéria vertebral origina diversas artérias antes de seu ponto de convergência para formar a artéria basilar. Esses ramos suprem a medula espinal e o rombencéfalo. A artéria basilar repousa no *clivus*, em parte do osso esfenoide e na base do osso occipital, anteriormente ao forame magno e posteriormente ao dorso da sela.

CÍRCULO ARTERIAL (POLÍGONO DE WILLIS)

A artéria carótida interna e as artérias vertebrais conduzem o sangue para o cérebro. A circulação cerebral posterior comunica-se com a circulação anterior na base do cérebro, no **círculo arterial** ou **polígono de Willis** (Figura 17.16). As cinco artérias ou ramos que formam o círculo arterial são: (1) a **artéria comunicante anterior**, (2) as **artérias cerebrais anteriores**, (3) ramos das **artérias carótida internas**, (4) a **artéria comunicante posterior** e (5) as **artérias cerebrais posteriores**.

As conexões ocorrem não apenas entre as circulações anterior e posterior, mas também entre os dois lados, por meio da linha média. Uma anastomose elaborada interconecta todo o suprimento arterial do cérebro. A artéria basilar, ao seguir em direção ao círculo arterial, emite diversos ramos para o rombencéfalo e a região posterior do cérebro. As artérias cerebrais posteriores são dois de seus maiores ramos.

Alguns aneurismas podem ocorrer nesses vasos que formam o círculo arterial, que precisam ser muito bem demonstrados na angiografia cerebral (Figura 17.17).

A importante glândula "mestra", a **hipófise** (glândula pituitária), e sua estrutura óssea adjacente, a **sela túrcica**, estão localizadas no círculo arterial. Ver na Figura 17.15 a localização da **artéria basilar** sobre o *clivus*, e a relação entre essas estruturas e o **dorso da sela**.

ARTERIOGRAFIA VERTEBROBASILAR

A arteriografia vertebrobasilar padrão é similar ao desenho simplificado da Figura 17.18. **Artérias vertebrais, artéria basilar e artérias cerebrais posteriores** podem ser visualizadas. Diversos ramos para o cerebelo não foram identificados na figura.

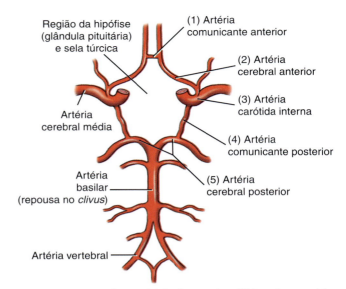

Figura 17.16 Círculo arterial (polígono de Willis) – cinco artérias ou ramos.

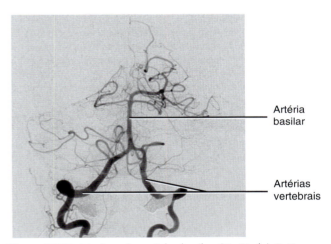

Figura 17.17 Arteriografia vertebrobasilar. (De Nadgir R, Yousem DM: *Neuroradiology: The requisites*, ed 4, Philadelphia, Elsevier, 2007.)

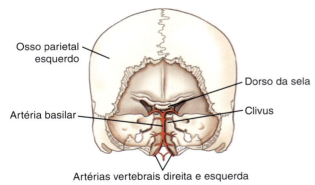

Figura 17.15 Artérias vertebrobasilares.

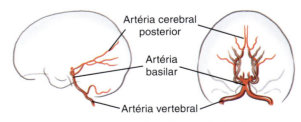

Figura 17.18 Arteriografia vertebrobasilar.

Veias cerebrais

GRANDES VEIAS DO PESCOÇO

Os **três pares** de veias maiores que drenam a cabeça, a face e a região do pescoço (Figura 17.19) são:

1. Veias jugulares internas direita e esquerda
2. Veias jugulares externas direita e esquerda
3. Veias vertebrais direita e esquerda.

Cada **veia jugular interna** drena as meninges e o cérebro. Além disso, muitas veias menores se unem a cada veia jugular interna em seu trajeto caudal e, por fim, formam a **veia braquiocefálica** de cada lado. As veias braquiocefálicas direita e esquerda se unem e formam a veia cava superior, que retorna o sangue para o átrio direito do coração.

As duas **veias jugulares externas** são troncos mais superficiais que drenam o couro cabeludo e grande parte da face e do pescoço. Cada veia jugular externa se une à sua respectiva **veia subclávia**.

As **veias vertebrais** direita e esquerda formam-se fora do crânio e drenam a área superior do pescoço e a região occipital. Cada veia vertebral entra no forame transverso de C1, desce até C6 e chega à veia subclávia.

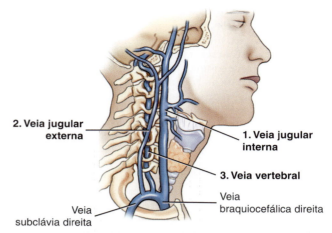

Figura 17.19 Grandes veias do pescoço.

SEIOS VENOSOS DA DURA-MÁTER

Os seios venosos da dura-máter são canais venosos que drenam o sangue do cérebro (Figura 17.20). Eles estão situados entre as duas camadas da dura-máter, descritas no Capítulo 18, que discute revestimentos do cérebro e espaços meníngeos.

O espaço entre as duas camadas da dura-máter, assim como a porção superior da fissura longitudinal, contém o **seio sagital superior**. O **seio sagital inferior** segue posteriormente e drena no **seio reto**. O seio reto e o seio sagital superior drenam nos seios transversos.

Cada **seio transverso** curva-se medialmente e ocupa uma fenda na porção mastoide do osso temporal. O seio dessa região é chamado de **seio sigmoide**. Cada seio sigmoide curva-se em direção caudal e continua como a **veia jugular interna** no forame jugular.

O **seio occipital** segue em sentido posterior a partir do forame magno e se une ao seio sagital superior, ao seio reto e aos seios transversos em sua confluência. A **confluência dos seios** é próxima à protuberância occipital interna. Outros importantes seios da dura-máter drenam na área de cada lado do osso esfenoide e da sela túrcica.

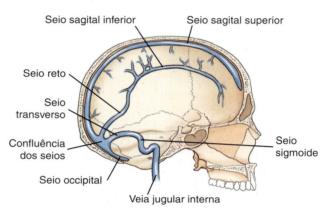

Figura 17.20 Seios da dura-máter.

SISTEMA VENOSO CRANIANO

As principais veias de todo o sistema venoso craniano são mostradas na Figura 17.21. Apenas as veias mais proeminentes são identificadas. Um grupo sem denominações individuais é formado pelas *veias cerebrais externas*, que, com alguns seios venosos da dura-máter, drenam as superfícies externas dos hemisférios cerebrais. Como todas as veias do cérebro, as veias cerebrais externas não apresentam válvulas e são extremamente finas, já que não têm tecido muscular.

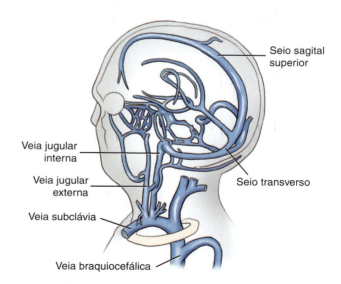

Figura 17.21 Sistema venoso da dura-máter.

Sistema circulatório torácico
ARTÉRIAS TORÁCICAS

A **aorta** e as **artérias pulmonares** são as principais artérias localizadas no tórax. As artérias pulmonares levam o sangue desoxigenado para os pulmões (como já mostrado na Figura 17.4).

A aorta estende-se do coração até aproximadamente a 4ª vértebra lombar, e se divide em seções torácica e abdominal. A **seção torácica** subdivide-se em **quatro segmentos** (Figura 17.22):

1. Bulbo aórtico (raiz aórtica)
2. Aorta ascendente
3. Arco aórtico
4. Aorta descendente.

Bulbo ou raiz é a extremidade proximal da aorta, e é a área de origem das artérias coronárias. A **porção ascendente** da aorta estende-se do bulbo e termina aproximadamente na altura da segunda articulação esternocostal, tornando-se o **arco**. O arco é diferente dos demais segmentos da aorta torácica porque dá origem a três ramos arteriais: artéria braquiocefálica, artéria carótida comum esquerda e artéria subclávia esquerda. (Isso também é mostrado na Figura 17.10.)

O arco aórtico pode apresentar muitas variações. As três mais comumente observadas na angiografia são (Figura 17.23):

A. **Aorta circunflexa esquerda** (arco normal, com a aorta descendente para baixo e arqueada para a esquerda)
B. **Aorta inversa** (arco voltado para a direita)
C. **Pseudocoarctação** (aorta descendente arqueada).

Em sua extremidade distal, o arco passa a ser a **aorta descendente** (ver Figura 17.22). A aorta descendente estende-se do istmo à altura da 12ª vértebra dorsal. Numerosos ramos arteriais intercostais, brônquicos, esofágicos e frênicos superiores são originários da aorta descendente (não mostrados na Figura 17.22). Essas artérias transportam o sangue para os órgãos que as denominam.

VEIAS TORÁCICAS

As principais veias do tórax são a **veia cava superior**, a **veia ázigo** e as **artérias pulmonares**. A veia cava superior leva o sangue do tórax para o átrio direito. A **veia ázigo** é a principal tributária a conduzir o sangue da parede torácica posterior para a veia cava superior (Figura 17.24). A veia ázigo entra na veia cava superior posteriormente. O sangue do tórax entra na veia ázigo a partir das veias intercostais, brônquicas, esofágicas e frênicas. Nessa ilustração, parte da veia cava foi removida para melhor visualização das veias ázigo e intercostais. O sangue do ventrículo direito do coração é levado para os pulmões pelas **artérias pulmonares**.

As **veias pulmonares superior** e **inferior** conduzem o sangue oxigenado dos pulmões para o átrio esquerdo, como já mostrado. A **VCI** transporta o sangue do abdome e dos membros inferiores para o átrio direito (ver Figuras 17.4 e 17.6).

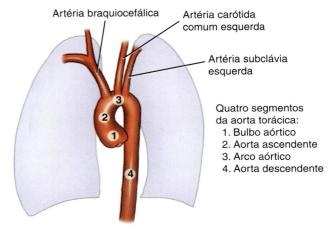

Figura 17.22 Aorta torácica.

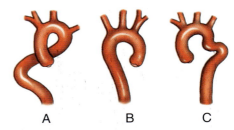

Figura 17.23 Variações do arco.

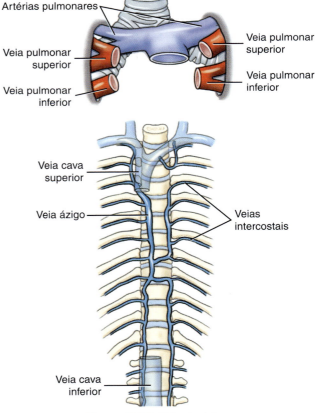

Figura 17.24 Veias torácicas.

Sistema circulatório abdominal
ARTÉRIAS ABDOMINAIS

A aorta abdominal é a continuação da aorta torácica. A aorta abdominal é anterior às vértebras e se estende do diafragma até aproximadamente a L4, onde se bifurca nas artérias ilíacas comuns direita e esquerda. Há **cinco ramos principais** da aorta abdominal que são de maior interesse na angiografia. Todos eles podem ser seletivamente cateterizados para estudo de um órgão específico. Esses ramos, mostrados na Figura 17.25, são:

1. **Artéria celíaca**
2. **Artéria mesentérica superior**
3. **Artéria renal esquerda**
4. **Artéria renal direita**
5. **Artéria mesentérica inferior.**

O **tronco** da **artéria celíaca** origina-se da porção anterior da aorta, imediatamente abaixo do diafragma e cerca de 1,5 cm acima do início da artéria mesentérica superior. Os órgãos supridos pelos três ramos maiores do tronco celíaco são: **fígado, baço** e **estômago**.

A **artéria mesentérica superior** leva sangue para o pâncreas, grande parte do intestino delgado e partes do lado direito do intestino grosso (ceco, cólon ascendente e cerca de metade do cólon transverso). É originária da superfície anterior da aorta, na altura da primeira vértebra lombar, cerca de 1,5 cm abaixo da artéria celíaca.

A **artéria mesentérica inferior** é originária da aorta, na altura da terceira vértebra lombar, cerca de 3 ou 4 cm acima do nível da bifurcação das artérias ilíacas comuns. Essa artéria leva sangue para partes do intestino grosso (metade esquerda do cólon transverso, cólon descendente, cólon sigmoide e grande parte do reto).

As **artérias renais direita** e **esquerda** levam sangue para os rins e são originárias de cada lado da aorta, imediatamente abaixo da artéria mesentérica superior e na altura do disco entre a 1ª e a 2ª vértebras lombares.

A parte distal da aorta abdominal bifurca-se na altura da 4ª vértebra lombar, em **artérias ilíacas comuns direita** e **esquerda**. Cada artéria ilíaca comum divide-se em **artérias ilíacas internas** e **externas**. As artérias ilíacas internas suprem os órgãos da pelve (bexiga, reto, órgãos reprodutivos e músculos pélvicos) com sangue.

Os membros inferiores recebem sangue das **artérias ilíacas externas**. A artéria ilíaca externa é importante na angiografia e é usada no **estudo dos membros inferiores**.

VEIAS ABDOMINAIS

A **VCI** devolve o sangue das estruturas abaixo do diafragma (tronco e membros inferiores) para o átrio direito do coração. A VCI tem diversas tributárias de importância radiográfica. Dentre elas, estão as **veias ilíacas comuns** direita e esquerda, **ilíacas internas, ilíacas externas e renais** (Figura 17.26) e o **sistema porta hepático**. Veias ilíacas drenam a área pélvica e os membros inferiores, e veias renais drenam os rins.

Veias mesentéricas superior e **inferior** levam o sangue do intestino delgado e do intestino grosso para a **veia porta hepática** e as **veias hepáticas**, e destas para a **VCI**. Essa circulação é demonstrada na Figura 17.27.

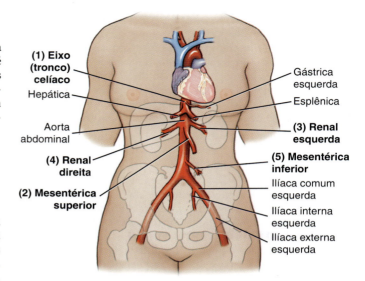

Figura 17.25 Artérias abdominais.

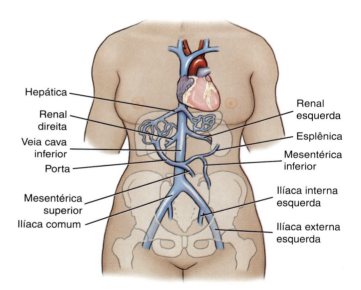

Figura 17.26 Veias abdominais.

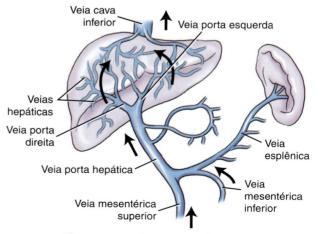

Figura 17.27 Sistema porta hepático.

SISTEMA PORTA HEPÁTICO (SISTEMA HEPATOPORTAL)

O sistema porta hepático inclui todas as veias que drenam o sangue do trato digestório abdominal e do baço; do cólon e do intestino delgado. O sangue é levado desses órgãos para o fígado através da **veia porta hepática**. No fígado, esse sangue é "filtrado" e devolvido à VCI pelas veias hepáticas. As **veias hepáticas** têm diversas tributárias importantes. A **veia esplênica** é uma veia calibrosa, com tributárias próprias que drenam o sangue do baço.

A **veia mesentérica inferior**, que leva o sangue do reto e de partes do intestino grosso, geralmente drena na veia esplênica, mas em cerca de 10% dos casos termina no ângulo de união entre a veia esplênica e a veia mesentérica superior. A **veia mesentérica superior** leva o sangue do intestino delgado e de partes do intestino grosso. Esse vaso se une à veia esplênica, formando a veia porta.

Sistema circulatório periférico

ARTÉRIAS DO MEMBRO SUPERIOR

De modo geral, acredita-se que a circulação arterial do membro superior começa na **artéria subclávia** (Figura 17.28). A artéria subclávia tem origens diferentes no lado direito e no lado esquerdo. No lado direito, ela é originária da **artéria braquiocefálica**; do lado esquerdo, é diretamente do arco aórtico.

A artéria subclávia continua como **artéria axilar**, que dá origem à **artéria braquial**. A artéria braquial bifurca-se em **artéria ulnar** e **artéria radial** aproximadamente na altura do colo do rádio. As artérias radial e ulnar continuam a se ramificar até se unirem e formarem os **dois arcos palmares** (profundo e superficial). Os ramos desses arcos suprem a mão e os dedos.

VEIAS DO MEMBRO SUPERIOR

O sistema venoso do membro superior pode ser dividido em dois grupos: as **veias profundas** e as **veias superficiais** (Figura 17.29). Essas veias se comunicam entre si em diversos locais e formam dois canais paralelos de drenagem em cada região. As **veias cefálica** e **basílica** são as tributárias primárias do sistema venoso superficial. Ambas são originárias do arco da mão. A **veia cubital mediana** (usada com mais frequência na coleta de sangue) é anterior à articulação do cotovelo e conecta os sistemas de drenagem superficial do antebraço. A veia basílica superior drena na **veia axilar**, que segue para a **veia subclávia** e, por fim, para a **veia cava superior**. A veia basílica inferior une-se à veia cubital mediana e continua como veia basílica superior.

As veias profundas são as **duas veias braquiais** que drenam a **veia radial**, a **veia ulnar** e os **arcos palmares**. As veias braquiais unem-se à veia basílica e formam a veia axilar, que drena na veia subclávia e, por fim, na **veia cava superior**.

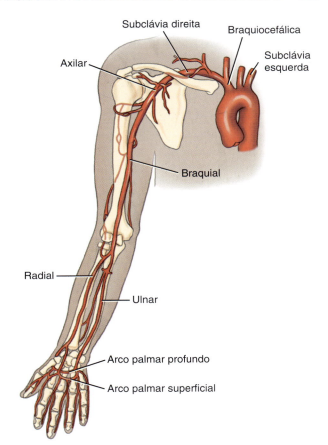

Figura 17.28 Artérias do membro superior.

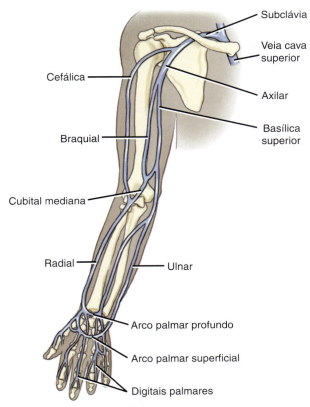

Figura 17.29 Veias do membro superior.

ARTÉRIAS DO MEMBRO INFERIOR

A circulação arterial do membro inferior começa na **artéria ilíaca externa** e termina nas artérias do pé (Figura 17.30). A primeira artéria a entrar no membro inferior é a **artéria femoral comum**. A artéria femoral comum divide-se em **artéria femoral** e **artéria femoral profunda**. A artéria femoral estende-se pela perna e passa a ser chamada **artéria poplítea** na altura do joelho. Os principais ramos da artéria poplítea são a **artéria tibial anterior** e a **artéria tibial posterior**.

A **artéria tibial anterior** continua como **a artéria dorsal do pé**, com ramos até o tornozelo e o pé. A **artéria tibial posterior** supre a panturrilha e a superfície plantar do pé.

VEIAS DO MEMBRO INFERIOR

As veias do membro inferior são similares às do membro superior, já que há **sistemas venosos superficiais e profundos**. O sistema venoso superficial contém as **veias safenas magna (longa)** e **parva (curta)** e suas tributárias, e as **veias superficiais do pé**.

A **veia safena magna** é a mais longa do corpo; estende-se do pé, ao longo da face medial da perna, até a coxa, onde se abre na **veia femoral**. A **veia safena parva (curta)** é originária do pé e se estende posteriormente pela perna, terminando no joelho, onde deságua na **veia poplítea**.

As **veias profundas maiores** são a **tibial posterior**, a **tibial anterior**, a **poplítea** e a **femoral**. A veia tibial posterior e a veia tibial anterior unem-se ao arco venoso dorsal (dorsal do pé) para drenar o pé e a porção inferior da perna. A veia tibial posterior estende-se em direção cranial e se une à **veia tibial anterior**, formando a **veia poplítea** na altura do joelho. A veia poplítea continua em direção cranial e passa a ser a **veia femoral** e, depois, a **veia ilíaca externa** (Figura 17.31).

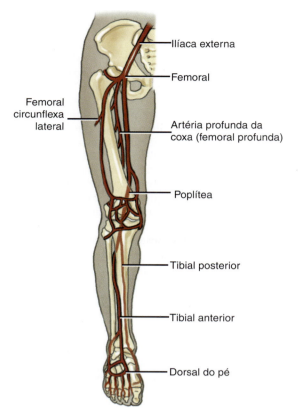

Figura 17.30 Artérias do membro inferior.

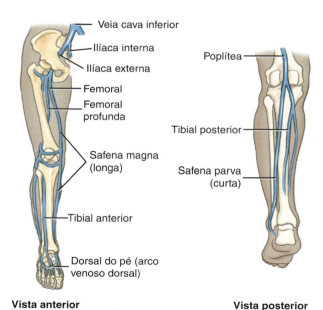

Figura 17.31 Veias do membro inferior.

PROCEDIMENTOS ANGIOGRÁFICOS

Visão geral

Como definido no início deste capítulo, a **angiografia** é a **obtenção de imagens radiológicas dos vasos sanguíneos após a injeção de meio de contraste**. Para visualização dessas estruturas de baixo contraste, o meio de contraste é injetado por um cateter colocado no vaso de interesse. Meios de contraste positivos são usados com mais frequência, mas há casos em que meios de contraste negativos são indicados. Esses procedimentos de aquisição de imagens são realizados com equipamentos altamente especializados.

A angiografia pode ser descrita de maneira mais específica:

- **Arteriografia:** obtenção de imagens das artérias
- **Venografia:** obtenção de imagens das veias
- **Angiocardiografia:** obtenção de imagens do coração e das estruturas associadas.

NOTA: Este capítulo é uma introdução à angiografia e aos procedimentos intervencionistas, e não discute todas as técnicas, informações e procedimentos existentes.

EQUIPE ANGIOGRÁFICA

A angiografia é realizada por uma equipe de profissionais de saúde, incluindo (1) um **radiologista** (ou um angiografista qualificado), (2) um **enfermeiro ou técnico cirúrgico que auxilia os procedimentos estéreis e de cateterismo** e (3) um **técnico em radiologia**. Dependendo do protocolo do serviço de radiologia e da situação específica, outros médicos, enfermeiros, técnicos ou técnicos em hemodinâmica podem estar disponíveis para auxiliar o procedimento (Figura 17.32).

A angiografia geralmente é uma área de especialização de técnicos e outros profissionais de saúde. Uma equipe competente e eficiente é fundamental para o sucesso do procedimento (Figura 17.33).

CONSENTIMENTO E ATENDIMENTO DO PACIENTE ANTES DO EXAME

O **histórico médico** deve ser obtido antes do procedimento. Este deve determinar a tolerância do paciente à injeção de meio de contraste (p. ex., histórico de alergias, função cardiopulmonar, função renal); os medicamentos em uso e seus sintomas também devem ser avaliados. O histórico médico é importante porque algumas medicações são anticoagulantes e causam sangramento excessivo durante e após o procedimento. O conhecimento do histórico medicamentoso também auxilia na escolha da pré-medicação. Os resultados de exames laboratoriais anteriores e outros dados pertinentes são igualmente analisados.

O procedimento é explicado detalhadamente para o paciente, sendo importante a total compreensão e cooperação. Essa explicação inclui possíveis riscos e complicações do procedimento, para que o paciente receba todas as informações necessárias antes de assinar o termo de consentimento.

O paciente não deve ingerir alimentos sólidos por aproximadamente 8 horas antes do exame para reduzir o risco de aspiração. No entanto, é importante assegurar que o paciente esteja bem hidratado para diminuir o risco de desenvolvimento de lesão renal induzida pelo meio de contraste.

O paciente geralmente recebe uma pré-medicação para ajudar a relaxar. Ele pode ficar mais confortável na mesa com uma esponja sob os joelhos para reduzir a tensão nas costas; no entanto, em muitos procedimentos, isso não é possível. Os sinais vitais são registrados e os pulsos dos membros distais devem ser monitorados. A seguir, o local de punção é tricotomizado, limpo e preparado com o uso de técnica estéril (Figura 17.34).

A comunicação e o monitoramento contínuos pelo técnico, pelo enfermeiro e pelo restante da equipe angiográfica melhoram muito o desconforto e o temor do paciente.

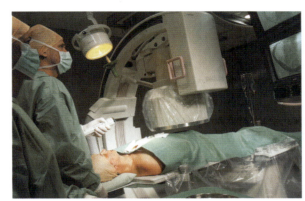

Figura 17.32 Procedimento angiográfico. (Cortesia de Philips Medical Systems.)

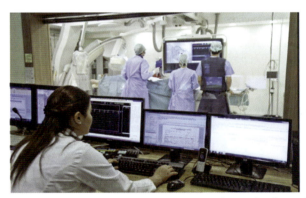

Figura 17.33 Equipe angiográfica. (Cortesia Medipol Health Group. Todos os direitos reservados. Disponível em: https://www.medipol.com.tr/en/technology/biplane-digital-flat-detector-angiography-system.)

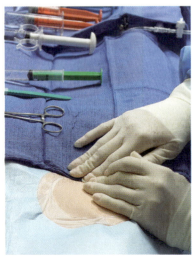

Figura 17.34 Avaliação do pulso no local de injeção na artéria femoral.

ACESSO VASCULAR PARA INJEÇÃO DE MEIO DE CONTRASTE

Para visualizar o vaso de interesse, o meio de contraste é injetado por um cateter na vasculatura do paciente. O cateterismo utiliza a técnica de Seldinger, geralmente com orientação ultrassonográfica (Figura 17.35). Esse método de acesso vascular foi desenvolvido por Seldinger na década de 1950 e continua popular. É uma técnica percutânea (através da pele) que pode ser usada para acesso arterial, venoso ou a outras estruturas.

O cateterismo é normalmente realizado em um destes **quatro vasos**: (1) femoral, (2) axilar, (3) braquial e (4) radial. O angiografista consulta o médico responsável e escolhe o vaso com base na presença de pulso forte e ausência de doença vascular. A **artéria femoral é o local preferido de punção arterial** devido ao seu tamanho e à facilidade de acesso. A punção é realizada imediatamente caudal ao ligamento inguinal. Se a punção da artéria femoral for contraindicada devido a enxertos cirúrgicos anteriores, aneurisma ou doença vascular oclusiva, pode-se escolher as artérias axilar, braquial ou radial. A **veia femoral** é o vaso de escolha para o acesso venoso; no entanto, isso também depende da preferência do médico e do procedimento em si.

As etapas da técnica de Seldinger são descritas a seguir.

TÉCNICA DE SELDINGER (FIGURA 17.36)

Etapa 1. Inserção da agulha composta (Seldinger). A agulha composta, com uma cânula interna (ver Figura 17.36), é colocada em uma pequena incisão e avançada de modo a perfurar as paredes do vaso. As novas agulhas têm uma única cânula para realização da punção vascular e do cateterismo.

Etapa 2. Colocação da agulha no lúmen do vaso. A colocação da agulha no lúmen do vaso é feita por meio da remoção da cânula interna e lenta tração da agulha, até o retorno de um fluxo sanguíneo contínuo.

Etapa 3. Inserção do fio-guia. Com o retorno desejado de sangue, a extremidade flexível do fio-guia (Figura 17.37) é inserida pela agulha e avançada cerca de 10 cm no interior do vaso.

Etapa 4. Remoção da agulha. Após o posicionamento do fio-guia, a agulha é deslizada pela parte da estrutura que permanece fora do paciente e é retirada.

Etapa 5. Passagem do cateter até a área de interesse. O cateter é colocado sobre o fio-guia e avançado até a área de interesse sob orientação fluoroscópica. Durante a colocação do "cateter", a dilatação do trato e o uso de uma bainha de introdução (que protege o acesso vascular e tem uma válvula unidirecional que impede extravasamento) podem ser necessários (Figura 17.38).

Etapa 6. Remoção do fio-guia. Com o cateter na área desejada, o fio-guia é removido de seu interior. O cateter ou a bainha de introdução permanece como uma conexão entre o exterior do corpo e a área de interesse.

Se não for possível o acesso ao vaso com a técnica de Seldinger, uma incisão poderá ser realizada. Isso requer uma pequena cirurgia para exposição do vaso a ser cateterizado e raramente ocorre fora do centro cirúrgico.

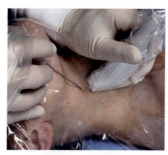

Figura 17.35 Acesso venoso guiado por ultrassom. (Com permissão de Dr. Brian Pollard. De Ultrasound Guidance for Vascular Access and Regional Anesthesia.)

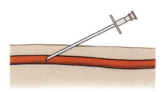

Etapa 1. Inserção da agulha composta (com cânula interna)

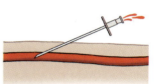

Etapa 2. Colocação da agulha no lúmen do vaso (após remoção da cânula interna)

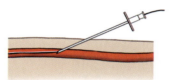

Etapa 3. Inserção do fio-guia

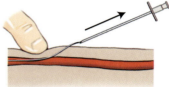

Etapa 4. Remoção da agulha

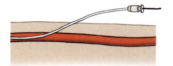

Etapa 5. Passagem do cateter até a área de interesse

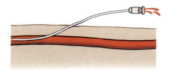

Etapa 6. Retirada do fio-guia

Figura 17.36 As seis etapas da técnica de Seldinger.

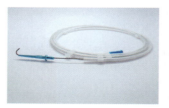

Figura 17.37 Exemplo de fio-guia usado na técnica de Seldinger. (Shutterstock.com/panpilaipaipa.)

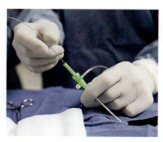

Figura 17.38 Colocação da bainha introdutora. (Shutterstock.com/Monkey Business Images.)

A Figura 17.39 mostra os itens estéreis usados, prontos para a realização da punção arterial pelo radiologista. Além das seringas e dos materiais mostrados, uma válvula (ou torneira tripla) pode ser conectada a uma ou mais extensões do cateter a (1) um transdutor para leitura da pressão vascular, (2) uma infusão de soro fisiológico heparinizado em gotejamento sob pressão ou (3) ao meio de contraste apropriado. Essa configuração também permite que o médico faça a injeção manual de meio contraste ou medicamentos e conecte o cateter angiográfico.

A extremidade distal dos cateteres angiográficos tem diferentes formatos, permitindo o fácil acesso ao vaso de interesse. É importante que o técnico conheça tipos, radiopacidade, tamanhos, construção e pontas dos cateteres e fios-guias utilizados. Existem muitos cateteres angiográficos (Figura 17.40).

O cateter deve ser frequentemente irrigado durante o procedimento para prevenir a formação de coágulos de sangue que podem se transformar em êmbolos.

BANDEJA DE ANGIOGRAFIA

A bandeja estéril contém os equipamentos básicos necessários para o cateterismo da artéria femoral pela técnica de Seldinger. Os itens estéreis básicos são:

1. Pinças hemostáticas
2. Esponjas de preparo e solução antisséptica (Figura 17.41)
3. Lâmina de bisturi
4. Seringa e agulha para administração de anestésico local
5. Cubas de diferentes tamanhos
6. Campos estéreis e toalhas
7. Curativos adesivos
8. Capa estéril para o intensificador de imagem (não mostrado).

MEIO DE CONTRASTE

O meio de contraste de escolha é uma substância iodada, não iônica e hidrossolúvel, devido à sua baixa osmolalidade e menor risco de reação alérgica. A quantidade necessária depende do vaso examinado. Como em todos os procedimentos que empregam meio de contraste, os equipamentos de emergência devem estar à disposição imediata, e o técnico deve conhecer o protocolo, caso o paciente apresente reação alérgica. Os pacientes com hipersensibilidades conhecidas podem ser pré-medicados para minimizar o risco. O Capítulo 14 apresenta uma introdução aos contrastes e níveis de reações.

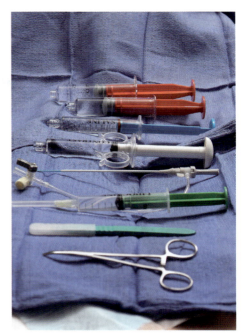

Figura 17.39 Materiais estéreis prontos para punção arterial e cateterismo.

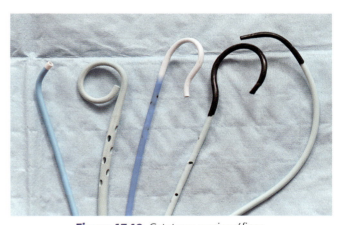

Figura 17.40 Cateteres angiográficos.

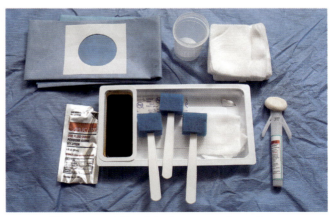

Figura 17.41 Bandeja de preparação cutânea.

RISCOS E COMPLICAÇÕES

Os procedimentos angiográficos são sempre associados a riscos e complicações para o paciente. Os mais comuns estão na lista a seguir:

- **Sangramento no local de punção:** o sangramento geralmente pode ser controlado por aplicação de compressão
- **Formação de trombo:** um coágulo de sangue pode se formar no vaso e prejudicar o fluxo para as partes distais
- **Formação de êmbolos:** um fragmento da placa pode ser deslocado da parede vascular pelo cateter e causar acidente vascular isquêmico ou oclusão de outro vaso
- **Dissecção de vaso:** o cateter pode lacerar a camada íntima do vaso
- **Infecção do local de punção:** a infecção é causada pela contaminação do campo estéril
- **Reação ao meio de contraste:** a reação pode ser leve, moderada ou grave (ver Capítulo 14).

Se as artérias axilar, braquial ou radial forem usadas no cateterismo, há risco de lesão de nervos adjacentes e espasmo arterial.

Em raros casos, parte do fio-guia ou do cateter pode se quebrar no interior do vaso. O fragmento pode se tornar um êmbolo, que é um risco grave para o paciente e deve ser imediatamente tratado. O fragmento pode ser removido com o uso de um tipo especial de cateter de recuperação (ver Figuras 17.87 e 17.88).

CUIDADO APÓS O PROCEDIMENTO

Após o término do procedimento angiográfico, o cateter é removido e o local de punção é comprimido ou a artéria é selada com um dispositivo de fechamento. O paciente fica em repouso por pelo menos 4 horas, mas a cabeceira do leito ou da maca pode ser elevada em aproximadamente 30°. (Depende da preferência do médico ou do protocolo do serviço de radiologia.) Nesse período, o paciente é cuidadosamente monitorado; os sinais vitais e os pulsos periféricos distais ao local de punção continuam a ser observados. A temperatura, a coloração e a sensibilidade do membro afetado também são monitoradas para assegurar a não interrupção da circulação. O paciente recebe líquidos por via oral e, se necessário, analgésicos.

O paciente deve ser instruído sobre o que fazer em caso de sangramento espontâneo do local de punção, que nada mais é que **aplicar pressão** e **pedir ajuda**.

Um dos avanços mais recentes é o desenvolvimento de dispositivos para fechamento percutâneo do local de punção, que reduz o risco de hemorragia. Além disso, o angiografista geralmente não precisa comprimir o local de punção quando esses dispositivos são empregados. Essa técnica normalmente também é eficaz em pacientes tratados com anticoagulantes.

Considerações especiais sobre o paciente

APLICAÇÕES PEDIÁTRICAS

Pacientes pediátricos que precisam de angiografia normalmente são submetidos à sedação profunda ou à anestesia geral para realização do procedimento, dependendo da idade e do estado geral da criança. Nos neonatos provenientes de unidades de terapia intensiva, cobertores aquecidos são usados durante o procedimento para manutenção da temperatura corpórea.

De modo geral, a presença dos pais ou responsáveis na unidade de angiografia não é permitida. No entanto, o procedimento deve ser meticulosamente explicado a eles antes da assinatura do termo de consentimento livre e esclarecido.

Pacientes pediátricos podem apresentar patologias similares às observadas em adultos. No entanto, exames angiográficos, principalmente o cateterismo cardíaco, são normalmente indicados para o diagnóstico de defeitos congênitos.

APLICAÇÕES GERIÁTRICAS

A perda sensorial (p. ex., de visão, audição) associada ao envelhecimento pode exigir mais paciência, assistência e monitoramento durante o exame. Não raro, pacientes geriátricos ficam ansiosos antes do procedimento; eles podem temer cair da estreita mesa de exame. A tranquilidade e o cuidado do técnico fazem com que esses pacientes se sintam seguros e confortáveis.

Um colchão radiolucente sobre a mesa de exame fornece mais conforto para pacientes geriátricos. Cobertores extras devem estar à disposição após o procedimento para mantê-los aquecidos.

Os pacientes idosos podem apresentar tremores ou dificuldade de se manterem imóveis; o uso de miliamperagem (mA) alta reduz os tempos de exposição, o que ajuda a diminuir o risco de movimento nas imagens.

Tabela 17.1 Dose cutânea em procedimentos comuns.

PROCEDIMENTO	DOSE CUTÂNEA APROXIMADA
TIPS	2.168 mGy
Nefrostomia	258 mGy
Neuroembolização – cabeça	1.977 mGy
Neuroembolização – coluna	3.739 mGy
Colocação de filtro de VCI	193 mGy
Drenagem biliar	781 mGy
Embolização hepática	1.959 mGy
Intervenção coronária percutânea	2 Gy
PTCA e AC	1.407 mGy

AC, artéria coronária; *PTCA*, angioplastia coronária transluminal percutânea; *TIPS*, *shunt* portossistêmico intra-hepático transjugular; *VCI*, veia cava inferior. Reproduzida, com autorização, de Rothrock J: Alexander's care of the patient in surgery, ed 15, St. Louis, Mosby, 2015; modificada de Conference of Radiation Control Program Directors, Inc: *Monitoring and tracking fluoroscopic dose*, 2010, disponível em: www.crcpd.org/Pubs/Handout-MonitoringAndTrackingFluoroDose PubE-10-8.pdf.

PROTEÇÃO CONTRA A RADIAÇÃO

Há um possível risco de aumento da dose de radiação para os profissionais de saúde que são membros da equipe de angiografia devido ao uso da fluoroscopia e à proximidade com o paciente e o equipamento. A utilização criteriosa de **dispositivos de proteção contra a radiação**, como aventais inteiriços de chumbo, protetores de tireoide e óculos de chumbo, é necessária, assim como o monitoramento da dose à equipe. A **minimização absoluta do tempo de fluoroscopia** também é vital para a redução da dose.

Escudos de chumbo podem ser suspensos do teto como medidas adicionais de proteção da face e dos olhos do angiografista. As unidades de angiografia podem ter filtração especializada do feixe e fluoroscopia pulsada para ajudar na minimização da dose. A Figura 17.42 mostra a importância do posicionamento dos membros da equipe durante a exposição à fluoroscopia. Uma vez que a radiação dispersa contribui muito para a dose que atinge a equipe, a maximização da distância entre os profissionais, a fonte de raios X e o objeto de dispersão (o paciente) é fundamental.

A **colimação precisa**, isto é, a limitação do feixe, é importante na redução da dose para o paciente e para a equipe de angiografia. A limitação do feixe diminui a quantidade de radiação secundária produzida e melhora a qualidade geral da imagem (ver Figura 17.42). A Figura 17.43 mostra diversos pontos importantes para a redução da dose ao paciente. A distância entre o intensificador de imagem e o paciente deve ser minimizada, enquanto a distância entre a fonte de raios X e o paciente deve ser maximizada. Além disso, o uso de ferramentas, como a manutenção da última imagem obtida ou a revisão das imagens já armazenadas, também pode auxiliar na redução da dose. A Tabela 17.1 dá exemplos da dose cutânea recebida pelo paciente durante procedimentos angiográficos comuns.

CONTRAINDICAÇÕES

A angiografia é contraindicada em pacientes com alergia ao contraste, redução da função renal, distúrbios da coagulação, submetidos à terapia anticoagulante e instabilidade cardiopulmonar ou neurológica.

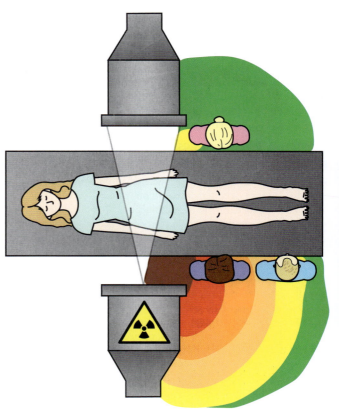

Figura 17.42 Efeito da radiação dispersa nos membros da equipe. (De Rothrock JC: *Alexander's care of the patient in surgery*, ed 16, St. Louis, Elsevier, 2019.)

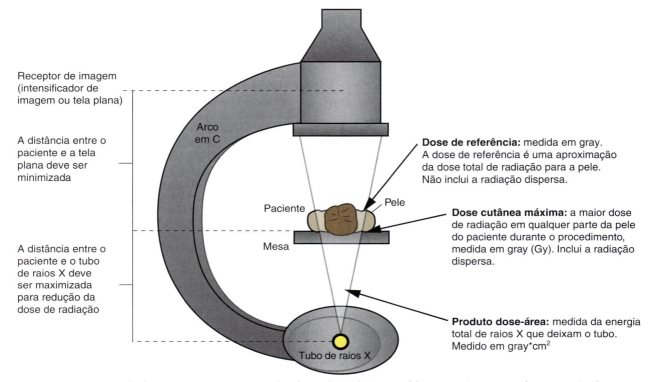

Figura 17.43 Minimização da dose para o paciente. (De Rothrock JC: *Alexander's care of the patient in surgery*, ed 16, St. Louis, Elsevier, 2019.)

Equipamentos de angiografia

SALA DE ANGIOGRAFIA
A sala de angiografia é equipada para todos os tipos de procedimentos angiográficos e intervencionistas e tem ampla variedade de agulhas, cateteres e fios-guias. É maior do que as salas convencionais de radiografia e tem uma pia, uma área de preparação estéril e um local para manutenção do paciente. A sala deve ter saídas de oxigênio e sucção, assim como equipamentos médicos de emergência.

EQUIPAMENTOS NECESSÁRIOS
Em geral, há na unidade de angiografia:
- Uma mesa do tipo ilha com acesso ao paciente de todos os lados; a mesa deve ser flutuante dos quatro lados, com ajuste de altura e mecanismo de inclinação
- Um sistema de fluoroscopia com conversão analógico-digital e intensificador ou o novo detector digital plano; esses dois sistemas podem ter configurações em arco em C único ou biplano, como mostram as Figuras 17.44 e 17.45
- Sistema programável de aquisição de imagem digital, que permite a escolha da taxa de obtenção e também da sequência e do processamento de imagens
- Tubo especializado de raios X com alta capacidade calorífica e resfriamento rápido para atender à necessidade de mA elevada, altas taxas de quadros e série de aquisição múltipla
- Injetor eletromecânico para administração de contraste (ver descrição completa adiante, na seção específica)
- Equipamento de monitoramento fisiológico para acompanhar as pressões venosa e arterial, os níveis de oxigênio e o eletrocardiograma do paciente (muito importante na angioplastia e no cateterismo cardíaco)
- Método de arquivos de imagem associado ao PACS (sistema de comunicação e arquivamento de imagem – do inglês, *picture archiving and communication system*) ou a uma impressora a *laser*.

AQUISIÇÃO DIGITAL
Como já descrito, há dois tipos de tecnologia para a fluoroscopia e a aquisição de imagens digitais: (1) com conversão analógico-digital e (2) com detectores planos (conversão digital direta).

A aquisição digital permite o arquivamento direto das imagens no PACS, com todas as suas vantagens inerentes (p. ex., facilidade de acesso às imagens por especialistas, eliminação da perda de filmes, visualização simultânea de imagens).

Angiografia de subtração digital
Uma vantagem da tecnologia digital é a capacidade de realização da **angiografia de subtração digital (ASD)** em tempo real. Com a tecnologia digital, um computador altamente sofisticado "subtrai" ou remove as estruturas anatômicas sobrejacentes para que a imagem resultante mostre apenas o vaso ou os vasos de interesse que contenham meio de contraste (Figura 17.46). A imagem subtraída é observada como uma imagem reversa e pode mostrar informações diagnósticas não aparentes na imagem convencional não subtraída (Figura 17.47).

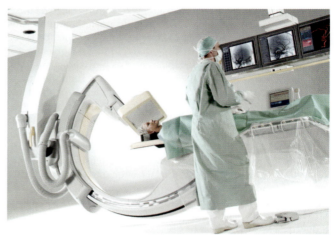

Figura 17.45 Sistema de angiografia digital com detector de tela plana, plano único. (Cortesia de Philips Medical Systems.)

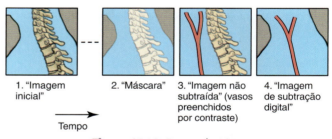

Figura 17.46 Etapas da ASD.

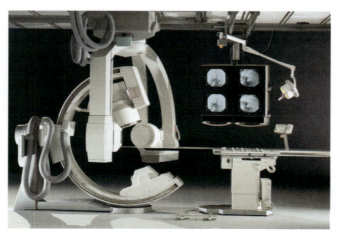

Figura 17.44 Sistema de angiografia digital biplano. (Cortesia de Philips Medical Systems.)

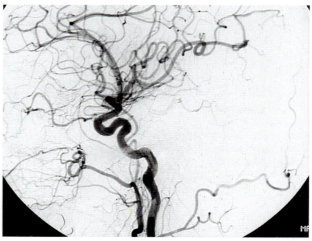

Figura 17.47 ASD de carótida, vista lateral.

Pós-processamento das imagens

Uma vez que as imagens são digitais e armazenadas eletronicamente, há diversas **opções de pós-processamento** para melhorar ou modificar a imagem. Dentre os exemplos de funções de pós-processamento estão o **deslocamento de *pixel*** ou **remascaramento**, que permite que o técnico melhore a qualidade da imagem subtraída. A imagem pode ser **ampliada (*zoom*)** para revelar estruturas específicas; a imagem também pode ser **analisada quantitativamente** para medir distâncias e calcular a estenose.

O mapeamento panorâmico é uma técnica que permite o posicionamento correto do cateter, fio-guia ou outro dispositivo intervencionista durante o procedimento. Uma imagem da estrutura com meio de contraste é sobreposta à imagem fluoroscópica em tempo real. A imagem resultante mostra a estrutura como se estivesse completamente preenchida pelo meio de contraste. Essa imagem é chamada "mapa". A fluoroscopia subsequente exibe o progresso do procedimento sobre essa imagem de referência.

O Capítulo 1 fornece mais informações sobre o pós-processamento de imagens digitais.

INJETOR ELETROMECÂNICO AUTOMÁTICO DE MEIO DE CONTRASTE

O meio de contraste injetado no sistema circulatório é diluído no sangue. O meio de contraste deve ser administrado com pressão suficiente para superar a pressão arterial sistêmica do paciente e para manter um *bolus*, minimizando a diluição pelo sangue. Para preservar as taxas de fluxo necessárias à angiografia, um injetor eletromecânico automático é utilizado. A taxa de fluxo é influenciada por muitas variáveis, como a viscosidade do meio de contraste, o comprimento e o diâmetro do cateter, e a pressão de injeção. Dependendo dessas variáveis e do vaso a ser estudado, a taxa de fluxo desejável pode ser escolhida antes da injeção.

Depois do cateterismo do vaso de interesse sob orientação fluoroscópica, uma pequena quantidade de meio de contraste é manualmente injetada para verificar o posicionamento correto do cateter (ou seja, no lúmen vascular, e não alojado na parede). Para obtenção de uma série de imagens, as opções do injetor eletromecânico são escolhidas para administrar uma quantidade predeterminada de contraste. A taxa de aquisição de imagens é rápida, geralmente de vários quadros por segundo. A série é revista para determinar a necessidade de obtenção de novas imagens.

A Figura 17.48 mostra um injetor comum de meio de contraste. Os injetores são equipados com seringas, aquecedor, mecanismo de alta pressão e painel de controle. As seringas utilizadas normalmente são descartáveis, mas as reutilizáveis devem ser desmontadas para esterilização. O aquecedor mantém o meio de contraste em temperatura corpórea, reduzindo sua viscosidade. O mecanismo de alta pressão em geral é um dispositivo eletromecânico composto por um motor que aciona um pistão para dentro ou para fora da seringa.

Além de segurança, conveniência, facilidade de uso e confiabilidade das configurações de fluxo, outras características do injetor mecânico automático são: (1) luz que indica que o dispositivo está configurado e pronto para a injeção; (2) controle de injeção lenta ou manual para remoção de bolhas de ar da seringa; e (3) controles para impedir injeções inadvertidas ou pressão ou volume excessivo de inoculação.

Modalidades e procedimentos alternativos

Além dos procedimentos angiográficos específicos descritos nas próximas páginas, os centros clínicos realizam modalidades e procedimentos alternativos para aquisição de imagens do sistema vascular.

TOMOGRAFIA COMPUTADORIZADA

Aquisição volumétrica, tecnologia de múltiplos cortes (*multislice*), reconstrução de imagens em segundos e *softwares* sofisticados transformaram a tomografia computadorizada (TC) em uma ferramenta valiosa na avaliação vascular. A TC é usada no estudo de muitas patologias vasculares intracranianas, torácicas, abdominais e periféricas, como aneurismas aórticos. Dependendo das especificações do equipamento, também auxilia no diagnóstico da embolia pulmonar.

A angiografia por TC mostra imagens das estruturas vasculares em cortes transversais, que, dependendo das capacidades do equipamento e do *software*, podem ser reconstruídas em imagens tridimensionais (3D). A tecnologia *multislice* permitiu a aquisição de cortes mais finos, aumentando a resolução das imagens da angiografia por TC. Outra vantagem da angiografia por TC é a administração intravenosa do meio de contraste, eliminando a necessidade de punção arterial e inserção de cateter.

MEDICINA NUCLEAR

A tecnologia de medicina nuclear é muitas vezes associada à angiografia na investigação de patologias cardiovasculares, como embolia pulmonar, sangramento gastrintestinal, hipertensão renovascular e doença da artéria coronária. A medicina nuclear complementa outras modalidades de diagnóstico por imagem por dar informações primariamente fisiológicas, mas com poucos detalhes anatômicos.

ULTRASSONOGRAFIA

O papel da ultrassonografia na obtenção de imagens cardiovasculares aumentou. A ultrassonografia pode ser usada para visualização do lúmen dos vasos e detecção de trombos, placas ou estenose. O Doppler colorido também é usado na ultrassonografia para demonstrar a presença ou não de fluxo em um vaso, sua direção e, com equipamentos mais sofisticados, sua velocidade. A ecocardiografia exibe imagens detalhadas do coração para investigação de diversas doenças cardíacas, como valvopatia, aneurisma, cardiomiopatia, infarto do miocárdio e defeitos congênitos.

ANGIOGRAFIA POR RESSONÂNCIA MAGNÉTICA

A angiografia por ressonância magnética permite a obtenção de imagens altamente detalhadas da vasculatura do paciente. Uma vantagem dessa modalidade é a possibilidade de não utilização de meio de contraste, o que evita a realização de punção vascular.

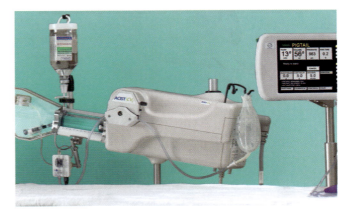

Figura 17.48 Sistema de liberação de contraste ACIST CVi. (Cortesia de ACIST Medical Systems.)

ANGIOGRAFIA ROTACIONAL

Nessa modalidade, o arco em C da unidade de angiografia é girado em até 180° ao redor do paciente durante a administração do meio de contraste e a aquisição de imagens. A estrutura e o sistema vasculares são visualizados de diversos ângulos com uma única injeção de meio de contraste. As imagens geradas (em geral de angiografia cerebral, abdominal ou coronária) podem ser digitalmente repetidas em modo *cine loop* e apresentadas de maneira dinâmica. A angiografia rotacional é capaz de dar informações sobre os vasos que necessitam de maior investigação ou sobre o ângulo ideal do equipamento em futuros estudos.

ANGIOGRAFIA ROTACIONAL COM RECONSTRUÇÃO 3D

Os dados obtidos durante a aquisição rotacional podem gerar uma imagem 3D. Esses dados são processados por um sistema computadorizado sofisticado, usando técnicas de reconstrução digital similares às empregadas na TC.

Os sistemas de reconstrução 3D são valiosos na visualização de patologias vasculares intracranianas complexas (p. ex., malformações arteriovenosas, aneurismas com localizações ou características incomuns) (Figura 17.49A). As informações das imagens 3D são muitas vezes usadas durante o planejamento da abordagem intervencionista a essas patologias (Figura 17.49B).

MEIO DE CONTRASTE ALTERNATIVO: CO_2 E GADOLÍNIO

Uma alternativa aos meios de contrastes iodados pode ser necessária em pacientes com doença cardiopulmonar, diabetes melito, insuficiência renal ou alergias a iodo.

O CO_2 é usado por alguns centros em determinados procedimentos em que os meios de contraste iodados são contraindicados. Injetores especializados de CO_2 foram desenvolvidos para a administração precisa e cronometrada do gás nos vasos sob exame. Alguns equipamentos angiográficos apresentam *softwares* especializados de imagens digitais para otimização do uso de CO_2. A principal limitação do uso de CO_2 como meio de contraste intravascular é o risco de neurotoxicidade. Achados experimentais indicam que o CO_2 pode causar infarto isquêmico por embolia gasosa dos vasos cerebrais. Os primeiros proponentes dessa técnica sugeriram que o CO_2 não deve ser utilizado em vasos acima do diafragma.

As limitações do CO_2 como contraste levaram os angiografistas a buscar alternativas para pacientes que não toleram os meios de contraste iodados. O **gadolínio**, um agente injetável popular usado na RM, tem sido empregado na angiografia e é promissor em diversos vasos. As imagens obtidas são diagnósticas e não foram observados efeitos adversos. No entanto, o gadolínio é contraindicado em pacientes com doença renal.

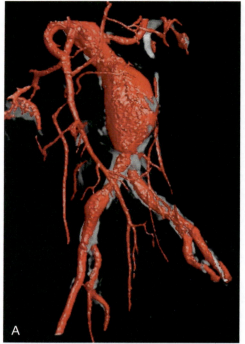

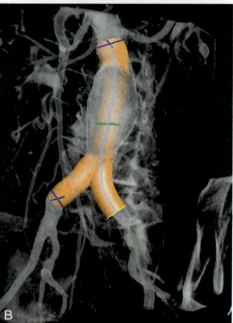

Figura 17.49 A. Imagem tridimensional de angiografia rotacional de aneurisma aórtico abdominal. **B.** Mesmo paciente com *stent* virtual para tratamento do aneurisma aórtico abdominal. (Cortesia de Philips Medical Systems.)

Procedimentos angiográficos específicos

Cinco procedimentos angiográficos comuns realizados em centros diagnósticos são introduzidos e brevemente descritos nesta seção. (As rotinas específicas de cada um desses procedimentos são determinadas pelas preferências do radiologista ou pelo protocolo do serviço de radiologia.) Os procedimentos descritos são:

1. Angiografia cerebral
2. Angiografia torácica
3. Angiocardiografia
4. Angiografia abdominal
5. Angiografia periférica.

ANGIOGRAFIA CEREBRAL
Objetivo
A angiografia cerebral é um estudo radiológico dos vasos sanguíneos do cérebro. O objetivo primário da angiografia cerebral é mostrar um mapa vascular que permita a localização e o diagnóstico de patologias ou outras anomalias do cérebro e das regiões cervicais.

Indicações clínicas
- Estenose e oclusões vasculares
- Aneurismas
- Traumatismo
- Malformações arteriovenosas
- Doença neoplásica.

Cateterismo
A abordagem femoral é a preferida para inserção do cateter. O cateter é avançado até o arco aórtico e o vaso a ser radiografado é selecionado. Em geral, os vasos selecionados para a angiografia cerebral são: **artérias carótidas comuns, artérias carótidas internas, artérias carótidas externas** e **artérias vertebrais**.

Meio de contraste
A quantidade necessária de meio de contraste depende do vaso examinado, mas normalmente varia de 5 a 10 mℓ.

Aquisição de imagem
O equipamento digital com arco em C e/ou a fluoroscopia digital com detector plano são preferidos na angiografia cerebral (Figura 17.50). A sequência de imagem deve incluir todas as fases da circulação – arterial, capilar e venosa. As incidências necessárias dependem dos vasos examinados. Exemplos são descritos a seguir.

Arteriografia da carótida comum. As arteriografias de carótida estão entre os estudos de angiografia cerebral mais realizados. Às vezes as artérias carótidas cervicais são injetadas antes do cateterismo dos ramos cerebrais (Figuras 17.51 e 17.52). A artéria carótida comum direita e sua bifurcação em artérias carótidas interna e externa são examinadas na incidência posteroanterior (PA) (com o tubo de fluoroscopia embaixo da mesa) e em perfil. A área de bifurcação é cuidadosamente estudada para diagnóstico de doença oclusiva (ver Figuras 17.51 e 17.52, *setas*). A artéria carótida comum esquerda é analisada de maneira similar durante o exame.

Arteriografia da carótida interna. A segunda arteriografia cerebral mostra as artérias carótidas internas. As imagens subtraídas representativas da fase arterial de uma angiografia da artéria carótida interna esquerda são mostradas nas Figuras 17.53 e 17.54. As imagens PA e em perfil permitem a visualização da bifurcação da artéria carótida interna em artérias cerebrais anterior e média.

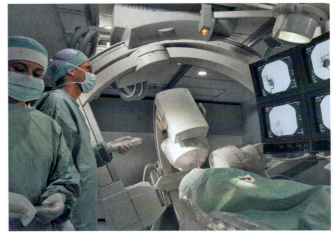

Figura 17.50 Paciente posicionado para realização de angiografia cerebral. (Cortesia de Philips Medical Systems.)

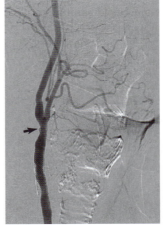

Figura 17.51 Incidência PA de arteriografia da carótida comum direita – imagem subtraída. (Cortesia de Philips Medical Systems.)

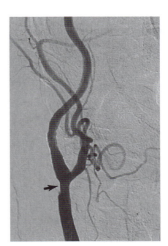

Figura 17.52 Incidência em perfil da artéria carótida comum com estenose – imagem subtraída. (Cortesia de Philips Medical Systems.)

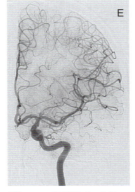

Figura 17.53 Incidência PA – arteriografia da carótida interna esquerda. (Cortesia de Philips Medical Systems.)

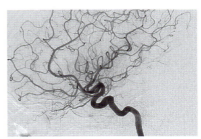

Figura 17.54 Perfil – arteriografia da carótida interna esquerda. (Cortesia de Philips Medical Systems.)

ANGIOGRAFIA TORÁCICA

Objetivo
A **angiografia torácica** mostra o contorno e a integridade da vasculatura torácica. A aortografia torácica é um estudo angiográfico da **aorta ascendente**, do **arco aórtico**, da **porção descendente da aorta torácica** e dos **ramos principais**.

A **arteriografia pulmonar** é um estudo angiográfico dos vasos pulmonares geralmente realizado para investigação de êmbolos pulmonares. Como já mencionado, a angiografia pulmonar é pouco realizada devido à disponibilidade de modalidades alternativas.

Indicações clínicas
- Aneurismas
- Anomalias congênitas
- Estenose vascular
- Êmbolos
- Traumatismo.

Cateterismo
O local preferido de punção para realização da aortografia torácica é a artéria femoral. O cateter é avançado até o local desejado na aorta torácica. Procedimentos seletivos podem ser realizados com cateteres especialmente projetados para acesso ao vaso de interesse.

Devido à localização da artéria pulmonar, a veia femoral é o local preferido para inserção do cateter. O cateter é avançado através de estruturas venosas, VCI, átrio direito do coração, ventrículo direito e artéria pulmonar. De modo geral, as duas artérias pulmonares são examinadas.

Meio de contraste
A quantidade de contraste varia de acordo com o procedimento; no entanto, na angiografia torácica, o volume médio utilizado é de 30 a 50 mℓ. Na angiografia pulmonar seletiva, a quantidade média é de 25 a 35 mℓ.

Aquisição de imagem
As imagens seriadas da angiografia torácica são adquiridas em vários segundos. A taxa e a sequência de obtenção de imagens dependem de muitos fatores, como tamanho do vaso, histórico do paciente e preferência do médico. A respiração é suspensa durante a aquisição da imagem.

Aortografia torácica. Devido à estrutura da aorta proximal, a incidência oblíqua é necessária à visualização do arco aórtico. A incidência oblíqua anterior esquerda (OAE) a 45° é preferida, pois evita a sobreposição de estruturas e permite a observação de quaisquer anomalias (Figuras 17.55 e 17.56). Essa incidência é alcançada por meio da manipulação do arco em C, e não do paciente, na inclinação desejada.

Arteriografia pulmonar. A Figura 17.57 mostra a fase arterial de uma angiografia pulmonar (ASD). A sequência de imagens é normalmente estendida após a visualização da artéria pulmonar, permitindo o exame da fase venosa da circulação.

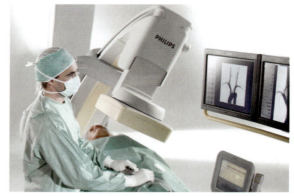

Figura 17.55 Aortografia torácica – arco aórtico. O cateter é avançado pela artéria femoral até a porção escolhida da aorta torácica. (Cortesia de Philips Medical Systems.)

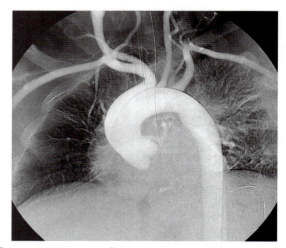

Figura 17.56 Aortografia torácica – arco aórtico, OAE a 45°.

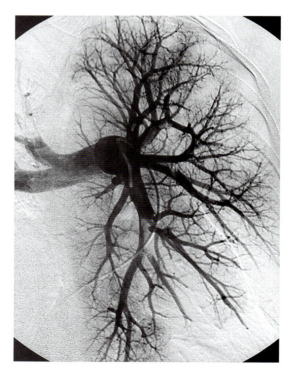

Figura 17.57 Arteriografia pulmonar – ASD.

ANGIOCARDIOGRAFIA

Objetivo

Angiocardiografia refere-se especificamente à obtenção de imagens radiológicas do **coração** e das **estruturas associadas**. De modo geral, a **arteriografia coronária** é simultaneamente realizada para visualização das **artérias coronárias**.

Cateterismo cardíaco é um termo mais geral usado para descrever a colocação de um cateter no coração, incluindo a aquisição de imagens radiológicas. O cateterismo permite a coleta de amostras de sangue para determinar a saturação de oxigênio (oximetria) e a medida de pressões e gradientes hemodinâmicos. Um equipamento especializado de monitoramento fisiológico é necessário para essas medidas sensíveis. Aqui, o foco está nas imagens do cateterismo cardíaco.

Indicações clínicas para angiocardiografia e arteriografia

- Doença da artéria coronária e angina
- Infarto do miocárdio
- Valvopatia
- Angina atípica
- Anomalia cardíaca congênita
- Outras patologias do coração e da aorta.

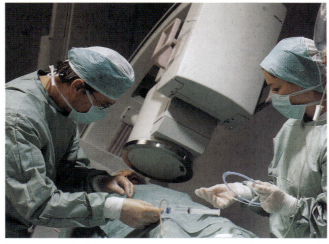

Figura 17.58 Cateterismo cardíaco – avanço do cateter pela artéria femoral e pela aorta até o ventrículo esquerdo. (Cortesia de Philips Medical Systems.)

Cateterismo

Como em outras angiografias, a artéria femoral é o local preferido de cateterismo (Figura 17.58). O cateter é avançado pela aorta até o ventrículo esquerdo para realização da **ventriculografia esquerda**. O cateter *pigtail* é empregado devido ao grande volume de meio de contraste injetado. Na arteriografia coronária, o cateter é trocado e a artéria coronária é selecionada; as artérias coronárias direita e esquerda são rotineiramente examinadas. Cateteres de formatos especiais são projetados para cada artéria coronária.

Após a injeção de meio de contraste nas artérias coronárias, o cateter é imediatamente removido para prevenir a oclusão do vaso.

O acesso do lado direito do coração é realizado por cateterismo da veia femoral e avanço do cateter pelas estruturas venosas até a chegada ao local desejado.

Meio de contraste

A ventriculografia utiliza aproximadamente 30 a 40 mℓ de contraste iodado hidrossolúvel, não iônico e de baixa osmolaridade. As artérias coronárias normalmente recebem 7 a 10 mℓ de contraste por injeção.

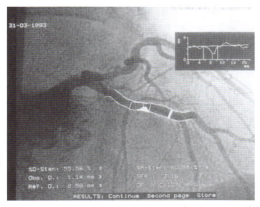

Figura 17.59 Análise coronária automatizada. (Cortesia de Philips Medical Systems.)

Aquisição de imagem

A taxa de aquisição de imagens na angiocardiografia é muito rápida, entre 15 e 30 quadros por segundo, e é maior em pacientes pediátricos.

Na ventriculografia esquerda, imagens oblíqua anterior direita (OAD) e oblíqua anterior esquerda (OAE) são obtidas em caso de utilização de equipamento biplanar. Se o equipamento for uniplanar, imagens OAD a 30° são obtidas de rotina (Figura 17.59). A **fração de ejeção** pode ser calculada durante a ventriculografia. A fração de ejeção é expressa em porcentagem e indica a eficiência de bombeamento do **ventrículo esquerdo** (Figura 17.60).

Uma série de imagens oblíquas é adquirida para visualização total das artérias coronárias. Rotineiramente, seis visualizações da artéria coronária esquerda e duas incidências da artéria coronária direita são obtidas (o número de imagens da artéria coronária esquerda é maior porque, na maioria das pessoas, tal vaso e seus ramos são os principais responsáveis pelo suprimento sanguíneo para o coração) (Figuras 17.61 e 17.62). O equipamento biplanar

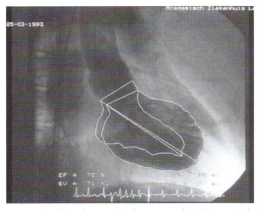

Figura 17.60 Análise do ventrículo esquerdo. (Cortesia de Philips Medical Systems.)

tem a vantagem de reduzir a quantidade necessária de meio de contraste, já que duas incidências oblíquas podem ser obtidas ao mesmo tempo. A respiração é suspensa durante a aquisição da imagem.

As imagens são arquivadas em discos compactos ou no PACS e são visualizadas em modo cine. Os exames de cateterismo cardíaco devem ser arquivados em PACS, sistema especificamente projetado para aplicações cardiológicas usado para revisões.

ANGIOGRAFIA ABDOMINAL

Objetivo

A **angiografia abdominal** mostra o contorno e a integridade da **vasculatura abdominal**. A localização ou o deslocamento dos vasos abdominais estudados e possíveis obstruções ou lacerações vasculares (p. ex., balonamento de aneurisma) são demonstrados. Qualquer deslocamento vascular pode indicar uma lesão que ocupe espaço.

A **aortografia** é um estudo angiográfico da aorta; estudos seletivos referem-se ao cateterismo de um vaso específico. A **venocavografia** mostra as veias cavas superior e inferior.

Indicações clínicas

- Aneurisma
- Anomalia congênita
- Sangramento gastrintestinal
- Estenose ou oclusão
- Traumatismo.

Cateterismo

Na aortografia, o acesso à aorta normalmente é feito pela artéria femoral. O tipo e o tamanho do cateter necessário dependem

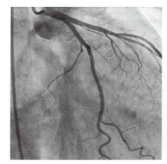

Figura 17.61 Artéria coronária esquerda. (Cortesia de Philips Medical Systems.)

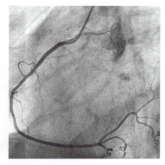

Figura 17.62 Artéria coronária direita. (Cortesia de Philips Medical Systems.)

da estrutura, mas o cateter *pigtail* é o mais usado, pois a aortografia abdominal exige maior quantidade de meio de contraste (Figura 17.63).

Os estudos angiográficos seletivos são realizados com cateteres de formatos especiais para acesso ao vaso de interesse. Os estudos seletivos são geralmente realizados na artéria celíaca, nas artérias renais (Figura 17.64) e nas artérias mesentéricas superior e inferior, que são escolhidas para investigar sangramentos gastrintestinais. Nos estudos superseletivos, um ramo do vaso é escolhido. Um exemplo comum é a seleção da artéria hepática ou esplênica, que são dois ramos da artéria celíaca.

Na **venocavografia**, o cateterismo é feito por punção da veia femoral. O cateter é avançado até o nível da veia cava inferior, para a colocação de filtro de veia cava inferior (ver p. 682).

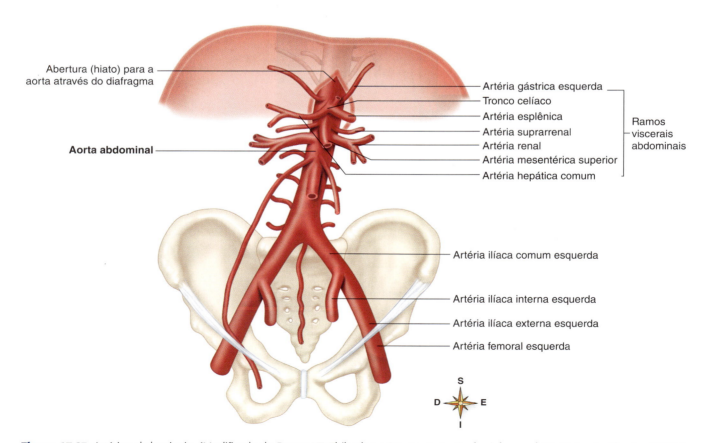

Figura 17.63 Artérias abdominais. (Modificada de Patton KT, Thibodeau GA: *Anatomy & physiology*, ed 10, St. Louis, Elsevier, 2019.)

Meio de contraste

A quantidade de meio de contraste nos estudos seletivos depende do vaso sob exame. Como em outros procedimentos angiográficos, o meio de contraste de escolha é iodado, hidrossolúvel, não iônico e de baixa osmolalidade.

Aquisição de imagem

A aquisição de imagem é realizada com o paciente em posição supina (decúbito dorsal); qualquer inclinação necessária é obtida por manipulação do arco em C. Imagens seriadas são adquiridas em geral em vários segundos. A sequência e a taxa de obtenção das imagens dependem de muitos fatores, como tamanho do vaso, histórico do paciente e preferência do médico.

De modo geral, uma aortografia abdominal é realizada antes de qualquer estudo arterial abdominal seletivo, preferencialmente com inclusão da área entre o diafragma e a bifurcação aórtica. Os ramos associados da aorta, como as artérias renais direita e esquerda e as artérias mesentéricas superior e inferior, são visualizados, como mostra a Figura 17.65.

As sequências de imagem dos estudos seletivos normalmente são estendidas para visualização da fase venosa. A respiração é suspensa durante a aquisição da imagem.

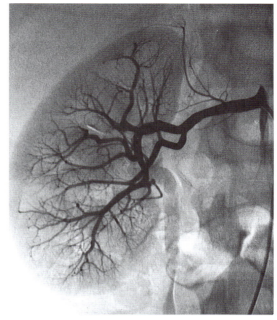

Figura 17.64 Angiografia renal seletiva.

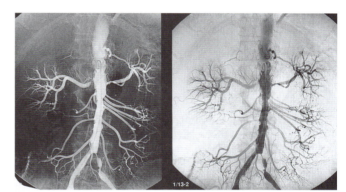

Figura 17.65 Angiografia do abdome inferior, com imagem de ASD à direita.

ANGIOGRAFIA PERIFÉRICA

Objetivo
A **angiografia periférica** é um exame radiológico da **vasculatura periférica** após a injeção de meio de contraste. A angiografia periférica pode ser uma **arteriografia** (Figura 17.66), em que a injeção é administrada pelo cateter em uma artéria, ou uma **venografia**, em que a injeção é feita em uma veia do membro examinado. As venografias de extremidades podem ter sido substituídas, em parte, pela ultrassonografia (com Doppler colorido).

Indicações clínicas
- Doença aterosclerótica
- Oclusão e estenose vascular
- Traumatismo
- Neoplasia
- Embolia e trombose.

Cateterismo
A técnica de Seldinger é usada no acesso à artéria femoral ou em um local alternativo para realização da arteriografia periférica. Na arteriografia dos membros inferiores, o lado de acesso pode variar dependendo de o estudo ser uni ou bilateral. Os estudos unilaterais geralmente requerem acesso contralateral ao lado de interesse. Nos estudos bilaterais, qualquer uma das artérias femorais pode ser acessada; o cateter é avançado até a região imediatamente superior à bifurcação aórtica.

Na arteriografia do membro superior, o cateter é avançado pela aorta abdominal e torácica. No estudo do membro superior esquerdo, a artéria subclávia esquerda é selecionada; no exame do membro superior direito, a artéria subclávia direita é escolhida a partir do tronco braquiocefálico.

Meio de contraste
A quantidade média de contraste necessária em uma arteriografia do membro superior é muito inferior à utilizada na arteriografia do membro inferior, devido à diferença de tamanho e ao fato de o exame do membro superior ser unilateral, enquanto o exame do membro inferior pode ser bilateral.

Aquisição de imagem
Membro inferior. O fluxo sanguíneo entre os dois membros inferiores é variável devido à presença de lumens vasculares pérvios e ocluídos; assim, o tempo de circulação deve ser determinado para que o contraste seja visível nos vasos durante a obtenção de imagens. Diferentes métodos podem ser usados para determinar o tempo de obtenção das imagens. Isso pode ser feito por meio de controle manual da velocidade de movimentação da mesa durante a aquisição ou ser programado em computador.

Com a tecnologia atual, após o estabelecimento do tempo de fluxo sanguíneo, a mesa movimenta-se a uma velocidade predeterminada e as imagens são adquiridas em incidência PA. Essas imagens podem ser reconstruídas, permitindo a visualização de todo o membro inferior (Figuras 17.67 e 17.68) ou de determinada região. Além disso, a colocação de filtros adjacentes e entre os membros inferiores antes da aquisição da imagem uniformiza a densidade e melhora a qualidade.

A respiração é suspensa durante a aquisição da imagem.

Membro superior. A obtenção de imagens do membro superior também requer a determinação do tempo do fluxo sanguíneo; uma técnica similar à anteriormente descrita pode ser usada. A principal diferença entre o exame dos membros superior e inferior é a aquisição unilateral no membro superior e uni ou bilateral no membro inferior, dependendo da área de interesse.

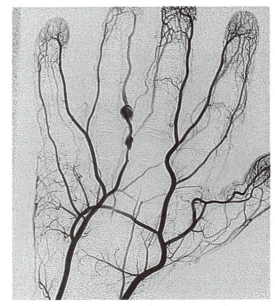

Figura 17.66 ASD da mão esquerda.

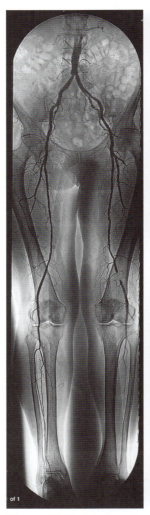

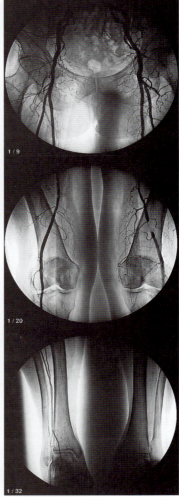

Figura 17.67 Arteriografia do membro inferior – todo o membro inferior.

Figura 17.68 Arteriografia do membro inferior – imagens focais (*spot*).

PROCEDIMENTOS DE IMAGEM INTERVENCIONISTAS

Definição e objetivo

Os procedimentos de imagem intervencionistas são técnicas radiológicas que intervêm em uma doença, produzindo um resultado terapêutico. Em termos mais simples, os procedimentos intervencionistas usam técnicas angiográficas para o tratamento de uma doença, além de obter certas informações diagnósticas. Trata-se de uma especialidade de rápido crescimento na imaginologia médica, já que procedimentos intervencionistas tornaram-se importantes ferramentas no tratamento de uma extensa lista de patologias.

Os objetivos desses procedimentos e os benefícios para o paciente e para o sistema de saúde são:

- As técnicas são minimamente invasivas, com menor risco em comparação aos procedimentos cirúrgicos tradicionais
- Os procedimentos intervencionistas são mais baratos que os procedimentos médicos e cirúrgicos tradicionais
- O tempo de hospitalização do paciente é menor
- O tempo de recuperação é menor, já que o procedimento é menos invasivo e mais seguro
- As técnicas são alternativas para pacientes que não são candidatos à cirurgia.

Esses procedimentos são normalmente realizados em salas de angiografia e dirigidos por um radiologista intervencionista. A orientação fluoroscópica é crucial ao acompanhamento do trajeto das agulhas e dos cateteres utilizados.

O aumento da complexidade dos tipos de procedimentos intervencionistas realizados levou ao aperfeiçoamento de muitas unidades de angiografia para atendimento das especificações necessárias. Isso reduz o risco de infecção e permite o rápido tratamento cirúrgico de complicações.

Os procedimentos intervencionistas podem ser categorizados como **vasculares** ou **não vasculares**.

Angiografia intervencionista vascular

EMBOLIZAÇÃO

A **embolização** transcateter é um procedimento que usa uma abordagem angiográfica para **criar um êmbolo em um vaso**, restringindo o fluxo sanguíneo. Existem numerosas indicações clínicas, tais como:

- Interromper o fluxo sanguíneo para o local da patologia
- Reduzir o fluxo sanguíneo para uma estrutura altamente vascularizada e para o tumor antes da cirurgia
- Interromper o sangramento ativo em um local específico
- Levar um agente quimioterápico.

Nas seções a seguir são apresentados exemplos de procedimentos específicos de embolização.

Embolização de leiomioma uterino

A embolização de leiomioma uterino (ELU) é um procedimento usado no tratamento de leiomiomas sintomáticos. Microesferas são injetadas na artéria uterina, cortando o suprimento sanguíneo para o leiomioma. A embolização da artéria uterina pode reduzir o volume dos leiomiomas e eliminar a dor e o sangramento associados, substituindo a histerectomia (Figuras 17.69 e 17.70).

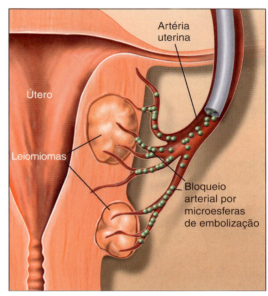

Figura 17.69 Embolização de leiomioma uterino. (Cortesia de Fresenius Vascular Care, EUA.)

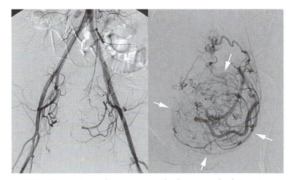

Figura 17.70 Angiografia após embolização de leiomioma uterino. (Cortesia de UCSF Department of Radiology & Biomedical Imaging.)

Quimioembolização

A quimioembolização é usada principalmente em tumores malignos hepáticos. O agente quimioterápico é injetado nos vasos tumorais. A taxa de sobrevida desse procedimento é comparável à observada após o tratamento com ressecção cirúrgica mais invasiva (Figuras 17.71 e 17.72). O uso dessa técnica em outros cânceres com avanço local (p. ex., pulmão, mama, cérebro) está sendo investigado.

Embolização com mola endovascular intracraniana

A embolização com mola endovascular intracraniana é uma alternativa para pacientes com **aneurismas cerebrais** inoperáveis ou de alto risco cirúrgico. Com o uso de microcateteres de desenho especial, esse procedimento utiliza **molas destacáveis para oclusão completa do saco e do colo do aneurisma**.

Cateteres especiais são usados para liberação do agente embolítico, que pode ser temporário (p. ex., esponja de gelatina absorvível – Gelfoam®) ou permanente (p. ex., molas de aço inoxidável), dependendo da aplicação clínica do procedimento. Os procedimentos de embolização também podem ser realizados em acidentes com traumatismo, para interrupção do sangramento ativo em um local específico, como já mencionado.

Riscos e complicações

As complicações dos procedimentos de embolização são similares às de outros procedimentos angiográficos, incluindo perfuração vascular, derrame e hemorragia. Como há maior risco de oclusão inadequada de outros vasos, esse procedimento é realizado com muito cuidado.

Exemplos

Um exemplo de procedimento de embolização realizado com sucesso para oclusão de um aneurisma da artéria comunicante anterior é mostrado nas Figuras 17.73 e 17.74. É demonstrado o local do aneurisma (ver Figuras 17.73 e 17.74, *seta*) completamente ocluído após o microcateterismo e o implante de nove molas destacáveis na lesão.

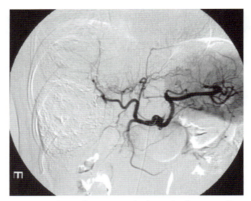

Figura 17.72 Angiografia com quimioembolização. (De Jarnagin WR: *Blumgart's surgery of the liver, biliary tract, and pancreas*, ed 6, Philadelphia, Elsevier, 2017.)

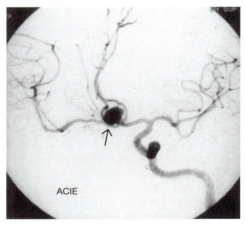

Figura 17.73 Angiografia (ASD) antes do procedimento de embolização. (Cortesia de Philips Medical Systems.)

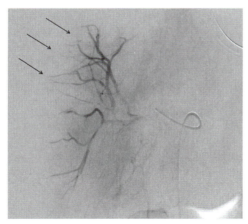

Figura 17.71 Arteriografia hepática direita seletiva após embolização com pasta fluida Gelfoam®. Obteve-se sucesso na hemostasia (*setas*). (De Gutovich JM, Van Allan RJ. Hepatic artery embolization for hepatic rupture in HELLP syndrome. *Journal of Vascular and Interventional Radiology* 27(12): 1931-1933.)

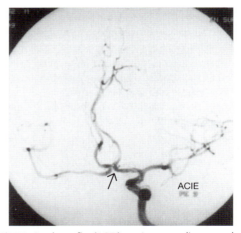

Figura 17.74 Angiografia (ASD) após procedimento de embolização (aneurisma ocluído). (Cortesia de Philips Medical Systems.)

ANGIOPLASTIA TRANSLUMINAL PERCUTÂNEA E IMPLANTE DE *STENT*

Angioplastia

A **angioplastia transluminal percutânea** usa abordagem angiográfica e cateteres especializados para dilatação de um vaso estenosado. Esse procedimento é uma técnica intervencionista duradoura com aplicações em diversos tipos e tamanhos de vasos (p. ex., artérias coronárias, ilíacas, renais).

Um cateter com balão vazio é avançado até o vaso de interesse (Figura 17.75). As pressões hemodinâmicas proximal e distal à estenose são medidas e a angiografia é realizada antes da angioplastia. O balão do cateter é colocado na estenose e inflado. A pressão de inflação é monitorada por um manômetro para prevenir a ruptura do vaso; mais de uma inflação pode ser necessária. A duração das inflações é cuidadosamente cronometrada para eliminar o dano ao tecido distal, já que o suprimento sanguíneo é temporariamente ocluído.

As últimas etapas do procedimento são a obtenção das pressões arteriais proximal e distal à porção dilatada do vaso e a realização de uma angiografia após a angioplastia. Essa angiografia permite a avaliação da eficácia do procedimento.

Implante de *stent*

Durante a angioplastia, o *stent* é inserido na área tratada para ajudar a manter o lúmen do vaso pérvio. *Stent* é um dispositivo metálico, similar a uma gaiola, que é inserido para sustentar o lúmen vascular (Figura 17.76). Pode ser autoexpansível ou expansível com balão. O tipo autoexpansível abre-se automaticamente após a retirada da bainha; o expansível com balão (*stent* comprimido sobre o balão do cateter) é posicionado durante a fase de inflação do balão da angioplastia (Figura 17.77). Muitos dos *stents* atualmente utilizados são impregnados com um fármaco que inibe o novo crescimento do tecido vascular na artéria e interfere no processo de reestenose.

Riscos e complicações

Os riscos da angioplastia transluminal incluem ruptura e perfuração do vaso, embolia, trombose do *stent*, oclusão vascular e dissecção.

IMPLANTE DE *STENT* E ENXERTO

Os **enxertos de *stent*** são uma combinação de *stents* intervencionistas e enxertos cirúrgicos. Suas principais indicações clínicas são os aneurismas aórticos e as lesões vasculares traumáticas. Esse procedimento é uma opção para pacientes que não são candidatos cirúrgicos e é uma alternativa de risco menor para pacientes que são candidatos cirúrgicos. Sua realização geralmente envolve uma equipe de radiologia intervencionista e uma equipe de cirurgia vascular.

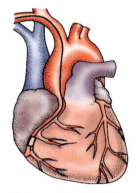
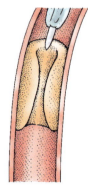
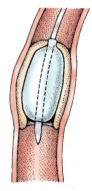
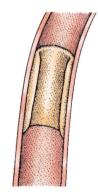

1. O cateter com balão na ponta é posicionado na artéria.

2. O balão não inflado é centralizado na obstrução.

3. O balão é inflado, achatando a placa contra a parede arterial.

4. O balão é removido, deixando a artéria desobstruída.

Figura 17.75 Angioplastia transluminal – cateter-balão. (De Ignatavicius DD, Workman ML: *Medical-surgical nursing: critical thinking for collaborative care*, ed 7, St. Louis, Mosby, 2010.)

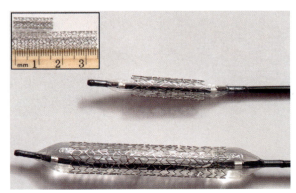

Figura 17.76 *Stent* expansível com balão.

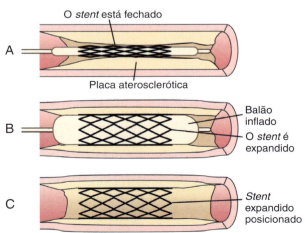

Figura 17.77 A. *Stent* expansível com balão – fechado. **B.** *Stent* expansível com balão – liberado. **C.** *Stent* expandido no vaso. (De Lovaasen K, Schwerdtfeger J: *2012 ICD-09-CM coding theory and practice with ICD-10*, St. Louis, Saunders, 2012.)

Por meio de uma incisão angiográfica ou abordagem percutânea, a fluoroscopia é usada para acompanhar o progresso do cateter. Após a liberação pelo cateter ocorre a autoexpansão do enxerto de *stent* e as hastes do dispositivo são ancoradas à parede do vaso (Figura 17.78).

Riscos e complicações
As complicações desse procedimento incluem extravasamento ao redor do enxerto de *stent* e migração do dispositivo. A ruptura do vaso também é um risco.

FILTRO DE VCI
O **filtro de VCI** é indicado para pacientes com êmbolos pulmonares recorrentes ou com alto risco de seu desenvolvimento (p. ex., indivíduos com fraturas de pelve ou do membro inferior após traumatismos). O filtro é colocado na VCI para capturar êmbolos possivelmente fatais originários dos membros inferiores. Existem diversos tipos de filtro para esse procedimento (Figura 17.79).

Utiliza-se punção da veia femoral ou jugular para acesso à VCI; a abordagem depende da preferência do médico ou da presença de trombose de veia profunda. A técnica angiográfica é usada na liberação do filtro pelo cateter. O filtro tem hastes que o ancoram nas paredes do vaso; deve ser colocado caudal às veias renais para prevenir a trombose desses vasos (Figura 17.80).

Riscos e complicações
Além das complicações angiográficas comuns (p. ex., infecção, sangramento), há risco de migração do filtro para o coração e os pulmões. O filtro também pode sofrer oclusão a longo prazo.

INSERÇÃO DE DISPOSITIVOS DE ACESSO VENOSO
A colocação de dispositivos de acesso venoso passou a ser um procedimento comum em unidades vasculares e intervencionistas, uma vez que a inserção do cateter pode ser acompanhada de fluoroscopia. A ultrassonografia é frequentemente usada para identificar a localização dos vasos, como a veia jugular interna para colocação do acesso (Figura 17.81A). Esses cateteres venosos são empregados na administração de quimioterápicos, grandes quantidades de antibióticos, coleta frequente de sangue para exames, hemodiálise ou nutrição parenteral total. Os cateteres podem ser mantidos por diversos meses, dependendo do tipo de dispositivo e da indicação clínica. Além disso, muitos acessos venosos centrais e dispositivos são projetados para injeções de meio de contraste radiográfico para realização de TC. A seguir estão os três dispositivos inseridos com mais frequência:

- Os **cateteres centrais de inserção periférica (PICC)** podem permanecer em posição por 6 meses, se o acesso for bem cuidado. A extremidade proximal do cateter é posicionada

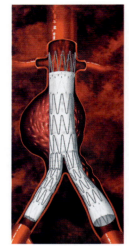
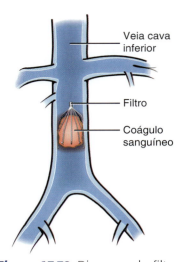

Figura 17.78 Enxerto de *stent* para tratamento de aneurisma aórtico abdominal. (Cortesia de Cook Canada, Inc., Canadá.)

Figura 17.79 Diagrama do filtro de veia cava inferior (VCI). (Direitos autorais do Memorial Sloan Kettering Cancer Center.)

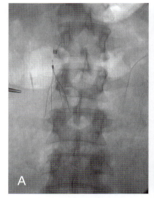
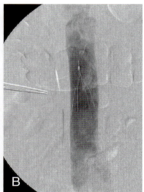

Figura 17.80 A. Filtro de VCI – imagem preliminar (*scout*) – sem subtração. **B.** Determinação da localização com subtração da veia renal e colocação final do filtro de VCI. (De Joseph, N Jr: *Imaging pulmonary embolism*. CEEssentials, January 22, 2017, https://www.ceessentials.net/article12.html.)

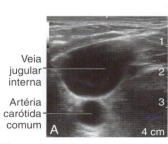
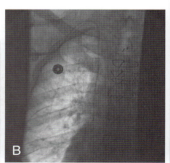
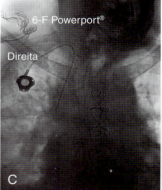
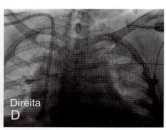

Figura 17.81 A. Orientação ultrassonográfica para inserção de acesso. **B.** Cateter venoso central. **C.** Powerport®. **D.** Cateter de hemodiálise.

adjacente ao átrio direito e a extremidade distal fica exposta (em geral no membro superior do paciente), e deve ser mantida coberta e seca para prevenção de infecções

- O **acesso venoso central**, que pode ser colocado sob a parede do tórax (Figura 17.81B), é comercializado em diversos tipos e marcas por vários fabricantes. Embora alguns desses dispositivos possam ser usados na hemodiálise (Figura 17.81D), outros são empregados no acesso venoso geral, como já descrito, e podem ser utilizados na administração de meio de contraste para TC. **Muitos acessos venosos centrais são projetados atualmente para administração de contraste de TC.** Esses dispositivos são os cateteres totalmente implantáveis (Port-A-Cath®), PICC ou outros cateteres venosos centrais (Figura 17.81C). As extremidades do cateter também são posicionadas adjacentes ao átrio direito
- Os **acessos subcutâneos** são os dispositivos mais permanentes e, de modo geral, mais caros. A extremidade do cateter é colocada adjacente ao átrio direito; a porta de injeção do quimioterápico repousa imediatamente abaixo da parede torácica (ver Figura 17.81C).

Todos os acessos centrais devem ser inseridos em condições assépticas estritas; isso é crucial, já que a maioria desses pacientes é imunocomprometida. O acesso ao sistema venoso normalmente se dá pela veia cefálica ou jugular e é orientado por ultrassonografia.

Riscos e complicações
As complicações incluem infecção, sangramento, trombose e pneumotórax.

SHUNT PORTOSSISTÊMICO INTRA-HEPÁTICO TRANSJUGULAR

O *shunt* portossistêmico intra-hepático transjugular (TIPS – do inglês, *transjugular intrahepatic portosystemic shunt*) é um procedimento intervencionista vascular desenvolvido para tratar sangramento de varizes (causadas pela hipertensão porta), ascite refratária e cirrose. O TIPS é utilizado no tratamento de muitos pacientes, desde aqueles com doença hepática em estágio terminal até os que aguardam o transplante de fígado. Esse procedimento cria uma passagem artificial que permite o desvio da circulação venosa porta de seu trajeto normal pelo fígado (Figura 17.82).

O acesso ao sistema porta hepático é feito pela veia jugular direita. Uma bainha é inserida para proteger os vasos das manipulações da agulha e do cateter. Com a orientação fluoroscópica, a agulha transjugular é avançada pelas estruturas venosas até chegar à **veia hepática**. A agulha é avançada **por uma veia intra-hepática pelo fígado, até a veia porta**. O fio-guia é avançado pela agulha e removido para que o cateter com balão (angioplastia) possa ser inserido. O balão do cateter é inflado e cria um trato através do fígado. Um *stent* metálico é colocado no trato formado para manter o lúmen pérvio.

Riscos e complicações
As principais complicações do procedimento incluem hemorragia e formação de trombo. Posteriormente, há risco de estenose ou oclusão do TIPS; o progresso do paciente é cuidadosamente monitorado. Após o procedimento, há aumento da incidência de encefalopatia hepática. Devido à quantidade de sangue desviada do fígado, o nível de toxinas é maior que o normal. Isso afeta o cérebro, provocando confusão, desorientação e, em casos extremos, coma. Nos pacientes com encefalopatia hepática grave, a oclusão do TIPS pode ser necessária.

Métodos que aumentem a eficácia a longo prazo do TIPS estão sendo pesquisados. Possíveis adjuvantes do procedimento são a terapia anticoagulante e o desenvolvimento de um enxerto de *stent*.

TROMBÓLISE E TROMBECTOMIA

Se os estudos angiográficos diagnósticos indicarem o bloqueio do vaso por um trombo (coágulo), pode ser recomendado um procedimento de **trombólise ou trombectomia**, ou uma combinação de ambas as técnicas; os resultados de exames laboratoriais de coagulação devem possibilitar a realização desse procedimento. Durante a trombólise, o coágulo ou trombo é lisado (desintegrado) pela passagem de um fio-guia e um cateter através do trombo, ou o mais próximo possível deste (Figura 17.83). O agente de dissolução é injetado pelo cateter na região do trombo. Diversos tipos de cateteres, como o de *spray* em pulso ou infusão, podem ser empregados (Figura 17.84). No método de *spray* em pulso, injeções manuais são realizadas com a seringa, enquanto o método de infusão é geralmente feito com uma bomba de injeção para administração lenta, em horas a dias, do agente de dissolução. O cateter pode ser avançado para a dissolução do trombo.

Equipamentos de trombectomia, como o Angiojet® mostrado na Figura 17.85, utilizam um dispositivo projetado para remoção mecânica dos coágulos de vasos grandes ou pequenos, restaurando o fluxo sanguíneo.

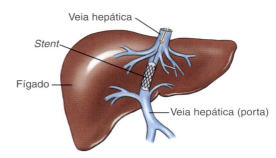

Figura 17.82 Implante de *stent* intra-hepático no procedimento com TIPS.

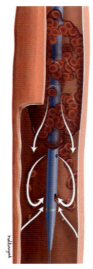

Figura 17.83 Trombólise. (De Kaproth-Joslin K et al.: Interventional ultrasound. Ultra-sound Clinics 8(2), April, Elsevier, 2013.)

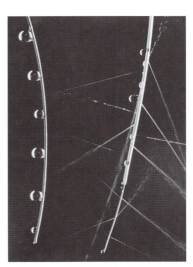

Figura 17.84 Trombólise com pulso de *spray* e cateteres de infusão. (Cortesia de Medi-tech/Boston Scientific Corporation.)

Riscos e complicações

As possíveis complicações desse procedimento são sangramento e movimentação de coágulos parcialmente dissolvidos, que bloqueiam outros vasos menores.

TERAPIA INFUSIONAL

A infusão de fármacos pode ser feita por abordagem sistêmica ou superseletiva. A duração do tratamento varia de alguns dias a várias semanas. O tipo de abordagem e a duração da terapia infusional são determinados pela patologia presente, pela área a ser tratada, pelo estado geral do paciente e pelos resultados dos métodos terapêuticos anteriores. Vasoconstritores, vasodilatadores, quimioterápicos e materiais radioativos podem ser usados na terapia infusional. Embora os vasoconstritores sejam utilizados para auxiliar no controle de sangramento, os vasodilatadores são empregados no tratamento de espasmos ou constrições vasculares. Outros fármacos podem ser infundidos na quimioterapia de pacientes com cânceres avançados e não passíveis de ressecção.

EXTRAÇÃO DE CORPOS ESTRANHOS NÃO VASCULARES E VASCULARES

Em sua maioria, os corpos estranhos encontrados no sistema vascular são limitados a fragmentos de cateteres ou fios-guias vasculares, eletrodos de marca-passo ou *shunts*. Cestos extratores de cálculos (Figura 17.86) são utilizados geralmente no sistema urinário para procedimentos não vasculares. Os instrumentos comumente usados na remoção de corpos estranhos no sistema vascular são aqueles mostrados nas Figuras 17.87 e 17.88. Para a remoção de corpos estranhos com guias em alças (*snare wire loop*) e dispositivos extratores endovasculares, o cateter é inserido além do corpo estranho e comprimido sobre ele, em seguida é retirado para apreendê-lo (ver Figura 17.87). Instrumentos extratores também podem ser usados para capturar e extrair corpos estranhos (ver Figura 17.88).

Riscos e complicações

Deve-se ter cuidado para não lacerar a túnica íntima vascular durante a remoção de corpos estranhos, que devem ser cirurgicamente retirados quando, aderidos a vasos.

Procedimentos intervencionistas não vasculares

VERTEBROPLASTIA E CIFOPLASTIA PERCUTÂNEA

Vertebroplastia

A vertebroplastia percutânea é usada no tratamento de pacientes com dor e instabilidade vertebrais causadas por osteoporose, metástases medulares, fraturas de compressão ou angiomas vertebrais. A injeção percutânea de cimento acrílico no corpo vertebral, sob orientação fluoroscópica, auxilia na estabilização da coluna e no alívio prolongado da dor.

Esse procedimento é realizado no centro cirúrgico ou em uma sala de intervenção. O cirurgião ou radiologista intervencionista insere uma pequena agulha oca nas costas do paciente até chegar à área afetada da vértebra. Após verificar a localização da agulha com a fluoroscopia com arco em C (Figura 17.89), o médico injeta uma mistura de cimento ortopédico que também pode incluir meio de contraste (para melhor visibilidade no monitor).

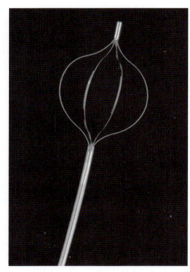

Figura 17.86 Cesto extrator. (Cortesia de Medi-tech/Boston Scientific Corporation.)

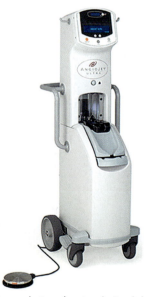

Figura 17.85 Sistema de trombectomia Angiojet®. (Imagem cortesia de Boston Scientific. © 2017 Boston Scientific Corporation ou seus afiliados. Todos os direitos reservados.)

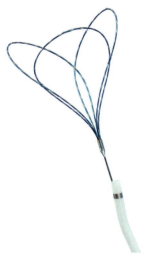

Figura 17.87 Cateter *snare loop*. (Cortesia de Merit Medical.)

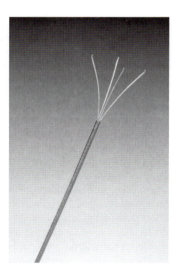

Figura 17.88 Instrumentos extratores – pinça de apreensão. (Cortesia de Medi-tech/Boston Scientific Corporation.)

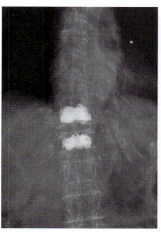
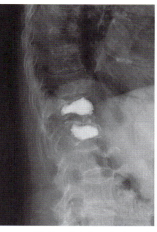

Figura 17.89 Incidências PA e em perfil da vértebra fraturada com a inserção de cimento ósseo. (De Liu H et al. Reperfusion revision surgery for augmented vertebral nonunion with movable cement. *World Neurosurgery* 132: 429-433.e1.)

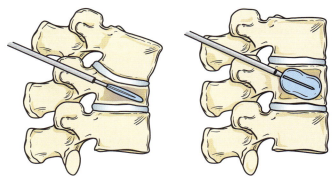

Figura 17.90 Ilustrações de cifoplastia, mostrando as vértebras antes e depois da insuflação do balão.

O médico geralmente solicita a fluoroscopia contínua durante a injeção do cimento. Nesse ponto, o médico verifica o preenchimento completo de toda a área vertebral afetada e retira a agulha. O cimento ortopédico endurece rapidamente e estabiliza as vértebras fraturadas, o que em geral reduz a dor.

Cifoplastia

A técnica de vertebroplastia foi recentemente modificada, resultando em um procedimento conhecido como *cifoplastia*. Por meio de pequenas incisões nas costas do paciente, o balão de cifoplastia é inserido no corpo vertebral colapsado. O balão é inflado para restaurar a porção colapsada das vértebras (Figura 17.90). Cimento acrílico é injetado para estabilizar as vértebras em um procedimento similar ao da vertebroplastia.

Riscos e complicações

As complicações da vertebroplastia incluem extravasamento do cimento nas estruturas adjacentes, o que pode levar à realização de uma cirurgia emergencial. Uma complicação menos comum é a embolia pulmonar, causada pela migração do cimento para as veias perivertebrais.

A cifoplastia é associada a menos complicações do que a vertebroplastia, já que a quantidade de cimento é menor e a injeção é realizada de maneira mais controlada.

NEFROSTOMIA

Os cateteres de nefrostomia podem ser colocados para fins diagnósticos ou terapêuticos; também são usados no tratamento de diversos tipos de patologias ou doenças renais. A colocação de um cateter de nefrostomia é útil como ferramenta diagnóstica para avaliação de função renal, cultura de urina, biopsia por escova, determinação da causa da dilatação do trato urinário, nefroscopia e insucesso da pielografia retrógrada. As razões terapêuticas para a realização de nefrostomia incluem obstrução ureteral secundária a cálculos ou outras patologias obstrutivas, quemólise e drenagem de abscesso.

Nesse procedimento, um cateter é introduzido pela pele e pelo parênquima renal até a pelve do rim ou outra área-alvo (Figuras 17.91 e 17.92). Após a colocação correta do cateter, uma intervenção específica, como a drenagem ou a remoção de cálculos é realizada. Um *stent* ureteral pode ser inserido para manter a permeabilidade do lúmen do ureter.

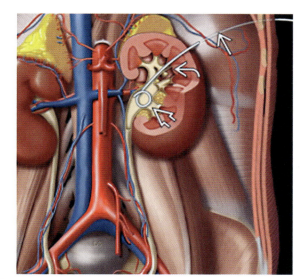

Figura 17.91 Diagrama de nefrostomia percutânea. (De Wible BC: *Diagnostic imaging: Interventional procedures*, ed 2, Philadelphia, Elsevier, 2018.)

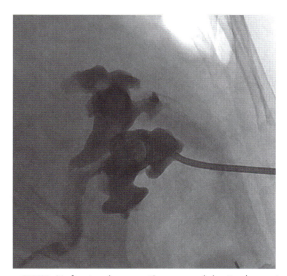

Figura 17.92 Nefrostomia percutânea com injeção de contraste. (De Krohmer S et al. Image-guided nephrostomy interventions: How to recognize, avoid, or get out of trouble. *Techniques in Vascular and Interventional Radiology* 21(4):261-266.)

DRENAGEM BILIAR PERCUTÂNEA

A drenagem biliar percutânea (DBP) pode ser realizada por muitas razões, como drenagem interna ou externa, remoção de cálculos, dilatação do ducto biliar obstruído e biopsia. O uso mais comum da DBP é como procedimento paliativo em tumores malignos não passíveis de ressecção. Usos menos comuns são para tratamento de obstrução biliar, colangite supurativa e extravasamento biliar pós-operatório ou pós-traumático, e remoção de cálculos.

Pacientes submetidos à DBP podem apresentar infecção biliar. Para evitar a disseminação da infecção, devem ser administrados antibióticos pelo menos 1 hora antes do procedimento.

Um uso comum da DBP é a drenagem interna ou externa. No tratamento externo, um cateter é colocado no duodeno, enquanto na drenagem interna utiliza-se um *stent* ou cateter. O dreno externo pode ser mantido por alguns dias e, então, coberto, passando a ser uma drenagem interna.

DRENAGEM PERCUTÂNEA DE ABSCESSO ABDOMINAL

A taxa de sucesso da drenagem abdominal percutânea é superior a 80%. Esse procedimento é indicado quando o abscesso abdominal ou pélvico não pode ser tratado com uma simples incisão e está em um local seguro para inserção da agulha. Os corpos estranhos, se presentes, devem ser removidos, uma vez que podem ser focos de infecção. Na ausência de melhora em 24 a 48 horas, outro método terapêutico pode ser considerado.

Aspiração por agulha

A agulha pode ser colocada com orientação por TC (Figura 17.93) ou ultrassonográfica. A ultrassonografia é preferida em abscessos superficiais, em material sólido ou não, cercado pelo intestino. A vantagem da ultrassonografia é a possibilidade de monitoramento contínuo. O procedimento requer a inserção de uma agulha no abscesso; o líquido é retirado e enviado para o laboratório. Se o líquido for purulento, o procedimento de drenagem continua. Se o material for estéril, o líquido é retirado e a agulha, removida. A retirada do líquido é feita por gravidade ou por uma bomba especial de sucção. O método de gravidade é preferido porque a sucção pode causar erosão na parede do abscesso ou aderência da parede ao cateter.

Drenagem por cateter

A técnica utilizada com o fio de Seldinger pode ser usada para inserção do cateter de drenagem. Um exemplo é o cateter de drenagem de Van Sonnenberg, ilustrado na Figura 17.94. É necessário o uso de um cateter de duplo lúmen com a bomba de drenagem, permitindo o fluxo de ar ambiente na região do abscesso durante a sucção. A drenagem simultânea à ventilação impede que o material do abscesso fique aderido às paredes do cateter, bloqueando os orifícios de drenagem. A extremidade do tipo *pigtail* do cateter auxilia a retenção e impede a retirada acidental.

O cateter é removido quando não há mais sintomas ou sinais de infecção (leucograma normal), a drenagem termina ou os resultados da TC ou da ultrassonografia realizada após o procedimento são normais (Figura 17.95).

BIOPSIA PERCUTÂNEA COM AGULHA

A biopsia percutânea com agulha é realizada em casos de suspeita de tumor maligno primário ou metastático. Ela é útil para trazer informações importantes sobre o estágio e a extensão da doença, além de confirmar a recidiva tumoral e diagnosticar infecções.

A biopsia determina a localização e a profundidade da patologia. O posicionamento correto da agulha pode ser determinado por meio do monitoramento de sua introdução por

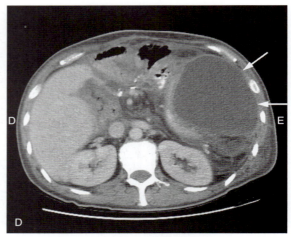

Figura 17.93 Drenagem orientada por TC: antes da drenagem do abscesso abdominal (as *setas* indicam a grande área escura).

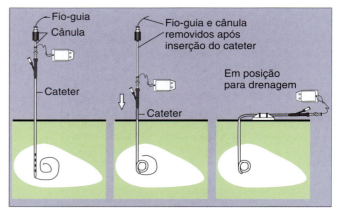

Figura 17.94 Técnica sobre o fio (Seldinger) com cateter de drenagem de Van Sonnenberg. (Cortesia de Medi-tech/Boston Scientific Corporation.)

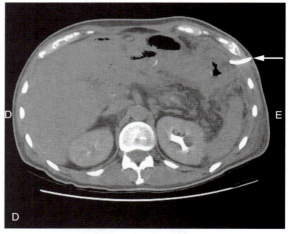

Figura 17.95 Drenagem orientada por TC. Após a drenagem do abscesso (a *seta* indica o tubo de drenagem).

ultrassonografia, TC ou fluoroscopia. A ultrassonografia é a modalidade de escolha em lesões em órgãos com ecogenicidade muito diferente das estruturas adjacentes, desde que não sejam circundadas por gás, gordura ou calcificações, como fígado, rim e órgãos pélvicos. A TC é ideal em lesões pequenas e profundas, principalmente naquelas cercadas por grandes vasos ou pelo intestino. A fluoroscopia pode ser usada em lesões com radiopacidade significativamente diferente do tecido adjacente, como pleura pulmonar, lesões ósseas e linfonodos preenchidos por meio de contraste.

Uma amostra de tecido é obtida com o avanço da agulha até o alvo, alternativamente seguindo por mais 1 a 2 cm em direção vertical e com rotação. A agulha é removida e a amostra é preparada para o exame imediato. Pelo menos quatro amostras são coletadas para inclusão das áreas centrais e periféricas.

GASTROSTOMIA PERCUTÂNEA

A gastrostomia percutânea é realizada em pacientes submetidos à nutrição parenteral prolongada (por mais de 4 semanas) por não conseguirem comer, para descompressão gástrica ou para dilatação do trato gastrintestinal superior em caso de insucesso da abordagem oral. Os candidatos à gastrostomia são pacientes com disfunção da deglutição, que pode ser causada por doença neurológica ou obstrução orofaríngea ou esofágica. As sondas de gastrostomia também podem ser usadas em pacientes com queimaduras, traumatismos ou alguns tipos de câncer.

Antes do procedimento, exames são realizados para assegurar que não haja órgãos no local de punção; isso é importante para evitar a perfuração desses órgãos. Uma sonda nasogástrica é colocada no estômago para inflá-lo com 500 a 1.000 mℓ de ar. O local de punção é na área superior ou média do estômago. A sonda é inserida e fixada no estômago. Em seguida, a sucção é realizada por 24 horas e a alimentação pode começar.

ABLAÇÃO POR RADIOFREQUÊNCIA

A ablação por radiofrequência (ARF) é um procedimento minimamente invasivo usado no tratamento de pacientes com doença neoplásica, especialmente determinados tumores em fígado, rim, osso, pulmão e tecidos moles. Sob orientação por imagem, uma agulha especial com eletrodo é colocada no tumor. A corrente de radiofrequência passa pelo eletrodo e aquece o tecido tumoral próximo à extremidade da agulha, causando sua "ablação". A aplicação da corrente agita os íons nos tecidos ao redor do eletrodo, gerando calor por fricção e destruindo-os. As células tumorais mortas são gradualmente substituídas por tecido cicatricial que, com o passar do tempo, se reduz. O procedimento pode ser realizado com o paciente sedado ou sob anestesia geral. O paciente desperto durante o procedimento em geral sente pouca ou nenhuma dor e pode ter alta no mesmo dia ou no dia seguinte. Os sinais vitais são monitorados durante a ARF para garantir a segurança do paciente.

Pacientes com doença não passível de ressecção cirúrgica são candidatos à ARF. Os tumores submetidos à ARF devem ter 3 cm ou menos; tumores maiores (se tratáveis) geralmente requerem mais de um procedimento.

Os riscos associados à ARF dependem do local tratado. Os pacientes podem apresentar inflamação localizada ou dano tecidual térmico. A hemorragia também é um risco desse procedimento, embora o calor gerado pela radiofrequência cauterize os pequenos vasos sanguíneos, reduzindo esse risco.

CAPÍTULO 18

Tomografia Computadorizada

COLABORAÇÃO DE **Andrew Woodward**, MA, RT(R)(CT)(QM)

COLABORADORES DAS EDIÇÕES ANTERIORES Cindy Murphy, BHSC, RT(R), ACR, Barry T. Anthony, RT(R), James D. Lipcamon, RT(R)

COLABORADOR DE ANATOMIA DA EDIÇÃO ANTERIOR Timothy C. Chapman, RT(R)(CT)

SUMÁRIO

Anatomia Radiográfica

Anatomia macroscópica do sistema nervoso central – encéfalo e medula espinal, *690*
Tecido de revestimento do encéfalo e da medula espinal – meninges, *691*
Três divisões do encéfalo, *691*
Substância cinzenta e substância branca, *696*
Encéfalo – superfície inferior, *697*
Nervos cranianos, *697*
Cavidade orbitária, *698*

Princípios Básicos

Princípios básicos da tomografia computadorizada, *699*
Reconstrução da imagem, *702*

Aplicação Clínica da Tomografia Computadorizada

TC *versus* radiografia convencional, *704*
Comunicação com o paciente e termo de consentimento, *705*
Procedimento, *705*
TC de crânio, *707*
Anatomia seccional, *709*
Outros procedimentos de TC, *711*
Procedimentos especializados de TC, *711*
Terminologia, *715*

ANATOMIA RADIOGRÁFICA

Este capítulo descreve a anatomia do sistema nervoso central (SNC), incluindo o encéfalo e a medula espinal.

Anatomia macroscópica do sistema nervoso central – encéfalo e medula espinal

A anatomia relacionada à **tomografia computadorizada (TC) de crânio ou cabeça** inclui os ossos do crânio e da face, descritos no Capítulo 11. A anatomia do **sistema nervoso central** (SNC), observada nas imagens de TC de crânio e coluna, inclui o **encéfalo** e a **medula espinal**.

NEURÔNIOS

Neurônios, ou células nervosas, são as células especializadas do sistema nervoso que conduzem impulsos elétricos. Cada neurônio é composto por um **axônio**, um **corpo celular** e um ou mais **dendritos**.

Os **dendritos** são processos que conduzem os impulsos **em direção** ao corpo celular do neurônio. O axônio é um processo que **sai** do corpo celular.

Um **neurônio motor multipolar** é mostrado na Figura 18.1. Esse tipo de neurônio geralmente conduz impulsos da medula espinal para o tecido muscular. O neurônio multipolar apresenta **diversos dendritos e um único axônio**.

Os **dendritos** e os **corpos celulares** formam a **substância cinzenta** do encéfalo e da medula espinal, e os grandes **axônios** mielinizados compõem a **substância branca**, como mostram as ilustrações e as TCs a seguir.

DIVISÕES DO SNC

É preciso conhecer a anatomia macroscópica geral do cérebro e do SNC antes de aprender a anatomia seccional observada nos cortes tomográficos.

O SNC tem duas divisões principais: (1) o **encéfalo**, que ocupa a cavidade do crânio e (2) a **medula espinal** sólida, que se estende inferiormente ao cérebro e é protegida pela coluna vertebral óssea. A medula espinal sólida termina na borda inferior de **L1** em uma área afunilada, chamada **cone medular**. As extensões das raízes nervosas da medula espinal vão até o primeiro segmento do cóccix. O espaço subaracnóideo continua até o segundo segmento do sacro (S2).

RESUMO DA ANATOMIA DA MEDULA ESPINAL

A ilustração da Figura 18.2 mostra os três fatores anatômicos do encéfalo e da medula espinal com importância radiográfica:

1. O **cone medular** é a terminação afunilada distal da medula espinal, **na altura de L1**
2. O **espaço subaracnóideo**, que contém líquido cefalorraquidiano (LCR), um líquido aquoso, transparente e incolor que circunda a medula espinal e o encéfalo, e continua até **S2**
3. O local comum de **punção lombar**, usado na coleta ou remoção de LCR e na injeção de meio de contraste para realização de mielografia, situa-se **entre L3 e L4**. A agulha pode entrar no espaço subaracnóideo sem risco de atingir a medula espinal, que termina no nível da vértebra L1.

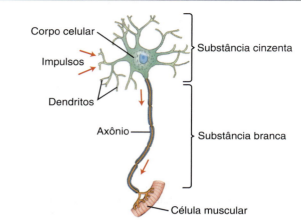

Figura 18.1 Neurônio motor multipolar (diversos dendritos, um axônio).

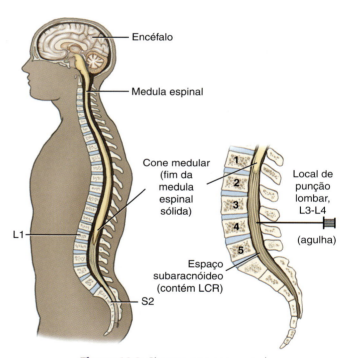

Figura 18.2 Sistema nervoso central.

Tecido de revestimento do encéfalo e da medula espinal – meninges

O encéfalo e a medula espinal são revestidos por **três** membranas protetoras chamadas **meninges** (Figura 18.3). De fora para dentro, essas membranas são: (1) a **dura-máter**, (2) a **aracnoide** e (3) a **pia-máter**.

DURA-MÁTER

A membrana mais externa é a **dura-máter**, que significa "mãe rígida". Esse revestimento forte e fibroso apresenta uma **camada interna** e uma **camada externa**. A camada externa da dura-máter é bastante unida à camada interna, exceto nos espaços para os grandes canais de sangue venoso, chamados **seios venosos** ou **seios da dura-máter**. A camada externa é aderida à lâmina interna do **crânio**. As camadas internas da dura-máter abaixo desses seios se unem e formam a **foice cerebral**, observada nas TCs como uma extensão inferior na fissura longitudinal entre os dois hemisférios cerebrais (ver Figura 18.7).

ARACNOIDE

Uma delicada membrana avascular, chamada **aracnoide**, situa-se entre a pia-máter e a dura-máter. Trabéculas delgadas, delicadas, ligam a aracnoide à pia-máter – daí seu nome, "mãe aranha".

PIA-MÁTER

A mais interna dessas membranas é a pia-máter, que significa "mãe amorosa". Essa membrana é muito delgada, altamente vascular e repousa adjacente ao encéfalo e à medula espinal. Engloba toda a superfície do encéfalo, adentrando a fissura e os sulcos.

ESPAÇOS MENÍNGEOS

Um espaço, ou espaço potencial, encontra-se imediatamente exterior a cada camada meníngea (ver Figura 18.3). Há três desses espaços: (1) o **espaço epidural**, (2) o **espaço subdural** e (3) o **espaço subaracnóideo**.

Espaço epidural

Exterior à dura-máter, entre ela e a camada interna do crânio, há um espaço potencial chamado *espaço epidural*.

Espaço subdural

Abaixo da dura-máter, entre esta e a aracnoide, há um espaço estreito chamado *espaço subdural*, que contém uma fina lâmina de líquido e diversos vasos sanguíneos. O espaço epidural e o espaço subdural são possíveis locais de hemorragia após traumatismos cranianos.

Espaço subaracnóideo

Abaixo da membrana aracnoide, entre esta e a pia-máter, há um espaço comparativamente maior, chamado *espaço subaracnóideo*. Os espaços subaracnóideos do encéfalo e da medula espinal normalmente são preenchidos por **LCR**.

Três divisões do encéfalo

O encéfalo pode ser dividido em três áreas gerais: (1) **prosencéfalo**, (2) **mesencéfalo** e (3) **rombencéfalo**, as quais são subdivididas em áreas e estruturas específicas, como mostram a ilustração seccional mediossagital da Figura 18.4 e o resumo das divisões encefálicas (Figura 18.5). Essas divisões são descritas em mais detalhes adiante neste capítulo.

TRONCO ENCEFÁLICO

O tronco encefálico é composto por **mesencéfalo**, **ponte** e **bulbo** (**bulbo**), que passa por uma grande abertura na base do crânio, o forame magno, e se torna a **medula espinal**. A bulbo é a parte final do tronco encefálico, localizada na altura do forame magno, a abertura na base do crânio.

Os termos secundários para essas divisões encefálicas são indicados em parênteses no resumo da Figura 18.5.

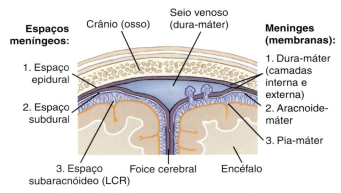

Figura 18.3 Meninges e espaços meníngeos.

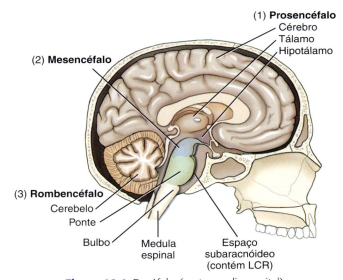

Figura 18.4 Encéfalo (corte mediossagital).

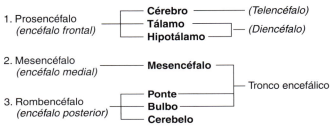

Figura 18.5 Resumo das divisões encefálicas.

PROSENCÉFALO

A primeira parte do prosencéfalo a ser estudada é o grande **cérebro**.

Cérebro

Um corte sagital da cabeça e do pescoço, deixando o encéfalo e a porção superior da medula espinal intactos é ilustrado na Figura 18.4, que mostra os tamanhos relativos de diversas estruturas. A superfície de todo o cérebro, com cerca de 2 a 4 mm de espessura, diretamente sob a calota craniana, é denominada **córtex cerebral**. Como pode ser visto, o cérebro ocupa a maior parte da cavidade craniana.

Cinco lobos de cada hemisfério cerebral. Cada lado do cérebro é chamado de *hemisfério cerebral* e é dividido em cinco lobos. Os quatro lobos observados na Figura 18.6 situam-se abaixo dos ossos cranianos de mesmo nome. O **lobo frontal** situa-se sob o osso frontal, enquanto o **lobo parietal** repousa sob o osso parietal. Da mesma maneira, o **lobo occipital** e o **lobo temporal** repousam sob seus respectivos ossos cranianos. O quinto lobo, chamado **ínsula** ou **lobo central**, tem localização mais central e não pode ser visto nessas imagens.

Hemisférios cerebrais. O topo do encéfalo é mostrado na Figura 18.7. O cérebro é parcialmente separado por uma profunda **fissura longitudinal** no plano sagital médio. Essa fissura divide o cérebro em hemisférios cerebrais direito e esquerdo. A figura mostra partes dos **lobos frontal, parietal** e **occipital**.

A superfície de cada hemisfério cerebral é marcada por numerosas fendas e circunvoluções, formadas durante o rápido crescimento embrionário dessa parte do órgão. Cada circunvolução ou área elevada é chamada de **giro**. Dois giros que podem ser identificados na TC seccional são o **giro pré-central** e o **giro pós-central**, mostrados de cada lado do **sulco central**. Um sulco é uma fenda rasa e o sulco central, que divide os lobos frontal e parietal do cérebro, é um ponto de referência para a identificação das áreas sensoriais e motoras do córtex.

Uma fenda mais profunda é chamada **fissura**, como a extensa **fissura longitudinal** que separa os dois hemisférios.

O **corpo caloso**, localizado na porção inferior da fissura longitudinal, não visível nessa ilustração, é composto por massa arqueada de fibras transversas (substância branca) que conecta os dois hemisférios cerebrais.

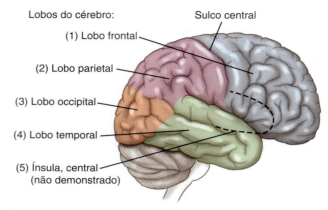

Figura 18.6 Cinco lobos localizados em cada hemisfério cerebral.

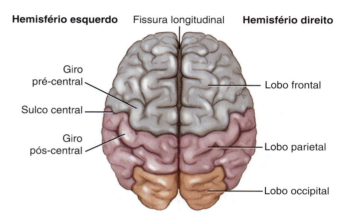

Figura 18.7 Hemisférios cerebrais (vista superior), mostrando os lobos frontais, parietais e occipitais, e as diferenças relativas entre giros, sulcos e fissuras.

Ventrículos cerebrais. O conhecimento dos **ventrículos** cerebrais é importante na TC de crânio, porque essas estruturas são facilmente identificadas. O sistema ventricular do encéfalo é conectado ao espaço subaracnóideo e apresenta **quatro cavidades** preenchidas por LCR e interconectadas por pequenos tubos.

Os **ventrículos laterais direito** e **esquerdo** estão localizados nos hemisférios cerebrais direito e esquerdo. O **3º ventrículo** é um único ventrículo localizado central e inferiormente aos ventrículos laterais. O **4º ventrículo** também é um ventrículo único, de localização central e imediatamente inferior ao 3º ventrículo (Figura 18.8).

O **LCR** é formado nos ventrículos laterais, em um leito capilar especializado chamado **plexo coroide**, que filtra o sangue. De acordo com *Gray's Anatomy*, embora 500 mℓ de LCR sejam gerados diariamente, apenas cerca de 140 mℓ são encontrados em todo o SNC; o restante é reabsorvido pelo sistema venoso circulatório. Acredita-se que o LCR tenha algum papel nutriente durante o desenvolvimento, mas, em adultos, protege o SNC.

Ventrículos laterais. Cada ventrículo lateral tem quatro partes. As perspectivas superior e lateral da Figura 18.9 mostram que cada ventrículo lateral tem um **corpo** de localização central, do qual se estendem três projeções ou cornos. O **corno anterior**, ou **frontal**, é voltado para a frente; o **corno posterior**, ou **occipital**, é voltado para trás; e o **corno inferior**, ou **temporal**, estende-se inferiormente.

Os dois ventrículos laterais são localizados de cada lado do plano sagital médio nos hemisférios cerebrais e são imagens espelhadas um do outro. Determinadas patologias, como uma lesão expansiva, ou "lesão com efeito de massa", alteram a aparência simétrica do sistema ventricular nas imagens de TC.

Terceiro ventrículo. Cada um dos ventrículos laterais conecta-se ao 3º ventrículo por um **forame interventricular**. O **3º ventrículo** está localizado na linha média e tem aproximadamente quatro lados. Situa-se imediatamente abaixo dos corpos dos dois ventrículos laterais (Figuras 18.10 e 18.11). A **glândula pineal** é ligada ao teto da parte posterior do 3º ventrículo, diretamente acima do aqueduto cerebral, o que forma um recesso nessa área. (A glândula pineal também é mostrada na Figura 18.16 em relação à porção talâmica do prosencéfalo.)

Quarto ventrículo. A cavidade do 3º ventrículo conecta-se posteroinferiormente ao **4º ventrículo** através da passagem conhecida como **aqueduto cerebral**. O 4º ventrículo, em formato de diamante, conecta-se a uma ampla porção do espaço subaracnóideo, chamada **cisterna cerebelobulbar** (Figura 18.12; ver também Figura 18.10).

Em cada lado do 4º ventrículo há uma extensão lateral chamada **recesso lateral**, que também se conecta com o espaço subaracnóideo por uma abertura ou forame.

Vista superior dos ventrículos. A vista superior dos ventrículos é mostrada na Figura 18.11. Ela mostra a relação do **3º e 4º ventrículos** com os **dois ventrículos laterais**. Nessa imagem, o 3º ventrículo é visto apenas como uma estrutura estreita, na linha média, entre e abaixo dos corpos dos ventrículos laterais.

O **aqueduto cerebral** é exibido claramente conectando o 3º ventrículo ao 4º ventrículo.

O **recesso lateral** é observado de cada lado do 4º ventrículo, permitindo a comunicação com o espaço subaracnóideo.

O **corpo**, o **corno inferior** e os **cornos anterior** e **posterior** de cada ventrículo lateral são novamente bem demonstrados na vista superior da Figura 18.11.

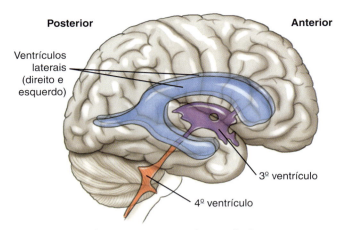

Figura 18.8 Ventrículos cerebrais.

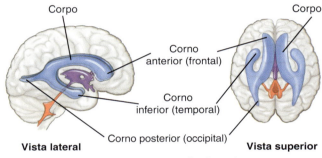

Figura 18.9 Ventrículos laterais.

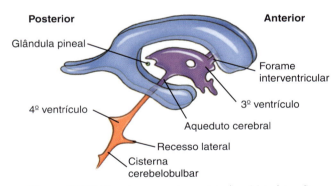

Figura 18.10 Terceiro e quarto ventrículos (vista lateral).

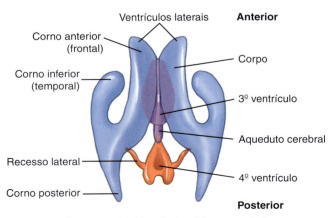

Figura 18.11 Ventrículos (vista superior).

Vista anterior dos ventrículos. A vista anterior dos ventrículos cerebrais é mostrada na Figura 18.13. Os **forames interventriculares** conectam o corpo de cada ventrículo lateral ao 3º ventrículo. Essa vista enfatiza o fato de que os **3º** e **4º ventrículos** são estruturas mediais. O **corno anterior**, o **corpo** e o **corno inferior** de cada ventrículo lateral são mostrados na ilustração da Figura 18.12 como observados na incidência frontal. A região do **recesso lateral** que conecta o 4º ventrículo ao espaço subaracnóideo também é mostrada.

Cisternas subaracnóideas. Como já mencionado, o LCR é normalmente fabricado em cada ventrículo lateral, atravessando o 3º ventrículo até o 4º ventrículo. Após a saída do **4º ventrículo**, o LCR circunda completamente o encéfalo e a medula espinal ao preencher o **espaço subaracnóideo**, como mostra a Figura 18.12. Qualquer bloqueio na via entre os ventrículos e o espaço subaracnóideo pode causar o acúmulo excessivo de LCR nos ventrículos, uma doença conhecida como *hidrocefalia*.

As diversas áreas de alargamento do espaço ou sistema subaracnóideo são chamadas cisternas; a maior é a **cisterna cerebelobulbar** (cisterna magna), localizada inferiormente ao 4º ventrículo e ao cerebelo.

Punção da cisterna. A cisterna cerebelobulbar é o local de **punção da cisterna**, com uma agulha inserida entre C1 e o osso occipital, para introdução de anestesia no espaço subaracnóideo. Trata-se de um local secundário de punção; o espaço entre L3-L4 é o local primário de punção lombar, como mostra a Figura 18.13.

A **cisterna pontina** localiza-se imediatamente inferior e anterior à **ponte**. Cada um dos grandes "pontos" pretos nessas ilustrações indica cisternas específicas, geralmente denominadas de acordo com suas localizações. A **cisterna quiasmática**, mostrada na vista superior do encéfalo (Figura 18.14), recebe esse nome por sua relação com o quiasma óptico, o local de cruzamento dos nervos ópticos, identificado em ilustrações posteriores.

Diversas outras cisternas situam-se na base do encéfalo e no tronco encefálico. Uma vez que o mesencéfalo é totalmente cercado por cisternas preenchidas por líquido, essa área pode ser bem observada na TC.

O espaço subaracnóideo e o sistema ventricular preenchidos por LCR são importantes na TC, pois podem ser diferenciados das estruturas teciduais.

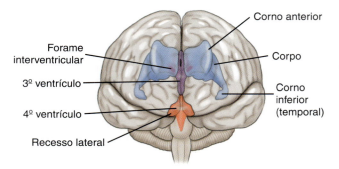

Figura 18.12 Cisternas subaracnóideas – vista lateral.

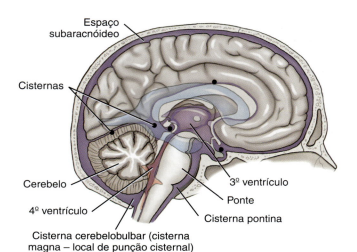

Figura 18.13 Ventrículos (vista anterior).

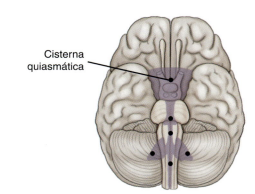

Figura 18.14 Cisternas subaracnóideas – vista superior.

Tálamo

Depois do grande cérebro, a segunda parte do prosencéfalo é o **tálamo** (Figura 18.15; ver Figura 18.16). O tálamo é uma pequena estrutura oval (com cerca de 2,5 cm de comprimento) localizado imediatamente acima do mesencéfalo e sob o corpo caloso. É composto de duas massas ovais, principalmente de substância cinzenta ou núcleos que **fazem parte das paredes do 3º ventrículo**, imediatamente superior ao mesencéfalo.

Esses grupos de núcleos (substância cinzenta) do tálamo são estações de retransmissão para a maioria dos impulsos sensoriais que passam da medula espinal e do mesencéfalo para o córtex cerebral. O tálamo é um **centro de interpretação** de determinados impulsos sensoriais, como **dor**, **temperatura** e **toque**, assim como algumas **emoções** e a **memória**.

O tálamo e o hipotálamo compõem o diencéfalo do prosencéfalo, já descrito.

Hipotálamo

A terceira e última divisão do prosencéfalo é o **hipotálamo** (ver Figuras 18.15 e 18.16). *Hipo* significa "sob", indicando a localização **abaixo do tálamo**. O hipotálamo forma o **assoalho e as paredes inferiores do 3º ventrículo**. Três estruturas significativas associadas ao hipotálamo são o **infundíbulo**, a **hipófise posterior** e o **quiasma óptico**.

O infundíbulo é um processo cônico que se projeta para baixo e termina no lobo posterior da hipófise. O infundíbulo e a hipófise posterior são conhecidos como **neuro-hipófise**.

O **quiasma óptico** (ver Figura 18.15) tem esse nome por lembrar a letra grega χ (qui). O cruzamento dos nervos ópticos no quiasma cria essa aparência. É localizado superior à hipófise e anterior ao 3º ventrículo.

O hipotálamo é pequeno, mas **controla importantes atividades corpóreas** por meio de interações com o sistema endócrino. A maioria dessas atividades é relacionada à **homeostasia**, a tendência ou capacidade de estabilização dos estados corpóreos normais.

MESENCÉFALO E ROMBENCÉFALO

O **mesencéfalo** é uma porção curta e comprimida do tronco encefálico superior que conecta o prosencéfalo ao rombencéfalo.

O **rombencéfalo** é composto por **cerebelo**, **ponte** e **bulbo**. Como mostra a ilustração da Figura 18.16, o cerebelo é a maior parte do rombencéfalo e a segunda maior parte de todo o encéfalo. O rombencéfalo é descrito em detalhes adiante.

Hipófise e glândula pineal

Duas importantes estruturas na linha média são a hipófise e a glândula pineal. A **glândula pineal** e sua relação com o 3º ventrículo são mostradas na Figura 18.10. Esse pequeno órgão (de aproximadamente 5 mm de comprimento) é uma **glândula endócrina** sintetizadora de hormônios que auxiliam a regulação de determinadas atividades secretoras.

A importante **hipófise**, também chamada de **glândula pituitária**, é referida como **glândula "mestre"** por regular muitas atividades corpóreas. Está localizada na **sela túrcica** do osso esfenoide, que a protege, e é ligada ao hipotálamo pelo infundíbulo (mostrado nas Figuras 18.15 e 18.16). Essa glândula, que também é relativamente pequena, com cerca de 1,3 cm de diâmetro, é dividida em lobos anterior e posterior. Os hormônios secretados pela glândula mestre controlam muitas funções corpóreas, incluindo o crescimento e a reprodução.

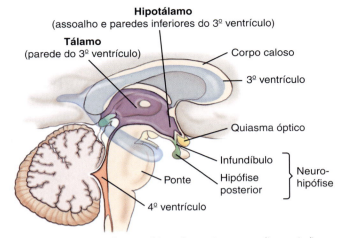

Figura 18.15 Tálamo e hipotálamo (corte mediossagital).

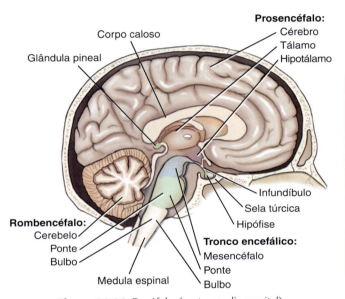

Figura 18.16 Encéfalo (corte mediossagital).

Cerebelo

A última parte do encéfalo a ser descrita, o **cerebelo** (Figura 18.17), ocupa uma grande área das fossas cranianas inferior e posterior. Em adultos, a proporção de tamanho entre o cérebro e o cerebelo é de cerca de 8:1.

O cerebelo tem formato de borboleta e é composto pelos **hemisférios direito** e **esquerdo** unidos por uma estreita faixa mediana, o **vérmis**. Em direção à extremidade superior da superfície anterior, há a larga e rasa **incisura cerebelar anterior**. O 4º ventrículo está localizado na incisura cerebelar anterior, separando a ponte e o bulbo do cerebelo.

Inferiormente, ao longo da superfície posterior, os hemisférios cerebelares são separados pela **incisura cerebelar posterior**. Uma extensão da dura-máter, chamada **foice cerebelar**, está localizada na incisura cerebelar posterior.

O cerebelo atua principalmente nas funções motoras importantes do corpo, como coordenação, postura e equilíbrio.

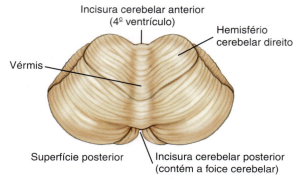

Figura 18.17 Cerebelo.

Substância cinzenta e substância branca

Segundo sua aparência, o SNC pode ser dividido em substância branca e substância cinzenta. A **substância branca** do encéfalo e da medula espinal é composta por **tratos** formados por feixes de **axônios mielinizados**. Os axônios mielinizados são aqueles envoltos nas bainhas de mielina, uma substância gordurosa de cor creme esbranquiçada. A substância branca consiste principalmente em axônios.

A **substância cinzenta** é composta principalmente de **dendritos** e **corpos celulares dos neurônios**. Um corte do tecido dos hemisférios cerebrais é exibido na Figura 18.18. Nessa altura do encéfalo, a substância cinzenta forma o **córtex cerebral externo**, enquanto o tecido encefálico sob o córtex é a substância branca. Essa massa subjacente de substância branca é chamada de **centro semioval**. Em regiões mais profundas do cérebro, a substância cinzenta forma os **núcleos da base**.

Uma vez que a TC de crânio pode diferenciar a substância branca e a substância cinzenta, o corte dos núcleos da base proporciona muitas informações diagnósticas. O corte horizontal ou axial do hemisfério cerebral direito, na Figura 18.19, mostra as áreas normalmente visualizadas. As áreas de substância branca incluem o **corpo caloso** e o **centro semioval**. As áreas de substância cinzenta incluem os **núcleos da base**, o **tálamo** e o **córtex cerebral**.

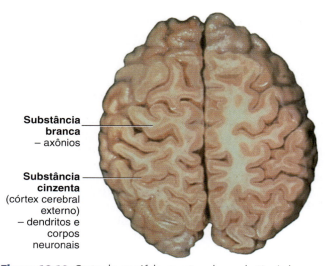

Figura 18.18 Corte do encéfalo, mostrando a substância branca e a substância cinzenta.

SUBSTÂNCIA BRANCA *VERSUS* SUBSTÂNCIA CINZENTA: RESUMO

Substância branca

A substância branca é composta por **axônios mielinizados**, geralmente identificados por cortes de TC do encéfalo como tecido hipodenso em relação à substância cinzenta. A substância branca é observada principalmente em exames seccionais dos hemisférios cerebrais como massas brancas subcorticais no **centro semioval**, que são fibras que conectam a substância cinzenta do córtex cerebral com as partes mais profundas e caudais do mesencéfalo e da medula espinal.

A segunda maior estrutura de substância branca é o **corpo caloso**, uma faixa de fibras que conecta as regiões profundas dos hemisférios cerebrais direito e esquerdo na fissura longitudinal.

Substância cinzenta

A substância cinzenta é composta da delgada camada externa de giros do **córtex cerebral**, e é formada por dendritos e corpos celulares.

A substância cinzenta também é encontrada em estruturas cerebrais mais centrais, como os **núcleos da base**, localizados em áreas profundas dos hemisférios cerebrais, e os grupos de **núcleos** que formam o **tálamo**.

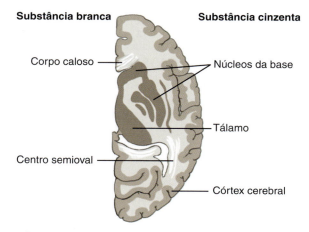

Figura 18.19 Substância branca e substância cinzenta.

NÚCLEOS DA BASE

Os **núcleos da base** são agregados pareados de substância cinzenta em regiões profundas de cada hemisfério cerebral (Figura 18.20). Há quatro áreas ou agrupamentos específicos desses núcleos da base: o **núcleo caudado**; o **núcleo lentiforme**, composto de putame e globo pálido; o **núcleo amigdaloide** ou corpo amigdaloide; e o **claustro** (não visível na Figura 18.20).

As relações entre o **tronco encefálico**, o **cerebelo**, os três núcleos da base e o **tálamo** são mostradas na Figura 18.20. Os núcleos da base são agregados simétricos bilaterais de substância cinzenta, localizados de **ambos os lados do terceiro ventrículo**.

Encéfalo – superfície inferior

A ilustração na Figura 18.21 mostra a superfície inferior do encéfalo, o **infundíbulo**, a **hipófise** e o **quiasma óptico**, que são anteriores à **ponte** e ao **mesencéfalo**. À frente do quiasma óptico, situam-se os grandes **nervos ópticos** e, posterolateralmente, os **tratos ópticos**. Parte do **corpo caloso** é profunda à fissura longitudinal.

Nervos cranianos

Os 12 pares de nervos cranianos são ligados à base do encéfalo e saem do crânio por diversos forames. A identificação de todos esses nervos em exames de imagem ou ilustrações geralmente está além do escopo da anatomia exigida dos técnicos.

Os técnicos devem conhecer todos os nomes e as funções gerais descritos a seguir (resumidos na Tabela 18.1). Os nervos são numerados em ordem, de anterior a posterior, com algarismos romanos. Os **menores** nervos cranianos são os pares **IV**, os **nervos trocleares**; e os **maiores** são os pares **V**, os **nervos trigêmeos**.

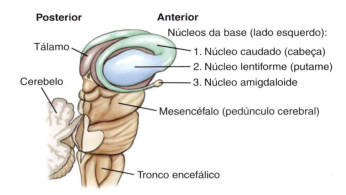

Figura 18.20 Vista mediossagital dos núcleos da base na região profunda do cérebro.

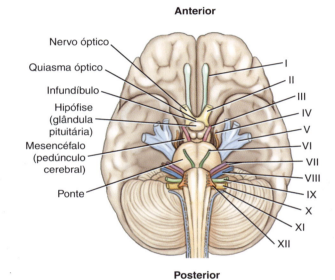

Figura 18.21 Encéfalo (superfície inferior).

Tabela 18.1	Resumo dos nervos cranianos.
I	**Nervo olfatório** (olfato)
II	**Nervo óptico** (visão)
III	**Nervo oculomotor** (movimento ocular)
IV	**Nervo troclear** (movimento ocular)
V	**Nervo trigêmeo** (sensorial e motor, com três ramos)
VI	**Nervo abducente** (movimento ocular)
VII	**Nervo facial** (sensorial e motor)
VIII	**Nervo vestibulococlear** (acústico, audição)
IX	**Nervo glossofaríngeo** (paladar e deglutição)
X	**Nervo vago** (sensorial e motor)
XI	**Nervo acessório** (espinal acessório, deglutição)
XII	**Nervo hipoglosso** (língua, fala e deglutição)

Cavidade orbitária

As imagens das cavidades orbitárias são normalmente obtidas durante a TC de crânio de rotina. A cavidade orbitária, após a dissecção frontal, tem o **bulbo ocular** e numerosas estruturas associadas, como mostra a Figura 18.22. O conteúdo orbital consiste em **músculos oculares, nervos** (incluindo o grande nervo óptico), **vasos sanguíneos, gordura orbitária, glândula lacrimal** e **saco e ducto lacrimais**.

CAVIDADES ORBITÁRIAS (VISTA SUPERIOR)

As cavidades orbitárias são expostas de cima, como mostra a Figura 18.23, por meio da remoção da placa orbitária do osso frontal. A órbita direita ilustra na íntegra a cavidade orbitária normal. A **glândula lacrimal** no quadrante superior externo, a **gordura orbitária** e os **músculos oculares** ajudam a preencher a cavidade. A **artéria carótida interna** é vista entrando na base do crânio. Nesse ponto, a artéria carótida interna já originou a artéria que supre o conteúdo da órbita.

A cavidade orbitária esquerda, após a remoção da gordura e de alguns músculos, ilustra o trajeto do **nervo óptico** ao emergir do bulbo e seguir medialmente ao **quiasma óptico**. Tumores e corpos estranhos podem ser facilmente detectados por meio da TC das órbitas.

VIA VISUAL

Os axônios que deixam cada globo ocular seguem pelos **nervos ópticos** até o quiasma óptico. Ali, algumas fibras cruzam para o lado oposto e outras continuam do mesmo lado, como mostra a Figura 18.24. Após a passagem pelo quiasma óptico, as fibras formam um **trato óptico**. Cada trato óptico entra no encéfalo e termina no **tálamo**.

No tálamo, as fibras fazem sinapse com outros neurônios, cujos axônios formam as **radiações ópticas**, que passam pelos **centros visuais** no córtex dos lobos occipitais do cérebro. Devido ao cruzamento parcial das fibras, a visão pode ser afetada de diversas maneiras, dependendo do local de lesão na via visual. Um exemplo é a **hemianopsia**, que causa cegueira ou distúrbio visual em apenas metade do campo visual de cada olho.

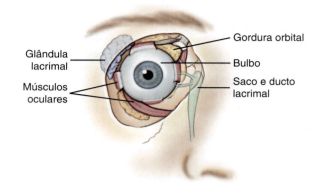

Figura 18.22 Cavidade orbitária.

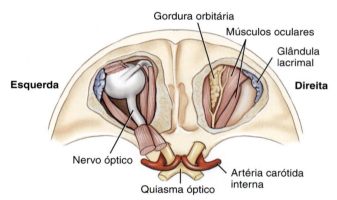

Figura 18.23 Cavidades orbitárias (vista superior).

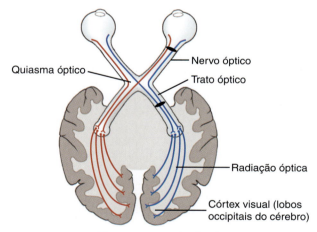

Figura 18.24 Via visual.

PRINCÍPIOS BÁSICOS

Princípios básicos da tomografia computadorizada

O termo radiográfico **tomografia** é derivado da palavra grega *tomos*, que significa "corte", e *graphein*, "escrever". A TC usa um complexo sistema computadorizado e mecânico para obtenção de imagens de cortes anatômicos em **planos axial, sagital** e **coronal**. O conceito da TC pode ser simplificado comparando-se o procedimento com um pão de forma; a radiografia convencional captura imagens do pão por inteiro, enquanto a TC faz imagens do pão e de *fatias* individuais (cortes, também chamados de seções) que são vistas de modo independente. A Figura 18.25 ilustra esse exemplo: o abdome anteroposterior (AP) é o "pão" e a imagem de TC à direita é a "fatia".

A unidade de TC usa um tubo de raios X e um conjunto de detectores para a obtenção de dados anatômicos de um paciente. Esses dados são reconstruídos em uma imagem. Este capítulo apresenta uma introdução ao equipamento de TC, o princípio da imaginologia e as aplicações clínicas; o tópico precisa ser mais estudado para que procedimentos de TC sejam realizados com competência.

TERMINOLOGIA DE TC

A tecnologia de TC evoluiu, assim como os termos usados para sua descrição. A princípio, as expressões *tomografia auxiliada por computador* e *tomografia axial computadorizada (TAC)* eram empregados, mas, com o avanço tecnológico, o termo aceito passou a ser *tomografia computadorizada (TC)*. Embora o termo *TAC* ainda possa ser ouvido, ele não é preciso, já que as imagens de TC são rotineiramente reconstruídas em planos sagitais, coronais e também oblíquos.

EVOLUÇÃO DA TC

Desde a introdução da TC clínica no início da década de 1970, os sistemas evoluíram por quatro gerações. A diferença entre gerações é relacionada principalmente ao número e ao modelo dos *detectores*, os dispositivos que medem a atenuação do feixe transmitido de raios X. Outras diferenças incluem imagens com técnica de dupla energia, tempos menores de exame e capacidade de obter séries de dados volumétricos com tomógrafo de última geração. As imagens com técnica de dupla energia usam dois níveis diferentes de pico de quilovoltagem (kVp) para conjuntos de dados, o que permite melhor diferenciação tecidual, além da análise do material. Os tempos menores de exame permitem a eliminação do movimento, enquanto os conjuntos de dados volumétricos permitem a geração de imagens tridimensionais com tecnologia de renderização de volume.

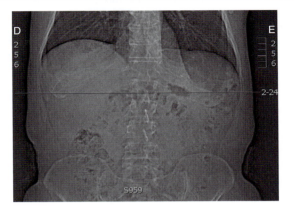

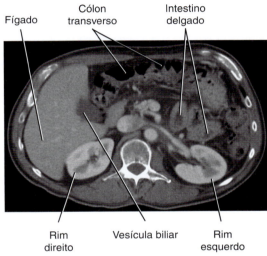

Figura 18.25 TC do abdome na altura dos rins e de L2.

TOMÓGRAFOS MULTIDETECTORES

O movimento do tubo de raios X nos primeiros tomógrafos restringiu-se aos cabos de alta tensão. O tubo de raios X inicialmente girava a 360° em uma direção para obter um corte, a mesa de TC era avançada até uma distância determinada, e o tubo de raios X girava a 360° na direção oposta para obter o próximo corte. O desenvolvimento da tecnologia de anel deslizante, no início dos anos 1990, permitiu que a tecnologia da TC avançasse além da aquisição de um corte único.

Os **anéis deslizantes** substituíram os cabos de alta tensão e atualmente permitem a **rotação contínua do tubo de raios X**, a qual, combinada com o movimento contínuo simultâneo da mesa (com o paciente) pelo *gantry*, possibilita a aquisição de dados de modo helicoidal ou espiral (Figura 18.26). O termo geral usado para descrever essa aquisição de um volume de dados é *aquisição volumétrica*. Os termos *helicoidal* e *espiral* são usados algumas vezes para se referir a essa técnica de exame, mas são termos específicos dos fornecedores. Os tomógrafos volumétricos também realizam a aquisição de corte único.

Os tomógrafos desenvolvidos antes de 1992 eram modelos de plano único de corte, ou seja, eram capazes de fazer apenas um corte de cada vez. Ao fim de 1998, os fabricantes anunciaram os novos **tomógrafos com tecnologia de multidetectores**, capazes de obter quatro cortes simultaneamente por rotação do tubo de raios X. A ilustração da Figura 18.27 mostra o feixe comum com um detector à esquerda e o feixe de quatro multidetectores à direita.

A TC com multidetectores (Figura 18.28) continua a progredir rapidamente, em grande parte devido aos avanços da informática. Hoje, há tomógrafos com multidetectores que produzem 320 cortes por rotação do tubo de raios X. Embora seja importante que os técnicos em radiologia entendam essa tecnologia, informações específicas sobre a física e a instrumentação estão fora do escopo deste capítulo.

Vantagens

A TC com multidetectores tem diversas vantagens sobre a TC de aquisição de corte único ou de volume.

- **Menor tempo de aquisição:** um sistema de 64 cortes, com um tempo de rotação do tubo a 360° de 1 segundo pode adquirir 64 imagens por segundo *versus* outros modelos que obtêm um corte por segundo. Essa aquisição mais rápida é uma vantagem em procedimentos que exigem suspensão da respiração ou nos casos em que a movimentação do paciente é problemática. Também possibilita a realização de procedimentos que precisam de menores tempos de exposição (p. ex., TC cardíaca)
- **Menor quantidade de contraste:** a quantidade de contraste intravenoso pode ser reduzida devido à maior velocidade de aquisição dos tomógrafos com multidetectores
- **Melhor resolução espacial:** a tecnologia multidetectores permite a obtenção de cortes com espessura submilimétrica. Isso é muito importante nos exames da orelha interna e de outras estruturas complexas. Além disso, a maior velocidade de aquisição da imagem diminui a quantidade necessária de contraste
- **Melhor resolução temporal:** a resolução temporal é a capacidade de obter imagens de objetos que se movimentam rapidamente e se relaciona com a velocidade (tempo) em que os dados podem ser capturados. A rapidez da captura dos dados se traduz em maior resolução temporal. A resolução temporal é especialmente importante na aquisição de imagens cardíacas, nas quais o movimento dos batimentos cardíacos deve ser "interrompido" para uma ótima qualidade da imagem
- **Melhor qualidade da imagem:** a aquisição de cortes mais finos melhora a qualidade da imagem na angiografia por TC e na reconstrução multiplanar 3D (RMP tridimensional)

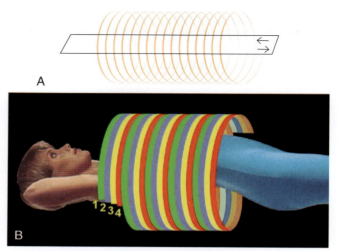

Figura 18.26 A e **B.** Aquisição volumétrica com multidetectores (espiral); rotação contínua do tubo a 360° e dos detectores durante a movimentação para dentro e para fora do paciente. (A, cortesia de GE Medical Systems. B, cortesia de Philips Medical Systems.)

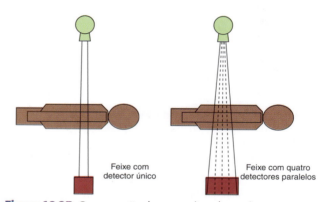

Figura 18.27 Comparação dos conceitos de equipamentos com detector único e multidetectores.

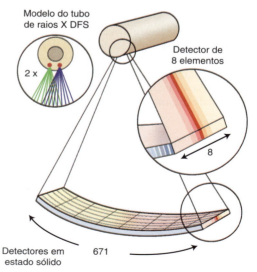

Figura 18.28 Ilustração do tubo de raios X de TC multidetectores e foco duplo com detector de oito elementos, gerando 16 cortes por rotação.

- **Reconstrução multiplanar (RMP):** os dados volumétricos permitem a reconstrução mais acurada dos dados do paciente em planos alternativos (coronal, sagital, oblíquo e tridimensional); daí o termo *reconstrução multiplanar*
- **Redução de artefatos:** há redução dos artefatos causados pela movimentação do paciente.

COMPONENTES DO SISTEMA DE TC

Os aparelhos de TC normalmente são instalações fixas. Existem tomógrafos móveis, mas não são comumente usados (Figura 18.29). Os tomógrafos móveis são utilizados em traumatismos, unidades de terapia intensiva ou na aquisição de imagens intraoperatórias; também atuam como aparelhos auxiliares ou de reserva em serviços de radiologia. Além disso, são empregados em hospitais militares de campanha e na obtenção de imagens em pacientes em isolamento estrito.

Os aparelhos de TC apresentam três componentes principais – **gantry**, **computador** e **console do operador**. Esses sistemas têm dispositivos informatizados e de imagem altamente complexos. A próxima seção é uma introdução ampla a um tópico muito técnico.

Gantry

O *gantry* é composto por **tubo de raios X, feixe de detectores** e **colimadores**. Dependendo das especificações técnicas da unidade, o *gantry* pode ser inclinado a 30° em cada direção, conforme necessário para o exame da cabeça ou da coluna. O *gantry* tem uma **abertura** central. A **mesa** de TC é eletronicamente ligada ao *gantry* para o movimento controlado durante o exame (Figura 18.30). A anatomia do paciente na abertura é a área examinada naquele momento.

Tubo de raios X. O tubo de raios X é similar ao tubo radiográfico geral quanto à construção e à operação; no entanto, modificações de projeto são normalmente necessárias para que o tubo aguente o maior calor gerado por tempos de exposição mais longos.

Feixe de detectores. São detectores em estado sólido e compostos por fotodiodos acoplados com cristais de cintilação (tungstato de cádmio ou cristais de cerâmica de óxido de terras raras). Os detectores em estado sólido convertem a energia dos raios X transmitidos em luz, que é convertida em energia elétrica e, então, em sinal digital. O feixe de detectores afeta a dose para o paciente e a eficiência da unidade de TC.

Colimador. A colimação é importante na TC por reduzir a dose para o paciente e melhorar a qualidade da imagem. Os tomógrafos atuais geralmente usam um **colimador pré-paciente** (no tubo de raios X), que molda e limita o feixe. A espessura do corte nas unidades modernas de TC com multidetectores é determinada pelo tamanho do feixe de detectores.

Computador

O computador da TC utiliza **dois tipos** de *software* altamente sofisticados – um para o **sistema operacional** e um para **aplicações**. O sistema operacional controla o *hardware*, enquanto o *software* de aplicações controla o pré-processamento, a reconstrução da imagem e uma ampla variedade de operações de pós-processamento.

O computador da TC deve ser muito veloz e ter grande capacidade de memória. Considera-se, por exemplo, que em um corte de TC (imagem) com matriz de 512 × 512, o computador deve realizar simultaneamente 262.144 cálculos matemáticos por corte.

Console do operador

Os componentes do console do operador são um teclado, *mouse* e monitores únicos ou duplos, dependendo do sistema (Figura 18.31).

O console do operador permite que o técnico controle os parâmetros do exame, chamados de *protocolo*, e visualize ou manipule as imagens geradas. O protocolo, predeterminado em cada procedimento, inclui fatores como quilovoltagem, miliamperagem, *pitch*, campo de visualização, espessura do corte, alinhamento da mesa, algoritmos de reconstrução e janelas de visualização. Esses parâmetros podem ser modificados pelo técnico, se necessário, conforme o estado geral ou histórico clínico do paciente.

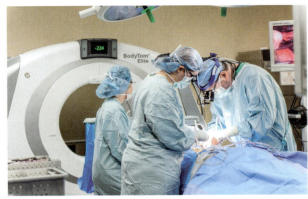

Figura 18.29 Unidade móvel de TC. (Cortesia de NeuroLogica, uma subsidiária de Samsung Electronics Co., Ltd. Todos os direitos reservados.)

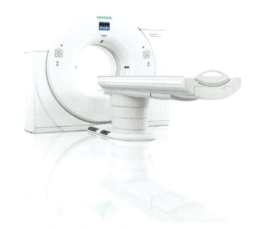

Figura 18.30 Unidade de TC – mesa do paciente e *gantry*. (Cortesia de Siemens Medical Solutions EUA, Inc.)

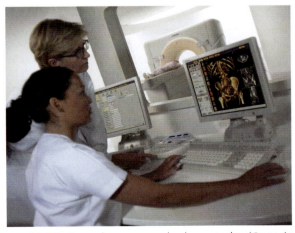

Figura 18.31 Operador no console de controle. (Cortesia de Philips Medical Systems.)

Rede de trabalho e arquivo

A **rede de trabalho**, uma configuração em que as estações de trabalho estão situadas em outros locais para uso pelo radiologista ou técnico, é comum. Essas estações de trabalho podem estar no serviço de radiologia ou em áreas remotas, com transmissão eletrônica de dados.

Os **arquivos de imagem** da maioria dos sistemas de TC usam mídias digitais armazenadas no PACS (sistema de comunicação e arquivamento de imagem – do inglês, *picture archiving and communication system*). As imagens que não são arquivadas no PACS podem ser combinadas em discos ópticos e rígidos para armazenamento permanente de dados de alta capacidade. Impressoras a *laser* também podem ser usadas na obtenção de cópias físicas para armazenamento. A interpretação dos achados do exame geralmente é realizada pelo radiologista em uma estação de trabalho de alta resolução.

Reconstrução da imagem

Como na radiografia convencional, as imagens de TC mostram diversos tons de cinza. A radiação incidente é atenuada de maneira diferente pelo paciente e a radiação remanescente é medida pelos detectores. As estruturas de baixa densidade (pulmões e outras áreas preenchidas por ar) atenuam muito pouco do feixe de raios X, enquanto as estruturas de densidade maior (ossos e meio de contraste) atenuam todo ou quase todo o feixe de raios X. As informações de atenuação saem dos detectores em forma analógica e são convertidas em um sinal digital por um conversor analógico-digital. Os valores digitais são usados na etapa seguinte, que é a reconstrução da imagem com base em uma série de algoritmos.

ELEMENTO DE VOLUME (*VOXEL*)

A matriz de visualização da imagem digital é composta por linhas e colunas de pequenos blocos chamados *pixels* (do inglês, *picture elements* – elementos de imagem). Cada *pixel* é uma representação bidimensional (2D) do volume 3D do tecido no corte de TC (Figura 18.32). Esses volumes teciduais tridimensionais são chamados **elementos de volume** ou *voxels*. Os *voxels* têm altura, largura e profundidade. A profundidade de um *voxel* é determinada pela espessura do corte, selecionada pelo técnico. Cada *voxel* é representado por um *pixel* na imagem reconstruída 2D (Figura 18.33).

Como mencionado anteriormente, a TC com multidetectores permite que a espessura dos cortes seja submilimétrica e, assim, os *voxels* têm dimensões iguais em todos os três eixos (altura, largura e profundidade – ou planos x, y e z). Os conjuntos de dados desses *voxels* são considerados *isotrópicos*. Os conjuntos de dados isotrópicos geram imagens que podem ser reconstruídas em outros planos e 3D, com resolução espacial igual em todos os planos. Dados isotrópicos são muito importantes nas imagens de RMP em alta resolução, como na angiografia por TC, no exame da orelha interna e nos exames esqueléticos.

Qualquer imagem de TC, como a apresentada na Figura 18.34, é composta de um grande número de *pixels* que representam diversos graus de atenuação, dependendo da densidade anatômica do tecido.

ATENUAÇÃO (ABSORÇÃO DIFERENCIAL) DE CADA *VOXEL*

O computador atribui a cada *voxel* no corte de tecido um número proporcional ao grau de atenuação de raios X naquele volume tecidual. Na TC, os dados de absorção diferencial de tecidos em cada *voxel* são coletados e processados pelo computador.

CONVERSÃO DOS *VOXELS* 3D EM *PIXELS* 2D

Depois da determinação do grau de atenuação de cada *voxel*, o corte de tecido em 3D é mostrado no monitor do computador como uma **imagem em 2D**. Cada *voxel* de tecido é representado no monitor do computador como um *pixel*. O número de *pixels* mostrado é determinado pelo fabricante do equipamento.

A Figura 18.34 mostra um exemplo de imagem 2D, de um corte de encéfalo, criada pela atenuação ou absorção diferencial desses tecidos. Devido à presença de LCR nos ventrículos, a atenuação dos *voxels* desses tecidos é menor que a observada nas regiões ósseas densas do crânio ou na pineal calcificada, vista na linha média do encéfalo como uma estrutura branca. Os plexos coroides (capilares no interior do ventrículo) também são calcificados.

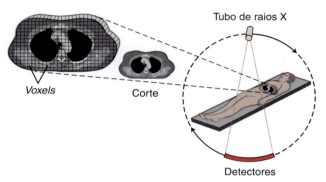

Figura 18.32 Reconstrução da imagem de TC – de *voxels* (monitor tridimensional) a *pixels* (monitor bidimensional).

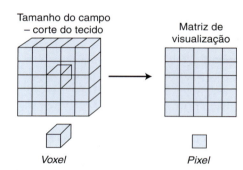

Figura 18.33 Imagem de TC – *voxels* e *pixels*.

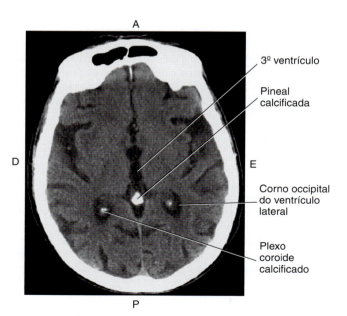

Figura 18.34 TC de crânio (corte axial).

ESCALA COMPUTADORIZADA DE CINZA E NÚMEROS DE TC

Depois que o computador da TC (por meio de milhares de cálculos matemáticos) determina o grau de atenuação (chamado de *coeficiente de atenuação linear*) de cada *voxel*, esses valores são convertidos em outra escala numérica denominada **números de TC**, que são usados na matriz de visualização. Originalmente, os números de TC eram chamados de *unidades de Hounsfield* em homenagem ao cientista inglês Hounsfield, que, em 1970, fez a primeira TC de crânio. (Hounsfield e Cormack ganharam o prêmio Nobel de medicina em 1979 por seu trabalho com a TC.)

Os tons de cinza são atribuídos aos números de TC. O valor basal é a **água**, que recebe o valor de TC de **0**. Os tomógrafos são calibrados para que a água sempre tenha o valor 0. O osso cortical denso tem valor de +1.000 ou até +3.000, e o ar (que produz a menor quantidade de atenuação) tem valor de −1.000. Entre esses dois extremos estão os tecidos e as substâncias que têm diversos números de TC de acordo com sua atenuação. Diferentes tons de cinza recebem números específicos de TC para criação da imagem mostrada. A Tabela 18.2 lista tecidos ou estruturas comuns, seus números de TC e suas aparências.

Como pode ser observado na TC de tórax da Figura 18.35, osso, tecido mole, músculo e gordura têm aparências diferentes em razão de sua atenuação e seu número de TC. Tecidos densos, como o **osso**, são brancos. As **estruturas preenchidas por contraste** também são brancas (Figura 18.36). O **ar**, que não é denso em comparação aos tecidos, é preto. **Gordura**, **músculos** e **órgãos**, com densidades entre osso e ar, são observados em diversos tons de cinza.

LARGURA E NÍVEL DA JANELA (CENTRO DA JANELA)

A **largura da janela** (**WW**, do inglês, *window width*) é a gama de números de TC mostrados como tons de cinza. A maior largura da janela indica mais números de TC como grupo (escala longa ou contraste baixo). A **WW controla o contraste da imagem** (maior largura da janela, contraste baixo, como na imagem de tórax; menor largura da janela, contraste alto, como nas imagens do crânio).

O **nível da janela** (**WL**, do inglês, *window level*) **controla o brilho da imagem** ou determina o número de TC que é o centro da largura da janela. O WL geralmente é determinado pela densidade tecidual mais frequente em uma estrutura anatômica.

PITCH COM TOMÓGRAFOS DE VOLUME

O tubo de raios X, o feixe de detectores e o paciente estão em movimentação contínua durante a aquisição volumétrica. A quantidade de anatomia analisada em dado exame é determinada pelo *pitch*. O *pitch* é a razão que reflete a relação entre a velocidade da mesa e a espessura do corte. A fórmula do *pitch* é:

$$Pitch = \frac{\text{Movimento da mesa (mm/s) por rotação de 360° do tubo}}{\text{Colimação}}$$

O *pitch* de **1:1** indica que a velocidade da mesa e a espessura do corte são iguais. O *pitch* seria de 1,5:1 se a velocidade da mesa fosse de 15 mm/s e a espessura do corte fosse de 10 mm. O *pitch* de 2:1 aumenta o risco de não detecção da patologia devido à **amostragem insuficiente** da anatomia. A razão de 0,5:1 aumenta a dose para o paciente devido à **amostragem excessiva** da anatomia. O *pitch* é determinado pelo radiologista de acordo com a natureza do estudo ou as indicações patológicas.

RESUMO DA RECONSTRUÇÃO DA IMAGEM

Durante a TC, o tubo e o feixe de detectores passam ao redor do paciente. Milhares de medidas são realizadas para determinar o valor de atenuação de radiação (coeficiente de atenuação linear) para cada elemento de volume do tecido (*voxel*). Após determinar o coeficiente de atenuação linear, os dados são convertidos em números de TC para serem mostrados. No monitor, a imagem 2D é exibida como uma matriz de elementos de imagem (*pixels*), em que cada *pixel* representa o número de TC de determinado elemento de volume (*voxel*) no corte. A largura e o nível da janela podem ser ajustados para alterar a aparência da imagem.

Tabela 18.2 Tipo de tecido e números de TC.

TIPO DE TECIDO	NÚMEROS DE TC	APARÊNCIA
Osso cortical	+1.000	Branca
Músculo	+50	Cinza
Substância branca	+45	Cinza-clara
Substância cinzenta	+40	Cinza
Sangue	+20	Cinza[a]
LCR	+15	Cinza
Água	0 (basal)	
Gordura	−100	Cinza-escura a preta
Pulmão	−200	Cinza-escura a preta
Ar	−1.000	Preta

[a] Branca na presença de meio de contraste iodado.

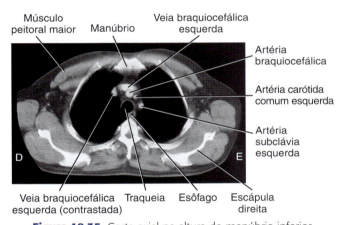

Figura 18.35 Corte axial na altura do manúbrio inferior.

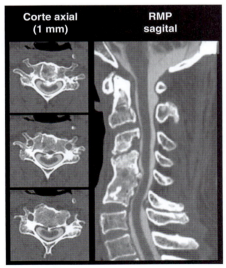

Figura 18.36 Aquisição volumétrica, com RMP (*multislice*) da coluna cervical em cortes axiais e sagitais; observa-se a melhor resolução de contraste em comparação com a radiografia convencional.

APLICAÇÃO CLÍNICA DA TOMOGRAFIA COMPUTADORIZADA

TC *versus* radiografia convencional

A TC é bastante usada atualmente e tem diversas vantagens em comparação à radiografia convencional, como, por exemplo:

- **As estruturas anatômicas são visualizadas sem sobreposição.** As informações anatômicas em 3D são apresentadas como uma série de cortes finos da estrutura interna da parte em questão (Figura 18.37)
- **As imagens da TC têm maior resolução de contraste.** O sistema de TC é mais sensível na diferenciação do tipo tecidual que a radiografia convencional, assim, as diferenças nos tipos de tecido podem ser delineadas com maior nitidez e estudadas. A radiografia convencional pode mostrar tecidos com pelo menos 10% de diferença de densidade, enquanto a TC é capaz de detectar diferenças de densidade de 1% ou menos.

Essa detecção auxilia o diagnóstico diferencial de patologias; uma massa sólida pode ser distinguida de um cisto ou (em alguns casos) uma neoplasia benigna ser diferenciada de um tumor maligno. A Figura 18.38 mostra um hematoma subdural no lado esquerdo do crânio

- **RMP:** os dados adquiridos podem ser reconstruídos e visualizados em planos alternativos, sem maior exposição à radiação ao paciente (Figura 18.39)
- **Manipulação dos dados de atenuação:** os dados de atenuação do tecido coletados pelos detectores são manipulados e medidos pelo computador. As lesões visualizadas na imagem são medidas e o valor numérico registrado (número de TC) da lesão é usado para avaliar sua composição (p. ex., gordura, cálcio, água) (Figura 18.40).

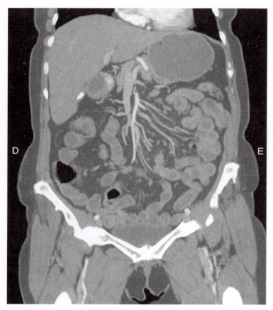

Figura 18.37 Reconstrução de TC do abdome no plano coronal.

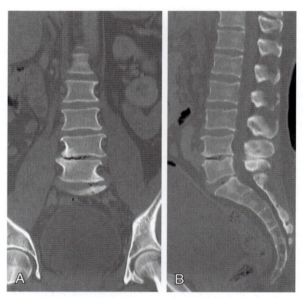

Figura 18.39 A e **B.** Reconstrução da coluna lombar nos planos coronal e sagital.

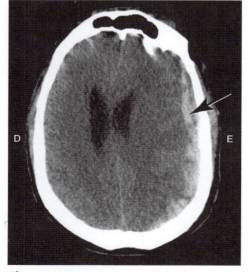

Figura 18.38 Hematoma subdural esquerdo.

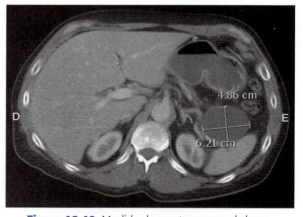

Figura 18.40 Medida de um tumor no abdome.

Comunicação com o paciente e termo de consentimento

O procedimento de TC deve ser completamente explicado ao paciente (Figura 18.41). A explicação precisa incluir a natureza do exame, o que pode acontecer, a duração, a necessidade de ficar imóvel e a certeza de que o técnico fará o monitoramento do paciente durante todo o procedimento. As instruções referentes à respiração devem ser dadas e, se necessário, treinadas. O técnico define o histórico clínico do paciente caso não tenha sido enviado pelo médico responsável pelo encaminhamento.

O equipamento pode intimidar o paciente, mas a explicação meticulosa do técnico é capaz de reduzir temores e assegurar o sucesso do procedimento diagnóstico.

Procedimento

Após a explicação do procedimento, o paciente é posicionado na mesa de TC. A posição (supina ou prona; entrando no *gantry* de cabeça ou pelos pés) depende do exame a ser realizado. Uma imagem preliminar da área examinada é obtida. Essa primeira imagem é chamada **escanograma** (Figura 18.42), imagem preliminar ou topograma, dependendo da marca do equipamento de TC; o termo *escanograma* é usado neste capítulo. O técnico usa o escanograma para escolher a extensão da TC. Outros parâmetros importantes para o exame compõem o protocolo selecionado e incluem quilovoltagem, miliamperagem, *pitch*, campo de visualização, espessura do corte, alinhamento da mesa, algoritmos de reconstrução e janelas de visualização.

VISUALIZAÇÃO DAS IMAGENS DE TC

Ao visualizar as imagens de TC, a direita do paciente fica à esquerda do observador, como nas radiografias convencionais. Os exames axiais são vistos como se o observador estivesse de frente para o paciente e olhando-o a partir do pé.

MEIO DE CONTRASTE INTRAVENOSO

Muitas vezes, a injeção intravenosa do meio de contraste iodado é necessária para a diferenciação entre o tecido normal e o patológico. Um injetor eletromecânico é usado devido ao curto tempo de exame de TC com multidetectores. O volume de injeção e a taxa de pico de fluxo devem ser cuidadosamente escolhidos para obtenção de níveis ideais de realce vascular e orgânico.

Uma prática comum na TC é a administração de um *bolus* de soro fisiológico após a injeção do meio de contraste. Isso aumenta a duração do realce, uma vez que o meio de contraste é propelido para a frente. A técnica também permite a redução da quantidade de meio de contraste e pode ser realizada com injetores eletromecânicos duplos. Após a administração do contraste, o dispositivo troca automaticamente a seringa e faz a administração de soro fisiológico.

O Capítulo 14 traz informações sobre punção venosa, contraindicações e reações ao contraste.

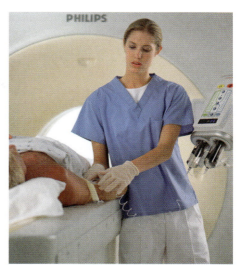

Figura 18.41 Preparação do paciente para realização de TC. (Cortesia de Philips Medical Systems.)

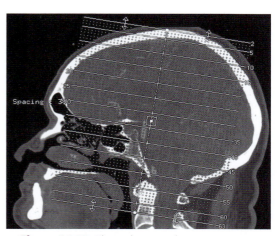

Figura 18.42 Plano de corte do escanograma.

Meio de contraste e barreira hematencefálica

Estima-se que a injeção intravenosa de meio de contraste seja necessária em 50 a 90% de todas as TCs de crânio. Os meios de contrastes usados são similares aos da urografia intravenosa. De modo geral, esses contrastes iodados são administrados em *bolus*, mas também podem ser feitos lentamente, por infusão intravenosa.

O encéfalo é bem suprido por vasos sanguíneos que levam oxigênio e nutrientes. O fornecimento de oxigênio deve ser constante, já que a privação total por 4 minutos pode danificar as células encefálicas de maneira permanente. Da mesma maneira, o suprimento de glicose também deve ser contínuo, pois o estoque de carboidratos no encéfalo é limitado. A glicose, o oxigênio e determinados íons passam facilmente do sangue circulante para o líquido extracelular e, então, para as células do encéfalo. Outras substâncias encontradas no sangue normalmente entram nas células encefálicas de maneira lenta. Outras ainda, como proteínas, a maioria dos antibióticos e o meio de contraste, não passam do sistema capilar craniano normal para as células do encéfalo.

O tecido encefálico difere dos outros tecidos por apresentar uma barreira natural à passagem de certas substâncias. Esse fenômeno natural é denominado **barreira hematencefálica**. As Figuras 18.43 e 18.44 mostram o sangue fora da vasculatura normal em decorrência de uma hemorragia intraparenquimatosa e subaracnóidea.

DOSE DE RADIAÇÃO

Como em todos os exames radiológicos, os procedimentos de TC devem ser realizados apenas se houver indicação clínica. Além disso, a obediência ao princípio ALARA (do inglês, *as low as reasonably achievable* – a dose de radiação mais baixa possível) é necessária durante esses procedimentos para redução da dose aos pacientes e profissionais de saúde.

Dose para o paciente

A dose de radiação dos procedimentos de TC é maior que a dos exames radiográficos convencionais da mesma parte corpórea. A dose para o paciente é relacionada ao *pitch*: o *pitch* menor resulta em dose maior (superposição do corte). Cortes mais finos também aumentam a dose. Para compensar a possibilidade de aumento da dose com a TC (principalmente com multidetectores), alguns fabricantes incorporaram a tecnologia chamada *modulação de dose*. Essa técnica permite a determinação da dose mínima exigida por corte pelo escanograma; cada corte é, então, obtido com o valor ideal de miliamperagem-segundo (mAs). A dose para órgãos radiossensíveis (olhos, mamas, pelve e tireoide) também pode ser reduzida por meio do uso de escudos de bismuto. Essas técnicas não comprometem a qualidade da imagem.

Em 2007, a Alliance for Radiation Safety in Pediatric Imaging, a Society for Pediatric Radiology, o American College of Radiology, a American Society for Radiologic Technologists e a American Association of Physicists in Medicine instituíram a campanha Image Gently® (Radiologia com Cuidado). A campanha prevê que cada membro da equipe de saúde se comprometa a:

- Priorizar a mensagem da Image Gently® nas comunicações da equipe
- Rever as recomendações do protocolo e, quando necessário, ajustar processos
- Respeitar e ouvir as sugestões de todos os membros da equipe de radiologia de maneira a assegurar a realização de mudanças
- Comunicar-se abertamente com os pais dos pacientes.[1]

Em outubro de 2010, o American College of Radiology, a Radiological Society of North America, a American Society of Radiologic Technologists e a American Association of Physicists in Medicine desenvolveram a campanha Image Wisely® (Radiologia com Sabedoria) para promover a redução da exposição de pacientes adultos à radiação. O compromisso da campanha Image Wisely® é:

1. Colocar a segurança, a saúde e o bem-estar do paciente em primeiro lugar, otimizando exames para usar apenas a radiação necessária à produção de imagens com qualidade diagnóstica
2. Transmitir os princípios do programa Image Wisely® à equipe de radiologia para assegurar que a instituição otimize o uso de radiação durante os exames
3. Comunicar estratégias ideais de aquisição de imagens aos médicos e ficar à disposição para esclarecimentos
4. Rever os protocolos de imagem com regularidade para assegurar o uso da menor radiação necessária para a aquisição de imagens de qualidade diagnóstica.[2]

Tomografias computadorizadas pediátricas

Foram estabelecidos protocolos para minimizar a exposição de pacientes pediátricos durante as TCs. Devem ser empregados os fatores ideais de exposição, a espessura do corte e as medidas essenciais de redução da dose para os órgãos. O técnico de TC deve ser treinado em procedimentos pediátricos a fim de assegurar a realização do melhor exame com mínima exposição do paciente.

Exposição do técnico e da equipe

Qualquer pessoa que permaneça na sala de TC durante o exame deve usar protetores de chumbo. A maior exposição à radiação ocorre mais próximo ao paciente devido à radiação secundária – é desejável, se possível, manter distância máxima da fonte.

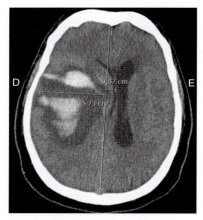

Figura 18.43 Hemorragia intraparenquimatosa com desvio da linha média.

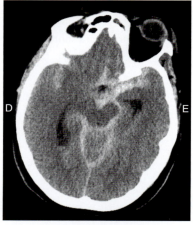

Figura 18.44 TC mostrando hemorragia subaracnóidea.

TC de crânio

Lesões e doenças da cabeça geralmente afetam o encéfalo e os tecidos moles associados; no entanto, as imagens radiográficas simples permitem apenas a visualização 2D do crânio ósseo. A TC é uma ferramenta importantíssima na avaliação do paciente por permitir a diferenciação de hemorragias agudas, acúmulos de líquido, calcificações, substância branca e substância cinzenta, LCR, edema cerebral e neoplasias.

O termo *TC de crânio* refere-se ao exame do encéfalo. Também há procedimentos específicos de TC para investigação de doenças em órbitas, sela túrcica, seios da face, ossos temporais e articulações temporomandibulares. Esta seção enfoca a TC do encéfalo.

INDICAÇÕES PATOLÓGICAS

Qualquer doença suspeita com acometimento do encéfalo é uma indicação para a realização da TC de crânio. São indicações comuns:

- **Tumores** – lesões metastáticas, meningioma, glioma
- **Cefaleia**
- **Doença vascular** – acidente vascular encefálico (AVE), aneurisma, malformação arteriovenosa
- **Doenças inflamatórias ou infecciosas** – meningite, abscesso
- **Doenças degenerativas** – atrofia encefálica
- **Traumatismo** – hematomas epidural e subdural, fratura
- **Anomalias congênitas**
- **Hidrocefalia.**

PROCEDIMENTO DE TC DE CRÂNIO

Os princípios básicos de posicionamento do crânio na radiografia convencional também se aplicam à TC, porém o posicionamento específico para a TC de crânio é variável, dependendo das preferências do radiologista e dos protocolos do serviço de radiologia.

Itens metálicos (p. ex., brincos, grampos de cabelo) e dentaduras devem ser removidos. O paciente é colocado em posição supina (decúbito dorsal) na mesa de TC, sem rotação (Figuras 18.45 e 18.46) ou inclinação (Figura 18.47) do plano sagital médio. A rotação é corrigida pelo alinhamento do plano sagital médio perpendicularmente ao assoalho da sala. A inclinação é avaliada pela simetria das estruturas ósseas. Duas estruturas anatômicas, como os canais auditivos externos e os arcos zigomáticos, são comparadas quanto à simetria. O posicionamento adequado da cabeça permite a avaliação mais precisa da anatomia e da patologia sem a influência da assimetria posicional.

Após o posicionamento adequado, a cabeça é imobilizada. Em caso de suspeita de lesão da coluna cervical, a cabeça e o pescoço não devem ser movimentados para corrigir a inclinação e a rotação.

O escanograma deve ser obtido antes do início do procedimento para que o técnico determine a porção do corpo a ser examinada. A TC de crânio de rotina inclui a região da base ao vértice do crânio, em cortes de 5 a 8 mm. A angulação do *gantry* e do feixe também pode ser determinada a partir do escanograma. Normalmente, o feixe de raios X é alinhado paralelamente à linha infraorbitomeatal.

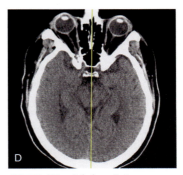

Figura 18.45 TC axial de crânio – sem rotação.

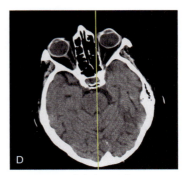

Figura 18.46 TC axial de crânio – com rotação.

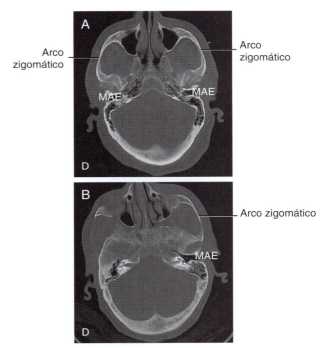

Figura 18.47 A. TC de crânio no plano axial – sem inclinação. **B.** TC de crânio no plano axial – com inclinação. *MAE*, meato acústico externo.

As imagens de TC de crânio são vistas com **duas configurações de janela ou larguras de janela (WW)**. A estreita largura da janela permite a boa **visualização dos tecidos moles e do encéfalo** (Figura 18.48), enquanto a ampla largura da janela mostra bem os detalhes ósseos (Figura 18.49). Além da configuração da janela para tecidos moles e osso, há outros **algoritmos** (cálculos matemáticos e processos aplicados durante a reconstrução da imagem) de processamento especial para demonstração da anatomia específica. As Figuras 18.50 e 18.51 são imagens axial e coronal do osso temporal para observação da anatomia das orelhas média e interna com aplicação de um algoritmo ósseo durante a reconstrução.

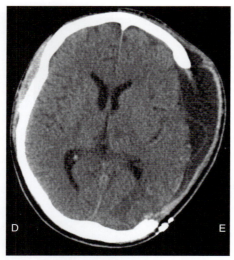

Figura 18.48 Coleção líquida subdural pós-craniectomia – janela para o parênquima cerebral.

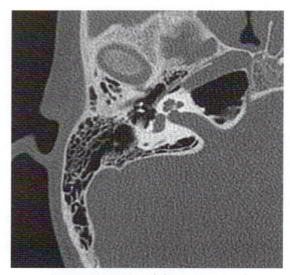

Figura 18.50 TC axial do osso temporal.

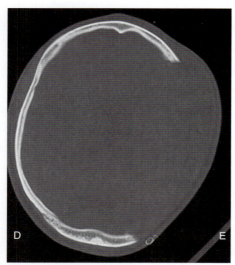

Figura 18.49 Hematoma subdural pós-craniotomia – janela óssea.

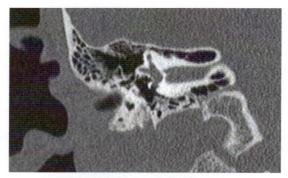

Figura 18.51 TC coronal do osso temporal.

Anatomia seccional
CORTES AXIAIS DO ENCÉFALO

As Figuras 18.52 a 18.57 são imagens axiais de TC que mostram as estruturas específicas que devem ser reconhecidas pelo técnico durante a comparação dessas imagens com o escanograma em perfil do crânio mostrando a altura do corte.

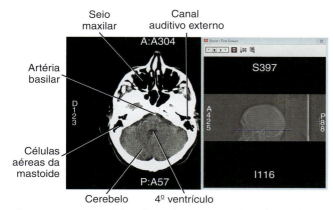

Figura 18.52 TC axial – altura do 4º ventrículo e do cerebelo.

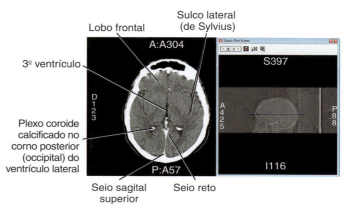

Figura 18.55 TC axial – altura do 3º ventrículo.

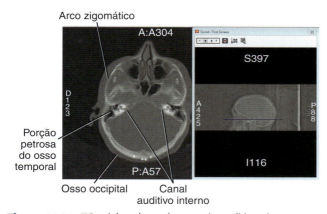

Figura 18.53 TC axial – altura dos canais auditivos internos.

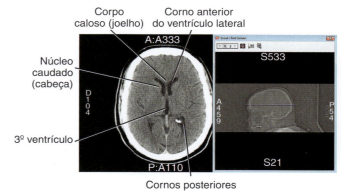

Figura 18.56 TC axial – altura dos ventrículos laterais (cornos anterior e posterior).

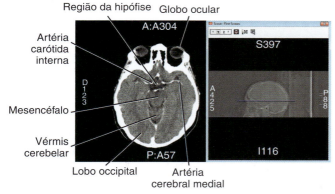

Figura 18.54 TC axial – altura da ponte.

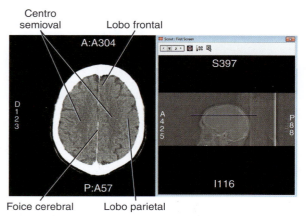

Figura 18.57 TC axial – altura da porção superior do cérebro.

EXEMPLOS DE DOENÇAS

Lesão metastática
Um exemplo de TC positiva é mostrado na Figura 18.58. O paciente tem histórico de câncer com metástase para o encéfalo, demonstrada pelas lesões separadas. A injeção intravenosa de meio de contraste é necessária na maioria das suspeitas de neoplasias, em razão de possível quebra da barreira hematencefálica, como descrito na seção sobre o meio de contraste e a barreira hematencefálica. A Figura 18.59 mostra o realce pelo meio de contraste de um tumor encefálico não metastático.

Hematoma subdural
As Figuras 18.60 e 18.61 mostram um hematoma subdural. O hematoma subdural é um coágulo de sangue que se forma entre a dura-máter e a aracnoide, em decorrência de um dano à circulação venosa cerebral.

Hemorragia subaracnóidea
A Figura 18.44 mostra uma hemorragia subaracnóidea. A hemorragia subaracnóidea pode ou não ser traumática e representa o sangramento no espaço subaracnóideo.

Acidente vascular encefálico (derrame)
O acidente vascular encefálico (AVE) pode ser causado pela ruptura ou oclusão de uma artéria no encéfalo. A ruptura de artéria provoca o AVE hemorrágico, mostrado na Figura 18.62. A oclusão de artéria pode causar um AVE isquêmico, como apresenta a Figura 18.63.

Hidrocefalia
Hidrocefalia é um aumento no volume de LCR no encéfalo. A maior quantidade de LCR provoca o aumento de volume dos ventrículos e a subsequente compressão das estruturas encefálicas adjacentes. A Figura 18.64 mostra o aumento de volume do sistema ventricular devido à hidrocefalia. A Figura 18.64B mostra um *shunt* colocado no ventrículo lateral para eliminação do excesso de LCR.

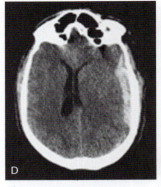

Figura 18.60 Hematoma subdural.

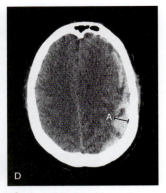

Figura 18.61 Hematoma subdural.

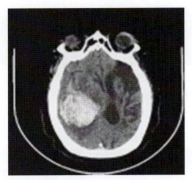

Figura 18.62 Acidente vascular encefálico.

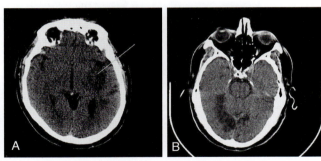

Figura 18.63 A. Infarto da artéria cerebral média. **B.** Infarto do lobo occipital.

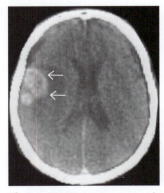

Figura 18.58 Lesão metastática – nível do cérebro.

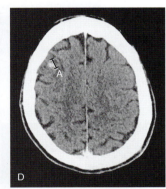

Figura 18.59 TC de crânio mostrando um tumor encefálico não metastático.

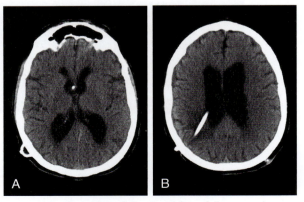

Figura 18.64 A. Hidrocefalia. **B.** Hidrocefalia com *shunt* ventricular.

Outros procedimentos de TC

TC DO PESCOÇO

A TC do pescoço permite a visualização da anatomia complexa de baixo contraste. As indicações patológicas comuns são:

- Anomalias congênitas
- Traumatismo
- Infecção ou abscesso
- Tumores de nasofaringe, orofaringe, glândula parótida e laringe.

Antes do procedimento, os objetos metálicos são removidos e o paciente é colocado em posição supina na mesa. Um escanograma ou imagem preliminar é obtido para determinar a extensão do exame, geralmente da base do crânio à entrada do tórax, com cortes de 2 a 3 mm. O paciente deve ser instruído a não deglutir ou fazer qualquer movimento das vias respiratórias superiores (p. ex., conversar, mascar chicletes, respirar). Para ajudar a diferenciação entre o esôfago e os tecidos moles adjacentes, o paciente pode deglutir uma pasta radiopaca de baixa densidade. A administração intravenosa de meio de contraste é normalmente indicada na TC de pescoço para determinar a extensão de tumores de tecidos moles e visualização de estruturas vasculares. A manobra de Valsalva pode ser necessária. Em geral, a RMP é usada na TC de pescoço e as imagens são vistas com janelas de tecidos moles e osso.

TC MUSCULOESQUELÉTICA

A TC musculoesquelética permite a avaliação de osso e tecidos moles. Membros superiores e inferiores, ombros e quadris podem ser examinados (o exame do quadril é similar à TC pélvica). Imagens dos dois membros são obtidas para fins comparativos.

As **indicações patológicas** comuns são:

- Traumatismo
- Tumor.

O protocolo é determinado pelo histórico clínico e as radiografias simples do paciente são usadas como referência. Um escanograma ou imagem preliminar estabelece os parâmetros do exame. As configurações da **janela de tecidos moles** e da **janela óssea** devem ser utilizadas durante a revisão das imagens da TC. Se necessário, as imagens são reconstruídas em planos alternativos ou em 3D. A administração intravenosa de meio de contraste pode auxiliar a avaliação de tumores; a injeção intra-articular de contraste (negativo ou positivo) pode ser feita no estudo de articulações.

TC DE COLUNA

As **indicações patológicas** comuns para TC de coluna são:

- Hérnia de disco
- Infecção
- Estenose espinal
- Tumor
- Traumatismo ou fratura.

O escanograma ou imagem preliminar estabelece os parâmetros do exame. A espessura do corte geralmente é de 3 mm ou menos.

A Figura 18.65 mostra uma fratura de vértebra lombar nos planos axial, coronal e sagital. A Figura 18.66 exibe uma fratura de vértebra cervical nos planos axial, coronal e sagital.

Procedimentos especializados de TC

Os avanços na tecnologia de TC e o desenvolvimento de *softwares* especializados geraram muitos novos procedimentos e aplicações.

RECONSTRUÇÃO 3D

O conjunto de dados obtidos na aquisição volumétrica pode ser reconstruído em uma imagem 3D com os equipamentos e programas necessários. As aplicações clínicas são a avaliação de traumatismos em face, coluna, pelve, ombro e joelho, assim como de anomalias congênitas. A Figura 18.67 mostra exemplos de imagens 3D da TC do crânio usadas no planejamento de cirurgia reconstrutiva.

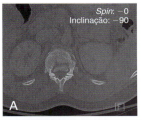
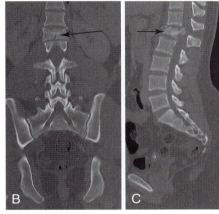

Figura 18.65 Fratura de vértebra lombar. **A.** Plano axial. **B.** Plano coronal. **C.** Plano sagital.

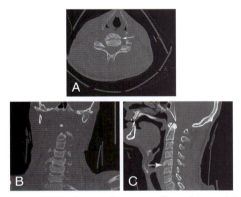

Figura 18.66 Fratura de vértebra cervical. **A.** Plano axial. **B.** Plano coronal. **C.** Plano sagital.

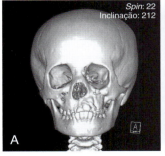
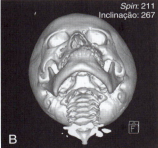

Figura 18.67 A e **B.** Reconstruções tridimensionais do crânio.

ENDOSCOPIA POR TC (VIRTUAL)

Uma aplicação das imagens 3D é a **endoscopia virtual**. O *software* de reconstrução 3D é usado na simulação de projeções endoscópicas, normalmente de broncoscopia, laringoscopia e colonoscopia. A técnica requer o alto contraste entre o lúmen e os tecidos adjacentes, para que as superfícies internas da estrutura de interesse possam ser identificadas na formatação da imagem. A maioria das aplicações endoscópicas baseia-se no ar como o meio de contraste de escolha; no entanto, dependendo do procedimento, outro meio de contraste pode ser indicado. Estruturas anatômicas podem ser visualizadas em diversos formatos.

A colonoscopia por TC, às vezes chamada de colonoscopia virtual, é hoje a aplicação endoscópica mais utilizada. A técnica auxilia a investigação de patologias do cólon, como pólipos, tumores, divertículos e outros defeitos, e estenoses do intestino grosso.

Antes do procedimento, o paciente deve ser submetido à preparação do intestino, para que resíduos fecais no intestino grosso não obscureçam a anatomia ou a patologia.

Para obtenção do contraste necessário, ar ou dióxido de carbono é instilado no intestino grosso por meio de um pequeno cateter inserido no reto. Esse gás distende o intestino grosso para demonstração total da parede intestinal. Soluções de contraste oral podem ser administradas para identificação de artefatos fecais.[3]

O paciente é examinado em posições em decúbitos dorsal e ventral (posições supina e prona), permitindo a visualização de todas as estruturas intestinais. Os dados obtidos são processados por um *software* especial para criar imagens 3D e o "sobrevoo" virtual da anatomia (Figura 18.68). Como a sedação (normalmente) não é necessária, o paciente pode ter alta e retomar sua dieta e suas atividades normais após o procedimento.

Os riscos do procedimento são relacionados a preparação intestinal, inserção do cateter retal e insuflação do cólon. Os pacientes relatam que a endoscopia virtual é menos desconfortável e dolorosa que a colonoscopia convencional. Mais informações sobre vantagens e desvantagens da colonoscopia por TC estão no Capítulo 13.

ENTERÓCLISE POR TC

Na TC de abdome, o intestino delgado é visualizado com o meio de contraste ingerido. No entanto, se o intestino delgado for o foco do exame, um procedimento chamado *enteróclise* por TC pode ser realizado. As indicações clínicas da enteróclise por TC incluem a investigação de doença de Crohn, de tumores do intestino delgado e da causa ou gravidade das estenoses de baixo grau do intestino delgado.

Antes da realização do procedimento, o paciente não deve consumir alimentos sólidos por 8 a 12 horas, mas precisa estar bem hidratado.

Sob orientação fluoroscópica, um cateter intestinal é inserido por via nasal e avançado distalmente à flexura duodenojejunal. Embora desconfortável para o paciente, essa abordagem nasal é melhor tolerada do que a abordagem oral. O paciente é levado à unidade de TC e posicionado para o exame; até 2.000 mℓ de meio de contraste são instilados pelo cateter no intestino delgado. O uso de um injetor eletromecânico e de alta taxa de injeção é necessário para a distensão rápida e igual do intestino delgado. Fármacos antiperistálticos (p. ex., glucagon) são geralmente administrados para auxiliar a distensão do intestino delgado e aumentar o conforto do paciente. A injeção intravenosa do meio de contraste iodado é realizada durante esse procedimento para obtenção de outras informações clínicas. A aquisição volumétrica (espessura do corte ≤ 1,25 mm) é realizada, bem como a reconstrução multiplanar (Figura 18.69).

O meio de contraste usado na enteróclise por TC depende do histórico clínico do paciente. As duas substâncias mais usadas são a solução diluída de sulfato de bário e o preparado de metilcelulose. Se houver risco de perfuração ou extravasamento, a solução de sulfato de bário é contraindicada.

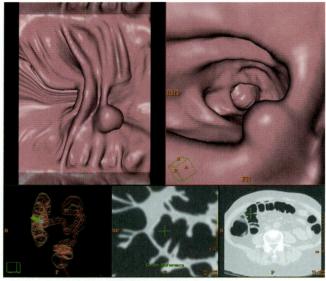

Figura 18.68 Colonoscopia por TC. Observa-se o pólipo localizado na parede intestinal. (Cortesia de Philips Medical Systems.)

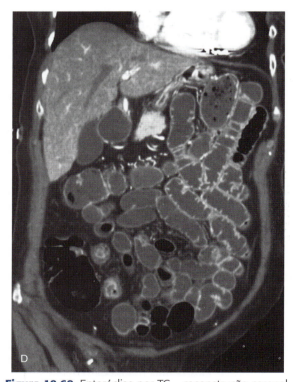

Figura 18.69 Enteróclise por TC – reconstrução coronal.

ANGIOGRAFIA POR TC

A angiografia por TC é um exame que faz imagens 3D de estruturas vasculares em planos axial, coronal e sagital. Embora a angiografia convencional seja um procedimento invasivo que requer punção arterial, a angiografia por TC tem como vantagem a administração intravenosa de contraste. As contraindicações à angiografia por TC são relacionadas aos riscos associados à injeção de contraste (p. ex., função renal, sensibilidade ao meio de contraste).

As imagens da angiografia por TC em geral são visualizadas por meio da técnica chamada incidência de intensidade máxima (MIP – do inglês, *maximum intensity projection*). Com as informações do conjunto de dados da aquisição volumétrica, uma imagem é criada a partir dos *voxels* mais brilhantes. Na angiografia por TC, esses *voxels* são os que contêm o contraste; a imagem MIP resultante mostra as estruturas vasculares extraídas dos conjuntos de dados. A melhor visualização da imagem é em formato animado, que mostra bem as informações da superfície, embora as informações de profundidade e oclusão sejam perdidas.

As indicações clínicas da angiografia por TC, que dependem do vaso ou da estrutura examinada, são as mesmas da angiografia convencional. Os estudos geralmente são realizados para investigação de aneurismas e dissecções de vasos.

A Figura 18.70 mostra imagens de angiografia por TC do círculo arterial (polígono de Willis) do encéfalo, com visualização apenas dos vasos. A Figura 18.71 é uma angiografia por TC em 3D do crânio, demonstrando o círculo arterial cerebral.

A Figura 18.72 é uma angiografia por TC do membro superior. A Figura 18.73 apresenta imagens antes e após o tratamento intra-arterial de um aneurisma aórtico abdominal. A Figura 18.73B também mostra a presença do dispositivo de reparo endovascular.

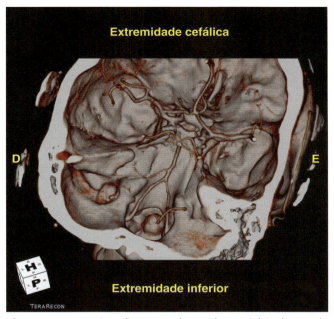

Figura 18.71 Angiografia por TC do círculo arterial (polígono de Willis), com o osso esfenoide.

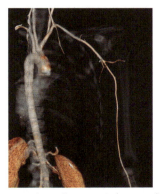

Figura 18.72 Angiografia por TC do membro superior.

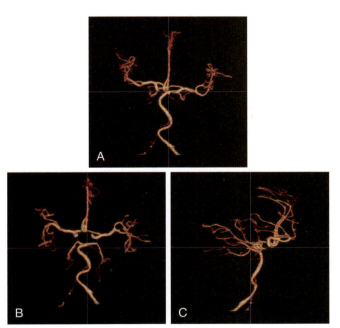

Figura 18.70 A a **C.** Angiografia por TC do círculo arterial (polígono de Willis).

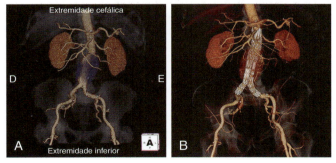

Figura 18.73 Aneurisma aórtico abdominal. **A.** Antes do procedimento. **B.** Após o implante de dispositivo de reparo endovascular.

TC CARDÍACA E ANGIOGRAFIA CORONÁRIA POR TC

A tecnologia de multidetectores e *softwares* especializados levou ao desenvolvimento de procedimentos de TC cardíaca que antes não eram possíveis.

As indicações clínicas para a TC cardíaca e a angiografia coronária por TC são cardiopatia congênita, cardiomiopatia, aneurismas cardíacos, cardiopatia isquêmica, tumores cardíacos, doença pericárdica, acompanhamento pós-operatório ou pós-intervencionista e traumatismo.

Como a movimentação cardíaca é rápida e causa artefatos de imagem de TC, tempos de rotação inferiores a um segundo e o uso de técnicas de eletrocardiograma (ECG) sincronizado geram as resoluções temporal e espacial necessárias. Há dois tipos de sincronização com o ECG:

- **ECG prospectivo:** o coração é examinado somente nos momentos de menor movimentação do ciclo cardíaco (a movimentação cardíaca é menor durante a diástole)
- **ECG retrospectivo:** o coração é examinado de maneira contínua, mas as imagens são retrospectivamente geradas a partir dos dados de determinados pontos do ECG. A dose é maior durante o ECG retrospectivo, já que a amostragem é maior (*pitch* alto).

Os pacientes podem ser medicados durante a TC cardíaca para estabilização ou redução da frequência cardíaca, o que diminui os artefatos de movimentação. A injeção de contraste iodado durante a TC cardíaca permite a avaliação da morfologia do coração e da integridade das artérias coronárias. Recomenda-se a realização do exame em uma única parada respiratória.

Embora a angiografia coronária tradicional seja o padrão-ouro para a avaliação das artérias coronárias, a TC cardíaca fornece informações diagnósticas de maneira não invasiva. A TC cardíaca demonstra o grau de estenose dos vasos coronários e permite a visualização da placa aterosclerótica (gordurosa e fibrosa) na parede vascular. A placa calcificada associada à coronariopatia crônica também pode ser visualizada. A Figura 18.74 mostra a TC 3D da artéria coronária.

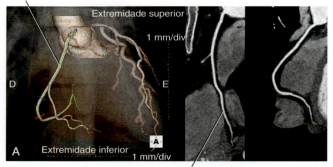

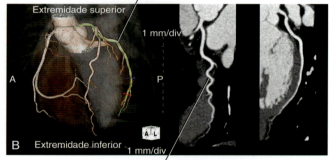

Figura 18.74 A e B. Angiografia coronária por TC (com *stent* posicionado).

FLUOROSCOPIA POR TC

Imagens dinâmicas podem ser obtidas com a fluoroscopia por TC da mesma maneira que na fluoroscopia convencional. A mesa do paciente é estacionária e a parte do corpo a ser examinada é posicionada no *gantry*. Na fluoroscopia por TC, o valor de kVp é o mesmo usado no exame convencional, mas a mA é menor. Imagens parcialmente reconstruídas podem ser obtidas e mostradas em taxa de 8 a 12 imagens por segundo. Os avanços técnicos continuam a melhorar a qualidade da imagem e a velocidade de aquisição.

A fluoroscopia por TC é usada em biopsias e procedimentos intervencionistas, como a drenagem de abscesso, em que as imagens em tempo real facilitam a colocação precisa das agulhas. A adesão às orientações de segurança radiológica é importante; aventais de chumbo, protetores de tireoide e óculos de chumbo devem ser usados, assim como porta-agulhas especiais, para manter as mãos do cirurgião fora do feixe, já que a dose cutânea manual pode ser alta. Filtros especiais são usados para redução da dose cutânea do paciente.

TC INTERVENCIONISTA

Os dois procedimentos intervencionistas por TC mais comuns são a biopsia percutânea e a drenagem de abscesso (Figura 18.75).

Biopsia percutânea

A biopsia de fragmentos e a biopsia aspirativa orientadas por TC são menos invasivas que a biopsia cirúrgica, e têm alta taxa de precisão. Dependendo do local de biopsia, o paciente pode ficar em posições supina, prona ou lateral. O paciente é examinado para localização do tumor, a área é preparada e anestesiada, e a agulha é inserida. A área é novamente examinada para assegurar o posicionamento correto da agulha (a fluoroscopia por TC pode ajudar); a ponta da agulha deve ser bem visualizada no tumor (Figura 18.76). A amostra é obtida e enviada para o laboratório.

Possíveis complicações associadas ao procedimento são infecção, hemorragia, pneumotórax (por punção transpleural em lesões pulmonares) e pancreatite (em caso de realização de biopsia pancreática).

Drenagem percutânea de abscesso

Os abscessos podem ser fatais e devem ser tratados. A TC permite a localização precisa do abscesso e a colocação da agulha na lesão (Figura 18.77).

Na drenagem percutânea de abscesso, o paciente é examinado para sua localização, a área é preparada e anestesiada, e a agulha é inserida. A área é novamente examinada para assegurar o posicionamento correto da agulha (a fluoroscopia por TC pode ajudar). Com a agulha na posição ideal, o fio-guia é colocado e, em seguida, o cateter. O cateter é suturado e a drenagem do abscesso ocorre por aproximadamente 24 a 48 horas. A taxa de sucesso da drenagem percutânea de abscesso com TC é de 85%.

Terminologia

Algoritmo: conjunto de cálculos e processos matemáticos aplicados na reconstrução da imagem.

Anéis deslizantes: dispositivos que transmitem energia elétrica e permitem a rotação contínua do tubo de raios X para aquisição volumétrica.

Aquisição volumétrica: refere-se à aquisição de um volume de dados de TC; o paciente se move pelo *gantry* com rotação constante e disparo do tubo de raios X; também pode ser chamada *helicoidal* ou *espiral*.

Artefato: característica ou densidade indesejável em uma imagem, não representativa da anatomia.

Coeficiente de atenuação linear: expressão numérica da diminuição da intensidade da radiação após sua passagem pela matéria.

Corte: secção da parte do corpo que está sendo examinado.

Escanograma: a imagem preliminar de um exame de TC usada para planejar a extensão do escaneamento; dependendo do fornecedor, pode ser chamado de *topograma* ou *imagem preliminar*.

Estação de trabalho: computador usado como estação de pós-processamento digital ou de revisão de imagens.

Gantry: componente do sistema de TC que alberga o tubo de raios X, os detectores e os colimadores.

Incidência de intensidade máxima (MIP): técnica usada na visualização de vasos, demonstrada na angiografia por TC.

Isotrópico: que tem o mesmo valor de uma propriedade em todas as direções; termo usado para descrever *voxels* com o mesmo valor (tamanho) em todas as direções (cúbico).

Janela: ajuste do nível e da largura da janela (brilho e contraste da imagem) pelo usuário.

Largura da janela: controla os tons de cinza de uma imagem (contraste).

Matriz: série de linhas e colunas (de *pixels*) que formam a imagem digital.

Nível da janela: controla o brilho de uma imagem em certa faixa.

Número de TC: número que representa o valor de atenuação de cada *pixel* em relação à água.

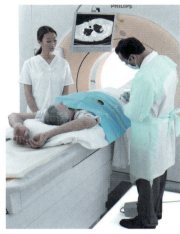

Figura 18.75 Procedimentos intervencionistas por TC, como biopsia ou drenagem de abscesso. (Cortesia de Philips Medical Systems.)

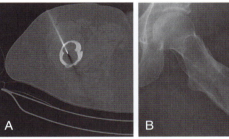 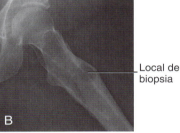

Figura 18.76 A. Biopsia de osso orientada por TC. **B.** Radiografia do local de biopsia.

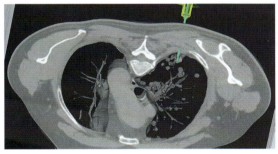

Figura 18.77 Drenagem percutânea de abscesso orientada por TC. (Cortesia de Siemens Medical Solutions EUA, Inc.)

Pixel: elemento de imagem; quadro individual da matriz; cada *pixel* é atribuído a um número de TC.

Protocolo: procedimento predeterminado; na TC, *protocolo* refere-se aos parâmetros de um exame.

Reconstrução multiplanar (RMP): método em que as imagens adquiridas no plano axial podem ser reconstruídas no plano coronal ou sagital.

Rede: computador e *software* que permitem que os computadores sejam conectados para fins de compartilhamento de recursos e interação.

Tomografia computadorizada (TC): exame radiográfico que mostra imagens seccionais anatômicas nos planos axial, sagital ou coronal.

Voxel: elemento de volume; corresponde ao volume tecidual tridimensional, com altura, largura e profundidade; cada *pixel* representa um *voxel* durante a visualização da imagem.

CAPÍTULO 19

Procedimentos Radiográficos Especiais

COLABORAÇÃO DE **Bradley D. Johnson**, MEd, RT(R)(ARRT)

COLABORADORES DAS EDIÇÕES ANTERIORES Brenda K. Hoopingarner, MS, RT(R)(CT), Marianne Tortorici, EdD, RT(R), Patrick Apfel, MEd, RT(R)S

SUMÁRIO

INTRODUÇÃO, *718*

Artrografia
Introdução, *718*
Artrografia do joelho, *718*
Artrografia do ombro, *721*
Artrografia por TC e RM, *721*

Procedimentos no Ducto Biliar
Colangiografia pós-operatória (por tubo T ou tardia), *722*
Colangiopancreatografia retrógrada endoscópica, *723*

Histerossalpingografia
Introdução, *724*
Anatomia, *724*
Objetivo, *724*
Indicações clínicas, *725*
Contraindicações, *725*
Preparação da paciente, *725*
Equipamento de aquisição de imagem, *725*
Equipamentos acessórios e opcionais, *725*
Meios de contraste, *725*
Inserção de cânula ou cateter e processo de injeção, *726*
Posicionamento, *726*

Mielografia
Objetivo, *727*
Indicações clínicas, *727*
Contraindicações, *727*
Preparação do paciente, *727*
Equipamento de aquisição de imagem, *727*
Equipamentos acessórios e opcionais, *727*
Meio de contraste, *727*
Inserção da agulha e processo de injeção, *728*
Posicionamento, *728*
Radiografias, *730*
Mielografia por TC, *730*
Ortorradiografia do quadril ao tornozelo, *731*
Exame radiográfico do esqueleto (exame ósseo), *731*

Tomografia Convencional
Objetivo, *732*
Terminologia, *732*
Princípios básicos, *732*

Tomossíntese Digital, *734*

INTRODUÇÃO

Este capítulo abrange procedimentos radiográficos especiais que podem ser realizados no serviço de radiologia de uma instituição. Em consequência do desenvolvimento e do uso de técnicas de imagem avançadas em ressonância magnética (RM), tomografia computadorizada (TC) e ultrassonografia, esses exames têm sido realizados com frequência muito menor por técnicos iniciantes. Em geral, uso de outras modalidades de imagem fornece um nível de detalhes que pode exceder a fluoroscopia ou a imagem convencional. No entanto, os procedimentos especiais abordados neste capítulo ainda são realizados em centros médicos e clínicas, e os técnicos devem ter conhecimento básico a respeito.

Quando esses procedimentos são executados no serviço de radiologia, é importante que o técnico siga diretrizes ou princípios Image Gently® e Image Wisely® (ver Capítulo 1). Os avanços na tecnologia da imagem criaram uma via para médicos e técnicos reduzirem amplamente a exposição à radiação ionizante. O uso de outras modalidades de imagem, como RM e ultrassonografia, em companhia com esses procedimentos especiais, reduz a dose de radiação para o paciente. O médico, por fim, determina a modalidade de escolha, mas o técnico sempre tem o papel de manter a menor exposição possível (do inglês, *as low as reasonably achievable* – ALARA).

ARTROGRAFIA

Introdução

Artrografia é um estudo de articulações sinoviais e de estruturas de tecidos moles relacionados que emprega meios de contraste. O estudo das articulações inclui quadris, joelhos, tornozelos, ombros, cotovelos, punhos e as articulações temporomandibulares (ATM).

Alguns médicos preferem a artrografia para o exame dessas articulações; outros preferem RM ou TC, em conjunto ou em lugar da artrografia, especialmente para os joelhos (Figuras 19.1 e 19.2) e ombros (ver Figuras 19.15 e 19.16).

NOTA: A artrografia das ATMs tornou-se um procedimento raro. A maioria dos médicos prefere RM para avaliação das ATMs.

Artrografias de ombros e joelhos, procedimentos de artrografia mais comuns realizados atualmente, são descritas e ilustradas neste capítulo.

Artrografia do joelho

OBJETIVO

A artrografia do joelho é realizada para demonstrar e avaliar a articulação do joelho e de estruturas de tecidos moles associadas para detecção de processos patológicos. Estruturas de maior interesse incluem cápsula articular; meniscos; e ligamentos colaterais, cruzados e outros menores (Figuras 19.3 e 19.4). Essas estruturas são visualizadas por meio da introdução de um agente de contraste dentro da cápsula articular com fluoroscopia convencional ou digital.

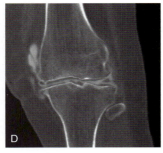

Figura 19.1 Artrografia por TC do joelho – plano coronal.

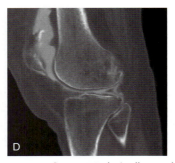

Figura 19.2 Artrografia por TC do joelho – plano sagital.

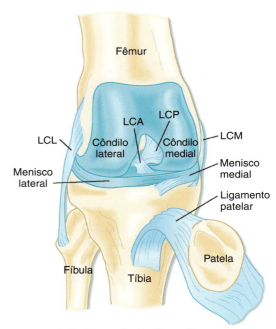

Figura 19.3 Articulação do joelho e ligamentos cruzados. *LCA*, ligamento cruzado anterior; *LCL*, ligamento colateral lateral; *LCM*, ligamento colateral medial; *LCP*, ligamento cruzado posterior.

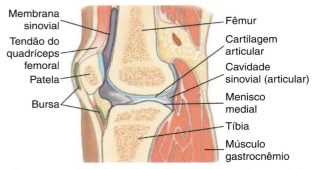

Figura 19.4 Articulação do joelho – corte no plano sagital.

INDICAÇÕES CLÍNICAS

A artrografia do joelho é indicada quando houver suspeita de ruptura da cápsula articular, dos meniscos ou dos ligamentos. O joelho é sujeito a considerável tensão, especialmente durante atividades esportivas, e muitos dos processos patológicos que ocorrem nessa articulação são decorrentes de traumatismo.

Um exemplo de **processo patológico não traumático** para o qual a artrografia é indicada é o **cisto de Baker**, que se comunica com a cápsula articular na região poplítea.

CONTRAINDICAÇÕES

A artrografia de qualquer articulação é, em geral, contraindicada quando se sabe que o paciente é alérgico a um meio de contraste que contém iodo ou a anestesias locais.

PREPARAÇÃO DO PACIENTE

Qualquer procedimento de artrografia deve ser explicado minuciosamente ao paciente antes do exame para evitar a ansiedade. O paciente será informado sobre quaisquer complicações e deve assinar um formulário de consentimento informado.

EQUIPAMENTO DE AQUISIÇÃO DE IMAGEM

O equipamento de aquisição de imagem usado para artrografia do joelho é variável. Tipicamente, a aquisição da imagem ocorre durante a fluoroscopia. Uma mesa montada – com o dispositivo de restrição do paciente, por exemplo, uma tipoia ao redor da área do joelho – deve estar disponível (Figura 19.5, *detalhe*). A tipoia é usada para promover tensão lateral ou média a fim de "abrir" a área apropriada da articulação e visualizar melhor os meniscos durante a fluoroscopia. Os critérios específicos de posicionamento são discutidos adiante nesta seção.

EQUIPAMENTO ACESSÓRIO

Exceto em relação a itens necessários para injeção de contraste e preparação do local da injeção, o equipamento acessório para exame do joelho varia de acordo com o método de imagem. Os itens para injeção do meio de contraste e de preparação do local da injeção são basicamente os mesmos de qualquer bandeja esterilizada de artrografia (Figura 19.6). O técnico deve estar atento a quaisquer equipamentos acessórios específicos que um médico particular necessite para garantir que o procedimento seja realizado com eficiência.

MEIO DE CONTRASTE

A artrografia do joelho pode ser acompanhada por meio do uso de um agente radiolucente (negativo), um agente hidrossolúvel iodado radiopaco (positivo) ou uma combinação de ambos os meios (duplo contraste). O estudo do duplo contraste é mais comum.

INSERÇÃO DA AGULHA E PROCESSO DE INJEÇÃO

Uma abordagem retropatelar, lateral, anterior ou média pode ser usada durante a inserção da agulha. O local da injeção é o da preferência do médico.

Com o local preparado, isolado por campo cirúrgico e anestesiado, o médico introduz a agulha na pele e nos tecidos subjacentes dentro do espaço articular. O líquido articular é aspirado. Se o líquido apresentar aspecto normal (ou seja, claro e amarelado), pode ser descartado. Se o líquido parecer anormal (turvo), pode ser mandado ao laboratório para avaliação.

Quando todo o líquido for aspirado, o(s) agente(s) de contraste é(são) injetado(s) na articulação. Com o agente de contraste injetado, o joelho é flexionado suavemente, o que produz um fino revestimento das estruturas dos tecidos moles pelo meio de contraste positivo.

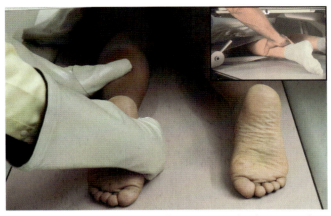

Figura 19.5 Artrografia do joelho (tensionado durante a fluoroscopia). *Detalhe*, faixa de compressão utilizada para conter a porção distal do fêmur.

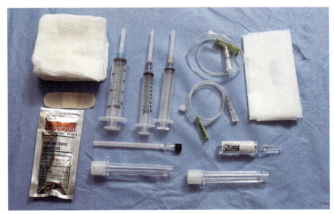

Figura 19.6 Bandeja de artrografia.

ROTINAS DE POSICIONAMENTO

Rotinas radiográficas

O posicionamento e o procedimento de rotina para a artrografia do joelho variam de acordo com o método de exame usado, como fluoroscopia, radiografia convencional ou uma combinação das duas.

Imagem de fluoroscopia digital ou convencional

Durante a fluoroscopia, o radiologista normalmente faz uma série de visualizações colimadas próximas de **cada menisco**, rodando a perna aproximadamente **20° entre as exposições** (Figura 19.7). O resultado são nove imagens focais de cada menisco, o que demonstra o menisco de perfil em todo o seu diâmetro (Figura 19.8). As imagens são armazenadas no PACS (do inglês, *picture archiving and communications system* – sistema de comunicação e arquivamento de imagens) para visualização final, arquivamento ou cópia impressa.

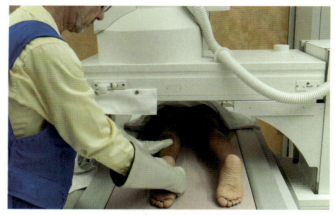

Figura 19.7 Imagem fluoroscópica focal (joelho esquerdo).

Critérios de avaliação

- Cada menisco deve ser visualizado claramente em vários perfis em cada uma das nove áreas expostas do receptor de imagem (RI). Exposições adicionais podem ser necessárias para demonstrar processos patológicos
- O menisco que estiver sendo visualizado deve estar no centro da área colimada
- A exposição correta e a penetração adequada devem ser evidentes para visualizar o menisco e o meio de contraste
- O menisco sob exame deve ser marcado apropriadamente como M (medial) ou L (lateral) com pequenos marcadores laterais anatômicos
- O marcador D ou E deve ser visualizado sem superposição da anatomia.

Incidências radiográficas convencionais

Além da imagem fluoroscópica digital, normalmente são incluídas a rotina anteroposterior (AP) e as radiografias em perfil de todo o joelho, obtidas com o uso do tubo radiográfico (Figuras 19.9 e 19.10).

Critérios de avaliação

- Imagens AP e em perfil devem demonstrar toda a cápsula articular delineada pela combinação de meios de contraste positivo e negativo
- Os critérios de posicionamento devem ser similares aos critérios utilizados para as visualizações convencionais AP e em perfil do joelho, como descrito no Capítulo 6
- O marcador D ou E deve ser visualizado sem superposição da anatomia.

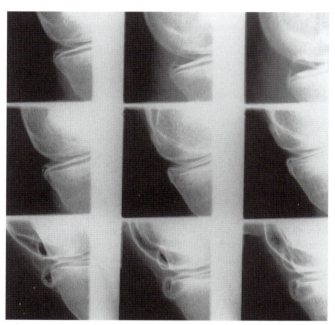

Figura 19.8 Imagem fluoroscópica focal (aproximadamente 20° de rotação entre as exposições).

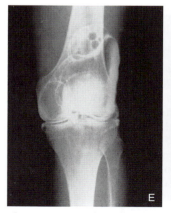

Figura 19.9 AP do joelho após injeção.

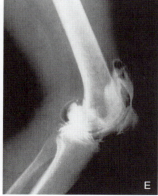

Figura 19.10 Perfil do joelho após injeção.

Artrografia do ombro

OBJETIVO
A artrografia do ombro usa injeção de contraste simples ou duplo para **demonstrar a cápsula articular,** o **manguito rotador** (formado pelos tendões conjugados dos quatro maiores músculos do ombro), o **tendão longo do bíceps** e a **cartilagem articular** (Figura 19.11).

INDICAÇÕES CLÍNICAS
A artrografia do ombro é indicada quando o paciente apresenta dor crônica ou fraqueza generalizada e quando há suspeita de lesão do manguito rotador.

EQUIPAMENTO DE AQUISIÇÃO DE IMAGEM
Uma sala de radiografia/fluoroscopia é necessária para o procedimento, como em uma artrografia de joelho. A injeção do meio de contraste é monitorada sob controle de fluoroscopia, e a imagem convencional é realizada com o tubo de raios X acima da cabeça.

EQUIPAMENTO ACESSÓRIO
O equipamento acessório para o exame do ombro inclui uma bandeja de artrografia esterilizada padrão e uma agulha espinal. Assim como na artrografia de joelho, o técnico deve estar atento a qualquer equipamento acessório específico que um médico em particular possa precisar para garantir que o procedimento seja realizado de maneira eficiente.

MEIO DE CONTRASTE
A artrografia de ombro pode ser acompanhada de um agente positivo de contraste (contraste simples) ou de uma combinação de agentes positivo e negativo (duplo contraste). Um estudo de duplo contraste demonstra melhor as áreas específicas, como a parte inferior do manguito rotador, quando imagens são obtidas com o paciente ereto.

INSERÇÃO DA AGULHA E PROCESSO DE INJEÇÃO
O local da injeção, diretamente sobre a articulação, é preparado como em qualquer procedimento artrográfico (Figura 19.12). Depois de anestesiada a área, o médico usa a fluoroscopia para guiar a agulha dentro do espaço articular. Devido à grande profundidade da articulação, uma agulha espinal (5 a 7,5 cm) deve ser usada. Uma pequena quantidade de meio de contraste é injetada para que o médico possa determinar quando a bursa foi penetrada. Quando o meio de contraste for completamente instilado, inicia-se a aquisição de imagens.

POSICIONAMENTO E SEQUÊNCIA DE IMAGENS
A radiografia da articulação do ombro varia, e a imagem pode ser obtida com o paciente em posição ereta ou supina (decúbito dorsal). Tornou-se uma prática comum para os médicos manipular o paciente sob a fluoroscopia, realizando imagens focais necessárias para demonstrar a área de interesse (Figuras 19.13 e 19.14), eliminando assim a necessidade de imagens radiográficas convencionais. Uma sequência de imagens sugerida pode incluir **incidências AP preliminares**, com **rotações interna e externa** como padrão; e uma incidência **transaxilar** da **fossa (cavidade) glenoidal** ou do **sulco bicipital (intertubercular)** (de acordo com a rotina do serviço de radiologia).

Após a injeção do meio de contrate, as imagens são repetidas. Se as radiografias parecerem normais, o paciente é orientado a exercitar o ombro e as radiografias são repetidas.

Artrografia por TC e RM
A artrografia convencional tem sido amplamente substituída pela TC e RM; entretanto, os exames convencionais ou fluoroscópicos podem ser usados em conjunto com essas modalidades de imagem. Guiado pela fluoroscopia, o médico posiciona uma agulha no local apropriado e injeta o meio de contraste (em geral, meio de contraste hidrossolúvel iodado para TC e gadolínio para RM). O médico manipula a articulação e obtém imagens fluoroscópicas focais, à medida que a área de interesse é demonstrada pelo meio de contraste. Depois da avaliação adequada da articulação sob fluoroscopia pelo médico, o paciente é transferido para TC ou RM para exame subsequente, como visto nas Figuras 19.15 e 19.16. O protocolo e o procedimento exatos para artrografia por TC ou RM dependem da área de interesse que está sob exame e do protocolo e da habilidade do médico. Imagens radiográficas convencionais em geral não são realizadas nesses casos.

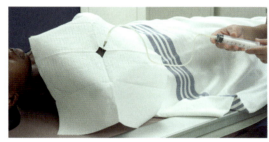

Figura 19.12 Colocação da agulha na artrografia de ombro.

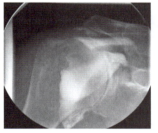

Figura 19.13 Rotação externa. Imagem fluoroscópica focal na artrografia do ombro.

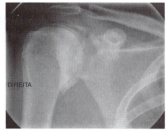

Figura 19.14 Imagem fluoroscópica focal na artrografia do ombro.

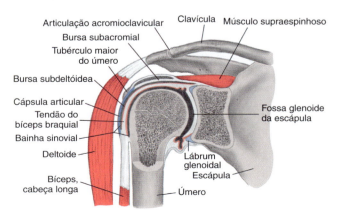

Figura 19.11 Articulação do ombro – corte transversal. (De Monahan F, Sands J, Neighbors M et al.: *Phipps' medical-surgical nursing*, ed 8, St. Louis, 2006, Mosby.)

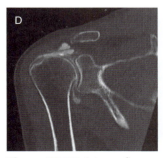

Figura 19.15 Artrografia por TC do ombro – plano coronal.

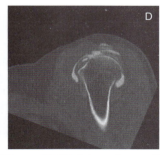

Figura 19.16 Artrografia por TC do ombro – plano coronal oblíquo.

PROCEDIMENTOS NO DUCTO BILIAR

Colangiografia pós-operatória (por tubo T ou tardia)

OBJETIVO
A colangiografia pós-operatória, também chamada de *colangiografia por tubo T* ou *tardia*, é normalmente realizada no serviço de radiologia após uma colecistectomia. O cirurgião pode estar preocupado com alguns cálculos residuais nos ductos biliares (Figura 19.17) que não foram detectados durante a cirurgia. Se houver essa preocupação, o cirurgião coloca um cateter especial em forma de tubo T dentro do ducto biliar comum durante a colecistectomia. O cateter estende-se até o meio externo ao corpo do paciente e é clampeado.

Indicações clínicas
Cálculos residuais. Cálculos não detectados podem permanecer nos ductos biliares após a colangiografia operatória. A colangiografia por tubo T permite que o radiologista determine a localização dos cálculos e os remova, se possível, por meio de um cateter especializado.

Estenoses. Uma região dos ductos biliares pode ter sido estreitada e demonstrada durante a colangiografia operatória; isso pode justificar uma futura investigação.

CONTRAINDICAÇÕES
Contraindicações primárias à colangiografia por tubo T incluem hipersensibilidade ao meio de contraste iodado, infecção aguda do sistema biliar e níveis de creatinina ou de ureia elevados.

PREPARAÇÃO DO PACIENTE
A preparação do paciente para a colangiografia por tubo T varia com base no protocolo do serviço de radiologia. O procedimento deve ser explicado claramente ao paciente, e um histórico clínico cuidadoso deve ser feito. O paciente deve ser vestido com roupão hospitalar e precisa estar em jejum (nada VO) por pelo menos 8 horas antes do procedimento.

EQUIPAMENTO DE AQUISIÇÃO DE IMAGEM
A fluoroscopia é necessária durante a injeção do meio de contraste. As imagens radiográficas podem ser feitas após o procedimento da fluoroscopia.

EQUIPAMENTO ACESSÓRIO
Seringas de vários tamanhos, adaptadores de seringa, bacias para êmese, luvas e campos cirúrgicos esterilizados são necessários.

MEIO DE CONTRASTE
A colangiografia por tubo T pode ser realizada com o uso de um meio de contraste iodado hidrossolúvel (possivelmente uma concentração diluída para prevenir o obscurecimento de pequenos cálculos).

PROCESSO DE INJEÇÃO
Como o cateter de tubo T foi clampeado, a drenagem do excesso de bile é realizada no início do procedimento. Uma bacia para êmese deve ser providenciada para essa tarefa. **É preciso seguir as precauções padrão quando lidar com a bile. Usar luvas durante todo o procedimento.**

Após a drenagem do ducto e sob o controle da fluoroscopia, o agente de contraste iodado é injetado fracionadamente, e imagens focais fluoroscópicas são obtidas (Figura 19.18). É importante não introduzir nenhuma bolha de ar durante a injeção do meio de contraste porque essas bolhas podem ser confundidas com cálculos radiolucentes.

O radiologista pode optar pela remoção dos cálculos residuais, caso sejam detectados. Um cateter em cesta é passado sobre um fio-guia, e os cálculos serão removidos.

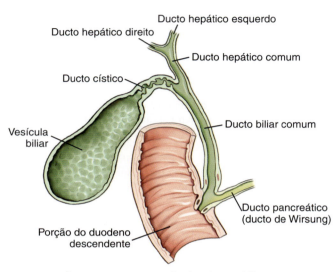

Figura 19.17 Anatomia dos ductos biliares.

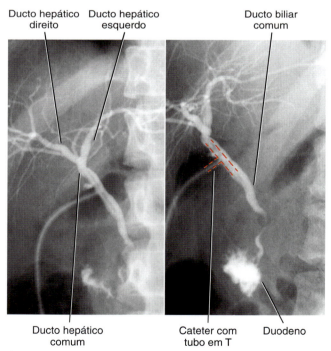

Figura 19.18 Radiografias dos ductos biliares e colangiografia por tubo T.

Colangiopancreatografia retrógrada endoscópica

ENDOSCOPIA

Endoscopia refere-se à inspeção de uma cavidade do corpo usando um endoscópio, instrumento que permite a iluminação do revestimento interno de um órgão. Vários endoscópios de fibra óptica estão disponíveis para uso durante o exame do revestimento interno do estômago, duodeno e cólon. Tipos mais antigos de endoscópio permitem uma visualização individual somente de forma ocular, porém videoendoscópios mais novos projetam a imagem em monitores de vídeo para visualização por várias pessoas. Além disso, um tipo especial de endoscópio de fibra óptica, chamado *duodenoscópio*, é geralmente usado para realizar a colangiopancreatografia retrógrada endoscópica (CPRE). Quando o duodenoscópio é inserido no duodeno através boca, do esôfago e do estômago, é possível obter um grande ângulo de visualização lateral, que é útil para localizar e inserir o cateter ou a cânula na pequena abertura do esfíncter hepatopancreático, conduzindo do duodeno ao ducto biliar comum e aos principais ductos pancreáticos (Figura 19.19).

OBJETIVO

A CPRE é realizada com frequência para exame do ducto biliar e dos principais ductos pancreáticos. Pode ser um procedimento diagnóstico ou terapêutico. Em termos terapêuticos, é realizada tanto para aliviar certas condições patológicas por meio da remoção de colelitíase ou de pequenas lesões, quanto para outros propósitos, como reparar uma estenose (estreitamento ou bloqueio de um ducto ou canal) do esfíncter hepatopancreático ou de ductos associados.[1]

Para fins diagnósticos, o procedimento da CPRE geralmente inclui inserção endoscópica do cateter ou introdução da cânula no ducto biliar comum ou ducto pancreático principal sob controle fluoroscópico, seguido de injeção retrógrada (direção inversa ou reversa) dos meios de contraste nos ductos biliares. O procedimento normalmente é realizado por um gastroenterologista, o qual é assistido por uma equipe que consiste em um técnico, um ou mais enfermeiros e possivelmente um radiologista.

INDICAÇÕES CLÍNICAS

Cálculos residuais

Cálculos podem estar localizados em um ou mais ramos dos ductos biliares (Figura 19.20); durante o procedimento de CPRE, o gastroenterologista deve estar apto a removê-los com um cateter especializado.

Estenoses

Uma região dos ductos biliares pode ter sido estreitada; isso requer uma investigação posterior.

CONTRAINDICAÇÕES

As contraindicações primárias para CPRE incluem hipersensibilidade ao meio de contraste iodado, infecção aguda do sistema biliar, possível pseudocisto do pâncreas e nível elevado de creatinina ou ureia.

PREPARAÇÃO DO PACIENTE

A preparação do paciente para a CPRE varia com base no protocolo do serviço de radiologia. O procedimento deve ser claramente explicado ao paciente e obtido um histórico clínico cuidadoso. O histórico clínico precisa ser revisto para determinar se o paciente tem pancreatite ou pseudocisto do pâncreas. A injeção do meio de contraste no pseudocisto é capaz de conduzir a uma ruptura e produzir infecção do pâncreas e dos tecidos circundantes.

O paciente deve ser vestido com roupão hospitalar e estar em jejum por pelo menos 8 horas antes do procedimento. Além disso, pelo fato de a garganta estar anestesiada durante o procedimento, o paciente deve permanecer em jejum pelo menos 1 hora (ou mais) depois do procedimento, a fim de prevenir a aspiração de alimento ou líquidos para os pulmões.

EQUIPAMENTO DE AQUISIÇÃO DE IMAGEM

A fluoroscopia é necessária durante a colocação do cateter nos ductos biliares e a injeção do meio de contraste. Imagens radiográficas podem ser feitas após o procedimento fluoroscópico.

EQUIPAMENTO ACESSÓRIO

Seringas de vários tamanhos, adaptadores de seringa, bacias para êmese, luvas e campos cirúrgicos esterilizados são necessários.

MEIO DE CONTRASTE

A CPRE pode ser realizada com o uso de um meio de contraste iodado hidrossolúvel (possivelmente uma concentração diluída para prevenir o obscurecimento dos pequenos cálculos).

PROCESSO DE INJEÇÃO

O médico introduz o endoscópio através da boca, do esôfago, do estômago e do duodeno até ser localizada a ampola hepatopancreática (ampola de Vater). O cateter é inserido no ducto biliar comum; o médico pode usar a fluoroscopia para verificar a localização antes da injeção do agente de contraste. Quando o médico estiver satisfeito com a localização do cateter, o agente de contraste é injetado no ducto biliar comum. Fluoroscopia e imagens focais são usadas para avaliar o ducto biliar comum e as estruturas circundantes. A rotação do equipamento ou do paciente pode ser necessária para avaliar completamente o trato biliar.

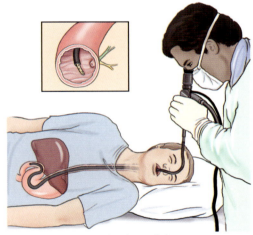

Figura 19.19 Canulação do ducto biliar comum usando um duodenoscópio.

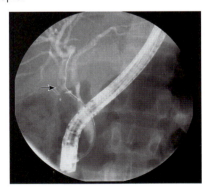

Figura 19.20 CPRE mostrando grandes cálculos biliares dentro do ducto hepático direito.

HISTEROSSALPINGOGRAFIA

Introdução

A **histerossalpingografia (HSG)** primariamente demonstra o **útero** e as **tubas uterinas** (tubas uterinas) do sistema reprodutivo feminino. Os órgãos pélvicos femininos e sua relação com a cavidade peritoneal são descritos no Capítulo 14. Uma anatomia mais detalhada do útero e das tubas uterinas, que é demonstrada com a **HSG** e deve ser entendida pelos técnicos, é descrita na seção a seguir.

Anatomia

Considerações anatômicas para a HSG abrangem os principais órgãos do **sistema reprodutivo feminino** – a **vagina**, o **útero**, as **tubas uterinas** e os **ovários**. A ênfase está no útero e nas tubas uterinas. Considerações anatômicas adicionais incluem subdivisões, camadas e estruturas de suporte dos órgãos femininos. Órgãos reprodutivos femininos estão localizados dentro da **pelve verdadeira**. A diferenciação entre pelve verdadeira e pelve falsa é definida por um plano através da borda ou plano de entrada da pelve, como descrito no Capítulo 7.

ÚTERO

Útero é o órgão central da pelve feminina. É um órgão muscular, em forma de pera, côncavo, que é limitado posteriormente pelo cólon retossigmoide e anteriormente pela bexiga (Figura 19.21). O tamanho e a forma do útero variam, dependendo da idade da paciente e do histórico reprodutivo. O útero está posicionado com mais frequência na linha média da pelve, em posição anteflexionada, suportada principalmente pelos vários ligamentos. A posição varia com a distensão da bexiga ou do retossigmoide, a altura e a postura.

O útero é dividido em: (1) **fundo**, (2) **corpo**, (3) **istmo** e (4) **cérvice** (colo) (Figura 19.22). **Fundo** é a porção arredondada e superior do útero. Corpo é o componente mais largo e central do tecido uterino. O segmento contraído e estreito normalmente descrito como segmento inferior uterino que une o colo ao **orifício interno** é o **istmo**. Colo é a porção cilíndrica distal que se projeta dentro da vagina, terminando como o **orifício externo**.

O útero é composto pelas camadas interna, média e externa. O revestimento interior é o **endométrio**, que permeia a **cavidade uterina** e passa por mudanças cíclicas em correspondência ao ciclo menstrual da mulher. A camada média, o **miométrio**, é um músculo liso e constitui a maior parte do tecido uterino. A superfície exterior do útero, a **serosa**, é delineada pelo peritônio e forma uma cápsula ao redor do útero.

TUBAS UTERINAS

As **tubas uterinas** (trompas de Falópio) comunicam-se com a cavidade uterina por meio de uma face superior e lateral entre o corpo e o fundo. Essa região do útero é referida como **corno**. Tubas uterinas têm aproximadamente 10 a 12 cm de comprimento e 1 a 4 mm de diâmetro. São subdivididas em quatro segmentos: (1) a porção proximal do tubo, o segmento **intersticial**, comunica-se com a cavidade uterina. (2) O **istmo** é a porção contraída do tubo, em que ele se alarga dentro do segmento central denominado **ampola**, a qual se arqueia sobre os **ovários** bilaterais. (3) A extremidade mais distal, o **infundíbulo**, contém extensões digitiformes denominadas **fímbrias**, uma das quais é ligada a cada ovário. (4) O óvulo atravessa essa **fímbria ovariana** dentro da tuba uterina, de onde – se for fertilizado – passa então para dentro do útero para implantação e desenvolvimento.

A porção distal do infundíbulo das tubas uterinas contendo as fímbrias **abre-se para dentro da cavidade peritoneal**.

Objetivo

HSG é a **demonstração radiográfica do trato reprodutivo feminino com um agente de contraste**. O procedimento radiográfico demonstra melhor a **cavidade uterina** e a **permeabilidade** (grau de abertura) **das tubas uterinas**. A cavidade uterina é delineada pela injeção do meio de contraste no colo. A forma e o contorno da cavidade são avaliados para detectar qualquer processo patológico uterino. Como o agente de contraste preenche a cavidade, a obstrução das tubas uterinas pode ser demonstrada quando o material de contraste não flui através delas e se derrama na cavidade peritoneal.

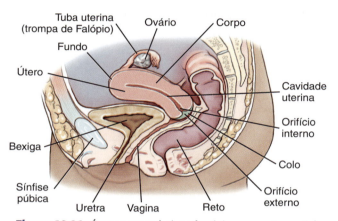

Figura 19.21 Órgãos reprodutivos femininos – corte sagital.

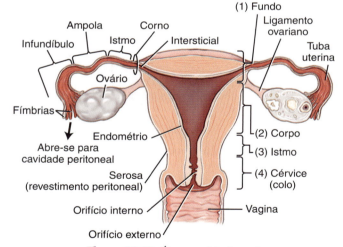

Figura 19.22 Útero – vista frontal.

Indicações clínicas

AVALIAÇÃO DA INFERTILIDADE
Uma das indicações mais comuns para HSG é a **avaliação da infertilidade feminina**. O procedimento é realizado para diagnosticar quaisquer **defeitos funcionais** ou **estruturais**. O bloqueio de uma ou ambas as tubas uterinas pode inibir a fertilização. Em alguns casos, a HSG é uma possível **ferramenta terapêutica**. A injeção dos meios de contraste tem a capacidade de dilatar ou retificar a tuba contraída, tortuosa ou ocluída.

DEMONSTRAÇÃO DA PATOLOGIA INTRAUTERINA
Embora a ultrassonografia seja geralmente a modalidade de escolha, a HSG também pode ser realizada quando os sintomas da paciente indicarem presença de **processos patológicos intrauterinos**. Sangramento uterino anormal, dor pélvica e enchimento pélvico são sintomas típicos exibidos pelas pacientes. As **lesões** demonstradas abrangem pólipos endometriais, miomas uterinos e aderências intrauterinas. HSG também é usada para diagnosticar massas pélvicas, fístulas, abortos espontâneos habituais e defeitos congênitos.

Uma terceira indicação é a avaliação da tuba uterina após ligadura tubária ou cirurgia reconstrutiva.

Contraindicações

A **gravidez** é uma contraindicação para HSG. Para evitar a possibilidade de a paciente estar grávida, o exame é realizado de 7 a 10 dias após o início da menstruação.

Outras contraindicações incluem doença inflamatória pélvica aguda e sangramento uterino ativo.

Preparação da paciente

O protocolo do serviço de radiologia deve determinar os requisitos para a preparação da paciente. Esses procedimentos englobam preparações adequadas do intestino para garantir uma boa visualização do trato reprodutivo não obstruído pelo gás do intestino ou pelas fezes. A preparação pode incluir laxativo suave, supositórios ou enema de limpeza, ou uma combinação deles, antes do procedimento. Além disso, a paciente é instruída a tomar um analgésico leve antes do exame a fim de aliviar alguns dos desconfortos associados às cólicas.

Para prevenir o deslocamento do útero e das tubas uterinas, a paciente é orientada a esvaziar a bexiga imediatamente antes do exame.

Devem ser explicados à paciente o procedimento e as possíveis complicações, e o consentimento informado será então obtido. Em alguns casos, o médico também pode realizar um exame pélvico manual antes do início do procedimento radiográfico.

Equipamento de aquisição de imagem

O principal equipamento necessário para HSG é a fluoroscopia convencional ou digital (Figura 19.23). Idealmente, a mesa deve ter a função de inclinar a paciente para a posição de Trendelenburg, se necessário. Se possível, estribos ginecológicos devem ser ligados à mesa para ajudar a paciente na posição de litotomia.

Equipamentos acessórios e opcionais

Rotineiramente, é usada uma bandeja de HSG esterilizada e descartável (Figura 19.24). A bandeja contém o equipamento e os materiais auxiliares necessários para o procedimento.

Um instrumento adicional que pode ser solicitado pelo médico é um **tenáculo** (instrumento com uma pinça em gancho para prender e fixar tecidos e estruturas em posição).

Meios de contraste

Duas categorias de meios de contraste iodados radiopacos (positivos) são usadas na HSG. O meio de contraste **iodado hidrossolúvel** é preferível. Este é absorvido facilmente pela paciente, não deixa resíduo no trato reprodutivo e promove visualização adequada. No entanto, esse agente causa dor quando injetado na cavidade uterina, que pode persistir por diversas horas após o procedimento.

A quantidade de meio de contraste a ser introduzida no trato reprodutivo varia, dependendo da preferência do médico. Injeções fracionadas podem ser efetuadas durante o estudo.

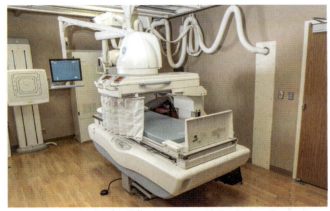

Figura 19.23 Sala radiográfica/fluoroscópica.

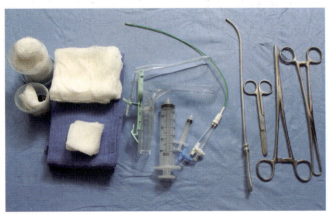

Figura 19.24 Bandeja de HSG.

Inserção de cânula ou cateter e processo de injeção

No início do procedimento, a paciente permanece em decúbito dorsal na mesa, na posição de litotomia. Se os estribos ginecológicos estiverem indisponíveis, a paciente curva os joelhos e coloca os pés no fim da mesa. A paciente é coberta com toalhas esterilizadas; com a técnica estéril, o espéculo vaginal é inserido na vagina. As paredes vaginais e o colo uterino são limpos com uma solução antisséptica. Insere-se uma cânula ou um cateter com balão no canal cervical. A dilatação com o cateter com balão ajuda a ocluir o colo, evitando que o meio de contraste flua para fora da cavidade uterina durante a fase de injeção. Uma pinça pode ser necessária para ajudar na inserção e fixação da cânula ou do cateter.

Uma vez efetuada a inserção cervical da cânula ou do cateter, o médico pode remover o espéculo e colocar a paciente em uma posição leve de Trendelenburg. Essa posição facilita o fluxo do meio de contraste para a cavidade uterina. Uma seringa cheia de meio de contraste é fixada à cânula ou ao cateter com balão. Usando a fluoroscopia, o médico injeta lentamente o meio de contraste na cavidade uterina. Se as tubas uterinas estiverem pérvias (abertas), o meio de contraste flui das extremidades distais das tubas para a cavidade peritoneal.

Posicionamento

ROTINA RADIOGRÁFICA

O posicionamento de rotina para HSG varia com o método do exame. Pode-se usar fluoroscopia, radiografia convencional ou digital ou uma combinação de ambas.

FLUOROSCOPIA DIGITAL OU IMAGEM CONVENCIONAL

A imagem do trato reprodutivo em geral é adquirida com o uso de um cassete focal de fluoroscopia ou, mais recentemente, fluoroscopia digital. Tipicamente, uma imagem preliminar colimada é obtida com a fluoroscopia. Durante a injeção do meio de contraste, uma série de imagens colimadas pode ser obtida enquanto a cavidade uterina e as tubas uterinas são preenchidas (Figuras 19.25 e 19.26). Após a injeção do meio de contraste, uma imagem adicional pode ser obtida para documentar o extravasamento do contraste no peritônio (Figura 19.27). Com frequência, a paciente permanece em posição supina durante a aquisição de imagens, mas podem ser feitas imagens adicionais com a paciente em posição oblíqua posterior esquerda (OPE) ou oblíqua posterior direita (OPD) para visualizar a anatomia pertinente de maneira adequada.

RADIOGRAFIA

Uma imagem radiográfica preliminar em incidência AP pode ser obtida em um RI de 24 × 30 cm. O raio central (RC) e o RI são centralizados em um ponto 5 cm superiormente à sínfise púbica. Se a fluoroscopia não estiver disponível, a injeção fracionada do meio de contraste é implementada, então é realizada a radiografia depois de cada fração para documentar o enchimento da cavidade uterina e das tubas uterinas e o meio de contraste dentro do peritônio. Outras imagens, determinadas pelo radiologista, podem incluir posições em OPE ou OPD.

CRITÉRIOS DE AVALIAÇÃO

- O anel pélvico, visto na incidência AP, deve ser centralizado no campo de colimação
- A cânula ou o cateter com balão devem ser vistos no colo uterino
- Uma cavidade uterina e tubas uterinas opacas são vistas centralizadas no RI (ver Figura 19.27)
- O meio de contraste é visto no peritônio, se uma ou ambas as tubas uterinas estiverem pérvias
- Brilho (densidade analógica) e contraste apropriados demonstram a anatomia e o meio de contraste
- Marcadores D ou E devem ser visualizados sem superposição da anatomia.

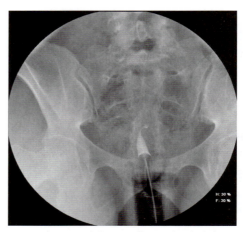

Figura 19.25 Histerossalpingografia. Início da injeção de contraste.

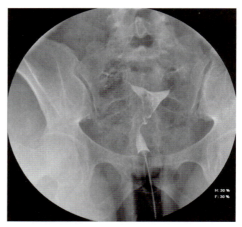

Figura 19.26 Histerossalpingografia. Preenchimento da cavidade uterina com contraste.

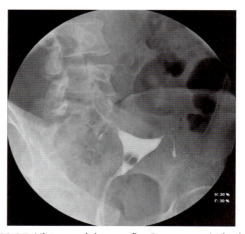

Figura 19.27 Histerossalpingografia. Contraste saindo das tubas uterinas distais para a cavidade peritoneal.

MIELOGRAFIA

NOTA: O procedimento de mielografia tem sido largamente substituído por procedimentos RM e TC não invasivos, mas os técnicos devem ainda ser proficientes em sua realização, quando solicitados.

Objetivo

Mielografia é um estudo radiográfico da medula espinal e dos ramos de sua raiz nervosa que emprega um meio de contraste.

A medula espinal e as raízes nervosas são delineadas pela injeção do agente de contraste no espaço subaracnóideo do canal espinal. A forma e o contorno do meio de contraste são avaliados para detectar possíveis processos patológicos. Como a maior parte das condições demonstradas por esse procedimento ocorre nas áreas lombar e cervical, a mielografia dessas áreas da coluna é a mais comum.

Indicações clínicas

A mielografia é realizada quando os sintomas do paciente indicam a presença de uma **lesão que pode se apresentar no canal espinal ou sobressair do canal**. Se o processo patológico comprimir a medula espinal, os sintomas do paciente englobam dor ou dormência, normalmente nos membros inferiores ou superiores. As lesões demonstradas com mais frequência por mielografia são: **hérnia de núcleo pulposo, que é a indicação clínica mais comum para a mielografia; tumores benignos ou malignos; cistos** e (no caso de traumatismo) **possíveis fragmentos de ossos**. Se uma lesão estiver presente, a mielografia indica a extensão, o tamanho e o nível do processo patológico.

Outra característica importante da mielografia é a identificação de **múltiplas lesões**.

Contraindicações

Os tópicos seguintes são contraindicações à mielografia:

- **Sangue no líquido cefalorraquidiano (LCR):** presença de sangue no LCR indica irritação no canal espinal, a qual pode ser agravada pelo meio de contraste
- **Aracnoidite** (inflamação na membrana aracnoide): mielografia é contraindicada no caso de aracnoidite porque o meio de contraste pode aumentar a gravidade da inflamação
- **Pressão intracraniana elevada:** em casos de pressão intracraniana elevada, a drenagem do espaço subaracnóideo com inserção da agulha poderá causar complicações graves ao paciente, quando a pressão se igualar entre as áreas do cérebro e a medula espinal
- **Punção lombar recente** (dentro de 2 semanas do procedimento atual): a realização da mielografia em um paciente submetido a uma punção lombar recente pode resultar em extravasamento do meio de contraste para fora do espaço subaracnóideo pelo orifício deixado por punção prévia.

Preparação do paciente

Pacientes agendados para mielografia podem estar apreensivos em relação ao procedimento. Para reduzir a ansiedade e relaxar o paciente, um sedativo injetável ou relaxante muscular é normalmente administrado 1 hora antes do exame. O tipo e a quantidade da pré-medicação usada são determinados pelo radiologista que realiza o procedimento.

Antes do exame, o médico deve explicar o procedimento e as possíveis complicações ao paciente, que assinará termo de consentimento informado.

Equipamento de aquisição de imagem

O equipamento de mielografia inclui uma sala de radiografia/fluoroscopia composta de mesa com inclinação a 90°/45° (ou 90°/90°), cintas de ombro e apoio para os pés com restrições de tornozelo para mielografia (Figura 19.28). Cintas de ombro e apoio para os pés são usados para imobilizar o paciente durante o procedimento, o que pode requerer inclinação da mesa na posição de Trendelenburg (cabeça mais baixa que os pés). É aconselhado o uso da cinta de ombros e das restrições do tornozelo juntas, em vez de separadamente. O apoio de pé é empregado para suporte do paciente quando a mesa é movida para a posição vertical.

Equipamentos acessórios e opcionais

O equipamento acessório para mielografia inclui chassi com grade e suportes para a radiografia com feixe horizontal; bandeja de mielografia; luvas esterilizadas; solução antisséptica; requisições apropriadas do laboratório; e esponja grande ou travesseiro. Número e tamanhos dos chassis com grade utilizados dependem do nível da medula espinal sob exame.

Em geral, a bandeja de mielografia é uma unidade pré-embalada comercialmente, esterilizada e descartável (Figura 19.29).

Meio de contraste

O meio de contraste ideal para a mielografia é miscível (que se mistura bem) com o LCR, de fácil absorção, não tóxico e inerte (não reativo) e com boa radiopacidade. Nenhum dos meios de contraste comerciais atualmente disponíveis atendem a todos esses critérios. No passado, meios de ar ou gás (radiolucentes) e iodados à base de óleo (radiopacos) eram usados para mielografia. No entanto, **meios não iônicos, hidrossolúveis e à base de iodo** são primariamente usados hoje em dia em razão da relativa baixa osmolalidade (Capítulo 14).

Meios de contraste hidrossolúveis proporcionam uma visualização radiográfica excelente das raízes nervosas, são facilmente absorvidos pelo sistema vascular e eliminados pelos rins. A absorção inicia-se aproximadamente 30 minutos após a injeção, com boa radiopacidade evidente em cerca de 1 hora após a injeção. Após 4 ou 5 horas, o meio de contraste tem efeito radiográfico turvo e é radiograficamente indetectável após 24 h.

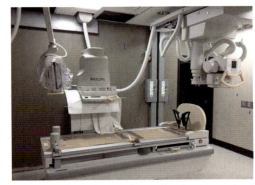

Figura 19.28 Mielografia – sala equipada. (Cortesia de Sutter Health.)

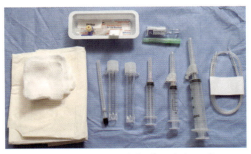

Figura 19.29 Bandeja de mielografia.

DOSAGENS

A dosagem do meio de contraste mielográfico é recomendada pelo fabricante e varia de acordo com a concentração do meio usado e da área da coluna sob exame. Em geral, utiliza-se um volume de aproximadamente **9 a 15 m**ℓ.

Deve-se ter o cuidado de evitar que o meio de contraste entre na área da cabeça. Por exemplo, durante o exame da área cervical, com o paciente em decúbito ventral ou em posição de Trendelenburg, o queixo é hiperestendido para evitar que o meio de contraste flua para a região craniana do espaço subaracnóideo.

Inserção da agulha e processo de injeção

A introdução dos meios de contraste na mielografia é realizada por meio de punção do espaço subaracnóideo. Em geral, dois locais são usados como campos de punção: as áreas **lombar** (L3-L4) e **cervical** (C1-C2) (Figura 19.30). Desses dois locais, a área lombar é mais segura e mais fácil de ser puncionada, sendo normalmente usada para o procedimento. A punção cervical é eleita se a área lombar for contraindicada ou uma condição patológica apontar um bloqueio total do canal vertebral acima da área lombar, obstruindo o fluxo do meio de contraste para a região espinal superior.

Duas posições do corpo são usadas com frequência para a **punção lombar**: o paciente pode estar em **decúbito ventral**, com um travesseiro firme ou um grande bloco de posicionamento colocado sob o abdome para flexionar a coluna (Figura 19.31), ou permanecer na **posição lateral esquerda** com a coluna flexionada. A flexão da coluna amplia o espaço interespinal, o que facilita a introdução da agulha espinal.

Para uma **punção de cisterna**, o paciente pode estar sentado em **posição ereta** (Figura 19.32) ou em **decúbito ventral**, com a cabeça flexionada para ampliar o espaço interespinal.

O radiologista normalmente usa a fluoroscopia para facilitar a localização da agulha depois de selecionado o campo de punção. Com a área anestesiada, a agulha espinal é introduzida na pele e nos tecidos subjacentes dentro do espaço subaracnóideo. A localização da agulha no espaço subaracnóideo é verificada por um refluxo não obstruído de LCR, que em geral se permite fluir através da agulha. Ao se permitir o fluxo livre do LCR, em vez de aspirá-lo com uma seringa, reduz-se o risco de traumatismo na medula espinal na extremidade distal da agulha dentro do canal. Uma amostra de LCR é coletada primeiramente e enviada para o laboratório para análise.

A quantidade de LCR coletada é ditada pela quantidade necessária para os exames laboratoriais solicitados. Após a coleta do LCR, a agulha espinal é deixada no lugar para injeção do agente de contraste.

O agente de contraste é injetado por meio de agulha espinal dentro do espaço subaracnóideo. Quando a injeção se completa, a agulha é removida, e as imagens, adquiridas.

Posicionamento

FLUOROSCOPIA OU IMAGEM FOCAL OU FLUOROSCOPIA DIGITAL

Durante a fluoroscopia, a mesa (e o paciente) é inclinada da posição ereta para a posição de Trendelenburg. Esse movimento facilita o fluxo do meio de contraste para a área sob exame.

Sob controle fluoroscópico, depois que o agente de contraste tiver alcançado a área desejada, o radiologista pode obter a imagem do paciente em várias posições, do decúbito ventral ao decúbito dorsal, e em posições oblíquas anterior e posterior (Figuras 19.33 e 19.34). As imagens podem ser adquiridas com o uso da tecnologia convencional ou digital, dependendo do equipamento disponível. Após a fluoroscopia, o técnico realiza radiografias convencionais que forem apropriadas para a área sob exame, como solicitado pelo radiologista.

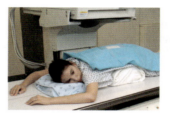

Figura 19.31 Posição prona para punção lombar.

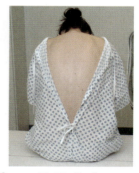

Figura 19.32 Posição ereta para punção cisternal (C1-C2).

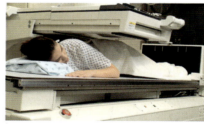

Figura 19.33 Oblíqua posterior esquerda para imagem localizada da mielografia lombar (o tubo de raios X está sob a mesa, tornando esta imagem uma incidência oblíqua posterior).

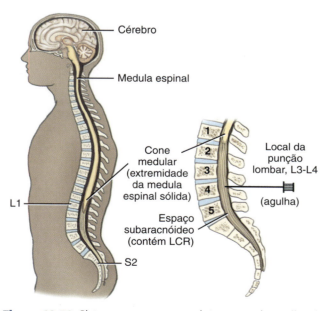

Figura 19.30 Sistema nervoso central. Inserção da agulha de punção lombar.

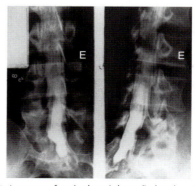

Figura 19.34 Imagens focais de mielografia lombar (OPD e OPE).

POSICIONAMENTO PARA MIELOGRAFIA RADIOGRÁFICA (APÓS FLUOROSCOPIA)

Embora as rotinas radiográficas do serviço de radiologia para mielografia possam variar significativamente, as posições e incidências a seguir representam rotinas básicas sugeridas para diferentes níveis da coluna vertebral. Posições e incidências adicionais que podem ser consideradas de rotina ou especiais estão incluídas.

Antes do início da radiografia de rotina, o radiologista ajusta a inclinação da mesa conforme necessário para concentrar o meio de contraste no nível da coluna vertebral que está sendo radiografada.

REGIÃO CERVICAL

Perfil com feixe horizontal (Figuras 19.35 e 19.36)

- O paciente é colocado em decúbito ventral, com os braços estendidos ao longo dos lados do corpo e os ombros deprimidos
- O queixo é estendido e descansa sobre uma pequena esponja de posicionamento ou um pano dobrado
- O RC é direcionado para o nível de C4-C5
- O campo deve ser colimado para reduzir a radiação secundária
- A respiração é suspensa durante a exposição.

Perfil cervicotorácico (do nadador) com feixe horizontal (Figuras 19.37 e 19.38)

- O paciente é colocado em posição de decúbito ventral (prona), com o queixo estendido
- Para a incidência em perfil direito, o braço direito é estendido ao longo do lado direito do corpo, com o ombro do mesmo lado deprimido. O braço esquerdo é flexionado (ou seja, esticado acima da cabeça)
- O RC é direcionado para o nível de C7
- O campo deve ser colimado para reduzir a radiação secundária
- A respiração é suspensa durante a exposição.

NOTA: Outras posições podem incluir incidências oblíquas anteriores.

REGIÃO TORÁCICA

Posição de decúbito lateral direito – incidência AP ou PA com feixe horizontal (Figura 19.39)

- O paciente é posicionado em perfil direito verdadeiro, com o braço direito flexionado acima da cabeça. O braço esquerdo é estendido e repousa ao longo do lado esquerdo do corpo
- Para manter o alinhamento da coluna paralelo ao tampo da mesa, o paciente pode apoiar a cabeça no braço. Se necessário, é possível colocar uma pequena esponja de posicionamento ou um pano dobrado entre a cabeça e o braço para manter o alinhamento
- O RC é direcionado para o nível de T7
- O campo deve ser colimado para reduzir a radiação secundária
- A respiração é suspensa durante a exposição.

Posição em decúbito lateral esquerdo – incidência AP ou PA com feixe horizontal (Figura 19.40)

- O paciente é posicionado em perfil esquerdo verdadeiro, com o braço esquerdo levantado e flexionado acima da cabeça. O braço direito é estendido para baixo e repousa do lado direito do corpo, como mostrado
- A coluna permanece paralela ao tampo da mesa
- O RC é direcionado para o nível de T7
- O campo deve ser colimado para reduzir a radiação secundária
- A respiração é suspensa durante a exposição.

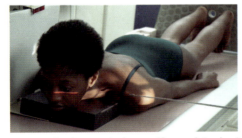

Figura 19.35 Região cervical – perfil com feixe horizontal.

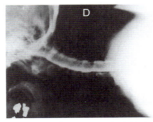

Figura 19.36 Perfil transcervical (feixe horizontal).

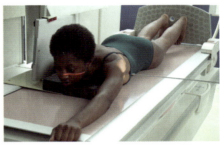

Figura 19.37 Região cervical (região C7 a T1) – perfil de nadador (feixe horizontal).

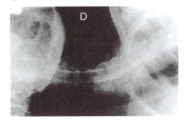

Figura 19.38 Perfil cervicotorácico (de nadador, com feixe horizontal).

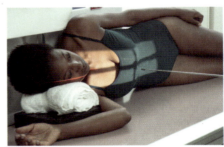

Figura 19.39 Região torácica – decúbito lateral direito (incidência AP com feixe horizontal).

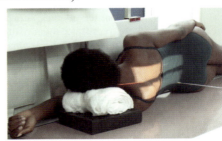

Figura 19.40 Região torácica – decúbito lateral esquerdo (incidência PA com feixe horizontal).

Perfil esquerdo ou direito – Feixe vertical
(Figura 19.41)

- O paciente é posicionado em perfil verdadeiro, com os joelhos flexionados. Ambos os braços são semiflexionados
- O alinhamento da coluna deve ser mantido paralelo ao tampo da mesa. O paciente pode descansar a cabeça nas mãos, ou pode-se colocar uma pequena esponja de posicionamento ou pano dobrado entre as mãos e a cabeça para manter o alinhamento da coluna
- O RC é direcionado para o nível de T7
- O campo deve ser colimado para reduzir a radiação secundária
- A respiração é suspensa durante a exposição.

Outras posições podem incluir decúbito dorsal (incidência AP) e em perfil com feixe horizontal.

NOTA: As posições AP supina e em perfil com feixe horizontal geralmente não são recomendadas; na posição supina, ocorre o acúmulo do meio de contraste na região mediotorácica em consequência da curvatura torácica usual. Esse acúmulo é mais proeminente em alguns pacientes. Para demonstrar melhor todo o canal vertebral da região torácica, **incidências AP e PA** devem ser obtidas em ambas as posições – em **decúbito lateral esquerdo e decúbito lateral direito**, além da **posição em perfil com feixe vertical**, como descrito e ilustrado.

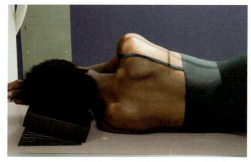

Figura 19.41 Região torácica – perfil esquerdo com feixe vertical.

REGIÃO LOMBAR
Perfil semiereto – feixe horizontal
(Figuras 19.42 e 19.43)

- Posição do paciente em decúbito ventral, com os braços flexionados acima da cabeça
- A mesa e o paciente ficam semieretos. O radiologista, sob controle fluoroscópico, ajusta a angulação da mesa para concentrar o meio de contraste na área lombar
- O RC é direcionado para L3
- O campo deve ser colimado para reduzir a radiação secundária
- A respiração é suspensa durante a exposição.

Outras posições podem incluir incidências oblíquas com feixe vertical ou horizontal e uma incidência AP supina.

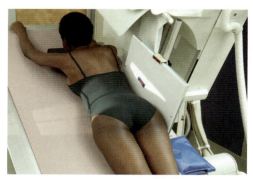

Figura 19.42 Região lombar – transabdominal em posição semiereta (incidência em perfil direito com feixe horizontal).

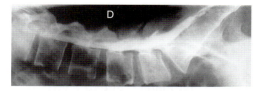

Figura 19.43 Lombar – incidência em perfil transabdominal (feixe horizontal).

Radiografias
CRITÉRIOS DE AVALIAÇÃO (PARA TODOS OS NÍVEIS DA COLUNA VERTEBRAL)

- O nível apropriado da coluna vertebral, com o meio de contraste presente, deve ser demonstrado
- Fatores de exposição corretos e penetração adequada ajudam a demonstrar a anatomia e o meio de contraste
- Marcadores de identificação do paciente, bem como marcadores anatômicos (direitos ou esquerdos), devem ser visualizados claramente sem superposição da anatomia
- A colimação deve ser evidente.

Mielografia por TC

A rotina convencional da mielografia tem sido amplamente substituída por modalidades de imagem TC e RM; entretanto, a obtenção de imagens fluoroscópicas e convencionais pode ser realizada em conjunto com a TC. Sob orientação fluoroscópica, o médico insere uma agulha no espaço subaracnóideo e injeta o agente de contraste (normalmente, usa-se o contraste iodado hidrossolúvel para TC). O médico manipula a mesa e obtém imagens fluoroscópicas focais, à medida que a área de interesse é demonstrada pelo agente de contraste. O médico pode também solicitar uma ou duas radiografias após a injeção do contraste (Figura 19.44). Em seguida à avaliação fluoroscópica da medula espinal, o paciente é transferido para TC, para a obtenção de outras imagens (Figura 19.45).

O procedimento exato para a mielografia por TC depende da área de interesse sob exame e do protocolo do serviço de radiologia ou do médico. A imagem radiográfica convencional normalmente não é adquirida nesses casos.

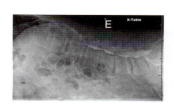

Figura 19.44 Mielografia. Incidência em perfil da porção lombar da coluna vertebral com feixe horizontal.

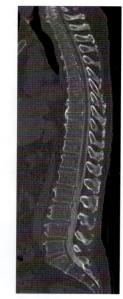

Figura 19.45 Mielografia por TC da região torácica/lombar – reconstrução no plano sagital.

ORTORRADIOGRAFIA DO QUADRIL AO TORNOZELO

O exame do quadril ao tornozelo é realizado com mais frequência nos serviços de radiologia como um método de avaliação bilateral das extremidades inferiores utilizado por médicos ortopedistas (Figura 19.46). Essa imagem permite que o médico determine as discrepâncias do comprimento dos membros e o alinhamento da extremidade inferior. As medições também podem ser feitas para determinar necessidades de equipamento e instrumentação nos casos em que a cirurgia é indicada. Alguns fabricantes de aparelhos cirúrgicos desenvolveram *softwares* com a capacidade de sobrepor uma prótese ou outro aparelho ao próprio RI para facilitar o planejamento cirúrgico.

FATORES TÉCNICOS
- DFR – 300 cm
- Tamanho do RI – 35 × 132 cm, longitudinal (retrato)
- Faixa de 80 a 95 kVp
- Marcador de ampliação localizado na face medial do joelho
- Filtro em cunha pode ser usado; efeito anódico deve ser aplicado.

POSICIONAMENTO E RC
- Remover os calçados do paciente, posicionando-o em pé; separar as pernas aproximadamente por 20 cm
- Assegurar que os joelhos estejam em posição AP verdadeira
- Certificar-se de que o RC esteja perpendicular à articulação do joelho
- Respiração suspensa.

CRITÉRIOS DE AVALIAÇÃO
- A imagem demonstra a extremidade inferior bilateralmente. Deve incluir a crista ilíaca superiormente e o nível do calcâneo inferiormente, envolvendo pelve, fêmur, tíbia, fíbula e cúpulas talares (ver Figura 19.46)
- Espaço da articulação femorotibial aberto.

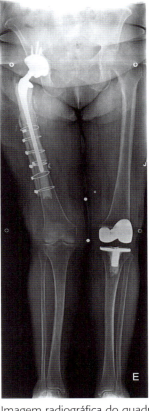

Figura 19.46 Imagem radiográfica do quadril ao tornozelo.

EXAME RADIOGRÁFICO DO ESQUELETO (EXAME ÓSSEO)

O exame radiográfico do esqueleto consiste em uma série de imagens que englobam todo o esqueleto ou todas as regiões anatômicas apropriadas para as indicações clínicas.[2] O protocolo específico de aquisição de imagens dependerá da situação clínica. O objetivo do exame do esqueleto é a identificação precisa de anormalidades esqueléticas focais e difusas, incluindo fraturas agudas ou cicatrizadas, lesões ósseas, evidência de doença óssea metabólica ou características de displasia esquelética, além de realizar a diferenciação entre estas e as alterações do desenvolvimento e outras variantes anatômicas[2] (Boxe 19.1).

Existem várias técnicas intervencionistas e de aquisição de imagens para detecção inicial e acompanhamento da doença óssea metastática: radiografia, cintilografia óssea, TC, RM, aspiração por agulha fina e biopsia[3] (Figura 19.47). Em alguns casos, um exame radiográfico do esqueleto pode ser efetuado como um procedimento inicial de aquisição de imagens. Com base nos achados (ou na ausência destes, no exame), o médico poderá fazer um acompanhamento mediante a solicitação de imagens de outra modalidade. Por outro lado, se uma cintilografia óssea detectar anormalidade, esta deverá ser submetida à radiografia, para que se assegure que não represente um processo benigno.[3]

Outras informações sobre o papel do radiologista nas pesquisas radiológicas realizadas no esqueleto, em razão de abuso conhecido ou suspeitado envolvendo pacientes pediátricos, podem ser encontradas no Capítulo 16.

Boxe 19.1 Exame completo do esqueleto.[2]

ESQUELETO APENDICULAR
Úmeros (AP)
Antebraços (AP)
Mãos (PA)
Fêmures (AP)
Porção inferior das pernas (AP)
Pés (AP)

ESQUELETO AXIAL
Tórax (AP, perfil, oblíquas direita e esquerda) para incluir o esterno, as costelas, a coluna torácica e lombar superior
Abdome para incluir a pelve (AP)
Coluna lombossacra (perfil)
Crânio (frontal e perfil) para incluir a coluna cervical (se não for completamente visualizada em perfil do crânio)

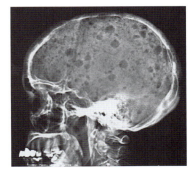

Figura 19.47 Mieloma múltiplo. (De Tepper JE: *Gunderson and Tepper's clinical radiation oncology*, ed 5, Philadelphia, 2021, Elsevier.)

TOMOGRAFIA CONVENCIONAL

NOTA: A seção a seguir apresenta uma visão geral dos princípios básicos e da instalação necessária para a realização de tomografia linear, porque, em sua maioria, os procedimentos convencionais têm sido substituídos por modalidades de imagem avançadas como TC e RM. No entanto, tomogramas convencionais lineares ainda são obtidos para certos procedimentos como a urografia excretora (ver Capítulo 14). Edições anteriores deste livro, assim como artigos médicos e outros livros apresentam uma descrição profunda da tomografia.

Objetivo

A tomografia é um tipo especial de aquisição de imagem usado para **obter imagem diagnóstica de uma camada específica de tecido ou objeto que esteja sobreposto por outros tecidos ou objetos**. Essa imagem é realizada com o uso de equipamento acessório, o qual permite que o tubo de raios X e o RI se movam em torno de um ponto fulcro durante a exposição. O resultado radiográfico, chamado **tomograma**, demonstra a imagem clara de um objeto em um plano específico, com obscurecimento das estruturas localizadas abaixo e acima do plano específico. O plano específico de interesse na Figura 19.48 está ajustado a 8 cm do tampo da mesa radiográfica. Esse é um nível tomográfico frequente adotado durante a nefrotomografia.

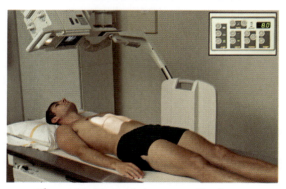

Figura 19.48 Unidade tomográfica linear.

Terminologia

O tomograma representa uma seção do corpo; por essa razão, esse tipo de imagem às vezes é denominado **radiografia de uma seção do corpo**. Em 1962, a International Commission on Radiological Units and Measures (ICRU) estabeleceu o termo *tomografia* para descrever todas as formas de radiografia de uma seção do corpo.

Pela possibilidade de a terminologia diferir, uma lista de termos e suas definições empregadas neste livro é mostrada a seguir:

Ângulo de exposição (ou amplitude da exposição): distância total que o tubo de raios X percorre durante a exposição real. Há uma relação inversa entre o ângulo de exposição e a espessura da seção.

Ângulo tomográfico (amplitude tomográfica): distância total que o tubo de raios X percorre.

Espessura seccional: espessura do objeto ou do plano focal (variável, controlada pelo ângulo de exposição).

Fulcro: ponto pivô entre o movimento do tubo de raios X e o RI. O nível ou a altura do fulcro é medido em centímetros ou polegadas a partir do tampo da mesa.

Obscurecimento: área de distorção dos objetos fora do plano do objeto.

Plano do objeto (plano focal): plano em que a anatomia-alvo é clara e em foco relativo. É controlado pelo nível do fulcro.

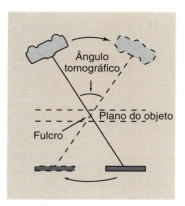

Figura 19.49 Fulcro.

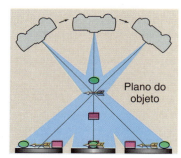

Figura 19.50 Plano do objeto.

Princípios básicos

FULCRO

O fulcro é o **ponto pivô através do qual o tubo de raios X e o RI se movem** (Figura 19.49). Esse ponto pivô é importante porque todas as estruturas localizadas nesse nível estão incluídas no plano do objeto. As estruturas dentro do plano do objeto permanecem na mesma posição no RI durante a exposição, continuando relativamente nítidas e em foco. Por outro lado, todas as estruturas localizadas do lado de fora do plano do objeto, acima ou abaixo dele, são projetadas de um ponto no RI para outro, resultando em movimento ou obscurecimento (Figura 19.50).

Determinação do nível e centralização do fulcro

Com o conhecimento geral das localizações relativas dos órgãos ou estruturas de interesse, o técnico pode aproximar a área de interesse específica e centralizar nela. O tomograma inicial de observação é obtido com o fulcro estabelecido no nível estimado ou no plano da área de interesse específica. Por exemplo, em um nefrotomograma, a centralização é na área dos rins, e o nível do fulcro para a imagem inicial de observação seria estabelecido no nível dos rins (Figuras 19.51 e 19.52). Essa centralização e o estabelecimento do nível do fulcro para um procedimento de nefrotomograma são descritos no Capítulo 14.

DETERMINAÇÃO DA ESPESSURA SECCIONAL (ESPESSURA DO PLANO DO OBJETO)

É vantajoso ajustar a espessura do plano do objeto para corresponder à(s) estrutura(s) relacionada(s) com a imagem. A aquisição de imagens de grandes estruturas, como os pulmões, é melhor com o uso de um plano de objeto espesso a um ângulo de exposição reduzido (10°), geralmente referido como *corte espesso* (ver Figura 19.51A). A aquisição de imagens de estruturas pequenas é melhor com o uso de um plano de objeto fino feito a um ângulo de exposição maior (40°), com frequência referido como *corte fino* (ver Figura 19.51B).

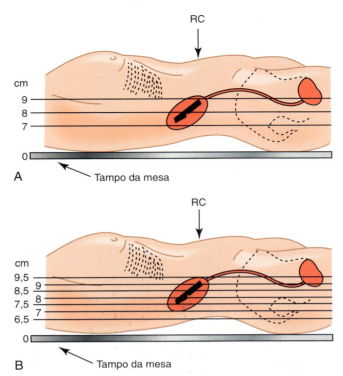

Figura 19.51 A e B. Efeito da amplitude de exposição na espessura da seção.

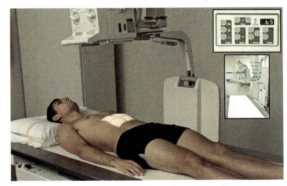

Figura 19.52 Paciente posicionado para nefrotomografia.

TOMOSSÍNTESE DIGITAL

Tomografia não é um conceito novo em radiografia; no entanto, novas aplicações do conceito tornaram-se possíveis em razão dos avanços na tecnologia de aquisição de imagens. Com o advento da radiografia digital e detectores de painel plano, o desenvolvimento da tomossíntese digital (TSD) tornou-se tecnicamente viável e prático.[4] A TSD é aplicada à aquisição de imagens angiográficas, dentais, ortopédicas, mamárias e torácicas; as duas últimas atualmente geram um grande interesse investigacional.[5] Essas imagens em alta resolução em geral podem ser produzidas com uma dose muito menor de radiação do que na TC e a um custo mais baixo.[6]

Com a TSD, múltiplas imagens com projeção de raios X em dose muito baixa são adquiridas de diferentes ângulos durante uma única varredura linear do tubo de raios X por meio de um detector estacionário[5] (Figura 19.53). Dependendo do fabricante, esse ângulo do tubo pode ter uma faixa de 10 a 60°. Ao contrário da tomografia convencional, que libera exposição contínua, o detector TSD recebe exposições pulsadas de raios X em diferentes ângulos do tubo.[4] Isso permite que o sistema adquira até 60 imagens em uma única varredura linear. Um número arbitrário de imagens pode ser reconstruído em múltiplas profundidades com base em um único conjunto de incidências de imagens abrangendo toda a espessura do paciente em uma só varredura.[4] Isso não era possível com a tomografia convencional.

O princípio fundamental na TSD é aproveitar a paralaxe das imagens projetadas obtidas em vários ângulos.[7] Paralaxe é um efeito em que a posição ou a direção de um objeto parece diferir quando é visualizado em diferentes posições. Uma maneira fácil de entender a paralaxe consiste em colocar o polegar na frente dos olhos e observar como a posição do dedo se altera em relação ao olho que o visualiza.

Os dados adquiridos durante o processo de aquisição de imagens de um objeto por TSD são reconstruídos automaticamente para formar cortes tomográficos através desse mesmo objeto, sendo cada seção paralela ao plano de imagens do detector.[5] Os planos são sintetizados pelo alinhamento de todas as imagens projetadas, de tal modo que as estruturas no plano de interesse se alinhem de maneira precisa (Figura 19.54).[7]

Essencialmente, a TSD abordou as limitações de raios X padrão, como a sobreposição de estruturas, o que permite ao médico visualizar lesões ou anormalidades que, de outro modo, seriam obscurecidas nos raios X padrão, aumentando assim a visualização clara da anatomia em diferentes cortes (Figura 19.55). As estruturas em cada plano são visíveis de maneira mais clara, sem a interferência de tecido à frente ou atrás do plano de interesse.[7]

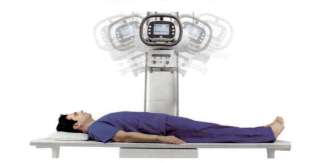

Figura 19.53 Tomossíntese digital GE VolumeRAD™. (Cortesia de GE Healthcare.)

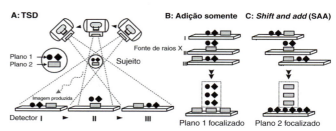

Figura 19.54 Representação esquemática do princípio *shift and add* (técnica SAA de reconstrução) do método de tomossíntese. (De Woog K et al. Digital tomosynthesis (DTS) for quantitative assessment of trabecular microstructure in human vertebral bone. *Medical Engineering & Physics* 37(1): 109-120.)

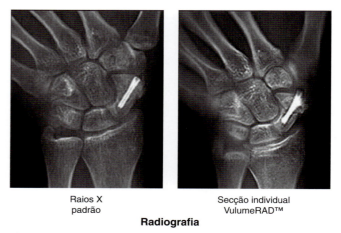

Figura 19.55 TSD da região do carpo. (Cortesia de GE Healthcare.)

CAPÍTULO 20

Modalidades Diagnósticas e Terapêuticas

COLABORADORA DE MEDICINA NUCLEAR **Jeanne Dial**, MEd, CNMT, RSO

COLABORADOR DE TOMOGRAFIA POR EMISSÃO DE PÓSITRONS (PET) **Derek Lee**, BS, CNMT, PET

COLABORADOR DE RADIOTERAPIA ONCOLÓGICA **Shaun T. Caldwell**, MS, RT(R)(T)

COLABORADORA DE ULTRASSONOGRAFIA **Joie Burns**, MS, RT(R)(S), RDMS, RVT

COLABORADORA DE MAMOGRAFIA **Michelle A. Wilt**, M.H.A., RT(R)(M), (ARRT)

COLABORADORA DE DENSITOMETRIA ÓSSEA **Sharon R. Wartenbee**, RTR, BD, CBDT, FASRT

COLABORADORA DE RESSONÂNCIA MAGNÉTICA **Kathryn A. Wissink**, RT(R)(MR)

COLABORADORES DAS EDIÇÕES ANTERIORES Molly E. Lampignano, CNMT, PET, Kathleen Murphy, MBA, RDMS, RT(R), Kristi Blackhurst, BS, RT(R)(MR), Daniel J. Bandy, MS, CNMT, Nancy L. Dickerson, RT(R)(M), Eugene D. Frank, MA, RT(R), FASRT, FAERS, Brenda K. Hoopingarner, MS, RT(R)(CT), Manjusha Namjoshi, BS, RDMS, RT(R), Sandra J. Nauman, RT(R)(M), Charles R. Wilson, PhD, FAAPM, FACR, Cheryl DuBose, Ed.D, RT(R)(MR), (CT)(QM)

SUMÁRIO

PARTE 1 | MEDICINA NUCLEAR

Definição e introdução, *736*
Equipamento de imagem em medicina nuclear, *736*
Aplicações clínicas, *737*
Equipe de medicina nuclear, *738*
Terminologia de medicina nuclear, *738*

PARTE 2 | TOMOGRAFIA POR EMISSÃO DE FÓTONS (PET)

Definição e descrição, *739*
Cíclotron, *740*
Aplicações clínicas, *741*

PARTE 3 | RADIOTERAPIA ONCOLÓGICA

Introdução, *743*
Irradiação com feixe externo, *743*
Braquiterapia, *744*
Terapia de prótons, *744*
Equipe de radioterapia oncológica, *744*

PARTE 4 | ULTRASSONOGRAFIA

Definição e introdução, *745*
História e princípios físicos do ultrassom, *745*
Limitações e vantagens da ultrassonografia em imagens médicas, *747*
Avanços na ultrassonografia, *747*
Aplicações clínicas, *748*

PARTE 5 | MAMOGRAFIA

Câncer de mama, *751*
Lei dos padrões de qualidade da mamografia, *751*
Anatomia da mama, *752*
Classificações mamárias, *754*

Posicionamento Radiográfico

Posicionamento e considerações técnicas, *756*
Mamografia digital, *758*
Modalidades e procedimentos alternativos, *759*
Indicações patológicas, *762*
Terminologia da mamografia, *763*

Incidências de Rotina e Especiais

Mamografia: incidência craniocaudal (CC), *764*
Mamografia: incidência mediolateral oblíqua (MLO), *766*
Incidências especiais (incidências adicionais), *767*
Incidências especiais (incidências adicionais), *768*
Incidências especiais (incidências adicionais), *769*

Imagens para Análise

PARTE 6 | DENSITOMETRIA ÓSSEA

Introdução, *771*
Objetivo, *771*
Fatores de risco e indicações clínicas, *771*
Avaliação de fratura vertebral, *776*

PARTE 7 | RESSONÂNCIA MAGNÉTICA

Introdução, *778*

PARTE 1 | MEDICINA NUCLEAR

Colaboradora: **Jeanne Dial**, MEd, CNMT, RSO

Definição e introdução

A tecnologia da medicina nuclear é a modalidade da medicina diagnóstica de imagem que utiliza radiofármacos para criar uma imagem que mostre a fisiologia ou a função de um órgão em nível molecular. O exame é realizado introduzindo-se radiofármacos no corpo, geralmente por meio de injeção venosa; porém, também pode ser feito por inalação (cintilografia de ventilação pulmonar), ingestão (*i. e.*, exame de esvaziamento gástrico) ou instilação (*i. e.*, cistografia por medicina nuclear). As técnicas de medicina nuclear diferem de outras modalidades de imagem por avaliar as alterações na função ou na fisiologia do órgão, e não na anatomia.

Radiofármacos são definidos como fármacos radioativos usados em diagnóstico e tratamento de doenças. São criados marcando ou fixando-se um radionuclídeo em um fármaco. O radiofármaco é formulado para direcionar-se a um órgão específico. Antes da introdução em um paciente, o fármaco e o radionuclídeo são quelados, ou seja, são unidos. Por sua composição, quando administrado, o fármaco segue para o órgão ou a parte corpórea específica que se pretende examinar. O radionuclídeo emite um raio gama à medida que decai. Os raios gama criam uma imagem que é exibida digitalmente. As áreas de acúmulo anormal (com maior ou menor concentração do radiofármaco), chamadas "pontos quentes" (*hot spots*) ou "pontos frios" (*cold spots*), indicam uma alteração fisiológica no órgão. Essas imagens proporcionam uma visão anatômica da estrutura do órgão e fornecem informações diagnósticas referentes à sua função.

O nuclídeo usado com mais frequência em medicina nuclear é o tecnécio 99m (^{99m}Tc), que tem energia de **140 keV** e meia-vida física de 6 h. **Meia-vida** é o tempo que a radiação leva para diminuir até a metade de sua atividade original. A curta meia-vida do ^{99m}Tc fornece o tempo adequado para a aquisição da imagem, além de permitir que os níveis de radiação de fundo para o órgão-alvo diminuam em 2 dias. As doses regulares para a maior parte dos exames diagnósticos de medicina nuclear variam de 200 microcuries (μCi) a 30 milicuries (mCi).

Equipamento de imagem em medicina nuclear

As câmeras gama evoluíram expressivamente como resultado do desenvolvimento de sistemas híbridos de aquisição de imagem. O tipo mais simples é a **aquisição de imagem nuclear planar** ou **estática**, em que a imagem se assemelha a um "instantâneo" da anatomia-alvo. A **aquisição dinâmica de imagens** produz uma série de imagens demonstrando o fluxo sanguíneo no corpo e dentro de órgãos específicos. Uma câmera gama pode adquirir imagens tridimensionais (3D) por meio de uma técnica denominada **tomografia computadorizada por emissão de fóton único** (**SPECT** – do inglês, *single photon emission computed tomography*).

As imagens da SPECT também podem ser adquiridas em um sistema híbrido, que combina dois tipos de equipamentos em um sistema de uma câmera (Figura 20.1). Um exemplo comum de sistema híbrido consiste na combinação da câmera gama SPECT com a tomografia computadorizada (TC). Essa forma de aquisição de imagens pode demonstrar tanto a fisiologia do órgão examinado por medicina nuclear como a anatomia-alvo examinada por TC. As informações são reconstruídas por um computador em várias perspectivas seccionais da anatomia sobreposta à atividade fisiológica.

Outro exemplo de aquisição de imagem híbrida inclui a tomografia por emissão de pósitrons (PET – do inglês, *positron emission tomography*) da medicina nuclear. Essa técnica examina a função metabólica em combinação com as imagens de ressonância magnética (RM) ou TC que examinam a anatomia, em um sistema híbrido de aquisição de imagens. Essa modalidade é denominada PET/RM ou PET/TC.

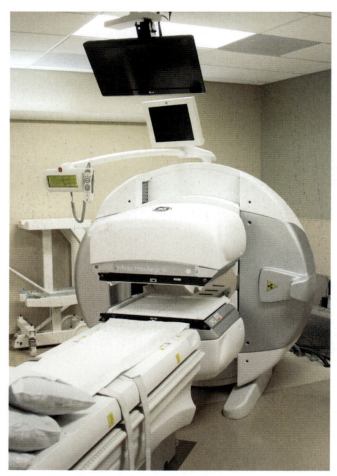

Figura 20.1 Sistema de fusão de imagens (TC e SPECT). (Cortesia de Scottsdale Medical Imaging, Scottsdale, Arizona, EUA.)

Aplicações clínicas
CINTILOGRAFIA ÓSSEA

A cintilografia óssea avalia o sistema esquelético para detectar anormalidades como metástase, fratura por estresse ou uma prótese solta (equipamento ortopédico implantado no corpo). Ela pode detectar uma fratura 2 anos após o evento. Os técnicos podem ter que realizar radiografias com estrita colimação dos "pontos quentes" do esqueleto, conforme determinado pelo exame.

ESTUDOS GENITURINÁRIOS

Avaliações anatômicas e funcionais dos rins são obtidas com exames geniturinários por medicina nuclear. Essa modalidade é excelente para avaliar um transplante renal.

ESTUDOS GASTRINTESTINAIS

Os estudos realizados com mais frequência em serviços de medicina nuclear são os exames de esvaziamento gástrico e hepatobiliar. O exame de esvaziamento gástrico pode avaliar a motilidade de sólidos e líquidos pelo trato gastrintestinal (TGI). Os exames hepatobiliares avaliam a função da vesícula biliar e podem identificar um extravasamento de bile após a remoção da vesícula biliar de um paciente. Outros exames gastrintestinais são realizados para pesquisar refluxo gastresofágico e para avaliar o baço, cistografia e exame para sangramento gastrintestinal, que identifica a localização de sangramento no estômago, no intestino delgado ou no intestino grosso.

ESTUDOS DO CORAÇÃO (CARDÍACOS)

A cintilografia de perfusão cardíaca, também chamada de *imagem cardíaca de estresse/repouso*, é responsável por aproximadamente metade de todas as imagens realizadas em medicina nuclear. Clínicas autônomas e unidades móveis que realizam apenas exames cardíacos podem ser encontradas em muitas comunidades. O paciente recebe um radiofármaco cardíaco IV. O radiofármaco é extraído do sangue no músculo cardíaco em 2 min; as imagens de SPECT são, então, adquiridas. Dentro de aproximadamente 3 h, o paciente recebe uma segunda injeção de radiofármaco durante a fase de estresse do exame. Na segunda fase, o estresse cardíaco é efetuado solicitando-se ao paciente para correr em uma esteira, ou administrando uma variedade de diferentes agentes farmacológicos estressantes. Os agentes estressantes são administrados por meio de acesso intravenoso e, em seguida, é administrado o agente para a aquisição de imagem. A injeção de radiofármaco deve ser aplicada quando o estresse cardíaco atingir o ápice, indicado por eletrocardiograma (ECG) sob a orientação de um médico, de um enfermeiro ou assistente médico treinado nesses exames. As imagens de SPECT são adquiridas após cada fase do teste e comparadas com outras leituras para diagnosticar a presença de infarto ou isquemia (Figura 20.2).

CINTILOGRAFIA PULMONAR (ESTUDOS DE VENTILAÇÃO E PERFUSÃO)

Cintilografias pulmonares avaliam a ventilação (movimento do ar para dentro dos pulmões) e a perfusão (fluxo sanguíneo nos vasos pulmonares). Em geral, são realizadas para identificar uma embolia pulmonar. A verificação da ventilação normalmente é realizada primeiro, seguida do estudo da perfusão. Ambas as séries de imagens usam radiofármacos marcados com ^{99m}Tc; isso requer que o número de contagem das imagens de perfusão seja triplicado para obscurecer a contagem das imagens da ventilação.

ESTUDO DA CAPTAÇÃO TIREOIDIANA

As medições da captação da tireoide são obtidas para avaliar as funções da glândula tireoide (Figura 20.3). O radiofármaco iodeto de sódio (^{123}I) é administrado por via oral, e as imagens são obtidas 6 horas depois da ingestão; a quantidade de iodo radioativo absorvida pela tireoide é avaliada a intervalos de 6 e 24 horas. O **hipertireoidismo** (tireoide hiperativa) resulta em uma alta leitura de captação, que pode indicar doença de Graves (bócio tóxico difuso; Figura 20.4), doença de Plummer (bócio tóxico nodular múltiplo), ou adenomas tireoidianos. A terapia da tireoide com ^{131}I (iodo-131), com sua alta energia, pode ser realizada para reduzir a função desse órgão. Uma baixa leitura da tireoide indica hipotireoidismo (tireoide com atividade reduzida).

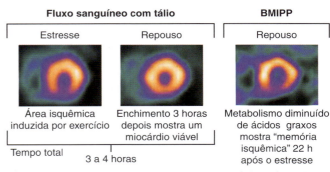

Figura 20.2 O estudo cardíaco demonstra um defeito de perfusão durante a fase de estresse do estudo. (Dilsizian V, Baterman TM, Bergman SR et al. Metabolic imaging with betamethyl-p-[123I]-iodophenyl-pentadecanoic acid identifies ischemic memory after demand ischemia. Circulation. 2005;112:2169-2174, March, 2008.) *BMIPP*, ácido betametil-p-iodofenil[123]-iodofenil-pentadecanoico.

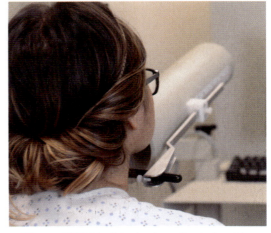

Figura 20.3 Medida da absorção da tireoide.

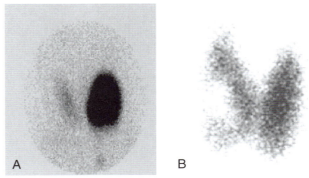

Figura 20.4 Exame com ^{131}I mostrando (**A**) um nódulo quente e (**B**) um nódulo frio. (De Shah JP et al.: *Jatin Shah's head and neck surgery and oncology*, ed 5, Philadelphia, Elsevier, 2020.)

Equipe de medicina nuclear

Os procedimentos em medicina nuclear são realizados por uma equipe de profissionais que consiste nos indivíduos a seguir.

Técnico em medicina nuclear: tem grande experiência em física médica, anatomia e fisiologia; segurança de radiação, computadores e procedimentos de imagens. A segurança do paciente e uma documentação precisa são importantes responsabilidades do técnico de medicina nuclear. Depois que as imagens são adquiridas, esse profissional deve realizar uma análise estatística dos dados e processar digitalmente as imagens.

Médico especialista em medicina nuclear: trata-se de um médico que recebeu treinamento para realização e interpretação de procedimentos da medicina nuclear. É licenciado para adquirir e utilizar materiais radioativos.

Supervisor de segurança de radiação (SSR): o médico especializado em medicina nuclear geralmente também atua como SSR. Suas funções incluem revisar os protocolos de imagem usados no serviço de medicina nuclear e revisar todos os registros de dosimetria da instituição. O SSR também trabalha no comitê de segurança da radiação.

Físico médico: esse profissional recebe treinamento avançado em medicina nuclear, computadores e segurança de radiação. Suas responsabilidades incluem calibrar e manter o equipamento de imagem e executar auditorias nos registros mantidos pelo serviço de medicina nuclear.

Terminologia de medicina nuclear[1]

Atenuação: processo pelo qual a radiação é reduzida em intensidade ao atravessar algum material.

Becquerel (Bq): unidade de radioatividade no Sistema Internacional de Unidades (SI).

Captura de elétron: método de decaimento radioativo que envolve a captura de um elétron orbital pelo seu núcleo.

Cíclotron: dispositivo para acelerar partículas carregadas em uma trajetória espiral, para altas energias através de um campo elétrico alternante.

Cintilação: emissão de raios de luz de certos materiais como resultado da interação com radiação ionizante.

Colimador: equipamento usado para confinar os elementos de um feixe dentro de um ângulo definido.

Contagem: indicação externa do equipamento projetado para enumerar os eventos ionizantes.

Contaminação (radioativa): deposição de material radioativo em qualquer lugar onde sua presença não seja desejada.

Curie (Ci): antiga unidade de radioatividade. Substituída pela unidade SI becquerel.

Decaimento: transmutação espontânea de um radionuclídeo que resulta na queda do número de eventos radioativos em uma amostra.

Desintegração (nuclear): transmutação nuclear espontânea caracterizada pela emissão de energia ou massa, ou ambos, a partir do núcleo.

Dose: quantidade de radiofármaco administrada a um paciente.

Equilíbrio: etapa em uma reação na qual a concentração de espécies reativas não está mais se alterando.

Emissão beta: lançamento de partículas beta com alta energia pela desintegração de certos nuclídeos radioativos.

Fármaco: qualquer substância química para uso em medicina diagnóstica, tratamento, prevenção ou cura de doenças.

Filha: sinônimo de produto de decaimento.

Imagem de fusão: uso de *software* ou de câmaras híbridas para sobrepor imagens de modalidades como TC ou RM. Também referida como *correlação de imagem de fusão*.

Imagem híbrida:[3] combinação de duas (ou mais) modalidades de imagem para formar uma nova técnica.

Infarto: desenvolvimento e formação de uma área de necrose no interior de um tecido.

In vitro: fora do paciente; que ocorre ou está em ambiente artificial, como tubo de ensaio ou placa de cultura.

In vivo: dentro do paciente; descreve processo ou reação que ocorre dentro do paciente.

Íon: átomo ou radical químico que suporta uma carga elétrica, positiva ou negativa.

Isótopo: nuclídeos do mesmo elemento que têm diferentes massas atômicas (nêutrons), mas o mesmo número atômico (prótons).

Meia-vida: tempo necessário para a desintegração de metade da atividade original de um nuclídeo radioativo.

Meia-vida biológica: o tempo necessário para um organismo eliminar metade da dose de qualquer substância administrada por meio de processos normais.

Microcurie (μCi): unidade tradicional de radioatividade igual a um milionésimo de um curie.

Milicurie (mCi): unidade de radioatividade igual a um milésimo de um curie.

Pai: radionuclídeo que produz outro nuclídeo durante a desintegração.

Partícula alfa: núcleo de hélio que consiste em dois prótons e dois nêutrons.

Partícula beta: radiação ionizante com características de um elétron emitida do núcleo de um átomo radioativo.[2]

Radioatividade: desintegração espontânea de um núcleo atômico instável, que resulta na emissão de radiação ionizante.

Radiofármaco: grupo de fármacos radioativos usados no diagnóstico e tratamento de doenças.

Radionuclídeo: tipo de átomo no qual o núcleo desintegra-se espontaneamente.

Raios gama: radiação eletromagnética de alta energia e comprimento de onda curto que emana do núcleo do nuclídeo.

SPECT: sistema de imagens que usa de um a três detectores gama para produzir imagens tomográficas de um órgão ou estrutura.

Tecnécio 99m: radionuclídeo de tecnécio usado para 90% dos procedimentos da medicina nuclear.

PARTE 2 | TOMOGRAFIA POR EMISSÃO DE FÓTONS (PET)

Colaborador: **Derek Lee**, BS, CNMT, PET

Definição e descrição

A tomografia por emissão de pósitrons (PET – do inglês, *positron emission tomography*) é um exame da medicina nuclear da categoria de imagem funcional. A PET distingue-se na medicina nuclear pela física do decaimento do pósitron. Os tomógrafos de PET usam o fenômeno do decaimento do pósitron para detectar e colocar as funções bioquímicas em um espaço tridimensional (Figura 20.5). Por essa razão, a PET geralmente é utilizada como instrumento de auxílio no diagnóstico de processos patológicos, podendo detectar alterações funcionais muito antes de suas manifestações físicas ou sintomáticas.

A PET tem também a capacidade exclusiva de quantificar a atividade de uma lesão por meio do valor padronizado de captação (SUV – do inglês, *standard uptake value*). O SUV é a razão derivada da concentração de radioatividade de uma região de interesse (ROI – do inglês, *region of interest*), sobre a concentração de radioatividade injetada no corpo todo. O SUV é normalmente referido como uma medida sem unidade. Essa medida torna-se particularmente importante em aplicações oncológicas para avaliar a eficácia do tratamento, assim como nas aplicações em pesquisa, para avaliar novas terapias.

COMPARAÇÃO COM A CINTILOGRAFIA

A PET é semelhante à cintilografia já que utiliza uma fonte de radiação externa, o radiofármaco no paciente, para produzir uma imagem. Ambas as modalidades coletam energia de fótons e empregam algoritmos para posicionar os eventos no espaço. A PET é inerentemente uma modalidade tridimensional (3D), enquanto a imagem da cintilografia é inerentemente bidimensional (2D), mas pode ser adquirida em três dimensões com a SPECT. A física do decaimento do pósitron permite que a PET obtenha um nível de resolução mais elevado do que a SPECT.

USO DE EMISSORES DE PÓSITRONS

Ao contrário da medicina nuclear convencional, que utiliza radioisótopos, a PET usa emissores de pósitrons. Esses isótopos sofrem decaimento radioativo por emissão de pósitrons. À medida que esses isótopos decaem, um pósitron é emitido a partir do núcleo do átomo. Quando o pósitron entra em repouso, a aproximadamente 2 mm da origem, ele cria dois fótons de aniquilação de 511 keV, a exatamente 180° um do outro. É preciso notar que há um grau de incerteza associado ao ponto de origem. Os nuclídeos emissores de pósitrons deslocam-se a diferentes distâncias antes da aniquilação, dependendo da energia inicial do pósitron. Por exemplo, o ^{18}F (flúor-18) pode se deslocar até 2,4 mm antes da aniquilação, enquanto o ^{82}Rb (rubídio-82) desloca-se até 14,1 mm. Isso gera uma esfera de incerteza sobre a origem do evento e, subsequentemente, degrada a resolução da PET em relação a modalidades como TC e RM. Esses fótons de aniquilação são detectados por um anel de detectores ao redor do paciente. Os detectores consistem em um tubo fotomultiplicador (TFM) fixado a um cristal feito de germanato de bismuto (BGO) ou oxiortossilicato de lutécio (LSO). Esse material de cristal é outra importante diferenciação em relação à SPECT. Esses materiais são essenciais para deter os fótons de alta energia. Sistemas recentes estão agora mudando para tecnologias de detecção digital, como fotomultiplicadoras de silício (SiPMs) e fotodiodos de avalanche (APDs). Esses pares de fótons são filtrados, coletados e separados por sua assinatura cronológica, permitindo que se determine o ponto de origem (Figura 20.6).

ELEMENTOS EMISSORES DE PÓSITRONS

Existem vários elementos emissores de pósitrons conhecidos. Os elementos utilizados com mais frequência na PET são o oxigênio, o carbono, o nitrogênio, o rubídio, o gálio e o flúor. Vislumbram-se também o iodo e o cobre. O oxigênio, o carbono e o nitrogênio estão entre os elementos considerados como os "blocos de construção" da vida. Isso facilita a substituição dos isótopos emissores de pósitrons em muitos compostos, sem comprometer o comportamento biológico desses compostos. Alguns dos fármacos comuns na aquisição de imagem são ^{15}O-água, ^{11}C-metionina, ^{13}N-amônia, cloreto de ^{82}Rb, ^{68}Ga-DOTATATO e ^{18}F-fluorodesoxiglicose (^{18}F-FDG).

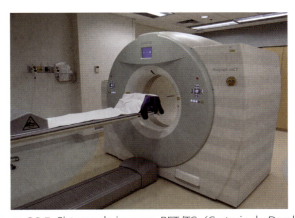

Figura 20.5 Sistema de imagem PET/TC. (Cortesia de Derek S. Lee, BS, CNMT.)

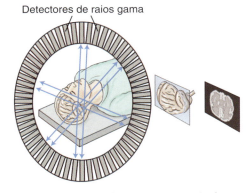

Figura 20.6 Emissão de pósitron e matriz detectora.

Cíclotron

Um tomógrafo de PET não tem utilidade sem uma fonte emissora de pósitrons. A fonte, um radiofármaco da PET, deve ser composto com um isótopo emissor de pósitrons. A maioria dos emissores de pósitrons (^{11}C, ^{13}N, ^{15}O, ^{18}F) é criada por um cíclotron (Figura 20.7), e alguns derivam de um gerador (^{82}Rb, ^{68}Ga).

A maioria dos radiotraçadores da PET tem meia-vida muito curta (120 segundos a 110 minutos), exigindo grande proximidade de uma fonte de produção. Atualmente, a ^{18}F-FDG é o radiotraçador mais comum, com meia-vida de 110 minutos que permite maior flexibilidade de localização em relação à produção radiofarmacêutica. Para serem viáveis no uso diário, os radiotraçadores de vida mais curta requerem um cíclotron local. Esses elementos são encontrados normalmente em centros de ensino e pesquisa.

CORRELAÇÃO ENTRE A IMAGEM FUNCIONAL E ANATÔMICA

Praticamente todos os novos tomógrafos de PET comercializados são dispositivos híbridos de PET/TC que combinam a informação funcional da PET com a correção de atenuação e a localização anatômica da imagem de TC. A porção TC do sistema situa-se na parte frontal do *gantry*, enquanto o anel de detectores da PET e os componentes eletrônicos associados situam-se na parte posterior do *gantry*. Esses sistemas permitem a fusão/correlação das imagens das funções bioquímicas com as imagens anatômicas de alta resolução da TC, adquiridas em uma única sessão. A imagem de TC é adquirida primeiro e define a área do corpo a ser coberta pela PET. A TC se completa em menos de um minuto, seguida da PET, que é mais longa. Esses dois conjuntos de dados podem ser sobrepostos, permitindo uma localização mais precisa da condição patológica descoberta durante o rastreamento de PET.

Nesses sistemas híbridos de PET/TC, a TC também permite a correção de atenuação das imagens de PET (Figura 20.8). A correção de atenuação é necessária na aquisição de imagem por PET a fim de corrigir as diferentes densidades dos tecidos do corpo humano. Nos sistemas não híbridos, a correção de atenuação exige uso de fontes radioativas separadas e armazenadas no interior do *scanner*. Esse método de fonte lacrada também requer um tempo de aquisição de imagem significativamente mais longo para criar um mapa de correção de atenuação do exame por PET.

A incorporação mais recente à família de exames híbridos é a PET/RM (Figura 20.9). A exemplo da PET/TC, a PET/RM combina o tomógrafo de PET a um aparelho de RM. Nesses sistemas, a RM é utilizada para fins de correção de atenuação e localização anatômica. A RM oferece uma resolução superior dos tecidos moles, além de outros aspectos funcionais da aquisição de imagem a serem combinados aos dados da PET. Nesses sistemas híbridos, o anel de detectores está localizado no isocentro do *gantry*, e as sequências de PET e RM são adquiridas simultaneamente. Isso ajuda a diminuir os tempos totais de aquisição de imagem mais longos exigidos pela RM. Esses sistemas, que atualmente contam com apenas algumas unidades instaladas, estão ganhando popularidade em todo o mundo.

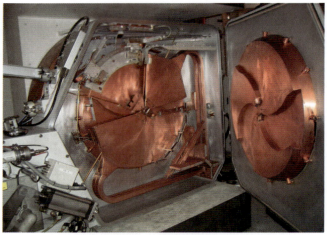

Figura 20.7 Cíclotron médico de PET com protetores de radiação retraídos para mostrar os componentes internos. (Cortesia de Biotech Cyclotron LLC.)

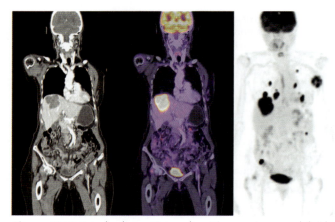

Figura 20.8 Estudo de metástase hepática por imagem híbrida de PET/TC. (Cortesia de Daniel J. Bandy, MS, CNMT.)

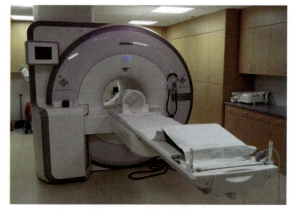

Figura 20.9 Sistema de aquisição de imagens PET/RM. (Cortesia de Derek S. Lee, BS, CNMT.)

Aplicações clínicas
ONCOLOGIA (ESTUDO DOS TUMORES)
A PET é uma ferramenta valiosa para analisar o metabolismo dos tumores. Em geral, as células malignas têm um metabolismo de glicose acelerado devido ao seu crescimento irregular, utilizando o açúcar como fonte de energia. O análogo de glicose, fluorodesoxiglicose ou 2-desoxi-2-[^{18}F]fluoro-D-glicose (FDG), também é prontamente captado por tumores ativos. Exames por PET para essa aplicação geralmente são feitos para determinar os locais originais de um câncer e determinar se este já se espalhou para outras áreas do corpo (Figura 20.10). O aumento da glicólise (aumento do uso de açúcar pelas células) em órgão ou região específica do corpo é um indicador de malignidade. A PET pode ser usada para um diagnóstico inicial, para estadiamento de malignidade e como técnica de acompanhamento para determinar a resposta ao tratamento. Os exames de estadiamento oncológico são auxiliados ainda pelo uso do cálculo do SUV disponível na PET.

Radiofármacos recentes, que não são à base de glicose, estão possibilitando a visualização direcionada de certos tumores neuroendócrinos (^{68}Ga-DOTATATO) e de malignidades específicas da próstata (^{18}F-fluciclovina) que não eram visualizados com FDG. Com esses novos radiofármacos, os médicos estão mudando o tratamento desses processos patológicos. A aquisição de imagens de tumores neuroendócrinos dependia anteriormente da aquisição de imagens de corpo inteiro e da SPECT no decorrer de 3 dias; agora esta se completa dentro de 2 horas com um grau muito maior de precisão. A avaliação bioquímica do câncer de próstata recorrente é possível hoje em dia; as imagens por PET permitem a visualização de processos que eram invisíveis antes de seu uso. Esses novos agentes fazem parte de um grupo de radiofármacos que foram denominados **agentes teranósticos**. Tais agentes são administrados para diagnosticar um processo específico de doença, e podem então ser usados para erradicar esse processo com o uso de um radioisótopo diferente ligado ao agente teranóstico. Isso proporciona uma abordagem mais direcionada para liberar a dose de radiação ao tecido lesionado.

CARDIOLOGIA
Doença arterial coronariana
A causa principal de insuficiência cardíaca é a doença arterial coronariana (DAC). Começa quando o fluxo sanguíneo para o coração é obstruído. Dor no peito, infarto e morte podem ocorrer como resultado dessa doença. A PET pode ser usada para avaliar como a DAC afeta o funcionamento normal do coração. Um radiotraçador de perfusão da PET, como ^{13}N-amônia ou cloreto de ^{82}Rb, é usado para investigar se certas áreas do coração estão recebendo fluxo sanguíneo insuficiente (Figura 20.11). As imagens de perfusão por PET têm a capacidade de quantificar o fluxo sanguíneo miocárdico (FSM) e o fluxo sanguíneo de reserva (FSR) em termos absolutos para facilitar o diagnóstico de DAC de múltiplos vasos. Os novos tomógrafos PET/TC podem ser equipados com unidades de TC multidetectores, que possibilitam a realização de angiografia por TC ou escore de cálcio em conjunto com o exame de perfusão por PET. A TC é capaz de fornecer informações anatômicas referentes à localização de uma lesão aterosclerótica, e a PET, demonstrar seu impacto funcional ou perfusão. Outros estudos usando o radiotraçador de açúcar FDG podem informar aos clínicos se essas mesmas áreas de baixo fluxo sanguíneo ainda estão viáveis e capazes de retomar suas funções normais se o fluxo sanguíneo for restaurado. Ao usar essas imagens, os clínicos podem obter um quadro mais completo da extensão da doença e ajudar a identificar os pacientes que podem ou não se beneficiar de outros procedimentos com o objetivo de redirecionar o sangue para áreas cardíacas hipoperfundidas.

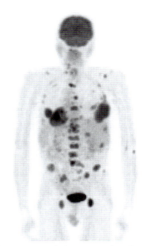

Figura 20.10 Vista coronal de corpo inteiro por PET. As áreas escuras indicam áreas de alto consumo de ^{18}F-FDG. É normal observar atividade no cérebro, uma vez que esse órgão consome naturalmente uma grande quantidade de glicose. Também é normal observar uma alta atividade no sistema coletor, visto que o radiotraçador é eliminado pelo sistema urinário. As duas áreas focais no fígado são indicativas de disseminação metastática de câncer de mama.

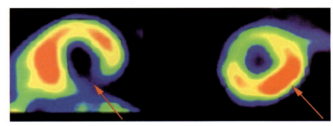

Figura 20.11 Imagens de eixo curto do coração com o uso de ^{13}N-amônia (*à esquerda*) e ^{18}F-FDG (*à direita*) para avaliar a perfusão e o metabolismo da glicose. As imagens da perfusão revelam um defeito (área sem suprimento) na área inferolateral do coração evidenciado pela diminuição da função (*setas*). As imagens com FDG apresentam o metabolismo de glicose aumentado nessa mesma região. Esse padrão heterogêneo é indicativo de miocárdio viável. (Cortesia de Daniel J. Bandy, MS, CNMT.)

NEUROLOGIA
Epilepsia
A PET pode ser usada para investigar a localização de focos epileptogênicos em pacientes com epilepsia que não respondem ao tratamento com medicamentos; isso é alcançado medindo-se as alterações no modo de o cérebro usar o radiotraçador de açúcar FDG nas áreas afetadas. A PET pode detectar locais epileptogênicos dentro do cérebro, independentemente de o paciente estar ou não tendo uma crise epiléptica no momento do exame. Durante a crise epiléptica, a imagem que é criada mostra o aumento do consumo de açúcar no local (Figura 20.12). Se o paciente estiver sem crises no momento do exame, a imagem mostra uma diminuição no consumo de açúcar na área do foco de convulsão. Com os resultados desses tipos de exames PET, o cirurgião pode identificar o local afetado pela crise epiléptica para proceder à sua remoção. O eletroencefalograma geralmente é realizado imediatamente após a FDG ser injetada para determinar se alguma atividade epiléptica está presente.

Mapeamento cerebral

As lesões são descritas como anormalidades envolvendo tecidos ou órgãos que resultam de doença ou lesão. Quando as lesões são encontradas em áreas do cérebro que são vitais para o desempenho dos comportamentos envolvidos em linguagem, memória, visão e movimento, a neurocirurgia está associada ao risco de incapacidade permanente. As técnicas de mapeamento cerebral da PET podem minimizar o risco de comprometimento de uma importante região motora ou sensorial do cérebro ao permitir a avaliação de pacientes antes da cirurgia para que a localização dessas áreas vitais possa ser mapeada (Figura 20.13).

Imagem de tumor no sistema nervoso central

A PET pode ser usada para caracterizar um tumor no sistema nervoso central (SNC), do mesmo modo que é usada para tumores em outras partes do corpo. Tumores ativos e crescentes no cérebro concentram FDG. Além do FDG, outro radiotraçador, ^{11}C-metionina, pode ser utilizado para avaliar o metabolismo dos aminoácidos. Esse agente é muito mais sensível à presença de tumores, mesmo os de baixo grau (Figura 20.14). Ao combinar ^{11}C-metionina com FDG, é possível detectar a presença de um tumor e determinar sua agressividade.

Avaliação de demência

O exame com PET é capaz de avaliar e descrever vários tipos de demências, como a doença de Alzheimer. Ao usar FDG, a PET pode medir o metabolismo da glicose no cérebro. Durante o processo normal de envelhecimento, o metabolismo da glicose diminui naturalmente de modo uniforme em todo o cérebro. Em pacientes com doença de Alzheimer, o metabolismo da glicose diminui drasticamente em diversas áreas do cérebro (Figura 20.15). A PET pode ajudar a confirmar o diagnóstico de doença de Alzheimer e monitorar os efeitos do tratamento. O exame de PET com FDG e/ou agentes de imagem para proteína β-amiloide é capaz de auxiliar na avaliação e caracterização de diversos tipos de demência. Com o uso de agentes amiloides, a PET detecta níveis anormalmente altos de placa β-amiloide no cérebro, que podem ser indicativos de doença de Alzheimer.

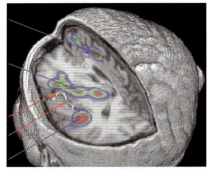

Figura 20.13 Aumento de fluxo sanguíneo durante o exame de ativação da linguagem (*setas azuis*) e sua relação com malformação arteriovenosa (*setas vermelhas*). (Cortesia de Daniel J. Bandy, MS, CNMT.)

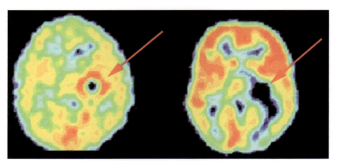

Figura 20.14 Imagem do tumor com o uso de ^{11}C-metionina (*à esquerda*) e ^{18}F-FDG (*à direita*) em um paciente avaliado devido a um tumor cerebral recém-descoberto. ^{11}C-metionina demonstra um traço de hiperatividade com um centro cístico frio (*seta, imagem à esquerda*). ^{18}F-FDG mostra pouca ou nenhuma captação na mesma região (*seta, imagem à direita*). Esse padrão é indicativo de tumor de baixo grau. ^{11}C-metionina é utilizada para determinar presença ou extensão do tumor, enquanto ^{18}F-FDG é usada para determinar o grau do tumor. (Cortesia de Daniel J. Bandy, MS, CNMT.)

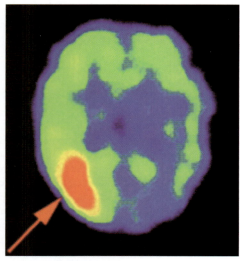

Figura 20.12 Exame PET com FDG de um menino de 6 meses com espasmos infantis. O exame mostra o aumento da captação da glicose (FDG) (*seta*) relativo às áreas ao redor do cérebro. É indicativo de um foco ativo de crise epiléptica. (Cortesia de Daniel J. Bandy, MS, CNMT.)

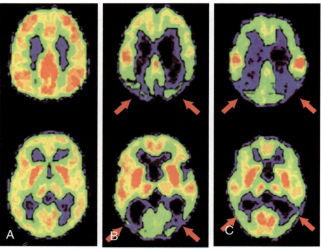

Figura 20.15 **A**, **B** e **C** representam os estudos com FDG do cérebro de três indivíduos: (**A**) uma pessoa normal, (**B**) um paciente com demência leve e (**C**) um paciente com demência grave. Dentro de cada coluna, a imagem superior e a inferior representam partes superiores e médias do cérebro de um estudo do cérebro com FDG. Observa-se a diminuição característica do metabolismo de glicose (*sombreado azul*) nas regiões parietais posteriores indicada pelas setas. (Cortesia de Daniel J. Bandy, MS, CNMT.)

PARTE 3 | RADIOTERAPIA ONCOLÓGICA

Colaborador: **Shaun T. Caldwell**, MS, RT(R)(T)

Introdução

A ciência médica está encontrando novas maneiras de tratar, curar e prevenir o câncer. Os índices de óbitos por câncer continuam a cair. Não raro, pacientes oncológicos submetem-se a tratamentos com cirurgia, quimioterapia e radioterapia para erradicar, controlar ou tratar os sintomas dessa doença potencialmente letal.

A **radioterapia oncológica** é um campo da medicina que usa radiação ionizante (tratamentos com radiação), computadores e uma equipe de profissionais de saúde para tratar o câncer. De acordo com a American Cancer Society (ACS), o câncer é a segunda principal causa de morte nos EUA. A ACS estimou que, em 2020, 1,8 milhão de pessoas nos EUA seriam diagnosticadas com câncer. No entanto, também se observou que, em geral, as taxas de sobrevida em 5 anos melhoraram de 27 a 39%, dos anos 1960, para 64 a 70%, dependendo do tipo de câncer, dos tratamentos e da etnia.[4] Aproximadamente 66% desses pacientes submeteram-se ou ainda vão se submeter à radioterapia para fins paliativos ou de cura.[5] Os tratamentos com radioterapia paliativa não são administrados com o objetivo de curar o paciente de câncer, mas para aliviar os sintomas associados à doença, como dores, sangramentos ou obstruções. Os pacientes submetidos a tratamentos com radioterapia para fins paliativos podem ter melhor qualidade de vida que lhes permite não apenas a convivência com a doença, mas também o controle dela.

A radioterapia usa raios X, raios gama e radiação de partículas (elétrons e prótons) para destruir as células cancerosas. Uma dose prescrita de radiação é administrada em uma variedade de formas, dependendo do tipo e da localização do câncer. Dois mecanismos primários usados para produzir radiação paliativa ou terapêutica são: **irradiação com feixe externo (também conhecida como *teleterapia ou terapia de longa distância*) e braquiterapia (terapia de curta distância)**.

Irradiação com feixe externo

O uso da irradiação de megavoltagem para tratamentos de câncer foi desenvolvido para uso clínico geral na década de 1950. Essas unidades, conhecidas como unidades de cobalto-60, utilizavam uma fonte radioativa de ^{60}CO. Os raios gama de 1,25 MeV, emitidos pela fonte de ^{60}CO, eram utilizados para os tratamentos de radioterapia. A partir dos anos 1970, as unidades do cobalto-60 foram gradualmente substituídas pelos **aceleradores lineares**.

Um acelerador linear médico (Figura 20.16) produz um feixe de fótons usando uma tecnologia de micro-ondas para acelerar os elétrons disparados por uma arma de elétrons. Tais elétrons interagem e são transmitidos por meio de um alvo de tungstênio, criando o feixe de raios X de alta energia usado para o tratamento. Se o alvo de tungstênio for removido, um tipo de irradiação de partículas, conhecido como *feixe de elétrons*, é criado. Os aceleradores lineares médicos hoje empregados são capazes de produzir tratamentos com feixes de fótons e elétrons com níveis variáveis de energia. A capacidade de tratar com o uso de fótons e elétrons de diferentes energias levou ao desenvolvimento de protocolos de tratamento de câncer caracterizados por tipo, tamanho e localização da doença. Esses protocolos são sempre projetados para aplicar a dose máxima de radiação ao tumor e a mínima no tecido normal circundante.

A radioterapia é capaz de reunir o desenvolvimento de imagens tridimensionais (3D) e quadridimensionais (4D) ao integrar essa tecnologia em tratamento, planejamento e execução. Imagens 4D retratam o tumor nos planos X, Y e Z, e na quarta dimensão do tempo. A quarta dimensão do tempo leva em consideração o movimento do tumor causado pela respiração e por outras funções corpóreas. Exames de TC, RM e PET são usados individualmente ou em combinação com a definição 3D ou 4D do tumor. Com essas imagens, um plano de tratamento (Figura 20.17) é desenvolvido com o uso de computadores sofisticados e *software*s de planejamento de tratamentos. Essa tecnologia avançada permite que doses ablativas (**destruição do tecido**) de radiação sejam direcionadas ao tumor, limitando significativamente a dose aos tecidos normais circundantes.

Outros tipos de irradiação externa incluem radioterapia intraoperatória, radiocirurgia estereotáxica (SRS – do inglês, *stereotactic radiosurgery*) e radioterapia estereotáxica no corpo (SBRT – do inglês, *stereotactic body radiation therapy*). Com a radioterapia intraoperatória, uma dose de radiação é administrada

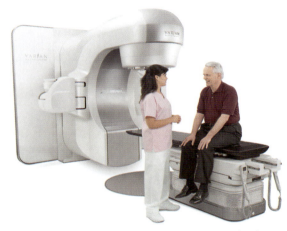

Figura 20.16 Acelerador linear médico – raios X de alta energia ou feixe de elétrons de baixa energia. (Cortesia de Varian Medical Systems, Inc. Todos os direitos reservados.)

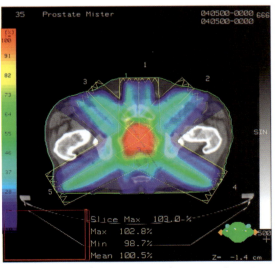

Figura 20.17 Plano de tratamento de câncer de próstata. (A imagem é cortesia de Varian Medical Systems, Inc. Todos os direitos reservados.)

diretamente em um órgão ou área do corpo no momento da cirurgia. Em geral, essa técnica é empregada quando é grande a probabilidade da recorrência do tumor depois da cirurgia. Com a SRS e a SBRT, são usados múltiplos feixes de radiação direcionados ao tumor. Com essas técnicas, a radiação ablativa é feita em uma pequena área, normalmente em um a cinco tratamentos. Dois tipos de unidades estão disponíveis para SRS e SBRT: unidades fonte de cobalto-60, também conhecidas como *cirurgia por gamma knife* (Figura 20.18), e uma unidade baseada em acelerador linear especializada ou modificada. A **cirurgia por gamma knife** é um procedimento cirúrgico incruento para o tratamento de doenças neurológicas. A cirurgia não requer a incisão craniana durante o procedimento. Uma fonte de radiação gama é direcionada para o tumor ou para a lesão, com grande precisão. O tratamento é realizado em um único procedimento e geralmente em regime ambulatorial.[6]

Braquiterapia

A braquiterapia (terapia de curta distância) usa isótopos radioativos selados ou fontes de raios X de alta dose miniaturizadas. Os isótopos radioativos selados podem ser colocados no tecido (irradiação intersticial), enquanto as fontes seladas ou miniaturizadas de altas doses de raios X podem ser colocadas dentro de uma cavidade do corpo (irradiação intracavitária) ou na superfície corporal. Esse método permite que altas doses de radiação sejam administradas ao tecido afetado sem radiação significativa no tecido normal circundante.

Terapia de prótons

A terapia de prótons para o tratamento de câncer utiliza prótons, partículas nucleares de carga positiva, para aplicar uma alta dose de radiação ao tumor e quase nenhuma dose de radiação ao tecido circunjacente normal. Esse significativo avanço no tratamento do câncer e de algumas outras doenças permite a irradiação de um tumor com precisão cirúrgica, reduzindo drasticamente o risco de efeitos colaterais do tratamento para o paciente (Figura 20.19).

Equipe de radioterapia oncológica

A radioterapia oncológica é um campo único que combina tecnologia com assistência direta ao paciente. O campo requer a colaboração de uma equipe de profissionais dedicados para garantir que as doses prescritas de radiação sejam administradas de maneira precisa e segura. Os pacientes que receberem a radioterapia devem ser monitorados física e psicologicamente e em relação à sua resposta ao tratamento. Essa equipe é formada pelos seguintes membros:

- **Rádio-oncologista**, que é o médico responsável por determinar o volume de tratamento e a dose de radiação a ser administrada ao paciente. Além disso, o rádio-oncologista monitora clinicamente a resposta do paciente ao tratamento.
- O **físico médico** e os dosimetristas são encarregados de planejar o tratamento prescrito pelo rádio-oncologista. O físico médico também mantém e direciona o controle de qualidade, assim como as atividades que garantem a qualidade associada ao uso da radiação ionizante.
- O **enfermeiro de rádio-oncologia** ajuda no monitoramento, no tratamento e na orientação dos pacientes que são tratados com radioterapia. O enfermeiro de rádio-oncologia também serve como um canal para o encaminhamento de pacientes aos serviços sociais, à orientação nutricional e a outros grupos de apoio.
- Os **técnicos em radioterapia** são responsáveis pela entrega e documentação precisas dos radiotratamentos diários. O técnico em radioterapia também fornece avaliações, monitoramento e orientação diária aos pacientes.

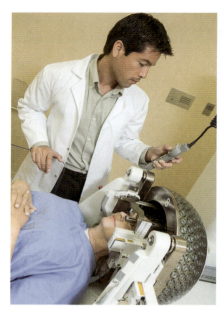

Figura 20.18 Procedimento por *gamma knife* (© Getty Images).

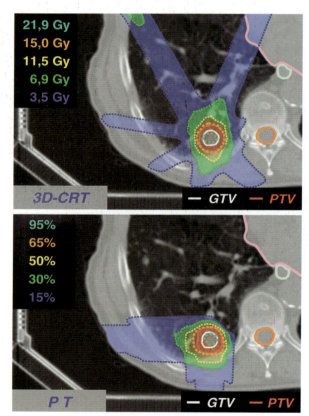

Figura 20.19 Redução de dose com a terapia de prótons para lesão pulmonar. (De Dietmar G, Hillbrand, M et al. Can protons improve SBRT for lung lesions? Dosimetric considerations. *Radiotherapy and Oncology* 88(3):2008.)

PARTE 4 | ULTRASSONOGRAFIA

Colaboradora: **Joie Burns**, MS, RT(R)(S), RDMS, RVT

Definição e introdução

Ultrassonografia, *ultrassom* e *ecossonografia* médica diagnóstica são termos utilizados para descrever o uso de ondas sonoras de alta frequência a fim de produzir imagens médicas das estruturas de tecidos moles. Na área de aquisição de imagens diagnósticas, *ultrassonografia* e *ultrassom* são os termos preferidos para designar essa modalidade. Ultrassom refere-se ao som acima da faixa da audição humana. As frequências de ultrassonografia diagnóstica geralmente usadas variam de 2 a 20 MHz e acima, dependendo da aplicação.

O equipamento de ultrassonografia cria ondas de energia quando uma voltagem elétrica é aplicada às centenas de elementos abrigados dentro do transdutor. Ondas sonoras são transmitidas para dentro do corpo e os ecos são refletidos pelo órgão com que a onda se depara. O transdutor, então, age como um receptor que processa os ecos que retornam do interior do corpo. Esses ecos recebidos criam uma imagem composta, que é exibida em tempo real em um monitor e pode ser vista, manipulada e armazenada. O ultrassonografista conduz o transdutor para planos e ângulos específicos que lhe permitam obter imagens baseadas no exame solicitado pelo médico do paciente (Figura 20.20).

Existem transdutores de vários tamanhos, formatos e frequências para aplicações ultrassonográficas específicas (Figura 20.21). Transdutores de baixa frequência permitem maior penetração para a obtenção de imagens de órgãos grandes, como o fígado. Transdutores de alta frequência permitem menor penetração, mas produzem uma imagem de alta resolução das estruturas superficiais, como o tecido mamário.

A ultrassonografia diagnóstica tem três grandes áreas de especialidades de aquisição de imagens: geral, ecocardiográfica e vascular. Dentro dessas especialidades existem subgrupos de aplicações abdominais e superficiais; obstétricas e ginecológicas; cardíacas fetais/pediátricas/adultas, mamárias, musculoesqueléticas, vasculares, pediátricas e aplicações diversas. A ultrassonografia é a modalidade preferida para a aquisição de imagens obstétricas e pediátricas por não utilizar radiação ionizante, podendo ser realizada de maneira rápida e eficaz para se obter um diagnóstico.

História e princípios físicos do ultrassom

A técnica de localização por eco não é nova na natureza. Por exemplo, os morcegos localizam sua presa ouvindo insetos distantes e são bem-sucedidos, apesar de sua visão limitada. As aplicações médicas para obtenção de imagens surgiram, assim como muitas invenções, a partir das forças militares. Durante a Primeira Guerra Mundial, a detecção de submarinos subaquáticos com o uso de sons de alta frequência foi desenvolvida e chamada *SOund Navigation And Ranging* (SONAR). A localização por eco era perfeita e tornou-se uma ferramenta muito eficaz para detectar submarinos na Segunda Guerra Mundial.

A utilização médica da ultrassonografia passou a predominar depois da Segunda Guerra Mundial, quando os usos pacíficos do sonar foram explorados por médicos pioneiros que produziram várias imagens de estruturas anatômicas dentro do corpo. Pela primeira vez, imagens de tecidos moles e órgãos, como cérebro, fígado, útero e fetos, foram criadas com o uso de ultrassom como ferramenta diagnóstica para os clínicos. A evolução da ultrassonografia médica diagnóstica está intimamente alinhada com aperfeiçoamentos de recursos, velocidade, miniaturização e sofisticação dos computadores (Figura 20.22; ver também Figura 20.25).

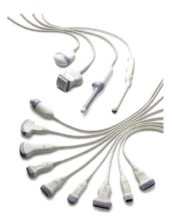

Figura 20.21 Transdutores e sondas: conjunto de transdutores LOGIQ E9. (Cortesia de GE Healthcare.)

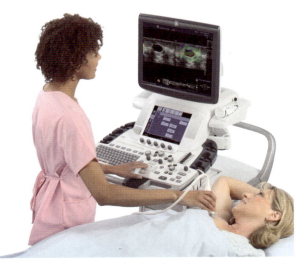

Figura 20.20 Ultrassonografista realizando exame com equipamento LOGIQ E9. (Cortesia de GE Healthcare.)

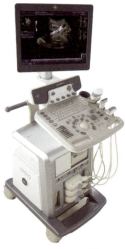

Figura 20.22 Sistema de ultrassom. (Cortesia de GE Healthcare.)

MODO A

A primeira unidade de ultrassom foi construída no início da década de 1950. O modo amplitude (modo A) foi utilizado para exibir os ecos produzidos em cada órgão. Cada eco aparecia como o pico de um osciloscópio. A força de um eco estava correlacionada à altura do pico – daí o termo *amplitude*. Quanto mais alto o pico, mais forte o eco. Embora muito primitivo, esse modo de exibição permitiu que os médicos começassem a avaliar as estruturas anatômicas em níveis profundos do corpo.

MODO B

O crescimento e a evolução do ultrassom continuou nos anos 1960. Com a complexidade e a capacidade cada vez maiores dos computadores, o monitor de ultrassom mudou para criar uma imagem bidimensional (2D), ou uma matriz composta por uma série de pontos. Esse monitor era denominado *modo de brilho* (modo B). Cada ponto representava tons variáveis de cinza ou uma "escala de cinza". A força do eco estava correlacionada à brancura do ponto – quanto mais branco o ponto, mais forte o eco. Esse monitor mais intuitivo permitia que o examinador determinasse as características de cada órgão, fornecendo informações se uma estrutura era sólida, como o fígado, ou cheia de líquido, como a bexiga.

MODO M

O modo de movimento (modo M) é uma forma de exibição em movimento de uma estrutura em uma escala (Figura 20.23). Esse modo geralmente é utilizado em ecocardiografia para demonstrar o movimento das valvas e paredes cardíacas, sendo empregado também para demonstrar a atividade cardíaca fetal no início da gestação, o movimento de um coágulo não aderente no interior de uma veia ou uma borda da íntima associada à dissecção de uma artéria.

IMAGEM EM TEMPO REAL

Nos anos 1970, com o aperfeiçoamento da tecnologia dos computadores, a imagem do modo B passou para uma nova era, em que as imagens em duas dimensões, ou matrizes, eram gravadas de maneira suficientemente rápida para serem exibidas em "tempo real". A maior velocidade da exibição das imagens permitiu que o ultrassonografista observasse o movimento anatômico pela primeira vez. O feto movendo-se dentro do útero e o batimento cardíaco fetal podiam ser gravados instantaneamente usando o modo M. Nessa época, o equipamento estava ganhando ampla aceitação como parte da rotina de assistência em áreas como a obstetrícia.

DOPPLER

O crescimento explosivo da ultrassonografia diagnóstica ocorreu nos anos 1980 e 1990, à medida que a tecnologia dos computadores continuava a avançar. Aplicações para detectar o fluxo e a direção sanguíneos com o Doppler com fluxo espectral, colorido e *power* Doppler/Doppler de energia permitiram que órgãos e estruturas vasculares fossem mapeados, medidos e retratados precisamente, e que as velocidades do fluxo sanguíneo fossem avaliadas. Foram introduzidos mais transdutores com uma ampla gama de aplicações e sofisticação, e a cada atualização tecnológica das plataformas de imagem a qualidade da imagem melhorava.

SISTEMAS DIGITAIS

Assim como em outras áreas da eletrônica, a imagem digital permitiu miniaturização, estabilização, processamento mais rápido da imagem, além de manipulação, visualização e armazenamento para expandir os limites da ultrassonografia. As imagens podiam ser criadas em um local e enviadas para o médico fazer a interpretação do outro lado do mundo ou do outro lado da rua em visualização instantânea. A necessidade de salvar as imagens em outros tipos de mídia, como em filme, tornou-se obsoleta, visto que a imagem digital permite armazenamento eletrônico e acesso *online*.

As unidades de ultrassonografia médica diagnóstica em geral são suficientemente pequenas para serem portáteis, e o equipamento se torna mais versátil a cada nova geração. Novas aplicações incluem imagens 3D para permitir a exibição de um objeto em três dimensões (Figura 20.24). As imagens em 4D possibilitam a exibição em tempo real de imagens em 3D. A tecnologia de fusão permite a fusão e o alinhamento das imagens com um estudo anterior orientado em outra modalidade, como a RM ou a TC. A elastografia, técnica utilizada para avaliar a compressibilidade dos tecidos moles, foi utilizada recentemente para detectar alterações fibróticas do fígado associadas à presença de cirrose, além de alterações teciduais da mama, tireoide e próstata associadas ao câncer.

A explosão de imagens e a miniaturização digitais criou unidades diagnósticas de ultrassonografia leves e portáteis em *laptops* e *smartphones*. A ultrassonografia pode ser realizada literalmente em qualquer lugar: em uma clínica de assistência à saúde, em um pronto-socorro, no consultório médico, na sala de cirurgia, ao lado da cama, em ambientes de cuidados intensivos e em veículos de transporte de pacientes (Figura 20.25).

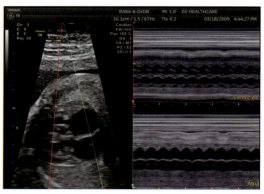

Figura 20.23 Coração de um feto com modo M. (Cortesia de GE Healthcare.)

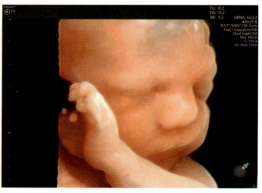

Figura 20.24 Face e mão de um feto (Cortesia de GE Healthcare.)

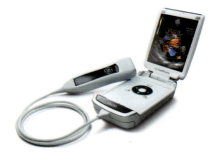

Figura 20.25 Equipamento V-Scan® portátil. (Cortesia de GE Healthcare.)

Um resultado negativo da imagem digital são as taxas mais elevadas de lesões musculoesqueléticas relacionadas ao trabalho em ultrassonografistas. As razões propostas para essas lesões incluem crescentes relatos de lesões; falta de ultrassonografistas experientes, bem como velocidade e produtividade do exame; obesidade cada vez maior dos pacientes; e outros fatores relacionados às questões de agendamento ou reembolso. O uso de técnica e equipamento ergonômico apropriados, descanso e tempo adequado entre cada paciente são fatores importantes para manter a saúde dos ultrassonografistas a fim de que não trabalhem com dor (Figura 20.26).

Limitações e vantagens da ultrassonografia em imagens médicas

Foi comprovado nos estudos epidemiológicos que a energia de ondas sonoras em frequência de ultrassom cria alterações no tecido conhecidas como *bioefeitos* ou efeitos biológicos. Os bioefeitos que ocorrem nos tecidos enquadram-se em duas categorias: efeitos térmicos e mecânicos (não térmicos). As alterações térmicas estão associadas ao atrito criado à medida que a onda perturba as células em sua posição de repouso. Os efeitos mecânicos estão associados às alterações que ocorrem quando as ondas interagem com corpos gasosos microscópicos no interior dos tecidos. Foram criados indicadores para serem exibidos no monitor do sistema de ultrassom, a fim de conscientizar o ultrassonografista sobre a possibilidade de ocorrência de efeitos biológicos adversos. Esses indicadores são o índice térmico (TI – do inglês, *thermal index*), relacionado ao calor; e o índice mecânico (MI – do inglês, *mechanical index*), relacionado às alterações mecânicas ou não térmicas ocorridas no tecido. Os valores do TI e do MI medem a possibilidade de ocorrência de bioefeitos térmicos e mecânicos e são exibidos em cada imagem adquirida durante o exame. A energia das ondas sonoras é uma questão de segurança importante para o paciente, especialmente para o desenvolvimento do embrião e do feto. O ultrassonografista tem em mente o princípio ALARA (*as low as reasonably achievable* – a dose de radiação mais baixa possível, a fim de garantir a realização do exame diagnóstico no menor tempo possível e com o mínimo de energia aplicada ao paciente.

Como prevê o American Institute of Ultrasound in Medicine, em sua publicação *Statement on Prudent Use and Safety* (2012),[7] "nenhum efeito adverso confirmado de forma independente e causado pela exposição aos instrumentos atuais de ultrassonografia diagnóstica foi relatado em pacientes humanos na ausência de agentes de contraste à base de microbolhas. Efeitos biológicos [...] foram relatados em sistemas de mamíferos em exposições relevantes do ponto de vista diagnóstico, mas a importância clínica desses efeitos ainda é desconhecida. A ultrassonografia deve ser utilizada por profissionais de saúde qualificados para proporcionar benefícios médicos ao paciente".

O ar reflete aproximadamente 100% do som entre a interface do transdutor e a pele do paciente. As ondas sonoras deslocam-se de modo muito eficiente na água e na maioria dos líquidos, de modo que o meio de acoplamento à base de água ou ao gel é generosamente aplicado entre o paciente e o transdutor para a realização de qualquer exame de ultrassom. A ultrassonografia é bastante adequada para a aquisição de imagens da anatomia, como fígado, rins, vesícula biliar, útero, tireoide, testículos e vasos sanguíneos, por ocorrer pouca interferência dos ossos ou do ar. O ar contido no TGI reduz o uso do ultrassom nessa região. Entretanto, alterações inflamatórias, como apendicite, intussuscepção e doença de Crohn, bem como alterações hipertróficas associadas à estenose pilórica, são bem demonstradas. Além disso, a água pode ser utilizada para preencher partes do TGI a fim de permitir a avaliação ultrassonográfica de uma área específica, como o estômago, o duodeno ou o cólon. Em razão de sua densidade, os ossos também não representam um tecido adequado para avaliação por ultrassonografia diagnóstica. No entanto, os ossos observados em fetos em crescimento e recém-nascidos não apresentam o mesmo grau de calcificação que os adultos, o que permite o exame ultrassonográfico do recém-nascido para detecção de displasia do quadril e possível avaliação do crescimento e desenvolvimento esqueléticos.

Avanços na ultrassonografia

Aplicações promissoras continuam a surgir, uma vez que a ultrassonografia mostra grande portabilidade entre os ambientes de assistência médica. Exames de ultrassom podem ser realizados em qualquer ponto de atendimento. A ultrassonografia de pulmão é uma ferramenta diagnóstica cada vez mais comum e utilizada ao lado da cama para avaliar consolidação pulmonar, derrame pleural ou pneumonia. Alguns especialistas da área indicam que a ultrassonografia de pulmão pode substituir a radiografia torácica rotineira em pacientes pediátricos com pneumonia.

O exame automatizado de volume mamário (ABVS – do inglês, *automated breast volume scanning*) é uma técnica de ultrassom que capta uma série de imagens consecutivas em modo B e reconstrói conjuntos de dados tridimensionais de todo o volume mamário. A capacidade de visualização de um câncer de mama no plano coronal melhorou o diagnóstico da doença. Além disso, a aquisição automatizada de imagens reduz a tensão musculoesquelética sobre o ultrassonografista.

O exame EFAST (do inglês, *extended focused assessment with sonography for trauma*) na medicina de emergência aumentou a demanda pela ultrassonografia em situações de traumatismo para identificar acúmulos de líquido e sangue no tórax e no abdome, assim como pneumotórax. A identificação precoce dessas anormalidades pode significar a diferença entre a vida e a morte do paciente.

Os agentes de contraste ultrassonográfico consistem em microbolhas de gás contidas em um revestimento lipídico. Essas bolhas são suficientemente minúsculas para atravessar todo o sistema circulatório sem se romper. Assim como o contraste iodado é utilizado para demonstrar as características vasculares da anatomia e das lesões em urografia excretora ou na TC contrastada, o meio de contraste à base de microbolhas na ultrassonografia demonstra as características vasculares de uma lesão. A ultrassonografia com contraste (CEUS – do inglês, *contrast-enhanced ultrasound*) é realizada com grande sucesso em muitos países do mundo para o exame de vários órgãos e sistemas corpóreos. A Food and Drug Administration (FDA) aprovou o uso de meio de contraste à base de microbolhas intravenosas nos EUA para exames do fígado e ecocardiográficos.

A elastografia é uma técnica de exame que avalia a relativa rigidez de um tecido ou uma lesão. A compressão manual ou a elastografia de estresse são utilizadas em imagens mamárias há vários anos para diferenciar entre as alterações fibróticas associadas a

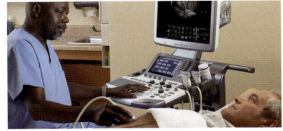

Figura 20.26 Ultrassonografista examinando um paciente. (Cortesia de GE Healthcare.)

câncer de mama e nódulos benignos. Esse método de elastografia cria uma imagem em modo B sobreposta às cores que representam a rigidez (H, *hard* – duro) ou maciez (S, *soft* – mole) indicadas na escala adjacente (Figura 20.27). Essa técnica qualitativa de aquisição de imagens não é útil em pacientes com displasia fibrótica da mama. Uma maneira quantificável de elastografia para avaliar alterações em pacientes com doença hepática crônica tornou-se amplamente aceita recentemente. Em vez de comprimir manualmente o tecido, o sistema de ultrassom mede as ondas de cisalhamento geradas pelo tecido. Múltiplas ROIs são medidas em toda a anatomia durante um exame (Figura 20.28). Esse método de aquisição de imagens é bastante adequado para a comparação no decorrer do tempo. É previsto que essa técnica não invasiva de exame possa substituir a prática atual de biopsia para avaliação de algumas alterações. Tecido adiposo espesso e outras doenças podem reduzir a confiabilidade dessa técnica. A avaliação de massas com a elastografia está em estágio investigacional, mas se mostra promissora.

Aplicações clínicas

ABDOME

A ultrassonografia de abdome é realizada para avaliar todos os órgãos abdominais, o TGI, os ductos biliares e os vasos abdominais e seus ramos (Figura 20.29). Essa área de prática representa um desafio significativo para o ultrassonografista, uma vez que a faixa etária dos pacientes pode variar de lactentes a idosos, com diversas condições patológicas associadas a cada estágio de vida.

OBSTETRÍCIA E GINECOLOGIA

Imagens em tempo real do útero gravídico são utilizadas para detectar o local inicial de implantação da gravidez, bem como o crescimento e o bem-estar do embrião ou do feto durante toda a gestação. A imagem em 3D na Figura 20.30 representa a gravidez no início do primeiro trimestre.

As imagens ginecológicas são utilizadas para avaliar a pelve de mulheres não grávidas com queixas de dor pélvica, presença de massa pélvica, irregularidades menstruais e sangramento pós-menopausa. Na Figura 20.31, o útero e o endométrio normal são visualizados em três planos: axial, longitudinal e coronal.

AVALIAÇÕES CARDÍACAS

A ultrassonografia para aplicações cardíacas é realizada em adultos, crianças e fetos durante a gravidez. A ecocardiografia pode ser efetivada de duas maneiras: transtorácica ou transesofágica. O estudo de imagem cardíaca transtorácica é feito através da parede do tórax. A ecocardiografia transesofágica (TEE – do inglês, *transesophageal echocardiography*) requer a sedação do paciente, uma vez que o transdutor é introduzido no esôfago, imediatamente adjacente ao coração. Essa abordagem permite a aquisição de imagens de alta resolução da região posterior do coração e da aorta. O meio de contraste à base de microbolhas

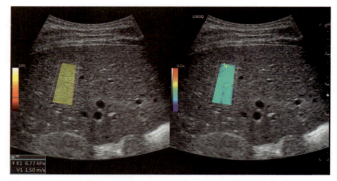

Figura 20.28 Elastografia com ondas de cisalhamento do fígado. (Cortesia de GE Healthcare.)

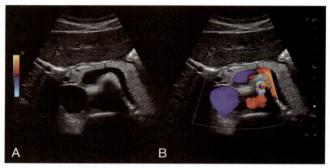

Figura 20.29 Epigástrio transverso. **A.** Pâncreas normal em modo B. **B.** Vasculatura normal circundando o pâncreas no Doppler colorido. (Cortesia de GE Healthcare.)

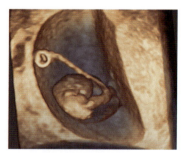

Figura 20.30 Exame obstétrico – primeiro trimestre. (Cortesia de GE Healthcare.)

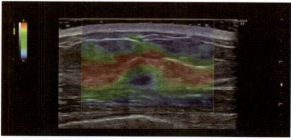

Figura 20.27 Elastografia de mama. A escala indica S (*soft* – mole) a H (*hard* – duro). (Cortesia de GE Healthcare.)

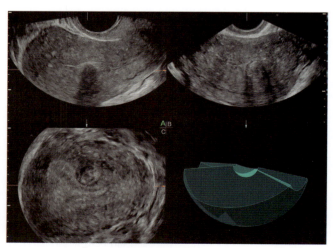

Figura 20.31 Útero e endométrio em três dimensões. (Cortesia de GE Healthcare.)

pode ser utilizado para avaliar a função e o tamanho da câmara cardíaca. A Figura 20.32 demonstra um exame nos modos B (escala de cinza) e M de um coração fetal anormal. Com o diagnóstico precoce, paciente e médico podem planejar um curso de tratamento antes do parto.

ESTRUTURAS SUPERFICIAIS

As pacientes submetidas à mamografia geralmente realizam exames ultrassonográficos da mama quando a presença de massa é identificada. A ultrassonografia mamária é utilizada para examinar o tecido mamário identificado na mamografia e determinar se a massa é cística ou sólida (Figura 20.33). A ultrassonografia da mama também pode ser realizada em pacientes que estão amamentando e em adolescentes, cujas mamas sejam consideradas densas, o que reduz a eficácia da mamografia.

A ultrassonografia da tireoide e da paratireoide é realizada para avaliação e caracterização de lesões nessas glândulas endócrinas. O exame pode ser empregado para orientar a biopsia ou a aspiração por agulha fina, garantindo a amostragem precisa do tecido suspeito.

Pacientes com queixas de dor, inchaço ou massa palpável na bolsa escrotal são submetidos à ultrassonografia escrotal. As condições patológicas comuns incluem processos inflamatórios, como epididimite e orquite; ou condições vasculares, como torção e traumatismo dos testículos, bem como tumores testiculares.

A ultrassonografia geralmente é utilizada para avaliar e monitorar hemorragia cerebral e hipertrofia ventricular em unidade de terapia intensiva (UTI) neonatal. As imagens são obtidas mediante o direcionamento do feixe de ultrassom nas fontanelas do bebê.

IMAGEM VASCULAR

A ultrassonografia do sistema vascular é usada para diagnosticar e avaliar a permeabilidade vascular, assim como a adequação e a direção do fluxo sanguíneo. As artérias são examinadas para detectar a presença de alterações ateroscleróticas, aneurisma e dissecção. As veias são avaliadas para detecção de trombo e suficiência valvular. Os vasos normalmente examinados incluem aqueles dos membros superiores e inferiores, a vasculatura do abdome e da pelve, bem como as artérias carótidas e subclávias. A ultrassonografia também é utilizada com frequência para avaliar a permeabilidade de enxertos, *stents* e fístulas vasculares, além de alterações associadas a lesões vasculares. O ultrassom também pode ser utilizado para orientar a colocação de cateteres centrais em pacientes que necessitam receber quimioterapia ou medicamentos intravenosos por tempo prolongado. O exame vascular ultrassonográfico utiliza Doppler colorido e espectral, assim como imagens em escala de cinza para fornecer informações de natureza anatômica e fisiológica que auxiliem na formulação de um diagnóstico (Figura 20.34).

IMAGEM MUSCULOESQUELÉTICA

A ultrassonografia é bastante adequada para avaliar o sistema musculoesquelético, uma vez que possibilita a avaliação de lesões cutâneas, bem como dos tecidos conjuntivos e dos músculos mais profundos. O ultrassom é especialmente útil para a aquisição de imagens das articulações em toda a sua amplitude de movimento, e para avaliar músculos e tendões a fim de verificar a presença de massas e rupturas tendíneas. Além disso, permite identificar condições como bursa inflamada, derrames articulares e outros acúmulos de líquido para fins de tratamento. As áreas geralmente examinadas incluem ombro, para verificar rupturas do manguito rotador e síndrome do impacto; cotovelo e tornozelo em atletas; e punho, para verificar queixas em relação ao túnel do carpo. O tendão do calcâneo (de Aquiles) é avaliado para determinar se há inserção normal, ruptura ou outro tipo de lesão (na Figura 20.35, a *seta* aponta para o tendão do calcâneo).

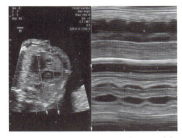

Figura 20.32 Imagem de coração fetal com bloqueio atrioventricular em escala de cinza e modo M. (Cortesia de GE Healthcare.)

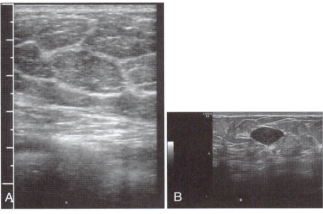

Figura 20.33 A. Mama normal. **B.** Mama com nódulo sólido complexo. (A, cortesia de Robert Kuo. B, cortesia de GE Healthcare.)

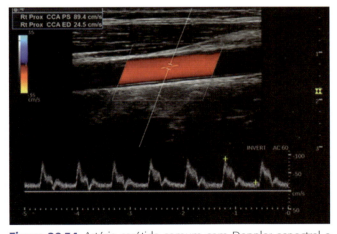

Figura 20.34 Artéria carótida comum com Doppler espectral e colorido (Cortesia de GE Healthcare.)

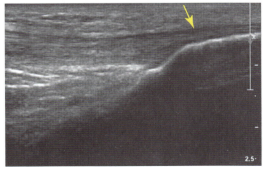

Figura 20.35 Tendão do calcâneo normal (*seta*).

MEMBROS DA EQUIPE DE ULTRASSONOGRAFIA

Ultrassonografista é o profissional cuja certificação e formação o capacitam ao uso de ondas de alta frequência e outras técnicas diagnósticas para o diagnóstico médico. São profissionais altamente qualificados e competentes que devem estar aptos a produzir e avaliar imagens de ultrassom, correlacionar dados pertinentes utilizados pelos médicos para emitir um diagnóstico e prestar atendimento de qualidade ao paciente. Os ultrassonografistas devem ter o seguinte conjunto de habilidades: perspectiva centrada no paciente com competências extensivas ao seu tratamento; habilidades notáveis em comunicação oral e escrita; conhecimento de condições normais e patológicas; conhecimento detalhado da anatomia seccional e das variantes anatômicas; perspicácia visual e atenção aos detalhes; capacidade para criar imagens diagnósticas consistentes; e excelentes habilidades de pensamento crítico.[7]

Médico ultrassonografista é um médico, em geral radiologista, qualificado por meio de treinamento para interpretar os estudos de imagens realizados pelo ultrassonografista. Médicos ultrassonografistas trabalham ao lado dos ultrassonografistas para formular diagnósticos e criar o relatório final que é enviado ao médico que solicitou o exame.

Alunos em programas de ultrassonografia devem completar determinadas horas de prática clínica, laboratórios e cursos preparatórios projetados para se tornarem ultrassonografistas competentes. De acordo com a Society of Diagnostic Medical Sonography, quando esta publicação estava sendo redigida, somente quatro estados americanos (New Hampshire, Novo México, North Dakota e Oregon) exigiam certificação e credenciamento dos ultrassonografistas. Entretanto, para a contratação, a maioria dos empregadores exige a aprovação do formando em exame de certificação.[8]

O **American Registry of Diagnostic Medical Sonograpy (ARDMS)** oferece a certificação em áreas especializadas, dependendo das qualificações dos candidatos, incluindo as partes abdominais/superficiais, obstetrícia/ginecologia, mamárias, cardíacas de adulto/pediátricas/fetais, pediátricas, musculoesqueléticas e vasculares. Todos os candidatos ao registro devem, antes de tudo, ser aprovados no exame de instrumentação e princípios em medicina ultrassonográfica para obter a certificação de ultrassonografista registrado do ARDMS. O **American Registry of Radiologic Technologists (ARRT)** também dispõe de um curso de ultrassonografia para certificação em ultrassonografia (abdominal, obstetrícia/ginecologia e partes superficiais) e imagens vasculares ou mamárias. São necessários comprovantes de formação continuada e renovação da certificação a cada 10 anos para manter a certificação no ARDMS e no ARRT (https://www.ardms.org e https://www.arrt.org).

TERMINOLOGIA ULTRASSONOGRÁFICA

ALARA: a menor dose razoavelmente permitida (*as low as reasonably achievable*) é a meta para manter o mínimo de efeitos mecânicos e térmicos do ultrassom, e ainda obter uma imagem de valor diagnóstico para o paciente.

Bioefeitos: o ultrassom tem potencial de causar mudanças mecânicas e térmicas no tecido. As alterações térmicas ocorrem quando a intensidade das ondas sonoras aquece o tecido. Alterações mecânicas ocorrem quando as bolhas de gás nas células ficam deformadas. Até o momento, o ultrassom diagnóstico não se mostrou prejudicial a humanos.

Doppler colorido (Doppler de fluxo de cores): técnica de ultrassom que mede a velocidade média e a direção do fluxo dentro do vaso; alterações de velocidade e direção são observadas como diferentes tons ou variação de cor.

Doppler espectral: técnica de ultrassom que mede e exibe as velocidades e a direção do sangue no interior de um vaso; alterações de velocidade e direção são observadas como pontos em uma escala, em que a velocidade é indicada no eixo vertical (eixo x) e o tempo é representado no eixo horizontal (eixo y).

Eco: medida de intensidade da energia acústica refletida e recebida pelas estruturas anatômicas.

Efeito Doppler: alteração da frequência ou do comprimento da onda sonora refletida por uma estrutura ou um meio em movimento.

Elemento: cristal sintético com uma voltagem aplicada que provoca sua deformação, criando o efeito da pressão elétrica (efeito piezoelétrico) que resulta na criação de ondas de ultrassom.

Elastografia: técnica que usa a ultrassonografia para comparar as propriedades mecânicas do tecido e sua rigidez relativa para distinguir lesões malignas de benignas.

Escala de cinza: exibição de vários níveis de brilho ou intensidade de eco representados em escalas de cinza.

Exames EFAST: avaliação de ultrassonografia focada no traumatismo; essa aplicação do exame em traumatismo é vista em pronto-socorro e pode incluir tronco, abdome e pelve.

Imagem de fusão (imagens fusionadas): duas modalidades de imagem, como RM ou TC e ultrassonografia, combinadas para criar um único estudo demonstrando a anatomia e a função em conjunto.

Imagens em tempo real: imagens de ultrassom que demonstram movimentação dinâmica ou alterações em uma estrutura em tempo real.

Modo B: abreviação de modulação do modo de brilho; base de toda imagem de ultrassom em escala de cinza; de acordo com sua força, os ecos se convertem em pontos brilhantes que variam de intensidade.

Modo M: demonstração ultrassonográfica de um movimento da estrutura no decorrer do tempo. O modo M é geralmente usado para medir a frequência cardíaca fetal no início da gravidez, além do movimento da valva e da parede cardíacas durante um exame ecocardiográfico.

Onda: energia acústica que percorre um meio (condutor).

Power Doppler/**Doppler de potência:** técnica de ultrassom que exibe e mede a velocidade média do sangue no interior de um vaso; as alterações de velocidade são observadas como diferentes tons de determinada cor. Essa técnica não é capaz de demonstrar mudanças de direção.

Reflexão: energia acústica que é refletida de uma estrutura de volta ao transdutor.

Sonar: acrônimo de *sound navigation and ranging* (navegação e determinação da distância do som); um instrumento naval usado para detectar objetos sob a água.

Transdutor: aparelho que contém tipos específicos de cristais que são submetidos a estresse mecânico a fim de produzir uma onda de ultrassom; serve como transmissor e receptor do sinal de ultrassom.

Ultrassom com Doppler: aplicação do efeito Doppler ao ultrassom para detectar frequência e mudanças na velocidade de uma estrutura ou meio em movimento; é usado para estudos dos vasos (fluxos) sanguíneos do corpo.

Ultrassom tridimensional e quadridimensional (3DUS/4DUS): imagem com volume utilizando imagens bidimensionais para criar uma compilação de volume de um tecido específico ou órgão para melhor esclarecimento do diagnóstico em uma secção de três planos obtidos em tempo real.

Ultrassonografia: processo de gerar imagens com ultrassom.

PARTE 5 | MAMOGRAFIA

Colaboradora: **Michelle A. Wilt**, MHA, RT(R)(M)(ARRT)

Câncer de mama

O câncer de mama é o segundo tipo mais comum em mulheres; o primeiro é o câncer de pele. Até recentemente, o câncer de mama era a principal causa de morte por câncer entre as mulheres; na atualidade, o câncer pulmonar se tornou o líder.

O câncer de mama é responsável por 15,2% de todos os novos cânceres detectados em mulheres e por 6,9% de todas as mortes por câncer nos EUA.[9] A American Cancer Society (ACS) estima que 1 em 8 norte-americanas desenvolvam um câncer de mama invasivo em algum momento na vida. Aproximadamente 268.600 casos foram diagnosticados em 2019; destes, 62.930 eram carcinoma *in situ*. Em nível nacional, aproximadamente 41.760 mulheres e 500 homens morreram de câncer de mama em 2019 nos EUA.[10]

Em nível mundial, o câncer de mama ainda é o câncer mais comum nas mulheres, tendo sido documentados 2 milhões de novos casos em 2018.[11] Esse número é inferior aos 2,7 milhões relatados em 2008. As taxas de incidência de câncer de mama feminino aumentaram ligeiramente, em cerca de 0,4% nos últimos anos. Em 2019, mais de 3,1 milhões de pessoas sobreviveram ao câncer de mama nos EUA.[10] Essa estatística indica que a doença foi descoberta mais cedo e que os tratamentos melhoraram; entretanto, a chance de que um câncer de mama seja responsável pela morte de uma mulher é aproximadamente de 1 em 38.[10]

Homens também podem desenvolver câncer de mama, mas o risco deles está entre 1 e 2%, em comparação ao risco de uma mulher. O câncer de mama masculino é responsável por menos de 0,1% de todos os cânceres em homens; porém, nas três últimas décadas, a incidência de câncer aumentou em 26%. Como o câncer de mama é incomum em homens, os sintomas podem não ser identificados tão cedo, e geralmente a doença progride para um estágio avançado antes de ser diagnosticada.[12]

O primeiro passo na prevenção de qualquer doença é entender seus fatores de risco. Ao longo do tempo, alguns fatores de risco foram identificados para o câncer de mama, porém as causas específicas da maioria desses cânceres ainda são desconhecidas. A melhor defesa atual contra essa doença continua sendo a detecção mais precoce possível, pela realização de mamografias regulares. A ACS estabelece diretrizes para práticas de detecção precoce de todos os tipos comuns de câncer. As diretrizes para o câncer de mama variam, dependendo da idade da mulher; incluem mamografias e exame clínico de mama, e RM foi acrescentada para mulheres com perfil de alto risco.

Mamografias realizadas regularmente representam a chave para sobrevivência ao câncer de mama porque muitas lesões podem ser detectadas por esse método antes de se tornarem sintomáticas e/ou metastáticas. As mamografias são capazes de detectar uma lesão com tamanho de 2 mm; tais lesões podem levar 2 a 4 anos para serem palpáveis no autoexame de mama ou no exame clínico de mama. É relatado que, quando um tumor de mama alcança o tamanho de 2 cm, em geral já apresentou metástase ou se disseminou para outras regiões. O tempo médio de sobrevida de um paciente com câncer de mama metastatizado é de somente 2 anos.[13] É recomendável (se respaldado pelo médico do paciente) que mulheres e homens em risco se submetam a mamografias anuais, na tentativa de detectar lesões nas mamas antes de apresentarem metástase. Quanto mais cedo uma lesão é detectada, mais opções haverá para o tratamento do paciente, e melhor será seu prognóstico.

A mamografia evoluiu e tornou-se um dos principais e mais solicitados exames radiológicos realizados. Os procedimentos mamográficos são altamente dependentes do conhecimento e das habilidades do técnico em mamografia. Esse profissional é um técnico em radiologia que recebeu treinamento adicional em mamografia. Precisão e posicionamento cuidadoso da mama durante o exame são imperativos no diagnóstico do câncer de mama. O máximo de quantidade de tecido mamário deve ser claramente demonstrado em cada incidência. As imagens mamográficas precisam ser caracterizadas pelo contraste ideal e pela alta resolução, e não podem conter artefatos capazes de obscurecer uma condição patológica. Os técnicos se tornam qualificados por meio de cursos didáticos, treinamento profissional e experiências práticas, e precisam ser aprovados em um exame de certificação adicional. Para manter a certificação, o técnico em mamografia também precisa continuar estudando esse método anualmente.

As recomendações atuais da American Cancer Society (ACS), do American College of Radiology (ACR) e de outras organizações de saúde são para que todas as mulheres com 40 anos possam submeter-se a uma mamografia e a exames mamográficos periódicos subsequentes. As pacientes de alto risco com histórico familiar de câncer de mama devem ser aconselhadas a começar a fazer mamografias antes dessa idade. Como dito anteriormente, embora o número de novos casos de câncer de mama esteja aumentando, a taxa de mortalidade dessa doença diminuiu nos últimos anos, como foi relatado pelo National Cancer Institute.[9] Esse aumento na detecção não é alarmante, uma vez que mais mulheres e homens submetem-se a exames, e isso resulta em aumento geral da expectativa de vida. A taxa de mortalidade reduzida apoia o fato de que os clínicos estão detectando a doença mais cedo, em estágio mais tratável. Não há uma idade em que a mulher deva descontinuar a frequência de realização de mamografias. De acordo com a ACS, desde que uma mulher esteja em boas condições de saúde, seja uma boa candidata ao tratamento de câncer de mama e tenha uma expectativa de vida de 10 anos ou mais, ela deve continuar realizando mamografias para aumentar as chances de detecção precoce[13] (embora deva ser observado que a ferramenta de diagnóstico da National Cancer Risk Assessment não inclui mulheres acima de 85 anos). Apesar dos muitos avanços tecnológicos no campo dos exames de imagem da mama, a mamografia continua sendo uma das melhores ferramentas diagnósticas para detecção precoce do câncer de mama antes que ele metastatize.

Lei dos padrões de qualidade da mamografia

Em 1992, o governo federal dos EUA promulgou a ***Mammography Quality Standards Act*** (**MSQA** – lei dos padrões de qualidade da mamografia). A MSQA surgiu como o resultado de uma campanha de alta visibilidade pública da ACS, que recomendou que todas as mulheres com mais de 40 anos deviam se submeter a mamografias e que a legislação federal devia prover reembolso para mamografia às mulheres elegíveis para o Medicare. A MSQA foi estabelecida por influência do ACR pela grande preocupação sobre a má qualidade da mamografia até então realizada. A lei, que entrou em vigor em **1º de outubro de 1994**, exige que todas as instituições (exceto as da Veterans Administration) que prestam serviços de mamografia devem atender aos padrões de qualidade e se tornar certificadas para operação pela secretaria do U.S. Department of Health and Human Services (DHHS). A promulgação da MSQA foi um marco da primeira vez em que o uso de uma máquina de raios X e um exame específico foram regulamentados pelo governo federal norte-americano. A lei exige que todas as instituições (1) sejam reconhecidas por um órgão aprovado, (2) sejam certificadas pelo DHHS e (3) recebam inspeção no local por uma agência do estado agindo em nome do DHHS (ou por inspetores do DHHS). Todas as instalações deveria cumprir essas regulamentações até 28 de abril de 1999. As regras finais da MQSA são conhecidas como Lei Pública nº 105-248. No Canadá, as diretrizes da mamografia são estabelecidas pela Canadian Association of Radiologists.

Os aspectos técnicos da mamografia são fortemente controlados, e esse exame deve ser realizado em uma unidade exclusiva de mamografia. A unidade de mamografia deve ser de última geração e ser monitorada regularmente por um programa de garantia de qualidade. Embora sistemas que usam filmes ainda sejam o padrão-ouro na aquisição de imagens mamárias, a mamografia digital (discutida adiante) está se tornando cada vez mais comum.

Anatomia da mama

Cada uma das glândulas mamárias, ou mamas, em uma mulher é uma eminência cônica ou hemisférica localizada nas paredes anteriores e laterais do tórax. O tamanho das mamas varia entre os indivíduos e, muitas vezes, até mesmo durante a vida de uma mulher, dependendo de sua idade e da ação combinada de vários hormônios. Esses hormônios são muito influentes no desenvolvimento de tecido, no crescimento e, eventualmente, na produção de leite na mulher. Até a puberdade, o tecido mamário é idêntico em homens e mulheres, e consiste em tecido adiposo e ductos. A forma da mama passa por várias mudanças ao longo da vida de uma mulher. Nas mais jovens, a pele das mamas estica-se e expande-se à medida que a mama cresce, produzindo uma aparência arredondada. O tecido mamário em uma jovem tende a ser um pouco mais denso e mais glandular que o de uma mulher mais velha. A mama, em média, estende-se da porção anterior da **2ª costela** até a **6ª** ou **7ª costela** (meio do esterno) e da borda lateral do esterno até a axila. Cada mama inclui 15 a 20 lóbulos, que são cobertos por tecido adiposo, o principal responsável por seu tamanho e sua forma.

ANATOMIA DE SUPERFÍCIE

A anatomia de superfície (Figura 20.36) inclui o **mamilo**, uma pequena projeção que contém de 15 a 20 aberturas de ductos das glândulas secretoras dentro do tecido mamário. A área circular, de pigmento escuro, que envolve o mamilo, é chamada de **aréola**. As **glândulas de Montgomery** são pequenas glândulas oleosas que servem para manter o mamilo lubrificado e protegido, especialmente durante a amamentação. A junção da parte inferior da mama com a parte anterior da parede do tórax é chamada de **sulco inframamário (SIM)**. O **prolongamento axilar (PA)** é um conjunto de tecidos que envolve a lateral do músculo peitoral.

A largura da mama, chamada de **diâmetro mediolateral**, na maioria das mulheres, é maior que a medida vertical, de cima para baixo. A medida vertical, que pode ser descrita como **diâmetro craniocaudal**, varia entre 12 e 15 cm na parede torácica. Em posicionamento, o técnico em mamografia deve compreender que uma porção maior de tecido da mama está presente além do tecido evidente que se estende da parede torácica. O tecido mamário cobre a área da cartilagem costal próxima ao esterno e se estende até o interior da axila. Esse tecido mamário que se estende até a axila é chamado de **cauda da mama** ou **prolongamento axilar**, e é a região de maior ocorrência do câncer de mama.

ANATOMIA DO CORTE SAGITAL

O corte sagital da mama adulta é ilustrado na Figura 20.37, que mostra a relação da glândula mamária com as estruturas subjacentes da parede torácica. Nessa ilustração, o **SIM** situa-se no nível da 6ª costela, mas pode haver uma grande variação entre os indivíduos.

O grande **músculo**, conhecido como *peitoral maior*, é visto sobrepondo-se à caixa torácica. Uma camada de tecido fibroso envolve a mama devido à sua localização abaixo da superfície da pele e cobre o músculo peitoral maior. A área onde os tecidos se encontram superior e inferiormente é chamada de **espaço retromamário**. O espaço retromamário deve ser demonstrado em **pelo menos uma incidência** durante o estudo radiográfico da glândula mamária, como indicação de que todo o tecido mamário foi visualizado. Isso é possível porque as conexões dentro do espaço retromamário são folgadas, e a área do SIM é a mais maleável em uma mama normal.

A posição relativa do tecido glandular *versus* tecido adiposo (gordura) é ilustrada na Figura 20.38. A porção central da mama é composta principalmente por **tecido glandular**. Quantidades variáveis de **tecido adiposo**, ou **gorduroso**, circundam o tecido glandular. A proporção de tecido glandular em relação à de tecido adiposo varia de indivíduo para indivíduo, principalmente por genética e por idade.

A função primária da glândula mamária é a secreção de leite, ou lactação. O tamanho da mama feminina ou a quantidade de tecido glandular e gordura não influenciam a capacidade funcional da glândula.

Aparentemente, a pele que cobre a mama tem espessura uniforme, exceto na área da aréola e do mamilo, onde é mais espessa.

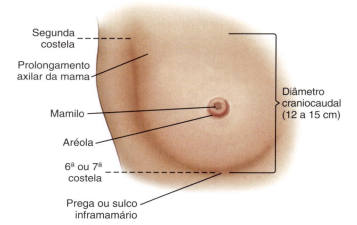

Figura 20.36 Anatomia de superfície.

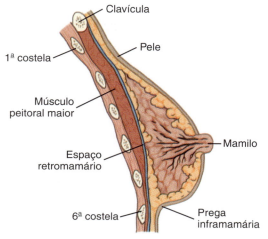

Figura 20.37 Corte sagital da mama.

MÉTODOS DE LOCALIZAÇÃO

Normalmente, dois métodos são empregados para subdividir a mama em áreas menores para fins de localização. O **sistema de quadrantes** e o **sistema do relógio** são mostrados nas Figuras 20.39 e 20.40, respectivamente. Entre os dois, o sistema de quadrantes é o de uso mais simples para localização de lesões generalizadas. Quatro quadrantes podem ser descritos usando o mamilo como o centro. Esses quadrantes são os seguintes: quadrante superior externo (**QSE**), quadrante superior interno (**QSI**), quadrante inferior externo (**QIE**) e quadrante inferior interno (**QII**).

O segundo método (ver Figura 20.40), o **sistema de relógio**, compara a superfície da mama com a de um relógio. Embora esse método proporcione uma descrição mais precisa de uma lesão, o que é descrito representando 3 horas na mama direita tem como correspondência a representação de 9 horas na mama esquerda.

Esses métodos de localização de lesão são muito similares aos usados no autoexame de mama e no exame clínico, no que se refere ao método de quadrantes ou de relógio. Se o médico ou a paciente sentirem uma massa em área suspeita na mama, um desses métodos é utilizado para descrever a área de especial interesse para a equipe de radiologia.

ANATOMIA DA VISTA ANTERIOR

O tecido glandular mamário é dividido em **15** ou **20 lobos** distribuídos de maneira similar ao raio de uma roda ao redor do mamilo (Figura 20.41). Os lobos glandulares, que incluem vários **lóbulos** individuais, não são claramente separados, mas agrupados em um arranjo circular, como mostrado na ilustração.

Distalmente, os menores lóbulos consistem em aglomerados de **alvéolos** circulares. Na estimulação glandular, células periféricas dos alvéolos formam glóbulos de óleo no interior, que, quando ejetados no lúmen dos alvéolos, constituem glóbulos de leite. Os aglomerados de alvéolos que constituem os lóbulos são interconectados e drenam por **ductos** individuais. Cada ducto expande-se em pequenas **ampolas** que servem como um reservatório de leite, antes de se exteriorizar em uma pequena abertura na superfície do **mamilo**.

Várias subdivisões desses ductos e ampolas associadas são ativadas durante a gestação para lactação e produção de leite ao recém-nascido após o nascimento.

Uma camada de tecido adiposo logo abaixo da pele envolve e cobre o tecido glandular. O tecido adiposo mamário lobular e a **gordura subcutânea** estão intercalados entre os elementos glandulares. O tecido fibroso ou **tecido conjuntivo interlobular** envolve e dá suporte aos lobos e a outras estruturas glandulares. Extensões em forma de banda desse tecido fibroso, conhecidas como **ligamentos de Cooper** (suspensor) da mama, têm a função de dar suporte às glândulas mamárias.

Cada mama é abundantemente suprida por vasos sanguíneos, nervos e vasos linfáticos. As veias da glândula mamária geralmente são maiores que as artérias e sua localização é mais periférica. Algumas veias largas podem ser vistas distintamente em uma mamografia. O termo **trabécula** é usado por radiologistas para descrever várias estruturas pequenas vistas na mamografia, como pequenos vasos sanguíneos, tecidos conjuntivos fibrosos, ductos e outras pequenas estruturas que não podem ser diferenciadas.

TIPOS DE TECIDO MAMÁRIO

Um grande desafio associado à imagem mamográfica é que os vários tecidos da mama, por sua composição, têm baixo contraste entre si. O tecido da mama pode ser dividido em três grupos principais: (1) **glandular**, (2) **fibroso** ou **conjuntivo**, e (3) **adiposo** (Figura 20.42). Por ser a mama uma estrutura de tecido mole, nenhum tecido de alta densidade ou preenchido de ar está

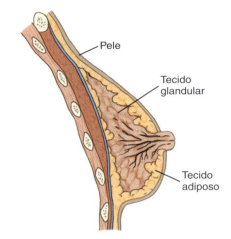

Figura 20.38 Corte sagital no tecido da mama.

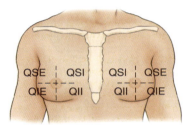

Figura 20.39 Localização da mama – método do quadrante.

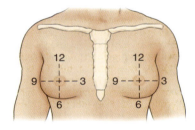

Figura 20.40 Localização da mama – sistema de relógio.

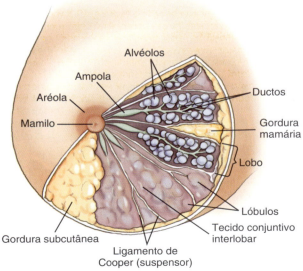

Figura 20.41 Mama – vista frontal (tecido glandular).

presente para fornecer contraste. O tecido fibroso e o glandular são de densidade quase heterogênea, o que significa que a radiação é absorvida nesses tecidos de maneira similar.

A principal diferença entre os tecidos mamários é que o tecido adiposo ou gorduroso é menos denso que o tecido glandular ou fibroso. Essa diferença de densidade entre o tecido gorduroso e os outros tecidos é responsável pelas divergências de contraste aparentes na imagem final.

RESUMO

Existem três tipos de tecido mamário:

1. Glandular
2. Fibroso ou conjuntivo – alta densidade similar (aparece mais claro)
3. Adiposo – menos denso (aparece mais escuro).

A imagem da mamografia analógica (Figura 20.43A) mostra as diferenças de densidade do tecido. Essas diferenças constituem a base da imagem radiográfica da mama. Tecidos glandulares e fibrosos ou conjuntivos, mais densos, aparecem como estruturas ou regiões "claras". O tecido adiposo ou gorduroso, menos denso, aparece como vários tons de cinza, dependendo da sua espessura. A Figura 20.43B mostra a mamografia digital. Observa-se como o contraste da imagem é melhor em comparação com a imagem analógica.

Classificações mamárias

Fatores técnicos de exposição para qualquer parte da anatomia são determinados primeiramente pela espessura dessa área específica. Por exemplo, um cotovelo largo requer fatores de exposição maiores que um cotovelo estreito. Isso também é verdadeiro para a mamografia; entretanto, o técnico em mamografia tem algum controle sobre essa relação. Na mamografia, dois determinantes contribuem para os fatores de exposição usados: **espessura da mama comprimida** e **densidade do tecido**. O tamanho ou a espessura da mama é fácil de determinar, mas sua densidade é menos evidente e requer informações adicionais, a menos que mamografias anteriores estejam disponíveis para consulta.

A densidade relativa da mama é afetada primeiramente pelas características inerentes da mama da paciente (genética), pelo estado hormonal, pela idade e pelo número de gestações. A glândula mamária sofre alterações cíclicas associadas ao aumento e à diminuição dos níveis hormonais durante o ciclo menstrual, alterações durante a gravidez e a lactação, além das mudanças graduais que ocorrem ao longo da vida da mulher (Boxe 20.1).

Em geral, as mamas podem ser classificadas em **três grandes categorias**, dependendo da quantidade relativa de tecido fibroglandular *versus* tecido gorduroso. Essas categorias são a mama fibroglandular, a mama fibroadiposa e a mama adiposa.

MAMA FIBROGLANDULAR

A primeira categoria é a mama fibroglandular. A mama de uma mulher jovem normalmente é bastante densa porque contém relativamente pouco tecido gorduroso. Em geral, o grupo etário da categoria fibroglandular abrange o período após a puberdade até cerca de 30 anos. Entretanto, mulheres com mais de 30 anos que nunca engravidaram ou deram à luz um recém-nascido vivo provavelmente também se enquadrem nessa categoria. Mulheres grávidas, antes de gestação e lactantes de qualquer idade também podem ser atribuídas a essa categoria porque o tecido mamário

é muito denso durante esse período (Figura 20.44). Além disso, a genética também pode desempenhar um papel nesse tipo de tecido. É possível que o técnico encontre tecido fibroglandular em uma paciente pós-menopausa, uma vez que a idade não é o único fator determinante. Os técnicos devem entender que esse tipo de tecido mamário, por sua natureza glandular, pode tornar a compressão mamária bastante desconfortável para a paciente.

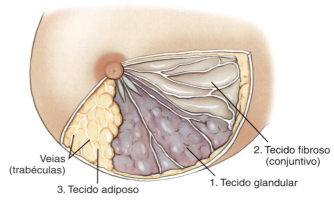

Figura 20.42 Mama – vista frontal (três tipos de tecido).

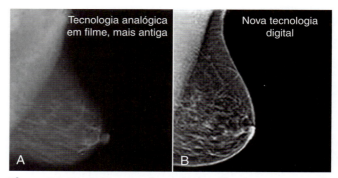

Figura 20.43 A. Mamografia analógica (filme). **B.** Mamografia digital. (Cortesia de Hologic, Inc., Bedford, MA, EUA.)

Boxe 20.1 Classificações da mama: resumo.

MAMA FIBROGLANDULAR
- Grupo etário comum: 15 a 30 anos (e mulheres sem filhos > 30 anos)
- Gestantes ou lactantes
- Radiograficamente densa
- Muito pouca gordura.

MAMA FIBROADIPOSA
- Grupo etário comum: 30 a 50 anos
- Mulheres jovens com três ou mais gestações
- Densidade radiográfica média
- 50% adiposa e 50% fibroglandular.

MAMA ADIPOSA
- Grupo etário comum: ≥ 50 anos
- Pós-menopausa
- Densidade radiográfica mínima
- Mamas de crianças e homens.

MAMA FIBROADIPOSA

A segunda categoria geral é a mama fibroadiposa. À medida que a mulher envelhece, alterações no tecido mamário continuam a acontecer, e a pequena quantidade de tecido gorduroso gradualmente muda para uma distribuição mais equilibrada entre gordura e tecido fibroglandular. Em mulheres na faixa de 30 a 50 anos, a mama, em geral, não costuma ser tão densa quanto em mulheres mais jovens.

Radiograficamente, o tecido mamário das mulheres nessa faixa etária tem densidade moderada e requer menos exposição que o tipo fibroglandular. Em vista da distribuição mais equivalente de tecido adiposo e tecido glandular (mama "meio a meio"), esse tipo de tecido mamário produz melhor contraste radiográfico que as mamas fibroglandulares e adiposas.

Diversas gestações precoces na vida reprodutiva da mulher aceleram a conversão do tecido mamário fibroglandular em categoria fibroadiposa (Figura 20.45).

MAMA ADIPOSA

A terceira e última categoria é a mama adiposa, que geralmente ocorre após a menopausa, sendo comum em mulheres acima da faixa etária de 50 anos. Após a fase reprodutiva, a maior parte do tecido mamário glandular é convertida em tecido adiposo, em um processo chamado de *involução*. Esse tipo de tecido mamário é comprimido com facilidade, exigindo menos exposição (Figura 20.46).

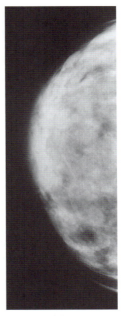

Figura 20.44 Mama fibroglandular (jovem ou antes da gestação).

O tecido mamário das crianças e da maioria dos homens é composto principalmente por gordura em pequenas porções e se enquadra também na categoria de mama adiposa. Embora a maioria das mamografias seja realizada em mulheres, de 1 a 2% de todos os cânceres de mama ocorrem em homens. Mamografias são ocasionalmente realizadas em homens para fins de diagnóstico. Uma diferença notável quando é adquirida a imagem do tecido mamário masculino é não ter este a mesma maleabilidade do tecido mamário feminino. É preciso notar que a compressão pode ser tão desconfortável no paciente masculino quanto no feminino.

RESUMO

Além do tamanho ou da espessura da mama durante a compressão, a densidade do tecido mamário determina os fatores de exposição. O tecido mamário mais denso é o da mama tipo **fibroglandular**, enquanto o menos denso é o tipo **adiposo**. A mama com quantidades mais ou menos iguais de tecido adiposo e fibroglandular é denominada **fibroadiposa**.

A **densidade mamária** é um dos maiores fatores de risco associados ao câncer de mama, além de representar um grande desafio para a determinação do diagnóstico. Embora não exista atualmente nenhuma norma nacional (nos EUA) que informe a densidade da mama para uma mulher submetida à mamografia, em 2019 a FDA propôs uma emenda à MQSA, encaminhando o movimento da notificação para a direção certa. O movimento foi iniciado em 2009, em Connecticut (EUA), onde foi aprovada a primeira lei de referência sobre o assunto. Desde então, 38 estados seguiram o exemplo e aprovaram leis que dispõem sobre a divulgação da densidade mamária. Grupos federais de defesa da causa estão atualmente envolvidos nesses esforços educacionais. Em fevereiro de 2015, os projetos de lei foram reapresentados ao Congresso, como a lei *Breast Density and Mammography Reporting Act* (lei sobre Densidade da Mama e Relatório de Mamografia), de 2015. A recomendação mais recente auxiliará na abordagem às várias disparidades relatadas entre os estados norte-americanos, pois exige das instituições relatórios consistentes referentes à mamografia. Pacientes de toda a nação receberão relatórios informando-os sobre a avaliação pessoal de sua densidade mamária.[14]

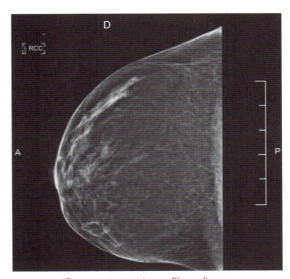

Figura 20.45 Mama fibroadiposa.

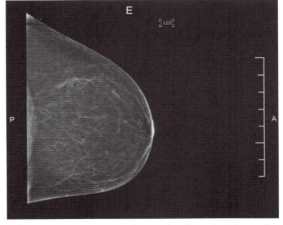

Figura 20.46 Mama adiposa (mulher de 68 anos).

POSICIONAMENTO RADIOGRÁFICO

Posicionamento e considerações técnicas

PREPARAÇÃO DA PACIENTE

Antes do início do exame, o técnico oferece um roupão à paciente, de preferência projetado para mamografia, que permite somente a exposição da mama que está sendo examinada. A paciente é instruída a remover qualquer joia, talco ou desodorante/antitranspirante que possam causar artefatos nas imagens radiográficas. Certas loções, especialmente aquelas com brilhos e *glitter*, também podem causar artefatos nas imagens.

O técnico explica o processo e documenta qualquer histórico relevante da paciente de acordo com o protocolo do serviço de radiologia. Geralmente, o histórico inclui:

- Número de gestações e nascidos vivos
- Histórico familiar de câncer, incluindo câncer de mama (relação de parentesco)
- Medicamentos (p. ex., terapia de reposição hormonal) que estão sendo tomados
- Cirurgias de mama anteriores
- Mamografias anteriores, quando e onde foram realizadas, possivelmente outros exames anteriores de imagem das mamas
- Motivo da visita atual, como mamografia de rotina ou presença de nódulos, dor ou secreção.

O técnico em mamografia também deve observar a localização de eventuais cicatrizes, massas palpáveis, nevos cutâneos, verrugas e tatuagens.

POSICIONAMENTO DA MAMA

Em mamografia, os tipos de tecido mencionados previamente, o formato e o contorno das mamas e a tolerância de cada paciente ao exame podem ser um desafio para o técnico, que se esforça para adquirir imagens de diagnóstico de alta qualidade para a interpretação.

A **base** da mama é a porção próxima à parede do tórax, enquanto a área próxima ao mamilo é chamada de **ápice**. Nas incidências craniocaudal (CC) ou mediolateral oblíqua (MLO), a base da mama é muito mais espessa e contém tecidos mais densos do que os encontrados no ápice. Para superar essa diferença anatômica normal encontrada nas mamas, um aparelho de compressão é usado em conjunto com um tubo especialmente projetado, para que o raio central (RC) mais intenso do feixe de raios X penetre na base mais espessa da mama.

TUBO DE RAIOS X

O aspecto mais característico da máquina de mamografia é o *design* único do tubo de raios X, que tem um **alvo de molibdênio** com pequenos pontos focais de **0,3 e 0,1 mm**. O **ródio** também foi introduzido como um material opcional de ânodo. Os pontos focais devem ser desse tamanho em função do tamanho microscópico da calcificação suspeita de malignidade, que tipicamente mede menos de 1 mm.

A configuração do ânodo produz um **efeito anódico proeminente**, que resulta da curta distância entre a fonte e o receptor de imagem e o uso de um ângulo-alvo de referência agudo. As unidades de mamografia são fabricadas de modo que o tubo de raios X esteja alinhado com o catodo colocado sobre a base da mama (na parede do tórax) e o ânodo para fora, em direção ao ápice da mama (área do mamilo). Desse modo, o efeito anódico pode ser usado com o máximo de eficiência (Figura 20.47); isso auxilia na criação de imagens mamárias com maior uniformidade de densidade, uma vez que os raios X mais intensos atingem a base, em que a espessura tecidual é maior.

A maior parte das unidades mamográficas usa redes, controle automático de exposição (CAE) e o importante dispositivo de compressão de mamas.

Câmara de seleção de CAE

As câmaras de CAE na maioria dos sistemas mamográficos são ajustáveis em até 10 posições desde a parede do tórax até a região dos mamilos. Em geral, para um exame cego, em que imagens prévias não estão disponíveis para consulta, para assegurar a exposição adequada dos tecidos mais densos ou espessos, a **câmara sob a parede do tórax** ou da **área de tecido mais denso** deve ser selecionada. As exceções incluem incidências especiais, como magnificação e compressão focal, em que a câmara seria colocada diretamente sob a região de interesse.

Em geral, a seleção da posição da câmara de CAE depende da densidade do tecido ou da região de interesse. Por exemplo, na Figura 20.48, o tecido mamário é mais denso em direção ao mamilo, e, nesse caso, o detector seria posicionado posterior ao mamilo, em vez de à parede torácica, para garantir a exposição adequada.

Compressão[15]

Todos os sistemas mamográficos contêm um dispositivo compressor que é utilizado para nivelar a espessura do tecido mamário. Progressos na tecnologia de compressão de mamas nos últimos anos aprimoraram muito a visualização dos detalhes em imagens mamárias. O aparelho de compressão é feito de um material plástico que permite a transmissão de raios X de baixa energia e deve

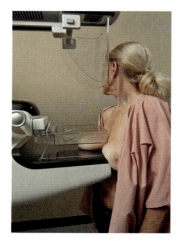

Figura 20.47 Posicionamento da paciente em uma unidade dedicada à mamografia para incidência CC. *NOTA*: O RC vertical é posicionado diretamente sobre as estruturas da parede do tórax, permitindo que as estruturas posteriores da mama sejam reproduzidas.

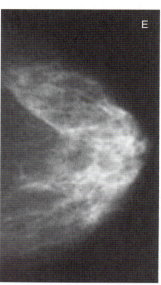

Figura 20.48 Exemplo de CAE próximo ao mamilo (área de maior densidade tecidual). (Cortesia de Hologic, Inc., Bedford, MA, EUA.)

ter uma borda reta que capacite a compressão do tecido mamário próximo à parede torácica. A compressão é controlada pelo técnico e normalmente são aplicadas entre **15 e 30 libras de pressão, embora sejam permitidas até 40 libras**. A aplicação lenta e estável permite à paciente tempo para se adequar à sensação e geralmente possibilita a aplicação de compressão adequada. É importante manter contato visual com a paciente durante a aplicação da compressão para que seja possível avaliar seu nível de conforto. O encorajamento verbal e gentil do técnico geralmente leva ao resultado desejado.

Além do aparelho de compressão padrão, um pequeno dispositivo focal "em pá" de compressão pode ser utilizado para permitir a melhor visualização de uma possível lesão ou região de superposição tecidual que possa estar obscurecendo a condição patológica. Todos os aparelhos de compressão devem ser checados regularmente para garantir que estejam funcionando corretamente e aplicando a quantidade correta de pressão. Isso faz parte do regime da MQSA.

A compressão aplicada de maneira adequada é um componente crítico na produção de mamografias de alta qualidade. A seguir, são listadas **seis razões para o uso da compressão:**

1. Para diminuir a espessura da mama e torná-la mais uniforme
2. Para trazer a estrutura mamária o mais próximo possível do receptor de imagem (RI)
3. Para diminuir a dose necessária e a quantidade de radiação secundária
4. Para diminuir o movimento e a falta de precisão geométrica
5. Para aumentar o contraste, diminuindo os fatores de exposição e a dose
6. Para separar estruturas mamárias que possam estar sobrepostas.

Esses seis fatores permitem melhorar a qualidade ou a resolução da imagem pela redução da dispersão, assim como pela redução de magnificação das estruturas mamárias. As ilustrações da Figura 20.49 comparam o tecido nos estados comprimido e não comprimido. Nota-se a localização das microcalcificações e da lesão envolta por tecido mamário denso ilustrada na Figura 20.49A, e como a compressão as aproxima do RI e em um plano paralelo com o RI (Figura 20.49B). A espessura integral da mama foi altamente reduzida, diminuindo em 50% a relação de dispersão da radiação primária. A precisão geométrica é preservada, já que o RC está perpendicular à estrutura da mama. Além disso, se houvesse quaisquer estruturas sobrepostas, a compressão as teria colocado em alinhamento lado a lado.

MAGNIFICAÇÃO

A mamografia com magnificação (Figura 20.50) é usada para ampliar áreas específicas de interesse, como pequenas lesões ou microcalcificações. Um tubo de raios X com um **ponto focal de 0,1 mm** é necessário para manter a resolução da imagem. A magnificação de até 2 vezes pode ser alcançada com a inserção de uma plataforma de magnificação especialmente construída entre o RI e a mama, ampliando a parte pelo **aumento da distância objeto-receptor de imagem (DOR)**. Um técnico bem treinado e habilidoso pode usar essa técnica de magnificação com todas as incidências mamográficas para melhor visualizar ou descartar potenciais alterações patológicas da mama.

DOSE À PACIENTE

A mamografia é a formação da imagem dos tecidos moles de uma estrutura anatômica de contraste caracteristicamente baixo. Todo técnico em mamografia deve ter por objetivo a produção de uma imagem de alta qualidade que demonstre a anatomia mamária e quaisquer sinais de doença existente, sem a aplicação de qualquer radiação desnecessária. A dose para a mama de uma paciente é determinada por uma combinação de três fatores: (1) características do equipamento utilizado, (2) fatores técnicos selecionados para o exame e (3) tamanho e densidade das mamas. A unidade de referência mais utilizada nas imagens mamográficas é a da **dose glandular média (MGD** – do inglês, *mean glandular dose*),

que seria a dose média aplicada ao tecido glandular da paciente, considerada a mais sensível aos efeitos da radiação.

A imagem digital está substituindo a imagem analógica na mamografia. Algumas das vantagens da mamografia digital sobre a mamografia convencional com filme são:

- As informações são rapidamente disponibilizadas na tela para estabelecer um diagnóstico
- As informações podem ser transmitidas por via eletrônica para outras pessoas e as imagens podem ser impressas em filmes, se necessário
- As unidades digitais proporcionam a capacidade de localizar pequenas lesões e guiam o radiologista durante biopsia
- O armazenamento das imagens é mais fácil e menos volumoso, e o acesso é muito mais rápido
- A imagem digital tem também o potencial de reduzir as doses de radiação à paciente, uma vez que pode haver menor número de repetições de imagens, podendo-se utilizar níveis mais elevados de kVp (reduzindo a MGD) sem afetar a qualidade da imagem
- Não é necessário processamento químico para a produção das imagens, o que pode reduzir o impacto ambiental, em vista da ausência de resíduos químicos.[16]

O principal modo de controlar a dose à paciente em uma mamografia é posicioná-la da maneira cuidadosa e precisa, o que minimiza a necessidade de repetidas exposições. O ACR recomenda uma taxa de repetição **menor que 5%** para mamografia. A única proteção tecidual possível é um avental de cintura, utilizado para proteger a região gonadal. Embora geralmente seja considerado desnecessário, um protetor de tireoide também pode ser usado para proteger essa região, mas o técnico deve ser muito cuidadoso no seu posicionamento a fim de garantir que este não obscureça acidentalmente qualquer porção da parede torácica, provocando necessidade de repetição da incidência.

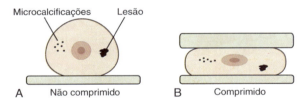

Figura 20.49 Efeitos da compressão mamária. **A.** Diminuição da espessura mamária (menos dispersão, melhor resolução). **B.** Estruturas mamárias próximas ao RI.

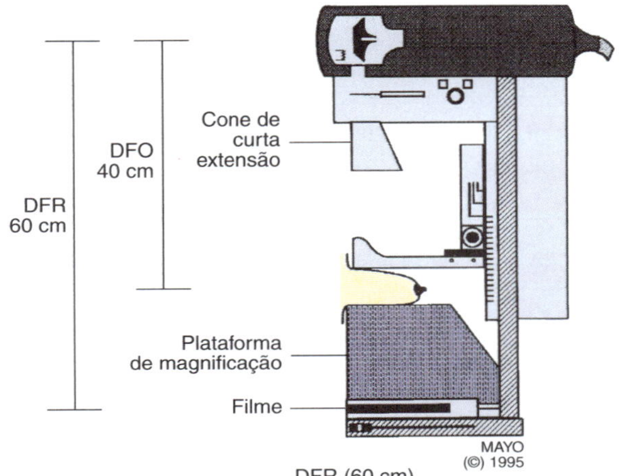

Figura 20.50 Magnificação – mama posicionada em uma plataforma elevada para produzir uma imagem magnificada de 1,5×. *DFO*, distância fonte-objeto. (Cortesia de Mayo Foundation.)

$$\text{Magnificação} = \frac{\text{DFR (60 cm)}}{\text{DFO (40 cm)}} = 1{,}5\times$$

MAMOGRAFIA ANALÓGICA (FILME)

A mamografia em filme (analógica) continua a ser o estudo padrão em imagem mamária na atualidade. O maior benefício do sistema em filme, um sistema de **excelente qualidade com baixa dose de radiação**, é permitir que as mulheres se submetam ao exame, quando necessário, sem grandes preocupações. A capacidade de visualizar **detalhes, a nitidez nos limites** e as **partes moles** representa a marca de um bom exame mamográfico em filme. Entretanto, a mamografia digital (radiografia computadorizada ou radiografia digital) está se desenvolvendo rapidamente e, como todas as áreas de radiologia digital, apresenta certas vantagens sobre a mamografia em filme, como anteriormente mencionado.

Mamografia digital

Um desafio da mamografia vem da similaridade na atenuação dos raios X do tecido mamário comum e do tecido mamário acometido por neoplasia. Para maximizar o contraste na mamografia em filme, normalmente é usado um regime de baixo kVp, o que aumenta a dose de radiação à paciente. Na mamografia digital, o sistema de filme é substituído por um detector, que produz um sinal eletrônico e utiliza algoritmos de reconstrução. A mamografia digital pode utilizar um nível mais elevado de kVp, reduzindo, desse modo, a dose de absorção para a paciente.[17]

MAMOGRAFIA DIGITAL *VERSUS* MAMOGRAFIA ANALÓGICA (EM FILME)

Embora a resolução do contraste seja notável em um sistema digital, a resolução espacial geral da imagem digital ainda pode ser ligeiramente inferior à do sistema analógico. Em consequência, é possível que os radiologistas não tenham confiança em detectar com segurança a presença de microcalcificações e alterações teciduais na mama ao examinar uma mamografia digital. Entretanto, os avanços na tecnologia dos detectores e na fabricação dos monitores tornaram praticamente mínima essa preocupação. Além disso, os recursos pós-processamento, como ampliação (ou magnificação) total ou parcial das imagens, realce das bordas, reversão das imagens (reversão do preto para o branco) e ajuste do contraste e do brilho das imagens podem ser utilizados para melhorar imagens mamográficas específicas e sua qualidade diagnóstica.

MAMOGRAFIA RADIOGRÁFICA COMPUTADORIZADA

A **radiografia computadorizada** pode ser usada em mamografia quase da mesma maneira que na radiografia comum, com sua placa e seu processador de imagens, como descrito no Capítulo 1. Cassetes de radiografia computadorizada, contendo placas de imagem, podem ser usados na maioria dos sistemas mamográficos existentes. Entre as vantagens da mamografia computadorizada estão os custos de operação, a telemamografia, as opções de arquivamento e PACS (do inglês, *picture archiving and communications system* – sistema de comunicação e arquivamento de imagem) e a manipulação de imagem.

Custos operacionais

As placas de imagem de radiografia computadorizada podem ser expostas várias vezes antes de serem substituídas. Em vista do custo do filme e das despesas associadas aos processos químicos (umidificação), o uso da radiografia computadorizada é mais econômico.

Telemamografia

Em comunidades nas quais a experiência em interpretação de mamografias encontra-se em falta, a habilidade de enviar imagens para outros locais onde tal experiência existe é muito benéfica. Em outro cenário, uma paciente pode ter se mudado desde a última consulta e no exame atual não dispõe de imagens de suas consultas antigas. A mamografia digital fornece a solução ideal para o problema. Como resultado do desenvolvimento do padrão DICOM (do inglês, *digital imaging and communications in medicine* – imagens e comunicações digitais em medicina; ver Capítulo 1), que inclui um módulo especializado de mamografia digital, é possível hoje transmitir imagens de um sistema de mamografia digital a uma estação de diagnóstico remota para interpretação.

Opções de arquivamento e PACS

Depois de interpretadas, as imagens podem ser guardadas eletronicamente em qualquer local desejado usando o PACS (também descrito no Capítulo 1). A necessidade de espaço de armazenamento físico para cópias de filme foi eliminada quando imagens mamográficas foram incorporadas em PACS existentes. Dependendo da especificação do PACS em uso, médicos encaminhantes externos podem ter acesso a essas imagens de seus consultórios. Isso é conveniente tanto para a paciente quanto para o médico, porque as imagens estão prontamente disponíveis e não requerem reimpressão e transporte, ou possibilidade de perda permanente ou dano.

Manipulação de imagem

Mamografia computadorizada e mamografia digital permitem a manipulação pós-processamento da imagem. A manipulação da imagem é capaz de reduzir o número de repetições, desde que fatores de exposição e técnicas de posicionamento corretas tenham sido utilizados. Menos repetições levam a uma dose menor de radiação e de desconforto para a paciente.

ESTAÇÃO DE TRABALHO DE MAMOGRAFIA

Uma estação de trabalho de mamografia digital é uma segunda maneira de criação de imagem digital que continua sendo aperfeiçoada e desenvolvida, sendo agora geralmente usada em mamografia, em especial em áreas metropolitanas. Esses sistemas mamográficos contêm um detector de painel refletor plano que é permanentemente montado nas unidades de raios X (Figura 20.51). Estudos de comparação mostraram que sistemas de mamografia digital mais novos melhoraram o contraste da resolução enquanto fornecem redução da dose à paciente, quando comparados à formação de imagem em filme. O detector de painel plano captura os raios X remanescentes e produz uma imagem digital. A imagem digital é projetada no monitor da estação do técnico para visualização direta e pós-processamento quando necessário (Figura 20.52). Como em toda aquisição de imagem digital, a incorporação de algoritmos à mamografia digital permite ao técnico usar técnicas de alto kVp sem comprometer o contraste da imagem. O nível aumentado de kVp também reduz a dose geral para a paciente e possibilita uma imagem excepcional de mamas densas, quando comparada com a mamografia em filme.

MAMOGRAFIA COM CONTRASTE[18]

O benefício clínico da mamografia está na capacidade de identificar tumores mamários por meio de seus diferentes graus de absorção dos raios X em relação ao tecido circunjacente. Na mamografia, a maioria dos cânceres apresenta uma cor "branca", que é também o aspecto normal do tecido glandular. Estes constituem um desafio e um dilema, sobretudo na mama densa.

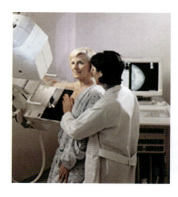

Figura 20.51 Unidade de mamografia digital. (Cortesia de GE Medical Systems.)

Em outros procedimentos radiográficos, o uso de um agente de contraste geralmente aumenta a capacidade de fazer um diagnóstico preciso de uma condição patológica.

A mamografia com contraste é o exame de imagem da mama com o auxílio de um meio de contraste iodado (Figura 20.53). O método é denominado aquisição de imagem com contraste e emprega os mesmos meios de contraste usados para os exames de TC.

Os tumores necessitam de maior suprimento sanguíneo e de multiplicação celular (crescimento capilar) para liberar sangue para a área necessitada. Na mamografia, o meio de contraste demonstrou ser útil porque este se acumula nas lesões metabolicamente ativas. Portanto, o contraste complementa a imagem morfológica adquirida durante o exame. Além disso, o agente de contraste não é afetado pelo tecido denso da mama, de modo que seu uso é extremamente benéfico em pacientes com tecido mamário denso, especialmente quando se visualiza uma área de possível malignidade.

O exame de imagem da mama com contraste é complicado e requer imageamento de dupla energia, uma vez que a dose de iodo administrada por via intravenosa é muito pequena. O baixo nível de energia (28 a 33 kVp) aplica-se à aquisição de imagens do tecido mamário, enquanto o nível de energia mais elevado (45 a 49 kVp) é aplicado ao agente de contraste. A imagem final é a subtração dessas duas, o que remove o parênquima e o tecido adiposo da mama, e deixa uma imagem que demonstra a distribuição do iodo na mama.

A mamografia com contraste é utilizada como uma alternativa ao exame de imagem quando é identificada uma possível lesão na mamografia ou na ultrassonografia. Seu uso segue critérios semelhantes aos da RM da mama:

- Avaliação da mama de difícil diagnóstico por meio da mamografia padrão
- Identificação de possíveis imagens suspeitas de malignidade não detectadas
- Estudo por imagem de pacientes para os quais a RM de mama seja contraindicada
- Monitoramento da eficácia dos tratamentos
- Avaliação da extensão da doença identificada.

SISTEMAS DE DETECÇÃO AUXILIADOS POR COMPUTADOR

O computador continua sendo usado como um "segundo leitor" na interpretação mamográfica. A tecnologia de detecção auxiliada por computador (CAD – do inglês, *computer-aided detection*) teve um impacto dramático no diagnóstico de câncer de mama. Os sistemas CAD usam algoritmos de detecção computadorizados para analisar imagens digitais ou digitalizadas para identificação de possíveis lesões, calcificações anormais e distorções de parênquima. Alguns estudos mostraram que o uso de um segundo leitor para interpretar imagens mamográficas de triagem aumenta a taxa de detecção em 5 a 15%. Entretanto, CAD não detecta todos os cânceres, e não deve ser usado como avaliador principal de mamografias de triagem.[19]

Os dispositivos CAD são vantajosos, pois não se cansam ou se distraem, e não demonstram variações intraobservador. Os aglomerados de microcalcificações são exemplos apropriados para visualização do CAD, porque diferem de estruturas anatômicas normais em densidade, tamanho e forma. A detecção e a classificação de microcalcificações e de bordas de lesões são possíveis com os sistemas CAD. Alguns estudos mostram a melhora na taxa de detecção de microcalcificações. O uso de sistemas CAD está aumentando, pois muitos planos de saúde cobrem essa despesa extra, mas não se espera que eles substituam os radiologistas. O relatório do CAD alerta o radiologista sobre uma região de interesse em que uma possível lesão pode estar presente. O radiologista decide se a área é preocupante ou se requer acompanhamento.[20]

Modalidades e procedimentos alternativos

ULTRASSONOGRAFIA

A ultrassonografia tem sido utilizada no estudo por imagem da mama desde meados dos anos 1970. Com a mamografia com filme e o exame físico, fornece valiosa informação complementar para o radiologista e integra o serviço de radiologia mamográfica. Seu valor principal é a habilidade de **distinguir entre um cisto e uma lesão sólida** (Figura 20.54). Seu uso também é extenso na caracterização de fluidos, abscessos, hematomas e gel de silicone. O ultrassom tem a capacidade de encontrar cânceres em mulheres com mamas densas em que as lesões podem ficar obscurecidas radiograficamente. Por meio da American Society of Radiologic Technologists (ASRT), o técnico em mamografia agora encontra o ultrassom mamário em seu âmbito de prática desde que tenha recebido educação apropriada e treinos práticos. A qualidade de imagem em ultrassonografia depende em grande parte da perícia do profissional que a executa.

Equipamento convencional e transdutor manual

Quando um equipamento de alta resolução convencional (Figura 20.55) é usado, a paciente é acomodada em posição supina ou é rolado levemente sobre lado. O transdutor de mão é colocado sobre a massa palpável ou em uma área evidenciada na imagem mamográfica.

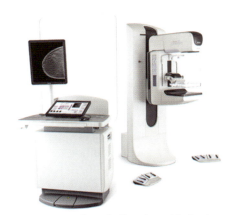

Figura 20.52 Estação de trabalho da unidade de mamografia digital para visualização imediata e opções de pós-processamento. (Cortesia Hologic Inc., Bedford, MA, EUA.)

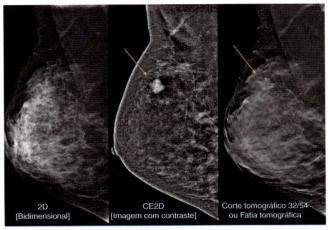

Figura 20.53 Mamografia com contraste: *à esquerda*, imagem 2D mediolateral oblíqua (MLO); *centro*, imagem 2D MLO com contraste. *À direita*, imagem 3D MLO. (Cortesia de Hologic, Inc., Bedford, MA, EUA.)

MEDICINA NUCLEAR

A medicina nuclear também desempenha um papel no diagnóstico de doenças da mama e pode ser um valioso exame complementar à mamografia. A aquisição da imagem nuclear de mama refere-se à criação funcional de imagem da mama usando radiofármacos. De acordo com um artigo de Ferrara (2010) publicado no periódico *Radiologic Technology*, da ASRT, "os radiofármacos não alteram os processos fisiológicos normais, mas permitem que os médicos os visualizem".[21] A aquisição de imagem funcional é capaz de demonstrar alterações no metabolismo da célula que ocorrem em consequência de doenças malignas e geralmente podem identificar um processo patológico mais cedo que a aquisição de imagem anatômica.

Dentre os procedimentos de medicina nuclear usados para aquisição de imagens das condições patológicas de mama estão os seguintes:

- **Cintilomamografia (sestamibi)** pode ser útil para confirmar um diagnóstico de câncer de mama. ^{99m}Tc sestamibi, um radionuclídeo, é injetado como um radiotraçador no braço oposto à mama afetada; a aquisição de imagem da mama começa 10 minutos depois. Esse procedimento caiu em algum desuso pelo grande número de resultados falso-positivos. A distância entre o detector e a mama, cuja imagem está sendo adquirida, também tornou essa modalidade incerta para qualquer lesão com menos de 1 cm
- **Estudos de linfonodo sentinela** são úteis para pacientes com melanoma, e estão se tornando cada vez mais requeridos na detecção de câncer de mama. Esse procedimento envolve injeção subcutânea de coloide de enxofre em torno da lesão. (As pacientes devem ter se submetido a um procedimento de localização antes.) O fluxo é seguido pelos vasos linfáticos para localizar o linfonodo sentinela. Na cirurgia, depois de identificado, o linfonodo sentinela é removido e enviado para o laboratório a fim de avaliar a possibilidade de metástase. Os resultados determinam o tipo de tratamento a ser realizado.

MAMOGRAFIA POR TOMOGRAFIA POR EMISSÃO DE PÓSITRONS (PET)

A **mamografia por PET** é uma modificação bem específica de tomografia por emissão de pósitrons. Embora seja uma nova modalidade de aquisição de imagem das mamas, é aprovada pela FDA para pacientes com histórico de câncer de mama conhecido. Em contraste com a cintilomamografia, a mamografia PET posiciona o detector bem próximo à mama. Esse procedimento de aquisição de imagem usa o radiotraçador ^{18}F-FDG, a cerca de 10 mCi, e um tempo de exame de aproximadamente 10 minutos por incidência; as mesmas incidências realizadas na mamografia de rotina são obtidas. Como a mamografia por PET usa um dispositivo de compressão, ela pode detectar lesões de 1,5 mm, bem menores que as lesões detectáveis pelos exames com a PET tradicional. O dispositivo de compressão da mamografia por PET destina-se apenas a diminuir a probabilidade de movimentação da paciente e a produzir uma leitura mais precisa. Em contraste com a compressão mamográfica, não é usado para afinar o tecido da mama.

A PET provou ser uma importante ferramenta no monitoramento da resposta dos pacientes com câncer ao tratamento e ainda é considerada inigualável no estadiamento de corpo inteiro do câncer de mama.

As células tumorais têm uma taxa metabólica aumentada. Esse aumento de metabolismo utiliza glicose, e as moléculas do radiotraçador ^{18}F-FDG são capturadas pelo tumor em uma velocidade mais rápida, em comparação com o tecido mamário comum, tornando a localização do câncer visível em mamografia por PET e PET. A PET também é usada depois de cirurgias ou tratamentos de câncer de mama para determinar recorrência da doença na mama ou em outras partes do corpo. A PET pode quantificar a atividade metabólica do local do tumor para ajudar a avaliar a eficácia da terapia durante e depois do tratamento, permitindo rápidas alterações do tratamento, quando necessário.

Duas desvantagens do uso de PET na aquisição de imagens mamárias são o **alto custo** e a **exposição à radiação**. Embora a PET tenha uma aplicação valiosa na detecção precoce de doenças mamárias (e na recidiva de câncer de mama), o custo do equipamento necessário e a utilização de radiotraçadores com meia-vida pequena tornam impraticável seu uso como ferramenta de triagem. A exposição à radiação do radiotraçador ^{18}F-FDG é aproximadamente 6 vezes maior que a exposição de um estudo com ^{99m}Tc sestamibi usado na medicina nuclear.

IMAGEM GAMA ESPECÍFICA DE MAMA

A imagem gama específica da mama (BSGI – do inglês, *breast-specific gamma imaging*) é uma nova tecnologia que geralmente é referida como "imagem molecular da mama", considerada a nova versão da cintilomamografia. Similar à cintilomamografia, a BSGI também usa o sestamibi como agente de aquisição de imagem. A grande diferença é que, na BSGI, a gama câmara é bem menor e bem mais próxima da mama da paciente e da fonte de radiação.

A aquisição da BSGI usa uma pequena gama câmara ou uma gama câmara de cabeçote duplo. As unidades têm uma pá de compressão, e a mama é colocada entre o detector e a pá para obtenção da imagem. A BSGI é considerada um estudo funcional porque as imagens capturam a atividade do tecido e das células da mama. A BSGI é complementar, e não um substituto da mamografia tradicional.

Os estudos dessas novas modalidades continuam focando em especificidade e sensibilidade de cada modalidade para encontrar doença maligna de mama em seus estádios iniciais. Se estudos validarem os novos avanços em imagens funcionais de mamas, a aquisição nuclear de imagens terá um papel bem maior no diagnóstico de câncer de mama.

RESSONÂNCIA MAGNÉTICA

A RM provou ser uma importante ferramenta complementar de triagem da aquisição de imagem mamária (Figura 20.56). O número de exames de mamas por RM realizados nos EUA está aumentando anualmente. Embora seu custo a torne proibitiva para uso clínico geral, a RM comprovou ser clinicamente eficaz para algumas aplicações especiais, tais como:

- Massas palpáveis não visualizadas por mamografia ou ultrassom
- Avaliação de lesões em um tecido mamário extremamente denso ou glandular

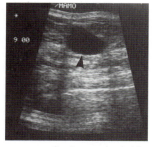

Figura 20.54 Ultrassonografia de mama obtida com equipamento convencional mostrando um cisto (*ponta de seta*).

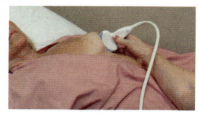

Figura 20.55 Equipamento de ultrassom comum com transdutor manual.

- Possível triagem de mulheres jovens em alto risco de câncer de mama em decorrência de histórico familiar, ou mulheres portadoras dos genes *BRCA1* e *BRCA2* (os genes *BRCA1* e *BRCA2* foram identificados por geneticistas em 1994 e estão associados a maior risco de desenvolvimento de cânceres de *mama*, *ovário* e *testículo*)
- Estadiamento do câncer de mama (localizando áreas adicionais da doença não detectadas inicialmente)
- Avaliação de extravasamentos de implantes de silicone mamários (Figuras 20.57 e 20.58).

Vantagens da RM

Uma vantagem da RM é poder **mostrar a mama em sua totalidade** com maior conforto para a paciente. Além disso, trabalhos mais recentes com agentes de contraste indicam que a RM pode mostrar evidências de **vascularização de lesões**. Isso proporciona melhores sensibilidade e especificidade que o ultrassom e a mamografia.

A RM permite ao examinador visualizar todas as estruturas corporais, incluindo partes moles, o que é bastante valioso na descoberta precoce de neoplasias e no estadiamento de doenças como o câncer de mama. As capacidades 3D da RM produzem informações valiosas sobre o próprio câncer, especialmente nas imagens dinâmicas com contraste.

Implantes de mama

Mais de 300 mil cirurgias para aumento de mama (implantes cirúrgicos) são realizadas a cada ano nos EUA. Implantes de silicone e salinos são radiopacos e, dependendo do seu local de colocação na mama, podem obscurecer o tecido mamário assim como qualquer doença existente. Pacientes com implantes podem se submeter à mamografia. Para obter imagens mamográficas, o técnico em mamografia realiza incidências com implante deslocado (ID) (pelo método de Eklund). Essas incidências são *adicionais* às imagens obtidas de rotina. Embora rupturas e danos ao implante sejam muito improváveis, a compressão em pacientes com implantes requer avaliação e aplicação cuidadosa do técnico em mamografia.

A compressão usada para incidências com implantes posicionados deve ser firme o suficiente para controlar o movimento do implante, de modo que a integridade deste seja adequadamente visualizada, mas sem a quantidade de compressão aplicada ao tecido de implante deslocado. Essas incidências não deslocadas *não* são usadas para avaliação de tecido mamário. O CAE não pode ser usado para incidências de mamas com implantes não deslocados. Tendo em vista que há implantes de todos os tamanhos, o técnico em mamografia deve estar bem informado sobre as técnicas manuais relacionadas à espessura mamária a fim de evitar a repetição de uma imagem. Esses fatores tornam a aquisição de imagem do tecido mamário com implantes um desafio.

A RM comprovou ser clinicamente mais eficaz no diagnóstico de problemas relacionados a imagens de mama com implante. Com a RM, é possível avaliar potenciais rupturas intracapsulares e extracapsulares, incluindo a área posterior ao implante, que pode ser bem problemática nos exames mamográficos e ultrassonográficos. As imagens de RM nas Figuras 20.58 e 20.59 demonstram claramente rupturas intracapsulares e extracapsulares de implantes de silicone.

Além de detectar rupturas do implante, é importante para demonstrar tanto o tecido mamário circundante como o posterior aos implantes, a fim de identificar um possível tumor maligno. O exame físico é mais difícil com a presença de implantes, tornando maior o risco de omissão de uma neoplasia. Ao contrário da mamografia e da ultrassonografia, a RM não é limitada pela presença de um implante.

Testes clínicos estão sendo feitos para um novo tipo de implante radiolucente que permita um uso mais eficaz da mamografia com filme, incluindo o uso de CAEs. Entretanto, mais de 2 milhões de mulheres com implantes de mama radiopacos, muitas das quais com implantes próximos do limite de expectativa de vida, necessitarão de avaliação contínua dos implantes para detectar possíveis rupturas ou outros problemas associados. Isso aumenta o papel potencial da RM na formação de imagens de implantes mamários.

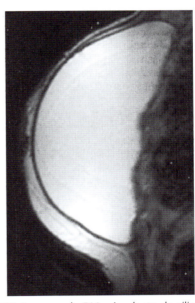

Figura 20.58 Imagem de RM – implante de silicone normal.

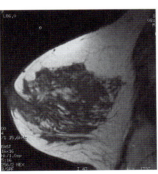

Figura 20.56 Imagem de RM ponderada em T1 da mama densa.

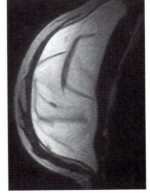

Figura 20.57 Imagem de RM – ruptura intracapsular (silicone contido pela cápsula fibrosa).

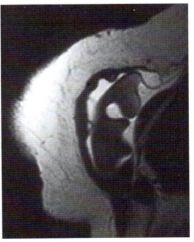

Figura 20.59 Imagem de RM – componente salino internamente, silicone externamente.

Desvantagens da RM

Três desvantagens primárias da RM são **a alta taxa de falso-positivos, o alto custo e a duração do exame**, limitando seu uso como método de triagem mamária. Entretanto, a pesquisa e o uso clínico continuam à medida que a RM começa a desempenhar um papel maior no diagnóstico de lesões de mamas. Além disso, nem todos as pacientes são candidatas à RM; elas devem ser submetidas a um processo estrito de triagem para determinar se são elegíveis para RM.

TOMOSSÍNTESE DIGITAL DE MAMA

A tomossíntese digital de mama (DBT – do inglês, *digital breast tomosynthesis*) (Figura 20.60) representa a combinação da mamografia 2D tradicional e a última tecnologia de mamografia digital de campo total (FFDM – do inglês, *full-field digital mammography*). A DBT é uma modalidade de projeção e diagnóstico que obtém imagens de múltiplos ângulos da mama durante breve exame (Figura 20.61). As imagens individuais são, então, reconstruídas em uma série de cortes finos de alta resolução (normalmente de 1 mm de espessura), que podem ser exibidos individualmente ou em modo cine dinâmico.

Um conjunto de dados de tomossíntese praticamente elimina o desafio associado a estruturas sobrepostas na mama, que é a principal desvantagem da mamografia 2D analógica convencional e digital (Figura 20.62). Além disso, a DBT oferece outros benefícios potenciais, incluindo aumento de visibilidade de lesões e suas margens, auxílio na localização de estruturas na mama, redução nas taxas de retornos e aumento na detecção de câncer.

Os desenvolvedores dessa tecnologia acreditam que eventualmente ela possa substituir tanto a mamografia analógica (filme) quanto a FFDM. Entretanto, a DBT e a FFDM atualmente têm custo proibitivo para utilização como método de triagem, de aproximadamente 400 mil dólares por unidade para FFDM e de 700 mil dólares por sistema para DBT.

Indicações patológicas

O estudo mamográfico de triagem é importante para a detecção precoce de alterações patológicas na mama. Essas alterações podem ser tanto benignas (não neoplásicas) como malignas (neoplásicas). A classificação do ACR, Breast Imaging Reporting and Data Systems (BI-RADS), define a massa mamária como uma lesão expansiva em 3D, vista em pelo menos duas incidências mamográficas. As massas benignas não invadem o tecido ao seu redor; as malignas estendem-se pela membrana basal e invadem o tecido glandular circundante. Essas determinações são baseadas em suas características de imagem e histologia. As patologias benignas e malignas mais comuns encontradas nas mamas são discutidas a seguir.

CARCINOMA DE MAMA (CÂNCER)

O carcinoma da mama divide-se em duas categorias, **não invasivo** e **invasivo**. O carcinoma não invasivo é uma lesão distinta da mama, com potencial para se tornar uma neoplasia invasiva. Essas lesões são restritas ao lúmen glandular e não têm acesso ao sistema linfático ou circulatório. O câncer não invasivo também pode ser chamado *in situ*. O **carcinoma ductal *in situ*** é isolado dentro do ducto mamário e não se dissemina para outras áreas da mama. O **carcinoma lobular *in situ*** consiste em células anormais que foram detectadas em um ou mais lóbulos da mama. Cânceres não invasivos (carcinoma ductal *in situ* e carcinoma lobular *in situ*) perfazem aproximadamente 15 a 20% de todos os diagnósticos de câncer.

A forma mais comum de câncer de mama é o carcinoma ductal invasivo ou infiltrativo. Esse tipo é responsável por aproximadamente 80% de todos os diagnósticos de câncer. Acredita-se que o câncer invasivo surja na unidade terminal ducto lobular. Essa forma de câncer é encontrada tanto nas mamas femininas quanto masculinas (Figura 20.63). A maior parte dessas neoplasias não pode ser especificada sem avaliação histológica. Entre os cânceres invasivos, o câncer de mama invasivo acarreta pior prognóstico geral.

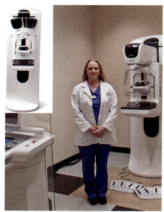

Figura 20.60 Sistema de tomossíntese da mama em 3D com equipamento Hologic. (Cortesia SimonMed Imaging, Scottsdale, AZ. Cortesia de Hologic, Inc., Bedford, MA, EUA.)

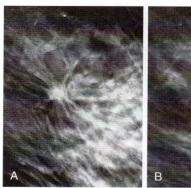 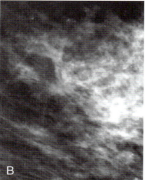

Figura 20.61 A. Imagem DBT. **B.** Mesma região da mama sem o uso de DBT. (Cortesia de Mary Carrillo. Obtida por intermédio de Aunt Minnie.)

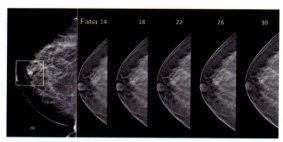

Figura 20.62 A imagem em 2D mostra no lado esquerdo uma lesão potencial na região subareolar da mama. Entretanto, a imagem em 3D de tomossíntese da mama, à direita, demonstra que, de fato, não há lesão. Estruturas individuais podem ser escolhidas em diferentes porções, que se somam para formar a lesão potencial vista na incidência de imagem em 2D. (Cortesia de Hologic Inc. Bedford, MA, EUA.)

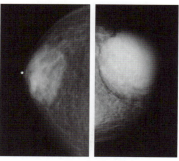

Figura 20.63 Câncer ductal invasivo em paciente masculino. (Modificada de Ikeda DM: *Breast imaging*, St. Louis, Mosby, 2005.)

CISTOS

São **bolsas cheias de líquido** que são **benignas** e aparecem como lesões bem circunscritas. As densidades do cisto são geralmente aquelas dos tecidos em torno; entretanto, podem parecer mais densos. Em alguns casos, altas concentrações de cálcio podem estar suspensas no líquido do cisto. Essa condição é conhecida como *leite de cálcio*.[22] Uma incidência da mama em perfil a 90° ajuda a determinar o "leite de cálcio" *versus* outras formações de cálcio mais preocupantes, porque partículas de leite de cálcio formam níveis na incidência em perfil a 90°. Para diagnóstico de um cisto, ultrassonografia e biopsia de agulha são necessárias.

FIBROADENOMA

Fibroadenomas são os tumores ou nódulos sólidos mais comuns, **benignos**, compostos de tecido fibroso ou glandular. São lesões bem circunscritas com bordas bem nítidas que podem ser sentidas durante a palpação. Geralmente, têm a mesma densidade do tecido circundante. A massa representa um supercrescimento do tecido fibroso do lóbulo da mama.[23]

ALTERAÇÕES FIBROCÍSTICAS

As alterações fibrocísticas constituem uma condição comum, benigna, normalmente bilateral e ocorrem em mulheres antes da menopausa. Incluem uma variedade de condições; as mais óbvias são fibrose e dilatação cística dos ductos. Múltiplos cistos com aumento de tecido fibroso geralmente estão distribuídos pelas mamas.

GINECOMASTIA

O termo *ginecomastia* é derivado do grego, cujo significado é "mamas semelhantes às femininas". Nessa condição benigna da mama masculina, ocorre um aumento glandular dessa região. A ginecomastia pode ser uni ou bilateral, mas parece ser mais nítida quando apenas um lado é acometido. Geralmente, se manifesta como massa palpável próxima ao mamilo (Figura 20.64).

PAPILOMA INTRADUCTAL

Um papiloma intraductal é um pequeno tumor que ocorre dentro do ducto da mama próximo ao mamilo. Os sintomas podem incluir uma secreção mamilar espontânea, unilateral, que varia de clara a sanguinolenta. A aparência mamográfica na maioria dos casos é normal. A realização de galactografia ou ductografia, procedimento que utiliza meio de contraste para visualizar os ductos, pode revelar defeitos de preenchimento capazes de indicar presença de um papiloma intraductal. Entretanto, a canulação do ducto em questão pode ser problemática, e esses exames nem sempre são bem-sucedidos. A ultrassonografia da mama pode ser útil para essa condição. Em geral, os papilomas são removidos para excluir carcinoma ductal *in situ* ou câncer papilar.

DOENÇA DE PAGET DO MAMILO

A doença de Paget do mamilo aparece primeiramente como uma ferida dura ou escamosa ou como uma descarga de secreção do mamilo. Pouco mais da metade das pacientes com esse tumor também apresenta um nódulo na mama. A doença pode ser invasiva ou não invasiva.

Existem muitas outras condições patológicas da mama. As mencionadas anteriormente são apenas algumas das mais comumente diagnosticadas.

Terminologia da mamografia

Certas terminologias de posicionamento usadas na mamografia devem ser entendidas e usadas corretamente. Esses termos e suas abreviações são empregados para identificar imagens e servem como nomenclatura padrão, aprovada pelo ACR em outubro de 1995 (Tabela 20.1). É importante usar esses **termos** e **abreviações** corretamente, ao solicitar a certificação do ACR.

Incidências de rotina e especiais

As incidências de rotina e especiais, geralmente realizadas na maior parte dos serviços de mamografia, podem ser encontradas a seguir.

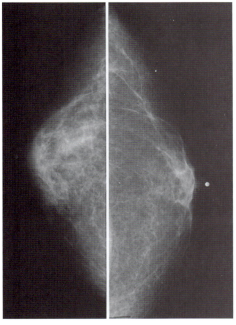

Figura 20.64 Ginecomastia difusa em mama masculina. (Modificada de Ikeda DM: *Breast imaging*, St. Louis, Mosby, 2005.)

Tabela 20.1 Terminologia mamográfica.

NOMENCLATURA DO ACR	DESCRIÇÃO
AT	Vista do prolongamento axilar: incidência mediolateral oblíqua de 20 a 30°
AX	Vista axilar: para linfonodos e outros conteúdos axilares
CC	Craniocaudal: incidência superior para inferior básica
CV	*Cleavage* – visão de clivagem: visão dupla de compressão mamária (demonstra tecido mamário anterior ao esterno e porção medial de ambas as mamas)
FB	Caudocranial, de baixo (às vezes, na prática, também abreviado como CCFB)
ID	Implante deslocado: visualização pelo método de Eklund para mamas com implantes
LM	Incidência lateromedial
LMO[a]	Lateromedial oblíqua (inferolateral-superomedial): frequentemente usada com paciente com marca-passo (verdadeiro reverso de MLO)
ML	Incidência mediolateral
MLO	Mediolateral oblíqua (superomedial-inferolateral oblíqua): oblíqua básica
RL[b]	Rotação lateral (tecido superior da mama rolado lateralmente)
RM[b]	Rotação medial (tecido superior da mama rodado medialmente)
SIO[a]	Superolateral inferomedial oblíqua: oblíqua reversa
TAN	Tangencial (também marca imagem com visualização; por exemplo, CC/TAN, MLO/TAN)
XCCL	Craniocaudal exagerada (lateralmente): incidência CC especial com ênfase no tecido axilar

[a]A imagem deve ser marcada com qualquer desvio a partir de 0° com *LMO* ou *SIO*.
[b]Usado como um sufixo após a incidência.
ACR, American College of Radiology.

MAMOGRAFIA: INCIDÊNCIA CRANIOCAUDAL (CC)

Indicações clínicas
- Detecção ou avaliação de calcificações, cistos, neoplasias ou outras anormalidades ou alterações no tecido da mama, indicando possível condição patológica
- As duas mamas são visualizadas separadamente para comparação.

Fatores técnicos
- DFR – fixa, varia por fabricante, cerca de 60 cm
- Tamanho do RI – 18 × 24 cm ou 24 × 30 cm, transversal
- Grade
- Faixas de kVp: sistemas analógicos (raros) – 23 a 28; sistemas digitais – 25 a 45.

Proteção. Usar avental de chumbo (proteção de tireoide opcional).

Posicionamento da paciente. Posição ereta, se possível.

Posicionamento da parte
- A altura do RI é determinada pela **suspensão da mama** para alcançar um ângulo de 90° com a parede torácica. O RI fica no nível do sulco inframamário (**SIM**). (O técnico em mamografia deve sempre se posicionar do lado medial da paciente para assegurar que o tecido da mama esteja paralelo ao RI. O posicionamento da face lateral da mama torna a tarefa mais difícil)
- A mama é puxada para a frente sobre o RI centralmente com o **mamilo em perfil, sempre que possível** (Figuras 20.65 e 20.66)
- O braço do lado que está sendo radiografado é relaxado ao lado do corpo, e o ombro é colocado fora da área a ser examinada
- A cabeça deve ser virada para o lado oposto ao que está sendo radiografado (de frente para o técnico)
- O tecido medial da mama oposta é coberto na extremidade do RI
- Rugas e dobras na mama devem ser suavizadas e a compressão deve ser aplicada até esticá-las
- O marcador e a informação de identificação da paciente são **sempre** colocados no **lado da axila**.

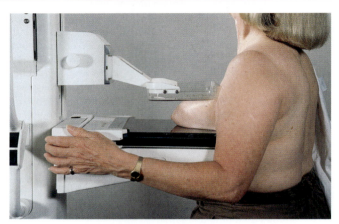

Figura 20.65 Incidência CC. (De Long BW, Rollins JH, Smith BJ: *Merrill's atlas of radiographic positioning and procedures*, ed. 13, St. Louis, Mosby, 2016.)

Dicas de posicionamento
- Para pacientes com abdome grande e saliente – depois de posicioná-la no *bucky*, pede-se que dê um passo para trás, mantenha os pés no chão, incline-se para a frente e coloque a mama sobre o RI. Isso permite que toda a mama alcance o RI sem ser bloqueada pelo abdome
- Pacientes jovens com mamas pequenas em geral têm um tecido cuja aquisição de imagem em uma única incidência é difícil. Para evitar realizar três imagens (dose extra de radiação para a paciente), deve-se obter em primeiro lugar a imagem CC e concentrar-se no tecido medial; e na segunda imagem, com ênfase no tecido lateral. Entretanto, nenhuma das duas incidências deve ser exagerada. Isso evita que seja necessária uma imagem CC reta e também ter que efetuar incidências exageradas medial e lateral.

RC
- Perpendicular, centralizado na base da mama, na extremidade da parede torácica do RI; RC não móvel.

Colimação recomendada. Usar colimação e cone apropriados.

Respiração. Suspender respiração.

NOTA: Posicionar a câmara de CAE para assegurar a exposição adequada das várias densidades de tecido (sobre a parte mais densa da mama).

Linha posterior do mamilo. A linha posterior do mamilo (LPM) é usada para avaliar a profundidade do tecido mamário. A LPM é determinada pelo traçado de uma linha imaginária do mamilo até o músculo peitoral ou até a borda da imagem, qualquer que seja a menor distância. A LPM na incidência CC (Figura 20.67) deve estar a 1 cm da LPM na incidência MLO (ver Figura 20.71).

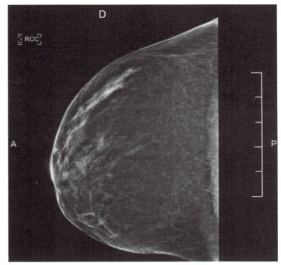

Figura 20.66 Incidência CC.

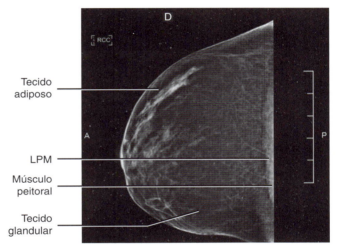

Figura 20.67 Incidência CC.

Critérios de avaliação

Anatomia demonstrada: • Todo o tecido mamário deve ser visualizado, incluindo as porções central, subareolar e medial • A possibilidade de visualização do músculo peitoral varia entre 20 e 30% das pacientes (ver Figuras 20.66 e 20.67) • A medida da LPM deve ser de até 1 cm da medida da incidência MLO.

Posicionamento e compressão: • O mamilo deve ser visualizado em perfil • A espessura do tecido é distribuída igualmente no RI, indicando compressão ideal.

NOTA: O marcador de mamilo pode ser necessário, se não for possível colocar o mamilo em perfil.

Colimação e RC: • O RC e a câmara de colimação são fixos e centralizados corretamente, se o tecido da mama estiver adequadamente centralizado e visualizado no RI.

Exposição: • Áreas densas são adequadamente penetradas, resultando em contraste ideal • Marcas nítidas de tecido indicam **ausência de movimento** • Marcadores de visualização D e E (CCD, CCE) e informações da paciente são corretamente colocados na porção axilar do RI • **Artefatos não devem ser visíveis.**

MAMOGRAFIA: INCIDÊNCIA MEDIOLATERAL OBLÍQUA (MLO)
OBLÍQUA SUPEROMEDIAL-INFEROLATERAL

Indicações clínicas
- Detecção ou avaliação de calcificações, cistos, neoplasias e outras anormalidades ou mudanças na face lateral profunda do tecido mamário
- As duas mamas são analisadas separadamente para comparação.

Fatores técnicos
- DFR – fixa, varia por fabricante, cerca de 60 cm
- Tamanho do RI – 18 × 24 cm ou 24 × 30 cm, transversal
- Grade
- Faixas de kVp: sistemas analógicos (raros) – 23 a 28; sistemas digitais – 25 a 35.

Proteção. Usar avental de chumbo (protetor de tireoide opcional).

Posicionamento da paciente. Posição ereta, se possível.

Posicionamento da parte
- Tubo e RI permanecem em ângulos retos entre si; o RC entra na mama **medialmente**, perpendicular ao músculo peitoral da paciente. A avaliação adequada ao ângulo do músculo peitoral na parede torácica da paciente é obrigatória para que a imagem demonstre a quantidade máxima de tecido mamário. Esse ângulo pode ser corretamente determinado pelo técnico usando a palma estendida ao longo da face lateral da mama e levantando-a um pouco do corpo, igualando o ângulo da palma (Figura 20.68)
- Ajustar a altura do RI para que a parte superior esteja na altura da axila
- Com a paciente de frente à unidade e com os pés posicionados para a frente exatamente como na visualização CC, colocar o braço do lado sob exame ao longo da parte superior do RI, em estado relaxado
- Puxar o tecido mamário e o músculo peitoral **anterior** e **medialmente em sentido oposto à parede torácica**. Avaliar o ângulo do músculo peitoral e ajustar a unidade de acordo. Empurrar suavemente a paciente em direção ao RI e angular até a face inferolateral da mama tocar o RI. O mamilo deve estar em perfil
- Aplicar compressão lentamente com a **mama mantida longe da parede torácica** e para cima, a fim de evitar flacidez e apresentar a região do SIM (Figura 20.69)
- A borda superior do aparelho de compressão deve repousar sob a clavícula, e a borda inferior deve incluir o SIM
- Rugas e dobras na mama devem ser suavizadas e a compressão deve ser aplicada até esticá-las
- Se necessário, pedir à paciente para retrair delicadamente a mama oposta com a outra mão a fim de evitar sobreposição
- O marcador de visualização D ou E (MLOD, MLOE) deve ser colocado na extremidade próxima à axila.

RC
- Perpendicular, centralizado na base da mama, a borda da parede torácica do RI; RC não móvel.

Colimação recomendada. Usar cone e colimação apropriados se aplicáveis.

Respiração. Instruções sobre a respiração variam de acordo com o tipo de unidade utilizado, se convencional ou 3D.

NOTA: Para mostrar *todo* o tecido mamário nessa incidência em uma mama grande, duas imagens podem ser necessárias, a primeira em posição alta, para abranger toda a região axilar; e a segunda em posição mais baixa, para incluir a parte principal da mama. Se for o caso, colocar a câmara de CAE na posição adequada para garantir a exposição da densidade de vários tecidos.

Critérios de avaliação
Anatomia demonstrada: • Todo o tecido da mama deve ser visível, do músculo peitoral no nível do mamilo (Figuras 20.70 e 20.71) • O SIM deve ser visto e a mama não deve apresentar inclinação.
Posicionamento e compressão: • O mamilo é visto em perfil • A mama é puxada para fora da direção do tórax com espessura nivelada, indicando compressão ideal.
Colimação e RC: • O RC e a colimação são fixados e centralizados corretamente se o tecido da mama for corretamente centralizado e visualizado no RI.
Exposição: • Áreas densas são penetradas adequadamente, resultando em contraste ideal • Marcas nítidas de tecido indicam **ausência de movimento** • Marcadores de visualização D ou E e informações da paciente são corretamente colocados na porção axilar • **Artefatos não devem ser visíveis**.

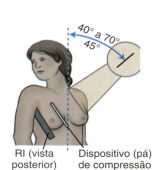

Figura 20.68 Incidência MLO.

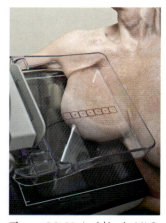

Figura 20.69 Incidência MLO. (Observa-se que o tubo de raios X/unidade de filme está angulado a cerca de 45°; ver a Figura 20.71.)

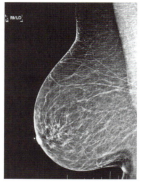

Figura 20.70 Incidência MLO.

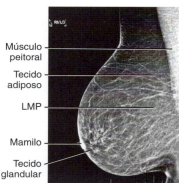

Figura 20.71 Incidência MLO. A LMP deve estar dentro de 1 cm da LMP da incidência CC.

INCIDÊNCIAS ESPECIAIS (INCIDÊNCIAS ADICIONAIS)

INCIDÊNCIA EM PERFIL VERDADEIRO DA MAMA: INCIDÊNCIA MEDIOLATERAL (MLO)

Indicações clínicas
- Condições patológicas da mama, especialmente inflamação ou outras alterações patológicas localizadas na porção lateral da mama
- Essa incidência pode ser requisitada por um radiologista, como uma incidência opcional, para confirmar uma anormalidade vista somente na incidência MLO
- Também é útil para avaliar níveis hidroaéreos (ar-líquido) em estruturas ou demonstrar altas concentrações de cálcio em um cisto (leite de cálcio).

Fatores técnicos
- DFR – fixa, varia de acordo com o fabricante, cerca de 60 cm
- Tamanho do RI – 18 × 24 cm ou 24 ×30 cm, transversal
- Grade
- Faixas de kVp: sistemas analógicos (raros) – 23 a 28; sistemas digitais – 25 a 35.

Proteção. Usar avental de chumbo (proteção de tireoide opcional).

Posicionamento da paciente. Em pé; se não for possível, sentada.

Posicionamento da parte
- Tubo e RI permanecem em ângulos retos entre si, enquanto o RC **está angulado a 90°** da vertical
- Ajustar a altura do RI para ser centralizado no meio da mama
- Com a paciente de pé e de frente para o aparelho, com os pés virados para frente, colocar o braço do mesmo lado da mama que está sendo examinada para frente e a mão na barra de apoio (Figura 20.72)
- Puxar tecido mamário e músculo peitoral **anterior e medialmente em direção oposta à parede torácica**. Empurrar suavemente a paciente em direção ao RI até a face inferolateral da mama tocá-lo. O mamilo deve estar em perfil
- Aplicar compressão lentamente com a **mama mantida afastada da parede torácica e para cima** para evitar flacidez. Após a pá de compressão passar o esterno, girar a paciente até a mama estar na posição em perfil verdadeiro
- Rugas e dobras na mama devem ser suavizadas e a compressão, ser aplicada até esticá-las
- Abrir o SIM, puxando o tecido abdominal para baixo
- Se necessário, pedir à paciente para retrair delicadamente a mama oposta com a outra mão para prevenir sobreposição
- O marcador de visualização D ou E deve ser colocado alto, próximo da axila.

Dicas de posicionamento
- Para paciente com tecido adiposo excessivo na parte superior do braço e nas costas, depois de posicioná-la para a imagem MLO, manter uma das mãos sobre a mama apoiada contra o RI e, com o outro braço, puxar para trás o tecido posterior da região das costas da paciente. Isso diminuirá a probabilidade de se formarem dobras na pele
- Para a parte superior do braço, ao posicionar o braço sobre o RI, rolar um pouco o braço medialmente e puxar o tecido adiposo em direção à parte posterior do RI. Além disso, enquanto aplica compressão, colocar a mão livre sobre o ombro dependente e puxar para cima o tecido da parte superior da mama, a fim de reduzir a grande dobra que se forma nessa região.

RC
- Perpendicular, centralizado na base da mama, à extremidade da parede torácica do RI; RC não móvel.

Colimação recomendada. Usar cone e colimação apropriados.

Respiração. Suspender respiração.

NOTA: Posicionar a câmara de CAE no local adequado para garantir a exposição correta de várias densidades de tecido.

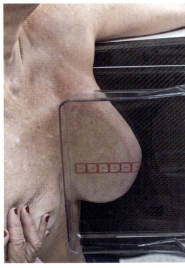

Figura 20.72 Incidência ML.

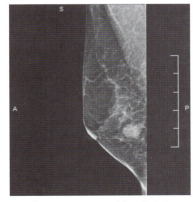

Figura 20.73 Incidência ML.

Critérios de avaliação
Anatomia demonstrada: • A vista em perfil da totalidade do tecido mamário inclui região axilar, músculo peitoral e SIM aberto (Figura 20.73).
Posicionamento e compressão: • O mamilo deve ser visualizado em perfil; a espessura do tecido é distribuída igualmente no RI, indicando compressão ideal • O tecido axilar da mama (em geral, inclui músculo peitoral) deve ser incluído, indicando centralização correta e posicionamento vertical do RI.
Colimação e RC: • O RC e a câmara de colimação são fixados e centralizados corretamente se o tecido mamário estiver corretamente centralizado e visualizado no RI.
Exposição: • Áreas densas são adequadamente penetradas, resultando em contraste ideal • Marcas nítidas de tecido indicam **ausência de movimento** • Marcadores de visualização D e E e a informação da paciente devem ser corretamente colocados na porção axilar do RI • **Artefatos não devem ser visíveis.**

INCIDÊNCIAS ESPECIAIS (INCIDÊNCIAS ADICIONAIS)
INCIDÊNCIA CRANIOCAUDAL EXAGERADA (LATERALMENTE) (XCCL)

Indicações clínicas
- Potencial condição patológica da mama ou alteração no tecido mamário; também ressalta o tecido axilar
- Incidência opcional requisitada geralmente quando incidências CC não mostram todo o tecido axilar ou quando uma lesão é vista na incidência MLO, mas não na CC.

Fatores técnicos
- DFR – fixa, varia de acordo com o fabricante, cerca de 60 cm
- Tamanho do RI – 18 × 24 cm ou 24 × 30 cm, transversal
- Grade
- Faixas de kVp: sistemas analógicos (raros) – 23 a 28; sistemas digitais – 25 a 35.

Proteção. Usar avental de chumbo (proteção de tireoide opcional).

Posicionamento da paciente. Posição ereta, se possível.

Posicionamento da parte
- Iniciar o posicionamento como se fosse realizar uma incidência CC, então **girar o corpo** um pouco distante do RI, conforme necessário, para incluir mais da face **axilar** da mama no RI
- Colocar a mão da paciente na barra à frente, e relaxar os ombros (alguns autores recomendam angular a unidade a 5° lateromedialmente)
- A cabeça deve ser virada para longe do lado que está sendo examinado (de frente para o técnico)
- A mama é puxada em direção ao RI; rugas e dobras devem ser suavizadas e a compressão deve ser aplicada até esticá-las. O mamilo deve estar em perfil (Figura 20.74)
- O marcador de visualização D ou E deve ser sempre colocado no lado axilar.

RC
- Perpendicular, centralizado na base da mama, na extremidade da parede torácica da imagem do RI; RC não móvel.

Colimação. Usar cone e colimação apropriados.

Respiração. Suspender respiração.

NOTAS: Se uma lesão for mais profunda ou superior, uma incidência de prolongamento axilar é necessária.

Se uma lesão não for encontrada na face lateral da mama, deve ser realizada uma **incidência craniocaudal medial exagerada**.

Posicionar a câmara de CAE no local adequado para garantir a exposição correta de várias densidades de tecido.

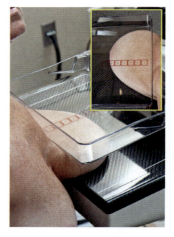

Figura 20.74 Incidência XCCL. *Nota*: A paciente é virada para que o tecido axilar seja incluído na imagem. Braço e mão estão à frente, a fim de facilitar a virada do corpo.

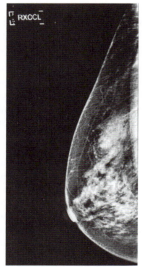

Figura 20.75 Incidência XCCL.

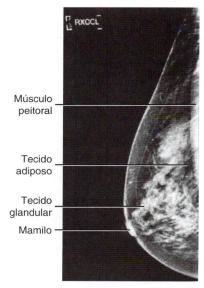

Figura 20.76 Incidência XCCL.

Critérios de avaliação
Anatomia demonstrada: • Tecido axilar da mama, músculo peitoral e tecidos central e subareolar devem ser incluídos (Figuras 20.75 e 20.76).
Posicionamento e compressão: • O mamilo é visualizado em perfil • A espessura do tecido é igualmente distribuída, indicando compressão ideal • Os tecidos axilares, incluindo músculo peitoral, devem ser visualizados, incluindo o posicionamento correto com rotação suficiente de corpo.
Colimação e RC: • O RC e a colimação devem ser fixos e centralizados corretamente, se o tecido da mama estiver corretamente centralizado e visualizado no RI.
Exposição: • Áreas densas devem ser adequadamente penetradas, resultando em contraste ideal • Marcas nítidas de tecido indicam **ausência de movimento** • Marcadores D e E e a informação da paciente devem ser corretamente colocados no lado axilar do RI • **Artefatos não** devem ser **visíveis**.

INCIDÊNCIAS ESPECIAIS (INCIDÊNCIAS ADICIONAIS)

IMPLANTE DESLOCADO (ID) (MÉTODO DE EKLUND)[24]

ADVERTÊNCIA: Deve-se ter cuidado e precaução extrema durante o procedimento de ID para evitar rupturas do implante.

Indicações clínicas
- Detecção e avaliação de condições patológicas da mama subjacentes ao implante
- Complicações potenciais ao procedimento, como extravasamento intra e extracapsular do implante.

NOTA: É importante que o técnico explique à paciente que duas séries de imagens devem ser realizadas para examinar as mamas corretamente. Ambas as séries de imagens são realizadas usando incidências padrão. Uma primeira série é realizada com os implantes em posição e avalia sua integridade. A segunda série de imagens inclui a incidência com deslocamento do implante, que permite a compressão adequada do tecido mamário para avaliar a presença de alteração patológica (Figuras 20.78 e 20.79).

Método de Eklund.[24] O método (ou manobra) de Eklund de "deslocar" a mama (Figuras 20.79 e 20.80) é realizado depois de obtidas as incidências padrão CC e MLO. Durante o procedimento, o implante é empurrado posterior e superiormente à parede torácica para que o tecido anterior da mama possa ser comprimido e visualizado de maneira habitual (ver Figura 20.78).

Exceção. O método de Eklund pode ser realizado na maioria das pacientes com implantes; entretanto, alguns implantes se tornam encapsulados, e somente as incidências de rotina com o implante posicionado podem ser realizadas. Uma incidência adicional, com as visualizações mediolateral ou lateromedial, pode ser útil para demonstrar todo o tecido.

Técnicas de exposição manual. Para incidências realizadas com o implante posicionado, somente **técnicas de exposição manual devem ser configuradas** no gerador, porque o implante impede que os raios X cheguem ao detector de CAE. **Isso causa superexposição da mama**, e é possível que o sistema de CAE vá para o tempo máximo de exposição acumulado.

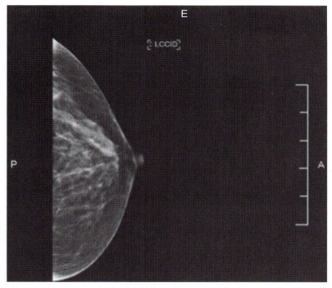

Figura 20.78 Incidência CC padrão com implante deslocado (mesma paciente da Figura 20.77).

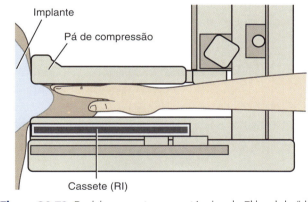

Figura 20.79 Posicionamento com a técnica de Eklund de "deslocar" o implante.

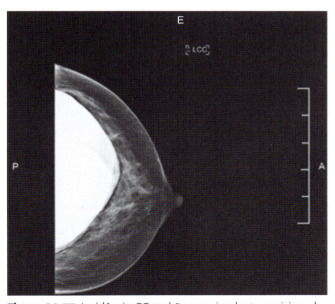

Figura 20.77 Incidência CC padrão com implante posicionado.

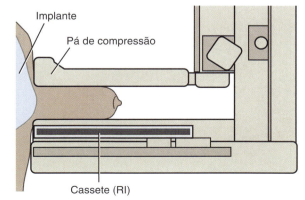

Figura 20.80 Mama posicionada para incidência CC com o implante deslocado.

IMAGENS PARA ANÁLISE

Esta seção consiste em uma incidência ideal (Imagem A) com uma ou mais incidências que podem demonstrar erros de posicionamento e/ou técnicos. Analise as Figuras 20.81 e 20.82. Compare a Imagem A às outras incidências e identifique os erros. Enquanto examina cada imagem, considere as seguintes questões:

1. Toda a anatomia essencial é demonstrada na imagem?
2. Quais erros de posicionamento presentes comprometem a qualidade da imagem?
3. Os fatores técnicos são ideais?
4. Há na imagem evidência de marcadores de colimação e do lado anatômico pré-exposição?
5. Esses erros requerem repetição da exposição?

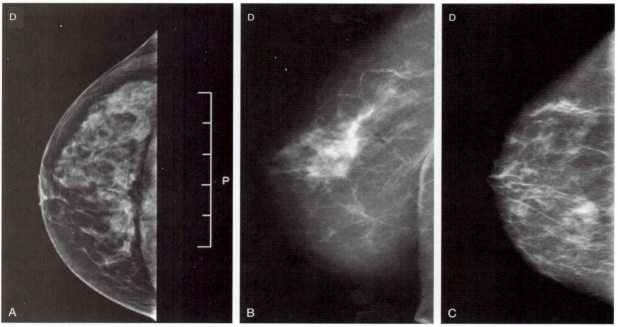

Figura 20.81 Incidência CC.

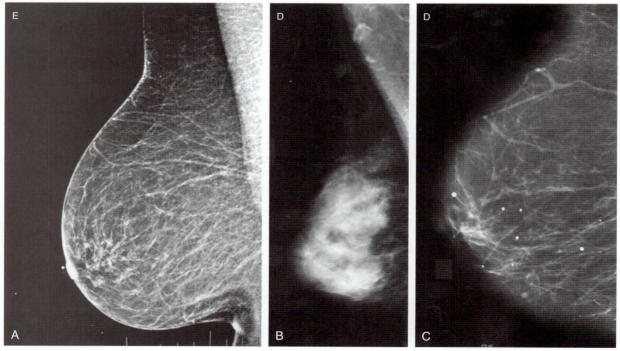

Figura 20.82 Incidência MLO.

PARTE 6 | DENSITOMETRIA ÓSSEA

Colaboradora: **Sharon R. Wartenbee**, RTR, BD, CBDT, FASRT

Introdução

A densitometria óssea é um exame que utiliza várias tecnologias para **medir o conteúdo mineral ósseo (CMO)** e **a densidade mineral óssea (DMO) de locais esqueléticos específicos no corpo**. De acordo com o National Institutes of Health, osteoporose é uma doença esquelética caracterizada por comprometimento da resistência óssea, predispondo a risco aumentado de fraturas.[25] A resistência óssea reflete a integração de duas características principais: densidade e qualidade ósseas. Em 2014, a National Osteoporosis Foundation (NOF) estimou que 54 milhões de adultos acima de 50 anos são afetados por osteoporose ou baixa massa óssea. Com as tendências atuais, a expectativa é que esse número aumente para 72,2 milhões em 2030.[26] Embora seja considerada uma doença da "idade avançada", em virtude de algumas condições metabólicas, ela pode ocorrer em qualquer idade. Os custos médicos, econômicos e sociais associados aos problemas de saúde dos pacientes com osteoporose são alarmantes. Em razão do envelhecimento da população, a expectativa é uma elevação dos custos dos cuidados para 25,3 bilhões de dólares em 2025.[27] A importância da detecção e do diagnóstico precoces aumentou o interesse geral nas técnicas de densitometria óssea. Aplicações avançadas de densitometria óssea afetaram significativamente o diagnóstico e o manejo desse processo patológico. Entretanto, a necessidade de precisão desses métodos também requer a acurácia do técnico que realiza o exame.

HISTÓRICO

Antes do desenvolvimento de métodos exclusivos de densitometria óssea, as radiografias padrão da coluna dorsal e lombar eram avaliadas para detectar qualquer alteração visível da densidade óssea; mas esse método provou ser muito subjetivo. Uma perda de 30 a 50% do osso trabecular pode produzir a primeira alteração visível nas radiografias.[28] A detecção radiográfica de osteoporose normalmente era atrasada até o curso tardio da doença. Em geral, a fratura de um osso era o primeiro indicador da presença de osteoporose. A perda da medida de altura ou a curvatura anterior da coluna torácica, resultando em uma aparência "corcunda", representam indicadores de estágios mais avançados. A avaliação com equipamento exclusivo de densitometria óssea é o melhor método objetivo utilizado para medir a perda de massa óssea nos estágios iniciais antes que esses sintomas dramáticos ocorram e comecem a afetar a qualidade de vida.

COMPOSIÇÃO ÓSSEA

Para entender o conceito básico de densitometria óssea, o técnico deve ter o conhecimento básico da composição do osso e de como ocorre o processo osteoporótico. O osso é um tecido vivo que está em constante mudança para atender às necessidades metabólicas e fisiológicas do corpo. A matriz óssea é composta por 90% de colágeno e 10% de outras proteínas. A porção mineral óssea é a combinação de cálcio e fósforo (hidroxiapatita). O osso cortical (compacto) compõe o eixo dos ossos longos e o invólucro exterior de todos os ossos. O osso esponjoso (trabecular) forma a parte interna dos ossos do esqueleto axial. As células ósseas são osteoclastos, osteoblastos, osteócitos e células de revestimento.

Osteoclastos e osteoblastos

Osteoclastos e osteoblastos são os principais osteócitos (células ósseas) responsáveis pelo remodelamento ósseo. Os **osteoclastos determinam reabsorção óssea**, enquanto os **osteoblastos determinam depósito ou substituição de tecido ósseo**. A taxa em que esse processo é realizado contribui para a densidade óssea. Na juventude, fase de crescimento ativo, os osteoblastos constroem e substituem tecidos ósseos. Aos 20 anos, a mulher mediana adquiriu 98% da sua massa esquelética ou atingiu o **pico da massa óssea**. Dentre os determinantes de pico de massa óssea estão a hereditariedade (sexo e etnia; 75%) e os fatores do estilo de vida (p. ex., cálcio, vitamina D, exercício, tabagismo; 25%). Construir massa óssea durante os anos da infância e da adolescência pode ser a melhor defesa contra a osteoporose na idade adulta, mas continuar com um estilo de vida saudável também é importante. Normalmente, por volta dos 35 anos, ocorre mais remoção do que reposição de ossos, resultando em diminuição óssea gradual. O envelhecimento torna os ossos esqueléticos mais finos e fracos. Com a perda de densidade óssea, é maior a incidência de fraturas no quadril, na coluna, no punho ou em outros ossos por traumatismos pequenos ou mínimos. A detecção precoce por densitometria óssea é capaz de levar à intervenção antes da ocorrência de fraturas ósseas associadas.

Conteúdo mineral ósseo *versus* densidade mineral óssea

O CMO é a medição da **quantidade ou massa óssea medida em gramas (g)**. A DMO é a **razão entre o CMO e a área de osso projetada**; é a quantidade expressa em unidades de **g/cm^2**. Escores T e escores Z, usados na densitometria óssea e descritos adiante nesta seção, são determinados usando a quantidade de **DMO**, às vezes referida simplesmente como densidade óssea.

Objetivo

A densitometria óssea é usada para as seguintes finalidades:

- Medir a DMO
- Detectar perda óssea
- Estabelecer o diagnóstico de osteoporose
- Avaliar o risco de um indivíduo para fraturas
- Avaliar a resposta do paciente ao tratamento de osteoporose
- Fazer avaliação de fraturas vertebrais.

A densitometria óssea é realizada por uma variedade de métodos e técnicas que empregam radiação ionizante. Esses métodos e técnicas são descritos posteriormente nesta seção.

Fatores de risco e indicações clínicas

A *Bone Mass Measurement Act* (lei da medição de massa óssea), de 1998 (anteriormente denominada Balanced Budget Act, de 1997), proporcionou a cobertura do Medicare para densitometria óssea clinicamente necessária após 1º de julho de 1998. A densitometria óssea é indicada para indivíduos que atendem a critérios médicos específicos e para aqueles considerados em risco. Os fatores de risco para baixa massa óssea incluem:

- Gênero feminino
- Idade avançada
- Histórico familiar
- Etnia
- Baixo peso corpóreo (percentil menor que 25; 57,5 kg)
- Estilo de vida.

Outros fatores de risco são:

- Deficiência de estrogênio
- Deficiência nutricional – deficiências de cálcio ou vitamina D
- Estilo de vida sedentário
- Quedas frequentes (por motivos variados)
- Uso abusivo de álcool ou uso de tabaco.

Doenças ou condições específicas também estão associadas ao desenvolvimento de osteoporose, como:

- Hormonais – hipogonadismo, **hiperparatireoidismo**, hipertireoidismo, diabetes melito (dependente de insulina)
- Artrite reumatoide (acompanhada do uso de esteroide)
- Condições gastrintestinais – gastrectomia, *bypass* intestinal, doença de Crohn, doença celíaca
- Medicamentos – anticonvulsivantes, excesso de vitamina A, hormônio da tireoide, medroxiprogesterona (Depo-Provera®), glicocorticoides.

DMO E RISCO DE FRATURA

A resistência e a densidade ósseas estão intimamente relacionadas. Indivíduos com baixa DMO também estão em maior risco de fraturas por fragilidade. Numerosos estudos demonstraram que o risco relativo de fraturas, ajustado por idade, aumenta aproximadamente 2 vezes para cada diminuição de 1 desvio padrão (DP) na DMO. A utilização de DMO para predizer fraturas futuras é mais precisa que o uso do colesterol sérico para predizer doenças cardiovasculares. A relação entre risco de fraturas e DMO é contínua; não há um limiar de DMO acima do qual não ocorram fraturas por fragilidade.

Quando medida em qualquer local, a DMO mostra aproximadamente o mesmo risco de fratura para cada diminuição de 1 DP na DMO. Entretanto, a aferição de uma DMO do fêmur proximal é o melhor preditor de fraturas no quadril, quando comparado a outros locais de medição. O risco relativo é de 2,7 para cada diminuição de 1 DP na DMO do quadril; isso significa que uma mulher cuja DMO está 2 DP abaixo da média para sua idade tem uma probabilidade superior a 7 vezes ($2,7 \times 2,7$) de ter fraturas no quadril do que uma mulher com a mesma idade, cuja DMO é igual à média. Estudos sugerem uma incidência de risco de fratura de 1 em 2 mulheres e de até 1 em 4 homens com 50 anos ou mais devido à osteoporose.[27]

Avaliação do risco de fratura

A predição do risco de fratura aumenta com a combinação de DMO e de fatores de risco clínicos. Indivíduos com múltiplos fatores de risco clínicos estão em maior risco de fraturas do que aqueles com menos fatores de risco a determinada DMO. Indivíduos com baixa DMO estão em maior risco de fraturas do que indivíduos com maior DMO para certo número de fatores de risco clínico. Pacientes com baixa DMO e múltiplos fatores de risco clínico estão em maior risco de ocorrência de fraturas. O risco de fratura deve ser embasado na DMO e na presença de fatores de risco clínico.

Critérios diagnósticos da Organização Mundial da Saúde para o diagnóstico de osteoporose

Com o desenvolvimento de unidades de absorciometria de raios X de dupla energia (DXA) com capacidade de alta precisão e exatidão para medir a DMO, o paradigma para o diagnóstico de osteoporose mudou da ocorrência de uma fratura por fragilidade para o risco de sofrer fratura por fragilidade no futuro. Essa mudança na ênfase da presença de uma fratura para o risco de fratura está evidente na descrição internacionalmente aceita de osteoporose como uma **doença esquelética sistêmica caracterizada por baixa massa óssea e deterioração microarquitetural do tecido ósseo, com o consequente aumento da fragilidade do osso e da suscetibilidade a fraturas.**

Em vez de calcular o risco de fratura, a Organização Mundial da Saúde (OMS), em 1994, recomendou o uso de DMO para o diagnóstico de osteoporose. A osteoporose em mulheres caucasianas na pós-menopausa é definida como um valor de DMO superior a **2,5 DP** abaixo da média em uma população jovem normal (ou seja, um escore T < –2,5). O **escore T** é simplesmente o número de DP da DMO do indivíduo em relação à média de DMO da população jovem normal de mesmo sexo e origem étnica.

O escore T de um indivíduo é utilizado para classificar o indivíduo como normal, osteopênico ou osteoporótico (Tabela 20.2). O **normal** é definido por um escore T de até –1,0; **osteopenia** (o termo preferido atualmente é **baixa massa óssea** ou **baixa densidade óssea**) é definida como um escore T menor que –1,0, porém maior que –2,5; e **osteoporose** é definida como um escore T de –2,5 ou menos. Uma classificação adicional de **osteoporose grave** é atribuída a indivíduos com um escore T de –2,5 ou menos, com uma ou mais fraturas por fragilidade.

De acordo com a International Society for Clinical Densitometry (ISCD), a DMO relatada em mulheres pré-menopausa ou em homens com menos de 50 anos deve ser realizada em escores Z em vez de escores T (especialmente em crianças). Esses escores relatam a faixa individual esperada adequada por idade. Nessa categoria, um escore Z de –2,0 ou menos é definido como "abaixo da faixa esperada para a idade", enquanto um escore Z maior que –2,0 encontra-se "dentro da faixa esperada para a idade". Em homens abaixo de 50 anos, o diagnóstico de osteoporose não pode ser estabelecido com base apenas na DMO. Porém, os critérios diagnósticos da OMS também podem ser aplicados a mulheres em transição para a menopausa.[29]

Tratamento da osteoporose

A FDA aprovou o uso de vários medicamentos para tratamento e prevenção da osteoporose (Tabela 20.3). Esses medicamentos ou (1) inibem a reabsorção óssea (agentes antirreabsorção) ou (2) estimulam a formação óssea (agentes anabólicos).

Dentre os medicamentos que inibem a reabsorção óssea estão:[30]

- Estrogênio
- Moduladores seletivos do receptor de estrogênio (SERMs – do inglês, *selective estrogen receptor modulators*)
- Bifosfonatos
- Ligantes do receptor ativador do fator nuclear *kappa* B (RANK)
- Calcitonina.

Tabela 20.2 Classificações individuais pelo escore T.

TERMO	ESCORE T	DESCRIÇÃO
Normal	$\geq -1,0$	Massa óssea não inferior a –1,0
Osteopenia (baixa massa óssea)	$< -1,0$; porém $> -2,5$	Condição de massa óssea menor que o normal
Osteoporose	$\leq -2,5$	Doença definida pela redução na quantidade de massa óssea < –2,5
Osteoporose grave	$\leq -2,5$ + fratura	Doença com redução de massa óssea $\leq -2,5$ combinada com presença de uma ou mais fraturas por fragilidade

Tabela 20.3 Fármacos ou agentes para osteoporose.

TIPO	FÁRMACOS OU AGENTES
Agentes antirreabsorção (inibem reabsorção óssea)	Estrogênio – terapia de reposição de estrogênio (TRE)
	Modulador seletivo do receptor de estrogênio (SERM)
	Raloxifeno (Evista®)
	Bisfosfonatos Alendronato (Fosamax®) Risedronato (Actonel®) Ibandronato (Boniva®)
	Calcitonina (Miacalcin®)
Agentes anabólicos (estimulam a formação óssea)	Hormônio da paratireoide Teriparatida (Fortéo®) Abaloparatida (Tymlos®) Romosozumabe (Evenity®)

Dentre os medicamentos anabólicos estão:[30]

- Hormônio da paratireoide
- Romosozumabe.

Estrogênio. A terapia de reposição de estrogênio vem mostrando redução de perda óssea, aumento da densidade óssea na coluna e no quadril e diminuição do risco de fraturas nesses locais em mulheres na pós-menopausa.

Modo de ação. Antirreabsorção.

SERMs. Raloxifeno (Evista®) previne perda óssea em todo o corpo, incluindo coluna e quadril, reduzindo as fraturas.

Modo de ação. Antirreabsorção.

Bifosfonatos. Alendronato (Fosamax®), risedronato (Actonel®), ibandronato (Boniva®) e ácido zoledrônico (Reclast®) reduzem a perda óssea, aumentam a densidade óssea na coluna e no quadril e diminuem o risco de fraturas nesses locais. Esses medicamentos são mais eficazes no tratamento de mulheres pós-menopausa e geralmente são prescritos para todos os pacientes no tratamento e na prevenção da osteoporose. Porém, alendronato e risedronato são aprovados pela FDA para tratamento de homens somente.

Existem algumas versões de infusão de ibandronato (Boniva®) e ácido zoledrônico (Reclast®). A terapia de infusão permite ao paciente deixar o regime diário ou semanal de tomar pílulas. Boniva® intravenosa é administrada quinzenalmente, e Reclast® intravenoso pode ser tomado uma vez ao ano.

Modo de ação. Antirreabsorção.

Ligante RANK (RANKL). O RANKL é ligado a RANK para promover a sobrevivência do osteoclasto e aumentar a absorção óssea. Esse processo cria um anticorpo monoclonal chamado *denosumabe*. O denosumabe é comercializado com a denominação de Prolia® e é aprovado pela FDA para tratar osteoporose em mulheres pós-menopausa com alto risco de fratura.

Modo de ação. Antirreabsorção.

Calcitonina. Calcitonina (Miacalcin®) é um hormônio não sexual, de ocorrência natural, que está envolvido na regulação de cálcio e no metabolismo ósseo. Retarda a perda óssea, aumenta a densidade óssea da coluna vertebral e alivia a dor associada à fratura óssea. Esse hormônio reduz o risco de fratura da coluna vertebral e pode diminuir o risco de fraturas no quadril.

Modo de ação. Antirreabsorção.

Hormônio da paratireoide. Os análogos do hormônio paratireoidiano 1-34 (PTH 1-34), teriparatida (Forteo®) e abaloparatida (Tymlos®) estimulam a formação óssea. São usados para tratar osteoporose em homens e em mulheres pós-menopausa em alto risco de fraturas. Forteo® é disponibilizado em caneta injetora subcutânea preenchida, em múltiplas doses, e não deve ser tomado por mais de 2 anos. Tymlos® também é disponibilizado em caneta injetora subcutânea preenchida, em múltiplas doses, para uso diário. O fabricante está trabalhando no desenvolvimento de um adesivo transdérmico para liberação da medicação.

Modo de ação. Formação óssea.

Romosozumabe (Evenity®).[31] O romosozumabe é um anticorpo monoclonal que bloqueia a proteína *esclerostina* e forma um novo osso sem quebrá-lo. Em estudos clínicos, Evenity® aumentou substancialmente a densidade óssea e preveniu fraturas com mais eficácia do que outros tratamentos disponíveis. É administrado em uma injeção mensal e deve ser tomado durante 1 ano apenas. Especialistas preconizam que o medicamento deve ser oferecido a pacientes em maior risco, como aqueles com fraturas graves ou os não responsivos a outros medicamentos.

Modo de ação. Formação de osso.

Contraindicações

A densitometria óssea será contraindicada se procedimentos de controle de qualidade e padronizações não forem mantidos para assegurar resultados precisos. Malformações anatômicas da área de estudo, como as exibidas pela coluna, também podem produzir resultados menos precisos; os exemplos incluem osteófitos, calcificações sobrejacentes, fraturas por compressão e escoliose maior que 15°.[32] A presença de uma fratura prévia ou de uma prótese metálica também impede a medição da DMO e deve ser excluída da análise.

Como em todo exame radiográfico, a paciente grávida não deve ser examinada, e os padrões que foram estabelecidos para prevenir exposição inadvertida do feto devem ser mantidos. Além disso, o paciente deve ser agendado para fazer a densitometria óssea pelo menos 1 semana após a data de qualquer exame radiográfico com meio de contraste ou com a administração de qualquer isótopo para um estudo de medicina nuclear.

PREPARAÇÃO DO PACIENTE

O paciente é instruído a vestir roupas folgadas sem objetos densos (p. ex., cintos, zíper) nas áreas do abdome e da pelve. O protocolo do serviço de radiologia pode exigir que o paciente use um roupão durante o exame para garantir a aquisição livre de artefatos.

PRINCIPAIS EQUIPAMENTOS, MÉTODOS E TÉCNICAS

Existe uma grande variedade de aparelhos de densitometria óssea disponíveis no mercado que usam radiação ionizante ou ultrassom. O equipamento de uso mais amplo e versátil é a DXA. As vantagens desse tipo de aparelho incluem baixa dose de radiação, ampla disponibilidade, facilidade de uso, breve tempo de exame, imagens de alta resolução, boa precisão e calibração estável.[32] Os aparelhos centrais medem a coluna e o quadril. Estes geralmente também são capazes de medir o antebraço e o corpo todo. Aparelhos periféricos são capazes de medir punho, calcanhar e dedo. As técnicas de densitometria óssea incluem:

- Absorciometria radiográfica (densitometria periférica)
- Absorciometria de raios X com único feixe de energia (densitometria periférica)
- **DXA** (densitometria central)
- Absorciometria periférica de dupla energia (densitometria periférica)
- **Tomografia computadorizada quantitativa (TCQ)** (densitometria central)
- Tomografia computadorizada periférica (densitometria periférica)
- **Ultrassom quantitativo (QUS** – do inglês, *quantitative ultrasound*) (densitometria periférica).

Absorciometria de raios X de dupla energia (DXA), TCQ e QUS são realizadas com mais frequência, sendo a DXA o método de aceitação mais ampla para medir a densidade óssea. Também continua a ser um exame superior para monitorar efeitos de terapias.

Absorciometria de raios X de dupla energia

A **absorciometria de raios X de dupla energia (DXA)** é uma técnica comumente utilizada na prática atual (Figura 20.83). Existem três fabricantes do equipamento de DXA nos EUA: Hologic Inc., GE Healthcare Lunar iDXA e sistemas Norland Swissray.[32] O princípio físico básico da DXA incorpora o **uso de um feixe de raios X de baixa energia e um feixe de raios X de alta energia para determinar a massa da área do tecido**. Essa ação pode ser completada pelo uso de um sistema de troca de energia (pulsante) ou filtros de terras raras. Os sistemas de troca de energia são alternados entre quilovoltagens específicas altas e baixas. Os filtros usados em conjunto com sistemas detectores de diferenciação de energia separam o feixe de raios X em energias eficazes altas e baixas. A Hologic usa um sistema de troca de energia, enquanto a GE/Lunar e a Norland Swissray utilizam o sistema de filtros de terras raras.

O primeiro desses sistemas utilizava um único feixe de raios X em forma de pincel e um detector. A maioria dos sistemas DXA inclui um **método de feixe em leque** com uma **rede de detectores**. Tais unidades novas são mais rápidas e, dependendo da geometria do feixe, o exame pode ser realizado em alguns minutos.

Após a conclusão do exame, o local selecionado é analisado, e é gerado um relatório de massa mineral óssea. Em geral, esse relatório contém a imagem mineral óssea da porção anatômica examinada, e a densidade óssea, que é calculada para todas as áreas examinadas. A DMO é calculada como DMO = CMO/área. Esses três parâmetros nos dados impressos da DXA são: área em centímetros quadrados (cm^2), CMO em gramas (g) e DMO em g/cm^2. Como a DMO reduz o efeito do tamanho corpóreo, ela é o parâmetro usado com mais frequência. A DMO também é mostrada em escores T e escores Z nos dados impressos. A informação coletada é comparada com os bancos de dados de densidade óssea normal para determinar o diagnóstico. De acordo com o ISCD's Position Statements de 2015, da International Society for Clinical Densitometry (ISCD), não é possível comparar "quantitativamente" a DMO ou calcular a *least significant change* (LSC) entre instituições ou aparelhos sem calibração cruzada.[29]

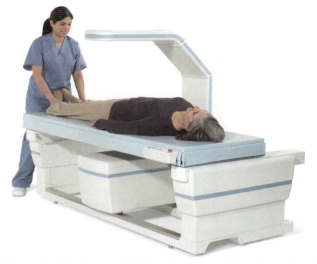

Figura 20.83 Sistema DXA Hologic Horizon. (Cortesia de Hologic, Inc., Bedford, MA, EUA.)

Escore Z e escore T. Os dois padrões usados para comparar as medidas de densidade óssea do paciente são o escore Z e o escore T. O **escore Z** padrão **compara o paciente com um indivíduo comum de mesma idade e sexo**. O escore T compara o paciente com um indivíduo jovem mediano, saudável, do mesmo sexo, com pico de massa óssea.[33] Esses valores podem facilitar a avaliação da presença ou ausência do risco de fraturas futuras associadas à osteoporose.

Tomografia computadorizada quantitativa

O princípio básico da tomografia computadorizada quantitativa (TCQ) é relacionado à atenuação da radiação ionizante ao passar através dos tecidos no local selecionado, geralmente um local central. Um **corte de 8 a 10 mm** é obtido em quatro corpos vertebrais separados, ou **20 a 30 cortes contínuos de 5 mm** são obtidos em dois ou três corpos vertebrais entre T12 e L5.

Um padrão de calibragem (*phantom*) é examinado rotineiramente ao mesmo tempo para correlação, e programas computadorizados de análise de imagens calculam o valor de todos os ossos. Permite a **análise 3D** ou **volumétrica** dos dados (Figura 20.84) e não pode ser comparada à DXA em razão da análise volumétrica em TCQ.

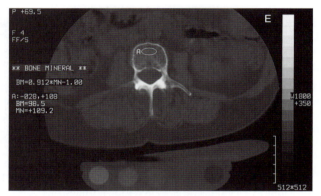

Figura 20.84 Exame de TCQ da vértebra L1 com calibração *phantom*.

Ultrassom quantitativo

O ultrassom existe há mais de 40 anos, mas foi usado para avaliação clínica de DMO apenas no fim dos anos 1990. O QUS é uma **técnica não ionizante** utilizada para avaliar a DMO em **locais periféricos**. A técnica oferece medidas relativamente rápidas e simples, sem exposição do paciente à radiação. QUS é usado em locais periféricos com mínima cobertura de tecido mole. O local mais usado é o **calcâneo** (calcanhar) (Figura 20.85); entretanto, alguns sistemas também medem o dedo e a tíbia. QUS é recomendado apenas como processo de triagem e não deve ser usado para exames em série e para monitorar efeitos de terapia.

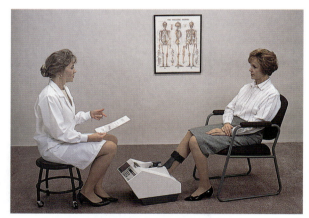

Figura 20.85 Unidade de ultrassom quantitativo avaliando o calcâneo. (Cortesia de Hologic, Inc., Bedford, MA, EUA.)

SEGURANÇA RADIOLÓGICA

Como em todos os exames radiológicos, os benefícios do exame devem superar os riscos. A dose de radiação que o paciente recebe quando realiza uma densitometria óssea é bem menor que a dose utilizada na radiografia convencional. A dose efetiva de um exame de densidade óssea de coluna e quadril é tipicamente menor que 5 µSv (1 rem = 10^4 µSv). Os níveis secundários naturais são de 5 a 8 µSv por dia. Foi amplamente estabelecido que a base natural de radiação é aproximadamente equivalente à de 200 radiografias de tórax por ano.[34] Um exame de DMO de 5 µSv equivaleria a menos de uma radiografia de tórax. A variação de dose de TCQ é maior, estimada em aproximadamente 30 µSv.[35] O exame de DXA oferece informação diagnóstica a um risco muito baixo, quando comparado aos benefícios potenciais.

Os técnicos devem sempre aplicar o princípio ALARA para si mesmos e para o paciente. Entretanto, a prática de segurança radiológica mais eficaz consiste em técnicos de DXA bem-educados, informados e criteriosos que se orgulham de seu trabalho.

Posicionamento (para DXA)

As considerações de posicionamento para DXA são descritas em mais detalhes por ser esta uma técnica densitométrica de uso predominante. Os procedimentos operacionais padrão (POPs) desenvolvidos para os clínicos que realizam a interpretação e para os técnicos devem estar disponíveis nos serviços de radiologia e ser observados de modo consistente. Também é importante seguir as orientações do fabricante para realização do exame e da análise.

Coluna. A DXA da coluna lombar é obtida para avaliação do estado atual e risco futuro de fraturas vertebrais. O paciente é colocado em posição supina (decúbito dorsal), com o plano médio sagital alinhado com a linha média da mesa (Figura 20.86).

A coluna deve estar reta e alinhada com o campo de exame, com quantidades iguais de tecidos moles em ambos os lados. A imagem deve ser avaliada para assegurar uma aquisição livre de artefatos. A região incluída deve ser de **T12 até a crista ilíaca**. A análise deve ser obtida de L1 até L4, de acordo com as orientações do fabricante. Qualquer corpo vertebral anormal, com uma fratura por compressão e osteófitos, por exemplo, não deve ser considerado na avaliação da DMO, pois este pode ser adicionado falsamente na leitura da medida de DMO. De acordo com as ISCD's Position Statements, a DMO não deve ser realizada em uma única vértebra. Se restar apenas uma vértebra após a exclusão de outras, o diagnóstico deverá ser embasado em um local esquelético válido. Se houver uma diferença superior a um escore T 1,0 entre uma vértebra e as adjacentes, é recomendado excluir da análise a vértebra em questão.[29]

Quadril. A DXA do quadril é mais valiosa para predizer futuras fraturas nessa região. O paciente é colocado em posição supina, com o plano médio sagital alinhado com a linha média da mesa. As pernas devem ser estendidas e os calçados removidos.

As pernas são posicionadas como para uma **incidência anteroposterior (AP) verdadeira do quadril** e giradas internamente, cerca de 15 a 20°, para posicionar o colo femoral paralelo à superfície da mesa da unidade de aquisição de imagem. Um dispositivo de apoio de imobilização que permita o posicionamento correto geralmente está disponível com a unidade DXA. Esse dispositivo ajuda o paciente a manter a posição, garantindo consistência aos estudos subsequentes (Figura 20.87).

A imagem deve incluir o fêmur proximal, com a linha média do corpo femoral paralela à borda lateral do aparelho de DXA. A aquisição e a análise das imagens devem sempre ser realizadas de acordo com as orientações do fabricante (Figura 20.88).

Antebraço. O antebraço não dominante é examinado rotineiramente, pois a expectativa é haver uma DMO inferior no dominante. Um antebraço *não* deverá ser examinado se houver histórico de fratura no punho, implante metálico ou deformidade grave decorrente de artrite. O antebraço é examinado quando existem condições específicas, como artefatos na coluna ou no quadril, degeneração grave ou artrite, ou escoliose grave. Em caso de limitações evidentes do paciente, incluindo excesso de peso que limite, o uso da mesa do densitômetro, confinamento em cadeira de rodas ou incapacidade de se deitar em razão de dor extrema, também se deve realizar o exame de antebraço como segunda opção. A existência de hiperparatireoidismo como diagnóstico estabelecido também indica a necessidade de um exame de antebraço **além da** coluna e do quadril (Figura 20.89). Utilizam-se 33% do rádio (1/3 do rádio) do antebraço não dominante. A aquisição e a análise das imagens devem sempre ser realizadas de acordo com as orientações do fabricante.[29]

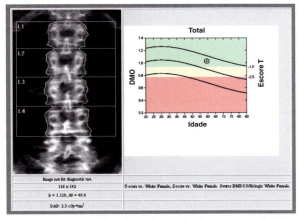

Figura 20.86 Exame da coluna (Cortesia de Avera Medical Group McGreevy Clinic, Sioux Falls, SD, EUA.)

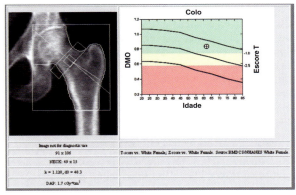

Figura 20.87 Exame do quadril esquerdo. (Cortesia de Avera Medical Group McGreevy Clinic, Sioux Falls, SD, EUA.)

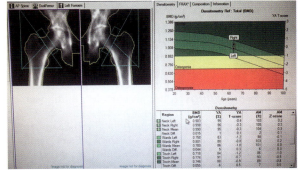

Figura 20.88 Exame bilateral do quadril. (Cortesia de Pioneer Medical Center, Viborg, SD, EUA.)

Precisão e exatidão da DXA

Precisão, que geralmente é referida como "reprodutibilidade", é a capacidade de reprodução do mesmo resultado numérico por uma técnica de medida quantitativa quando esta é realizada repetidamente de maneira idêntica. Em um sistema DXA, a reprodutibilidade é a capacidade de obter valores consistentes de DMO em medições repetidas, no mesmo paciente, em um curto período. Para monitorar perda óssea ou eficácia do tratamento, a alta precisão (p. ex., pequena variação nas medidas) é essencial. A precisão determina uma LSC em uma DMO que pode ser reconhecida estatisticamente como uma alteração real da DMO que não é causada por erros (vieses) aleatórios na medição.

De acordo com as ISCD's Position Statements, as seguintes orientações de precisão devem ser seguidas:

- Cada serviço de DXA deve determinar seu erro na precisão e calcular a LSC
- O erro na precisão informado pelo fabricante não deve ser usado
- Cada técnico deve realizar uma avaliação *in vivo* em pacientes representativos da população clínica desses pacientes
- Cada técnico deve realizar uma avaliação completa da precisão após aprender as habilidades básicas (p. ex., treinamento do fabricante) e após ter realizado aproximadamente 100 exames em pacientes.[29]

Para fazer uma avaliação de precisão é necessário:

- Realizar a medição de 15 pacientes por 3 vezes, ou 30 pacientes, 2 vezes, reposicionando o paciente após cada exame
- Calcular a raiz quadrada média do desvio padrão de cada grupo. Usar a calculadora do *site* do ISCD: https://www.ISCD.org
- Calcular a LSC para o grupo no intervalo de confiança de 95%.[29]

A precisão mínima aceitável para cada técnico é:

- Coluna lombar: 1,9% (LSC = 5,3%)
- Quadril total: 1,8% (LSC = 5%)
- Colo femoral: 2,5% (LSC = 6,9%).

Se a precisão do técnico for inferior a esses valores será necessária a remedição. A avaliação da precisão deve ser considerada uma prática clínica padrão. Não se trata de pesquisa e tem potencial para beneficiar os pacientes. Não é necessário exigir aprovação de um conselho de revisão institucional, mas sim a adesão aos regulamentos de segurança locais e estaduais. A avaliação de precisão requer o consentimento dos pacientes participantes.[29]

Quanto pior for a precisão, maior será a alteração exigida na DMO para que seja reconhecida como real. Como a taxa de alteração óssea em indivíduos ou pacientes normais em tratamento é pequena, **é essencial uma boa precisão na medição para detectar alterações na DMO**. Para alcançar a melhor precisão na DXA é necessário que o técnico posicione o paciente cuidadosamente e de maneira consistente para a aquisição da imagem, e do mesmo modo analise o exame consistentemente, além de realizar, com regularidade, testes de controle de qualidade do instrumento de acordo com os protocolos do fabricante.

Acurácia (exatidão). A acurácia é definida como o **quão bem o valor medido reflete o valor real do objeto medido**. Consiste na diferença entre o valor real e o valor medido, comparado ao valor real da quantidade medida, expressa em porcentagem. Normalmente, a exatidão da unidade de DXA é melhor que 10% e é suficiente para a avaliação clínica do risco de fratura, assim como para o diagnóstico de osteoporose. Densitômetros de diferentes fabricantes têm calibragem diferente, e a DMO de um paciente medida com unidades de DXA de diversos fabricantes pode diferir em 15%, dependendo do local esquelético examinado. Ainda que sejam usados equipamentos de um mesmo fabricante para examinar o mesmo paciente, a DMO medida nesse paciente pode diferir em vários pontos percentuais.

Técnicas de calibração cruzada são capazes de reduzir a diferença entre as unidades de DXA produzidas por diferentes fabricantes para valores menores que alguns pontos percentuais. Entretanto, se o objetivo for monitorar a DMO do paciente longitudinalmente, não é recomendada a realização de exames seguidos com diferentes aparelhos, mesmo que sejam produzidos pelo mesmo fabricante (a não ser que submetidos à calibração cruzada). A maior parte das situações clínicas não envolve a comparação de valores da DMO do mesmo indivíduo obtidos com densitômetros diferentes. A situação mais comum é a comparação de duas leituras do mesmo indivíduo obtida em tempos diferentes pela mesma unidade de DXA. Nesse cenário, a precisão da medição é mais importante que a exatidão.

Avaliação de fratura vertebral

Avaliação de fratura vertebral (AFV) é o termo correto referente à aquisição de imagens densitométricas da coluna realizada com a única finalidade de detectar fraturas vertebrais. A AFV não mede a densidade óssea (Figura 20.90).

De acordo com as ISCD's Position Statements, a AFV é indicada quando o escore T é –1,0 e está presente um ou mais dos seguintes:

- Idade > 70 anos em mulheres ou > 80 anos em homens
- História clínica prévia de redução de altura do corpo vertebral > 4 cm
- Fratura vertebral autorrelatada, mas não documentada
- Terapia com glicocorticoide equivalente a > 5 mg de prednisona ou equivalente por dia por > 3 meses.

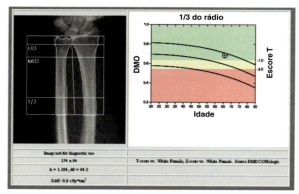

Figura 20.89 Exame do antebraço esquerdo. (Cortesia de Avera Medical Group McGreevy Clinic, Sioux Falls, SD, EUA.)

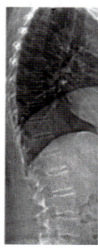

Figura 20.90 Exame de avaliação de fratura vertebral. (Cortesia de Avera Medical Group McGreevy Clinic, Sioux Falls, SD, EUA.)

Durante avaliação de fratura vertebral, um escaneamento de energia única ou dupla na coluna toracolombar é realizado. O exame deve ser feito na incidência em perfil, embora uma incidência AP possa ser usada adicionalmente. O *software* mede a altura vertebral e compara-a aos valores de referência. O Genant Visual Semiquantitative Method (Método Semiquantitativo Visual Genant) é a técnica clínica atual de escolha para classificar fratura vertebral com a AFV. Como observado anteriormente, a AFV destina-se a detectar apenas fratura vertebral e não qualquer outra anormalidade (Figura 20.91).[29]

Modelos de risco de fratura (FRAX)

A ferramenta FRAX foi desenvolvida pela University of Sheffield, no Reino Unido, para avaliar a probabilidade de risco de fratura em 10 anos nos pacientes. A FRAX é baseada em modelos individuais de pacientes que incorporam riscos associados a fatores de risco clínico e a DMO do colo femoral ou do quadril total. O uso de outros locais além do quadril não é recomendado. Para estimar a probabilidade de risco em 10 anos de uma fratura osteoporótica importante, a FRAX usa fatores de risco clínico com a DMO femoral, com o intuito de avaliar somente o risco de fratura e auxiliar o médico a tomar decisões de tratamento de mulheres na pós-menopausa e em homens com mais de 50 anos.

Outro fato importante é que a FRAX não poderá ser utilizada se o paciente estiver sob tratamento farmacológico para osteoporose. Os pacientes que não estiverem tomando medicamentos para osteoporose há 1 ano ou mais são considerados não tratados.

Todos os modelos de predição de fratura devem ser usados criteriosamente no tratamento de pacientes e não devem ser substituídos por julgamento clínico. A maioria dos aparelhos de DXA conta com o *software* FRAX instalado para que o relatório de fraturas em 10 anos seja disponibilizado.[27] Por outro lado, a ferramenta FRAX pode ser acessada no seguinte *site*: https://www.sheffield.ac.uk/FRAX/tool.aspx?country=9.

Resumo

A densitometria óssea requer alto nível de perícia técnica para que o potencial do sistema seja alcançado; tanto a avaliação da precisão como da exatidão são requisitos. Exames de acompanhamento para monitorar alterações na DMO devem ser realizados com a mesma unidade de DXA. Os resultados de DMO de aparelhos diferentes não devem ser comparados quantitativamente, a menos que uma calibração cruzada seja realizada. A variabilidade entre os equipamentos pode ser de ± 5 a 7%. Se uma nova unidade chegar a uma instituição, essa calibração cruzada precisa ser realizada. Por esse motivo, a comparação de exames anteriores feitos em instituições diferentes é muito difícil. O posicionamento do paciente, a técnica empregada e o ambiente do exame devem ser condizentes com a linha de base do estudo para garantir boa precisão e diagnósticos comparados verdadeiros. Espera-se que a utilização da densitometria óssea como ferramenta diagnóstica continue a se expandir com os avanços tecnológicos e seja complementada por uma melhora no tratamento da osteoporose.

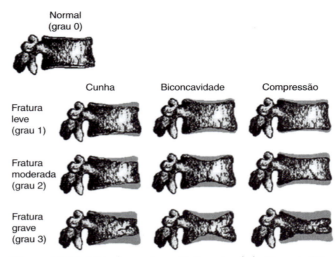

Figura 20.91 Método semiquantitativo visual de Genant. (Modificada de Griffith JF, Genant HK. *Osteoporosis*, ed 4, Waltham, Academic Press Elsevier, 2013.)

PARTE 7 | RESSONÂNCIA MAGNÉTICA

Colaboradora: **Kathryn A. Wissink**, RT(R)(MR)

Introdução

A ressonância magnética (RM) é uma modalidade com capacidade de produzir imagens de alta resolução sem o uso de radiação ionizante. A RM utiliza campos magnéticos, pulsos de radiofrequência e um sistema computadorizado para gerar imagens em cortes a partir de qualquer ângulo – por exemplo, seja o corpo visualizado de anterior para posterior; da cabeça aos pés ou da direção esquerda para a direita. A RM gera imagens com detalhes dos tecidos moles de qualidade incomparável em relação a outros métodos de aquisição de imagem. Além disso, é usada para avaliar órgãos, ossos, vasos, valvas, tendões, ligamentos e cartilagem. Os exames clínicos incluem áreas do SNC, do abdome e da pelve; mamárias, cardíacas, musculoesqueléticas e vasculares. A Figura 20.92 é um exemplo de RM adquirida em um aparelho de 3 T.

Embora a RM seja elogiada pela ausência de radiação ionizante, o uso dessa modalidade não é isento de alguns riscos inerentes a esse método. Todo técnico deve ser versado em segurança de RM e nos riscos potenciais associados ao seu forte campo magnético. **A educação de segurança em RM é obrigatória para todos os funcionários da instituição que entram no ambiente da RM (zonas da RM). Envolve técnicos, radiologistas, equipe auxiliar e paramédicos.** Além disso, o conhecimento básico dos princípios físicos da RM permite que os técnicos realizem exames com ótima qualidade de imagem.

COMPARAÇÃO ENTRE IMAGENS DE RESSONÂNCIA MAGNÉTICA E TOMOGRAFIA COMPUTADORIZADA

Nas aplicações clínicas, a RM muitas vezes é comparada com a TC porque ambas exibem imagens em seções (cortes). Os tomógrafos adquirem as imagens por meio de múltiplos raios X (radiação ionizante) em vários ângulos, que são usados para formar uma imagem em 3D do órgão sob exame. Um computador mede a intensidade de todos os vários raios X captados em diferentes ângulos e sintetiza as imagens para formar um modelo 3D dos órgãos internos[36] (Figura 20.93).

Embora a TC faça excelente trabalho demonstrando a anatomia óssea, com a RM pode-se visualizar as estruturas anatômicas e as partes moles que podem ser obscurecidas nas imagens de TC (Figura 20.94). O osso atenua ou "enfraquece" os fótons dos raios X na TC, o que pode levar a artefatos "de endurecimento dos feixes" que resultam em estrias e perda de detalhes dos tecidos moles na imagem final. Os fabricantes de equipamentos desenvolveram *softwares* que ajudam a eliminar esses artefatos; entretanto, os artefatos, às vezes, ainda interferem nos detalhes da imagem. Como a RM não tem essa limitação, estruturas que podem ser comprometidas na TC (p. ex., a fossa posterior do crânio ou a medula espinal) são melhor demonstradas na RM. A RM tem capacidade de adquirir dados da imagem em três orientações (axial, sagital e coronal), quando necessário (Figuras 20.95 e 20.96).

Algumas vezes, a TC é preferível à RM. Os exames de RM normalmente são mais caros que os exames de TC. Além disso, alguns pacientes não podem entrar no equipamento de RM devido a determinadas contraindicações, como o uso de marca-passos que **não são seguros para RM**, clipes de aneurisma ou implantes cocleares. Todos os dispositivos implantáveis adaptados para entrar em ambiente de RM devem ser liberados por um profissional médico autorizado, o qual verifica se é seguro que esses dispositivos implantáveis sejam escaneados no campo de força específico que está sendo usado (1,5 T, 3 T ou 7 T). Embora a TC e a RM tenham vantagens e desvantagens distintas, ambas atendem

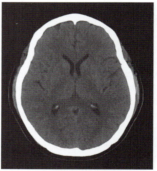

Figura 20.93 TC axial do cérebro. (Cortesia de Siemens Medical Solutions USA, Inc.)

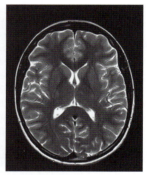

Figura 20.94 RM ponderada em T2, no plano axial do cérebro. (Cortesia de Siemens Medical Solutions USA, Inc.)

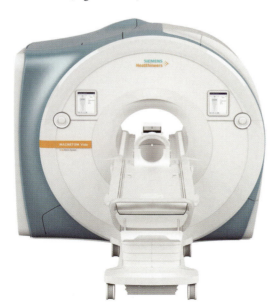

Figura 20.92 Sistema de RM 3 T. (Cortesia de Siemens Medical Solutions USA, Inc.)

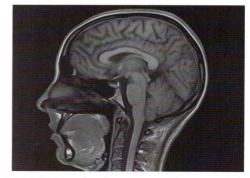

Figura 20.95 RM ponderada em T1, no plano sagital do cérebro. (Cortesia de Siemens Medical Solutions USA, Inc.)

bem ao médico no diagnóstico de uma condição patológica ou de um traumatismo, assim como na anatomia estrutural.

Os técnicos de RM e TC devem ter um conhecimento profundo das estruturas anatômicas e seccionais para uma visualização precisa das imagens obtidas a partir de várias orientações ou planos. O conhecimento extenso dos pontos de referência ósseos, de órgãos e vasos permite ao técnico interpretar as imagens de maneira apropriada para determinar se os cortes e o campo de visão (FoV – do inglês, *field of view*) cobriram de maneira adequada as regiões de interesse.

Os técnicos de RM precisam ter o conhecimento de como a modificação dos parâmetros técnicos afetam a qualidade da imagem e a razão sinal-ruído (RSR). Esses parâmetros técnicos também afetam o **contraste** e a **resolução espacial**, em que a RSR e a resolução espacial mantêm uma relação inversa. Por essa razão, se o técnico selecionar fatores que elevem a RSR geral, quase sempre ocorrerá uma redução equivalente da resolução espacial (e vice-versa). Para obter a qualidade ideal de imagem, o técnico deve manipular diversos fatores técnicos a fim de criar o equilíbrio adequado entre a RSR e a resolução espacial.

Embora a TC e a radiografia convencional utilizem detectores para medir a transmissão do feixe de raios X, a RM emprega uma bobina de radiofrequência (bobina de RF). Durante o exame, a radiofrequência é transmitida para o interior do corpo e a bobina atua como uma antena receptora do sinal de radiofrequência vindo do corpo. O sinal é digitalizado, e os dados são transmitidos e processados por um computador que gera as imagens. A bobina (ou bobinas) usada pode ser uma estrutura que circunda a parte do corpo que está sendo examinada (p. ex., bobina de cabeça/pescoço ou bobina de pé/tornozelo) (Figuras 20.97 e 20.98).

O paciente também pode deitar-se diretamente sobre a bobina (p. ex., bobina de coluna) ou a bobina pode envolver a parte do corpo sob exame (p. ex., bobinas de punho e cotovelo). A bobina (ou bobinas) selecionada depende da parte corpórea que está sendo examinada. Na RM, várias sequências são adquiridas com diferentes contrastes (ponderações) para avaliar a anatomia e auxiliar no diagnóstico de doenças e alterações patológicas.

Como não há radiação ionizante, atualmente a RM é considerada mais segura que a TC em termos de danos biológicos aos tecidos. Entretanto, as considerações sobre segurança da RM devem ser identificadas e compreendidas. Os princípios básicos da segurança da RM são abordados nas páginas a seguir.

PRINCÍPIOS FÍSICOS DA RM

Na RM, cada parte do corpo normalmente é considerada um exame (p. ex., coluna cervical, cérebro, joelho) e cada exame é composto por numerosas sequências de pulsos. Cada sequência de pulso é semelhante a uma incidência diferente em um exame de raios X. As sequências na RM variam não apenas pela orientação (incidência), mas também pela ponderação do contraste. O contraste da imagem é definido como a diferença relativa da intensidade do sinal entre dois tipos de tecidos adjacentes. O contraste é afetado pela sequência selecionada e pela combinação dos parâmetros de aquisição definidos. Por exemplo, uma sequência pode demonstrar uma lesão adiposa como uma área de sinal claro, ou alto (ponderação em T1), enquanto outra sequência demonstra essa mesma lesão com um sinal escuro, ou baixo (ponderação em T2). A comparação das características da lesão adiposa nas imagens ponderadas em T1 e T2 fornece ao radiologista mais informações para um diagnóstico preciso.

Durante cada sequência de RM, o equipamento deposita energia no paciente usando pulsos de radiofrequência (RF) destinados a "estimular" os núcleos de hidrogênio. Ao contrário da radiação ionizante, esses pulsos de RF têm comprimentos de onda longos e baixas frequências.

Depois que os núcleos de hidrogênio são estimulados, o equipamento utiliza uma **bobina de RF** para medir o sinal produzido por esses núcleos estimulados. O sinal elétrico da bobina é transmitido por um conversor de analógico para digital (CAD) e, em seguida, para um computador, onde a imagem do paciente é reconstruída matematicamente por meio de um processo conhecido como

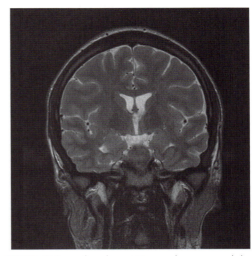

Figura 20.96 RM ponderada em T2, no plano coronal do cérebro. (Cortesia de Siemens Medical Solutions USA, Inc.)

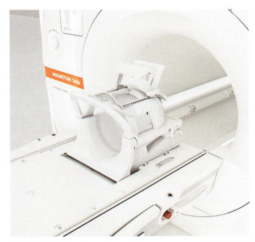

Figura 20.97 Bobina de cabeça/pescoço para RM. (Cortesia de Siemens Medical Solutions USA, Inc.)

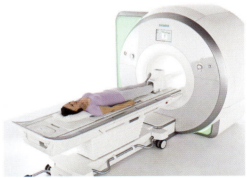

Figura 20.98 Bobina de pé/tornozelo para RM. (Cortesia de Siemens Medical Solutions USA, Inc.)

transformada de Fourier (TF); isso converte os dados brutos para formar a imagem final de RM. Os componentes principais do sistema de RM incluem (Figura 20.99):

- Magneto – gera o campo magnético para produzir magnetização no paciente
- Sistema de radiofrequência – auxilia na geração de um sinal por meio de estímulos
- Gradientes – localização de cortes e *voxels*, codificam o sinal e têm uma função-chave na geração da imagem
- Computador de alto desempenho – digitaliza dados brutos em imagens de RM. O *software* é usado para revisão das imagens e dos dados pós-processamento.

Interação do núcleo com os campos magnéticos

A RM clínica utiliza os núcleos de hidrogênio (próton único) para produzir uma imagem. O hidrogênio é encontrado em moléculas de água e também em ossos e gordura. A RM depende da abundância de prótons de hidrogênio, pois os núcleos de hidrogênio produzem um forte campo magnético usado para gerar as imagens de RM.

Os núcleos que têm números ímpares de prótons e nêutrons são desequilibrados. Eles geram um *spin* nuclear líquido ou **momento angular de giro** e, em consequência, são adequados para a aquisição de imagens diagnósticas de RM. Entretanto, o hidrogênio é apenas um exemplo de núcleos ativos em RM presentes no corpo humano. A Tabela 20.4 apresenta uma lista dos núcleos ativos em RM encontrados no corpo e adequados para exames clínicos de RM e de espectroscopia. Teoricamente, existem vários núcleos adequados, mas os exames clínicos de imagem são atualmente realizados com **núcleos de hidrogênio** (que contêm um único próton e nenhum nêutron).

Precessão

A RM é possível porque um núcleo magnético **precessa** (gira ou oscila) em torno de um forte **campo magnético estático** (inalterável) conhecido como B_0. O fenômeno de precessão **ocorre sempre que um objeto girando sofre a ação de uma força externa**. Um exemplo de precessão é mostrado na Figura 20.100. Um pião, quando sofre a ação da força da gravidade, precessa, ou oscila, em uma linha definida pela direção da força gravitacional. Na RM, o próton de um núcleo de hidrogênio precessa quando colocado em um campo magnético forte e gira em torno de seu eixo, criando um momento angular. A frequência da precessão também é referida como **frequência de Larmor** ou *frequência de ressonância*.

A **frequência de precessão** de um próton em um campo magnético **aumenta à medida que a força do campo magnético aumenta**. Os prótons de hidrogênio precessam a uma frequência constante de 42,58 MHz/Tesla (conhecida como **relação giromagnética**).

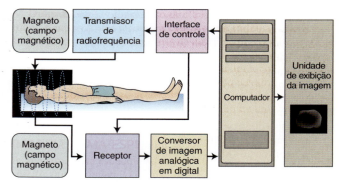

Figura 20.99 Principais componentes do sistema de RM.

Tabela 20.4 Núcleos usados em espectroscopia por RM.

SÍMBOLO	NOME
^{1}H	Hidrogênio
^{13}C	Carbono
^{15}N	Nitrogênio
^{39}K	Potássio
^{19}F	Flúor
^{23}Na	Sódio
^{31}P	Fósforo
^{17}O	Oxigênio

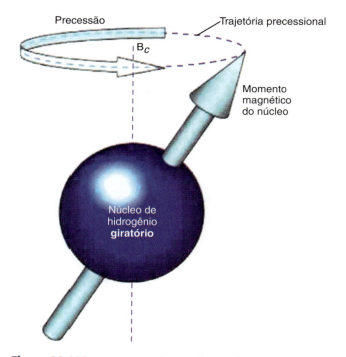

Figura 20.100 Precessão. (De Westbrook C. *MRI at a glance*, ed 3, New Jersey, Wiley, 2016.)

Vetor magnético efetivo

Depois que o paciente é colocado dentro do equipamento de RM, os prótons de hidrogênio em precessão alinham-se com ou contra o campo magnético principal (B_0). Os prótons alinhados no mesmo sentido (paralelos) de B_0 (*spin up*) são considerados prótons de baixa energia, pois requerem menos energia para apontar no mesmo sentido do campo estático principal. Os prótons alinhados no sentido contrário a B_0 (antiparalelos) apontam para a direção oposta ao campo estático principal e são considerados de alta energia (*spin down*); esses prótons não são utilizados para fins de aquisição da imagem. Em resumo, é preciso muito mais energia para ir contra do que a favor da correnteza. Em aquisição de imagem clínica, por haver sempre muito mais prótons alinhados em estado de baixa energia, o corte agora tem um **vetor magnético efetivo**, que é a soma de todos os momentos magnéticos calculados em conjunto.

A força do campo estático das máquinas de RM continua a aumentar (ou seja, substituindo o magneto clínico de 1,5 T por um magneto de 3 T e até de 7 T). À medida que as forças do campo magnético aumentam, torna-se mais difícil para os prótons permanecerem em estado de alta energia, resultando em maior número de prótons de baixa energia utilizáveis e em maior vetor magnético efetivo. Se o **vetor magnético efetivo** aumentar, mais prótons são manipulados para a formação da imagem. O resultado é um sinal geral mais elevado recebido pela bobina de RF e uma imagem de melhor qualidade.

Ressonância

Para criar uma imagem, os prótons de baixa energia em movimento de precessão no vetor magnético efetivo devem sair do alinhamento com B_0. Os prótons alinhados com B_0 situam-se no **plano longitudinal**, também conhecido como **eixo z**. Se um pulso de RF com uma **frequência precessional equivalente** for aplicado a esses prótons, estes irão se afastar do plano longitudinal e passarão para o **plano transversal (eixo xy)**. Isso ocorre porque o pulso de RF depositou energia nos prótons de baixa energia, estimulando-os e fazendo-os passar para um estado de alta energia. Essa troca de energia entre os estados de baixa e alta energia, a uma frequência específica, é conhecida como **ressonância**.

A ressonância ocorre somente nos prótons com frequências precessionais equivalentes. Isso significa que, no caso das máquinas de RM, somente os prótons de hidrogênio produzem ressonância, uma vez que os pulsos de RF são emitidos da bobina de RF na frequência precessional do hidrogênio. Quaisquer outros prótons existentes na área (p. ex., oxigênio, carbono, nitrogênio) não produzirão ressonância, visto que cada um tem uma frequência precessional diferente.

Relaxamento

Antes de receber o pulso de estímulo de RF, os prótons de hidrogênio encontram-se alinhados com o B_0 e precessando (girando na mesma frequência) aleatoriamente em diferentes fases (em direções diferentes). Um pulso de RF é aplicado aos núcleos precessantes por um período muito curto. Esse pulso de estímulo produz dois efeitos: exerce força sobre os prótons precessantes direcionando-os para o plano transversal (plano x-y) e distanciando-os do B_0, e exerce força sobre os prótons para que estes precessem em fase (na mesma direção). Logo que o pulso de RF cessa, os núcleos começam a retornar ao equilíbrio em um processo chamado **relaxamento**. À medida que os núcleos relaxam, o sinal de RM recebido dos núcleos precessantes diminui.

A **taxa de relaxamento** transmite informações sobre o tecido normal e os processos patológicos presentes nos tecidos, uma vez que o tecido normal e os tecidos acometidos por processos patológicos relaxam em proporções diferentes. O aspecto do tecido na imagem de RM depende da taxa de relaxamento. O relaxamento pode ser dividido em duas categorias, geralmente conhecidas como **relaxamento T1** e **T2** (Figura 20.101).

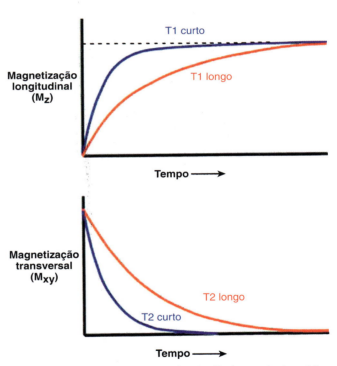

Figura 20.101 Relaxamento T1 (longitudinal ou rede de *spin*) e relaxamento T2 (transversal ou *spin-spin*). (Cortesia de Allen D. Elster, MRIquestions.com.)

Relaxamento T1. Após o pulso de estímulo de RF, os prótons precessantes são afastados do plano longitudinal e transferidos para o plano transversal. Isso é necessário para que o equipamento de RM detecte o sinal específico desses prótons. Os prótons precessantes presentes no plano transversal geram uma voltagem na bobina receptora, a qual se traduz em sinal para a imagem de RM.

Como visto anteriormente, os prótons não permanecem no plano transversal, mas relaxam e retornam ao plano longitudinal devido à defasagem dos prótons. A defasagem dos prótons ocorre em razão das propriedades inerentes do tecido e das imperfeições do campo magnético estático causadas pelo magneto da RM. Esse processo é conhecido por várias denominações: **relaxamento T1, relaxamento longitudinal, relaxamento em rede de *spin*** ou **recuperação T1**. À medida que mais prótons sofrem relaxamento T1, a força do sinal de RM diminui. O **relaxamento T1** é definido como o tempo necessário para a recuperação de 63% da **magnetização longitudinal** no tecido (37% permanecem no plano transversal).

Relaxamento T2. Concomitantemente com o relaxamento T1, os prótons, precessantes de maneira aleatória, são forçados pelo pulso de RF a precessarem juntos, ou em fase (coerência de fase), para criar **magnetização transversal**. O aumento do número de prótons precessantes em fase eleva subsequentemente o sinal recebido pela bobina receptora, resultando em sinal mais alto e melhor imagem. Entretanto, assim como no relaxamento em T1, depois que o pulso de RF cessa, os prótons perdem a **coerência de fase**. Essa perda de fase é denominada **relaxamento T2, relaxamento *spin-spin*** ou **decaimento T2**. Da mesma maneira que o relaxamento T1, o sinal de RM diminui à medida que mais prótons sofrem decaimento T2 e saem de fase (**incoerência de fase**). O relaxamento T2 é definido como o tempo necessário para a perda de 63% do valor original da **magnetização transversal** (37% permanecem em fase).

A taxa de alterações do relaxamento T1 e T2 após a exposição ao pulso de RF constitui a base primária de formação da imagem de RM. Entretanto, um terceiro fator, a **densidade de prótons** ou **densidade de *spins***, também desempenha pequeno papel na determinação da imagem de RM.

Densidade de prótons. Um sinal mais forte é recebido se a **quantidade** de núcleos de hidrogênio presentes em determinado volume de tecido é **aumentada**. A medida da quantidade é chamada de **densidade de prótons**, ou **densidade de *spins***. A densidade de *spins* é importante porque um número adequado de prótons é necessário para produzir um sinal. Por exemplo, raramente são obtidas imagens de RM das vias respiratórias ventiladas e dos espaços alveolares nos pulmões, devido ao pequeno número de prótons de hidrogênio encontrado no ar. Para adquirir imagens das vias respiratórias por RM, pode-se introduzir gás hiperpolarizado (xenônio ou hélio) para aumentar a densidade dos prótons.

Resumo

A resolução do contraste da RM é altamente dependente da força do sinal de RM, recebido por uma bobina receptora. Um sinal mais forte resulta em melhor resolução de contraste na imagem final.

A **força do sinal de RM** é determinada pelo número de núcleos por unidade de volume (**densidade de prótons**) e pela orientação dos núcleos em relação ao campo magnético estático (**relaxamento T1**) e em relação uns aos outros (**relaxamento T2**). Outros fatores, como o fluxo sanguíneo ou a presença de agente de contraste, também desempenham importante papel.

A RM é fundamentalmente uma maneira diferente de examinar o corpo, quando comparada com outras modalidades de aquisição de imagem. Na radiografia, a densidade física (gramas por milímetro) e o número atômico dos tecidos ajudam a determinar a aparência da imagem. A taxa de recuperação dos átomos de suas interações com os raios X não é importante na radiografia. No entanto, a **taxa de recuperação de núcleos** depois da aplicação de ondas de radiofrequência é o fator mais importante para determinar a imagem por RM (Figura 20.102). A alta densidade de tecido, como a observada em estruturas ósseas densas, *não* resulta em contraste de imagem na RM. O osso cortical não produz sinal em RM porque os núcleos de hidrogênio estão fortemente ligados dentro da matriz óssea. Como visto na imagem de RM sagital do crânio da Figura 20.102A, tecidos moles como as **substâncias branca e cinzenta** do cérebro, o tronco encefálico e o corpo caloso são claramente visualizados devido à resposta dos núcleos nesses tecidos.

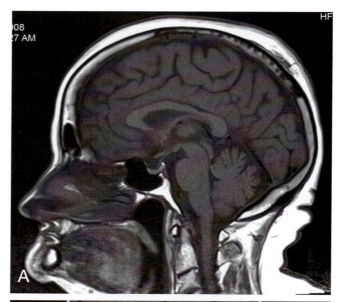

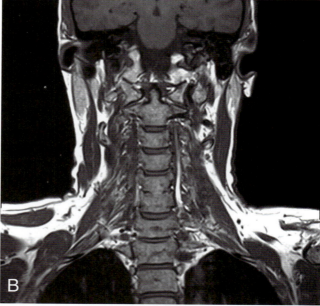

Figura 20.102 A. RM sagital do crânio (imagem ponderada em T1). **B.** RM coronal da coluna cervical (imagem ponderada em T1). (A, cortesia de NEA Baptist, Jonesboro, AR, EUA. B, cortesia de White River Medical Center, Batesville, AR, EUA.)

Magnetos de RM

O componente mais visível e talvez o mais discutido do sistema da RM é o magneto. É o **magneto que produz o poderoso campo magnético estático** (energia constante) **sobre o qual os núcleos precessam**. Existem diversos tipos de magnetos para sistemas de RM, como permanente, resistivo e supercondutor. Todos compartilham o mesmo propósito – criar um campo magnético muito forte, que é medido em unidades **tesla**, assim denominadas em homenagem ao pesquisador sérvio-americano, nascido na Croácia, do campo de fenômenos eletromagnéticos Nikola Tesla (1856-1943). Ele definiu um *tesla (T)* como uma unidade SI de densidade de fluxo magnético equivalente a 1 weber por metro quadrado (Wb/m^2; unidade de medida SI). Um Wb/m^2 é assim denominado em homenagem ao físico alemão Wilhelm Weber (1804-1891). As forças de campo mais utilizadas na área clínica variam de 0,2 a 7 T, mas, para fins de pesquisa, podem variar de 0,2 T (ultrabaixo campo) a 45 T (ultra-alto campo). Como comparação, o campo magnético da Terra, em sua superfície, varia entre aproximadamente 25 mil e 65 mil nanoteslas (nT) (0,25 a 0,65 gauss).[37]

O campo marginal é o campo magnético medido em gauss (G), que existe fora do centro do magneto; quanto maior a força do campo, maior o campo marginal.

Dependendo do magneto, do fabricante e de outras características específicas do sistema, a quantidade que o campo marginal estende ao redor do equipamento de RM pode variar. Carl F. Gauss (1777-1855) foi o físico alemão que definiu o *gauss* (G) como uma medida de densidade do fluxo magnético em linhas de fluxo por centímetro quadrado (unidade de medida CGS); 1 T = 10.000 G. Uma linha de 5 gauss é marcada, geralmente, por uma linha no assoalho do serviço de RM. A área fora da linha de 5 gauss é considerada segura em relação aos níveis de exposição ao campo magnético estático. Porém, zonas de segurança da RM têm sido estabelecidas e são impostas a qualquer funcionário que entre na área em torno da RM e na sala do magneto.

Magnetos permanentes. Substâncias ferromagnéticas são objetos que retêm magnetismo quando expostos a um campo magnético. Essas substâncias (p. ex., ligas de níquel, cobalto e alumínio) podem ser usadas para produzir um **magneto permanente** a ser empregado em exames clínicos. Para uso na RM, os magnetos permanentes em geral são de baixo campo, com campos de força de até **0,4 T**.

As vantagens dos sistemas de magneto permanente incluem um *design* de maior abertura, que não requer refrigeração e nenhuma energia elétrica adicional, além de ter um campo marginal limitado. Os magnetos permanentes também têm custos operacionais mais baixos em comparação com os dois outros tipos de magneto. As desvantagens incluem o custo, o peso do magneto, as forças relativamente baixas do campo operacional e a incapacidade de desligar a energia do campo magnético, além da não homogeneidade potencial do campo magnético.

Magnetos resistivos. O **magneto resistivo** funciona sob o princípio do eletromagnetismo (eletroímã) e é feito de alumínio ou cobre. Um campo magnético é criado pela passagem de uma corrente elétrica através de uma bobina de fio. Os magnetos resistivos necessitam de **grandes quantidades de energia elétrica** e um mecanismo de refrigeração. A energia elétrica é necessária para fornecer as altas correntes necessárias para a produção de campos magnéticos de alta potência, o que deve ser considerado como parte do custo operacional da unidade.

As altas correntes elétricas produzem calor, que é gerado pela resistência do fio ao fluxo de eletricidade. Essa resistência atua como um tipo de fricção que produz calor e acaba por limitar a quantidade de corrente que pode ser produzida. Sistemas resistivos de RM tipicamente produzem campos magnéticos com força de até **0,6 T**. As vantagens de um magneto resistivo é a capacidade de ligar e desligar um campo magnético. A desvantagem é o alto custo da energia elétrica necessária para o magneto.

Magnetos supercondutores. O **tipo mais comum** de magneto em uso é o **magneto supercondutor**. Os magnetos supercondutores são eletromagnetos que passam a corrente elétrica através de bobinas de fio supercondutor feito com liga de nióbio-titânio incrustado em cobre e resfriado por meio de hélio líquido (criogênios). Esses magnetos são projetados em formato de túnel e exibem um campo magnético homogêneo. São aumentados até a força de campo necessária, no caso de aquisição de imagens diagnósticas esta é geralmente de **1,5 T, 3 T** ou **7 T**, e não requerem corrente adicional para manter o campo magnético.

Um fator significativo no custo dos magnetos supercondutores são os materiais de refrigeração de baixa temperatura, chamados **criogênios**. Os dois criogênios empregados normalmente são o **nitrogênio líquido** (-196°C) e o **hélio líquido** (-270°C). O hélio líquido é usado em geral em todos os magnetos supercondutores por ter temperatura mais baixa. O hélio gasoso é um recurso não renovável extraído de gases nobres e convertido em hélio líquido. Trata-se de um processo muito dispendioso, e as áreas ricas em hélio no mundo são poucas. Em razão da escassez do hélio líquido, os magnetos clínicos atualmente são equipados com um sistema de "queima zero" para não ocorrer perda de hélio durante a operação normal do sistema de RM. Os futuros magnetos supercondutores poderão não conter criogênios. Estão sendo desenvolvidos refrigeradores criogênicos pela Gifford-McMahon (G-M) que podem manter temperaturas abaixo de 9,4 K sem usar hélio líquido.[38]

As vantagens dos magnetos supercondutores incluem forças de campo mais altas, consumo menor de eletricidade e uma gama maior de aplicações. As desvantagens consistem no uso de hélio líquido como refrigerador e no tamanho da abertura do túnel do magneto, o que pode resultar em claustrofobia para os pacientes.

Design com abertura baixa e ampla. Um magneto supercondutor de diâmetro curto, com *design* largo do *gantry* (70 cm) ajuda a aliviar a ansiedade e a possível claustrofobia de alguns pacientes (Figura 20.103). A forma externa e a aparência desses sistemas são similares nos sistemas de 1,5 T e 3 T.

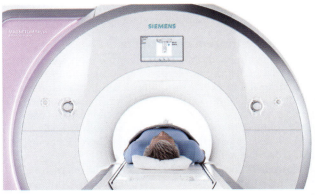

Figura 20.103 Magneto supercondutor com *gantry* amplo. (Cortesia de Siemens Medical Solutions USA, Inc.)

Sistema aberto de RM. Um **sistema de RM aberto** é mostrado na Figura 20.104. Esse é um **magneto permanente** de 0,2 T. Outros fabricantes produzem magnetos **resistivos abertos** do mesmo tamanho. Uma vantagem dos magnetos abertos de RM é que esse *design* pode ajudar os pacientes claustrofóbicos ou que não conseguem se confinar em um magneto tradicional cuja abertura do *gantry* é mais fechada. As desvantagens desses sistemas são que realizam apenas as aplicações básicas, requerem tempos mais longos de exame e produzem imagens de resolução mais baixa.

ASPECTOS DO PACIENTE: CONTRAINDICAÇÕES, PREPARAÇÃO, ANSIEDADE E MONITORAMENTO

Contraindicações

Um exame por RM é contraindicado para pacientes com dispositivos eletrônicos e metais eletricamente condutores, implantes e alguns tipos de bombas de medicamento externas ou implantadas (usadas para liberar insulina, quimioterapia ou medicamentos para alívio da dor). Ver uma lista mais abrangente no Boxe 20.2.[39-41] Alguns marca-passos mais novos e várias bombas de infusão de medicamentos internos são considerados condicionais de RM e seguros para aquisição de imagem de RM. Entretanto, anterior ao procedimento, se possível, devem ser removidos quaisquer materiais contraindicados antes da entrada na sala do magneto de RM. Os implantes e dispositivos que *não puderem* ser removidos devem ser examinados por um profissional de saúde qualificado (técnico ou radiologista de RM) e considerados seguros para a execução do exame ou para uso condicional na RM, a fim de garantir que seja seguro entrar no ambiente da RM com eles. Antes da realização do exame, o radiologista precisa revisar se o dispositivo ou implante é seguro para ser escaneado e dar sua aprovação final.

Embora a gravidez não seja uma contraindicação absoluta, preferencialmente uma paciente no primeiro trimestre de gestação não é submetida a exame. Porém, não existem riscos conhecidos verificados em relação à realização de exames de RM em mulheres grávidas ou em fetos.[42] Quando um exame de RM é indicado para uma paciente grávida, o médico que fez o encaminhamento e o radiologista devem determinar o risco *versus* benefício e obter um consentimento informado e clinicamente documentado. O radiologista deve então dar a aprovação do exame antes da realização. Uma gestante que será submetida a um exame de RM *não* deve receber meio de contraste com gadolínio-ácido dietilenotriaminopentacético (Gd-DTPA), uma vez que a segurança do feto não foi verificada.

Por fim, métodos alternativos de aquisição de imagem são recomendados algumas vezes com base na condição clínica do paciente. Pacientes sob ventilação mecânica ou que necessitam de monitoramento rigoroso, bem como aqueles com múltiplas necessidades de medicação intravenosa, podem não ser candidatos adequados à realização de exames por RM.

Preparação e triagem do paciente

Cada pessoa envolvida no agendamento e na preparação do paciente desempenha papel importante no sucesso do exame de RM. Um breve formulário, um folheto, um livreto ou o *site* da instituição, explicando o exame, pode ser oferecido ao paciente, quando o exame é agendado. O histórico completo do paciente deve ser obtido antes da realização do exame. À chegada para o exame de RM, os pacientes são solicitados a preencher um formulário de triagem (Boxe 20.3).

O formulário de triagem contém perguntas referentes a histórico, implantes, próteses, cirurgias, tatuagens e/ou *piercings* corpóreos, bombas de insulina, alergias e condições médicas do paciente. O técnico de RM revisa o formulário de triagem com o paciente e inclui qualquer histórico clínico. O paciente então é solicitado a vestir um roupão ou avental esterilizado para o procedimento. Além disso, o paciente deve retirar qualquer acessório metálico, relógios analógicos, cartões de crédito, bijuterias metálicas e dispositivos eletrônicos (p. ex., aparelhos de auxílio auditivo, telefones celulares e *tablets*). *Piercings* corpóreos feitos de materiais ferromagnéticos devem ser removidos devido a movimento potencial da bijuteria, aquecimento e produção de artefatos na imagem. Se a remoção de bijuterias e *piercings* metálicos não for possível, o paciente deve ser informado do risco potencial de sua não remoção. O técnico também deve esclarecer isso com o radiologista antes de proceder ao exame.

Ao preparar o paciente para um exame de RM, também pode ser útil explicar e revisar o seguinte:

1. Descrição do procedimento de RM
2. Importância de remover todo acessório metálico antes do exame
3. Importância de vestir avental ou roupão esterilizado
4. Ausência de radiação ionizante
5. Ênfase na importância de permanecer imóvel
6. Explicar os ruídos produzidos durante o exame
7. Proteção auditiva (tampões de ouvido)
8. Bobina usada para o exame e sua finalidade
9. Campainha – sistema de alerta para notificar os técnicos que é necessária assistência imediata ao paciente
10. Comunicação em duas vias e monitoramento durante o exame
11. Duração do exame
12. Informar ao paciente se será administrado contraste e de que maneira será feito.

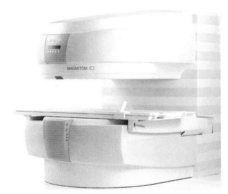

Figura 20.104 Sistema de RM aberto. (Cortesia de Siemens Medical Sollutions USA, Inc.)

Boxe 20.2 Contraindicações para RM.[29,30,37,53]

- Marca-passos (a menos que certificados como seguros para RM)
- Desfibriladores (a menos que certificados como seguros para RM)
- Clipes de aneurisma
- Fragmentos metálicos intraoculares ou próximos ao olho
- Implantes cocleares
- Válvula cardíaca protética modelo Starr-Edwards pré-6000
- Bombas internas de infusão de medicamentos
- Bombas internas para controle da dor (a menos que certificadas como seguras para RM)
- Neuroestimuladores
- Estimuladores de crescimento ósseo
- Clipes cirúrgicos gastrintestinais ferromagnéticos
- Implantes e próteses de condutores de eletricidade
- Espirais metálicas para contracepção (DIUs – dispositivos intrauterinos)
- Esfíncter anal artificial (*anus praeter*) com fechamento magnético
- Adesivos transdérmicos de medicamentos
- Implante transdérmico ou outro similar (p. ex., *piercings* corporais e *piercings* magnéticos)
- Projéteis e estilhaços de projéteis
- Roupa de microfibra com incrustação de prata ou de cobre

CAPÍTULO 20 | MODALIDADES DIAGNÓSTICAS E TERAPÊUTICAS 785

Boxe 20.3 Amostra de formulário de triagem de RM.

FORMULÁRIO DE TRIAGEM DE PACIENTE DE RM

INFORMAÇÃO DO PACIENTE

Data do exame _____ Altura _____ Peso

Nome do paciente _____ Data de nascimento _____

Razão do exame: _____

☐ Sim ☐ Não   Exame anterior da parte corporal a ser examinada hoje?   Onde?   Solicitada?

HISTÓRICO DO PACIENTE

Tem algum dos seguintes:

☐ Sim ☐ Não   **Marca-passo ou desfibrilador**

☐ Sim ☐ Não   Válvula cardíaca mecânica

☐ Sim ☐ Não   *Stents*

☐ Sim ☐ Não   Filtro de veia cava inferior

☐ Sim ☐ Não   **Neuroestimulador**/eletrodos externos

☐ Sim ☐ Não   Cirurgia de cérebro, olho ou orelha

☐ Sim ☐ Não   Clipes de **aneurisma cerebral**

☐ Sim ☐ Não   *Shunt* programável

☐ Sim ☐ Não   Auxílio auditivo removível/**implante coclear**

☐ Sim ☐ Não   Aparelho odontológico removível

☐ Sim ☐ Não   Bomba de infusão

☐ Sim ☐ Não   Curativo em ferida (*i. e.*, Acticoat 7®)

☐ Sim ☐ Não   **Expansores de tecido mamário**

☐ Sim ☐ Não   Tatuagens e/ou *piercings* corporais

☐ Sim ☐ Não   **Cápsula endoscópica** de intestino delgado*

☐ Sim ☐ Não   **Ferida por projétil metálico, estilhaço, esferas de chumbo**

☐ Sim ☐ Não   **Fragmentos de metal nos olhos ou no corpo***

☐ Sim ☐ Não   **Bomba de insulina**

Tem alguma das seguintes condições médicas?

☐ Sim ☐ Não   Claustrofobia

☐ Sim ☐ Não   Diabetes

☐ Sim ☐ Não   História de doença renal

☐ Sim ☐ Não   Diálise/insuficiência renal

☐ Sim ☐ Não   História de doença hepática

☐ Sim ☐ Não   Deficiência de ferro tratada com Feraheme®

☐ Sim ☐ Não   Adesivos transdérmicos com medicamento

☐ Sim ☐ Não   Alergia a látex

☐ Sim ☐ Não   Hipertensão (pressão arterial alta)

☐ Sim ☐ Não   História de câncer   Tipo _____

Radioterapia/Quimio

Mulheres: último período menstrual _____

☐ Sim ☐ Não   Não Gravidez* Semanas

Liste todas as alergias a medicamentos

*Aprovação do radiologista supervisor _____   Data: _____

Liste todas as cirurgias ANTERIORES

1. _____
2. _____
3. _____
4. _____
5. _____
6. _____

Liste todos os medicamentos que toma atualmente

1. _____
2. _____
3. _____
4. _____
5. _____
6. _____

***Confirmo que as informações acima são verdadeiras e corretas de acordo com meu conhecimento.** O médico ou radiologista podem considerar necessário administrar uma injeção IV de um agente de contraste contendo gadolínio para melhorar a qualidade do exame de RM. Compreendo o uso de contraste e todas as minhas perguntas foram respondidas.

Assinatura do paciente _____   *Data:* _____

(Pai ou cuidador se o paciente for menor de idade ou incapacitado)

SEÇÃO DO TÉCNICO

☐   **História de reação anterior ao gadolínio**

Resultados de exame de sangue _____ Creatinina TFG _____

☐ Instruções pós-injeção dadas

☐ Sim ☐ Não   Barreiras de aprendizagem. Por favor, explique:

Nome do contraste _____

Quantidade _____

Lote _____   **Validade**

Local da injeção _____   **Nº:**

Dispositivo usado _____

Iniciais do técnico

Exame: _____   Identif. paciente (IDPR): _____

Comentários do técnico: _____

Técnico de triagem atesta informações revisadas   Técnico que completa o exame

Cortesia de Raleigh Radiology, Raleigh, NC, EUA.

Alívio da ansiedade do paciente

A abertura ou túnel do paciente no magneto (*gantry*), com um o paciente sendo posicionado na mesa de RM, é mostrada na Figura 20.105. Pode ser um espaço estreito e confinado, e alguns pacientes com tendências claustrofóbicas podem ficar ansiosos ou até emocionalmente estressados. O técnico de RM precisa estar preparado e adotar medidas para reduzir ao mínimo a ansiedade do paciente. Os seguintes passos podem ser adotados para ajudar a reduzir a ansiedade:

1. Explicar o exame
2. Tocar uma música
3. Providenciar técnicas de relaxamento (p. ex., o paciente fecha os olhos e pensa em algo agradável)
4. Usar almofadas e coxins para deixar o paciente confortável
5. Mover o paciente lentamente no magneto
6. Permitir que outra pessoa permaneça na sala durante o exame (p. ex., um familiar)

NOTA: Nem todas as instituições permitem a presença de familiares e amigos na sala de exame de RM. Isso fica a critério da instituição. Todos que entram na sala de exame devem preencher um formulário de triagem e ser entrevistados pelos técnicos.

7. Providenciar uma campainha que, ao comprimida, dispara um alarme que notifica os técnicos de RM que o paciente necessita de atenção imediata
8. Manter comunicação constante com o paciente nas pausas entre as sequências do exame para ajudar a aliviar a ansiedade
9. Se for usada sedação, explicar esse processo. O tipo de sedativo e as contraindicações variam, dependendo das rotinas do serviço de RM. O paciente deve ser monitorado cuidadosamente, se sedado, e acompanhado de um familiar ou amigo que possa levá-lo para casa após o exame.

MONITORAMENTO DO PACIENTE

Pode ser necessário falar com o paciente durante o exame (as pausas entre as sequências) para tranquilizá-lo. Nesse caso, o técnico lembra ao paciente de que não deve falar nem se mover durante o procedimento ou nas pausas entre as sequências, pois isso pode resultar em artefatos de movimento e ser necessária a repetição.

Vários tipos de sedação podem ser usados durante um exame de RM, entre os quais anestesias oral, intravenosa (IV) e geral.[43] Todas as máquinas portáteis de anestesia, dispositivos de monitoramento, suportes para medicação IV, cilindros de oxigênio etc. devem ser verificados para garantir se são condicionais de RM e assegurar sua segurança para entrada na sala de exame.

SEGURANÇA DA RM

Zonas de segurança da RM

O ACR definiu quatro zonas de segurança dentro de uma sala de RM para todos os funcionários que entrarem ou tiverem acesso a essas áreas.[44]

- **Zona I:** todas as áreas acessíveis ao público geral (p. ex., entrada na instituição)
- **Zona II:** área pública, interface entre a zona I não regulamentada e as zonas III e IV estritamente controladas. A triagem de segurança da RM é realizada nessa área (p. ex., área de recepção, sala de espera, vestiário e/ou área de triagem do paciente) pelos técnicos de RM
- **Zona III:** área próxima à sala do magneto (p. ex., área de controle da RM próxima à sala do magneto); todos os pacientes devem ser acompanhados por funcionários ou por um técnico de RM
- **Zona IV:** devem ser removidos todos os objetos ferromagnéticos que não são considerados seguros para RM ou condicionais de RM (p. ex., dentro da sala do magneto de RM). Todas as pessoas que entrarem na zona IV devem ser acompanhadas pelo técnico de RM.

FUNCIONÁRIOS DE RM DE NÍVEIS 1 E 2[54]

Funcionários de nível 1: aprovados em educação mínima de segurança de RM para garantir a própria segurança, são agora liberados para trabalhar na zona III

Funcionários de nível 2: funcionários de RM com treinamento mais extensivo em segurança de RM e em quaisquer problemas que possam surgir, como potenciais carga térmica ou queimaduras, assim como estimulação neuromuscular devido a gradientes rapidamente mutáveis. O diretor médico de RM é o responsável por identificar os indivíduos e qualificá-los como funcionários de nível 2. Entende-se que o diretor médico tenha necessária educação e experiência em segurança de RM para se qualificar como um profissional de RM nível 2.

CONSIDERAÇÕES DE SEGURANÇA

A segurança de todos os funcionários que entram no ambiente de RM é obrigatória (técnico, paciente, equipe médica e auxiliares). As preocupações com a segurança se devem à interação dos campos magnéticos com objetos metálicos e tecidos. Durante um exame de RM, pacientes e equipe na área de exame são expostos aos campos magnéticos.

As preocupações de segurança associadas à RM que resultam da interação desses campos magnéticos com tecidos e objetos metálicos são discutidas como se segue:

- Projéteis (efeito míssil)
- Implantes e dispositivos eletromecânicos
- Torque
- Aquecimento de tecidos (taxa de absorção específica – SAR, do inglês, *specific absorption rate*)
- Estimulação de nervo periférico (campos magnéticos com gradiente – campos magnéticos variáveis no tempo)
- Queimaduras
- Gravidez
- Meios de contraste de RM.

Projéteis/efeito míssil

Objetos ferrosos que entram na sala de RM (p. ex., chaves, leitos de paciente, cilindros de oxigênio) podem ser fortemente atraídos pelo magneto de RM e se tornarem projéteis quando puxados a alta velocidade para dentro do *gantry* do magneto, causando lesão

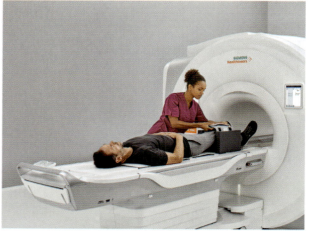

Figura 20.105 Posicionamento do paciente na abertura da RM. (Cortesia de Siemens Medical Solutions USA, Inc.)

ao paciente, à equipe de RM e/ou dano ao magneto. A triagem de segurança de RM é, portanto, obrigatória para qualquer pessoa que entrar na sala de exame de RM (zona IV), conforme discutido anteriormente. Cada instituição tem seus sinais de alerta de segurança e pôsteres para ajudar a evitar a entrada de pessoal não autorizado nessas áreas restritas. Podem ser instalados os novos sistemas de segurança de porta que incorporam um detector que aciona um alarme quando um objeto metálico cruza o sensor (Figura 20.106).

Em geral, o campo marginal é mensurado em gauss e a força desse campo é inversamente proporcional ao cubo da distância da abertura do magneto, ou seja, o perigo dos projéteis ferrosos se torna maior à medida que um portador destes se aproxima do magneto (Figura 20.107). Se um pequeno objeto ferromagnético se soltasse próximo ao magneto, poderia se tornar letal, pois atingiria a velocidade terminal de 64,37 km/h quando alcançasse o centro do magneto.[45] Esse fenômeno é conhecido como **efeito míssil**, em razão da perigosa velocidade em que os objetos podem projetar-se para o interior do equipamento.

No caso de uma **emergência (parada respiratória ou cardíaca)**, é altamente recomendado remover o paciente da sala de exame (zona IV). Todos os paramédicos e pessoal auxiliar devem ser treinados sobre o procedimento de resposta eficaz e segura a uma emergência nas áreas de exame de RM (zona III e zona IV) para prevenir quaisquer lesões e/ou acidentes de segurança.

Em geral, equipamentos ferrosos do paciente, como cilindros de oxigênio, bombas intravenosas, cadeira de rodas, carrinhos e equipamento de monitoramento não são permitidos dentro da linha demarcada de 5 G. Porém, alguns cilindros de oxigênio, cadeira de rodas, macas, suportes de medicação IV e outros equipamentos não ferrosos, foram destinados ao uso especificamente dentro da área de exame de RM.

Implantes e dispositivos eletromecânicos

Há possibilidade de eventos adversos se implantes ou dispositivos eletrônicos entrarem na sala do magneto e interagirem com o campo magnético estático ou com o campo de RF. Novos implantes e dispositivos de RM encontram-se disponíveis atualmente e são considerados **condicionais de RM** desde que sejam atendidos requisitos específicos; essas diretrizes são estabelecidas pelo fabricante do implante/dispositivo e devem ser observadas conforme indicado.

Como regra geral, a linha 5 G é usada como uma linha de segurança primária para todos os objetos estranhos (metálicos) dentro da suíte de RM.

Força translacional e torque

Objetos metálicos (p. ex., clipes de aneurismas, *shunts* ventriculoperitoneais e *stents*) podem estar localizados dentro ou na parte externa do corpo do paciente. Esses objetos são uma preocupação quando introduzidos no campo magnético estático, uma vez que forças translacionais e rotacionais sobre o objeto ferromagnético podem causar **torque** que danifica o tecido em torno de uma estrutura.[46]

É recomendado cuidado para todos os pacientes que recentemente colocaram clipes cirúrgicos ou *stents*. Todo objeto ou dispositivo implantado por meio cirúrgico deve ser avaliado quanto à segurança para RM. Deve-se proceder a uma triagem cuidadosa dos pacientes com objetos metálicos estranhos como projéteis, estilhaços e especialmente objetos metálicos intraoculares. Se não for evidente a presença de um corpo metálico estranho alojado no olho, deve-se proceder à triagem das órbitas por exame radiográfico convencional (raios X) ou TC antes do estudo por RM. Os exames de triagem precisam ser avaliados e o paciente liberado por um radiologista antes do procedimento de RM.

Taxa de absorção específica: aquecimento de tecidos

A **taxa de absorção específica (SAR)** é definida como a taxa de energia de RF absorvida pelos tecidos.

- A SAR é mensurada em unidades de watts por quilograma (W/kg)
- A SAR é específica da parte corporal e do tipo de tecido
- A SAR representa a taxa de exposição à RF e a quantidade de RF absorvida.

Os técnicos devem estar cientes dos limites da SAR e como manipular os fatores técnicos para que esses limites não sejam excedidos. De acordo com a FDA, os limites médios da SAR de corpo inteiro não devem exceder 4 W/kg para 15 min de exame ou um aumento de 1°C no centro do corpo.[47] O sistema de RM calcula a SAR com base nas informações dos técnicos durante o registro do paciente. Os cálculos de SAR também podem levar em consideração a temperatura e a umidade da sala do magneto de RM. Embora os sistemas dos vários fabricantes possam realizar

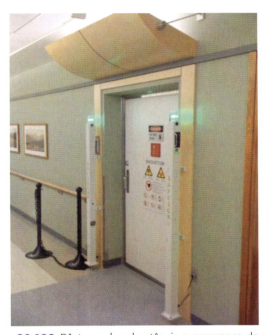

Figura 20.106 Pôsteres de advertência e segurança de porta.

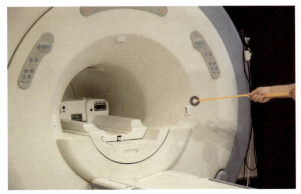

Figura 20.107 Demonstração do risco potencial de projéteis. Um objeto metálico (arruela ferromagnética) é mostrado suspenso no ar enquanto é fortemente atraído pelo magneto. Se esse objeto não estivesse amarrado por uma corda, passaria a ser um projétil perigoso. (Tal demonstração não é recomendada sem as precauções adequadas e medidas de segurança.)

o cálculo da SAR de maneiras diferentes, todos exigem a observância das diretrizes da FDA e dos padrões estabelecidos pela International Electrotechnical Commission (IEC).

Além disso, a IEC definiu três modos de operação dos sistemas de RM: **modo de operação normal**, **modo controlado de primeiro nível** e **modo controlado de segundo nível** (o modo controlado de segundo nível é usado *somente* para pesquisa, e não para aquisição de imagens para uso clínico).

- **Modo de operação normal:** considerado seguro para todos os pacientes, independentemente de sua condição ou seu estado médico, requer apenas o monitoramento de rotina do paciente
- **Modo controlado de primeiro nível:** requer supervisão médica e uma avaliação do risco *versus* benefício por um profissional de saúde qualificado. Os pacientes com comprometimento termorregulador (incapacidade de sudorese) ou incapazes de se comunicar *não devem* ser submetidos a exame pelo modo controlado de primeiro nível.

É importante que os técnicos mantenham contato visual e verbal permanente com qualquer paciente ou pessoa que esteja no interior da câmara de RM. Se o paciente ou a pessoa presente na câmara de RM queixar-se de desconforto por qualquer razão, a sequência do estudo de RM em curso deve ser imediatamente interrompida e a causa do desconforto deve ser avaliada antes de reiniciar o exame.

Dose específica de energia (SED). A dose específica de energia (SED – do inglês, *specific energy dose*) é a quantidade total acumulada de energia depositada no corpo. É medida em joules por quilograma (J/kg) e é específica da parte corpórea e do tecido; representa a "energia" da RF e a quantidade da "dose" de energia que entra no corpo. A SED é proporcional à mudança de temperatura, ou à elevação total da temperatura no corpo. Assim como a SAR, a SED é monitorada continuamente pelo sistema de RM. Os cálculos da SED são necessários para seguir as diretrizes da FDA e os padrões IEC.

Estimulação de nervo periférico: gradientes de campos magnéticos (campos magnéticos variáveis no tempo)

O efeito que os gradientes de campos magnéticos (também conhecidos como *campos magnéticos variáveis no tempo*) causam no corpo é referido como *estimulação de nervo periférico*. O aparelho de RM é equipado com três pares de bobinas de gradiente. Esses gradientes são necessários para a **localização espacial** do sinal de RM. Cada bobina de gradiente é um eletromagneto e produz um pequeno campo magnético quando a corrente é aplicada. Os campos magnéticos produzidos pelas bobinas de gradiente mudam constantemente de direção por meio da reversão rápida da corrente elétrica, manipulando, assim, a fase e a frequência precessional dos prótons. Essa reversão de gradiente cria o ruído de "batidas" que o paciente ouve quando a sequência de pulsos da RM está em curso.

Os efeitos biológicos devido aos campos magnéticos variáveis no tempo podem incluir:

- Estimulação de nervo periférico – estimulação temporária de músculo e nervos (p. ex., dormência e formigamento de mãos e pés)
- Magnetofosfeno – *flashes* visuais de luz causados por estimulação pela corrente induzida eletromagneticamente na retina
- Ruído acústico – ruído causado pela alternância de gradiente; proteção auditiva (tampões ou fones de ouvido) devem ser usados por todos os pacientes.

Queimaduras no paciente

As queimaduras no paciente resultantes da aquisição de imagem de RM são raras, mas podem ocorrer. As mais comuns se devem ao contato direto da pele com a lateral do túnel, com *loops* do cabo da bobina, braços e pernas cruzados e ainda por forte pressão dos cabos de bobina diretamente sobre a pele (Figura 20.108). Os técnicos de RM podem colocar coxins não condutores para proporcionar uma separação adicional entre o paciente e a lateral do túnel, os elementos eletrônicos e os cabos da bobina.

Gestação

A RM poderá ser indicada para uso em gestantes se outras formas de aquisição de imagem diagnóstica forem inadequadas ou exigirem exposição à radiação ionizante, como a radiografia convencional ou a TC.

Embora a **gravidez** não seja uma contraindicação absoluta, normalmente é melhor evitar o exame de RM no primeiro trimestre. Porém, nenhum risco conhecido foi verificado em relação à realização de exames de RM em mulheres grávidas ou em fetos.[42] Se um exame de RM for indicado para uma gestante, o médico que fez o encaminhamento e o radiologista devem determinar o risco *versus* benefício. Se for determinado que o exame de RM é necessário, *deve ser* obtido o consentimento informado da paciente e clinicamente documentado. O radiologista deve então dar a aprovação final antes da realização do exame. Não é administrado meio de contraste à gestante submetida a exame de RM (Gd-DTPA), uma vez que a segurança do feto não foi verificada.

RISCOS OCUPACIONAIS

Até o momento, nenhum efeito biológico adverso a longo prazo foi documentado para técnicos que trabalham em serviços de RM. Como precaução, alguns centros de RM têm recomendado que as técnicas que estejam grávidas permaneçam fora da sala de exame enquanto o gradiente estiver pulsando. Além disso, efeitos sensoriais (vertigem, náuseas, tontura, paladar metálico e fosfenos visuais) podem ocorrer *somente* quando no interior da sala do magneto de RM. Esses efeitos não são comuns para todos os pacientes ou funcionários, mas são mais prevalentes com forças de campo mais altas (≥ 3 T). Os radiobiólogos continuam a investigar a possibilidade de ocorrência de efeitos adversos como resultado de campos eletromagnéticos.

MEIOS DE CONTRASTE

Os meios de contraste ou o contraste de RM à base de gadolínio são administrados somente se indicados clinicamente e quando solicitados por médico ou radiologista. A maioria dos meios de contraste usados em ambiente clínico age por meio de encurtamento do tempo de relaxamento T1 dos tecidos, via interações com o meio de contraste. Um agente de contraste popular é o Gd-DTPA – Magnevist®. O gadolínio é um elemento metálico raro e altamente magnético (Figura 20.109). Várias marcas comerciais de meios de contraste encontram-se disponíveis no mercado. Esses meios de contraste são colocados em dois grupos diferentes:

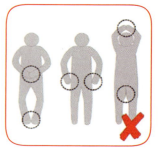 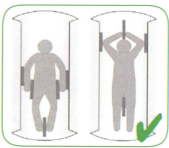

Figura 20.108 Regiões localizadas de alta RF e contato com a parede do túnel do paciente. (Cortesia de Siemens Medical Solutions USA, Inc.)

agentes macrocíclicos e agentes lineares; tanto um quanto o outro podem ser iônicos e não iônicos (Tabela 20.5).[48]

A quantidade (dose) do meio de contraste de RM é administrada com o uso de injeção intravenosa manual ou injetor elétrico e normalmente é seguida de um jato de solução salina para assegurar que todo o contraste foi administrado. A quantidade de contraste administrada pode ser de apenas 0,1 mmol/kg de massa corpórea. As diretrizes referentes à quantidade (dose) de meio de contraste podem ser encontradas na bula dentro da embalagem do contraste. O procedimento de aquisição de imagens deve ser completado dentro de 1 hora após a injeção. Os pacientes podem ter sensações não habituais no local da injeção (p. ex., queimação, prurido e dor) e precisam ser observados durante e após a injeção para detecção de quaisquer possíveis reações. O Gd-DTPA tem baixa toxicidade e causa menos efeitos colaterais que os meios de contraste iodados.

O gadolínio pode ser contraindicado para pacientes grávidas, com doença renal ou que já tiveram reações alérgicas. Como a excreção do contraste de RM é por via renal, pacientes com doença renal estão em risco de insuficiência renal, sendo exigida a realização de um teste de estimativa da taxa de filtração glomerular (eTFG), daqueles com histórico de diabetes ou hipertensão que necessitam de tratamento, normalmente antes de serem submetidos ao exame. O teste de TFG também pode ser exigido como parte dos cuidados padrão de uma instituição que presta serviços de RM; cada instituição tem uma faixa de TFG considerada segura para injeções de meio de contraste, mas a FDA *não* recomenda a injeção de meios de contraste à base de gadolínio em pacientes com TFG < 30 mℓ/min/1,73 m².[49]

O Gd-DTPA geralmente ajuda a diferenciar doenças primárias (tumor) de efeitos secundários (edema). Também auxilia na avaliação de metástases, infecções, processos inflamatórios e infarto cerebral subagudo. O Gd-DTPA aumenta a sensibilidade de detecção de tumores primários e secundários no cérebro (Figuras 20.110 e 20.111) e é passível de ajudar a diferenciar formação de cicatriz de doença discal recorrente na coluna no período pós-operatório.

Sincronização e disparo fisiológicos

A RM tem capacidade de realizar sincronização e disparo fisiológicos para reduzir artefatos resultantes de movimento cardíaco, artefatos respiratórios e fluxo pulsátil. Por exemplo, o **disparo**, um tipo de "sincronização prospectiva", é usado para adquirir imagens estáticas durante um tempo específico no ciclo cardíaco.

CONTRASTE TECIDUAL NA RM

As imagens de RM são influenciadas por parâmetros que determinam o contraste tecidual: T1, T2 e densidade de prótons (DP). Entretanto, o tempo de repetição (TR) e o tempo de eco (TE) são modificados para ressaltar um tipo especial de contraste (Tabela 20.6).[50,51]

SEQUÊNCIAS DE PULSO NA RM

Uma sequência de pulso na RM consiste em pulsos de RF e em pulsos do gradiente do campo magnético usados em combinação com os dados do tempo de aquisição, para produzir imagens

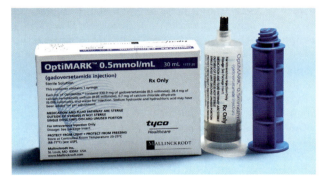

Figura 20.109 Gadolínio OptiMARK™ não iônico (injeção de gadoversetamida). (Cortesia de Mallinckrodt, Inc., St. Louis, MO, USA.)

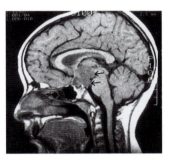

Figura 20.110 Sem agente de contraste (imagem ponderada em T1). As alterações patológicas aparecem em cinza (ver *setas*).

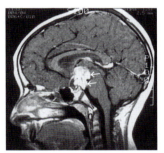

Figura 20.111 Com agente de contraste, Gd-DTPA (imagem ponderada em T1). A patologia aparece como uma área clara no centro do cérebro (ver *setas*).

Tabela 20.5 Meios de contraste aprovados pela FDA para uso nos EUA.[48]			
NOME COMERCIAL	**NOME QUÍMICO**	**ESTRUTURA**	**COMENTÁRIOS**
Magnevist®	Gadopentetato (Gd-DTPA)	Linear iônico	Agente mais antigo (a FDA aprovou-o em 1988); abaixo da relaxividade média; provável risco maior de FSN
MultiHance®	Gadobenato (Gd-BOPTA)	Linear iônico	A relaxividade mais alta de todos os agentes de gadolínio extracelular devido à ligação transitória à proteína; captação de 3 a 5% pelo hepatócito; inibidor competitivo de fármacos cMOAT (tamoxifeno, metotrexato, cisplatina); prolongamento de QT
Omniscan®	Gadodiamida (Gd-DTPA-BMA)	Linear não iônico	Baixa estabilidade termodinâmica; risco desproporcionalmente alto de FSN; pode interferir nas medições séricas de Ca^{++}; taxa mais baixa de reações
Dotarem®	Gadoterato (Gd-DOTA)	Iônico macrocíclico	Um dos agentes mais antigos na Europa, entrada mais recente (2013) no mercado norte-americano; ligação Gd mais forte por Keq
ProHance®	Gadoteridol (Gd-HP-DO3A)	Macrocíclico não iônico	As mais baixas osmolalidade e viscosidade de todos os agentes; abaixo da relaxividade média
Gadavist®	Gadobutrol (Gd-BT-DO3A)	Macrocíclico não iônico	A mais alta viscosidade devido à formulação 1,0 M (todos os outros 0,5 M); relaxividade acima da média; comercializado como Gadovist® fora dos EUA
Eovist (EUA)®	Gadoxetato (Gd-EOB-DTPA)	Linear iônico	Destinado à aquisição de imagens do fígado; captação de cerca de 50% pelos hepatócitos após a fase extracelular inicial; excreção renal e biliar; relaxividade muito alta, devido ao tamanho e à ligação transitória a proteínas

cMOAT, canalicular multispecific organic anion transporter; *Fe*, ferro; *FSN*, fibrose sistêmica nefrogênica.

BONTRAGER | TRATADO DE POSICIONAMENTO RADIOGRÁFICO E ANATOMIA ASSOCIADA

de RM. Há uma variedade de sequências de pulso à escolha; mas existem sequências de pulso primárias nas quais essas variações são baseadas: *Spin Echo* (SE) e *Gradient Echo* (GRE). Todas as outras variações das sequências de pulso são baseadas em **SE** e **GRE**, e são modificadas por alteração de pulsos, gradientes aplicados, pulsos de RF, adição de pulsos de *gradient echo* e modificação de parâmetros adicionais. As sequências de pulso podem ser realizadas como cortes individuais em 2D em única aquisição ou como um volume/conjunto de cortes (*slab*) em 3D em única aquisição. Os fornecedores de RM também dispõem de convenções próprias para a denominação de uma mesma sequência de pulsos (p. ex., *Turbo Spin Echo* e *Fast Field Echo*); isso se deve às suas patentes. As sequências de pulso de RM usadas para obter imagens clínicas incluem *Spin Echo* (SE), *Turbo Spin Echo* (TSE) ou *Fast Spin Echo* (FSE), *Gradient Echo* (GRE), inversão de recuperação (IR – *inversion recovery*) e *Echo Planar Imaging* (EPI).

- *Spin Echo (SE):* sequência de pulso que consiste em um pulso a 90° seguido de um pulso de refocalização a 180°, então o eco é gerado. As ponderações do contraste SE incluem T1, T2 e densidade de prótons (DP)[50]
- *Turbo Spin Echo (TSE)* ou *Fast Field Echo (FSE):* sequência de pulso que consiste em um pulso a 90° seguido de pulsos de refocalização (RF); cada pulso de refocalização gera um eco. Todos os ecos combinados são referidos como fator turbo (ET

– do inglês, *echo train*), o número total de pulsos de RF a 180° e de ecos é chamado de ETL (*echo train length*). As sequências TSE são mais rápidas que a sequência SE tradicional. As ponderações de contraste de TSE incluem T1, T2 e DP[50]

- *Gradient Echo (GRE):* sequência de pulso que consiste em um pulso de RF inferior a 90° aplicado para inclinar parcialmente o vetor de magnetização dentro do plano transversal. Os gradientes têm pulsos de RF opostos, que são usados para defasar (gradientes negativos) e refasar (gradientes positivos) a magnetização transversa. Por não haver pulso de refocalização, as sequências GRE com tempos de eco (TEs) são ponderadas em T2* (T2 estrela), devido à suscetibilidade magnética; em vez de T2, como em SE e TSE.[52] Há muitas variações de GRE que foram definidas na Tabela 20.7[51–53]
- *Recuperação de inversão:* sequência de pulso baseada em uma sequência SE. Um pulso de preparação a 180° é aplicado para eliminar o sinal (gordura, água ou líquido cefalorraquidiano – LCR) definido pelo intervalo de tempo (intervalo T1 entre o pulso a 180° e o pulso a 90°). Após o término do pulso de RF, os *spins* começam a relaxar. Depois que a rede de magnetização de determinado tecido passa pelo plano transversal (ponto nulo para esse tecido), então o pulso de estímulo a 90° é aplicado e o eco é gerado. As variações da inversão de recuperação foram definidas na Tabela 20.8[53,54]

Tabela 20.6 Contraste tecidual na RM.[52,66]

VARIANTE DA SEQUÊNCIA	PONDERAÇÃO	TEMPO DE REPETIÇÃO (TR)	TEMPO DE ECO (TE)	DIFERENÇAS DE SINAL	ESTRUTURAS
Spin Echo, Turbo Spin Echo ou *Fast Field Echo*	Ponderada em T1	Curto	Curto	Baixo sinal para conteúdo líquido; alto sinal para gordura; alto sinal para meios de contraste de RM Sequência padrão usada e comparada a outras sequências	Estruturas anatômicas; edema, tumor, infarto, inflamação, infecção, hemorragia
Spin Echo, Turbo Spin Echo ou *Fast Field Echo*	Ponderada em T2	Longo	Longo	Alto sinal para conteúdo líquido; baixo sinal para gordura; baixo sinal para meios contraste de RM Sequência padrão usada e comparada a outras sequências	Lesões, alterações inflamatórias; distúrbios ósseos e de tecidos moles
Spin Echo, Turbo Spin Echo ou *Fast Field Echo*	Densidade de prótons	Longo	Curto	Alto sinal para ruptura do menisco	Estruturas anatômicas; cartilagem; doença e lesão articular

Tabela 20.7 Variações da sequência *Gradient Echo* na RM.[65–67]

SEQUÊNCIA *GRADIENT ECHO*	SIEMENS HEALTHINEERS	GE	PHILIPS
Spoiled (incoerente) *Gradient Echo* (GRE)	FLASH e TurboFLASH	*Spoiled* (incoerente) GRASS (SPGR); Fast SPGR ou Fast GRE	T1-FFE e TFE
GRE coerente com FID de refocalização	FISP	GRASS	FFE
GRE coerente com eco de refocalização	PSIF	SSFP	T2-FFE
GRE coerente com FID equilibrado/eco de refocalização	FISP verdadeiro	FIESTA COSMIC	b-FFE
GRE coerente equilibrada com dupla excitação	CISS	FIESTA-C	–
GRE coerente dupla usando FID e ecos combinados	DESS	MENSA	–
Spoiled (incoerente) GRE usando múltiplos FIDs combinados	MEDIC	MERGE	M-FFE
Ultrafast GRE	TurboFLASH (2D) MPRAGE (3D)	FAST GRE BRAVO (3D)	TFE 3D T1-TFE
Variantes de *spoiled* (incoerente) 3D GRE	VIBE	FAME ou LAVA-XV	THRIVE
Ponderada em suscetibilidade	SWI	SWAN 2.0	SWIp
Marcação de *spin* arterial (ASL)	ASL	ASL	ASL

b-FFE, balanced fast field echo; BRAVO, brain volume imaging; CISS, constructive interference in steady state; COSMIC, coherent oscillatory state acquisition for the manipulation of imaging contrast; DESS, double echo in steady state; FAME, fast acquisition with multiphase elliptical fast gradient echo; FID, free induction decay; FIESTA, fast imaging employing steady state acquisition; FIESTA-C, variation of FIESTA/true FISP sequence; FISP, fast imaging with steady state precession; FLASH, fast low angle shot; GRASS, gradient recall acquisition using steady state; FFE, fast field echo; LAVA-XV, liver acquisition with volume acceleration; MEDIC, multiecho data image combination; MENSA, multiecho in steady state acquisition; MERGE, multiple echo recombined gradient echo; M-FFE, multiple fast field echo; MPRAGE, magnetization prepared rapid gradient echo; PSIF, reversed FISP; SSFP, steady state free precession; SWAN 2.0, susceptibility-weighted angiography; SWI, susceptibility-weighted imaging; SWIp, susceptibility-weighted imaging with phase enhancement; TFE, turbo field echo; THRIVE, T1-weighted high-resolution isotropic volume examination; VIBE, volumetric interpolated breath-hold examination.

- *Echo Planar Imaging* (**EPI**): uma sequência EPI usa um único fator turbo para coletar dados de todas as linhas de espaço k em um período TR. O gradiente codificador de fase e o gradiente codificador de frequência (leitura) são ligados e desligados rapidamente, permitindo o enchimento rápido do espaço k e diminuindo o tempo de aquisição. Há dois tipos de sequências ecoplanares: **SE** e **GRE**. Essas sequências podem ser adquiridas como uma **EPI** *single-shot*, em que todas as linhas do espaço k são adquiridas em um único TR, e como *EPI multi-shot*, em que todas as linhas do espaço k são adquiridas em dois ou mais períodos TR.[50] As variações da EPI são usadas para uma gama de aplicações, como **aquisição de imagens ponderadas em difusão** (**DWI** – do inglês, *diffusion-weighted imaging*), **aquisição de imagens com tensor de difusão** (**DTI** – do inglês, *diffusion tensor imaging*), **aquisição de imagens com espectro de difusão** (**DSI** – *diffusion spectrum imaging*), **ressonância magnética funcional** (**RMF**) (**BOLD**, do inglês, *blood oxygen level dependent* – dependente do nível de oxigênio no sangue), **espectroscopia** e **perfusão**. Essas técnicas são descritas em mais detalhes ainda neste capítulo.

EXAMES DE RM

A RM é usada para avaliar órgãos internos, estruturas e doenças em várias regiões do corpo. Como já discutido, as imagens podem ser adquiridas em múltiplas orientações, usando diferentes sequências de pulso e ponderações. As imagens de RM podem ser obtidas sem o meio de contraste, ou com e sem contraste, quando clinicamente indicado. Os tempos de exame variam, dependendo do número de sequências adquiridas e do tipo de exame realizado (p. ex., encéfalo, coluna, abdome, mama, cardíaco e musculoesquelético). O objetivo da RM é garantir a segurança da equipe e dos pacientes, além de obter uma ótima qualidade de imagem em um período de exame razoável.

Imagens do cérebro e da coluna

A RM é usada geralmente para exames do cérebro e da coluna devido aos excepcionais detalhes visualizados. As sequências fundamentais usadas são T1, T2 e DP. Outras sequências podem ser adicionadas, dependendo dos protocolos padrão da instituição definidos pelo radiologista e/ou por indicações clínicas. Por exemplo, a sequência FLAIR (do inglês, *fluid-attenuated inversion recovery* – recuperação de inversão com atenuação de líquido) é adquirida rotineiramente no cérebro para suprimir o sinal do LCR e visualizar melhor as lesões hiperintensas periventriculares, como as placas de esclerose múltipla (EM). Uma sequência ponderada em T2 tridimensional (3D HASTE, 3D TSE), com supressão de gordura, também pode ser adquirida na coluna. Isso produz um efeito de mielografia e é clinicamente usado para avaliar volume da medula espinal, atrofia ou compressão de medula. Além disso, se clinicamente indicado, no cérebro ou na coluna, uma injeção de meio de contraste pode ser administrada, e uma sequência ponderada em T1 pode ser adquirida pré e pós-contraste para comparação.

- A **anatomia cerebral visualizada** inclui as substâncias cinzenta *versus* branca, os lobos cerebrais, os seios da dura-máter, os núcleos da base, os ventrículos, a ponte, os nervos, as órbitas, a hipófise, o canal auditivo interno (CAI) e o tronco encefálico; todos eles podem ser visualizados em detalhes
- As **indicações clínicas para RM cerebral** incluem as vasculares (acidente vascular encefálico isquêmico e hemorrágico, malformação arteriovenosa, aneurismas, trombose venosa), tumor, infecção (abscesso, cerebrite, encefalite, meningite); doenças da substância branca (EM e outros distúrbios desmielinizantes), neoplasia, doenças infecciosas (incluindo aquelas associadas à síndrome da imunodeficiência adquirida e herpes), traumatismo (hematoma epidural, contusão, hematoma subdural), malformações congênitas e hidrocefalia[48]
- A **anatomia da coluna visualizada** inclui as raízes nervosas, a medula espinal, os espaços dos discos intravertebrais, o corpo vertebral, os forames, as facetas articulares, o LCR e a gordura subcutânea (Figura 20.112)
- As **indicações clínicas de RM para a coluna** incluem malformações de Chiari, anomalias congênitas da coluna, fraturas, abscessos, avaliação de tumor, siringomielia (siringe), espondiloartropatias, artrite reumatoide, avaliação pré e pós-operatória, doença infecciosa (abscesso, osteomielite, discite), mielopatia, infarto da medula espinal, EM e outras doenças da substância branca, avaliação dos corpos vertebrais e escoliose grave.

Procedimentos de angiorressonância magnética (ARM) e venografia por ressonância magnética (VRM) são realizados para avaliar as circulações arterial e venosa em várias partes do corpo (p. ex.,

Tabela 20.8 Variações da sequência de recuperação de inversão de RM.[65,66]

RECUPERAÇÃO DE INVERSÃO (RI)	SIEMENS HEALTHINEERS	GE	PHILIPS
Short-Tau RI	TIRM ou STIR	STIR	STIR
Long-Tau RI	TIRM, Dark-Fluid	FLAIR	FLAIR
Recuperação de inversão dupla (DIR)	DIR SPACE	CUBE DIR	RI dupla-TSE
RI verdadeira	TIR, RI verdadeira	–	RI real

DIR SPACE, double inversion recovery SPACE sequence; FLAIR, fluid attenuation inversion recovery; STIR, short-tau inversion recovery; TIR, true inversion recovery; TIRM, turbo inversion recovery magnitude; TSE, turbo spin echo.

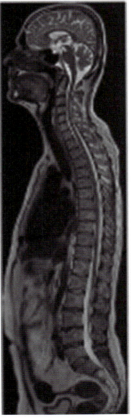

Figura 20.112 Imagem ponderada em T2 no plano sagital do crânio e da coluna. (Cortesia de Siemens Medical Solutions USA, Inc.)

crânio, pescoço, tórax, abdome, pelve e pernas; Figura 20.113). A ARM permite aos radiologistas avaliarem as artérias importantes, enquanto a VRM pode ser usada para avaliar veias. No cérebro, a ARM do polígono de Willis provou ser valiosa clinicamente no diagnóstico de aneurismas, oclusões, estenose e outras anomalias. Uma VRM do cérebro é utilizada clinicamente para avaliar o fluxo sanguíneo venoso.

- A **anatomia visualizada por ARM** inclui o polígono de Willis no cérebro, as carótidas (pescoço); a aorta torácica e abdominal; as artérias renais e artérias coronárias (coração)
- As **indicações clínicas para ARM de crânio e pescoço** incluem aneurismas, oclusões, estenose, obstruções, malformação arteriovenosa, dissecção de artérias, trombose de seios e doença oclusiva venosa intracraniana
- As **indicações clínicas para ARM de tórax, abdome, pelve e extremidades inferiores** incluem estenose, aneurisma, trombose venosa, dissecção da aorta e hipertensão intracraniana; malformações vasculares e anastomoses vasculares; assim como doença de artéria periférica
- A **anatomia visualizada na VRM** inclui circulação venosa no tórax, no abdome, na pelve e na região inferior da perna (panturrilha)
- As **indicações clínicas para VRM** incluem oclusão venosa, estenose venosa, trombose de veia profunda, embolia pulmonar, doença vascular periférica, invasão de veia por tumor, anormalidades vasculares, trombose venosa e avaliação de locais venosos pós-operatórios e enxertos de cirurgia de revascularização.

Imagens musculoesqueléticas

A aquisição de imagens musculoesqueléticas é uma técnica insuperável para a avaliação de tecidos moles, ligamentos, tendões, cartilagem e osso nas extremidades. A RM é um método primário de avaliação de distúrbios internos do joelho, anormalidades do menisco, necrose avascular do quadril e outras regiões ósseas, massas de tecidos moles e anormalidades da medula óssea. Os exames musculoesqueléticos incluem joelho, ombro, punho, cotovelo, pé, tornozelo e ossos longos (pernas e braços) (Figuras 20.114 e 20.115).

No caso do joelho, por exemplo, sequências adicionais podem ser incluídas, dependendo dos protocolos da instituição definidos por radiologista e/ou por indicações clínicas. Além disso, se clinicamente indicada, uma injeção de contraste intravenoso pode ser administrada, e uma sequência ponderada em T1 pode ser adquirida pré e pós-contraste para comparação.

- A **anatomia musculoesquelética visualizada** inclui tecidos moles, tendões, cartilagem, ligamentos, menisco, músculos, *labrum*, manguito rotador e osso
- As **indicações clínicas musculoesqueléticas** incluem doenças articulares (artrite degenerativa), fraturas, osteonecrose, doenças da medula óssea, tumores ósseos e de tecidos moles; alterações inflamatórias, edema (líquido); rupturas de menisco, ligamentos ou tendões no joelho, rupturas do manguito rotador no ombro, rupturas do *labrum* no ombro e quadril; bem como necrose avascular no quadril ou em outras regiões ósseas.

Imagens do corpo: abdome e pelve

As sequências fundamentais na aquisição de imagens de RM do corpo incluem ponderada em T1; ponderada em T1 fora de fase e em fase; ponderada em T1 com e sem contraste; ponderada em T2; e GRE. Além disso, as sequências em 2D e em 3D podem ser adicionadas, dependendo dos protocolos da instituição definidos por radiologista e/ou por indicações clínicas. Para reduzir o movimento respiratório, técnicas de suspensão da respiração e/ou respiração livre são rotineiramente utilizadas; porém, em vez dessas técnicas, algumas instituições preferem a sincronização respiratória. As sequências adquiridas com sincronização respiratória são dependentes da respiração do paciente; assim, se o paciente respirar de modo irregular, o tempo de aquisição pode aumentar significativamente. Se clinicamente indicada, uma injeção intravenosa de contraste também pode ser administrada, então uma sequência ponderada em T1 pode ser adquirida pré e pós-contraste para comparação. Em alguns casos, a aquisição dinâmica de imagens (com multimedições pré e pós-contraste) também podem fazer parte de um protocolo de rotina dos exames para visualizar o realce arterial, venoso e retardado (p. ex., fígado) (Figuras 20.116 e 20.117).

- A **anatomia visualizada** no abdome inclui fígado, rins, baço, pâncreas, vesícula biliar, glândulas suprarrenais, intestinos grosso e delgado, aorta ascendente/descendente, artérias/veias renais e trato biliar. Na pelve, osso, tecidos moles, bexiga, ovários, útero, ureteres, reto, feto, útero e glândula prostática
- As **indicações clínicas de RM do corpo** incluem avaliação de tumores, doenças hepáticas (cirrose, esteatose hepática), doença inflamatória intestinal (doença de Crohn e colite ulcerativa); doença do assoalho pélvico, doença renal e massas renais.

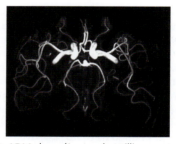

Figura 20.113 ARM do polígono de Willis no cérebro. (Cortesia de Siemens Medical Solutions USA, Inc.)

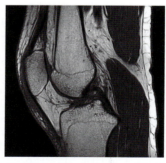

Figura 20.114 SE T1 sagital do joelho. (Cortesia de Siemens Medical Solutions USA, Inc.)

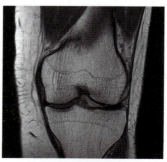

Figura 20.115 TSE DP coronal. (Cortesia de Siemens Medical Solutions USA, Inc.)

Imagens da mama

A **RM da mama** é um exame suplementar realizado em conjunto com triagem de rotina, mamografia e ultrassonografia para diagnóstico e estadiamento do câncer de mama. É realizada normalmente em pacientes em risco mais elevado de câncer de mama (histórico familiar, positivas para mutação de gene ***BRCA1*** ou ***BRCA2***). A RM de mama tem capacidade de avaliar as mamas bilateralmente e todo o parênquima mamário, desde o mamilo até a parede torácica, e de medial a lateral. A capacidade de visualizar toda a mama também ajuda a avaliar o tamanho, a profundidade e a extensão de câncer, abscesso ou outras anomalias mamárias que possam estar presentes. As imagens de RM da mama são sempre realizadas usando uma bobina mamária exclusiva, em que a paciente se deita na bobina em decúbito ventral (posição prona). O período de tempo ideal para a realização do exame de RM da mama em uma mulher pré-menopausa é de 7 a 14 dias a partir do início do ciclo menstrual.[56]

Diferentes técnicas são usadas para a RM da mama, incluindo a aquisição de imagens dinâmicas da mama por RM (Figura 20.118), imagens axiais da mama, biopsia da mama guiada por RM e avaliação de implante mamário por RM.

- **Imagens dinâmicas da mama por RM:** aquisição de imagens da mama por RM com o uso de injeção intravenosa de contraste, com múltiplas medições. Seu uso clínico destina-se à detecção e ao estadiamento de câncer de mama; à avaliação de lesões benignas; a alterações fibrocísticas; ao carcinoma ductal *in situ* (CDIS) e ao carcinoma invasivo[48]
- **Biopsia de mama guiada por RM:** imagens de RM rotineiras da mama adquiridas com fixação de grade ou pilar na bobina da mama. A grade ou pilar são vistos na imagem de RM e usados para localizar a área de interesse (lesão). Uma vez localizada a lesão, utiliza-se uma agulha para remover uma amostra de tecido que é então enviada ao laboratório para ser avaliada por um patologista
- **Imagens de implante por RM:** essas imagens são adquiridas para avaliar informações importantes referentes à integridade do implante e quaisquer anormalidades, bem como para avaliar o tecido mamário para detecção de patologia.

Como na RM de mama é alta a incidência de falso-positivos em comparação com a mamografia, esta última ainda é considerada a ferramenta de triagem mais eficaz para o câncer de mama. Entretanto, a realização de mamografia e RM de mama pode aumentar a detecção de câncer de mama.[48]

Imagens cardíacas

A aquisição de **imagens cardíacas por RM** é usada para avaliar estruturas anatômicas e função cardíacas. A RM também é usada para avaliar valvas cardíacas, câmaras cardíacas, fluxo sanguíneo através dos grandes vasos (coronárias) e estruturas ao redor do coração (pericárdio). Esse exame é sincronizado com uma técnica chamada eletrocardiograma (ECG). Eletrodos de ECG são colocados no tórax para sincronizar a sequência com o coração durante a aquisição de dados. A sincronização reduz o movimento do coração para que possam ser obtidas imagens diagnósticas. Uma injeção de contraste intravenoso também pode ser usada, se solicitada por um médico, para avaliar isquemia miocárdica, infarto (perfusão de estresse) e obstrução microvascular (perfusão em repouso).[57]

A RM cardíaca é passível de ser indicada clinicamente para avaliar distúrbios cardiovasculares, como tumores, infecção, doença arterial coronariana, condições inflamatórias, planejamento de tratamento e efeitos de alterações cirúrgicas (doença cardíaca congênita)[57] (Figura 20.119).

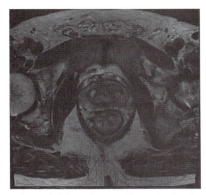

Figura 20.116 T2 axial da próstata. (Cortesia de Siemens Medical Solutions USA, Inc.)

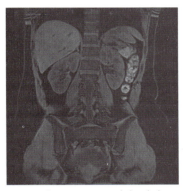

Figura 20.117 VIBE Dixon T1 coronal de abdome e pelve. (Cortesia de Siemens Medical Solutions USA, Inc.)

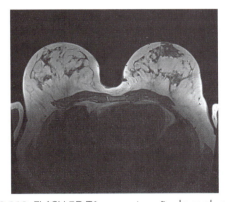

Figura 20.118 FLASH 3D T1 sem saturação de gordura, no plano axial da mama. (Cortesia de Siemens Medical Solutions USA, Inc.)

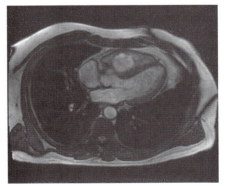

Figura 20.119 FISP verdadeiro das quatro câmaras cardíacas. (Cortesia de Siemens Medical Solutions USA, Inc.)

Imagens ponderadas em difusão (DWI)

A aquisição de imagens ponderadas em difusão (DWI – do inglês, *diffusion-weighted imaging*) se baseia na medição do movimento aleatório (browniano) das moléculas de água dentro de um *voxel* de tecido.[58] A difusão dos prótons de água no cérebro segue um padrão de mínima resistência ao longo de limitações/obstáculos (membranas celulares, fibras nervosas, patologia) da estrutura tecidual circundante. Quando há doença, o padrão de difusão é perturbado e a quantidade de difusão altera-se na área afetada. O contraste da imagem mostra a diferença na velocidade de difusão entre os tecidos.

A sequência de difusão tem a capacidade de calcular múltiplos valores *b* e um mapa de coeficiente de difusão aparente (ADC – do inglês, *apparent diffusion coefficient*). O mapa de ADC é adquirido para diferenciar entre o efeito T2 e o contraste de difusão puro. Quando uma sequência DWI de RM é realizada em um paciente durante um acidente vascular encefálico (AVE) agudo (de 0 a 7 dias), a imagem DWI é brilhante (alta intensidade de sinal) na área do AVE[59] e o mapa ADC é escuro (baixa intensidade de sinal) (Figuras 20.120 e 20.121).

APLICAÇÕES DA DWI E INDICAÇÕES CLÍNICAS[60]

- **Cérebro:** avaliar AVE isquêmico, diferenciar entre AVE agudo e crônico, graduar tumor, diferenciar entre abscesso e tumores necróticos; avaliar desmielinização ativa, doenças da substância branca (EM, doença de Alzheimer, encefalopatia por vírus da imunodeficiência humana)
- **Cabeça/pescoço:** carcinoma, linfomas, tumores benignos das glândulas salivares, cistos benignos, diferenciar entre tumores benignos e malignos; diferenciar linfoma de carcinoma escamoso; diferenciar entre linfadenopatia benigna e metastática
- **Abdome:** detecção de lesão hepática focal, doença hepática parenquimatosa difusa (esteatose não alcoólica) e fibrose hepática; diferenciar entre lesões pancreáticas malignas e benignas; metástases hepáticas, adenocarcinoma pancreático e doença renal
- **Próstata:** caracterizar e graduar lesões na próstata, detecção de tumor, estadiamento de tumor local e detecção de recorrência tumoral após tratamento primário[61]
- **Mama:** lesões malignas *versus* benignas, diagnóstico diferencial entre CDIS e câncer de mama invasivo
- **Musculoesquelético:** diferenciar entre fraturas osteoporóticas e fraturas por compressão malignas.

IMAGENS POR TENSOR DE DIFUSÃO (DTI)

A aquisição de imagens por tensor de difusão (DTI – do inglês, *diffusion tensor imaging*) é baseada na sequência EPI. A DTI usa uma equação matemática completa para modelar a anisotropia 3D (tensor). A imagem do tensor mostra a direção e a magnitude da difusão anisotrópica. A sequência do tensor de difusão adquire seis ou mais direções de difusão para criar uma relação entre os dados adquiridos e os gradientes de difusão usados na sequência de pulsos. A variação direcional na tendência de difusão das moléculas de água dentro de um *voxel* é a definição de DTI.

Os dados de DTI também são usados para traçar o trajeto em 3D dos fascículos de fibras de substância branca; esse processo é denominado tratografia (Figura 20.122). A direção preferencial da difusão indica a estrutura dos fascículos de substância branca.

Os conjuntos de dados da DTI são pós-processados para criar mapas em escala adicional de cinza, mapas coloridos e tratos de fibras coloridas (tratografia). A tratografia é usada clinicamente para determinar o resultado de um tratamento por meio da avaliação de integridade, deslocamento ou infiltração por tumores e/ou traumatismo.

PERFUSÃO: CONTRASTE DE SUSCETIBILIDADE DINÂMICA

A **perfusão por contraste de suscetibilidade dinâmica** (DSC – do inglês, *dynamic susceptibility contrast*) é um método de medição do fluxo sanguíneo no cérebro. Requer a injeção rápida do meio de contraste (gadolínio), que é infundido no sangue por um injetor elétrico e monitorado quando passa pela microvasculatura do cérebro. Ao entrar na circulação, o gadolínio induz alterações na suscetibilidade devido às suas propriedades paramagnéticas, resultando em valores mais baixos de T2* e em perda significativa de sinal, dependendo da concentração local. Se a barreira hematencefálica for rompida por doença (tumor, infecção), o resultado é o encurtamento de T1 e o aumento do contraste.

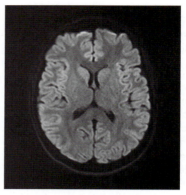

Figura 20.120 Imagem ponderada em difusão axial no cérebro. (Cortesia de Siemens Medical Solutions USA, Inc.)

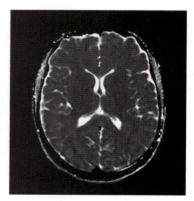

Figura 20.121 Mapa de ADC axial no cérebro. (Cortesia de Siemens Medical Solutions USA, Inc.)

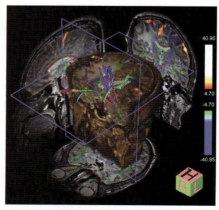

Figura 20.122 Tratografia do cérebro. (Cortesia de Siemens Medical Solutions USA, Inc.)

A perfusão DSC, depois de adquirida, pode processar vários mapas de perfusão *inline* em escala de cinza, quando estes são carregados em um algoritmo pós-processamento. Esses mapas de perfusão também são passíveis de ser processados em cores (a disponibilidade de mapas de perfusão *inline* depende do fabricante de RM, da sequência de perfusão utilizada e dos parâmetros disponíveis). Uma lista de mapas de perfusão DSC é apresentada na Tabela 20.9[62,63] (como relCBV – do inglês, *relative cerebral blood volume* – volume de sangue cerebral relativo; relCBF, do inglês, *relative cerebral blood flow* – fluxo sanguíneo cerebral relativo; relMTT, do inglês, *relative mean transit time* – tempo de trânsito médio relativo).

Dentre as indicações clínicas de perfusão DSC para o estudo de tumores cerebrais estão a vascularização tumoral, a avaliação da resposta à terapia e a intervenção cirúrgica (biopsia estereotática). As indicações clínicas para perfusão DSC no estudo da isquemia cerebral incluem AVE grave e ataque isquêmico transitório (AIT); estenose vascular e vasoespasmo.

PERFUSÃO: *ARTERIAL SPIN LABELING*

A ***arterial spin labeling*** (**ASL** – marcação de *spin* arterial), também referida como ***arterial spin tagging***, é uma técnica não invasiva de perfusão por RM que avalia o fluxo sanguíneo cerebral por meio da marcação magnética do influxo de sangue. A ASL não depende de injeção de contraste; em vez disso, usa o conteúdo aquoso do sangue como um agente de contraste endógeno para medir a perfusão na RM. A marcação ASL usa as moléculas de água circulantes no cérebro e, com um pulso de RF, rastreia o sangue à medida que ele circula pelo cérebro, capturando a imagem "marcada". Uma imagem de "controle" é então adquirida antes da marcação da água sanguínea. Em seguida, as imagens marcada e de controle são subtraídas, e as diferenças de sinal refletem diretamente a perfusão tecidual[64] (Figura 20.123).

A ASL suporta várias técnicas, incluindo marcação de *spin* arterial pulsada e marcação de *spin* arterial pseudocontínua.

- ***Marcação de spin arterial pulsada*** (**PASL** – do inglês, *pulsed arterial spin labeling*): a água do sangue é invertida quando passa por um conjunto de dados em vez de um plano[64]
- ***Marcação de spin arterial pseudocontínua*** (**PCASL** – do inglês, *pseudocontinuous arterial spin labeling*): a água do sangue é invertida quando flui pelo cérebro em um plano. A PCASL caracteriza-se por um único pulso longo (de 1 a 3 segundos).[64]

A ASL é usada em vez da perfusão DSC na RM quando um meio de contraste não pode ser administrado ou como uma técnica rotineira de perfusão. Clinicamente, a ASL, assim como a perfusão DSC, pode avaliar o infarto cerebral; o AVE agudo e crônico; bem como tumores cerebrais, epilepsia, doença neurodegenerativa (doença de Alzheimer), demência frontotemporal e doença de Parkinson.[64]

IMAGENS DE RESSONÂNCIA MAGNÉTICA FUNCIONAL E DEPENDENTE DO NÍVEL DE OXIGENAÇÃO DO SANGUE

Há dois termos geralmente associados à aquisição de imagens funcionais: **imagens por ressonância magnética funcional (RMF)** e **dependente do nível de oxigenação do sangue (BOLD** – do inglês, *blood oxygenated level dependent*). A RMF é o estudo da função de regiões e/ou atividades específicas de uma estrutura. Exibe áreas do cérebro que estão participando de certas atividades motoras, sensitivas ou cognitivas (p. ex., o movimento da mão, a memória, o sentido do olfato e a percepção visual). Essa atividade é medida pela detecção das alterações dos níveis de oxigênio e pelo aumento do fluxo sanguíneo para o cérebro em resposta à atividade neural. Como o fluxo sanguíneo e a ativação neural estão ligados, as áreas mais ativas do cérebro consomem mais oxigênio, devido ao aumento do fluxo sanguíneo; estas são as áreas que exibem a ativação.

BOLD é um termo usado para a técnica de RMF; ela usa as alterações locais do fluxo sanguíneo como um indicador de ativação momentânea de uma região do cérebro. Essa técnica usa as diferenças na desoxi-hemoglobina que introduzem homogeneidade no campo magnético onde a oxi-hemoglobina não o faz. Se um aumento na concentração de desoxi-hemoglobina for visualizado, há diminuição na intensidade da imagem.

Antes do exame de RMF, o paciente é instruído a realizar um exercício ou sequência de eventos (paradigma). Os paradigmas destinam-se a aumentar a atividade neuronal em uma área ou região específica do cérebro. O estímulo é realizado com um período de ativação seguido de um período de repouso ou de realização de uma tarefa alternada pelo paciente (p. ex., toques – batidas – de dedo alternando a mão esquerda e a mão direita;

Tabela 20.9 Mapas de perfusão do contraste de suscetibilidade dinâmica (DSC).[57,58]

MAPAS DE PERFUSÃO DSC	DEFINIÇÃO
Global Bolus Plot (GBP)	Valida a qualidade da passagem do *bolus* e é usado para monitorar o período de captação do contraste
Percentage of Baseline at Peak (PBP) ou Percentage Signal Recovery (PSR)	Porcentagem de recuperação de sinal de RM referente à imagem basal pré-contraste no fim da perfusão em primeira passagem
Time to Peak (TTP)	Tempo desde a injeção inicial de contraste, até o pico do *bolus*; perda máxima de sinal dentro do órgão de interesse
Cerebral Blood Volume (CBV)	Volume sanguíneo em determinada região do tecido cerebral (medido em mililitros por 100 g de tecido cerebral)
Cerebral Blood Flow (CBF)	Volume de sangue que passa em determinada região do tecido cerebral por unidade de tempo (medido em mililitros por minuto de 100 g de tecido cerebral)
Mean Transit Time (MTT)	Tempo médio em que uma única molécula de contraste (e não o *bolus* inteiro) passa pelo tecido

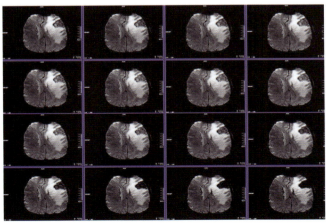

Figura 20.123 Perfusão dinâmica com contraste mostrando um corte através do tempo. (Cortesia de Siemens Medical Solutions USA, Inc.)

Figura 20.124). O paradigma é então repetido com o uso de múltiplas medições, para aumentar o sinal BOLD, similar ao uso de múltiplas médias. Existem vários estímulos BOLD que podem ser realizados pelo paciente; o estímulo selecionado depende da área do cérebro e do córtex que está sob exame. Os estímulos de BOLD são: motores, sensoriais (visuais e auditivos) e cognitivos (Tabela 20.10). As imagens são então pós-processadas para avaliar a área de ativação (córtex motor) e a proximidade com a área da patologia para planejamento cirúrgico.

A RMF permite ao clínico analisar a organização cerebral dos sistemas funcionais, exibe alterações da atividade decorrentes de lesões cerebrais locais e auxilia no mapeamento da função cerebral em relação a tumores intracranianos, focos epilépticos ou malformações vasculares antes da cirurgia. O uso mais disseminado da RMF clínica é para o planejamento pré-cirúrgico de ressecção tumoral. O objetivo da RMF é maximizar a ressecção do tecido patológico, deixar intacto o córtex motor, reduzir o risco cirúrgico e melhorar os resultados do paciente, para que ocorra um mínimo déficit neurológico.

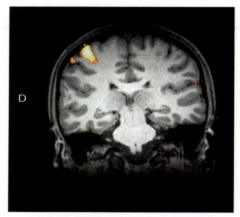

Figura 20.124 BOLD do cérebro com estímulos de toques (batidas) de dedo. (Cortesia de Siemens Medical Solutions USA, Inc.)

ESPECTROSCOPIA POR RESSONÂNCIA MAGNÉTICA

A **espectroscopia por ressonância magnética (ERM)** é uma ferramenta diagnóstica usada para coletar informações bioquímicas de áreas de interesse localizadas. As sequências de espectroscopia são adquiridas, além da aquisição de imagens clínicas de rotina, para esclarecer achados ambíguos.

As sequências de ERM de H^1 (hidrogênio) incluem a *single voxel spectroscopy* (SVS) e a *chemical shift imaging* (CSI) em 2D ou 3D. As técnicas de ERM ^1H incluem *Spin Echo* (SE) ou *Point-Resolved Spectroscopy* (PRESS) e *Stimulated Echo Acquisition Mode* (STEAM).

Os **resultados pós-processamento da técnica SVS** incluem um **espectro único com imagens de referência** (sagital, axial e coronal) (Figura 20.125) e uma tabela de resultados. Os **resultados da espectroscopia CSI 2D e 3D** incluem um **espectro ampliado** que pode ser processado em várias localizações dentro do campo de visão (FoV), **imagens de referência, mapas espectrais, imagens de metabólitos, mapas de informação de picos, proporção de metabólitos** e uma **tabela de resultados**. A espectroscopia de prótons é aprovada pela FDA para uso no cérebro, na mama e na próstata.

Em **ambiente de pesquisa, a espectroscopia multinuclear** também pode ser adquirida no músculo, no coração e no fígado. Outros elementos, além do hidrogênio, encontrados na tabela periódica são avaliados com espectroscopia multinuclear. Por exemplo, o fósforo (^{31}P) muscular pode ser avaliado; uma bobina especial sintonizada com ^{31}P seria usada para que os dados adquiridos sejam visualizados e submetidos a pós-processamento.

A espectroscopia de ^1H é usada para refletir o estado metabólico de vários tecidos, mostra alterações metabólicas resultantes de doença, monitora o efeito de terapia e segue trajetos metabólicos na pesquisa bioquímica. As aplicações clínicas da espectroscopia ERM com ^1H podem incluir infecção, epilepsia, doença neurodegenerativa, hipoxia, AVE, isquemia cerebral, desmielinização, retardos do desenvolvimento, neoplasias intracranianas e evidência de outras doenças da substância branca (p. ex., placas de EM).

TERMINOLOGIA DE RM[52,65,66]

Ângulo de inclinação: define o ângulo do estímulo para a sequência de pulso. É o ângulo em que o vetor de magnetização é girado em relação à principal direção do campo magnético, por meio da aplicação de um pulso de estímulo de radiofrequência (RF) na frequência de Larmor.

Artefatos: intensidades de sinal em uma imagem de RM que não correspondem à distribuição espacial do tecido no plano da

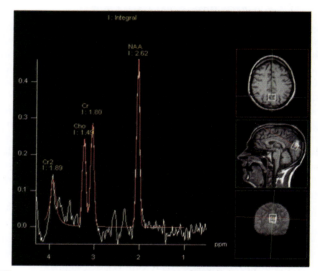

Figura 20.125 Espectro SVS do cérebro. (Cortesia Siemens Medical Solutions USA, Inc.)

Tabela 20.10 Tipos de estímulos para a técnica BOLD.

ESTÍMULO BOLD	FUNÇÃO REALIZADA PELO PACIENTE	APLICAÇÃO CLÍNICA
Motor	Toques (batidas) de dedo, flexão do tornozelo, flexão da língua	Planejamento pré-cirúrgico para avaliar os efeitos da proximidade da lesão com a faixa motora (córtex motor primário)
Sensitivo (auditivo)	Geração de rimas ou palavras	Avaliar e visualizar proximidade de lesões e o efeito na área de Broca (córtex cerebral)
Sensitivo (visual)	Foco em projeções ou imagens específicas	Avaliar o córtex visual, auxiliar o cirurgião a minimizar os efeitos cirúrgicos negativos na visão
Cognitivo	Pensamento e raciocínio; aprendizagem e repetição de pares de palavras; memória e tomada de decisão	Avaliar áreas anatômicas associadas a processos cognitivos

CAPÍTULO 20 | MODALIDADES DIAGNÓSTICAS E TERAPÊUTICAS **797**

imagem. Resultam de efeitos fisiológicos e relacionados ao sistema (p. ex., artefato de dobradura, artefato de distorção, artefato de fluxo, artefatos de movimento).

B_0: o campo magnético principal; o campo magnético estático.[67]

Bobina: espiral única ou múltipla de fios, destinada a produzir um campo magnético a partir da corrente que flui através do fio ou para detectar uma alteração no campo magnético pela voltagem induzida no fio.[66]

Bobina de radiofrequência (RF): usada para transmitir pulsos de RF ou receber sinais de RM.[66]

Bobina receptora: bobina que detecta o sinal de RM.[65]

Bobinas de gradiente: bobinas usadas para gerar gradientes de campos magnéticos. As bobinas de gradiente são operadas em pares no magneto, à mesma corrente, mas de polaridades opostas. Uma das bobinas aumenta o campo magnético estático a uma certa quantidade; a bobina oposta o reduz pela mesma quantidade, alterando o campo magnético geral. A alteração é o gradiente linear, de acordo com os eixos coordenados (p. ex., x, y, z).

Campo magnético estático (B_0): campo magnético principal, medido em tesla. A direção B_0 corre paralela ao eixo z.

Campo magnético induzido por gradiente: campo magnético cuja força se altera em dada direção; é necessário para a seleção da região do estudo (seleção de corte) e para codificar a localização do sinal da RM.

Campo magnético variável (gradiente) no tempo (dB/dt): em sistemas de RM, esse tipo de campo fornece a variação dependente da posição na intensidade do campo magnético. Os gradientes consistem em pulsos, e quanto mais rápida a sequência, maior a taxa de alteração dos campos de gradiente.[74]

Campo marginal: campo magnético na parte externa do magneto que não contribui para a aquisição de imagem; também é chamado de *campo magnético periférico*.

Campos magnéticos de radiofrequência: radiação eletromagnética um pouco menor em energia que a infravermelha; os campos magnéticos de RF são aplicados durante sequências de pulso.

Coerência de fase: todos os prótons estão na mesma fase, apontados na mesma direção; isso ocorre após desativação do pulso de RF e os *spins* precessam em torno do B_0.

Condicional de RM: um item que demonstrou não representar nenhum risco conhecido em um ambiente específico de RM com condições específicas de uso. As condições de campo que definem o ambiente de RM incluem a força do campo magnético estático, o gradiente espacial, a taxa de tempo da alteração do campo magnético (dB/dt), os campos de RF e a taxa de absorção específica (SAR). Outras condições, incluindo a configuração específica do item, podem ser exigidas.[70]

Contraste de imagem: o contraste na imagem é a diferença relativa na força do sinal entre dois tipos de tecidos adjacentes.

Criogênio: agente refrigerador, como o hélio ou o nitrogênio. Na aquisição de imagens de RM, os agentes refrigeradores são usados para manter a supercondutividade do magneto.

Decaimento de indução livre (DIL): sinal que é induzido pelo estímulo de RF dos *spins giratórios* e que diminui exponencialmente sem influência externa a uma constante de tempo T2* característica.

Densidade de prótons (DP): sequência de pulso caracterizada por um longo tempo de repetição (TR; reduz T1) e curto tempo de eco (TE; minimiza T2). Ver também *Densidade de spins*.

Densidade de spins: densidade de ressonância dos *spins* em certa região; um dos determinantes principais da intensidade do sinal de RM dessa região.[66]

Dispositivo não seguro para RM: um item conhecido por apresentar riscos em todos os ambientes de RM. Os itens não seguros na RM incluem objetos magnéticos, como uma tesoura ferromagnética.[70]

Dispositivo seguro para RM: um item que não representa riscos de segurança conhecidos no ambiente de RM. Os itens de segurança de RM são não condutores, não metálicos e não magnéticos.[70]

Dose específica de energia (SED): quantidade total acumulada de energia depositada no corpo. A SED é medida em joules por quilograma (joules/kg).

Frequência de Larmor: frequência em que os *spins* precessam na direção do campo magnético externo (*i. e.*, frequência de precessão). A frequência de Larmor depende do tipo de núcleo e de força do campo magnético. A 1,5 T, a frequência de Larmor de prótons é de aproximadamente 63 MHz.

Gadolínio-DTPA: agente de contraste usado em RM; a administração do agente de contraste que contém gadolínio reduz os valores de T1 e T2 dos tecidos, dependendo da concentração. O efeito T1 é o mais relevante nos exames clínicos.

Gauss (G): antiga unidade de força de campo magnético. Atualmente, a unidade tesla é usada (1 T = 10.000 G).

Genes *BRCA1* e *BRCA2*: genes do câncer de mama que aumentam a chance de uma pessoa desenvolver esse câncer.[65]

Linha de 5 G (5 gauss): Linha que identifica o perímetro ao redor de um equipamento de RM; a área do lado de dentro dessa linha sofre um efeito de força do campo magnético maior que 5 G (gauss). A linha de 5 gauss é o perímetro dentro do qual objetos ferromagnéticos são proibidos. A linha de 5 gauss constitui o limite de exposição a campos magnéticos recomendado pela FDA para o público em geral; utilizada para promover a segurança no interior da câmara de RM.

Magnetização longitudinal: a exposição do corpo humano a um forte campo magnético (B_0) provoca o alinhamento dos prótons na direção do B_0; o estado energético preferido dos núcleos é estar paralelo ao campo magnético ou na direção z.[69]

Magnetização transversal: vetor de magnetização localizado no plano transversal que se encontra em coerência de fase.

Magneto permanente: magneto cujo campo magnético origina-se de materiais permanentemente ferromagnéticos, para gerar um campo magnético entre dois polos do magneto. Não há necessidade de energia elétrica adicional ou refrigeração. Os magnetos permanentes não podem ser desligados, mesmo no caso de emergência. São geralmente magnetos de baixo campo (0,4 T).[72]

Magneto resistivo: tipo de magneto que utiliza os princípios do eletromagnetismo para gerar o campo magnético. Normalmente, são necessários grandes valores de corrente e resfriamento significativo das bobinas do magneto. Um magneto resistivo não necessita de criogênios; em vez disso, requer um constante suprimento de energia elétrica para manter um campo magnético homogêneo e sua manutenção pode ser dispendiosa. Geralmente, esses são magnetos de baixo campo (0,6 T).[72]

Magneto supercondutor: eletromagneto parcialmente construído com materiais supercondutores e que alcançam uma intensidade de campo magnético muito mais alta. Os espirais da bobina dos magnetos supercondutores são feitos de fios. O hélio líquido é usado geralmente como um agente refrigerante. Os magnetos supercondutores normalmente exibem forças de campo superiores a 0,5 T e operam clinicamente em até 7 T.[72]

Momento angular do *spin*: giro angular resultante de um número ímpar de prótons e nêutrons.

Núcleo de hidrogênio: átomo mais abundante no corpo; utilizado em exames clínicos de aquisição de imagens por RM.

Plano coronal: plano ortogonal que divide o corpo em partes posterior e anterior (*i. e.*, plano frontal).

Plano sagital: plano ortogonal que divide o corpo em partes esquerda e direita (*i. e.*, plano longitudinal).

Plano transverso: plano ortogonal que divide o corpo em partes superior e inferior (*i. e.*, plano axial).

Precessão: movimento oscilante que ocorre quando um objeto giratório é submetido a uma força externa. Na RM, o próton de um núcleo de hidrogênio gira em torno de seu eixo, o que confere um momento angular.[73]

Pulso de radiofrequência (RF): rajada de energia de RF que, na correta frequência de Larmor, rotaciona o vetor de magnetização macroscópico em um ângulo específico, dependendo da amplitude e da duração do pulso.[40]

Radiofrequência (RF): porção do espectro eletrônico em que as ondas eletromagnéticas podem ser geradas pela corrente alternada, alimentadas por uma antena. Os pulsos de RF usados na RM em geral estão na faixa de 1 a 100 MHz. O efeito primário sobre o corpo humano é a dissipação de energia na forma de calor, normalmente na superfície corpórea. A absorção de energia é um valor importante para o estabelecimento de limiares de segurança.

Razão giromagnética: uma constante para dado núcleo que relaciona a frequência da RM nuclear e a força do campo magnético externo. O valor da razão giromagnética para o hidrogênio (1D) é 42,58 MHz/T.[68]

Razão sinal-ruído (RSR): relação entre a intensidade de sinal e o ruído. A RSR pode ser melhorada aumentando o número de médias e do FoV, e usando uma largura de banda menor, um TE mais curto e cortes mais espessos.

Relaxamento T1: constante de tempo específica de cada tecido, que descreve o retorno da magnetização longitudinal ao equilíbrio. Após o tempo T1, a magnetização longitudinal cresce novamente em cerca de 63% de seu valor final. Além disso, é um parâmetro tecidual que determina o contraste (p. ex., relaxamento *spin-lattice*, tempo de relaxamento longitudinal ou relaxamento térmico).

Relaxamento T2: constante de tempo específica do tecido, que descreve o decaimento da magnetização transversal em um campo magnético homogêneo ideal. Após o tempo T2, a magnetização transversal perdeu 63% de seu valor original. Além disso, é um parâmetro tecidual que determina o contraste (p. ex., relaxamento *spin-spin* ou relaxamento transverso).

Resolução espacial: capacidade de diferenciar estruturas teciduais circunjacentes. Quanto maior a resolução espacial, melhor será a possibilidade de diagnosticar uma patologia pequena.

Ressonância: troca de energia entre dois sistemas a uma frequência específica. Na RM, a ressonância é gerada pela aplicação de pulsos de RF à mesma frequência dos núcleos em precessão. A energia associada aos pulsos de RF muda os núcleos de um estado de baixa energia para um estado de alta energia.

Sequências de pulso: ordem cronológica dos pulsos de RF e dos pulsos gradientes usados para estimular o volume a ser medido, gerar o sinal e produzir a codificação espacial.

Sincronização: aquisição de imagens fisiologicamente controladas; sincronização de imagens com um intervalo de tempo para que determinado evento ou sinal seja selecionado dentre muitos e outros sejam eliminados ou descartados. Pode-se usar uma variedade de meios para detecção desses intervalos de tempo (p. ex., ECG, acionamento periférico, sincronização de pulso, sincronização respiratória). Uma técnica de RM usada para minimizar o artefato de movimento.

Supercondutividade: característica do material de várias ligas que, a temperaturas muito baixas (próximas ao zero absoluto), resulta em completa perda de resistência elétrica. A corrente elétrica pode então fluir sem perda; ou seja, o magneto está "sempre ligado" sem qualquer suprimento de energia elétrica.

Tamanho da matriz: o tamanho da matriz de dados brutos, que influencia não apenas a resolução espacial, mas também o tempo de medição e a RSR.

Taxa de absorção específica (SAR): taxa em que a energia de RF é absorvida no corpo e nos tecidos expostos. A SAR é medida em unidades de watts por quilograma (W/kg).

Tempo de eco (TE): tempo entre o meio de um pulso de estimulação (90°) até o centro do eco. O TE determina o contraste da imagem e geralmente é medido em milissegundos (ms).

Tempo de relaxamento: após o estímulo, os *spins* tendem a retornar a suas posições de equilíbrio, de acordo com essas constantes de tempo, e liberam o excesso de energia.[66]

Tempo de repetição (TR): tempo entre dois pulsos de estímulo. Dentro do intervalo TR, os sinais podem ser adquiridos com um ou mais tempos de eco ou codificações de fase (dependendo da sequência de pulso). O TR é um dos parâmetros de medição que determina o contraste. O tempo de aquisição (TA) é diretamente proporcional ao TR.

Tesla (T): unidade do sistema internacional (SI) para força de campo magnético. Aproximadamente 20 mil vezes a força do campo magnético da Terra (1 tesla = 10.000 gauss); 1 T também é equivalente a 1 newton/amp-m.[66]

Torque: força que causa ou tende a causar a rotação de um corpo; vetor de quantidade dado pelo produto da força e a posição do vetor onde a força é aplicada.[66]

Transformada de Fourier (TF): técnica matemática para que o sinal de RM seja decomposto em uma soma de ondas senoidais de diferentes frequências, fases e amplitudes.

Vetor magnético efetivo (NMV – do inglês, *net magnetization vector*): em RM, a soma de todos os momentos magnéticos dos núcleos individuais de hidrogênio.[71]

Referências Bibliográficas

Capítulo 1

1. *Mosby's medical dictionary*, ed 10, St. Louis, 2016, Elsevier.
2. Drake R., Vogl A.W., Mitchell A.W.M.: *Gray's anatomy for students*, ed 3, Elsevier Churchill Livingstone, 2015, p 14.
3. Drake R., Vogl A.W., Mitchell A.W.M.: *Gray's anatomy for students*, ed 3, Elsevier Churchill Livingstone, 2015, p 20.
4. *2018 primary certification and registration handbook for radiography*, St. Paul, 2018, American Registry of Radiologic Technologists.
5. Friedrich *Trendelenburg*, a surgeon in Leipzig, 1844–1924.
6. George Ryerson *Fowler*, an American surgeon, 1848–1906.
7. *Merrill's atlas of radiographic positioning and procedures*, vol 1, ed 14, St Louis, 2019, Elsevier, p 73.
8. *Dorland's illustrated medical dictionary,* ed 33, Philadelphia, Elsevier Healthsciences.
9. Frank E.D., Ballinger P.W., Bontrager K.L.: Two terms, one meaning, *Radiol Technol* 69:517, 1998.
10. *ARSRT 2018 primary radiography certification handbook, attachment B*, St Paul, 2017, American Registry of Radiologic Technologists.
11. ARRT 2019, September, standards of ethics A. *Code of Ethics*. Retrieved from: https://www.arrt.org/docs/default-source/governing-documents/arrt-standards-of-ethics.pdf?sfvrsn=c79e02fc_18
12. *ASRT curriculum guide in Radiography*, American Society of Radiologic Technologists, 2017.
13. Bushong S.: *Radiologic science for technologists*, ed 11, St Louis, 2017, Mosby.
14. Statkiewicz-Sherer M.A., Visconti P.J., Ritenour E.R., et al.: *Radiation protection in medical radiography*, ed 8, St Louis, 2018, Elsevier.
15. Kuipers G., Velders X.L., de Winter R.J., et al.: Evaluation of the occupational doses to interventional radiologists, *Cardiovasc Intervent Radiol* 31:483, 2008.
16. Hedrick W.R., Feltes J.J., Starchman D.E., et al.: Managing the pregnant radiation worker: a realistic policy for hospitals today, *Radiol Manage* 8:28, 1986.
17. Keriakes J.G., Rosenstein M.: *Handbook of radiation doses in nuclear medicine and diagnostic x-ray*, Boca Raton, Fla, 1980, CRC Press.
18. ICRP: ICRP statement on tissue reactions/early and late effects of radiation in normal tissues and organs—threshold doses for tissue reactions in a radiation protection context. ICRP Publication 118, *Ann ICRP* 41(1/2), 2012.
19. *ImageWisely Campaign*, 2019. Retrieved at. www.imagewisely.org
20. *ImageGently Alliance 2014*. Retrieved at www.imagegently.org

Capítulo 2

1. Drake R.L., Vogl A.W., Mitchell A.W.M., editors: *Gray's anatomy for students*, ed 4, Philadelphia, 2019, Elsevier Churchill Livingstone.
2. *Mosby's medical dictionary*, ed 10, St. Louis, 2016, Elsevier.
3. *Dorland's illustrated medical dictionary*, ed 33, Philadelphia, 2019, Saunders.
4. McQuillen-Martensen K.: *Radiographic image analysis*, ed 4, St. Louis, 2015, Elsevier Saunders.
5. Eisenberg R., Johnson N.: *Comprehensive radiographic pathology*, ed 5, St. Louis, 2012, Mosby Elsevier.
6. Centers for Disease Control and Prevention: What are the risk factors for lung cancer?. http://www.cdc.gov/cancer/lung/basic_info/risk_factors.htm.
7. Berkow R., Beer M., Fletcher A.: *The Merck manual of medical information*, Whitehouse Station, NJ, 1997, Merck Research Laboratories.

8. Fremgen B., Frucht S.: *Medical terminology: a living language*, ed 7, New York, 2019, Pearson.

Capítulo 3

1. *Mosby's medical dictionary*, ed 9, St. Louis, 2013, Elsevier, p 352.
2. Eisenberg R.L., Johnson N.M.: *Comprehensive Radiographic Pathology*, ed 5, St. Louis, 2012, Elsevier Mosby, p 199.
3. *Mosby's medical dictionary*, ed 9, St. Louis, 2013, Elsevier, p 1842.
4. *Mosby's medical dictionary*, ed 9, St. Louis, 2013, Elsevier, p 1843.
5. Eisenberg R.L., Johnson N.M.: *Comprehensive radiographic pathology*, ed 5, St. Louis, 2012, Elsevier Mosby.

Capítulo 4

1. Berquist T.H.: *Imaging of orthopedic trauma and surgery*, Philadelphia, 1986, Saunders.
2. McQuillen-Martensen K.: *Radiographic image analysis*, ed 4, St. Louis, 2015, Elsevier Saunders.
3. Griswold R.: Elbow fat pads: a radiography perspective, *Radiol Technol* 53:303, 1982.
4. Eisenberg R., Johnson N.: *Comprehensive radiographic pathology*, ed 6, St Louis, 2015, Elsevier Mosby.
5. Robert M.: The classic: Radiography of the trapeziometacarpal joint. Degenerative changes of this joint, *Clin Orthop Relat Res* 472(4):1095, 2014. [Translated from the French; original publication 1936].
6. Long B., Rafert J.: *Orthopedic radiography*, Philadelphia, 1995, Saunders.
7. Lewis S.: New angles on the radiographic examination of the hand—II, *Radiogr Today* 54(29), 1988.
8. Folio L.: Patient controlled stress radiography of the thumb, *Radiol Technol* 70:465, 1999.
9. Long B., Rafert J.: *Orthopedic radiography*, Philadelphia, 1995, Saunders, pp 44–45.
10. Brewerton D.A.: A Tangential radiographic projection for demonstrating involvement of metacarpal head in rheumatoid arthritis, *Br J Radiol* 40:233, 1967.
11. Rafert J.A., Long B.W.: Technique for diagnosis of scaphoid fractures, *Radiol Technol* 63:16, 1991.
12. Stecher W.R.: Roentgenography of the carpal navicular bone, *AJR Am J Roentgenol* 37:704, 1937.
13. Bridgman C.F.: Radiography of the carpal navicular bone, *Med Radiog Photog* 25:104, 1949.
14. Browning PD: Carpal tunnel syndrome imaging, *Medscape*, http://emedicine.medscape.com/article/388525-overview#a5
15. Coyle G.F.: *Radiographing immobile trauma patients. Unit 7. Special angled views of joints—elbow, knee, ankle*, Denver, 1980, Multi-Media Publishing.

Capítulo 5

1. Eisenberg R., Johnson N.: *Comprehensive radiographic pathology*, ed 6, St Louis, 2016, Elsevier.
2. Kowalczyk N.: *Radiographic pathology for technologists*, ed 6, St Louis, 2018, Elsevier.
3. Manaster B.J.: *Handbooks in radiology*, ed 2, Chicago, 1997, Mosby.
4. Rafert J.A., Long B.W., Hernandez E.M., et al.: Axillary shoulder with exaggerated rotation: the Hill-Sachs defect, *Radiol Technol* 62:18, 1990.
5. Clements R.W.: Adaptation of the technique for radiography of the glenohumeral joint in the lateral position, *Radiol Technol* 51:305, 1979.

REFERÊNCIAS BIBLIOGRÁFICAS

6. Ikemoto R.Y., Nascimento L.G.P., Bueno R.S., et al.: Anterior glenoid rim erosion measured by x-ray exam: a simple way to perform the Bernageau profile view, *Rev Bras Ortop* 45(6):538–542, 2010.
7. Long B.W., Rafert J.A.: *Orthopaedic radiography*, Philadelphia, 1995, Saunders, pp 168–170.
8. Neer II C.S.: Acromioplasty for the chronic impingement syndrome in the shoulder: a preliminary report, *J Bone Joint Surg Am* 54:41, 1972.
9. Neer II C.S.: Supraspinatus outlet, *Orthop Trans* 11:234, 1987.
10. Long B.W., Rafert J.A.: *Orthopaedic radiography*, Philadelphia, 1995, Saunders, p 194.
11. Sloth C., Lundgren J.S.: The apical oblique radiograph in examination of acute shoulder trauma, *Eur J Radiol* 9:147, 1989.
12. Garth Jr. W.P., Slappey C.E., Ochs C.W.: Roentgenographic demonstration of instability of the shoulder: the apical oblique projection, *J Bone Joint Surg Am* 66:1450, 1984.
13. Simovitch R., Sanders B., Ozbaydar M., et al.: Acromioclavicular joint injuries: diagnosis and management, *J Am Acad Orthop Surg* 17(4):207–219, 2009.
14. Shaffer B.S.: Painful conditions of the acromioclavicular joint, *J Am Acad Orthop Surg* 7(3):176–188, 1999.

Capítulo 6

1. Frank E.D., et al.: Mayo Clinic: radiography of the ankle mortise, *Radiol Technol* 62:354, 1991.
2. Manaster B.J.: *Handbooks in radiology*, ed 2, St Louis, 1997, Year Book Medical.
3. Keats T.E., et al.: Normal axial relationships of the major joints, *Radiology* 87:904, 1966.
4. McQuillen-Martensen K.: *Radiographic image analysis*, ed 4, St Louis, 2015, Elsevier Saunders.
5. Martensen K.M.: Alternate AP knee method assures open joint space, *Radiol Technol* 64:19, 1992.
6. Merchant A.C., et al.: Roentgenographic analysis of patellofemoral congruence, *J Bone Joint Surg Am* 56:1391, 1974.
7. Hughston A.C.: Subluxation of the patella, *J Bone Joint Surg Am* 50:10036, 1968.
8. Manaster B.J.: *Handbooks in radiology, skeletal radiology*, ed 4, St Louis, 1989, Year Book Medical.
9. Turner G.W., Burns C.B.: Erect position/tangential projection of the patellofemoral joint, *Radiol Technol* 54:11, 1982.
10. Hobbs D.L.: Tangential projection of the patella, *Radiol Technol* 77:20, 2005.
11. McQuillen-Martensen K.: *Radiographic image analysis*, St Louis, 2015, Elsevier Saunders, p 352.

Capítulo 7

1. Drake R., Vogel A.W., Mitchell A.W.M.: *Gray's anatomy for students*, ed 3, Philadelphia, 2015, Elsevier, p 441.
2. American Academy of Orthopaedic Surgeons: https://orthoinfo.aaos.org/en/diseases--conditions/pelvic-fractures/.
3. Drake R., Vogel A.W., Mitchell A.W.M.: *Gray's anatomy for students*, ed 3, Philadelphia, 2015, Elsevier, p 448.
4. Rossi F., Dragoni S.: Acute avulsion fractures of the pelvis in adolescent competitive athletes: prevalence, location and sports distribution of 203 cases collected, *Skeletal Radiol* 30:127–131, 2001.
5. Long B.W., Rafert J.A.: *Orthopaedic radiography*, Philadelphia, 1995, Saunders.
6. Clements R.S., Nakayama H.K.: Radiographic methods in total hip arthroplasty, *Radiol Technol* 51:589–600, 1980.

Capítulo 8

1. *Mosby's Dictionary of medicine, nursing & health professions*, ed 10, St. Louis, 2016, Elsevier.

Capítulo 9

1. Carucci L.R.: Imaging obese patients: problems and solutions, *Abdom Imaging* 38(4):630–646, 2013.
2. Martensen-McQuillen K.: *Radiographic image analysis*, ed 4, St. Louis, 2015, Elsevier, p 429.
3. Francis C.: Method improves consistency in L5-S1 joint space films, *Radiol Technol* 63:302–305, 1992.

4. Frank E.D., Stears J.G., Gray J.E., et al.: Use of the posteroanterior projection: a method of reducing x-ray exposures to radiosensitive organs, *Radiol Technol* 54:343–347, 1983.

Capítulo 10

1. Statkiewicz-Sherer M.A., Visconti P.J., Ritenour E.R., et al.: *Radiation protection in medical radiography*, ed 7, St. Louis, 2014, Elsevier, p 233.

Capítulo 11

1. Drake R., Vogel A.W., Mitchell A.W.M.: *Gray's anatomy for students*, ed 3, Philadelphia, 2015, Elsevier, p 1125.
2. Drake R., Vogel A.W., Mitchell A.W.M.: *Gray's anatomy for students*, ed 3, Philadelphia, 2015, Elsevier, p 842.
3. Standring S.: *Gray's anatomy: the anatomical basis of clinical practice*, ed 41, Philadelphia, 2015, Elsevier Churchill Livingstone.
4. *Mosby's medical dictionary*, ed 9, St. Louis, 2013, Elsevier Mosby, p 353.
5. *Mosby's medical dictionary*, ed 9, St. Louis, 2013, Elsevier Mosby, p 1300.
6. Gray H.: *Gray's anatomy*, ed 30, Philadelphia, 1985, Lea & Febiger.
7. Martensen-McQuillen K.: *Radiographic image analysis*, ed 5, St. Louis, 2019, Elsevier Saunders.

Capítulo 12

1. Clemente C.D.: *Gray's anatomy*, ed 30, Philadelphia, 1985, Lea & Febiger.
2. Eisenberg R.L., Johnson N.M.: *Comprehensive radiographic pathology*, ed 7, St. Louis, 2021, Elsevier.
3. Meschan I.: *Synopsis of analysis of roentgen signs in general radiology*, Philadelphia, 1976, Saunders.
4. Ell R.: *Handbook of gastrointestinal and genitourinary radiology*, St. Louis, 1992, Mosby.
5. Kowalczyk N.: *Radiographic pathology for technologists*, ed 7, St. Louis, 2017, Elsevier.
6. Statkiewicz Sherer M.A., Visconti P., Ritenour E.R., Welch Haynes K.: *Radiation protection in medical radiography*, ed 8, St. Louis, 2017, Elsevier.
7. Martensen McQuillen K.: *Radiographic image analysis*, ed 5, St. Louis, 2019, Elsevier.

Capítulo 13

1. Drake R.L., Vogl W., Mitchell A.W.M.: *Gray's anatomy for students*, ed 4, Philadelphia, 2019, Elsevier.
2. Standring S.: *Gray's anatomy: the anatomical basis of clinical practice*, ed 41, Philadelphia, 2015, Elsevier.
3. Ell S.R.: *Handbook of gastrointestinal and genitourinary radiology*, St. Louis, 1992, Mosby.
4. McLemore L.J.: Inflammatory bowel disease, *Radiol Technol* 78:299, 2007.

Capítulo 14

1. *Dorland's illustrated medical dictionary*, ed 33, Philadelphia, 2019, Elsevier Saunders.
2. *Webster's new world college dictionary*, ed 5, New York, 2014, Macmillan.
3. Wilmot A., Mehta N., Jha S.: The adoption of low-osmolar contrast agents in the United States: historical analysis of health policy and clinical practice, *Am J Roentgenol* 199(5):1049–1053, 2012.
4. Caschera L., Lazzara A., Piergallini L., Ricci D., Tuscano B., Vanzulli A.: Iodinated contrast: name, structure, charge, and osmolality, contrast agents in diagnostic imaging: present and future, *Pharmacol Res* 110:65–10075, 2016.
5. American College of Radiology (ACR): ACR manual on contrast media, version 10.3, 2018. www.acr.org/-/media/ACR/Files/Clinical-Resources/Contrast_Media.pdf.
6. Ell S.R.: *Handbook of gastrointestinal and genitourinary radiology*, St. Louis, 1992, Mosby.
7. Linn-Watson T.A.: *Radiographic pathology*, ed 2, Philadelphia, 2014, Elsevier Saunders.
8. Eisenberg R.L., Johnson N.M.: *Comprehensive radiographic pathology*, ed 6, St. Louis, 2015, Elsevier Mosby.
9. https://www.stanfordchildrens.org/en/topic/default?id=posterior-urethral-valves--90-P03110.

REFERÊNCIAS BIBLIOGRÁFICAS

Capítulo 15

1. American Registry of Radiologic Technologist: *Radiography Examination Content specifications*. Retrieved from www.arrt.org/docs/default-source/discipline-documents/radiography/rad-content-specifications.pdf?sfvrsn=6dda01fc_32, 2017.
2. Eisenberg R., Johnson N.: *Comprehensive radiographic pathology*, ed 6, St. Louis, 2015, Elsevier Mosby.
3. American College of Radiology: *ACR Appropriateness Criteria®: blunt chest trauma*. Retrieved from https://acsearch.acr.org/list, 2013.
4. American College of Radiology: *ACR Appropriateness Criteria®: blunt abdominal Trauma*. Retrieved from https://acsearch.acr.org/list, 2012.
5. American College of Radiology: *ACR Appropriateness Criteria®: acute hand and wrist trauma*. Retrieved from https://acsearch.acr.org/list, 2013.
6. American College of Radiology: *ACR Appropriateness Criteria®: acute shoulder pain*. Retrieved from https://acsearch.acr.org/list>, 2010.
7. American College of Radiology: *ACR Appropriateness Criteria®: acute trauma to the foot*. Retrieved from https://acsearch.acr.org/list>, 2014.
8. American College of Radiology: *ACR Appropriateness Criteria®: acute trauma to the ankle*. Retrieved from https://acsearch.acr.org/list>, 2014.
9. American College of Radiology: *ACR Appropriateness Criteria®: acute trauma to the knee*. Retrieved from https://acsearch.acr.org/list>, 2014.
10. American College of Radiology: *ACR Appropriateness Criteria®: acute hip pain—suspected hip fracture*. Retrieved from https://acsearch.acr.org/list>, 2013.
11. American College of Radiology: *ACR Appropriateness Criteria®: suspected spine trauma*. Retrieved from https://acsearch.acr.org/list>, 2012.
12. Johnston J., Fauber T.: *Essentials of radiographic physics and imaging*, St. Louis, 2012, Elsevier Mosby.
13. American College of Radiology: *ACR Appropriateness Criteria®: Head trauma*. Retrieved from https://acsearch.acr.org/list>, 2012.
14. Medtronic for Healthcare Professionals: O-Arm Surgical Imaging System. Retrieved from http://www.medtronic.com/for-healthcare-professionals/products-therapies/neurological/surgical-navigation-and-imaging/o-arm-surgical-imaging-system/>.
15. Manaster B.J.: *Handbook of skeletal radiology: handbooks in radiology*, St. Louis, 1989, Mosby.

Capítulo 16

1. Creo A., Schwenk F.: Bone age: a handy tool for pediatric providers, *Pediatrics* 140(6):1–11, 2017, https://doi.org/10.1542/peds.2017-1486.
2. Breen M., Tsai A., Stamm A., Kleinman P.: Bone age assessment practices in infants and older children among Society for Pediatric Radiology members, *Pediatric Radiology* 46(9):1269–1274, 2016, https://doi.org/10.1007/s00247-016-3618-7.
3. Gilsanz V., Ratib O.: *Hand Bone Age*, Germany, 2005, Springer.
4. Greulich W.W., Pyle S.I.: *Radiographic atlas of skeletal development of the hand and wrist*, Stanford (CA), 1959, Stanford University Press.
5. Mansourvar M., Ismail M., Raj R., et al: The applicability of Greulich and Pyle atlas to assess skeletal age for four ethnic groups, *Journal of Forensic and Legal Medicine* 22:26–29, 2014.
6. Chaumoitre K., Saliba-Serre B., Adalian P., Signoli M., Leonetti G., Panuel M.: Forensic use of the Greulich and Pyle atlas: prediction intervals and relevance, *European Radiology* 27(3):1032–1043, 2017.
7. Tanner J.M., Healy M.J.R., Goldstein H., Cameron N.: *Assessment of skeletal maturity and prediction of adult height (TW3 method)*, London, 2001, W.B. Saunders.
8. Bunch P., Altes T., McIhenny J., Patrie J., Gaskin C.: Skeletal development of the hand and wrist: digital bone age companion-a suitable alternative to the Greulich and Pyle atlas for bone age assessment? *Skeletal Radiology* 46:785–793, 2017, https://doi.org/10.1007/s00256-017-2616-7.
9. U.S. Department: of Health and Human Services, Administration for Child and Families, Administration on Children, Youth, and Families, Children's Bureau, 2016. *Child Maltreatment 2016*. Available from https://www.acf.hhs.gov/cb/research-data-technology/statistics-research/child-maltreatment.
10. American College of Radiography: *ACR-SPR practice parameter for the performance and interpretation of skeletal surveys in children,*

Practice PARAMETER, 2016. Retrieved from http://www.acr.org/~/media/ACR/Documents/PGTS/guidelines/Skeletal_Surveys.pdf>.
11. www.imagegently.org.
12. Karami, V., Zabihzadeh, M., Shams, N., Gilvand, A. (2017).
13. National Cancer Institute: *Radiation risks and pediatric computed tomography (CT): a guide for health care providers*. Retrieved from http://www.cancer.gov/about-cancer/causes-prevention/risk/radiation/ pediatric-ct-scans>, 2012.
14. American College of Radiography: *ACR-SPR Practice Parameters for the performance of pediatric contrast examinati ons of the small bowel*. Retrieved from http://www.acr.org/~/media/ACR/Documents/PGTS/guidelines/Pediatric_contrast_sm_bowel.pdf>, 2013.

Capítulo 18

1. Wisely I.: Radiation safety in adult medical imaging. Retrieved from http://www.imagewisely.org.
2. American College of Radiology: *Pledge*: Image Wisely: radiation safety in adult medical imaging. Retrieved from http://www.imagewisely.org/Pledge.aspx.
3. McLemore J.M.: Inflammatory bowel disease, *Radiol Technol* 78:299, 2007.

Capítulo 19

1. Tortorici M.R., Apfel P.J.: *Advanced radiographic and angiographic procedures with an introduction to specialized imaging*, Philadelphia, 1995, FA Davis.
2. American College of Radiology, Society for Pediatric Radiology: *Practice parameter for the performance and interpretation of skeletal surveys in children*, 2016, https://www.acr.org/-/media/ACR/Files/Practice-Parameters/Skeletal-Survey.pdf?la=en.
3. Roberts C.C., et al.: ACR Appropriateness Criteria® on metastatic bone disease, *J Am Coll Radiol* vol. 7:400–409, 2010.
4. Chou S.S., Kicska G.A., Pipavath S.N., Reddy G.P.: Digital tomosynthesis of the chest: current and emerging applications, *Radiographics* 34(2):359–372, 2014, https://doi.org/10.1148/rg.342135057.
5. Machida H., Yuhara T., Mori T., Ueno E., Moribe Y., Sabol J.M.: Optimizing parameters for flat-panel detector digital tomosynthesis, *Radiographics* 30(2):549–562, 2010, https://doi.org/10.1148/rg.302095097.
6. Ha A.S., Lee A.Y., Hippe D.S., Chou S.S., Chew F.S.: Digital tomosynthesis to evaluate fracture healing: prospective comparison with radiography and CT, *Am J Roentgenol* 205(1):136–141, 2015, https://doi.org/10.2214/ajr.14.13833.
7. Kopans D.B.: Digital breast tomosynthesis from concept to clinical care, *Am J Roentgenol* 202(2):299–308, 2014, https://doi.org/10.2214/ajr.13.11520.

Capítulo 20

1. Early P.J., Sodee D.B.: *Principles and practice of nuclear medicine*, ed 2, St. Louis, 1995, Mosby.
2. Bushong S.C.: *Radiologic science for the technologist*, ed 7, St. Louis, 2001, Mosby.
3. Weerakkody Y, Pfleger R, et al.: Hybrid imaging. Radiopaedia.org. Retrieved from http://radiopaedia.org/articles/hybrid-imaging.
4. American Cancer Society: Cancer facts and figures 2015. American Cancer Society. Retrieved from http://www.cancer.org/acs/groups/content/@editorial/documents/document/acspc-044552.pdf.
5. American Society for Therapeutic Radiology and Oncology: Fast facts about radiation therapy. Retrieved from https://www.astro.org/News-and-Media/Media-Resources/FAQs/Fast-Facts-About-Radiation-Therapy/Index.aspx.
6. Radiological Society of North America, Inc. Retrieved from http://www.radiologyinfo.org/en/info.cfm?pg=gamma_knife.
7. American Institute for Medical Ultrasound: Prudent clinical use and safety of diagnostic ultrasound. Retrieved from http://www.aium.org/officialStatements/34.
8. Society of Diagnostic Medical Sonography: State Licensure, http://www.sdms.org/advocacy/state-licensure.
9. National Cancer Institute: Cancer Stat Facts: Female Breast Cancer. Retrieved from https://seer.cancer.gov/statfacts/html/breast.html.
10. American Cancer Society: How Common is Breast Cancer?. Retrieved from https://www.cancer.org/cancer/breast-cancer/about/how-common-is-breast-cancer.html.
11. World Cancer Research Fund. Retrieved from http://www.wcrf.org/int/cancer-facts-figures/data-specific-cancers/breast-cancer-statistics.

REFERÊNCIAS BIBLIOGRÁFICAS

12. Zehr K.: Diagnosis and Treatment of Breast Cancer in Men, *Radiol Technol* 91:51M, 2019.
13. Oeffinger K.C., Fontham E.T.H., Etzioni R., et al.: Breast cancer screening for women at average risk 2015 guideline update from the American Cancer Society, *Journal of American Medicine Association* 314(15), 2015.
14. U.S. Food & Drug Administration: FDA Advances Landmark Policy Changes to Modernize Mammography Services and improve their Quality. Retrieved from https://www.fda.gov/news-events/press-announcements/fda-advances-landmark-policy-changes-modernize-mammography-services-and-improve-their-quality.
15. Frank E.D.: Technical aspects of mammography. In Carlton R.L., Adler A.M., editors: *Principles of radiographic imaging*, ed 3, Albany, NY, 2001, Delmar.
16. Bushong S.C.: *Radiologic science for the technologist*, ed 11, St. Louis, 2017, Elsevier.
17. Pisano E.D., Yaffe M.J., Kuzmiak C.M.: *Digital mammography*, Philadelphia, 2004, Lippincott Williams & Wilkins.
18. Monreal S.: Contrast-Enhanced Digital Mammography, *Radiol Technol* 89:518, 2018.
19. Ikeda D.M.: *Breast imaging: the requisites*, ed 2, St. Louis, 2011, Elsevier Mosby.
20. Anderson E.D.C., Muir B.B., Walsh J.S., et al.: The efficacy of double-reading mammograms in breast screening, *Clin Radiol* 49:248, 1994.
21. Ferrara A.: Nuclear imaging in breast cancer, *Radiol Technol* 81:233, 2010.
22. Lee L., Strickland W., Robin A., et al.: *Fundamentals of mammography*, ed 2, Edinburgh, 2003, Churchill Livingstone.
23. Ferrara A.: Benign breast disease, *Radiol Technol* 82:447M, 2011.
24. Eklund G.W., Busby R.C., Miller S.H., et al.: Improved imaging of the augmented breast, *AJR Am J Roentgenol* 151:469, 1988.
25. National Institutes of Health: Osteoporosis Overview. https://www.bones.nih.gov/health-info/bone/osteoporosis/overview.
26. The National Osteoporosis Foundation: https://www.nof.org/news/54-million-americans-affected-by-osteoporosis-and-low-bone-mass/.
27. Cosman F., de Beur S.J., LeBoff M.S., et al.: Clinician's Guide to Prevention and Treatment of Osteoporosis [published correction appears in Osteoporos Int. 2015 Jul;26(7):2045-7], *Osteoporos Int* 25(10): 2359–2381, 2014.
28. Sturtridge W., Lentle B., Hanley D.A.: The use of bone density measurement in the diagnosis and management of osteoporosis, *Can Med Assoc J* 155(Suppl):924, 1996.
29. International Society for Clinical Densitometry: *Official Position Statements*, http://www.iscd.org.official positions/2015, 2015.
30. Berry, M, ASRT Radiologic Technology, Volume, 90, number 3, January/February 2019.
31. Food and Drug Association: News release. FDA approves new treatment for osteoporosis in postmenopausal women at high risk of fracture, https://www.fda.gov/news-events/press-announcements/fda-approves-new-treatment-osteoporosis-postmenopausal-women-high-risk-fracture.
32. Long,B,Hall Rollings,J, Smith,BJ: Merrill's Atlas of Radiographic Positioning & Procedures,14 ed, Volume Two, Bone Densitometru, pages 466-502.
33. Genant H.K., Guglielmi G., Jergas M.: *Bone densitometry and osteoporosis*, New York, 1998, Springer.
34. Lewis M.K., Blake G.M., Fogelman I.: Patient dose in dual x-ray absorptiometry, *Osteoporosis Int* 4:11, 1994.
35. Kalender W.A.: Effective dose values in bone mineral measurements by photon absorptiometry and computed tomography, *Osteoporosis Int* 2:82, 1992.

36. https://www.medicinenet.com/ct_scan_vs_mri/article.htm#how_does_an_mri_magnetic_resonance_imaging_scan_work.
37. https://en.wikipedia.org/wiki/Earth%27s_magnetic_field.
38. http://mriquestions.com/liquid-helium-use.html.
39. Shellock F.G., Crues J.V.: Safety consideration in magnetic resonance imaging, *MRI Decisions* 2:25, 1988.
40. Bushong S.C., Clarke G.: *Magnetic resonance imaging: physical and biological principles*, ed 4, St. Louis, 2015, Elsevier.
41. http://www.ajnr.org/content/ajnr/early/2012/03/01/ajnr.A2827.full.pdf.
42. https://www.ncbi.nlm.nih.gov/pmc/articles/PMC1479713/.
43. https://www.radiologyinfo.org/en/info.cfm?pg=safety-anesthesia.
44. http://mriquestions.com/acr-safety-zones.html.
45. Shellock F.G., Spinazzi A.: MRI safety update 2008: part 2, screening patients for MRI, *AJR Am J Roentgenol* 191:1140, 2008.
46. Westbrook C., Kaut Roth C., Talbot J.: *MRI in practice*, ed 4, West Sussex, UK, 2011, Wiley-Blackwell.
47. Heiken J.P., Brown J.J.: *Manual of clinical magnetic resonance imaging*, ed 2, New York, 1991, Raven Press.
48. Zaremba L.A.: FDA guidelines for magnetic resonance equipment safety. Center for devices and radiological health food and drug Administration. Retrieved from https://www.aapm.org/meetings/02AM/pdf/8356-48054.pdf.
49. https://pubs.rsna.org/doi/full/10.1148/rg.262055063.
50. https://en.wikipedia.org/wiki/MRI_sequence.
51. http://mriquestions.com/commercial-acronyms.html.
52. Siemens Healthineers: MR Acronym Brochures_24-18-11517-01-76
53. http://casemed.case.edu/clerkships/neurology/web%20neurorad/mri%20basics.htm.
54. https://ww5.komen.org/BreastCancer/BreastMRI.html.
55. https://appliedradiology.com/articles/an-overview-of-breast-mri.
56. https://www.ncbi.nlm.nih.gov/pmc/articles/PMC4152773/.
57. https://radiopaedia.org/articles/diffusion-weighted-imaging-1?lang=us.
58. https://radiopaedia.org/articles/diffusion-weighted-mri-in-acute-stroke-1?lang=us.
59. https://www.ncbi.nlm.nih.gov/pmc/articles/PMC6108979/.
60. https://www.ncbi.nlm.nih.gov/pmc/articles/PMC5503962/.
61. http://www.ajnr.org/content/ajnr/36/6/E41.full.pdf.
62. http://mriquestions.com/dsc-curve-analysis.html.
63. https://en.wikipedia.org/wiki/Arterial_spin_labelling.
64. FDA Drug Safety Communication: New warnings for using gadolinium-based contrast agents in patients with kidney dysfunction. U.S. Food and Drug Administration. Retrieved from http://www.fda.gov/Drugs/DrugSafety/ucm223966.htm.
65. *MR Glossary, A dictionary of magnetic resonance*, Siemens Healthcare GmbH, 2015.
66. https://www.nationalbreastcancer.org/what-is-brca.
67. *Dorland's illustrated medical dictionary*, ed 32, Philadelphia, 2012, Elsevier Saunders.
68. https://www.mr-tip.com/serv1.php?type=db1&dbs=Gyromagnetic%20Ratio.
69. MR Physics_Generating and AcquiringSignal Glossary.ver2; Siemens.com/healthineers
70. https://pubs.rsna.org/doi/full/10.1148/radiol.2531091030.
71. https://radiopaedia.org/articles/net-magnetisation-vector?lang=us.
72. https://www.mr-tip.com/serv1.php?type=dev&sub=1.
73. https://www.mr-tip.com/serv1.php?type=db1&dbs=Precession.
74. https://www.sor.org/learning/document-library/ safety-magnetic-resonance-imaging/4-time-varying-gradient-magnetic-fields-dbdt.

Fontes Adicionais

Capítulo 1

An exposure indicator for digital radiography: *Report of AAPM Task Group 116*, College Park, MD, July 2009, American Association of Physicists in Medicine.

Baxes G.A.: *Digital image processing*, New York, 1994, John Wiley & Sons.

Carlton R., Adler A.M.: *Principles of radiographic imaging: an art and a science*, ed 6, New York, 2020, Delmar.

Dreyer K.J., Hirschorn D.S., Mehta A., et al.: *PACS picture archiving and communication systems: a guide to the digital revolution*, ed 2, New York, 2005, Springer.

Englebardt S.P., Nelson R.: *Health care informatics: an interdisciplinary approach*, St Louis, 2002, Mosby.

Huang H.K.: *PACS: basic principles and applications*, ed 2, Hoboken, NJ, 2010, Wiley.

Papp J.: *Quality management in the imaging sciences*, ed 6, St Louis, 2018, Elsevier Mosby.

Shepherd C.T.: *Radiographic image production and manipulation*, New York, 2003, McGraw-Hill.

Kicken P.J., Bos A.J.: Effectiveness of lead aprons in vascular radiology: results of clinical measurements, *Radiology* 197:473, 1995.

Godderidge C.: *Pediatric imaging*, Philadelphia, 1995, Saunders.

Capítulo 8

Dorland's illustrated medical dictionary, ed 33, Philadelphia, 2019, Elsevier Saunders.

McQuillen Martensen K, *Radiographic image analysis*, ed 5, St. Louis, 2019, Elsevier.

Capítulo 10

Drake R., Vogel A.W., Mitchell A.W.M.: *Gray's anatomy for students*, ed 4, Philadelphia, 2019, Elsevier Churchill Livingstone.

Martensen K.M.: *Radiographic image analysis*, ed 4, St. Louis, 2015, Elsevier Saunders.

Capítulo 14

Kowalczyk N., Mace J.D.: *Radiographic pathology for technologists*, ed 7, St. Louis, 2017, Elsevier Mosby.

Mosby's medical dictionary, ed 10, St. Louis, 2016, Elsevier Mosby.

Capítulo 17

Modalidades e procedimentos alternativos

SamA.D., 2nd, Morasch M.D., Collins J., et al.: Safety of gadolinium contrast angiography in patients with chronic renal insufficiency, *J VascSurg* 38:313, 2003.

Shaw D.R., Kessel D.O.: The current status of the use of carbon dioxide in diagnostic and interventional angiographic procedures, *CardiovascInterventRadiol* 29:323, 2006.

Angiografia intervencionista

Fourney D.R., Schomer D.F., Nader R., et al.: Percutaneous vertebroplasty and kyphoplasty for painful vertebral body fractures in cancer patients, *J Neurosurg* (Suppl 1)17, 2003.

Hiwatashi A., Westesson P.L.: Vertebroplasty for osteoporotic fractures with spinal canal compromise, *AJNR Am J Neuroradiol* 28:690, 2007.

Jost R.S., Jost R., Schoch E., et al.: Colorectal stenting: an effective therapy for preoperative and palliative treatment, *CardiovascInterventRadiol* 30:433, 2007.

Levin D.C., Rao V.M., Parker L., et al.: The changing roles of radiologists, cardiologists, and vascular surgeons in percutaneous peripheral arterial interventions during a recent five-year interval, *J Am CollRadiol* 2(39), 2005.

Liapi E., Geshwind J.-F.: Transcatheter and ablative therapeutic approaches for solid malignancies, *J ClinOncol* 10:978, 2007.

Capítulo 18

Bushong S.: *Radiologic science for technologists*, ed 11, St Louis, 2017, Elsevier Mosby.

Carlton R., Adler A.M.: *Principles of radiographic imaging: an art and a science*, ed 6, New York, 2019, Delmar.

Fricke B.L., Donnelly L.F., Frush D.P., et al.: In-plane bismuth breast shields for pediatric CT: effects on radiation dose and image quality using experimental and clinical data, *AJR Am J Roentgenol* 180:407, 2003.

McLemore J.M.: Inflammatory bowel disease, *Radiol Technol* 78:299, 2007.

Prokop M., Galanski M.: *Spiral and multi-slice computed tomography of the body*, New York, 2003, Thieme.

Schmidt S., Felley C., Meuwly J.Y., et al.: CT enteroclysis: technique and clinical applications, *Eur Radiol* 16:648, 2006.

Standring S.: *Gray's anatomy: the anatomical basis of clinical practice*, ed 41, St. Louis, 2016, Elsevier Churchill Livingstone.

Capítulo 20

American Society of Radiologic Technologists (ASRT), www.asrt.org/ docs/ default-source/practice-standards-published/ps_rt.pdf?sfvrsn=2.

Khan Faiz M., Gibbons John P.: *Khan's The Physics of Radiation Therapy*, Lippincott Williams & Wilkins, 2014.

Bushong Stewart C.: *Radiologic Science for Technologists: Physics, Biology, and Protection*, Elsevier Health Sciences, 2016.

"Principles of Radiation Therapy." *Clinical Gate*, 13 Mar. 2015, clinicalgate. com/principles-of-radiation-therapy/.

"TomoTherapy Treatment Delivery." *Precise, Innovative Tumor Treatments | Accuray*, 14 Apr. 2018, www.accuray.com/tomotherapy/tomotherapy-treatment-delivery/.

Washington Charles M., Leaver Dennis T.: *Principles and Practice of Radiation Therapy*, Elsevier Health Sciences, 2015.

Society of Diagnostic Medical Sonography: SDMS scope of practice and clinical standards for the diagnostic medical sonographer, April 13, 2015. Retrieved from http://www.sdms.org/docs/default-source/ Resources/scope-of-practice-and-clinical-standards.pdf?sfvrsn=14>.

Hashemi R., Bradley W., Lisanti C.: *MRI: the basics*, ed 2, Philadelphia, 2004, Lippincott Williams & Wilkins.

McRobbie D., Moore E., Graves M., et al.: *MRI: from picture to proton*, ed 2, Cambridge, 2006, Cambridge University Press.

ISCD certification course in clinical bone densitometry for technologists, 2010. Brisbane, Australia.

National Osteoporosis Foundation: What is osteoporosis and what causes it?. https://www.nof.org/patients/what-is-osteoporosis/.

Índice Alfabético

A

Abdome, 103
- agudo, rotina de, 123
- decúbito lateral e decúbito dorsal, 646
- incidência
- - AP
- - - ereta, 645
- - - posição
- - - - em decúbito lateral, 119
- - - - ereta ou ortostática, 120
- - - - supina e em decúbito, 579
- - - - supina, rins, ureteres e bexiga, 116
- - - rins, ureteres e bexiga, 644
- - PA posição prona, 118
- pediátrico, 630
- posição
- - em decúbito dorsal, 121
- - em perfil, 122
Abdução, 12, 27
Aberturas
- diafragmáticas, 457
- e estruturas da órbita esquerda, 402
- na órbita posterior, 402
Ablação por radiofrequência, 687
Absorção, 454, 497
Absorciometria de raios X de dupla energia, 773
Abuso infantil, 624
Acalasia, 470
Acântio, 393, 409
Acesso(s)
- vascular para injeção de meio de contraste, 666
- venoso central, 683
- subcutâneos, 683
Acetábulo, 267
- incidência PA axial oblíqua, 287
Acidente vascular encefálico, 710
Ácidos graxos, 461
Acondroplasia, 629
Acrômio, 180
Açúcares simples, 461
Adenocarcinoma, 500, 505
- do esôfago, 470
Adenomas, 500
- hipofisários, 405
Aderências fibrosas, 114
Ádito, 389
Adução, 12, 27
Agenesia renal, 547
Agente(s)
- de contraste
- - de alta osmolalidade, 542
- - de baixa osmolalidade, 542
- - negativo, 508
- - tri-iodados, 542
- teranósticos, 741
Agitação haustral, 497
Agulha de *scalp*, 540
Ajuste
- da densidade da imagem analógica, 43
- do contraste na imagem analógica, 46
ALARA, 750

Albuminúria, 547
Alça de Henle, 533
Alergia ao látex, 507
Algoritmos, 47, 715
Alinhamento
- da parte corporal-RI, 310
- de fraturas, 569
- do raio central, 39
- do RC, 40
- do receptor de imagem, 35
- entre o objeto e o receptor de imagem, 39
- longitudinal, 14, 35
- parte corporal-RI, 338
- transversal, 14, 35
- vertical, 603
Alívio da ansiedade do paciente, 786
Alterações fibrocísticas, 763
Alunos, 750
Alvéolos, 74
Ambiente do centro cirúrgico, 605
American Registry of
- Diagnostic Medical Sonograpy (ARDMS), 750
- Radiologic Technologists (ARRT), 750
Aminoácidos, 461
Amostragem
- excessiva, 703
- insuficiente, 703
Ampliação, 51
Amplitude
- da exposição, 732
- tomográfica, 732
Ampola, 724
- de Vater, 451
- hepatopancreática, 451
- retal, 495
Anatomia
- da mama, 752
- da medula espinal, 690
- da região proximal do úmero na radiografia, 178
- demonstrada, 30
- dos órgãos de audição e equilíbrio, 388
- esquelética, 6
- geral, 2
- macroscópica do sistema nervoso central, 690
- radiográfica
- - abdominal, 104
- - caixa torácica, 360
- - cíngulo do membro
- - - inferior, 266
- - - superior, 178
- - cóccix, 330
- - coluna
- - - cervical, 296
- - - lombar, 330
- - - torácica, 296
- - crânio, 380
- - fêmur, 266
- - membro
- - - inferior, 212
- - - superior, 126

- - ossos faciais, 380
- - sacro, 330
- - seios paranasais, 380
- - sistema
- - - gastrintestinal
- - - - inferior, 492
- - - - superior, 450
- - - urinário e punção venosa, 530
- - tórax, 70
- - úmero, 178
- - vias biliares, 450
- sistêmica, 3
- vertebral típica, 298
Anatrast®, 512
Anel(éis)
- deslizantes, 715
- fibroso, 299
- pélvico, 269
Anemia falciforme, 546
Anestesista, 599
Aneurismas cerebrais, 680
Anfiartrose, 10
Angiocardiografia, 665, 673, 675
Angioedema, 547
Angiografia, 653, 654, 665
- abdominal, 673, 676
- cerebral, 673
- coronária por TC, 714
- de quatro vasos, 657
- de subtração digital, 670
- de três vasos, 657
- intervencionista vascular, 679
- periférica, 673, 678
- por ressonância magnética, 671
- por TC, 713
- rotacional, 672
- - com reconstrução 3D, 672
- torácica, 673, 674
Angioplastia, 681
- transluminal percutânea, 681
Angulação, 569
- do ápice, 569
- do raio central, 568
Ângulo(s), 409
- caudal, 24
- cranial, 24
- da mandíbula, 308, 396
- de exposição, 732
- de inclinação, 796
- do arco púbico, 270
- do fêmur proximal, 266
- do RC, 40
- esternal, 308
- lateral, 180
- ocular(es), 409
- - externo, 409
- - interno, 409
- tomográfico, 732
Anomalias congênitas, 367, 548
Anormalidades anatômicas de esôfago, 470
Anotação, 51

806 ÍNDICE ALFABÉTICO

Antebraço, 126, 130
- incidência
- - AP, 162
- - lateromedial, 163
Anterior ou ventral, 17
Antracose, 87, 88
Antro, 389, 398
- cardíaco, 458
- de Highmore, 398
- pilórico, 458
Anúria, 547
Ânus, 105, 492, 495
Aorta, 77, 457, 531, 661
- abdominal, 532
- ascendente, 77
- circunflexa esquerda, 661
- descendente, 77, 661
- inversa, 661
- torácica, 456
Aortografia, 676
AP
- da porção inferior da perna e perfil
  do pé, 638
- da região inferior da perna, 222
- de tórax, 577
- do joelho, 222
- do úmero proximal, 191
- verdadeira, 18
Aparelho digestório, 454
Aparência de "cão Terrier escocês", 334
Apêndice, 105
- vermiforme, 105, 494
Apendicectomia, 494
Apendicite, 494, 504
- aguda, 114
Ápice, 383
- de cada pulmão, 76
- mastóideo, 388
Aplicação(ões)
- clínica da tomografia
  computadorizada, 704
- de tecnologia digital, 52
- dos sistemas digitais de CR, 53
- sistemática de fórmulas matemáticas
  de alta complexidade, 47
Aposição, 569
- anatômica, 569
- em baioneta, 569
Apresentação, 32
Aquecimento de tecidos, 787
Aqueduto
- cerebral, 693
- vestibular, 390, 391
Aquisição
- de imagem nuclear planar ou estática, 736
- digital, 670
- dinâmica de imagens, 736
- volumétrica, 715
Aracnoide, 691
Aracnoidite, 727
Arco(s)
- aórtico, 77, 657
- do pé, 215
- em C, 605
- em O, 602
- longitudinal, 215
- palmares, 663
- transverso, 215
- vertebral, 298, 299
- zigomático(s), 383, 394
- incidência
- - - AP axial, 430
- - - inferossuperior oblíqua
      (tangencial), 429
- - - submentovertical (SMV), 428
Área
- estéril, 605
- não estéril, 605

Aréola, 752
Arquivamento da imagem, 53
Arquivos de imagem, 702
Artefato, 715, 796
Artéria(s), 654
- abdominais, 662
- axilar, 663
- basilar, 659
- braquial, 663
- braquiocefálica, 663
- carótida
- - comum direita, 657
- - externa, 657
- - interna, 657-659, 698
- celíaca, 662
- cerebral(is), 657
- - anteriores, 658, 659
- - média, 658
- - posteriores, 659
- comunicante
- - anterior, 659
- - posterior, 659
- coronária(s), 656
- - direita, 656
- - esquerda, 656
- da cabeça e do pescoço, 657
- do membro
- - inferior, 664
- - superior, 663
- dorsal do pé, 664
- e veias pulmonares, 77
- femoral, 664, 666
- - comum, 664
- - profunda, 664
- ilíacas
- - comuns, 662
- - externas, 662, 664
- - internas, 662
- mesentérica
- - inferior, 662
- - superior, 662
- nutrícia, 8
- poplítea, 664
- pulmonares, 655, 661
- radial, 663
- renal, 532
- - direita, 662
- - esquerda, 662
- subclávia, 663
- - direita, 657
- tibial
- - anterior, 664
- - posterior, 664
- torácicas, 661
- ulnar, 663
- vertebral(is), 659
- - direita, 657
- vertebrobasilares, 659
Arterial spin labeling, 795
Arteriografia, 665
- coronária, 675
- da carótida
- - comum, 673
- - interna, 658, 673
- pulmonar, 674
- vertebrobasilar, 659
Arteríolas, 654
- aferentes, 533
- eferentes, 533
Articulação(ões), 10
- acromioclavicular (AC), 179, 182
- - incidência AP, 205
- anfiartrodiais, 11, 334
- apofisárias, 299
- atlanto-occipitais, 301
- atlantoaxial(is), 11, 301, 303
- - mediana, 303
- atlantoccipital, 382

- bicondilares, 13
- carpometacarpal, 12
- carpometacarpianas, 127, 132
- carpometacárpicas, 11
- cartilaginosas, 11, 13, 334
- - do tipo sincondrose, 362
- cervicais zigoapofisárias, 300
- costais, 299
- costotransversas, 302, 362
- costovertebrais, 302, 362
- da mão, 127
- das costelas, 302
- diartrodiais, 362
- do cotovelo, 12, 133, 135
- do crânio, 386
- do joelho, 220
- do ombro, 13, 180
- do punho, 133, 135
- do quadril, 13, 272
- do tipo
- - diartrodial, 133
- - elipsoide, 133
- - gínglimo, 133
- - sinartrodial, 386
- do tornozelo, 216
- dos metatarsos, 213
- dos pododáctilos, 213
- elipsoides (condilares), 12
- em dobradiça, 12
- em pivô (trocoides), 12
- escapuloumeral, 180, 182
- esferoidais (bola e soquete), 13, 182
- esternoclavicular (EC), 179, 182, 361, 362
- esternocostais, 361, 362
- femoropatelar, 220
- femorotibial, 220
- fibrosas, 10, 13, 223, 386, 397
- glenoumeral, 180
- imóveis ou sinartrodiais, 10
- intercarpianas, 133
- intercárpicas, 11
- interfalangiana, 12, 127, 132, 213
- - distal, 127, 213
- - proximal, 127, 213
- intermetacárpicas, 11
- intervertebrais, 299, 334
- metacarpofalangianas, 127, 132
- na coluna vertebral, 299
- patelofemoral, incidência PA, 256
- planas (deslizantes), 11, 132
- posteriores, 362
- radiocarpal, 570
- radiocarpiana, 133
- radioulnar
- - distal, 12, 133
- - proximal, 12, 133
- sacroilíacas, 272, 331
- - incidência(s)
- - - AP axial, 354
- - - oblíquas posteriores (OPE e OPD), 355
- selar, 12, 132
- sinartrodiais, 362
- sinovial(is), 11, 13, 223, 302, 303, 334, 397
- - do tipo sela, 216
- tarsometatarsiana, 213
- temporomandibular(es), 383, 397
- - incidência
- - - AP axial, 437
- - - axiolateral, 439
- - - - oblíqua, 438
- tibiofibular
- - distal, 223
- - proximal, 220
- tibiotalar, 216
- zigoapofisárias, 299, 306, 307, 330, 335
- - apofisárias, 302, 334
- - torácicas, 303
Artrite reumatoide, 138, 185

ÍNDICE ALFABÉTICO 807

Artrodese, 617
Artrografia, 718
- do joelho, 718
- do ombro, 721
- membro
- - inferior, 226
- - superior, 137
- por TC e RM, 721
- úmero e cíngulo do membro superior, 185
Artrologia, 3, 6, 10
Artropatia, 617
Artroplastia, 617
- total de quadril, 617
Asas
- do sacro, 331
- maiores, 384
- menores, 384
Asbestose, 87, 88
Ascite, 108, 114
Asma, 628
Aspecto
- do fêmur proximal em posição anatômica, 273
- posterior esquerdo ou direito, 20
Aspiração, 86, 87, 628
- por agulha, 686
Assepsia, 617
- cirúrgica, 605
Assistente cirúrgico, 599
Astérios, 386
Atelectasia, 86, 87
Atenuação, 702, 738
Ático, 388, 389
Atividade peristáltica, 461
ATJ, PTJ, 617
Atlas, 301
Átomos, 2
ATQ, PTQ, 617
Atresia, 630
Átrio
- direito, 655, 656
- esquerdo, 655, 656
Audição, 388, 390
Aumento da exposição com aparelhos de
    imobilização, 137
Aurícula, 388, 409
Ausência
- de aposição (distração), 569
- de inclinação, 83
- de movimentação, 30
Avaliação(ões)
- cardíacas, 748
- da infertilidade feminina, 725
- de demência, 742
- de fratura vertebral, 776
- do índice de exposição, 53, 137
- - pós-processamento, 86
- do risco de fratura, 772
- e história clínica do paciente, 32
Aventais de chumbo, 469, 603
Áxis, 301
Axônios, 690
- mielinizados, 696
Azotemia, 547

B

B_0, 797
Baço, 106, 530
Bacteriúria, 547
Bandeja de angiografia, 667
Bário
- espesso, 465
- ralo, 465
Barreira hematencefálica, 706
Base
- de cada pulmão, 76
- do quinto metatarso, 212
Becquerel (Bq), 738

Bexiga, 107, 534, 535
Bezoar, 475
Bifosfonatos, 773
Bigorna, 390
Bile, 451, 461
- em leite de cálcio, 453
Bioefeitos, 750
Biopsia
- de mama guiada por RM, 793
- percutânea, 715
- - com agulha, 686
Bloqueios bilaterais, 312
Bobina(s), 797
- de gradiente, 797
- de radiofrequência, 797
- receptora, 797
Boca, 455
Bolsa
- escrotal, 535
- maior, 109
- menor, 109
- omental, 109
Borramento, 37
- generalizado de estruturas associadas, 38
- localizado, 38
Braço(s), 126
- levantados para o alto, 83
Bradicardia, 547
Braquiterapia, 744
Bregma, 386
Brilho, 48
- da imagem, 703
Broncopneumonia, 87, 89
Broncospasmo, 547
Bronquiectasia, 86, 87
Brônquio(s), 71
- principal direito, 74
- secundários, 74
Bronquíolos, 74
- terminais, 74
Brônquios-fonte, 74
Bronquite, 87, 88
Bula etmoidal, 399
Bulbo, 661, 695
- aórtico, 656
- duodenal, 460
- ocular, 698
Bursa, 221
- infrapatelar, 221
- suprapatelar, 221
Bursite, 138, 185

C

Cabeça(s)
- da escápula, 180
- da ulna, 130
- do pâncreas, 460
- do primeiro metatarso, 213
- do rádio, 130
- mandibular, 396
Caixa
- torácica, 70, 359, 360, 361
- vocal, 72
Calcâneo, 214
- incidência
- - em perfil mediolateral, 238
- - plantodorsal (axial), 237
Calcitonina, 773
Cálculo(s)
- biliares, 453
- coraliforme, 550
- renais, 550
- residuais, 722, 723
- vesicais, 547
Cálice(s)
- maiores, 533
- menor, 533

Calvária, 8, 380
Câmara de seleção de CAE, 756
Campanha ACE, 32
Campo(s)
- magnético(s)
- - de radiofrequência, 797
- - estático (B_0), 797
- - induzido por gradiente, 797
- - variável no tempo, 788, 797
- marginal, 797
Canal(is)
- alimentar, 454
- anal, 494, 495
- de parto, 269
- - verdadeiro, 269
- espinal, 296
- gástrico, 459
- óptico, 384
- pilórico, 458
- sacral, 331
- semicirculares, 390
- - superior, posterior e lateral, 390
- vertebral, 298
Câncer
- de mama, 751
- de pulmão, 88
Capacidade de "cine loop", 468
Capilares, 654
Capitato, 128
Capitelo, 131
Capítulo, 131
Cápsula
- adiposa, 531
- articular, 221
- de Bowman, 533
- fibrosa, 11
- glomerular, 533
- renal, 533
Capsulite adesiva crônica idiopática, 185
Captura de elétron, 738
Características das vértebras torácicas, 302
Carboidratos, 461
Carcinoma(s)
- anular, 505
- da bexiga, 548
- da mama, 762
- de células renais, 550
- de próstata, 549
- do esôfago, 470
- ductal in situ, 762
- gástricos, 475
- lobular in situ, 762
- metastático, 277
Carcinossarcoma, 470
Cárdia, 457
Cárdio, 654
Cardiologia, 741
Cardiospasmo, 470
Carina, 73, 74, 76
Carpo, 126, 128
Carrinho de controle, 601
Cartilagem(ns)
- articular, 8, 11
- costal, 360
- cricoide, 72, 456
- hialina, 8, 11
- septal, 395
- tireóidea, 71, 72, 308, 657
Catalisadores biológicos, 461
Catárticos, 506
Cateter(es)
- centrais de inserção periférica, 682
- de duplo lúmen, 503
- de enema, 507
- de enteróclise, 502
- de lúmen único, 503
- de punção, 540
- nasogástrico, 503

808 ÍNDICE ALFABÉTICO

Cateterismo, 675
- cardíaco, 675
Caudal, 24
Cavidade(s)
- abdominal, 108
- articular, 11
- da pelve verdadeira, 269
- glenoidal, 180
- medular, 8
- nasal, 398, 456
- oral, 104, 455, 456
- orbitária, 698
- peritoneal, 108, 109
- pleural, 75
- que se comunicam com a faringe, 456
- timpânica, 388, 456
- - propriamente dita, 389
- uterina, 724
Caxumba, 455
Ceco, 105, 494
Células, 2
- aéreas da mastoide, 389
- sanguíneas brancas, 654
Centralização
- correta, 137, 224
- do raio central, 39
- do RC, 80
- precisa, 86
- - da região a ser examinada e do RI, 53
Centro(s)
- primários e secundários de ossificação endocondral, 9
- semioval, 696
- visuais, 698
Cerebelo, 695-697
Cérebro, 692
Cervical
- incidência AP
- - axial arco vertebral (pilares), 323
- - ou PA para C1 e C2 (processo odontoide-dente), 321
Ciatalgia, 339
Cíclotron, 738, 740
Cifoplastia, 685
- percutânea, 684
Cifose, 81, 297, 311
Cíngulo do membro superior, 179
Cintilação, 738
Cintilografia
- óssea, 276, 737
- pulmonar, 737
Cintilomamografia, 760
Cintura escapular, 126
Circulação
- pulmonar, 655
- sistêmica, 654, 655
Circulante, 599
Círculo arterial, 659
Circundução, 12, 28
Cirurgia por *gamma knife*, 744
Cirurgião, 599
Cisterna(s)
- cerebelobulbar, 693, 694
- pontina, 694
- quiasmática, 694
- subaracnóideas, 694
Cistite, 549
Cisto(s), 763
- de Baker, 719
- ósseos, 226
Cistografia
- incidência AP, posições OPD e OPE, posição em perfil (opcional), 563
- retrógrada, 554
Cistoscópio, 617
Citrato
- de cálcio, 466
- de magnésio, 466

Classificação
- das articulações, 10
- - da caixa torácica, 362
- dos ossos, 7
- sinovial, 133
Claustro, 697
Clavícula, 179
- feminina, 179
- incidências AP e AP axial, 204
Clivus, 384
Cloridrato de metformina, 543
CO_2, 672
Cóccix, 267, 296, 329, 332
- anterior, 332
- incidência
- - AP axial, 352
- - em perfil, 353
- posterior, 332
Cóclea, 390
Código de ética, 32
- do American Registry of Radiologic Technologists, 32
Coeficiente de atenuação linear, 715
Coerência de fase, 797
Colangiografia
- fluoroscópica digital com arco em C, 608
- operatória (imediata), 608, 617
- pós-operatória (por tubo T ou tardia), 722
- radiográfica móvel, 608
Colangiopancreatografia retrógrada endoscópica, 723
Colecistectomia, 617
- laparoscópica, 609, 617
Colecistite, 453
Colecistocinina, 451
Coledocolitíase, 453
Colelitíase, 106, 453
Colesteatoma, 405
Colimação, 53, 79, 86, 137, 363
- cuidadosa, 64
- e dose tecidual, 61
- exata, 61
- fechada, 112
- manual, 62
- quadrilateral, 114
Colimador, 701, 738
Colite, 504
- ulcerativa, 115, 504
Colo
- anatômico, 178
- cirúrgico, 178
- do fêmur, 266
Colocação
- de pinos, 612
- do receptor de imagem, 568
Cólon, 109, 494
- ascendente, 105
- sigmoide, 105
- transverso, 105, 109
Colonoscopia por TC, 515
Coluna(s)
- cervical, 295, 591
- - incidência
- - - AP axial, 315
- - - AP com "mandíbula em mastigação ou movimento", 322
- - - AP de boca aberta (transoral) (C1 e C2), 314
- - - em perfil com feixe horizontal, traumatismo, 318
- - - posição em perfil (ereto), 317
- - - cervicotorácico (C5-T3), 319
- - - hiperflexão e hiperextensão, 320
- - posições oblíquas anterior e posterior, 316
- lombar, 329, 335, 592
- - incidência
- - - AP (ou PA), 341
- - - AP axial para L5-S1, 345

- - - em perfil, 343
- - - - de L5-S1, 344
- - - oblíqua posterior (ou anterior), 342
- - lateral, 335
- - oblíqua, 335
- - - anterior, 335
- - - posterior, 335
- lombossacra
- - em AP, 334
- - em perfil, 334
- renais, 533
- torácica, 295, 592
- - incidência AP, 324
- - posição oblíqua anterior ou posterior, 326
- vertebral, 296
Compartimentos peritoneais masculinos *versus* femininos, 109
Complexo ostiomeatal, 399
Componente
- cardiovascular, 654
- do sangue, 654
- linfático, 654
Composição óssea, 8, 771
- das órbitas, 401
Compressão, 756
- neural, 617
- uretérica, 551, 562
- - contraindicações à, 552
Computador, 701
Comunicação, 310, 338, 365, 366, 598
- com o paciente, 705
Conchas nasais
- inferiores, 395
- superior e média, 385
Condicional de RM, 797
Côndilo(s)
- mandibular, 396
- lateral, 220
- medial, 219, 220
- occipitais, 382
- umeral, 131
Condromalacia patelar, 226
Condromas, 139
Condrossarcoma, 139, 226, 277
Cone medular, 296, 690
Confiança, 598
Confluência dos seios, 660
Conforto, 338, 366
Consentimento
- e atendimento do paciente antes do exame, 665
- informado, 538
Considerações sobre posicionamento radiográfico do crânio, 408
Console do operador, 701
Consolidação de fraturas, 625
Contagem, 738
Contaminação (radioativa), 617, 738
Conteúdo mineral ósseo, 771
Contraste, 45
- de escala longa ou escala curta, 45
- de imagem, 703, 797
- iodado, 542
- iônico, 542
- máximo, 45
- mínimo, 45, 46
- não iônico, 542
- simples, 649
- tecidual na RM, 789
Controle(s)
- da radiação dispersa, 48
- e modos de operação, 601
Contusão, 569
Conversão dos *voxels* 3D em *pixels* 2D, 702
Coordenação da exposição com a equipe cirúrgica, 603
Cópia impressa, 43
Coração, 77, 456, 654, 655

ÍNDICE ALFABÉTICO 809

Cordas vocais, 72
Cornetos, 385
Corno(s)
- anterior ou frontal, 693
- correspondentes do cóccix, 331
- inferior ou temporal, 693
- posterior ou occipital, 693
- sacrais, 331
Corpo(s), 8
- caloso, 692, 696, 697
- celulares, 690
- - dos neurônios, 696
- da clavícula, 179
- da mandíbula, 396
- da tíbia, 218
- do esterno, 70
- do púbis, 268
- do úmero, 131
- estranho(s), 471
- - no olho, 407
- vertebral(is), 298
- - sobrepostos, 300
Corte(s), 715
- axial
- - de tomografia computadorizada, 531
- - do encéfalo, 709
- da grade por
- - descentralização, 41
- - estar fora de foco, 42
- - estar fora de nível, 41
- - posicionamento invertido da
     grade, 42
- transversal
- - da laringe, 72
- - da traqueia, 73
- - do coração e dos pulmões, 75
- - dos brônquios e pulmões, 74
Córtex, 8
- cerebral, 692, 696
- - externo, 696
- renal, 533
Cortina plástica, 617
Costela(s), 8, 9, 359, 360, 367
- falsas, 360
- flutuantes, 360
- posterior, 179
- típica, 360
- verdadeiras, 360
Costocartilagem, 360
Cotovelo
- em perfil verdadeiro, 131
- incidência(s)
- - AP, 164
- - - flexão parcial alternativa, 165
- - - oblíqua, rotação lateral, 167
- - - oblíqua, rotação medial (interna), 169
- - axiais para traumatismo, 171
- - em flexão aguda, 166
- - lateromedial, 170
- - - cabeça do rádio, 172
- - - para traumatismo, 171
- - mediolaterais para traumatismo, 171
- quando não puder ser totalmente estendido, 165
- totalmente estendido, 164
Coxim(ns) adiposo(s), 135
- anterior, 135
- infrapatelar, 221
- posterior, 135
Cranial, 24
Crânio, 379, 380
- adulto, 386
- AP, AP axial a 15°, 594
- AP, AP Caldwell reverso e AP Towne, 641
- AP axial a 30°, 595
- braquicefálico, 408

- dolicocefálico, 408
- incidência em perfil, 642
- infantil, 386
- mesocefálico, 408
- patologias cranianas e, 405
- perfil com feixe horizontal, 593
- vista sagital, 385
Cranioestenose, 628
Craniossinostose, 628
Criogênios, 783, 797
Crista
- ampular, 388
- da espinha, 180
- do ílio, 267
- *galli*, 385, 395
- ilíaca, 111, 267, 336, 532
- intertrocantérica, 266
- petrosa, 383
- sacral mediana, 331
- superciliar, 381, 409
Critérios de avaliação, 30
Crupe, 628
Cuboide, 215
Cuneiforme(s), 215
- intermédio, 215
- lateral, 215
- medial, 215
Curie (Ci), 738
Curva(s)
- côncava compensatória, 297
- primárias, 297
- torácica e sacral, 297
Curvatura(s)
- cifóticas, 297
- da coluna vertebral, 297
- duodenojejunal, 460
- e aberturas do estômago, 458
- lordóticas, 297
- maior, 458
- menor, 458

D

Decaimento, 738
- de indução livre (DIL), 797
Decúbito, 19, 309
- dorsal, 19, 79
- lateral, 19
- - direito, 21
- - esquerdo, 20, 21
- ventral, 19, 495
Dedos, 126, 127
- em perfil, incidências lateromedial ou
     mediolateral, 142
- incidência PA, 140
- - oblíqua, rotação medial ou lateral, 141
Defecação, 466, 497
Defecografia, 512
Definição, 37
Deformidade
- em valgo, 569
- em varo, 569
Deglutição, 455-457, 461
- de bário, 454
Demonstração ou visualização
     radiográfica, 15
Densidade, 43, 690, 696
- de prótons, 782, 797
- de *spins*, 797
- e efeito da inclinação anódica, 44
- mamária, 755
- mineral óssea, 771
- - e risco de fratura, 772
Densitometria óssea, 226, 339, 771
Dente(s), 301
- do áxis, 301
- superiores e inferiores, 455

Depressão(ões), 28, 131
- anteriores, 131
- posterior, 131
Derrame, 710
- articular, 138, 226
- esfenoidal, 399
- pleural, 75, 86-88
Desenvolvimento dos ossos, 9
Design com abertura baixa e
     ampla, 783
Desintegração (nuclear), 738
Deslizamento das superfícies
     articulares, 11
Deslocamento de *pixel*, 671
Desmaio, 547
Desvio
- radial, 25, 134
- ulnar, 25, 134
Detalhe, 37
- registrado, 37
Determinação
- da espessura seccional, 733
- do alinhamento das fraturas, 33
Dextroescoliose, 297
DFR mínima de 100 cm, 39
DHS, 617
Diáfise, 8, 9
Diafragma, 76, 81, 104, 364, 457, 655
Diâmetro
- anteroposterior, 78
- craniocaudal, 752
- mediolateral, 752
- transverso, 78
- vertical, 78
Diartrose, 10
Diástase da articulação AC, 185
Diferença entre movimentação
     voluntária e movimentação
     involuntária, 38
Digestão, 454, 461, 462, 497
- mecânica, 461, 497
- química, 461
Dimensões pulmonares e posicionamento
     do RI, 85
Direção da rotação, 83
Diretrizes para colimação, 85
Disco
- articular, 133, 221
- intervertebral, 296, 299
Disfagia, 471
Disparo fisiológicos, 789
Displasia do desenvolvimento do
     quadril, 277, 628
Dispneia, 87, 88
Dispositivo(s)
- de proteção contra a radiação, 669
- eletromecânicos, 787
- intercorpóreos de fusão óssea, 614, 617
- não seguro para RM, 797
- seguro para RM, 797
Dissecção de vaso, 668
Distância, 57
- fonte-receptor de imagem (DFR), 39, 136,
     309, 338, 363, 411
- mínima comum entre fonte-receptor
     da imagem, 224
- objeto-receptor de imagem (DOR), 39
Distorção, 38, 40
Distribuição de bário com gás/ar no
     estômago, 459
Diurético, 547
Divergência do feixe de raios X, 38
Diverticulite, 505
Divertículo, 475, 505
- de Meckel, 500
- de Zenker, 472
Diverticulose, 505
Divisões do encéfalo, 691

810 ÍNDICE ALFABÉTICO

Doença(s)
- arterial coronariana, 741
- articular degenerativa, 138, 186, 227
- celíaca, 500
- da membrana hialina, 87, 89, 628
- de Bright, 549
- de Crohn, 114, 499, 502
- de Hirschsprung, 630
- de Legg-Calvé-Perthes, 277, 629
- de Osgood-Schlatter, 226, 629
- de Paget, 138, 226, 405
- - do mamilo, 763
- de Scheuermann, 311, 629
- de Whipple, 500
- do refluxo gastresofágico, 471
- óssea de Kohler, 629
- pulmonar
- - obstrutiva crônica (DPOC), 87, 88
- - ocupacional, 87, 88
- renal policística, 549, 630
Doppler, 746
- colorido, 750
- de fluxo de cores, 750
- espectral, 750
Dor, 39
Dorsal, 17
Dorsiflexão, 223
- do pé, 26
Dorso da sela, 384, 659
Dose, 738
- absorvida, 57
- de radiação, 706
- efetiva, 57, 59
- equivalente, 57
- específica de energia, 788, 797
- para o paciente, 603
- - durante a fluoroscopia, 66
- - radiográfico, 59
- total cumulativa, 66
Drenagem
- biliar percutânea, 686
- percutânea de abscesso, 715
- - abdominal, 686
- por cateter, 686
Ducto(s)
- biliar(es), 451, 452
- - comum, 451
- cístico, 451
- de Wirsung, 451
- deferentes, 535
- ejaculatórios, 535
- endolinfático, 390
- hepático(s), 451
- - comum, 451
- pancreático, 451
- relacionados, 535
- semicirculares, 390
DUM (data da última menstruação), 64
Duodeno, 105, 451, 460, 493
Duplicação do ureter e da pelve
    renal, 548
Duplo contraste, 466, 649
Dura-máter, 691

E

ECG retrospectivo retrospectivo, 714
Echo Planar Imaging (EPI), 791
Eco, 750
Ecocardiografia transesofágica, 748
Ecocardiograma, 86
Ecossonografia, 745
Edema pulmonar, 87, 88
Efeito(s)
- anódico proeminente, 756
- do alinhamento incorreto do objeto
    ao RI, 39
- Doppler, 750

Elastografia, 750
Elemento(s), 750
- de volume (*voxel*), 702
- emissores de pósitrons, 739
Eletrocardiograma (ECG), 714
- prospectivo, 714
Elevação, 28
- do queixo, 82
Eliminação, 454, 497
Embolia pulmonar, 87
Embolização
- com mola endovascular intracraniana, 680
- de leiomioma uterino, 679
- transcateter, 679
Êmese, 476
Eminência intercondilar, 218
Emissão beta, 738
Emissores de pósitrons, 739
Empiema, 87, 88
Encefalite, 389
Encéfalo, 690
- superfície inferior, 697
Encondroma, 139, 226
Endométrio, 724
Endoscopia, 723
- por TC (virtual), 712
Enema baritado, 492, 496, 504
- com contraste único, 510
- com duplo contraste, 510
- - posição de decúbito lateral direito
        (incidência AP ou PA), 524
- estudo do trato gastrintestinal
        inferior, 649
- incidência
- - AP, 519
- - - axial, 522, 527
- - - - oblíqua (OPE), 522, 527
- - PA, 519
- - - axial ou PA axial oblíqua (OAD), 528
- - - pós-evacuação, 526
- posição
- - de decúbito lateral esquerdo (incidência AP
        ou PA), 525
- - em perfil ou em decúbito lateral do
        reto, 523
- - OAD, 520
- - OAE, 521
- via colostomia, 513, 514
Enema de ar, 649
Enfermeiro
- de rádio-oncologia, 744
- ou técnico cirúrgico, 665
Enfisema, 80, 87, 88
Enterite, 498
- regional, 114, 499, 502
- segmentar, 499
Enteróclise, 500, 502
- por TC, 515, 712
Enterocolite necrosante, 630
Entorse, 569
Entrada ou abertura superior da pelve
    verdadeira, 269
Enxertos de *stent*, 681
Epicôndilo(s), 131, 220
- lateral, 131, 219
- medial, 131, 219
Epífise, 9
Epifisiólise femoral, 277
Epiglote, 71, 72, 455, 456
Epiglotite, 87, 88, 628
Epilepsia, 741
Equalização, 51
Equilíbrio, 388, 390, 738
Equipamento(s)
- de angiografia, 670
- de imagem em medicina nuclear, 736
- de radiografia cirúrgica, 600
- móveis de raios X, 572

Equipe
- angiográfica, 665
- cirúrgica, 599
- de medicina nuclear, 738
- de radioterapia oncológica, 744
Eritrócitos, 654
Escafoide, 128, 133
Escala
- computadorizada de cinza e números
    de TC, 703
- de cinza, 750
Escanograma, 705, 715
Escápula, 8, 178-180
- incidência
- - AP, 207
- - em perfil, paciente em
- - - decúbito, 209
- - - posição ortostática, 208
Escoliose, 81, 297, 311, 339
Escore
- T, 774
- Z, 774
Escudo(s)
- chatos de contato gonadal, 63
- de contato, 63
- de fenda do *bucky*, 469
- de sombra, 62
- de tireoide, 68
- protetor de chumbo, 469
Esfíncter
- de Oddi, 451
- hepatopancreático, 451
Esofagite, 471
Esôfago, 71, 77, 104, 455-458
- de Barrett, 470
Esofagografia, 454
- incidência AP (PA), 484
- indicações clínicas para a, 470
- perfil, 483
- posição
- - OAD, 482
- - OAE, 485
Espaço(s)
- epidural, 691
- meníngeos, 691
- retromamário, 752
- subaracnóideo, 690, 691, 694
- subdural, 691
Espectroscopia por ressonância magnética, 796
Espessura
- do plano do objeto, 733
- seccional, 732
Espinha, 180
- bífida, 339, 628
- - oculta, 629
- ilíaca
- - anteroinferior, 267
- - anterossuperior, 111, 267, 336
- - posteroinferior, 267
- - posterossuperior, 267
- isquiática, 268
- nasal anterior, 393
Espondilite, 312
- anquilosante, 277, 339
Espondilólise, 339
Espondilolistese, 339
Espondilose, 312
Esporão, 388
Espru, 500
Esqueleto
- apendicular, 7
- axial, 6
- da coluna
- - cervical, 306
- - torácica, 307

ÍNDICE ALFABÉTICO 811

Estação de trabalho, 715
- de mamografia, 758
- do técnico, 53
Estado gestacional, 32
Estenose(s), 722, 723
- biliar, 453
- do canal raqueano, 614
- espinal, 617
- hipertrófica do piloro, 476
- pilórica hipertrófica, 630
Esterno, 8, 9, 70, 359, 360, 367
Estimulação de nervo periférico, 788
Estoma, 513
Estômago, 105, 108, 109, 458, 462
Estratégias de compensação, 309
Estreitamento
- angular, 458
- da cárdia, 458
Estresse de eversão da articulação, 26
Estria(s) gordurosa(s), 135
- do pronador, 135
- do supinador, 135
Estribo, 390
Estrogênio, 773
Estudo(s)
- combinado de deglutograma com bário, trato gastrintestinal superior e intestino delgado, 647
- da captação tireoidiana, 737
- da esôfago distal, estômago e duodeno, 454
- da faringe e do esôfago, 454
- de contraste único, 503
- de linfonodo sentinela, 760
- de ventilação e perfusão, 737
- do coração, 737
- do intestino grosso, 492
- do trato gastrintestinal superior, 647
- dos tumores, 741
- fluoroscópico, 502
- gastrintestinais, 737
- geniturinários, 737
Ética profissional e atendimento do paciente, 32
Etmoide, 385
Eversão, 26, 223
Evidência de fratura do quadril, 273
Evolução da TC, 699
Exame(s)
- de idade óssea, 623
- EFAST, 750
- ósseo, 731
- radiográfico, 15
- - do esqueleto, 731
Exercícios de respiração, 474
Exostose, 226
Expiração total, 80
Explicação do procedimento, 32
Exposição(ões), 30, 57
- da equipe à radiação, 602
- repetidas, 79, 112
Extensão, 12
Extração de corpos estranhos não vasculares e vasculares, 684
Extravasamento, 544
Extremidade
- distal
- - da tíbia, 218
- - da ulna, 130
- esternal, 360
- lateral ou acromial, 179
- medial ou esternal, 179
- proximal, 218
- - do rádio, 130
- vertebral, 360
EZ-HD®, 512

F

Face posterolateral do côndilo medial, 219
Faceta(s), 312, 330
- articular(es), 218
- - anterior e média, 214
- - da cabeça, 360
- - dos processos superiores articulares, 331
- - posterior, 214
- plena, 302
- superior, 301
Faixa
- do indicador de exposição, 51
- focal, 42
- gordurosa escafoidiana, 135
Falange, 126, 212
- distal, 126, 212
- média, 126, 212
- proximal, 126, 212
Faringe, 71, 104, 455
Fármaco, 738
Fast Field Echo (FSE), 790
Fator(es)
- de controle, 39, 43, 46, 48
- de densidade, 45
- de exposição, 37, 53, 86, 137, 309, 365
- - em imagens digitais, 47
- - nas radiografias dos membros superiores, 136
- de qualidade da imagem, 43, 48
- geométricos que afetam a resolução espacial, 37
- primário de controle, 43, 46
- secundário de controle, 46
- técnicos, 338
- - e de qualidade de imagem, 309
Fecalúria, 547
Feixe de detectores, 701
Fêmur, 266
- distal e patela
- - incidência axial, 220
- - incidência em perfil, 220
- e cíngulo do membro inferior, 265
- médio e distal
- - incidência AP, 278
- - incidências em perfil mediolateral ou lateromedial, 279
- médio e proximal incidência em perfil mediolateral, 280
- proximal, 266
Fenda palatina, 393
Feocromocitoma, 546
Ferimentos causados por projéteis de arma de fogo, 405
Ferramentas de posicionamento do crânio, 410
Fibroadenomas, 763
Fibrose cística, 87, 88, 628
Fíbula, 216, 218
- distal, 216
Fígado, 104, 106, 450, 452, 454, 530
Fileira
- distal, 128
- proximal, 128
Filha, 738
Filtração
- adicionada, 60
- correta, 60
- mínima de radiografias, 60
- total mínima, 60
- variável ou selecionável pelo operador, 67
Filtro(s)
- bumerangue, 44
- de calha, 44
- de compensação, 44
- de VCI, 682
- em cunha, 44
Fímbria ovariana, 724

Fio(s)
- de cerclagem, 617
- de Kirschner (fio K), 617
Físico médico, 738, 744
Fisiologia, 2
Fissura(s), 692
- longitudinal, 692
- oblíqua, 76
- orbital
- - inferior, 402
- - superior, 384, 402
Fístula vesicorretal (vesicocolônica), 550
Fitobezoar, 475
FIX-EX, 617
Fixação
- do quadril, 617
- externa, 611
- interna, 611
- intramedular, 611
Flebite, 545
Flexão, 12
- aguda do punho, 25
- e hiperextensão normais da coluna, 25
- plantar do pé, 26, 223
- versus extensão, 25
Flexura(s) cólica(s)
- direita, 105
- esplênica, 105
- esquerda, 105
- hepática, 105
Fluoroscopia, 473, 480, 728
- de rotina, 509
- digital, 464, 467, 511, 726
- intermitente, 67, 603
- por TC, 714
Foice
- cerebelar, 696
- cerebral, 691
Fontanela(s), 386
- anterior e posterior, 386
- esfenoide, 386
- mastoide, 386
Forame(s)
- espinhoso, 384
- interventricular, 693, 694
- intervertebral(is), 299, 302, 306, 307, 330, 335
- - cervicais, 300
- - torácicos, 303
- jugular, 383
- mentuais, 396
- nutrício, 8
- obturador, 268
- óptico, 384, 401, 402
- - incidência parieto-orbital oblíqua, 431
- oval, 384
- redondo, 384
- sacrais
- - pélvicos, 331
- - posteriores, 331
- transversos, 300, 301
- vertebral, 298
Força translacional, 787
Formação
- de êmbolos, 668
- de trombo, 668
- do osso, 9
Formatação em múltiplos quadros e múltiplos filmes originais, 468
Formato dos critérios de avaliação, 30
Fossa(s)
- antecubital, 538
- coronoide, 131
- do olécrano, 131
- intercondilar, 220
- - incidências axiais PA e AP ("vistas do túnel"), 253

812 ÍNDICE ALFABÉTICO

- poplítea, 219, 220
- radial, 131
- subescapular, 180
- temporomandibular, 383
- infra e supraespinal, 180
Fovea capitis, 266
Fóvea da cabeça do fêmur, 266
Fração de ejeção, 675
Fratura(s), 138, 226, 339, 367, 407, 569
- *blowout*, 407
- com afundamento, 572
- cominutiva, 570
- completa, 570
- cranianas, 405
- - basais, 405
- de "Le Fort", 407
- de "marcha", 572
- de Barton, 138, 570
- de beisebol (dedo em martelo), 571
- de Bennett, 138, 146, 571
- de Chance, 339
- de Colles, 138, 571
- de costela, 625
- de Hill-Sachs, 185
- de Hutchinson (do chofer), 571
- de Jefferson, 312
- de Monteggia, 571
- de Pott, 571
- de quadril, 612
- de Salter-Harris, 629
- de Smith, 138
- - Colles reversa, 571
- do anel pélvico, 277
- do boxeador, 138, 571
- do colo do fêmur, 612
- do enforcado, 312, 571
- do escafoide, 156
- do escavador de argila, 312
- do fêmur proximal (quadril), 277
- do tofo ou explosiva, 572
- em bola de pingue-pongue, 572
- em borboleta, 570
- em depressão, 405
- em espiral, 570
- em galho verde, 570
- em lasca, 571
- em toro, 570
- epifisária, 572
- estilhaçada, 570
- estrelada, 572
- exposta (aberta), 570
- impactada, 570
- incompleta (parcial), 570
- intertrocantéricas, 612
- lineares, 405
- nas costelas, 367
- oblíqua, 570
- odontoide, 312
- patológica, 572
- por avulsão, 571
- - da pelve, 277
- por compressão, 312, 339, 571
- por contragolpe, 407
- por estresse ou fadiga, 572
- por explosão, 312, 571
- segmentar, 570
- simples (fechada), 570
- subtrocantéricas, 612
- transversal, 570
- - do colo de um metacarpo, 138
- trimaleolar, 572
- trípode, 407
Frequência
- da grade, 42
- de Larmor, 780, 797
- de precessão, 780
- precessional equivalente, 781
Fulcro, 732

Funções
- da bexiga, 535
- da vesícula biliar, 451
- digestórias, 497
- do fígado, 450
- do sistema urinário, 532
Fusão
- epifisária, 9
- vertebral, 614, 617

G

Gadolínio, 672
Gadolínio-DTPA, 797
Gantry, 701, 715
Gastrenterite, 498
Gastrite, 476
- aguda, 476
- crônica, 476
Gastrostomia percutânea, 687
Gauss (G), 797
Genes *BRCA1* e *BRCA2*, 797
Giardíase, 499
Ginecologia, 748
Ginecomastia, 763
Gínglimos, 12, 132
Giro, 692
- pós-central, 692
- pré-central, 692
Glabela, 381, 409
Glândula(s)
- de Montgomery, 752
- endócrina, 5, 695
- lacrimal, 698
- paratireoides, 73
- pineal, 693, 695
- pituitária, 384, 695
- salivares, 454, 455
- suprarrenal, 107, 530
- tireoide, 71, 73
Glicerol, 461
Glicosúria, 547
Glomerulonefrite, 549
- aguda, 549
Glomérulos, 533
Gonfose, 10, 13, 397
Gônio, 308, 409
Gordura
- orbitária, 698
- perirrenal, 531
Gota, 226
Grade(s), 41
- linear transversal do tipo decúbito, 41
Gradient Echo (GRE), 790
Gradientes de campos magnéticos, 788
Grandes vasos, 77
Grau de inspiração, 78
Gravidez, 725

H

Hamartoma, 88
Hamato, 128
Hâmulo, 128
- pterigóideo, 384, 385, 393
Haste intramedular, 617
Hélio líquido, 783
Hemácias, 9, 654
Hematêmese, 476
Hematoma subdural, 710
Hematúria, 547, 630
Hemianopsia, 698
Hemidiafragma direito, 76
Hemifacetas, 302
Hemisférios
- cerebrais, 692
- direito e esquerdo, 696
Hemocromatose, 481

Hemorragia subaracnóidea, 710
Hemotórax, 75, 87, 88
Hérnia
- de núcleo pulposo, 299, 312, 339
- hiatal, 476
- - por deslizamento, 476
Herniação de disco intervertebral, 339
Hialina, 8
Hidrocefalia, 694, 710
Hidronefrose, 549
Higiene, 411
Hilo, 76, 532
Hioide, 72
Hiperemia, 81
Hiperestênica, constituição, 78
Hiperextensão, 25
- anormal, 25
- normal do punho, 25
Hipernefroma, 550
Hiperparatireoidismo, 772
Hiperplasia prostática benigna, 547
Hipertensão
- grave, 550
- renal, 550
Hipertireoidismo, 737
Hipoestênico, 78
Hipófise, 384, 659, 695, 697
- posterior, 695
Hipotálamo, 695
Hipotensão, 547
Hipourese, 547
Histerossalpingografia, 724
Histórico médico, 665
Homeostasia, 542, 695
Hormônio da paratireoide, 773

I

Identificação do paciente, 31
- de duas maneiras, 32
Íleo, 105, 493, 499, 630
- adinâmico ou paralítico, 499
- meconial, 630
- paralítico de intestino delgado, 502
- terminal, 494
Ílio, 267
Image
- Gently®, 68
- Wisely®, 68
Imagem(ns)
- analógicas, 43
- AP e em perfil da coluna torácica, 305
- cardíacas, 793
- - de estresse/repouso, 737
- da coluna cervical AP, 304
- da mama, 793
- de fusão, 738, 750
- de implante por RM, 793
- de TC transversal, 493
- de tumor no sistema nervoso central, 742
- digitais, 47
- dinâmicas da mama por RM, 793
- do cérebro e da coluna, 791
- do corpo abdome e pelve, 792
- em 2D, 702
- em perfil
- - da coluna cervical, 304
- - do pé esquerdo, 217
- em tempo real, 746, 750
- fusionadas, 750
- gama específica de mama, 760
- híbrida, 738
- móvel de trauma, 568
- musculoesquelética, 749, 792
- oblíqua (OPD)
- - da coluna cervical, 304
- - do pé direito, 217

ÍNDICE ALFABÉTICO 813

- opcionais pós-fluoroscopia, 468
- ponderadas em difusão (DWI), 794
- por ressonância magnética funcional (RMF) e dependente do nível de oxigenação do sangue (BOLD), 795
- por tensor de difusão (DTI), 794
- pós-fluoroscopia, 474
- sagitais, coronais e axiais, 16
- seccional
- - de partes do corpo, 16
- - de TC, 107
- vascular, 749
Imaginologia, 16
Imobilização, 338, 365
- de paciente(s), 38
- - pediátricos, 621
Implante(s), 787
- de césio, 617
- de mama, 761
- de marca-passo, 616
- de *stent*, 681
- deslocado (ID), 769
In vitro, 738
In vivo, 738
Incidência(s), 29
- alternativa em decúbito dorsal, 206
- anteroposterior, 18
- AP, 18, 21, 35
- - axial alternativa, 205, 206
- - coluna lombar, sacro e cóccix, 333
- - com RC vertical, 603
- - costelas bilaterais posteriores, 372
- - da escápula, 181
- - do cotovelo em flexão aguda, 166
- - do pé, 223
- - estudo unilateral das costelas posteriores, 374
- - oblíqua, 18, 35
- axial, 22
- - AP, posição lordótica, 22
- - da tíbia e fíbula distais, 216
- - inferossuperior, 22, 181
- - superoinferior, 22
- axiolateral para mastoides, 391
- com RC horizontal, 603
- craniocaudal exagerada (lateralmente) (XCCL), 768
- de intensidade máxima (MIP), 715
- de rotina, 33
- do canal ou tangencial, 128
- dorsoplantar, 23, 223, 232
- dos membros superior e inferior, 36
- em decúbito do tórax e do abdome, 35
- em inversão e eversão, 243
- em perfil
- - articulação do tornozelo, 216
- - coluna
- - - lombar, sacro e cóccix, 333
- - - torácica, 325
- - do quadril com arco em C, 613
- - posterior para mastoides, 391
- - verdadeiro da mama, incidência mediolateral (MLO), 767
- especiais, 33
- lateral PA oblíqua em "Y" da escápula, 181
- lateromedial, 18
- mediolateral, 18
- oblíqua(s)
- - anteriores OAD e OAE, articulações esternoclaviculares, 371
- - posterior ou anterior, porções axilares das costelas, 375
- PA, 18, 35
- - articulações esternoclaviculares, 370
- - com o RC vertical, 603
- - costelas bilaterais anteriores, 373
- - do crânio, 413
- - oblíqua, 18, 35

- - seios frontais, 400
- - *versus* AP joelhos flexionados, 337
- parieto-orbital oblíqua das órbitas, 402
- parietoacantial, 23, 413
- plantodorsal, 23, 223
- posteroanterior, 18, 223
- radiográficas, 18
- submentovertical, 23, 396, 400
- superoinferior, coluna lombar, sacro e cóccix, 333
- tangencial, 22
- - articulação patelofemoral, 222
- - axial ou *sunrise/skyline*, 258, 259
- tibiotalar, 216
- - AP do tornozelo direito, 217
- transoral parietoacantial, 400
- transtorácica lateral (posição lateral direita), 23
- verticossubmental, 23
Incisura(s)
- cerebelar
- - anterior, 696
- - posterior, 696
- da mandíbula, 396
- do manúbrio ou supraesternal, 70
- isquiática
- - maior, 268
- - menor, 268
- jugular, 70, 85, 179, 308
- radial, 130
- supraescapular, 180
- supraorbital, 381
- troclear, 130
- - da ulna, 131
- - semilunar, 131
- ulnar, 130
- vertebral
- - inferior, 299, 330
- - superior, 299, 330
Inclinação, 28
Incontinência, 535
- urinária, 547
Indicador(es)
- de exposição, 49
- de tempo, 31
Índice de desvio, 49
Infarto, 738
Infecção
- do local de punção, 668
- do trato urinário, 547, 630
- local ou generalizada do osso ou da medula óssea, 138
Infiltração, 544
Influência do tipo físico no posicionamento radiográfico, 14
Infundíbulo, 399, 695, 697, 724
Infusão por gotejamento, 537
Ingestão, 454, 462
- de bário, 648
Ingurgitamento, 81
Ínio, 382, 410
Injeção em *bolus*, 537
Injetor eletromecânico automático de meio de contraste, 671
Inserção
- de cânula ou cateter e processo de injeção, 726
- de dispositivos de acesso venoso, 682
Inspiração total, 80
Instruções respiratórias, 112
Instrumentador, 599
Insuficiência renal, 547
- aguda, 547
- crônica, 547
Ínsula, 692
Interior (interno) *versus* exterior (externo), 24
Intestino
- delgado, 105, 108, 109, 458, 492, 493, 497
- grosso, 105, 462, 492, 494, 495, 497
- - preenchido por bário, 494

Intubação
- diagnóstica, 503
- gastrintestinal, 503
- terapêutica, 503
Intussuscepção, 114, 505, 630
Inversão, 26, 223
- visceral, 79
Iodo, 542
Íon, 738
Ipsilateral *versus* contralateral, 24
Irradiação com feixe externo, 743
Isótopo, 738
Isotrópico, 715
Ísquio, 267, 268
Istmo, 724

J

Jalecos, 607
Janela(s), 51, 715
- coclear, 390, 391
- da orelha interna, 391
- oval, 390, 391
- redonda, 390, 391
- vestibular, 390, 391
Jejuno, 105, 460, 493
Joelho(s)
- do corredor, 226
- flexionados, 337
- fossa intercondilar, incidência axial AP, 255
- incidência
- - AP, 246
- - - bilateral com carga do joelho, 250
- - - oblíqua, rotação medial (interna), 247
- - - oblíqua, rotação lateral (externa), 248
- - em perfil, mediolateral, 249
- - PA bilateral axial com carga do joelho, 251
Junção
- esofagogástrica, 457, 458
- ureteropélvica, 534
- ureterovesical, 534

K

Kerma do ar, 57

L

Labirinto(s)
- laterais, 385
- membranoso, 390
- ósseo, 390
Lambda, 386
Lâminas, 298
Laminectomia, 614, 617
Laminotomia, 617
Largura da janela, 51, 703, 715
Laringe, 72
Laringofaringe, 71, 455, 456
Laringospasmo, 547
Lasix®, 547
Latitude de exposição, 43
Laxantes, 506
LCA, 617
LCP, 617
Lei dos padrões de qualidade da mamografia, 751
Leiomiomas, 500
LEOC (litotripsia extracorpórea com ondas de choque), 617
Lesão(ões)
- articulares de Lisfranc, 226
- cutânea, 66
- de Bankart, 185
- de contragolpe, 277
- do manguito rotador, 185
- metafisária clássica, 625

ÍNDICE ALFABÉTICO

- metastática, 710
- osteoblásticas, 405
- osteolíticas, 405
- renal aguda, 547
Leucócitos, 654
Ligamento(s)
- acessórios, 11
- colateral(is), 221
- - fibular, 220
- - radial, 133
- - ulnar, 133, 138
- cruzados, 221
- da cabeça do fêmur, 266
- de Lisfranc, 226
- de Treitz, 460
- do joelho, 220
- do punho, 133
- falciforme, 450
- patelar, 221
- transverso do atlas, 301
Ligante RANK (RANKL), 773
Limite(s)
- de dose, 57
- de feixe positivo, 61
Limpeza, 600
Linfa, 654
Linfoma, 500
Linfonodos, 654
Linha(s)
- acantomeatal, 410
- corporais, 16
- de 5 G (5 gauss), 797
- de base
- - antropológica, 410
- - de Reid, 410
- de posicionamento do crânio, 410
- glabeloalveolar, 410
- glabelomeatal, 410
- infraorbitomeatal, 410
- interpupilar ou interorbital, 410
- labiomeatal, 410
- mentomeatal, 410
- orbitomeatal, 410
Lipídios, 461
Líquido sinovial, 11
Litotripsia, 547, 617
Lobo(s)
- caudado, 450
- central, 692
- do fígado, 450
- frontal, 692
- inferior, 76
- occipital, 692
- parietal, 692
- pulmonares, 74
- quadrado, 450
- superior, 76
- temporal, 692
Localização(ões)
- adequada dos equipamentos, 600
- da cabeça e do colo femoral, 273
- de lesões ou corpos estranhos, 33
- do raio central, 83
- normal do rim, 532
- relativas de ar e bário no intestino grosso, 495
Lordose, 297, 339
Luvas não estéreis, 607
Luxação, 568
- acromioclavicular, 186
- do ombro, 186

M

Má rotação, 549
Magnetização
- longitudinal, 782, 797
- transversal, 782, 797

Magneto
- de RM, 783
- permanente, 783, 797
- resistivo, 783, 797
- supercondutor, 783, 797
Magnificação, 757
Maléolo
- lateral, 216, 218
- medial, 216, 218
Mama
- adiposa, 755
- fibroadiposa, 755
- fibroglandular, 754
Mamilo, 752
Mamografia, 751
- com contraste, 758
- com magnificação, 757
- digital, 758
- em filme (analógica), 758
- incidência
- - craniocaudal (CC), 764
- - mediolateral oblíqua (MLO), 766
- por tomografia por emissão de pósitrons (PET), 760
- radiográfica computadorizada, 758
Mandíbula, 396
- incidência
- - AP axial, 434
- - axiolateral ou axiolateral oblíqua, 432
- - PA ou PA axial, 433
- - submentovertical (SMV), 435
- ortopantomotografia, tomografia panorâmica, 436
Manobra(s)
- de Mueller, 474
- de tocar a ponta dos pés, 474
- de Valsalva, 474
Manúbrio, 70, 308, 360
Manuseio e conforto do paciente, 310
Mão, 17
- e punho, 126, 132
- incidência
- - AP axial, 152
- - PA, 148
- - - oblíqua, 149
- perfil
- - em extensão e flexão, incidências lateromediais, 151
- - lateromedial "em leque", 150
Mapeamento cerebral, 742
Marca-passo cardíaco, 617
Marcação de spin arterial
- pseudocontínua (PCASL), 795
- pulsada (PASL), 795
Marcador(es)
- da imagem, 31, 112
- de inspiração (INSP) e expiração, 31
- do lado anatômico, 31
- interno (INT) e externo, 31
Margem
- costal inferior (costelas) (no nível de L2-L3), 111
- orbital lateral média, 409
- supraorbital, 381
Martelo, 390
Máscaras, 607
Massa lateral, 300, 301
Mastigação, 455, 461
Mastoides, 389
Mastoidite aguda, 405
Matriz, 715
- de visualização, 49
Maturidade completa, 9
Maxilar, 401
Meato
- acústico
- - externo, 383
- - interno, 383, 389, 390

- nasal
- - inferior, 399
- - médio, 399
Medial versus lateral, 24
Mediastino, 70, 76
Medicamentos anabólicos, 773
Medicina nuclear, 86, 114, 671, 736
- caixa torácica, 366
- coluna
- - cervical e torácica, 311
- - lombar, sacro e cóccix, 339
- crânio, ossos faciais e seios paranasais, 415
- de mama, 760
- em pacientes pediátricos, 627
- membro
- - inferior, 226
- - superior, 137
- sistema urinário e punção venosa, 557
- vias biliares e sistema gastrintestinal superior, 481
Médico
- especialista em medicina nuclear, 738
- ultrassonografista, 750
Medula, 533
- espinal, 296, 690
- oblonga, 296
Megacólon congênito, 630
Meia-vida, 736, 738
- biológica, 738
Meio de contraste, 465, 667
- alternativo, 672
- e barreira hematencefálica, 706
- e urografia, 542
- intravenoso, 705
Membrana
- e cavidade sinovial, 221
- timpânica, 388
Membro(s)
- da equipe de ultrassonografia, 750
- inferior, 211, 586
- - AP e perfil, 637
- - distal, 212
- - extremidade, 266
- superior, 125, 126, 581
- - AP e perfil, 635
- - extremidade, 178
Meninges, 691
Meningocele, 628
Meniscos, 221
Mento, 396, 409
Mesa (ortopédica) de fratura, 617
Mesencéfalo, 691, 695, 697
Mesentério, 108, 109
Mesocólon, 109
- transverso, 109
Metacarpos, 126
Metáfise, 9
Metástases, 339, 367, 405
- combinação de osteolíticas e osteoblásticas, 339, 367
- ósseas, 138
- osteoblásticas, 339, 367
- osteolíticas, 339, 367
- pulmonares, 88
Metformina, 543
Metilcelulose, 502
Método(s), 15
- bilateral de Merchant, 258
- de Alexander, 205
- de Béclere, 253, 255
- de Bernageau modificado, 194
- de Brewerton, 9, 10, 152
- de Caldwell, 424, 441
- de Camp Coventry, 253
- de Cleaves modificado, 282, 290
- de Clements modificado, 195
- de Clements-Nakayama, 291
- de Coyle, 171

ÍNDICE ALFABÉTICO **815**

- de Danelius-Miller, 289
- de Eklund, 769
- de feixe em leque, 774
- de Ferguson, 348
- de Fisk modificado, 198
- de Folio, 147
- de Fuchs, 321
- de Garth, 203
- de Gaynor-Hart, 159
- de Grashey, 196
- de Haas, 421
- de Holmblad, 253
- de Hughston, 259
- de intubação, 503
- de Judd, 321
- de Judet, 285
- de Kite, 638
- de Law modificado, 438
- de Lawrence, 193, 200
- de Neer, 202
- de Ottonello, 322
- de Pearson, 205
- de posicionamento do raio central (RC) no tórax, 84
- de Rhese, 402, 431
- de Rosenberg, 251
- de Schuller, 439
- de Settegast, 260
- de Stecher modificado, 157
- de Taylor, 283
- de Teufel, 287
- de Towne, 416, 434, 595
- - modificado, 430, 437
- de Waters, 400, 403, 413, 423, 442
- - de boca aberta, 444
- - modificado, 425
- - reverso, 597
- - - modificado, 597
- de Zanca, 206
- inferossuperior, 259
- reverso de Caldwell, 594
Micção, 547
Microcurie (μci), 738
Microdiscectomia, 617
Mielografia, 727
- coluna
- - cervical e torácica, 311
- - lombar, sacro e cóccix, 339
- por TC, 730
Mieloma múltiplo, 139, 226, 405, 546
Mielomeningocele, 628
Miliamperagem, 37, 79
Milicurie (mci), 738
Mínima dose de exposição, 626
Minimização
- da distância entre a anatomia e o receptor de imagem, 603
- da dose para o paciente por meio da escolha de incidências e dos fatores de exposição, 65
Mínimo
- de duas incidências, 33
- de três incidências quando as articulações estiverem na área de interesse, 34
Miocárdio, 655
Miométrio, 724
Mobilidade, 601
Modalidades diagnósticas e terapêuticas, 735
Modelos de risco de fratura (FRAX), 777
Modificação de Hobbs, 261
Modo
- A, 746
- B, 746, 750
- controlado de primeiro nível, 788
- de fluoroscopia de alto nível (HLF), 66
- de operação normal, 788
- M, 746, 750

Moléculas, 2
Momento angular
- de giro, 780
- do *spin*, 797
Monitoramento
- da equipe, 58
- do dosímetro pessoal, 604
Monitores, 601
Morfologia do crânio, 408
Movimentação, 37
- do paciente, 136
- involuntária, 37, 38
- voluntária, 37, 38
Movimento(s)
- da ATM, 397
- da via digestiva, 497
- de flexão e extensão, 12
- de rotação, 12
- do pé e tornozelo, 223
- do rim, 532
- e segurança do paciente, 338
- respiratórios, 78
- rotacionais
- - do antebraço, 134
- - do cotovelo, 134
Mumificação, 622
Músculo(s)
- abdominais, 104
- cardíaco, 5
- eretores da coluna, 531
- esquelético, 5
- lisos, 5
- oculares, 698
- psoas
- - maiores, 104, 531
- - menor, 104
- quadrados lombares, 531
- suspensor do duodeno, 460

N

Násio, 409
Nasofaringe, 71, 455, 456
Navicular, 128, 215
Nefrografia, 553
Néfron, 533
Nefroptose, 532, 547
Nefrostomia, 685
Nefrotomografia, 553
Neoplasia, 405, 407, 500, 630
- da vesícula biliar, 453
- de pulmão, 87
- do intestino grosso, 505
- pulmonar(es)
- - benignas, 88
- - malignas, 88
Nervos
- cranianos, 697
- ópticos, 697, 698
Neuro-hipófise, 695
Neuroblastomas, 630
Neurologia, 741
Neuroma do acústico, 405
Neurônio(s), 690
- motor multipolar, 690
Nitidez, 37
Nitrogênio líquido, 783
Nível(is)
- da janela, 51, 703, 715
- hidroaéreos no tórax, 81
- químico, 2
Nomes das regiões, 110
Notificação de Saúde Pública, 66
Nove regiões abdominais, 110
Núcleo(s)
- amigdaloide, 697
- caudado, 697
- da base, 696, 697
- de hidrogênio, 780, 797

- lentiforme, 697
- pulposo, 299
Número de TC, 715

O

Objetos metálicos, 787
Obliquidade, 363
Obscurecimento, 732
Obstetrícia, 748
Obstrução
- aguda, 550
- crônica ou parcial, 550
- de intestino grosso, 498
- intestinal, 114, 630
- - não mecânica (íleo), 115
- mecânica, 114, 499, 628
- não mecânica, 630
- renal, 550
Obtenção
- da história clínica, 32
- de imagens das articulações dos lados direito e esquerdo, 371
Óculos de proteção, 607
Olécrano, 130
Olho, 409
Oligourese, 547
Oligúria, 547
Ombro, 584
- incidência AP axial, 197
- sem traumatismo
- - incidência
- - - AP oblíqua, cavidade glenoidal, 196
- - - AP rotação externa, 191
- - - AP rotação interna, 192
- - - axial inferossuperior, 193, 195
- - - PA transaxilar, 194
- - - tangencial, 198
- traumatismo
- - incidência
- - - AP, rotação neutra, 199
- - - AP axial oblíqua apical, 203
- - - PA oblíqua, perfil em "Y" escapular, 201
- - - tangencial, saída do supraespinhoso, 202
Omento, 108
- maior, 108
- menor, 108
Oncologia, 741
Onda, 750
Opções de pós-processamento, 51
Órbitas, 401
Orelha
- externa, 388
- interna, 390
- média, 388
Organismo, 2
Organização estrutural, 2
Órgãos, 2
- acessórios
- - da digestão, 454
- - do sistema digestório, 106
- - na cavidade oral, 455
- cardiovasculares, 3
- de audição e equilíbrio, 388
- infraperitoneais, 109, 535
- pélvicos
- - femininos, 535
- - masculinos, 535
- peritonizados, 109
- reprodutivos
- - femininos, 535
- - masculinos, 535
- retroperitoneais, 108, 109, 535
Orientação
- da imagem, 602
- do arco em C e padrões de exposição, 603

816 ÍNDICE ALFABÉTICO

Orifício
- da cárdia, 458
- pilórico, 458
Orofaringe, 71, 455, 456
Ortopantomografia digital, 436
Ortorradiografia do quadril ao
    tornozelo, 731
Ossículos auditivos, 388, 390
- vistas frontal e em perfil, 390
Ossificação, 9
- endocondral, 9
- intramembranosa, 9
Osso(s)
- anormalmente denso, 138
- carpais, 8
- chatos, 8
- compacto, 8
- craniano(s), 380, 398
- - incidência
- - - axial anteroposterior (AP), 387
- - - axial posteroanterior (PA) de Caldwell,
        15° caudais, 387
- - - em perfil, 387
- curtos, 8
- da base do crânio, 8
- da face, 8
- - acantioparietal, 597
- - - modificada, 597
- - perfil com feixe horizontal, 596
- da órbita esquerda, 402
- da pelve, 8
- do calcanhar, 214
- do carpo, 133
- do metatarso, 212
- do quadril, 267
- do tarso, 214
- escafoide, 128
- esfenoide, 384, 385, 401
- esponjoso, 8
- etmoide, 385, 395, 401
- faciais, 379, 380, 392, 398
- - em perfil, 403
- - incidência
- - - PA axial, 424
- - - parietoacantial, 423
- - - - modificada, 425
- - parietoacantiais, 403
- - posição em perfil, 422
- - SMV (vista inferior), 404
- - vista frontal, 404
- frontal, 381, 385, 401
- hioide, 71
- inominados, 267
- irregulares, 8
- lacrimais, 394, 401
- longos, 7
- maxilares, 392
- metatarsianos, 212
- nasais, 394
- - incidência superoinferior tangencial
        (axial), 427
- - posicionamento em perfil, 426
- navicular, 128
- occipital, 382
- palatinos, 393, 395, 401
- parietais, 382
- piramidal, 128, 133
- púbico, 268
- semilunar, 128
- sesamoide(s), 7, 213
- - fibular, 213
- - tibial, 213
- suturais ou wormianos, 386
- tarsais, 8
- temporais, 383
- vômer, 395
- zigomático, 394, 401
Osteíte deformante, 138, 226, 405

Osteoartrite, 138, 186, 227, 277, 312
Osteoblastos, 771
Osteoclastomas, 227
Osteoclastos, 771
Osteocondrodisplasia, 629
Osteocondroma, 139, 226
Osteocondrose, 629
Osteogênese imperfeita, 629
Osteologia, 3, 6
Osteomalacia, 227
- infantil, 629
Osteomas osteoides, 227
Osteomielite, 138, 367, 407
- secundária, 407
Osteopenia, 772
Osteopetrose, 138
Osteoporose, 138, 186, 312, 772
- grave, 772
- juvenil idiopática, 629
- tratamento da, 772
Osteossarcoma, 139, 227
OTA, 617
Otoesclerose, 405
Ovários, 535, 724

P

PA
- do tórax, 85
- - em posição ereta com Pigg-O-Stat®, 632
- verdadeira, 18
- - sem rotação, 81
Paciente(s)
- com traumatismo, 136
- gestante, 64
- obeso, 80
Padrões
- de ossificação, 623
- DICOM e HL7, 56
Pai, 738
Palato
- duro, 71, 455
- - superfície inferior, 393
- mole, 71, 455
Palmar, 17
Palpação, 34
- dos pontos de referência topográfica
    de posicionamento, 34
Pâncreas, 104, 106, 454
Papila(s)
- de Vater, 451
- duodenal, 451, 460
- - maior, 451
- renal, 533
Papiloma intraductal, 763
Parafuso
- canulado, 617
- cortical, 617
- esponjoso, 617
Paramentação cirúrgica, 607
Paratireoides, 73
Parênquima, 75
- renal, 533
Parótida, 455
Pars interarticularis, 330, 334
Parte(s)
- do sistema respiratório, 71
- dos pulmões, 76
- petrosa, 383
Partícula
- alfa, 738
- beta, 738
Patela, 219, 220
- incidência
- - em perfil, 257
- - tangencial, 260
- método tangencial superoinferior com o
    paciente sentado, 261

Patologia(s)
- do osso temporal, 405
- e traumatismo do tórax, 86
Pavilhão auricular, 388, 409
Pé, 17, 212
- incidência
- - AP, 232
- - - com carga, 235
- - - oblíqua, rotação medial, 233
- - em perfil com carga, 236
- perfil mediolateral ou lateromedial, 234
- torto, 629
Pectus
- carinatum, 367
- excavatum, 367
Pedal, 602
Pedículos, 298, 330
Peito
- de pombo, 367
- escavado, 367
Pele, 5
Pelve, 9, 267, 589
- acetábulo, incidência oblíqua posterior, 285
- e quadris AP e perfil, 639
- falsa, 269
- feminina, 269
- incidência AP
- - axial
- - - da entrada, 284
- - - de saída, 283
- - bilateral perna de rã, 282
- - da pelve (quadril bilateral), 281
- maior ou falsa, 269
- masculina, 269
- menor ou verdadeira, 269
- renal, 533
- verdadeira, 269
Pênis, 535
Perda de nitidez, 37, 38
Perfil
- da coluna torácica, 305
- da região inferior da perna, 222
- do joelho, 222
- - em rotação, 222
- do nadador, 319
- do quadril, 271
- do tórax em posição ereta com
    Pigg-O-Stat®, 634
- do tornozelo direito, 217
- do úmero proximal lateral, 192
- verdadeiro, sem rotação ou inclinação, 82
Perfuração intestinal, 114
Perfusão por contraste de suscetibilidade
    dinâmica, 794
Periósteo, 8
Peristaltismo, 457, 461, 497
- em massa, 497
- gástrico, 461
Peritônio, 108
- parietal, 108
- visceral, 108
Pia-máter, 691
Pico de quilovoltagem, 37
Pielografia, 610
- intravenosa, 107
- retrógrada, 536
Pielonefrite, 550, 630
Pigg-O-Stat®, 80
Pijama cirúrgico, 607
Pilar articular, 300, 301
Piloro, 458, 459
Pino IM, 617
Piramidal, 128
Pirâmide(s)
- petrosa, 383
- renais, 533
Pisiforme, 128
Pitch com tomógrafos de volume, 703

ÍNDICE ALFABÉTICO 817

Pixels, 48, 715
Placa(s)
- cribriforme, 385, 395
- de chumbo sobre a mesa, 337
- de compressão dinâmica, 617
- de fósforo fotoestimulável de armazenamento, 52
- epifisária, 9, 11
- orbital, 381
- perpendicular, 385, 395
- semitubular, 617
Plano(s), 16
- axial, 699
- coronal, 16, 699, 797
- - médio, 16
- da base do crânio, 17
- de oclusão, 17
- do corpo, 409
- do crânio, 17
- do objeto, 732
- focal, 732
- horizontal
- - axial, 16
- - de Frankfort, 17
- imaginários, 16
- laterais, 110
- longitudinal, 16, 781
- mediano, 16
- oblíquo, 16
- sagital, 16, 699, 797
- - médio, 16, 110, 385, 409
- transpilórico, 110
- transtubercular, 110
- transversal, 781, 798
Plantar, 17
Plaquetas, 654
Plasma, 654
Platô tibial, 218
Pleura, 75
- parietal, 75
- pulmonar, 75
- visceral, 75
Pleurisia, 87, 89
Plexiglas®, 551
Plexo coroide, 693
Pneumatúria, 547
Pneumoconiose, 88
- dos pulmões enegrecidos, 88
Pneumonia, 80, 87, 89
- lobar, 87, 89
- por aspiração, 87, 89
- viral, 87, 89
Pneumoperitônio, 114
Pneumotórax, 75, 80, 87, 89
Pododáctilos
- dedos dos pés, 212
- incidência
- - AP, 228
- - - oblíqua, 229
- - em perfil mediolateral ou lateromedial, 230
- sesamoides, incidência tangencial, 231
Polegar, 126, 127
- do esquiador, 138
- incidência
- - AP, 143
- - - axial (método de Robert modificado), 146
- - PA
- - - com estresse, 147
- - - oblíqua, rotação medial, 144
- perfil, 145
Polibar Plus®, 512
Polígono de Willis, 659
Pólipo, 405, 505
Poliúria, 547
Ponta(s)
- bífidas, 300
- xifoide, 308

Ponte, 694, 695, 697
Ponto(s)
- auricular, 410
- central do feixe de raios X, 39
- de referência
- - cervicais, 308
- - da coluna
- - - inferior, 336
- - - torácica e do esterno, 308
- - nas incidências anterior e em perfil, 409
- - palpáveis, 111
- - - e articulações da caixa torácica, 361
- focal pequeno, 37
- mentual, 396, 409
Porção(ões)
- condilares laterais, 382
- descendente do duodeno, 451
- escamosa ou vertical, 381, 383
- horizontal ou orbital, 381
- mastóidea, 383
- petromastóidea, 383
- petrosa, 383
Pós-débito urinário, 561
Pós-processamento, 51, 671
Posição(ões), 28, 30
- anatômica, 15, 16
- corporais, 19
- - específicas, 19, 20
- - gerais, 19
- de Fowler, 19
- de litotomia, 19
- de Sims, 19, 508
- de Trendelenburg, 19, 552
- do estômago, 459
- em decúbito, 21
- - dorsal, 21
- - lateral, 21
- - ventral, 21
- em perfil "D" ou "E", 369
- ereta, 309
- lateral, 20
- modificada de Sims, 19
- oblíquas, 18, 20
- - anteriores direita e esquerda (OAD e OAE), 20
- - posteriores direita e esquerda (OPE e OPD), 20
- ortostática, 79
- parcial de Trendelenburg, 490
Posicionamento, 30
- da mama, 756
- do esterno, 363
- do membro inferior, 587
- do paciente, 337
- do tórax
- - em PA, 81
- - em perfil, 82
- dos marcadores de imagem, 79
- em perfil, seios frontais, 400
- morfologia craniana, 408
- OAD, esterno, 368
- para radiografias de trauma e móvel, 577
- radiográfico, 78, 112
- - caixa torácica, 363
- - coluna
- - - cervical e torácica, 308
- - - lobar, sacro e cóccix, 336
- - dos ossos faciais e seios paranasais, 413
- - fêmur e cíngulo do membro inferior, 273
- - membro
- - - inferior, 224
- - - superior, 136
- - úmero e cíngulo do membro superior, 183
Posterior ou dorsal, 17
Power Doppler/Doppler de potência, 750
Práticas
- de proteção contra radiação durante a fluoroscopia, 68

- de segurança radiológica, 66
Precessão, 780, 798
Precisão na centralização, 137
Prega(s)
- dupla do peritônio, 108
- mucosas dentro do estômago, 459
Prender a respiração na segunda inspiração, 80
Preparação do paciente, 79
- e da sala para esofagografia, 473
- para o imageamento abdominal, 112
- para seriografia GI superior, 478
- para administração de agentes de contraste, 537
Pressão intracraniana elevada, 727
Princípios
- ALARA, 57, 58
- básicos da tomografia computadorizada, 699
- da imaginologia, 37
- de assepsia cirúrgica, 605
- de posicionamento, 30
- - na radiografia de trauma e móvel, 574
- físicos da RM, 779
- fundamentais da proteção contra radiação, 469
- gerais para determinação das rotinas de posicionamento, 33
Procedimento(s)
- angiográficos, 665
- cervical (abordagem anterior), 615
- da coluna, 614
- da via biliar, 608
- de enema baritado
- - com contraste único, 510
- - com duplo contraste, 510
- de esofagografia, 470
- de imagem intervencionistas, 679
- de punção venosa, 539
- do trato urinário, 610
- estéreis e de cateterismo, 665
- gerais para urografia excretora, 552
- intervencionistas, 653
- - não vasculares, 684
- lombar (abordagem posterior), 615
- no ducto biliar, 722
- no intestino delgado, 501
- ortopédicos, 611
- radiográficos
- - especiais, 717
- - no abdome pediátrico, 643
- - sistema gastrintestinal inferior, 498
- - sistema urinário e punção venosa, 542
- - vias biliares e sistema gastrintestinal superior, 464
- torácicos, 616
Processo(s)
- alveolar, 393, 396
- articular(es)
- - inferiores, 298, 301, 302, 330
- - superiores, 298, 301, 302, 330, 331
- clinoides
- - anteriores, 384
- - posteriores, 384
- coracoide, 130, 180, 396
- ensiforme, 308
- espinhoso, 298, 300, 301, 330
- estiloide, 130, 383, 388
- frontal, 393
- mastoide, 308, 383, 388
- odontoide, 301
- palatino, 395
- pterigoides, 385
- - laterais, 384
- - mediais, 384
- transverso, 298, 301, 330, 332
- troclear, 214
- uncinado, 399

818 ÍNDICE ALFABÉTICO

- xifoide, 70, 111, 308, 336, 360, 532
- zigomático, 383, 393
Proctografia evacuativa, 512, 513
Produção
- de células do sangue, 9
- urinária, 532
Produto dose-área, 66
Proeminência
- laríngea, 72
- zigomática, 394
Profundidade do *bit*, 48
Projéteis/efeito míssil, 786
Prolongamento axilar, 752
Promontório do sacro, 331
Prona, 19
Pronação, 27
Propés, 607
Prosencéfalo, 691
Próstata, 534, 535
Proteção
- contra radiação, 57, 79, 112, 309, 411, 626, 669
- - dispersa, 79
- - na radiografia cirúrgica, 602
- de chumbo, 79, 136
- do paciente, 411
- - em radiografia, 60
- dos profissionais durante a fluoroscopia, 468
- gonadal, 112, 626
- para gestantes, 112
- radiológica
- - do paciente, 57, 337
- - em áreas específicas, 62
Proteínas, 461
Proteinúria, 547
Prótese, 617
Protetores gonadais, 63
Protocolo, 715
Protração, 27
Protuberância
- mentual, 396
- occipital externa, 382
Proximal *versus* distal, 24
Pseudocarcinoma, 470
Pseudocoarctação, 661
Ptérios, 386
Púbis, 267, 268
Pulmões, 71, 74, 76
Pulso de radiofrequência, 798
Punção
- da cisterna, 694, 728
- lombar, 690
- recente, 727
- venosa, 537
Punho
- canal do carpo, incidência tangencial inferossuperior, 159
- incidência
- - lateromedial, 155
- - PA, 153
- - - desvio radial, 158
- - - oblíqua, rotação lateral, 154
- - - do escafoide, mão elevada e desvio ulnar, 157
- - - e PA axial do escafoide, com desvio ulnar, 156
- ponte do carpo, incidência tangencial, 161

Q

Quadrante
- Inferior
- - direito, 110
- - esquerdo, 110
- superior
- - direito, 110, 450
- - esquerdo, 110

Quadril, 590
- e fêmur proximal, incidência
- - - AP unilateral do quadril, 288
- - - axiolateral inferossuperior, traumatismo, 289
- - - axiolateral modificada, possível traumatismo, 291
- - - unilateral perna de rã, mediolateral, 290
Qualidade da imagem, 37
- na radiografia
- - com filme (analógica), 43
- - digital, 47
Quarta vértebra cervical, 657
Quarto ventrículo, 693
Quatro
- partes do duodeno, 460
- quadrantes abdominais, 110
Queimaduras no paciente, 788
Queixo, 409
Quiasma óptico, 695, 697, 698
Quilovoltagem, 37, 79
Quimioembolização, 680
Quimo, 461
Quirodáctilos, 126

R

Radiação(ões)
- dispersa, 50, 67
- - e grades, 41
- ópticas, 698
- secundária, 309
Rádio, 128, 130, 131
Rádio-oncologista, 744
Radioatividade, 738
Radiofármacos, 736, 738
Radiofrequência, 798
Radiografia(s), 15
- abdominal, 104
- boca fechada e aberta, 397
- cirúrgica, 568, 598
- computadorizada, 52
- da clavícula, 179
- da coluna
- - cervical, 306
- - torácica, 307
- da região proximal do úmero, 183
- da vesícula biliar, 452
- das pelves masculina e feminina, 270
- de tórax, 365
- - em perfil, 76
- - em posição ortostática, 81
- de trauma, 568
- direta, 54
- do ducto biliar, 452
- do estômago
- - e do duodeno, 460
- - e intestino delgado, 105
- do intestino delgado, 496
- do trato gastrintestinal superior, 463
- em perfil do sacro e do cóccix, 332
- lombar oblíqua, 334
- móvel, 568
- PA do tórax, 75
- pediátrica, 619
- pós-evacuação, 512
- pós-fluoroscópicas, 511
- preliminar e injeção, 552
- seios paranasais, 400
- tardias, 502
Radiologia digital, 86, 137
- caixa torácica, 366
- coluna
- - cervical e torácica, 311
- - lombar, do sacro e do cóccix, 338
- fêmur e cíngulo do membro inferior, 276
- sistema urinário e punção venosa, 556
- úmero e cíngulo do membro superior, 185

- vias biliares e sistema gastrintestinal superior, 480
Radiologista, 665
Radionuclídeo, 738
Radioterapia oncológica, 743
RAFI, 617
Raio(s)
- central, 15, 39
- gama, 738
Ramo(s)
- da artéria carótida externa, 658
- do arco aórtico, 74, 657
- do ísquio, 268
Raquitismo, 227, 629
Razão
- da grade, 42
- giromagnética, 798
- sinal-ruído, 50, 798
- - alta, 50
- - baixa, 50
Reabsorção, 497
Reação(ões)
- alérgica verdadeira, 545
- anafilática, 545
- ao meio de contraste, 544, 668
- grave, 546
- leve, 545
- locais, 544
- moderada, 545
- não alérgica, 545
- sistêmicas, 544, 545
- vasovagal, 546
Realce da borda, 51
Receptor de imagem, 15, 137, 606
Recesso
- epitimpânico, 388, 389
- lateral, 693
Reconstrução
- 3D, 711
- da imagem, 702
- multiplanar, 701, 715
Recuperação de inversão, 790
Rede, 715
- de trabalho, 702
Redução, 617
- aberta, 572, 611, 617
- - com fixação interna, 612
- da dose pediátrica durante a TC, 627
- de artefatos, 701
- de fraturas, 572
- de sombras mamárias, 82
- fechada, 572, 611, 617
Referências topográficas, 70, 111
Reflexão, 750
Refluxo
- esofágico, 471
- urinário, 547
- vesicoureteral, 536, 547, 630
Região
- cervical, 729
- inferior
- - da perna, 218
- - - tíbia e fíbula, incidência AP, 244
- - - tíbia e fíbula, incidência em perfil mediolateral, 245
- lombar, 730
- proximal
- - da escápula, 181
- - do úmero, 178, 181
- torácica, 729
Regra(s)
- de 10 dias, 64
- de colimação, 62
- de proteção radiológica em áreas específicas, 64
Relação giromagnética, 780
Relaxamento, 781
- T1, 781, 782, 798

ÍNDICE ALFABÉTICO **819**

- T2, 781, 782, 798
Remascaramento, 671
Resolução
- de contraste, 48
- espacial, 37, 46, 49, 798
Respiração, 80
- controlada, 38
Ressonância magnética, 86, 114, 778, 798
- coluna
- - cervical e torácica, 311
- - lombar, sacro e cóccix, 339
- crânio, ossos faciais e seios paranasais, 415
- em pacientes pediátricos, 627
- fêmur e cíngulo do membro inferior, 276
- mamas, 760
- membro
- - inferior, 226
- - superior, 137
- sistema urinário e punção venosa, 557
- úmero e cíngulo do membro superior, 185
- vias biliares e sistema gastrintestinal
      superior, 481
Resumo dos fatores de resolução espacial, 38
Retenção, 547
Reto, 105, 494, 495
Retração, 27
Reversão da imagem, 51
Revisão anatômica com imagens
      radiográficas, 304
Rim(ns), 107, 530, 531
- aumentado, 549
- de tamanho pequeno, 549
- ectópico, 548
- em ferradura, 548
- esquerdo, 107
- pequenos, 549
Rombencéfalo, 691, 695
Romosozumabe (Evenity®), 773
Rotação, 28
- da região proximal do úmero, 183
- do crânio, 301
- externa, 183
- interna, 183
- - da perna, 273
- lateral, 20
- - externa, 26
- medial, 20
- - interna, 26
- neutra, 183
- periódica do tubo de raios X fluoroscópicos, 67
Rugas, 459
Ruído, 50
- eletrônico, 50

S

Saco pericárdico, 75
Sacro, 267, 296, 329, 331
- incidência
- - AP axial, 351
- - em perfil, 353
- posterior, 331
Saída ou abertura inferior da pelve
      verdadeira, 269
Sala de angiografia, 670
Sangramento no local de punção, 668
Sangue
- desoxigenado, 655
- no líquido cefalorraquidiano, 727
- oxigenado, 655
Sapatos, 607
Sarcoma
- de Ewing, 139, 227
- osteogênico, 139, 227
Schwannoma vestibular, 405
Seções, 16
- da coluna vertebral, 296
- longitudinais, sagitais, coronais e oblíquas, 16

- transversais ou axiais, 16
Segmentação rítmica, 461, 497
Segmento abdominal do esôfago, 457
Segurança, 310
- radiológica, 775
Seio(s)
- coronário, 656
- costofrênico, 76
- da dura-máter, 691
- do tarso, 214
- esfenoidais, 385, 398, 399
- etmoidais, 398, 399
- frontais, 385, 398, 399
- maxilar, 393, 398
- occipital, 660
- paranasais, 379, 398, 411
- - incidência
- - - em perfil esquerdo ou direito, 440
- - - PA, 441
- - - parietoacantial, 442
- - - - transoral, 444
- - - submentovertical (SMV), 443
- renal, 533
- reto, 660
- sagital
- - inferior, 660
- - superior, 660
- sigmoide, 660
- transverso, 660
- venosos, 691
- - da dura-máter, 660
Sela túrcica, 384, 385, 659, 695
Seleção da veia, 538
Semilunar, 128, 133
Septo nasal ósseo, 395
Sequência(s)
- de posicionamento fluoroscópico, 648
- de pulso, 798
- - na RM, 789
Série(s)
- de escoliose, incidência em perfil (ereta), 347
- do crânio
- - incidência axial AP, 416
- - incidência PA, 419
- - incidência PA axial, 418, 421
- - incidência submentovertical (SMV), 420
- - posição em perfil esquerdo ou direito, 417
- para escoliose
- - incidência PA, 346, 348
- - - inclinação para a direita e para a
          esquerda, 349
- para fusão vertebral, perfis, hiperextensão e
      hiperflexão, 350
- radiográficas de abdome agudo, 104
Seriografia
- do intestino delgado, 498
- - e enema baritado, 515
- - estudo do intestino delgado, 492
- - incidência PA, 517
- - gastrintestinal
- - baixa, cólon, 492
- - inferior, 504
- - superior, 454, 475
- - - incidência AP, 490
- - - incidência PA, 487
- - - posição em perfil direito, 488
- - - posição OAD, 486
- - - posição OPE, 489
- isolada do intestino delgado, 502
SERMS, 773
Serosa, 724
Shunt portossistêmico intra-hepático
      transjugular, 683
Sifão carotídeo, 658
Silicose, 87, 88
Sinartrose, 10
Sincondroses, 11, 13
Síncope, 547

Sincronização, 789, 798
Sindesmoses, 10, 13
Síndrome(s)
- da ATM, 407
- de angústia respiratória, 87, 89
- de aspiração de mecônio, 628
- de Barrett, 470
- de má absorção, 500, 502
- de Reiter, 227
- do desconforto respiratório, 628
- do impacto, 186
- do túnel do carpo, 138
Sínfise, 11, 13
- da mandíbula, 396
- do púbis, 268
- mentual, 396
- púbica, 111, 268, 272, 336, 535
Sinusite, 399, 407
Sistema(s), 2
- aberto de RM, 784
- analógico, 46, 65
- cardiovascular, 654
- circulatório, 3
- - abdominal, 662
- - periférico, 663
- - torácico, 661
- corpóreos, 3
- de comunicação e arquivamento de
      imagem, 56
- de detecção auxiliados por
      computador, 759
- de fluoroscopia digital móvel com
      arco em C, 600
- de imagem digital, 52, 65
- de informação
- - hospitalar, 56
- - radiológica, 56
- de órgãos abdominais, 104
- digestório, 3, 104, 454, 492
- digitais, 31, 746
- endócrino, 5, 106
- esquelético, 3
- - pediátrico, 628
- exócrino, 106
- gastrintestinal
- - inferior, 491
- - superior, 449
- linfático, 3, 106
- móveis de raios X, 572
- muscular, 5
- nervoso, 5
- - central, 690
- porta hepático, 663
- reprodutivo, 4
- - feminino, 724
- respiratório, 4, 70
- tegumentar, 5
- urinário, 4, 107, 530
- - e punção venosa, 529
- venoso(s)
- - craniano, 660
- - superficiais e profundos, 664
Situs inversus, 492
Sobreposição das estruturas anatômicas, 33
Sonar, 750
SPECT, 738
Spin Echo (SE), 790
Suavização, 51
Subdivisões do estômago, 458
Sublingual, 455
Subluxação, 569
- unilateral, 312
Submandibular, 455
Substância(s)
- branca, 690, 696
- cinzenta, 690, 696
- digeridas e subprodutos resultantes, 461
Subtração, 51

820 ÍNDICE ALFABÉTICO

Sulco(s)
- calcâneo, 214
- central, 692
- inframamário, 752
- intercondilar, 219
- intertubercular, 178
- óptico ou quiasmático, 384
- supraorbital, 381
- troclear, 131, 219
Sulfato de bário, 465
- contraindicações ao uso de, 466
Supercondutividade, 798
Superficial *versus* profundo, 24
Superfície
- articular, 331
- - tibial distal, 216
- auricular, 331
- do pé, 223
- e partes corpóreas, 17
Supervisor de segurança de radiação, 738
Supina, 19
Supinação, 27
Suporte esfenoidal, 402
Supraglotite, 628
Sutura(s), 10, 13, 386, 397
- coronal, 386
- escamosas, 386
- lambdóidea, 386
- sagital, 386

T

Tálamo, 695-698
Tálus, 214, 216
Tamanho
- da matriz, 798
- do *pixel*, 48, 49
- - de aquisição, 49
- do ponto focal, 309
- do ureter e pontos de constrição, 534
- e orientação do receptor de imagem, 55
Taquicardia, 547
Taxa
- de absorção específica, 787, 798
- de recuperação de núcleos, 782
- de relaxamento, 781
Tecido(s), 2
- conjuntivo, 2
- de revestimento do encéfalo e da medula
    espinal, 691
- epitelial, 2
- muscular, 2
- nervoso, 2
Tecnécio 99m, 738
Técnica(s)
- da pá compressora, 474
- de duplo contraste, 466
- de Ilizarov, 617
- de redução da dose durante a fluoroscopia, 67
- de Seldinger, 666, 678
- em radiologia grávidas, 59
Técnico
- cirúrgico, 599
- em medicina nuclear, 738
- em radiologia, 665
- em radioterapia, 744
Tegumento timpânico, 389
Telemamografia, 758
Tempo, 57
- de eco, 798
- de exposição, 37, 79
- de relaxamento, 798
- de repetição, 798
Tenáculo, 725
Tendinite, 186
Terapia
- de prótons, 744
- infusional, 684
Terceiro ventrículo, 693

Terço médio e distal do fêmur
- incidência
- - anterior, 219
- - posterior, 219
Terminologia
- biliar, 452
- de medicina nuclear, 738
- de posicionamento, 15
- de TC, 699
Termo(s)
- comuns de incidência, 18
- de consentimento, 705
- de incidências de uso especial, 22
- de relação, 24
- para as superfícies das mãos e dos pés, 17
- relacionados com movimento, 25
Tesla, 798
Teste de água, 474
Testículos, 535
Tíbia, 216, 218
Timo, 73, 77
Tímpano, 388
Tipo
- de mobilidade, 182
- de movimento das articulações sinoviais, 11
- de tecido mamário, 753
- e tamanho da agulha, 538
- físico, 14, 78, 462
- - estênico, 14, 462
- - hiperestênico, 14, 462
- - hipostênico/astênico, 14, 462
Tomografia
- computadorizada, 86, 114, 689, 715
- - abuso infantil, 625
- - caixa torácica, 366
- - cardíaca, 714
- - coluna
- - - cervical e torácica, 311
- - - lombar, sacro e cóccix, 339
- - - crânio, ossos faciais e seios paranasais, 414
- - de coluna, 711
- - de crânio ou cabeça, 690, 707
- - do osso temporal, 389
- - do pescoço, 711
- - em pacientes pediátricos, 627
- - fêmur e cíngulo do membro inferior, 276
- - helicoidal, 86
- - intervencionista, 715
- - membro
- - - inferior, 226
- - - superior, 137
- - musculoesquelética, 711
- - pediátrica, 706
- - por emissão de fóton único (SPECT), 736
- - quantitativa, 773, 774
- - sistema urinário e punção venosa, 556
- - úmero e cíngulo do membro superior, 185
- - vias biliares e sistema gastrintestinal
    superior, 481
- convencional, 86, 732
- por emissão de fótons (PET), 739
Tomógrafos com tecnologia de
    multidetectores, 700
Tomossíntese digital, 734
- de mama, 762
Topografia craniana, 409
Tórax, 69
- em expiração, 80
- em inspiração, 80
- incidência(s)
- - AP, 631, 632
- - - em decúbito dorsal ou na posição
        semiereta, 94
- - - lordótica, 96
- - em perfil, 633, 634
- - - alternativo com cadeira de rodas
        ou maca se o paciente não puder
        ficar em pé, 93
- - - paciente ambulatorial, 92

- - oblíquas
- - - anteriores OAD e OAE, 97
- - - posteriores OPD e OPE, 99
- - PA, 631, 632
- - - com distância fonte-receptor de
        imagem (DFR) de 180 cm, 81
- - - na maca se o paciente não puder
        ficar em pé, 91
- - - paciente ambulatorial, 90
- instável, 367
- pediátrico, 628
- posição em decúbito lateral (incidência
    em AP), 95
Tornozelo
- incidência AP, 239
- - com estresse, 243
- - do encaixe da articulação tibiotalar,
        15 a 20° de rotação medial, 240
- - oblíqua, rotação medial a 45°, 241
- incidência em perfil, mediolateral, 242
Torque, 787, 798
Touca, 607
Tração, 617
Trago, 388, 409
Transdutor, 750
Transformada de Fourier, 780, 798
Trânsito do intestino delgado, 648
Trapézio, 128
Trapezoide, 128
Traqueia, 71, 72, 76, 77, 455
Trato óptico, 697, 698
Traumatismos no joelho, 221
Tricobezoar, 475
Trígono, 534
Trocânter
- maior, 111, 266, 268, 273
- menor, 266, 273
Tróclea, 131
Trombectomia, 683
Trombólise, 683
Trompa de Eustáquio, 388
Tronco
- arterial braquiocefálico, 657
- encefálico, 697
Tuba(s)
- auditiva, 388, 389, 456
- uterinas, 535, 724
Tubérculo(s)
- adutor, 219
- anterior, 216, 301
- coronoide, 130
- intercondilares medial e lateral, 218
- maior, 178
- menor, 178
- parietais (eminências), 382
- posterior na linha média, 301
Tuberculose, 87, 89
- de reativação, 87, 89
- primária, 87, 89
Tuberosidade
- do deltoide, 178
- frontal, 381
- isquiática, 111, 268
- radial, 130, 131
- tibial, 218, 226
Tubo
- de Miller-Abbott (M-A), 503
- de raios X, 701, 756
Túbulo(s)
- coletor, 533
- contorcido(s)
- - distal, 533
- - proximais, 533
Tumor(es), 138, 630
- carcinoides, 500
- cartilaginoso benigno, 139, 226
- de células gigantes, 227
- de Wilms, 630

ÍNDICE ALFABÉTICO 821

- ósseo(s)
- - benigno, 139
- - malignos, 139
Túnel do carpo, 128
Turbo Spin Echo (TSE), 790

U

Úlcera(s), 477
- duodenal, 477
- gástrica, 477
- péptica, 477
- perfurada, 477
Ulna, 130, 131
- proximal, 130
Ultrassom, 745
- com Doppler, 750
- quantitativo, 773, 774
- tridimensional e quadridimensional
(3DUS/4DUS), 750
Ultrassonografia, 86, 114, 671, 745, 750
- abdome, 748
- crânio, ossos faciais e seios paranasais, 415
- em pacientes pediátricos, 627
- estudo por imagem da mama, 759
- fêmur e cíngulo do membro inferior, 276
- para aplicações cardíacas, 748
- sistema urinário e punção venosa, 557
- úmero e cíngulo do membro superior, 185
- vesícula biliar, 452
- vias biliares e sistema gastrintestinal
superior, 481
Ultrassonografista, 750
Úmero, 177, 178, 184
- distal, 131, 189
- incidência AP, 187
- incidências laterais rotacionais, lateromedial
ou mediolateral, 188
- perfil com feixe horizontal para traumatismo,
incidência lateromedial, 189
- proximal traumatismo, incidência em
perfil transtorácico, 200
- traumatismo, incidência em perfil
transtorácico, 190
União do acetábulo, 272
Unidades
- de alimentação elétrica comum com
capacitor e sem motor, 573
- de radiação, 57
- móveis de raios X movidas a
bateria, 573
- tradicionais e do SI, 57
Uremia, 532, 547
Ureter, 107, 530, 533
- distal esquerdo, 107
- proximal esquerdo, 107
Ureterografia, 610
Uretra, 107, 530, 534
- feminina, 535
- masculina, 535
Uretrocistografia miccional, 536, 555
- estudo do sistema geniturinário, 651
- posição OPD (30°), homem, incidência AP,
mulher, 565
Uretrografia retrógrada, 555
Urografia, 542
- excretora, 542, 546
- - incidência AP, 561, 562
- - - preliminar e séries, 558

- - nefrotomografia e nefrografia, 559
- - ou intravenosa, 107
- - posições OPD e OPE, 560
- hipertensiva intravenosa, 553
- intravenosa, 546, 643
- retrógrada, 554, 610, 617
Urticária, 547
Uso(s)
- de grades, 53
- - nos sistemas digitais, 137
- de lençóis ou toalhas, 622
- de máscaras de chumbo, 53
- do arco em C, 601
Útero, 724
Úvula, 71
- palatina, 455

V

Vagina, 535, 724
Valgo, 26, 223
Valva
- aórtica, 655
- mitral, 655
- pulmonar, 655
- tricúspide, 655
Válvula(s)
- espirais, 451
- ileocecal, 105, 493, 494
Varizes esofágicas, 471
Varo, 26, 223
Vasculatura abdominal, 676
Vasos
- linfáticos, 654
- sanguíneos renais, 532
Veia(s), 654
- abdominais, 662
- axilar, 663
- ázigo, 661
- basílica, 538, 663
- braquiocefálica, 660
- cardíaca
- - magna, 656
- - média, 656
- - parva, 656
- cava
- - inferior, 77, 450, 457, 531, 532, 655
- - superior, 77, 655, 661, 663
- cefálica, 538, 663
- cerebrais, 660
- coronárias, 656
- cubital mediana, 538, 663
- do membro
- - inferior, 664
- - superior, 663
- esplênica, 663
- femoral, 664, 666
- hepáticas, 662, 663, 683
- ilíaca(s)
- - comuns, 662
- - externa, 664
- jugular(es)
- - externas, 660
- - interna, 660
- mesentérica
- - inferior, 662, 663
- - superior, 662, 663
- poplítea, 664
- porta hepática, 662, 663

- profundas, 663
- - maiores, 664
- pulmonares, 655
- - superior e inferior, 661
- radial, 663
- renais, 532
- safena(s)
- - magna, 664
- - parva, 664
- subclávia, 660, 663
- superficiais, 663
- - do pé, 664
- tibial anterior, 664
- torácicas, 661
- ulnar, 663
- vertebrais, 660
Velocidade ideal, 65
Venocavografia, 676
Venografia, 665
Ventrículo(s)
- cerebrais, 693
- direito, 655, 656
- esquerdo, 655, 675
- laterais, 693
Ventriculografia esquerda, 675
Vênulas, 654
Verificação
- do(s) procedimento(s) solicitados, 32
- operacional, 600
Vérmis, 696
Vértebra(s), 8, 9
- cervical, 12, 70, 296
- de transição, 312
- lombares, 296, 330
- - oblíquas, 334
- proeminente, 70, 84, 300, 308
- torácicas, 70, 296, 456
Vertebroplastia percutânea, 684
Vesícula(s)
- biliar, 104, 106, 114, 451, 452, 454, 462
- seminais, 535
Vetor magnético efetivo, 781, 798
Via(s)
- biliares, 449
- respiratórias superiores
- - incidência AP, 101
- - incidência em perfil, 100
- visual, 698
Víscera(s)
- oca perfurada, 498
- torácicas, 70
Vista
- anterior dos ventrículos, 694
- em perfil do maxilar esquerdo, 393
- frontal dos maxilares, 393
- superior dos ventrículos, 693
Visualização, 29
- das imagens
- - de TC ou RM, 36
- - radiográficas, 35
- das radiografias, 15
Vólvulo, 114, 505, 630
- cecal, 506
Vômer, 395
Voxel, 715

Z

Zonas de segurança da RM, 786